# HANDBUCH DER ALLGEMEINEN PATHOLOGIE

HERAUSGEGEBEN VON

H.-W. ALTMANN · F. BÜCHNER · H. COTTIER · E. GRUNDMANN
G. HOLLE · E. LETTERER · W. MASSHOFF · H. MEESSEN
F. ROULET · G. SEIFERT · G. SIEBERT

ZWEITER BAND



## DIE ZELLE

ZWEITER TEIL

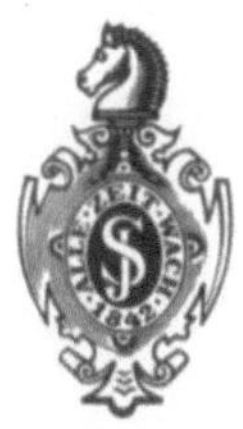

Springer-Verlag Berlin Heidelberg GmbH
1971

# DER ZELLKERN

# I

BEARBEITET VON

W. BAUDISCH · W. BEERMANN · O. BUCHER
F. DUSPIVA · E. GRUNDMANN · O. HESS · H. MARQUARDT
R. PANITZ · E. TSCHERMAK-WOESS

REDIGIERT VON

H.-W. ALTMANN

MIT 335 ABBILDUNGEN

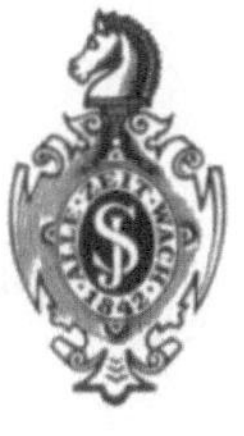

Springer-Verlag Berlin Heidelberg GmbH
1971

Library of Congress Catalog Card Number 56-2297.


Ursprünglich erchienen bei Springer-Verlag Berlin Heidelberg New York
Softcover reprint of the hardcover 1st edition 1971

ISBN 978-3-642-65043-7 ISBN 978-3-642-65042-0 (eBook)
DOI 10.1007/978-3-642-65042-0

# Vorwort

Die Entstehungsgeschichte dieses Bandes reicht weit zurück. Schon während der Arbeit an dem Cytoplasma-Teil des Handbuches in den frühen fünfziger Jahren war unter Leitung von F. BÜCHNER ein Konzept für die Darstellung des Zellkernes entworfen worden, das zunächst auch zügig ausgefüllt wurde. Indessen, mit dem Beginn der neuen, vor allem von Elektronenmikroskopie und Cytobiochemie getragenen Ära der Karyologie geriet die weitere Entwicklung ins Stocken. Jeder Versuch, die Flut der neuen Erkenntnisse durch Änderungen oder Ergänzungen des bereits Formulierten einzufangen, ließ nur ein unerfreuliches und unhaltbares Flickwerk zurück. Es blieb also keine andere Wahl, als auf alles bereits Fixierte zu verzichten. Einem neuen Beginn standen aber fürs erste unüberwindliche Schwierigkeiten entgegen: Die neuen Befunde überstürzten sich und erschütterten scheinbar festgefügte Thesen, vermochten zunächst jedoch nur spezielle, aber keine allgemeingültigen Gesetzmäßigkeiten zu vermitteln. Man mußte also abwarten, bis eine gewisse Beruhigung der Situation eingetreten war, bis sich neue Ordnungsprinzipien abzeichneten, Verbindungsglieder zu früheren, vielfach vergessenen Befunden sichtbar wurden und eine Zusammenschau alter und neuer Daten möglich erschien. Allerdings bedurfte es jetzt, im Ganzen und in Teilen, eines völlig neuen Entwurfes, der wiederum dem ersten Betreuer dieses Bandes, F. BÜCHNER, zu danken ist, und dessen Realisation mit dem hier vorliegenden Abschnitt beginnt.

Mit der detaillierten Darstellung der Chromosomen soll die Grundlage für das Verständnis von Kernstruktur und Kernfunktion geliefert werden. Schon deshalb war es notwendig, die Riesenchromosomen der Dipteren und die Lampenbürstenchromosomen eingehend zu berücksichtigen, sind sie doch nicht mehr als exzentrische Sonderfälle zu betrachten, sondern als exemplarische Bildungen, die allgemein verbreitete, aber sonst verborgene Phänomene in die Dimension des Sichtbaren heben und damit jeder morphologischen und funktionellen Interpretation an ungünstigeren Objekten die Richtung weisen. Ähnlich hat die exakte Kenntnis der Morphologie des Teilungschromosomes für das Verständnis cytogenetischer Befunde und Fragestellungen eine früher ungeahnte Bedeutung gewonnen. Handelt es sich bei alledem um die nicht immer klar erkannten, aber doch unerläßlichen Voraussetzungen für die Arbeit des an der Karyologie somatischer Gewebe interessierten Morphologen, so berühren die Abschnitte über die Mitose und ihre physiologischen Abwandlungen, die Endomitose und die Amitose, sein Tagewerk unmittelbar, besonders seitdem die Wachstumsvorgänge physiologischer und pathologischer Art einer exakteren Analyse zugänglich geworden sind. Freilich erlaubt es auch die heutige Situation der Karyologie noch nicht, für jedes der im vorliegenden Bande angeschnittenen Probleme eine einheitliche Ansicht vorzutragen. Dafür sind die Phänomene zu schillernd und zu vielfältig, und dafür ist jeder Forscher zu sehr von den Konsequenzen abhängig, die ihm seine eigene Erfahrung und sein bevorzugtes Untersuchungsobjekt auferlegen. Unterschiedliche Ansichten vom gleichen Sachverhalt und unterschiedliche Interpretationen des nämlichen biologischen Phänomenes sind also immer wieder aufzufinden. Sie sind mit Absicht nicht bereinigt worden, schon um die Originalität und Individualität des einzelnen Beitrages nicht anzutasten. Zudem will das Buch nicht nur gesicherte

Information vermitteln, sondern ein lebendiges Bild vom Widerstreit der Phänomene und Meinungen geben, der größer ist, als man gemeinhin wahrhaben möchte. Gerade indem es die Differenzen zwischen den einzelnen Kapiteln nicht aufhebt, will es dem Leser die Erkennung des Strittigen und damit den Weg zu eigenem Urteil erleichtern. In sich zwar abgeschlossen, bedarf jeder Beitrag gleichwohl der Ergänzung durch alle anderen — erst dem Leser, der sie alle studiert und bedenkt, schließen sie sich zu einer festgefügten Einheit zusammen.

Allen Autoren gilt unser Dank für ihre z.T. jahrelangen Bemühungen um das Gelingen des Bandes. Besonders gilt er aber den Vertretern benachbarter Disziplinen, den Botanikern und Zoologen, die sich der Bitte nicht verschlossen haben, in unserem Handbuch unter allgemeinen Gesichtspunkten die Fülle ihrer Erfahrungen auszubreiten. Unsere Hoffnung ist, daß sich die Morphologen der verschiedenen medizinischen Fachrichtungen des hier dargebotenen Rüstzeuges bedienen, damit es gelingt, ihr eminentes Beobachtungsgut sachgerecht zu erfassen und auf diese Weise einen speziellen und spezifischen Beitrag zu einer allgemeinen Karyologie zu leisten.

Nach alledem dürfte klar sein, wie der dem Kern gewidmete Teil des Handbuches weitergeführt werden soll — mit einer Darstellung des Intermitosekernes, mit einer Besprechung des Karyotypes, der Chromosomen- und Mitose-Pathologie sowie mit einer Übersicht über die Meiosis und ihre Störungen — mit Themen also, die das Bild des Kernes runden und zugleich für jede künftige Zell- und Cellularpathologie von entscheidender Bedeutung sind.

Würzburg, den 1. 3. 1971

Hans-Werner Altmann

## Inhaltsverzeichnis

# Allgemeine Biologie des Chromosoms

Von

H. Marquardt, Freiburg i. Br.

Mit 93 Abbildungen

## A. Die äußere Gestalt des Chromosoms

Der Zellkern einer teilungsfähigen Zelle kennt zwei verschiedene Zustände: während der sog. Interphase erfüllt der Kern die funktionellen Anforderungen, die für die Leistung der Gesamtzelle notwendig sind. Dementsprechend sind die Unterelemente des Zellkerns, die Chromosomen als Träger der Erbstrukturen, stark aufgelockert und dekondensiert. Sie nehmen Chromosomenareale ein, die, von wenigen Ausnahmen abgesehen, nicht scharf gegeneinander abgegrenzt sind, so daß keine Feststellung über die äußere Gestalt der Chromosomen während einer typischen Interphase getroffen werden kann.

In Phasen der Kernteilung dagegen kondensieren und schrauben sich die Chromosomen zu scharf begrenzten fädigen, stäbchen- oder kugelförmigen Bildungen; sie erreichen damit die Transportform, mit Hilfe derer sie den mechanischen Beanspruchungen gewachsen sind, denen sie während der Kernteilung unterworfen werden.

Für die Untersuchung der äußeren Chromosomengestalt und damit der morphologischen Identifizierbarkeit einzelner Chromosomen im Zellkern eignet sich in der Mitose im besonderen Maße die Metaphase, in der die Chromosomen nahezu ihre maximale Verkürzung erreicht haben und unmittelbar vor der Trennung ihrer Längshälften stehen. Hier lassen sich die Chromosomen am leichtesten zählen und die meisten Gestalteigentümlichkeiten prägen sich klar aus.

Daneben hat sich in dem speziellen Teilungsablauf der Meiosis noch eine weitere Phase als geeignet erwiesen, um Chromosomenmorphologie zu betreiben: In der Prophase der ersten meiotischen Teilung, und zwar im Pachytän, sind die homologen Chromosomen noch als lange Fäden über ihre ganze Länge zu Paaren zusammengeschlossen; die diploide Chromosomenzahl erscheint in dieser Phase somit zur Schein-Haploidie reduziert. Diese Besonderheit erleichtert insbesondere bei Objekten mit hoher Chromosomenzahl die Analyse sehr nachdrücklich. Hinzu kommt, daß häufig die Chromosomenpaare im meiotischen Pachytän charakteristische Besonderheiten ihres äußeren Baues zeigen, die in den somatischen Mitosen durch den höheren Kontraktionsgrad der Chromosomen oft nicht ausgeprägt sein können. Ähnliches gilt auch für Interphasen mit polytänen Chromosomen, wie etwa in den Speicheldrüsen der Dipteren (vgl. den folgenden Beitrag).

Bei der besonderen Bedeutung der Chromosomenmorphologie gerade in den mitotischen Kernteilungen haben wir in den folgenden Abschnitten die Möglichkeiten auseinanderzusetzen, die für die Identifikation der Chromosomen innerhalb eines Karyotyps gegeben sind. Es handelt sich dabei zunächst um die Länge und den Durchmesser der Chromosomen, sowie um die Centromer-Region und ihre Lage. Daran schließt sich die Besprechung der Telomeren und der sekundären Einschnürungen mit und ohne Fähigkeit zur Nucleolusbildung an. Es folgt die heute nicht ganz einfache Problematik des karyotypischen Heterochromatins sowie die Behandlung der differentiellen Segmente; ein kurzes Abschlußkapitel faßt die für eine Gestaltbeschreibung der Chromosomen notwendigen Begriffe zusammen.

# I. Länge und Durchmesser der Chromosomen

## 1. Unter Standardbedingungen

Innerhalb des Organismenreiches, soweit typische Zellkerne vorhanden sind, unterscheidet sich die Länge der Chromosomen außerordentlich. So sind bei der morphologisch stark reduzierten Blütenpflanze Spirodela polyrhiza (Familie der Lemnaceae) Chromosomenlängen von 0,1 μ und -breiten von 0,8 μ gemessen worden (Abb. 1). Im Karyotyp der Vögel sind neben Chromosomen typischer Größe auch Mikrochromosomen vorhanden, die ebenfalls an der Grenze lichtmikroskopischer Sichtbarkeit liegen (Abb. 1).

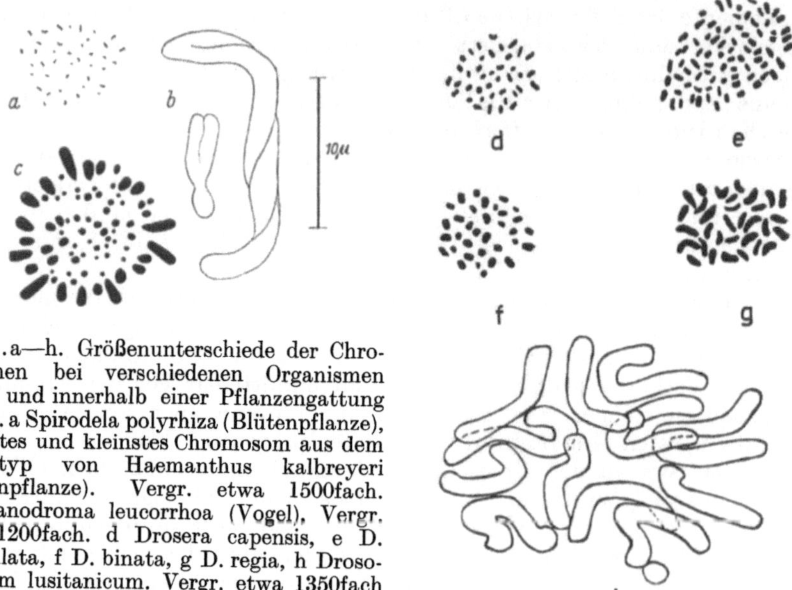


Abb. 1.a—h. Größenunterschiede der Chromosomen bei verschiedenen Organismen (a—c) und innerhalb einer Pflanzengattung (d—h). a Spirodela polyrhiza (Blütenpflanze), b größtes und kleinstes Chromosom aus dem Karyotyp von Haemanthus kalbreyeri (Blütenpflanze). Vergr. etwa 1500fach. c Oceanodroma leucorrhoa (Vogel), Vergr. etwa 1200fach. d Drosera capensis, e D. spathulata, f D. binata, g D. regia, h Drosophyllum lusitanicum. Vergr. etwa 1350fach (a—c aus Geitler 1938, d—h aus Behre 1929)

Auf der anderen Seite finden sich auch besonders große Chromosomen, etwa bei der Liliaceae Haemanthus kalbreyeri mit maximal 23 μ Länge und 2 μ Durchmesser (Abb. 1 b) oder bei der Urodele Amphiuma tridactylum mit durchschnittlich 35 μ Länge der drei großen Chromosomenpaare[1]. Der Mensch besitzt mit maximalen Chromosomenlängen um 5—7 μ verhältnismäßig kurze Chromosomen (vgl. Abb. 5 und Tabelle 3).

Ein Zusammenhang zwischen stammesgeschichtlicher und systematischer Stellung einerseits und Chromosomenlänge andererseits ist nicht festzustellen; selbst nahe verwandte Arten oder Gattungen können erhebliche Größendifferenzen der Chromosomen ihrer Karyotypen aufweisen (Abb. 1 d—h).

Die an mitotischen Metaphasen gemessenen Chromosomenlängen stellen keine absoluten Werte dar, sie sind vielmehr von zahlreichen inneren und äußeren

[1] Donnelly and Sparrow 1965.

Faktoren stark abhängig und ergeben reproduzierbare Durchschnittswerte, wenn entsprechende Bedingungen eingehalten werden.

Seit es gelungen ist, Endospermzellen mit großen Chromosomen der Pflanzengattung Haemanthus in Kurzzeitkultur in abgeflachten Mitosen in vivo zu beobachten[2], lassen sich auch über die Chromosomenlängen in lebenden Zellkernen Aussagen machen[3]. Hierbei wird zweierlei deutlich (Abb. 2a, b): Mit der Kerneröffnung,in der Prometaphase, kontrahieren sich die Chromosomen sehr stark, und zwar von der Länge der späten Prophase zum typischen Metaphasezustand. Während der Metaphase wird nur an den langen Chromosomenschenkeln eine leichte, weitere Kontraktion gemessen, die kürzeren Chromosomen des Satzes ändern ihre Länge praktisch nicht. Parallel mit jeder Kontraktion nimmt der Durchmesser des Chromosoms bzw. seiner beiden Chromatiden deutlich zu (Abb. 2b).

Da heute allgemein zur Anreicherung von Mitosen in teilungsfähigen Zellgeweben oder -kulturen Colchicin einige Stunden vor Beobachtung oder Fixierung verwendet wird, sind bei Haemanthus-Endospermzellen auch Mitosechromosomen nach Colchicin-Anwendung von der späten Prophase bis zur Telophase verfolgt worden. Dabei erweisen sich die Chromosomen bereits von der Prophase her verkürzt, so daß die Metaphase-Werte statt zwischen 70 und 10 μ (Abb. 2a) zwischen 35 und 10 μ liegen. Das hat aber für die Längenmessung Vorteile: Die Zunahme der Kontraktion während der Metaphase ist wesentlich geringer, und Längenbestimmungen streuen daher in diesem für Messungen bevorzugten Stadium weniger.

Bei diesen sorgfältigen Lebendbeobachtungen hat sich weiter gezeigt, daß bei dem komplexen und bis heute noch immer problematischen Kontraktionsvorgang der Chromosomen Längenunterschiede selbst in zeitlich vergleichbaren Stadien der Metaphase zwischen einzelnen Zellen auftreten, ja, daß auch in ein und derselben Metaphase die homologen Chromosomen nicht immer genau dieselbe Länge besitzen.

Ganz entsprechende Beobachtungen sind nach Fixierung und Färbung der teilenden Zellen gemacht worden. Zunächst waren in Mikrotomschnitten recht unzuverlässige Längenmessungen durchgeführt worden, weil die einzelnen Chromosomen nur in Ausnahmefällen in einer Ebene lagen und jede Schräglage entsprechende Umrechungen der gemessenen Werte erforderte. Mit der Einführung der Quetschpräparate, in denen die Chromosomen flach in eine Ebene gedrückt sind, lassen sich aber besser reproduzierbare Werte erhalten. Diese Technik ist daher zum Standard-Verfahren für Chromosomenanalysen geworden. Dabei geschieht, was für die Längenmessung insbesondere sehr kurzer Chromosomen günstig ist, eine Quellung der Chromosomen, wenn Essigsäure-Karmin oder -Orcein verwendet wird (Abb. 3a). Umgekehrt erfolgt eine Entquellung der Chromosomen, wenn mit den in der Histologie üblichen Gemischen fixiert wird (Abb. 3b, c). In welchem Umfang Länge und Durchmesser davon betroffen werden, zeigen die Messungen an Wurzelspitzenchromosomen der Küchenzwiebel anschaulich (Tabelle 1).

Ähnliche Differenzen traten ferner dann auf, wenn die Chromosomenlänge der Metaphasechromosomen direkt mit dem Ocularmikrometer oder aus Photographien mit Ölimmersion (100 ×) gemessen wurde gegenüber Messungen mit dem Trockenobjektiv 40fach, die sehr unsichere Werte ergaben. Auch bei diesen methodischen Beobachtungen an fixiertem und gefärbtem Material veränderten sich die Längenwerte außer einer stärkeren Kontraktion nicht, wenn

[2] Bajer 1955. [3] Bajer 1959.

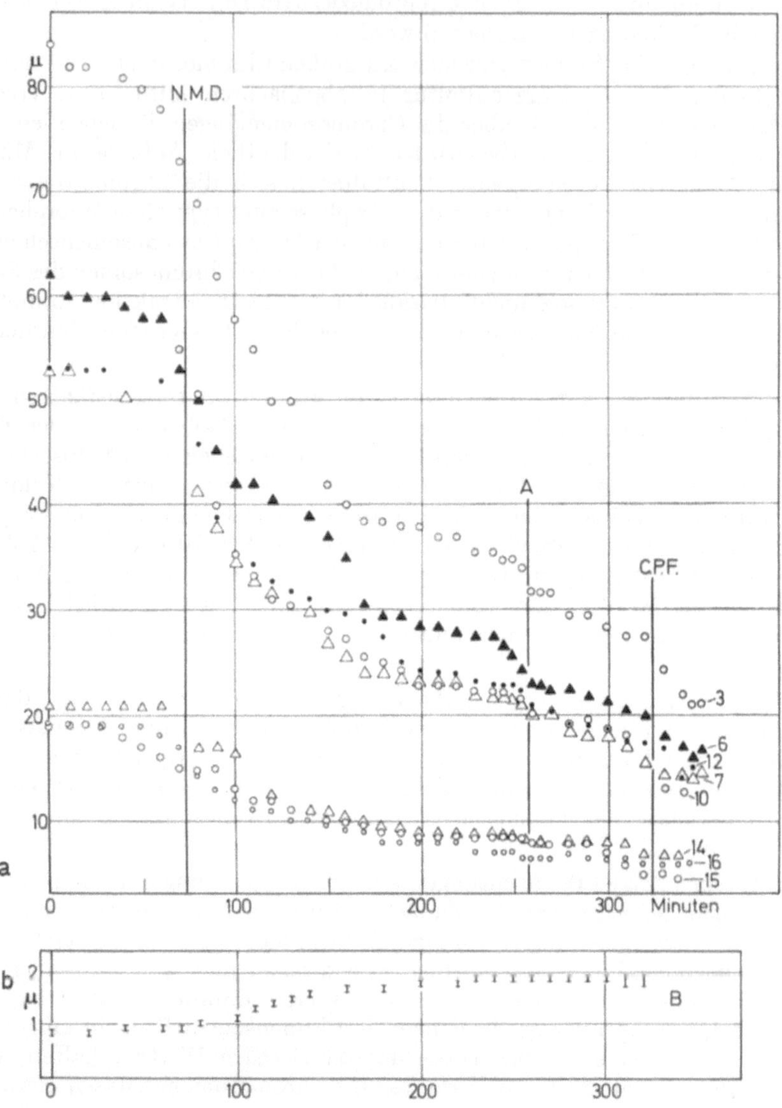


Abb. 2a u. b. Haemanthus katharinae (Monocotyledone Pflanze). Flachgelegte Endospermzellen in vivo in Mitose. a Längenänderungen einzelner Chromosomen von später Prophase bis Telophase, b Durchmesser-Änderungen der Chromatiden. (Bis zur Trennung in Chromatiden während der Anaphase wurde der Chromosomendurchmesser durch zwei dividiert). Bezeichnung: Senkrecht = Länge bzw. Durchmesser in μ. Horizontal = Zeitdauer der Beobachtung in Minuten. *NMD* Kerneröffnung, *A* Beginn der Anaphase. *CPF* Ausbildung der Zellplatte zwischen den Tochterkernen. (Aus Bajer 1959)

Colchicin, 8-Oxychinolin oder Bromnaphthalin vor der Fixierung verwendet wurden[4].

Es ist ferner zu berücksichtigen, aus welchem Organ und Zellgewebe die Chromosomen entnommen sind, die vermessen werden sollen. Wesentlich sind

[4] Sybenga 1959.

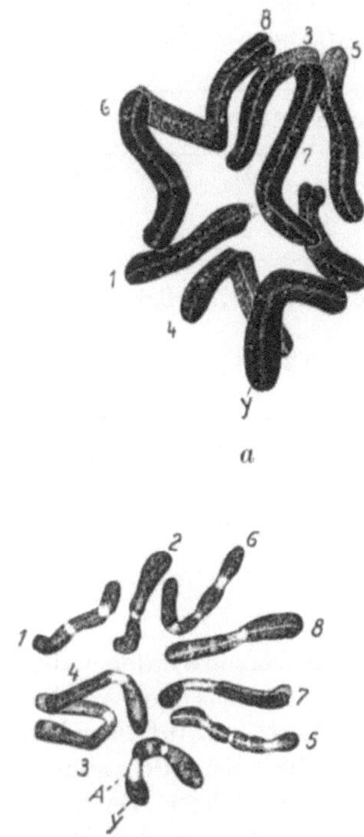


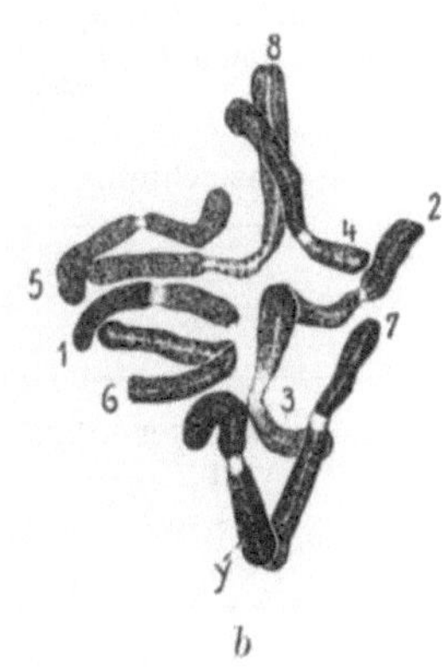


Abb. 3a u. b. Pellia Neesiana (Lebermoos). Metaphasen. a Fixierung in Alkohol/Eisessig, Quetschung in Essigsäurecarmin, b nach Osmiumsäure-haltiger Fixierung (LA COUR), c nach formalinhaltiger Fixierung (LEWITSKY). (Aus LORBEER 1934)

Tabelle 1. *Einfluß verschiedener Fixierung und Färbung auf Länge und Durchmesser der Metaphasechromosomen bei Allium cepa (Küchenzwiebel).* (Nach WAKONIG-VAARTAJA, und READ 1965)

| Fixierung | Färbung | Gesamtlänge der Metaphasechromosomen | |
|---|---|---|---|
| | | Länge (Streuung) | Durchmesser (Streuung) |
| 3:1 Alkohol/Eisessig | Feulgen | 214 (5,2) | 1,51 (0,040) |
| | Orcein | 251 (16) | 1,64 (0,077) |
| | Phasenkontrast | 201 (4,5) | 1,86 (0,123) |
| Benda | Feulgen | 203 (10) | 1,47 (0,040) |
| Kahle | Feulgen | 241 (11) | 1,71 (0,095) |

zunächst die Unterschiede bei höheren Pflanzen zwischen den Zellen, etwa des Staubbeutel-Gewebes und der von ihm eingeschlossenen Pollenmutterzellen in der zweiten meiotischen Teilung (Tabelle 2). Nicht so groß, aber doch ins Gewicht fallend, sind die Differenzen zwischen den Chromosomen der sich teilenden Zellen in verschiedenen Gewebepartien junger Pflanzen[5].

Durch die andersartige Aufschraubung der Chromosomen in der Meiose sind die Chromosomen in der zweiten Teilung um über die Hälfte kürzer als in den Metaphasen der Mitose. Dies gilt nur, solange die gemessenen Werte selbst ver-

[5] DANGEARD 1941.

Tabelle 2. *Paeonia tenuifolia (Pfingstrose n = 5). Absolute und relative Chromosomenlängen der Mitosechromosomen in somatischen Zellen der Anthere und in der Anaphase II der Meiose.* (Aus MARQUARDT 1952)

| Herkunft | Anzahl gemessener Chromosomen | Bezeichnung der Chromosomen | GM | $M_1$ | $M_2$ | SM | ST |
|---|---|---|---|---|---|---|---|
| Mitose | 20 | absoluter Wert | 22,0 ± 1,0 | 19,5 ± 0,7 | 17,1 ± 0,6 | 17,0 ± 0,5 | 14,3 ± 0,5 |
| | | relativer Wert | 24,2 ± 0,3 | 21,7 ± 0,3 | 19,0 ± 0,3 | 19,0 ± 0,3 | 16,1 ± 0,2 |
| Meiose II | 20 | absoluter Wert | 9,6 ± 0,3 | 8,7 ± 0,2 | 7,8 ± 0,2 | 7,7 ± 0,2 | 6,5 ± 0,2 |
| | | relativer Wert | 24,0 ± 0,3 | 21,3 ± 0,3 | 19,5 ± 0,3 | 19,2 ± 0,4 | 16,0 ± 0,3 |

wendet werden; diese und ähnliche Unterschiede verschwinden vollständig, wenn wir auf relative Werte umrechnen, d.h. die Gesamtlänge sämtlicher Chromosomen gleich 100 setzen und die gemessenen Werte darauf beziehen.

Bei den mit der Quetschtechnik erst verhältnismäßig spät untersuchten Zellen aus tierischen Geweben liegen etwas spärlichere Beobachtungen vor: Auch hier scheinen Unterschiede vor, während und nach der Meiose besonders deutlich zu werden: Insbesondere bei den Orthopteren unter den Insekten ist die Verkürzung und Verdickung der Chromosomen in den aufeinanderfolgenden, spermatogonialen Mitosen bis zur Meiose oft beobachtet worden[6]; die Oocyten- und Spermatocytenchromosomen der hermaphroditen Lepas anatifera (Muschel) unterscheiden sich sogar um einen Faktor von vier[7]. Während der Eiteilungen ist bei Insekten (Cocciden) ein Kleinerwerden der Chromosomen beobachtet worden[8]; vom fetalen Zustand bis zum Alter sind in den Ratten drei verschiedene Verhaltensweisen möglich: Die Chromosomenlänge bleibt während der Zeit von der Geburt bis zum erwachsenen Zustand etwa gleich[9]; bei der Geburt sind die Chromosomen lang und verkürzen sich mit zunehmendem Alter; die Chromosomenlänge nimmt vom Fetus bis zur Geburt und auch danach noch zu[10].

Wir haben im vorhergehenden somit gesehen, daß unter normalen Bedingungen die Chromosomenlänge in den mitotischen Metaphasen eines einzelnen Organismus gewissen Schwankungen unterworfen ist, sei es durch eine bereits vor Fixierung und Färbung vorhandene Streuung des Kontraktionsgrades, sei es durch die Präparationstechnik, durch die Wahl des Zellmaterials oder durch den Entwicklungszustand des Organismus.

Dasselbe gilt natürlich in verstärktem Maße für den Vergleich verschiedener Organismen derselben Art. Hier wirken sich die genannten, beeinflussenden Faktoren ebenfalls nachdrücklich aus, ferner die Unterschiede in der genetischen Konstitution, welche die Chromosomenlänge mitbestimmen[11].

Zunächst unterscheiden sich dort, wo eine Geschlechtsbestimmung durch X- und Y-Chromosomen vorliegt, nicht selten die beiden Geschlechter durch ihre

[6] vgl. DARLINGTON 1936. [7] WITSCHI 1935. [8] HUGHES-SCHRADER 1927.
[9] BIESELE 1946. [10] BIESELE 1946, für Leberzellen GLÄSS 1956.
[11] Zusammenstellung über den Einfluß des Genotyps auf die Chromosomenverhältnisse REES 1961, vgl. ferner im entsprechenden Kapitel über den Karyotyp in Band II/3.

durchschnittliche Chromosomenlänge; bei den verschiedenen Pflanzen und Tieren hat bald das eine, bald das andere Geschlecht die längeren Chromosomen: so besitzen beispielsweise die weiblichen Pflanzen des Lebermooses Sphaerocarpus donnellii etwa 1,7mal größere Chromosomen als die männlichen Pflanzen[12]; bei Melandrium rubrum, der Lichtnelke, ist mindestens das X-Chromosom in den

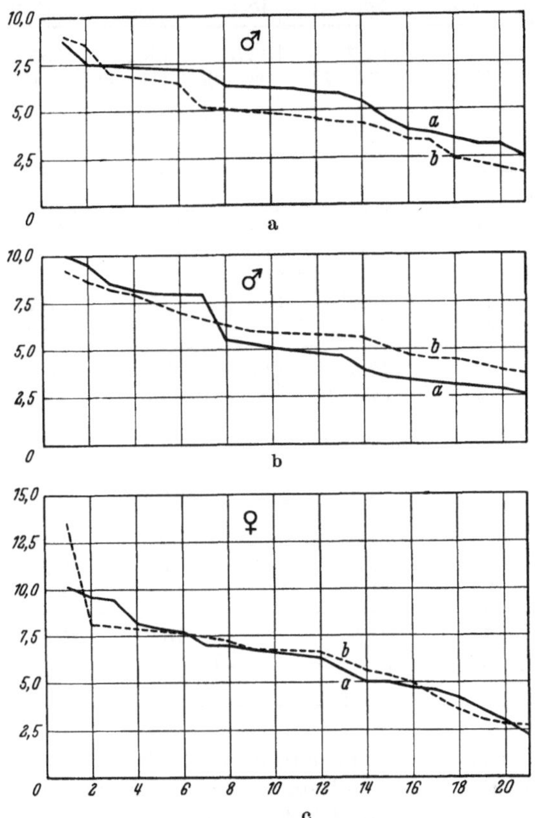


Abb. 4a—c. Ratte (BD-Stamm DRUCKREY). Länge der Metaphasechromosomen in Leberzellen mit Genomsonderung. a Erwachsenes männliches Tier, b junges männliches Tier, c erwachsenes weibliches Tier. Bezeichnungen: Vertikal = Chromosomenlänge in willkürlichen Einheiten. Horizontal = Nummer der nach ihrer Länge geordneten 22 haploiden Chromosomen. Kurve a = „weiblicher“ Chromosomensatz mit X, Kurve b = „männlicher“ Chromosomensatz mit Y. (Aus GLÄSS 1956)

männlichen Organen der Blüte länger als in den weiblichen Blütenteilen[13]. Bei der Ratte sind nach Messung an Quetschpräparaten in den Leberzellen weiblicher Tiere die Chromosomen etwas länger, verglichen mit den Verhältnissen bei den Männchen (Abb. 4c).

Durch eine Besonderheit der Chromosomenanordnung in einzelnen Leberzell-Mitosen lassen sich aber auch innerhalb eines einzigen somatischen Zellkernes die beiden Chromosomensätze noch auseinanderhalten, denn es wurde hier die sog. Genomsonderung gefunden[14]: in einzelnen Metaphasen liegen die beiden Genome des Karyotyps etwas getrennt voneinander, markiert in männlichen Tieren jeweils durch das Vorhandensein eines X-Chromosoms im einen und eines Y-Chromosoms

[12] LORBEER 1930. [13] BELAR 1925. [14] GLÄSS 1956.

Tabelle 3. *Die Längen der Chromosomen und der Chromosomenschenkel des Menschen in relativen Werten (Gesamtlänge der 22 Autosomen × 1000 gesetzt).* [Aus Bergsma (ed.), 1966]

| Nummer des Chromosoms | 1 | 2 | 3 | 4 | 5 | 6 | 7 | 8 |
|---|---|---|---|---|---|---|---|---|
| Kurzer Schenkel | 41,5 | 31,6 | 30,8 | 16,6 | 16,0 | 20,6 | 18,6 | 15,3 |
| Langer Schenkel | 44,7 | 49,1 | 36,9 | 45,7 | 42,2 | 34,9 | 31,5 | 31,2 |
| Gesamtlänge (Schwankung der Werte bei 6 verschiedenen Autoren) | 86,2 (82—90) | 80,7 (77—84) | 67,7 (63—72) | 62,3 (60—64) | 58,2 (57—60) | 55,5 (54—56) | 50,1 (47—52) | 46,5 (44—48) |

| Nummer des Chromosoms | 9 | 10 | 11 | 12 | 13 | 14 | 15 | 16 |
|---|---|---|---|---|---|---|---|---|
| Kurzer Schenkel | 16,2 | 13,8 | 15,0 | 12,4 | 4,8 | 5,2 | 4,8 | 12,1 |
| Langer Schenkel | 29,2 | 30,7 | 28,5 | 29,9 | 28,9 | 28,8 | 27,1 | 18,4 |
| Gesamtlänge (Schwankungsbreite) | 45,4 (44—47) | 44,5 (43—45) | 43,5 (43—44) | 42,3 (42—43) | 33,7 (32—36) | 34,0 (32—37) | 31,9 (29—35) | 30,5 (27—33) |

| Nummer des Chromosoms | 17 | 18 | 19 | 20 | 21 | 22 | X | Y |
|---|---|---|---|---|---|---|---|---|
| Kurzer Schenkel | 9,0 | 6,4 | 9,6 | 9,3 | 4,2 | 3,9 | 19,9 | 2,0 |
| Langer Schenkel | 20,5 | 19,2 | 13,9 | 12,2 | 12,4 | 11,6 | 35,2 | 15,7 |
| Gesamtlänge (Schwankungsbreite) | 29,5 (29—30) | 25,6 (24—27) | 23,5 (22—26) | 21,5 (19—25) | 16,6 (13—20) | 15,5 (12—18) | 55,1 (51—59) | 17,7 (11—22) |

im anderen Genom. Der das X-Chromosom enthaltende, aus der Eizelle stammende Chromosomensatz ist mindestens bei der großen Chromosomenklasse länger (Abb. 4a, b, Kurve a). Damit hat sich in den Leberzellen junger und erwachsener Ratten ein Größenunterschied der Chromosomen männlicher und weiblicher Herkunft erhalten, der auch an ganz anderer Stelle im System der Tiere, beim Pferdespulwurm Ascaris bereits in den ersten Furchungsmitosen, beobachtet wurde[15]. Unter Umständen ist auch die Lage der Chromosomen innerhalb der Äquatorialplatte für den Kontraktionsgrad und damit für die Länge eines Chromosoms maßgeblich, denn bei dicht nebeneinanderliegenden Chromosomen nach einer Endoreduplikation ist die Streuung der Längenwerte zwischen Schwesterchromosomen geringer als zwischen den räumlich auseinanderliegenden, homologen Chromosomen. Der Unterschied verschwindet in tetraploiden Zellen, in denen Homologe und Schwesterchromosomen etwa gleichweit voneinander entfernt liegen[15a].

Unterschiedliche Chromosomenlängen treten ferner häufig in Verbindung mit abweichenden Chromosomenzahlen auf, so sind in haploiden Molchen die Chromosomen deutlich größer als in den diploiden Tieren[16], in trisomen Maispflanzen sind sie dagegen kürzer[17]. Experimentell hergestellte Polyploide verhalten sich nicht einheitlich[18].

[15] Hance 1927. [15a] Gianelli u.a. 1970. [16] Fankhauser 1934. [17] Einset 1943.
[18] Straub 1939, Levan 1939, Tschermak-Woess und Dolezal 1953.

Im Gegensatz zu den bisherigen Beobachtungen werden an Säugetieren und am Menschen heute in der Regel Chromosomenmessungen ausschließlich in Zellkulturen durchgeführt. Dadurch ist eine erhebliche Standardisierung der zellphysiologischen Bedingungen erreicht. Wenn außerdem die Umrechnung auf relative Längenwerte vorgenommen wird, lassen sich auch mögliche Unterschiede eliminieren, die durch eine verschiedene Herkunft der Zellen zustande kommen. Dennoch fehlen auch hier gewisse Schwankungen nicht ganz: Werden etwa in Leukocytenkulturen des Menschen die extremen Längen der Paare der Chromosomen Nr. 1 und 2, ferner Nr. 21 und 22 in verschiedenen Kulturen miteinander verglichen, dann differieren die Werte der langen Chromosomen stärker als die der kurzen Chromosomen[19]. In Zellkulturen des Hamsters verschiebt sich das Verhält-

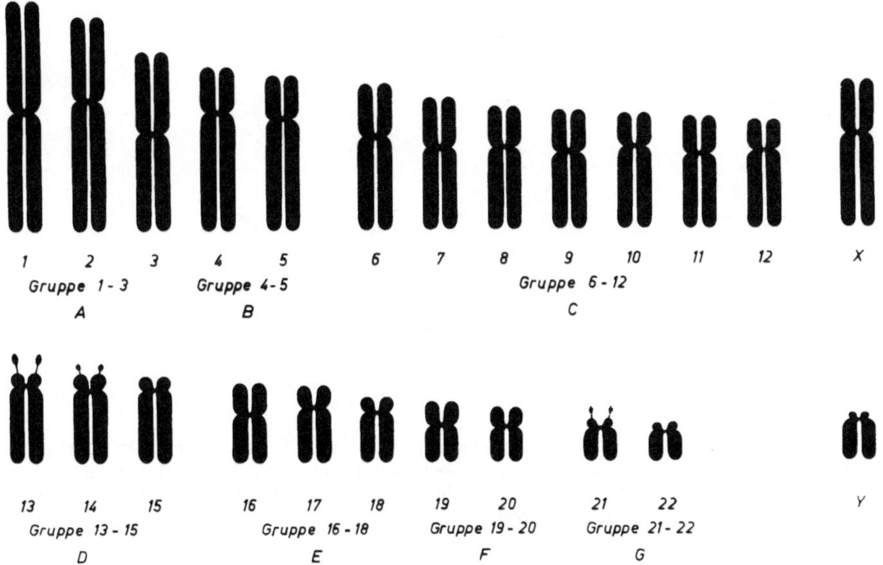


Abb. 5. Mensch. Männlicher Karyotyp, die Chromosomen nach Länge und Lage des Centromers in 7 Gruppen angeordnet. X, Y = Geschlechtschromosomen. (Aus Bergsma, ed. 1966)

nis des längsten zum kürzesten Chromosom von 9,57:8,5 bis auf 6,75:5,50, wenn vor der Fixierung 3 Std lang $50 \times 10^{-8}$ Mol Colchicin eingewirkt hat, um die Mitosen anzureichern. Dabei kontrahieren sich unter dem Colchicin-Einfluß die langen Chromosomen stärker als die kurzen[20].

In Tabelle 3 sind nach der Standardisierung von 1966 die Chromosomen des Menschen mit den Längenmaßen zusammengestellt, wie sie sich aus Messungen sechs verschiedener Autoren ergeben haben[21], wenn man auf relative Werte umrechnet indem man die Gesamtlänge von 22 Autosomen und X gleich 1000 setzt (vgl. Abb. 5). Die senkrechten Linien in der Tabelle trennen die verschiedenen Chromosomengruppen voneinander, wie sie nach der Denver-Konferenz aufgestellt wurden. Die nicht immer erheblichen Größendifferenzen zwischen den Chromosomen und den Gruppen wirken sich in einigen Fällen, am deutlichsten bei den beiden Geschlechtschromosomen, auf die Streubreite der Chromosomenlänge aus: Dort, wo durch Gestalt- und Länge-Ähnlichkeit keine ganz sichere Identifikation gelingt, streuen die Längenwerte stärker als in den Fällen ohne diese Schwierig-

[19] Fitzgerald 1965. [20] Sasaki 1961.
[21] Bergsma 1966, ferner Priest 1969, Schwarzacher und Wolf 1970.

keit (z.B. bei Chromosom 4 und 5). Die Streubreite der relativen Chromosomenlängen kann somit als Anhaltspunkt dienen, bei welchen Chromosomen eines Karyotyps die Identifikation etwas unsicher ist.

## 2. Unter veränderten Bedingungen

Von den Bedingungen, die auf die Chromosomenlänge einwirken und nicht allzu unphysiologisch sind, stehen die Ernährungsbedingungen, die Temperatur und der Effekt von Chemikalien im Vordergrund. Unter ihnen ist die Temperaturwirkung am längsten bekannt: an Seeigeln konnte bereits zum Beginn der experimentellen Cytologie gezeigt werden, daß bei Abkühlung auf 10° C die Chromosomen der Eikerne verkürzt waren und bei Erwärmung sich verlängerten[22].

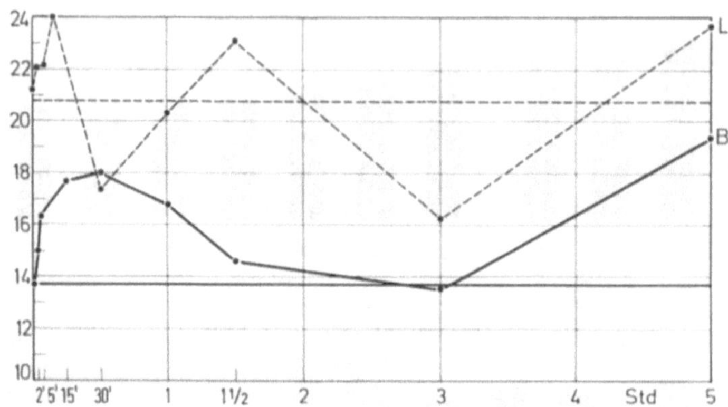


Abb. 6. Vicia faba (Ackerbohne). Chromosomenlänge und Durchmesser der Metaphasechromosomen in Wurzelspitzenzellen nach Übertragung in 5° C. Vertikal = Einheiten der Längen- und Dickenmessung. Horizontal = Dauer der Temperatureinwirkung. Punktierte Kurve (L) = Chromosomenlänge. Ausgezogene Kurve (B) = Durchmesser. (Nach Brauer 1950)

An Vicia faba, der Ackerbohne, und zwar an den Chromosomen sich teilender Wurzelspitzenzellen, ist die Wirkung der Temperatur auf die Länge und den Durchmesser der Chromosomen eingehend untersucht worden[23]. Bei diesem Objekt streuen unter Standardbedingungen in den verschiedenen Schichten der Wurzelspitze und in den ersten Seitenwurzelordnungen die Längenwerte nicht stark, sofern eine einheitliche Herkunftlinie verwendet wird. Desgleichen verhalten sich die langen und kurzen Chromosomen des Karyotyps gleichsinnig. Die Chromosomenlänge verändert sich bei konstanter Temperatur nicht, wenn die Wurzeln in Erde, in Sägespänen oder in Nährlösung kultiviert werden, dagegen erscheinen die Chromosomen in Nährlösung und Sägespänen breiter als in Erde und in doppelt destilliertem Wasser[24]. Erstaunlicherweise reagiert die Chromosomenlänge bei konstanten Bedingungen auf das Umsetzen der Pflanzen von Sägespänen in Nährlösung sehr nachdrücklich, indem nach 6 Std die Chromosomen auf ein Drittel des Ausgangswertes sich verkürzen, um nach weiteren 6 Std zur Norm zurückzukehren.

Steigt die Temperatur langsam in physiologischen Grenzen, d.h. um etwa 10° an, dann verlängern sich die Chromosomen, jedoch um nie mehr als 25% ihres Ausgangswertes; umgekehrt verkürzen sich die Chromosomen auf maximal 50% der Normallänge, wenn die Temperatur entsprechend gesenkt wird. Exponiert

[22] Erdmann 1908. [23] Brauer 1950. [24] Brauer 1949a, b.

man aber die Wurzeln unphysiologisch hohen oder niederen Temperaturen, dann verkürzen sich die Chromosomen in beiden Fällen (Abb. 6) und zwar erstaunlich rasch: In eine Lösung von 5° C gebracht, sind die Chromosomen nach 30 min statistisch gesichert kürzer geworden, in 30° C ist die Reaktion schon nach 15 min eingetreten. Anschließend daran kommt es jeweils zu einem pulsierenden Wechsel zwischen Verkürzung und leichter Verlängerung. Die Chromosomenbreite nimmt dabei, wie zu erwarten, parallel mit der Verkürzung zu, doch entsprechen den intermittierenden Verlängerungen nur verhältnismäßig zögernde Breitenabnahmen.

So rasch die Chromosomen auf hohe und tiefe Temperatur reagieren, so lange Zeit vergeht, bis sich wieder die normale Länge und Breite einstellen: in der Regel sind 48—60 Std dafür notwendig.

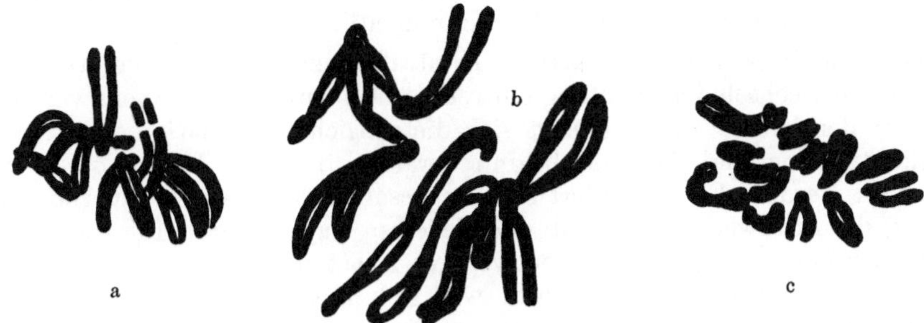


Abb. 7a—c. Vicia faba (Ackerbohne). Metaphasen in Wurzelspitzenzellen unter Phosphatmangel. a 6 Std nach $PO_4$-freier Kultur: Chromosomenverkürzung. b 8 Std später: Chromosomenverlängerung (Verklebungstendenz und Hypochromasie). c 18 Std später: Starke Chromosomenverkürzung und Hyperchromasie. Vergr. 1200fach. (Aus FINK 1950)

Diese vielfältigen Versuche an Vicia faba haben außer dem erwarteten Zusammenhang zwischen Länge und Breite — je kürzer das Chromosom, desto breiter — auch andersartige Zusammenhänge erbracht: Die Chromosomen verkürzen sich und werden gleichzeitig auch schmäler; im umgekehrten Fall verlängern sie sich, ändern aber nicht ihren Durchmesser.

An demselben pflanzlichen Objekt ist ferner der Zusammenhang zwischen Chromosomendimension und Ernährungsbedingungen untersucht worden[25]. Werden junge Pflanzen der Ackerbohne aus normaler Nährlösung in Kalium-, Calcium- oder in Stickstoff-Mangellösungen übertragen, dann werden, abgesehen von dem besonders rasch wirksamen Calcium-Mangel, die Chromosomen in der Regel nach 12—20 Std maximal bis auf die Hälfte kürzer, wobei die Breite leicht zunimmt oder sich nicht ändert. Umgekehrt verlängern sich die Chromosomen unter Sulfatmangel um ein Drittel des Ausgangswertes und werden dabei zusätzlich breiter. Eine Sonderstellung nimmt der Phosphatmangel-Versuch ein, bei dem die Chromosomen nach 6 Std kürzer, nach 8 Std länger und nach 18 Std erneut stark kürzer werden (Abb. 7).

Verglichen mit den Temperaturversuchen sind hier die Schwankungen der Chromosomen-Dimensionen sogar noch etwas größer. In beiden Fällen wird deutlich, daß die experimentell ausgelösten Längen- und Breitenänderungen wahrscheinlich nicht allein durch einfache Dimensionsänderungen der Standardschraube der Metaphasechromosomen (vgl. S. 114ff.) zustande kommen können, sondern zusätzliche Faktoren eine Rolle spielen, wie etwa der unterschiedliche

[25] FINK 1950.

Anteil der an dem Aufbau eines Chromosoms beteiligten Substanzen außer der DNS; es ist aber auch an sekundäre, erst bei Fixierung und Präparation manifest werdende Faktoren zu denken.

Der letzte hier zu besprechende Faktorenkomplex ist die Chemikalienwirkung. Schon die Cytologen um die Jahrhundertwende sahen an tierischem und pflanzlichem Material die Chromosomen in Mitose und Meiose unter dem Einfluß von Chemikalien kürzer werden[26]; diese unspezifische Reaktion ist im Rahmen der nicht mehr überschaubaren Literatur über Mitosegifte und Strahlenwirkungen bei allen kernwirksamen Substanzen und bei allen untersuchten Objekten immer wieder gesehen worden. Dabei macht es keinen entscheidenden Unterschied, ob unphysiologische oder unter Umständen in dem Organismus und seiner Umwelt vorkommende Substanzen einwirken wie Samenextrakte, Isothiocyanate, Amide, Aldehyde, Alkaloide, Phenole, Cumarine[27] oder unter dem Einfluß von Parasiten entstehende Verbindungen[28].

Stets handelt es sich bei derartigen Kontraktionen um die Folge zweier Vorgänge, die in wechselndem Umfang eintreten: Das einwirkende Agens verlängert die Dauer der Mitose; damit ändert sich die zeitliche Korrelation von Chromosomenkontraktion und Anaphasebeginn derartig, daß die Chromosomen überkontrahiert werden. Ferner ändert sich, insbesondere bei länger dauernder Einwirkung, die Stoffwechselaktivität der Zelle, so daß dadurch für die Herausbildung der Metaphasechromosomen weniger Substanz vorhanden ist oder vom Chromosom selbst synthetisiert wird, was sich meist in einer nicht der Verkürzung entsprechenden Reaktion des Chromosomendurchmessers ausprägt.

Die hier kurz erwähnten Ergebnisse der experimentellen Cytologie sind gerade für die beschreibende Charakterisierung des äußeren Baues der Chromosomen nicht zu entbehren: Unter den Chemikalien werden Colchicin, 8-Oxychinolin und ähnlich wirkende Substanzen zur Anreicherung der Metaphasen und zur schärferen Ausprägung von Gestaltmerkmalen nach erfolgter zusätzlicher Kontraktion verwendet. Die Einwirkung tieferer Temperaturen benötigen wir, um die im Kapitel über das Heterochromatin zu besprechenden differentiellen Segmente sichtbar zu machen.

## II. Die Centromer-Region

### 1. Unicentrische Chromosomen

Schon den sehr sorgfältig beobachtenden alten Cytologen, wohl erstmals Metzner (1894) bei Salamandra, fiel an typisch gestalteten Chromosomen eine Stelle auf, die sich strukturell und funktionell anders verhält als der Chromosomenrest. Dieses kurze Segment, das zusammen mit der Spindel für eine geregelte Bewegung der Chromosomen in der Teilung verantwortlich ist, hat vielerlei Namen erhalten. Während Darlington (1937) noch mehr als zehn Namen aufzählte, sind es in einer Zusammenfassung 17 Jahre später schon über 27 geworden[29]. Tatsächlich werden aus dieser Fülle heute nur noch zwei Begriffe bevorzugt verwendet, das Centromer und das Kinetochor; da von dem Begriff Centromer leicht ein Adjektiv gebildet werden kann (centrisch), bevorzugen wir diese Benennung. Wir sprechen von der Centromer-Region, wenn wir den Feinbau dieses verhältnismäßig kurzen Segments im Auge haben und von Centromer, wenn wir das Ganze dieser Region gegen das übrige Chromosom abheben wollen.

---

[26] Zum Beispiel Hertwig 1896, Haecker 1900. [27] Zusammenstellung d'Amato 1956.
[28] Kendall 1930. [29] Schrader 1954.

In der Evolution der Organismen hat sich als Regelfall neben polycentrischen Chromosomen das Vorhandensein eines einzigen Centromers mit einer festgelegten Position innerhalb eines jeden Chromosoms herausgebildet. Auf diese Weise können links und rechts des Centromers in unicentrischen Chromosomen zwei Schenkel unterschieden werden.

Die Centromer-Region erscheint in vivo im besten Falle als eine heller gefärbte oder nur eingeschnürte Stelle im Chromosom; sie geht bei der Bewegung der Chromosomen in die Äquatorialplatte voraus[30], desgleichen bei der Wanderung der Chromatiden zu den Polen während der Anaphase. Erst hier ist eine Koordination der Bewegung aller Chromosomen vorhanden[31]. Bei ausreichender Länge der Schenkel wirkt sie ferner häufig als Gelenkstelle, in der das Chromosom bei der Bewegung abknickt, so daß die Schenkel gewissermaßen nachgezogen werden.

Nach Fixierung erscheinen sowohl licht- wie elektronenoptisch die Centromerregionen in der Meiose klarer als in mitotischen Chromosomen. Aus diesem Grund besprechen wir ihren Aufbau ohne zwischen den beiden Kernteilungsvorgängen zu unterscheiden.

Lichtmikroskopisch tritt uns die Centromer-Region, vergleichbar mit dem lebenden Zustand, als Einschnürung oder als heller gefärbte Zone entgegen. Während in dem übrigen Chromosom die Chromatiden in Pro- und Metaphase in eine Standardschraube gelegt sind (vgl. S. 114ff), erscheint die Fibrille oder die Doppelfibrille in der Centromer-Region, das Kinetonema[32], nicht oder kaum aufgeschraubt. Das zweite Strukturelement der Centromer-Region ist das sog. Kinetomer (in der alten Literatur Leitkörperchen), das in der nur blaßgefärbten Centromer-Region vor allem in der meiotischen Anaphase I an den auseinanderweichenden Bivalenten in Ein- oder Zweizahl aus dem Chromosomenkörper herausgezogen wird (Abb. 8a, b).

Bei entsprechender Präparation und bei leicht gezerrtem Zustand des Chromosoms lassen sich an den eng gepaarten homologen Chromosomen im Pachytän der Meiose sowie in mitotischen Metaphasen weitere Strukturen in der Centromer-Region erkennen: außer dem Kinetomer kann sich zu beiden Seiten noch je ein weiteres Chromomer befinden; je nach den zufälligen Verhältnissen werden in den verschiedenen Centromer-Regionen alle drei Chromomeren oder nur ein Teil von ihnen deutlich (Abb. 9a, b). Sowohl das Kinetonema wie das Kinetomer sind feulgenpositiv und damit DNS-haltig[33].

Neuere elektronenoptische Beobachtungen an befruchteten Eiern einer Echiuride stimmen recht gut mit den geschilderten lichtmikroskopischen Verhältnissen überein[34]. In der Prometaphase der ersten meiotischen Teilung erscheint die Centromer-Region als bandförmige Verdichtung, die aus zwei dunkleren, durch eine hellere Zone getrennten Bändern besteht. An der in diesem Stadium noch nicht sehr verdichteten, in der Anaphase dagegen sehr viel elektronendichter gewordenen Struktur setzen im Durchschnitt 10—15 Spindelfasern an (Abb. 10). In den ersten Furchungsmitosen ist die Centromer-Region ebenso, doch häufig undeutlicher gegliedert. Auf der anderen Seite zeigt das Centromer in Mitosen von HeLa-Zellkulturen ein klares Bild, das dem geschilderten Zustand weitgehend entspricht, darüber hinaus aber in der elektronendichten Zone am Ansatzpunkt der Mikrotubuli eine granuläre Untergliederung besitzt[35]. Auch im rechten Winkel von der dichten Zone abstrahlende Mikrofibrillen sind bei Mitosechromosomen des Hamsters beobachtet worden[36]. Bei kleinerer Vergrößerung wird die

---

[30] Belar 1929a, b. [31] Bajer 1967. [32] Matsuura 1941a.

[33] Propach 1940, Lima-de-Faria 1950, vgl. ferner die Zusammenfassungen in Lima-de-Faria 1956, 1958. [34] Luykx 1965a, b, dort weitere Literatur. [35] Robbins/Gonatas 1964.

[36] Brinkley und Stubblefield 1966.

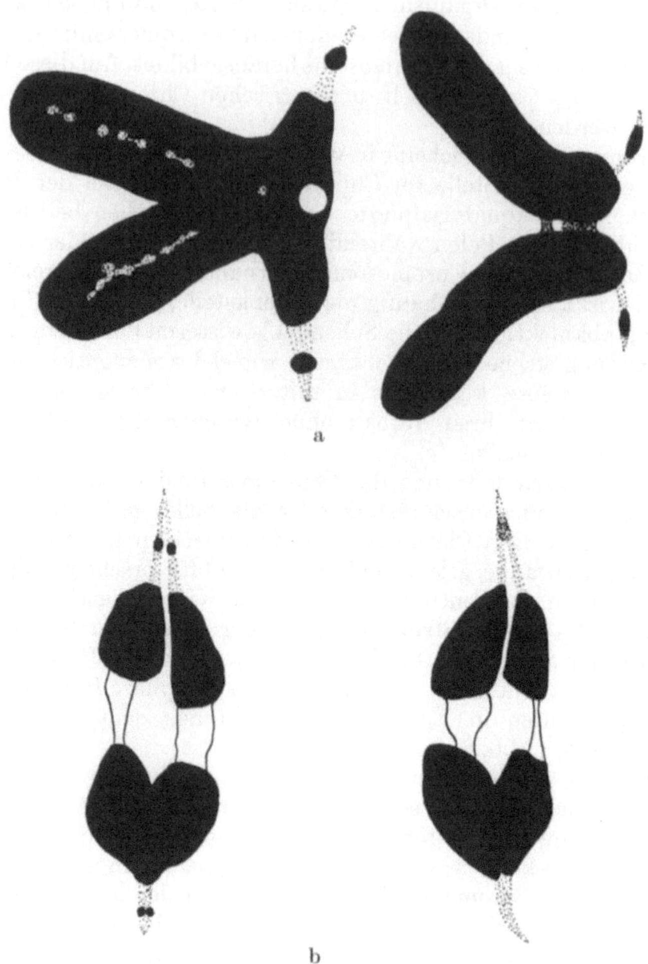


Abb. 8. a Mecostethus grossus (Heuschrecke). Links Bivalent aus Spermatocyten, rechts Anaphase II; telocentrische Chromosomen. Vergr. 6500fach. b Tradescantia virginiana (Monocotyledone Pflanze). Bivalente aus Pollenmutterzellen in Metaphase I der Meiose. Mediane Centromer-Region durch Spindelfasern ausgezogen. Vergr. 3500fach. (Aus Lima de Faria 1956)

Parallele des elektronenoptischen Feinbaus zu den lichtoptischen Bildern unmittelbar evident: Das elektronendichte Material des meiotischen Anaphasechromosoms befindet sich hier in einer Mulde des Chromosoms ebenso wie lichtoptisch das Kinetomer in den Chromosomen der vergleichbaren Stadien in Spermatocyten der Urodele Amphiuma von Schrader (1936) abgebildet wurde (Abb. 11a, b). Behandlung mit DNase entfernt das elektronendichte Material nicht vollständig; da es ferner von der Metaphase zur Anaphase zunimmt, ist es nicht unwahrscheinlich, daß es eher auf eine synthetische Aktivität der Centromer-Region zurückgeht als einen Ausdruck des DNS-Gehaltes darstellt.

Offensichtlich handelt es sich bei der dunklen Bande in der elektronenoptisch dargestellten Centromer-Region, an der unmittelbar die Mikrotubuli der

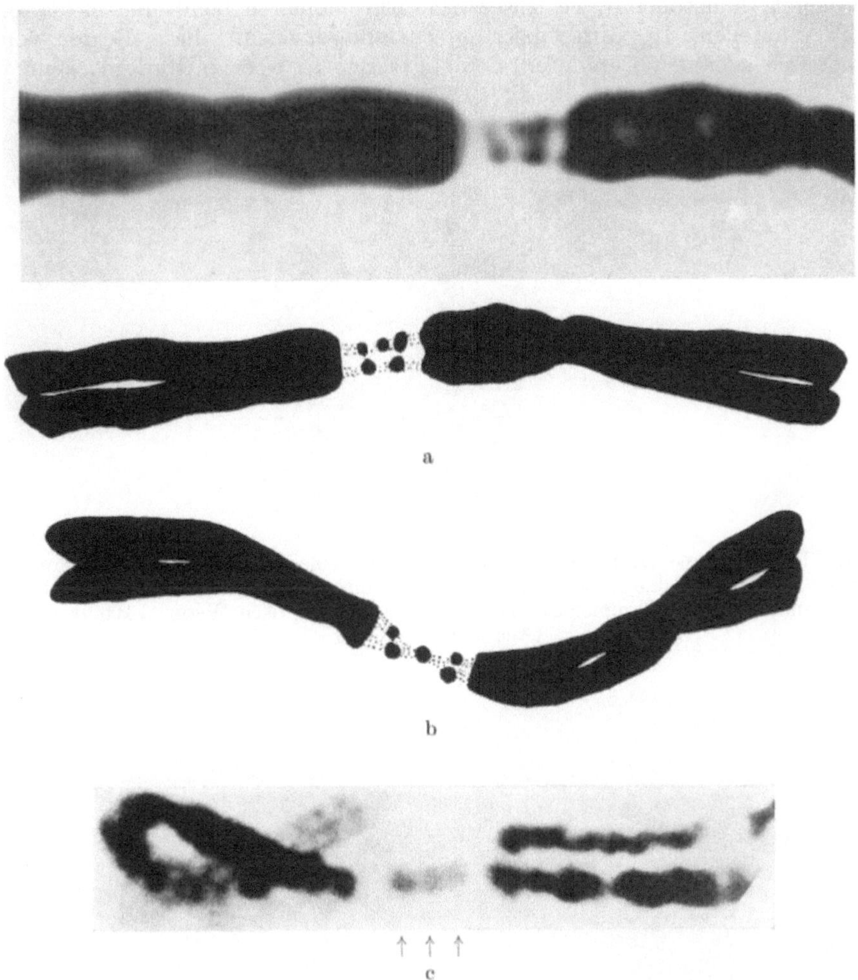

Abb. 9a—c. Hyacinthus orientalis. Metaphasechromosomen der Wurzelspitzenzellen. a Chromosom mit Feinbau der Centromer-Region, oben Mikrophotographie, darunter gezeichnet. b Ein Chromosom mit noch ungeteiltem „Kinetomer". Vergr. etwa 6000fach. (Aus LIMA DE FARIA 1956). c Secale cereale (Roggen). Pachytän-Bivalent aus der Meiose einer Pollenmutterzelle. Umfang der Centromere-Region markiert; Pfeile = 3 Chromomeren. Vergr. 3000fach. (Aus LIMA DE FARIA 1955b)

Spindel ansetzen, um das Kinetomer lichtmikroskopischer Bilder[37] (vgl. MOTA 1962). Bei Leberzellen des Menschen in Kultur entspricht dem nicht aufgeschraubten Bereich in der Centromer-Region die Auflichtung im Chromosom, in der zwei Filamente mit einem Durchmesser von 1200 Å in jedes Chromatid verlaufen, sie erscheinen verhältnismäßig wenig elektronendicht[38] und entsprechen wohl dem Kinetonema. Auf diese starke Dekondensation ist vermutlich auch der Befund an Fibroblasten-Kulturen des Menschen zurückzuführen, nach dem in der Centromer-Region kein $^{3}$H-Thymidineinbau festzustellen ist [38a].

[37] Vgl. MOTA 1962. [38] HOSKINS 1965. [38a] COMINGS 1966.

Es lassen sich somit in der Centromer-Region in wechselnder Deutlichkeit Kinetonema, Kinetomer sowie zusätzliche Chromomeren licht- und elektronenoptisch darstellen. Im differenzierten Zustand erscheint diese Region somit symmetrisch gebaut[39]. Gerade ein derartiger Bau ist aber zu fordern, wenn wir

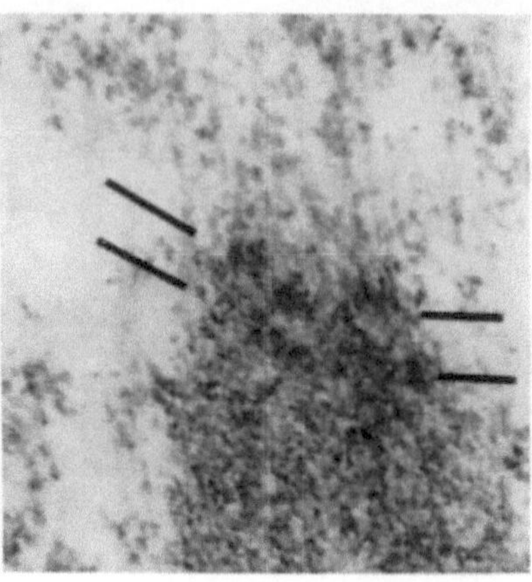

Abb. 10. Uredus caupo (Annelide). Centromer-Region eines Anaphase I-Chromosoms der Meiose in Eizellen. Dunkle Linien = Zwei elektronendichte Bänder der Region. Nach oben ziehende Tubuli („Chromosomenfasern"). Elektronenoptisch. Vergr. 73000fach. (Aus Luykx 1965a)

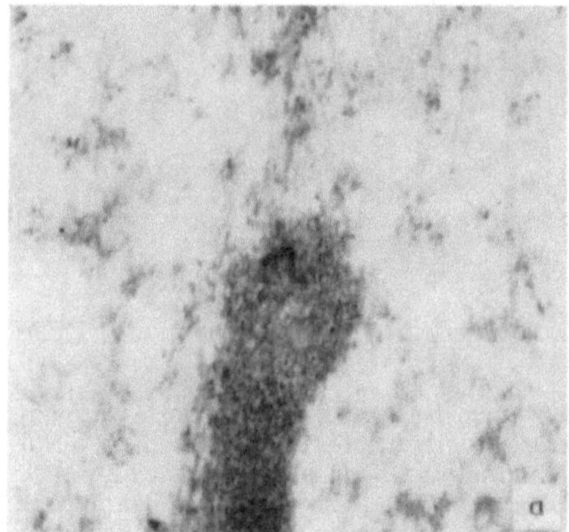


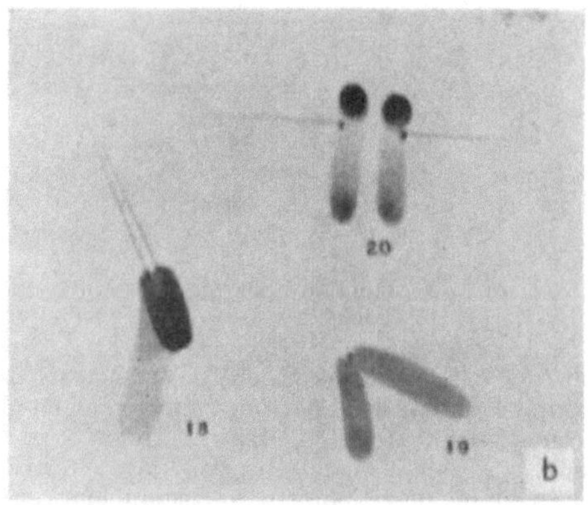


Abb. 11. a Uredus caupo. Centromer-Region eines Anaphase-Chromosoms mit elektronendichtem „Kinetomer", an dem die Chromosomenfasern (nach oben im Bild ziehend) ansetzen. Elektronenoptisch. Vergr. 32000fach. (Aus Luykx 1965a.) b Amphiuma (Urodele). Spermatocyten-Chromosomen der Anaphase I (18) und Anaphase II (19, 20) der Meiose. (Lichtmikroskopisch nach Schrader 1936)

das Verhalten der Centromer-Region bei spontan eintretenden oder induzierten Brüchen im Kinetomer verstehen wollen. Bei einem Querbruch des Kinetomers entstehen nämlich entweder zwei echt telocentrische Chromosomen, deren jeweilige Centromerhälften funktionstüchtig sind (Abb. 12a). So besitzt beispielsweise eine Tradescantia-Species (Monokotyledone Pflanze) ausschließlich telo-

[39] Lima de Faria 1949.

centrische Chromosomen[40]. Ferner kann bei einer solchen Querteilung die Längsteilung des Kinetomers ausbleiben, so daß zwei Isochromosomen entstehen, die rechts und links der Centromerhälfte zwei identische Schenkel haben (Abb. 12a). Nicht allzu komplexe Umbauten können ferner zu Chromosomen führen, die ebenfalls nur eine halbe Centromer-Region besitzen (Abb. 12b), wie dies an den

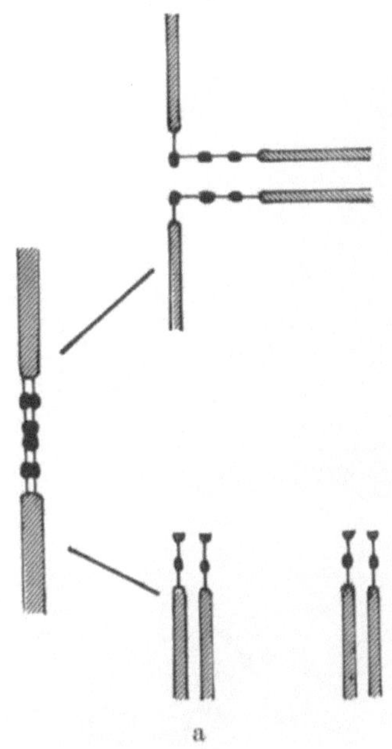


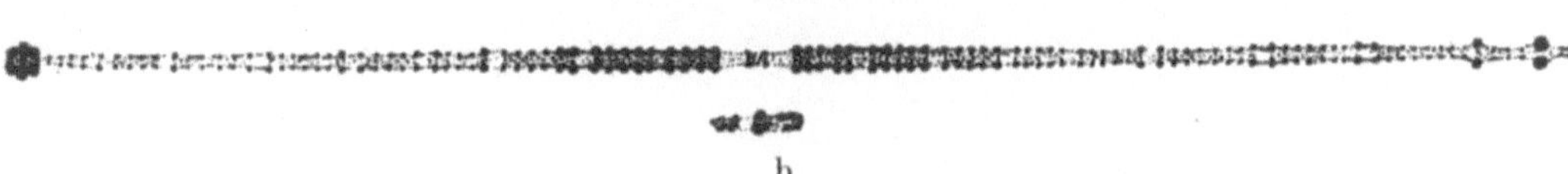


Abb. 12. a Schema möglicher Brüche im Kinetomer der Centromer-Region. Links: Ausgangslage. Rechts oben: Querbruch und Reunion zu zwei Isochromosomen (Chromosomen mit identischen Schenkeln). Rechts unten: Querbruch zu zwei telocentrischen Chromosomen. Original. b Secale cereale (Roggen). Normales, gleichschenkliges Chromosomenpaar im Pachytän der Meiose sowie Miniaturchromosom mit einer halben Centromer-Region. (Aus Lima de Faria 1955a)

Centromeren acrocentrischer Chromosomen der Ehrlich-Asciteszellen der Maus im Vergleich zu den metacentrischen deutlich zu werden scheint[41]. Gerade dieses Bild weist darauf hin, welche Bedeutung für ein Verständnis der Entstehung zusätzlicher Chromosomen in der Evolution eines Karyotyps die Brüche im Kinetomer haben.

Blicken wir noch kurz auf die Centromer-Verhältnisse in den Riesenchromosomen, dann begegnen wir zunächst Schwierigkeiten, da sich diese Kerne in einem speziellen Interphasezustand befinden und durch den Verlust weiterer Teilungsfähigkeit ein funktionslos gewordenes Centromer besitzen. Ferner hat die Centromer-Region, soweit ihre Komponenten durch die Funktionslosigkeit identifiziert werden können, die Eigenschaft, selbst und in ihrer unmittelbaren Umgebung

[40] Jones und Colden 1968. [41] Giménez-Martin u.a. 1965.

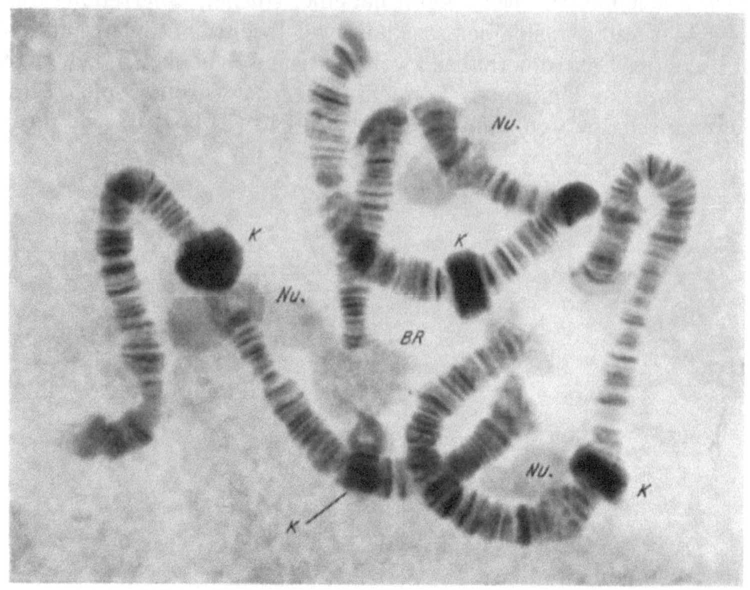


a

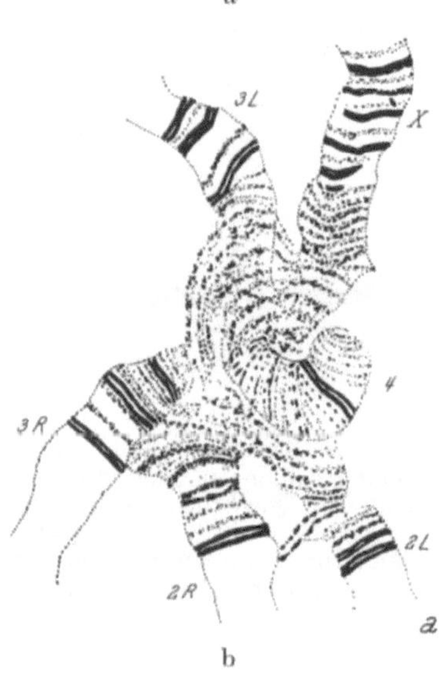


b

Abb. 13. a Glyptotendipes barbipes (Diptere). Centromeren und ihre Umgebung in den Riesenchromosomen als heterochromatische Trommeln ausgebildet. *K* Centromer-Region und Umgebung. *Nu* Nucleolen. *BR* Auflockerung zum Balbianiring. b Drosophila melanogaster. Chromocentrum, gebildet durch die Centromer-Regionen der Chromosomen X, II, III und IV. Zahlen = Schenkel der entsprechenden Chromosomen. (Aus BEERMANN 1962)

Heterochromatin (vgl. S. 43ff.), z.T. in verschiedener Ausprägung zu besitzen (Abb. 13a). Es liegen daher rein gestaltlich Sonderverhältnisse vor, aber gerade durch den Reichtum an Heterochromatin zeigen die Centromeren der Speicheldrüsenchromosomen ein Verhalten, das auch für die typischen, unizentrischen Chromosomen bedeutungsvoll ist: die Centromeren der Riesenchromosomen in einem Zellkern haben die Tendenz, miteinander zu verschmelzen, um das sog. „Sammelchromocentrum" zu bilden (Abb. 13b).

Eine derartig starke Anziehungskraft der Centromeren der Riesenchromosomen, die Heterochromatin in ihrer unmittelbaren Nachbarschaft besitzen, kann bei den typischen Chromosomen nicht erwartet werden. Eigentümlicherweise entfalten aber auch ihre Centromeren in einzelnen Fällen gegenseitige Attraktionskräfte, sofern sie acrocentrisch bzw. telocentrisch, d.h. am Ende eines Chromosoms sich befinden. So zeigen Mitosen embryonaler, in Zellkultur sich teilender Leberzellen der Mäuse gelegentlich Gruppen acrocentrischer Chromosomen, deren centromertragende Enden einander räumlich zugeordnet sind, so daß eine sternförmige Anordnung resultiert (Abb. 14).

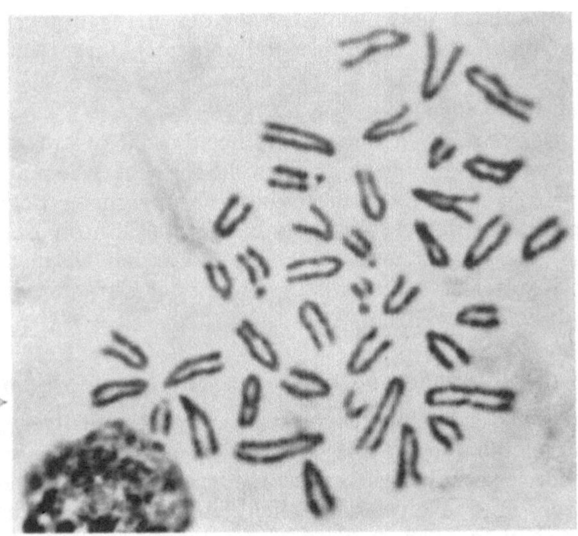

Abb. 14. Maus. Zellen in Kultur aus embryonaler Leber, Metaphase der Mitose. Pfeil = sternförmige Zusammenlagerung von 5 acrocentrischen Chromosomen. (Aus BENNETT 1966)

Es liegt nahe, hierin eine Parallele zu den Attraktionskräften der Centromeren in den Riesenchromosomen zu sehen. Dies ist aber nicht notwendig: Zunächst ist bekannt, daß in den Karyotypen der Wirbeltiere acrocentrische Chromosomen häufig durch Fehlteilungen im Kinetomer der Centromer-Region metacentrischer Chromosomen zustande gekommen sind. Wenn daher diese Centromeren eine lagenmäßige Zuordnung zeigen, könnte dies als Ausdruck der alten verwandtschaftlichen Beziehung verstanden werden. Wahrscheinlicher ist aber eine andere Deutung, nach der die physiologische Aktivität des Centromers, die sich nach außen, und zwar auf einen Kontakt mit Spindelfasern richtet, sich bei den acrocentrischen Chromosomen in der Interphase oder Prophase in gelegentliche Anziehungskräfte auf benachbarte acrocentrische Centromeren auswirkt. In diese Richtung weist auch die Tatsache, daß Centromeren nicht nur ihresgleichen anziehen, sondern auch Telomeren oder interkalares Heterochromatin.[42] Bei einzelnen Objekten kann zudem eine Attraktion zwischen Centromeren und den Centrosomen zu Beginn der Meiose vorhanden sein, wodurch eine polarisierte Lage der Chromosomen für den Paarungsvorgang der Homologen hergestellt wird.

[42] RIBBANDS 1941.

Im einzelnen Fall ist es allerdings nicht leicht, eine Polarisierung zum Centrosom durch die Centromeren oder durch die Enden der Chromosomen (Telomeren vgl. S. 24ff) voneinander zu unterscheiden[43].

Die Beobachtung, nach der Centromeren somit die verschiedensten Zuordnungen zu ihresgleichen und anderen Strukturen eingehen können, scheint uns für die weitere Evolution eines Karyotyps wesentlich zu sein: Insbesondere die räumliche Näherung acrocentrischer Chromosomen könnte eine wesentliche Voraussetzung sein für eine mögliche Reduktion der Chromosomenzahl durch erneute Fusion zweier acrocentrischer zu einem metacentrischen Chromosom.

An die Besprechung der unicentrischen Chromosomen fügen wir anhangsweise als pathologische Erscheinung die acentrischen, d.h. kein Centromer besitzenden Chromosomen an, wie sie nach Chromosomenbrüchen und Reunionen auftreten. Sie sind in Prometaphase und Anaphase keiner geregelten Bewegung fähig und werden oft schon in der ersten Kernteilung nach ihrem Zustandekommen eliminiert. Durch diese Instabilität können sie daher in einem Karyotyp nur eine begrenzte Zeit eine Rolle spielen.

Das Vorhandensein eines Centromers in unicentrischen Chromosomen gliedert die Gesamtlänge eines Chromosoms klar in zwei Schenkel. Allein auf Grund dieser Gestaltsbesonderheit ist es möglich, durch die Wahl geeigneter Begriffe auch ohne Bild einen Eindruck von der Ausgestaltung einzelner Chromosomen zu geben. Nach Behandlung aller Strukturbesonderheiten an den Chromosomen soll in einem besonderen Kapitel die Gestaltbeschreibung der Chromosomen zusammengefaßt werden (vgl. S. 79).

## 2. Multicentrische und holokinetische Chromosomen

Auf den ersten Blick erscheint die geregelte Chromosomenbewegung in Mitose und Meiose streng gebunden an das Vorhandensein eines Centromers in Einzahl. Eigentümlicherweise haben sich aber in der Evolution an einigen wenigen Stellen im Pflanzen- und Tierreich Möglichkeiten gefunden, auch mit multicentrischen Chromosomen oder diffusen Centromeren (holokinetische Chromosomen) die notwendige Präzision der Chromosomenverteilung in den Kernteilungen zu erreichen.

Zunächst aber haben sich bei Objekten mit eindeutig unicentrischen Chromosomen Verhältnisse beobachten lassen, die in die Richtung auf multicentrische Chromosomen weisen, ohne daß sie tatsächlich diesen Zustand erreichen. Insbesondere in der Meiose sind bei zahlreichen pflanzlichen Objekten, und zwar bei Störungen der Chromosomenpaarung oder bei Bastardierung, Bilder beobachtet worden, bei denen nicht allein das Centromer zu den Polen weist, sondern auch die Chromosomen-Enden. Eine derartige neocentrische Aktivität der Chromosomen-Enden ist unter anderem bei Getreiden[44], Mais[45] und Gräsern[45a] nachgewiesen worden. In Abb. 15, der Meiose eines Gras-(Bromus-)Bastardes, trennen sich in dem mit „c" bezeichneten Univalent in der Anaphase I vorzeitig die beiden Chromatiden. Zu dem unteren Pol zieht nun in dem einen Chromatid nicht das submediane Centromer, sondern das Chromosomen-Ende entfaltet neocentrische Aktivität und geht daher bei der Wanderung zum Pol voran. Das mit „a" bezeichnete Univalent hat sich bereits in seine Chromatiden getrennt, wobei das zum oberen Pol wandernde durch seine bogenförmige Krümmung an-

[43] Vgl. Diskussion in Schrader 1941b.
[44] Kattermann 1939, Prakken und Müntzing 1942.
[45] Rhoades und Vilkomerson 1942, Rhoades und Kerr 1949.
[45a] Walters 1952, Jain 1960.

zeigt, daß beide Enden des Chromatids neocentrische Aktivität zeigen. Gerade dieser besondere Zustand findet sich bei den typischen multicentrischen Chromosomen oft in der späten Anaphase (vgl. Abb. 16c).

Außer den Chromosomen-Enden sind gelegentlich auch subterminale Segmente neocentrisch aktiv[46], bei Lolium, einer Grasart, tritt diese Besonderheit nur nach mehrtägiger Kultur bei 32° C auf, und bei einem Laubmoos können schließlich auch sekundäre Einschnürungen (vgl. S. 28ff) neocentrische Funktionen übernehmen[47]. Charakteristisch bleibt in allen diesen Fällen aber, daß die neocentrische Aktivität in den Meiosen nur sporadisch an einzelnen Chromosomen auftritt und die geregelte Verteilung der Chromosomen, insbesondere der Univalente eher fördert als erschwert. Eine Gegensinnigkeit der Funktion des Centromers und der neocentrischen Aktivität ist nicht beschrieben worden.

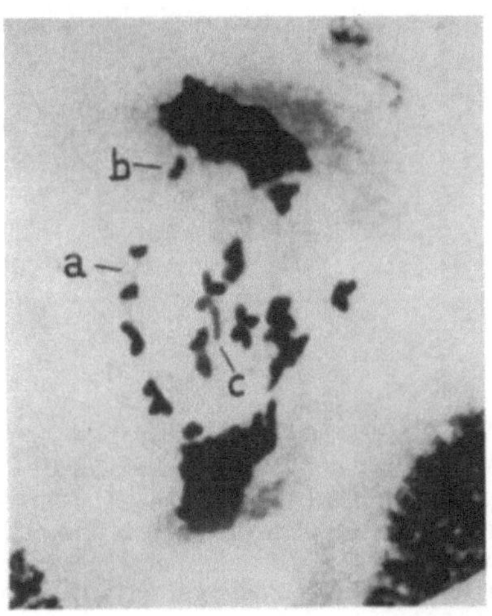


Abb. 15. Bromus marginalis × pseudolaevipes (Gras-Bastard). Anaphase I der Meiose mit zahlreichen Univalenten. *a* und *b* Auseinanderweichende Chromatiden eines Univalentes mit bogenförmig zu den Polen gekrümmten Chromatiden infolge neocentrischer Aktivität der Enden. *c* Vorzeitig in seine zwei Chromatiden sich trennendes Univalent; unteres Chromatid mit neocentrischer Aktivität des Endes. Beide Univalente mit typischem submedianem Centromer. (Aus WALTERS 1952)

Während es sich hier um eine zusätzlich neben dem Centromer auftretende Bewegungsaktivität von meiotischen Chromosomen handelt, entstehen durch Chromosomen-Umbauten spontan oder induziert gelegentlich dicentrische Chromosomen neben acentrischen. Ein Zellkern mit dicentrischen Chromosomen erweist sich im Laufe mitotischer oder meiotischer Kernteilungen als instabil: Früher oder später zerren die beiden Centromeren das Chromosom zu entgegengesetzten Polen, was zu einem Bruch und genetisch dadurch zu terminalen Genverlusten oder Genduplikationen führt. In einigen wenigen Fällen, und zwar bei den cytologisch im Laufe der Züchtungsarbeit besonders eingehend durchuntersuchten Kulturpflanzen sind aber auch persistente dicentrische Chromosomen beobachtet worden, die von Generation zu Generation weitergegegeben werden[48]. Das entscheidende Hilfsmittel, die geschilderte Instabilität eines dicentrischen Zustandes zu überwinden, besteht darin, daß das eine Centromer

[46] ZOHARY 1955. [47] VAARAMA 1954.
[48] SEARS und CAMARA 1950, DARLINGTON und WYLIE 1952, MORRISON 1955.

schwächer aktiv ist als das andere. Auf diese Weise wird ein gegensinniges Funktionieren der beiden Centromeren vermieden, und es wird nur eine einzige Bewegungsrichtung erreicht. In einem Fall beim Weizen hat sich zeigen lassen, daß zwar das subterminale Centromer das schwächere ist gegenüber dem submedian lokalisierten, aber diese Schwäche des subterminalen Centromers wird nur in Verbindung mit dem anderen Centromer deutlich. Ist es aber in dem betreffenden Chromosom das einzige Centromer, funktioniert es ebenso normal wie jedes andere[49]. Sind mehr als zwei Centromeren durch Chromosomenumbauten pro Chromosom vorhanden, läßt sich keine Regel aufstellen, doch kann erwartet werden, daß sehr früh zwei Centromeren zu entgegengesetzten Polen wandern.

Die bisher erwähnten besonderen Centromer-Verhältnisse lassen sich als Modifikationen des Normalverhaltens unicentrischer Chromosomen auffassen. Der

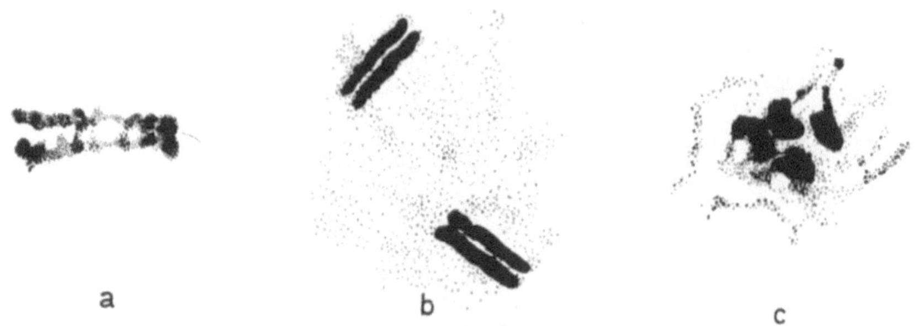


Abb. 16. a Spirogyra (Alge), beginnende Anaphase: Die holokinetischen Chromosomen wandern gestreckt zu den Polen. (Aus GODWARD 1954.) b und c Tityus bahiensis (Skorpion). b Beginnende Anaphase der Meiose: Chromosomen gestreckt. c Spätere Anaphase, Chromosomen mit den Enden zu den Polen gezogen. (Aus de TOLEDO PIZA 1939)

folgende Fall wird aber als Beispiel für typisch multicentrische Chromosomen stets scharf von den unicentrischen Chromosomen abgesetzt.

Die Chromosomen des Pferdespulwurms Ascaris zeigen ein Verhalten, das sich unmittelbar an die persistenten, dicentrischen Chromosomen anschließen läßt: Bei diesem Parasiten sind in der Rasse univalens $2n = 2$ Chromosomen in der Keimbahn vorhanden, in somatischen Zellen dagegen 52—72 kleinere, kugelförmige Einzelchromosomen. Bereits in einer frühen Furchungsteilung, durch die Soma und Keimbahn sich trennen, geschieht ein Zerfall der großen Chromosomen in Einzelchromosomen, wobei die heterochromatischen Endsegmente eliminiert werden[50].

In unserem Zusammenhang ist allein wesentlich, daß an den zwei „Sammelchromosomen" der Keimbahn Spindelfasern über die ganze Länge der Chromosomen angreifen, mit Ausnahme der Endsegmente. Die entscheidende Besonderheit besteht hier somit darin, daß in dieser, aus Einzelchromosomen bestehenden, übergeordneten Struktur die einzelnen Centromeren stets gleichsinnig funktionieren, und zwar so lange, bis durch den Zerfall in Einzelchromosomen wieder die Autonomie der einzelnen Centromeren hergestellt wird. Während bei persistenten, dicentrischen Chromosomen durch funktionelle Unterordnung des einen Centromers unter das andere eine einigermaßen geregelte Bewegung des Chromosoms

[49] SEARS und CAMARA 1952.

[50] WHITE 1936, BARRIGOZZI 1947, TEH PING LIN 1954, dort ältere Literatur. Vgl. ferner das Kapitel „Chromosomenelimination" im Abschnitt über den Karyotyp im Band II/3.

erreicht wird, finden wir hier diesen Effekt in viel vollkommenerem Maße durch Gleichschaltung aller Centromeren erreicht.

Deutlich von den multicentrischen sind die holokinetischen Chromosomen abgesetzt. Hier ist keinerlei gestaltliches oder funktionelles Anzeichen einer einzelnen Centromer-Region vorhanden, wir haben diffuse Centromer-Verhältnisse, so daß diese Chromosomen nicht in Schenkel gegliedert werden können. In Prometaphase und Anaphase setzen somit an der ganzen Länge des Chromosoms Spindelfasern an; in den Anaphasen wandern daher die Chromosomen ohne Abwinkelung in einem Segment mehr oder weniger gestreckt zu den Polen (Abb. 16a, b). Gelegentlich findet sich aber auch, ebenso wie bei der neocentrischen Aktivität unicentrischer Chromosomen, eine Krümmung der Chromosomen-Enden zu den Polen hin (Abb. 16c). Holokinetische Chromosomen sind

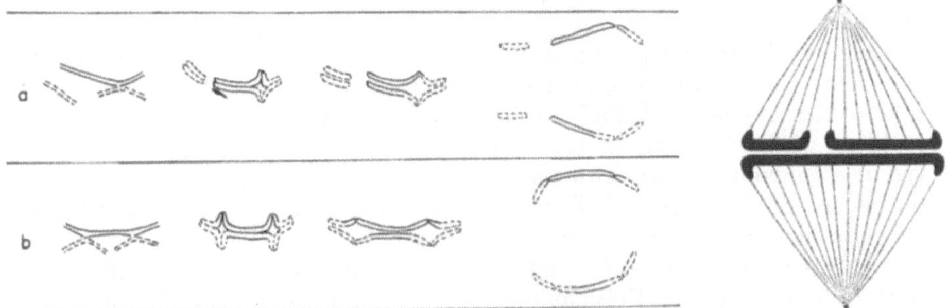


Abb. 17. a Luzula purpurea (Hainsimse). Meiose. Verhalten eines normalen und eines fragmentierten homologen Chromosoms bei Vorhandensein eines (oben) und zweier Chiasmen (unten). (Aus NORDENSKIÖLD 1962). b Tityus bahiensis (Skorpion). Metaphase der Meiose. Bivalent zwischen einem fragmentierten und einem normalen homologen Chromosom. Enden jedes Chromosoms und Fragments mit neocentrischer Aktivität. (Aus RHOADES und KERR 1949)

bis jetzt nicht in ein und demselben Karyotyp neben unicentrischen Chromosomen gefunden worden; wenn sie auftreten, verhalten sich stets alle Chromosomen des Karyotyps holokinetisch. Sie sind erstmals bei den Hemipteren unter den Insekten nachgewiesen worden[51], sie scheinen bei Anopluren und Lepidopteren die Regel zu sein[52]; bei Pflanzen fielen sie erstmals bei der Alge Spirogyra auf[53], danach unter den Blütenpflanzen bei Luzula, einer Hainsimsen-Art[54].

Die holokinetische Natur von Chromosomen tritt am deutlichsten in Erscheinung, wenn ein Chromosom spontan oder induziert bricht. Dann sind beide Bruchstücke eines Chromosoms oder Chromatids in den Anaphasen bewegungsfähig, und es geht in den meisten Fällen kein Chromosomensegment verloren[55]. Dies gilt insbesondere auch für die Meiose, in deren Normalablauf Chromosomenfragmente leicht vom Verlust bedroht sind. Wie mühelos sowohl bei fehlenden wie vorhandenen Chiasmen holokinetische Chromosomenbruchstücke die Meiose passieren, zeigt das Schema ihres Verhaltens bei Luzula (Abb. 17a). Auch in dem Bivalent von Tityus bahiensis, einem brasilianischen Skorpion, wird das Chromosomenfragment, das durch seine aufgekrümmten Enden auffällt, normal zu den Polen sich bewegen (Abb. 17b)[55a].

[51] SCHRADER 1931, HUGHES-SCHRADER 1931, weitere Literatur vgl. CAMARA 1955 und HUGHES-SCHRADER und SCHRADER 1961.

[52] BAUER 1967, BAYREUTHER 1955. [53] GEITLER 1930.

[54] MALHEIROS und CASTRO 1947, MALHEIROS u.a. 1947, NORDENSKIÖLD 1951, 1962.

[55] HUGHES-SCHRADER und RIS 1941. [55a] Zitiert nach RHOADES und KERR 1949.

Das Vorauseilen der Enden holokinetischer Chromosomen, das auch bei Anopluren[56] und bei Mallophagen[57] beobachtet wurde, gab zunächst zu der Mißdeutung Anlaß, es handle sich eigentlich um zwei telocentrische Centromeren und die Spindelfasern setzten erst sekundär an den zentralwärts gelegenen Segmenten an[58]. Gerade das Fragmentationsverhalten hat aber diese Auffassung widerlegt[59]. Desgleichen zeigt die elektronenoptische Beobachtung, daß ein fein granuliertes, elektronendichtes Material die Oberfläche der Chromosomen bedeckt, in welches die Mikrotubuli der Spindel in einigem Abstand voneinander eintreten[60]. Andererseits legen autoradiographische Ergebnisse eine multicentrische Natur der Chromosomen wieder nahe. Außerdem scheint unabhängig von der unicentrischen oder holokinetischen Natur des Chromosoms in vielen Fällen auch eine neocentrische Aktivität vorhanden zu sein. Es können somit auch bei holokinetischen Chromosomen die Enden eine Zusatzfunktion bei der Chromosomenbewegung übernehmen.

Im ganzen gesehen ist in der Evolution der Weg zu holokinetischen Chromosomen, der in seinen einzelnen Schritten heute nicht mehr rekonstruierbar ist, nur selten im Pflanzen- und Tierreich begangen worden. Mit diesem Übergang sind aber einige deutliche Vorteile für die weitere Evolution des Karyotyps verbunden: die nicht seltenen Chromosomenfragmentationen führen durch die Bewegungsfähigkeit beider Bruchstücke nicht zur Elimination, sondern zu einem neuen, stabilen Zustand. Ferner geht bei der Gattung Luzula die Chromosomengröße jedesmal etwa um die Hälfte zurück, wenn die Chromosomenzahl von 12 auf 24 oder von 24 auf 48 ansteigt[61]. Hier liegt der Gedanke nahe, in der Evolution habe sich die Polyploidisierung durch Chromosomenfragmentation abgespielt, und zwar wahrscheinlich in zahlreichen, aufeinanderfolgenden Schritten. In jedem Fall läßt sich aus dem Umfang und der Verbreitung von systematischen Einheiten mit holokinetischen Chromosomen auf keinen Nachteil in der Evolution gegenüber der überwiegenden Zahl der Gruppen mit unicentrischen Chromosomen schließen.

## III. Die Telomeren

Ein spezieller Begriff für die Enden der Chromosomen ist in erster Linie ihrer Besonderheiten wegen geprägt worden, die bei induzierter Fragmentation der Schenkel deutlich werden[62]: die Telomeren erweisen sich in dem Mitose- und Meiose-Cyclus in allen Phasen als stabil, d.h. es fehlt ihnen die Tendenz zu Verklebungen und Verheilungen, die den Bruchflächen als künstlichen Chromosomen-Enden eigen sind.

An den Chromosomen der meisten Objekte sind in der Mitose die Enden nicht als Telomeren mit besonderen Gestaltmerkmalen markiert. Dennoch sind in einzelnen Fällen, wie bei der in Seeigeln parasitierenden Crustaceen-Art Ulophysema die Schenkelenden, sofern sie kein telocentrisches Centromer tragen, durch terminales Heterochromatin ausgezeichnet. Dabei wird wieder eine Verklebungstendenz dieser Enden deutlich, so daß alle Chromosomen mit ihren Telomeren in einem Zentrum zusammenhängen[63].

Während hier durch zusätzliches, den unmittelbaren Bereich eines Telomers sicher überschreitendes Heterochromatin die gestaltliche Markierung des Schenkelendes und die Verklebungstendenz sehr ausgeprägt sind, finden wir in den Riesenchromosomen der Dipteren trotz ihres hohen Polytänie- und Streckungsgrades

[56] Bayreuther 1953. [57] Scholl 1955.
[58] de Toledo-Piza 1939a, b 1941, 1959 vgl. ferner Kusanagi und Tanaka 1959, 1960.
[59] Rhoades und Kerr 1949. [60] Bernardini u.a. 1967, Buck 1967.
[61] Nordenskiöld 1951. [62] Muller 1932, Schrader 1935. [63] Melander 1950.

Verhältnisse, wie sie typischen Mitosechromosomen entsprechen. Lichtmikroskopisch sind die Telomeren als solche nicht zu erkennen, aber im Elektronenmikroskop ist die Schlußbande eines Schenkels in den Chromosomen von Chironomus tentans dunkler, d.h. heterochromatisch ausgeprägt, aber eben nicht bis zur lichtmikroskopischen Manifestation (Abb. 18)[64]. Da immer wieder das Heterochromatin zu gegenseitiger Zuordnung und Verklebung neigt, sind auch bei den Riesenchromosomen von Chironomus die Telomeren in einem bestimmten Prozentsatz einander räumlich genähert und gelegentlich verklebt; diese Eigenschaft findet sich in den Zellkernen des Mitteldarms und der Malpighischen Gefäße häufiger als in den Speicheldrüsenkernen. Auch die unterschiedliche Menge des Heterochromatins der Telomerenbande scheint für die Häufigkeit der Teilnahme einzelner Telomeren an den Verklebungen mitbestimmend zu sein[65].

Eine Verklebungstendenz der Telomeren der Chromatiden in einem mitotischen Chromosom ist insbesondere bei Insekten während der Anaphase beobachtet worden; hier trennen sich die Telomeren der Schwesterchromatiden verspätet, so daß der Eindruck von echten Chromosomenbrücken entsteht[66]. Die nach experimenteller Einwirkung, häufig auch schon innerhalb physiologischer Grenzen, eintretende Verklebung zwischen Chromatiden, die allerdings auch andere Segmente als nur die Telomeren betrifft, scheint ebenfalls auf diese Bereitschaft gerade der Telomeren zurückzuführen zu sein.

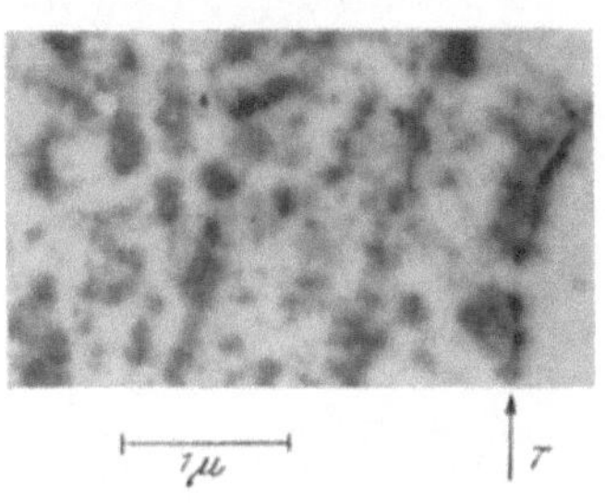


Abb. 18. Chironomus tentans. Von links nach rechts verlaufendes Riesenchromosom mit einer abschließenden heterochromatischen Bande als Telomer (Pfeil „T"). (Aus BEERMANN 1962)

Wir haben bisher uns auf diejenigen Telomeren beschränkt, die sich an Chromosomen-Enden ohne eine zusätzliche physiologische Aktivität befinden. In den Kapiteln über die Centromeren wurde schon darauf hingewiesen, daß diese Region an das Chromosomen-Ende rücken kann. Hinzu kommt noch die nucleolenbildende Zone, die bei zahlreichen Objekten intercalar, bei anderen aber auch terminal liegt. Ist somit ein Chromosomen-Ende gleichzeitig eine nucleolenbildende Zone oder besitzt mindestens die Potenz dazu, dann kann ein solches Ende ebenfalls durch ein heterochromatisches Endchromomer ausgezeichnet sein[67], ebenso wie in einer intercalaren, nucleolenbildenden Region in zahlreichen Fällen ein heterochromatisches Nucleolar-Bildungszentrum vorhanden ist. Bei verschiedenen pflanzlichen Objekten sind aber auch endständige Nucleolen-Bildungszonen beschrieben worden, deren aktives Telomer ohne deutliches Heterochromatin blieb[68].

Während aus den Verhältnissen mitotischer Chromosomen die Notwendigkeit des Begriffs Telomeren für Chromosomen-Enden vielleicht noch nicht recht einleuchten mag, liegen die Dinge in der Meiose etwas klarer: In der meiotischen Prophase sind die Chromosomen stark dekondensiert. In diesem Zustand können sich am Chromosomen-Ende heterochromatische Chromomeren ausprägen, die als Telomeren in wechselnder Deutlichkeit erscheinen[69]. Bei sorgfältiger Fixie-

---

64 WARTERS und GRIFFEN 1950, BEERMANN 1962.
65 Vgl. Literatur in BEERMANN 1962, S. 126. 66 SCHRADER 1941a.
67 Zum Beispiel FERNANDES 1936 bei Narcissus-Arten. 68 Zum Beispiel HAGA 1940.
69 GOTTSCHALK 1955 bei Solanum, NANDI 1937 sowie MISRA und SHASTRY 1966 beim Reis, KUSANAGI und TANAKA 1960 bei der holokinetischen Luzula. Siehe Abb. 19a, b.

rungstechnik läßt sich bei mehreren pflanzlichen Objekten zeigen, daß die Telomeren der Pachytänchromosomen aus mehreren, bei Roggen bis vier Chromomeren, zusammengesetzt sind[70].

Verfolgen wir das Verhalten der Telomeren homologer Chromosomen, die im Pachytän eng gepaart sind, in den folgenden Stadien, dann muß ihnen insbesondere bei der Terminalisation der interstitiellen Chiasmen eine besondere Auf-

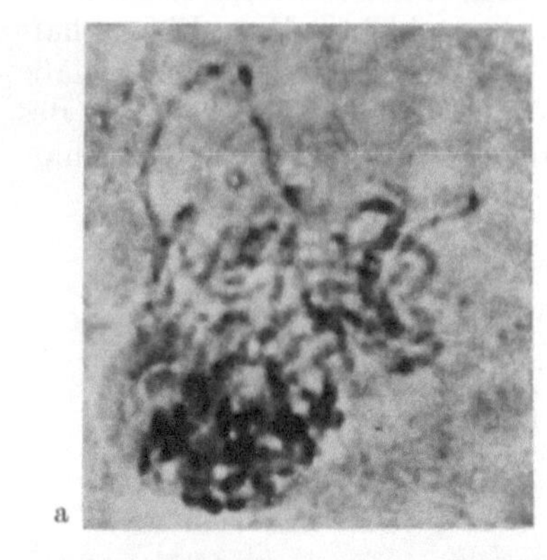


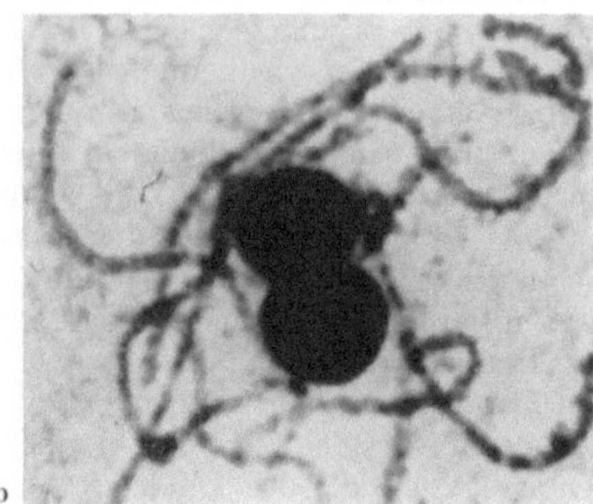


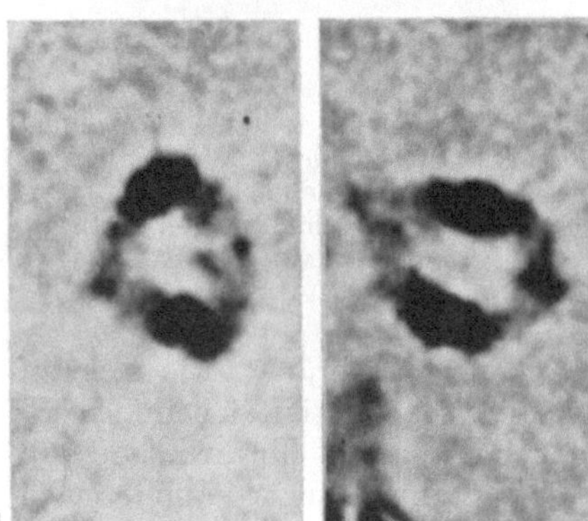


Abb. 19. a Oenothera hookeri × suaveoleus sulfurea (Nachtkerzen-Bastard). Pachytän der Meiose. Zwei Enden gepaarter Chromosomen mit heterochromatischen Telomeren Original. b Oryza perennis. (Reis-) Bastard. Pachytän der Meiose. Ein gepaartes Chromosomenende mit heterochromatischen Telomeren. (Aus MISRA und SHASTRY 1966). c Bastard wie a. Diakinese der Meiose. Im linken Chromosomenpaar Telomeren mit eventuell nicht vollständig terminalisierten Chiasmen. Im rechten Chromosomenpaar deutlich nicht vollständig terminalisierte Chiasmen. Original

gabe zukommen[71]: die Telomeren der beiden Chromatiden jedes Chromosoms müssen früher oder später miteinander verkleben, denn nur so sind die an das Chromosomen-Ende rückenden Chiasmen daran zu hindern, gänzlich zu terminalisieren und damit die Enden der homologen Chromosomen ohne Endbindung auseinanderweichen zu lassen. So sind beispielsweise bei Nachtkerzen (Oenothera-Arten), die heterochromatische Telomeren im Pachytän zeigen (Abb. 19c), in der Diakinese neben unvollständig terminalisierten Chiasmen an einzelnen Bindungen zwischen homologen Chromosomen auch Endbindungen vorhanden, die zwischen Telomeren-Zustand des Pachytäns und Terminalisationsbild eines Chiasmas nicht mehr sicher unterscheiden lassen (Abb. 19c).

Übereinstimmend mit Beobachtungen an Mitosechromosomen werden auch in der Meiose in verschiedenem Ausmaß Attraktionskräfte der Telomeren mit ihresgleichen und anderen Strukturen beobachtet. Zunächst kann die schwächste Pachytän-Paarung homologer Chromosomen auf die Umgebung des Centromers

---

[70] LIMA DE FARIA und SARVELLA 1958.

[71] CALLAN 1949, LIMA DE FARIA und BOSE 1962.

beschränkt sein, wie es bei polyploiden Formen gelegentlich zu beobachten ist (Abb. 20), aber auch nicht-homologe Telomer-Assoziationen sind möglich[72].

Darüber hinaus sind die Telomeren, ebenso wie bei vereinzelten Objekten auch die Centromeren, befähigt, sich dem Centrosom in der frühen Prophase der Meiose zuzuordnen. Auf diese Weise wird das sog. Bukettstadium erreicht, das insbesondere bei Tieren sich einstellt: die gepaarten Chromosomen verlaufen von ihrem centrosomennahen Telomer schleifenförmig in den Kernraum, um mit ihrem anderen Telomer wieder zum Ausgangspunkt in Centrosom-Nähe zurückzuführen (Abb. 21). Auch im Elektronenmikroskop hat sich die Nachbarschaft

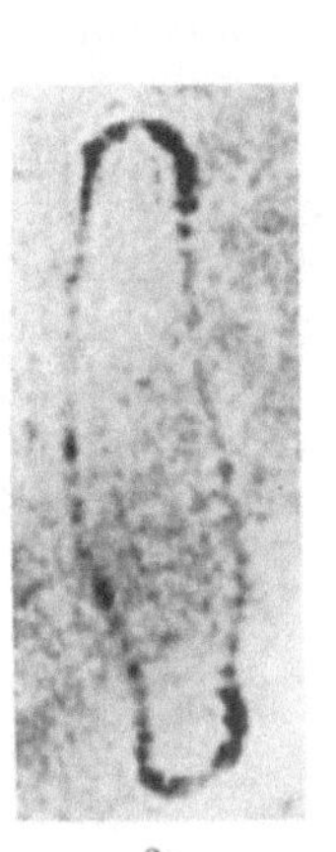


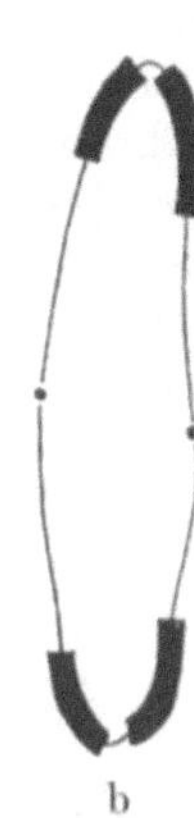


Abb. 20a u. b. Solanum lycopersicum, autotetraploide Form. Vier Chromosomenpaare im Pachytän der Meiose, nur in den Telomeren sich berührend, a Mikrophotographie, b Zeichnung. (Aus GOTTSCHALK 1955)

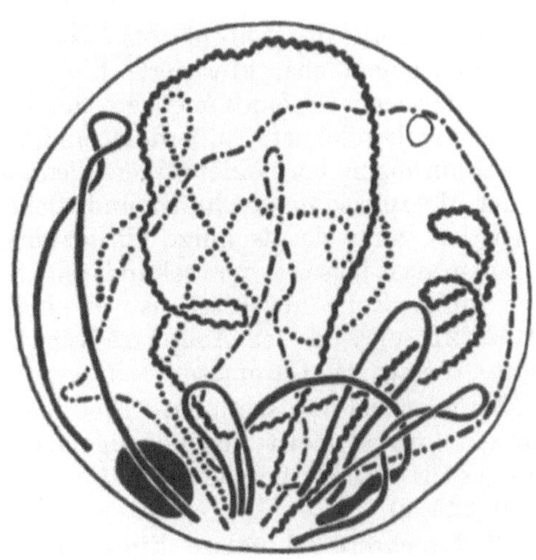

Abb. 21. Chorthippus parellelus. Frühes Pachytän der Meiose, sämtliche 8 Chromosomenpaare des Kerns mit verschiedenen Linien gezeichnet. Zuordnung aller Telomeren zum Centrosom (Bukettstadium). (Aus DARLINGTON 1937)

der Telomeren zu der Region der Centrosomen bei entsprechenden Objekten nachweisen lassen[73]. Es ist einleuchtend, daß die lagenmäßige Zuordnung der Telomeren zum Centrosom das Sich-Finden und die Paarung homologer Chromosomen wesentlich erleichtert, um so mehr, als durch die vorhergehende Telophase der letzten prämeiotischen Mitose die Centromeren in der Polregion einander genähert sind und damit nicht nur am Ende, sondern auch im Bereich der Centromeren eine Parallellagerung zustande kommt.

Bei einigen Heteropteren finden sich an den Chromosomen-Enden heterochromatische Bereiche, die außer dem Telomer noch benachbarte Segmente zu umfassen scheinen; diese heterochromatischen Enden ordnen sich im Laufe des Leptotäns-Zygotäns einem Kernpol zu, an dem das Centrosom vermutet werden könnte. Dabei kommt es zu den üblichen Verklebungen, die sich meist bis zur Metaphase I lösen, aber gelegentlich bis zu diesem Stadium sogar nicht-homologe Chromosomen endweise „gepaart“ erscheinen lassen[74].

Für die Evolution der Karyotypen scheint uns die Tendenz der Telomeren, Attraktionskräfte zu entfalten, ein wesentlicher Faktor zu sein. Auf diese Weise

[72] RIBBANDS 1941, SCHRADER 1941b.
[73] SOTELO und TRUJILLO-CENÓZ 1960.
[74] SCHRADER 1941a.

nähern sich bestimmte nichthomologe Chromosomen mit einer größeren Wahrscheinlichkeit als es dem Zufall entspricht, und damit werden Umbauten zwischen derartig bevorzugt genäherten Chromosomen ebenfalls wahrscheinlicher. Es wäre also in der Evolution nicht überraschend, wenn Umbauten zwischen nicht-homologen Chromosomen nicht einfach durch zufällige Kombination zustande kämen.

## IV. Die sekundären Einschnürungen

### 1. Nucleolusbildende Einschnürungen (SAT-Zonen)

#### a) Morphologie

Die Gestalt des Chromosoms ist durch die Länge und vor allem durch Einschnürungen charakterisiert. Das Centromer, sofern wir es mit uni- oder polycentrischen Chromosomen zu tun haben, wird dabei oft als primäre Einschnürung bezeichnet. Außerdem sind in zahlreichen Chromosomen sekundäre Einschnürungen vorhanden. Wenn lediglich das Chromosom an diesen Stellen in der Metaphase eingeschnürt und nicht mit einer blasser gefärbten Zone versehen ist, kann sie als kurze Einschnürung bezeichnet werden (Abb. 22a), ist dagegen das jenseits der sekundären Einschnürung liegende Segment durch eine dünne Zone abgesetzt, ist es eine lange Einschnürung genannt worden (Abb. 22b, c)[75]. In der Anaphase verwischt sich aber häufig infolge der Zugkräfte, die auf das Chromosom wirken, dieser Unterschied.

Befindet sich die sekundäre Einschnürung nahe dem Schenkel-Ende, so daß nur ein kurzes, meist kugelförmig erscheinendes Segment abgesetzt ist, dann wird es als Satellit bezeichnet (Abb. 22b)[76], ist es dagegen länger, als Trabant (Abb. 22a, c).

Sind mehrere sekundäre Einschnürungen auf einem Chromosomenschenkel vorhanden, dann entsteht, wenn es sich um zwei Einschnürungen handelt, ein intercalarer Trabant (Abb. 22d) oder ein Tandem-Satellit (Abb. 22e); handelt es sich um mehr als zwei Einschnürungen, entstehen entsprechend kompliziertere Bilder (Abb. 22f).

In vielen, aber nicht in allen Fällen hat die sekundäre Einschnürung die Funktion der Nucleolenbildung bzw. -Kondensation. Da häufig hier eine helle, unter Umständen nach Feulgen nicht färbbare Zone gesehen werden kann, ist sie als SAT-Zone bezeichnet worden[77]. Der Ausfall der Feulgenreaktion ist aber nicht allein von dem Vorhandensein oder Fehlen der DNS abhängig, sondern ebenso vom Kondensationsgrad des Chromosomensegments; wird ein bestimmter Dekondensations-Grad unterschritten, läßt sich die DNS mit der Feulgenfärbung lichtmikroskopisch nicht mehr darstellen. Es sind daher SAT-Zonen mit und ohne Feulgenfärbung beschrieben worden[78], ohne daß heute diesen Befunden besondere Bedeutung zuzumessen ist.

Eine zweite umstrittene Frage war lange, ob in der SAT-Zone die Längselemente zur üblichen Standard-Schraube aufgeschraubt sind oder ob sie in mehr oder weniger gestreckter Form vorliegen. In günstigen Fällen hat sich die Standardschraube hier feststellen lassen [79]; sie ist jedoch bei Fixierung und bei der Herstellung der Quetschpräparate leicht zu verzerren, was viele einander widersprechende Befunde erklärt[80].

Da neuerdings die Zahl der Unterelemente in einem Chromosom, vermutlich ohne ausreichende Kenntnis älterer Arbeiten, wieder untersucht wird, ergab sich

[75] Darlington 1937. [76] Navashin 1912. [77] Sine Acido Thymonucleinico, Heitz 1931.
[78] Literatur in Sharma und Sharma 1958.
[79] Resende 1940, Therman-Suomalainen 1949. [80] Sharma und Sharma 1958.

bei Pflanzen eine Vierteiligkeit in der SAT-Zone, ebenso wie im übrigen Chromosomenschenkel[81]. Im Elektronenmikroskop erscheinen bei verschiedenen Objekten die Fibrillen in der SAT-Zone mit 60—80 Å Durchmesser dünner als im übrigen Teil des Chromosoms, in dem ihr Durchmesser 150—200 Å beträgt[82].

Die nucleolenbildende, in der Regel schwächer gefärbte Zone enthält bei mehreren Pflanzen und Tieren unterschiedlicher Organisationshöhe ein dunkel färbbares Chromomer, den Nucleolusbildner (nucleolar organizing body)[83]. Vor allen Dingen in der Prophase der Meiose, und zwar im Pachytän, prägt sich

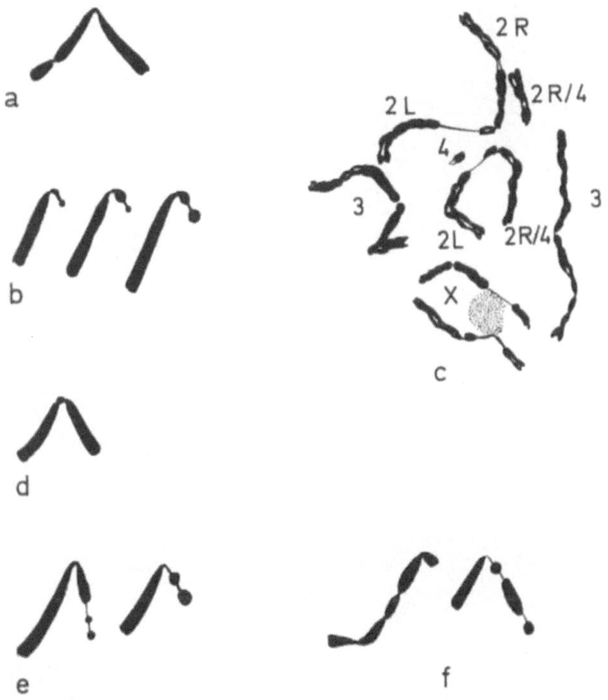


Abb. 22a—f. Erscheinungsformen von Einschnürungen. a Kurze sekundäre Einschnürung subterminal bis submedian, einen Trabanten abgliedernd. b Lange sekundäre Einschnürung subterminal einen Satelliten abschnürend. c Lange submediane sekundäre Einschnürung in den beiden Chromosomen 2 von Drosophila melanogaster. d Zwei Einschnürungen (primäre und sekundäre), beide median, einen interkalaren Trabanten abschnürend, e zwei sekundäre Einschnürungen subterminal, Tandem-Satelliten abschnürend, f Chromosom mit drei bzw. vier Einschnürungen. (a—f, außer c: Chromosomen verschiedener Blütenpflanzen, aus Darlington 1937, S. 36. c Aus Kaufmann u.a. 1960)

ein solcher Nucleolusbildner aus (Abb. 23a); nur in besonders günstigen Fällen läßt er sich auch in der mitotischen Metaphase mit vergleichbarer Klarheit darstellen (Abb. 23b)[84]. Seine Ausprägung und damit sein Nachweis ist nicht nur zwischen verschiedenen systematischen Einheiten unterschiedlich, sondern manchmal auch innerhalb einer Gattung. So besitzen einige Arten der Monokotyledonen-Gattung Medeola einen Nucleolusbildner, andere dagegen nicht[85].

---

[81] Royan-Subramaniam und Subramaniam 1965. [82] Hsu u.a. 1967.
[83] McClintock 1934. [84] Upadhya und Natarajan 1963.
[85] Stewart und Bamford 1942.

Während es zunächst nach der älteren cytologischen Literatur erschien, als würden Nucleolen nur intercalar an Satelliten- oder Trabanten-Chromosomen gebildet, sind doch zahlreiche, klare Fälle einer terminalen Entstehung der Nucleolen nachgewiesen worden[86]. Hierbei kann ein sichtbares, dunkel gefärbtes Telomer vorhanden sein[87] oder fehlen[88], wobei dem Telomer dann gleichzeitig die Aufgabe des Nucleolenbildners zukommt (vgl. Abb. 25a). Bei der auf die Ent-

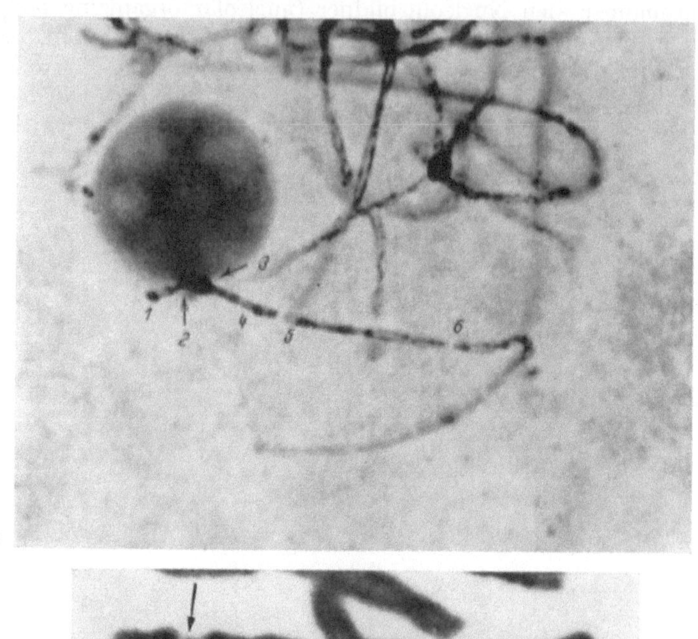


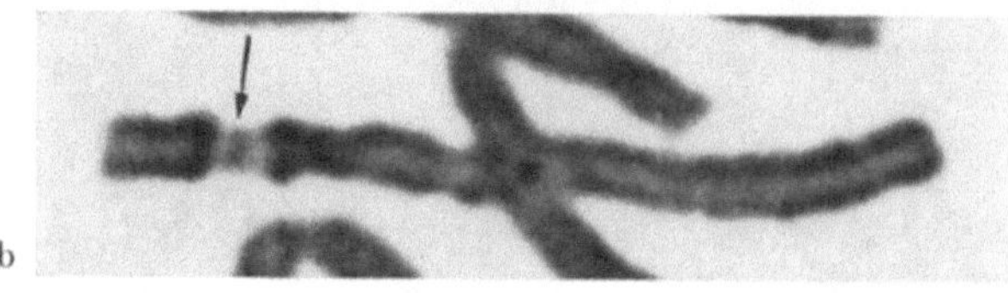


Abb. 23. a Mais. Pachytän der Meiose mit Nucleolus und dem Nucleolenchromosom. 3 — Nucleolar organizing body (aus Mc Clintock 1934.) b Weizen (Triticum persicum) Mitose. Nucleolenchromosom mit sekundärer Einschnürung. (Aus Upadhya und Natarajan 1963). Pfeile = Nucleolusbildner

stehung der Nucleolen besonders eingehend untersuchten Monokotyledonen-Gattung Trillium sind vor allen Dingen die Enden beider Schenkel des A-Chromosoms (Abb. 24a) und die kurzen Schenkel der C-, D- und E-Chromosomen nucleolenbildend (Abb. 24a—c), aber auch andere Chromosomenenden können dazu befähigt sein (Abb. 24a)[89]. Vergleicht man eine Anzahl verschiedener Trillium-Arten miteinander, wird die Uneinheitlichkeit der terminalen Nucleolenbildung noch deutlicher[90]. Daß die Beobachtungen einer terminalen Entstehung von Nucleolen hier der Wirklichkeit entsprachen, ließ sich auch experimentell zeigen: werden prämeiotische Interphasen röntgenbestrahlt, kann es zu Translokationen kommen, durch welche die nucleolenbildenden Endsegmente subterminal inseriert werden, so daß typische SAT-Chromosomen entstehen[91] (Abb. 24d).

[86] Fernandes 1933, Literatur in Tischler 1942/51, S. 99, Carniel 1960.
[87] Fernandes 1936, Nandi 1937. [88] Haga 1940. [89] Matsuura 1941/42.
[90] Dyer 1964a, b. [91] Matsuura 1941/42.

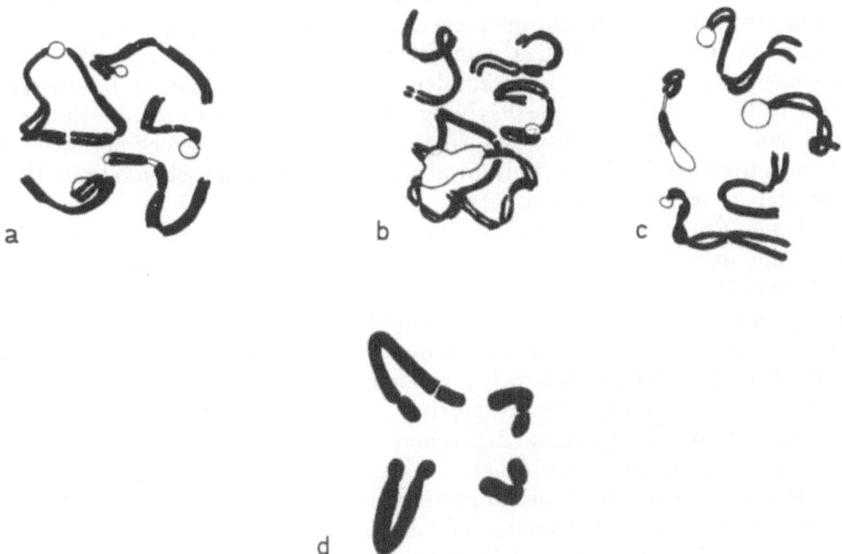


Abb. 24a—d. Trillium kamtschaticum (monocotyledone Pflanze $n = 5$). a—c Terminale Nucleolenbildung in Prophasen der ersten Pollenmitose (haploider Karyotyp). d Durch röntgeninduzierte Translokationen subterminal liegende sekundäre Einschnürungen mit der Fähigkeit zur Nucleolusbildung. Einzelne Anaphase-Chromosomen aus der ersten Pollenmitose. (Aus MATSUURA 1941/42)

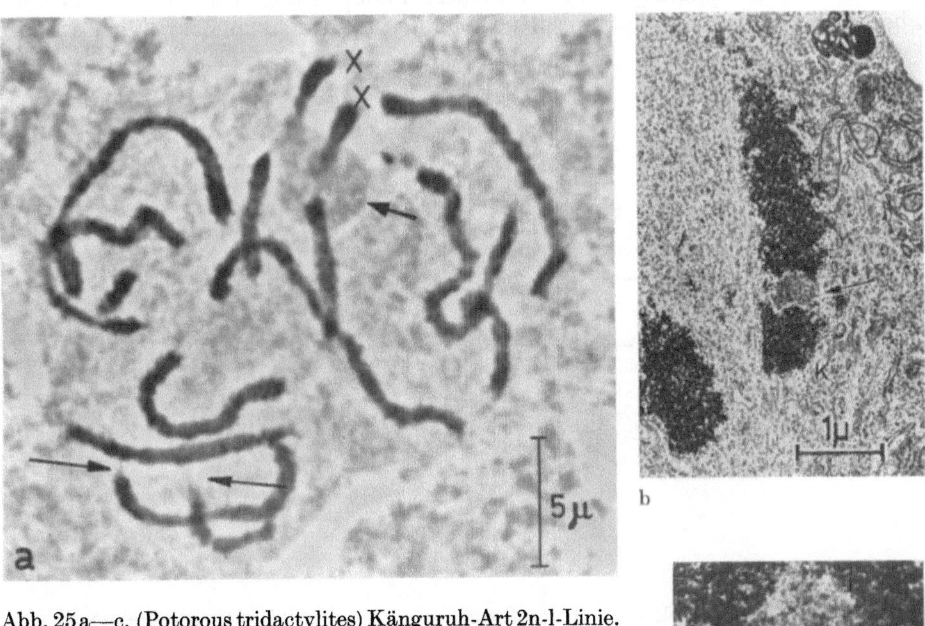


Abb. 25a—c. (Potorous tridactylites) Känguruh-Art 2n-l-Linie. a Beide X-Chromosomen (Trabanten-Chromosomen) mit langer sekundärer Einschnürung. Pfeile = Nucleolus sowie terminale Nucleolenbildner. b Nucleolenbildner eines X-Chromosoms elektronenoptisch (Pfeil). c Hamster (Cricetulus griseus). Terminaler Nucleolenbildner. In Klammer = Fibrille. (Aus HSU u.a. 1967.)

Auch elektronenoptisch ist die SAT-Zone untersucht worden[92]. So zeigen bei einer Känguruh-Art die X-Chromosomen eine typische lange, sekundäre Einschnürung, an der ein Nucleolus gebildet wird. An den Pro- und Metaphasechromosomen der Mitose ist kein kondensierter Nucleolenbildner festzustellen. Die blassere lichtmikroskopische Färbung der SAT-Zone wird durch die lockere Packung von 50—80 Å breiten Fibrillen im elektronenmikroskopischen Bild erklärt gegenüber den Verhältnissen im übrigen Chromosomenschenkel mit 150 bis 200 Å breiten Fibrillen (Abb. 25b, c).

Bei kleinen Chromosomen, wie bei den Mikrochromosomen der Vögel, ist eine Entscheidung über die genaue Lokalisation der nucleolusbildenden Zone nicht mehr möglich. Hier rücken Centromer, SAT-Zone und Telomer des kurzen Schenkels zu eng zusammen; im Hinblick auf solche Fälle ist es nicht erstaunlich, daß an pflanzlichen Objekten auch das Centromer an der Nucleolenbildung beteiligt erschien[93]. Von den etwa 30 Mikrochromosomen-Paaren des Haushuhns scheinen etwa 12 an der Bildung des Nucleolus beteiligt zu sein[94]. Ähnliches gilt für die Säugetiere, auch beim Menschen sind häufig sechs acrocentrische, kleine Chromosomen mit dem Nucleolus assoziiert, was einen Schluß darauf zuläßt, daß sie auch an seiner Entstehung beteiligt sind[95]. Es ist wahrscheinlich, daß mit der Nucleolusbildung auch die häufiger als dem Zufall nach aufzufindenden Zuordnungen acrocentrischer, kleiner Chromosomen zusammenhängt, deren Häufigkeit eigenartigerweise altersabhängig ist mit einem Maximum bei der Gruppe der 26—40jährigen Menschen[96].

### b) Die Bildung des Nucleolus

Der Nucleolus wird von den nucleolenbildenden, sekundären Einschnürungen im Laufe der Telophase gebildet. Genauere Beobachtungen in diesem Stadium haben aber gezeigt, daß späteres Nucleolenmaterial nicht ausschließlich an den

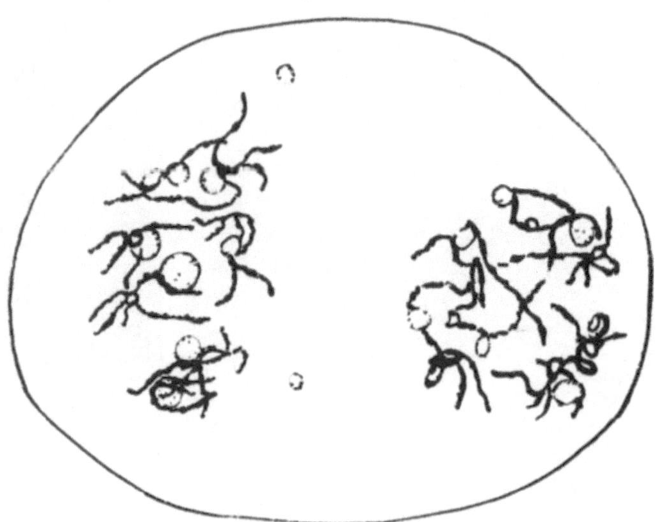

Abb. 26. Pisum sativum (Erbse). Späte Prophase der zweiten Teilung der Meiose. Kleine Nucleolen (pränucleolares Material) an den Chromosomen in beiden Tochterkernen. (Aus MORRISON 1955)

[92] HSU u.a. 1967. [93] SATO 1941/42. [94] OHNO u.a. 1962. [95] OHNO u.a. 1961, EBERLE 1968.
[96] PROKOFIEVA-BELGOVSKAJA u.a. 1968, vgl. ferner S. 27.

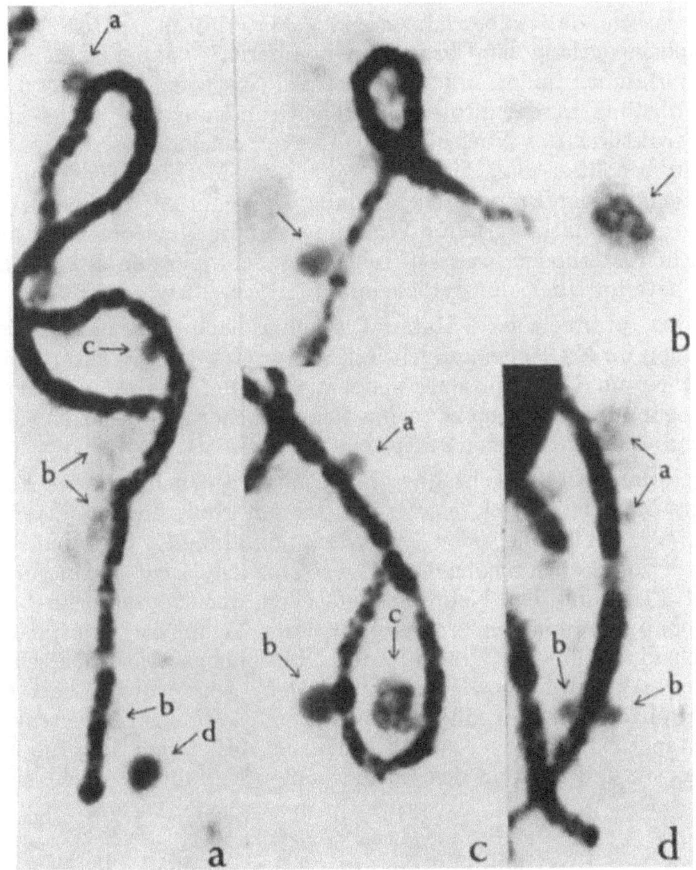


Abb. 27 a—d. (Zea Mays) Mais. Spätes Pachytän der Meiose. a Pfeil $a$ = Nuclear body; Pfeil $b$ = diffuses Material; Pfeil $c$ und $d$ = Neben-Nucleolen. b Linker Pfeil = kleiner Nebennucleolus, rechter Pfeil = Nuclear body. c Pfeil $a$ = Nebennucleolus-ähnliches Gebilde, Pfeil $b$ = typischer Nebennucleolus; Pfeil $c$ = Nuclear body. d Pfeil $a$ = diffuses Material; Pfeil $b$ = Nebennucleolus-ähnliche Gebilde. Der Nucleolus selbst ist in diesen Photographien nicht zu sehen (vgl. Abb. 23a). (Aus WALTERS 1968)

nucleolenbildenden Zonen auftritt, sondern daß zweifelsfrei pränucleolares Material an verschiedenen, nicht-nucleolenbildenden Chromosomen zuvor nachzuweisen ist. So besitzt beispielsweise die Erbse (Pisum sativum) zwar zwei SAT-Zonen im Karyotyp, aber in der Telophase tritt häufig endständig an mehreren Chromosomen pränucleolares Material auf[97]; in der zweiten Teilung der Meiose wird bei diesem Objekt der Nucleolenbildner überhaupt nicht aktiv, so daß das pränucleolare Material als kleine Nucleoli an nahezu jedem Chromosom in Ein- oder Mehrzahl auftritt[98] (Abb. 26).

Außer in lichtmikroskopischen Bildern läßt sich auch in elektronenoptischer Vergrößerung pränucleolares Material nachweisen: bereits in der späten Anaphase treten in Ehrlich-Ascites-Zellen der Maus auf der Oberfläche der Chromosomen 110—130 Å messende Ribosomen auf, wie sie sich später im Nucleoplasma und

[97] HAKANSSON und LEVAN 1942. [98] MORRISON und LIN 1955.

im Nucleolus finden[99]. Mit einem Silberimprägnationsverfahren hat sich weiterhin zeigen lassen, daß silberreduzierendes Material in später Anaphase und früher Telophase entlang den Chromosomen auftritt[100], dabei zu kleinen Aggregationen sich zusammenfindet, um allmählich am Nucleolus kondensiert zu werden, wo diese Substanz in der proteinhaltigen Grundsubstanz[101] oder in den filamentösen Strukturen des Nucleolonema-Areals[102] nachgewiesen wurde. Dabei ist allerdings zu beachten, daß diese Imprägnations-Methode sehr von der Fixierung und Technik der Präparateherstellung abhängig ist[103]. Vermutlich werden dabei Lipoproteine markiert, deren Vorhandensein im Nucleolus auch mit anderen cytochemischen Methoden wahrscheinlich gemacht worden ist[104]. Ebenso sind Orthophosphate im Nucleolus cytochemisch dargestellt worden[105].

Nicht alles pränucleolare Material scheint nach den elektronenoptischen Beobachtungen im Nucleolus kondensiert zu werden, denn es kann außerhalb des Nucleolus auch im Nucleoplasma weiter vorhanden sein[106], in seltenen Fällen entstehen sogar "nucleolar bodies", die sich cytochemisch vom Nucleolus etwas unterscheiden und bei Pflanzen auftreten[107] (Abb. 27a—d).

Die Nucleolarsubstanz geht aber nicht ausschließlich auf das kondensierte pränucleolare Material zurück, sondern zu seinem größeren Teil aus einer Eigenproduktion der SAT-Zone oder des Nucleolenbildners. Dies hat sich durch Kombination von Lebendbeobachtung, verschieden lange Markierung mit $^3$H-Uridin und Fixierung bei Neuroblasten-Zellen der Heuschrecke Chortophaga besonders schön zeigen lassen[108]. In der mittleren Telophase, 9 min nach Erscheinen der Nucleoli, beginnt $^3$H-Uridin in den Nucleolus als Ausdruck seiner eigenen synthetischen Aktivität eingelagert zu werden. Diese Phase hält an bis zur mittleren Prophase, dem Zeitpunkt des einsetzenden Rückgangs der Inkorporation des markierten Uridins. Dabei läßt sich deutlich feststellen, daß die Markierung in den Nucleolen und auch an den Chromosomen beginnt, noch ehe sie im Cytoplasma einsetzt.

### c) Bau und Funktion des Nucleolus

Nach der Herausbildung des Nucleolus in der späten Anaphase oder frühen Telophase wird in der folgenden Interphase sein Zustand mitgeprägt von der physiologischen Leistung der Zelle[109]. Es ist hier aber nicht der Ort, die Vielfalt der Nucleolarverhältnisse zu besprechen (vgl. den Beitrag über die Interphase Band II/3). Wir beschränken uns vielmehr auf den Nucleolus der Zellen im Teilungscyclus, deren physiologische Aktivität infolgedessen im wesentlichen auf Wachstum und auf die Vorbereitung der folgenden Kern- und Zellteilung gerichtet ist. Als äußerer Ausdruck dieser Aktivität ist an synchronisierten L-Zellen der Maus beobachtet worden, daß zunächst die Zahl der Nucleolen zwischen der G1-Phase und der darauffolgenden Mitose durch Fusion abnimmt, die Größe des Nucleolus aber nicht allein dadurch bestimmt ist, sondern auch durch zusätzliche Produktion von Nucleolarsubstanz. Sowohl während der beiden prä- und postsynthetischen G-Phasen lassen sich in vivo amöboide Bewegungen des Nucleolus vom Zentrum zur Peripherie des Zellkerns und zurück verfolgen, während in der S-Phase seine Gestalt oval und abgerundet, sowie bei geringer Bewegungsten-

---

[99] Literatur in Sirlin 1960, Lafontaine und Lord 1966. [100] Yasuzumi und Sugihara 1965.
[101] Tandler 1966. [102] Paweletz u.a. 1967. [103] Constantinesco u.a. 1965.
[104] Vgl. Sirlin 1960. [105] Tandler 1961. [106] LaFontaine und Lord 1966.
[107] Sankaranarayanan und Hyde 1965, Walters 1966. [108] Schiff 1965.
[109] Vgl. Altmann u.a. 1963, Stöcker 1963, Stöcker und Altmann 1963 beim Pankreas der Maus, sowie Rothwell 1964, Lowary und Avers 1965, Hyde 1966 bei Pflanzen.

denz im Zentrum lokalisiert bleibt[110]. Auch durch Änderung der Temperatur lassen sich Gestalt und Zahl der Nucleolen beeinflussen, die dabei sich unterteilen, aber auch durch Knospung sich vermehren können[110a].

Die hier beobachteten Fusionen von Nucleolen während der Interphase verhindern eine klare Korrelation zwischen der Nucleolenzahl und der Anzahl nucleolenbildender Zonen. So müßten in den Zellen der auf seine Nucleolen-

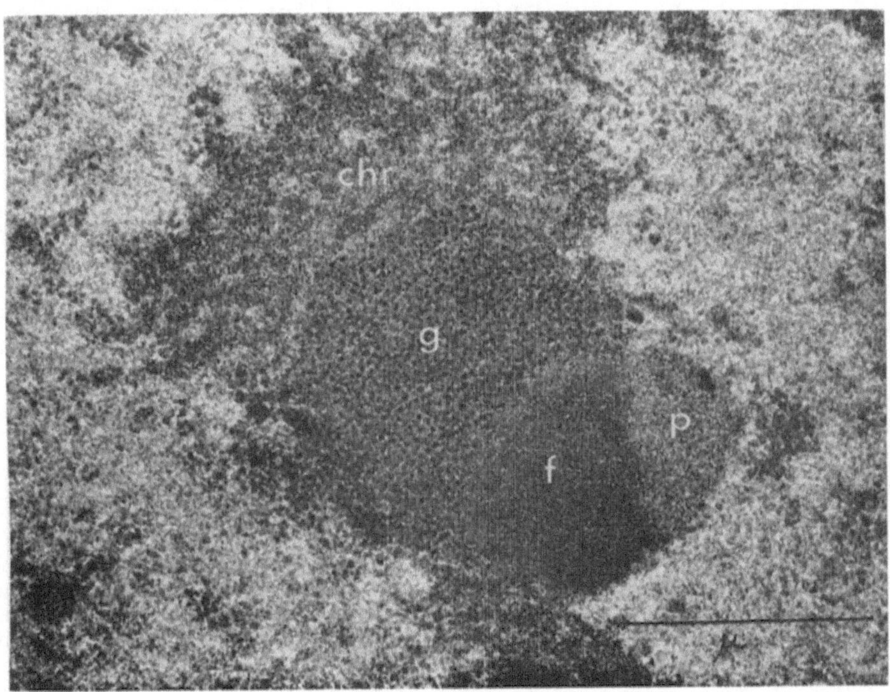


Abb. 28. Ratte, Nucleolus einer Leberzelle nach partieller Hepatektomie und Fütterung mit einer niederen Aflatoxindosis. Durch die toxische Substanz sind die Bestandteile des Nucleolus entmischt und liegen in vier Zonen nebeneinander: *chr* Nucleolus-assoziiertes Chromatin, *g* granuläre RNS-Komponente, *f* fibrilläre RNS, *p* Protein-Grundsubstanz. El.-Mikroskopisch, 36000fach. (Aus BERNHARD 1966)

verhältnisse eingehend untersuchten Urodele Pleurodeles pro haploidem Genom zwei Nucleolen vorhanden sein, aber schon während der frühen Embryonalentwicklung reduziert die Fusionstendenz ihre Anzahl. In embryonalen Hautkulturen des Menschen sind 1—8 Nucleolen pro Zellkern vorhanden, wobei die durchschnittliche Zahl bei weiblichen Feten höher zu liegen scheint als in männlichen[111]. Vor allem im triploiden Zustand ist die Bereitschaft zur Nucleolenfusion besonders stark gegenüber der Diploidie heraufgesetzt, so daß die Erkennung eines polyploiden Kernzustandes allein an der Zahl der Nucleolen problematisch wird[111a].

Im Elektronenmikroskop lassen sich im ausgebildeten Nucleolus teilungsfähiger Zellen folgende Strukturkomponenten unterscheiden[112]: RNS-Fibrillen in

[110] GONZALES und NARDONNE 1968. [110a] LOUSTAUNEAU 1966, KAUL 1966, DUPRAT 1969.
[111] PETERSEN und THERKELSEN 1962. [111a] DUPRAT u.a. 1964.
[112] Vgl. die Zusammenstellungen in DAVID 1964, DE ROBERTIS 1964, BERNHARD 1966, VINCENT und MILLER 1966, BUSCH und SMETANA 1970.

retikulärem Netzwerk mit einem Durchmesser von etwa 50 Å sowie RNS-haltige Granula mit 150 Å Durchmesser; ihre Größe entspricht den cytoplasmatischen Ribosomen (Abb. 28). Die autoradiographisch markierbare RNS scheint dabei fest an eine Strukturkomponente gebunden zu sein[113]. Auch die von der lichtmikroskopischen Beobachtung bekannten Vacuolen werden elektronenoptisch in den verschiedenen Bereichen des Nucleolus beschrieben.

Die RNS-Fibrillen lassen sich in 15—30 Å breite Untereinheiten auflösen, die vermutlich einzelnen RNS-Molekülen entsprechen[114]. Die RNS-haltigen Granula sind in zahlreichen Nucleolen zu breitfädigen Strukturen zusammengeschlossen, die unter Umständen auch lichtmikroskopisch sichtbar werden, zu

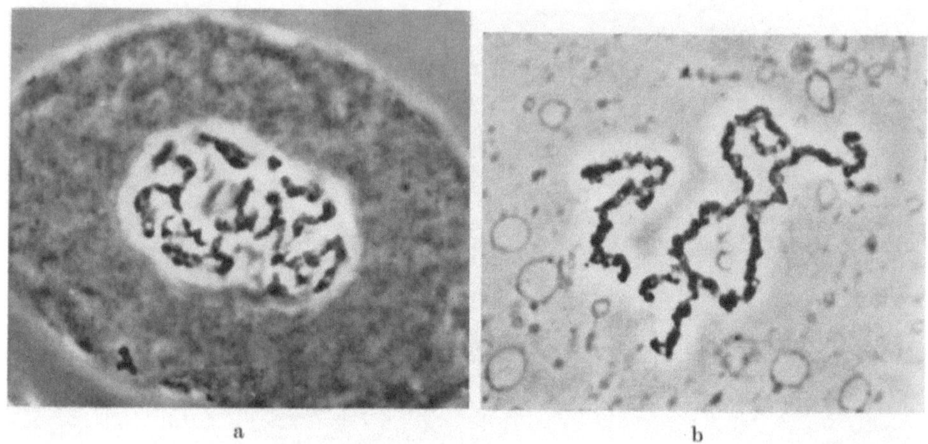

Abb. 29a u. b. Scilla sibirica (monocotyledone Pflanze), Endospermzellen, ausgequetscht, mit Tween 80 versetzt und ungefärbt im Phasenkontrast. a Endospermkern mit Nucleolus, das Nucleolonema enthaltend. b Nucleolonema aus dem Nucleolus herausgequetscht. (Nach La Cour 1966)

dem sog. Nucleolonema[115]. Offensichtlich handelt es sich dabei um eine komplexe Struktur, denn es lassen sich im Nucleolonema außer der RNS auch DNS-haltige Fibrillen sowie mit der Argentaffin-Reaktion Lipoproteine nachweisen[116]. In ihm können sich auch kleinere Vacuolen befinden, die bei der Auflösung des Nucleolus in der späten Prophase oder Prometaphase als erste Struktur verschwinden[117].

Ferner enthalten die Nucleoli den Nucleolenbildner und damit die SAT-Zone selbst, wenn sie rings um diese Chromosomenzone herum ausgebildet worden sind[118]; hinzu kommen aber noch DNS-Histonfibrillen, die vermutlich vom Nucleolenbildner ausstrahlen und in den Nucleolusbereich hineinreichen[119]. Diese Zone, zusammen mit der fibrillären und granulären Region, ist bei Pflanzenzellen zur Proteinsynthese[120] und auch Histonsynthese fähig[121]. In Kulturen von Hühnerherzfibroblasten und Hamsterzellen wird in den Nucleolen eines Zellkerns die DNS asynchron repliziert, so daß stets nur einige der Nucleolen jeweils markiert sind[121a].

[113] La Cour 1964. [114] Narayan u.a. 1966, Smetana u.a. 1968.
[115] Estable und Sotelo 1951, Granboulan und Granboulan 1964.
[116] Herich 1964, Paweletz u.a. 1967. [117] Chouinard 1966. [118] Bell 1968.
[119] Peveling 1961, O'Donnell 1965, Weissenfels 1964, Mc Leish 1964.
[120] Chouinard und Leblond 1967. [121] Birnstiel und Flamm 1964.
[121a] Gosh u.a. 1970, Gosh und Gosh 1970.

Durch eine spezielle Behandlung ist bei pflanzlichen Nucleolen in teilungsfähigen Zellen der Zusammenhang zwischen Nucleolonema und der DNS der SAT-Zone deutlich geworden[122]: Die Zellkerne enthalten in ihren Nucleolen, sofern sie noch nicht aus einem Fusionsprozeß hervorgegangen sind, zwei bzw. vier Nucleolonemen, die vom Nucleolenbildner ausgehen und wahrscheinlich als Schleifen wieder zu ihm zurückführen; die Länge dreier Nucleolonemen hat sich in einem Nucleolus nach einem Verschmelzungsvorgang bei der Monokotyledonen-Art Scilla sibirica zweimal mit 55 μ und einmal mit 35 μ messen lassen bei einem Durchmesser von je 1,4 μ (Abb. 29a, b). Diese Nucleolonemata enthalten RNS, Proteine und Phospholipide, sind jedoch Feulgen-negativ. Andererseits ist in Hühnerherzfibroblasten mit cytochemischen Methoden eine DNS-Achse, umgeben von RNS und Proteinen gesehen worden[122a]. Dennoch liegt die Deutung sehr nahe, daß hinter dieser Struktur ein Analogon zur Lampenbürsten- oder Puff-Struktur vorliegt: Vom Nucleolenbildner gehen feine DNS-Fäden aus, die durch ihre synthetische Aktivität von den erwähnten Substanzen gewissermaßen umhüllt und dabei nicht färbbar sind. Es ist daher verständlich, wenn der intensiv gefärbte Nucleolenbildner selbst als innerer Teil, das dekondensierte Material der synthetisch aktiven DNS im Nucleolusraum dagegen als peripherer Teil des Nucleolusbildners bezeichnet worden ist[123]. Der Nachweis eines als größeres Chromomer erscheinenden Nucleolenbildners oder das Fehlen einer derartigen Struktur dürfte sich aus dem Rückgang der funktionellen Aktivität dieses Chromosomensegments zu Beginn der Kernteilungen erklären: so inkorporiert in der mitotischen, späten Prophase und Prometaphase der Nucleolenbildner noch $^3$H-Uridin, während die übrigen Teile des Chromosoms dies bereits nicht mehr tun[124]. Bei Pflanzen und Seeigel-(Urechis-) Oocyten zeigt im Pachytän der Meiose die SAT-Zone ebenfalls nur noch geringe Aktivität, gerade in dem Stadium, in dem bei diesen Objekten der Nucleolenbildner voll ausgeprägt ist[125]. Quantitative Bestimmungen der DNS haben gezeigt, daß sich $^1/_{30}$ der inkorporierten $^3$H-Thymidinaktivität eines Zellkerns im Nucleolus befindet, und daß das Basenverhältnis der nucleolaren DNS mit derjenigen des übrigen Zellkerns gut übereinstimmt[126].

Bei der gelegentlich deutlich werdenden Tendenz, alle irgendwie abweichend sich verhaltenden Segmente in einem Chromosom als „heterochromatisch" zu bezeichnen, ist versucht worden, eine wesentliche Eigenschaft des Heterochromatins, später als das Euchromatin die DNS zu replizieren, auch an den nucleolenbildenden, sekundären Einschnürungen festzustellen. Es hat sich aber bei einer Amphibie (Leptodactylus) gezeigt, daß spät replizierende und somit vermutlich heterochromatische Segmente keine Einschnürungen zeigen, und sekundäre Einschnürungen nur ausnahmsweise deutlich später DNS synthetisieren[127].

Als letzter struktureller Anteil des Nucleolus bleibt die amorphe Grundsubstanz, die diffuse Protein-Matrix, zu erwähnen, in der außer den genannten Substanzen auch Orthophosphate nachgewiesen wurden[128].

Die funktionelle Aufgabe des Nucleolus und seiner strukturellen Komponenten, sowie die Voraussetzungen seiner Bildung sind zunächst durch experimentelle Arbeiten deutlich geworden. In den schon klassischen Versuchen McClintocks (1934) am Mais, wo mit Hilfe von Röntgenstrahlen der Nucleolusbildner des SAT-Chromosoms fragmentiert wurde, ergab sich eine deutliche Abhängigkeit der Nucleolengröße von den durch Bruch und Translokation auf verschiedene Chromo-

---

[122] La Cour 1966. [122a] Gosh u.a. 1969.
[123] Jacob 1967, ferner Granboulan und Granboulan 1964, Lettré u.a. 1966.
[124] Arrighi 1967. [125] Das und Alfert 1966. [126] Mc Leish 1968.
[127] Bianchi und Molina 1967. [128] Tandler 1966.

somen verteilten Nucleolenbildner. Durch Kreuzungen konnten die verschiedensten Kombinationen hergestellt werden, darunter auch solche ohne jeden Nucleolenbildner. In diesen Fällen entstehen dennoch kleine nucleolenähnliche Aggregationen, die, wie für das typische pränucleolare Material beschrieben, auf der Oberfläche der Chromosomen auftreten[128a].

Nach autoradiographischen und elektronenoptischen Untersuchungen produzieren dabei die normalen und auch durch Bruch-Translokationsvorgänge geteilten Nucleolenbildner die normalen Struktur-Komponenten des Nucleolus. Der RNS-Gehalt ist dagegen herabgesetzt, jedoch nicht das RNS-Proteinverhältnis[129].

Fehlt dagegen im Karyotyp jeder Nucleolusbildner, enthalten die kleinen Nucleolen zwar den oft etwas dichter gebauten zentralen Teil, während die normalerweise die lockere Peripherie formierenden 150 Å-Ribosomen fehlen[130].

In dieselbe Richtung weisen die Beobachtungen an Micronuclei: in ihnen entstehen auch ohne Vorhandensein eines SAT-Chromosoms und damit ohne Nucleolenbildner kleine Nucleolen. Ihr Vorhandensein und vor allem ihr Erhaltenbleiben ist notwendig, wenn in den Mikronuclei die DNS-Synthese der Chromosomen einsetzen soll[131]; es kommt ferner nur zur Chromosomenkondensation, wenn in dem Mikronucleus ein Nucleolus vom Nucleolenbildner gebildet wurde[132].

Weitere, wesentliche Einsichten in Bildung und Funktion des Nucleolus kamen von Xenopus; bei dieser Froschart ist eine Mutante mit einem SAT-Chromosomenpaar aufgetreten, von dem nur ein Chromosom einen Nucleolenbildner besaß. Dieser Ausfall einer funktionsfähigen SAT-Zone war interessanterweise monogenisch bedingt[133].

Von dieser Mutante aus war es leicht möglich, Formen mit zwei Nucleolenbildnern sowie Nucleolusbildner-freie Kombinationen herzustellen. Die Nucleolenverhältnisse erwiesen sich dabei neuerdings etwas komplizierter als sie früher erschienen[134]. In den Furchungszellen sind, unabhängig von der Zahl funktionstüchtiger Nucleolenbildner, zunächst zahlreiche, unter 1 μ große „Nucleolar bodies" vorhanden, wie dies für pränucleolares Material typisch ist. Elektronenoptisch sind sie aus fibrillärer Substanz zusammengesetzt. Etwa mit der Gastrulation entstehen über dem fibrillären Material der bodies granuläre Kappen. Erst bei der Neurula-Bildung werden echte Nucleolen mit gemischt fibrillär-granulärer Substanz gebildet, wenn ein oder zwei Nucleolusbildner im Karyotyp vorhanden sind. Bei Formen ohne Nucleolusbildner treten in diesem Stadium nur Pseudonucleoli mit fibrillärer Substanz und Kappen von granulärem Material auf. Die Granulae sind gestaltlich nicht von denjenigen der typischen Nucleolen unterschieden. Für die Entwicklungsgeschichte dieser Tiere ist aber die Rolle typischer Nucleolen so entscheidend, daß auf diesem Stadium Nucleolusbildner-freie, nur Pseudonucleolen besitzende Embryonen absterben.

Der Grad der Hybridisation zwischen der 28 S- und 18 S-Fraktion der ribosomalen RNS mit der DNS war um so größer, je mehr funktionstüchtige Nucleolenbildner (0—1—2) der Zellkern besaß, aus dem die DNS gewonnen wurde[135]. Dabei fehlten den Bastarden ohne Nucleolusbildner die 18 S- und 28 S-RNS-Fraktion aus den Ribosomen weitgehend; die 45 S-Fraktion sowie rasch markierte, heterogene RNS, ebenso wie DNS wird dagegen synthetisiert.

Heterozygoten mit einem normalen und einem zur Funktionsuntüchtigkeit mutierten Nucleolenbildner produzieren überraschenderweise doppelt soviel 28 S

---

[128a] BARR 1966. [129] LIN 1955. [130] SWIFT und STEVENS 1966. [131] DAS 1962.
[132] SCOTT und EVANS 1964. [133] FISCHBERG und WALLACE 1960.
[134] HAY und GURDON 1967. [135] JONES 1965, BIRNSTIEL u.a. 1966.

und 18 S-ribosomale RNS als Homozygoten mit zwei aktiven Nucleolenbildnern. Daraus ist geschlossen worden, daß der Nucleolusbildner unter Umständen auch noch Regulationsgene für seine synthetische Aktivität enthält[136].

Außer bei Xenopus ist auch an Chironomus-Bastarden gezeigt worden, daß zur Inaktivität mutierte nucleolenbildende Zonen im homozygoten Zustand zum Tode der Larven führen[137].

Desgleichen läßt sich an Drosophila-Bastarden mit einer verschiedenen Anzahl von Geschlechtschromosomen, welche die SAT-Zone enthalten, ein Zusammenhang des Hybridisationsgrades ribosomaler RNS mit der DNS des Zellkerns nachweisen, und zwar je nach der Anzahl vorhandener nucleolenbildender Chromosomen[138]; dasselbe gilt für HeLa-Zellen[139].

Ergänzend zu diesen experimentellen Ergebnissen sind an nicht beeinflußten, teilungsfähigen Zellen durch Autoradiographie umfangreiche, weitere Feststellungen getroffen worden. Wir beschränken uns hier auf die Frage nach dem Ort des ersten Auftretens einer Markierung mit $^3$H-Uridin oder $^3$H-Cytidin im Nucleolus. Bei Zellen aus Affennierenkulturen setzt bei Pulsmarkierung am Chromatin der nucleolenbildenden Zone, am Chromatin im Inneren des Nucleolus sowie an der ihm benachbarten fibrillären Zone die Inkorporation ein. Erst bei länger dauernder Exposition wird auch die granuläre Zone des Nucleolus markiert. Gegenüber diesen Orten im Zellkern ist die Markierung der übrigen Chromosomen schwächer[140]. Dieselben Verhältnisse sind auch an der Alge Spirogyra beschrieben worden[141]. Der im Nucleolus enthaltene Anteil markierter RNS geht auch bei der Abtrennung von Zellkernen und Nucleolen aus Wurzelspitzenzellen der Erbse nicht verloren; er muß daher verhältnismäßig fest an eine Strukturkomponente, eventuell an Proteine, gebunden sein[142].

Die Aktivität der SAT-Zone, die ihren Höhepunkt bei synchronisierten Kulturen in der S-Phase hat[142a], ist durch Actinomycin zu blockieren, wobei aber die anschließende Umwandlung der nucleolaren RNS zu den Ribosomen unbeeinflußt weiterläuft[143]. Die Bildung der ribosomalen RNS scheint dabei extranucleolarer Kontrolle zu unterliegen[143a]. Auch erhöhte Temperatur verändert Feinbau und Leistung des Nucleolus in Kulturen von Hamsterzellen, indem ab 42° C die RNS-Synthese im Nucleolus gehemmt wird, sowie die granuläre RNS-Komponente, das intranucleolare Chromatin und nucleolare Fibrillen-Reticulum verschwinden[144].

Ein Strahlenstich mit ultraviolettem Licht auf den Nucleolus der Interphase senkt die RNS-Inkorporation um 70% gegenüber der Norm; nach 24 Std ist dagegen der Ausgangswert wieder erreicht. Die Proteinsynthese, mit radioaktiver Aminosäure beobachtet, ist dagegen bei den verwendeten RNS-hemmenden Dosen noch nicht beeinflußt[145]. Wird einer der beiden Nucleoli von Neuroblastenkernen einer Heuschreckenart selektiv mit Ultraviolett bis zur mittleren Prophase bestrahlt, wird die folgende bzw. die schon eingeleitete Mitose blockiert. Treffen die Strahlen einen der Nucleoli später als in der mittleren Prophase, werden nur noch etwa 50% der Zellen in ihrer Teilung beeinflußt. Damit liegt eine zeitliche Grenze des Einflusses eines selektiv ultraviolett bestrahlten Nucleolus auf das Teilungsverhalten des Zellkerns in der mittleren Prophase vor.

---

[136] Brown und Gurdon 1964. [137] Beermann 1960, 1962.
[138] Ritossa und Spiegelman 1965, Ritossa u.a. 1966. [139] Mc Conkey und Hopkins 1964.
[140] Granboulan und Granboulan 1965. [141] Jordan und Godward 1969.
[142] La Cour 1964. [142a] Gaffney und Nardone 1968.
[143] Perry 1964, Geuskens und Bernhard 1966. [143a] Jacob u.a. 1970.
[144] Simard und Bernhard 1967. [145] Takeda u.a. 1967.

Wellenlängen im Absorptionsbereich der DNS (265 mμ) sind dabei wirksamer als im Absorptionsbereich des Proteins um 280 mμ[146].

Beim Mais und bei Hyacinthusvarietäten kann zunächst die Menge des Euchromatins im Karyotyp durch Polyploidisierung erhöht werden; in einer triploiden Form erhöht sich der RNS-Gehalt des Nucleolus beim Mais nur wenig[147], dagegen stark in triploiden und aneuploiden Hyacinthenvarietäten[148a], maximal auf 3/2 des ursprünglichen Wertes. Wird durch Einkreuzung sog. B-Chromosomen einseitig der Heterochromatingehalt im Karyotyp heraufgesetzt, bleibt die nucleolare RNS-Menge unverändert[147]. Auf der anderen Seite führen bei polyploiden Weizensorten zusätzliche Nucleolenchromosomen zu entsprechend erhöhten Volumen und Trockenmasse der Zellen[148].

Außer einem Zusammenhang zwischen physiologischer Aktivität des Nucleolus und der Teilungsfähigkeit der Zelle, sind noch weitere Korrelationen aufgefunden worden: So ist beim Axolotl der Schenkel des Nucleolenchromosoms mit der SAT-Zone im männlichen Geschlecht wesentlich länger als in den Zellen der weiblichen Tiere, und zwar beträgt das Verhältnis der beiden Schenkel im männlichen Geschlecht 1,33 gegenüber 1,65 im weiblichen Geschlecht[149].

Sind ferner in teilungsfähigen Pflanzenzellen mehrere Nucleolen pro Zellkern vorhanden, inkorporieren häufig nicht alle das angebotene $^3$H-Uridin. In Zellkernen mit je zwei Nucleolen inkorporieren im Durchschnitt 75% das radioaktive Material[150].

Aus allen diesen Befunden läßt sich somit der Zusammenhang zwischen Zellkern und Nucleolus sowie seine funktionelle Bedeutung klar übersehen: Die synthetische Aktivität wohl der meisten Chromosomensegmente führt zum Auftreten pränucleolarer Substanz, die größtenteils an der SAT-Zone kondensiert wird. Gleichzeitig damit beginnt die zusätzliche Substanzproduktion des Nucleolenbildners vor allen Dingen von ribosomaler RNS. Es ist dabei wahrscheinlich, daß sein Bau in der aktiven Phase demjenigen eines aktiven Chromosomensegments entspricht, wie es etwa im Falle der Puffs an den Speicheldrüsenchromosomen oder der Schleifen in den Lampenbürstenchromosomen der Oocyten beschrieben worden ist. In der Prophase der Meiose, wenn die synthetische Leistung des Nucleolenbildners bereits nachläßt, können zusätzlich an den Chromosomen und ihrer Umgebung noch weitere RNS-haltige Bildungen beobachtet werden, und zwar nucleolar bodies, Nebennucleolen und diffuses, schwächer als die Nebennucleolen kondensiertes Material[151] (Abb. 27).

Alle Befunde weisen darauf hin, daß wohl die Mehrzahl der in den cytoplasmatischen Ribosomen enthaltenen RNS vom Nucleolusbildner synthetisiert wurde. Insbesondere dieses Chromosomensegment muß somit die Information für den genannten Anteil der cytoplasmatischen RNS enthalten, unter Umständen sogar auch für die Methylierung der RNS-Basen zur Transfer-RNS[152].

Ausbleiben der synthetischen Aktivität der SAT-Zone führt zu einschneidenden Störungen des Zellstoffwechsels; fehlen Nucleolenbildner im Karyotyp gänzlich, kommt es zum Tod des betroffenen Organismus im Embryonal- oder Larvenstadium. Dieses Bild, das an typischen Zellkernen entwickelt wurde, läßt sich ebenso an dem speziellen Funktionzustand der Speicheldrüse gewinnen[153].

---

[146] GAULDEN 1960, vgl. auch SAKHAROV und VORONKOVA 1965.
[147] LIN 1955. [148] LONGWELL und SVIHLA 1960. [148a] JAIN u.a. 1969
[149] HAUSCHKA und BRUNST 1964.
[150] BAL und GROSS 1964. [151] WALTERS 1968.
[152] BIRNSTIEL u.a. 1963. [153] BEERMANN 1960, 1962.

### d) Die Auflösung des Nucleolus, persistierende Nucleoli

Vor dem Beginn einer sichtbaren Auflösung des Nucleolus nach Eröffnung der Kernmembran am Ende der Prophase steht die Drosselung der synthetischen Aktivität. In der Mitose geschieht dies, wie schon im vorhergehenden Abschnitt erwähnt, etwa in der mittleren Prophase[154]. In der Meiose beginnt der Nucleolus früher, die Einlagerung des angebotenen radioaktiven Uridins oder Cytidins zu sistieren: Beim Mais liegt dieser Zeitpunkt bereits im mittleren Pachytaen[155].

An Zellen der Zwiebelwurzeln ist die Reihenfolge einer Auflösung der einzelnen Strukturkomponenten des Nucleolus in der späten Prophase und Prometaphase genau beschrieben worden: Zuerst verschwinden die kleinen Vacuolen im Nucleolonema und danach das Nucleolonema selbst. Darauf folgen die Vacuolen in der amorphen Grundsubstanz; am längsten bleibt die Grundsubstanz erhalten[156].

Dieser Auflösungsvorgang führt nicht zum vollständigen Verschwinden des Materials; elektronenoptisch lassen sich in einigen Fällen auch danach noch nucleolare Bruchstücke nachweisen[157]. Die 150 Å-Granula sowie die 50 Å-Fibrillen sind frei im Cytoplasma oder im unmittelbaren Bereich der Chromosomen vorhanden[158]; auch im Spindelraum sind beide Komponenten gefunden worden, während die amorphe Grundsubstanz zwar um die Chromosomen herum zu sehen ist, aber im Lauf der Anaphase unsichtbar wird[159]. Die Tatsache, daß nicht nur amorphe Nucleolarsubstanz, sondern auch granuläre und fibrilläre Elemente in der unmittelbaren Nachbarschaft der Chromosomen in der Anaphase zu beobachten sind, läßt die Vermutung nicht ausgeschlossen erscheinen, es ginge in das pränucleolare Material des neuen Nucleolus mindestens ein kleiner Teil der Komponenten des aufgelösten Nucleolus ein[160].

Nicht in allen Zellen löst sich der Nucleolus vor der Metaphase auf. Bei Pflanzen sind zahlreiche Fälle persistierender Nucleoli, mindestens bis zur Anaphase, aber auch darüber hinaus beschrieben worden[161]; die Eigenschaft ist dabei z.T. auf bestimmte Familiengruppen beschränkt[162]. Neuerdings sind in verschiedenen Linien von Zellkulturen des Menschen sowie des chinesischen Hamsters persistierende Nucleoli gefunden worden, wobei mit den üblichen cytochemischen und autoradiographischen Methoden die nucleolare Natur dieser Bildungen bewiesen wurde[163]. In der Anaphase und frühen Telophase befinden sich die persistierenden Nucleoli entweder frei im Cytoplasma oder sind einzelnen Chromosomen angeklebt.

Bei Hamster-Zellkulturen, die mit Fluorodesoxyuridin und anschließend mit Thymidin behandelt wurden, persistieren als Ausdruck der gesetzten Störung ebenfalls Nucleoli zahlreicher Zellen; auch hier hängen sie sich häufig terminal den Tochterchromosomen in der Anaphase an[164]. Auch nach Infektion von Tomaten oder Tabak mit dem aspermy-Virus lösen sich Nucleolen nicht immer auf[165].

## 2. Sekundäre Einschnürungen ohne Nucleolusbildung

Bei zahlreichen Pflanzen und Tieren enthalten die Karyotypen Chromosomen mit typisch ausgebildeter sekundärer Einschnürung, an der jedoch normalerweise kein Nucleolus gebildet wird. Da diese funktionslosen Einschnü-

---

154 Gaulden 1960. 155 Lin 1955, Das 1965, Das und Alfert 1966. 156 Chouinard 1966.
157 Busch u.a. 1963. 158 Brinkley 1965. 159 Lafontaine und Chouinard 1963.
160 Brinkley 1965.
161 Gori 1956, Reese 1962, vgl. ältere Literatur in Tischler 1942—51 und 1953—63.
162 Brown und Emery 1957. 163 Hsu u.a. 1965. 164 Hsu u.a. 1964.
165 Wilkinson 1953.

rungen sich von nucleolenbildenden überhaupt nicht unterscheiden, liegt die Annahme nahe, daß sie ursprünglich ebenfalls Nucleolen bildeten, aber im Laufe der Evolution diese Fähigkeit eingebüßt haben. Für diese Interpretation sprechen zahlreiche Beobachtungen bei Artkreuzungen. Die Compositenart Crepis capillaris schaltet bei Kreuzung mit alpestris, dioscoridis, neglecta und tectorum die SAT-Zone dieser Arten aus, und zwar in einem solchen Grade, daß auch die sekundäre Einschnürung als Gestaltmerkmal verschwindet. Dasselbe ist umgekehrt bei Crepis capillaris der Fall, wenn wir mit parviflora kreuzen[166]; Ähnliches gilt auch bei einigen Monokotyledonen und ihren Artbastarden[167].

In einigen Karyotypen ist statt zwei sekundären Einschnürungen mit der Fähigkeit zur Nucleolusbildung nur noch eine aktiv, wie etwa beim Meerschweinchen[168]. Vermutlich ist nicht immer die Fähigkeit zur Nucleolenbildung ganz unterdrückt, so daß neben Haupt-SAT-Zonen noch akzessorische SAT-Zonen zu beobachten sind. Dies ist vermutlich der Grund, warum die Zahl der aktiv nucleolenbildenden, sekundären Einschnürungen häufig nicht sicher angegeben werden kann[169].

Vorhandensein und Bedeutung von „Reserve"-SAT-Zonen hat sich sogar experimentell bei polyploiden Weizenformen aufzeigen lassen: Werden, von hexaploiden Linien ausgehend, Nucleolenchromosomenpaare durch entsprechende Kreuzungen herausgekreuzt, dann sinken bei diesen Formen weder Volumen und Masse des Nucleolus, noch RNS-Gehalt und Cytoplasmamasse der Zellen. Es muß also der Verlust der Haupt-Nucleolenchromosomen kompensiert worden sein durch Reserve-Nucleolenchromosomen, die natürlich in einer hexaploiden Form leicht vorhanden sein können, — kreuzt man umgekehrt überzählige Nucleolenchromosomen ein, dann steigt, wie erwartet werden kann, die Nucleolengröße sowie die Masse des Cytoplasmas und sein RNS-Gehalt an[170].

Bei dieser Situation ist es nicht überraschend, wenn im Karyotyp des Menschen sekundäre Einschnürungen auf zahlreichen Chromosomen beobachtet werden und dabei die Ausprägung von Zelle zu Zelle recht wechselnd ist. So enthalten die Chromosomen 9 und 1 regelmäßig sekundäre Einschnürungen, und zwar in beiden Homologen; weniger häufig treten Einschnürungen auf in den Chromosomen 2, 4, 6, 11, 13 und 16; verhältnismäßig selten finden wir sie nur in den Chromosomen 3, 5, 6 (kurzer Schenkel), 17, 19 und 21. Dabei ist in der Regel sogar jeweils nur eines der beiden Homologen mit einer Einschnürung versehen[171].

Wird somit in einem Karyotyp durch entsprechende Genomkombination aus einer nucleolenbildenden SAT-Zone eine „stumme" sekundäre Einschnürung oder verschwindet sie sogar ganz, ist auch der umgekehrte Vorgang beschrieben: Bei der Kreuzung zweier Zwiebel-Arten zeigt je ein homologes Chromosomenpaar eine neue SAT-Zone mit einem Satelliten[172].

Diese Beobachtungen, zusammen gesehen mit der monogenischen Bestimmtheit der Ausbildung einer SAT-Zone bei Xenopus (vgl. S. 38), ergeben ein recht geschlossenes Bild dessen, was in Karyotypen hinsichtlich sekundärer Einschnürungen und Nucleolenbildung an Variation möglich ist. Die Ausbildung und die Funktion einer nucleolusbildenden, sekundären Einschnürung ist abhängig von genetischer Steuerung: Je nach der Genomkombination werden bei weitgehender Homozygotie der Formen hinsichtlich dieser Eigenschaft Nucleolen durch eine konstante Anzahl von Nucleolenchromosomen gebildet.

---

166 Navashin 1934. 167 Fernandes 1939, Sato 1941. 168 Ohno u.a. 1961.
169 Dearing 1934 bei Amblystoma, Ohno und Kinosita 1955 bei Rattus norvegicus.
170 Longwell und Svihla 1960. 171 Palmer und Funderburk 1965. 172 Levan 1937.

Liegt Heterozygotie vor, dann entsteht ein breiteres Spektrum von Bildern: Nehmen wir etwa an, es wären zwei Paare nucleolenbildender Chromosomen ursprünglich vorhanden, dann könnte in entsprechenden Genomkombinationen das eine Chromosomenpaar die Nucleolenbildung eingebüßt haben; es besäße entweder „stumme" sekundäre Einschnürungen in beiden oder nur in einem Chromosom. Ebenso könnte die Nucleolenbildung vorzugsweise an dem einen Paar geschehen, am zweiten Chromosomenpaar dagegen nur in begrenztem Umfang, so daß über die Zahl der Nucleolenchromosomen in dieser Genomkombination keine rechte Klarheit zu gewinnen wäre. Im Falle einer Defektmutation im Nucleolusbildner eines der hautpsächlichen Nucleolus-Chromosomen entstünden dann noch weitere Varianten.

Das Beispiel von Xenopus zeigt schließlich die Gefährdung eines Karyotyps, in dem nur ein einziges Chromsomenpaar mit der Fähigkeit vorhanden ist, einen voll funktionstüchtigen Nucleolus auszubilden. Geschieht hier im Nucleolusbildner eine Defektmutation, ist die Nucleolusbildung gestört, und dies führt im Extrem bis zum Tod des Individuums im Embryonalzustand.

Dieser Gefährdung wegen scheint die Mehrzahl der Organismen mehrere Nucleolenchromosomen-Paare zu besitzen, von denen unter normalen Bedingungen nicht alle in gleicher Weise an der Nucleolusbildung sich beteiligen. Geschehen in einem solchen Karyotyp Defektmutationen im Nucleolusbildner, können die „Ersatz-Nucleolenchromosomen" funktionell einspringen und Gefahren für die Entwicklung der betreffenden Genomkonstitution auffangen. In solchen Formen, wie wir gerade bei Säugetieren sehen, ist es dann allerdings nicht immer möglich, eindeutig die Zahl tatsächlich nucleolenbildender Chromosomen sowie stummer sekundärer Einschnürungen festzulegen.

## V. Das Euchromatin und Heterochromatin

Bereits in den frühen cytologischen Arbeiten sind in verschiedenen Karyotypen Chromosomen oder Chromosomensegmente beschrieben worden, die in der Interphase und auch in den frühen Stadien der Kernteilungen dunkler gefärbt und stärker kontrahiert erschienen, als es bei den übrigen Chromosomen der Fall war[173]. Es ließen sich somit bei zahlreichen Objekten in den Interphasen zwei Chromatinzustände unterscheiden, das kontrahierte und das dekondensierte Chromatin. Sie sind von Heitz (1928, 1931) als Heterochromatin und Euchromatin bezeichnet worden, während Darlington (1937) den etwas allgemeineren Begriff der Allocyclie wählte.

Es wäre grundsätzlich möglich, die durch Allocyclie einzelner Chromosomen entstehenden Verhältnisse mit den neutralen Begriffen des kontrahierten und des dekondensierten Chromatins zu beschreiben, aber die Bezeichnungen „Heterochromatin" und „Euchromatin" sind fest eingebürgert und können nicht mehr ausgeklammert werden.

Um eine sichere Grundlage zu erhalten, ist es notwendig, zweierlei Erscheinungsformen des Heterochromatins zu unterscheiden, und zwar zunächst das im Laufe der Evolution eines Karyotyps ausgebildete Heterochromatin, das wir das karyotypische Heterochromatin nennen. Es erweist sich über lange Generationenreihen konstant und kann daher zur Charakteristik des Karyotyps und einzelner Chromosomen verwendet werden. Aus diesem Grunde wird das karyotypische Heterochromatin als eines der Hilfsmittel zur gestaltlichen Identifikation der Chromosomen an dieser Stelle eingehend behandelt.

---

[173] Alte Literatur bei Resende 1945, vgl. ferner Vanderlyn 1949, Hannah 1951, Sharma und Sharma 1958, Mittwoch 1967.

Das karyotypische Heterochromatin ist nicht absolut konstant. In einzelnen Entwicklungsstadien oder in verschiedenen Zuständen der Zelldifferenzierung kann es modifiziert sein, d.h. ganz oder weitgehend wie das Euchromatin in dekondensierter Form auftreten.

Die zweite Erscheinungsform nennen wir das funktionelle Heterochromatin. Es kommt durch die nicht nur dem karyotypischen Heterochromatin, sondern auch dem karyotypischen Euchromatin eigene Modifizierbarkeit zustande; insbesondere bei der Differenzierung verschiedener Zelltypen finden wir, daß auch euchromatische Bereiche den Kontraktionsgrad des Heterochromatins annehmen können. Dieses, jeweils nur an bestimmte Differenzierungstypen gebundene funktionelle Heterochromatin verursacht das „Kernmuster“[174], das die Zellen einzelner Organe allein auf Grund der Menge und der Verteilung des kontrahierten Chromatins in den Interphasekernen unterscheiden läßt.

Das karyotypische Eu- und Heterochromatin besitzt somit die häufig zu wenig beachtete Eigenschaft, an einzelnen Stellen der Entwicklung und Differenzierung modifizierbar zu sein, das karyotypische Heterochromatin in Richtung auf Dekondensation, das karyotische Euchromatin in Richtung auf Kontraktion.

Um also das kontrahierte Chromatin eines Zellkerns näher zu charakterisieren, ist es zunächst erforderlich, den Umfang und die weiteren Einzelheiten des karyotypischen Heterochromatins zu kennen. Dies geschieht durch die geduldige Untersuchung des Verhaltens des kontrahierten Chromatins in den teilungsfähigen Zellarten verschiedener Entwicklungszustände, und zwar in Interphasen und in Kernteilungsstadien. Dabei sind insbesondere auch die prämeiotischen Kernzustände und die Meiose einzubeziehen. Mit diesen Erfahrungen ist es dann auch in den Interphasen differenzierter Zellen, die ohne Umdifferenzierung keiner oder nur seltener Kernteilungen fähig sind, möglich, den Umfang des funktionellen Heterochromatins gegen das karyotypische abzugrenzen.

Die Beschäftigung mit der Allocyclie ist in neuerer Zeit bedeutungsvoller geworden, seit diesen Erscheinungen nicht nur morphologisches, sondern auch zellphysiologisches Interesse zukommt: Kontrahierte Chromosomen oder Chromosomensegmente, zusammen mit dem Vorhandensein bestimmter Histon-Zustände sind in der Interphase nicht in der Lage, RNS zu synthetisieren. Die in diesen Chromosomenabschnitten lokalisierten Genorte sind somit funktionell inaktiv[175]. Unter diesem Aspekt wird jetzt verständlich, daß das karyotypische Eu- und Heterochromatin an verschiedenen Stellen der Differenzierung Modifikationen des Kontraktions- oder Dekondensationsgrades unterworfen ist: Je nach den funktionellen Erfordernissen erweist sich die Derepression von Genorten im Heterochromatin oder die Repression von Genorten im Euchromatin notwendig.

In den folgenden Abschnitten liegt der Schwerpunkt unserer Ausführungen eindeutig beim karyotischen Eu- und Heterochromatin. Einzelheiten des funktionellen Heterochromatins werden erst im Kapitel über den Interphasekern zu besprechen sein.

## 1. Die Erscheinungsformen des karyotypischen Heterochromatins

### a) Gesamtes Genom heterochromatisch

Das Besondere des karyotypischen Heterochromatins besteht in der wechselnden Ausprägung innerhalb der Karyotypen unterschiedlicher systematischer Einheiten. Es ist daher von vornherein nicht zu erwarten, daß an einem einzigen Beispiel die Gestaltbesonderheiten des Heterochromatins beschrieben

174 Grundmann und Stein 1961.

175 Stedman und Stedman 1950, Huang und Bonner 1962, Bonner u.a. 1963, Sauter 1969b.

werden können. Wir werden vielmehr so vorgehen, daß wir zunächst die Fälle der umfangreichsten Ausprägung des Heterochromatins innerhalb eines Karyotyps besprechen und dann die Fälle begrenzten Umfangs anschließen bis zu den nicht mehr sicher unterscheidbaren Grenzfällen zwischen Eu- und Heterochromatin.

Die umfangreichste karyotypische Heterochromatisierung geschieht innerhalb der systematisch verhältnismäßig isoliert stehenden Insektengruppe der Cocciden.

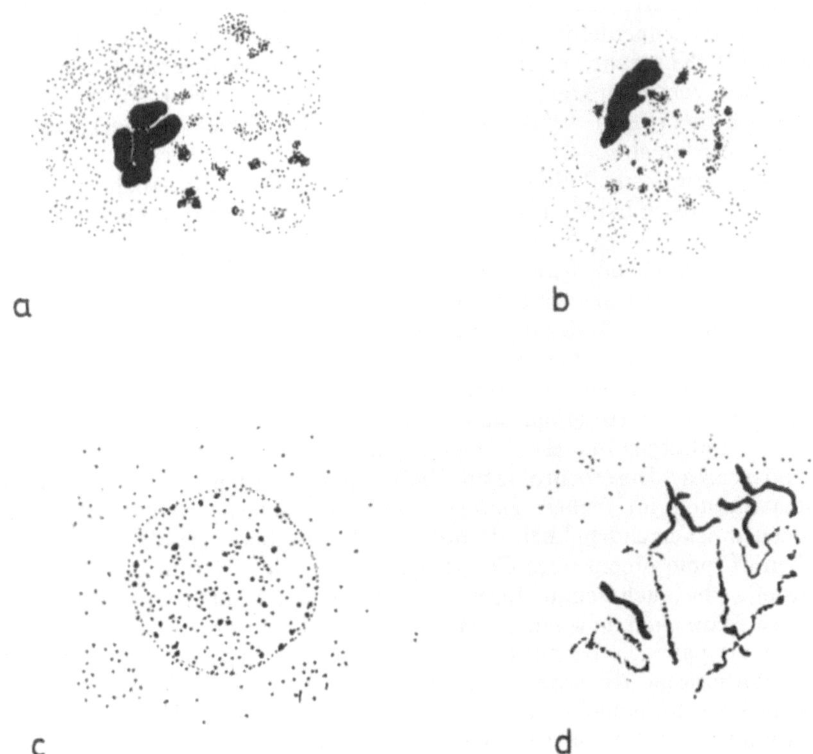


Abb. 30. Pseudococcus (Insekt). a, b Interphase von Zellkernen älterer Tiere mit teils noch einzeln erkennbaren 5 heterochromatischen Chromozentren (a), oder mit Sammelchromozentrum (b), 2300fach, c Zellkern aus einem jungen Embryo: Heterochromatische Chromozentren dekondensiert, 1600fach. d Prophase einer Mitose aus einem älteren Tier: 5 kürzere, heterochromatische und 5 längere, euchromatische Chromosomen. Vergr. 1600fach. (Aus Brown 1966)

Die Gattung Pseudococcus besitzt diploid 10 Chromosomen, von denen im männlichen Geschlecht, wie sich genetisch zeigen läßt, stets der väterliche Chromosomensatz heterochromatisiert ist[176]. An diesem Beispiel lassen sich sofort die wesentlichsten Verhaltensweisen des karyotypischen Heterochromatins deutlich machen: In den Interphasen sind, meist auf einen begrenzten Raum im Zellkern beschränkt, fünf große Chromozentren vorhanden (Abb. 30a). Dabei wird bereits als weitere Eigenart die Tendenz zur räumlichen Näherung bis zur Verschmelzung von Chromozentren zu größeren Einheiten deutlich. Als Folge dieses Verhaltens findet sich in zahlreichen Zellkernen nur eine einzige, aus der Ver-

[176] Brown und Nur 1964, Brown 1966, Nur 1967.

schmelzung der Chromozentren entstandene dunkel gefärbte, dichte Masse, die wir als Sammelchromozentrum bezeichnen können (Abb. 30b). In der Interphase bleiben somit die heterochromatischen Chromosomen im Gegensatz zum dekondensierten Euchromatin in stark kontrahiertem, aufgeschraubten Zustand liegen. Histochemisch ist für die Chromozentren ein hoher Histongehalt charakteristisch[177].

In nicht zu fortgeschrittenen Prophasen sind die Chromosomen des heterochromatischen Satzes deutlich dunkler gefärbt und ihr größerer Durchmesser gegenüber den euchromatischen Chromosomen ebenso wie ihre geringere Länge deuten auf eine höhere Schraubung der Standardspirale (Abb. 30d, vgl. im Kapitel über den Chromosomenfeinbau S. 119ff.). In der späten Prophase ist durch die fortschreitende Kontraktion, insbesondere der euchromatischen Chromosomen, der Gegensatz verschwunden, so daß nunmehr die zunächst so verschiedenen homologen Chromosomen des Satzes in Färbung, Durchmesser und Länge einander gleich geworden sind.

Auch die erwähnte Fähigkeit des karyotypischen Heterochromatins zur Modifikation läßt sich bei Pleurococcus-Species nachweisen: In jungen Embryonen treten die fünf väterlichen Chromosomen ebenso euchromatisch auf wie die mütterlichen; dementsprechend fehlen die in späteren Entwicklungsstadien so auffälligen Chromozentren in der Interphase (Abb. 30c). Aber auch in erwachsenen Tieren finden sich, von Individuum zu Individuum sowie innerhalb eines Tieres von Zellart zu Zellart schwankend, spezielle Zellen, in denen ebenso wie im frühen Embryo der väterliche Chromosomensatz euchromatisch ist[178].

Das karyotypische Heterochromatin von Pseudococcus kann auf Grund dieses Verhaltens, mindestens in wesentlichen Teilen, nicht als genetisch stummes, weil nie aktivierbares Heterochromatin betrachtet werden. Seine vollständige Euchromatisierung im frühen Embryo sowie in einzelnen Zellen entwickelter Organismen weist nachdrücklich darauf hin, daß in diesen Stadien die Gene des väterlichen Chromosomensatzes Gelegenheit haben, ihre Wirkungen zu entfalten, eine Einsicht, die auch schon durch sorgfältiges Studium des genetischen Verhaltens der Männchen gewonnen wurde, denn hier erwies sich das väterliche Genom nie als gänzlich bedeutungslos[179]. Immerhin muß das Euchromatin die doppelte synthetische Aktivität entfalten, wenn man die DNS-abhängige RNS-Synthese in vitro untersucht; die Protein-Zusammensetzung der Tiere mit einem heterochromatischen Genom ist gegenüber den euchromatischen Tieren dagegen nicht verschieden[179a].

### b) Ganzes Chromosom heterochromatisch

Im Gegensatz zu dem geschilderten, auch bei den Cocciden nicht in allen Gattungen vorhandenen Extremfall, steht eine zweite, häufigere Erscheinungsweise des karyotypischen Heterochromatins: Innerhalb eines Karyotyps ist ein einzelnes, total heterochromatisches Chromosom vorhanden, das meist ein Geschlechtschromosom darstellt. In welchem Umfang auch in anderen Chromosomen des Karyotyps Heterochromatin vorhanden ist, bleibe zunächst hier außer Betracht.

Als ein gutes Beispiel hierfür können zahlreiche Heuschrecken-Species dienen, die ein total heterochromatisches X-Chromosom besitzen. Bei Locusta migratoria ist das männliche Geschlecht durch XO, das weibliche Geschlecht durch XX charakterisiert. Dementsprechend lassen sich in Zellen der Thoraxmuskulatur in weiblichen Tieren zwei heterochromatische, große Chromozentren erkennen

[177] Brown 1966. [178] Nur 1967. [179] Vgl. Brown und Nur 1964, Brown 1966.
[179a] Loewus 1968.

(Abb. 31a, Pfeile), während in männlichen Tieren nur ein Chromozentrum vorhanden ist (Abb. 31b, Pfeil)[180]; bei einer anderen Heuschrecke bilden sich diese Chromocentren in verschiedenartigen somatischen Zellen sehr variabel aus[181].

In den Spermatogonien der Locusta wird nun das karyotypische Heterochromatin des X-Chromosoms modifiziert: in den Prophasen und Metaphasen der spermatogonialen Mitosen erscheint das X-Chromosom nicht mehr heterochromatisch, sondern im Gegenteil sogar weniger kontrahiert und mit lockerer Standardspirale im Vergleich zu den euchromatischen Autosomen. Durch seine oft periphere Lage, die auf die Spermatogonien beschränkt bleibt, läßt sich in der

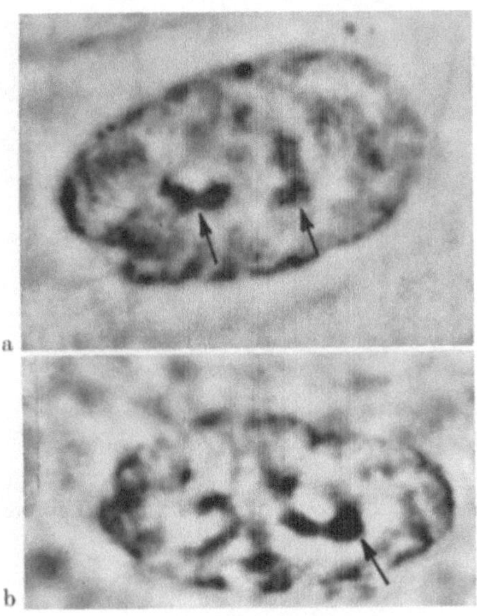


Abb. 31a u. b. Locusta migratoria (Wanderheuschrecke). Zellkerne aus der Muskulatur des Thorax. a Weibliches Individuum mit zwei großen heterochromatischen Chromozentren (=2X-Chromosomen, Pfeile), b Männliches Individuum mit nur einem großen heterochromatischen Chromozentrum (=1 X-Chromosom, Pfeil). Vergr. 2200fach. (Aus EBERLE 1966)

späten Telophase feststellen, daß das nicht selten in der Anaphase nachhinkende X sich ebenso, vielleicht sogar in etwas stärkerem Grade dekondensiert als das Euchromatin (Abb. 32). Diese, das Euchromatin übertreffende Dekondensation, die als „negatives Heterochromatin" früher bezeichnet wurde[182], ist für die Spermatogonien der Acridiiden und Grylliden typisch, während die Tettigoniiden sich mit einer für das typische Euchromatin üblichen Auflockerung begnügen[183].

Der Ausdruck negatives Heterochromatin ist heute nicht mehr gerechtfertigt, nachdem wir wissen, daß das Verhalten des überdekondensierten X-Chromosoms bei der Inkorporation radioaktiven Thymidins demjenigen des Euchromatins entspricht, dagegen im heterochromatischen Zustand ein andersartiges Verhalten auftritt[184]. Es genügt somit, die auffällige Auflockerung als modifiziertes, karyotypisches Heterochromatin zu bezeichnen, wobei nach einem älteren Vorschlag[185] sein Zustand als leicht im Kontraktionsgrad gegenüber dem autosomalen Zustand verschoben zu interpretieren wäre.

---

[180] EBERLE 1964, 1966. [181] NAGL 1968. [182] WHITE 1935.
[183] Vgl. WHITE 1951a, b, 1954. [184] NICKLAS und JACQUA 1964, 1965.
[185] VALADARES und REGALHEIRO 1944/46.

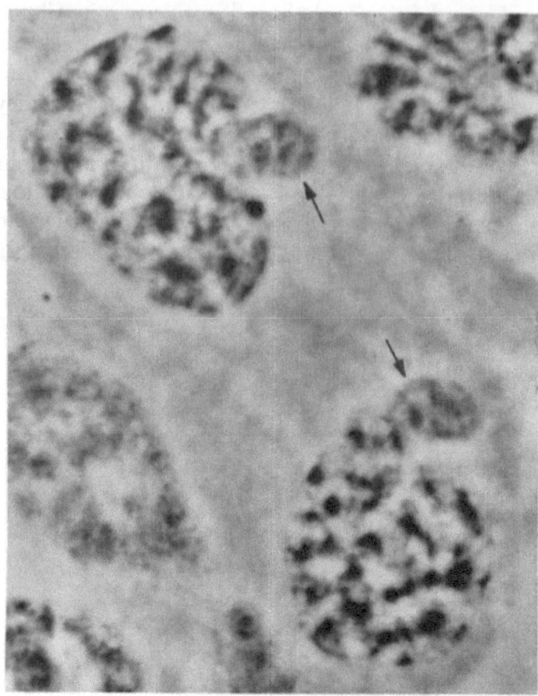

Abb. 32. Locusta migratoria (Wanderheuschrecke). Zwei Kerne in später Telophase mit randständigem Chromosomenareal des total heterochromatischen, aber wenig kondensierten X-Chromosoms (Pfeile). (Aus EBERLE 1966)

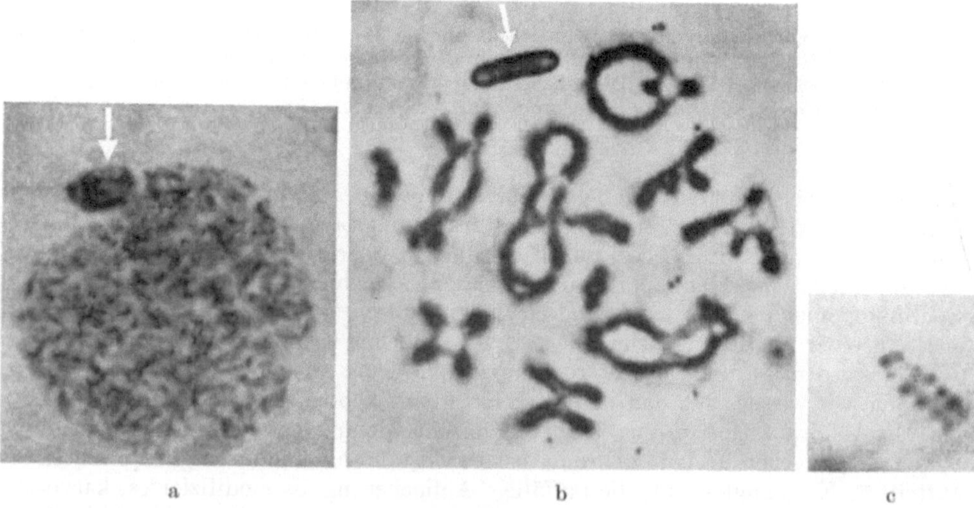


Abb. 33a—c. Locusta migratoria (Wanderheuschrecke). a Präleptotän-Kern mit stark entschraubten Autosomen und überkondensiertem, heterochromatischem X-Chromosom. Vergr. 2200fach. b Diakinese einer Spermatocyte mit überkondensiertem, heterochromatischem X-Chromosom (ungepaart, oben im Bild). Vergr. 1800fach. (Aus EBERLE 1966). c Podisma sapporense (Heuschrecke). X-Chromosom mit Standardspirale aus der Metaphase I der Meiose. (Aus MOMMA 1952)

Mit der Umschaltung von spermatogonialen Mitosen zur Meiose wird das X-Chromosom erneut modifiziert. In einer der letzten spermatogonialen Mitosen wird in der Telophase das X-Chromosom nicht mehr zum euchromatischen Zustand dekondensiert, sondern es bleibt stark kontrahiert und erscheint in der Interphase als großes Chromozentrum (Abb. 33a), wie wir es auch aus den Thoraxzellen dieses Objektes kennen. Im Pachytän der Meiose erscheint es sogar noch stärker kontrahiert oder mit akzessorischer Substanz beladen, als es in der Interphase der Fall war. Auch im Diplotän und der Diakinese erweist es sich noch als stärker kontrahiert als die gepaarten, euchromatischen Autosomen (Abb. 33b); erst mit der weiteren Kontraktion der Autosomen gleicht sich die Differenz aus. Dieser Zustand wird im wesentlichen durch eine stärkere Aufschraubung der Standardschraube hergestellt (Abb. 33c)[186]. Elektronenoptisch läßt sich am Heterochromatin der meiotischen Prophase nach Spreitung der aus den Chromosomen austretenden DNS feststellen, daß es zwar dieselben Fibrillen wie das Euchromatin besitzt (250 Å), jedoch, wie auch lichtoptisch festzustellen, in dichterer Aufschraubung[187].

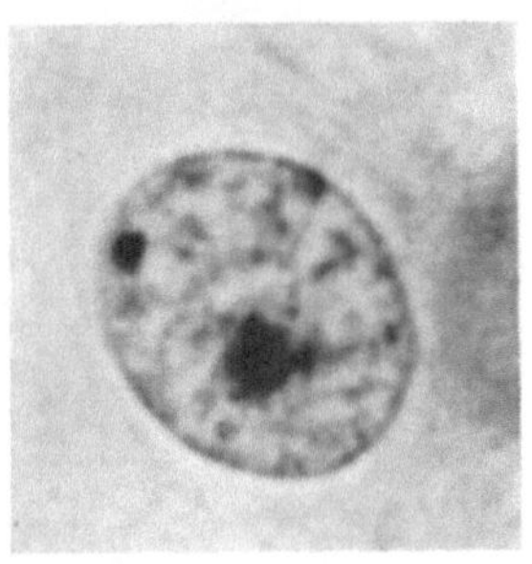

Abb. 34. Mensch. Randständiges Sex-Chromatin in einem Interphasekern des Stratum spinosum der äußeren Haut. Vergr. 1900fach. (ALTMANN, Original)

Da in der Meiose das solitäre X-Chromosom nur an einen der beiden Pole wandern kann und sich in der ersten Teilung nicht äquationell teilt, entstehen zwei Typen von Spermatiden: Gynospermatiden mit einem deutlichen 2,5—3 μ großen Chromozentrum, dem heterochromatischen X, sowie Androspermatiden, denen diese Besonderheit fehlt (Abb. 35).

Auch die Geschlechtschromosomen des Menschen gehören dieser Gruppe zu. Nach ihrem bisher bekannt gewordenen Verhalten in Mitose und vor allem in der Meiose[188] kann angenommen werden, daß sowohl das X- wie das Y-Chromosom vollständig heterochromatisch sind. Dabei stellt sich allerdings die Frage, ob selbst bei sorgfältiger Analyse insbesondere des X-Chromosoms kleinere euchromatische Segmente als solche nachzuweisen sind. In dem Abschnitt über kurze heterochromatische Segmente wird auf die Unmöglichkeit hinzuweisen sein, in jedem einzelnen Falle eine scharfe Grenze zwischen Eu- und Heterochromatin zu ziehen; genau dasselbe gilt für die total-heterochromatischen Chromosomen: es ist nicht mit Sicherheit auszuschließen, ob in ihnen sehr kurze euchromatische Segmente zwischengeschaltet sind.

An den X-Chromosomen des Menschen läßt sich ferner die Modifizierbarkeit des karyotypischen Heterochromatins erneut dartun: Während im männlichen Geschlecht nur das Y heterochromatisch erscheinen, wird im weiblichen Geschlecht das eine der beiden X-Chromosomen heterochromatisch ausgebildet, das andere verhält sich wie die Autosomen euchromatisch.

Die Heterochromatisierung des einen der beiden X-Chromosomen im weiblichen Geschlecht ist so eingreifend, daß auch in den Interphasen der verschiedensten Zellarten weiblicher Individuen ein auffälliges, dunkel gefärbtes Chromozentrum vorhanden ist, das sog. Barr-Körperchen oder Sex-Chromatin

---

186 COLEMAN 1943, MOMMA 1952. 187 WOLFE und JOHN 1965.
188 Vgl. EBERLE 1966, MITTWOCH 1967.

(Abb. 34)[189]. Voraussetzung dabei ist, daß das Sex-Chromatin nicht durch autosomales Heterochromatin verdeckt wird, wie bei der Maus[190]. Elektronenoptisch ist es ebenso gebaut wie das typische Heterochromatin[191]. Chromosomenumbauten am X-Chromosom lassen dabei in geeigneten Fällen erkennen, ob das normale oder das veränderte X-Chromosom rein zufällig heterochromatisch wird. Je nach der Natur des Umbaus scheint dies verschieden zu sein: So wird beispielsweise stets ein Iso-X-Chromosom heterochromatisch, während

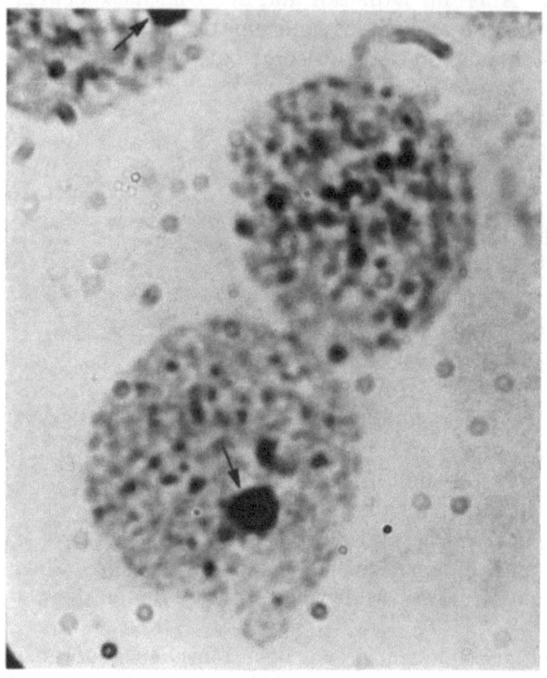

Abb. 35. Locusta migratoria (Wanderheuschrecke). Frühe Spermatidenkerne: Oberer Kern ein Androspermatid ohne X-Chromosom. Unterer Kern ein Gynospermatid mit heterochromatischem X-Chromosom (X/O-Typ). (Aus Eberle 1966)

das normale X euchromatisch bleibt[192]: Markiert man eines der X-Chromosomen der Maus mit einer Translokation, dann stellt sich eine 1:1-Inaktivierung des väterlichen oder mütterlichen Geschlechtschromosoms heraus[192a]. Weiterhin ist ein Fall bei einer Kuh beschrieben, bei der ein transloziertes X euchromatisch bleibt und das normale X-Chromosom heterochromatisch ausgebildet wird[193]. Sind überzählige X-Chromosomen vorhanden, oder handelt es sich um polyploide Zellen[194], werden sie ebenfalls heterochromatisch, so daß Anomalien der X-Chromosomenzahl mit Hilfe der Zahl der Barr-Körperchen diagnostiziert werden konnten, noch ehe eine genaue Chromosomenanalyse möglich war.

### c) Größere Chromosomensegmente heterochromatisch

Die dritte Stufe, in der uns das karyotypische Heterochromatin begegnet, ist dadurch zu charakterisieren, daß nur ein Teil einzelner Chromosomen

189 Vgl. die Zusammenfassungen in Mittwoch 1967.
190 Moore und Barr 1953, Church 1965. 191 Thoenes 1961. 192 Grumbach u.a. 1963.
192a Chandley 1969. 193 Gustavsson u.a. 1968. 194 Ohno und Hauschka 1960.

heterochromatisch ist. So besitzen zahlreiche Geschlechtschromosomen, aber auch Autosomen[195] einen ganzen heterochromatischen Schenkel; besonders sorgfältig untersucht ist der bei Pflanzen häufig vorkommende Fall, bei dem größere Mittelsegmente der Chromosomen zu beiden Seiten des meist median oder submedian liegenden Centromers heterochromatisch ausgebildet sind[196]. Seltener finden sich Chromosomen, die ausgedehnte heterochromatische Endsegmente besitzen[197].

Wir wollen an Chromosomen mit heterochromatischen Mittelstücken, und zwar an Objekten, bei denen alle Chromosomen eines Karyotyps in dieser Hinsicht einander gleich sind, das Verhalten dieses Ausprägungsgrades des Heterochromatins aufzeigen. Wenn wir mit der frühen Prophase der Mitose beginnen, dann sind die Mittelsegmente aller Chromosomen dunkler gefärbt und besitzen einen größeren Durchmesser als die blasseren und dünneren euchromatischen Endsegmente (Abb. 36a). Derselbe Zustand findet sich besonders deutlich infolge der größeren Länge der Chromosomen im Pachytän der Meiose (Abb. 36b).

Bei dem abgebildeten Objekt, ebenso wie bei allen anderen dieser Gruppe, ist die Grenze zwischen Heterochromatin und Euchromatin nicht immer scharf ausgeprägt; der Wechsel in der Ganghöhe der Schraube vollzieht sich häufig nicht abrupt, sondern gleitend, so daß wir eine mehr oder minder breite Übergangszone haben. Werden durch Chromosomenumbau oder durch Kreuzung von Formen mit unterschiedlich langen heterochromatischen Segmenten Genorte im Euchromatin in die ungewohnte Nachbarschaft mit Heterochromatin gebracht, dann tritt, wie insbesondere bei Drosophila nachgewiesen, eine „Heterochromatisierung“[198] dieser Genorte ein und die Manifestation der von ihnen gesteuerten Merkmale wird unsicher, so daß Mosaik-Phänotypen entstehen[199].

Der Übergang vom Pachytän zur Diakinese und Metaphase und damit der Vorgang der Kontraktion von Euchromatin und Heterochromatin ist in der Meiose der Nachtkerze (Oenothera) sorgfältig untersucht worden[200]: im Pachytän sind im Durchschnitt die Chromosomen 14mal länger als in der Metaphase I. Das heterochromatische Mittelstück kontrahiert sich dabei nur auf $^1/_5$ seiner Länge, während das Euchromatin sich 5mal stärker, d.h. auf $^1/_{25}$ kontrahiert. Der Kontraktionsvorgang verläuft nicht kontinuierlich; es verkürzt sich das Heterochromatin zwischen Pachytän und frühem Diplotän um weniger als die Hälfte, das Euchromatin dagegen auf $^1/_4$ bis $^1/_5$ seiner Länge (Abb. 37). Die Hauptkontraktion des Euchromatins geschieht somit in dieser ersten Phase.

Zwischen frühem Diplotän und beginnender Diakinese geht das Heterochromatin in der Verkürzung voraus und das Euchromatin verändert sich nur wenig; danach beschleunigt sich wieder die Verkürzung des Euchromatins. Ausgedrückt in Verhältniswerten von Euchromatin zu Heterochromatin ändert es sich vom Pachytän mit etwa 4:1 bis zur beginnenden Diakinese zu 2—3 bzw. 3,2:1. Mit der späteren Diakinese gleichen sich die beiden Anteile mit 1,5:1 einander an; in der Metaphase zeigen die Chromosomen in günstigen Fällen nur noch helle euchromatische Kappen zu beiden Seiten des heterochromatischen Mittelstücks, so daß schließlich hier ein Verhältnis von 0,8:1 sich einstellt.

195 Zum Beispiel bei dem Laufkäfer Carabus, Weber 1968, und bei einer Myriapode Freund 1963.

196 Zum Beispiel bei der Nachtkerze Oenothera Marquardt 1937, Japha 1939, bei Plantago Hyde 1953, bei der Monocotyledone Agapanthus Geitler 1933, sowie bei verschiedenen Arten des Springkrauts Impatiens Smith 1935, Bolle und Straub 1942.

197 Zum Beispiel beim Lebermoos Pellia, Lorbeer 1934, 1936, oder bei Tettigoniiden, Southern 1967.

198 Prokofieva-Belgovskaja 1947/48.

199 V-type-position effect, Lewis 1950.

200 Japha 1939.

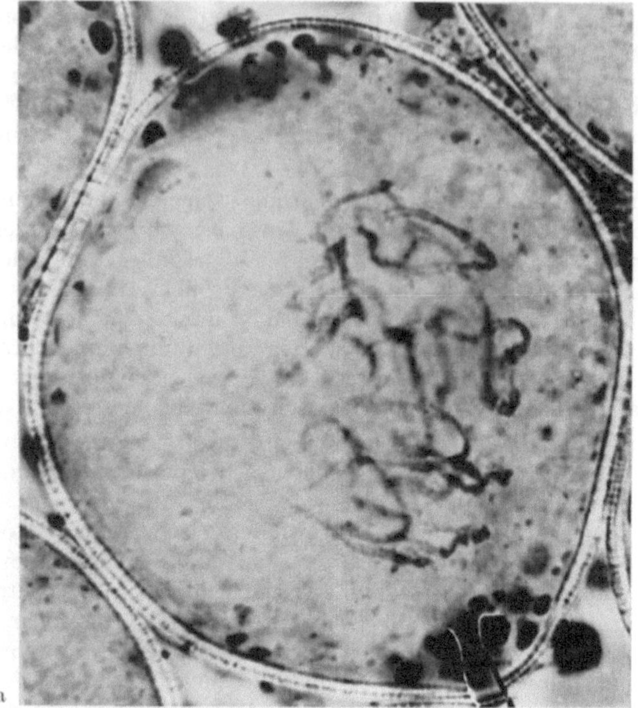

a

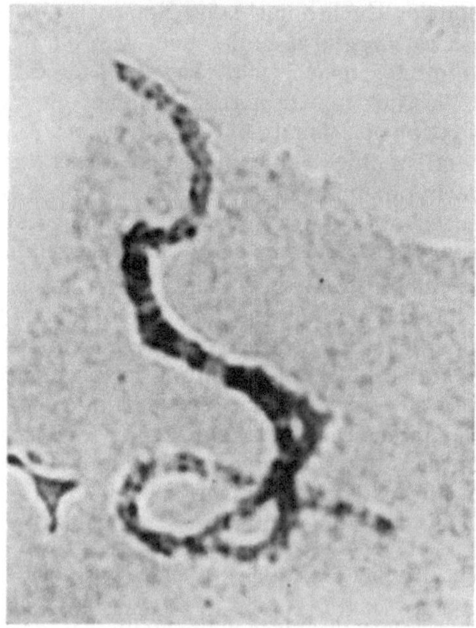

b

Abb. 36a u. b. Agapanthus umbellatus (monocotyledone Pflanze). a Prophase der ersten Mitose im Pollenkorn. b Einzelnes Chromosomenpaar aus dem Pachytän der Meiose. Chromosomen mit ausgedehnten, heterochromatischen Mittelsegmenten. Original

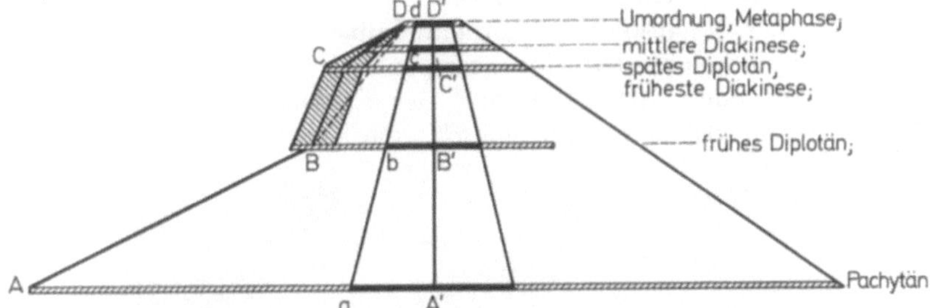


Abb. 37. Oenothera (Nachtkerze). Schema des Kontraktionsverlaufes der Chromosomen mit heterochromatischen Mittelsegmenten vom Pachytän zur Metaphase I der Meiose. *A'D'* Centromer, *a d* Grenze des Heterochromatins zum Euchromatin. *aA* bzw. *dD* Länge des Euchromatins. *ABCD* Verbindungslinie der Chromosomen-Enden als Ausdruck der Chromosomenkontraktion. Schraffierte Fläche = Streuung. (Aus JAPHA 1939, etwas verändert)

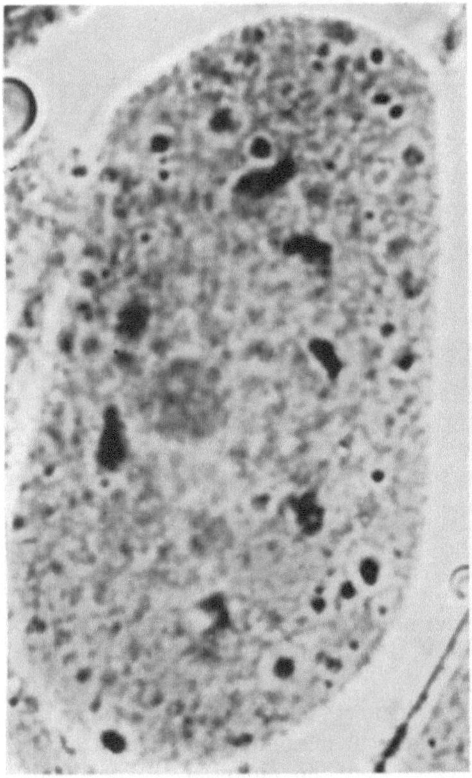

a 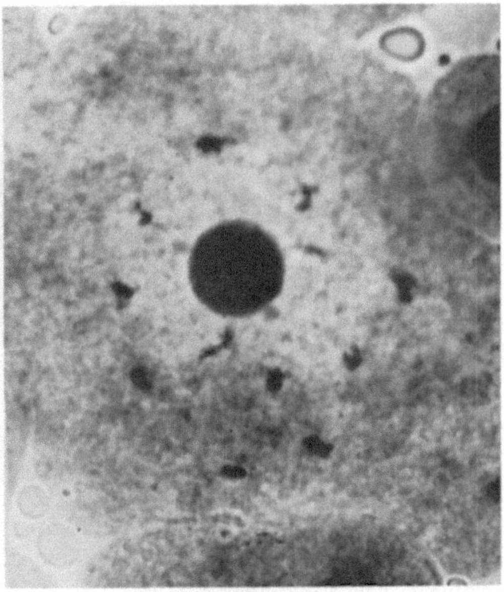 b

Abb. 38 a u. b. Impatiens balsamina (Springkraut). a Interphase vor der ersten Mitose im Pollenkern. 7 Chromozentren. b Interphase vor der Meiose in Pollenmutterzellen: etwa 14 Chromozentren. Original

Wie bei den früher beschriebenen Erscheinungsformen des Heterochromatins wird in der Telophase das heterochromatische Mittelstück nicht aufgelockert, sondern bleibt als dunkel gefärbtes, eng aufgeschraubtes Chromozentrum in der

Interphase erhalten. Bei einigen Objekten, wie bei dem Springkraut Impatiens balsamina oder der Nachtkerze Oenothera, läßt die Zahl der Chromozentren einigermaßen auf die Zahl der Chromosomen mit heterochromatischen Mittelstücken schließen, auch ist die Größe der Chromozentren der Länge des heterochromatischen Segments korreliert[201]; ein Vergleich der Interphase einer

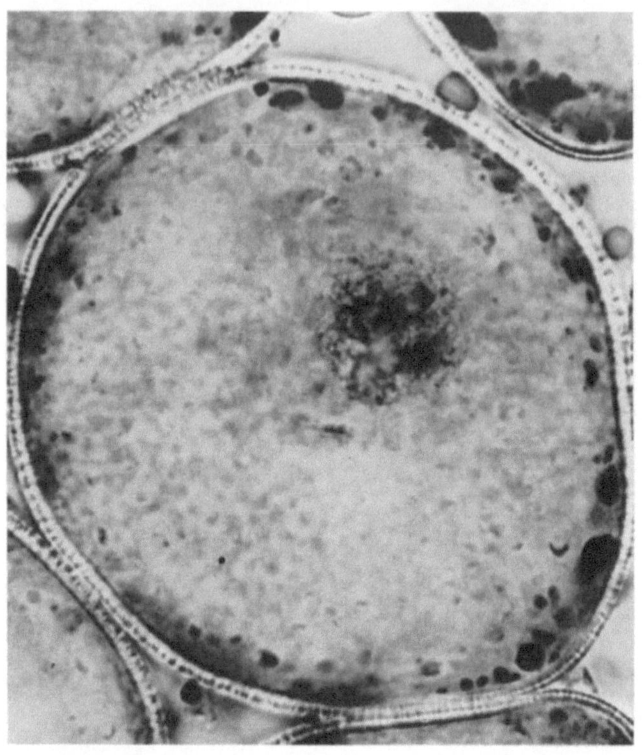

Abb. 39. Agapanthus umbellatus (monocotyledone Pflanze). Interphase vor der ersten Mitose im Pollenkorn. (Mittlere Prophase der Pollenmitose vgl. Abb. 36a.) Die heterochromatischen Mittelsegmente der Chromosomen zu Sammelchromozentren vereinigt. Original

prämeiotischen, diploiden Zelle aus den Staubblättern mit der Interphase im noch einkernigen, haploiden Pollenkorn läßt dies recht klar erkennen (Abbildung 38a, b).

Bei anderen Objekten, wie bei Agapanthus, lockert sich das Heterochromatin stärker auf, ohne aber ganz sich dem Euchromatin anzugleichen. Gleichzeitig nähern sich die einzelnen heterochromatischen Bereiche einander, so daß ein Interphasekern entsteht, in dem das Heterochromatin größere Bereiche als ein mehr oder minder einheitlich erscheinendes, etwas lockeres Sammelchromozentrum einnimmt (Abb. 39), während das Euchromatin den übrigen Kernraum ausfüllt[202].

Bei dieser Erscheinungsform des Heterochromatins ist auch der bisher nicht behandelte Übergang von der Interphase zur anschließenden Prophase in Mitose und vor allem in Meiose eingehender untersucht worden. Schon bei den ersten

---

[201] Heitz 1934, vgl. Barrigozzi 1949/51.

[202] „Kappenkern", Geitler 1938a, b, Tischler Bd. II, 2. Hälfte 1942, S. 113f. Hambler 1953.

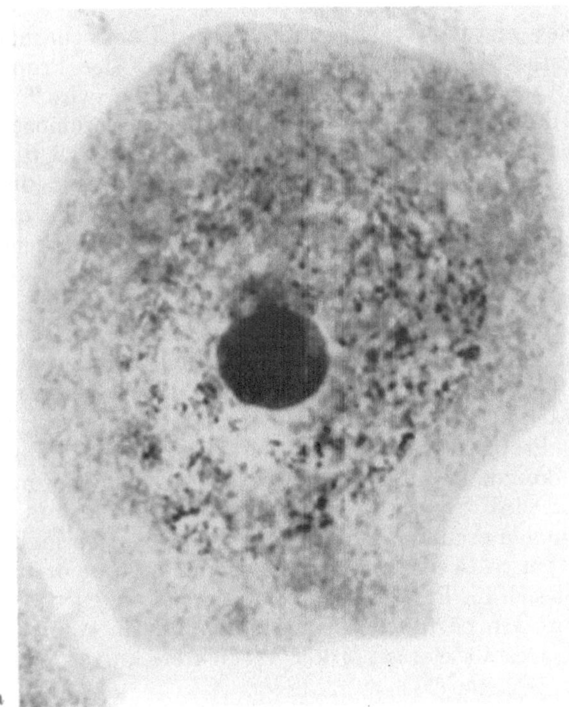

a

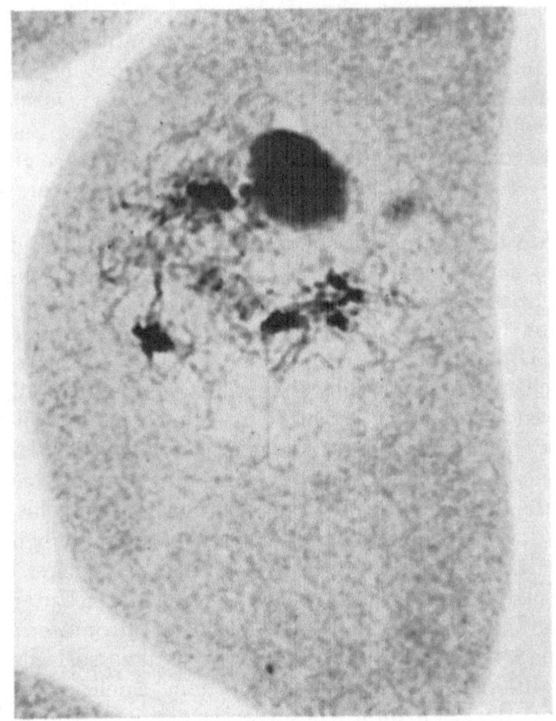

b

Abb. 40a u. b. Impatiens balsamina (Springkraut). a Frühestes Leptotän der Meiose, Dekondensationsstadium. b Zygotän, heterochromatische Mittelsegmente zu mehreren Sammelchromozentren vereinigt. (Prämeiotische Interphase Abb. 38b.) Original

Beschreibungen des erstmals mit dem Begriff „Heterochromatin" belegten Phänomens ist festgestellt worden, daß vor Eintritt der Prophase ein „Zerstäubungsstadium" des Heterochromatins durchlaufen wird[203]. Dabei ist es nicht notwendig, daß in den Fixierungen die ganzen Chromozentren den Auflockerungsgrad des Euchromatins erreichen: es genügt, daß die Auflockerung mindestens einen Teil des Chromozentrums erfaßt und es dadurch wesentlich verkleinert erscheint. Es ist ja nicht notwendig anzunehmen, die Dekondensation erfasse gleichzeitig das ganze Chromozentrum; wahrscheinlicher ist vielmehr, daß innerhalb eines entsprechend ausgedehnten Chromozentrums die Auflockerung eine gewisse Zeit in Anspruch nimmt und dadurch immer nur Teile des Chromozentrums zur Zeit der Fixierung in diesem Zustand erfaßt werden. Es kann dabei nicht daran gezweifelt werden, daß in dieser, kurz vor der folgenden Mitose liegenden Phase das Heterochromatin seine DNS-Synthese vornimmt, die typischerweise später als im Euchromatin erfolgt (vgl. S. 67). Bei Vicia faba ist in der frühen Prophase der Mitose, bei der Herausbildung der Chromosomen, eine zweite kurzdauernde Dekondensation beobachtet worden[204].

Noch deutlicher wird dieses Dekondensationsstadium[205] unmittelbar vor der Meiosis. Während in den prämeiotischen Interphasen beim Springkraut Impatiens balsamina ($2n = 14$) etwa 14 sehr deutlich ausgebildete Chromozentren vorhanden sind (Abb. 38), läßt sich im Präleptotän, wenn bereits die euchromatischen Teile sich fädig herauszubilden beginnen, das Heterochromatin kaum mehr erkennen, es sei denn in der Gestalt etwas stärker verdickter, kurzer, fädiger Segmente (Abb. 40a).

Wenn sich schließlich das Euchromatin zu langen, im einzelnen zunächst nicht zu verfolgenden Fäden aufgeschraubt hat, sind im Zellkern zwei oder mehrere Areale vorhanden, in denen die heterochromatischen Mittelsegmente zusammengedrängt sind, nachdem durch die Rekondensation ein stärker färbbarer, aufgeschraubter Zustand wiederhergestellt ist (Abb. 40b). Durch weiterlaufende Aufschraubung sowohl im eu- wie im heterochromatischen Bereich entwickeln sich im mittleren Pachytän schließlich die Chromosomenpaare zu ihrer typischen Gestalt, in der sie am besten identifiziert werden können (vgl. das Chromosom der Abb. 36b).

Im Übergang von der prämeiotischen Interphase zur Dekondensation führen die heterochromatischen Segmente homologer Chromosomen schon ihre Paarung durch. Bei der Nachtkerze Oenothera[206] und bei der als Beispiel herangezogenen Impatiens balsamina[207] ist bis zur Rekondensation die Zahl der Chromozentren von der ungefähren Diploid- auf die Haploidzahl oder noch weiter zurückgezogen; wenn danach zunächst einzelne Chromosomen aus dem Leptotän-Zygotän-Knäuel erkennbar werden, ist stets das heterochromatische Segment vollständig gepaart.

In der tetraploiden Impatiens ist die Paarungstendenz des Heterochromatins so groß, daß die vier homologen Heterochromatin-Segmente zusammengeführt werden. Im Verlaufe des Pachytäns lösen sie sich in zwei Chromosomenpaare, aber als Spätfolge dieser ungewöhnlichen Viererpaarung bleiben die euchromatischen Abschnitte der beiden Bivalente noch einige Zeit locker umschlungen[208].

Elektronenoptisch läßt sich in den Interphasen ein klarer Unterschied zwischen Heterochromatin und Euchromatin feststellen. Die Chromozentren zeigen eine wesentlich dichtere Aufschraubung und eventuell akzessorische Substanz; sie erscheinen darum dunkler gefärbt gegenüber dem Euchromatin, das lockerer aufgewunden und in der „Färbung" kontrastärmer ist (Abb. 41). Ebenso wie

[203] HEITZ 1932. [204] TSCHERMAK-WOESS und DOLEZAL 1956. [205] MARQUARDT 1937.
[206] MARQUARDT 1937. [207] BOLLE und STRAUB 1942, CHAUHAN und ABEL 1968.
[208] BOLLE und STRAUB 1942.

bei total heterochromatischen Geschlechtschromosomen besitzen die heterochromatischen Fibrillen denselben Durchmesser wie im Euchromatin[209].

Streng vergleichbar mit den Chromosomen, die heterochromatische Mittelsegmente enthalten, erscheinen die Chromosomen mit einem heterochromatischen Schenkel. Dieser Fall findet sich häufig bei Geschlechtschromosomen, wie etwa beim X-Chromosom von Drosophila; einige weitere Beispiele von Autosomen sind zu Beginn des Abschnittes erwähnt worden. Gerade an dem Heterochromatin des partiell heterochromatischen X- und des total heterochromatischen Y-Chromosoms hat sich wieder eine deutliche Modifikabilität des Zustandes in der Entwicklungsgeschichte feststellen lassen. Unter den häufiger untersuchten Neuroblasten-Mitosen finden sich nicht selten Zellen, deren Interphasen kein Heterochromatin besitzen, das in diesem Entwicklungsstadium einzelner Zellen somit dekondensiert, d.h. euchromatisiert ist[210]. Bei der Diptere Phryne ist der Zustand des heterochromatischen Teiles des X-Chromosoms abhängig von der Temperatur, nur bei 0—4° C hat er euchromatischen Habitus[211].

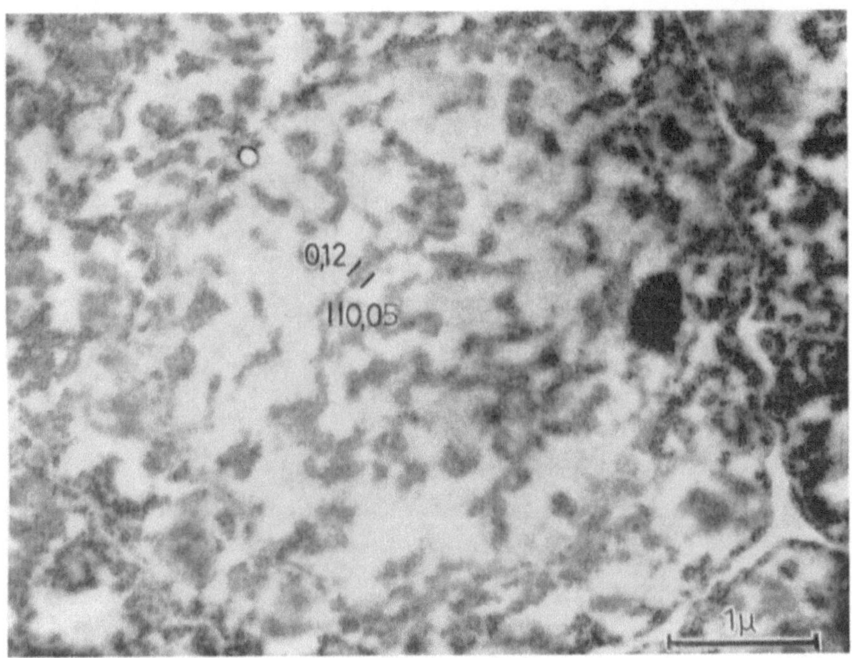


Abb. 41. Cucumis sativus (Kürbis). Interphasekern der Wurzelspitze mit heterochromatischem Chromozentrum rechts im Kern und blasseren, euchromatischen Chromosomen. Elektronenmikroskop, Vergr. 19500. (Aus Resch 1964a)

Eine besondere Eigenart zeigt ferner ein heterochromatischer Schenkel eines Autosoms bei dem Laufkäfer Carabus[212]. In männlichen und weiblichen Tieren ist die Länge des Chromosoms, und zwar infolge des heterochromatischen Schenkels statistisch verschieden. Der Quotient Euchromatin zu Heterochromatin schwankt dabei von 0,45 bis 2,8, und zwar infolge des Vorhandenseins unterschiedlich langer heterochromatischer Bereiche, von denen sich etwa sechs verschieden lange Typen unterscheiden lassen. Als Deutung ist angenommen worden, daß dieser hetero-

[209] Resch 1964a. [210] Cooper 1959. [211] Wolf 1963. [212] Weber 1968.

chromatische Schenkel aus heterochromatischen Untersegmenten aufgebaut sei, von denen im längsten Schenkel etwa acht vorhanden wären, in kürzeren dagegen entsprechend weniger [213].

### d) Kürzere Chromosomensegmente heterochromatisch

Die letzte, mögliche Verteilungsweise des Heterochromatins in einem Karyotyp ist gleichzeitig diejenige, welche einer eindeutigen Identifikation die größten

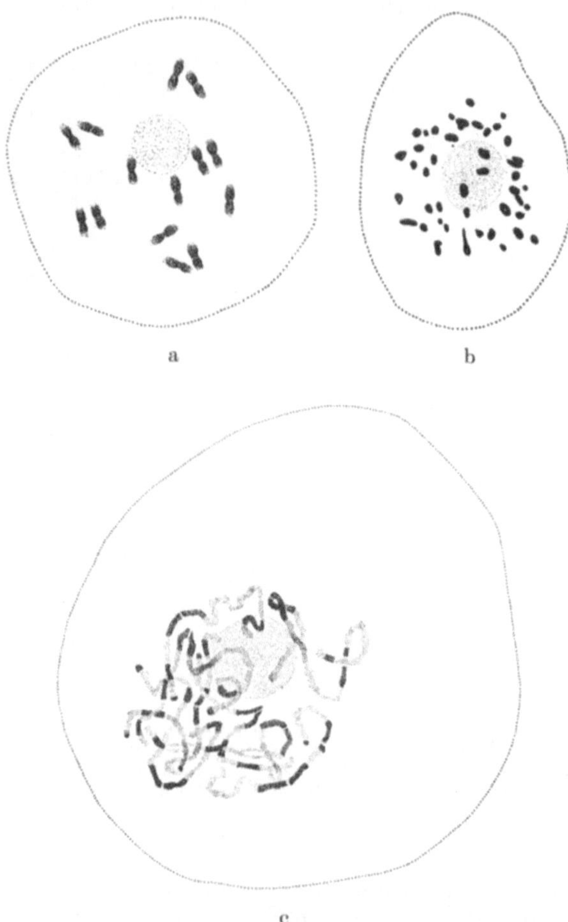


Abb. 42a—c. Prämeiotische Interphasekerne. a Impatiens balsamina (Springkraut) mit großen heterochromatischen Mittelsegmenten (Photographie vgl. Abb. 38b). b Impatiens sultani, mit kleineren heterochromatischen Segmenten auf den Chromosomen. c Pachytän. Vergr. 1000- bzw. 1500fach. (Aus Bhattacharjya 1958)

Schwierigkeiten macht, selbst wenn außer der Mitose auch die Meiose eingehend berücksichtigt wird. Auf den Schenkeln der einzelnen Chromosomen befinden sich verhältnismäßig kurze heterochromatische Segmente, die in der Regel auf beiden Seiten von Euchromatin umgeben sind.

[213] Weber 1968.

Als Beispiel aus dem Pflanzenreich sei eine Springkraut-Art, Impatiens sultani, gewählt. Während Impatiens balsamina größere heterochromatische Mittelsegmente und ausgeprägte Chromozentren in der Interphase besitzt (Abb. 42a, vgl. Abb. 38b), zeigt Impatiens sultani kürzere heterochromatische Segmente auf den Chromosomen. In der Interphase finden wir dementsprechend zahlreiche, kleinere Chromozentren, die teilweise von der granulären Struktur des Euchromatins nicht mehr unterschieden werden können (Abb. 42b); im Pachytän sind Chromosomen mit typischen heterochromatischen Mittelstücken (Abb. 42c, Pfeile) neben Chromosomen mit den für diesen Fall typischen kurzen Segmenten vorhanden. Hier macht es kaum Schwierigkeiten, etwa zwischen zwei kurzen heterochromatischen Segmenten vorhandenes Euchromatin als solches zu erkennen. Das muß hier ausdrücklich betont werden, denn bei ausgedehnten heterochromatischen Segmenten kann nicht entschieden werden, ob intercalar eventuell kurze euchromatische Segmente zwischengeschaltet sind. Diese Tatsache ist cytogenetisch wichtig, denn, wenn in einem heterochromatischen Schenkel typische Mendelgene lokalisiert sind, dann können wir nicht klar die Frage beantworten, inwieweit dieses Gen oder mehrere Gene tatsächlich im Heterochromatin liegen oder ob sie einem eventuell eingeschalteten, kurzen, euchromatischen Segment zuzuordnen sind.

Bei dem geschilderten Fall war im Pachytän der Unterschied zwischen Euchromatin und Heterochromatin verhältnismäßig gut zu erkennen, dasselbe galt für die meisten Chromozentren in der Interphase. Hierher ist auch das Heterochromatin in den Autosomen zahlreicher Säugetiere zu rechnen, wie etwa bei der Ratte[214], bei einer Känguruh-Art (Protemnodon rufogrisea)[215] und beim Menschen[216]: im Pachytän der Meiose sind rechts und links der Centromeren kurze heterochromatische Segmente vorhanden (Abb. 43a); in der Interphase werden daher neben dem grobscholligen Sex-Chromatin zahlreiche kleinere, oft von dem granulären Euchromatin nur schwer zu unterscheidende Chromozentren deutlich (Abb. 43b).

In einem gewissen Gegensatz zu den bisher geschilderten Fällen stehen diejenigen, bei denen die Differenz zwischen Euchromatin und Heterochromatin dadurch problematisch wird, daß die beiden Erscheinungsformen nicht sehr deutlich gegeneinander abgesetzt erscheinen, sondern mit einem „Gradienten"[217] allmählich ineinander übergehen. Bereits in Abb. 12b haben wir aus dem Pachytän des Roggens, Secale cereale, ein derartiges Chromosom abgebildet. Am linken Chromosomenende findet sich zwar ein typisch abgesetztes, kurzes heterochromatisches Endsegment, aber das ohne Frage rechts und links des Centromers vorhandene Heterochromatin ist in kontinuierlichem Übergang mit dem Euchromatin der beiden Schenkel verbunden.

Im Elektronenmikroskop ist, allerdings mit einer speziellen Fixierungstechnik, dieser „Gradiententyp" des Heterochromatins vergleichend untersucht worden mit einem Karyotyp, der größere heterochromatische Segmente und dementsprechend typische Chromozentren in der Interphase besitzt (vgl. Abb. 41)[218]. Während hier ein deutlicher Unterschied auch im Elektronenmikroskop zwischen Eu- und Heterochromatin während der Interphase sichtbar wird, haben wir bei Hordeum, mit vergleichbaren Gradienten des Übergangs zwischen Eu- und Heterochromatin, in der Interphase lichtmikroskopisch ein „Kappenchromozentrum" vor uns (Abb. 44a); dementsprechend ist auch elektronenoptisch nur ein geringer Gegensatz des Fibrillenmaterials beider Chromatinsorten ausgeprägt (Abb. 44b, c). Ein ähnlich geringer Unterschied findet sich auch im Zygotän

[214] Ohno u.a. 1959. [215] Fredga 1964. [216] Eberle 1966. [217] Lima de Faria 1952.
[218] Resch 1964a.

der Meiose einer Kaiserkronen-(Fritillaria-)Art; es erscheinen in zahlreichen Kernen die Fibrillen im Heterochromatin sogar zarter und lockerer ausgebildet, als im Euchromatin. Der Gedanke lag daher nahe, diese Umkehrung als eine Folge der verspäteten Replikation der DNS im Heterochromatin zu deuten, das sich im Zygotän erst in der S-Phase befindet[218a].

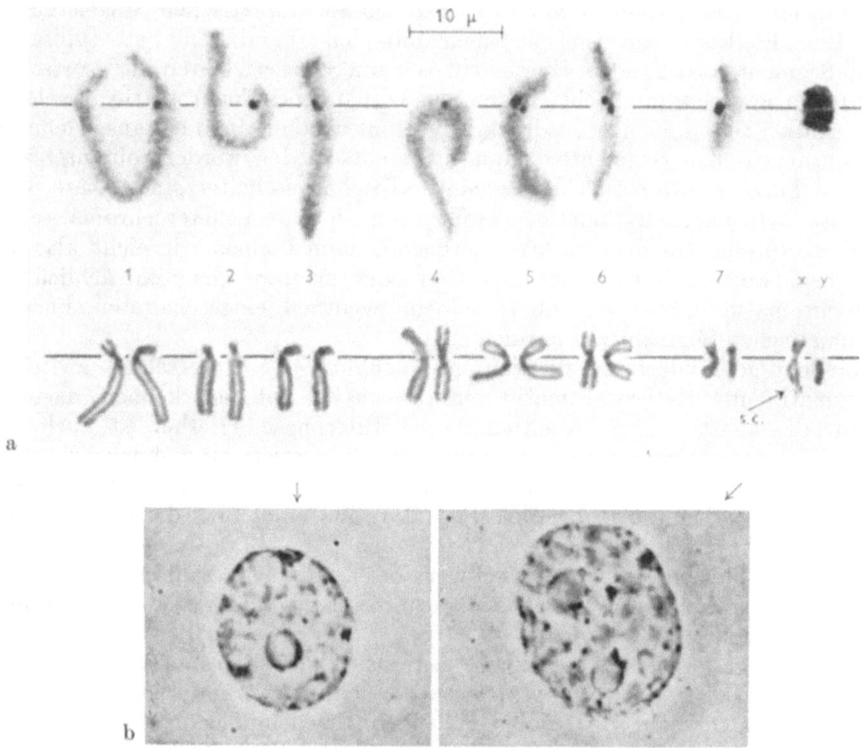


Abb. 43. a Protemnodon rufogrisea (Känguruh). Die Chromosomen des Karyotyps im Pachytän (obere Zeile) mit sehr kurzen, heterochromatischen Segmenten zu beiden Seiten der Centromeren, sowie die Chromosomen in der Metaphase der Mitose. Auch hier ist das Heterochromatin noch schwach erkennbar. (Aus Fredga 1964.) b Weibliche Ratte. Zellkerne der Leber (Essigsäurecarminquetschpräparat. Pfeile (außerhalb des Bildes) = Sex-Chromatin. (Aus Grundmann und Stein 1961)

Die Abb. 12b wirft ferner noch ein Schlaglicht auf das Kapitel über die Telomeren (S. 24). Dort haben wir verschiedene Male auf die heterochromatische Natur der Telomeren hingewiesen, d.h. auf die Tatsache, daß in verschiedenen Karyotypen einzelne Telomeren durch starke Färbbarkeit und einen höheren Kontraktionsgrad herausfallen. Hier haben wir es stets mit kurzen heterochromatischen Segmenten am Chromosomenende zu tun, welche zusätzlich und eigentlich unabhängig vom Telomer seine Besonderheiten verstärken.

An dieser Stelle wird wieder die Tendenz zum fließenden Übergang kurzer heterochromatischer Segmente zum Euchromatin deutlich: Ist wie in Abb. 12b das Endsegment heterochromatisch, dann fällt es leicht, das Telomer als hetero-

[218a] La Cour und Wells 1970.

chromatisch zu bezeichnen. Verkürzt sich aber das heterochromatische Endsegment, dann ist es nicht mehr möglich, scharf gegenüber Nicht-Heterochromatin zu unterscheiden. Eine ähnliche Situation entstünde ferner dann, wenn das kurze heterochromatische Endsegment mit einem Gradienten allmählich in das Euchromatin übergehen würde.

Bei der hier besprochenen Erscheinungsweise des Heterochromatins kann somit nur in bestimmten Fällen von einem einigermaßen scharfen Unterschied zwischen Heterochromatin und Euchromatin gesprochen werden. Die Tatsache

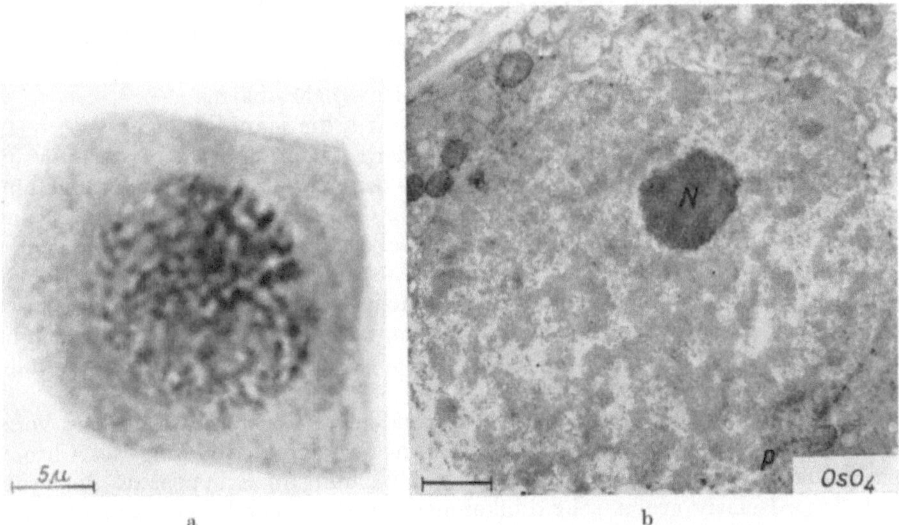


Abb. 44a u. b. Hordeum vulgare (Gerste). Interphasekerne der Wurzelspitze. a Lichtoptisch; die deutliche Gradienten besitzenden, partiell heterochromatischen Chromosomen formieren ein „Kappenchromozentrum" (oberer Kernsektor). b Elektronenoptisch; im Kern prägt sich kein deutlicher Unterschied eu- und heterochromatischer Segmente aus. (Aus RESCH und PEVELING 1964)

des gleitenden Übergangs beider Chromatinsorten stellt unmittelbar ein Charakteristikum dieser Erscheinungsweise des Heterochromatins dar; nach unseren heutigen Kenntnissen der funktionellen Bedeutung des Heterochromatins kann es nicht mehr verwundern, wenn in zahlreichen Fällen die Grenzziehung zwischen beiden Zuständen letztlich eine Frage der Ausdehnung des Heterochromatins im licht- oder auch im elektronenoptischen Bereich ist.

### e) Gemischtes Vorkommen verschiedener heterochromatischer Zustände

Im Vorhergehenden haben wir allein das karyotypische Heterochromatin berücksichtigt und es dabei streng getrennt nach seiner im Karyotyp vorhandenen Verteilung besprochen. In Wirklichkeit finden wir aber in zahlreichen Karyotypen das Heterochromatin auf verschiedenen Chromosomen in unterschiedlichem Umfang vor; wir haben es also meist nicht mit einer reinen Erscheinungsweise zu tun, nach der wir gegliedert haben, sondern mit Mischformen. Am bekanntesten ist dabei der bei Säugetieren und dem Menschen realisierte Fall, daß gleichzeitig total heterochromatische Geschlechtschromosomen sowie kurze heterochromatische Segmente in den Autosomen in Centromernähe vorhanden sind. Bei den Heuschrecken finden wir total heterochromatische X-Chromosomen in Kombination mit einzelnen Autosomen, die einen heterochromatischen Schenkel besitzen; bei Objekten mit kurzen heterochromatischen Segmenten können im Karyotyp gleichzeitig größere heterochromatische Abschnitte vorhanden sein, durch die in der Interphase von kleinen, vom Euchromatin kaum unterschiedenen Chromozentren bis zu typischen Einzel- oder Kappenchromozentren alle Übergänge vorhanden sind.

Zu dieser, vom karyotypischen Heterochromatin allein schon hervorgerufenen komplexen Situation kommt nun noch das funktionelle Heterochromatin dazu. Wir haben ja in vielzelligen Organismen zu vielfältigen Funktionen differenzierte Zellen in den verschiedenen Organen vor uns. In ihnen muß bald dieser, bald jener Genbereich im Karyotyp blockiert werden, und daraus leitet sich das Auftreten oft umfangreichen, funktionellen Heterochromatins her.

Wenn daher der Versuch unternommen wird, die mannigfaltigen Interphasezustände zu charakterisieren und zu gliedern, dann muß dazu der jeweilige Chromatinzustand herangezogen werden. Die bei Ratte und Mensch durchgeführte Aufstellung von typischen „Kernmustern" in den Zellen verschiedener Organe[219] sowie der Gliederungsversuch der Interphasekerne[220] zeigt deutlich, wie sehr an dem von Organ zu Organ wechselnden Zustand der Zellkerne funktionelles Heterochromatin beteiligt ist und wie modifizierbar sich auch das karyotypische Heterochromatin erweist. Eine Objektivierung der Grenze zum Euchromatin mit Hilfe der Cytophotometrie ist trotz vielversprechender Versuche noch nicht möglich geworden[221].

Bei dieser Sachlage ist es daher zweckmäßig, zunächst nur deskriptiv vorzugehen und den Zustand der Interphasekerne je nach Ausbildung der Chromozentren bei entsprechender Fixierung und Färbung in 3 Typen zu gliedern[222]:

1. Typ: Relativ große, sehr dunkel sich färbende, runde oder zipfelig ausgezogene, typische Chromozentren, die bald der Kernmembran oder dem Nucleolus anliegen, bald ungeordnet im Kern vorhanden sind.

2. Typ: Kleinere, aber ebenfalls sehr dunkel sich färbende Chromozentren meist runder Gestalt. Ihre Anordnung im Kern entspricht dem Typ 1.

3. Typ: Die Chromozentren sind noch kleiner geworden, sind häufig nicht scharf voneinander abgrenzbar und zu wolkigen Bereichen zusammengeschlossen. Sie färben sich wesentlich heller als bei den vorhergehenden Typen und gehen ohne scharfe Grenze in die Grundsubstanz des Zellkerns über.

An der Beschreibung zweier Leberzellkerne der Ratte[223] sei das geschilderte, deskriptive Vorgehen demonstriert (Abb. 43b). Im Essigsäurecarmin-Quetschpräparat, das durch die starke Quellung des Zellkerns besonders klare Bilder gibt, erscheinen an der Kernmembran und am Nucleolus zunächst größere, dunklere Chromozentren des Typs 1. Die in beiden Kernen bei 12 Uhr bzw. 2 Uhr des Zifferblattes sichtbaren, breitflächig der Kernmembran anliegenden Chromozentren stellen jeweils das Sex-Chromatin dar.

Ferner sind in den Zellkernen kleinere, aber noch immer sehr dunkel gefärbte Chromozentren, vor allem im rechten Zellkern vorhanden; in ihnen haben wir es mit Chromozentren des Typs 2 zu tun. Schließlich erscheint die Grundsubstanz des Zellkerns nicht einheitlich, sondern zeigt unscharf begrenzte, wolkige Verdichtungen — die typische Erscheinungsweise des Chromatintyps 3.

Da die Chromatinverhältnisse der Ratte bereits im Hinblick auf das karyotypische Heterochromatin untersucht sind, fällt es nicht schwer, hier den

[219] Grundmann und Stein 1961. [220] Tschermak-Woess 1963.
[221] Sandritter u.a. 1967. [222] Grundmann und Stein 1963.
[223] Grundmann und Stein 1963.

Anteil des karyotypischen und des funktionellen Heterochromatins abzugrenzen: Das Sex-Chromatin und ebenso die kleinen Chromozentren des Typs 2 stellen den karyotypischen Anteil dar, denn die Ratte besitzt außer den heterochromatischen Geschlechtschromosomen nur kurze Heterochromatinsegmente unmittelbar um das Centromer der Autosomen. Alle übrigen Erscheinungsformen des Heterochromatins bis herab zu dem nicht mehr vom Euchromatin zu trennenden Chromatin des Typs 3 scheinen ausschließlich funktionelles Heterochromatin darzustellen.

Während die geschilderte Gliederung nach dem Chromatinzustand lediglich typische Interphasekerne betrifft, müssen noch ältere Gliederungen erwähnt werden, die sich sehr stark nach den Verhältnissen in den Speicheldrüsen der Dipteren orientieren. Von dem als Chromozentren in Erscheinung tretenden sog. $\alpha$-Heterochromatin wird dabei unterschieden das $\beta$-Heterochromatin, das nur in den Speicheldrüsen-Chromosomen durch seine Besonderheit zu erkennen ist: selbst ausgedehnte $\beta$-heterochromatische Segmente erscheinen verkürzt und in diesem kurzen, sehr lockeren und leicht bei der Präparation verletzlichen Bereich sind die Banden nur schwach und undeutlich ausgeprägt. Wir haben es hier daher mit einer speziellen Modifikation des karyotypischen Heterochromatins der Geschlechtschromosomen und der Autosomen zu tun.

Weiterhin kann noch ein dritter Typ in der Speicheldrüse unterschieden werden; er wird nicht durch Färbungsunterschiede in bestimmten Blöcken der Polytän-Chromosomen deutlich, sondern durch sein Verhalten: diese Segmente des dritten Typs verkleben häufig mit nicht homologen, ebenfalls heterochromatischen Segmenten, Umbauten an diesen Stellen führen zu Mosaik-Phänotypen[224], (V-type position effect) und durch Röntgenstrahlen brechen diese Segmente besonders häufig[225].

Hier wird somit erneut deutlich, in welchem Maße die Differenzierung der Zellkerne zu speziellen Leistungen, wie etwa in einer Speicheldrüse, begleitet ist von einer entsprechend tiefgehenden Modifikation des Zustandes des Heterochromatins; nimmt man derartig stark abgewandelte Kernzustände als Ausgangspunkt für eine Gliederung der heterochromatischen Zustände, dann sind freilich beliebig viele und leicht gegeneinander austauschbare „Heterochromatinsorten" aufzustellen.

Aus diesem Grund erscheint uns als die einzige verläßliche Basis für ein Urteil über noch so verschiedenartige heterochromatische Zustände in ausdifferenzierten Zellen das karyotypische Heterochromatin zu sein. In jedem Fall hat daher am Anfang zu stehen eine sorgfältige Analyse des Chromatinzustandes eines Karyotyps in den verschiedenen Phasen des Cyclus der Mitose und vor allem der Meiose. Damit ist der Umfang und die Erscheinungsweise des karyotypischen Heterochromatins geklärt.

Als zweiter Schritt folgt jetzt die Untersuchung des Kernzustandes während der Entwicklung sowie während und nach der Herausdifferenzierung der verschiedenen Zellarten. Hierdurch läßt sich einerseits der Ort und der Umfang der Modifikation am karyotypischen Heterochromatin festlegen und darüber hinaus akzessorisch auftretendes, funktionelles Heterochromatin erkennen, das insbesondere bei nachhaltiger Differenzierung das Kernbild wesentlich mitgestaltet.

Es muß also abschließend nochmals ausdrücklich darauf hingewiesen werden, daß das Heterochromatin in dem Karyotyp einer Species unter zweierlei Gesichtspunkten zu charakterisieren ist: hinsichtlich des Umfangs und der Verteilungsweise des karyotypischen Heterochromatins, aber ebenso auch hinsichtlich der Art und Weise, wo und wie es in Entwicklung und Differenzierung modifiziert

---

[224] Lewis 1950. [225] Hannah 1951.

und durch funktionelles Heterochromatin ergänzt wird. Die Einsicht in die Bedeutung des Heterochromatins für die Zellfunktion läßt besonders den zweitgenannten Gesichtspunkt wesentlich erscheinen und dabei die ältere Auffassung in den Hintergrund treten, daß das Heterochromatin in einem Karyotyp eine unveränderliche Eigenschaft einzelner Chromosomen oder Chromosomensegmente darstelle.

Unter diesem Gesichtspunkt lösen sich dann auch viele Streitfragen um die „genetische Bedeutung des Heterochromatins" auf: Innerhalb des Heterochromatins können, wie zunächst für das ganze Heterochromatin vermutet, tatsächlich genetisch inerte Segmente vorhanden sein, in denen darin ursprünglich vielleicht enthaltene Genorte funktionslos geworden sind. Umbauten und Stückverluste in solchen Regionen werden meist ohne Rückwirkungen auf die Vitalität des betroffenen Organismus ertragen.

Es ist aber ebenso damit zu rechnen, daß andere heterochromatische Segmente Genorte enthalten, die allerdings in bestimmten Perioden der Entwicklung und Differenzierung blockiert sind. In dem Augenblick aber, in dem der heterochromatische Zustand modifiziert und diese Segmente dann euchromatisch werden, entfalten die hier lokalisierten Genorte ihre Wirkung. Es ist anzunehmen, daß derartige Segmente nicht ohne weiteres ausfallen können und sich in dieser Hinsicht etwa wie Euchromatin verhalten, denn eigentlich nur unter dieser Annahme läßt sich das Erhaltenbleiben heterochromatischer Chromosomen oder Segmente in der Evolution verstehen.

## 2. Die Eigenschaften des karyotypischen Heterochromatins

Im vorhergehenden haben wir als Besonderheit des Heterochromatins die Unterschiede in Grad und Zeitpunkt der Chromosomenkontraktion gegenüber dem Euchromatin im einzelnen geschildert. Damit hängen aber eine Reihe weiterer, dem Heterochromatin eigene Eigenschaften zusammen. Eng mit dem speziellen Kontraktionsverhalten in Zusammenhang steht zunächst das im vorhergehenden Kapitel nur kurz gestreifte Paarungsverhalten heterochromatischer Segmente oder Chromonemen in der Meiose.

Bereits in mitotischen Interphasen zeigen verschiedene Organismen die Tendenz, heterochromatische, zweifellos nicht homologe Chromosomenareale untereinander in engen Kontakt kommen zu lassen. Dies ist etwa bei den Kernen mit Kappenchromozentren der Fall, bei den heterochromatischen Endsegmenten zweier Autosomen der Heuschrecken-Species der Tettigonidae[226], oder einer Kaiserkronen-(Fritillaria-)Art, bei der das Heterochromatin, das zu beiden Seiten des Centromers jeden Chromosoms liegt, zu 1—4 Chromozentren sich vereinigt[226a]. Ähnliche räumliche Näherungen mit manifesten Verklebungen zwischen nicht homologen Segmenten sind in dem speziellen Kernzustand der Speicheldrüsenchromosomen für den sog. Typ 3 des Heterochromatins bei Dipteren nachgewiesen worden[227].

Während es sich in derartigen somatischen Zellen um eine unspezifische Näherung heterochromatischer Bereiche handelt, ist in der Meiose außerdem ein besonderes Verhalten homologer, heterochromatischer Chromosomen oder ihrer Segmente charakteristisch. Neben der räumlichen Näherung auch nicht homologer heterochromatischer Chromosomenareale in prämeiotischen Kernen ist vor allem bei Objekten mit partiell heterochromatischen Chromosomen bereits in den frühesten Stadien der Meiose eine Paarung heterochromatischer Segmente beobachtet worden[228].

[226] Southern 1967. [226a] La Cour und Wells 1970. [227] Vgl. Beermann 1962.
[228] Marquardt 1937, Freund 1963.

Sie bleibt bis zum Pachytän erhalten, aber danach wird erneut eine Besonderheit des Heterochromatins deutlich: Es unterbleibt nahezu vollständig die Bildung von Chiasmen, die in euchromatischen Segmenten in wechselnder Anzahl in dem frühen Diplotän sichtbar werden[229]. Dies führt dazu, daß im Diplotän und den folgenden Stadien die heterochromatischen Segmente chiasmafrei bleiben (vgl. Abb. 19c). Nur in wenigen Fällen sind in typisch heterochromatischen Segmenten Chiasmen beobachtet worden[230]. Bei Insekten sind dagegen gerade an den Übergangssegmenten zwischen Eu- und Heterochromatin besonders häufige Chiasmen beschrieben worden (frontier- hypothesis)[231].

Bei total heterochromatischen Chromosomen führt das Fehlen der Chiasmen bei einigen Objekten zur „Distanzkonjugation“[232], d.h. die Chromosomen liegen sich in der Metaphase in einigem Abstand einander zugeordnet gegenüber und so wird eine regelmäßige Verteilung auch eines solchen heterochromatischen Chromosomenpaares gewährleistet.

Mit dieser Besonderheit, gegen Chiasmen und damit gegen meiotische Rekombination geschützt zu sein, wird erst deutlich, worin die Bedeutung der heterochromatischen Natur gerade der Geschlechtschromosomen liegt. Es wäre ja bei dem XY-Typ der Geschlechtschromosomen bei euchromatischer Natur dieses Paares nicht vorstellbar, wie die genetische Differenz beider Chromosomen aufrechterhalten werden sollte, wenn normale Chiasmabildung und damit meiotische Rekombination stattfände. Nur durch die Heterochromatisierung mindestens von Segmenten der Geschlechtschromosomen tritt ein Austausch-Schutz in Kraft; dabei genügt es, wie bei den Geschlechtschromosomen der Heuschrecken, wenn die Heterochromatisierung erst in den prämeiotischen Kernzuständen hergestellt wird.

Der Zusammenhang zwischen Heterochromatin und dem Ausbleiben der Chiasmen und damit der meiotischen Rekombination ist nicht vorhanden bei der allerdings spontan sehr viel selteneren mitotischen Rekombination, d.h. bei analogen Rekombinationsvorgängen im Laufe des Mitosecyclus. Bei Drosophila, dem klassischen Objekt für mitotische Rekombinationsvorgänge, hat sich mit Hilfe von Ring-X Chromosomen zeigen lassen, daß mit steigendem Heterochromatingehalt im Ring die Häufigkeit mitotischer Rekombination zunimmt und auch eingebaute Inversionen sie nicht herabsetzen[233]. Die Deutung dieses Unterschiedes zwischen meiotischer und mitotischer Rekombination ist nicht schwer: die mitotische Rekombination erfordert in der Interphase einen engen, räumlichen Kontakt zwischen homologen Genorten; diese Voraussetzung ist im Mitosecyclus normalerweise nur selten erfüllt. Das Heterochromatin mit seiner auch unspezifischen Näherungstendenz vermag aber die Wahrscheinlichkeit des Kontaktes gerade homologer Segmente auf diese Weise spürbar zu erhöhen.

Weitere, z.T. noch immer diskutierte Eigenschaften betreffen die genetische Bedeutung des Heterochromatins. In der älteren Literatur wurde zunächst vermutet, Heterochromatin sei stofflich anders zusammengesetzt als das Euchromatin. Auf Grund experimenteller Erfahrungen lag es darum nahe, ihm ganz allgemein eine genetische Inaktivität zuzuschreiben, oder wenn man das nicht wollte, in ihm wenigstens die Polygene zu lokalisieren, die ja gegenüber den Mendelgenen des Euchromatins andersartige Eigenschaften besitzen[234].

Bei der in der Zwischenzeit nachgewiesenen Modifikabilität selbst des karyotischen Heterochromatins und der Einsicht, daß dabei in erster Linie nur Kontraktionsdifferenzen gegenüber dem Euchromatin bestehen, kann von so all-

---

[229] White 1936b, Barton 1951, Marquardt 1937.
[230] Japha 1939 bei Oenothera, vgl. Literatur in Camara und Vasconcelos 1941.
[231] White 1951. [232] Lorbeer 1934. [233] Walen 1964. [234] Mather 1944.

gemeinen Formulierungen nicht mehr die Rede sein. Auf der einen Seite ist freilich nicht auszuschließen, daß es tatsächlich heterochromatische Segmente innerhalb einzelner Karyotypen gibt, die keine lebensnotwendigen Genorte enthalten, aber in der weiteren Evolution die Aufgabe haben, Chromosomenumbauten zuzulassen, ohne daß damit in jedem Fall Vitalitätseinbußen verbunden sein müssen. Zusammen mit derartigen Vorgängen sind Duplikationen oder Stückverluste in derartigen heterochromatischen Zonen wahrscheinlich[235]. Mit diesen Besonderheiten ausgestattetes Heterochromatin ist als konstitutives Heterochromatin bezeichnet worden[236].

Auf der anderen Seite gehen zweifellos vom Heterochromatin lebensentscheidende Funktionen aus, wie etwa vom Y-Chromosom bei Drosophila, in dem zahlreiche mutable Genorte, insbesondere für die männliche Fertilität lokalisiert sind[237]; ähnlich liegen die Verhältnisse bei dem väterlichen Chromosomensatz der Homoptere Pseudococcus (vgl. S. 44ff.).

Gerade an den Geschlechtschromosomen ist daher der Frage intensiv nachgegangen worden, wie heterochromatischer Zustand und dennoch vorhandene genetische Aktivität, miteinander vereinbar sind. Die erste auf Grund von vorliegenden Beobachtungen mögliche Deutung besteht in der Modifikabilität des heterochromatischen Zustandes selbst der Geschlechtschromosomen: so sind in den frühen Teilungsstadien des Eies die später heterochromatisierten und inaktivierten Geschlechtschromosomen zunächst noch aktiv[238], desgl. erscheint das Y-Chromosom von Drosophila während der Spermatogenese aktiv und nicht heterochromatisch[239]. Die zweite Deutung bezweifelt einen stets vorhandenen kausalen Zusammenhang zwischen Heterochromatisierung und Inaktivität. So hat sich in den Zellkulturen normaler Männer, Frauen sowie von Individuen mit XXY zunächst rein morphologisch herausgestellt, daß in der logarithmischen Phase des Wachstums nur wenige Zellen mit Sex-Chromatin in den Interphasen vorhanden sind, in der nach-logarithmischen Phase ihre Zahl dagegen stark ansteigt. Waren X-Chromosomen mit dem Genort für Glucose-6-Phosphatdehydrogenase markiert, dann ist in XX, XY und XXY die G6-PD-Aktivität gleich groß, so daß in jedem Fall jeweils nur ein einziges X-Chromosom aktiv sein konnte[240]. Daß dabei ein Zusammenhang zwischen dem jeweils aktivierten X-Chromosom und dem Auftreten bestimmter Varianten der G6-PD-Aktivität besteht, ist bereits früher eindeutig nachgewiesen worden[241]. Auch in Krebszellen erscheint das Sex-Chromatin gelegentlich dekondensiert und damit mindestens vom Morphologischen her aktiviert[241a].

Damit im Zusammenhang steht die weitere Frage, wovon die von einem heterochromatischen Segment ausstrahlende Inaktivierung auf benachbartes Euchromatin abhängig ist. Nachdem der V-Typ des Positionseffektes gefunden war, durch den euchromatische Genorte partiell oder total inaktiviert werden, was zu Mosaikbildungen führen kann[242], stellte sich heraus, daß die Inaktivierung durch Heterochromatin verschieden weit in euchromatische Segmente ausstrahlte[243]. Zwei Annahmen sind zur Interpretation dieser Verschiedenheit diskutiert worden; entweder ist die Inaktivierung in verschiedenen Zellen wechselnd, oder aber der Grad, wie weit die Inaktivierung im benachbarten Euchromatin sich erstreckt, ist abhängig von inaktivierenden Zentren als Regulator-Gene[244]. Bereits früher ist bei der Narzisse auf das Vorhandensein eines dominanten

[235] Pontecorvo 1944. [236] Schmid 1967. [237] Cooper 1959, Hess 1967.
[238] Vgl. Lyon 1968. [239] Meyer u.a. 1961, Hess 1966.
[240] Therkelsen und Petersen 1967, vgl. Lyon 1968. [241] Davidson u.a. 1963.
[241a] Shatz und Mardakhiashvili. [242] Prokofieva-Belgouskaja 1947/48, Lewis 1950.
[243] Cattanach u. Isaacson 1967. [244] Vgl. Lyon 1968 S. 43.

Gens geschlossen worden, das für zusätzliches Heterochromatin im Karyotyp verantwortlich ist[245].

Eine weitere Besonderheit des Heterochromatins wird erst bei Versuchen mit ionisierenden Strahlen oder Chemikalien deutlich: Heterochromatische Segmente zeigen eine erhöhte Bereitschaft zu Chromosomenbrüchen, insbesondere die Grenzzone zwischen Eu- und Heterochromatin[246]. Im Karyotyp der Ratte erweist sich der heterochromatische Schenkel des X-Chromosoms durch carcinogenes 7,12-Dimethylbenzanthracen, durch Urethan, durch Basenanaloge aber auch durch Herpes simplex- und Adenovirus besonders bruchempfindlich[247]. Dasselbe ist bei Speicheldrüsen-Untersuchungen an Drosophila gefunden worden, wobei sich Brüche im Euchromatin leichter zu Chromosomenumbauten zusammenschlossen als diejenigen im Heterochromatin. Sie blieben als Einzelbrüche erhalten[248].

Im Gegensatz zu den bisher erwähnten Eigenschaften des Heterochromatins sind die folgenden für die Physiologie der betreffenden Zelle selbst sehr wesentlich. Schon mit einfacher Färbung der Zellkerne hat sich herausgestellt, daß das Heterochromatin etwas mit dem Nucleinsäurestoffwechsel zu tun haben muß, denn bei Drosophila-Linien mit überzähligen, heterochromatischen Y-Chromosomen lassen sich die Chromonemen in allen Phasen wesentlich stärker anfärben als bei normalen Fliegen[249].

Die erste zellphysiologische Besonderheit des Heterochromatins besteht in einer gegenüber dem Euchromatin verspäteten Synthese der DNS während der S-Phase; dies hat sich bei allen bisher untersuchten Fällen karyotypischen Heterochromatins nachweisen lassen, z.B. bei dem heterochromatischen Genom von Pseudococcus[250], bei den Geschlechtschromosomen der Säuger[251], oder der Heuschrecken, mindestens in den Zellen, in denen das Geschlechtschromosom heterochromatisch geworden ist[252] sowie in den heterochromatischen Mittelstücken der Roggen-Chromosomen[253]. Nach Cytophotometrie und Autoradiographie der Zellen einer Zwiebel-(Allium-)Art haben sich charakteristische strukturelle Unterschiede zwischen G1- und G2-Zellen aufweisen lassen. Die Replikation der heterochromatischen Chromozentren scheint in diesem Falle und im Gegensatz zur vorherrschenden Meinung im kondensierten Zustand zu geschehen, denn dekondensierte Chromozentren sind stets unmarkiert, so daß sie als Anzeichen einer beginnenden Prophase gewertet werden[253a]. Dasselbe Verhalten ist neuerdings auch beim Heterochromatin des Igels und der Taube gefunden worden[253b].

In den Autoradiographien ist daher, je nach der Dauer der $^{3}$H-Thymidin-Einwirkung das heterochromatische X-Chromosom (in Abb. 45, in der eine Aberration der Geschlechtschromosomen beim Menschen dargestellt ist, sind es 3 X-Chromosomen) entweder nicht markiert, im Gegensatz zu den Autosomen (Abb. 45a). Im anderen Fall ist vor allem das heterochromatische X-Chromosom markiert, wobei aber noch weitere spät markierte Autosomensegmente deutlich werden (Abb. 45a). In das Heterochromatin translozierte, kurze euchromatische Segmente werden jedoch bei Drosophila von der verspäteten Inkorporation des Heterochromatins nicht beeinflußt; sie behalten die frühere Inkorporation des Euchromatins unverändert bei[253c].

Der Zeitpunkt der DNS-Synthese des Heterochromatins in der S-Phase ist mit cytologischen Erscheinungen verknüpft worden, um zwei Sorten von Heterochromatin zu unterscheiden[254]: das besonders spät in der S-Phase replizierende

[245] Fernandes 1951. [246] Bhattcharjya 1958. [247] Huang 1967.
[248] Keyl 1958, vgl. Beermann 1962. [249] Schultz 1947. [250] Baer 1965.
[251] Lima de Faria u.a. 1965, Lima de Faria u. Jaworska 1968.
[252] Nicklas u. Jacqua 1964. [253] Lima de Faria 1959. [253a] Nagl 1968b, 1970.
[253b] Citoler und Gropp 1969, Hammar 1967. [253c] Barr u.a. 1968. [254] Schmid 1967.

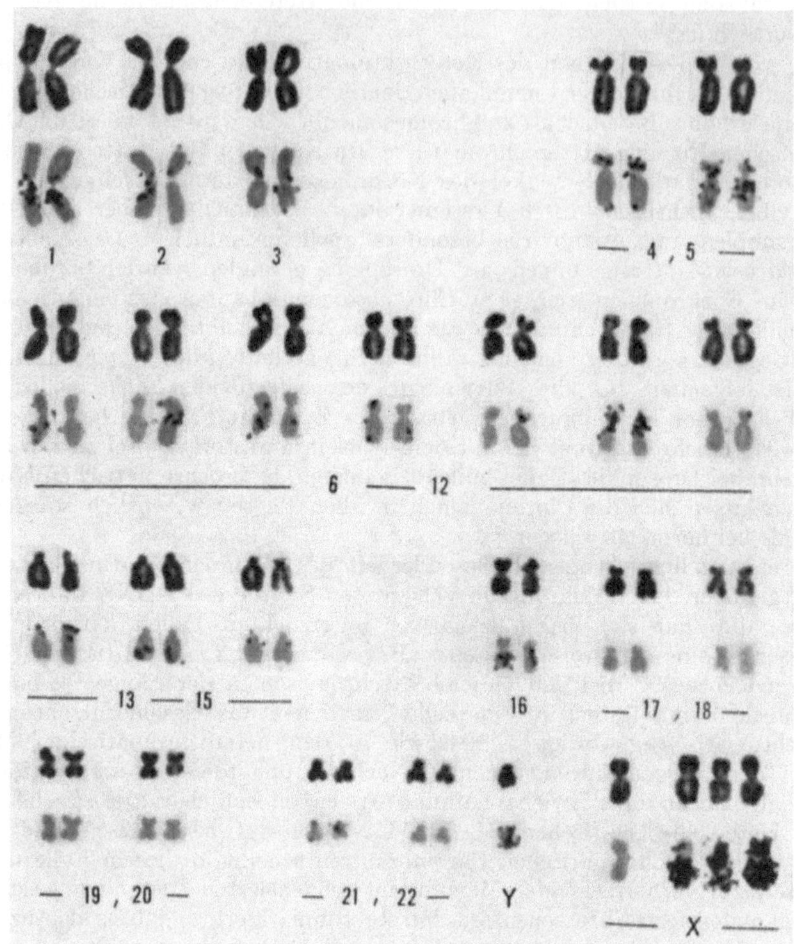


Abb. 45a. Hautkultur eines 22 Monate alten männlichen Kindes mit XXXXY. Obere Reihen: die Chromosomen des Karyotyps unmarkiert. Untere Reihen: Unter den Chromosomen nur 3 X-Chromosomen und das Y-Chromosom stark markiert.

Heterochromatin ist als konstitutives Heterochromatin bezeichnet worden. Ihm kommt gleichzeitig die Eigenschaft zu, daß beide homologe Chromosomen in einander entsprechenden Segmenten heterochromatisch sind; auch das kein Homologes besitzende Y-Chromosom von Drosophila wird dazugerechnet[255]. In vielen Fällen handelt es sich beim konstitutiven Typ um gen-arme Segmente mit dem im vorhergehenden erwähnten besonderen Verhalten in der Evolution.

Das fakultative Heterochromatin repliziert in der S-Phase zwar später als das Euchromatin, aber früher als das konstitutive Heterochromatin. Außerdem ist für den fakultativen Typ weiter charakteristisch, daß nur in je einem der homologen Chromosomen die Heterochromatisierung aufgetreten ist; als Beispiel

[255] Schmid 1963.

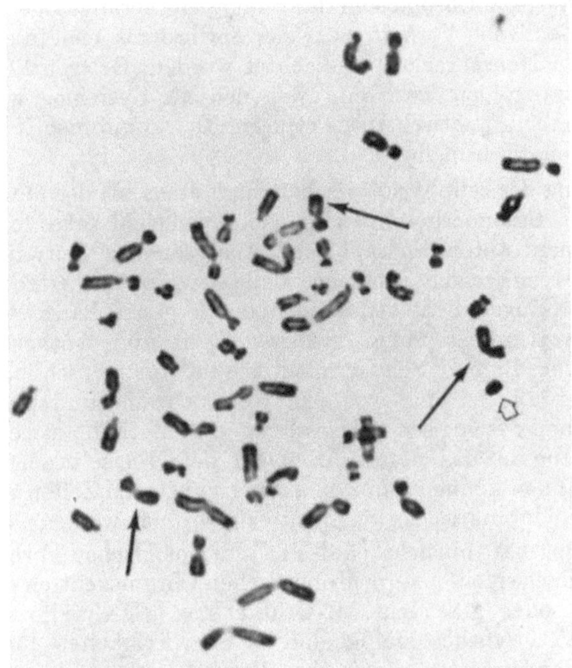

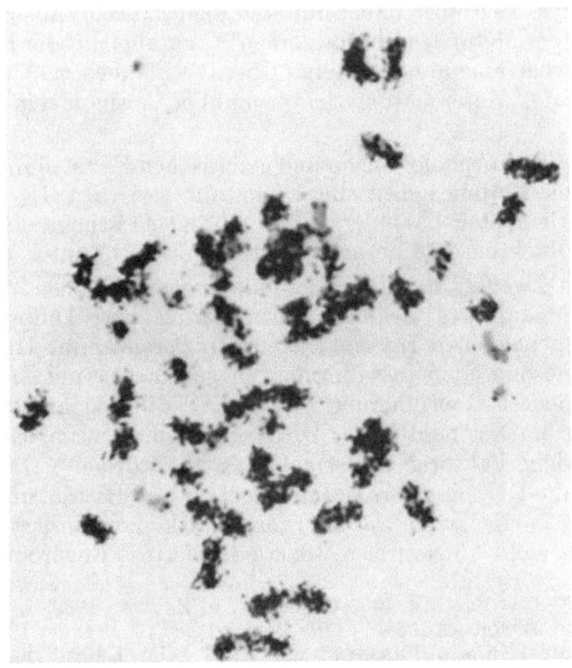

Abb. 45b. Metaphaseplatte, oben unmarkiert (drei der X-Chromosomen und das Y mit Pfeil), unten alle Chromosomen außer Y und 3 X-Chromosomen markiert. (Aus Hsu und Lockhart 1964)

wird das heterochromatische Genom bei Pseudococcus sowie das in weiblichen Individuen inaktivierte X-Chromosom der Säugetiere herangezogen. Ein weiterer Fall eines unterschiedlichen Verhaltens zweier X-Chromosomen in einem Zellkern ist bei australischen Heuschrecken beobachtet worden. Gelegentlich auftretende tetraploide Spermatogonien besitzen zwei neo-XY-Systeme, wobei nur ein X-Chromosom heterochromatisch wird, während der zweite neo-XY-Komplex in allen Teilen euchromatisch bleibt[256].

Die Verknüpfung des zellphysiologischen Verhaltens bei der DNS-Replikation mit cytologischen Besonderheiten wird sich vielleicht als voreilig herausstellen, weil genauere autoradiographische Analysen des Zeitpunktes des $^{3}$H-Thymidin-Einbaues zu zeigen scheinen, daß etwa beim heterochromatischen X-Chromosom der Säuger nicht synchron über die ganze Länge repliziert wird, sondern segmentweise über einen größeren Zeitraum synthetisiert wird[256a]. Weiterhin macht der Befund Schwierigkeiten, daß im menschlichen Karyotyp offensichtlich nicht alle so spät wie das Heterochromatin replizierende Segmente der Autosomen cytologisch sich als heterochromatisch ausweisen[257], so daß ohne speziellen Bezug auf das Heterochromatin die S-Phase in vier Unterphasen gegliedert wurde. Ihnen können dann die zu verschiedenen Zeiten replizierenden, teils eu- teils heterochromatischen Segmente zugeordnet werden[257a].

Die zweite Eigenschaft hinsichtlich des zellphysiologischen Verhaltens besteht darin, daß die kondensierten, heterochromatischen Chromozentren der Interphase nur sehr schwach oder gar nicht $^{3}$H-Uridin bzw. $^{3}$H-Cytidin inkorporieren, d.h. kaum der RNS-Synthese fähig sind[258]. Schwierigkeiten für diese Interpretation entstanden zunächst durch den Befund, daß an Metaphasechromosomen ohne Unterschied eine starke Aktivität nach $^{3}$H-Uridin festzustellen ist; vermutlich handelt es sich aber dabei um eine unspezifische Adsorption auf der Oberfläche speziell der Metaphasechromosomen[259]. Parallel mit der herabgesetzten RNS-Synthese ist bei einem homopteren Insekt (Planococcus) eine geringere Bindungsfähigkeit des Heterochromatins gegenüber Actinomycin D festgestellt worden[259a].

Ebenso wie bei cytomorphologischen und genetischen Feststellungen an partiell heterochromatischen Chromosomen die Grenzzone zwischen Eu- und Heterochromatin gelegentlich eine besondere Rolle zu spielen scheint, findet sich hier auch bei einigen Objekten eine besonders intensive RNS-Synthese[260].

Es besteht kein Zweifel, daß diese Befunde einen möglichen Weg aufzeigen, wie die typisch organisierte Zelle in Entwicklung und Differenzierung die Transkription der genetischen Information modifizieren kann: Heterochromatisierung eines Chromosoms oder eines Chromosomensegmentes mit damit geblockter RNS-Synthese bedeutet Reprimierung der mRNS-Bildung an der genetischen Information in diesem Segment[261]. Als Ursache für eine reprimierte mRNS-Synthese sind verschiedene Faktoren in Betracht gezogen worden[262]. Im Vordergrund steht dabei das an die DNS der Chromosomen gebundene Histon, und zwar dachte man zunächst an quantitative Differenzen: stark kondensiertes Chromatin (Heterochromatin) sollte histonreich, dekondensiertes Euchromatin dagegen

---

[256] WHITE 1970. [256a] GAVOSTO u.a. 1967, ZHAKAROV u. EGOLINA 1968.
[257] LIMA DE FARIA und JAWORSKA 1968. [257a] BIANCHI und DE BIANCHI 1965.
[258] HSU 1962 bei Maus-Zellinien, FRENSTER u.a. 1963 beim Kalbsthymus, BAER 1965, BERLOWITZ 1965 bei Pseudococcus, MONESI 1965 beim X-Chromosom des Menschen, Zusammenfassung CLEVER 1968.
[259] COMINGS 1966a, b. [259a] BERLOWITZ u.a. 1969. [260] MILNER und HAYHOE 1968.
[261] STEDMAN und STEDMAN 1950, HUANG und BONNER 1962, BONNER u.a. 1963.
[262] Vgl. CLEVER 1968, LYON 1968, SAUTER 1969b.

histonärmer sein[263]. Diese Auffassung wurde auf Grund experimenteller Ergebnisse[264] bald dadurch ersetzt, daß man als Hauptursache der Repression eine qualitative Differenz des Histons verantwortlich machte[265], nur das lysinreiche Histon, nicht das argininreiche sollte reprimierend wirken können[266]. Dies hat sich durch cytochemische Untersuchungen an den im Pollenkorn höherer Pflanzen befindlichen vegetativen und generativen Zellen bestätigen lassen[267]. Gleichzeitig ergab sich bei diesem Objekt, daß eine Repression der RNS-Synthese nur durch das nicht veränderte, lysinreiche Histon ausgeübt wird, während acetyliertes, lysinreiches Histon nicht mehr reprimieren dürfte.

Diese Ergebnisse sind in erster Linie an Kernen mit funktionellem Heterochromatin, wie den Kalbsthymuszellen, oder sogar an Euchromatin mit unterschiedlichem Kontraktionszustand, wie dem vegetativen und generativen Kern des pflanzlichen Pollenkorns von Paeonia erhalten worden. Unseres Wissens fehlt noch der schlüssige Nachweis, daß auch das karyotypische Heterochromatin die Repression seiner RNS-Synthese aus derartigen qualitativen Besonderheiten des Histons herleitet.

Dennoch gibt es einen eindrucksstarken Anhaltspunkt für das Vorhandensein lysinreichen Histons auch im Heterochromatin: durch Extraktion des lysinreichen Histons isolierter Metaphasechromosomen aus Zellkulturen des Menschen ist es gelungen, die Chromosomen aus dem stark kontrahierten in einen aufgelockerten Zustand überzuführen. Nur bei Zugabe gerade des lysinreichen Histons zu den dekondensierten, histonfreien Chromosomen setzt eine erneute Kontraktion des Chromatins ein; argininreiches Histon dagegen bleibt in dieser Hinsicht wirkungslos. Daraus kann geschlossen werden, daß das lysinreiche Histon nicht nur reprimierende Eigenschaften besitzt, sondern durch Cross-links mit den DNS-haltigen Fibrillen auch an der Chromosomenkontraktion mitwirkt[269].

Die Annahme ist naheliegend, daß der Kontraktionszustand des Heterochromatins in der Interphase denselben oder einen ähnlichen Mechanismus besitzt wie in der Metaphase einer Mitose und daher auch im karyotypischen Heterochromatin Repression der RNS-Synthese durch lysinreiches Histon entscheidend mitbestimmt wird. Dies ist um so mehr wahrscheinlich, als auch im generativen Kern des Pollenkorns von Paeonia, in dem die Chromosomen euchromatisch sind, mit einer stärkeren Kondensation der Chromosomen gleichzeitig ein höherer Gehalt an lysinreichem Histon cytochemisch nachweisbar ist. Die zweite, vegetative Zelle des Pollenkorns enthält einen stark dekondensierten und dementsprechend weniger lysinreiches Histon enthaltenden Zellkern[267, 268].

## 3. Die heutigen Grenzen der Begriffe Euchromatin—Heterochromatin

Aus den im vorhergehenden dargestellten Beobachtungen über die Allocyclie von Chromosomen oder Chromosomensegmenten lassen sich die folgenden Richtpunkte ableiten, unter denen der Gebrauch der Begriffe Euchromatin und Heterochromatin sinnvoll ist.

Bei zahlreichen Objekten sind in den Interphasen nicht sämtliche Chromosomen oder Chromosomensegmente durch Entschraubung typisch aufgelockert. Es sind vielmehr zwei Erscheinungsformen der Chromosomen in den Interphasen vorhanden: das kontrahierte und das dekondensierte Chromatin.

263 Berlowitz 1965 bei Pseudococcus. 264 Frenster 1965.
265 Vgl. aber die Interpretation in Himes 1967. 266 Littau u.a. 1965.
267, 268 Sauter 1969a, b. 269 Mirsky u.a. 1968.

Das in typischer Weise in der Interphase der Kernteilungscyclen entschraubte, dekondensierte Chromosomenmaterial wird als Euchromatin bezeichnet, das allocyclische, und zwar in Interphase und Prophase stärker aufgeschraubte, kontrahierte Material als Heterochromatin.

Der für die Charakteristik eines Karyotyps und für die Gestaltbeschreibung einzelner Chromosomen wesentliche Teil des Heterochromatins ist das karyotypische Heterochromatin, dessen Charakteristika im Vorhergehenden eingehend beschrieben wurden.

Seine vor allem in teilungsfähigen Zellen über lange Generationenreihen vorhandene Konstanz kann in den Zellen eines Individuums in verschiedener Weise modifiziert werden: Vor jeder Kernteilung in der letzten Hälfte der S-Phase, während der DNS-Synthese, entschraubt sich das karyotypische Heterochromatin meist bis zum Dekondensationsgrad des Euchromatins. In der frühen Embryonalentwicklung und in einzelnen differenzierten Zellen kann es ebenfalls euchromatischen Aspekt annehmen. Sind schließlich karyotypisch heterochromatische Segmente sehr kurz, wird die Grenzziehung zum Euchromatin schon bei leichten Kontraktionsschwankungen unsicher.

Ebenso wie das karyotypische Heterochromatin ist auch das Euchromatin zu Modifikationen fähig. Zunächst erreicht es in jeder Kernteilung den Kontraktionsgrad des Heterochromatins; in differenzierten Zellen können ferner an sich euchromatische Chromosomensegmente den Kontraktionsgrad des Heterochromatins annehmen; wir bezeichnen es als funktionelles Heterochromatin.

Zur Charakteristik des karyologischen Zustandes stehen uns somit zwei Begriffssysteme zur Verfügung. Ohne genauere Kenntnis des Karyotyps und eventuell vorhandenen karyotypischen Heterochromatins ist es zweckmäßig, rein deskriptiv von kontrahiertem und dekondensiertem Chromatin in der Interphase zu sprechen. Bei genauer Kenntnis des Karyotyps und der Chromosomenmorphologie kann je nach dem Grad der Übersichtlichkeit versucht werden, das kontrahierte Chromatin der Interphase in karyotypisches und funktionelles Heterochromatin aufzugliedern.

Entscheidende Charakteristika des kontrahierten Chromatins — unabhängig von seiner weiteren Untergliederung — sind die späte DNS-Synthese in der S-Phase sowie vor allen Dingen die vollständige oder nahezu vollständige Repression der mRNS-Synthese. An dieser Stelle wird somit eine gelegentlich unterbewertete Möglichkeit bei der Zelldifferenzierung deutlich, für die spezielle Funktion nicht wesentliche Blöcke von Genorten zu reprimieren.

Euchromatin und Heterochromatin — allgemeiner formuliert dekondensiertes und kontrahiertes Chromatin — sind somit Beschreibungen von Chromosomenzuständen, deren jeweilige Ausbildung im Zellkern von zwei Parametern abhängt: von dem Umfang des in der Evolution in einem Karyotyp ausgebildeten karyotypischen Heterochromatins sowie von den jeweiligen funktionellen Erfordernissen in Entwicklung und Differenzierung, die Aktivität von Genort-Gruppen zu reprimieren.

## VI. Die differentiellen Segmente und ähnliche Erscheinungen

Für die morphologische Charakterisierung der Chromosomen ist noch eine Sonderform der sekundären Einschnürungen wesentlich, die durch ihre Erscheinungsform nahezu überall mit dem Heterochromatin in Zusammenhang gebracht worden ist. Aus diesem Grund können wir die differentiellen Segmente, deren Besprechung wir noch einige weitere Gestaltbesonderheiten der Chromosomen anfügen, erst nach dem Kapitel über das Heterochromatin behandeln.

Dennoch wollen wir zunächst ohne Rücksicht auf ihre Beziehungen zum Heterochromatin Gestalt und Verhalten der differentiellen Segmente beschreiben.

Während die sekundären Einschnürungen in praktisch allen Karyotypen auftreten und zur Gestaltbeschreibung der Chromosomen verwendet werden können, ist das Vorhandensein von differentiellen Segmenten auf eine begrenzte Anzahl von Organismen beschränkt. Dabei scheint es sich in erster Linie um solche Formen zu handeln, die, insbesondere bei Pflanzen, in niederer Temperatur Kern- und Zellteilungen, insbesondere die Meiose durchführen müssen. Die nahezu achromatischen, mehr oder weniger schmalen Zonen in einzelnen Chromosomenschenkeln enthalten vielleicht diejenigen Blöcke von Genorten in aktiviertem Zustand, welche die speziellen zellphysiologischen Anforderungen bei niederer Temperatur zu leisten erlauben[270].

Um überhaupt differentielle Segmente beobachten zu können, ist eine vorhergehende Einwirkung tiefer Temperaturen etwas oberhalb des Gefrierpunktes notwendig, und zwar in der Regel 0—4° C über 48—96 Std. Je tiefer dabei die Temperatur gewählt wird, bei der noch Kernteilungen möglich sind, desto deutlicher prägen sich im allgemeinen die differentiellen Segmente aus[271].

Insbesondere bei der japanischen und amerikanischen Monokotyledonen-Gattung Trillium sind das Auftreten und die Verteilung der differentiellen Segmente in zahlreichen Arten und Populationen besonders eingehend untersucht worden, seit Darlington u. La Cour (1940) sowie Geitler (1940) diese Erscheinung erstmalig beobachteten. Als differentielles Segment wird dabei ein Chromosomenabschnitt bezeichnet, der nach vorhergehender Einwirkung tiefer Temperatur intercalar oder am Chromosomenende blasser als der übrige Chromosomenschenkel gefärbt ist (Abb. 46a, b). Innerhalb eines Karyotyps treten sie mit einer gewissen Inkonstanz auf[272]; so finden sich bei Trillium erectum (vgl. Abb. 46) nach 96stündiger Einwirkung von +3° C maximal 24 differentielle Segmente, aber in 83% der analysierten Mitosen sind es nur 20%[273]. Auch die verschiedenen Zellgewebe reagieren unterschiedlich, indem junges Endospermgewebe eine maximale Anzahl differentieller Segmente zeigt, in älteren Zuständen oder in der meiotischen Prophase[274] dagegen häufig keine mehr darzustellen sind[275]. Desgleichen zeigen bei einer anderen Art, Trillium kamtschaticum, zwar 13 Pflanzen eines Standortes ein konstantes Muster differentieller Segmente[276], aber unter vier verschiedenen Populationen fanden sich unter 86 Pflanzen 14 verschiedene Muster unter den $2 \times 5$ haploiden Chromosomen des Karyotyps; diese Muster verteilen sich ziemlich gleichmäßig auf die untersuchten Standorte[277]. Innerhalb eines Karyotyps unterscheiden sich gelegentlich auch die Muster zweier homologer Chromosomen[278]. Diese in manchen Fällen konstante Eigenschaft läßt sich dazu benutzen, um nach der Meiose im triploiden Endosperm der Trillium-Art eine „Tetradenanalyse" an einzelnen Chromosomen durchzuführen[279].

Ebenso wie bei Pflanzen sind bei wenigen Tieren differentielle Segmente nachgewiesen; die Urodele Triton zeigt an den $2 \times 12$ Chromosomen ihres Karyotyps maximal 74 differentielle Segmente in der Mitose (Abb. 47a). Sie haben sich auch in der späten Metaphase der Meiose darstellen lassen, wenn die Temperatur nicht so tief und die Dauer der Einwirkung einen Tag kürzer war als bei ihrer Auslösung in der Mitose (Abb. 47b)[280]. Beim Axolotl, Ambystoma mexicanum,

---

270 Grif 1963, Dyer 1964b. 271 Dyer 1964b.
272 Darlington und Shaw 1959, Wilson und Boothroyd 1941. 273 Bailey 1948.
274 Geitler 1939/40. 275 Rutishauser und La Cour 1956. 276 Haga 1950.
277 Haga und Kurabayashi 1948. 278 Rutishauser 1955. 279 Rutishauser 1956.
280 Callan 1942.

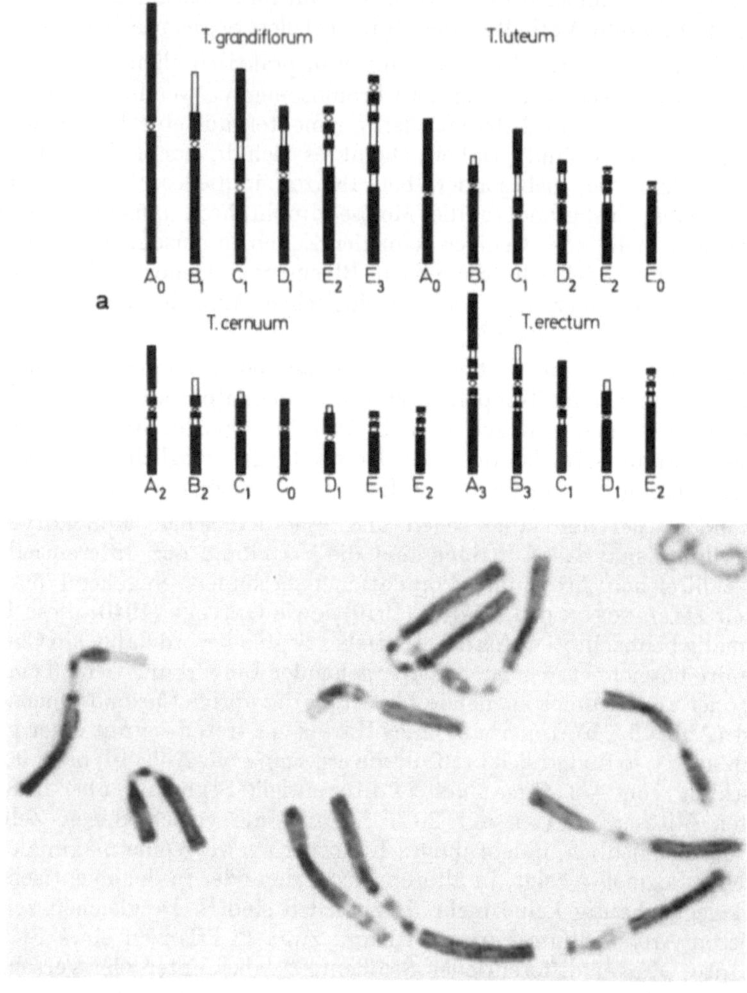


Abb. 46a u. b. Trillium-Arten (monocotyledone Pflanzen). a Schematische Darstellung der Verteilung differentieller Segmente (weiße Segmente) auf dem haploiden Chromosomensatz von 4 Trillium-Arten. b Mikrophotographie der Chromosomen in der Metaphase einer Wurzelspitze von Trillium erectum. (Aus Rutishauser und la Cour 1956)

sind die differentiellen Segmente in 2 Gruppen gegliedert worden: Die Gruppe A zeichnet sich dadurch aus, daß sie in den meisten Zellen durch tiefe Temperatur hervorgerufen werden kann. Die Gruppe B tritt dagegen trotz optimaler Behandlung nur in wenigen Zellen auf[281]. Eine Zusammenfassung der Objekte, in denen differentielle Segmente beobachtet wurden, bringt Tabelle 4.

Aus den geschilderten Charakteristika der differentiellen Segmente geht deutlich hervor, warum sie mit dem Begriff des Heterochromatins in Zusammenhang gebracht werden[282]; sie sind als aufgehellt im kontrahierten Chromosom erscheinende Segmente allocyclisch, d.h. sie zeigen eine Differenz in dem Kontraktionsgrad gegenüber dem übrigen Chromosom.

[281] Callan 1966. [282] John und Lewis 1968.

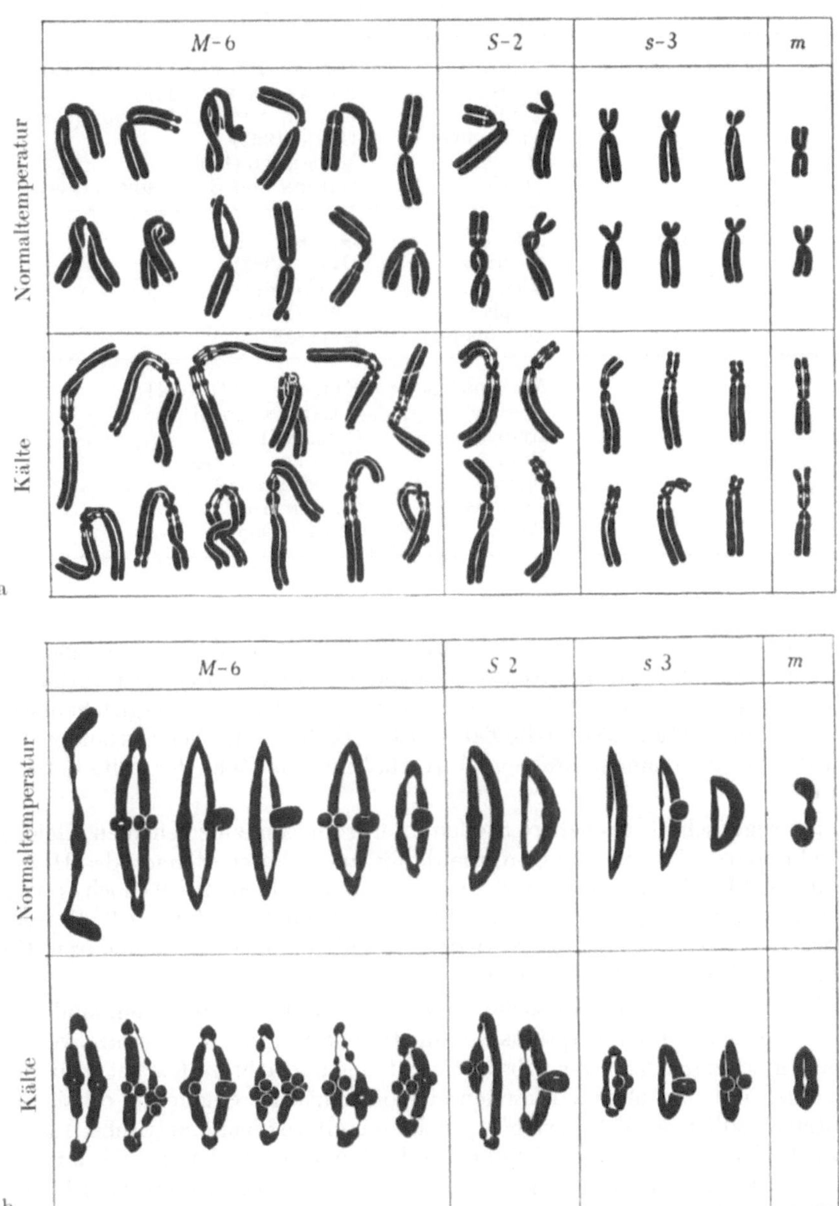


Abb. 47 a u. b. Der Karyotyp von Triton vulgaris (Molch) mit und ohne vorhergehende Kältebehandlung. a Metaphasen der Mitose. b Metaphasen I der Meiose. (Aus CALLAN 1942)

Auf der anderen Seite zeigt aber das typische Heterochromatin eine Kontraktion in der Interphase. Aus diesem Grund ist immer wieder versucht worden, eine Korrelation zwischen den Chromozentren in der Interphase sowie der Zahl und Größe der differentiellen Segmente aufzuzeigen. Positiven Aussagen[283] stehen

[283] DYER 1964b.

Tabelle 4. *Pflanzen und Tiere mit differentiellen Segmenten.* (Aus John und Lewis, 1968, erweitert)

| | | | |
|---|---|---|---|
| Pflanzen | Monokotyledonen | Fritillaria | Darlington und La Cour (1940) |
| | | Paris | Kurabayashi (1948) |
| | | Trillium | Darlington und La Cour (1940) |
| | | Tulbaghia | Dyer (1963) |
| | | Hordeum | Mechelke (1955) |
| | | Secale | Wilson und Boothroyd (1941) |
| | Dikotyledonen | Adoxa | Geitler (1940) |
| | | Cestrum | Dyer (1963) |
| | | Vicia | La Cour (1951) |
| | | Crepis | Grif (1963) |
| | | Haplopappus | Grif (1963) |
| Tiere | | Mecostethus | Klingstedt (1940/41), Callan (1942) |
| | | Ambystoma | Callan (1942) |
| | | Bufo | Wickborn (1945) |
| | | Rana | Wickborn (1945) |
| | | Triturus | Callan (1942)- |
| | | Rattus | Gläss (1956) |

negative gegenüber[284], sowie der Befund, daß bei einer Monokotyledonen-Art zwar ausgeprägte heterochromatische Chromozentren in der Interphase vorhanden sind, aber nicht ein einziges differentielles Segment auftritt[285]. Desgleichen steht bei der Urodelen-Gattung Triton die Zahl der heterochromatischen Chromozentren in der Interphase in einem krassen Mißverhältnis zur Zahl der differentiellen Segmente[286].

In ihrer Eigenschaft, als hellere Stellen im Chromosom zu erscheinen, gleichen sie den sekundären Einschnürungen, die damit auch in den Bereich des Heterochromatinbegriffes kommen. Dabei zeigen sich verschiedentlich doch geringe Differenzen, wenn etwa in ein und demselben Karyotyp das differentielle Segment noch feulgenpositiv reagiert, während die nucleolenbildenden, sekundären Einschnürungen sich mit Feulgen nicht anfärben[287].

Um den besonderen, dekondensierten Zustand weiter aufzuklären, sind auch autoradiographische und absorptionsphotometrische Methoden eingesetzt worden. Bestimmt man zunächst die Absorption feulgengefärbter Karyotypen und Chromosomen mit und ohne Vorhandensein differentieller Segmente, erhält man keine unterschiedlichen DNS-Werte[288]. Auch eine mikrodensitometrische Auswertung des B-Chromosoms von Trillium mit einem intercalaren und längeren terminalen differentiellen Segment ergab über die ganze Länge statistisch nicht voneinander verschiedene Werte, wenn man sie mit einem normalen B-Chromosom ohne kälteinduzierte Segmente verglich[289].

Wird mit $^3$H-Thymidin während der Kältebehandlung markiert, also zu der Zeit, da die Dekondensation der differentiellen Segmente geschieht, bleiben die entsprechenden Mitosen unmarkiert; ihre DNS-Synthese müßte somit vor dem Einsatz der Kälte und der Markierung bereits abgeschlossen gewesen sein[290]. Ebenso erfolgt keine Inkorporation, wenn während des Verschwindens der diffe-

284 Bailey 1948. 285 La Cour 1951. 286 Callan 1942. 287 La Cour 1951.
288 Woodward und Swift 1964. 289 Woodward u. a. 1966.
290 Boothroyd 1954, Boothroyd und Lima de Faria 1964.

rentiellen Segmente bei einer Wiedererwärmung gleichzeitig $^{3}$H-Thymidin angeboten wird. Auch hierzu ist somit eine DNS-Synthese nicht notwendig[291].

Die älteren Hypothesen, die differentiellen Segmente beruhten auf einer veränderten DNS-Synthese dieser Segmente[292], können daher nicht mehr aufrechterhalten werden. Legt man den Zeitpunkt der Markierung früher, dann sind zwar die Chromosomenschenkel markiert, aber in ihnen bleiben die differentiellen Segmente ohne Radioaktivität[293]. Dies könnte mit der starken Dekondensation der Segmente zusammenhängen[294], von der nicht sicher ist, ob sie durch Lockerung der Standardschraube oder einer nachgeordneten Schraube zustande kommt.

Differentielle Segmente sind nicht nur morphologisch ausgezeichnete Zonen des Chromosoms, sondern mit ihrem Vorhandensein sind einige Konsequenzen verbunden. Zunächst neigen die differentiellen Segmente unter dem Einfluß der tiefen Temperatur mehr als andere Stellen des Chromosoms zu Verklebungen zwischen Chromatiden. Als Folge davon entstehen häufig Anaphasebrücken[295]. Ferner treten spontan in den Schenkelregionen der Trillium-Chromosomen mit den meisten differentiellen Segmenten auch die meisten Chromosomenfragmentationen auf, wenn wir Trillium und Paris, zwei monocotyledone Gattungen miteinander kreuzen[296].

Schließlich wird vom Vorhandensein differentieller Segmente auch die Verteilung der Chiasmen in der Meiose mitbestimmt. So sind bei Urodelen in den centromernahen, mit differentiellen Segmenten versehenen Schenkelabschnitten keine Chiasmen vorhanden[297] und ähnliches gilt für die Trilliumschenkel, die lange differentielle Segmente besitzen[298]. Auf der anderen Seite läßt sich ein derartiger Zusammenhang bei einem Vergleich japanischer und amerikanischer Trillium-Arten nicht feststellen, die beide dieselbe Chiasmaverteilung, aber eine unterschiedliche Verteilung der differentiellen Segmente zeigen[299].

Die nur nach Kältebehandlung auftretenden differentiellen Segmente gleichen in ihrer blassen Färbung infolge geringerer Kontraktion somit eher den sekundären Einschnürungen und den Centromeren, als daß man sie mit dem Heterochromatin in Zusammenhang bringen könnte. Nach unserer Auffassung stehen dem mehrere Gründe entgegen: Der Versuch, heterochromatische Chromozentren im Ruhekern mit differentiellen Segmenten zu korrelieren, ist zumeist nicht erfolgreich verlaufen. Das autoradiographische Verhalten des Heterochromatins und der differentiellen Segmente ist grundverschieden. Die Ähnlichkeit der differentiellen Segmente mit den sekundären Einschnürungen und den Centromeren zwänge dazu, auch diese Segmente dem Heterochromatin zuzurechnen. Damit kommen aber derartig verschiedenartige Phänomene unter einen Begriff, daß ernsthaft gefragt werden muß, ob dann überhaupt unter „Heterochromatin" bei seiner an sich schon vorhandenen Vielgestaltigkeit und Modifizierbarkeit noch etwas Einheitliches verstanden werden kann, das einer klaren Definition zugänglich ist.

In den vergangenen Jahrzehnten ist ein gangbarer Ausweg aus den terminologischen Schwierigkeiten aufgezeigt worden, der leider in Vergessenheit geraten ist[300]. Zwar ist die Zuordnung der differentiellen Segmente zum Heterochromatin beibehalten, sie sind aber als temporäres Heterochromatin gegenüber dem typischen, permanenten Heterochromatin unterschieden. Centromeren und sekundäre Einschnürungen werden als Olistherochromatin bezeichnet, wobei die Centro-

---

[291] Woodward und Swift 1964. [292] Vgl. Darlington und La Cour 1940.
[293] Haque 1963. [294] Woodward und Swift 1964. [295] Shaw 1958.
[296] Rutishauser und La Cour 1956. [297] Callan 1942. [298] Dyer 1964c.
[299] Dyer 1964a. [300] Resende u.a. 1944, Resende 1945, 1946, 1948.

meren primäres, die sekundären Einschnürungen mit und ohne Nucleolusbildung sekundäres Olistherochromatin darstellen.

Heute müßten die differentiellen Segmente infolge ihrer immerhin vorhandenen Konstanz in einem Karyotyp, wenn man an dem Gebrauch, sie als heterochromatisch zu bezeichnen, festhält, dem karyotypischen Heterochromatin zugerechnet werden. Von dem eigentlichen karyotypischen Heterochromatin wären sie als temporäres Heterochromatin abzusetzen; von Centromeren und sekundären Einschnürungen bleiben sie dann nach wie vor durch den hierfür gültigen Begriff des Olistherochromatins unterschieden.

Die differentiellen Segmente, die wir bisher geschildert haben, werden durch tiefe Temperatur ausgelöst. Das muß nicht durchweg der Fall sein.

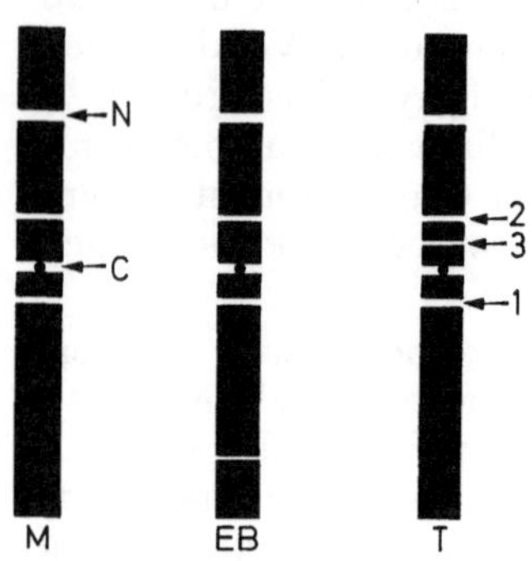


Abb. 48. Vicia faba (Ackerbohne). Größtes Chromosom im Chromosomensatz aus Metaphasen der Mitose. *M* und *EB*: Chromosomen mit von McLeish sowie Evans und Bigger durch Kältebehandlung induzierten differentiellen Segmenten. *T* mit Salzsäure-Essigsäure induzierte differentielle Segmente. *C* Centromer, *N* Nucleolen bildende Einschnürung. Zahlen = differentielle Segmente. (Aus Takehisa 1968)

Zunächst ist ein entgegengesetztes Verhalten bei den Monokotyledonen-Gattungen Tulbaghia und Hyacinthus beschrieben worden. Hier ist bei Kultur in normaler Temperatur im SAT-Schenkel des Nucleolenchromosoms am Ende des Trabanten ein kurzes, blaß gefärbtes Endsegment vorhanden. Sein Aspekt entspricht ganz einem differentiellen Segment, aber mit dem entscheidenden Unterschied, daß es gerade bei Kältebehandlung verschwindet und unter diesen Bedingungen als normales Chromosomensegment erscheint[301].

Eine andere Möglichkeit, ohne Temperaturänderungen differentielle Segmente in einem Karyotyp darzustellen, ergab sich bei Urodelen durch Hungernlassen der Tiere, wenn auch das Ergebnis nicht so überzeugend war, wie nach Kälte[302].

Die dritte Möglichkeit ist bei Säugetierzellen gefunden worden, wo durch die Thermoregulation im Körper eine für differentielle Segmente ausreichende Unterkühlung nicht gelingt. Werden aus dem Organ entnommene Gewebestückchen zunächst in hypotone Thyrode- oder 8-Oxychinolin-Lösungen gebracht und danach erst fixiert, dann lassen sich ebenfalls „differentielle Segmente" sichtbar machen[303], desgleichen prägen sich die primären und sekundären Einschnürungen sehr viel klarer aus[304]. Mit Hilfe dieser differentiellen Segmente gelang an Mitosen in Leberzellen die Chromosomen-Identifikation des Karyotyps[305] zu einer Zeit, als die Verfahren der Blut- und Zellkulturen von Säugetieren zum Zwecke der Karyotyp-Analyse erst am Anfang standen.

Ebenfalls mit einer chemischen Verbindung, dem alkylierenden Chinacrin-Lost, erhält man bei Vicia faba auf dem größten, stets sicher identifizierbaren Chromosomenpaar rechts und links vom Centromer bandförmige Segmente mit erhöhter Fluorescenz[306]. Hier löst das alkylierende Agens bevorzugt Chromo-

[301] Dyer 1963. [302] Wickborn 1945. [303] Gläss 1956. [304] Tijo und Levan 1950.
[305] Gläss 1956. [306] Caspersson u.a. 1968.

somenfragmentationen aus, sodaß der Verdacht, hier handle es sich um differentielle Segmente mit der für sie typischen, erhöhten Bruchbereitschaft naheliegt. Außerdem sind in demselben Bereich nach kombinierter Salzsäure-Essigsäure-Einwirkung ebenfalls differentielle Segmente aufgetreten (Abb. 48)[307].

Es ergibt sich somit, daß in einem Karyotyp an bestimmten, konstanten Stellen der Chromosomenschenkel differentielle Segmente hervorgerufen werden können, und zwar mit verschiedenen Hilfsmitteln: außer Kältebehandlung eignen sich veränderte Bedingungen des Gesamtorganismus, etwa Hunger, sowie einige Chemikalien. Auf der anderen Seite kann aber wohl doch nicht jede induzierbare und reproduzierbare Färbebesonderheit an Chromosomen mit dem Begriff der differentiellen Segmente belegt werden, wie etwa differentielle Färbbarkeit einiger Orchideen-Chromosomen nach Behandlung mit DNase[308].

## VII. Begriffe der Gestaltbeschreibung der Chromosomen

Im Vorhergehenden haben wir die einzelnen Gestaltbesonderheiten der Chromosomen, wie sie zu einer Identifikation verwendet werden können, ausführlich besprochen. Das Hauptkriterium dabei ist zunächst das Centromer, das aber nur bei unicentrischen Chromosomen herangezogen werden kann. Bei der Seltenheit der multicentrischen und holokinetischen Chromosomen werden wir uns im folgenden ausschließlich auf die unicentrischen Chromosomen beschränken.

Durch das Centromer wird jedes Chromosom in zwei Schenkel untergliedert, deren Länge von der Lage des Centromers abhängt. Hier sind verschiedene Begriffssysteme entwickelt worden, um durch geeignete Bezeichnungen oder Zahlenangaben auch ohne Abbildung die jeweiligen Typen der Chromosomen zu kennzeichnen, soweit sie allein durch die Lage des Centromers hervorgerufen sind[309]. Für die Gestaltbeschreibung, insbesondere der Säugetierchromosomen, haben sich zwei Möglichkeiten durchgesetzt; die eine richtet sich nach der Lage des Centromers, das sich median, submedian, subterminal oder terminal befinden kann, die andere benennt adjektivisch das Chromosom als metacentrisch, submetacentrisch, subtelocentrisch, akrocentrisch und telocentrisch.

Da alle diese Charakterisierungen ohne scharfe Grenze ineinander übergehen, also etwa zwischen metazentrisch und submetazentrisch keine scharfe Grenze gezogen werden kann, sind Indices entwickelt worden, die dann mindestens konventionell festgelegte Grenzziehungen erlauben. So läßt sich das Verhältnis der Schenkellängen eines Chromosoms durch die Differenz des langen und kurzen Schenkels ausdrücken (Abb. 49, Zeile d). Wird aus der Länge beider Schenkel ein Quotient gebildet, dann erhält man den Index r (Abb. 49). Speziell für die Analyse des Karyotyps des Menschen wird auch der Centromer-Index empfohlen, der durch Multiplikation der Länge des kurzen Schenkels mit 100 und Division mit der Gesamtlänge des Chromosoms gebildet wird (Abb. 49, Index i).

Auf diese Weise ist innerhalb und zwischen Karyotypen eine klare Beschreibung der Schenkel- und Centromerverhältnisse eines Chromosoms möglich. Ihr werden jeweils die weiteren Gestaltbesonderheiten der sekundären Einschnürungen, des Heterochromatins sowie im gegebenen Fall der differentiellen Segmente hinzugefügt. Neuerdings sind Versuche unternommen worden, die einzelnen Chromosomen unabhängig von Kontraktionsgrad und Länge durch

---

307 TAKEHISA 1968. 308 YAMASAKI 1961.
309 BATTAGLIA 1955a, b, LEVAN u.a. 1964, DENVER Study Group 1960, BERGSMA 1966.

ihren jeweiligen DNS-Gehalt zu charakterisieren. Die verschiedenen, apparativ meist sehr aufwendigen Methoden haben aber bis jetzt zu unzuverlässigen Werten geführt[309a].

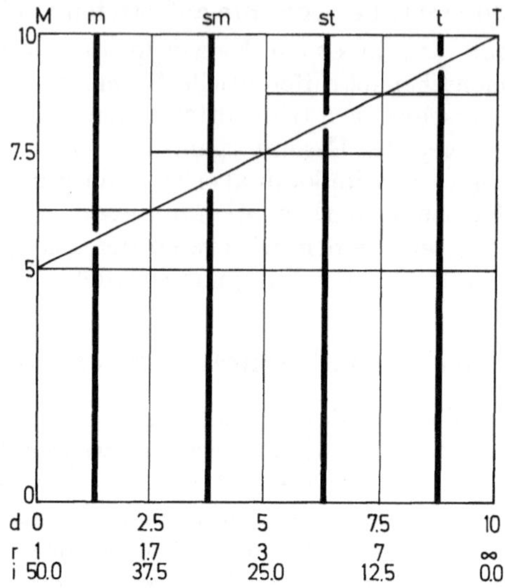


Abb. 49. Schema der Lage des Centromers auf den Chromosomen mit den jeweiligen, verschiedenen Indices. *d* Differenz langer minus kurzer Schenkel, *r* langer dividiert durch kurzer Schenkel (vgl. Tabelle 5). *i* Centromerindex (s. Text). *M* median, sensu stricto, *m* median, *sm* submedian, *st* subterminal, *t* akrocentrisch, *T* telocentrisch, sensu stricto. (Aus LEVAN u.a. 1964)

# B. Der Feinbau des Chromosoms

## I. Allgemeines

Im vorhergehenden haben wir das Chromosom als kompaktes, faden- oder stäbchenförmiges Gebilde ohne Feinbau betrachtet. Tatsächlich ist es, sogar in einer heute noch nicht ganz durchschaubaren Form, komplex aufgebaut; wir bedürfen aber der Einsicht in den Chromosomenfeinbau dringend, wenn wir die vielfältigen Funktionen der Chromosomen verstehen wollen, die Einzelheiten ihres Formwechsels, ihre Rolle als Informationsgeber in der Physiologie der Zelle sowie als Träger und Bewahrer eben dieser Erbinformationen.

Unter dem Eindruck der großen Fortschritte der Molekularbiologie in den vergangenen Jahrzehnten mag es sinnvoll erscheinen, die Darstellung des Chromosomenfeinbaus auf der Stufe des Molekularen zu beginnen und Schritt für Schritt aufzusteigen zur lichtmikroskopischen Dimension. Gerade im Falle des Chromosoms ist aber ein solcher Weg nicht gangbar, weil unsere Kenntnisse noch zu lückenhaft sind. Wir wissen heute zu wenig über die Art und Weise, wie die DNS mit den Proteinen im Chromosom verknüpft ist und welche Rolle vor allem die Histone im Feinbau des Chromosoms spielen. Weiterhin hat das Elektronenmikroskop noch nicht das gehalten, was man sich von ihm versprochen hat: Es ist noch nicht gelungen, widerspruchsfreie Vorstellungen davon zu gewinnen, wie die DNS-Histon-Fibrillen sich in einem lichtmikroskopisch sichtbaren Längselement eines Chromosoms anordnen.

---

[309a] Zusammenfassung in NITSCH und MURKEN 1970.

Wir werden daher den umgekehrten Weg in unserer Darstellung gehen. Wir beginnen mit dem lichtmikroskopischen Feinbau und schließen erst daran den elektronenmikroskopischen Bau an. Dabei ist es zweckmäßig, zwei Aspekte in getrennten Kapiteln darzustellen, die Frage nach der Zahl der Längselemente im Chromosom und die Frage nach seinem Schraubenbau in den verschiedenen Zuständen des Formwechsels. Erst danach kann übersichtlich aufgezeigt werden, welche verschiedenen Möglichkeiten bestehen, zu einer Gesamtinterpretation des Chromosomenfeinbaus zu kommen.

Wir beschränken uns dabei vorwiegend auf die Verhältnisse an den Chromosomen des Teilungsformwechsels. Sonderausbildungen, wie Lampenbürstenchromosomen des Diplotäns der Meiose von Oocyten oder die Riesenchromosomen der Dipteren, werden nur herangezogen, wenn eine Teilfrage ohne sie nicht klar genug beantwortet werden kann. Ihre Gestalt und ihr Feinbau sind ja in eigenen Kapiteln abgehandelt.

## II. Der lichtmikroskopische Feinbau

### 1. Die Zahl der Längselemente im Chromosom

#### a) Ältere lichtoptische Befunde

In den Jahren um 1930 sind verbesserte Methoden zur Darstellung der Verhältnisse im Zellkern angewendet worden, welche zu erweiterten Einsichten gerade in den Feinbau der Chromosomen geführt haben. Schon unter Verwendung dieser neuen Verfahren ist zunächst über die Frage nach der Zahl der Längselemente im Chromosom eine konventionelle Antwort gegeben worden: Das Prophase- und Metaphasechromosom der Mitose besteht aus zwei Chromatiden und dementsprechend das Anaphase-Tochterchromosom aus einem einzigen Längselement[310]. Diese Auffassung blieb in den folgenden Jahren nicht unwidersprochen, indem weitere Unterteilungen im Chromosom gesehen, gezeichnet und photographiert wurden. Die Diskussionen hierüber spiegeln sich in zahlreichen Zusammenfassungen[311], die bis zum Beginn elektronenmikroskopischer Untersuchungen an befriedigend fixierten Zellen um 1950/55 etwa das folgende Bild aufzeigen konnten:

Neben der einfachen Feststellung der Zweiteiligkeit des Chromosoms in der Pro- und Metaphase sowie der Einteiligkeit in der Ana- und Telophase[311a] haben zahlreiche Autoren eine Vierteiligkeit des Pro- und Metaphasechromosoms bzw. eine Zweiteiligkeit des Ana- und Telophasechromosoms beobachtet[312].

Umfangreicher als an den Chromosomen der Mitosen sind Beobachtungen an der Meiose; zunächst wurden im Leptotän und in späteren Stadien nur in zwei Chromatiden gegliederte Chromosomen gesehen[313]; daneben überwiegen die Beschreibungen der Vierteiligkeit und damit des Aufbaues der Chromatiden aus je zwei Halbchromatiden an pflanzlichen und tierischen Objekten[314].

In der Meiose einer Coccide, Llaviella, ist durch die Tatsache, daß hier die Chromatiden der Chromosomen sich weitgehend verselbständigen in der Metaphase und Anaphase I, sogar eine Unterteilung in Viertelchromatiden beschrieben

---

310 Darlington 1932.

311 Kaufmann 1936, 1948, Huskins 1937, 1942, Straub 1938, 1943, Kuwada 1939, Nebel 1939, Tischler 1942/51, Manton 1950, White 1951b, Colombo 1955, Ambrose 1956.

311a Darlington 1932, 1937, Geitler 1938c, 1940, 1941/44.

312 Kuwada und Nakamura 1934/35, 1940, 1941a, Atwood 1937, Abraham 1939, Geitler 1940, Resende 1940, Aisima 1941, Marquardt 1941a, b.

313 Zum Beispiel Atwood 1937, Swanson 1943a, Ruch 1949.

314 Huskins und Hunter 1935, Nebel und Ruttle 1936, Nebel 1941, Kuwada und Nakamura 1940, Keeffe 1948, Makino und Momma 1950.

worden[315]; bei der Meiose von Tradescantia ist sie nach Temperaturversuchen ebenfalls vermutet worden[316].

Wird an monocotyledonen Pflanzen mit großen Chromosomen in zwei aufeinanderfolgenden, haploiden Mitosen im Pollenkorn bzw. im Pollenschlauch in den verschiedenen Phasen die Längsspaltung untersucht, dann findet man keine einheitlichen Ergebnisse (Abb. 50). Im frühesten Stadium der Pollenkornmitose, im Spiralstadium, erscheint das Chromosom entweder einteilig oder zweiteilig, d.h. in zwei Chromatiden untergegliedert. In der mittleren Prophase stehen Zwei- und Vierteiligkeit des Chromosoms nebeneinander, wobei in einigen Kernen sogar eine Achtteiligkeit vermutet werden kann. In der Metaphase gilt dasselbe,

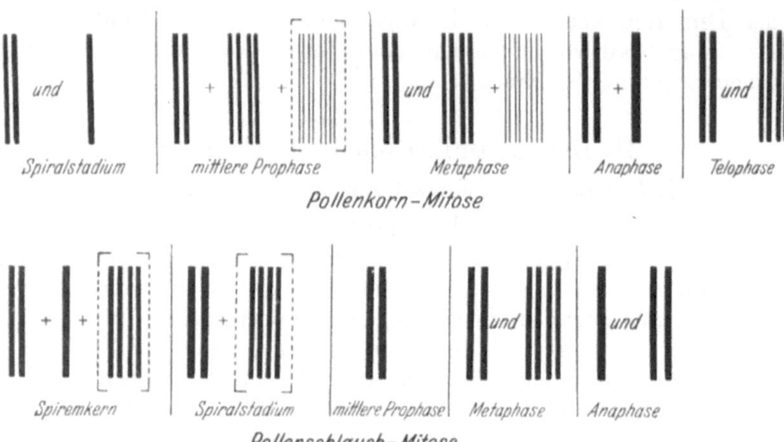


Abb. 50. Schematische Darstellung der beobachteten Zahl von Längselementen in den einzelnen Phasen der beiden aufeinanderfolgenden Mitosen im Pollenkorn bzw. -schlauch monokotyledoner Pflanzen. In Klammer: unsichere Beobachtungen. (Aus Marquardt 1941 b)

doch läßt sich in einzelnen Chromosomen eine Achtteiligkeit soweit wahrscheinlich machen, als es in diesem Grenzbereich lichtoptischer Auflösung erwartet werden kann. So zeigt das Ende des langen Schenkels des C-Chromosoms einer Hyacinthen-Art, Bellevalia romana, einen röntgeninduzierten Bruch, der von vier Längselementen drei durchtrennt hat (Abb. 51a, b). Vor allen Dingen in den Halbchromatiden des rechten Chromatids sind unmittelbar am Ende noch Subchromatiden (Viertelchromatiden) zu sehen, von denen ein Teil auch in der Photographie sich einigermaßen scharf abgebildet hat[317].

In der Anaphase der Pollenkornmitose stehen wieder Ein- und Zweiteiligkeit nebeneinander, während in der telophasischen Auflockerung die Vierteiligkeit des Chromosoms verhältnismäßig deutlich wird (Abb. 50)[318].

In der darauffolgenden Mitose, die im Pollenschlauch und damit in räumlicher Enge abläuft, werden Ein-, Zwei- und höchstens Vierteiligkeit des Chromosoms vor der Anaphase nebeneinander beobachtet, aber nie, auch nicht andeutungsweise eine Achtteiligkeit.

Diese auf einfacher lichtoptischer Beobachtung beruhenden Einsichten sind, wie schon aus Abb. 51 deutlich wurde, durch experimentelle Eingriffe an den Chromosomen des Zellkerns erweitert worden. Hierfür wurden zunächst die

[315] Hughes-Schrader 1940. [316] Swanson 1941/42. [317] Marquardt 1941 b.
[318] Vgl. Marquardt 1941 b.

ionisierenden Strahlen herangezogen. Bestrahlt man heranreifende Pollenkörner, die aus der Meiose hervorgegangen sind, dann trifft man Interphasen, die nach einiger Zeit eine einzige Mitose, die Pollenkornmitose, durchlaufen. Bestrahlt man die Interphase in steigendem Abstand vor dieser Mitose, dann kann man feststellen, ob in allen Perioden der Interphase dieselben Unterelemente im Chromosom gebrochen werden. Etwa 2 Tage vor der Pollenkornmitose erfolgt ein Umschlag in der Reaktion der Chromosomen: Vor diesem Zeitpunkt werden alle Längselemente von den ionisierenden Strahlen durchgetrennt, nach diesem Zeitpunkt dagegen in erster Linie nur noch Chromatiden[319]. Dieser Umschlag ist aber nicht ganz scharf, da zur Zeit der Auslösung von Chromatidbrüchen auch Isolocus-

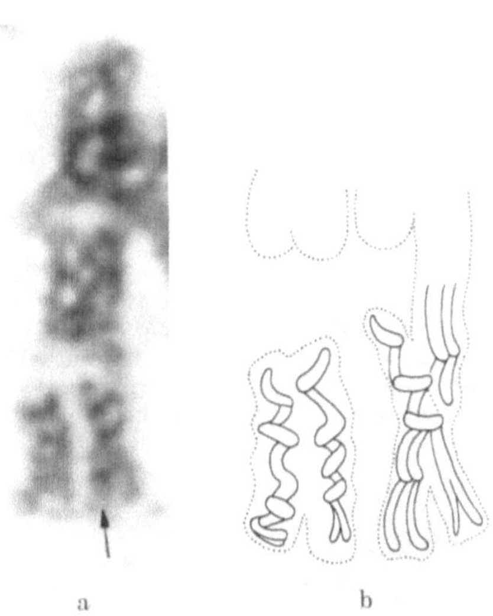


Abb. 51a u. b. Bellevalia romana (Hyazinthen-Art), Pollenkorn-Mitose nach Röntgenbestrahlung mit 300 r. Metaphasechromosom mit Bruch beider Halbchromatiden im einen Chromatid und eines einzelnen Halbchromatids im anderen Chromatid (Pfeil). Am unteren Ende der Halbchromatiden, insbesondere im Inneren des rechten Chromatids, Unterteilung in zwei Subchromatiden erkennbar. a Photographie, b halbschematische Zeichnung. (Aus MARQUARDT 1941b)

Brüche vorkommen, bei denen beide Chromatiden an derselben Stelle fragmentiert sind[320]. Diese Ergebnisse stimmten mit der alten Auffassung überein, das Chromosom sei im besten Falle zweiteilig.

Sowohl in den Mitosen wie auch in der Meiose sind aber bei sorgfältiger Analyse einer ausreichenden Anzahl induzierter Brüche auch zweifelsfreie Halbchromatid-Aberrationen gesehen worden. Dabei sind einfache Brüche eines Halbchromatids wenig beweisend, da sie in allen Stadien des Teilungsformwechsels bestenfalls als einfache Auflichtungen im Chromatid- bzw. Halbchromatidverlauf erscheinen[321]. Derselbe Zustand tritt aber auf, wenn es sich nur um eine induzierte Störung der Aufschraubung des Unterelements (gap) handelt, bei welcher die Längskontinuität erhalten bleibt. Nur in besonders günstigen Fällen einer Halbchromatidfragmentation, wenn wie in Abb. 51 die normale Parallel-Lage der Halbchromatiden gestört ist, kann mit Sicherheit auf einen unterbrochenen Längszusammenhalt geschlossen werden[322].

Dieser Unsicherheiten wegen sind nicht einfache Brüche, sondern Austausche zwischen Halbchromatiden als Beweismittel einer experimentellen Vierteiligkeit des Chromosoms gesucht worden. Vor allem durch Einwirkung geeigneter Chemikalien auf die Meiose von Pflanzen sind klare Bilder von Translokationen zwischen

[319] MATHER und STONE 1933, NEBEL 1936, MATHER 1937.
[320] HUSKINS und HUNTER 1935, MARQUARDT 1938, SAX 1941; weitere Literatur in TAYLOR 1962.
[321] HUSKINS und HUNTER 1935. [322] MARQUARDT 1941a, b.

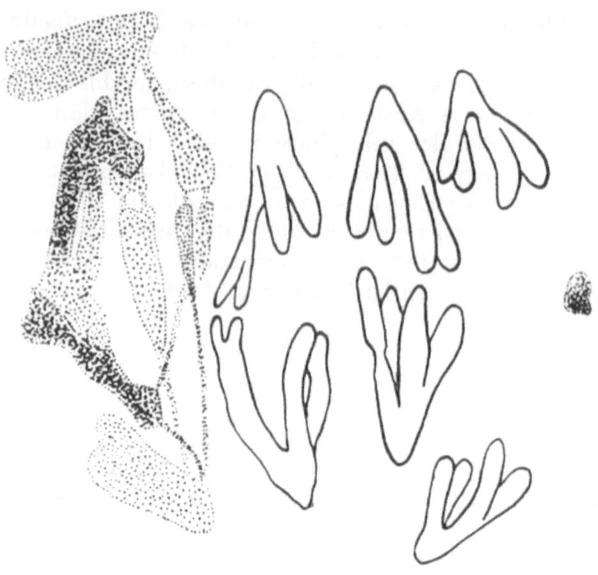

Abb. 52. Paeonia tenuifolia. Metaphase I der Meiose 4 Tage nach Injektion von Urethan + Kaliumchlorid in die Knospe. Laterale Halbchromatidaberration zwischen GM- und ST-Chromosomen (punktiert). Chromosomale Fragmentation im kurzen Schenkel von ST (Fragment rechts außen). Halbchromatiden der Bruchstelle lateral an GM transloziert. (Aus Oehlkers und Marquardt 1950)

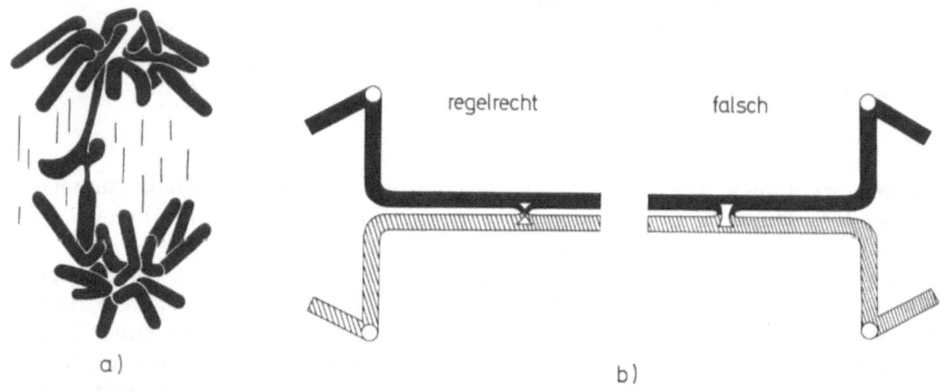


Abb. 53. a Scilla campanulata, Wurzelspitzen-Mitose $4^1/_2$ Std nach Röntgenbestrahlung. Interkalarer punktförmiger Zusammenhalt zwischen auseinanderweichenden Tochterchromosomen. (Aus Marquardt 1938.) b Schematische Interpretation als symmetrische („straight") und asymmetrische („inverted") Halbchromatid-Translokation. (Aus La Cour und Rutishauser 1954)

Halbchromatiden erhalten worden (Abb. 52)[323]; auch an Pollenschlauchmitosen von Tradescantia ist ein sicherer Austausch zwischen Halbchromatiden beobachtet worden[324].

Häufiger und auffälliger sind dagegen Konfigurationen, die in der Mitose und in der Meiose nach Röntgen- und Chemikalieneinwirkungen in der Anaphase

[323] Oehlkers und Marquardt 1950. [324] Swanson 1943b.

auftreten. Sie zeigen zwischen den auseinanderweichenden Chromatiden in der Mitose oder zwischen den sich trennenden Chromosomen in der Meiose einen punktförmigen Zusammenhalt (Abb. 52, 54). Zunächst wurden solche Konfigurationen als lokale Verklebungen der Chromosomenoberfläche (Matrix) gedeutet (Abb. 53a)[325], eine Auffassung, die in modifizierter Form auch später nicht ganz aufgegeben wurde[326]. Aber die große Mehrzahl der Autoren überzeugte sich davon, daß es sich um Halbchromatid-Translokationen (Pseudochiasmen)[327]

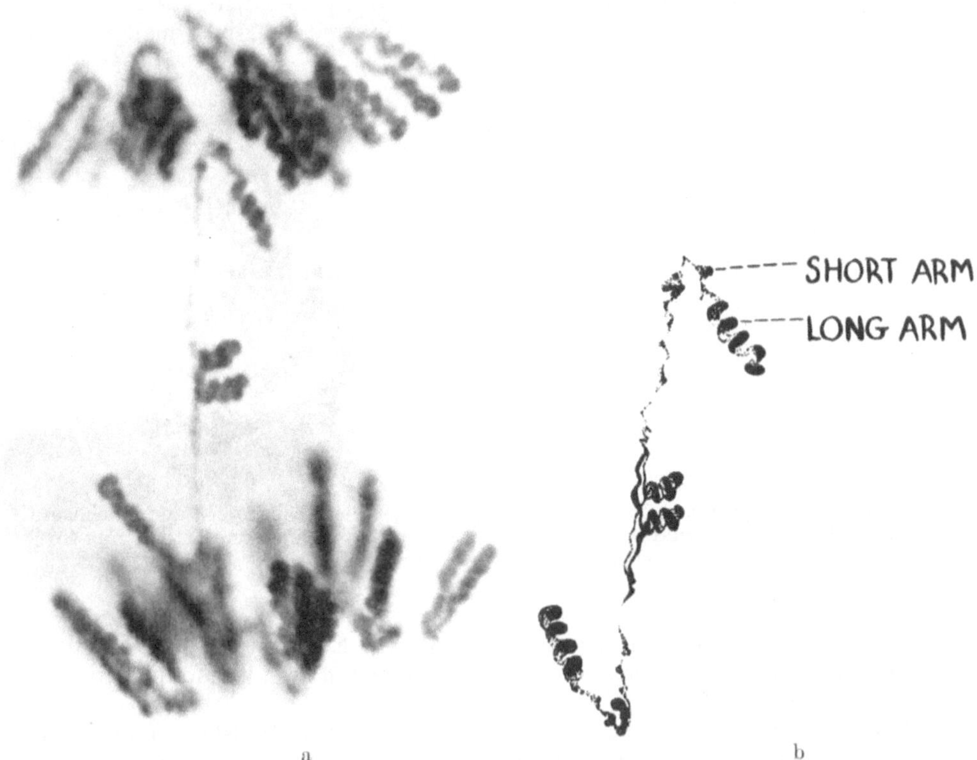


Abb. 54. Lilium longiflorum. Anaphase I der Meiose nach Röntgenbestrahlung. Halbchromatid-Translokation zwischen auseinanderweichenden Chromatiden. Photographie und Zeichnung. (Aus CROUSE 1961)

handelt, wie sie schematisch und photographiert in der Abb. 53b, 54a, b dargestellt sind; sie wurden in den Anaphasen der Mitosen[328] und der Meiose[329] immer wieder beschrieben.

Das Erstaunliche bei diesen Konfigurationen ist die Tatsache, daß sie in der Mitose erst von der Prophase, in der Meiose sogar erst vom späten Pachytän ab ausgelöst werden können und auch noch bei Bestrahlung der Metaphasechromo-

[325] MARQUARDT 1938. [326] ÖSTERGREN und WAKONIG 1954, DAVIDSON 1957.

[327] LEVAN und TJIO 1948.

[328] SWANSON 1947, LEVAN und TJIO 1948, D'AMATO 1950, LA COUR und RUTISHAUSER 1954, SAX und KING 1955, WILSON u.a. 1959, WILSON und SPARROW 1960, BRINKLEY und HUMPHREYS 1969, VIG 1970.

[329] HAQUE 1953, CROUSE 1954, 1961, MITRA 1958, WILSON u.a. 1959, PERSHAD und BOWEN 1961, PEACOCK 1961, MATSUURA u.a. 1962, ECOCHARD 1966.

somen auftreten. Wird dagegen zu einem früheren Zeitpunkt in beiden Formwechseln bestrahlt, dann finden sich nur Aberrationen, welche die Chromatiden oder den ganzen Chromosomenquerschnitt betreffen.

Da mit Sicherheit während der Prophase, insbesondere während des Pachytäns, keine Längsspaltung des Chromosoms geschehen kann, läßt sich eine wesentliche Schlußfolgerung ziehen: Es muß scharf unterschieden werden zwischen Unterelementen, die optisch getrennt zu erfassen sind, und Unterelementen, die nach experimenteller Einwirkung oder im Verlauf des normalen Formwechsels als selbständige Einheiten funktionell reagieren. Es hängt offensichtlich von den Besonderheiten des jeweils bestrahlten Stadiums und den hier maßgebenden

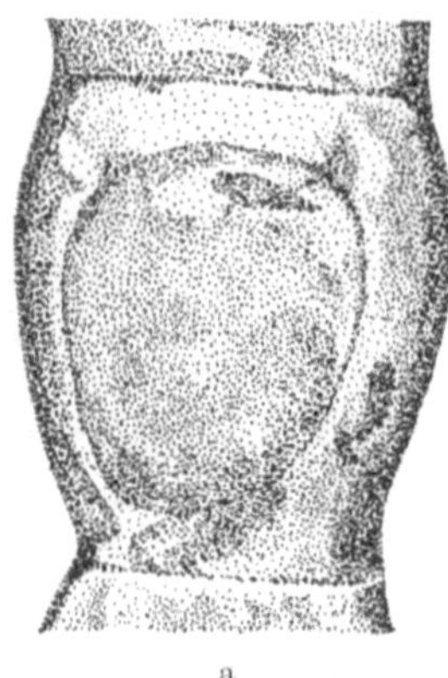
a

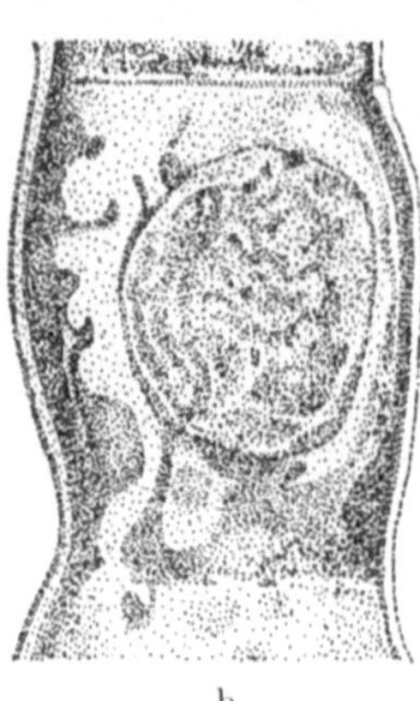
b

Abb. 55a u. b. Tradescantia reflexa. Interphasen teilungsfähiger Zellen der Staubfadenhaare. a Unbehandelt, feine Struktur. b Derselbe Zellkern 3 Std nach Aufenthalt in 45°C. Vergröberte Struktur. (Aus SINKE 1941)

Bedingungen ab, ob die Zahl der als physiologische Einheit reagierenden Unterelemente mit der Zahl optisch sichtbarer Untereinheiten des Chromosoms übereinstimmt oder nicht.

Während auf Grund der bisherigen Methoden diskutiert werden konnte, ob in Mitose oder Meiose das Metaphasechromosom zwei-, vier-, oder sogar achtteilig erscheint, hat ein anderes Experiment an der Meiose eine überraschend klare Antwort gebracht. In der Zwiebel einer monocotyledonen Pflanze, Trillium kamtschaticum, läuft die Meiose normalerweise bei verhältnismäßig niederer Temperatur ab. Werden die Zwiebeln während dieser Zeit aber im Extrem bis 40°C warm gehalten, kommt es zu meiotischen Störungen, insbesondere der Spindelbildung in der ersten und zweiten meiotischen Teilung sowie zu Univalentbildung. Hierdurch erhalten die meist univalenten Chromosomen die Zeit, nicht nur — wie häufig in der normalen ersten meiotischen Teilung — in Tochterchromatiden sich zu trennen, sondern auch noch in Halbchromatiden. So entstehen anstelle von vier Zellen mit haploid fünf Chromosomen Restitutionszellen mit 10, 20 und 40 Chromosomen. Gerade die Zahl 40 kann aber nur durch Zerfall jedes Chromosoms bis zu Halbchromatiden herab zustande kommen. In der Meiose von Trillium sind somit die Chromosomen in der Lage, ihre Halbchromatiden verselbständigen zu können, in der Metaphase dieser Meiose muß somit das Chromosom aus mindestens vier, zur Verselbständigung befähigten Längselementen zusammengesetzt sein[330].

[330] MATSUURA und HAGA 1940.

Ein weiterer, freilich indirekter Schluß auf eine Vierteiligkeit des Chromosoms unmittelbar vor der Prophase läßt sich aus Experimenten mit hypo- und hypertonischen Lösungen an Staubfadenhaarzellen von Tradescantia entnehmen. Werden die teilungsfähigen Zellen, die in absehbarer Zeit in Mitose eintreten, noch im Zustand der Interphase mit hypertonischen Lösungen behandelt, dann ändert sich der Zustand des Chromatins. Während es in unbehandelten Zellen fein granulär im Kern verteilt ist (Abb. 55a), geht es nach Wasserentzug in eine vergröberte Struktur über, mit größer erscheinenden, schon zu deutlichen Fäden zusammentretenden Granula (Abb. 55b). Beginnt der Kern schließlich die Mitose, dann findet sich zunächst ebenfalls die vergröberte Struktur[330a], die dann durch nochmaliges Gröberwerden schließlich den Aspekt von Prophasechromosomen erreicht. Wir haben somit drei verschiedene Erscheinungsweisen des Chromatins in diesen Zellkernen, die teils experimentell zu induzieren sind, teils beim Beginn der Mitose spontan auftreten. Sie sind am einfachsten verständlich zu machen durch die Annahme, bei jedem vergröbernden Schritt würden Unterelemente der Chromosomen paarweise enger gepackt; in der typischen Interphase seien die Chromosomen in die Halbchromatiden aufgelockert, bei der vergröberten Struktur seien die Halbchromatiden dicht zusammengerückt, so daß die Chromosomen nur noch in die Chromatiden aufgelockert wären. Mit dem Beginn der Prophase seien schließlich auch sie in einem typischen Prophasechromosom eng vereinigt[331]. Diese sehr plausibel erscheinende Interpretation setzt somit wieder voraus, daß im Chromosom mindestens vier Längselemente vorhanden sind.

Zusammenfassend haben die älteren lichtoptischen und experimentellen Bemühungen also das folgende Bild ergeben: Es kann bei verschiedenen Objekten nicht erwartet werden, daß stets dieselbe Zahl von Unterelementen optisch sichtbar wird: die Technik der Präparation, die Größe der Chromosomen, die auch innerhalb eines Objektes nicht in allen Zellen dieselbe ist, die Art des Teilungsformwechsels, ob Mitose oder Meiose, und schließlich mögliche Unterschiede in der Art und Weise der Aufschraubung der Längselemente — alle diese Parameter entscheiden darüber, wieviel Unterelemente im Chromosom gesehen werden können. Die lichtoptische Grenze ist auch bei den größten Chromosomen mit dem Schritt von der Vier- zur Achtteiligkeit erreicht, so daß die letztere stets etwas unsicher bleiben muß.

Es muß ferner unterschieden werden zwischen der Zahl der optisch voneinander trennbaren Unterelemente im Chromosom und der Zahl derjenigen, die als selbständige physiologische Einheit reagieren. Bis heute ist kein Experiment bekannt geworden, bei dem mehr als vier zu einer selbständigen Reaktion befähigte Unterelemente im Chromosom nachgewiesen worden sind.

### b) Cytophotometrische und autoradiographische Befunde

Während die bisher erwähnten Untersuchungen auf rein cytologisch-lichtoptischer Beschreibung des Chromosomenzustandes beruhten, sind Methoden ausgearbeitet worden, die eine andere, für das Verständnis der Chromosomen wichtige Frage zugänglich machten: die Frage nach den quantitativen Schwankungen des DNS-Gehaltes im Zellkern. Damit wurde es möglich, die Längsspaltung der Chromosomen jetzt auch unter biochemischem Aspekt zu betrachten. Zunächst war allein der einfachen cytologischen Beobachtung zu entnehmen, daß in der Anaphase der Zellteilung die DNS-Menge des Ausgangszellkerns

[330a] Kuwada und Nakamura 1941/42.

[331] Kuwada 1939, Kuwada u.a. 1938/39, Sinke bzw. Shinke 1939, 1941, Kuwada und Nakamura 1941a, b.

halbiert wird und die Tochterkerne infolgedessen nur noch den halben DNS-Wert besitzen. Dies ließ sich durch absorptionsphotometrische Messungen an sorgfältig mit Feulgen gefärbten Präparaten schnell bestätigen. Bedeutungsvoller war mit diesen cytophotometrischen Methoden jedoch die zeitliche Festlegung des gegenteiligen Vorgangs, der Aufregulation des DNS-Wertes[332]. Die Neusynthese der DNS geschieht nach diesen Befunden in der Interphase, die sich dadurch in drei Perioden teilen läßt: in die präsynthetische G 1-Phase mit dem halben DNS-Wert, in die S-Phase, während der im Zellkern DNS neu synthetisiert wird, und in die G 2-Phase.

Wann während der Interphase die DNS-Synthese beginnt, ist auch bei teilungsfähigen Zellen, die wir hier allein betrachten, unterschiedlich. So ver-

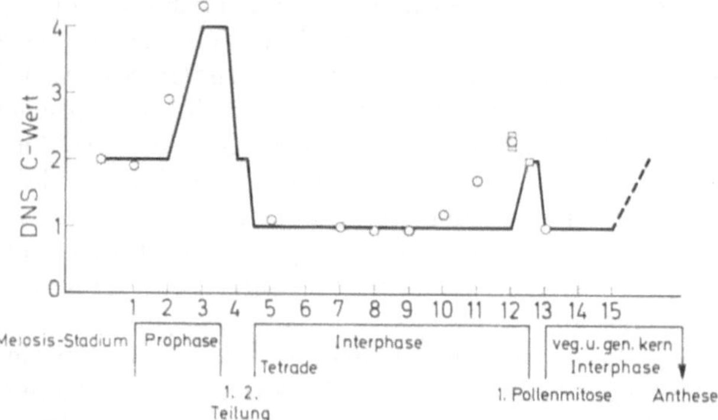


Abb. 56. Tradescantia paludosa. Die Zeitpunkte der DNS-Synthese in den haploiden Pollenzellen zwischen Meiose und Pollenkornmitose sowie zwischen Pollenkorn- und Pollenschlauchmitose. Horizontal: Tage nach der Meiose. Vertikal: DNS-Gehalt (*4 C* G 2-Gehalt der 2n-Zelle; *2 C* G 1-Gehalt der 2n-Zelle oder G 2-Gehalt der n-Zelle; *1 C* G 1-Gehalt der n-Zelle). (Aus MOSES und TAYLOR 1955)

harren die heranreifenden Pollenkörner von Tradescantia, nachdem sie aus der Meiose hervorgegangen sind, in der G 1-Phase. Erst kurz vor Beginn der einzigen Pollenkornmitose setzt die S-Phase und damit die DNS-Synthese ein; die anschließende G 2-Phase dauert nur sehr kurze Zeit und prägt sich in der Kurve der Abb. 56 kaum aus. Im Gegensatz hierzu ist in der Interphase nach der Pollenmitose die G 1-Phase kurz, weil schnell nach der Kernteilung die S-Phase beginnt. In dem langen Zeitraum bis zur Mitose im Pollenschlauch, der in Abb. 56 nicht mehr eingezeichnet ist, befindet sich der vegetative und generative Kern in der G 2-Phase[333].

Mit diesen Ergebnissen war deutlich geworden, daß das Auftreten zusätzlicher Längsspalte während der Kernteilungen ganz sicher nichts mit der Replikation der DNS zu tun haben kann. Dagegen ließ sich folgern, daß der nach ionisierenden Strahlen geschehende Umschlag in der Interphase von chromosomalen zu chromatidalen Brüchen etwa in der S-Phase geschieht[334]. Tatsächlich ist schon ein Jahrzehnt vor der Cytophotometrie im Tradescantia-Pollenkern der Zeitpunkt der S-Phase mit Röntgenversuchen festgelegt worden[335].

---

[332] SWIFT 1950a, b; Zusammenfassung der älteren cytophotometrischen Literatur in POLLISTER u. a. 1951; vgl. ferner GRUNDMANN und MARQUARDT 1953a, b.
[333] MOSES und TAYLOR 1955. [334] THODAY 1954. [335] SAX 1941.

Wesentlich bedeutungsvoller für die Frage der Längsspaltung des Chromosoms sind nach der Cytophotometrie die autoradiographischen Methoden geworden. Während zunächst $^{32}P$ verwendet wurde[336], lieferte später $^{3}H$-Thymidin wesentlich schärfere Ergebnisse[337]. In unserem Zusammenhang sind dabei in erster Linie die Beobachtungen wesentlich, nach denen die Autoradiographie mit $^{3}H$-Thymidin eine semikonservative Replikation der DNS in den Chromosomen anzeigt[338]. Wird während der S-Phase eines mitotischen Cyclus mit radioaktivem Thymidin markiert, sind in der folgenden Mitose beide Chromatiden der Chromosomen und damit die Chromosomen beider Tochterkerne markiert (Schema der Abb. 57). Wird kein radioaktives Material mehr angeboten, dann hat sich das Bild in der

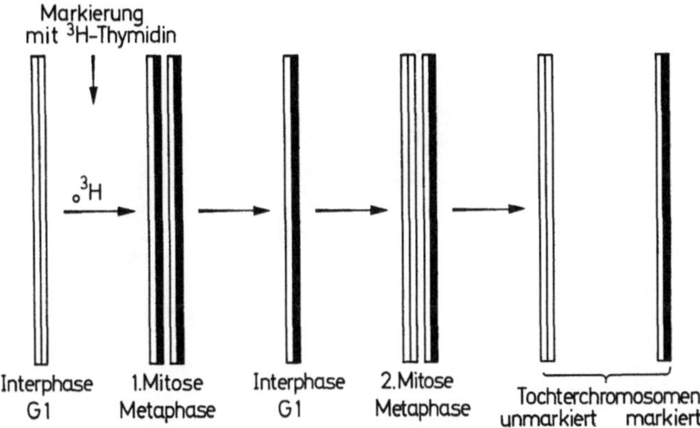


Abb. 57. Schema der semikonservativen Replikation der Chromosomen nach autoradiographischen Experimenten. DNS-Doppelhelix als zwei parallele Bänder gezeichnet. Nach der ersten Mitose sind beide Chromatiden des Metaphase-Chromosoms und damit beide Tochterchromosomen nach der Anaphase gleichmäßig markiert. (Nur 1 Tochterchromosom gezeichnet.) In der zweiten Mitose nach dem Markierungszeitpunkt ist im Metaphasechromosom ein Chromatid überhaupt nicht, das andere in einer der beiden Helices markiert; dementsprechend ist nur eines der beiden Tochterchromosomen nach der Anaphase markiert. (Beide Tochterchromosomen gezeichnet)

Metaphase und Anaphase der zweiten Mitose nach der Markierung verändert; in jedem Chromosom ist, der semikonservativen Replikation der DNS entsprechend, jeweils ein Chromatid bzw. Tochterchromosom markiert, das andere dagegen nicht (Abb. 57, 58, linkes Chromosom). Nach anfänglicher Diskussion um methodische Komplikationen[339] haben sich diese Befunde immer wieder bestätigen lassen.

Die in der zweiten Mitose nach Markierung vorhandenen Bilder sind freilich ein wenig komplizierter, als das Schema der Abb. 57 angibt. Zunächst springt im Verlaufe eines Chromosomenschenkels die Markierung häufig von einem Chromatid auf das andere über (Abb. 58); offensichtlich kommt dieser Zustand durch Austausch zwischen Schwesterchromatiden zustande. Diese Besonderheit beeinträchtigt aber die oben geschilderte Interpretation nicht, die diesen Ergebnissen gegeben wurde: (Abb. 57 und 58, linkes Chromosom). Wäre das Chromosom dabei mehrsträngig, müßten komplizierte Hilfsannahmen gemacht werden, um das Ergebnis der Markierungsversuche deuten zu können.

---

336 Howard und Pelc 1951, Taylor 1953, 1957, 1962, Moses und Taylor 1955, Taylor u.a. 1957. 337 Zusammenfassung in Lima de Faria 1961. 338 Taylor u.a. 1957.
339 Zusammengestellt in Kaufmann u.a. 1960, Taylor 1962.

Diese Auffassung, im Chromosom sei lediglich eine bzw. zwei Doppelhelices DNS vorhanden, gewann viele Anhänger, weil sie sich mit der Tendenz der Genetiker traf, die wesentlichen Grundvorgänge der Vererbung molekular zu deuten. Dies gelingt bei den wesentlichen Vorgängen der molekularen Mutation und Rekombination nur befriedigend auf der Basis der Einstrang-Hypothese. Auch licht- und elektronenoptische Befunde, zusammen mit Autoradiographie an den Lampenbürstenchromosomen der Oocyten sowie an den Polytänchromosomen der Dipteren, lassen sich auf dieser Basis interpretieren[340]. Andererseits wird aber bei den Oocytenchromosomen neuerdings auch Mehrsträngigkeit in Betracht gezogen[340a].

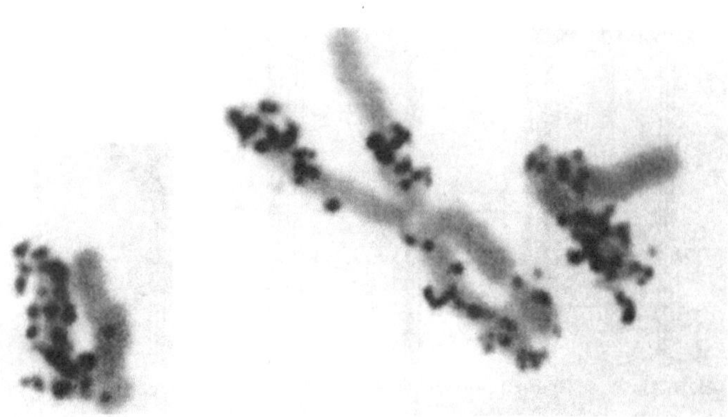

Abb. 58. Vicia faba. Zweite Mitose nach Markierung mit $^3$H-Thymidin. Linkes Chromosom: typische Markierung des einen Chromatids, das andere unmarkiert. Mittleres und rechtes Chromosom: Überspringen der Markierung von einem zum anderen Chromatid infolge von Schwesterchromatid-Austausch. (Aus TAYLOR 1962)

Aber in den seit TAYLOR (1957) unternommenen Markierungsversuchen zum Nachweis semikonservativer Replikation sind Besonderheiten beobachtet worden, die der Einstranghypothese widersprechen. In den nur in je einem Chromatid markierten Meta- und Anaphasechromosomen der zweiten Mitose nach der Markierung sind außer den beschriebenen Bildern nach Schwesterchromatid-Austausch andersartige Zustände beobachtet worden; in einem begrenzten Segment eines Chromosomenschenkels sind beide Chromatiden gleichzeitig markiert (Abb. 59), was als isolabeling (Gleichmarkierung) bezeichnet wurde[341]. So fanden sich beim Knoblauch, Allium sativum, unter 52% Chromosomen mit Schwesterchromatid-Austausch etwa 10% mit Gleichmarkierung[342]; bei Fibroblastenkulturen des chinesischen Hamsters waren in einzelnen Segmenten 34% der Autosomen und bis 80% der X/Y-Chromosomen gleichmarkiert. Noch bis in die fünfte Teilung nach der $^3$H-Thymidinmarkierung konnten Chromosomensegmente mit Gleichmarkierung gefunden werden[343].

Vor allem die zuletzt genannte Beobachtung, aber auch das Vorhandensein der Gleichmarkierung in der zweiten Mitose nach Markierung ist als Anhaltspunkt für eine Mehrsträngigkeit der DNS gewertet worden[344]. Es hat daher nicht an Versuchen gefehlt, die auf semikonservative Replikation der DNS hin-

[340] Vgl. die Darstellung in MOSES 1964. [340a] HEDDLE und BODYCOTE 1968.
[341] PEACOCK 1963, GAY 1965/66. [342] DARLINGTON und HACQUE 1969.
[343] DEAVEN und STUBBLEFIELD 1969. [344] PEACOCK 1963.

deutenden Bilder mit der nach den früheren Befunden klar vorhandenen Mehrsträngigkeit in Einklang zu bringen[345]. Im Schema dieser Autoren (Abb. 60) kommt zum Ausdruck, daß die physiologische Einheit, die repliziert, nicht die einzelne DNS-Doppelhelix, sondern das Halbchromatid im Chromosom ist. Dabei kann sogar das Halbchromatid noch weitere Untereinheiten enthalten, aber inwieweit einer solchen Modellvorstellung biochemische Realität zukommen soll, bleibt unklar.

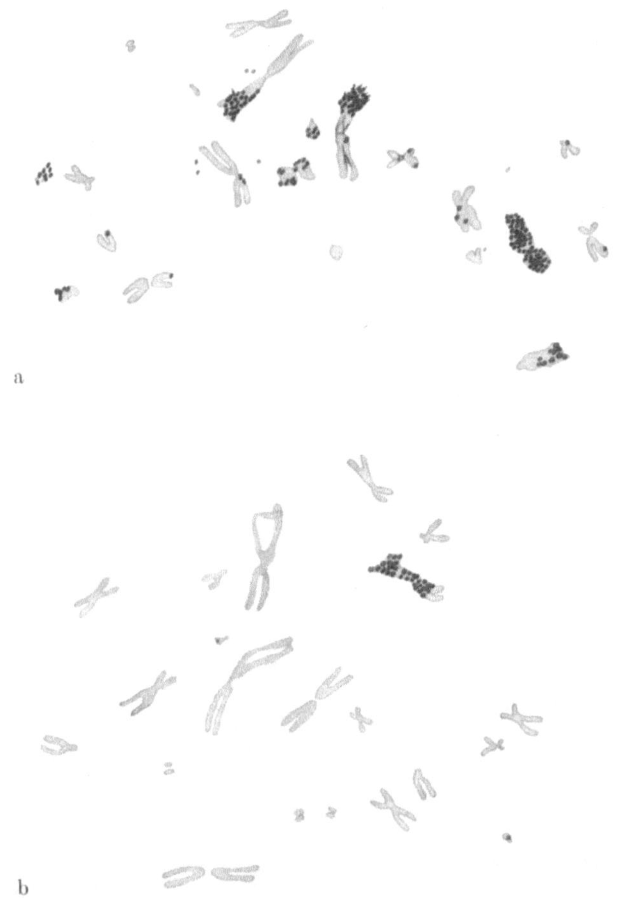


Abb. 59a u. b. Chinesischer Hamster. Fibroblastenkultur. Gleichmarkierung der Chromatiden einzelner Metaphasechromosomen, a in der vierten, b in der fünften Mitose nach Markierung mit $^{3}$H-Thymidin. (Aus Deaven und Stubblefield 1969)

Es liegen aber doch erste Hinweise vor, daß markierte Untereinheiten des Chromosoms und damit markierte bzw. unmarkierte DNS-Helices die Fähigkeit besitzen müssen, in irgendeiner Weise sich zu bewegen und anders sich anzuordnen, als es nach dem Zufall zu erwarten wäre. Folgt nämlich nach einer $^{3}$H-Thymidin-Markierung keine Mitose, sondern eine Endomitose, an die sich eine Mitose anschließt, dann liegen in dieser Mitose je zwei, in Chromatiden gespaltene

[345] Zum Beispiel Gimenez-Martin u.a. 1963.

Chromosomen nebeneinander. In ihnen müßten in 25% der Fälle in beiden Chromosomen die äußeren Chromatiden, in 25% die inneren Chromatiden und in 50% der Fälle auf dem einen Chromosom das innere, auf dem anderen das äußere Chromatid markiert sein (Abb. 61). Tatsächlich sind aber beim Känguruh, Potorous, in 80% der Zellen und in Blutkulturen des Menschen über 50% der ent-

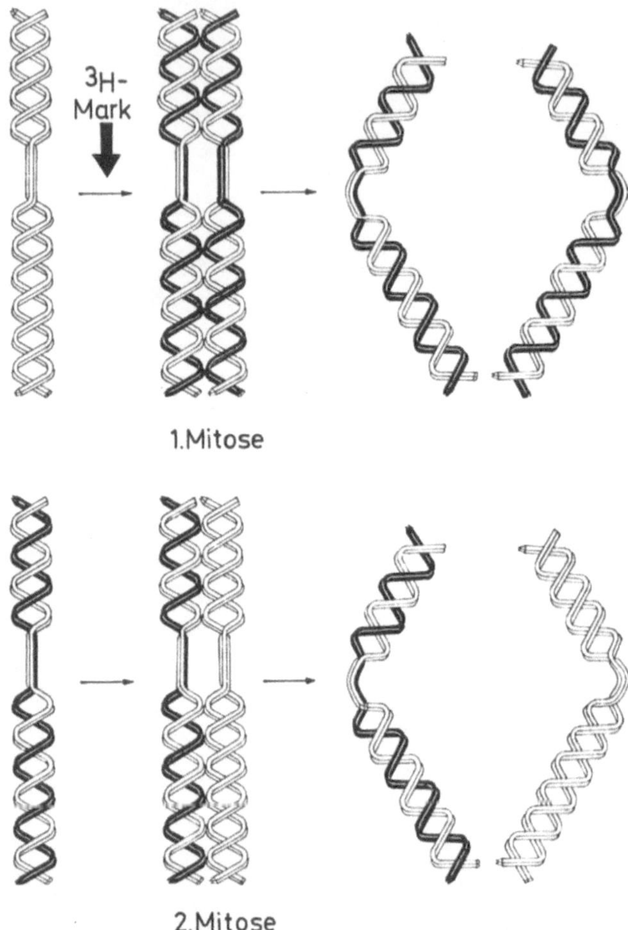


Abb. 60. Schema der Replikation von Längselementen in der ersten und zweiten Mitose nach Markierung mit $^3$H-Thymidin. Annahme des Vorhandenseins zweier DNS-Doppelhelices im Chromatid nach Replikation (Achtteiligkeit des Metaphasechromosoms). (Aus GIMENEZ-MARTIN u.a. 1963)

sprechenden Chromosomenpaare nur je im äußeren Chromatid markiert[346]. Es ist also keine zufällige Verteilung der Markierung über innere und äußere Chromatiden vorhanden, sondern es liegt ein Mechanismus, vermutlich mit Hilfe des Centromers vor, die bevorzugte Markierung nur außen liegender Chromatiden zustande zu bringen. Durch sehr kurzzeitige Applikation von markiertem Thymidin mit anschließender biochemischer Aufarbeitung der DNS hat sich zeigen lassen, daß

346 WALEN 1965, SCHWARZACHER und SCHNEDL 1966.

zunächst nur DNS mit sehr niederem Molekulargewicht entsteht, die nach 20 min 30—40 μ und erst nach 2—3 Std 200 μ lang wird[346a].

Somit hat auch die Autoradiographie, ebenso wie lichtoptische Beobachtung und das Experiment, keine einheitliche Auffassung über die Zahl der Längselemente im Chromosom gebracht. Zunächst mochte es allerdings scheinen, als sei klar das Vorhandensein nur einer einzigen Doppelhelix im Anaphase-Chromosom gezeigt und die Befunde seien höher zu bewerten als alles Lichtoptische und Experimentelle zuvor. Diese Freude über ein einfaches Ergebnis ist aber gedämpft durch die auch in den Markierungs-Experimenten deutlichen Hinweise auf eine mögliche Mehrsträngigkeit, in der Art, wie sie zuvor auch lichtoptisch festgestellt worden ist.

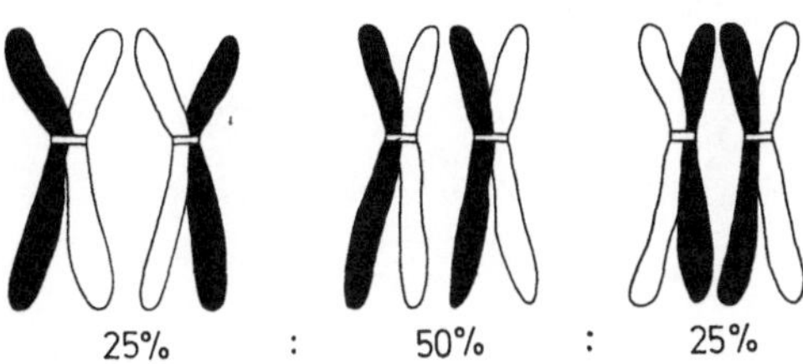


Abb. 61. Schema einer zufallsmäßigen Verteilung der Markierung auf Chromosomenpaare, wenn die erste Kernteilung nach $^3$H-Thymidingabe eine Endomitose, die zweite Teilung eine Mitose war. (Nach SCHWARZACHER und SCHNEDL 1966)

### c) Neuere lichtoptische Befunde

Das von uns im vorhergehenden entworfene Gesamtbild der Längsspaltungsverhältnisse im Chromosom ist nicht durchweg so gesehen worden. Die Faszination, die von der Annahme nur einer bzw. zweier Doppelhelices der DNS im Chromosom ausging, war doch so groß, daß in den Jahren nach 1960 nochmals lichtoptisch der Weg der 30er Jahre gegangen werden mußte.

Hierbei konnte die Beobachtung auch auf Chromosomen in lebenden Zellen ausgedehnt werden. Die Zellen des Endosperms einer monokotylen Pflanze, Haemanthus, lassen sich kurzzeitig unter dem Deckglas kultivieren; die Mitosen laufen auch dann, wenn die Zellen etwas flachgelegt werden, ungestört weiter. In der mittleren Anaphase und Telophase besitzen die Chromosomen einen Durchmesser von etwa 2,5 μ; in diesen Tochterchromosomen lassen sich deutlich im Lebendzustand zwei Halbchromatiden photographieren; das entspricht im Metaphasezustand einer Vierteiligkeit des Chromosoms. Der Durchmesser der Halbchromatiden beträgt 0,2 μ, was noch durchaus in die lichtoptische Dimension fällt; eine weitere Untergliederung im Chromosom, sofern sie vorhanden wäre, könnte allerdings nicht mehr lichtoptisch aufgelöst werden[347]. Die schematische Zeichnung eines Chromosoms im Übergang von Prophase zur Metaphase nach dem lebenden Zustand zeigt weiterhin, daß die beiden Halbchromatiden der Chromatiden plectonematisch umeinander gewunden sind und die Chromatiden selbst noch zusätzliche Umwindungen zeigen, die erst im Laufe der Metaphase zurückgehen und die freie Trennbarkeit der Chromatiden herstellen (Abb. 62).

Dieses zusätzliche Vorhandensein von Umwindungen und Aufschraubungen soll erst im folgenden Kapitel eingehender besprochen werden. Ohne Zweifel sind die komplexen Lagebeziehungen der Unterelemente im Chromosom häufig schuld daran, daß nach Fixierung und Färbung Bilder entstehen, welche

---

[346a] TAYLOR u.a. 1968, PAINTER 1968. [347] BAJER 1965, HOLM und BAJER 1965/66.

einen sicheren Schluß auf Zahl und Anordnung der Längselemente nicht mehr in allen Fällen zulassen.

Um die an Artefakten beteiligten Baustoffe des Chromosoms zu verringern, sind deshalb Zellen der Ackerbohne, Vicia faba[348] mit Trypsin angedaut worden;

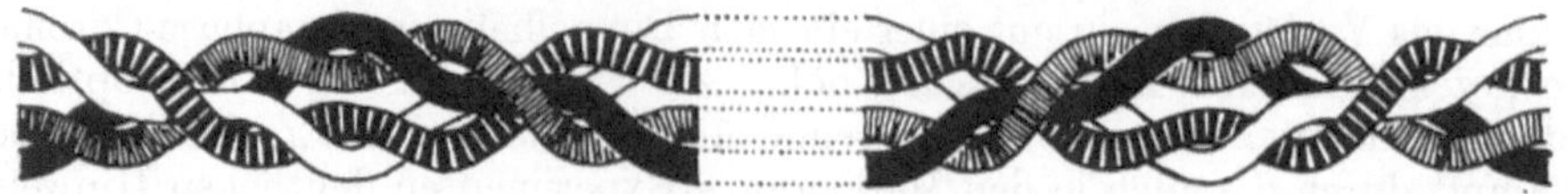

Abb. 62. Schematische Zeichnung eines Prometaphasechromosoms von Haemanthus (monokotyledone Pflanze) nach Lebendbeobachtung. (Nach HOLM und BAJER 1965/66)

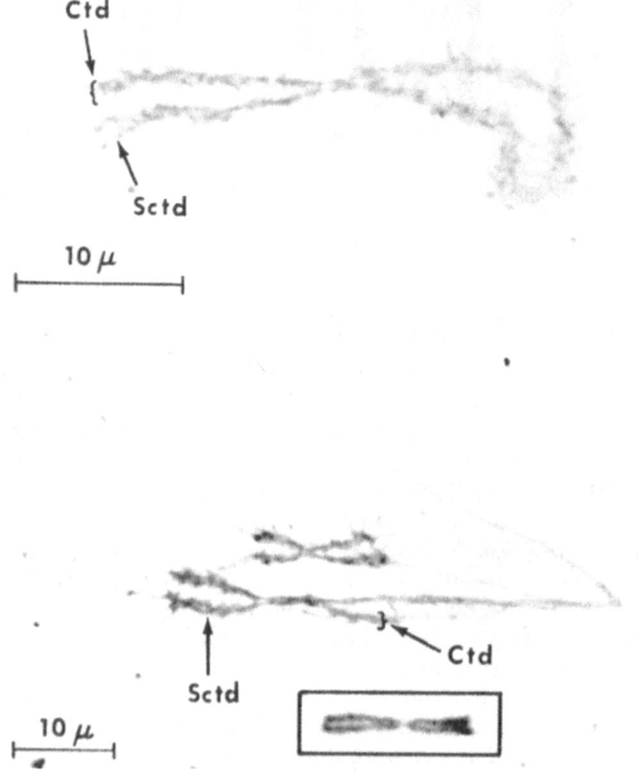


Abb. 63. Chinesischer Hamster. Zellkultur. Isolierte Chromosomen der mitotischen Metaphase mit deutlichen Halbchromatiden (*Sctd*). *Ctd* Chromatiden. (Nach TROSKO und BREWEN 1966)

auf diese Weise ließ sich eine Vierteiligkeit des Metaphasechromosoms deutlich machen, desgleichen nach Isolierung von Metaphasechromosomen aus Zellkulturen des chinesischen Hamsters (Abb. 63)[349].

Unter Einsatz des Normarski-Systems sind an einzelnen Bivalentchromosomen des Mais ebenfalls vier Längselemente nachgewiesen worden[350]. Um hier den

[348] TROSKO und WOLFF 1965, WOLFE und MARTIN 1968.
[349] TROSKO und BREWEN 1966. [350] MAGUIRE 1966, 1968.

Rekombinationsvorgang beim Crossing over zwischen homologen Chromosomen, und zwar zwischen nur zweiteiligen Chromosomen zu retten, ist eine interessante Hilfskonstruktion entwickelt worden[351]: Die Chromosomen replizieren ihre DNS zwar in der S-Phase vor der Meiose, jedoch mit Ausnahme der Stellen späteren Crossing overs. Erst im Pachytän soll hier verspätet die zweite, wesentlich kleinere Welle der DNS-Synthese geschehen, in deren Zusammenhang der eigentliche Rekombinationsvorgang abläuft.

Eine derartige Interpretation konnte sich auf Befunde an Pollenmutterzellen von Lilium und Trillium stützen[352]. Hier ließ sich nicht nur in autoradiographischen, sondern auch in biochemischen und experimentellen Beobachtungen zeigen, daß die Prozesse der Einleitung der Meiose mit Paarung und Chiasmabildung zeitlich getrennt oder mindestens von verschiedenen Parametern determiniert werden. Für den Übergang in die Meiose mit anschließender Paarung homologer Chromosomen ist eine nachträgliche Synthese von 0,3% der Gesamt-DNS notwendig; dies gilt selbst dann, wenn durch Explantation der Pollenmutterzellen in der prämeiotischen G 2-Phase anstelle der Meiose eine Art Mitose eingeleitet wird[353]. Wird auf der anderen Seite die DNS-Synthese durch eine Hemmsubstanz im Zygotän der Meiose geblockt, dann treten 2—3 Tage später Massenfragmentationen an den Chromosomen auf[354]. Im Gegensatz zu den an eine zweite Welle der DNS-Synthese gebundenen Vorgängen der Paarung hängen die Chiasmen, die erst im Pachytän sich zu bilden scheinen, von dem Auftreten meiosis-spezifischer Proteine ab[355].

Bei einer Liliaceen-Art, Scilla, ist schließlich mit der konventionellen Technik das Maximum an lichtoptischer Auflösung, die Achtteiligkeit des Metaphasechromosoms, d.h. das Vorhandensein von Viertelchromatiden beschrieben worden[356].

Damit sind im wesentlichen die älteren lichtoptischen Befunde lediglich bestätigt worden. Somit ist in zwei aufeinanderfolgenden Phasen cytologischer Analyse der Längsspaltung der Chromosomen eine sichere Vierteiligkeit des Metaphasechromosoms in optischer und funktioneller Hinsicht festgestellt. Die Achtteiligkeit ist in günstigen Fällen zwar öfter beschrieben worden, aber die mit der Grenze lichtoptischer Auflösung notwendigerweise verbundenen Unsicherheiten haften diesen Beobachtungen stets an.

### d) Elektronenoptische Befunde

*α) Die Chromosomen der Mitose, Meiose und Interphase.* Die immer wieder spürbare Grenze lichtoptischer Auflösung legte es nahe, das Elektronenmikroskop einzusetzen, um mit diesem Hilfsmittel den Grenzbereich zwischen der Dimension einer Doppelhelix der DNS und lichtoptischer Sichtbarkeit zu erfassen. Dabei wurde viel Mühe aufgewendet, aber — um es vorweg zu sagen — es erfüllten sich nicht alle Erwartungen[357]. Auch das Raster-Elektronenmikroskop mit seiner verhältnismäßig geringen Auflösung gab keine wesentlichen Aufschlüsse[357a].

Zur elektronenoptischen Untersuchung des Chromosomenfeinbaus stehen mehrere Methoden zur Verfügung: Die Herstellung von Ultradünnschnitten mit ihrer Auswertung einzeln, in Serien oder mit Hilfe stereoskopischer Aufnahmen, ferner die künstliche Eröffnung der Kerne oder Chromosomen mit anschließendem

---

351 Maguire 1968. 352 Hotta u.a. 1966. 353 Stern und Hotta 1969.
354 Ito u.a. 1967. 355 Hotta u.a. 1968, Parchman und Stern 1969.
356 Gimenez-Martin u.a. 1963, Gimenez-Martin und Lopez-Saez 1965.
357 Vgl. die Zusammenfassungen Steffensen 1959, Kaufmann u.a. 1960, Wischnitzer 1960, De Robertis 1964, Moses 1964, 1969, Eggmann 1966.
357a Pawlowitzki u.a. 1968, vgl. ferner Porter und Hama 1968.

Spreiten der austretenden inneren Struktur auf der Oberfläche geeigneter Medien. Neuerdings wird auch die Gefrierfixation lebender Zellen mit anschließender Elektronenmikroskopie verwendet[358].

Unabhängig davon, mit welcher Technik und in welchem Zustand die Chromosomen in der Mitose, Interphase oder Meiose untersucht wurden, stets konnten Fibrillen elektronenoptisch als Bauelemente der Chromosomen nachgewiesen werden. Infolge mehrerer Ursachen ist in verschiedenen Zuständen des Zellkerns

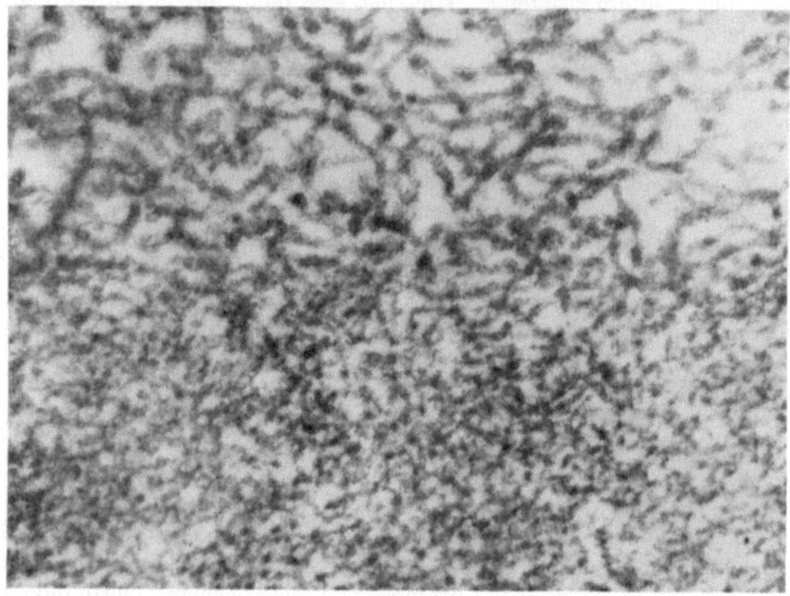

Abb. 64. Triturus, Erythrocytenkern, auf Wasseroberfläche kurz gespreitet, dann fixiert und geschnitten. Oberer Teil des Bildes: Fibrillen gestreckter verlaufend, dicker. Unterer Teil des Bildes: Fibrillen noch im Zellkern-Zusammenhang. Vergr. 60000fach. (Aus KAYE 1969)

und bei verschiedenen Objekten der Durchmesser dieser Fibrillen nicht einheitlich: Zunächst hat erwartungsgemäß Fixierung, Präparation und Aufnahmeverfahren einen wesentlichen Einfluß. Ferner zeigen, insbesondere bei der Spreitungstechnik, die Fibrillen eine Tendenz, bei der Lockerung aus dem Verband des Zellkerns zusätzlich zu quellen (vgl. Abb. 64). In vielen Fällen sind die Fibrillen zudem aufgeschraubt, so daß hier gar nicht die Dicke der Fibrille, sondern der Schraubendurchmesser einer in Wirklichkeit viel dünneren Fibrille oder eines Fibrillenbündels gemessen wird. Schließlich ist zu berücksichtigen, daß das Chromosom in seinen verschiedenen Erscheinungsformen des Teilungs- und Funktionscyclus komplex zusammengesetzt ist; neben DNS und damit verbundenen Strukturproteinen (Histonen) sind als akzessorische Substanzen RNS und Nicht-Strukturproteine vorhanden. Je nach dem Umfang ihres Vorhandenseins muß mit einem entsprechenden „Niederschlag“ dieser Substanzen auf den Fibrillen gerechnet werden, was vor allem in verschiedenen Kernzuständen bei demselben Objekt verschiedene Durchmesser ergeben kann.

---

[358] MOOR 1964, EGGMANN 1966, FABERGÉ 1967.

Trotz dieser Schwierigkeiten, zuverlässige Durchmesserwerte der Fibrillen anzugeben, sind die erhaltenen Ergebnisse an einem sehr breiten Spektrum von Objekten und Kernzuständen erstaunlich einheitlich und stimmen zudem gut mit den Werten der Fibrillen überein, wie sie bei der biochemischen Aufarbeitung der Zellkerne mit den verschiedensten Verfahren erhalten werden[359].

Überblicken wir jetzt zunächst die Ergebnisse, die an Chromosomen der Mitose erarbeitet worden sind, dann liegen die beobachteten Fibrillen mit ihren niedersten Werten etwa in der Größenordnung der DNS-Doppelhelix, wenn man ihre Bindung mit Histonen und unvermeidliche Fixierungs- und Präparationsartefakte einbezieht: 20—50 Å bei höheren[360] und niederen Pflanzen[361], bei Insekten und Amphibien[362] sowie bei Säugetier-Chromosomen[363].

Dieselben Autoren beschrieben als nächste Größenordnung Fibrillendurchmesser zwischen 70 und 150 Å; vielfach wurden sie auch als letzte Einheiten ohne nachweisbare Unterelemente gefunden[364]. Mit der Spreitungstechnik sind bei Mitosechromosomen des Salamanders ebenfalls 150 Å-Fibrillen gesehen worden[365], kompliziert durch Schleifen- und Knotenbildungen, sie werden als abstehende Falte der einen 100 Å-Fibrille gedeutet, während die andere Fibrille gestreckt weiterläuft[366]; 20—30 derartige Fibrillen scheinen dabei in einem Chromatid vorhanden zu sein[367]. Auch in ausgebildeten Chromosomen sind gelegentlich abstrahlende Fibrillen, fingerförmig oder flächig, beschrieben worden[368]. Eine wesentlich höhere Zahl von Fibrillen in den Chromatiden des Chromosoms ohne weitere Untergliederung ist bei Protozoen (Peridineen) angegeben worden (Abb. 65)[369]. Als maximale Fibrillenlängen werden bei gespreiteten Chromosomen des Menschen 40 μ angegeben[370].

Die meisten Autoren weisen somit zwei Durchmesser-Stufen 25—50 Å sowie 70—150 Å nach; die elementare Fibrille könnte dabei den Komplex aus DNS-Doppelhelix und Strukturprotein darstellen, mit der Tendenz zu einem paarweisen Zusammenschluß. In verhältnismäßig wenigen Fällen wird eine dritte Stufe der Zusammenlagerung in der Größenordnung um 500 Å beschrieben[371]. Das Verhalten der Fibrillen im Übergang von der Interphase zur Prophase ist in einer Arbeit mit den im Nucleoplasma vorhandenen Perichromatin-Grana[371a] in Zusammenhang gebracht worden; in ihrer Umgebung sollen die Fibrillen mit der für die Prophase typischen dichteren Zusammenlagerung beginnen[371b].

Mit demselben Interesse wie die Chromosomen der Mitose sind auch diejenigen der Meiose untersucht worden. Auch hier herrschen die für Mitosechromosomen typischen zwei Größenordnungen vor, die hier mit fast größerer Regelmäßigkeit nebeneinander beschrieben werden[372]. Fibrillen in der Größenordnung um 200 Å und mehr sind vorwiegend nach Spreitung der Chromosomen

359 Vgl. S. 105 sowie Ris 1961.

360 Kaufmann und De 1956, Kaufmann 1960, Kaufmann u.a. 1960. 361 Ueda 1960.

362 Read 1961, Ris 1962, Ris und Chandler 1963, Hay und Revel 1963, Sotelo und Wettstein 1966.

363 Dales 1960, Yasuzumi 1962, Yasuzumi und Sugihara 1962.

364 Kaufmann und McDonald 1956, Sparvoli und Kaufmann 1964, Sparvoli u.a. 1965 bei Tradescantia, Chardard 1960 bei Orchideen, Resch und Peveling 1964, Peveling 1967 bei Gerste und Pfingstrose, Lafontaine und Lord 1969 bei Vicia faba.

365 Wolfe 1965b. 366 Ris 1967. 367 Barnicot 1967. 368 Davies und Tooze 1966.

369 Grell und Schwalbach 1965, Grassé u.a. 1965.

370 Govaerts und dekegel 1966.

371 Zum Beispiel Kaufmann und McDonald 1956, Ris 1956 bei verschiedenen Pflanzen und Tieren, Dales 1960 bei den L-Zellen der Maus.

371a Bernhard 1966, Monneron und Bernhard 1969. 371b Bloom 1970.

372 Marquardt u.a. 1956, de Robertis 1956, Nebel 1957, 1959, Bopp-Hassenkamp 1958, Sotelo und Trujillo-Cénoz 1960, Ris 1961, Nebel und Coulon 1962, Eggmann 1966, Norrevang 1963, 1969, McDermott 1967, Sotelo 1969.

gesehen worden[373]. Bei frühen Prophasen der Meiose von Liliaceen ist noch eine dritte Größenordnung zwischen 300—800 Å beobachtet worden[374], jedoch nicht als Folge weiterer Aneinanderlagerung von Fibrillen, sondern durch Aufschraubung der 120 Å-Fibrillen. Mit dieser Schraube ist die Dimension der zarten Leptotänfäden im Lichtmikroskop erreicht, wenn sie der Essigsäurekarmin-Quetschtechnik und der damit verbundenen Quellung unterworfen wurden.

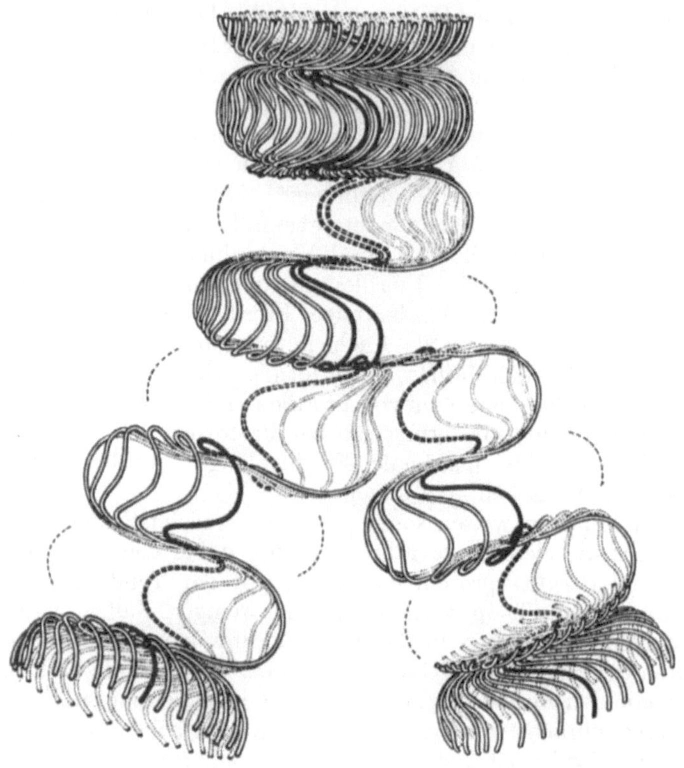

Abb. 65. Schema des Chromosoms einer Peridinee im Zustand der Verselbständigung der Chromatiden; nur ein Teil der Fibrillen gezeichnet. (Nach Grassé u. a. 1965)

Etwa dasselbe ist bei drei Arten von Orthopteren beschrieben worden, jedoch mit anderer Interpretation[375].

In der Prophase der Meiose, vor allem im Zygotän-Pachytän, ist eine spezielle Struktur elektronenoptisch sichtbar gemacht worden, der sog. synaptonemale Komplex[376]. Es ist hier nicht der Ort, die Problematik dieser Erscheinung im einzelnen zu diskutieren, die sich aus einem zentralen Bereich und zwei

[373] Wolfe und John 1965, Wolfe und Hewitt 1966.

[374] Bopp-Hassenkamp 1958.

[375] Sotelo und Trujillo-Cénoz 1960.

[376] Moses 1956, 1958, 1960, Fawcett 1956, Nebel und Hackett 1961a, b, Sotelo 1962, 1969, Nebel 1962, Nebel und Coulon 1962, Coleman und Moses 1963, Moses und Coleman 1964, Maillet und Folliot 1965, Guénin 1965, Folliot und Maillet 1966, Roth 1966, Woollam u. a. 1966, 1967, Roth und Ito 1967, Underbrink u. a. 1967, v. Wettstein und Sotelo 1967, Moens 1968 sowie bei einem Pilz Westergaard und v. Wettstein 1966; vgl. die Zusammenfassungen Moses 1964, 1969, Sotelo 1969.

lateralen, elektronendichten Komplexen zusammensetzt (Abb. 66) und die bei Heuschrecken alle von der Kernmembran ausgehen[377]. Sie ist hier nur wesentlich, soweit sie im Zusammenhang mit paarenden Chromosomen auftritt. Dabei bestehen die lateralen Komplexe aus zusammengelagerten Fibrillen, von

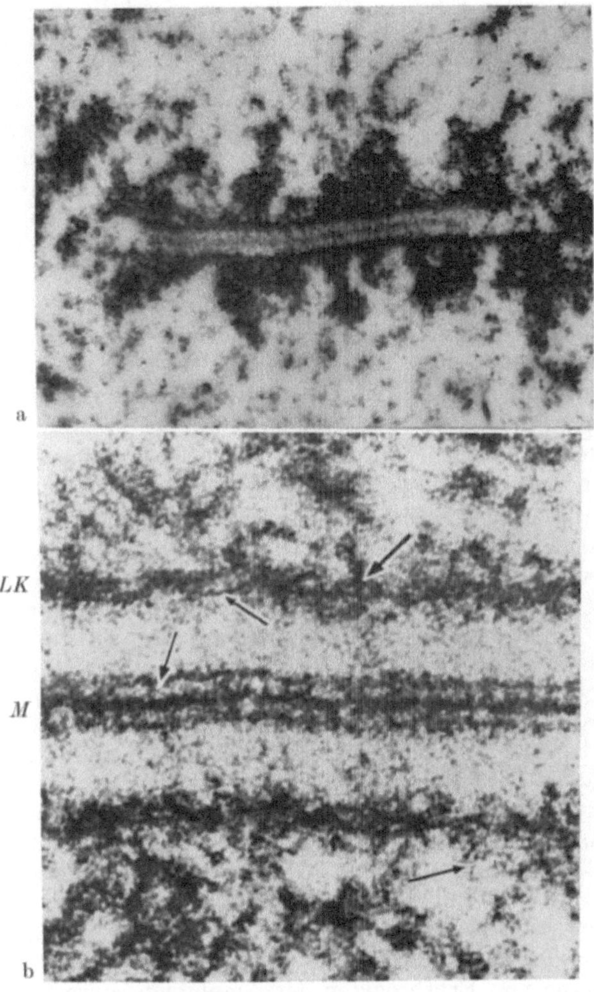


Abb. 66. a Lilie (Lilium candidum), Meiose, Pachytän. Synaptonemaler Komplex (Übersichtsbild) Original. b Grillenart (Gryllus argentinus). Synaptonemaler Komplex, 400000fach vergrößert. Bezeichnungen: *M* Mittelkomplex, *LK* Lateraler Komplex, Pfeile = Stellen mit deutlichen 15/20 Å-Fibrillen. (Aus v. Wettstein und Sotelo 1967)

denen nur ein Teil Chromatinfibrillen der beiden paarenden Chromosomen sind, während der andere Teil aus Protein besteht[377a]; in den Pollenmutterzellen der Lilien finden sich schon im Leptotän einzelne, noch nicht gepaarte laterale Komplexe ohne zentralen Bereich[378]. Ein Teil der Fibrillen scheint von den lateralen Komplexen abzustrahlen, wobei sich nicht sicher entscheiden läßt, ob es sich dabei um frei endende oder um schleifenartig wieder in den lateralen

[377] Moens 1969. [377a] Comings und Okada 1970. [378] Moens 1968, Sotelo 1969.

Komplex zurücklaufende Fibrillen handelt[379]. Diese Fibrillen haben wieder die zweierlei Durchmesserwerte: um 20 Å[380] sowie 70—120 Å[381]. Der Durchmesser der in Abb. 66 abstrahlenden, nicht selten in eine Schraube gelegten Fibrillen beträgt ebenfalls 120—150 Å.

Werden entsprechende Stadien von Spermatocyten gespreitet, dann erscheinen die abstrahlenden Fibrillen 200 Å dick, während diejenigen im lateralen Komplex 300 Å messen[382]. Von dem zentralen Element mit axial und senkrecht dazu verlaufenden Fibrillen haben wir hier nicht zu sprechen, da es trotz gegenteiliger Feststellungen nach Indiumtrichlorid-„Färbung“[383] wenig wahrscheinlich ist, daß es sich hierbei um eine DNS-haltige, dem Achsenanteil eines einzelnen Chromosoms zugehörige Bildung handelt[384]. Es ist außerdem wahrscheinlich gemacht worden, daß die homologen Chromosomen sich von den zentralen Anteilen des synaptonemalen Komplexes lösen, der sich darnach zurückbildet[385]. Nur selten ist die Vermutung geäußert worden, daß die lateralen Komplexe in die Diplotänchromosomen eingehen[386]. Erschwert wird die Verbindung von synaptonemalem Komplex mit dem Feinbau einzelner Chromosomen außerdem dadurch, daß auch ohne deutlichen Zusammenhang mit einem homologen Chromosomenpaar „Extrakomplexe“ auftreten, etwa bei Insekten (Grylliden) am Ort einer Assoziation zwischen heterochromatischem X-Chromosom und Nucleolus in den meiotischen Prophasen[387].

In den späteren Stadien der Meiose, an den Chromosomen der Diakinese und Metaphase sind erstaunlich wenige Details sichtbar geworden[388].

Außer den Chromosomen in der Mitose und Meiose sind von dem gesamten Teilungscyclus auch die Interphasen eingehend elektronenoptisch untersucht worden, in der Hoffnung, in diesem aufgelockerten Zustand der Chromosomen mehr über ihre letzten gestaltlichen Einheiten zu erfahren. Entgegen den Erwartungen hat sich nicht viel mehr ergeben, als was bereits an den ausgebildeten Chromosomen gesehen wurde. Entweder haben sich Granula darstellen lassen, die mehr oder weniger deutlich auf Fibrillen aufgereiht sind[389], oder die typischen Fibrillen, die nicht selten untereinander vernetzt erscheinen[390]. Wieder begegnen uns nur die verschiedenen Stufen ihrer Durchmesser: 20—30 Å, um 150 Å und gelegentlich auch 300 Å[391]. Das kondensierte Chromatin (Heterochromatin) der Erythrocytenkerne von Huhn- und von Urodelen-Milzzellen liegt in parallelen Fibrillen zur Kernmembran. Es sind „Mikroröhren“ vorhanden mit einem Durchmesser von 130—170 Å, um welche eine DNS-Proteinschraube gewickelt ist. Der weitgehend konstante Abstand der „Bänder“ legt die Annahme von abstandbestimmenden Spezialstrukturen nahe[392].

Dem Verfahren der Spreitung von Interphasechromosomen sind in erster Linie Interphasekerne von Erythrocyten der Amphibien sowie von Leukocyten einschließlich derjenigen des Menschen unterworfen worden. Es handelt sich dabei um Zellarten, die keine RNS-Vorstufen mehr inkorporieren[393]. Durchmesser um 80—100 Å werden an den gespreiteten Fibrillen nicht häufig ge-

[379] Sotelo und Trujillo-Cénoz 1960, Moses 1960, 1964, Nebel und Coulon 1962, Baker und Franchi 1967. [380] Sotelo und Wettstein 1969.

[381] Sotelo und Trujillo-Cénoz 1960, Ris 1961, Nebel und Hackett 1961a, b, Wolstenholme und Meyer 1966, Sotelo 1969.

[382] Gall 1966. [383] Coleman 1964. [384] Swift 1969. [385] Moses 1969.

[386] Baker und Franchi 1967. [387] Vgl. Zusammenfassungen Moses 1969, Sotelo 1969.

[388] Sotelo 1969. [389] Nebel u.a. 1960, Kurosumi 1961. [390] Hay und Revel 1963.

[391] Amano u.a. 1956 bei Maus Lymphocyten, Kurosumi 1961 bei apokrinen Schweißdrüsen des Menschen, Siang Hsu 1968 bei Spermatiden einer Ascidie sowie Peveling 1961 bei Paeonia und Hyde 1964 bei Erbsen.

[392] Davies 1967, 1968. [393] Caspersson und Prescott 1963.

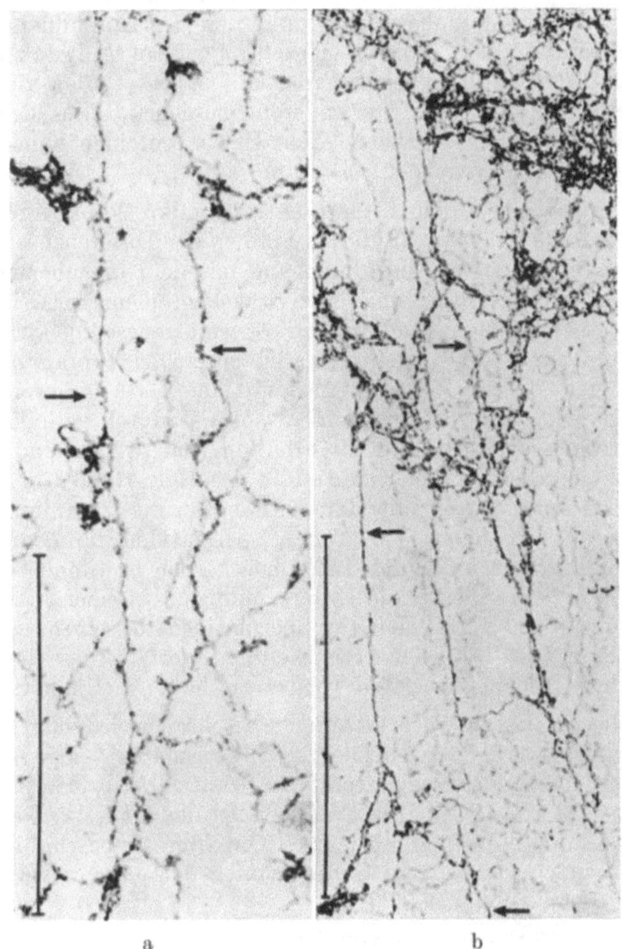


Abb. 67a u. b. Salamander-Erythrocyten. Interphasekerne gespreitet. a Ohne Fixation vor Kontrastierung mit Uranylacetat: 80—100 Å-Fibrillen, an den Stellen der Pfeile Schraube höherer Ordnung zum Durchmesser von etwa 200 Å erkennbar. b Mit Fixation in Alc. abs. vor Kontrastierung. Ebenfalls 80—100 Å-Fibrillen, an den Stellen der Pfeile Zusammensetzung aus zwei Unterfibrillen erkennbar. (Aus RIS 1964)

messen[394]; meist erscheinen 200—300 Å dicke Fibrillen, zum Teil mit dem ausdrücklichen Hinweis auf das Nicht-Vorhandensein niederer Durchmesserwerte[395]. Auf der anderen Seite weisen Bilder der 200 Å-Fibrillen darauf hin, daß diese Durchmesserstufe in erster Linie durch Aufschraubung einer 80—100 Å-Fibrille (Abb. 67a) und erst in zweiter Linie durch Bündelung zweier derartiger Unterfibrillen zustande kommt (Abb. 67b)[396]. Daß die so regelmäßig höher liegenden Durchmesserwerte gespreiteter Chromosomen gegenüber denjenigen in Ultradünnschnitten häufig auf Quellungsphänomene bei der Lockerung der Chromosomen aus dem Verband des Zellkerns zurückzuführen sind, ist durch Ultradünn-

[394] RIS 1964, 1966, KAYE und MCMASTER 1966, BASTIA und SWAMINATHAN 1967, KAYE 1969.
[395] GALL 1963, 1966, DU PRAW 1965a, b, WOLFE 1965a, CHATTORAJ u.a. 1968.
[396] RIS 1966.

schnitte eben in Spreitung befindlicher Kerne nachgewiesen[397]; von der Zone der Lockerung ab nimmt in Erythrocytenkernen der Amphibien der Fibrillendurchmesser abrupt zu (Abb. 64). Ein spezielles Problem stellt dabei die auffällige Vernetzung der Fibrillen untereinander dar. Es ist dabei offen, ob dabei Unterfibrillen von einer 200 Å-Fibrille zur anderen übergehen, ob es sich um sichtbar gewordene Disulfidbrücken zwischen Nicht-Histonproteinen handelt[398] oder ob komplexe Hypothesen entwickelt werden müssen[399].

Unter den Interphasekernen ist die Elektronenmikroskopie von Spermatiden-Kernen gesondert zu erwähnen. In diesen Stadien der Differenzierung werden die Zellen aus dem funktionellen Zusammenhang mit dem umgebenden Zellgewebe herausgenommen. Ihre synthetische Aktivität liegt somit niedrig; gleichzeitig werden in fortgeschrittenem Stadium der Spermiogenese die Strukturproteine des Chromosoms durch die verhältnismäßig einfachen Protamine ersetzt; bei einer Schnecke geht diesem Vorgang eine Zunahme des Argininreichtums in den Histonen voraus[400]. Die Wahrscheinlichkeit sollte dadurch verhältnismäßig groß sein, ein elektronenoptisches Bild zu erhalten, das weitgehend frei von den Störmomenten einer funktionellen Aktivität der Kerne und Chromosomen ist, soweit sie nicht unmittelbar mit der Differenzierung zusammenhängt. Entsprechend diesen Erwartungen sind an den Spermatiden die niedrigsten Durchmesserwerte der Fibrillen unter den Interphasekernen bestimmt worden: 20 bis 30 Å[401] sowie 40 Å[402]. Vergleichende Untersuchungen bei einer Orthoptere zeigen in Interphasen 40—150 Å-Fibrillen, in Spermatiden desselben Objekts ist dagegen die Streuung mit 79—84 Å wesentlich geringer[403]. Diese letzten sichtbar werdenden fädigen Elemente treten wieder zu höheren Einheiten zusammen.

Die bisher besprochenen Untersuchungen beschreiben lediglich den jeweiligen Zustand der sichtbar werdenden Fibrillen; verhältnismäßig wenige Arbeiten wagen darüber hinaus den Versuch, die ungefähre Anzahl der Fibrillen pro Chromosom oder pro Chromatid anzugeben. Bei Spermatiden der Heuschrecke Steatococcus sind pro Chromosom 64 Fibrillen mit je 30 Å Durchmesser beschrieben worden[404]; dieselbe Anzahl fand sich bei den Chromosomen der monocotyledonen Pflanze Tradescantia[405].

Für meiotische Chromosomen von Säugetieren ist angegeben worden, vier Basis-Schrauben zu je 30 Å seien paranematisch, d.h. ohne ineinanderzuhängen, zu einer übergeordneten Schraube von 200—500 Å zusammengeschlossen. Die nächste Stufe einer Schraubung mißt bereits 2000 Å und stellt damit die lichtmikroskopisch sichtbare Schraube der frühen meiotischen Stadien dar[406]. An den Chromosomen desselben Objekts ist aber auch ein anderer Aufbau entwickelt worden[407]: 32 Fibrillen mit je 100 Å Durchmesser bilden das ungepaarte, lichtmikroskopisch sichtbare Leptotänchromosom.

Die Chromosomen des Menschen und der Ratte enthalten doppelt geschraubte Chromatiden; sofern eine Streckung stattfindet, werden noch $^1/_8$ Chromatiden beobachtet. Von diesen letzten Einheiten strahlen in dichter Häufung 200- bis 300 Å-Fibrillen ab. Das Besondere dieser Befunde liegt darin, daß sie lichtmikroskopisch durch Zwischenschaltung einer Bildröhre und den damit möglichen Verstärkungen des Kontrastes und der linearen Vergrößerung erzielt wurden[408].

397 Wolfe und Grim 1967. 398 Dounce und Hillgartner 1965. 399 Vgl. Ris 1966.
400 Bloch und Hew 1960. 401 Silveira und Porter 1964, Solari 1967, 1968a, b.
402 Ris 1961, Kaye 1969, Eggmann 1966 in der Spermatozoid-Entwicklung einer Alge.
403 Kaye und McMaster 1966. 404 Nebel 1957.
405 Kaufmann und McDonald 1956, Kaufmann und De 1956, Wischnitzer 1960.
406 Nebel 1959. 407 Ris 1961. 408 Frédéric 1969.

Bei der viel untersuchten Pflanze Tradescantia sind im Elektronenmikroskop an Chromosomen der Telophase acht Unterelemente beschrieben worden, jedoch ohne nähere Angabe, wieviele Fibrillen in ihnen vorhanden sind[409]; bei einer weiteren Blütenpflanze, Crepis, sind dagegen nur 4 Chromonemata ohne weitere Unterteilung gesehen worden[410]. Rein rechnerisch ist aus Messungen der Chromosomenlänge und -breite sowie des DNS-Gehaltes der Zellkerne verschiedener höherer Pflanzen ermittelt worden, daß etwa 200 Fibrillen ein Halbchromatid aufbauen müßten. Jede Fibrille besteht dabei aus einer 40 Å-Histon-Mikrofibrille, um welche die DNS-Doppelhelix zu einem Gesamtdurchmesser von 120 Å gewunden ist. Der Fibrillenkomplex ist in eine Schraube von 0,2—0,5 μ Durchmesser, d.h. in die Standardschraube, gelegt[411]. Mit verfeinerten polarisationsoptischen Methoden haben sich recht ähnliche Schlüsse auf den Chromosomenfeinbau ziehen lassen: 20—30 Å dicke DNS-Histonfibrillen schließen sich zu Bündeln von 100 Å-Durchmesser zusammen; diese Fibrillen bilden zwei Stufen von Schrauben[412]. Röntgenbeugungsbilder machen schließlich wahrscheinlich, daß eine Fibrille im Nucleolus vier DNS-Doppelhelices enthält, die durch Histonbrücken zusammengehalten werden[413].

Über die Anzahl der Fibrillen pro Chromosom liegen somit recht unterschiedliche Angaben vor, sofern man davon ausgeht, daß die Chromosomen der verschiedenen Eukaryonten einen einheitlichen Aufbau in dieser Hinsicht aufweisen. Es liegen aber Anhaltspunkte dafür vor, daß unter Umständen selbst innerhalb einer Gattung eine unterschiedliche Zahl von Fibrillen in den Chromosomen vorhanden sein kann. Der DNS-Gehalt der Zellkerne verschiedener Arten einer Gattung sowie verschiedener systematischer Einheiten ist häufig um ganzzahlige Vielfache voneinander verschieden[414]; das bedeutet aber, daß dann innerhalb der Chromosomen entsprechende Differenzen in der Zahl der Fibrillen bestehen müssen.

Derartige Verschiedenheiten des DNS-Wertes sind selbst innerhalb einer speziellen Erscheinungsform eines Chromosoms, in Speicheldrüsenchromosomen der Dipteren, gemessen worden; der DNS-Gehalt einzelner Querbanden kann sich um ganzzahlige Stufen voneinander unterscheiden[415], und auch ihre DNS-Synthese kann zeitlich verschieden vor sich gehen[416].

### e) Die chemische Zusammensetzung des Chromosoms

Im vorhergehenden Abschnitt sind Befunde an Fibrillen und Fibrillenbündeln mit Hilfe des Elektronenmikroskops beschrieben worden. Damit stellt sich aber die Frage, welche chemischen Verbindungen diese Fibrillen aufbauen, insbesondere, ob es sich dabei um DNS-haltige Elemente handelt oder lediglich um Strukturen aus der synthetischen Aktivität des Chromosoms. Dies ist eine, unmittelbar aus der Analyse des Feinbaus von Zellkern und Chromosom sich ergebende spezielle Frage, hinter der weitere nach der Bedeutung der chemischen Zusammensetzung für andere strukturelle Zusammenhänge stehen. Es kann nicht die Aufgabe dieses Abschnitts sein, den gesamten Chemismus des Zellkerns abzuhandeln; es muß genügen, aus diesem Zusammenhang nur soviel zu entnehmen, als zum Verständnis des licht- und elektronenoptischen Feinbaus notwendig ist.

Rein aus der vergleichenden Beobachtung von Zellkernen in Interphasen und Teilungen wird deutlich, daß die Fibrillen des Zellkerns ein wesentlicher Baustein der Chromosomen sein müssen, denn sie finden sich ausschließlich in den

---

409 Gay 1964, Sparvoli und Kaufmann 1964, Sparvoli u.a. 1965. 410 Resch 1964b.
411 Read 1961. 412 Inoué und Sato 1962. 413 Luzzati und Nicolaieff 1963.
414 Vgl. Ris 1957, 1961. 415 Keyl 1965. 416 Pelling 1966.

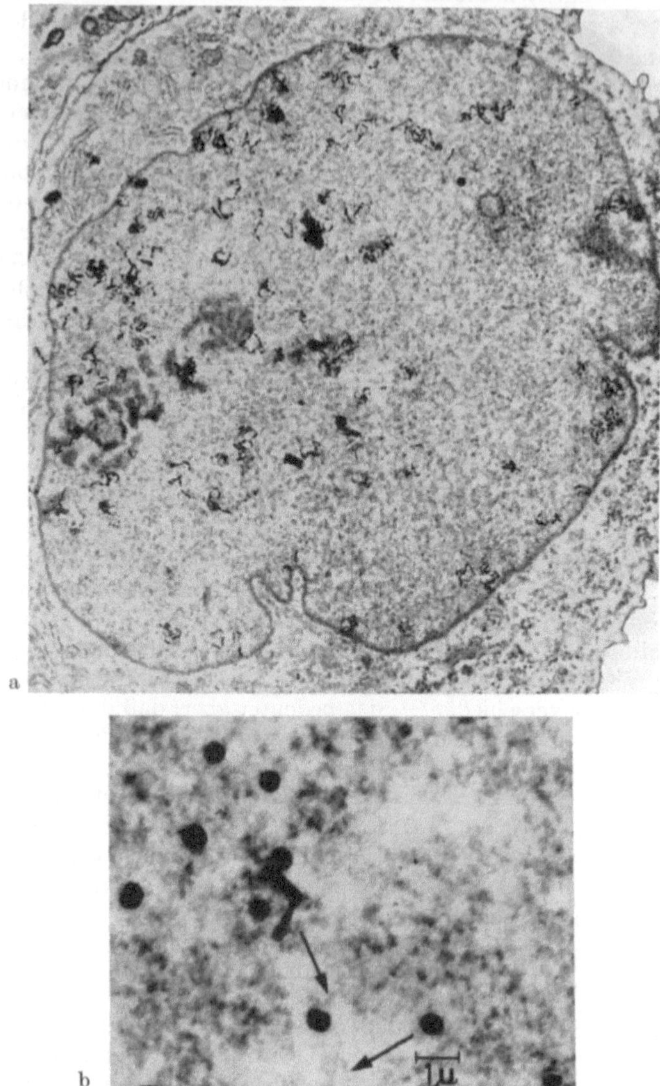


Abb. 68. a Affennieren-Zelle. Zellkern nach gleichzeitiger Markierung mit $^3$H-Thymidin und Infektion mit SV 40-Virus. Photographische Spuren nur über Fibrillen und ihrer unmittelbaren Umgebung, nicht im Nucleolonema. (Aus Granboulan 1963.) b HeLa-Kultur. Zellkern nach Markierung mit $^3$H-Thymidin. Photographische Spuren in erster Linie in der Nähe der Fibrillen unter 100—200 Å (insbesondere oberer Pfeil). Teilvergrößerung aus einem Zellkern. (Aus Moses und Coleman 1964)

Arealen der Chromosomen, sobald sie als solche klar abgegrenzt sind. Einen Schritt weiter führte die Behandlung der Ultradünnschnitte mit Indiumtrichlorid und ähnlichen Schwermetallsalzen, die spezifisch mit DNS reagieren und daher DNS-haltige Strukturen wie die Fibrillen elektronenstreuender werden lassen[417]. Daß die Fibrillen DNS enthalten, folgte weiterhin aus den Ergebnissen elektronen-

[417] Huxley und Zubay 1961, Watson und Aldridge 1961, Zobel und Beer 1961, Marinozzi 1963.

optischer Autoradiographie mit $^{3}$H-Thymidin. Bei entsprechend sorgfältig gewählter Technik lagen die photographischen Spuren über oder in unmittelbarer Nachbarschaft der Fibrillen (Abb. 68a, b)[418]. Darüber hinaus schien es, als ob die Inkorporation in erster Linie an den feinsten Fibrillen unter 100 Å erfolgte und nicht an den 100—200 Å-Fibrillen (Abb. 68b), so daß die Annahme nahelag, die DNS-Replikation spiele sich in erster Linie an maximal aufgelockertem und nicht an aufgeschraubtem Fibrillenmaterial ab[419]. Es darf aber bei derartigen detaillierten Feststellungen nicht vergessen werden, daß die Spuren und der Ort der eigentlichen Strahlenquelle in elektronenoptischen Präparaten einander nicht immer so eindeutig zuzuordnen sind, daß in den Dimensionen der Fibrillen immer ganz klare Entscheidungen gefällt werden können[420].

Daß aber die Fibrillen außer DNS noch Proteine enthalten müssen, ergab sich aus der Behandlung der Ultradünnschnitte mit DNS-, RNS- und proteinabbauenden Enzymen. In der Regel bricht der Längszusammenhang in Fibrillen und zu höheren Einheiten zusammengeschlossenen Fibrillenbündeln erst zusammen, wenn außer DNasen noch Proteinasen, insbesondere Trypsin mit verwendet worden sind[421].

Die klarste Aussage über die Zusammensetzung der Fibrillen gibt die Kombination biochemischer und elektronenoptischer Verfahren. Werden biochemisch aus Zellkernen des Kalbsthymus DNS-Histon-Makromoleküle isoliert, erhält man im Elektronenmikroskop Fibrillen mit einem Durchmesser von 30—35 Å und mit einer Länge von 4000 Å. Wird das mit der DNS verbundene Histon entfernt, verbleiben im Aufdampfpräparat Fibrillen mit 20 Å Durchmesser und 7000 Å Länge. Die überraschende Zunahme der Fibrillenlänge nach der Abtrennung des Histons von der DNS scheint darauf hinzudeuten, daß dem Histon eine entscheidende Rolle bei der Aufschraubung der Fibrillen zufallen könnte[422]. Eine Nachpräparation mit demselben Material von anderer Seite[423] führte zu DNS-Histonfibrillen mit 40 Å Durchmesser, von denen zwei in einer 100 Å-Fibrille vereinigt sind. Dabei schien hier dem Histon die Rolle zuzufallen, Querverbindungen zwischen den beiden Unterfibrillen herzustellen.

Diese Ergebnisse der Biochemiker gleichen in erstaunlichem Umfang dem, was durch Ultradünnschnitte sowie durch Spreitung der Chromosomenbestandteile als unterste Fibrillen-Einheit gefunden wurde, so daß heute kaum ein Zweifel daran möglich ist, daß die beschriebenen Fibrillen aus DNS, aus Histonen und eventuell Nichthiston-Proteinen zusammengesetzt sind. Damit ist aber nicht eingeschlossen, daß alle fibrillären Elemente in einem Interphasekern als DNS-Histon-Fibrillen gedeutet werden dürfen. Auffällige, schraubig aufgewundene Fibrillen in Amöbenkernen, die geradezu als Übertragung lichtmikroskopisch sichtbarer Chromosomen-Schraubung erschienen, erwiesen sich nach Autoradiographie mit $^{3}$H-Thymidin als nicht-inkorporierend. Sie mußten daher als Produkte synthetischer Aktivität der Chromosomen interpretiert werden[424].

Aus rein chemischen Untersuchungen an isolierter und gereinigter DNS aus Chromosomen ist darüber hinaus bekannt, daß es sich bei der DNS um eine typische Watson-Crick-Doppelhelix handelt, die gestreckt und nicht ringförmig geschlossen ist[425]. Versuche mit Polymerase und Transferase aus Kalbsthymusker-

[418] Caro 1962, Caro und van Tubergen 1962, Blondel 1968; vgl. zusammenfassend Moses 1964. [419] Moses und Coleman 1964.

[420] Granboulan 1963; ferner die Diskussion nach der Arbeit Meek und Moses 1963.

[421] Dales 1960; vgl. Ris 1961, 1966, Chorazy u.a. 1963, Moses 1964, Solari 1967.

[422] Zubay und Doty 1959. [423] Ris 1961. [424] Pappas 1956, Wolstenholme 1966.

[425] Zusammenfassung und Literatur über den gesamten Bereich der strukturell bedeutungsvollen Zellkern-Chemie: Ris 1969.

Tabelle 5. *Minimale Länge isolierter DNS aus Chromosomen* (Ris 1969)

| Herkunft | Methode | Molekulargewicht (× $10^6$ Daltons) | Länge (μ) | Literatur |
|---|---|---|---|---|
| *Physarum polycephalum* | Sedimentation | 15 | — | McGrawth und Williams |
| Weizen-Keimlinge | Sedimentation | 100 | — | Hotta und Bassel |
| Weizen-Keimlinge | Elektronenmikroskop | — | bis 31 | Hotta und Bassel |
| *Chironomus tentans* | Elektronenmikroskop | — | 8,1—89,4 | Wolstenholme et al. |
| *Chironomus thummi* | Elektronenmikroskop | — | 5,2—154,5 | Wolstenholme et al. |
| Seeigel-Spermien | Elektronenmikroskop | — | ~100 | Solari |
| Forellen-Spermien | Sedimentation | 60—200 | — | Davison |
| Eber-Spermien | Elektronenmikroskop | — | 0,7—17 | Hotta und Bassel |
| Kalbs-Thymus | Sedimentation, Viscosität | 50 | — | Aten und Cohen |
| Chinesischer Hamster | Autoradiographie | — | bis 1100 | Huberman und Riggs |
| Maus-Lymphoblasten | Sedimentation | 500 | — | Lett |

nen an Amphibien-Chromosomen scheinen darauf hinzuweisen, daß auch DNS in einsträngiger Form in den Chromosomen mindestens zeitweise vorhanden sein könnte[426]. Hierfür sprechen auch Befunde nach kurzzeitiger $^3$H-Thymidin-Markierung und anschließender biochemischer Aufarbeitung der DNS. Zunächst treten nur kurze, möglicherweise auch einsträngige DNS-Segmente auf, die erst nach 2—3 Std eine Länge von 200 μ erreicht haben [426a]. Der Übergang von der Doppelhelix zur Einsträngigkeit — etwa bei der Transkription auf die RNS — scheint im aufgelockerten Euchromatin leichter vor sich gehen zu können als im stärker kontrahierten Fibrillenmaterial des Heterochromatins[427].

Molekulargewicht und Länge der chromosomalen DNS werden unterschiedlich angegeben (Tabelle 5); ohne Frage sind die Differenzen weniger auf die verschiedenen Objekte als vielmehr auf die Präparationsmethode zurückzuführen, so daß es sich bei den Angaben durchweg um Längenwerte an der untersten Grenze handelt.

Den zweiten Anteil an den Fibrillen stellen Proteine dar, insbesondere die basischen Histone. Ihr Molekulargewicht liegt mit 8000—20000 verhältnismäßig niedrig, sie sind reich an Arginin und Lysin. Die Anzahl isolierbarer Histone ist begrenzt, seit bei der Präparation eine Verunreinigung durch extrakaryotische Bestandteile besser vermieden werden kann[428].

Die Histone scheinen qualitativ und quantitativ, soweit eine biochemische Aufarbeitung dies erkennen läßt, bei verschiedenen Objekten recht einheitlich sich zu verhalten. So stimmen Histone aus Kalbsthymus und aus Erbsenknospen weitgehend miteinander überein in Ionen-Austausch-Chromatographie, Aminosäure-Zusammensetzung, den endständigen Amino- und Carboxyaminsäuren, der

[426] von Borstel u.a. 1969. [426a] Taylor u.a. 1968, Painter 1968. [427] Frenster 1966.
[428] Zur Terminologie der Histone vgl. Bonner und Tso 1964, insbesondere Murray 1964.

elektrophoretischen Wanderung und im Grad der nativen Bindung an die DNS[429]. Desgleichen fallen keine wesentlichen Unterschiede ins Gewicht bei embryonalen und ausdifferenzierten Zellgeweben, bei Eu- und Heterochromatin sowie bei aktivem und inaktivem Chromatin, es sei denn, man beachtet nur die sehr Lysin- und Serin-reichen Fraktionen[430]. In Zellen aus HeLa-Kulturen unterscheiden sich im Histongehalt auch Interphasechromosomen nicht von Metaphasechromosomen, wenn man von dem zusätzlichen Vorhandensein HCl-löslicher Nichthiston-Proteine in den Metaphasechromosomen absieht[431].

An den Histonen der Chromosomen sind folgende Stoffwechselvorgänge nachgewiesen worden: sie erfahren Strukturmodifikationen durch Methylierung, Acetylierung und Phosphorylierung; diese Prozesse scheinen für Repression und Derepression einzelner Genorte eine wesentliche Rolle zu spielen. Ferner wird Histon bei Zellvermehrung neu synthetisiert; sein turn-over in differenzierten Zellen geht verhältnismäßig langsam vor sich. Schließlich werden im Laufe der Spermiogenese die Histone durch Protamine ersetzt[432]. Dabei verschwindet im Kern gleichzeitig eine Granasorte um 25—80 mμ aus Proteinen und RNS[433]. Dieser Ersatz erfolgt nachdem zunächst argininreiches Histon entstanden ist[434].

Auch in der Entwicklung der Zellen scheinen Verschiebungen innerhalb der Gesamtfraktion der Histone eine wesentliche und noch wenig genau erforschte Rolle zu spielen. In einem in vitro-System erwiesen sich vor allem zwei Histonfraktionen (Hi Ib und IIb) als reprimierend[435]; bei Ratten stieg im Alter der Gesamt-Histongehalt pro DNS-Einheit an, und zwar geht die durch Lysinreichtum charakteristische Histon II-Fraktion zurück und das argininreiche Histon I nimmt zu[436]. An Speicheldrüsen von Chironomus ist entlang dem Chromosom gleichzeitig mit der RNS-Synthese eine Acetylierung der Histone gefunden worden[437].

Außer der Bedeutung für die Repression und Derepression der Genorte scheint das Histon auch als Angriffspunkt für Hormone bedeutungsvoll zu sein, die auf diese Weise sehr unmittelbar in die Transkription eingreifen können; dies ergibt sich besonders deutlich aus in vitro-Versuchen, in denen Rattenleber-Histon das injizierte Hydrocortison schnell und in erheblichem Umfang bindet[438].

Die unter strukturellen Gesichtspunkten entscheidende Frage nach der Art und Weise der Bindung zwischen DNS und Histonen kann heute noch nicht befriedigend beantwortet werden. Möglicherweise handelt es sich um Ionenbindungen[439]. Ein erheblicher Teil der schwach lysin- aber argininreichen Histone scheint in helicoidaler Form vorzuliegen, wobei die Aminogruppen basischer Aminosäuren an die $PO_4$-Gruppen der DNS gebunden sind, während die nicht basischen Aminosäuren schleifenförmig von der DNS entfernt bis zur nächsten gebundenen Aminogruppe verlaufen[440]. Die hier kurz unter strukturellen Gesichtspunkten zusammengefaßte Darstellung der Eigenschaften von Histonen zeigt, daß sie im Verhältnis zu ihren spezifischen Wirkungen chemisch recht unspezifisch gebaut sind. Es ist daher auch die Auffassung geäußert worden, die Histone entfalteten erst zusammen mit Nicht-Histonproteinen ihre Wirkung, von denen ihre Assoziation mit der DNS nachgewiesen wurde[440a].

Nach den Ergebnissen der Röntgenbeugung zeigen die Histone eine weitgehend regelmäßig gefaltete Konfiguration, wobei die DNS zur Fibrillenachse

---

[429] Bonner u.a. 1968. [430] Nelson und Yunis 1969, zusammenfassend: Ris 1969.
[431] Sadgopal 1967, zit. nach Bonner u.a. 1968. [432] Fambrough 1969.
[433] Kaye und McMaster-Kaye 1966. [434] Bloch und Hew 1960.
[435] Bonner und Huang 1964. [436] Klimenko 1964. [437] Allfrey u.a. 1968.
[438] Sluyser 1967, zusammenfassend ferner Davidson 1965. [439] Bonner u.a. 1968.
[440] Zusammenfassend: Ris 1969. [440a] Benjamin und Goodman 1969.

Tabelle 6. *Aminosäure-Zusammensetzung einiger Proteinfraktionen aus Zellkernen von Rattenlebern* (Aus Fambrough 1969)

| Aminosäure | Kernsaft[a] | Chromosomales saures und Rest-Protein ($(NH_4)_2SO_4$-Niederschlag)[b] | Chromosomales saures Protein[a] | Nicht-chromosomales saures Protein[a] | Rest-Nucleolarprotein[c] | Rest-Ribonucleoprotein[d] | Histon |
|---|---|---|---|---|---|---|---|
| Lys | 8,3 | 7,7 | 7,3 | 6,3 | 7,8 | 7,0 | 15,5 |
| His | 4,0 | 2,1 | 2,3 | 2,3 | 2,1 | 1,9 | 1,9 |
| Arg | 2,9 | 4,6 | 7,7 | 5,7 | 5,5 | 5,4 | 8,5 |
| Asp | 10,5 | 9,7 | 9,1 | 9,3 | 9,1 | 7,0 | 5,8 |
| Thr | 5,1 | 5,3 | 5,0 | 5,7 | 4,4 | 5,4 | 6,0 |
| Ser | 6,2 | 5,2 | 6,9 | 7,4 | 7,7 | 5,2 | 6,2 |
| Glu | 9,2 | 15,2 | 12,4 | 12,1 | 12,8 | 8,0 | 8,8 |
| Pro | 5,5 | 4,8 | 6,4 | 5,5 | 5,8 | 6,4 | 5,3 |
| Gly | 8,4 | 8,3 | 9,0 | 8,0 | 8,6 | 7,9 | 7,8 |
| Ala | 9,8 | 8,2 | 6,7 | 7,4 | 7,9 | 10,2 | 11,6 |
| Val | 7,6 | 7,1 | 5,1 | 6,1 | 6,5 | 6,5 | 5,6 |
| Met | 1,3 | 1,9 | 2,2 | 2,6 | 1,4 | 3,0 | 1,1 |
| Ile | 3,8 | 4,7 | 4,4 | 4,4 | 4,6 | 4,8 | 4,4 |
| Leu | 9,9 | 7,7 | 8,3 | 9,4 | 9,5 | 10,3 | 7,4 |
| Tyr | 2,2 | 2,5 | 3,2 | 2,8 | 1,6 | 4,0 | 2,5 |
| Phe | 4,4 | 4,2 | 3,8 | 4,0 | 3,5 | 5,2 | 2,0 |
| Cys | 0,8 | 0,9 | 0,4 | 1,3 | 1,4 | 0,6 | |
| Try | | | 1,3 | 0,9 | | 1,2 | 0,1 |

[a] Nach Steele und Busch.
[b] Nach Wang (1967).
[c] Nach Grogan et al.
[d] Nach Wang (1966).

geneigt angeordnet ist. Werden die Fibrillen gestreckt, geht die regelmäßige Faltung verloren und die DNS richtet sich auf[441]. In dieselbe Richtung weisen die immer wieder erhobenen Befunde, daß die Histone entscheidend an der Chromosomenkontraktion beteiligt sind[442].

Außer den Histonen sind im Chromosom weitere Kernproteine vorhanden, die sog. Residualproteine[443]. Die Aminosäure-Zusammensetzung einiger Fraktionen der sauren und residualen Kernproteine gibt die Tabelle 6. Zu dieser Gruppe der Nichthiston-Proteine gehören zunächst die sauren Proteine, von denen ein Teil an DNS und Histon gebunden ist. Die Tatsache ihrer festen Bindung an die DNS hat Anlaß zu der Auffassung gegeben, daß diese Proteine Brücken zwischen einzelnen, hintereinander angeordneten DNS-Molekülen darstellen, wobei der Zusammenhalt zwischen den Brückenproteinen über Disulfidbindungen bewerkstelligt wird[444].

Der Nachweis der Bindung von Anteilen des Residualproteins mit Histonen hat zu der Annahme geführt, mit ihrer Hilfe sei es den Histonen, die gegenüber der großen Zahl von Genorten einen wenig spezifischen Bau besitzen, leichter möglich, speziell einzelne Genorte zu reprimieren[445].

Ein wesentlicher Anteil des Residualproteins ist schließlich an die RNS gebunden. Gerade dieser Anteil verursacht die großen Unterschiede des RNS-Gehaltes der verschiedenen Zellkerne; er hat mit dem strukturellen Aufbau des

[441] Pardon und Wilkins 1967. [442] Zubay und Doty 1959, Allfrey und Mirsky 1964.
[443] Mirsky und Ris 1951.
[444] Dounce und Hilgartner 1964, Hilgartner 1968, Mackay u.a. 1968.
[445] Benjamin und Goddman 1969.

Chromosoms nichts zu tun und stellt lediglich die Folge der wechselnden synthetischen Aktivität dar. So wanderte im Laufe der Mitose markiertes Protein aus dem Zellkern ins Cytoplasma, um in der anschließenden Interphase wieder in den Zellkern zurückzukehren[446].

Einen weiteren Anteil des Residualproteins stellen die kerngebundenen Enzyme dar, im wesentlichen die DNS-Polymerase, RNS-Polymerase, DPN-Pyrophosphorylase sowie die Nucleosid-Triphosphatase[447]. Insbesondere die DNS-Polymerasen sind entscheidend wichtig für das Verständnis der Chromosomenaberrationen. Ein spontan entstandenes oder zugeführtes Agens, das Chromosomen fragmentiert oder zu Segmentaustauschen führt, greift zwar primär an der DNS der Chromosomen an, aber ob diese Änderung stabilisiert oder repariert wird, ist von der Fähigkeit mehrerer Repair-Enzyme abhängig[448].

Die RNS im Zellkern, als messenger-RNS an der DNS bei der Transkription gebildet, hat als solche keine Bedeutung für den strukturellen Aufbau des Chromosoms und ist lediglich der Ausdruck zellphysiologischer Aktivität der dereprimierten Genorte. Dennoch sind Stimmen laut geworden, die auch bestimmten RNS-Anteilen eine strukturelle Bedeutung zuschreiben; so ist eine etwa 40 Nucleotide umfassende RNS isoliert worden, die an eine Histongruppe gebunden ist und mit speziellen Abschnitten der DNS Komplexe bildet[449]. Auch hier liegt der Gedanke nahe, daß eine für bestimmte Genorte spezifische RNS, die an Histon gebunden ist, die geringe Spezifität der Histone korrigieren könnte.

Für ein Verständnis der speziellen Frage nach den Faktoren, welche den Längszusammenhalt im Chromosom mitbewirken, sind als letzter chemischer Bestandteil noch die Metall-Ionen zu erwähnen. Auf Grund experimenteller Ergebnisse scheinen Brücken dieser zweiwertigen Kationen für den Längszusammenhang im Chromosom wesentlich zu sein[450], nachdem schon von anderer Seite eine ähnliche Rolle den Wasserstoffbrücken zugeschrieben worden war[451]. In den Summenanalysen der Zellkerne liegen bei Kalbsthymus die Prozentwerte von Mg bei 0,115% und 0,024% bei Calcium; in Fischspermatozoen sind bis 0,23% Ca gefunden worden[452].

In den quantitativen Analysen ganzer Zellkerne spielen die Anteile an DNS, RNS und Protein naturgemäß eine größere Rolle als die Spuren von Metall-Ionen; die für die Hauptbestandteile der Chromosomen erhaltenen Werte sind stark abhängig von der verwendeten Methode der Fraktionierung[453] und auch der präparativen Aufbereitung in Teilung befindlicher Kerne: Werden aus Mitosen in Hamster-Zellkulturen zunächst die kleinen Chromosomen wegzentrifugiert, erhält man an den größeren Chromosomen geringere Verunreinigungen, und somit andere, zuverlässiger erscheinende Werte[454]. Nach einer neueren Bestimmung, die wir herausgreifen, setzen sich die Interphasekerne von Vogel-Erythrocyten mit 37,6% ihres Trockengewichtes aus DNS, mit 4,77% aus RNS, mit 55,4% aus Protein und mit 2,23% aus Gesamtlipoiden zusammen, von denen 0,95% als Phospholipide und 0,25% als Cholesterol identifiziert wurden[455]. In dieser Bestimmung sind somit mit einem nicht geringen Prozentsatz Lipide vertreten, deren Bedeutung im Zellkern wenig beachtet wurde[456]. Vermutlich gehört ein größerer Teil zum Nucleolus und zur Kernmembran; in ihr sind nach ihrer

[446] Prescott 1964. [447] Zusammenfassend: Mitchell 1960, Siebert und Humphrey 1965.
[448] Zusammenfassend: Setlov 1967, Cold Spring Harbor Symposium vol. 23, p. 187 ff.1968.
[449] Bonner 1967, Bonner u.a. 1968. [450] Mazia 1954.
[451] Ambrose und Gopal-Ayengar 1953.
[452] Zusammenfassend: Steffensen 1960, Ris 1969. [453] Munro u.a. 1969.
[454] Mendelsohn u.a. 1968. [455] Zentgraf u.a. 1969.
[456] Vgl. Kaufmann und McDonald 1960.

Isolation insgesamt 27—50% Lipide bestimmt worden, von denen der überwiegende Anteil Phospholipide darstellt[457]. Es können aber die verstreuten und in neueren Zusammenfassungen nicht mehr erwähnten Befunde nicht übergangen werden, daß auch Lipide, insbesondere Phospholipide am Aufbau mindestens des ausgebildeten Chromosoms beteiligt sind[458].

Nach dem Vorhergehenden kann somit die chemische Analyse des Zellkerns zwar die chemischen Stoffklassen und Verbindungen aufzeigen, die im Kern die definierte und einem Formwechsel unterworfene Struktur aufbauen, aber unmittelbar aus den Ergebnissen der Analyse ergeben sich keine wesentlichen Auswirkungen auf die Interpretation der Struktur. Erst wenn die Einsichten in die Längsspaltung und in die Schraubung der Chromosomen zusammengesehen werden mit den chemischen Ergebnissen, dann werden auch sie unentbehrlich für Versuche, den Aufbau eines Chromosoms darzustellen, wie wir es im letzten Kapitel dieses Beitrages versuchen.

### f) Die „Matrix" des Chromosoms

In den Arbeiten und Zusammenfassungen der älteren Cytologie war es üblich, zwei Grundbausteine des Chromosoms anzunehmen, die Längselemente (Fibrillen, Chromonemen, Chromatiden) sowie die Matrix, deren Substanz das Chromosom außer den Längselementen erfüllt und es nach außen abgrenzt. Der Begriff Matrix ist von SHARP 1929 eingeführt worden; die Bezeichnung Kalymma[459] konnte sich nicht durchsetzen. Der Matrix wurde bei verschiedenen Versuchen, die Aufschraubung und Entschraubung des Chromosoms zu erklären, sogar eine führende Rolle zuerkannt (vgl. S. 119).

Der erfolgreiche Einsatz des Elektronenmikroskops brachte hier eine Wende: Es lassen sich lediglich die beschriebenen Fibrillen im Chromosomenkörper nachweisen, aber keine scharfe Grenzschicht zum Nucleoplasma, wie es bei Vorhandensein einer Matrix im alten Sinne hätte der Fall sein müssen. Die alten Einwände DARLINGTONS (1935) gegen das Vorhandensein einer Matrix in vivo erscheinen somit gerechtfertigt.

Damit war aber die Frage nach der Grundsubstanz (Stroma) der Chromosomen nicht aus der Welt geschafft, in welche die Skeletelemente, die Fibrillen, ihre Aggregationen und schließlich die Chromatiden eingebettet sind. In der Interphase sind die Verhältnisse am einfachsten. Hier stellt das Nucleoplasma die Grundsubstanz der Chromosomen dar, in die sie normalerweise ohne Abgrenzung der einzelnen Chromosomenareale eingebettet sind. Immerhin gibt es aber bei wenigen Objekten Interphasen, bei denen die einzelnen Chromosomenareale durch eine lichtmikroskopisch sichtbare Grenzfläche gegeneinander abgegrenzt erscheinen; sie werden als Karyomeren-Kerne bezeichnet und sind seit der Frühzeit der Cytologie immer wieder beschrieben worden[460]. Zumeist dann, wenn in der Anaphase Chromosomen oder einzelne Chromosomengruppen räumlich etwas weiter voneinander entfernt wandern, kommt es zu einer Bildung der Kernhülle um einzelne Chromosomen oder Chromosomengruppen. Wenn sich derartig entstandene Karyomeren berühren, erhält sich die Hülle, und trotz einheitlichen Kernraums erscheinen jetzt die einzelnen Chromosomenareale voneinander abgegrenzt (Abb. 69).

Mit dem Übergang in die Prophase und mit der zunehmenden Kondensation der Chromosomen aus einem Areal zu der faden- und später stäbchenförmigen

---

457 ZBARSKY u. a. 1969. 458 LA COUR und CHAYEN 1958. 459 HEITZ 1935.

460 Zum Beispiel SCHWARZ 1888 bei Anuren, RICHARDS 1917 bei Fundulus, HEBERER 1927 bei Cyclops, POSKA-THEISS 1933 bei Bufo, COOPER 1939, 1941, bei Pediculopsis, OEXLE 1955 bei Triturus.

Gestalt sondern sich Areale, in denen Nucleoplasma allein vorhanden ist, von dem eigentlichen Chromosomen-Areal. Damit stellt sich die Frage, ob der Chromosomenkörper einfach von Nucleoplasma in den Räumen erfüllt ist, die zwischen den Längselementen verbleiben, oder ob es berechtigt ist, von einer Chromosomengrundsubstanz zu sprechen, die sich dann chemisch von dem Nucleoplasma mindestens in quantitativer Hinsicht unterscheiden müßte.

Zunächst ist davon auszugehen, daß beim Formwechsel der Chromosomen Quellungs- und Entquellungsvorgänge eine bedeutende Rolle spielen. Wird daher

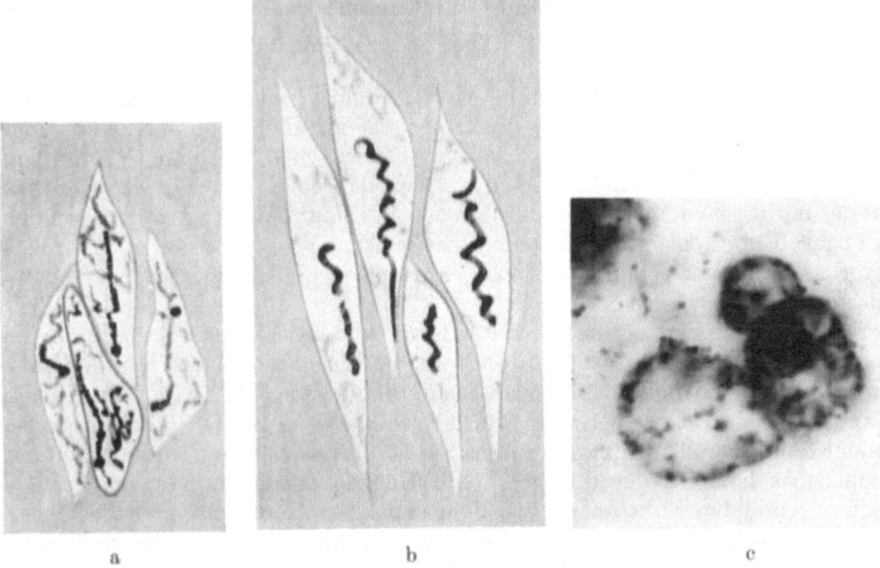

a b c

Abb. 69a—c. Pediculopsis graminum (Acaridae, Insecta). Furchungs-Mitosen mit Karyomeren: Frühe (a) und mittlere (b) Prophase; in jeder Karyomere bildet sich ein Prophasechromosom. (Aus COOPER 1939.) c Triturus alpestris (Urodele). Interphasekern einer späten Blastula. In der Bildebene drei Karyomerenkerne sichtbar, der größte mit vier gegeneinander durch Grenzschichten abgegrenzten Chromosomenarealen. (Aus OEXLE 1954)

eine Zelle mit ausgebildeten Chromosomen fixiert, dann bedeutet dies je nach der Art des gewählten Verfahrens eine starke Entquellung der Längselemente im Chromosom; sie treten in entquollener Form als Chromatiden oder ihre Unterelemente auf und liegen in einem Hof aus abgegebener Quellungsflüssigkeit. Unter diesen Bedingungen ist somit künstlich ein Konzentrationsgefälle zwischen Nucleoplasma und der Quellungsflüssigkeit als Grundsubstanz des Chromosoms hergestellt. Der Effekt tritt bei den verschiedensten Fixierungsverfahren, oft unter Zusatz von Alkalien, Säuren oder Salzen ein[461]. Die Ausdehnung der artifiziellen Chromosomengrundsubstanz ist dabei von der Technik abhängig, so daß bei Verwendung von 0,1% KOH oder 1% KSCN der Chromosomenkörper selbst quellbar erscheint[462]. Mit der Fixierung steht vielleicht auch der sehr auffällige Befund in Zusammenhang, nach dem in der Meiose einer Homopteren-Art die Chromosomen der Metaphase I einen Hof aus schwach feulgenpositiver Substanz besitzen[463].

[461] Zusammenfassend TISCHLER 1943, S. 449; ferner SUBRAMANIAM und SUBRAMANIAM 1965.
[462] YUASA 1952. [463] ILLERT 1956.

Auf der anderen Seite entfalten die Chromosomenlängselemente in der Interphase je nach den funktionellen Erfordernissen eine synthetische Aktivität. Es entsteht also ein Konzentrationsgefälle von den Längselementen mit einer verhältnismäßig hohen Konzentration bis hin zum Nucleoplasma mit einem entsprechenden Gradienten abnehmender Konzentration. Ausdruck dieser synthetischen Aktivität sind insbesondere in der Telophase an den einzelnen Chromosomen auftretende kleine, nucleolenähnliche Aggregationen. Aber auch wenn die Aggregation zu pränucleolarer Substanz ausbleibt, kann angenommen werden, daß wir in der unmittelbaren Umgebung der Längselemente einen Bereich mit einer erhöhten Konzentration der von Chromosomen synthetisierten Substanzen, RNS und Proteine, haben und damit eine typische Grundsubstanz, die freilich nicht mit einer scharfen Grenzschicht gegen das übrige Nucleoplasma abgegrenzt sein kann.

Für die Richtigkeit der Überlegung, eine Chromosomengrundsubstanz anderer Konzentrationsverhältnisse als im Nucleoplasma anzunehmen, sprechen einige cytologische Beobachtungen. So ist mit cytochemischen Methoden[464] und mit Ultraviolettabsorption[465] nachgewiesen worden, daß ein Teil der in den Chromosomen der mitotischen Metaphase enthaltenen RNS auf dem Weg zu den Spindelpolen abgegeben wird, denn der Raum zwischen den Tochterkernen enthält nach erfolgter Anaphasebewegung erstmals absorptionsphotometrisch oder cytochemisch nachweisbare RNS.

Ferner ist an einem im Termitendarm parasitierenden Flagellaten im Phasenkontrast beobachtet worden, daß um die Chromosomen, z.T. sogar auch um die Chromatiden ein vom Nucleoplasma abgesetzter Raum vorhanden ist, der damals als Matrix interpretiert wurde[466], heute aber als Grundsubstanz bezeichnet werden kann, und zwar in dem Sinne, daß es sich um einen Anteil des Nucleoplasmas handelt, der durch erhöhte Konzentration der von den Längselementen gebildeten Substanzen von dem typischen Nucleoplasma verschieden ist; dementsprechend treten auch die ersten Kondensationen von Nucleolarsubstanz innerhalb der Grundsubstanz auf.

Weiterhin ist beschrieben worden, daß auch im Elektronenmikroskop in einigen Fällen um die Fibrillen ausgebildeter Chromosomen eine freilich nur schwach elektronenstreuende Substanz vorhanden ist, die sich gegenüber dem übrigen Nucleoplasma nur undeutlich abgrenzt[467]. Hier könnte auch eine Interpretation für den Befund gefunden werden, daß der Durchmesser der Fibrillen in den Interphasen der Maus-Lymphocyten nur 110—130 Å, in der mitotischen Prophase dagegen 310 Å in Ultradünnschnitten beträgt[468]. In der Meiose eines Insekts (Oncopeltus) ist eine ähnliche Durchmesserzunahme vom Zygotän zur Diakinese festgestellt worden[469], die durch Niederschlag der in der Chromosomengrundsubstanz vorhandenen Verbindungen an der DNS/Histon-Fibrille zustande kommen könnte. An dieser Stelle hätten wir somit den entgegengesetzten Vorgang wie bei der entquellenden Fixierung und damit ein Verständnis für die Tatsache, daß sich elektronenoptisch die Chromosomengrundsubstanz nicht oder nur selten darstellen läßt. Auch im lichtoptischen Bereich ist an pflanzlichen Wurzelspitzen auf Grund von cytochemischen Färbungen die Hypothese geäußert worden, daß gleichzeitig mit der beginnenden Aufschraubung der Chromosomen in früher Prophase sich Phospholipide auf der Oberfläche der Längselemente niederschlagen[470], die zuvor in dem, was wir Chromosomengrundsubstanz nennen, angereichert gewesen sein mußten.

[464] JACOBSON und WEBB 1952a, b. [465] DAVIES 1952. [466] CLEVELAND 1949.
[467] KAUFMANN und McDONALD 1956, PEVELING 1967. [468] AMANO u.a. 1956.
[469] WOLFE und HEWITT 1966. [470] LA COUR und CHAYEN 1958.

Die Beobachtung des Ablaufs der Mitosen der monokotyledonen Pflanze Haemanthus in lebendem Zustand hat weiterhin vielleicht den besten Hinweis darauf gebracht, daß der Begriff der Chromosomen-Grundsubstanz nicht zu entbehren ist. Bis weit in die Metaphase hinein treten zwischen den beiden Chromatiden eines Chromosoms feine, verbindende Brücken auf, die bald schmäler, bald breiter, bald an dieser, bald an anderer Stelle sichtbar werden. Mit dem Beginn der Anaphase verschwinden plötzlich alle feinen Brücken zwischen den Chromatiden mit Ausnahme zweier Stellen unmittelbar rechts und links der Centromer-Region. Sie lösen sich als letzte unmittelbar vor dem Auseinanderweichen der Centromeren beider Chromatiden.

Hier manifestiert sich somit bei Lebendbeobachtung die Chromosomen-Grundsubstanz als „Überzug“ über die Chromatid-Oberfläche mit einer wesentlichen funktionellen Bedeutung, nämlich mit der Aufgabe, die Chromatiden am vorzeitigen Auseinanderweichen insbesondere in der Centromer-Region zu hindern.

Unter diesem Aspekt werden schließlich die oft beschriebenen Effekte zellschädigender Substanzen verständlich. Hier werden die Brücken zwischen den Chromatiden eines Chromosoms zahlreicher ausgelöst oder sie vermögen sich nicht mehr zu lösen, so daß in der Anaphase die Tochterchromosomen durch Verklebungs-Brücken zusammengehalten werden. Dasselbe kann zwischen verschiedenen Chromosomen geschehen, bis schließlich alle Metaphasechromosomen zu einem pyknotischen Klumpen zusammengeballt liegen. Auch diese pathologischen Phänomene, unabhängig davon, ob sie lebend oder fixiert beobachtet werden, sind wieder nur durch das Vorhandensein einer verklebenden Substanz auf der Oberfläche von Chromosomen oder Chromatiden zu verstehen.

Mit dieser Interpretation wird auch der alte Streit um das Vorhandensein einer Chromatidmatrix innerhalb der Chromosomenmatrix[471] unter einem neuen Gesichtspunkt diskussionswürdig. In den geschilderten Fällen einer induzierten Verklebung zwischen auseinanderweichenden Chromatiden eines Chromosoms geschehen die Verklebungen zwischen den beiden Chromatiden. Das wird bei der naheliegenden Annahme ohne weiteres verständlich, daß nämlich die von den Chromatiden während der Interphase geleistete Synthese einen Gradienten mit höherer Konzentration an den einzelnen Chromatiden hervorgerufen hat. Auf diese Weise kommt es unter dem experimentellen Einfluß zu einer Verklebung beider „Überzüge“ der Chromatiden. Umgekehrt, wenn zwei Chromosomen der Metaphase miteinander verkleben, dann sind es die Überzüge der Chromatiden verschiedener Chromosomen, die miteinander reagieren. Aus diesen Überlegungen heraus ist es zweckmäßig, die Chromosomen-Grundsubstanz lediglich durch ihre Konzentrationsunterschiede zum Nucleoplasma zu charakterisieren und ihre Herkunft auf die Chromosomenlängselemente zurückzuführen, ohne in jedem einzelnen Fall, insbesondere wenn kein klärender experimenteller Eingriff erfolgt ist, anzugeben, welche Unterelemente des ausgebildeten Chromosoms als selbständige Produzenten des synthetisierten Materials angesprochen werden müssen.

Wenn die Verhältnisse im ausgebildeten Chromosom so gesehen werden, dann sind die bisher bestehenden Widersprüche um das etwas gemildert, was früher Matrix genannt wurde, soweit es auf dem Boden der vorliegenden Beobachtungen möglich ist: In der Interphase liegen die aufgelockerten Chromosomen im Nucleoplasma und sind von ihm durchtränkt. Mit dem Beginn einer Kernteilung bleibt ein Konzentrationsgefälle zwischen Nucleoplasma und unmittelbarer Umgebung der Chromosomenlängselemente bestehen; die an ihnen synthetisierten Substanzen sind am konzentriertesten unmittelbar auf ihrer

---

471 Vgl. Marquardt 1941.

Oberfläche und reichen noch in einen nicht scharf abgegrenzten Raum in der unmittelbaren Umgebung. Dieser Bereich wird als Chromosomen-Grundsubstanz bezeichnet; er hat keine scharfe Grenze zum Nucleoplasma und wie ausgedehnt er angenommen werden muß, hängt vom Einzelfall ab: Nach Fixierung mit stark entquellenden Agentien erscheint der Raum der Chromosomen-Grundsubstanz durch das abgegebene Wasser artifiziell vergrößert, bei Verklebungen nach kernschädigenden Agentien dagegen nur auf einen Überzug über die Chromatiden und eventuell sogar über die Halbchromatiden beschränkt.

Überblicken wir abschließend die Ergebnisse unserer Betrachtung über die Anzahl der Längselemente im elektronenoptischen und makromolekularen Bereich, dann ergibt sich kein widerspruchsfreies Bild. Gesichert ist im lichtoptischen Bereich die Untergliederung eines Chromosoms in mehrere Paare von Längselementen und im elektronenoptischen Bereich das Vorhandensein von DNS-Histonfibrillen als elementare sowie als gebündelte Einheiten. Wie aber die Ergebnisse in beiden Dimensionen sich zusammenfügen, bleibt noch offen.

Die größere Zahl offener als beantworteter Fragen ist dabei nicht allein in der Schwierigkeit der Materie begründet, sondern auch darin, daß wir ein zweites Grundphänomen des Chromosomenfeinbaus, den Schraubenbau, noch nicht berücksichtigt haben. Darüber wird im Folgenden zu berichten sein.

## 2. Der Schraubenbau des Chromosoms

### a) Elektronenmikroskopische Befunde

In den Kapiteln über die Anzahl der Längselemente im Chromosom sind wir vom lichtoptischen Bereich ausgegangen und haben erst dann den elektronenoptischen und makromolekularen Bereich behandelt. Um nun mit dem Kapitel über den Schraubenbau unmittelbar an das Vorhergehende anschließen zu können, soll mit den elektronenmikroskopischen Befunden begonnen werden.

Wir sahen bisher, daß bei zahlreichen Objekten als letzte Untereinheit Fibrillen von 20—50 Å Durchmesser beobachtet wurden. Sie dürfen mit großer Wahrscheinlichkeit als makromolekularer Komplex aus einer DNS-Doppelhelix zusammen mit Histonen und eventuell strukturell bedeutungsvollen sauren Proteinen gedeutet werden. Die nächste Durchmesserstufe liegt um 120—200 Å. Hierfür können verschiedene Interpretationen gefunden werden (vgl. S. 97); eine davon besteht darin, daß die elementare Fibrille in eine Schraube mit dem höheren Durchmesser gelegt ist oder wenigstens in eine Wellenlinie, wie in den Spermatocytenchromosomen von Heuschrecken[472]. So sind in der Pollenmitose einer Orchidee die 80/100 Å-Fibrillen in eine Schraube von 100/350 Å gelegt, wobei auch noch die Ganghöhe der Windungen mit 140/200 Å bestimmt wurde[473]. Spätere Arbeiten an gespreiteten Chromosomen[474], an Interphasen[475] sowie an Spermien[476] ließen ebenfalls die Tendenz erkennen, die elementare Fibrille in eine höhere Durchmesserstufe aufzuschrauben.

Anhaltspunkte bei gespreiteten Chromosomen sowie Beobachtungen an Ultradünnschnitten legten den Gedanken nahe, die beschriebene Schraube der elementaren Fibrille könnte ihrerseits in eine übergeordnete Schraube gelegt sein, so daß eine Hierarchie unter Umständen von mehreren Schraubenordnungen zustande käme. Diese Möglichkeit erschien um so naheliegender, als auch im lichtmikroskopischen Bereich dieses Bauprinzip durch Beobachtung gesichert ist; bei meiotischen Chromosomen sind die Chromatiden in eine Minorschraube gelegt,

---

[472] DE ROBERTIS 1956. [473] CHARDARD 1960. [474] RIS 1966.
[475] HYDE 1964, GALL 1966, BASTIA und SWAMINATHAN 1967. [476] SOLARI 1968b.

die ihrerseits eine Maiorspirale bildet, so daß ein Doppelwendel entsteht. Bei mitotischen Chromosomen ist lichtoptisch nur ein Doppelwendelbau bei Flagellaten-Arten gezeichnet worden, die im Termitendarm parasitieren[477].

Wenn wir jetzt wieder in die elektronenoptische Dimension zurückkehren und zunächst die Verhältnisse in den Ultradünnschnitten berücksichtigen, dann fällt der Schraubendurchmesser bis etwa 300 Å in günstigen Fällen in die Schnittdicke. Gehen wir aber zur übergeordneten Schraube über, in die unter Umständen die 200/300 Å-Schraube gelegt ist, dann entstehen unter allen Umständen nur noch

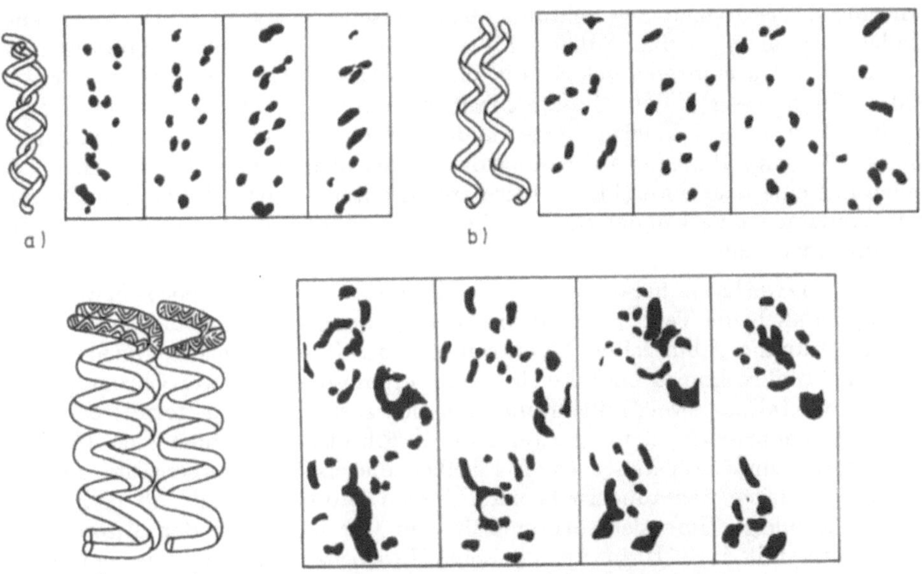


Abb. 70a—c. Schnittserien durch Modelle verschiedener Schraubentypen. a Zwei plectonematisch ineinanderhängende, locker nebeneinanderliegende Schrauben mit vier aufeinanderfolgenden Serienschnitten. b Zwei paranematische, nebeneinanderliegende Schrauben und ihre Serienschnitte. c Doppelwendel dreier, paranematischer Längselemente, davon zwei in Kompressionsspirale, das dritte locker daneben, mit ihren Serienschnitten. (Aus Bopp-Hassenkamp 1957)

Anschnitte der Schrauben. Je nach der Zahl und der Anordnung der Fibrillen in der Schraube, paranem, d.h. frei trennbar (Abb. 70a) oder plectonem, d.h. mit jeder Windung ineinanderhängend wie die DNS-Doppelhelix (Abb. 70b), erhalten wir je nach dem Verhältnis der Schnittrichtung zur Schraubenachse Bilder, die nicht mehr auf den bestehenden Zustand hinweisen. Legen wir eine derartige Schraube in eine übergeordnete Schraube, dann entstehen noch verwirrendere Bilder (Abb. 70c)[478].

Trotz dieser Schwierigkeiten ist es zahlreichen Autoren gelungen, in ihren Schnittbildern Hinweise auf das Vorhandensein einer Schraubenhierarchie zu finden. In Lymphocyten der Maus[479], bei Säugetieren[480] sowie bei höheren Pflanzen[481] sind drei Stufen von Schrauben gefordert worden, die erste Stufe mit der 50/100 Å-Fibrille, die in zwei, einander nachgeordnete Schrauben gelegt ist.

[477] Cleveland 1949. [478] Bopp-Hassenkamp 1957.
[479] Amano u.a. 1956. [480] Nebel 1959.
[481] Kaufmann und De 1956, Bopp-Hassenkamp 1957, 1958, Peveling 1961.

Der Durchmesser der letzten Schraubenstufe beträgt 2000—3000 Å und erreicht damit die Dimension eines lichtmikroskopischen Chromatids oder Halbchromatids. Diesem Entwurf entspricht auch die Aussage, sofern das Chromosom eine lückenlose Schraubenhierarchie darstelle, bestünde diese aus 5—6 Schraubenstufen: Die erste wäre die DNS-Doppelhelix, die zweite, dritte und vierte wären die eben genannten Schraubenstufen und die fünfte wäre die lichtmikroskopische Standardschraube der Mitose; als sechste müßte eine Schraubenstufe bezeichnet werden, die in der Meiose als Maior-Spirale bekannt ist[482].

Mit Hilfe einer verfeinerten, polarisationsoptischen Methode ist im Spermienkern eine Zweistufigkeit des Schraubenbaues erschlossen worden. Die zu einem Bündel zusammengelegten 20/30 Å-Fibrillen sind in eine erste Schraube mit etwa 2000 Å Durchmesser gelegt, die eine übergeordnete Schraube von etwa 8000 Å Durchmesser bildet. Diese Schraubenhierarchie stellt das Chromatid dar, von denen sich zwei umeinandergewunden zu einem Chromosom zusammenschließen[483]; eine ähnliche Auffassung des Baues pflanzlicher Chromosomen ist freilich auf eine noch indirektere Weise entwickelt worden[484]. Ihnen gemeinsam ist die Annahme einer Bündelung der Fibrillen zusammen mit der Annahme einer Schraubenhierarchie.

Zu diesen zwei bisher herausgearbeiteten Bauprinzipien könnte noch ein weiteres Prinzip, nämlich die Tendenz zu paarweiser Zusammenordnung der sonst ohne spezielle Ordnung gebündelten Unterelemente des Chromosoms kommen[485]. So wie im lichtmikroskopischen Bereich jedes Chromosom aus zwei Chromatiden, jedes Chromatid aus zwei Halbchromatiden sich zusammensetzt, formieren auch im elektronenoptischen Bereich zwei 25/40 Å-Fibrillen zusammen eine 100 bis 150 Å-Fibrille und zwei dieser 150 Å-Fibrillen die erste Schraubenstufe und so fort, bis die dritte Schraubenstufe nach diesem Ordnungsprinzip 16 paarweise zusammengehörige Unterelemente enthält; ein Chromosom in der Mitose von Tradescantia, mit der KAUFMANN und seine Mitarbeiter in erster Linie gearbeitet haben, besäße somit 64 DNS-Protein-Unterelemente in drei Schraubenstufen, wenn wir die DNS-Helix nicht mitrechnen (vgl. Abb. 87a).

Bei dem zweiten elektronenoptischen Verfahren, der Spreitung der Chromosomen mit anschließender Bedampfung der Präparate, verändert sich die gegenseitige Lagebeziehung der Fibrillen sowie der Unterelemente höherer Ordnung auf das nachhaltigste, weil sich zumeist die Fibrillen unter der Präparation strecken. Infolgedessen kann vielleicht gerade noch das Vorhandensein der ersten Schraubenstufe beobachtet werden, aber über höhere Stufen ist nichts Sicheres mehr auszusagen.

Wir haben durch die Art unserer bisherigen Darstellung deutlich zu machen versucht, daß elektronenoptisch insbesondere über Vorhandensein oder Fehlen höherer Schraubenstufen nicht immer überzeugende Aussagen möglich sind, und zwar wegen der Vieldeutigkeit der erhaltenen Bilder. Zu den aufgeführten Interpretationen ist es auch nur gekommen, weil von den elementaren Fibrillen ausgegangen und versucht wurde, die lichtmikroskopische Dimension zu erreichen.

Wird der umgekehrte Weg begangen und versucht, von den lichtmikroskopischen Halbchromatiden her den Feinbau elektronenoptisch aufzuklären, dann bleibt alles offen. Elektronenoptische Dünnschnitte durch mitotische Chromosomen geben zwar Bilder, die umeinandergeschlungene Halbchromatiden darstellen können (Abb. 71), ähnlich wie sie in viel vollkommenerer Weise durch

---

[482] MARQUARDT 1957. [483] INOUÉ und SATO 1962. [484] READ 1961.
[485] KAUFMANN und DE 1956, MARQUARDT 1957.

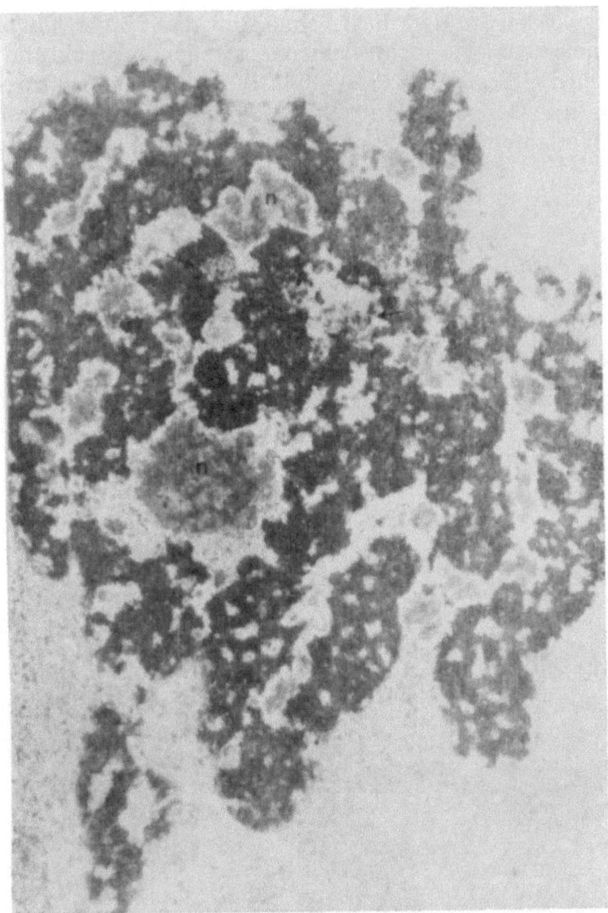

Abb. 71. Lauch (Allium porrum). Ultradünnschnitt durch einen Tochterkern in mittlerer Telophase. Die alveoläre Struktur der Chromosomen ist Ausdruck des Vorhandenseins von geschraubten Unterelementen, die sich z.T. umwinden. Die letzten, bei der Vergrößerung identifizierbaren Unterelemente (0,1—0,15 μ Durchmesser) sind dünner als die im Lichtmikroskop feststellbaren Halbchromatiden. *n* pränucleolares Material an den Chromosomen. Vergr. 18500fach. (Aus LAFONTAINE und LORD 1969)

Lebendbeobachtung im Lichtmikroskop auftreten (vgl. Abb. 62). Aber gerade die entscheidende Frage, wie in ihnen die Fibrillen sich anordnen, läßt sich mit Ultradünnschnitten[486] und mit Gefrierätzung[487] nicht entscheiden. Es ist daher nicht verwunderlich, wenn auch versucht wurde, von der Vorstellung abzugehen, die DNS-Proteinfibrillen stellten die Achsenelemente im Chromosom dar. Als Folge davon ist dann eine ganz andersartige Interpretation zu entwickeln.

Zunächst sind „Übergangsbeobachtungen" gemacht worden. Die elektronenoptisch stark streuenden Fibrillen, eventuell in paarweiser Anordnung[488], sind schraubig um einen nicht elektronenstreuenden Hohlzylinder angeordnet[489]. Außer Beobachtungen an euchromatischen Chromosomensegmenten ist in den

486 RESCH 1964. 487 EGGMANN 1966. 488 KAUFMANN 1960.
489 KUROSUMI 1961, NORREVANG 1963.

Interphasen der Huhn-Erythrocyten für heterochromatische Bereiche derselbe Bau festgestellt worden[490]. Hier liegt, ohne daß das immer klar ausgesprochen wird, als Achsenelement eine nicht-elektronenstreuende Struktur vor, und es ist nur noch ein Schritt, diese Achse als solide RNS-Proteinstruktur anzusprechen, dann bleibt für die DNS-Histonfibrillen lediglich die Möglichkeit, parallel zu dieser Achse zu verlaufen oder in sie eingefügt im Winkel von ihr abzustrahlen[491].

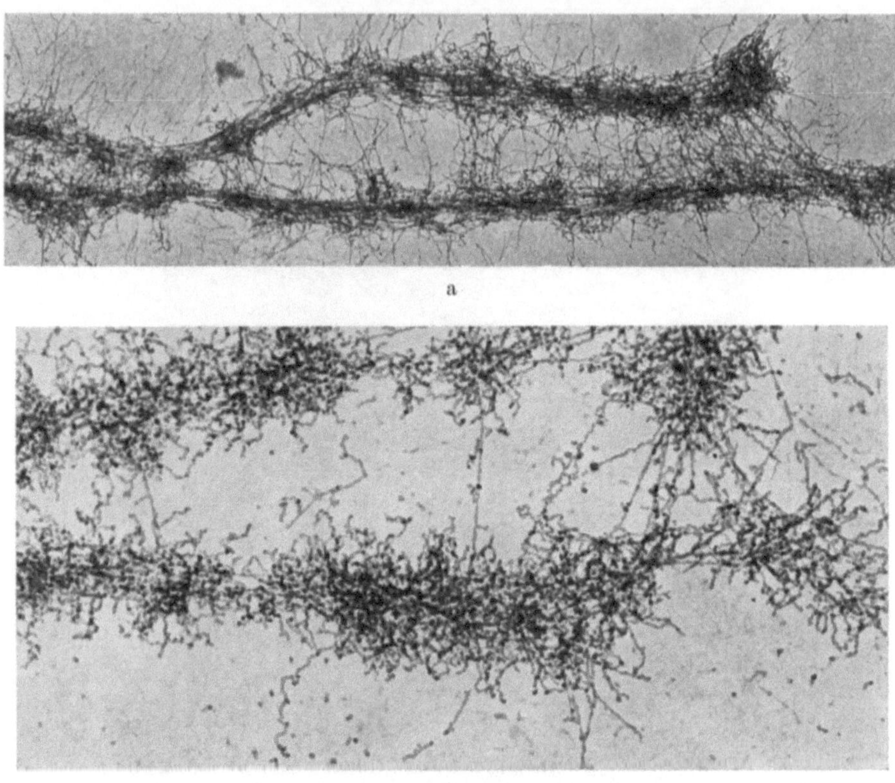


Abb. 72a u. b. Mensch. Lymphocytenkultur. Isoliertes Metaphase-Chromosom nach Spreitung durch Kombination der Kleinschmidt-Technik mit der kritischen Punkt-Methode in schwacher (a) und stärkerer Vergrößerung. Eine Untergliederung in Halb- und Viertelchromatiden ist nicht vorhanden. a Typisch für Fibrillen als Achsenelemente im Chromatid. b Übergang zur Interpretation, die Fibrillen seien neben einem nicht elektronenstreuenden Achsenelement vorhanden. (Aus Lampert 1969)

Sogar bei ein und derselben Spreitungstechnik kann an Metaphasechromosomen der Eindruck erweckt werden, die elektronenstreuenden Fibrillen seien selbst das Achsenelement der Chromatiden (Abb. 72a) wie auch, sie begleiteten ein nicht elektronenstreuendes Achsenelement und strahlten oft weit von ihm ab (Abb. 72b). Gerade dieses Bild leitet über zu Verhältnissen, wie wir sie in den lateralen Elementen des synaptonemalen Komplexes in der Prophase der Meiose beobachtet haben (vgl. Abb. 66b). Dort sind DNS-Fibrillen vorhanden, die dem wohl nicht DNS-haltigen lateralen Achsenelement folgen und von ihm abstrahlen.

[490] Davies 1967, 1968. [491] Yasuzumi 1962, Painter 1964, Bouligand u.a. 1968.

Dieser Zustand stellt sich nicht erst nach vollzogener Paarung im Pachytän ein, sondern ist bereits im Leptotän gefunden worden[492].

Für das Vorhandensein eines unter Umständen nucleohistonhaltigen Achsenelements sprechen auch Röntgenbeugungsversuche an aufgearbeitetem Kalbsthymus, nach denen die Nucleohistonmoleküle weitgehend regelmäßig gefaltet sind, während die DNS-Moleküle in einem Winkel zur Achse angeordnet sind[493]. Unabhängig von dem Vorhandensein oder Fehlen eines Achsenelements aus nicht DNS-haltigem Material, ist immer wieder darauf hingewiesen worden, daß bei den Vorgängen der Aufschraubung von Längselementen im Chromosom und damit bei der Kontraktion von Chromosomen das Histon eine verursachende Rolle spielt[494].

Es stehen somit im elektronenoptischen Bereich einander zwei Interpretationen gegenüber: Die DNS-Histonfibrillen sind Achsenelemente im Chromosom, die Art und Weise ihrer Aufschraubung ist dann zum Verständnis des Feinbaus eines Chromosoms entscheidend wichtig. Nach der zweiten Interpretation haben wir im Chromosom ein nicht-DNS-haltiges Achsenelement vermutlich aus RNS und Protein; die DNS-Histonfibrillen sind lediglich als Seitenelemente eingefügt und folgen der Achsenstruktur oder strahlen von ihr ab.

## b) Lichtoptische Befunde

*α) Mitotische Chromosomen.* Schon in den Anfängen der Karyologie ist beobachtet worden, daß die Chromosomen nicht solide stäbchenförmige Gebilde sind, sondern hinter ihrer Kontur sich ein Schraubenbau verbirgt[495]. Wie so häufig sind derartige Beobachtungen wieder vergessen worden; erst in den Jahren um 1929 bis etwa 1942 ist die Frage nach dem Schraubenbau der Chromosomen intensiv und erfolgreich mit dem Lichtmikroskop untersucht worden. Dabei standen die Verhältnisse in den meiotischen Teilungen sehr stark im Vordergrund, denn technisch erwiesen sich hier die Schrauben leichter darstellbar als in der Mitose; außerdem konnten sie hier bei der besonders interessierenden Chiasmabildung und ihrem weiteren Verhalten nicht außer acht gelassen werden.

Wir wenden uns zunächst dem Schraubenbau der mitotischen Chromosomen zu. Dabei beachten wir, der Klarheit der Darstellung wegen, zunächst nur die zwei Chromatiden des Chromosoms ohne seine weiteren Untergliederungen.

Gerade die Chromosomen der Mitose geben nur mit Schwierigkeiten den Blick auf ihren Feinbau frei. Immerhin ist es durch sehr sorgfältige Untersuchung des Lebendablaufs der Endosperm-Mitosen einer monokotylen Pflanze, Haemanthus, gelungen, in der frühen Prophase eine Schraubung der Chromosomen mit 0,2—0,4 μ Durchmesser nachzuweisen. In den späteren Stadien, in Meta- und Anaphase wird sie jedoch nicht sichtbar[496]. Von einigen Fällen normaler Fixierung und Färbung abgesehen[497], bedarf es besonderer Verfahren, um die Chromatidschrauben deutlich werden zu lassen: mechanische Einwirkung durch die Nadel eines Mikromanipulators[498], Anaphaseverzerrung induzierter dicentrischer Chromosomen[499], starker Deckglasdruck[500], kochendes Wasser vor Fixierung[501], Austrocknenlassen von Ausstrichpräparaten[502], hohe Temperatur[503], Röntgenbestrahlung[504], Am-

---

492 Sotelo und Trujillo-Cenoz 1960, Sotelo 1962. 493 Pardon und Wilkins 1967.
494 Allfrey und Mirsky 1964, Bonner und Huang 1964, Bastia und Swaminathan 1967.
495 Baranetzky 1880. 496 Holm und Bajer 1965/66.
497 Zusammenstellung in Manton 1950. 498 Wada 1933. 499 Souza da Camara 1938.
500 Geitler 1935. 501 Sakamura 1927. 502 Nebel 1932. 503 Swanson 1943a.
504 Manton 1945a.

moniakdampf[505], ammoniakalischer Alkohol[506], verdünnte Lösungen von Alkalien[507], Neutralsalze[508], Säuredämpfe[509], Leitungswasser[510], Kultur pflanzlicher Antheren[511] oder hypotone Lösungen[511a].

Auf diese Weise war es möglich, insbesondere bei Pflanzen mit großen Chromosomen sowie bei zahlreichen tierischen Objekten einschließlich des Menschen[512] nicht nur das Vorhandensein von Chromatid-Schrauben nachzuweisen, sondern auch ihre Anzahl pro Chromosom oder Chromosomenschenkel mindestens größenordnungsmäßig, häufig aber auch genau zu bestimmen (Tabelle 7, Abb. 73). Von besonderem Interesse ist dabei, daß selbst im lebenden Zustand eine ungefähre Zählung der Schraubenwindungen gelang und die Werte gut mit den an fixierten Material gewonnenen Zahlen übereinstimmen.

Zunächst hat man angenommen, die in Tabelle 7 in erster Linie an Metaphase-Chromosomen gewonnenen Werte der Windungszahl seien über die ganze Mitose konstant[513]. An der Pollenmitose von Trillium[514] und Tradescantia[515] sowie auch der zweiten meiotischen Teilung[516] ist dagegen beobachtet worden, daß die Zahl

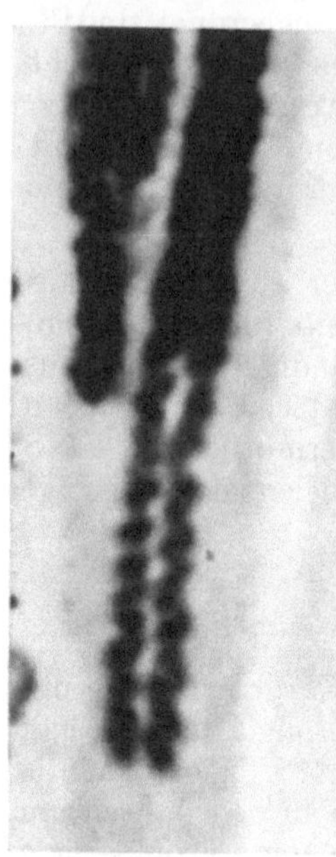

Abb. 73. Lilium thunbergianum. Späte Metaphase der Pollenschlauchmitose. Ende eines Chromosomenschenkels mit zwei Standardschrauben zeigenden Chromatiden. Vergr. etwa 4000fach. (Aus Marquardt 1941)

Tabelle 7. *Anzahl der Schraubenwindungen in den Chromosomen oder Chromosomenschenkeln der Mitose*

| | | |
|---|---|---|
| *Lebendbeobachtung* | | |
| Haemanthus katharinae (frühe Prophase) | ~50 | (Holm und Bajer 1965/66) |
| *Fixierte Präparate* | | |
| Trillium kamtschaticum | 35—46 | (Matsuura und Haga 1940) |
| Tradescantia paludosa | 20—25 | (Sax und Sax 1935) |
| Tradescantia reflexa | ~25 | (Shinke 1930) |
| Paris quadrifolia | | |
| d-Chromos., langer Schenkel | ~24 | |
| a-Chromos., langer Schenkel | ~27 | (Geitler 1941/44) |
| Lilium thunbergianum (Pollenschlauch, langer Schenkel subterminaler Chromosomen) | 29 | (Marquardt 1941) |
| Tulipa (Pollenschlauch 17$\mu$-Chromosomenschenkel) | 33 | (Upcott 1936) |
| Osmunda regalis | 16 | (Manton und Smiles 1943) |
| Holomastigotoides tusitala (parasitischer Flagellat) | ~25 | (Cleveland 1949) |

505 Kuwada und Nakamura 1934. 506 Sax und Humphrey 1934. 507 Oura 1936.
508 Sigenaga 1940. 509 La Cour 1935. 510 Matsuura 1938, Makino und Momma 1950.
511 Taylor 1949. 511a Ohnuki 1967. 512 Ohnuki 1965, 1967.
513 Literatur: Manton 1950. 514 Sparrow 1942. 515 Swanson 1942, 1943.
516 Manton 1949.

der Windungen in der Prophase höher ist und bis zur Metaphase abnimmt dadurch, daß der Durchmesser der Windungen größer wird. Dies geschieht in der Pollenschlauchmitose der Lilie verhältnismäßig spät, und zwar zwischen Prometaphase und Metaphase[517]; dasselbe gilt auch für die zweite meiotische Teilung bei dem Farn Osmunda, bei dem die Zahl der Windungen von etwa 14 in der Prometaphase zurückgeht auf 8[518].

An der metaphasischen Standardschraube der Mitose lassen sich noch einige weitere Charakteristika erkennen: Die Anzahl der Schraubenwindungen der zwei Chromatiden eines Chromosoms oder Chromosomenschenkels muß sich nicht in allen Fällen genau entsprechen. So differieren bei 10 ausgezählten Chromosomenschenkeln in 7 die vorhandenen Windungen um 2—4[519].

Aussagen über die Windungsrichtung, ob rechts- oder linksgewunden, sind bisher vor allem durch Aufnahmen mit ultraviolettem Licht bei Osmunda möglich geworden; die Chromatiden eines Chromosomenschenkels können dabei in gleicher oder entgegengesetzter Richtung aufgeschraubt sein. Umkehrpunkte der Windungsrichtung sind nicht selten; sie liegen auf den beiden Chromatiden häufiger an verschiedenen Stellen als auf derselben Höhe.

Das Vorhandensein der Standardschraube hat zur Folge, daß die Länge der Längselemente, hier der Chromatiden, nicht mehr mit der leicht zu messenden Länge des Chromosoms übereinstimmt. Die Länge aufgeschraubter Chromatiden kann aus der Formel errechnet werden

$$\frac{L}{l} = \sqrt{1 + \left(\frac{n\pi d}{l}\right)^2}$$

$L$ = gesuchte Länge der Längselemente
l = gemessene Chromosomenlänge
$n$ = Anzahl der Schraubenwindungen
$d$ = Schraubendurchmesser[520]

Die einfache Möglichkeit, Längenänderungen der Chromosomen im Laufe des Formwechsels allein aus Änderungen der Windungszahlen und des Schraubendurchmessers zu erklären und eine weitgehende Konstanz der Länge der Längselemente anzunehmen, hatte zunächst viel Faszinierendes[521]. Bei der heute vorhandenen Schwierigkeit, die DNS-Proteinfibrillen bis zur Dimension eines Chromatids zusammenzufügen, erscheinen Diskussionen über Konstanz oder Nichtkonstanz der Länge lichtmikroskopisch sichtbarer Längselemente wenig sinnvoll.

Solange wir im Bereich des ganzen Chromosoms und seiner zwei Chromatiden bleiben, müssen außer dem Vorhandensein der Standardschraube noch zwei weitere Besonderheiten erwähnt werden, die stets — ob zu Recht oder Unrecht — mit der Standardschraube und ihren Änderungen im Zusammenhang gesehen wurden[522], das Vorhandensein der Chromatid-Umwindungen (relational coiling) sowie der Restschraube (relic coil).

Zunächst sind die Umwindungen der Chromatiden eines Chromosoms in desto höherer Zahl in fixierten Präparaten gefunden worden, je früher an der Grenze zur Interphase das Chromosom über seine Länge untersucht werden konnte. Ihre Zahl ging im Verlauf der Mitose zurück (Abb. 74a, vgl. aber Abb. 74b), bis schließlich in der Metaphase oder erst in der Anaphase die Chromatiden parallel und frei trennbar nebeneinander lagen. Bei parasitischen Flagellaten, deren Zell-

---

[517] Marquardt 1941. [518] Manton 1949. [519] Marquardt 1941. [520] Manton 1950.
[521] Vgl. z.B. die geschätzte Konstanz der Chromatidlänge der Chromosomen der 2. meiotischen Teilung, Manton 1949.
[522] Zum Beispiel Darlington 1937.

kerne keine typische Interphase durchlaufen und daher die Chromosomen durch den gesamten Cyclus zu verfolgen sind, hat sich zeigen lassen, daß die zu Chromatiden gewordenen Halbchromatiden nach der Anaphase sehr oft über die ganze Chromosomenlänge umeinander gewunden sind und erst im Laufe der folgenden Prophase sich entwinden[523].

Neuerdings hat sich an den Mitosen der monokotyledonen Pflanze Haemanthus mit ihren großen Chromosomen die Entwindung der Chromatiden in vivo verfolgen lassen[524]. Vermutlich durch die leichte Pressung bei der Deckglaskultur beginnt die Entwindung der Chromatiden erst verhältnismäßig spät, und zwar

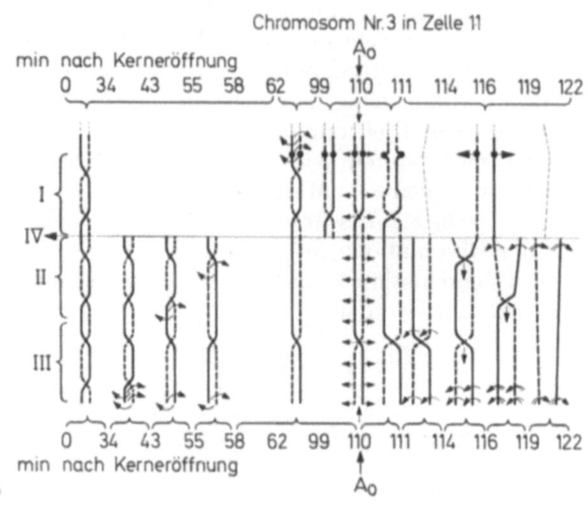


Abb. 74a. Haemanthus katharinae (Monokotyledone Pflanze). Schematische Darstellung der Entwindung der Chromatiden eines einzelnen Chromosoms. Horizontal: Minuten nach Kerneröffnung. $A_0$ Einsatz der Anaphase. Vertikal: proximale (*I*), mediane (*II*) und distale Zone (*III*) des Chromosomenschenkels. *IV* Mitte des gesamten Chromosoms. (Aus Holm und Bajer 1965/66.)

etwa 20 min nach der Kerneröffnung. Zwischen den einzelnen Zellen und auch innerhalb einer Zelle zwischen den verschiedenen Chromosomenschenkeln erfolgt die Entwindung nicht immer gleichzeitig. Sie geschieht durch Rotation der Chromatiden nach rechts oder links, je nachdem wie die Chromatiden umeinandergewunden sind (Abb. 74a).

Wenn mit dem Einsatz der Anaphase die beiden Chromatiden eines Chromosoms sich voneinander gelöst haben, was durch plötzliches Verschwinden der feinen Brücken zwischen ihren Oberflächen sich anzeigt, dann setzt ein zweiter, nur durch Lebendbeobachtung zu verfolgender Vorgang ein: die eben voneinander getrennten Chromatiden rotieren um ihre eigene Achse, wobei ein Teil der Standardspirale abgerollt wird.

Gerade diese Beobachtung weist nachdrücklich darauf hin, daß durch die Standardschraube Spannungen innerhalb der Längselemente der Chromosomen gegeben sind, die nach einem Ausgleich trachten. Durch Modelle läßt sich leicht zeigen, daß Auf- und Abschraubungen von Fäden, deren Enden nicht festliegen, stets zusätzliche Rotationen und Umwindungen zur Folge haben. Es kann daher

523 Cleveland 1949. 524 Holm und Bajer 1965/66.

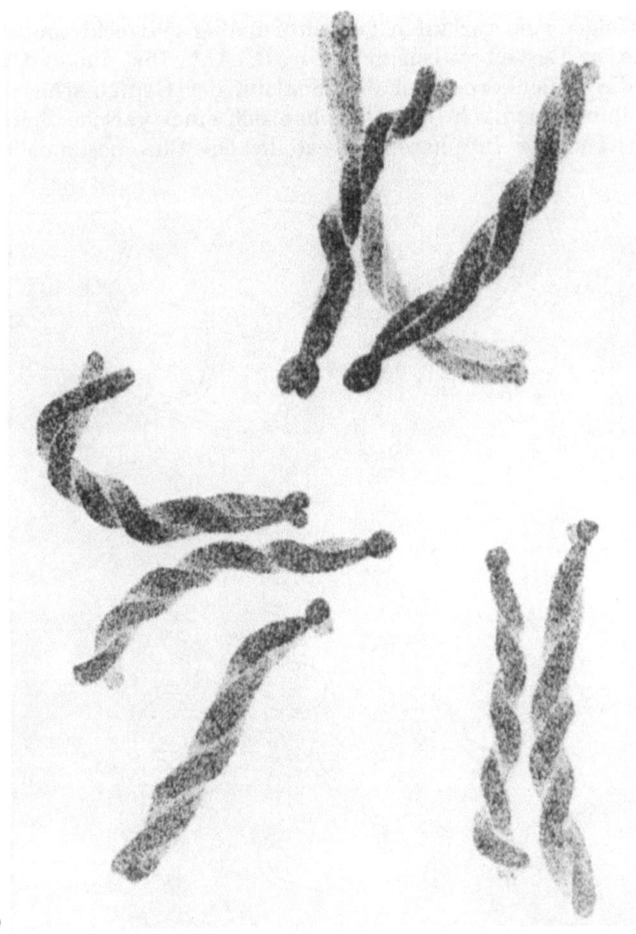


Abb. 74b. Gasteria (monokotyledone Pflanze). Prometaphase einer Endosperm-Mitose mit besonders ausgeprägten Chromatid-Umwindungen in den hier nur gezeichneten langen Chromosomen. Vergr. etwa 2000fach. (Aus STRAUB 1938)

kaum gezweifelt werden, daß Änderungen des Schraubungs-Zustandes der Chromatiden ursächlich mit dem Auftreten der Chromatidumwindungen verbunden sind.

Ähnliches gilt auch für die in frühester Prophase zu beobachtende sog. Restschraube (relic coil), die im Laufe der Mitose schon in der frühen Prophase sich streckt. Sie ist auch in vivo in den Haemanthus-Mitosen beobachtet worden, aber eine deutliche kausale Verknüpfung ihres Auftretens und Verschwindens mit der Standardschraube und deren Veränderungen hat sich nicht aufweisen lassen[525]. Für den Fall des generativen Zellkerns im reifen Pollenkorn einer Lilie hat sich dagegen ein deutlicher Zusammenhang mit dem Quellungszustand von Zelle und Kern herausgestellt[526]. Im lufttrockenen Zustand, in dem sich die Pollen nach der Öffnung der Antheren befinden, sind die Chromosomen im generativen Kern

[525] HOLM und BAJER 1965/66. [526] MARQUARDT 1941.

nicht mehr im typischen Interphasezustand, sondern erinnern bereits an die Prophase (Spiremkern). Infolgedessen sind die Chromosomen über längere Strecken zu verfolgen; sie verlaufen verhältnismäßig gestreckt und nur an vereinzelten Stellen in Restschrauben gelegt (z.B. Abb. 75a, linkes Chromosom). Gelangen aber die Pollenkörner auf den Schleim der Griffelnarben, dann setzt eine starke Quellung ein; nach $^1/_2$—2 Std hat sich eine typische Spiralprophase, der früheste Zustand der Prophase, eingestellt. Die Chromosomen haben jetzt

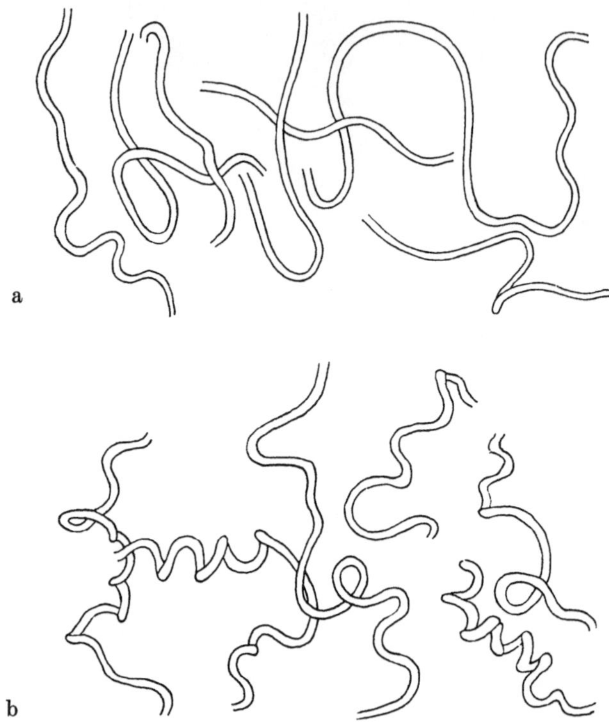


Abb. 75a u. b. Lilium thunbergianum. Chromosomen des generativen Zellkerns im Pollenkorn. a Interphasezustand im lufttrockenen Pollen mit bereits feinfädig ausgebildeten Chromosomen. b Nach Quellung des Pollenkorns auf dem Narbenschleim. Spiralprophase mit ausgeprägten Restschrauben. Vergr. etwa 1500fach. (Aus MARQUARDT 1941)

einen echten prophasischen Habitus und sind in zahlreiche Restschrauben gelegt, die teils sehr regelmäßig sind (Abb. 75b, horizontales Chromosom), teils unregelmäßig erscheinen (Abb. 75b, übrige Chromosomen). In diesem Fall hat sich durch entsprechende Änderung des Quellungszustandes somit unmittelbar aufzeigen lassen, was bei der normalen Mitose durch die Beobachtung des Übergangs der Interphase zur Prophase schon erschlossen worden war: Bei der Einleitung der Prophase geschieht eine starke Hydratation der Chromosomen im Zustand der Spiralprophase[527]. Charakteristischerweise reagiert der Zellkern in diesem Zustand besonders stark auf Röntgenbestrahlung[528].

Die Beobachtungen an dem generativen Zellkern des pflanzlichen Pollenkorns und ebenso die Analyse des Lebendablaufes der Mitose von Haemanthus lassen es zweifelhaft erscheinen, ob der Begriff der Restschraube glücklich gewählt ist.

[527] Vgl. KUWADA 1939, KUWADA und NAKAMURA 1941a, b.
[528] SWANSON 1943.

Nach älterer Auffassung sollte es sich dabei um einen Rest der Standardschraube aus der vorhergehenden Mitose handeln. Dagegen spricht außer den genannten Beobachtungen die einfache Überlegung, daß die Restschraube eine das ganze Chromosom betreffende Schraube darstellt, die Standardschraube jedoch jedes Chromatid getrennt betrifft und damit schon eine ganz verschiedene Dimension gegeben ist. Es ist daher heute zweckmäßig, den Begriff der Restschraube ohne konkrete Assoziation mit der Standardschraube der vorhergehenden Mitose zu verwenden; wenn schon eine Deutung versucht werden soll, dann könnte sie als Folge eines Ausgleichs der Spannungen im Chromosom verstanden werden, die

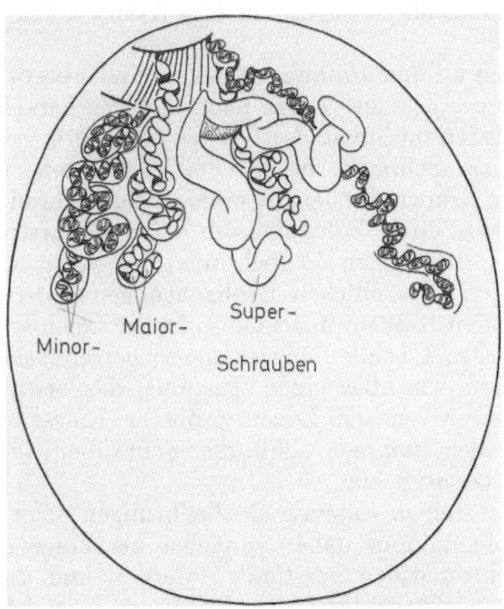


Abb. 76. Spirotrichonympha (Parasitischer Flagellat). Metaphase der Mitose mit Minor-Standard-Maior- und Superschraube. Vergr. etwa 2500fach. (Aus CLEVELAND 1949)

bei starker Wasseraufnahme der Chromosomen infolge der vorhandenen Umwindungen der Chromatiden entstehen.

Ohne Frage sind innere Spannungen im aufgeschraubten Chromosom bei einem parasitischen Flagellaten Spirotrichonympha an dem Auftreten von Superschrauben beteiligt[529]. Hier sind die mitotischen Chromosomen, welche die typische Standardschraube besitzen, in zwei bis vier Großwindungen gelegt, die als ,,Superschrauben" ganz ähnlich wie die Restschrauben in der frühen Prophase verhältnismäßig unregelmäßig angelegt sind (Abb. 76). Dies ist unseres Wissens der einzige Fall in einem mitotischen Cyclus, daß über der Standardschraube noch eine übergeordnete Schraubenstufe ausgebildet wird.

Um die Durchsichtigkeit der Darstellung bei den gegebenen komplexen Verhältnissen nicht zu gefährden, haben wir zunächst nur die Zustände der beiden Chromatiden im Chromosom beschrieben. Tatsächlich setzen sich aber die Chromatiden in jedem Teilungsformwechsel aus je zwei Halbchromatiden zusammen, und wir haben daher im folgenden diese Komplikation zu berücksichtigen.

---

[529] CLEVELAND 1949.

Es liegen über die Halbchromatiden in den Anaphasechromosomen glücklicherweise Lebendbeobachtungen an den Haemanthus-Mitosen vor[530]. Hier erscheinen die Halbchromatiden, die im Anaphasechromosom auch schon als Chromatiden bezeichnet werden können, erstmals deutlich. Sie sind häufiger umeinandergewunden, als es die Chromatiden in der vorhergehenden Prophase waren. Die halbschematische Zeichnung der Abb. 62 ist nach dem Lebendzustand der Halbchromatiden in der Anaphase entworfen und zeigt durch das zusätzliche Vorhandensein von Chromatidumwindungen deutlich den komplizierten Aufbau des Chromosoms allein im lichtmikroskopischen Bereich.

Der bei Lebendbeobachtungen auffällige, hohe Umwindungsgrad der Halbchromatiden eines Chromatids ist ebenso auch in fixierten Präparaten beobachtet worden[531].

Diese Feststellungen an den Halbchromatiden sind wesentlich für die immer wieder auch in der Mitose gestellte Frage nach dem Vorhandensein einer Minor-Schraube. Am deutlichsten müßte an der Grenze der lichtmikroskopischen Sichtbarkeit dann eine Minor-Schraube in Erscheinung treten, wenn beide Halbchromatiden mit ihren Umwindungen in einheitliche Schraubenwindungen zusammengepreßt wären. Beim Vorhandensein einer derartigen Kompressionsschraube würden aber die beiden Halbchromatiden nicht als solche sichtbar werden können, was den tatsächlichen Beobachtungen widerspricht.

Es sind aber die beiden Halbchromatiden so locker umeinandergewunden, daß selbst im lebenden Zustand beide Längselemente getrennt identifiziert werden können. Damit erhalten wir aber einen Zustand, der etwa einer gestreckten Doppelhelix entspricht, wobei die Zonen größerer Entfernung zwischen den Umwindungsstellen daher kommen, daß die Schraubenwindungen durch die Streckung nicht ganz beseitigt sind.

Der größte Teil der freilich seltenen Beobachtungen einer Minorschraube in mitotischen Chromosomen kann daher zunächst als Folge der häufigen Umwindungen der Halbchromatiden verstanden werden und damit als Ausdruck einer mehr oder minder gestreckten Doppelhelix aus zwei Längselementen. Ob allerdings die Halbchromatiden selbst, unabhängig von ihren Umwindungen in eine echte Minorschraube gelegt sind, kann bei den an der Grenze lichtoptischer Auflösung liegenden Dimensionen nie sicher entschieden werden. Es sind freilich in elektronenoptischen Aufnahmen mehrmals Schraubenwindungen in der Größenordnung um und unter 0,1 $\mu$ gesehen worden (vgl. S. 95), aber dabei mußte unentschieden bleiben, ob es sich gerade um solche der Halbchromatiden handelte.

*β) Meiotische Chromosomen.* Von den Unterschieden zwischen dem mitotischen und meiotischen Formwechsel ist in unserem Zusammenhang die längere Dauer der Prophase mit der Paarung homologer Chromosomen in der Meiose sowie die stärkere Streckung der Chromosomen in der frühen Prophase wesentlich. Infolgedessen konnten über den Beginn der Aufschraubung prophasischer Chromosomen genauere Informationen gewonnen werden.

Ausgangspunkt war zunächst die Feststellung, daß als frühestes Stadium der Meiose eine Spiralprophase auftritt; im Zellkern erscheinen die einzelnen Chromosomenareale durch nur Nucleoplasma enthaltende Räume voneinander abgesetzt, und innerhalb der Areale verlaufen die Chromosomen in ausgesprochenen Restschrauben[532]. Dabei ist es nicht entscheidend, ob die Restschrauben tatsächlich noch die telophasische Schraube darstellen, oder ob sie durch die zu Beginn der

[530] HOLM und BAJER 1965/66.

[531] GIMENEZ u.a. 1963, GIMENEZ und LOPEZ-CENOZ 1965 bei der Pflanze Scilla, CLEVELAND 1949 bei parasitischen Flagellaten.

[532] Vgl. KUWADA 1939, HIRAOKA 1941, EBERLE 1956, 1957a, b, OEHLKERS und EBERLE 1957.

Kernteilungen starke Wasseraufnahme und Quellung zustande gekommen sind. Danach strecken sich im frühen Leptotän die Chromosomen zu feinen langen Fäden, die wellig, aber dann deutlich schraubenförmig verlaufen (Abb. 77a). Insbesondere in Abb. 77b wird aber eine Schwierigkeit deutlich, die auch in den folgenden meiotischen Prophasen nicht verschwindet, nämlich die schlechte Unterscheidungsmöglichkeit zwischen Schraubenwindungen und den Chromomeren als dunkler färbbare, kugelige oder längliche Bildungen. Die an verschiedenen pflanzlichen Objekten besonders sorgfältig vorgenommene Analyse dieser frühen Phasen läßt immer wieder erkennen, daß die Chromosomen nach

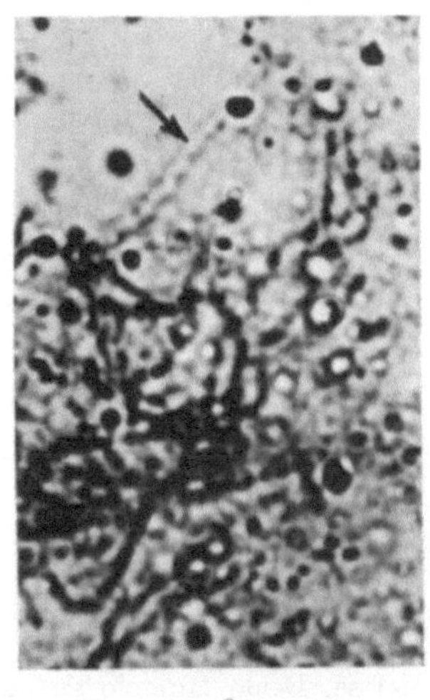

a

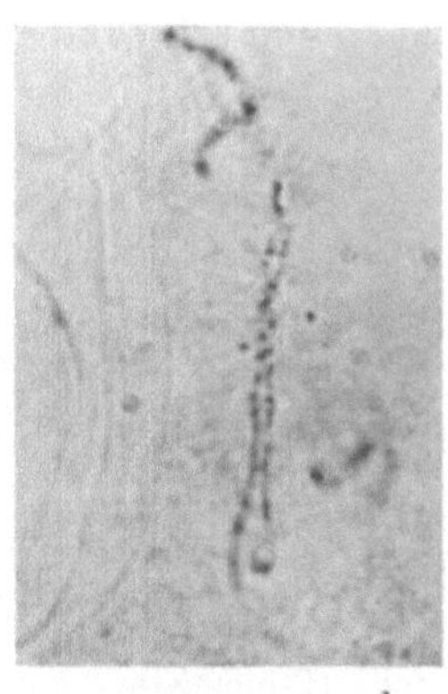

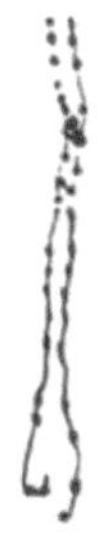

b

Abb. 77a u. b. Lilium, Zygotän der Meiose. a Parallel verlaufende, homologe Chromosomen mit leichter Wellung als Beginn der Maior-Schraube. b Dasselbe, jedoch unter Fixierungseinfluß scheinbarer Chromomerenbau. Vergr. etwa 2200fach. (Aus Bopp-Hassenkamp 1957)

ihrer maximalen Streckung nicht über ihre Länge gleichmäßig gefärbt erscheinen, sondern daß dunklere und hellere Partien abwechseln[533]. Desgleichen erfolgt die Aufschraubung nicht gleichmäßig, sondern an einzelnen Stellen früher als an anderen. Im Extrem liegt die vorzeitige Aufschraubung so deutlich früher und umfaßt eine gewisse Länge des Chromosoms, daß echte „heterochromatische" Chromomeren entstehen. In den Zygotänchromosomen von Lilium der Abb. 77b kann aber von Heterochromatin im üblichen Sinne keine Rede sein. Am einfachsten ist dabei die Deutung, die eben sich andeutenden Schraubenwindungen erschienen unter dem Einfluß der Fixierung zu kleinen Chromomeren zusammengelaufen.

Unter dem Eindruck der elektronenoptischen Ergebnisse ist zu fragen, ob das feine Leptotänchromosom eventuell eine sublichtmikroskopische Schraube darstellt. Tatsächlich ist lichtoptisch in einem Kern einer prämeiotischen Spiralprophase an einem kurzen Chromosomensegment eine sehr feine Schraube photographiert worden[534] (Abb. 2). Ferner ist nach Reduktion der Windungszahl durch Temperatureinwirkung in Meta- und Anaphasechromosomen eine sog. Subminorschraube vermutet worden[535]. Es besteht auch unter Zuhilfenahme der elek-

[533] Oehlkers und Eberle 1957. [534] Oehlkers und Eberle 1957.
[535] Swanson 1941/42.

tronenoptischen Beobachtungen somit eine gewisse Wahrscheinlichkeit für das Vorhandensein einer Subminorschraube, aber zweifelsfrei zu sichern ist sie nicht.

In den als Zygotän und frühestes Pachytän bezeichneten Phasen hat sich die Paarung der homologen Chromosomen vollzogen. Die nunmehr durch Zunahme des Windungsdurchmessers deutlich ausgeprägte Schraube, die am besten heute als Maior-Schraube bezeichnet wird[535a], umfaßt nicht nur die Chromatiden jedes homologen Chromosoms, sondern schließt beide homologen Chromosomen mit allen ihren Unterelementen in den Windungen einer einzigen Kompressions-Schraube zusammen (Abb. 78). Nur an einigen wenigen, kurzen Segmenten im

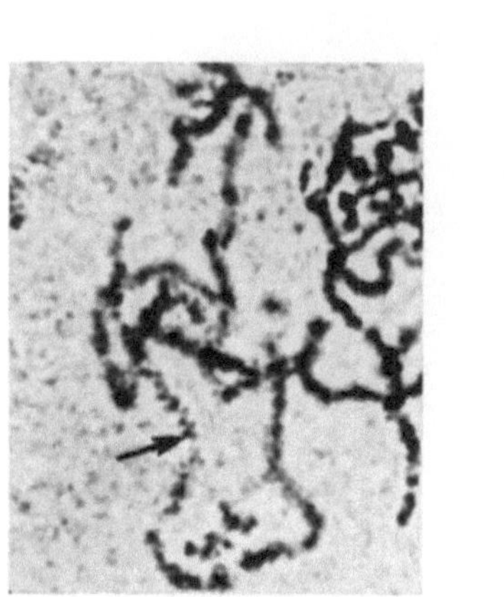

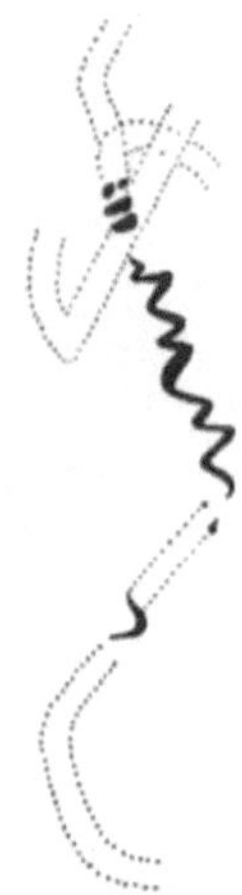

Abb. 78. Paeonia tenuifolia (Pfingstrose). Pachytän der Meiose. Beide Homologen in einer Kompressions-Schraube mit niederem Windungsdurchmesser und sehr zahlreichen Windungen. Vergr. etwa 2200fach. (Aus BOPP-HASSENKAMP 1957)

frühen Pachytän lassen sich Stellen mit nicht ganz zusammenpassenden, selbständig verlaufenden Schrauben beider homologer Chromosomen beobachten[536].

Die zunächst mit sehr zahlreichen Windungen versehene Maiorschraube erhält im Verlauf des Pachytäns und Diplotäns einen stets zunehmenden Windungsdurchmesser; gleichzeitig nimmt die Zahl der vorhandenen Windungen nachdrücklich ab. So geht bei Tradescantia die Gesamtlänge der Chromosomen und damit ihre Windungszahl von 400—600 $\mu$ Länge und 480—600 Schraubenwindungen im frühen Pachytän auf 205 $\mu$ mit 276 Windungen im Diplotän zurück; in der Metaphase I beträgt die Länge noch 90,5 $\mu$ bei nur noch 120 Windungen sämtlicher Chromosomen[537]. Bei Trillium sinkt die Gesamtlänge der Chromosomen eines Zellkerns von 1040 $\mu$ im Zygotän und 640 $\mu$ im Pachytän auf 200 $\mu$ im Diplotän und 100 $\mu$ in der frühen Diakinese[538].

Wenn man sich den auffällig starken Rückgang der Chromosomenlängen, insbesondere vom Übergang zum Diplotän bis zur Metaphase, ansieht, dann erscheint es nicht sehr wahrscheinlich, daß dies allein durch eine Zunahme des Schraubendurchmessers bei entsprechendem Rückgang der Windungszahl zustande gebracht werden kann. Tatsächlich ist im Diplotän das Auftreten einer weiteren Schraube beobachtet worden, welche charakteristischerweise eine Stufe

535a HUSKINS und SMITH 1935.
536 SWANSON 1941/42, BOPP-HASSENKAMP 1957, RESCH und PEVELING 1963.
537 SPARROW 1942, vgl. KUWADA 1934/35. 538 HUSKINS 1941.

unter der Maior-Schraube einsetzt: Die in die Maior-Schraube gelegten Unterelemente des Chromosoms schrauben sich in eine Minor-Schraube auf, die wieder zunächst als Wellenlinie auftritt, ehe echte Schraubenwindungen daraus werden.

Diese Schraube in der Schraube (Doppelwendel) ist erstmals von FUJII 1926 beobachtet worden und die ältere cytologische Literatur ist voll des Für und Wider ihres Vorhandenseins. Seit aber bei einem meiotischen Bivalent von Lilium so klare Bilder wie Abb. 79 vorliegen[539], kann an dem Vorhandensein einer Minorschraube innerhalb der Maiorschraube kein Zweifel mehr bestehen.

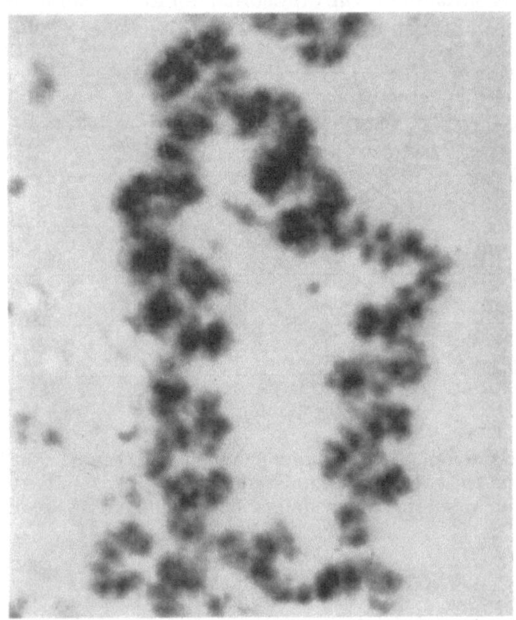

Abb. 79. Lilium. Segment eines Bivalents in der Prometaphase der Meiose. Im rechten, homologen Chromosom durch Abrollung mit Hilfe von Natriumcyanid-Lösung Maior-Schrauben und in ihnen die Minor-Schrauben. Vergr. etwa 4000fach. (Aus TAYLOR 1958)

In den Metaphasechromosomen der Liliacee Fritillaria kommen auf 7 bis 15 Maior-Schraubenwindungen etwa 80 der Minorschraube; bei Tradescantia fallen durchschnittlich 10 Minorschrauben auf eine Maior-Windung[540].

Die Zahl der Maior-Schraubenwindungen in der Meiose scheint komplex genetisch, eventuell polygen, gesteuert zu sein. So unterscheiden sich die beiden Arten Tradescantia caniculata und paludosa durch 8,1 gegenüber 6,08 durchschnittlich vorhandener Schraubenwindungen pro Chromosom. Die $F_1$ streut zwischen 6,56 und 7,64 Windungen, während 18 $F_2$-Pflanzen zwischen 4,4 und 7,64 Schraubenwindungen aufweisen[541].

Wie zu erwarten, ist es von den Außenbedingungen insbesondere die Temperatur, welche die Windungszahl meiotischer Chromosomen beeinflußt. So besitzen die Chromosomen von Tradescantia caniculata bei 8°C 5,92 Maior-Windungen; die Windungszahl geht mit steigender Temperatur bis 27°C auf 8,92 herauf, um oberhalb dieser Temperaturschwelle wieder abzunehmen. Bei 40°C haben die

539 TAYLOR 1958. 540 Zusammenfassend: MANTON 1950. 541 SWANSON 1941/42.

Chromosomen im Durchschnitt nur noch 4,15 Windungen (Abb. 80)[542]. Mehrwöchentlicher Aufenthalt in 20° C, eine für die Meiose von Trillium hohe Temperatur, bewirkt Univalente, deren Maior-Windungen abgerollt sind, so daß nur die Minorschraube vorhanden ist[543]. Auch bei diesem oft untersuchten Objekt besteht zwischen Chromosomenlänge und Windungszahl ein deutlicher Zusammenhang. Das Chromosomenpaar A mißt bei 23 Schraubenwindungen 19,5 μ. Zwei Monate Aufenthalt bei 16° C vor und während der Meiose reduziert die Windungen auf 10,0 und die Chromosomenlänge auf 9,5 μ[544].

Bei dem Vorhandensein der Maior-Kompressionsschraube, die nicht nur die Unterelemente eines einzelnen Chromosoms, sondern beide homologe Chromosomen zusammenschließt, ist es sehr schwer, über das Vorhandensein und den

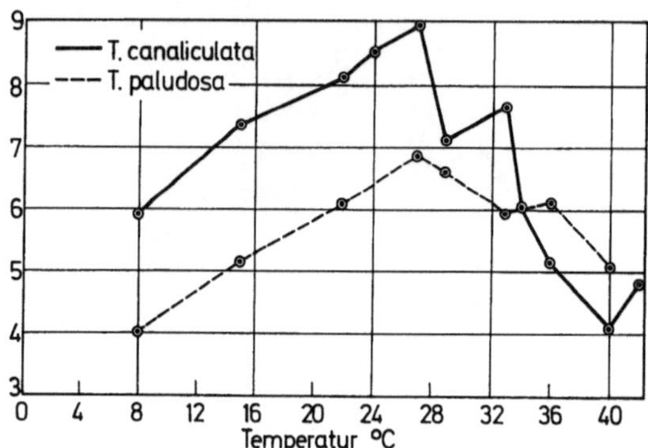


Abb. 80. Graphische Darstellung des Zusammenhangs von Temperatur und der Windungszahl der Maior-Schraube bei zwei Arten von Tradescantia. Horizontal: Temperatur. Vertikal: Anzahl der Windungen der Maior-Schraube. (Aus SWANSON 1942)

Grad der Umwindungen der Chromatiden innerhalb eines Bivalentchromosoms eine Aussage zu machen. Wird bei Tradescantia die Maior-Schraube durch verdünnte NaCN-Lösung vor der Fixierung abgerollt, dann liegen die jetzt etwas gelockerten Chromatiden paranematisch, d.h. frei trennbar, nebeneinander. Damit erscheint der Hinweis gestützt, mit Rücksicht auf die Chiasmabildung müßten in der Meiose die Chromatidumwindungen vorzeitig aufgehoben werden[545]. Auf der anderen Seite sind mechanisch etwas auseinandergepreßte Chromatiden der Metaphasechromosomen noch deutlich umeinandergewunden (Abb. 81)[546].

Die Windungsrichtung der Maior-Schraube und ihre Umkehrpunkte sind in der älteren Literatur sehr häufig untersucht und diskutiert worden[547]. Dabei hat sich aber kein einheitliches Verhalten der Chromosomen innerhalb eines Kerns und schon gar nicht bei verschiedenen Objekten herausgestellt. Desgleichen ergab sich kein deutlicher Zusammenhang zwischen Chiasmen und Umkehrpunkten der Windungsrichtung; es ist wahrscheinlicher nach den vorliegenden Beobachtungen, daß die Umkehrpunkte zwischen den Chiasmen liegen, als daß sie mit ihnen zusammenfallen.

In welchem Maße bei der Entwicklung der Maior-Schraube eine freie Rotation der Chromatid-Enden eine Rolle spielt, ergibt sich aus den Verhältnissen dicentrischer Chromosomen, die durch Röntgenbestrahlung von Trillium induziert

[542] SWANSON 1941/42, 1943a. [543] MATSUURA und HAGA 1940. [544] MATSUURA 1934/35.
[545] SWANSON 1943a. [546] MATSUURA 1938.
[547] Zusammenfassend: MANTON 1950, neuerdings DARLINGTON und VOSA 1963 bei Tradescantia.

wurden[548]. Ist das Segment zwischen den beiden Centromeren kurz, dann gelingt keine volle Schraubung; es kommt lediglich zu einem welligen Verlauf. Ist es für eine typische Schraubung lange genug, dann schrauben sich häufig die Chromatiden unabhängig voneinander auf, was normalerweise bei Trillium in der Meiose nie geschieht. Ist das Segment zwischen den Centromeren lang, dann entsteht die typische Kompressionsschraube, die besonders zahlreiche Umkehrpunkte besitzt, wobei die Anzahl der Umkehrpunkte nach links von derjenigen nach rechts häufig kompensiert erscheint (Abb. 82).

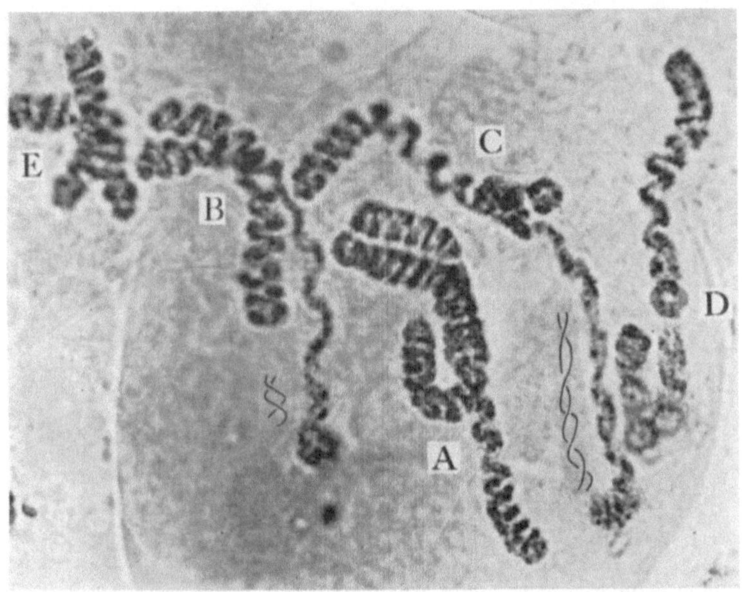


Abb. 81. Trillium kamtschaticum. Metaphase der ersten meiotischen Teilung. Durch starken Deckglasdruck nach Vorbehandlung mit Wasser einzelne Chromosomensegmente gestreckt bei abgerollter Maior-Schraube. Hier sind die Chromatiden umeinandergewunden. Vergr. etwa 1500fach. (Aus MATSUURA 1940)

Im Vorhergehenden haben wir uns in erster Linie mit der ersten meiotischen Teilung beschäftigt.

Für die zweite meiotische Teilung stellt sich zunächst die Frage, ob die Standardschraube der Prophase- und Metaphasechromosomen der zweiten Teilung sowohl mit der Minor-Schraube der ersten Teilung wie auch mit der mitotischen Standardschraube in den Windungszahlen übereinstimmt oder nicht. Offensichtlich verhalten sich in dieser Hinsicht die einzelnen Objekte verschieden. Trillium ist ein Beispiel für den Fall, daß in beiden meiotischen Teilungen eine Maiorschraube von 11—13 Windungen vorhanden ist, während die Windungszahl der mitotischen Standardschraube auch gegenüber der meiotischen Minorschraube wesentlich höher liegt. Tradescantia dagegen weist in zweiter Teilung und Mitose etwa dieselben Windungszahlen auf, während nur in der ersten meiotischen Teilung eine Maior-Schraube mit 4—6 Windungen gefunden wird. Bei dem Farn Osmunda schließlich unterscheidet sich die Windungszahl in allen Zuständen: Die Maior-Schraube zeigt durchschnittlich 4 Windungen, die Schraube der

548 MATSUURA 1941b.

Chromosomen in der zweiten Teilung 8 und die Standardschraube der Mitose schließlich durchschnittlich 16 Windungen[549].

Es erscheint nach diesen Unterschieden nicht sinnvoll zu sein, die Schrauben der verschiedenen Teilungsarten mit einheitlichen Begriffen zu belegen und etwa von einer Identität der Minorschraube in der ersten meiotischen Teilung mit der Standardschraube der zweiten Teilung und der Mitose zu sprechen. Dies ist in der cytologischen Literatur öfters geschehen, jedesmal mit dem Effekt, an sich übersichtliche Verhältnisse undurchsichtig zu machen.

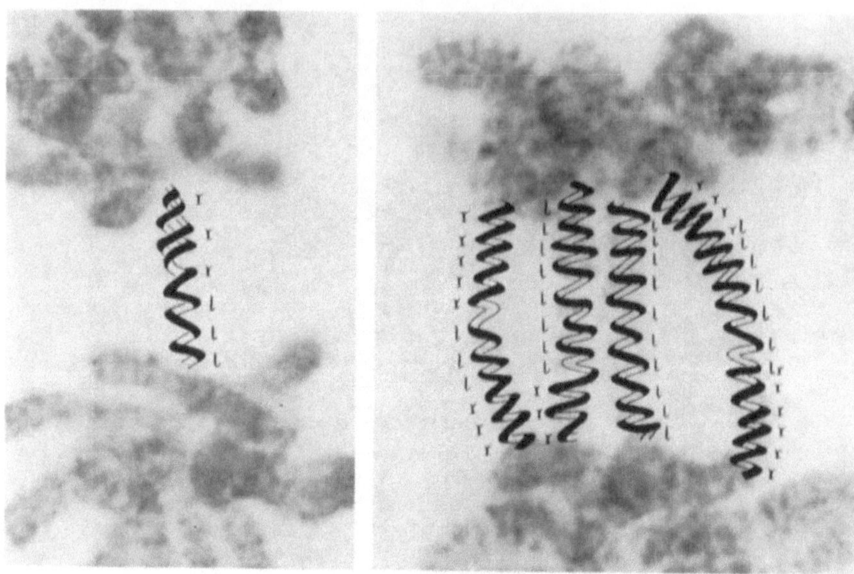

Abb. 82. Trillium kamtschaticum. Zwei Anaphasen der ersten meiotischen Teilung mit dicentrischen Chromatiden. Die Maior-Schraube und ihre Umkehrpunkte sind durch Retusche herausgehoben. *l* und *r* links- oder rechtsläufige Schraube. Etwa 2500fach. (Aus MATSUURA 1941)

Über die mechanischen Ursachen der Auf- und Abrollung der Schrauben in Mitose und Meiose sind auf allen Stufen der cytologischen Einsicht Spekulationen angestellt worden. Ursprünglich standen sich dabei zwei Auffassungen gegenüber: Die Ursachen der Schraubung und ihrer Änderungen liegen allein in der Natur der Längselemente, die im Chromosom von einem Ende zum anderen durchlaufen. Nach der zweiten Interpretation spielt die Hüllsubstanz (Matrix) des Chromosoms eine entscheidende Rolle, indem Impulse etwa zur Chromosomenverkürzung von ihr ausgehen und die Längselemente im wesentlichen nur darauf reagieren[550].

Heute, da eine Hüllsubstanz mit derartigen mechanischen Eigenschaften nicht mehr mit dem Stand unserer Kenntnis vereinbart werden kann, muß die Mechanik der Schraubenbildung und ihrer Änderungen ausschließlich in den Längselementen gesehen werden. Es ist dabei nicht verwunderlich, wenn bei der Lückenhaftigkeit unserer Kenntnisse über den sublichtmikroskopischen Feinbau alle Überlegungen

549 Literatur in MANTON 1950.

550 Zum Beispiel noch WILSON und COLEMAN 1952.

über die Mechanik der Schraubung noch im Hypothetischen bleiben und deshalb hier nicht einzeln erörtert werden müssen[551].

In diesem Abschnitt über die lichtmikroskopische Analyse des Schraubenbaues der Chromosomen sind wir somit zu Ergebnissen gekommen, die sich von denjenigen der elektronenoptischen Analyse durch ihre Klarheit vorteilhaft abheben. Im lichtmikroskopischen Bereich ist im Teilungsformwechsel der Mitose sicher nachgewiesen das Vorhandensein einer Standardschraube. Die nachgeordnete Minor-Schraube liegt dagegen so sehr an der Grenze der lichtoptischen Auflösung, daß ihr Dasein nicht mit voller Sicherheit behauptet werden kann. Einzelbefunde wie an parasitischen Flagellaten sowie elektronenoptisch beobachtete Schrauben um und unter 0,1 μ lassen eine Minor-Schraube mindestens möglich erscheinen. Nur in einem Sonderfall ist in der Mitose auch eine Superschraube als übergeordnete Stufe über der Standardschraube beobachtet worden.

In der Meiose ist das Vorhandensein einer Maior- und Minor-Schraube gesichert. Dabei muß besonders erwähnt werden, daß im Teilungsablauf erst die höhere Schraubenstufe entsteht und in ihr zu einem späteren Zeitpunkt die nachgeordnete Minor-Schraube angelegt wird. Eine dritte Schraubenstufe, die Subminorschraube, liegt, sofern ihr Vorhandensein diskutiert wird, so nahe oder gerade unterhalb des Auflösungsvermögens, daß lichtmikroskopisch keine klare Entscheidung möglich ist. Inwieweit mit dem Elektronenmikroskop sichtbar zu machende Schrauben in der Nähe der lichtmikroskopischen Auflösungsgrenze als Subminor-Schraube identifiziert werden dürfen, ist ebenfalls noch nicht sicher zu entscheiden.

In allen Arten der Kernteilung sind vom lichtmikroskopischen Bereich ausgehend Paare von Unterelementen im Chromosom vorhanden, zwei Chromatiden, jedes Chromatid mit zwei Halbchromatiden und eventuell auch noch jedes Halbchromatid mit zwei Viertelchromatiden. Diese Paare zeigen desto mehr Umwindungen, je nachgeordneter sie sind: Das gilt für die Chromatiden, die bei ihrer Trennung in der Mitose nicht allzu viele Umwindungen zeigen, während dies bei den Halbchromatiden in sehr viel stärkerem Maße der Fall ist. Für die problematischen Viertelchromatiden liegen diesbezüglich keine Beobachtungen vor.

Im Laufe der Teilungscyclen sind innerhalb des Chromosoms demnach folgende mechanische Vorgänge notwendig: Je nach dem Kontraktionsgrad des Chromosoms Änderungen des Schraubendurchmessers, der Ganghöhe und der Windungszahl in den verschiedenen Schraubenstufen; ferner Entwindung der Unterelemente in einem Chromosom mit dem Ziel, frei in Anaphasen trennbare Chromatiden bzw. Tochterchromosomen zu erhalten.

## 3. Zur Frage eines Chromosomenmodells

Auf Grund der Ergebnisse licht- und elektronenoptischer Beobachtungen an den Chromosomen der verschiedensten Organismen sollte es möglich sein, ein Modell des Feinbaues eines typischen Chromosoms des Teilungsformwechsels zu entwerfen. Die zusammenfassenden Darstellungen des Chromosomenbaus zeigen uns aber, daß das bis heute vorliegende Beobachtungsmaterial leider nicht ausreicht, ein einheitliches und widerspruchsfreies Bild des Aufbaues eines Chromosoms zu entwerfen[552]. Bei der Zusammenstellung der verschiedenen Meinungen über diese Frage hat es sich gezeigt, daß sie zunächst überhaupt nicht in einem einheitlichen Modell zusammengefaßt werden können, sondern für drei Dimensionen

---

551 Cole 1962, Person und Suzuki 1968.

552 Frey-Wyssling 1964, Moses 1964, Moses und Coleman 1964, Ris 1967, 1969, Linnert 1967, Peveling 1968.

getrennte Modellvorstellungen entwickelt werden müssen, für die lichtmikroskopische Dimension und den anschließenden elektronenoptischen Bereich, für die Dimension, in der die 100—300 Å-Fibrillen zu höheren Einheiten zusammentreten, sowie für die makromolekulare Dimension, in der DNS-Helices und Proteine sich zu übergeordneten Strukturen zusammenschließen. In dieser Dreigliederung wird im folgenden versucht, die Vielfalt vorliegender Vorstellungen zu sichten und von neuem zu ordnen.

Immerhin haben wir im lichtmikroskopischen Bereich eine verhältnismäßig sichere Basis: Nehmen wir das Anaphasechromosom als Ausgangspunkt, dann haben wir das Chromatid der Metaphase und jetzige Tochterchromosom ent-

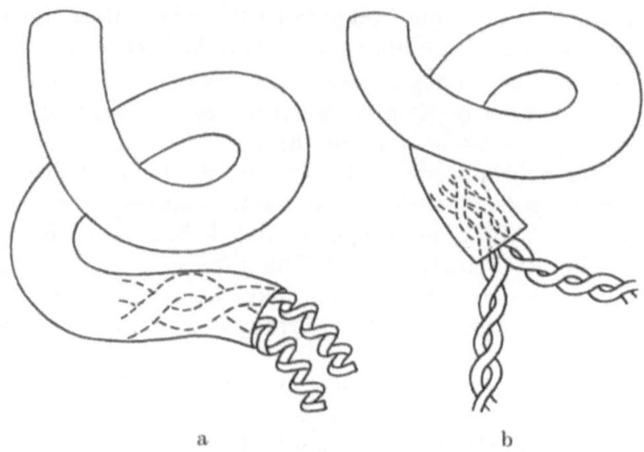


Abb. 83a u. b. Schema eines Anaphasechromosoms der Mitose. a Standardschraube, aufgebaut aus zwei Chromatiden in Minorschraube. b Standardschraube, aufgebaut aus zwei Chromatiden, die je aus zwei Halbchromatiden bestehen

weder in zwei Chromatiden (Abb. 83a) oder in vier Halbchromatiden (Abb. 83b) untergegliedert. Das Tochterchromosom zeigt eine Standardschraube. Die Unterelemente verlaufen dabei in einer Subschraube (hier als Minorschraube bezeichnet), vergleichbar der Minorschraube in der Meiose. Nahezu alle Beobachtungen stimmen darin überein, daß die Unterelemente des Tochterchromosoms plectonematisch umeinandergewunden sind, wobei der Grad der Schrauben-Umwindungen desto enger ist, je nachgeordneter die Schraube ist, also in Abb. 83b die Umwindungen je zweier Halbchromatiden enger sind als der beiden Chromatiden. Im Laufe der frühen Prophase bis zur Metaphase der folgenden Mitose müssen sich daher die Chromatiden bis zur freien Trennbarkeit, dem paranemen Zustand, entwinden.

Mit dieser durch Beobachtungen gestützten Ausgangsbasis im lichtmikroskopischen Bereich sind immer wieder unternommene Versuche, pro Chromatid eine einzige DNS-Doppelhelix anzunehmen, recht unwahrscheinlich. Alle anderen, sehr vielfältigen Interpretationsversuche auf der Grundlage einer Mehrsträngigkeit innerhalb des Chromosoms werden durch die hier gewählte lichtmikroskopische Basis nicht eingeengt.

Die naheliegendste, aber deswegen nicht die wahrscheinlichste Annahme, den Abstand von der Minorschraube bis zur DNS-Doppelhelix auszufüllen, besteht in der Weiterführung der zwei lichtmikroskopischen „Konstruktions-Prinzipien", nämlich einer Schraubenhierarchie unter Zusammenfassung je zweier Längselemente in einer Schraube. Bezeichnen wir die Standardschraube des anaphasischen Tochterchromosoms als Schraube erster Ordnung, und die im Mitosechromosom schon zumeist die lichtmikroskopische Auflösbarkeit unterschreitende Minorschraube als Schraube zweiter Ordnung, dann können noch mehrere Schraubenstufen bis zur DNS-Doppelhelix folgen. In Abb. 84a haben wir im Anschluß an frühere Schemata[552a] eine dritte und vierte Schraubenordnung angenommen. Die dritte Ordnung könnte etwa in der Meiose das gestreckte Leptotän-Chromo-

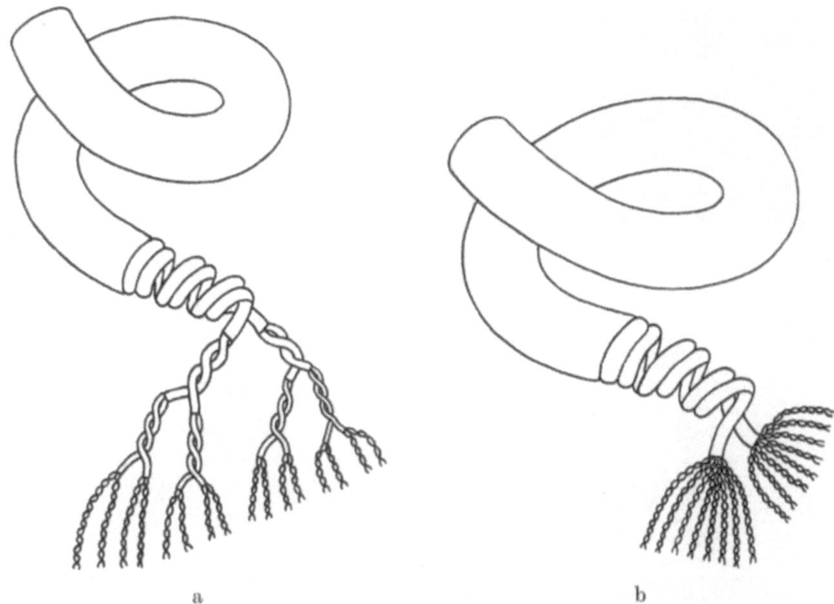


Abb. 84a u. b. Schema eines Anaphasechromosoms der Mitose. a Standardschraube mit 2 Chromatiden in Minorschraube mit 4 Halbchromatiden. Dritte Schraubenstufe mit 8 Viertelchromatiden. Vierte Schraubenstufe mit 16 DNS-Doppelhelices (oder Fibrillen, die eine je nach Durchmesser verschiedene Zahl von DNS-Protein-Längselementen enthalten). b Standardschraube mit zwei Chromatiden in Minorschraube. Jedes Chromatid zusammengesetzt aus zahlreichen, nicht gefalteten DNS-Doppelhelices bzw. aus Fibrillen mit einer entsprechenden Zahl von DNS-Protein-Längselementen

som formieren; die vierte Schraubenordnung könnte den hohen Dekondensationsgrad der Chromosomen in manchen Interphasen erklären, der bis zum negativen Ausfall einer Feulgenfärbung reicht. Auf diese Weise wäre in dem angenommenen Schema das Anaphasechromosom 16teilig, im Falle des Wegfalls einer Schraubenordnung 8teilig, andererseits bei der Annahme weiterer Schraubenstufen 32- oder 64 teilig[553].

Eine zweite Möglichkeit, die elektronenmikroskopische Dimension auszufüllen, besteht darin, das Prinzip der Fortsetzung der Schraubenhierarchie aufzugeben und eine einfache Bündelung von DNS-Doppelhelices oder ihrer Aggregationen in 100—300 Å-Fibrillen anzunehmen (Abb. 84b). Welche Anzahl von Fibrillen oder Doppelhelices hier angenommen wird, dafür läßt sich kaum eine Beobachtungsgrundlage finden; wir haben in Abb. 84b einfach in Analogie zur Abb. 84a willkürlich 16 Unterelemente gezeichnet.

---

[552a] Marquardt 1957.

[553] Vgl. Kaufmann und De 1956, Kaufmann und McDonald 1956, Kaufmann u.a. 1960.

Zwischen den beiden gezeichneten Möglichkeiten sind Übergangsbilder denkbar, etwa derart, daß die einfache Bündelung erst in der dritten oder sogar vierten Schraubenstufe beginnt, desgleichen kann ein Zusammenschluß von Doppelhelices oder Fibrillen durch paarweise Umwindungen, vergleichbar mit Abb. 84a, angenommen werden.

Die hier in zwei Möglichkeiten entwickelten Modelle eines vielsträngigen und in Schraubenstufen verschiedener Ordnung gegliederten Chromosoms rechtfertigen

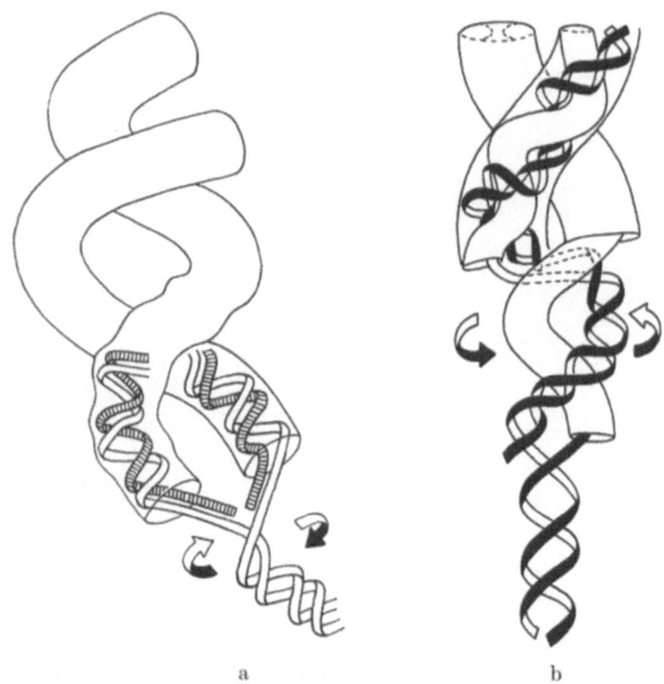


Abb. 85a u. b. Schema des Zusammenhangs von DNS-Replikation und Schraubung im Chromosom. (Nach PEARSON und SUZUKI 1968.) a Die linksgewundene DNS-Doppelhelix wird durch Rechtswindung (Pfeile) zum Zwecke der Replikation entwunden. Nach der Replikation wird durch Linkswindung die Doppelhelix wiederhergestellt, gleichzeitig legt sich zur Kompensation der Linkswindung eine rechtsgewundene Schraube höherer Ordnung an. b Dasselbe wie a, nach oben anschließend mit einer zweiten Replikation, so daß eine dritte Schraubenordnung entsteht

zwar die komplexe Natur des Verlaufes einer großen Anzahl von Fibrillen in elektronenmikroskopischen Bildern des Chromosoms, aber insbesondere das Schraubenmodell der Abb. 84a sollte eigentlich zu klarer gegliederten Anordnungen der Fibrillen führen. Desgleichen erschien den Molekularbiologen die Schraubenhierarchie eines derartigen Chromosomenmodells zu komplex, um eine plausible Replikation der DNS-Doppelhelices sowie Rekombinationsvorgänge zuzulassen. Aus diesen Gründen sind berechtigte Einwände gegen ein solches Modell erhoben worden.

In etwas geringerem Maße gelten diese Einwände für das „Bündelungsmodell" der Abb. 84b, das für anschließend zu besprechende, ergänzende Modellvorstellungen Platz läßt.

In den bisherigen Interpretationen ist die elektronenoptische Dimension im wesentlichen nach den Prinzipien des lichtmikroskopischen Chromosomenbaues konstruiert worden. Interessanterweise ist neuerdings aber derselbe Versuch von der molekularen Dimension her unternommen worden, der einen, dem bisherigen sehr ähnlichen Endzustand ergibt[554]. Als Ausgangspunkt dienen drei plausible Grundannahmen: Zur Replikation der DNS ist eine Entwindung der Doppelhelices notwendig; die zu entwindenden Doppelhelices sind verhältnismäßig lang; die Entwindung kann nicht frei vor sich gehen, sondern ist durch die Einfügung der DNS im Chromosom behindert.

Das Hilfsmittel, um aus diesen, einem Replikationsvorgang im Wege stehenden Schwierigkeiten herauszukommen, besteht darin, unmittelbar im Anschluß an den Replikationsort die Entstehung einer gegenläufigen Schraube höherer Ordnung anzunehmen. Ist daher die DNS-Schraube linksläufig, dann umwinden sich die aus der Replikation hervorgehenden DNS-Doppelhelices rechtsläufig und bilden so eine plectonematische Schraube (Abb. 85a). Unter der zunächst vereinfachenden Annahme, es sei nur eine einzige, der Doppelhelix übergeordnete, gegenläufige Schraube vorhanden, würde sich die Replikation etwa folgendermaßen abspielen: Die DNS-Doppelhelix wird durch rechtsläufige Drehungen entwunden; an den jetzt vorhandenen, einzeln verlaufenden Segmenten vollzieht sich der Replikationsvorgang zu zwei wieder linksläufigen DNS-Doppelhelices, die zur Kompensation dieser Aufwindung eine rechtsläufige, plectonematische Schraube der nächsthöheren Ordnung bilden. Dieses Prinzip, in einem mehrsträngigen Chromatid angewendet, führt zu Bildern mit drei Schraubenordnungen und zwei nacheinander erfolgenden Replikationsvorgängen (Abb. 85b). Sie geschehen nur in den kurzen, durch Entwindungen der DNS und damit der übergeordneten, jeweils gegenläufigen Schrauben parallel liegenden Segmenten; die Entwindungen wandern während des Replikationsvorganges über die Länge des Chromosoms.

Vergleichen wir das so von der DNS her konstruierte Modell mit demjenigen der Abb. 84a, dann stimmen sie in den drei untersten Schraubenordnungen, die DNS jetzt eingerechnet, überein. Damit wäre der Zustand des gestreckten Chromosoms im Leptotän der Meiose erreicht.

Ein neues Prinzip zur Konstruktion eines Chromosomenmodells im strittigen elektronenoptischen Bereich ist in der Annahme gefunden worden, die in Fibrillen zusammengeschlossenen DNS-Proteinkomplexe verliefen nicht regelmäßig aufgeschraubt, sondern unregelmäßig gefaltet[555]. Halten wir dabei an dem Vorhandensein einer Standard- und einer Minorschraube fest, dann sind die Halbchromatiden erfüllt mit unregelmäßig gefalteten Fibrillen von 150—300 Å Durchmesser (Abb. 86). Durch verhältnismäßig komplikationsloses Entwinden der in den Fibrillen mit Proteinen zusammengeschlossenen DNS-Helix und den damit verbundenen Streckungen der Faltungen wird eine, wieder auf kurze Segmente beschränkte Replikation möglich, die durch die Länge des Chromosoms wandern kann. Die Neuformierung der Doppelhelix erlaubt vielleicht eine Neuordnung der Tochterfibrillen im Sinne einer semikonservativen Replikation (Abb. 86), wobei die unregelmäßige Faltung wiederhergestellt wird.

Im vorhergehenden sind wir vom Anaphasezustand des Chromosoms ausgegangen und haben dabei angenommen, das lichtmikroskopisch gerade noch sichtbare Chromonema sei über seine ganze Länge glatt, d.h. in unseren Modellkonstruktionen überall gleich stark geschraubt, gebündelt oder gefaltet. Sehen wir uns dagegen das Leptotänchromosom der Meiose an, ehe eine Maior- und

---

[554] Person und Suzuki 1968. [555] DuPraw 1965, 1966, Du Praw und Rae 1966.

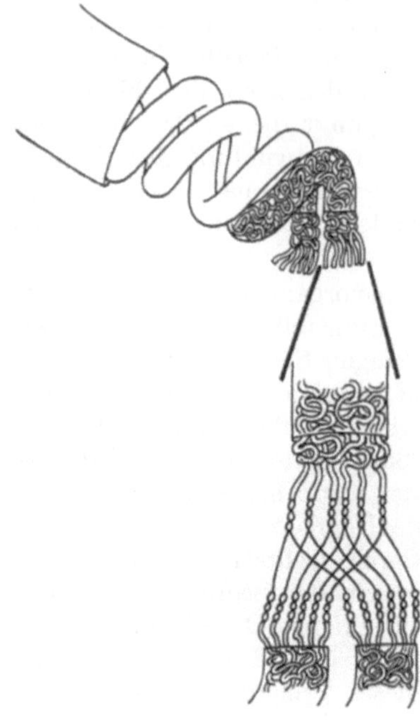

Abb. 86. Schema eines Anaphasechromosoms mit zwei Chromatiden, die aus unregelmäßig gefalteten Fibrillen aufgebaut sind. Vergrößerter Teil der Abbildung: Möglichkeit einer Replikation gefalteter Fibrillen (nur eine DNS-Doppelhelix gezeichnet) mit Neuanordnung der replizierten Fibrillen (semikonservative Replikation)

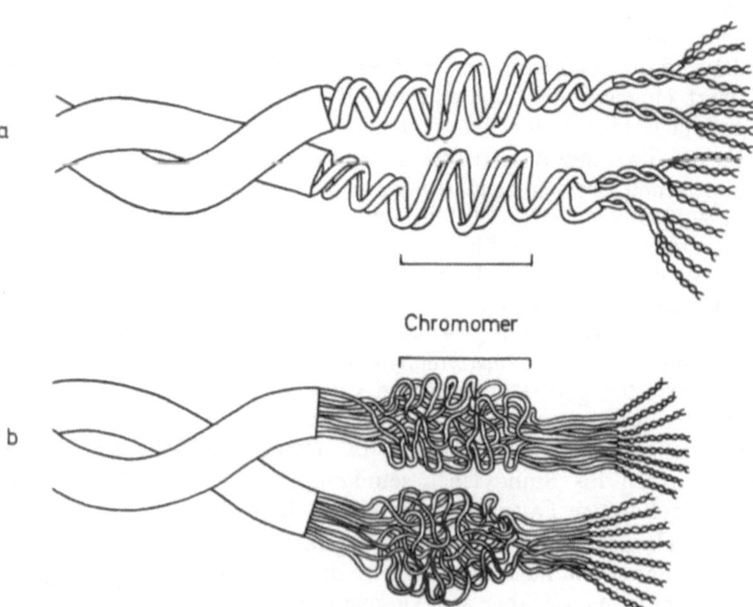


Abb. 87a u. b. Schema eines Chromosoms des Leptotäns der Meiose (willkürlich 16 DNS-Doppelhelices angenommen). a Schraubenmodell entsprechend Abb. 84a. b Faltungsmodell entsprechend Abb. 84b

eine Minorschraube sich anlegt, oder die Polytänchromosomen und Lampenbürstenchromosomen, dann zeigen sie ungleichen Durchmesser. Die Anschwellungen werden als Chromomeren, oder wenn sie ausgedehnter sind, als heterochromatische Segmente bezeichnet[556]. Wir müssen, um auch diese Erscheinung modellmäßig zu deuten, nunmehr das lichtmikroskopisch gestreckt erscheinende Leptotänchromosom mit seinen Chromomeren bzw. Heterochromatin als Ausgangspunkt nehmen. Ein Chromomer oder ein heterochromatisches Segment ist dann entweder durch eine Schraube größeren Durchmessers und niedriger Ganghöhe charakterisiert (Abb. 87a) oder durch eine dichtere, zu einem größeren Durchmesser führende Faltung (Abb. 87b). Wir haben dabei, ohne dieser Zahl mehr als beispielhafte Bedeutung zuzuschreiben, wieder mit 16 Längselementen pro Chromosom gearbeitet; es ist aber ebenso möglich, mit einer größeren oder kleineren Anzahl das Chromosom zu konstruieren. Die beiden Bilder der Abb. 87a und b sind aus den Modellen der Abb. 84a und b entwickelt. Eine entsprechende Entwicklung aus dem Faltungs-Modell der Abb. 86 ändert an der Abb. 87b lediglich die Tatsache, daß auch der normale Durchmesser der Chromatiden nicht aus gestreckten, sondern aus gefalteten Fibrillen besteht und lediglich der Faltungsgrad im Chromomer gesteigert ist.

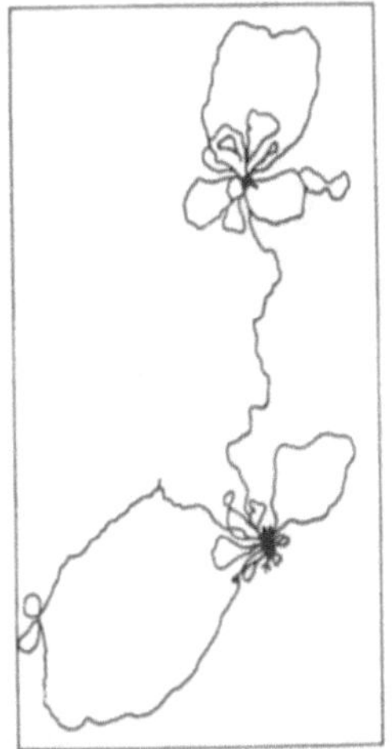

Abb. 88. Kalbsthymus-Kerne. Interphasechromatin nach weitgehender Entfernung der Histone. Chromomeren mit abstrahlender DNS. Vergr. 25000fach. (Umgezeichnet aus Sonnenbichler 1969)

Für diese Interpretation haben sich bei der Aufarbeitung von Interphasekernen des Kalbsthymus elektronenoptische Stützen finden lassen. Werden aus den isolierten Kernen zunehmend Histone entfernt, dann kommt es zu „Chromomeren" zwischen 0,05 bis 0,5 μ Durchmesser, von denen etwa 30—40 μ lange DNS-Fibrillen ausgehen (Abb. 88)[557], Werte, die mit älteren Schätzungen gut übereinstimmen[558]. Hier kommt somit dem Histon die Rolle zu, die Packung der DNS-Helices, mag sie im einzelnen geschehen wie immer sie wolle, zu sichern. Wenn daher in diesem Falle in den kurzen, als Chromomeren erscheinenden Segmenten bei der Aufarbeitung ungelöstes Histon verblieben ist, haben wir hier erneut einen Hinweis auf den Histonreichtum des Heterochromatins, das hier als extrem kurze Segmente erscheint.

Mit der Vorstellung einer starken Faltung der Fibrillen über die gesamte Länge eines Chromosoms oder über kürzere Segmente ist gleichzeitig eine weitere Möglichkeit gewonnen, die Länge bzw. den Kondensations- und Dekondensationsgrad eines Chromosoms zu ändern: Außer einer Aufschraubung oder Lockerung mehrerer Schraubenordnungen kommt die Faltung oder die Entfaltung von Fibrillen hinzu. Bei so zahlreichen Möglichkeiten, die Chromosomenlänge und auch den Durchmesser zu modifizieren, ist es nicht verwunderlich, wenn wechselnde physiologische Bedingungen oder experimentelle Eingriffe die unterschied-

---

556 Taylor 1951, Scherz 1957, Eberle 1957a, b, Oehlkers und Eberle 1957, Bopp-Hassenkamp 1957, 1958.

557 Sonnenbichler 1969a, b. 558 Edström 1964.

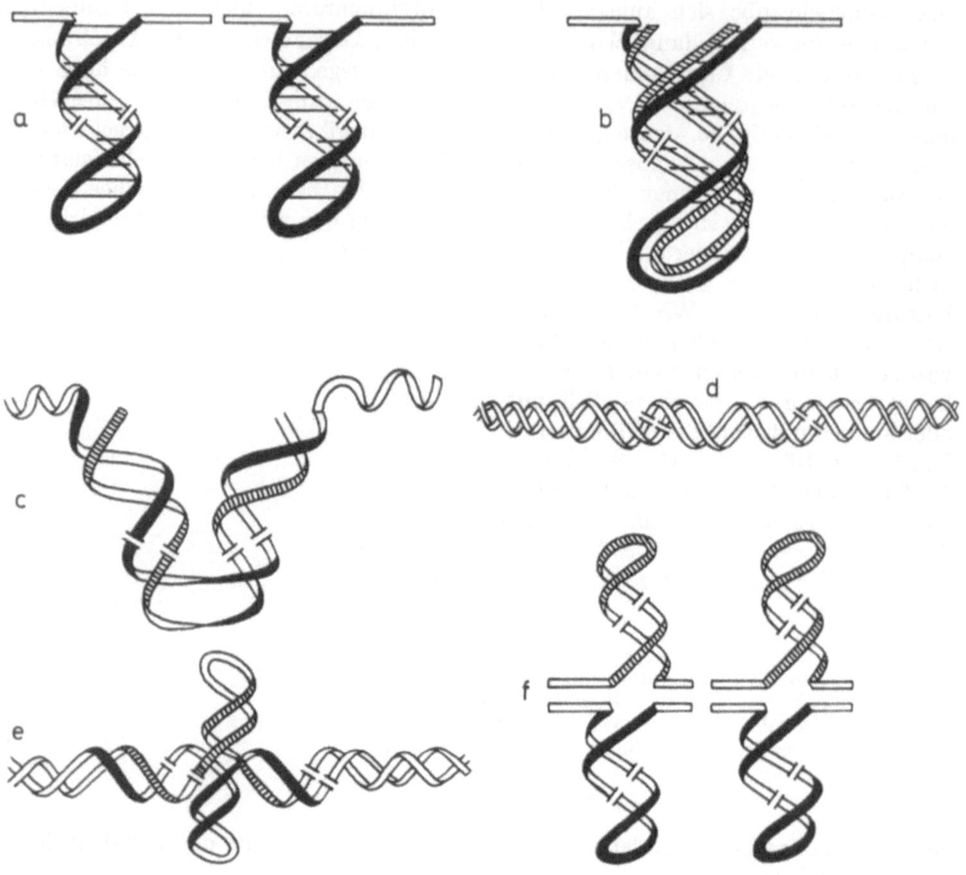


Abb. 89a—f. Schema eines Teiles einer Chromosomenfibrille. Nicht geschraubtes Protein (nicht schraffiert) in der Fibrillenachse, DNS-Doppelhelix, senkrecht davon abstrahlend (schwarz bzw. schraffiert). a Ausgangszustand. b, c Replikation der DNS. d, e, f Replikation des Proteins und Umschraubung zum Ausgangszustand. (Aus Schwartz 1954)

lichsten Längen- und Breitenänderungen auslösen, die nicht miteinander in einfache Korrelationen gebracht werden können (vgl. S. 10ff).

Weiterhin erklären sich hieraus die wechselnden Bilder von Interphasekernen, die von lichtmikroskopisch fibrillärer Struktur (vgl. Abb. 55) bis zur Feulgen-Negativität reichen.

Abschließend sind in einer dritten Dimension noch Modellvorstellungen zu erwähnen, und zwar in der makromolekularen Dimension, in der es sich um die Frage der Zuordnung von DNS-Doppelhelices und Proteinen handelt. Im vorhergehenden haben wir als Achsenelement in Fibrillen und damit im Chromosom stets die DNS-Doppelhelix betrachtet, die in nicht genauer angegebener Weise mit Proteinen zu DNS-Proteinkomplexen zusammengeschlossen betrachtet wurde.

Gegen die Annahme, von einem Ende zum anderen eines Chromosoms liefen DNS-Doppelhelices durch, sind mit Rücksicht auf die Replikation und die dabei notwendige Entwindung immer wieder Bedenken geäußert worden; schließlich müßten bei der vorhandenen Aufschraubung und Faltung die DNS-Makromoleküle eine Länge von einem Meter und mehr aufweisen[559]. Da aber im Chromosom saure und basische Proteine vorhanden sind, lag es nahe, in den Achsenelementen Protein und DNS alternieren zu lassen. Als Beispiel einer derartigen Vorstellung greifen wir ein Modell heraus, bei dem die DNS senkrecht von einem Proteinsegment abstrahlt, das im Gegensatz zur DNS nicht geschraubt ist (Abb. 89a—f)[560] Die Replikation beginnt in der DNS (Abb. 89b), danach folgt eine Schraubung und Replikation im Protein, wobei sich die gesamte Achsenstruktur streckt (Abb. 89d). Da die DNS linksläufig, das Protein aber rechtsläufig geschraubt ist,

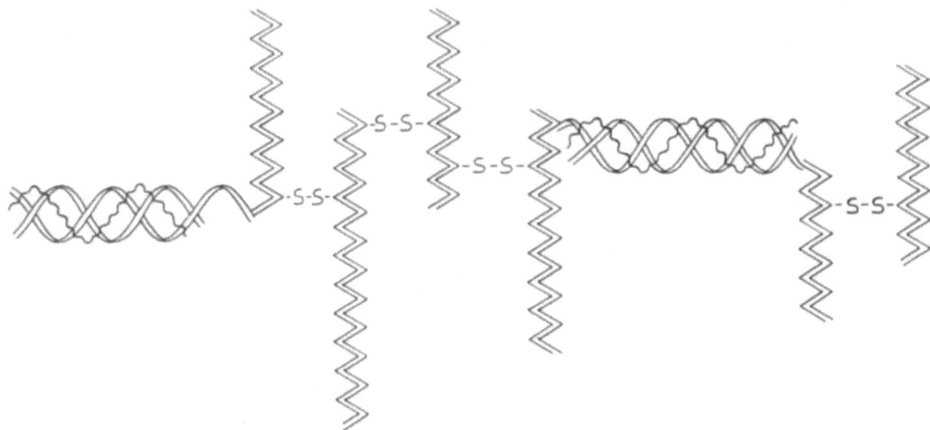


Abb. 90. Schema eines Teiles einer Chromosomenfibrille. DNS-Doppelhelix in der Fibrillenachse, von Histon (gewellte Linie) begleitet. Senkrecht abstrahlend Residual-Protein, durch S—S-Brücken miteinander verbunden. (Nach HILGARTNER 1968)

kann durch entsprechenden Ausgleich der Schraubenwindungen der Ausgangszustand, jedoch in verdoppelter Gestalt, wiederhergestellt werden (Abb. 89f).

In einem zweiten Beispiel ist angenommen, daß die DNS-Schraube von einer Histonschraube begleitet wird, die beide in der Achsenrichtung des Längselements verlaufen. Das Residualprotein ist hier senkrecht zur Längsachse angeordnet, über S—S-Bindungen wird der Zusammenhalt gewährleistet (Abb. 90)[561]. Weiterhin ist nach experimentellen Ergebnissen nicht auszuschließen, daß an mehreren Stellen eines derartigen Längselementes auch $Ca^{++}$- oder $Mg^{++}$-Bindungen vorhanden sind[562].

Bei dieser Modellvorstellung werden die beiden möglichen Aufgaben der Proteine im Feinbau des Chromosoms deutlich: Das Residual-Protein bildet zusammen mit der DNS das Längselement im Chromosom. Das Histon dagegen verläuft mit der DNS-Doppelhelix gewissermaßen als Hilfsstruktur, um die Kontraktion oder Lockerung der Schraube zu kontrollieren.

Noch deutlicher wird die Rolle des Histons als Hilfsstruktur, wenn als Achsenelement ein Bündel aus Histon-Molekülen mit einem Durchmesser von 120 Å angenommen wird, um das die DNS-Doppelhelix gewunden ist (Abb. 91a); diese DNS-Histonfibrillen treten dann zu Schrauben höherer Ordnung zusammen[563].

Das Prinzip, in die Achse des Längselementes nicht die DNS, sondern Protein zu legen, ist ebenfalls vielfach variiert worden. Durch die Anordnung einer in

559 OGUR u.a. 1951, BAUTZ-FREESE und FREESE 1963. 560 SCHWARTZ 1954, 1958, 1960.
561 HILGARTNER 1968. 562 STEFFENSEN 1961, DE ROBERTIS 1964. 563 READ 1961.

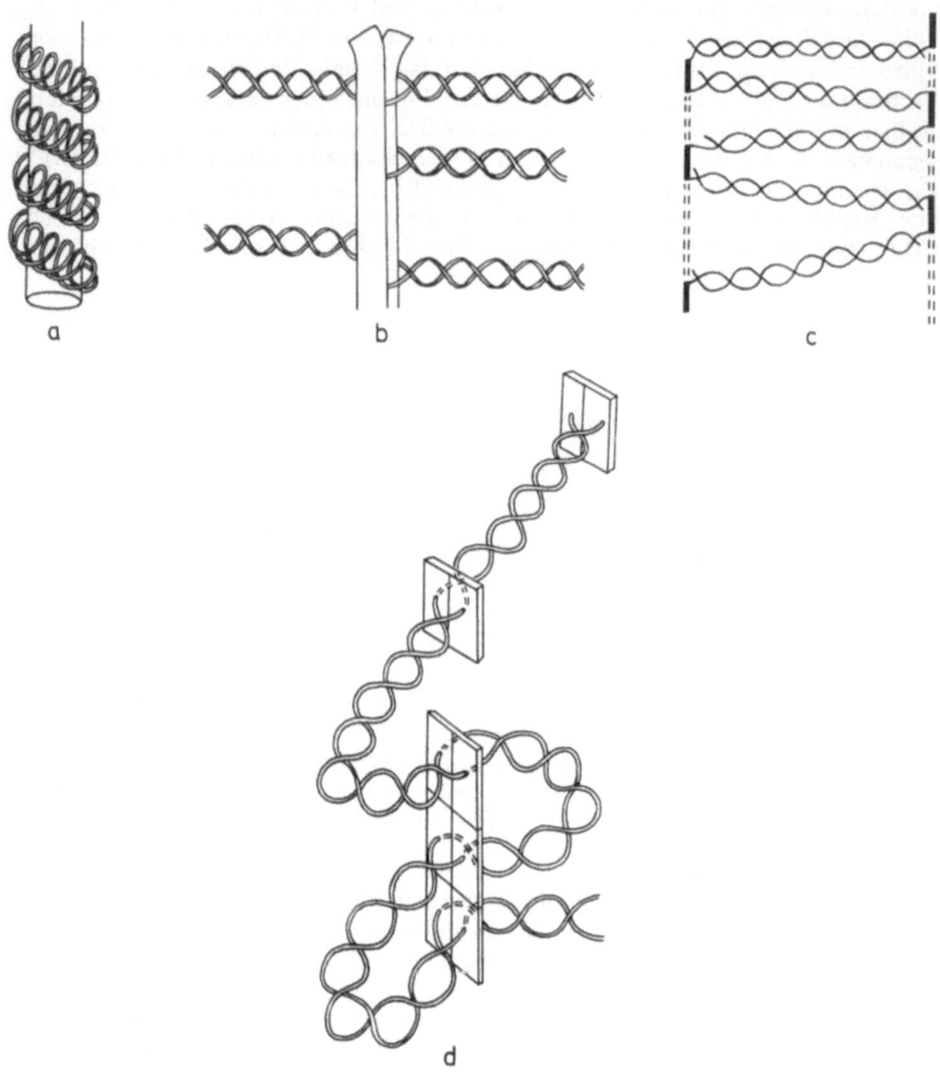


Abb. 91a—d. Schema der Chromosomenfibrille bzw. eines Teiles von ihr. a Histonachse mit 120 Å Durchmesser, darum die Doppelhelix gewunden. (Nach READ 1961.) b In Fibrillenachse der Länge nach trennbares Protein mit seitlich an je einem Längselement ansetzenden DNS-Helices. (Nach TAYLOR 1957.) c In Fibrillenachse zwei Proteinelemente mit abstrahlenden DNS-Helices, die nach Entwindung frei trennbar sind (Leitermodell). (Nach TAYLOR 1962.) d In Fibrillenachse in Längs- und Querrichtung teilbare Proteinelemente, durch die eine DNS-Helix verläuft. (Nach TAYLOR 1965)

zwei Längshälften spaltbaren Proteinfibrille, von der rechtwinklig die DNS-Doppelhelices abstrahlen, ist ein Modell konstruiert worden, das verhältnismäßig leicht eine Replikation erlaubt (Abb. 91b)[564] und, etwa als „Leitermodell" mit viel Zusatzannahmen ausgestaltet werden kann (Abb. 91c)[565].

[564] TAYLOR 1957, FREESE 1958. [565] TAYLOR 1962, DE 1964.

Eine weitere Modifikation ist schließlich darin gefunden worden, daß zwar eine durchgehende DNS-Doppelhelix in den Längselementen der Chromosomen vorhanden ist, in regelmäßigen Abständen aber Proteinkomplexe eingeschaltet sind, die je nach dem Kernzustand zu einer Protein-Längsachse, vergleichbar Abb. 91b, zusammentreten können, aber auch auseinanderzurücken vermögen (Abb. 91d).

Eine andere Modellvorstellung verlegt die Protein-Achse als typische Hilfsstruktur seitlich an ein DNS-Schraubensystem. Dabei hat jede Schraubenstufe ihre eigene seitliche Proteinachse; die DNS-haltige Fibrille und die entsprechenden übergeordneten Strukturen verlaufen nicht, wie bisher schraubig, sondern in „Serpentinen-Windungen" (Abb. 92). Diese Auffassung ist auf Grund der gegenüber

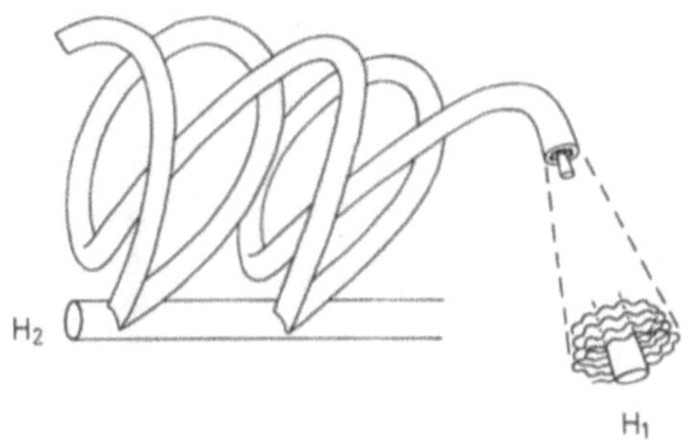


Abb. 92. Schema des Aufbaus eines Bakterien- bzw. Dinoflagellaten-Chromosoms. $H_1$ und $H_2$: Seitlich der DNS-Doppelhelix (als einfache Linie gezeichnet im rechten, vergrößerten Teil der Abbildung), oder der Chromosomenfibrille angefügte Protein-Hilfsstruktur. „Serpentinen-Schraubung". (Nach GIESBRECHT 1965)

typischen Chromosomen etwas abweichenden elektronenoptischen Bilder von Bakterien und Dinoflagellaten entwickelt worden [566].

Während die bisherigen Bilder der Längselemente im wesentlichen entworfen wurden, um beobachtete elektronenoptische Zustände und Erfordernisse bei der Replikation auf plausible Weise zu deuten, ist neuerdings von cytogenetischer Seite eine neue Vorstellung entwickelt worden, deren Grundprinzip die Verhältnisse in dieser Dimension noch weiter kompliziert. Bei Speicheldrüsen-Chromosomen hat sich zeigen lassen, daß die einzelnen Banden unterschiedliche DNS-Gehalte aufweisen, die um ganzzahlige Vielfache variieren [567]. Weiterhin besitzen die Oocyten vor allem der Urodelen Lampenbürstenchromosomen im Diplotän, charakterisiert durch die von Chromomeren abstrahlenden Schleifen. Beide Erscheinungen haben die Hypothese nahegelegt, die Gene seien nicht in einfacher Auflage im Chromosom eingefügt, sondern auf ein Meister-Gen folgten zahlreiche Sklavengene als Wiederholungen des Meistergens [568]. Bei der Zellfunktion werden dann die Meistergene und ihre Wiederholungen zur Erhöhung der zellphysiologischen Leistung gebraucht (Abb. 93a), bei Rekombinationsvorgängen sind aber spezielle Mechanismen notwendig, um zunächst die Sklavengene abzukoppeln und sie nach der Rekombination wieder einzufügen (Abb. 93b).

Auf diese Weise wird entweder der Zustand eines Chromomers oder eines Lampenbürstenchromosoms hergestellt; die Annahme des Vorhandenseins von Genwiederholungen führt somit dazu, daß eine DNS-Doppelhelix, eventuell auch

---

[566] GIESBRECHT 1965, 1966. [567] KEYL 1964. [568] CALLAN 1967a, b, WHITEHOUSE 1967.

von Proteinen unterbrochen, das Längselement aufbaut, von dem in Genabständen jeweils die Schleifen der Sklavengene seitlich abstrahlen.

Die Zusammenstellung der wichtigsten Vorstellungen über den Chromosomenfeinbau zeigt, daß noch immer auffällig wenig gesichertes Beobachtungsmaterial vorliegt, das die zahlreichen Möglichkeiten einer Modellkonstruktion einzuengen vermag. So ist es heute noch notwendig, um die hauptsächlichsten Varianten aufzuzeigen, in drei aufeinanderfolgenden Dimensionen Modelle zu entwerfen, wobei die in jeder Dimension offenen Alternativen beliebig kombiniert werden können: In der lichtmikroskopischen und der unmittelbar anschließenden Dimen-

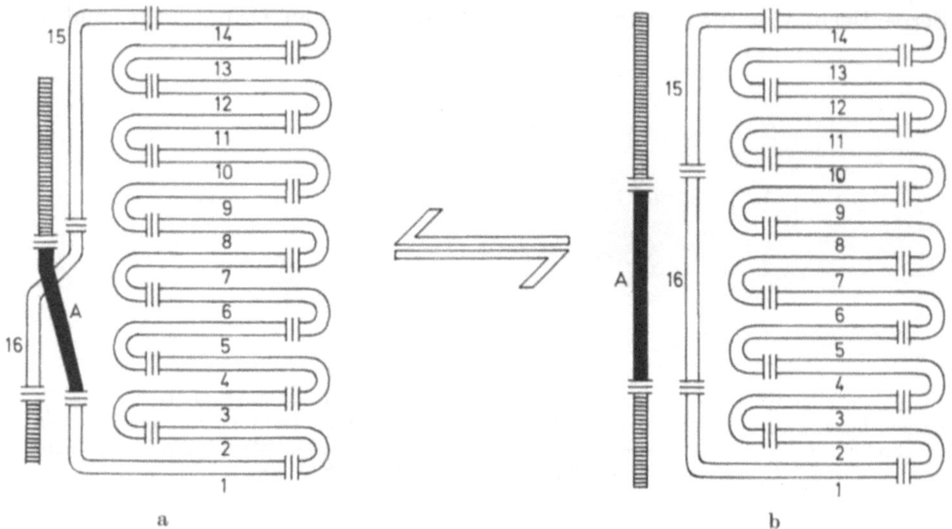


Abb. 93a u. b. Schema eines Chromosomen-Fibrillenbündels im Bereich eines einzelnen Genortes: Meistergen A (schwarz), mit 16 Wiederholungen (Sklavengene von A). Bereich außerhalb des Genortes A schraffiert. a Normalzustand des Fibrillenbündels während der zellphysiologisch aktiven Phase. b Durch eine Art Chiasma abgekoppelte Sklavengene während der Rekombination. Der Zustand von a und b kann wechselweise ineinander überführt werden. (Nach Whitehouse 1967)

sion, und zwar bei der Betrachtung des Anaphasezustandes, kann die Zahl der Längselemente im Chromosom und die Zahl der einander nachgeordneten Schraubenstufen variiert werden. Als Alternative zur Schraubung bieten sich die einfache Bündelung oder die Faltung der Fibrillen an, die als Bauprinzip nach der Standardschraube oder nach einer beliebig zu wählenden, nachgeordneten Schraubenstufe eingeführt werden kann.

Als zweite Dimension muß der Bereich zwischen den elektronenoptischen Fibrillen und den knapp die lichtmikroskopische Grenze erreichenden Längselementen herausgegriffen werden. Einfache Bündelung, Faltung oder Aufschraubung paarweiser oder zahlreicher Fibrillen sind zwar bereits bei der Konstruktion in der ersten Dimension als Alternativen erwähnt. Neu ist dagegen hier, wie die Schraubung, Faltung oder Bündelung Chromomeren und heterochromatische Segmente formiert. Diese Alternativ-Möglichkeiten sind für den Teilungsformwechsel des Chromosoms vielleicht weniger bedeutungsvoll als für das Verständnis seiner besonderen Funktionszustände in Interphase, Speicheldrüsen- und Oocytenkernen.

Besonders vielfältig sind schließlich die Vorstellungen im letzten Bereich, nämlich in der makromelokularen Dimension. In welcher Weise DNS-Doppelhelices mit sauren und basischen Proteinen verknüpft sind und welche Rolle bei dem Aufbau der elektronenoptisch sichtbaren Fibrille von 20—300 Å die Proteine spielen, das ist auch heute nahezu durch kein gesichertes Ergebnis eingeengt. Infolgedessen haben wir an dieser Stelle nicht eine Vollständigkeit angestrebt, sondern waren in erster Linie bemüht, das Spektrum der wesentlichsten Alternativmöglichkeiten aufzuzeigen. Wir hoffen dabei, sind uns aber nicht sicher, daß kommende Ergebnisse des Experiments und der Beobachtung die Modellvorstellungen über den Feinbau des Chromosoms auf eine oder auf wenige der aufgezeigten Denkmöglichkeiten beschränken werden.

## Literatur

ABRAHAM, A.: Chromosome structure and the mechanics of mitosis and meiosis. I. Mitosis in Lilium. Ann. Bot., N.S. **3**, 545—568 (1939). — AISIMA, A.: Studies of mitosis and meiosis in comparison. II. Chromosome structure in the spiral stage and anaphase in mitosis as revealed by means of a maceration method. Cytologia (Tokyo) **11**, 429—435 (1941). — ALFERT, M.: A cytochemical study of oogenesis and cleavage in the mouse. J. cell. comp. Physiol. **36**, 381—406 (1950). — ALLFREY, V. G., MIRSKY, A. E.: Role of histone in nuclear function. In: BONNER, I., and P. TSO (ed.), The nucleohistones, p. 267—288. San Francisco-London-Amsterdam 1964. — ALLFREY, V. G., POGO, B. G. T., LITTAU, V. C., GERSHEY, E. L., MIRSKY, A. E.: Histone acetylation in insect chromosomes. Science **159**, 314—316 (1968). — ALTMANN, H. W., STÖCKER, E., THOENES, W.: Über Chromatin und DNS-Synthese im Nucleolus. Elektronenmikroskopische, autoradiographische und lichtmikroskopische Untersuchungen an Leberzellen von Ratten. Z. Zellforsch. **59**, 116—133 (1963). — AMANO, S., DOHI, S., TANAKA, H., UCHINO, F., HANAOKA, M.: The structure of the nucleus studied by electron microscopy in ultrathin sections with special reference to the chromonema — an advocation of "subchromonema" and "protochromonema". Cytologia (Tokyo) **21**, 241—251 (1956). — AMBROSE, E. I.: The structure of chromosomes. In: BUTLER (ed.). Progress in biophysics and biophysical chemistry, vol. 6, p. 26—55. London: Pergamon Press 1956. — AMBROSE, E. I., GOPAL-AYENGAR, H. R.: Molecular orientation and chromosome breakage. Heredity, Suppl. **6**, 277—292 (1953). — ARRIGHI, F. E.: Nucleolar RNA synthetic activity in Chinese hamster cells in vitro and the effects of actinomycin D and nogalamycin. J. cell. Physiol. **69**, 45—52 (1967). — ATWOOD, S.: The last premeiotic mitosis and its relation to meiosis in Gaillardia. Proc. nat. Acad. Sci. (Wash.) **23**, 1 (1937).

BAER, D.: Asynchronous replication of DNA in a heterochromatic set of chromosomes in Pseudococcus obscurus. Genetics **52**, 275—285 (1965). — BAILEY, P. C.: Differential chromosome segments in Trillium erectum. Bull. Torr. bot. Club **76**, 319—336 (1948). — BAJER, A.: Living smears from endosperm. Experientia (Basel) **11**, 221 (1955). ~ Change of length and volume of mitotic chromosomes in living cells. Hereditas (Lund) **45**, 579—596 (1959). ~ Subchromatid structure of chromosomes in the living state. Chromosoma (Berl.) **17**, 291—302 (1965). — BAKER, T. G., FRANCHI, L. L.: The structure of the chromosomes in human primordial oocytes. Chromosoma (Berl.) **22**, 358—377 (1967). — BAL, A. K., GROSS, P. R.: Asynchronous synthesis of RNA in nucleoli of root meristem. Science **143**, 808—810 (1964). — BARANETZKY, J.: Die Kernteilung in den Pollenmutterzellen einiger Tradescantien. Bot. Z. **38**, 241—248, 265—274, 281—296 (1880). — BARNICOT, N. A.: A study of newt mitotic chromosomes by negative staining. J. Cell Biol. **32**, 585—603 (1967). — BARR, H. J.: Problems in the developmental cytogenetics of nucleoli in Xenopus. Nat. Cancer Inst. Monograph **23**, 411—424 (1966). — BARR, H. J., VALENCIA, J. I., PLAUT, W.: On temporal autonomy of DNA replication in a chromosome translocation (Abstr.). J. Cell Biol. **39**, 8a (1968). — BARRIGOZZI, CL.: Sulla structura dei cromosomi di Ascaris megalocephala con particolare riguardo all' attaco al fuso. Experientia (Basel) **3**, 74—75 (1947). ~ A general survey on heterochromatin. Port. Acta biol. A. Vol. GOLDSCHMIDT, 1949—1951, p. 593—620. — BARTON, D. W.: Localised chiasmata in the differentiated chromosomes of the tomato. Genetics **36**, 374—381 (1951). — BASTIA, D. SWAMINATHAN, M. S.: Ultrastructure of interphase chromosomes. Exp. Cell Res. **48**, 18—26 (1967). — BATTAGLIA, A.: Chromosome morphology and terminology. Caryologia 8, 179—187 (1955a). — BATTAGLIA, E.: A system for the symbolic representation of karyotypes. Bull. Torr. bot. Club **82**, 163—167 (1955b). — BAUER, H.: Die kinetische Organisation der Lepidopteren-Chromosomen. Chromosoma (Berl.) **22**, 101—125 (1967). — BAUTZ-FREESE, E., FREESE, E.: The rate of DNA strand separation. Biochemistry **2**, 707—715 (1963). — BAYREUTHER, K.: Holokinetische Chromosomen bei Haematopinus suis (Anoplura, Haematopinideae). Chromosoma (Berl.) 7, 260—270 (1955). — BEERMANN, W.: Der Nukleolus als lebenswichtiger Bestandteil des Zellkerns. Chromosoma (Berl.) 11, 263—296 (1960). ~ Riesenchromosomen. Protoplasmatologia VI, D. Wien 1962. — BEHRE, K.: Physiologische und genetische Untersuchungen an Drosera. Planta (Berl.) 7, 208—306 (1929). — BELAR, K.: Der Chromosomenbestand der Melandrium-Zwitter. Z. Vererbungsl. 39, 184—190 (1925). ~ Beiträge zur Kausalanalyse der Mitose II. Untersuchungen an den Spermatocyten von Chorthippus (Stenobothrus) lineatus Panz. Arch. Entwickl.-Mech.-Org. 118, 359—484 (1929a). ~ Untersuchungen an den Staubfadenhaarzellen und Blattmeristemzellen von Tradescantia virginiana. Z. Zellforsch. 10, 73—134 (1929b). — BELL, P. R.: Intranucleolar bodies with axial structure in the fern Pteridium. Chromosoma (Berl.) 24, 188—193 (1968). — BENJAMIN, W. B., GOODMAN, R. M.: Phosphorylation of dipteran chromosomes and rat liver nuclei. Science 166, 629—630 (1969). — BENNETT, D.: Non-random association of chromosomes during mitotic metaphase in tissue cells of the mouse. Cytologia 31, 411—415 (1966). — BERGSMA, D. (ed.): Chicago Conference: Standardization in human cytogenetics. In: Birth defects, Original article series, vol. 2, 1—2, 1966. — BERLOWITZ, L.: Correlation of genetic activity, heterochromatization and RNA-metabolism. Proc. nat. Acad. Sci. (Wash.) 53, 68—73 (1965). ~ Analysis of histone in situ in developmentally inactivated chromatin. Proc. nat. Acad. Sci. (Wash.) 54, 476—480 (1965). — BERLOWITZ, L., PALOTTA, D., SIBLEY, C. H.: Chromatin and histones: binding of tritiated Actinomycin D to heterochromatin in mealy bugs. Science 164, 1527—1528 (1969). — BERNARDINI, J. V., LIMA DE FARIA, A.: Asynchrony of DNA-replication in the chromosomes of Luzula. Chromosoma (Berl.) 22, 91—100 (1967). — BERNHARD, W.: Ultrastructural aspects of the normal and pathological nucleolus in mammalian cells. In: VINCENT, W. S., and O. L. MILLER (ed.), Internat. Sympos. on the nucleolus, p. 13—38. Nat. Cancer Inst. Monogr. Nr 23 (1966). — BHATTACHARJYA, S. S.: Die Wirkung von Röntgenstrahlen auf Kerne mit verschiedener heterochromatischer Konstitution. Chromosoma (Berl.) 9, 305—318 (1958). — BIANCHI, N. O., BIANCHI, M. S. A. DE: DNA replication sequence of human chromosomes in blood cultures. Chromosoma (Berl.) 17, 273—290 (1965). — BIANCHI, N. O., MOLINA, J. O.: DNA-replication patterns in somatic chromosomes of Leptodactylus ocellatus (Amphibia, Anura). Chromosoma (Berl.) 22, 391—400 (1967). — BIESELE, I. I.: The size of somatic chromosomes at different ages in the rat. J. Gerontology 1, 433—439 (1946). — BIRNSTIEL, M. L., FLAMM, W. G.: Intranuclear site of histone synthesis. Science 145, 1435—1437 (1964). — BIRNSTIEL, M. L., FLEISSNER, E., BOREK, E.: Nucleolus: a center of RNA methylation. Science 142, 1577—1580 (1963). — BIRNSTIEL, M. L., HYDE, B. B.: Protein synthesis by isolated pea nucleoli. J. Cell Biol. 18, 41—50 (1963). — BIRNSTIEL, M. L., WALLACE, H., SIRLIN, J. L., FISCHBERG, M.: Localization of the ribosomal DNA-complements in the nucleolar organizer region of Xenopus laevis. Nat. Cancer Inst. Monogr. 23, 431—447 (1966). — BLOCH, D. P., HEW, H.: Schedule of spermatogenesis in the pulmonate snail Helix aspersa with special reference to histone transition. J. biophys. biochem. Cytol. 7, 515—532 (1960). — BLONDEL, B.: Relation between nuclear fine structure and $^3$H Thymidine incorporation in a synchronous cell culture. Exp. Cell Res. 53, 348—356 (1968). — BLOOM, W.: Electron microscopy of chromosomal changes in amblystomal somatic cells during the mitotic cycle. Anat. Rec. 167, 253—276 (1970). — BOLLE, L., STRAUB, J.: Die Paarungskräfte im Hetero- und Euchromatin. Planta (Berl.) 32, 489—492 (1942). — BONNER, J.: The role of histones in the regulation of RNA-synthesis. In: KONINGSBERGER, V. V., and L. BOSCH (eds.), Regulation of nucleic acid and protein synthesis, p. 211—224. Amsterdam 1967. — BONNER, J., DAHMUS, M. E., FAMBROUGH, D., HUANG, R. C., MARUSHIGE, K., TUAN, DY. H.: The biology of isolated chromatin. Science 159, 47—56 (1968). — BONNER, J., HUANG, R. C.: Role of histone in chromosomal RNA-synthesis. In: BONNER, J., and P. TSO (ed.), The nucleohistones, p. 251—261. San Francisco-London-Amsterdam 1964. — BONNER, J., HUANG, R. C., GILDEN, R. V.: Chromosomally directed protein synthesis. Proc. nat. Acad. Sci. (Wash.) 50, 893—900 (1963). — BONNER, J., TSO, P. (eds.): The nucleohistones. San Francisco-London-Amsterdam 1964. — BOOTHROYD, E. R.: DNA-synthesis in Trillium chromosomes in relation to the differential reaction of Eu- and Heterochromatin to low temperature (Abstr.). Canad. J. Genet. Cytol. 6, 237—238 (1954). — BOOTHROYD, E. R., LIMA DE FARIA, A.: DNA synthesis and differential reactivity in the chromosomes of Trillium at low temperature. Hereditas (Lund) 52, 122—126 (1964). — BOPP-HASSENKAMP, G.: Lichtmikroskopische und elektronenoptische Untersuchungen über den Aufbau pflanzlicher Chromosomen im Pachytän der Meiosis. Diss. Univ. Freiburg Brsg. 1957. ~ Lichtmikroskopische und elektronenoptische Untersuchungen über den Aufbau pflanzlicher Chromosomen im Pachytän der Meiosis. Protoplasma 50, 243—268 (1958). — BORSTEL, R. C. VON, MILLER, O. L., BOLLUM, F. J.: Probing the structure of chromosomes with DNA-polymerase and terminal transferase. In: HAGNER, R. P. (ed.), Nuclear physiology and differentiation. Genetics, Suppl. 61, 401—408 (1969). — BOULIGAND, Y., SOYER, M. O., PUISEUX-DAO, S.: La structure fibrillaire et l'orientation des chromosomes chez les Dinoflagellés. Chromosoma (Berl.) 24, 251—287 (1968). —

BRAUER, I.: Experimentelle Untersuchungen an Wurzelspitzenmitosen von Vicia faba I. Normalverhalten. Planta (Berl.) **36**, 411—423 (1949a). ~ Experimentelle Untersuchungen an Wurzelspitzenmitosen von Vicia faba II. Einfluß des Mediums. Planta (Berl.) **36**, 466—477 (1949b). ~ Experimentelle Untersuchungen an Wurzelspitzenmitosen von Vicia faba III. Einfluß der Temperatur. Planta (Berl.) **38**, 91—118 (1950). — BRINKLEY, B. R.: The fine structure of the nucleouls in mitotic divisions of Chinese hamster cells in vitro. J. Cell Biol. **27**, 411—422 (1965). — BRINKLEY, B. R., HUMPHREYS, R. M.: Evidence for subchromatid organization in Marsupial chromosomes. I. Light and electron microscopy of X-ray induced side-arm bridges. J. Cell Biol. **42**, 827—831 (1969). — BRINKLEY, B. R., STUBBLEFIELD, E.: The fine structure of the kinetochore of a mammalian cell in vitro. Chromosoma (Berl.) **19**, 28—43 (1966). — BROWN, D. D., GURDON, J. B.: Absence of ribosomal RNA-synthesis in the anucleolate mutant of Xenopus laevis. Proc. nat. Acad. Sci. (Wash.) **51**, 136—146 (1964). — BROWN, S. W.: Heterochromatin. Science **151**, 417—425 (1966). — BROWN, S. W., NUR, U.: Heterochromatic chromosomes in the coccids. Science **145**, 130—136 (1964). — BROWN, W. V., EMERY, H. P.: Persistent nucleoli and grass systematics. Amer. J. Bot. **44**, 585—590 (1957). — BUCK, R. C.: Mitosis and meiosis in Rodnius prolixus: the fine structure of the spindle and diffuse kinetochore. J. Ultrastruct. Res. **18**, 489—501 (1967). — BUSCH, H., BYVOET, P., SMETANA, K.: The nucleolus of the cancer cell. Cancer Res. **23**, 313—339 (1963). — BUSCH, H., SMETANA, K.: The nucleolus. New York-London: Academic Press 1970.

CALLAN, H. G.: Heterochromatin in Triton. Proc. roy. Soc. B **130**, 324—335 (1942). ~ Article on chromosomes. New Biol. **7**, 70—88 (1949). ~ Chromosomes and nuclei of the Axolotl Amblystoma mexicanum. J. Cell Sci. **1**, 85—108 (1966). ~ The organization of genetic units in chromosomes. J. Cell Sci. **2**, 1—7 (1967). ~ The organization of genetic units in chromosomes (Abstr.). Heredity **22**, 461 (1967). — CAMARA, A.: Advances in the centromere's problem. Caryologia **6**, Suppl. 1, 254—271 (1955). — CAMARA, A., VASCONCELOS, S. DE: Le "Crossing over" dans les mâles de la Drosophila melanogaster induit par les rayons X. Agronom. Lusitan. **3**, 201—208 (1941). — CAMERON, I. L., PRESCOTT, D. M.: RNA and protein metabolism in the maturation of the nucleated chicken erythrocyte. Exp. Cell Res. **30**, 609—612 (1963). — CARNIEL, K.: Endständige Nukleolen und Zahl der Nukleolenchromosomen bei Rhoeo discolor. Öst. bot. Z. **107**, 403—408 (1960). — CARO, L. G.: High-resolution autoradiography. II. The problem of resolution. J. Cell Biol. **15**, 189—199 (1962). — CARO, L. G., TUBERGEN, R. P.: High-resolution autoradiography. I. Methods. J. Cell Biol. **15**, 173—188 (1962). — CASPERSSON, T., FARBER, S., FOLEY, G. E., KUDYNOWSKI, J., MODEST, E. J., SIMONSSON, E., WAGH, U., ZECH, L.: Chemical differentiation along metaphase chromosomes. Exp. Cell Res. **49**, 219—222 (1968). — CATTANACH, B. M., ISAACSON, J. H.: Controlling elements in the mouse X-chromosome. Genetics **57**, 331—346 (1967). — ČENCOV, I. S.: Struktur und Chemie des Nukleolus als Organoid der Synthese von Zellribosomen. Usp. sovrem. Biol. **62**, 324—344 (1966). — CHANDLEY, A. C.: Paternal versus maternal inactivation in the X-chromosome of female mice. Nature (Lond.) **221**, 70 (1969). — CHARDARD, R.: L'ultrastructure des chromosomes métaphasiques d'une orchidée. Etude au microscope électronique. C. R. Acad. Sci. (Paris) **250**, 1894—1896 (1960). — CHATTORAJ, D. V., SADHUKHAN, P., CHAKRABORTY, J.: Electron microscopy of fibrillar elements from interphase nuclei of vertebrate erythrocytes. Exp. Cell Res. **53**, 65—72 (1968). — CHAUHAN, K. P. S., ABEL, W. O.: Evidence for the association of homologous chromosomes during premeiotic stages in Impatiens and Salvia. Chromosoma (Berl.) **25**, 297—302 (1968). — CHORAZY, M., BENDICH, A., BORENFREUND, E., HUTCHINSON, D. J.: Studies on the isolation of metaphase chromosomes. J. Cell Biol. **19**, 59—69 (1963). — CHOUINARD, L. A.: Nucleolar architecture in root meristematic cells of Allium cepa. Nat. Cancer Monogr. **23**, 125—143 (1966). — CHOUINARD, L. A., LEBLOND, C. P.: Sites of protein synthesis in nucleoli of root meristematic cells of Allium cepa as shown by radioautography with $^3$H-Arginine. J. Cell Sci. **2**, 473—480 (1967). — CHURCH, K.: Replication of chromatin in mouse mammary epithelial cells grown in vitro. Genetics **52**, 843—849 (1965). — CITOLER, P., GROPP, A.: DNS-Replikation von autosomalem Heterochromatin. Exp. Cell Res. **54**, 337—346 (1969). — CLEVELAND, L. R.: The whole life cycle of chromosomes and their coiling systems. Trans. Amer. philos. Soc. **39**, 1—100 (1949). — CLEVER, U.: Regulation of chromosome function. Ann. Rev. Genet. **2**, 11—30 (1968). — *Cold Spring Harb. Symp. on Quant. Biol.:* vol. 33, p. 187ff., 1968 (Replication of DNA in Microorganisms). — COLE, A.: A molecular model for biological contractility: implications in chromosome structure and function. Nature (Lond.) **196**, 211—214 (1962). — COLEMAN, J. R.: Fine structure and cytochemistry of the meiotic chromosome of the domestic rooster gallus domesticus. Ph. D. Thesis Duke University Durham, North Carolina, 1964. — COLEMAN, J. R., MOSES, M. J.: DNA and the fine structure of chromosomes (Abstract). J. Cell Biol. **19**, p. 15 A (1963). — COLEMAN, L. C.: Chromosome structure in the Acrididae with special reference to the X-chromosome. Genetics **28**, 2—8 (1943). — COLOMBO, G.: Sulla struttura microscopica dei cromosomi. Experientia (Basel) **11**, 333—339 (1955). — COMINGS, D. E.: Uridine 5-H$^3$-radioautography of the human sex chromatin body. J. Cell Biol. **28**, 437—441 (1966a). ~ $H^3$-Uridine autoradiography of human chromosomes. Cytogenetics **5**, 247—260 (1966b). ~ Centromere: absence of DNA replication during chromatid separation in human fibroblasts. Science **154**, 1463—1464 (1966c). — Comings, D. E., Okada, T. A.: Whole mount electron microscopy of meiotic chromosomes and the synaptinemal complex. Chromosoma (Berl.) **30**, 269—286 (1970). — Constantinesco, D. G., Retezeanu, M., Constantinesco, M., Oteleanu, R.: Influence des fixateurs sur le comportement du nucléole végétal aux imprégnation argentiques. C.R. Acad. Sci. (Paris) **260**, 6667—6670 (1965). — Cooper, K. W.: The nuclear cytology of the grass-mite Pediculopsis graminum (Reut.) with special reference to karyomerokinesis. Chromosoma (Berl.) **1**, 51—103 (1939). ~ Visibility of the primary spindle fibres and the course of mitosis in the living blastomeres of the mite pediculopsis graminum. Proc. nat. Acad. Sci. (Wash.) **27**, 480—484 (1941). ~ Cytogenetic analysis of maior heterochromatic elements (especially X and Y) in Drosophila melanogaster and the theory of heterochromatin. Chromosoma (Berl.) **10**, 535—588 (1959). — Crouse, H. V.: X ray breakage of Lily chromosomes at first meiotic methaphase. Science **119**, 485—487 (1954). ~ Irradiation of condensed meiotic chromosomes in Lilium longiflorum. Chromosoma (Berl.) **12**, 190—214 (1961).

Dales, S.: A study of the fine structure of mammalian somatic chromosomes. Exp. Cell Res. **19**, 577—590 (1960). — D'Amato, F.: The chromosome breaking activity of chemicals as studied by the Allium test. Pubbl. Staz. Zool. Napoli **22**, Suppl., 158—170 (1950). ~ Metabolism and spontaneous mutation in plants. Advanc. Genet. **8**, 1—28 (1956). — Dangeard, P.: Sur les differences de taille entre chromosomes appartenant à différents tissues dans la plantule de Pin maritime. C.R. Soc. Biol. (Paris) **135**, 581—583 (1941). — Darlington, C. D.: Recent advances in cytology, 1st edit. London 1932. ~ The time, place and action of the crossing over. J. Genet. **31**, 185—212 (1935). ~ Crossing over and its mechanical relationships in Chorthippus and Stauroderus. J. Genet. **33**, 465—500 (1936). ~ Recent advances in cytology, 2nd edit. London 1937. ~ The chromosome as a physical-chemical entity. Nature (Lond.) **176**, 1139—1144 (1955). — Darlington, C. D., La Cour, L.: Differential reactivity of the chromosomes. Ann. Bot., N. S. **2**, 615—625 (1940). — Darlington, C. D., Haque, A.: The replication and division of polynemic chromosomes. Heredity **24**, 273—380 (1969). — Darlington, C. D., Shaw, G. W.: Parallel polymorphism in the heterochromatin of Trillium species. Heredity **13**, 89—121 (1959). — Darlington, C. D., Vosa, C. G.: Bias in the internal coiling direction of chromosomes. Chromosoma (Berl.) **13**, 609—622 (1963). — Darlington, C. D., Wylie, A. P.: A dicentric cycle in Narcissus. Heredity **6**, Suppl. 197—213 (1952). — Das, N. K.: Synthetic capacities of chromosome fragments correlated with their ability to maintain nucleolar material. J. Cell Biol. **15**, 121—130 (1962). ~ Inactivation of the nucleolar apparatus during meiotic prophase in corn anthers. Exp. Cell Res. **40**, 360—364 (1965). — Das, N. K., Alfert, M.: Nucleolar RNA synthesis during mitotic and meiotic prophase. Nat. Cancer Monogr. **23**, 337—351 (1966). — David, H.: Physiologische und pathologische Modifikationen der submikroskopischen Kernstruktur. III. Der Nucleolus. Z. mikr.-anat. Forsch. **71**, 551—586 (1964). — Davidson, D.: The irradiation of dividing cells. I. The effects of X rays on prophase chromosomes. Chromosoma (Berl.) **9**, 39—60 (1957). — Davidson, E. H.: Hormones and genes. Sci. Amer. **212**, 36—45 (1965). — Davidson, R. G., Nitowsky, H. M., Childs, B.: Demonstrations of two populations of cells in the human female heterozygous for glucose 6-phosphate dehydrogenase variants. Proc. nat. Acad. Sci. (Wash.) **50**, 481—485 (1963). — Davies, H. G.: The ultra violet absorption of living chick fibroblasts during mitosis. Exp. Cell Res. **3**, 453—461 (1952). ~ Fine structure of heterochromatin in certain cell nuclei. Nature (Lond.) **214**, 208—210 (1967). ~ Electron-microscope observations on the organization of heterochromatin in certain cells. J. Cell Sci. **3**, 129—150 (1968). — Davies, H. G., Tooze, J.: Electron and light microscope observations on the spleen of the newt Triturus cristatus. The surface topography of the mitotic chromosomes. J. Cell Sci. **1**, 331—350 (1966). — De, D. N.: A new chromosome model. Nature (Lond.) **203**, 343—346 (1964). — Dearing, W. H.: The material continuity and individuality of the somatic chromosomes of Amblystoma tigrinum with special reference to the nucleolus component. J. Morph. **56**, 157—159 (1934). — Deaven, L. L., Stubblefield, E.: Segregation of chromosomal DNA in Chinese hamster fibroblasts in vitro. Exp. Cell Res. **55**, 132—135 (1969). — Donnelly, G. M., Sparrow, A. H.: Mitotic and meiotic chromosomes of Amphiuma. J. Hered. **56**, 91—98 (1965). — Dounce, A. L., Hilgartner, C. A.: A study of the DNA-nucleoprotein gels and the residualprotein of isolated nuclei. Exp. Cell Res. **36**, 228—241 (1965). — Duprat, A. M.: Effets de températures supra-normales sur le nucléole de cellules embryonnaires d'Urodèles en culture in vitro. Exp. Cell Res. **57**, 37—42 (1969). — Duprat, A. M., Jaylet, A., Beetschen, J. C.: Variations spontanées et expérimentales du nombre de nucléoles des noyaux somatiques chez l'Amphibien Urodèle Pleurodeles waltlii. C. R. Acad. Sci. (Paris) **258**, 1059—1062 (1964). — Du Praw, E. J.: Macromolecular organization of nuclei and chromosomes: a folded fibre model based on whole mount electron microscopy. Nature (Lond.)

**206**, 338—343 (1965a). ~ The organization of nuclei and chromosomes in honey bee embryonic cells. Proc. nat. Acad. Sci. (Wash.) **53**, 161—168 (1965b). ~ Evidence for a "folded fibre" organization in human chromosomes. Nature (Lond.) **209**, 577—581 (1966a). — Du Praw, E. J., Rae, P. M. M.: Polytene chromosome structure in relation to the folded fibre concept. Nature (Lond.) **212**, 598—600 (1966b). — Dyer, A. F.: Allocyclic segments of chromosomes and the structural heterozygosity that they reveal. Chromosoma (Berl.) **13**, 545—576 (1963). ~ Heterochromatin in American and Japanese species of Trillium. I. Fusion of chromocentres and the distributions of H-segments. Cytologia **29**, 155—170 (1964a). ~ Heterochromatin in American and Japanese species of Trillium. II. The behavior of H-segments. Cytologia **29**, 171—190 (1964b). ~ Heterochromatin in American and Japanese species of Trillium. III. Chiasma frequency and distribution and the effect on it of heterochromatin. Cytologia **29**, 263—279 (1964c).

Eberle, P.: Cytologische Untersuchungen an Gesneriaceen. I. Die Struktur der Pachytänchromosomen. Chromosoma (Berl.) 8, 285—316 (1956). ~ Spiralen und Chromomeren in der frühen Prophase der Meiosis von Aloe eru Berger. Chromosoma (Berl.) 8, 573—584 (1957a). ~ Spiralen und Chromomeren in der frühen meiotischen Prophase von Paeonia tenuifolia. Chromosoma (Berl.) 8, 458—467 (1957b). ~ Comparative studies on sex chromosomes in different species. Genetica **35**, 34—46 (1964). ~ Die Chromosomenstruktur des Menschen in Mitosis und Meiosis. Stuttgart 1966. ~ Comparative aspects of meiotic and mitotic chromosomes. In: Panel Proceedings Series IAEA, Effects of radiation on meiotic systems, p. 95—106. Wien 1968. — Ecochard, R.: Effect of X-irradiation on the meiosis of Vicia faba. Mutation Res. **3**, 314—326 (1966). — Edström, J. E.: Chromosomal RNA and other nuclear RNA fractions. In: Locke, M. (ed.), The role of chromosomes in development, p. 137—152. New York-London: Academic Press 1964. — Eggmann, H.: Untersuchungen zur Kern- und Chromosomenstruktur pflanzlicher Zellen. Vjschr. Naturforsch. Ges. Zürich **111**, 281—307 (1966). — Einset, J.: Chromosome length in relation to transmission frequency of maize trisomes. J. Genet. **28**, 349—364 (1943). — Erdmann, R.: Experimentelle Untersuchung der Massenverhältnisse von Plasma, Kern und Chromosomen in dem sich entwickelnden Seeigelei. Arch. Zellforsch. **2**, 76—136 (1908). — Estable, C., Sotelo, I. R.: Una nueva estructura celular: el Nucleolonema. Inst. Invest. Cie. Biol. (Montevideo) Publ. **1**, 105—126 (1951).

Fabergé, A. C.: Chromosome structure (Abstr.) Genetics **56**, 558—559 (1967). — Fambrough, D. M.: Nuclear protein fractions. In: Lima de Faria, A. (ed.), Handbook of molecular cytology, p. 438—471. Amsterdam-London 1969. — Fankhauser, G.: Cytological studies on egg fragments of the salamander Triton V. J. exp. Zool. **68**, 1—57 (1934). — Fawcett, D. W.: The fine structure of chromosomes in the meiotic prophase of vertebrate spermatocytes. J. biophys. biochem. Cytol. **2**, 403—406 (1956). — Fernandes, A.: L'hétéroploidie chez le Narcissus bulbocodium L. C. R. Ass. Anat. Nr 28 (Sep.), 1—5 (1933). ~ Les satellites chez Narcisses. II. Les satellites pendant la mitose, Bol. Soc. Broteriana, Sér. II **11**, 87—146 (1936). ~ Sur l'origine du Narcissus jonquilloides Willk. Sci. genet. **1**, 16—61 (1939). ~ Sur l'hétérochromatisation des chromosomes nucléolaires. Bol. Soc. Broteriana Sér. II **25**, 249—282 (1951). — Fink, H.: Experimentelle Untersuchungen über die Wirkung des Nährsalzmangels auf die Mitose der Wurzelspitzen von Vicia faba. Chromosoma (Berl.) **3**, 510—566 (1950). — Fischberg, M., Wallace, H.: A mutation which reduces nucleolar number in Xenopus laevis. In: Mitchell, J. S. (ed.), The cell nucleus, p. 30—34. London: Butterworth 1960. — Fitzgerald, P. H.: Differential contraction of large and small chromosomes in cultured leukocytes of man. Cytogenetics **4**, 65—73 (1965). — Folliot, R., Maillet, P. L.: Sur l'indépendance morphologique des complexes synaptonématiques à l'égard des chromosomes au cours de la méiose de Philaenus spumarius L. mâle (Homoptère Cercopidae). C. R. Acad. Sci. (Paris) **262**, 394—396 (1966). — Fredéric, J.: Mise en évidence de structures internes des chromosomes par une technique nouvelle (scanning video). Chromosoma (Berl.) **28**, 199—210 (1969). — Fredga, K.: Heterochromatic regions in mitotic and meiotic chromosomes of Bennett's wallaby (Protemnodon rufogrisea, Desmarest). Exp. Cell Res. **36**, 696—699 (1964). — Freese, E.: The arrangement of DNA in the chromosome. Cold Spr. Harb. Symp. quant. Biol. **23**, 13—18 (1958). — Frenster, J. H.: Nuclear polyanions as de-repressors of synthesis of ribonucleic acid. Nature (Lond.) **206**, 680—683 (1965). ~ Control of DNA-strand separations during selective transcription and asynchronous replication. In: Ord, M. G., L. A. Stocken, H. M. Klouwen and I. Betel (eds.), The cell nucleus, p. 27—46. London: Taylor and Francis 1966. — Frenster, J. H., Allfrey, V. G., Mirsky, A. E.: Repressed and active chromatin isolated from interphase lymphocytes. Proc. nat. Acad. Sci. (Wash.) **50**, 1026—1032 (1963). — Freund, O.: Heterochromatin as a possible site of r-RNA-synthesis. Israel. J. Zool. **12**, 215—216 (1963). — Frey-Wyssling, A.: Über die Ultrastruktur der Chromosomen. Arch. Klaus-Stift. Vererb.-Forsch. **39**, 107—117 (1964). — Fujii, K.: Recent progress in cytology and its methods of investigation. Jap. Ass. Adv. Sci. **2** (1926).

Gaffney, E. V., Nardone, R. M.: Nucleolar RNA synthesis in synchronous cultures of strain L-929. Exp. Cell Res. **53**, 410—416 (1968). — Gall, J. G.: Chromosome fibers from an interphase nucleus. Science **139**, 120—121 (1963). ~ Chromosome fibers studied by a spreading technique. Chromosoma (Berl.) **20**, 221—233 (1966). — Gaulden, M. E.: The nucleolus and mitotic activity. In: Mitchell, J. S. (ed.), The cell nucleus, p. 15—17. London 1960. — Gavosto, F., Pegoraro, L., Rovera, G., Masera, P.: Time sequence of DNA replication in heteropycnotic X. Nature (Lond.) **215**, 535—536 (1967). — Gay, H.: New evidence on chromosome structure and function (Abstract). Science **146**, 425 (1964). ~ Cytogenetics laboratory. In: Carnegie Inst. Year Book **65**, 581—587 (1965/66). — Geitler, L.: Über die Kernteilung von Spirogyra. Arch. Protistenk. **71**, 79—100 (1930). ~ Das Verhalten der Chromozentren von Agapanthus während der Meiosis. Öst. bot. Z. **82**, 277—282 (1933). ~ Der Spiralbau somatischer Chromosomen. Z. Zellforsch. **23**, 514—521 (1935). ~ Über das Wachstum von Chromozentrenkernen und zweierlei Heterochromatin bei Blütenpflanzen. Z. Zellforsch. **28**, 133—153 (1938a). ~ Weitere Untersuchungen über den Spiralbau somatischer Chromosomen. Z. Zellforsch. **28**, 305—309 (1938c). ~ Chromosomenbau. Berlin 1938b. ~ Temperaturbedingte Ausbildung von Spezialsegmenten an Chromosomen-Enden. Chromosoma (Berl.) **1**, 554—561 (1939/40). ~ Neue Ergebnisse und Probleme auf dem Gebiet des Chromosomenbaues. Naturwissenschaften **28**, 649—656 (1940). ~ Über eine postmeiotische Teilungsanomalie und den Spiralbau der Chromosomen von Paris quadrifolia. Chromosoma (Berl.) **2**, 519—530 (1941/44). ~ Zur Kenntnis des Kern- und Chromosomenbaus der Heuschrecken und Wanzen. Chromosoma (Berl.) **2**, 531—543 (1941—1944). — Geuskens, M., Bernhard, W.: Cytochemic ultrastructurale du nucléole. III. Action de l'Actinomycine D sur le métabolisme du RNA nucléolaire. Exp. Cell Res. **44**, 579—598 (1966). — Gianelli, F., Herreros, B., Smith, C. A. B.: Relative influence of genes and micro-environment on human chromosome length. Ann. hum. Genet. **33**, 337—342 (1970). — Giesbrecht, P.: Über das Ordnungsprinzip in den Chromosomen von Dinoflagellaten und Bakterien. Zbl. Bakt., I. Abt. Orig. **196**, 516—519 (1965). ~ Some variations in the tertiary structure of the DNA during the chromosomal cycle of "living" Dinoflagellates and Bacteria. In: Uyeda, R. (ed.), Electron microscopy 1966, vol. 2, p. 341—342. Tokyo 1966. — Giménez-Martín, G., López-Sáez, J. F.: Chromosome structure in the course of mitosis. Cytologia **30**, 14—22 (1965). — Giménez-Martín, G., López-Sáez, J. F., Gonzáles-Fernándes, A.: Somatic chromosome structure (observations with the light microscope). Cytologia **28**, 381—389 (1963). — Giménez-Martín, G., López-Sáez, J. F., Marcos-Moreno, A.: Structure of the centromere in telocentric chromosomes. Experientia (Basel) **21**, 391—392 (1965). — Gläss, E.: Die Identifizierung der Chromosomen im Karyotyp der Rattenleber. Chromosoma (Berl.) **7**, 655—669 (1956). — Godward, M. D. E.: The diffuse centromere or polycentric chromosome in Spirogyra. Annals Bot. **18**, 143—156 (1954). — Gonzáles, P., Nardonne, R. M.: Cyclic nucleolar changes during the cell cycle. I. Variations in number, size, morphology and position. Exp. Cell Res. **50**, 599—615 (1968). — Gori, C.: Persistenza nucleolare durante la mitosi nel genere Reseda. Caryologia **70**, 54—55 (1956). — Gosh, S., Gosh, I.: DNA synthetic pattern in the nucleolus. II. Chinese hamster cells. J. Cell Biol. **45**, 181—183 (1970). — Gosh, S., Lettré, R., Gosh, I.: On the composition of the nucleolus with special reference to its filamentous structure. Z. Zellforsch. **101**, 254—265 (1969). ~ DNA-synthetic pattern in the nucleolus. I. Chicken fibroblasts. J. Cell. Biol **45**, 177—181 (1970). — Gottschalk, W.: Die Paarung homologer Bivalente und der Ablauf von Partnerwechseln in den frühen Stadien der Meiosis autopolyploider Pflanzen. Z. Vererbungsl. **87**, 1—24 (1955). — Govaerts, A., Dekegel, D.: Electron micrography of human chromosomes. Nature (Lond.) **209**, 831—832 (1966). — Granboulan, N., Granboulan, Ph.: Cytochimie ultrastructurale du nucléole. I. Mise en évidence de chromatine à l'intérieur du nucléole. Exp. Cell Res. **34**, 71—87 (1964). ~ Cytochimie ultrastructurale du nucléole. II. Etudes des sites de synthèse du RNA dans le nucléole et le noyau. Exp. Cell Res. **38**, 604—619 (1965). — Granboulan, P.: Resolving power and sensitivity of a new emulsion in electron microscope autoradiography. J. roy. micr. Soc. **81**, 165—171 (1963). — Grassé, P. P., Hollande, A., Cachon, J., Cachon-Enjumet, M.: Nouvelle interprétation de l'ultrastructure du chromosome de certains Péridiniens (Prorocentrum, Gymnodinium, Amphidinium) C. R. Acad. Sci. (Paris) **260**, 1743—1747 (1965). — Grell, K. G., Schwalbach, G.: Elektronenmikroskopische Untersuchungen an den Chromosomen der Dinoflagellaten. Chromosoma (Berl.) **17**, 230—245 (1965). — Grif, V. G.: The action of low temperatures upon the mitosis and chromosomes of plants. Citologija (Moskau) **5**, 404—413 (1963). — Grumbach, M. M., Morishima, A., Taylor, J. H.: Human sex chromosome abnormalities in relation to DNA-replication and heterochromatization. Proc. nat. Acad. Sci. (Wash.) **49**, 581—589 (1963). — Grundmann, E., Marquardt, H.: Die DNS-Synthese im Wurzelmeristem von Vicia faba. Naturwissenschaften **40**, 557—558 (1953a). ~ Untersuchungen an Interphasekernen des Wurzelmeristems von Vivia faba. Chromosoma (Berl.) **6**, 115—134 (1953b). — Grundmann, E., Stein, P.: Untersuchungen über die Kernstrukturen in normalen Geweben und im Carcinom. Beitr.

path. Anat. **125**, 54—76 (1961). — Guénin, H. A.: Observations sur la structure submicroscopique du complex axial dans les chromosomes méiotiques chez Gryllus campestris L. et G. bimaculatus de Geer (Orthoptera, Gryllida). J. Microscopie **4**, 749—758 (1965). — Gustavsson, I., Fraccaro, M., Tiepolo, L., Lindsten, J.: Presumptive X-autosome translocation in a cow: preferential inactivation of the normal X-chromosome. Nature (Lond.) **218**, 183—185 (1968).

Haecker, V.: Mitosen im Gefolge amitoseähnlicher Vorgänge. Anat. Anz. **17**, 9—20 (1900). — Haga, I.: Nucleolar chromosomes in Paris. Bot. and Zool. 8, 1769—1771 (1940). ~ Morphological reaction of chromosomes to low temperature. Jap. J. Genet. **20**, 87 (1950). — Haga, T., Kurabayashi, M.: Chromosomal variation in Trillium kamtschaticum. Jap. J. Genet. **23**, 12—13 (1948). — Hakansson, A., Levan, A.: Nucleolar conditions in Pisum. Hereditas (Lund) **28**, 436—440 (1942). — Hambler, D. J.: Prochromosomes and supernumary chromosomes in Rhinantus minor. Nature (Lond.) **172**, 629—630 (1953). — Hammar, B.: Heterochromatin in the prophase of the male meiosis of Columba palumbus L. Hereditas (Lund) **58**, 297—302 (1967). — Hance, R. T.: Parental chromosome dimensions in Ascaris. A study of the effect of cellular environment on chromosome size. J. Morph. **44**, 117—125 (1927). — Hannah, A.: Localization and function of heterochromatin in Drosophila melanogaster. Advanc. Genet. **4**, 87—125 (1951). — Haque, A.: The irradiation of meiosis in Tradescantia. Heredity, Suppl. **6**, 57—75 (1953). ~ Differential labelling of Trillium chromosomes by $^{3}$H-thymidine at low temperature. Heredity **18**, 129—133 (1963). — Hauschka, T. S., Brunst, V. V.: Sexual dimorphism in the nucleolar autosome of the axolotl (Siredon mexicanum). Hereditas (Lund) **52**, 345—356 (1964). — Hay, E. D., Gurdon, J. B.: Fine structure of the nucleolus in normal and mutant Xenopus embryos. J. Cell Sci. **2**, 151—162 (1967). — Hay, E. D., Revel, J. P.: The fine structure of the DNP component of the nucleus. An electron microscopic study utilizing autoradiography to localize DNA-synthesis. J. Cell Biol. **16**, 29—51 (1963). — Heberer, G.: Die Idiomerie in den Furchungsmitosen von Cyclops viridis Ins. Z. mikr.-anat. Forsch. **10**, 169—206 (1927). Heddle, I. A., Bodycote, D. J.: The strandedness of chromosomes (Abstr.). J. Cell Biol. **39**, 60a (1968). — Heitz, E.: Das Heterochromatin der Moose. Jb. wiss. Bot. **69**, 768—818 (1928). ~ Die Ursache der gesetzmäßigen Zahl, Lage, Form und Größe pflanzlicher Nukleolen. Planta (Berl.) **12**, 775—844 (1931). ~ Die Herkunft der Chromozentren. Planta (Berl.) 18, 571—639 (1932). ~ Chromosomenstruktur und Gene. Z. Vererbungsl. **70**, 402—447 (1935). — Herich, R.: The nucleolus structure. I. Structure of the interphase nucleolus. Cytologia **29**, 355—358 (1964). — Hertwig, R.: Über die Entwicklung des unbefruchteten Seeigel-Eies. Ein Beitrag zur Lehre von der Kernteilung und der geschlechtlichen Differenzierung. Festschr. Gegenbaur Bd. 2, S. 21—86. Leipzig 1896. — Hess, O.: Structural modifications of the Y-chromosomes in Drosophila hydei and their relation to gene activity. In: Darlington, C. D., and K. R. Lewis (ed.), Chromosomes today, p. 167—173. Edinburgh 1966. ~ Complementation of genetic activity in translocated fragments of the Y-chromosome in Drosophila hydei. Genetics **56**, 283—295 (1967). — Hilgartner, C. A.: The binding of DNA to residual protein in mammalian nuclei. Exp. Cell Res. **49**, 520—532 (1968). — Himes, M.: An analysis of heterochromatin in maize root tips. J. Cell Biol. **35**, 175—181 (1967). — Hiraoka, T.: Studies of mitosis and meiosis in comparison. III. Behavior of chromonemata in the pre-leptotene stage in meiosis. Cytologia **11**, 473—482 (1941). — Holm, G., Bajer, A.: Cine micrographie studies on mitotic spiralization cycle. Hereditas (Lund) **54**, 356—375 (1965/66). — Hoskins, G. C.: Electron microscopic observations of human chromosomes isolated by micrurgy. Nature (Lond.) **207**, 1215—1216 (1965). — Hotta, Y., Ito, M., Stern, H.: Synthesis of DNA during meiosis. Proc. nat. Acad. Sci. (Wash.) **56**, 1184—1191 (1966). — Hotta, Y., Parchman, L. G., Stern, H.: Protein synthesis during meiosis. Proc. nat. Acad. Sci. (Wash.) **60**, 575—582 (1968). — Howard, A., Pelc, S. R.: Nuclear incorporation of $P^{32}$ as demonstrated by autoradiographs. Exp. Cell Res. **2**, 178—187 (1951). — Hsu, T. C.: Differential rate in RNA-synthesis between euchromatin and heterochromatin. Exp. Cell Res. **27**, 332—334 (1962). — Hsu, T. C., Arrighi, F. E., Klevecz, R. R., Brinkley, B. R.: The nucleoli in mitotic divisions of mammalian cells in vitro. J. Cell Biol. **26**, 539—553 (1965). — Hsu, T. C., Brinkley, B. R., Arrighi, F. E.: The structure and behavior of the nucleolus organizers in mammalian cells. Chromosoma (Berl.) **23**, 137—153 (1967). — Hsu, T. C., Humphrey, R. M., Somers, C. E.: Persistent nucleoli in animal cells following treatments with fluorodeoxyuridine and thymidine. Exp. Cell Res. **33**, 74—77 (1964). — Huang, C. C.: Induction of a high incidence of damage to the X-chromosomes of Rattus (Mastomys) natalensis by base analogues viruses and carcinogens. Chromosoma (Berl.) **23**, 162—179 (1967). — Huang, R. C., Bonner, J.: Histone a suppressor of chromosomal RNA synthesis. Proc. nat. Acad. Sci. (Wash.) 48, 1216—1222 (1962). — Hughes-Schrader, S.: Origin and differentiation of the male and female germ cells in the hermaphrodite of Jcerya purchasi (Coccidae). Z. Zellforsch. **6**, 509—540 (1927). ~ A study of the chromosome cycle and the meiotic division figure in Llaveia bouvari a primitive coccid. Z. Zellforsch. **13**, 742—769 (1931). ~ The meiotic chromosomes of the male Llaveiella taenechina Morrison (Coccidae) and the question of the tertiary split. Biol. Bull. 78, 312—327 (1940). — HUGHES-SCHRADER, S., RIS, H.: The diffuse spindle attachment of coccids, verified by the mitotic behavior of induced chromosome fragments. J. exp. Zool. 87, 429—451 (1941). — HUGHES-SCHRADER, S., SCHRADER, F.: The kinetochore of the Hemiptera. Chromosoma 12, 327—350 (1961). — HUSKINS, C. L.: The internal structure of chromosomes. A statement of opinion. Cytologia, Fujii Inh., vol. 1, 1015—1022 (1937). ~ The coiling of chromonemata. Cold Spr. Harb. Symp. quant. Biol. 9, 13—18 (1941). ~ Structural differentiation of the nucleus. 1942 (zit. nach KAUFMANN 1948). — HUSKINS, C. L., HUNTER, A. W. S.: The effect of X-radiation on chromosomes in the microspores of Trillium erectum. Proc. roy. Soc. B 117, 22—33 (1935). — HUSKINS, C. L., SMITH, S. G.: Meiotic chromosome structure in Trillium erectum L. Ann. Bot. 49 (1935). — HUXLEY, H. E., ZUBAY, G.: Preferential staining of nucleic acid containing structures for electron microscopy. J. biophys. biochem. Cytol. 11, 273—296 (1961). — HYDE, B. B.: Differentiated chromosomes in Plantago ovata. Amer. J. Bot. 40, 809—815 (1953). ~ A structural component of chromatin. In: BONNER, J., and Tsó (ed.), The nucleohistones, p. 163—166. San Francisco-London-Amsterdam 1964. ~ Changes in nucleolar ultrastructure associated with differentiation in the root apex. In: VINCENT, W. S., and O. L. MILLER (ed.), Internat. Sympos. on the nucleolus, p. 39—52. Nat. Cancer Monogr. No 23 (1966).

ILLERT, G.: Die Meiose in der Spermatogenese von Aphrophora salicina (GOEZE). Chromosoma (Berl.) 7, 608—619 (1956). — INOUÉ, S., SATO, K.: Arrangement of DNA in living sperm: a biophysical analysis. Science 136, 1122—1124 (1962). — ITO, M., HOTTA, Y., STERN, H.: Studies of meiosis in vitro. II. Effect of inhibiting DNA synthesis during meiotic prophase on chromosome structure and behavior. Develop. Biol. 16, 54—77 (1967). —

JACOB, J.: An electron microscope autoradiographic study of the site of initial synthesis of RNA in the nucleolus of Smittia. Exp. Cell Res. 48, 276—282 (1967). — JACOB, S. T., MUECKE, W., SAJDEL, E. M., MUNRO, H. N.: Evidence for extranucleolar control of RNA synthesis in the nucleolus. Biochem. biophys. Res. Commun. 40, 334—342 (1970). — JACOBSON, W., WEBB, M.: The two types of nucleoproteins during mitosis. Exp. Cell Res. 3, 163—183 (1952a). ~ Nukleoproteine und Zellteilung. Endeavour 11, 200—207 (1952b). — JAIN, H. K.: Induced neo-centric activity in chromosome ends. Chromosoma (Berl.) 11, 310—312 (1960). — JAIN, H. K., RAUT, R. N., NERWAL, S. K.: Nucleolar organizer as a hyperactive locus for RNA-synthesis. Heredity 24, 59—67 (1969). — JAPHA, B.: Die Meiosis von Oenothera. II. Z. Bot. 34, 321—369 (1939). — JOHN, B., LEWIS, K. R.: The chromosome complement. Protoplasmatologia, Bd. VI, A. Wien-New York: Springer 1968. — JONES, K., COLDEN, C.: The telocentric complement of Tradescantia micrantha. Chromosoma (Berl.) 24, 135—157 (1968). — JONES, K. W.: The role of the nucleolus in the formation of ribosomes. J. Ultrastruct. Res. 13, 257—262 (1965). — JORDAN, E. G., GODWARD, M. B. E.: Some observations on the nucleolus in Spirogyra. J. Cell Sci. 4, 3—15 (1969).

KATTERMANN, G.: Ein neuer Karyotyp bei Roggen. Chromosoma (Berl.) 1, 284—299 (1939). — KAUFMANN, B. P.: Chromosome structure in relation to the chromosome cycle. Bot. Rev. 2, 529—553 (1936). ~ Chromosome structure in relation to the chromosome cycle. II. Bot. Rev. 14, 57—126 (1948), ~ Varying patterns of chromosomal fine structure, ed. J. S. MITCHELL, The cell nucleus, p. 251—262. London 1960. — KAUFMANN, B. P., DE, D. N.: Fine structure of chromosomes. J. biophys. biochem. Cytol. 2 (Suppl.) 419—424 (1956). — KAUFMANN, B. P., GAY, H., McDONALD, M.: Organizational patterns within chromosomes. Int. Rev. Cytol. 9, 77—127 (1960). — KAUFMANN, B. P., McDONALD, M. R.: Organization of the chromosome. Cold Spr. Harb. Symp. Quant. Biol. 21, 233—246 (1956). — KAUL, M. L. H.: Nucleolar budding in Argemone mexicana. Sci & Culture 32, 497—498 (1966). — KAYE, J. S.: The ultrastructure of chromatin in nuclei of interphase cells and in spermatids. In: LIMA DE FARIA (ed.), Handbook of molecular cytology, p. 361—380. Amsterdam-London: 1969. — KAYE, J. S., McMASTER-KAYE, R.: The fine structure and chemical composition of nuclei during spermiogenesis in the house cricket. I. Initial stages of differentiation and the loss of non-histone protein. J. Cell Biol. 31, 159—179 (1966). — KEEFFE, M. M.: A reinvestigation of chromosome coiling in Trillium. Amer. J. Bot. 35, 434—440 (1948). — KENDALL, J.: The structure and development of certain Eriophyid galls. Z. Parasitenk. 2, 447—450 (1930). — KEYL, H. G.: Untersuchungen am Karyotypus von Chironomus thummii. II. Strukturveränderungen an den Speicheldrüsen-Chromosomen nach Röntgenbestrahlungen von Embryonen und Larven. Chromosoma (Berl.) 9, 441—483 (1958). ~ Duplikationen von Untereinheiten der chromosomalen DNS während der Evolution von Chironomus thummii. Chromosoma (Berl.) 17, 139—180 (1965). — KLIMENKO, A. I.: Contribution to the histone: DNA ratio in the nuclei of hepatic cells of young and aged albino rats. Biochimija 29, 820—823 (1964). — KLINGSTEDT, H.: Negative heterochromacy in Orthopteran chromosomes. Mem. Soc. Fauna Flora Fenn. 17, 166—175 (1940/41). — KURABAYASHI, M.: Differential reactivity of the chromosomes of Paris verticillata. Jap. J. Genet. 23, 22 (1948). — KUROSUMI, K.:

Electron microscopic analysis in the secretion mechanism. Int. Rev. Cytol. **11**, 1—124 (1961). — KUSANAGI, A., TANAKA, N.: Cytological studies on Luzula chromosomes. I. The centromere problem. Jap. J. Genet. **34**, 169—173 (1959). ~ Cytological studies on Luzula chromosomes. II. Pachytene chromosomes of Luzula purpurea. Jap. J. Genet. **35**, 67—70 (1960). — KUWADA, Y.: Behavior of chromonemata in mitosis V.: A probable method of formation of the double coiled chromonema spirals and the origin of coiling of the chromonemata into spirals Cytologia (Tokyo) **6**, 308—313 (1934/35). ~ Chromosome structure. A critical review. Cytologia (Tokyo) **10**, 213—256 (1939). — KUWADA, Y., NAKAMURA, T.: Behavior of chromonemata in mitosis. II. Artificial unravelling of coiled chromonemata. Cytologia (Tokyo) **5**, 244—247 (1934). ~ Behavior of chromonemata in mitosis. VI. Metaphasic and anaphasic longitudonal split of chromosomes in the homotypic division in PMC in Tradescantia reflexa. Cytologia (Tokyo) **6**, 314—319 (1934/35). ~ Behaviour of chromonemata in mitosis. IX: On the configurations assumed by the spiralized chromonemata. Cytologia (Tokyo) **10**, 492—515 (1940). ~ The hydration and dehydration phenomena in mitosis. IV. The chromonemata as natural existence. Cytologia (Tokyo) **12**, 14—20 (1941a). ~ Studies of mitosis and meiosis in comparison. V: Some experimental observations of mitosis in Tradescantia staminate hairs. Cytologia (Tokyo) **12**, 21—43 (1941b). — KUWADA, Y., SINKE, N., NAKAZAWA, Z.: The hydration and dehydration phenomena in mitosis. II. A consideration of the spiral stage with the results of experiments and observations. Cytologia (Tokyo) **9**, 393—406 (1938/39).

LA COUR, L. F.: Technique for studying chromosome structure. Stain Technol. **10**, 57—59 (1935). ~ Heterochromatin and the organization of nucleoli in plants. Heredity **5**, 37—50 (1951). ~ Behaviour of nucleoli in isolated nuclei. Exp. Cell Res. **34**, 239—242 (1964). ~ The internal structure of nucleoli. In: DARLINTON, C. D., and LEWIS, K. R., (ed.), Chromosomes today, vol. 1, p. 150—160. Edinburgh-London: Oliver and Boyd 1966. — LA COUR, L. F., CHAYEN, J.: A cyclic staining behaviour of the chromosomes during mitosis and meiosis.Exp. Cell Res. **14**, 462—468 (1958). — LA COUR, L. F., RUTISHAUSER, A.: Xray breakage experiments with endosperm. I. Subchromatid breakage. Chromosoma (Berl.) **6**, 696—709 (1954). — LA COUR, L. F., WELLS, B.: Chromocentres and the synaptinemal complex. J. Cell Sci. **6**, 655—668 (1970). — LAFONTAINE, J. G., CHOUINARD, L. A.: A correlated light and electron microscope study of the nucleolar material during mitosis in Vicia faba. J. Cell Biol. **17**, 167—201 (1963). — LAFONTAINE, J. G., LORD, F. A.: Ultrastructure and mode of formation of the nucleolus in plant cells. In: VINCENT, W. S., and O. L. MILLER, Int. Sympos. on the Nucleolus, p. 67—75. Nat. Cancer Inst. Monogr. 23 (1966). ~ Organization of nuclear structures in mitotic cells. In: LIMA DE FARIA, A. (ed.), Handbook of molecular cytology, p. 381—411. Amsterdam-London: North Holland 1969. — LAMPERT, F.: Feinstruktur und Trockengewicht menschlicher Chromsomen. Quantitative Elektronenmikroskopie. Naturwissenschaften **56**, 629—633 (1969). — LETTRÉ, R., SIEBS, W., PAWELETZ, N.: Morphological observations on the nucleolus of cells in tissue culture, with special regard to its composition. Nat. Cancer Inst. Monogr. **23**, 107—123 (1966). — LEVAN, A.: Cytological studies in the Allium paniculata group. Hereditas (Lund) **23**, 317—370 (1937). ~ Tetraploidy and octoploidy induced by colchicine in diploid Petunia. Hereditas (Lund) **25**, 109—131 (1939). — LEVAN, A., FREDGA, K., SANDBERG, A. A.: Nomenclature for centromeric position on chromosomes. Hereditas (Lund) **52**, 201—220 (1964). — LEVAN, A., TJIO, J. H.: Induction of chromosome fragmentation by phenols. Hereditas (Lund) **34**, 453—484 (1948). — LEWIS, E. B.: The phenomenon of position effect. Advanc. Genet. **3**, 73—115 (1950). — LIMA DE FARIA, A.: Genetics, origin and evolution of kinetochores. Hereditas (Lund) **35**, 422—444 (1949). ~ The feulgen test applied to centromeric chromomeres. Hereditas (Lund) **36**, 60—74 (1950). ~ The chromomere size gradient of the chromosomes of rye. Hereditas (Lund) **38**, 246—248 (1952). ~ Structure and behavior of a chromosome derivative with a deleted kintetochore. Chromosoma (Berl.) **7**, 51—77 (1955a). ~ Structural differentiation of the kinetochore in rye and Agapanthus. Chromosoma (Berl.) **7**, 78—89 (1955b). ~ The role of the kinetochore in chromosome organization. Hereditas (Lund) **42**, 85—160 (1956). ~ Recent advances in the study of the kinetochore. Int. Rev. Cytol. **7**, 123—157 (1958). ~ Differential uptake of tritiated thymidine into hetero- and euchromatin in Melanoplus and Secale. J. biophys. biochem. Cytol. **6**, 457—466 (1959). ~ Progress in tritium-autoradiography. In: Progress in Biophysics and biophysical chemistry, vol. 12, p. 281—317. Oxford-London: Pergamon Press 1961. — LIMA DE FARIA, A., BOSE, S.: The role of telomeres at anaphase. Chromosoma (Berl.) **13**, 315—327 (1962). — LIMA DE FARIA, A., JAWORSKA, H.: Late DNA-synthesis in heterochromatin. Nature (Lond.) **217**, 138—142 (1968). — LIMA DE FARIA, A., REITALU, J., O'SULLIVAN, M. A.: Replication of autosomal heterochromatin in man. Chromosoma (Berl.) **16**, 152—161 (1965). — LIMA DE FARIA, A., SARVELLA, P.: The organization of telomeres in species of Solanum, Salvia, Scilla, Secale, Agapanthus and Ornithogalum. Hereditas (Lund) **44**, 337—346 (1958).— LIN, M.: Chromosomal control of nucleolar composition in maize. Chromosoma (Berl.) **7**, 340—370 (1955). — LINNERT, G.: Neue Vorstellungen über die Chromosomenfeinstruktur. Aus: Vorträge für Pflanzenzüchter, Bd. 11, S. 17—25, 1967. — Littau, V. C., Allfrey, V. G., Frenster, J. H., Mirsky, A. E.: Active and inactive regions of nuclear chromatin as revealed by electron microscope autoradiography. Proc. nat. Acad. Sci. (Wash.) **52**, 93—100 (1964). — Littau, V. C., Burdick, C. J., Allfrey, V. G., Mirsky, A. E.: The role of histones in the maintenance of chromatin structure. Proc. nat. Acad. Sci. (Wash.) **54**, 1204—1212 (1965). — Loewus, M. W.: Analysis of chromatin in male and female mealy bugs. Nature (Lond.) **218**, 474—476 (1968). — Longwell, A. C., Svihla, G.: Specific chromosomal control of the nucleolus and of the cytoplasm in wheat. Exp. Cell Res. **20**, 294—312 (1960). — Lorbeer, G.: Geschlechtsunterschied im Chromosomensatz und in der Zellgröße bei Sphaerocarpus donnellii. Z. Bot. **23**, 932—956 (1930). ~ Die Zytologie der Lebermoose mit besonderer Berücksichtigung allgemeiner Chromosomenfragen. I. J. wiss. Bot. **80**, 567—818 (1934). ~ Die Distanzkonjugation der total heterochromatischen Geschlechtschromosomen im triploiden Sporogon von Sphaerocarpus donnellii. Ber. dtsch. bot. Ges. **54**, 98—123 (1936). — Loustauneau, M. T.: Action de la chaleur sur le nucléole. Botaniste **49**, 181—201 (1966). — Lowary, P. A., Avers, Ch. J.: Nucleolar variation during differentiation of phleum root epidermis. Amer. J. Bot. **52**, 199—203 (1965). — Luykx, P.: The structure of the kinetochore in meiosis and mitosis in Urechis eggs. Exp. Cell Res. **39**, 643—657 (1965a). ~ Kinetochore-to-pole connections during prometaphase of the meiotic divisions in Urechis eggs. Exp. Cell Res. **39**, 658—668 (1965b). — Luzzati, V., Nicolaïeff, A.: The structure of nucleohistones and nucleoprotamines. J. molec. Biol. **7**, 142—163 (1963). — Lyon, M. F.: Chromosomal and subchromosomal inactivation. Ann. Rev. Genet. **2**, 31—52 (1968).

Mackay, M., Hilgartner, C. A., Dounce, A. L.: Further studies of DNA-nucleoprotein gels and residual protein of isolated cell nuclei. Exp. Cell Res. **49**, 533—557 (1958). — Maguire, M. P.: Double strandedness of meiotic prophase chromatids to light microscope optics and its relationship to genetic recombination. Proc. nat. Acad. Sci. (Wash.) **55**, 44—50 (1966). ~ Nomarski interference contrast resolution of subchromatid structure. Proc. nat. Acad. Sci. (Wash.) **60**, 533—536 (1968). — Maillet, P. L., Folliot, R.: Sur les ultrastructures chromosomiques de la méiose chez Philaenus spumarius L. mâle (Homoptère, Cercopidae). C.R. Acad. Sci. (Paris) **260**, 3486—3489 (1965). — Makino, A., Momma, E.: Observations on the structure of grasshopper chromosomes subjected to a new acetocarmine treatment. J. Morph. **86**, 229—251 (1950). — Malheiros, N., Castro, D.: Chromosome number and behavior in Luzula purpurea. Nature (Lond.) **160**, 156 (1947). — Malheiros, N., Castro, D., Camara, A.: Cromosomas sem centrómero localizado — o caso da Luzula purpurea Link. Agron. Lusitana **9**, 51—74 (1947). — Manton, I.: Comments on chromosome structure. Nature (Lond.) **155**, 471 (1945a). ~ Chromosome length at the early meiotic prophases in Osmunda. Ann. Bot. N.S. **9**, 155—178 (1945b). ~ Observations made with the ultraviolet microscope on the minor spiral of chromosomes in Osmunda. Biochim. biophys. Acta (Amst.) **3**, 570—584 (1949). ~ The spiral structure of chromosoms. Biol. Rev. **25**, 486—508 (1950). — Manton, I., Smiles, J.: Observations on thespiral structure of somatic chromosomes in Osmunda with the aid of ultraviolet light. Ann. Bot., N.S. **7**, 195—212 (1943). — Marinozzi, V.: The role of fixation in electron staining. J. roy. micr. Soc. **81**, 141—154 (1963). — Marquardt, H.: Die Meiosis von Oenothera. I. Z. Zellforsch. **27**, 150—210 (1937). ~ Die Röntgenpathologie der Mitose I und II. Z. Bot. **32**, 401—482 (1938). ~ Die Röntgenpathologie der Mitose. III. Weitere Untersuchungen des Sekundäreffektes der Röntgenstrahlen auf die haploide Mitose von Bellevalia romana. Z. Bot. **36**, 273—386 (1941a). ~ Untersuchungen über den Formwechsel der Chromosomen im generativen Kern des Pollens und Pollenschlauchs von Allium und Lilium. Planta (Berl.) **31**, 670—725 (1941b). ~ Über die spontanen Aberrationen in der Anaphase der Meiosis von Paeonia tenuifolia. Chromosoma (Berl.) **5**, 81—112 (1952). ~ Der Feinbau pflanzlicher Chromosomen in der Meiosis (Abstr.). Physik. Verh. **8**, 214 (1957). ~ Die Struktur des Interphasekerns. Rev. Fac. Sci. Univ. Istanbul, Ser. B. Sci nat. **29**, 43—62 (1964). — Marquardt, H., Liese, W., Hassenkamp, G.: Die elektronenoptische Feinstruktur pflanzlicher Zellkerne. Naturwissenschaften **43**, 540—541 (1956). — Mather, K.: The experimental determination of the time of chromosome doubling. Proc. roy. Soc. B **124**, 97—106 (1937). ~ The genetical activity of heterochromatin. Proc. roy. Soc. B **132**, 308—332 (1944). — Mather, K., Stone, L. H. A.: The effect of X-radiation upon somatic chromosomes. J. Genet. **28**, 1—24 (1933). — Matsuura, H.: Chromosome studies in Trillium kamtschaticum. I. The number of coils in the chromonema of the normal and abnormal meiotic chromosomes and its relation to the volume of chromosomes. Cytologia (Tokyo) **6**, 270—280 (1934/35). ~ Chromosome studies in Trillium kamtschaticum. XI. A simple new method for the demonstration of spiral structure in chromosomes. Cytologia (Tokyo) **9**, 243—248 (1938). ~ Chromosome studies on Trillium kamtschaticum Pall. XII. The mechanism of crossing over. Cytologia (Tokyo) **10**, 390—405 (1940). ~ Chromosome studies in Trillium kamtschaticum Pall. XIII. The structure and behavior of the kinetochore. Cytologia (Tokyo) **11**, 369—379 (1941a). ~ Chromosome studies on Trillium kamtschaticum. XV. A contribution to the present status of knowledge on the mechanism of chromosome coiling. Cytologia (Tokyo) **11**, 407—428 (1941b). ~ Chromosome studies on Trillium kamtschaticum Pall. XVI. Alterations of the nucleolus-chromosome system due to irradiation. Cytologia (Tokyo) **12**, 271—288 (1941/42). — MATSUURA, H., HAGA, T.: Chromosome studies on Trillium kamtschaticum Pall. VIII. On the mitosis-meiosis relationship. Cytologia (Tokyo) **10**, 382—389 (1940). — MATSUURA, H., TANIFUJI, S., IWABUCHI, M., KANAZAWA, H.: On the occurrence of half chromatid break-reunion in meiosis. Jap. J. Genet. **37**, 348—356 (1962). — MAZIA, D.: The particulate organization of the chromosome. Proc. nat. Acad. Sci. (Wash.) **40**, 521—527 (1954). — MCCLINTOCK, B.: The relation of a particular chromosomal element to the development of the nucleoli in Zea mays. Z. Zellforsch. **21**, 294—328 (1934). — MCCONKEY, E. H., HOPKINS, J.W.: The relationship of the nucleolus to the synthesis of ribosomal RNA in HeLa cells. Proc. nat. Acad. Sci. **51**, 1197—1204 (1964). — MCDERMOTT, A.: Fine structure of human chromosomes (Abstr.). Heredity **22**, 161 (1967). — MCLEISH, J.: Deoxyribonucleic acid in plant nucleoli. Nature (Lond.) **204**, 36—39 (1964). ~ Chemical and autoradiographic studies of intranucleolar DNA in Vicia faba. Exp. Cell Res. **51**, 157—166 (1968). — MECHELKE, F.: Temperaturbedingte Chromosomensegmentierung bei Sommer- und Wintergersten. Kulturpflanze **3**, 127—135 (1955). — MEEK, G. A., MOSES, M. J.: Localization of tritiated thymidine in HeLa cells by electron autoradiography. J. roy. micr. Soc. **81**, 187—197 (1963). — MELANDER, Y.: Studies on the chromosomes of Ulophysema öresundense. Hereditas (Lund) **36**, 233—255 (1950). — MENDELSOHN, J., MOORE, D. E., SALZMAN, N. P.: Separation of isolated hamster metaphase chromosomes into three size-groups. J. molec. Biol. **32**, 101—112 (1968). — METZNER, R.: Beiträge zur Granulalehre. I. Kern und Kernteilung. Arch. Anat. Physiol., Physiol. Abt. **1894**, 309—348. — MEYER, G. F., HESS, O., BEERMANN, W.: Phasenspezifische Funktionsstrukturen in Spermatocyten-Kernen von Drosophila melanogaster und ihre Abhängigkeit vom Y-Chromosom. Chromosoma (Berl.) **12**, 676—716 (1961). — MILNER, G. R., HAYHOE, F. G. J.: Ultrastructural localization of nucleic acid synthesis in human blood cells. Nature (Lond.) **218**, 785—787 (1968). — MIRSKY, A. E., BURDICK, C. J., DAVIDSON, E. H., LITTAU, V. C.: The role of lysine rich histone in the maintenance of chromatin structure in metaphase chromosomes. Proc. nat. Acad. Sci. (Wash.) **61**, 592—597 (1968). — MIRSKY, A. E., RIS, H.: The composition and structure of isolated chromosomes. J. gen. Physiol. **34**, 475—492 (1951). — MISRA, R. N., SHASTRY, S. V. S.: Pachytene analysis in Oryza. VII. Chromosome pairing in an intervarietal hybrid of O. perennis Moench. Cytologia (Tokyo) **31**, 125—131 (1966). — MITCHELL, J. S.: The cell nucleus. Chapt. 4: Nuclear enzymes, p. 167—194. London-Toronto-Sidney 1960. — MITRA, S.: Effects of Xrays on chromosomes of Lilium longiflorum during meiosis. Genetics **43**, 771—789 (1958). — MITTWOCH, U.: Sex chromosomes. New York-Wellington-Durban-London 1967. — MOENS, P. B.: The structure and function of the synaptinemal complex in Lilium longiflorum sporocytes. Chromosoma (Berl.) **23**, 418—451 (1968). ~ The fine structure of meiotic chromosome polarization and pairing in Locusta migratoria spermatocytes. Chromosoma (Berl.) **28**, 1—25 (1969). — MOMMA, E.: Further observations on the inner structure of the X-chromosome of Podisma sapporense (Orthoptera). Cytologia (Tokyo) **17**, 156—160 (1952). — MONESI, V.: Differential rate of ribonucleic acid synthesis in the autosomes and sex chromosomes during male meiosis in the mouse. Chromosoma (Berl.) **17**, 11—21 (1965). — MONNERON, A., BERNHARD, W.: Fine structural organization of the interphase nucleus in some mammalian cells. J. Ultrastruct. Res. **27**, 266—288 (1969). — MOOR, H.: Die Gefrierfixation lebender Zellen und ihre Anwendung in der Elektronenmikroskopie. Z. Zellforsch. **62**, 546—580 (1964). — MOORE, K. L., BARR, M. L.: Morphology of the nerve cell nucleus in mammals with special reference to sex chromatin. J. comp. Neurol. **98**, 213-227 (1953). — MORRISON, J. W.: Dicentrics in wheat. Science **121**, 605—606 (1955). — MORRISON, J. W., LIN, S.-C.: Chromosomes and nucleoli in Pisum sativum. Nature (Lond.) **175**, 343—344 (1955). MOSES, M. J.: Chromosomal structures in crayfish spermatocytes. J. biophys. biochem. Cytol. **2**, 215—218 (1956). ~ The relation between the axial complex of meiotic prophase chromosomes and chromosome pairing in a Salamander (Plethodon cinereus). J. biophys. biochem. Cytol. **4**, 633—638 (1958). ~ Patterns of organization in the fine structure of chromosomes. In: BARGMANN, W., u. a. (ed.), Proc. 4th Internat. Congr. Electron Micr., Berlin **2**, 199—211 (1960). ~ The nucleus and chromosomes: a cytological prospective. In: BOURNE, G., Cytology and cell physiology, p. 423—458. London-New York 1964. ~ Structure and function of the synaptonemal complex. In: WAGNER, R. P., (ed.), Nuclear physiology and differentiation. Genetics, Suppl. **61**, 41—51 (1969). — MOSES, M. J., COLEMAN, J. R.: Structural patterns and the functional organization of chromosomes. In: LOCKE, M. (ed.), The role of chromosomes in development. London-New York 1964. — MOSES, M. J., TAYLOR, J. H.: Desoxyribose nucleic acid synthesis during microsporogenesis in Tradescantia. Exp. Cell Res. **9**, 474—488 (1955). — MOTA, M.: The ultrastructure of the centromere. In: BREESE, S. S. (ed.), Electron microscopy, vol. II, NN 11. New York-London 1962. — MULLER, H. J.: Further studies on the nature and causes of gene mutations. Proc. 6th Int. Congr. Genet. **1**, 213—255 (1932). — MUNRO, G. F., DOUNCE, A. L., LERMAN, S.: Nucleic acid and protein composition of HeLa cell nuclei isolated by three methods. Exp. Cell Res. **55**, 46—52 (1969). — MURRAY, K.: Histone nomenclatures. In: BONNER, J., and P. Ts'o (ed.), The nucleohistones, p. 15—20. San Francisco-London-Amsterdam 1964.

NAGL, W.: Sexchromatin bei einer Locustide. Naturwissenschaften **55**, 138 (1968a). ~ Der mitotische und endomitotische Kernzyklus bei Allium carinatum. I. Struktur, Volumen und DNS-Gehalt der Kerne. Öst. bot. Z. **115**, 322—353 (1968b). ~ The mitotic and endomitotic nuclear cycle in Allium carinatum. II. Relations between DNA-replication and chromatin structure. Caryologia **23**, 71—78 (1970). — NANDI, H. K.: Cytological investigations of rice varieties. Cytologia (Tokyo) **8**, 277—305 (1937). — NARAYAN, K. S., MURAMATSU, M., SMETANA, K., BUSCH, H.: Ultrastructural studies on RNA and DNA components of isolated nucleoli of Walker 256 carcinosarcoma. Exp. Cell Res. **41**, 81—98 (1966). — NAVASHIN, M.: Chromosome alterations caused by hybridization and their bearing upon certain general genetic problems. Cytologia (Tokyo) **5**, 169—203 (1934). — NAVASHIN, S. G.: O dimophisme jader b somatischeskij Kletkach y Galtonia candicans. Imp. Akad. Nauk **22**, 373—385 (1912). — NEBEL, B. R.: Chromosome structure in Tradescantieae. Z. Zellforsch. **16**, 251—284 (1932). ~ Chromosome structure. X. An X-ray experiment. Genetics **21**, 605—614 (1936). ~ Chromosome structure. Bot. Rev. **5**, 583—626 (1939). ~ Structure of Tradescantia and Trillium chromosomes with particular emphasis on number of chromonemata. Cold Spr. Harb. Symp. quant. Biol. **9**, 7—12 (1941). ~ Chromosomal and cytoplasmic microfibrillae in sperm of an iceryine coccid. J. Hered. **48**, 51—56 (1957). ~ Observations of mammalian chromosome fine structure and replication with special reference to mouse testis after ionizing radiations. Radiat. Res., Suppl. **1**, 431—452 (1959). ~ Lampbrush pachytene chromosomes of pigeon after enzyme treatment. In: BREESE, S. S. (ed.), Electron microscopy. 5th Int. Congr. Philadelphia XX8. New York and London 1962. — NEBEL, B. R., COULON, E. M.: Enzyme effects on pachytene chromosomes of the male pigeon evaluated with the electron microscope. Chromosoma (Berl.) **13**, 292—299 (1962). — NEBEL, B. R., HACKETT, E. M.: Synaptinemal complexes (cores) in primary spermatocytes of mouse under elevated temperature. Nature (Lond.) **190**, 467—468 (1961a). ~ Synaptinemal complexes in primary spermatocytes of the mouse. The effect of elevated temperature and some observations on the structure of these complexes in control material. Z. Zellforsch. **55**, 556—565 (1961b). — NEBEL, B. R., RUTTLE, M. L.: Chromosome structure. IX. Tradescantia reflexa and Trillium erectum. Amer. J. Bot. **23**, 652—663 (1936). — NEBEL, B. R., TYLER, S. A., MURPHY, C. J.: A note on the statistical determination of shape of chromatin elements in human spermatid and Tradescantia microsporocyte. J. biophys. biochem. Cytol. **7**, 377—379 (1960). — NELSON, R. D., YUNIS, J. J.: Species and tissue specificity of very lysine-rich and serine-rich histones. Exp. Cell Res. **57**, 311—318 (1969). — NICKLAS, R. B., JAQUA, R. A.: A developmental change in the relative time of X-chromosome DNA replication. J. Cell Biol. **23**, 67A (1964). ~ X-chromosome DNA replication: developmental shift from synchrony to asynchrony. Science **147**, 1041—1043 (1965). — NITSCH, B., MURKEN, I. D.: Probleme der Charakterisierung einzelner Chromosomen durch DNS-Messungen. Humangenetik **9**, 16—22 (1970). — NORDENSKIÖLD, H.: Cytotaxonomical studies in the genus Luzula I. Somatic chromosomes and chromosome numbers. Hereditas (Lund) **37**, 325—355 (1951). ~ Studies of meiosis in Luzula purpurea. Hereditas (Lund) **48**, 503—519 (1962). — NØRREVANG, A.: Helical structures in the nucleus of early oocytes of priapulus. Exp. Cell Res. **31**, 603—606 (1963). — NUR, U.: Reversal of heterochromatization and the activity of the paternal chromosome set in the male mealy bug. Genetics **56**, 375—389 (1967).

O'DONNELL, E. H. J.: Nucleolus and chromosomes in Englena gracilis. Cytologia **30**, 118—154 (1965). — OEHLKERS, F., EBERLE, P.: Spiralen und Chromomeren in der Meiosis von Bellevalia romana. Chromosoma (Berl.) **8**, 351—363 (1957). — OEHLKERS, F., MARQUARDT, H.: Die Auslösung von Chromosomenveränderungen durch Injektion wirksamer Substanzen in die Knospen von Paeonia tenuifolia. Z. Vererbungsl. **83**, 299—317 (1950). — ÖSTERGREN, G., WAKONIG, T.: True or apparent sub-chromatid-breakage and the induction of labile states in cytological chromosome loci. Bot. Notiser **4**, 357—375 (1954). — OEXLE, J.: Morphologische Untersuchungen über die Kernstruktur während der Furchung und der Organdifferenzierung beim Alpenmolch (Triturus alpestris). Diss. Freiburg i. Br., 1955. — OGUR, M., ERICKSON, R. O., ROSEN, G. U., SAX, K., HOLDEN, C.: Nucleic acids in relation to cell division in Lilium longiflorum. Exp. Cell Res. **2**, 73—80 (1951). — OHNO, S., CHRISTIAN, L. C., STENIUS, C.: Nucleolus organizing microchromosomes of Gallus domesticus. Exp. Cell Res. **27**, 612—614 (1962). — OHNO, S., HAUSCHKA, T. S.: Allocycly of the X-chromosome in tumors and normal tissues. Cancer Res. **20**, 541—545 (1960). — OHNO, S., KAPLAN, W., KINOSITA, R.: The centromeric and nucleolus associated heterochromatin of Rattus norvegicus. Exp. Cell Res. **16**, 348—357 (1959). — OHNO, S., KINOSITA, R.: The primary and secondary constrictions on the chromosomes of the rat lymphoblast. Exp. Cell Res. **8**, 558—562 (1955). — OHNO, S., TRUJILLO, I. M., KAPLAN, W. D., KINOSITA, R., STENIUS, C.: Nucleolus organizers in the causation of chromosomal anomalies in man. Lancet **1961**,

123—126. — OHNO, S., WEILER, C., STENIUS, C.: A dormant nucleolus organizer in the guinea pig; Cavia cobaya. Exp. Cell Res. **25**, 498—503 (1961). — OHNUKI, Y.: Demonstration of the spiral structure of human chromosomes. Nature (Lond.) **208**, 916—917 (1965). ~ Studies on the structure of somatic chromosomes with special attention to spiralization (Abstr.). J. Cell Biol. **35**, 154A—155A (1967). — OURA, G.: A new method of unravelling the chromonema spirals. Z. wiss. Mikr. **53**, 36—37 (1936).

PAINTER, R. B.: The nature of newly synthesized DNA in HeLa cells (Abstr.). J. Cell Biol. **39**, 102a (1968). — PALMER, C. G., FUNDERBURK, S.: Secondary constrictions in human chromosomes. Cytogenetics **4**, 261—276 (1965). — PAPPAS, G. D.: Helical structures in the nucleus of Amoeba proteus. J. biophys. biochem. Cytol. **2**, 221—222 (1956). — PARCHMAN, L. G., STERN, H.: The inhibition of protein synthesis in meiotic cells and its effect on chromosome behavior. Chromosoma (Berl.) **26**, 298—311 (1969). — PARDON, J. F., WILKINS, M. H. F.: Super-helical model for nucleohistone. Nature (Lond.) **215**, 508—509 (1967). — PAWELETZ, N., SIEBS, W., LETTRÉ, R.: Untersuchungen zur Argentaffinreaktion des Nucleolus. Z. Zellforsch. **76**, 577—605 (1967). — PAWLOWITZKI, I. H., BLASCHKE, R., CHRISTENHUSZ, R.: Darstellung von Chromosomen im Raster-Elektronenmikroskop nach Enzymbehandlung. Naturwissenschaften **55**, 63—64 (1968). — PEACOCK, W. J.: Sub-chromatid structure and chromosome duplication in Vicia faba. Nature (Lond.) **191**, 832—833 (1961). ~ Chromosome duplication and structure as determined by autoradiography. Proc. nat. Acad. Sci. (Wash.) **49**, 793—801 (1963). — PELLING, C.: A replicative and synthetic chromosomal unit — the modern concept of the chromomere. Proc. roy. Soc. B **164**, 279—289 (1966). — PERRY, R. P.: Role of the nucleolus in ribonucleic acid metabolism and other cellular processes. Nat. Cancer Inst. Monogr. **14**, 77—89 (1964). — PERSHAD, G., BOWEN, C. C.: Reaction of Lilium longiflorum microsporocytes to gamma irradiation at pachytene and diakinesis. Nucleus **4**, 39—46 (1961). — PERSON, C., SUZUKI, D. T.: Chromosome structure — a model based on DNA-replication. Canad. J. Genet. Cytol. **10**, 627—647 (1968). — PETERSEN, G. B., THERKELSEN, A. J.: Number of nucleoli in female and male human cells. Exp. Cell Res. **28**, 590—592 (1962). — PEVELING, E.: Elektronenmikroskopische Untersuchungen an Zellkernen von Cucumis sativus L. Planta (Berl.) **56**, 530—554 (1961). ~ Elektronenoptische Untersuchungen an Zellkernstrukturen während der Antherendifferenzierung. Ber. dtsch. bot. Ges. **80**, 303—304 (1967). ~ Der gegenwärtige Stand der Untersuchungen zur Aufklärung der Chromosomenstruktur. Cytologia (Tokyo) **33**, 287—317 (1968). — POLLISTER, A. W., SWIFT, H., ALFERT, M.: Studies on the desoxyribosides in the synthesis of polynucleotides. J. cell. comp. Physiol. **38** (Suppl. 1), 101—119 (1951). — PONTECORVO, G.: Structure of heterochromatin. Nature (Lond.) **153**, 365—366 (1944). — PORTER, K. R. HAMA, K.: High voltage electron microscope studies of tissue sections. J. Cell Biol. **39**, 157a (1968). — POSKA-THEISS, B.: Spermatogonien von Bufo vulgaris Laur und ihr Vergleich mit larvalen, somatischen Zellen desselben Tieres. Z. Zellforsch. **17**, 347—419 (1933). — PRAKKEN, R., MÜNTZING, A.: A meiotic peculiarity in rye simulating a terminal centromere. Hereditas (Lund) **28**, 441—482 (1942). — PRESCOTT, D. M.: Turnover of chromosomal and nuclear proteins. In: BONNER, J., and Ts'o (ed.), The nucleohistones, p. 193—199. San Francisco-London-Amsterdam 1964. — PRIEST, J. H.: Cytogenetics (medical technology series). Philadelphia: Lea & Febiger 1969. — PROKOFIEVA-BELGOVSKAYA, A. A.: Heterochromatization as a change of chromosome cycle. J. Genet. **48**, 80—98 (1947/48). — PROKOFIEVA-BELGOVSKAYA, A. A., GINDILIS, V. M., GRINBERG, K. N., BOGOMASOV, E. A., PODUGOLNIKOVA, O. A., ISAEVA, I. I., RADJABLI, S. I., CELLARIUS, S. P., VESCHNERA, I. V.: Association of acrocentric chromosomes in relation to cell type and age of individuals. Exp. Cell Res. **49**, 612—625 (1968). — PROPACH, H.: Die Centromeren in der Pollenkornmitose von Tradescantia gigantea Rose. Chromosoma (Berl.) **1**, 521—525 (1940).

READ, J.: Chromosome size structure and radiation damage. In: Internat. Atomic Energy Agency: Effects of ionizing radiations on seeds, p. 217—227, 1961. — REES, H.: Genotypic control of chromosome form and behavior. Bot. Rev. **27**, 288—318 (1961). — REESE, G.: Zur Chromosomenzahl der australischen Nitraria Schoberi. Port. Acta biol. A **6**, 295—297 (1962). — RESCH, A.: Elektronenmikroskopische Untersuchungen an Chromozentren- und Chromosomenkernen. Ber. dtsch. bot. Ges. **77**, 134—139 (1964a). ~ Elektronenmikroskopische Untersuchungen zur Karyologie von Crepis capillaris. Port. Acta biol. A **8**, 105—114 (1964b). — RESCH, A., PEVELING, E.: Zum Chromomerenproblem bei pflanzlichen Pachytänchromosomen. Naturwissenschaften **50**, 159—160 (1963). ~ Beobachtungen über die chromonematische Struktur des Zellkerns von Hordeum vulgare. Elektronenmikroskopischer Fixierungs- und Kontrastierungsvergleich. Z. Naturforsch. **19b**, 506—513 (1964). — RESENDE, F.: Über die Chromosomenstruktur in der Mitose der Wurzelspitzen. II: SAT-Differenzierungen, Spiralbau und Chromonemata. Chromosoma (Berl.) **1**, 486—520 (1940). ~ Hétérochromatine. Port. Acta biol. **1**, 139—156 (1945). ~ Sur la constitution histochimique probable de la olisthérozone nucléolaire. Port. Acta biol. A **1**, 265—270 (1946). ~ RESENDE, F., LEMOS-PEREIRA, D. DE, CABRAL, A.: Sur la structure des chromosomes dans les mitoses des méristèmes radiculaires. III. L'action de la température sur la structure chromosomique. Port. Acta biol. **1**, 9—44 (1944). — Resende, F., Rijo, L.: Structure of chromosomes as observed in root tips. V. Olistherochromatin, chromatin agglutination and mutations. Port. Acta biol. **2**, 117—148 (1948). — Rhoades, M. M., Kerr, W. E.: A note on centromere organization. Proc. nat. Acad. Sci. (Wash.) **35**, 129—132 (1949). — Rhoades, M. M., Vilkomerson, H.: On the anaphase movement of the chromosomes. Proc. nat. Acad. Sci. (Wash.) **28**, 433—436 (1942). — Ribbands, C. R.: Meiosis in diptera. I. Prophase association of non homologous chromosomes and their relation to mutual attraction between centromeres, centrosomes and chromosome ends. J. Genet. **41**, 411—442 (1941). — Richards, A.: The history of the chromosomal vesicles in Fundulus and the theory of genetic continuity of chromosomes. Biol. Bull. Mar. Lab. **32**, 249 (1917). — Ris, H.: A study of chromosomes with the electron microscope. J. biophys. biochem. Cytol. **2**, Suppl. 385—392 (1956). ~ Ultrastructure and molecular organization of the genetic systems. Canad. J. Genet. Cytol. **3**, 95—102 (1961). ~ Interpretation of ultrastructure in the cell nucleus. In: Harris, R. J. C., The interpretation of ultrastructure, p. 69—88. NewYork-London 1962. ~ The structure of nucleohistones in chromosomes (Abstr.). Science **146**, 428—429 (1964). ~ Fine structure of chromosomes. Proc. roy. Soc. B **164**, 246—257 (1966). ~ Ultrastructure of the animal chromosome. In: Koningsberger, V. V., and L. Bosch, Relation of nucleic acid and protein biosynthesis, p. 11—21. Amsterdam: Elsevier 1967. ~ The molecular organization of chromosomes. In: Lima de Faria, A., Handbook of molecular cytology, p. 222—250. Amsterdam-London 1969. — Ris, H., Chandler, B. L.: The ultrastructure of genetic systems in prokaryotes and eukaryotes. Cold Spr. Harb. Symp. quant. Biol. **28**, 1—8 (1963). — Ritossa, F. M., Atwood, K. C., Lindsley, D. L., Spiegelman, S.: On the chromosomal distribution of DNA complementary to ribosomal and soluble RNA. Nat. Cancer Inst. Monogr. **23**, 449—472 (1966). — Ritossa, F. M., Spiegelman, S.: Localization of DNA complementary to ribosomal RNA in the nucleolus organizer region of Drosophila melanogaster. Proc. nat. Acad. Sci. (Wash.) **53**, 737—745 (1965). — Robbins, E., Gonatas, N. K.: The ultrastructure of a mammalian cell during the mitotic cycle. J. Cell Biol. **21**, 429—463 (1964). — DeRobertis, E.: Electron microscopic observations on the submicroscopic morphology of the meiotic nucleus and chromosomes. J. biophys. biochem. Cytol. **2**, 785—795 (1956). ~ Advances in the ultrastructure of the nucleus and chromosomes. Nat. Cancer Inst. Monogr. **14**, 33—47 (1964). — Rossner, W.: Elektronenmikroskopische Untersuchungen an den Chromozentren von Urtica pilulifera. Chromosoma (Berl.) **12**, 717—727 (1961). — Roth, T. F.: Changes in the synaptinemal complex during meiotic prophase in Mosquito oocytes. Protoplasma **61**, 346—386 (1966). — Roth, T. F., Ito, M.: DNA dependent formation of the synaptinemal complex at meiotic prophase. J. Cell Biol. **35**, 247—255 (1967). — Rothwell, N. V.: Nucleolar size differences in the grass root epidermis. Amer. J. Bot. **51**, 172—179 (1964). — Royan-Subramaniam, S., Subramaniam, M. K.: The structure of the satellite thread region of the chromosomes of Allium cepa. Cellule **65**, 191—198 (1965). — Ruch, F.: Über den Schraubenbau der meiotischen Chromosomen. Chromosoma (Berl.) **3**, 358—392 (1949). — Rutishauser, A.: Genetics of endosperm. Nature (Lond.) **176**, 210—211 (1955). ~ Chromosome distribution and spontaneous chromosome breakage in Trillium grandiflorum. Heredity **10**, 367—407 (1956). — Rutishauser, A., LaCour, L. F.: Spontaneous chromosome breakage in hybrid endosperms. Chromosoma (Berl.) **8**, 317—340 (1956).

Sakamura, T.: Fixierung der Chromosomen mit siedendem Wasser. Bot. Mag. (Tokyo) **41**, 58 (1927). — Sakharov, V. N., Voronkova, L. N.: The effect of nucleolus inactivation on the cell preparation for division. Tsitologija **7**, 729—731 (1965). — Sandritter, W., Kiefer, G., Schlüter, G., Moore, W.: Eine cytophotometrische Methode zur Objektivierung der Morphologie von Zellkernen. Histochemie **10**, 341—352 (1967). — Sankaranarayanan, K., Hyde, B. B.: Ultrastructural studies of a nuclear body in peas with characteristics of both chromatin and nucleoli. J. Ultrastruct. Res. **12**, 748—761 (1965). — Sasaki, M.: Observations on the modification in size and shape of chromosomes due to technical procedure. Chromosoma (Berl.) **11**, 514—522 (1961). — Sato, D.: A diploid plant with only one nucleolus and its bearing on the balance hypothesis of nucleolar chromosome. Bot. Mag. (Tokyo) **55**, 159—163 (1941). ~ Karyotype alteration and phylogeny. V. New types of SAT-chromosomes in Nothoscordum and Nerine. Cytologia (Tokyo) **12**, 170—178 (1941/42). — Sauter, J. J.: Autoradiographische Untersuchungen zur RNS- und Proteinsynthese in Pollenmutterzellen, jungen Pollen und Tapetumzellen während der Mikrosporogenese von Paeonia tenuifolia L. Z. Pflanzenphysiol. **61**, 1—19 (1969a). ~ Cytochemische Untersuchung der Histone in Zellen mit unterschiedlicher RNS- und Proteinsynthese. Z. Pflanzenphysiol. **60**, 434—449 (1969b). — Sauter, J. J., Marquardt, H.: Nucleohistone und Ribonucleinsäuresynthese während der Pollenentwicklung. Naturwissenschaften **54**, 546 (1967a). ~ Die Rolle des Nucleohistons bei der RNS- und Proteinsynthese während der Mikrosporogenese von Paeonia tenuifolia L. Z. Pflanzenphysiol. **58**, 126—137 (1967b). — Sax, K.: Types and frequencies of chromosomal aberrations induced by Xrays. Cold Spr. Harb. Symp. quant. Biol. **9**, 93—103 (1941). —

Sax, K., Humphrey, L. M.: Structures of meiotic chromosomes in microsporogenesis of Tradescantia. Bot. Gaz. **96**, 354—362 (1934). — Sax, K., King, E. D.: An Xray analysis of chromosome duplication. Proc. nat. Acad. Sci. (Wash.) **41**, 150—155 (1955). — Scherz, C.: Die Chromosomenstruktur in der meiotischen Prophase einiger Kompositen. Chromosoma (Berl.) **8**, 447—457 (1957). — Schiff, S. O.: Ribonucleic acid synthesis in neuroblasts of Chortophaga viridifasciata (de Geer) as determined by observations of individual cells in the mitotic cycle. Exp. Cell Res. **40**, 264—276 (1965). — Schmid, W.: DNA replication patterns of human chromosomes. Cytogenetics **2**, 175—193 (1963). ~ Heterochromatin in mammals. Arch. Klaus-Stift. Vererb.-Forsch. **49**, 1—59 (1967). — Scholl, H.: Ein Beitrag zur Kenntnis der Spermatogenese der Mallophagen. Chromosoma (Berl.) **7**, 271—274 (1955). — Schrader, F.: The chromosome cycle of Protortonia primitiva (Coccidae) and a consideration of the meiotic division apparatus in the male. Z. wiss. Zool. **138**, 385—408 (1931). ~ Some notes on the behavior of long chromosomes. Cytologia (Tokyo) **6**, 422—430 (1935). ~ The kinetochore or spindle fibre locus in Amphiuma tridactylum. Biol. Bull. **70**, 484—498 (1936). ~ Chromatin bridges and irregularity of mitotic coordination in the pentatomid Peromatus notatus. Amer. and Serv. Biol. Bull. **81**, 149—162 (1941a). ~ Heteropycnosis and non homologous association of chromosomes in Edessa irrorata (Hemiptera-Heteroptera). J. Morph. **69**, 587—608 (1941b). ~ Mitose. Die Bewegung der Chromosomen bei der Zellteilung. Wien 1954. — Schultz, J.: The nature of heterochromatin. Cold. Spr. Harb. Symp. quant. Biol. **12**, 179—191 (1947). — Schwartz, D.: Studies on crossing over in Maize and Drosophila. J. cell. comp. Physiol., Suppl. **2**, 171—188 (1954). ~ Deoxyribonucleic acide side-chain model of the chromosomes. Nature (Lond.) **181**, 1149—1150 (1958). ~ Deoxyribonucleic acid and chromosome structure. In: Mitchell (ed.), The cell nucleus, p. 227—230. London-Toronto 1960. — Schwarz, E.: Über embryonale Zellteilung. Morph. Jb., N.F. **3**, 215 (1888). — Schwarzacher, H. G., Schnedl, W.: Position of labelled chromatids in diplochromosomes of endoreduplicated cells after uptake of tritiated thymidine. Nature (Lond.) **209**, 107—108 (1966). — Schwarzacher, H. G., Wolf, U.: Methoden in der medizinischen Cytogenetik. Berlin-Heidelberg-New York: Springer 1970. — Scott, D., Evans, H. J.: Influence of the nucleolus on DNA-synthesis and mitosis in Vicia faba. Exp. Cell Res. **36**, 145—159 (1964). — Sears, E. R., Camara, A.: Un cromosomo dicentrico transmissible en trigo. Genetica Iberia **2**, 239—256 (1950). ~ A transmissible dicentric chromosome. Genetics **37**, 125—135 (1952). — Setlov, R. B.: Repair of DNA. In: Koningsberger, V. V., and L. Bosch, Regulation of nucleic acid and protein biosynthesis, p. 51—62. Amsterdam 1967. — Sharma, A. K., Sharma, A.: Recent advances in the study of chromosome structure. Bot. Rev. **24**, 511—549 (1958). — Sharp, L. W.: Structure of large somatic chromosomes. Bot. Gaz. **88**, 349—382 (1929). — Shatz, N. J., Mardakhiashvili, S. I.: On the activity in mammalian cells of the X-chromosome hitherto regarded as perfectly inactive. Genetika (Moskau) **4**, 151—163 (1968). — Shaw, G. W.: Adhesion loci in the differentiated heterochromatin of Trillium species. Chromosoma (Berl.) **9**, 292—304 (1958). — Shimakura, K.: The chromonemata observed in the fresh pollen mother cells of Trillium kamtschaticum Pall. mounted with Saccharose solution. Cytologia Fujii Inh. vol. **1**, 256—261 (1937). — Shinke, N.: Experimental studies of cell-nuclei. Mem. Coll. Sci. Kyoto Imp. Univ. Ser. B **15**, 1—126 (1939). — Siang Hsu, W.: Fine structure observations on the chromosomes in the spermatids of the Ascidian Boltenia villosa. Chromosoma (Berl.) **24**, 288—299 (1968). — Siebert, G., Humphrey, G. B.: Enzymology of the nucleus. Advanc. Enzymol. **27**, 239—287 (1965). — Sigenaga, M.: Artificial uncoiling of chromonema spirals with neutral salt solutions. Jap. J. Bot. **10**, 383—386 (1940). — Silveira, M., Porter, K. R.: The spermatozoids of flatworms and their microtubular systems. Protoplasma **59**, 240—265 (1964). — Simard, R., Bernhard, W.: A heat sensitive cellular function located in the nucleolus. J. Cell Biol. **34**, 61—76 (1967). — Sinke, N.: The hydration and dehydration phenomena in mitosis. III. Apparant changes in structure of the nucleus. Cytologia (Tokyo) **12**, 1—13 (1941). — Sirlin, J. L.: The nucleolus problem. Nature (Lond.) **186**, 275—277 (1960). — Sluyser, M.: Interaction between hormones, histones and deoxyribonucleic acid. In: Koningsberger, V. V., Bosch, L. (eds.), Regulation of nucleic acid and protein biosynthesis, p. 225—232. Amsterdam: Elsevier 1967. — Smetana, K., Unuma, T., Busch, H.: Ultrastructural studies on nucleic acids of nucleolar granular components in Novikoff hepatoma cells. Exp. Cell Res. **51**, 105—122 (1968). — Smith, F. H.: Prochromosomes and chromosome structure in Impatiens. Proc. Amer. phil. Soc. **74**, 193—210 (1935). — Solari, A. J.: Electron microscopy of native DNA in sea urchin cells. J. Ultrastruct. Res. **17**, 421—438 (1967). ~ The ultrastructure of chromatin fibers. I. The effect fo spreading conditions. Exp. Cell Res. **53**, 553—566 (1968a). ~ The ultrastructure of chromatin fibers. II. The ultrastructure of the loops from sea urchin sperm chromatin. Exp. Cell Res. 53, 567—581 (1968b). — Sonnenbichler, J.: Nucleoprotein complexes: possible subunits of chromosomes. Hoppe Seylers Z. physiol. Chem. **350**, 761—766 (1969a). ~ Substructures of chromosomes. Nature (Lond.) **223**, 205—206 (1969b). — Sotelo, J. R.: Fine structure of Grillus argentinus spermatocyte chromosomes. In: BREESE, S. S. (ed.), Electron microscopy. 5th Int. Congr. Philadelphia XX6. New York and London 1962. ~ Ultrastructure of the chromosomes at meiosis. In: LIMA DE FARIA, A. (ed.), Handbook of molecular cytology, p. 412—434. Amsterdam-London 1969. — SOTELO, J. R., TRUJILLO-CENÓZ, O.: Electron microscope study on spermatogenesis. Chromosome morphogenesis at the onset of meiosis (cyte I) and nuclear structure of early and late spermatids. Z. Zellforsch. **51**, 243—277 (1960). — SOTELO, J. R., WETTSTEIN, R. VON: Fine structure of meiotic chromosomes. Comparative study of nine species of insects. Chromosoma (Berl.) **20**, 234—250 (1966). ~ Organization of normal chromosomes and post irradiation changes in meiotic cells. In: WAGNER, P. (ed.), Nuclear physiology and differentiation. Genetics, Suppl. **61**, 53—67 (1969). — SOUTHERN, D. I.: Pseudo-multiple formation as a consequence of prolonged non-homologous chromosome association in Metrioptera brachyptera. Chromosoma (Berl.) **21**, 272—284 (1967). — SOUZA DA CAMARA, A.: Beiträge zur Kenntnis des Spiralbaus der Chromosomen. Z. Vererbungsl. **74**, 202—215 (1938). SPARROW, A. H.: The structure and development of the chromosome spirals in microspores of Trillium. Canad. J. Res. **20**, C, 257—266 (1942). — SPARVOLI, E., GAY, H., KAUFMANN, B. P.: Number and pattern of association of chromonemata in the chromosomes of Tradescantia. Chromosoma (Berl.) **16**, 415—435 (1965). — SPARVOLI, E. H. G., KAUFMANN, B. P.: Chromosome organization in staminate hair cells of Tradescantia paludosa (Abstr.). Genetics **50**, 288 (1964). — STEDMAN, E., STEDMAN, E.: Cell specificity of histones. Nature (Lond.) **166**, 780—781 (1950). — STEFFENSEN, D.: A comparative view of the chromosome. In: Structure and function of genetic elements. Brookhaven Symp. Biol. No 12, 103—124 (1959). ~ Divalent metals in the structure of chromosomes. In: MITCHELL, J. S. (ed.), The cell nucleus, p. 216—221. London-Toronto, 1960. ~ Chromosome structure with special reference to the role of metal ions. Int. Rev. Cytol. **12**, 163—197 (1961). — STERN, H., HOTTA, Y.: Chromosome pairing and chiasma formation. In: WAGNER, P. (ed.), Nuclear physiology and differentiation. Genetics, Suppl. **61**, 27—39 (1969). — STEWART, R. N., BAMFORD, R.: The chromosomes and nucleoli of Medeola virginiana. Amer. J. Bot. **29**, 301—303 (1942). — STICH, H. F.: Changes in nucleoli related to alterations in cellular mechanism. In: RUDNICK, D. (ed.), Developmental cytology, p. 105—122. New York 1959. — STÖCKER, E.: Die Größe des Nucleolus als Maß seiner synthetischen Aktivität (Autoradiographische Untersuchungen mit $^3$H Cytidin und $^3$H Phenylalanin). Naturwissenschaften **50**, 44—45 (1963). — STÖCKER, E., ALTMANN, H. W.: Die Größe des Nucleolus und die Nucleus-Karyoplasma-Relation als Ausdruck synthetischer Aktivität. Z. Krebsforsch. **65**, 351—377 (1963). — STRAUB, J.: Neuere karyologische Probleme und Ergebnisse. IV. Die Spiralstruktur der Chromosomen. Z. Bot. **33**, 65—126 (1938). ~ Chromosomenuntersuchungen an polyploiden Blütenpflanzen. I. Ber. dtsch. bot. Ges. **57**, 531—544 (1939). ~ Chromosomenstruktur. Naturwissenschaften **31**, 97—108 (1943). — SUBRAMANIAM, S., SUBRAMANIAM, M. K.: The changes in the chromosomal pellicle during metaphase in Allium cepa. Naturwissenschaften **52**, 626 (1965). — SWANSON, C. P.: Meiotic coiling in Tradescantia. Bot. Gaz. **103**, 457—473 (1941/42). ~ The behavior of meiotic prophase chromosomes as revealed through the use of high temperatures. Amer. J. Bot. **30**, 422—428 (1943a). ~ Differential sensitivity of prophase pollen tube chromosomes to Xrays and ultraviolet radiation. J. gen. Physiol. **26**, 485—494 (1943b). ~ Xray and ultraviolet studies on pollen tube chromosomes. II. The quadripartite structure of the prophase chromosomes of Tradescantia. Proc. nat. Acad. Sci. (Wash.) **33**, 229—232 (1947). — SWIFT, H. H.: The desoxyribose nucleic acid content of animal nuclei. Physiol. Zool. **23**, 169—198 (1950a). ~ The constancy of DNA in plant nuclei. Proc. nat. Acad. Sci. (Wash.) **36**, 643—654 (1950b). ~ Nuclear physiology and differentiation: a general summary. In: WAGNER, R. P. (ed.), Nuclear physiology and differentiation. Genetics, Suppl. **61**, 439—461 (1969). — SWIFT, H., STEVENS, B. J.: Nucleolar chromosomal interaction in microspores of maize. Nat. Cancer Inst. Monogr. **23**, 145—166 (1966). — SYBENGA, J.: Some sources of error in the determination of chromosome length. Chromosoma (Berl.) **10**, 335—364 (1959).

TAKEDA, A., NARUSE, S., YATANI, R.: Effects of ultraviolet-microbeam irradiation of various sites in He-La cells on RNA, DNA and protein synthesis. Cytologia (Tokyo) **32**, 96—104 (1967). — TAKEHISA, S.: Heterochromatic segments in Vicia faba revealed by treatment with HCl-Acetic acid. Nature (Lond.) **217**, 567—568 (1968). — TANDLER, C. J.: The detection of orthophosphate within the cell nucleus. Exp. Cell Res. **25**, 246-250 (1961). ~ Detection and origin of nucleolar components: a model for nucleolar RNA-function. Nat. Cancer Inst. Monogr. **23**, 181—190 (1966). — TAYLOR, I. H., STRAUBING, N., SCHANDL, E.: Units and patterns of replication in mammalian chromosomes (Abstr.). J. Cell Biol. **39**, 134a (1968). — TAYLOR, J. H.: Chromosomes from cultures of excised anthers. J. Hered. **40**, 87—88 (1949). ~ Chromosome structure and behavior in relation to gene action (Abstr.). Genetics **36**, 379—380 (1951). ~ Autoradiographic detection of incorporation of 32P into chromosomes during meiosis and mitosis. Exp. Cell Res. **4**, 169—179 (1953). ~ The time and mode of duplication of chromosomes. Amer. Naturalist **91**, 209—216 (1957). ~ The duplication of chromosomes. Sci. Amer. **198**, 37—43 (1958). ~ Chromosome reproduction.

Int. Rev. Cytol. **13**, 39—73 (1962). — TAYLOR, J. H., WOODS, P. S., HUGHERS, W. L.: The organization and duplication of chromosomes as revealed by autoradiographic studies using tritium labelled thymidine. Proc. nat. Acad. Sci. (Wash.) **43**, 122—128 (1957). — TEH PING LIN: The chromosomal cycle in Parascaris equorum (Ascaris megalocephala). Oogenesis and diminution. Chromosoma (Berl.) **6**, 175—198 (1954). — THERKELSEN, A. J., PETERSEN, G. B.: Variation in glucose-6-phosphate dehydrogenase in relation to the growth phase and frequency of sex chromatin positive cells in cultures of fibroblasts from normal human females and a 48—XXXY male. Exp. Cell Res. **48**, 681—684 (1967). — THERMAN-SUOMALAINEN, E. T.: Investigations on secondary constrictions in Polygonatum. Hereditas (Lund) **35**, 86—108 (1949). — THODAY, J. M.: Radiation induced chromosome breakage desoxyribosenucleic acid synthesis and the mitotic cycle in root meristem cells of Vicia faba. New Phytologist **53**, 511—516 (1954). — THOENES, G.: Die submikroskopische Struktur des Barr'schen Zellkernkörpers (des sog. Geschlechtschromatins). Naturwissenschaften **48**, 388—389 (1961). — TJIO, J. H., LEVAN, A.: The use of oxiquinoline in chromosome analysis. Ann. Estac. Exp. Aula Dei **2**, 21—64 (1950). — TISCHLER, G.: Allgemeine Pflanzenkaryologie. Erg.-Bd.: Angewandte Pflanzenkaryologie. Berlin-Nikolassee 1953—1963. ~ Allgemeine Pflanzenkaryologie, Bd. II: Kernteilung und Kernverschmelzung. Berlin-Zehlendorf 1942—1951. — TOLEDO PIZA, S. DE: Comportamento dos cromossomios na primeira divisao do espermatocito do Tityus bahiensis. Sci. Genet. **1**, 255—261 (1939a). ~ Consideracoés em torno da meiose do Tityus bahiensis (Scorpiones, Buthidae) e una nova teoria sobre o movimentacao dos cromossomas. J. Agronomia **2**, 343—370 (1939b). ~ Chromosomes with two spindle attachments in the Brazilian Scorpion (Tityus bahiensis). J. Hered. **32**, 423—426 (1941). ~ The present status of the question of the kinetochore. Genetica Iberica **2**, 193—199 (1950). — TROSKO, J. E., BREWEN, J.: Cytological observations on the strandedness of mammalian metaphase chromosomes. Cytologia (Tokyo) **31**, 208—212 (1966). — TROSKO, J. E., WOLFF, S.: Strandedness of Vicia faba chromosomes as revealed by enzyme digestion studies. J. Cell Biol. **26**, 125—135 (1965). — TSCHERMAK-WOESS, E.: Über die Phasen der Endomitose, Herkunft und Verhalten der „nuclealen Körper" und Beobachtungen zur karyologischen Anatomie von Sauromatum guttatum. Planta (Berl.) **44**, 509—531 (1954). ~ Strukturtypen der Ruhekerne von Pflanzen und Tieren. Protoplasmatologia, Bd. V, 1. Wien 1963. — TSCHERMAK-WOESS, E., DOLEZAL, R.: Der Formwechsel des Heterochromatins im Verlauf der Mitose von Vicia faba. Öst. bot. Z. **103**, 457—468 (1956). — TSCHERMAK-WOESS, E., DOLEZAL-JANISCH: Durch Seitenwurzelbildung induzierte und spontane Mitosen in den Dauergeweben der Wurzel. Öst. bot. Z. **100**, 358—402 (1953).

UEDA, K.: Structure of plant cells with special reference to lower plants IV. Structure of Trachelomonas. Cytologia (Tokyo) **25**, 8—16 (1960). — UNDERBRINK, A. G., TING, Y. C., SPARROW, A. H.: Note on the occurrence of a synaptinemal complex at meiosis prophase in Zea Mays L. Canad. J. Genet. Cytol. **9**, 606—609 (1967). — UPADHYA, M. D., NATARAJAN, A. T.: Structure of the secondary constriction region of the satellited chromosomes in Triticinae. Naturwissenschaften **50**, 381 (1963). — UPCOTT, M.: The mechanics of mitosis in the pollen tube of Tulipa. Proc. roy. Soc. B **121**, 207—220 (1936).

VAARAMA, A.: Cytological observations on Pleurozium schreberi with special reference to centromere evolution. Ann. Bot. Soc. Zool. Bot. Zen. „Vanamo" **28**, 1—59 (1954). — VALADARES, M., REGALHEIRO, J.: „Difference in phase" in the euchromatic cycle of chromosomes of the same karyokinetic phase. Port. Acta biol. A **1**, 312—315 (1944/1946). — VANDERLYN, L.: Heterochromatin problem in cytogenetics as related to other branches of investigation. Bot. Rev. **15**, 507—582 (1949). — VIG, B. K.: Sub-chromatid aberrations in Haworthia attenuata. Canad. J. Genet. Cytol. **12**, 181—186 (1970). — VILKOMERSON, H.: The unusual meiotic behavior of Elymus triegandii. Exp. Cell Res. **1**, 534—542 (1950). — VINCENT, W. S., MILLER, O. L. (ed.): International symposium on the nucleolus. Nat. Cancer Monogr. No 23 (1966).

WADA, B.: Mikrodissektion der Chromosomen von Tradescantia reflexa. Cytologia (Tokyo) **4**, 222—227 (1933). — WAKONIG-VAARTAJA, R., READ, J.: Measurements of Allium cepa chromosomes. Exp. Cell Res. **38**, 264—271 (1965). — WALEN, K. H.: Somatic crossing over in relationship to heterochromatin in Drosophila melanogaster. Genetics **49**, 905—923 (1964). ~ Spatial relationships in the replication of chromosomal DNA. Genetics **51**, 915—929 (1965). — WALKER, P. M. B., YATES, H. B.: Nuclear components of dividing cells. Proc. roy. Soc. B **140**, 274—300 (1952). — WALTERS, M. S.: Atypical chromosome movement in meiotic anaphase of Bromus pitensis x marginatus. Amer. J. Bot. **39**, 619—625 (1952). ~ Spontaneous chromosome breakage and atypical chromosome movement in meiosis of the hybrid Bromus marginatus x B. pseudolaevipes. Genetics **37**, 8—25 (1952). ~ Development and chemical constitution of a nuclear body in microsporocytes of Bromus. Heredity **21**, 173—181 (1966). ~ Ribonucleoprotein structures in meiotic prophase of Zea Mays. Heredity **23**, 39—47 (1968). — WARTERS, M., GRIFFEN, A. B.: The telomeres of Drosophila. J. Hered. **41**, 182—190 (1950). — WATSON, M. L., ALDRIDGE, W. G.: Methods for the use of indium as an electron stain for nucleic acids. J. biophys. biochem. Cytol. **10**, 257—272 (1961). — Weber, F.: Die intraspezifische Variabilität des heterochromatischen Armes eines Chromosoms bei der Gattung Carabus L. (Coleoptera). Chromosoma (Berl.) **23**, 288—308 (1968). — Weissenfels, N.: Bau und Funktion der Nukleolen von gezüchteten Herzmuskelzellen embryonaler Hühner. Verh. Dtsch. Zool. Ges. 1964, S. 144—149. — Westergaard, M., Wettstein, D. von: Studies on the mechanism of crossing over III. On the ultrastructure of the chromosomes in Neottiella rutilans (Fr) Dennis. C.R. Lab. Carlsberg **35**, 261—286 (1966). — Wettstein, R., Sotelo, R. J.: The fine structure of meiotic chromosomes. The elementary components of metaphase chromosomes of Gryllus argentinus. J. Ultrastruct. Res. **13**, 367—381 (1965). ~ Electron microscope serial reconstruction of the spermatocyte. I. Nuclei at pachytene. J. Microscopie **6**, 557—576 (1967). — White, M. J. D.: The effect of X-rays in mitosis in the spermatogonial divisions of Locusta migratoria. Proc. roy. Soc. B **119**, 61—84 (1935). ~ The chromosome cycle of Ascaris megalocephala. Nature (Lond.) **137**, 783 (1936a). ~ Chiasma localization in Mecostethus grossus L. and Metrioptera brachyptera. Z. Zellforsch. **24**, 128—135 (1936b). ~ The heteropycnosis of sex chromosomes and its interpretation in terms of spiral structure. J. Genet. **40**, 67—82 (1940). ~ Cytogenetics of orthopteroid insects. Adv. Genet. **4**, 267—330 (1951a). ~ Nucleus chromosomes and genes. In: Bourne, G. H., Cytology and cell physiology, 2nd ed., p. 183—231. Oxford 1951b. ~ Animal cytology and evolution, 2nd ed. Cambridge: Univ. Press 1954. ~ Asymmetry of heteropycnosis in tetraploid cells of a grasshopper. Chromosoma (Berl.) **30**, 51—61 (1970). — Whitehouse, H. L. K.: A cycloid model for the chromosome. J. Cell Sci. **2**, 9—22 (1967). — Wickborn, T.: Cytological studies of Dipnoi, Urodela, Anura and Emys. Hereditas (Lund) **31**, 241—345 (1945). — Wilkinson, J.: Virus induced nucleolar abnormalities of tomato. Nature (Lond.) **171**, 658—659 (1953). — Wilson, G. B., Boothroyd, E. R.: Studies in differential reactivity. I. The rate and degree of differentiation in the somatic chromosomes of Trillium erectum. Canad. J. Res. **19**, 400—412 (1941). — Wilson, G. B., Huskins, C. L.: Chromosome and chromonemata length during meiotic coiling in Trillium erectum L. Ann. Bot., N.S. **3**, 257—270 (1939). — Wilson, G. B., Sparrow, A. H.: Configurations resulting from isochromatid and iso-subchromatid unions after meiotic and mitotic prophase irradiation. Chromosoma (Berl.) **11**, 229—244 (1960). — Wilson, G. B., Sparrow, A. H., Pond, V.: Subchromatid rearrangements in Trillium erectum. I. Origin and nature of configurations induced by ionizing radiation. Amer. J. Bot **46**, 309—316 (1959). — Wischnitzer, S.: The ultrastructure of the nucleus and nucleocytoplasmic relations. Int. Rev. Cytol. **10**, 137—162 (1960). — Witschi, E.: The chromosomes of hermaphrodites. I. Biol. Bull. **68**, 263—267 (1935). — Wolf, B. E.: Kontrolle des Crossing over vom temperaturbedingten Allocycliegrad und von α-Heterochromatin des X-chromosoms bei Phryne cincta. Chromosoma (Berl.) **13**, 646—701 (1963). — Wolfe, S. L.: The fine structure of isolated chromosomes. J. Ultrastruct. Res. **12**, 104—112 (1965a). ~ The fine structure of isolated metaphase chromosomes. Exp. Cell Res. **37**, 45—53 (1965b). — Wolfe, S. L., Grim, J. N.: The relationship of isolated chromosome fibers of the embedded nucleus. J. Ultrastruct. Res. **19**, 382—397 (1967). — Wolfe, S. L., Hewitt, G. M.: The strandedness of meiotic chromosomes from Oncopeltus. J. Cell Biol. **31**, 31—42 (1966). — Wolfe, S. L., John, B.: The organization and ultrastructure of male meiotic chromosomes in Oncopeltus fasciatus. Chromosoma (Berl.) **17**, 85—103 (1965). — Wolfe, S. L., Martin, P. G.: The ultrastructure and strandedness of chromosomes from two species of Vicia. Exp. Cell Res. **50**, 140—150 (1968). — Wolff, S.: The transition from interphase to prophase induced by trypsinization of isolated fixed Vicia faba nuclei. Exp. Cell Res. **57**, 457—462 (1969). — Wolstenholme, D. R.: Electron microscopic identification of the interphase chromosomes of Amoeba proteus and Amoeba discoides using autoradiography with some notes on helices and other nuclear components. Chromosoma (Berl.) **19**, 449—468 (1966). — Wolstenholme, D. R., Meyer, G. F.: Some facts concerning the nature and formation of axial core structures in spermatids of Gryllus domesticus. Chromosoma (Berl.) **18**, 272—286 (1966). — Woodward, J., Gorowsky, M., Swift, H.: DNA content of a chromosome of Trillium erectum: effect of cold treatment. Science **151**, 215—216 (1966). — Woodward, J., Swift, H.: The DNA content of cold treated chromosomes. Exp. Cell Res. **34**, 131—137 (1964). — Woollam, D. H. M., Ford, E. H. R., Millen, I. W.: The attachment of pachytene chromosomes to the nuclear membrane in mammalian spermatocytes. Exp. Cell Res. **42**, 657—661 (1966). — Woollam, D. H. M., Millen, J. W., Ford, E. H. R.: Points of attachment of pachytene chromosomes to the nuclear membrane in mouse spermatocytes. Nature (Lond.) **213**, 288—289 (1967).

Yamasaki, N.: Differentielle Färbbarkeit der somatischen und meiotischen Metaphasechromosomen von Cypripedium debile nach DNase-Behandlung. Chromosoma (Berl.) **11**, 479—483 (1961). — Yasuzumi, G.: The fine structure of chromosomes of ascites tumor cells as revealed by electron microscopy. In: Breese, S. S. (ed.), Electron microscopy. 5th Internat. Congr. Philadelphia XX2. NewYork and London 1962. — Yasuzumi, G., Sugihara, R.: Fine structure of chromosomes in the mitotic prophase of ascites tumor cells. Nature (Lond.) **196**,

395—396 (1962). ~ The fine structure of nuclei as revealed by electron microscopy. II. The process of nucleolus reconstitution in Ehrlich ascites tumor cell nuclei. Exp. Cell Res. **40**, 45—55 (1965). — YUASA, A.: The effect of K-ions on the structure of the chromosome. Cytologia (Tokyo) **17**, 329—335 (1952).

ZAKHAROV, A. F., EGOLINA, N. A.: Asynchrony of DNA-replication and mitotic spiralization along heterochromatic portions of Chinese Hamster chromosomes. Chromosoma (Berl.) **23**, 365—385 (1968). — ZBARSKY, I. B., PEREROSHCHIKOVA, K. A., DELEKTORSKAYA, L. N., DELEKTORSKY, V. V.: Isolation and biochemical characteristics of the nuclear envelope. Nature (Lond.) **221**, 257—258 (1969). — ZENTGRAF, H., DEUMLING, B., FRANKE, W. W.: Isolation and characterization of nuclei from bird erythrocytes. Exp. Cell Res. **56**, 333—337 (1969). — ZOBEL, C. R., BEER, M.: Electron stains. I. Chemical studies on the interaction of DNA with uranyl salts. J. biophys. biochem. Cytol. **10**, 335—346 (1961). — ZOHARY, D.: Secondary centric activity in Lilium formosum. Amer. Naturalist **89**, 50—52 (1955). — ZUBAY, G., DOTY, P.: The isolation and properties of deoxyribonucleoprotein particles containing single nucleic acid molecules. J. molec. Biol. **1**, 1—20 (1959).

# Gliederung und Funktion des Interphasechromosoms: Untersuchungen an Riesenchromosomen

Von

W. Beermann *, R. Panitz ** und W. Baudisch **

Mit 33 Abbildungen

## A. Einleitung

Als wesentliches Hindernis in der Analyse der Funktionen des gewöhnlichen Interphasekernes hat sich bis heute die Strukturarmut des „Chromatins" erwiesen. Zwar wird, wie man bereits bei Wilhelm Roux (1883) nachlesen kann, „die scheinbare Homogenität der ganzen Chromatinmasse ... denjenigen nicht täuschen, der sich vergegenwärtigt, daß wir das Molekulargeschehen der Zelle nur wie eine große Fabrik aus einem in den höchsten Regionen schwebenden Luftballon betrachten, ... und daß uns daher das Verschiedenste als homogen erscheinen kann", und niemand bestreitet heute noch, daß sich unter dem Terminus „Chromatin" in Wahrheit eine Vielzahl von nach ihrer Größe, Gliederung und DNS-Konstitution unterscheidbaren genetischen Strukturen, eben die Gesamtheit der Chromosomen, verbirgt. Aber dies ist doch gewöhnlich nicht direkt erkennbar. In der Praxis, insbesondere bei biochemischen Arbeiten, muß von der tatsächlich gegebenen physikalischen Homogenität des Interphasechromatins ausgegangen werden, d.h. die Funktionen des genetischen Materials sind in der Regel nur summarisch zu erfassen. Unter diesen Umständen ist ein Fortschritt in der Aufklärung der Chromosomenfunktion nur von cytologischen Ausnahmesituationen zu erhoffen, die das Chromatin auch in der Interphase deutlich gegliedert zeigen. An generelle Unterscheidungen wie die zwischen kondensiertem und nicht kondensiertem Chromatin (Hetero- und Euchromatin) ist hier nicht gedacht[1]; auch nicht an die in manchen Kerntypen zu beobachtende Abgrenzung von Chromatin-„Schollen", die wahrscheinlich einzelnen Chromosomen entsprechen. Beide Situationen erlauben es nicht, chromosomale Untereinheiten genau zu definieren und einzeln auf ihre Funktionen zu prüfen. Eine derartige Vertiefung der Analyse setzt neben der sauberen Abgrenzung der Chromosomen voneinander eine möglichst vollständige Entspiralisierung und Streckung jedes einzelnen Chromosoms voraus; beides zusammen kann sich nur bei übergroßen Kerndimensionen, aber kleinbleibender Chromosomenzahl einstellen. Wenn wirklich übersichtliche Verhältnisse im Kernraum entstehen sollen, dann muß die Polyploidisierung entweder ganz wegfallen oder im Effekt so verlaufen, daß die Chromosomenzahl nicht erhöht wird. Die erste Möglichkeit ist in den Wachstumsstadien von Oo- und Spermatocyten vieler Organismen verwirklicht; hier bilden sich die langgestreckten „Lam-

---

* Max Planck-Institut für Biologie, Tübingen, BRD.

** Institut für Kulturpflanzenforschung, Gatersleben, DDR.

[1] Vgl. Littau et al. 1964.

penbürstenchromosomen", meiotische Bivalente, die dem Diplotänstadium zuzurechnen sind. Im zweiten Fall, der insbesondere für die somatischen Riesenzellen der Dipteren charakteristisch ist, entstehen innerlich vielwertige, „polytäne" Riesenchromosomen.

In morphologischer Hinsicht sind die Polytänie und noch mehr das Lampenbürsten-Stadium zweifellos besondere Zustandsformen der Chromosomen. Es stellt sich deshalb gleich zu Beginn dieser Ausführungen die Frage, wieweit diese Zustandsformen als Modelle für gewöhnliche Interphasechromosomen gewertet werden dürfen. Funktionell haben wir es in beiden Fällen eindeutig mit Stadien zu tun, die der „Arbeitsphase" des Chromatins angehören: Die Chromosomen sind in einen intakten Zellkern eingeschlossen und extrem entspiralisiert (s. u.), die Kernmembran zeigt den typischen Porenbau, ein oder mehrere typische, sehr große Nucleolen sind ausgebildet und alle synthetischen Funktionen normaler Zellkerne sind nachweisbar (vgl. S. 208ff.). Die speziellere Frage, die mit diesen allgemeinen Feststellungen noch nicht beantwortet ist, zielt auf die lineare Gliederung der Riesen- und Lampenbürstenchromosomen ab: Ist diese Art der Gliederung für alle Interphasechromosomen typisch, und ist das tatsächlich beobachtete Gliederungsmuster eines Chromosoms für die homologen Interphasechromosomen der untersuchten Species allgemein repräsentativ? Wie die folgenden Kapitel zeigen werden, ist diese Frage für die Riesenchromosomen in jeder Hinsicht positiv zu beantworten. Ähnliches gilt, wenn man die Frage nach der Natur der Chromosomenfunktionen im einzelnen zunächst zurückstellt, auch von den Lampenbürstenchromosomen. Wir dürfen die Sonderformen der Chromosomen also als somatische bzw. germinative Interphasechromosomen ansehen. Ihre Eigentümlichkeit liegt hauptsächlich in ihren ungewöhnlichen Dimensionen. Die Untersuchungen über die genetische Gliederung der Riesen- und der Lampenbürstenchromosomen und über die Funktionen ihrer Untereinheiten haben daher für die Zellkern- und Chromosomenforschung und insbesondere für Fragen der intracellulären Informationsübertragung eine allgemeine Bedeutung.

Der anschließende Überblick kann nicht in jeder Hinsicht vollständig sein. Er wird sich auf die Untersuchungen an Riesenchromosomen, und hier auf die Fragen des Chromomerenbaus und der Genregulation konzentrieren. Vorweg müssen wenigstens die wesentlichen morphologischen und genetischen Grundlagen in selbständigen Kapiteln diskutiert werden.

## B. Die Struktur der Riesenchromosomen

### 1. Das Konzept der Polytänie

Riesenchromosomen kommen nur in der Insektenordnung der Dipteren regelmäßig vor; fast alle Aussagen über Riesenchromosomen beziehen sich daher auf Befunde an Dipteren, in der Hauptsache aus den Nematoceren-Gattungen *Chironomus* und *Sciara*, und der Brachyceren-Gattung *Drosophila*. In den letzten Jahren wurden auch bei anderen Organismen vereinzelt Riesenchromosomen entdeckt, und zwar in taxonomisch weit von den Dipteren entfernten Gruppen[2]. Die Fähigkeit zur Polytänisierung erweist sich somit als weit verbreitet, und es besteht durchaus die Möglichkeit, daß eines Tages auch in Säugermaterial Riesenzellen mit polytänen Chromosomen aufgefunden werden oder daß sich ihre Entstehung experimentell induzieren lassen wird.

---

[2] Makronucleus von einzelnen Ciliaten: Ammermann 1964; Speicheldrüsen einzelner Collembolen-Gattungen: Cassagneau 1965; schließlich die schon länger bekannten Fälle von pflanzlichen Polytän-Chromosomen, z.B. Nagl 1962.

Die These der Homologie von Riesenchromosomen und gewöhnlichen Interphase- oder Mitose-Chromosomen setzt voraus, daß zwischen beiden eine direkte genealogische Beziehung nachweisbar ist und daß der Riesenwuchs allein auf vielfacher, identischer Replikation zusammen mit weitgehender Entspiralisierung beruht. Daß Riesenchromosomen überhaupt echte Chromosomen sind, wurde erstmals von Heitz und Bauer (1933), unabhängig davon auch von Painter (1933) und von King und Beams (1934) sichergestellt. Als Kriterien dienten dabei die Zahlen- und Formkonstanz und — ein besonders glücklicher Umstand bei den Dipteren — die „somatische" Chromosomenpaarung. Homologe Mitose-Chromosomen erscheinen bei den Dipteren stets der Länge nach assoziiert. Die Anzahl der Riesenchromosomen in jedem Zellkern entspricht gerade derjenigen des einfachen mitotischen Chromosomensatzes (Abb. 1); es muß sich also (in diploiden Individuen) um Paare von homologen Chromosomen handeln, was in strukturheterozygoten Chromosomen-Abschnitten auch unmittelbar am Ausbleiben der Paarung deutlich wird. Die Riesenchromosomen bieten infolgedessen das beste überhaupt verfügbare Demonstrationsmaterial für Mutationen der Chromosomenstruktur: Heterozygote Inversionen manifestieren sich als Paarungsschleifen, heterozygote Translokationen als kreuzartige Verbände zweier Homologenpaare und heterozygote Defizienzen oder Duplikationen als Paarungsbuckel[3] (Abb. 2). Stellt man dem mitotischen Chromosomensatz einer Dipteren-Species ihr Riesenchromosomen-Komplement gegenüber, so wird neben der Übereinstimmung in der Anzahl auch die in den allgemeinen Längenverhältnissen deutlich, wobei allerdings heterochromatische Elemente eine Ausnahme machen (vgl. S. 205).

Wenn man von der Gliederung der Riesenchromosomen zunächst absieht, so ist die enorme Größe wohl ihr auffälligstes Merkmal. Bei einem maximalen Kerndurchmesser von 100 μ werden die Speicheldrüsen-Chromosomen von *Chironomus* beispielsweise bis zu 500 μ lang und bis zu 20 μ dick. Die entsprechenden Werte bei *Drosophila* (Kerndurchmesser etwa 30 μ) sind 500 μ Länge und 5 μ Dicke. Wie kann man sich die Entstehung derartig gigantischer Strukturen aus normalen Chromosomen vorstellen? Die heute allgemein akzeptierte, zum ersten Male von Koltzoff (1934) ausgesprochene und von Bridges (1935), Bauer (1935) und anderen begründete und weiter ausgebaute Interpretation besagt, daß die Riesenchromosomen multiple Verbände homologer, parallel assoziierter Einzelchromosomen sind. Die „Polytänie" wird auf die wiederholte endomitotische Verdoppelung der Chromosomen und das Ausbleiben der mitotischen Trennung zurückgeführt, d.h. es wird angenommen, daß die Tochterchromosomen nach jeder Replikation ihrer ganzen Länge nach eng miteinander vereinigt bleiben, womit auch das Fehlen jeglicher mitotischer Kontraktion in Riesenchromosomen eine zwanglose Erklärung fände. Die Polytänie konnte danach als eine besondere Form der Polyploidie verstanden werden.

Zahlreiche Beobachtungen, Messungen und Experimente bestätigen die grundsätzlich polyploide Natur der Riesenchromosomen. Die somatische Polyploidisierung ist an sich ein bei Arthropoden weit verbreitetes Wachstums- und Differenzierungsprinzip. Viele Organe erreichen ihre definitive Zellzahl bereits in der Embryonalentwicklung und wachsen dann ohne Zell- und Kernteilung unter ständiger Zellvergrößerung weiter heran. Die Speicheldrüsen von *Chironomus* z.B. erreichen in der Larvenperiode das 6000- bis 10000fache ihres ursprünglichen Volumens; jede einzelne der etwa 35 Zellen vergrößert sich entsprechend, und der Kerndurchmesser steigt von anfänglich 5 μ auf annähernd 100 μ. In Riesenkernen von Insekten, deren Chromosomen sich regulär endomitotisch teilen, sind dem-

[3] Painter l. c.

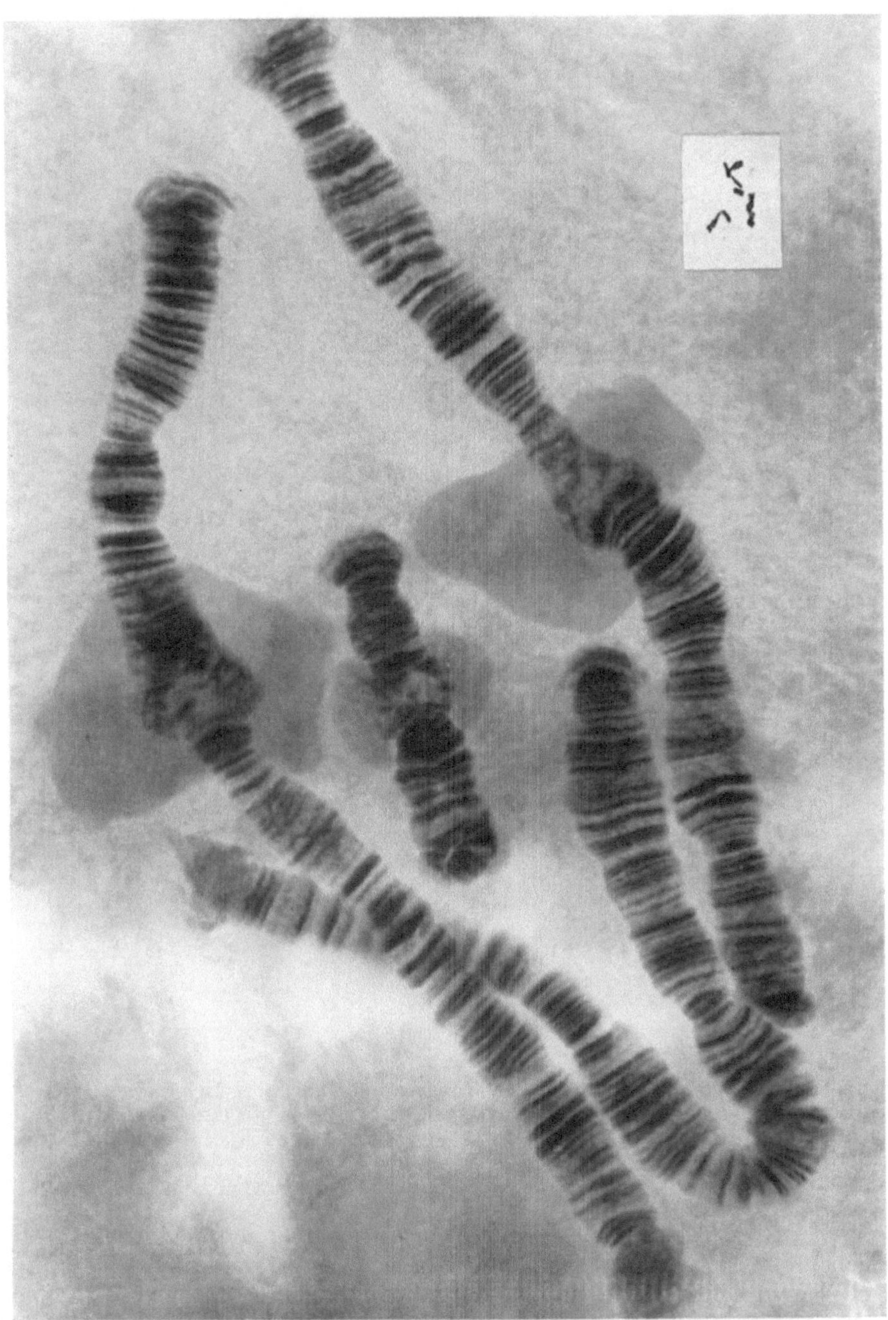

Abb. 1. Chromosomensatz von *Chironomus tentans* in den Speicheldrüsen und in der Mitose (somatische Paarung)

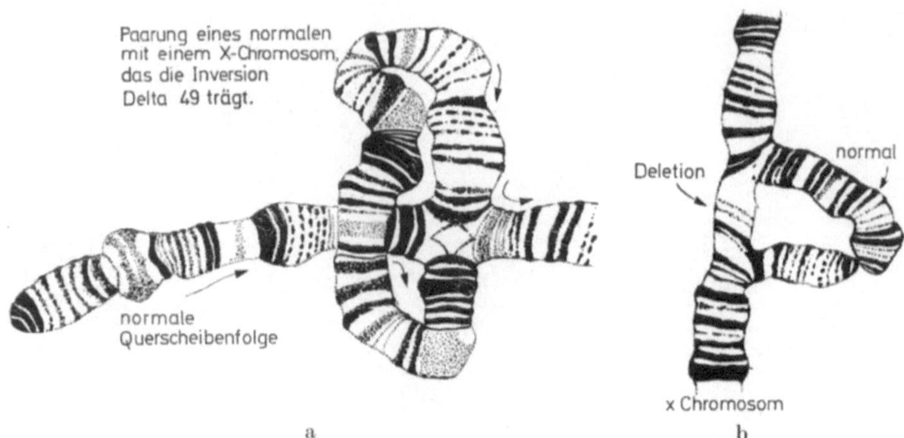


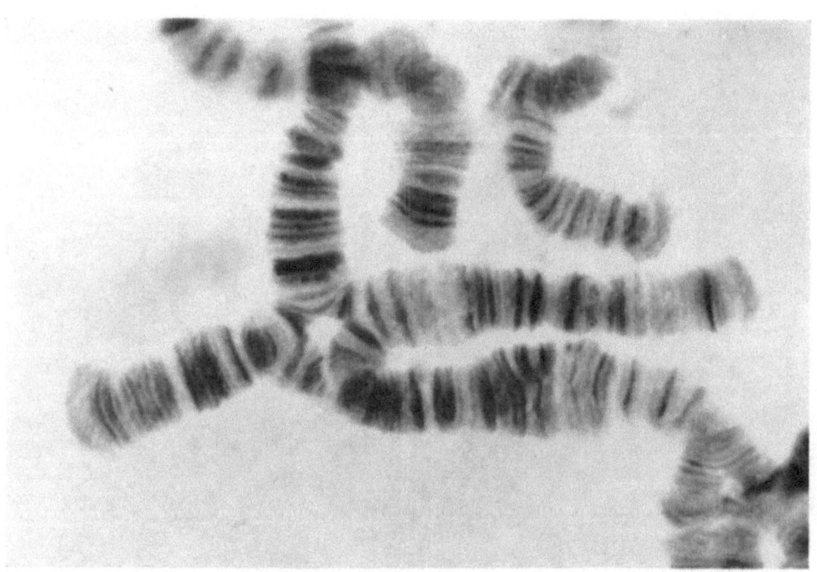


Abb. 2a—c. Paarungskonfigurationen der Riesenchromosomen bei Heterozygotie für verschiedene Chromosomen-Mutationen. a Inversion, b Deletion (Defizienz), c reziproke Translokation; a, b: *Drosophila melanogaster* (nach Painter 1934), c: *Chironomus*

entsprechend Polyploidiestufen von $2^{10}$ oder mehr unmittelbar auszählbar[4]. Versuche, den Polyploidiegrad von Riesenchromosomen ebenfalls durch Auszählen — in diesem Fall: der vermuteten Längselemente — direkt zu bestimmen, sind, wie sich durch eine Überschlagsrechnung leicht zeigen läßt, wenig sinnvoll. Nimmt, wie bei *Chironomus*, das Kernvolumen etwa um den Faktor $10^4$ zu, so wäre der wahrscheinliche Polyploidiegrad $2^{12}$ bis $2^{14}$. Auf ein maximal 15 μ dickes Riesenchromosom entfielen also mindestens $2 \times 4096$ Längselemente (Einzelchromosomen). Die Anzahl der lichtmikroskopisch erkennbaren Fibrillen (Abb. 3)

[4] Geitler 1939.

liegt aber höchstens bei einigen Hundert. Diese Fibrillen sind sicher Verschmelzungsprodukte. Nur im Bereich bestimmter sehr großer Puffs, der Balbiani-Ringe (s. u.), sind wirkliche Einzelelemente gegeneinander abgrenzbar, allerdings nur elektronenoptisch: Hier kommt man auf den erwarteten Wert von etwa 10000[5].

Das verläßlichste Verfahren zur Ermittlung von Polyploidie in der Interphase ist selbstverständlich das der Messung des DNS-Gehalts. Die spektrophotometrische Ausmessung ganzer, mit Methylgrün bzw. nach der Feulgen-Reaktion gefärbter Speicheldrüsenkerne von *Drosophila* hat schon vor längerer Zeit[6] ergeben, daß die Zunahme der DNS-Werte in Speicheldrüsen und anderen Organen einer Verdoppelungsreihe mit maximal etwa 11 Verdoppelungsschritten folgt. Bei *Chironomus* liegt der Endwert um 2—3 Schritte höher[7]. Insbesondere bei *Drosophila*[8], aber auch bei *Chironomus thummi*[9] ist jedoch der extrapolierte Basis-

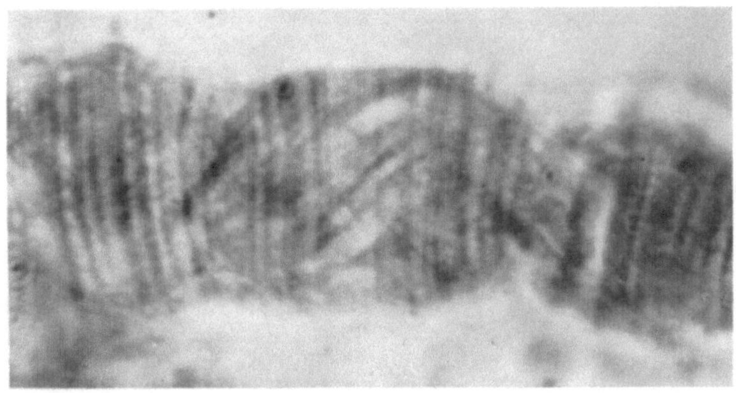

Abb. 3. Fibrillenbau und Kabelstruktur eines Speicheldrüsenchromosoms von *Chironomus*

wert für den diploiden Kern (der in Speicheldrüsen nicht direkt bestimmbar ist) niedriger als der tatsächlich in der Mitose bzw. Meiose gemessene. Es scheint, daß ein bestimmter Anteil des Chromatins, der bei *Drosophila* mengenmäßig gerade dem „Heterochromatin" entspricht, an der Polytänisierung nicht oder nur stark verzögert teilnimmt (vgl. „Heterochromatin"). Im Prinzip ist jedoch durch die DNS-Messungen klar erwiesen, daß das Wachstum der Riesenchromosomen auf interner Polyploidisierung beruht. Als Grundlage für spätere theoretische Erörterungen sei hier auch noch ein Absolutwert für den DNS-Gehalt polytäner Zellkerne genannt: Edström (1964) hat die DNS aus den 4 Chromosomen eines großen Speicheldrüsenkerns von *Chironomus tentans* einzeln extrahiert und quantitativ bestimmt. Er kommt auf einen Gesamtbetrag von 3340 $\mu\mu$g DNS (=16384 C).

Durch die DNS-Bestimmungen ist nur die Polyploidie der Riesenchromosomen, nicht aber die angenommene polytäne Struktur bewiesen. Ein innerlich vielwertiges Chromosom brauchte nicht unbedingt ein Bündel intakter Einzelchromosomen zu bleiben. Die Individualität der Einzelelemente könnte teilweise oder gänzlich in einem Komplex höherer Ordnung aufgehen, vielleicht sogar unter Einbau neuer, besonderer Strukturelemente. Das bedeutende Längen-„Wachstum" der Riesenchromosomen und die Tatsache, daß erst mit diesem Wachstum die Querscheibengliederung allmählich hervortritt, haben früher zu derartigen

[5] Beermann und Bahr 1954. [6] Kurnick und Herskowitz 1952.
[7] Edström 1964. [8] Rudkin 1965. [9] Keyl 1965.

Überlegungen angeregt. Nun bildet die Länge der Riesenchromosomen beim heutigen Stande unseres Wissens an sich kein Problem mehr: Schon die Bakterien besitzen „Chromosomen" von über 1 mm Länge. Trotzdem kann ein unorthodoxer Wachstumsmechanismus nicht von vornherein ausgeschlossen werden, jedenfalls solange nicht nachgewiesen ist, daß die Einzelchromosomen innerhalb des Riesenchromosoms wirklich ihre Selbständigkeit und ihre strukturelle Kontinuität bewahren. Außerdem muß natürlich gezeigt werden, daß jedes Einzelchromosom den polytänen Verband von einem bis zum anderen Ende durchläuft. Ein erster Schritt war die Beobachtung von BAUER (1938), daß Riesenchromosomen relativ niedriger Polytäniegrade in den ovarialen Nährzellen von Fliegen regelmäßig eine mitotische Kontraktionsphase durchlaufen. Dabei zerfallen sie simultan in 16 oder 32 Tochterchromosomen normaler Größe. Dies zeigt, daß

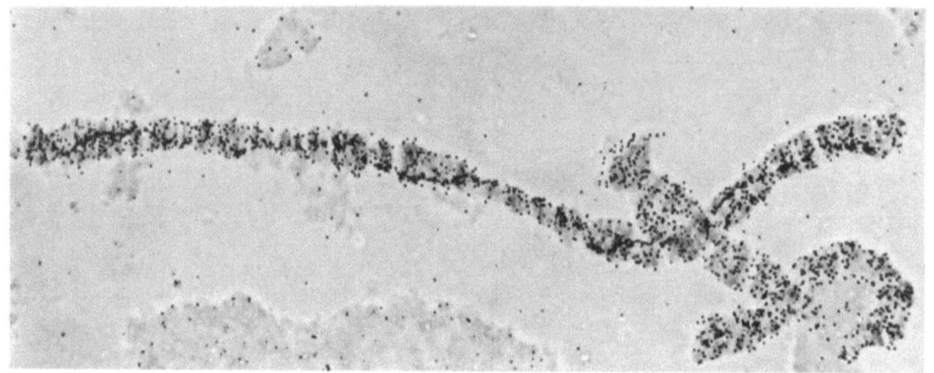

Abb. 4. Markierung einer einzelnen Chromatide in einem Speicheldrüsenchromosom von *Chironomus*. ³H-Thymidin, Autoradiographie (vgl. Text)

zumindest funktionell die Unterteilung in normale Einzelchromosomen erhalten bleibt. Bei höheren Polytäniestufen (über $2^5$) ist der mitotische Zerfall von Riesenchromosomen bisher nicht beobachtet worden. Doch gibt der durchlaufend fibrilläre Aufbau, der ganz dem eines Kabels gleicht (vgl. Abb. 3), einen starken Hinweis auf die Existenz definierter Längselemente auch bei den höchsten Polyploidiestufen. Bei der Aufarbeitung von *Chironomus*-Kernen für biochemische Zwecke wird nach der Einwirkung bestimmter Detergentien die Umwandlung der Riesenchromosomen in lockere Fibrillenaggregate und schließlich ihre völlige Auflösung in fibrilläres Material beobachtet[10]; auch Proteasen können diese Wirkung haben[11].

Der überzeugendste Beweis für das Erhaltenbleiben der Individualität und Integrität der Einzelchromosomen (bzw. -chromatiden) in Riesenchromosomen wird durch die ³H-Thymidin-Markierung von Einzelchromosomen vor Beginn der Polytänisierungsphase geliefert[12]. Man erreicht dies durch Anbieten von Thymidin während der mitotischen Teilungen in der Embryonalentwicklung und anschließende Aufzucht der markierten Embryonen zu metamorphosereifen Larven (*Chironomus*). Die Autoradiographie zeigt, daß die Riesenchromosomen dieser Tiere wenige (1, 2, 4) von einem bis zum anderen Ende durchlaufende markierte Stränge enthalten. Am interessantesten sind die Fälle mit Einzelstrang-Markierung (Abb. 4). Die Tatsache, daß man solche Bilder überhaupt finden kann, beweist,

[10] RISTOW, unveröff. [11] BEERMANN 1962. [12] BEERMANN und PELLING 1965.

daß der ursprüngliche Längszusammenhang in den Einzelchromosomen, aus denen sich das Riesenchromosom zusammensetzt, bewahrt bleibt. Da die markierten Einzelstränge das Chromosom stets vollständig durchziehen (Ausnahmen sind als Folge von crossing-over zu verstehen), können die Einzelelemente des Kabels in der Längsachse nicht, oder nur geringfügig, gegeneinander verschoben sein. Schließlich spricht die Kontinuität der Markierungsspuren dagegen, daß das Längenwachstum der Riesenchromosomen auf dem Einbau von größeren Mengen neuen Materials beruht. Zumindest auf dem Niveau der DNS scheint also die ursprüngliche Struktur der Einzelchromosomen im polytänen Verband voll erhalten zu bleiben.

Mit diesen Beobachtungen und Experimenten ist die Beziehung der Riesenchromosomen zu normalen Interphasechromosomen geklärt: Durch wiederholte Replikation und durch das Ausbleiben jeglicher mitotischer Kontraktion oder Spaltung entstehen kabelartige Verbände von eng assoziierten und sich gemeinsam in die Länge streckenden Einzelchromosomen. Die Längsstruktur des ganzen polytänen Verbandes ist also identisch mit der Längsstruktur des Einzelchromosoms, aus dem es entstanden ist. Was hier aus den Markierungsexperimenten direkt abgeleitet wird, bestätigt die Schlußfolgerungen, die man schon seit langem aus der Untersuchung der Querscheibengliederung der Riesenchromosomen gezogen hat. Gerade weil alle Überlegungen über Struktur und Funktion der Riesenchromosomen und ihrer Untereinheiten von der Querscheibenstruktur ihren Ausgang nehmen, mußte gezeigt werden, daß diese Art der Gliederung nichts anderes ist als die des normalen Einzelchromosoms in der Interphase.

## 2. Stoffliche Zusammensetzung

Die Riesenchromosomen sind, wie das vorstehende Kapitel gezeigt hat, morphologisch als Bündel von identisch gebauten homologen „Elementarfibrillen", d.h. mitotischen Chromatiden aufzufassen. Alle Aussagen über ihren chemischen Aufbau beziehen sich also auch auf die Einzelchromatide im interphasischen, physiologisch aktiven Zustand. Die makromolekularen Bausteine von Chromosomen sind allgemein bekannt; so die DNS als Träger der Erbinformation, die RNS als Vermittler dieser Informationen und verschiedene Proteine, denen bei der Regulierung der Synthesefunktionen oder als Strukturträger eine Bedeutung zuzukommen scheint.

Erste Anhaltspunkte über den stofflichen Aufbau der Riesenchromosomen erbrachten Beobachtungen über ihr Verhalten unter verschiedenen physikalischen Bedingungen. Die Riesenchromosomen können als weiche, deformierbare Gele von hoher Elastizität beschrieben werden[13]. Sie lassen sich im lebenden Zustand bis auf das Zehnfache der ursprünglichen Länge reversibel strecken. Bei der Streckung vergrößert sich das ursprüngliche Volumen, weil die Querkontraktion nicht der Längenausweitung entspricht. Die Dehnung findet vor allem in den Zwischenscheiben statt. Ein eventuelles Zerreißen wird ausschließlich in den Zwischenscheiben beobachtet. Dies bestätigt noch einmal, daß die Zwischenscheiben lockerer gebaut sind als die Querscheiben. Typisch für die gelartige Struktur der Riesenchromosomen ist ihr Quellungsvermögen in hypotonischen Lösungen; umgekehrt werden sie bei stärkeren Elektrolytkonzentrationen dehydratisiert. Die Quellung vollzieht sich hauptsächlich in der Quer- und nur wenig in der Längsrichtung. Wiederholter Wechsel der Elektrolytkonzentration führt bei lebenden Chromosomen schließlich zu einer dauernden Schrumpfung[14].

[13] Doyle und Metz 1935, Buck 1942, Glancy 1946.
[14] „syneresis" nach Doyle und Metz 1935.

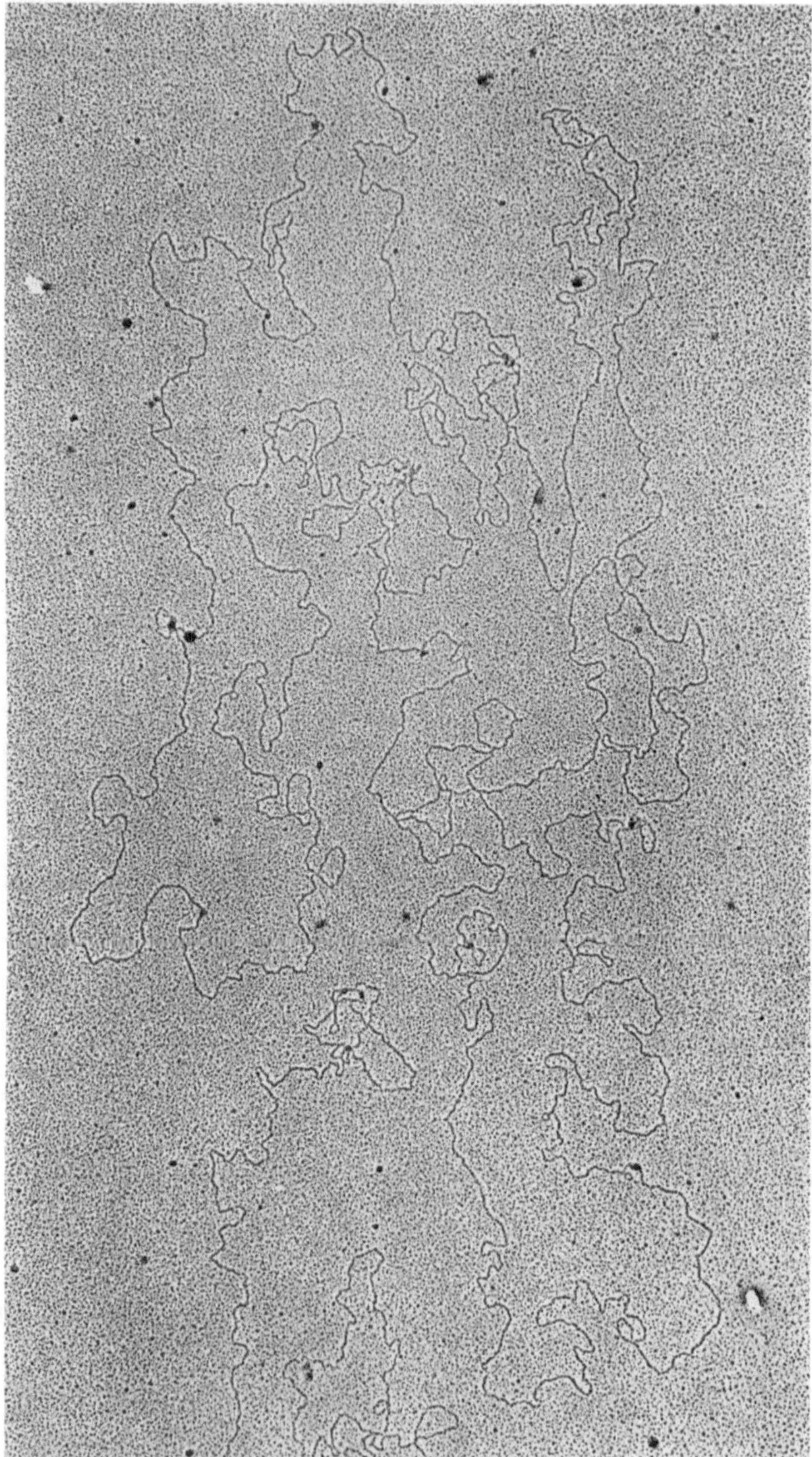

Abb. 5

Dieser Verlust der Quellbarkeit wird durch das Auswaschen osmotisch aktiver Substanzen erklärt. Konzentrierte Kochsalzlösung (0,4 M; 30 min) führt bei *Drosophila*-Chromosomen zu einem granulären Zerfall[15] oder zu „alveolärer Degeneration". Nach Zusatz verdünnter Alkalien zum Präparationsmedium wird die Dehnbarkeit der Riesenchromosomen erhöht und ihre Elastizität erniedrigt. Höhere Konzentrationen (NaOH n/10—1 n) führen zu einer schnellen Auflösung der Chromosomen[16]. Bei Behandlung mit verdünnter Säure ist besonders in Gegenwart von Calciumionen eine Steigerung der Viscosität wie bei einer Fixierung mit Formol oder $OsO_4$ festzustellen[17].

Der wesentliche Bestandteil der Riesenchromosomen ist die Desoxyribonucleinsäure (DNS). Wie HEITZ und BAUER schon 1933 feststellten, ist die DNS besonders in den chromatischen Querscheiben konzentriert. Die lokale DNS-Konzentration im einzelnen Riesenchromosom hat CASPERSSON (1940) mit Hilfe der UV-Spektroskopie erstmalig bestimmt. Danach besteht eine Querscheibe in einem fixierten *Drosophila*-Speicheldrüsenchromosom zu 20—30% (Trockengewicht) aus DNS. In den Zwischenscheiben konnte CASPERSSON damals keine UV-Absorption durch DNS feststellen und schloß daraus, daß diese Regionen nucleinsäurefrei sind oder weniger als 1% DNS enthalten. Die Frage, ob die Zwischenscheiben überhaupt DNS enthalten, wird im Zusammenhang mit der Diskussion des Querscheibenbaues noch erörtert.

EDSTRÖM[18] hat den grundsätzlich wichtigen Nachweis geführt, daß die DNS der Speicheldrüsenchromosomen von *Chironomus* die gleiche Basenzusammensetzung besitzt wie die DNS in den Keimzellen der gleichen Spezies (C+G = 30%). Über das Molekulargewicht, d.h. die Länge der aus Speicheldrüsenkern von *Chironomus* und *Drosophila* isolierten DNS-Stücke liegen jetzt einige Daten vor[19]. Mit $^{3}$H-Thymidin markierte, nach der Methode von CAIRNS auf Filtern aufgefangene DNS-Stücke von *Drosophila* erhält man bei schonender Behandlung in Längen bis über 1 mm. Nach der Methode von KLEINSCHMIDT gespreitete DNS von *Chironomus*-Riesenchromosomen (Abb. 5) ergibt Stücke von im Mittel 80 μ Länge (bisher gefundenes Maximum 140 μ). Berücksichtigt man die Präparationsschwierigkeiten und die außerordentliche Bruchempfindlichkeit langer DNS-Fäden, so steht im Prinzip wohl die Kontinuität der DNS durch das ganze Chromosom nicht mehr in Frage.

Die Ribonucleinsäure (RNS) der Riesenchromosomen ist überwiegend Stoffwechselprodukt (vgl. Abb. 19 und 20). Der cytochemische Nachweis der RNS ist schwieriger als der DNS-Nachweis. Es sind immer Kontrollen mit Ribonuclease erforderlich. Zum RNS-Nachweis werden die Methylgrün-Pyronin-Färbungen[20] und metachromatische Färbemethoden mit basischen Farbstoffen benutzt, z.B. mit Azur B[21] oder mit Toluidinblau[22]. Bei Anwendung dieser Verfahren war RNS stets in den Puffs der Riesenchromosomen nachzuweisen. WOLSTENHOLME (1965) findet die für RNS (bzw. einsträngige DNS) charakteristische rote Fluorescenz nach Färbung mit Acridinorange über die ganzen Riesenchromosomen verteilt. Wie dies Ergebnis zu interpretieren ist, bleibt abzuwarten. Geringe Mengen von RNS könnten strukturell an Histone gebunden sein[23].

[15] PAINTER 1941. [16] PAINTER 1941. [17] GLANCY 1946, DOYLE und METZ 1935.
[18] EDSTRÖM und BEERMANN 1962. DANEHOLT und EDSTRÖM 1969.
[19] BERENDES, unveröff. und WOLSTENHOLME, unveröff.
[20] BRACHET 1944, BREUER und PAVAN 1955. [21] FLAX und HIMES 1952.
[22] PELLING 1964. [23] HUANG und BONNER 1965, BENJAMIN et al. 1966.

Abb. 5. Gespreitete DNS aus *Chironomus*-Speicheldrüsenkernen. Das abgebildete Stück ist (zufällig?) ringförmig geschlossen und 84 μ lang. (WOLSTENHOLME, unveröff.)

Die Proteine bilden den stofflichen Hauptbestandteil der Riesenchromosomen. Dies zeigt sich schon daran, daß die Entfernung der Nucleinsäuren durch Enzyme oder heiße Trichloressigsäure nicht zum Zusammenbruch der Chromosomenstruktur und der Querscheibengliederung führt[24]. Dagegen ist es möglich, die Riesenchromosomen durch Behandlung mit proteolytischen Enzymen vollständig aufzulösen. Das gilt besonders für Trypsin, das die hydrolytische Spaltung von Lysyl- und Arginyl-Bindungen katalysiert[25]. Pepsin spaltet bevorzugt die Bindungen mit aromatischen oder sauren Aminosäuren. Bei einer Behandlung mit Pepsin und Salzsäure (der optimale Wirkungsbereich für Pepsin liegt bei pH 2) werden die Chromosomen jedoch nicht ganz zerstört, da die Nucleinsäuren bei diesen extrem niedrigen pH-Werten ausgefällt werden[26]. Ein Hauptbestandteil der Proteine in Riesenchromosomen sind mit Sicherheit die Histone, was in der erwähnten Empfindlichkeit der Riesenchromosomen gegen Trypsin zum Ausdruck kommt. Arginin, ein Hauptbestandteil der Histone, wurde erstmalig von Serra und Queiroz-Lopez (1943) in Riesenchromosomen nachgewiesen.

Caspersson (1940) hat das Vorkommen von Proteinen in den Riesenchromosomen mit dem UV-Spektrophotometer untersucht. Nach dem UV-Absorptionsspektrum unterschied er in den Riesenchromosomen zwei Typen von Eiweißkörpern: das sog. Eiweiß vom „Histon-Absorptionstyp“ und das Eiweiß vom „höheren Typ“. Die UV-Absorption der beiden Proteine beruht auf ihrem Gehalt an Tryptophan und Tyrosin. Bei den Histonen ist die Absorptionsbande des Tyrosins um etwa 100—150 Å zum langwelligen Bereich verschoben; nach Caspersson wegen des hohen Gehaltes an Diaminosäuren. Aus den Absorptionsspektren schließt er weiterhin, daß z. B. das Heterochromatin des Chromozentrums der *Drosophila*-Speicheldrüsen nur Eiweiß vom „Histontyp“ enthält, und das Eiweiß in den Zwischenscheiben dem „höheren Typ“ angehört. In den Querscheiben sollen dagegen beide Proteintypen vorkommen.

Eine histochemische Farbreaktion (bei pH 8—11), die Eiweiße vom Histontyp selektiv darstellt[27], ergibt nach Extraktion der Nucleinsäuren eine Färbung, die sich topographisch mit dem Ergebnis der Feulgen-Reaktion deckt. Die DNS kommt also stets gemeinsam und wahrscheinlich in bestimmtem Verhältnis mit Proteinen vom Histontyp vor[28]. Die Bedeutung einer neuen, für Histone „spezifischen“ Silberreaktion[29], die mit Riesenchromosomen sehr instruktive Bilder liefert, ist noch unklar.

Es läßt sich noch nicht beantworten, wieweit es sich bei den Nicht-Histonen in den Riesenchromosomen um strukturelle und nicht bloß um temporär gebundene Funktionsproteine handelt (Polymerase und andere Enzyme). Die gleiche Schwierigkeit in der Beurteilung trifft das aus Chromatin-Fraktionen darstellbare „Restprotein“. Bei der Puffbildung treten z. B. regelmäßig Proteine auf, die sich von Histonen deutlich unterscheiden. Diese Proteine können mit sauren Farbstoffen, z. B. Lichtgrün oder Säurefuchsin, bei neutralen oder schwach sauren pH-Werten spezifisch angefärbt werden[30]. Um wieviel Proteinfraktionen es sich dabei handelt und ob verschiedene Puffs verschiedene Proteine enthalten, ist noch nicht bekannt. Markierte Aminosäuren erscheinen nur sehr langsam in den Puff-Proteinen. Auch bei der Neuentstehung von Puffs ist der Einbau nicht verstärkt. Das deutet darauf hin, daß ein großer Teil der Puff-Proteine stabil ist und bei der Puffentstehung fertig in die Puffs eingebaut wird.

---

[24] Mazia und Jäger 1939, Serra und Queiroz-Lopez 1943, Frolova 1944.
[25] Caspersson 1936, Kaufmann, Gay und McDonald 1950. [26] Caspersson 1940.
[27] Alfert und Geschwind 1953, Horn und Ward 1957.
[28] Swift 1962, Bloch und Godman 1955. [29] Black und Ansley 1964.
[30] Schultz 1947.

Wie dieser kurze Überblick zeigt, ist die Chemie der Riesenchromosomen bislang über eine grobe Bestandsaufnahme nicht hinausgekommen. Die Riesenchromosomen bieten aber zweifellos ein ideales Material für chemische Untersuchungen, sobald einmal entsprechende Mikromethoden entwickelt sind. Hier sind in den nächsten Jahren entscheidende Fortschritte zu erwarten.

## 3. Der Chromomerenbau

Die Querscheibengliederung der Riesenchromosomen stellt sich als eine alternierende Folge von an Trockenmasse reichen und an Trockenmasse armen scheibenartigen Abschnitten dar. Der Unterschied in der Massendichte von „Querscheiben" und „Zwischenscheiben" beträgt mindestens 10:1[31]. Die Trockenmasse besteht, wie erwähnt, zu etwa 20% aus DNS; der Rest ist in der Hauptsache Histon und ein wechselnder Anteil anderer Proteine und RNS. Aus fluorescenzoptischen Untersuchungen und aus der Tatsache, daß sich aus Riesenchromosomen DNS-Fäden von über 80 μ Länge gewinnen lassen[32] (Abb. 5 und 6), folgt mit ziemlicher Sicherheit, daß auch die Zwischenscheiben DNS enthalten. Das „Rückgrat" des Einzelchromosoms kann als eine Kette von stark entfalteten und stark kondensierten DNS-Stücken, „Interchromomeren" und „Chromomeren", betrachtet werden.

Der Übergang zwischen den zwei Arten von Kettengliedern ist scharf und unvermittelt. Über die Dimensionen der Kettenglieder läßt sich folgendes sagen: Gemessen an der Schichtdicke der Querscheiben sind die Chromomeren maximal 0,5 μ lang. Das Minimum liegt unterhalb der Auflösung des Lichtmikroskops, etwa bei 0,05 μ (vgl. Abb. 7). Zugleich zeigt das Elektronenmikroskop, daß die Zwischenscheiben allgemein dünner sind, als es im Lichtmikroskop den Anschein hat, und daß ihre Schichtdicke viel weniger schwankt als die der Querscheiben, nämlich nur etwa zwischen 0,1 und 0,2 μ. Es ist deshalb nicht ausgeschlossen, daß die Interchromomeren in Wirklichkeit, d.h. als Stücke von DNS, alle gleich lang sind. Für die Chromomeren steht demgegenüber die große Variationsbreite gerade in den molekularen Dimensionen ganz außer Frage. Rudkin (1961) hat einen Bereich von 59 lichtmikroskopisch erkennbaren Querscheiben im X-Chromosom von *Drosophila melanogaster* im Ultraviolett (257 mμ) photometriert und findet, daß die Extremwerte der Extinktionsintegrale (d.h. des DNS-Gehalts) um eine Zehnerpotenz auseinanderliegen. Die dünnsten (DNS-ärmsten) Querscheiben sind wesentlich (etwa 10mal) häufiger als die dicksten: zwischen DNS-Gehalt und Häufigkeit der Querscheiben scheint also generell eine inverse Relation zu bestehen. Da nach Swift (1962) das DNS/Histon-Verhältnis in Riesenchromosomen in allen Bereichen praktisch konstant ist, kann man aus den Messungen im übrigen den Schluß ziehen, daß die Schichtdicke der Querscheiben ein Maß für ihren Gehalt an DNS-Histon darstellt (vorausgesetzt, daß kein Puffing vorliegt); Änderungen im DNS-Histon-Gehalt wirken sich also vorwiegend in der Chromomeren-Längsachse aus. Dies ist ein weiteres Argument dafür, daß — auf das Einzelchromosom bezogen — die Chromosomen in der Längsrichtung stark gefaltete oder spiralisierte Stücke eines einzigen durchlaufenden DNS-Histon-Fadens repräsentieren. Die absoluten Längen dieser Stücke und derjenigen, die die Interchromomeren bilden, sind in letzter Zeit mehrfach berechnet worden. Diese Berechnungen können nur einen Anhaltspunkt geben; ihre Verläßlichkeit hängt nicht allein von der Genauigkeit der DNS-Bestimmungen, sondern auch

[31] Vgl. Engström und Ruch 1951.

[32] Wolstenholme 1965, Wolstenholme, David und Ristow 1968.

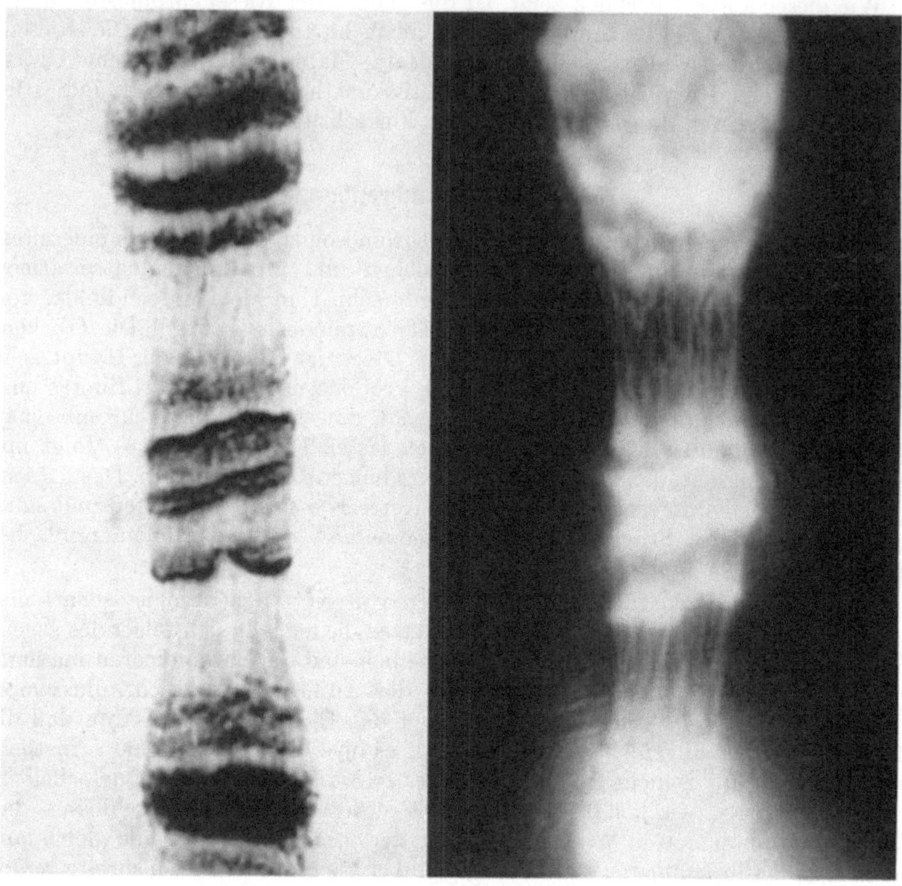

Abb. 6. Versuch der fluorescenzmikroskopischen Darstellung von DNS in den Zwischenscheiben (Interchromomeren) mit Acridinorange. Zum Vergleich links der homologe Abschnitt mit konventioneller Färbetechnik (Orcein-Essigsäure). Chromosom 1 von *Chironomus*. (Nach WOLSTENHOLME 1965)

von der Kenntnis des Polytäniegrades ab, und dieser ist, wie oben bereits ausgeführt, infolge der Replikationsverzögerung des Heterochromatins nicht immer exakt bestimmbar. RUDKIN (1961) kommt nach Eichung seines Meßverfahrens für *Drosophila*-DNS zu 0,05 pg = $5 \cdot 10^{-14}$ g DNS für die dünnste Querscheibe in Kernen höchster Polytäniestufe. Bei einem Polytäniegrad von 1024 C würden also die kleinsten Chromomeren des Einzelchromosoms etwa $5 \cdot 10^{-17}$ g DNS enthalten. Dies entspräche 60000 Nucleotidpaaren oder einem DNS-Stück von 18 μ Länge. In einer späteren Arbeit legt RUDKIN (1965) höhere Polytäniegrade zugrunde (8192 C) und kommt dann zu folgenden Schätzwerten: Die feinsten, im Lichtmikroskop gerade erfaßbaren Querscheiben (etwa 0,1 bis 0,2 μ dick) enthalten etwa 5000 Nucleotidpaare (die submikroskopischen kämen dann im Minimum auf etwa 2000 Nucleotidpaare); der durchschnittliche DNS-Gehalt der Querscheiben im X-Chromosom wird auf 30000 Nucleotidpaare veranschlagt, d.h. die dicksten Querscheiben müssen DNS-Stücken von bis zu 100000 Nucleotidpaaren entsprechen.

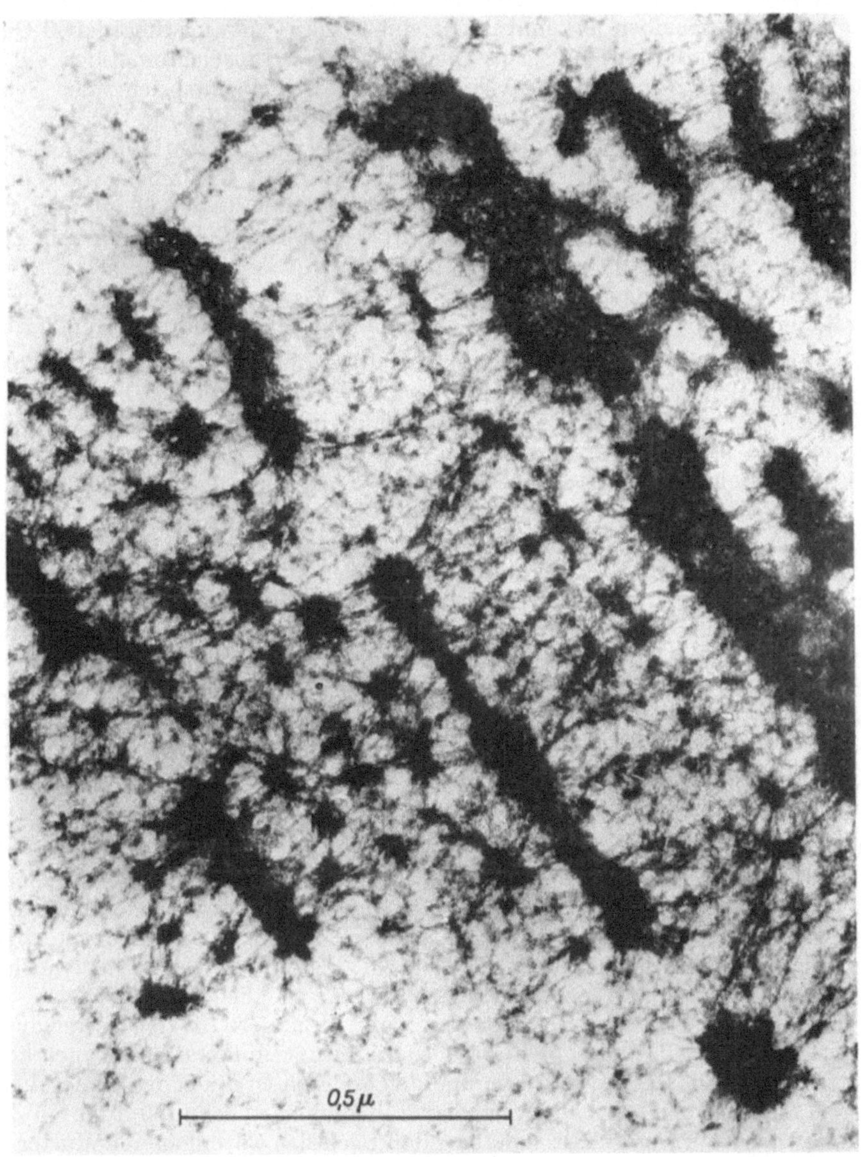


Abb. 7. Elektronenoptischer Längsschnitt eines Speicheldrüsenchromosoms von *Drosophila*. Die dünnsten Querscheiben sind etwa 0,05 μ dick. Glutaraldehyd-Fixierung. (BERENDES, unveröff.)

Auf andere Weise hat EDSTRÖM (1965) den durchschnittlichen DNS-Gehalt der Querscheiben berechnet, und zwar für *Chironomus*-Speicheldrüsenchromosomen. Der DNS-Gehalt eines Speicheldrüsen-Chromosomensatzes wurde mikrochemisch auf $3340 \cdot 10^{-12}$ g, und der der kleinsten somatischen Zellkerne auf $0{,}5 \cdot 10^{-12}$ g bestimmt. Daraus errechnet sich ein Polytäniegrad von 16384 C (= 13 Verdoppelungsschritte); die Berechnung ist in diesem Fall verläßlich, weil die untersuchte Species kaum Heterochromatin besitzt. Lichtmikroskopisch sind etwa 2000 Querscheiben erkennbar. Rechnet man mit maximal 4000 Querscheiben, so kommt man für jedes Chromomer der Einzelchromatiden auf im Mittel $6 \cdot 10^{-17}$ g DNS, was 60000 Nucleotidpaaren (Np) entspricht. Die Schätzungen stimmen also gut mit denen von Rudkin überein. Was die Verteilung der Chromomeren auf die verschiedenen DNS-Klassen betrifft, so kann man unter Zugrundelegung des Mittelwertes von $\sim$50000 Np pro Chromomer berechnen, daß die Anzahl der Chromomeren unter 20 μ DNS-Länge (= 50000 Np) ungefähr dreimal so hoch sein muß wie die der Chromomeren mit DNS-Längen über 20 μ, wenn man das Maximum bei 40 μ (= 120000 Np) und das Minimum bei 2—3 μ ansetzt; die dünnsten Querscheiben würden dann etwa zehnmal häufiger sein als die mit dem größten DNS-Gehalt, was den beobachteten Verhältnissen entspricht.

Für ein typisches Riesenchromosom mit 1000 Querscheiben und etwa 300 μ Länge ergibt sich damit folgendes Bild der DNS-Verteilung: Ein Drittel der tatsächlichen Länge des Chromosoms entfällt auf die Zwischenscheiben, die aber zusammen höchstens 2% der gesamten DNS enthalten. Dabei wird mit $10^{-18}$ g DNS pro Zwischenscheibe (= etwa 0,4 μ DNS-Länge) gerechnet. Die 1000 Querscheiben sollen, wie oben dargestellt, im Mittel $5 \cdot 10^{-17}$ g (= 18 μ) DNS pro Einzelchromatide enthalten, also 50mal mehr als die Zwischenscheiben; das ergibt für das ganze Chromosom (wieder auf die Einzelchromatide bezogen) $5 \cdot 10^{-14}$ g oder 18 mm „Chromomeren-DNS" gegenüber $10^{-15}$ g (= 400 μ) „Interchromomeren-DNS". Tatsächlich nehmen aber die Chromomeren statt 18 mm nur 0,2 mm Chromosomen-Länge in Anspruch; der Faltungs- oder Spiralisierungsgrad des DNS-Histons ist also in den Chromomeren 20- bis 30mal höher als in den Interchromomeren. Daß die berechneten DNS-Längen wirklich in den Chromomeren „stecken", zeigen Untersuchungen über die Feinstruktur von „Puffs" (vgl. S. 186). Im Bereich von Balbiani-Ringen, also voll entfalteten Chromomeren, lassen sich elektronenoptisch Fadenstücke von mehreren Mikron ausmessen[33].

Es wurde eingangs ausgeführt, weshalb die Querscheiben-Gliederung der Riesenchromosomen unmittelbar die Gliederung der sie zusammensetzenden Einzelchromatiden widerspiegeln muß. Es mag selbstverständlich scheinen, in dieser Gliederung nun überhaupt die Norm zu sehen, d.h. sie als direktes Abbild einer genetisch vorgegebenen kettenartigen Gliederung der DNS in jedem Chromosom zu betrachten, wobei die eine Art der Kettenglieder die Fähigkeit zur Kondensation (Faltung bzw. Spiralisierung), und die andere Art der Kettenglieder diese Fähigkeit grundsätzlich nicht besäße. Die Situation könnte aber auch komplizierter sein. In den Speicheldrüsen und den anderen Organen der Dipteren, die polytäne Chromosomen enthalten, haben wir es stets mit hochdifferenzierten Zelltypen zu tun. Es wäre deshalb denkbar, daß auch das Chromomeren-Muster ein Ausdruck dieser Differenzierung ist. Im Zuge der embryonalen Determinationsprozesse könnten den Chromosomen durch differentielle Faltung der DNS-Kette in verschiedenen Zelltypen verschiedene Chromomeren-Muster aufgeprägt worden sein.

Um zu prüfen, ob und wie weit die Chromomeren-Gliederung als solche tatsächlich mit der Zelldifferenzierung zusammenhängt, müssen Chromosomen verschiedener Organe miteinander verglichen werden. Die Ergebnisse derartiger Untersuchungen[34] sprechen eindeutig gegen die erörterte Möglichkeit, denn mehr als 60% aller Musterelemente sind bei der Gegenüberstellung der homologen Chromosomen zweier verschiedener Organe ihrer Lage und ihrer Größe nach ohne

---

[33] Beermann und Bahr 1954. [34] Beermann 1952a.

weiteres als homolog zu erkennen (Abb. 8). Was die Unstimmigkeiten betrifft, so geht ein großer Teil zu Lasten von allgemeinen, in der Natur des Materials liegenden Schwierigkeiten: Viele Chromomeren sind infolge ihrer geringen Größe und wegen Mangels an charakteristischen Positionsmerkmalen nicht eindeutig zu identifizieren (Gruppen von mehreren feinen Querscheiben in dichter Folge); ihre Erkennbarkeit hängt zudem entscheidend von der inneren Ordnung des polytänen Kabels ab, die von Organ zu Organ variiert. Ein weiterer Störungsfaktor ist das „Puffing", das auf physiologisch bedingten Änderungen im Kondensationszustand einzelner Querscheiben beruht und organspezifisch variiert (vgl. S. **186**ff.); man muß damit rechnen, daß mindestens 15—20% der Chromomeren hiervon

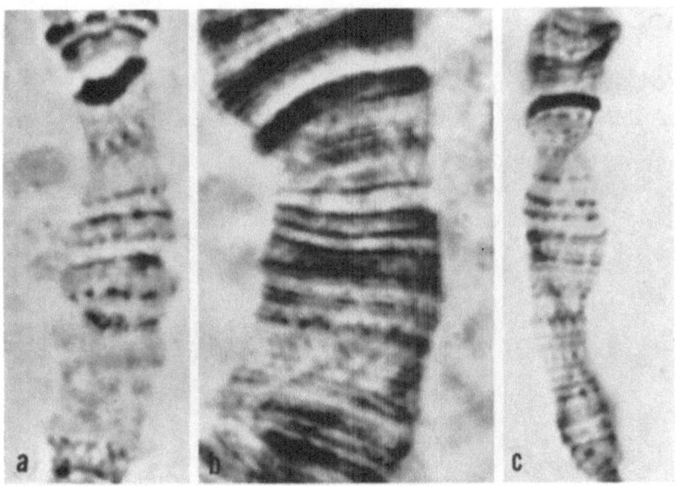


Abb. 8a—c. Der gleiche Chromosomenabschnitt in verschiedenen Organen (a Rectum, b Speicheldrüse, c Malpighi-Gefäße) von *Chironomus*. Homologie des Chromomeren-Musters

betroffen sind. Nur eine Art von Unterschieden deutet vielleicht auf die Möglichkeit von ontogenetischen Variationen der Gliederung hin: Bestimmte Gruppen von zwei oder drei gleich aussehenden, benachbarten Querscheiben erscheinen in manchen Organen eng assoziiert, oft sogar zu Einheiten verschmolzen, in anderen dagegen deutlich separat. In solchen minimalen Unterschieden der Querscheibengruppierung (d.h. des Zustandes der Interchromomeren) mögen sich tatsächlich Differenzen der funktionellen Gliederung der Chromosomen verschiedener Organe widerspiegeln. Diese Unterschiede ändern aber nichts an der Individualität der Chromomeren als realen, d.h. genetisch vorgegebenen Gliederungseinheiten des Chromosoms. Die Frage, die sich damit allgemein stellt, ist die nach der funktionellen Bedeutung der Chromomerengliederung der Interphasechromosomen höherer Organismen. Sind Chromomeren und Interchromomeren Funktionseinheiten? Welcher Art ist ihre Funktion? Auf diese Fragen richtet sich das Hauptaugenmerk in der modernen Forschung an Riesen- und Lampenbürstenchromosomen. Zu ihrer Klärung bieten sich zwei Möglichkeiten an, die Lokalisation von genetischen Funktionen in Riesenchromosomen mit Hilfe klassischer cytogenetischer Methoden und die Lokalisation biochemischer Funktionen mit Hilfe cytochemischer und mikrobiochemischer Verfahren.

## C. Die funktionelle Bedeutung der Chromomeren-Gliederung

### 1. DNS-Replikationsmuster in Riesenchromosomen

Einen allgemeinen Hinweis darauf, daß die Chromosomen höherer Organismen nicht nur morphologisch, sondern auch funktionell in Untereinheiten gegliedert sind, haben zahlreiche Untersuchungen über den Ablauf der DNS-Replikation in der Mitose gegeben. Daß sich beide Arten der Gliederung weitgehend decken — daß also wahrscheinlich die Chromomeren die Replikationseinheiten des Chro-

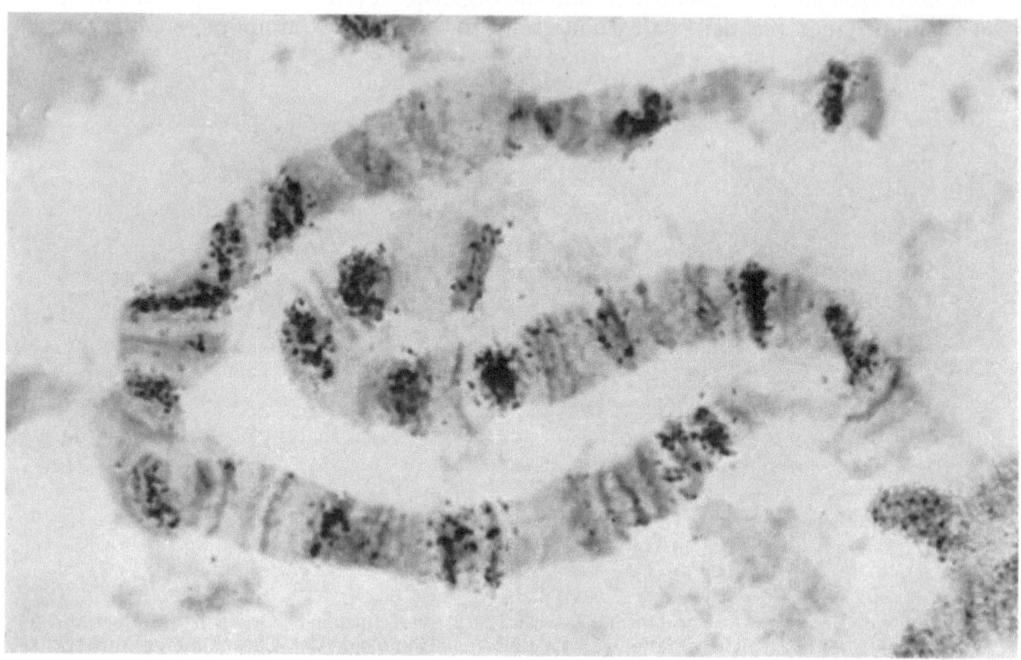

Abb. 9. „Spät" replizierende Querscheiben in Speicheldrüsenchromosomen von *Drosophila funebris*. $^3$H-Thymidin, Autoradiographie. (Arcos, unveröff.)

mosoms darstellen — wird deutlich, wenn man das Replikationsverhalten in Riesenchromosomen studiert. Der grundlegende Befund ist in allen untersuchten Fällen — *Chironomus*[35], *Drosophila*[36], *Sciara*[37] — der gleiche: Nach kurzen Thymidinpulsen findet man neben Kernen, deren Chromosomen gleichmäßig markiert sind, auch solche, deren Chromosomen eine unterbrochene Markierung aufweisen; einzelne Querscheiben oder Querscheibengruppen sind markiert und andere nicht (Abb. 9). Durch Applikation von zeitlich gestaffelten $^{14}$C-Thymidin und $^3$H-Thymidin konnten Keyl und Pelling nachweisen, daß mit der typischen Partialmarkierung stets die Schlußphase des Replikationscyclus erfaßt wird, und daß die spät markierten Chromosomenorte bei *Chironomus* nicht verspätet in die Replikation eintreten, sondern länger replizieren als die anderen. Bei *Drosophila* scheinen ebenfalls alle Chromosomenorte ungefähr gleichzeitig mit der Replikation zu beginnen und sie zu verschiedenen Zeiten zu beenden. Bei *Sciara* sind dagegen deutliche Differenzen auch im Replikationsbeginn zu erkennen. Die absoluten

---

[35] Keyl und Pelling 1963. [36] Plaut 1963. [37] Gabruszewitz-Garcia 1964.

Unterschiede in der Replikationsdauer werden von KEYL und PELLING auf maximal mehrere Stunden geschätzt, bei einer Gesamtreplikationszeit von etwa 20 Std. Bei *Drosophila* schätzt man die S-Phase auf insgesamt etwa 4 Std[38]. Auf eine Anfangsphase, in der alle Chromosomenorte gleichmäßig DNS synthetisieren, folgt eine Übergangsphase, in welcher die meisten Querscheiben die Replikation schrittweise, aber in festliegender Reihenfolge, einstellen, bis schließlich nur noch einzelne, besonders „späte" Orte in den sonst völlig unmarkierten Chromosomen radioaktiv hervortreten („spot labelling").

Es kann also kein Zweifel daran bestehen, daß die Riesenchromosomen aus zahlreichen selbständigen Replikationseinheiten bestehen, die innerhalb eines Replikationscyclus die Replikation alle ungefähr zur gleichen Zeit beginnen und sie dann zu verschiedenen Zeiten beenden[39]. Wie groß sind diese Replikationseinheiten (Replicons), und was verursacht die Unterschiede im Replikationsverhalten? Die Betrachtung der Autoradiographien scheint unmittelbar zu zeigen, daß die Replikationseinheiten, insbesondere diejenigen mit „später" Markierung, ihrer Ausdehnung und Lage nach bestimmten Querscheiben entsprechen. Leider lassen aber gerade die Verhältnisse in den besonders „späten" Regionen cytologisch keine Verallgemeinerung zu. Hier handelt es sich mit größter Wahrscheinlichkeit um kurze Strecken von interstitiellem „Heterochromatin", oder doch auf jeden Fall um Bereiche mit besonderer genetischer Feinstruktur (z.B. hoher interner Redundanz), wie man sie in den normalen Querscheiben nicht vermutet. Für die normalen Querscheiben bleibt die Replicon-Natur bis jetzt nur eine plausible Annahme, die weiterer Bestätigung bedarf. Für diese Annahme spricht vor allem die Beobachtung, daß beim Übergang in die Endphase des Replikationscyclus keine periodisch intermittierende Markierung auftritt, wie sie zu erwarten wäre, wenn z.B. immer 10 Querscheiben zu einem Replicon zusammengefaßt wären. Wie oben angedeutet, scheinen die einzelnen Querscheiben einer größeren Gruppe die Replikation nicht sequentiell (d.h. fortlaufend von links nach rechts oder umgekehrt) einzustellen. Die einzige erkennbare Korrelation ist die zur Querscheibendicke, also zum DNS-Gehalt, und dies spricht nur zugunsten der Selbständigkeit der Querscheiben. Damit ist auch die Frage nach den Ursachen der Replikationseigenschaften berührt. Sie ist noch kaum untersucht. Bei sonst gleichen Bedingungen sollte der DNS-Gehalt die Replikationsdauer bestimmen. Wie die Verhältnisse in heterochromatischen Chromosomenabschnitten zeigen, muß es aber auch andere Faktoren geben, z.B. die Histon-Konstitution, die Anfang und Ende der Replikation sowie die Replikationsrate bestimmen.

Gewöhnlich muß die DNS-Replikation in Form einer einfachen Verdoppelung jedes Replicons verlaufen. Untersuchungen von KEYL (1966) über den DNS-Gehalt bestimmter Querscheiben von *Chironomus* machen es aber wahrscheinlich, daß ausnahmsweise, d.h. in Form von Mutationsereignissen, einzelne Replicons auch zweimal oder mehrfach hintereinander verdoppelt werden können. In verschiedenen Populationen einer Species hat KEYL genetische Varianten des DNS-Gehalts bestimmter Chromomeren entdeckt, die sich alle in exakte Verdoppelungsreihen (1:2:4:8:16) einordnen lassen. Überzählige Replikationen dieser Art scheinen in manchen Fällen auch als regelmäßige physiologische Reaktion auf Entwicklungsvorgänge ausgelöst zu werden. In den Speicheldrüsen-Chromosomen von *Sciara* „füllen" sich bestimmte Puffs während der Metamorphose mit DNS auf, und zwar[40] mit 2—3 überzähligen Replikationsschritten.

Die erwähnten Ausnahmefälle von lokaler Mehrfachreplikation sind ihrerseits natürlich ein weiteres Argument dafür, daß die Unterteilung der Chromosomen in

[38] BERENDES, unveröff. [39] V l. PLAUT et al. 1966. [40] CROUSE und KEYL 1968.

einzelne Replicons sich mit der Unterteilung in Chromomeren deckt. Das Chromomer scheint also nicht nur seiner DNS-Länge, sondern auch seinem Replikationsverhalten nach einem Bakterienchromosom zu entsprechen. Damit wird die Frage nach seinen genetischen Funktionen um so interessanter.

## 2. Chromomeren als Gen-Orte

Die Tatsache, daß jedes Riesenchromosom eine in allen Einzelheiten charakteristische, d.h. unverwechselbare und einmalige lineare Gliederung besitzt, und daß diese Gliederung durch alle Zell- und Individualgenerationen hindurch konstant bleibt (nur Mutationen können sie ändern), bietet die von den Entdeckern der Riesenchromosomen klar erkannte und sofort genutzte Möglichkeit, bestimmten Chromosomenorten bestimmte genetische Funktionen zuzuordnen, in der Hoffnung, auf diese Weise etwas über die tatsächlichen Dimensionen von „Genen" zu erfahren. Durch die Projektion genetischer Daten auf die Ebene des Chromomerenmusters kann umgekehrt auch die Frage geprüft werden, welche Art von genetischen Einheiten die Chromomeren repräsentieren könnten. Das Standardobjekt für solche Untersuchungen ist *Drosophila melanogaster*. Es stehen über 400 verschiedene Mutanten zur Verfügung, deren „Locus", d.h. Position relativ zu den Nachbarn innerhalb eines Chromosoms, sich rein rechnerisch angeben läßt. Bereits in den 20er Jahren war es gelungen, einzelne Mutanten durch experimentelle Deletion auch physisch, d.h. im mitotischen X-Chromosom, zu lokalisieren. Mit der Entdeckung der Riesenchromosomen eröffnete sich für derartige Untersuchungen mit einem Schlag eine neue Dimension[41], und es ergab sich sehr bald, daß einige bekannte *Drosophila*-Gene (z.B. „*white*" und „*vermilion*") bestimmten Querscheiben bzw. Querscheibengruppen im Speicheldrüsen-X-Chromosom zugeordnet werden konnten. Die Lokalisationsarbeiten wurden nach Ausarbeitung besserer Chromomerenkarten durch Bridges (1938) in großem Stil von Demerec und seinen Mitarbeitern[42] weitergeführt. Alle Lokalisationsversuche mit Genen bei *Drosophila melanogaster* führen im Endergebnis immer wieder zu der gleichen Situation: Mit zunehmender analytischer Genauigkeit engt sich der Bereich des untersuchten „Gens" schließlich auf eine einzelne Querscheibe oder auf eine Doppelscheibe ein. Diese inzwischen für mehr als 20 *Drosophila*-Gene etablierte Beziehung, die nach den modernen Daten über die DNS-Verteilung zu erwarten ist, sei an einem besonders gut analysierten Einzelfall dargestellt.

Bestrahlt man normale *Drosophila*-Männchen mit Röntgenstrahlen in Dosen zwischen 1000 und 5000 r, so findet man unter den Töchtern solcher Männchen gelegentlich solche, deren Flügel eine charakteristische Kerbe besitzen; dieser „*Notch*"-Effekt vererbt sich dominant, ist aber gleichzeitig recessiv letal. Auf Grund des Erbganges läßt sich leicht feststellen, daß der Faktor *Notch* (*N*) im X-Chromosom liegt. Setzt man die bestrahlten Männchen zur Kreuzung mit Weibchen an, die homozygot die recessive Augenmutation *white* (*w*) besitzen, so zeigt es sich, daß die *Notch*-Töchter meist gleichzeitig weiße Augen besitzen. Die Speicheldrüsen-Kerne solcher *Notch-white*-Weibchen lassen im bestrahlten X-Chromosom stets einen Stückverlust erkennen, der in jedem Fall nach links die Querscheibe 3C1 (oder 3C2) und nach rechts 3C7 einschließt (Abb. 10). Dieser Bereich muß also genetische Information enthalten, deren Verlust die Manifestation der recessiven *white*-Mutanten zuläßt und sich damit als Verlust des normalen $w^+$-Gens erweist; dazu muß die Region noch mindestens zwei weitere Gene enthalten, wie sich am *Notch*-Effekt (s. u.) und daran zeigt, daß *white-Notch*-Defizienzen neben der Manifestation von *white* auch die der recessiven Mutation „*roughest*" (*rst*)

[41] Painter 1934. [42] Slizynska 1938, Hoover 1938, Sutton 1943.

erlauben. In der genetischen Karte des X-Chromosoms liegen die „Loci“ *white-roughest-Notch* in der genannten Reihenfolge tatsächlich dicht nebeneinander. Das Problem liegt nun darin, die Lokalisationsanalyse weiter zu verfeinern, also nach weiteren Stückverlusten zu suchen, z.B. solchen, die die *white*-Mutationen einschließen, aber keine Effekte in der *roughest-Notch*-Region haben, oder nach *Notch*-Defizienzen ohne *white*-Effekt, und so fort. SLIZYNSKA (1938) hat *white*-Defizienzen ohne *rst*- und *N*-Effekt untersucht und gefunden, daß sie am äußersten linken Ende der 3C-Region gerade noch die Querscheibe 3C1 zu erfassen scheinen; diese Defizienzen sind homozygot letal. Eine andere, später untersuchte *w*-Defi-

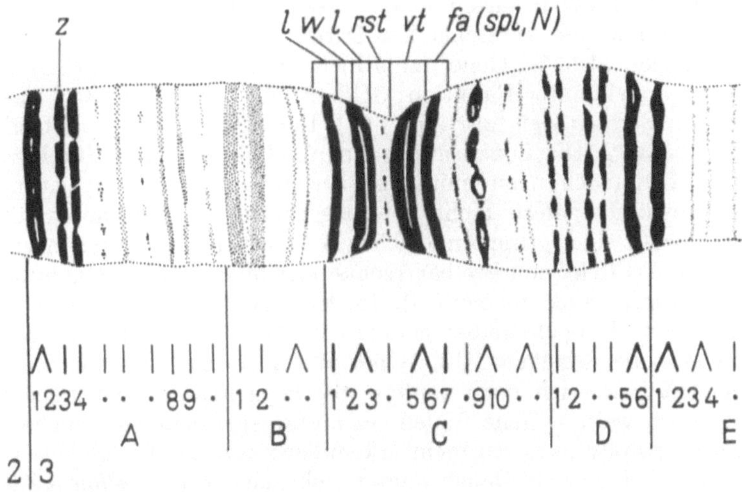


Abb. 10. Kartenabschnitt der *white-Notch*-Region im X-Chromosom von *Drosophila melanogaster* mit den bisher lokalisierten Genen (vgl. Text). Erklärung der Gen-Symbole (von links nach rechts): *z* = *zeste* (Augenfarbe); *l* = *Letalfaktor*; *w* = *white*; *rst* = *roughest*; *vt* = *verticals*; *fa* = *facet*; *spl* = *split*; *N* = *Notch*

zienz, die ebenfalls homozygot letal ist, erwies sich aber als Verlust der Doppelscheibe 3C2/3. Kombiniert man beide Arten von Defizienzen[43], so erhält man lebensfähige Weibchen mit weißen Augen.

Aus dieser zunächst widersprüchlich erscheinenden Situation ergibt sich zweierlei: Der Ausfall der Augenpigment-(*white*$^+$-)Funktionen ist nicht an sich letal (was sich ja indirekt schon aus dem Vorkommen von vitalen *w*-Mutanten ergibt); die untersuchten Defizienzen müssen also neben dem *white*$^+$-Gen noch andere Gene umfassen, deren Verlust sich letal auswirkt (sog. „Letalfaktoren“). Was die Lage dieser Faktoren betrifft, so müssen sie im Falle der 3C1-Defizienz links von *white*, und im Falle der 3C2/3-Defizienz rechts von *white* liegen, und daraus folgt die zweite These, daß das *white*-Gen vermutlich im Bereich der Querscheibe 3C2 liegen wird (d.h. daß die 3C1-Defizienz in Wahrheit noch einen Teil von 3C2 erfaßt, was cytologisch kaum feststellbar wäre). Diese These ist inzwischen durch Untersuchung von anderen Defizienzen weiter bekräftigt worden[44]: Diese Defizienzen von *white* scheinen nur die Querscheibe 3C2 zu umfassen und sind nicht letal. Natürlich läßt sich nicht genau bestimmen, wie weit sich die Defizienz nach rechts tatsächlich ausdehnt, denn die Chromomeren 3C2 und 3C3 bilden cytologisch einen Komplex, aber soviel scheint sicher, daß nicht der ganze

[43] GREEN 1959. [44] LEFEVRE und WILKINS 1966.

Komplex erfaßt ist. Die Mutation „*roughest*" (*rst*), die sich auf der Genkarte rechts anschließt, wird erst durch Defizienzen erfaßt, die deutlich rechts neben 3C3 beginnen. E. SUTTON-GERSH (1965) hat vor kurzem Defizienzen untersucht, in denen anscheinend nur die sehr dünne Querscheibe 3C4 fehlt. Diese Defizienzen ergeben zusammen mit *rst*-Allelen extrem rauhe Augen; sie mindern die Vitalität zwar stark herab, sind aber nicht letal. Einen Borsten-Effekt (bestimmte Borsten, die „vertikalen", werden nicht gebildet), der in den früher bekannten *rst*-Defizienzen stets zusammen mit dem Augeneffekt auftrat, zeigen die echten 3C4-Defizienzen nicht. Der Borsten-Effekt ist eindeutig an den Verlust des rechts benachbarten Scheibenkomplexes 3C5/6 geknüpft, wie E. SUTTON-GERSH nachweisen konnte. 3C5/6-Defizienzen sind ihrerseits voll vital.

Wir können mit den vorstehenden Daten den ersten 6 Querscheiben der *white-Notch*-Region also 5 „Gene" zuordnen: 3C1 und 3C3 enthalten lebenswichtige Gene unbekannter Funktion; 3C2 enthält das *w*-Gen, 3C4 das *rst*-Gen und 3C5/6 das Borsten-Gen „*verticals*" (*vt*). Für den *Notch*-Faktor bleibt damit nur die Scheibe 3C7. Die Lokalisation von *Notch* in 3C7 wird durch zahlreiche unabhängige Untersuchungen mit Defizienzen und anderen Chromosomenmutationen gestützt. Sofern nicht heterochromatische Bereiche in die *Notch*-Region transloziert sind, gruppieren sich z.B. sämtliche Bruchstellen von Translokationen mit *N*-Effekt unmittelbar rechts oder links von der Querscheibe 3C7 (oder sie fallen mit dieser zusammen). In der *w-N*-Region entspricht also jeder Querscheibe (bzw. Doppelscheibe) gerade ein „Gen"-Locus. Es ist kaum anzunehmen und für die Scheiben 3C2, 3C5/6 und 3C7 ausgeschlossen, daß sich in dem untersuchten Bereich noch weitere als die genannten genetischen Funktionen, d.h. noch weitere Gene finden; es müßte sich denn um solche handeln, deren Verlust sich physiologisch nicht erkennbar auswirkt. Die gleiche 1:1-Relation von Querscheiben und Genen deutet sich auch in der *yellow-achaete-scute*-Region des X-Chromosoms von *Drosophila melanogaster* an; man darf sie wohl verallgemeinern (einige Ausnahmen machen „komplexe" Gene, deren „Loci" 2 bis 3 eng benachbarte Querscheiben umfassen können).

Mit der Erkenntnis der „1 Gen-1 Chromomer"-Beziehung stellt sich zum Schluß die Frage nach der Natur der hier erfaßten genetischen Einheiten. Sind diese Gene, deren Effekt ja nur an komplexen phänotypischen Reaktionen gemessen wird (Pigmentbildung, Flügel- und Borstengestalt), „Cistrons", d.h. DNS-Einheiten, die bestimmte Polypeptide codieren, sind es „Operons", d.h. mehrere hintereinandergeschaltete Cistrons, die koordiniert abgelesen werden und die alle den gleichen Entwicklungsvorgang kontrollieren; oder sind es noch kompliziertere operative Einheiten des Genoms? Wir können diese Fragen heute noch nicht abschließend beantworten. Die genetische Analyse spricht in einigen Fällen für ein einfaches Cistron, in anderen eher für das Vorliegen eines Operons. Daß selbst eine auf den ersten Blick sehr komplex anmutende Situation auf der Grundlage eines einzelnen Cistrons interpretiert werden kann, hat WELSHONS (1966) für den Fall der Querscheibe 3C7 gezeigt. Fehlt dieses Chromomer (s. o.) oder ist seine Funktion völlig blockiert (dominante *N*-Mutation ohne erkennbare Defizienz), dann wirkt sich dies bei Homozygotie letal, bei Heterozygotie in der Bildung defekter Flügel aus. Außerdem „entblößt" die 3C7-Defizienz die recessiven Mutanten „*facet*" (eine Augenveränderung), „*split*" (Borsten) und *notchoid* (mit dem gleichen Effekt wie *N*, aber nicht letal) und verschiedene weitere Allele dieser drei Gruppen. Manche der recessiven Mutanten, so *facet* und *split*, ergeben kombiniert wieder fast den Normal-Phänotyp, andere komplementieren nicht. Schließlich gibt es auch noch reine Letal-Mutanten in dem untersuchten Chromomer, ganz ohne *N*-Effekt. WELSHONS hat festgestellt, daß alle Mutationen im 3C7-Locus (sofern es keine Defizienzen sind) miteinander rekombinieren. Auf diese Weise kann ihre Lage innerhalb des Genlocus ermittelt werden. Es zeigt sich dabei, daß *Notch*- und Letal-Mutationen über die ganze Länge des Gens verstreut vorkommen, während die recessiven Mutanten eine gewisse Gruppierung nach Augen-, Borsten- und Flügeldefekten erkennen lassen (Ausnahme $fa^{no}$). Wesentlich ist der Befund, daß bei den Mutationen mit drastischer Wirkung (*N* und *l*) keine Polarität der Anordnung erkennbar wird, auch nicht in der Kombination mit den recessiven Mutanten: Alle *N*/*spl*-Heterozygoten haben den gleichen Phänotyp (*Notch* und *split*), gleichgültig, ob das betreffende *N*-Allel links oder rechts von *split* liegt. Dies spricht gegen die Operon-Hypothese. In einem Operon sollten alle Mutationen mit völligem Ausfall der Funktion (Ausfall der Ablesung) an einem Ende, dem „Anfang", liegen. Die Vielfalt der Wirkungen von Mutationen im 3C7-Locus muß man mit WELSHONS eher auf der Grundlage der Tertiärstruktur des in 3C7 codierten Polypeptids zu interpretieren versuchen. Dies Modell sieht vor, daß das Polypeptid, bevor es als Enzym funktionieren kann, ähnlich wie die Einzelketten des Hämoglobins, zu Di- oder Tetrameren zusammentritt. In diesen könnten Defekte der verschiedenen Einzelketten sich wechselseitig aufheben, sie könnten sich aber auch verstärken, oder sich gegenseitig gar nicht beeinflussen, je nach der Lage der Mutation.

Während man im Fall von *Notch* also mit der Annahme eines Cistrons auskommt, zeigt die Untersuchung anderer Allelenserien, z.B. der Gene „*Star*" (*St*) oder „*bithorax*" (*bx*), deutliche polare Effekte[45]. Von *bx* sind 5 verschiedene Mutantentypen bekannt, die sich durch crossing-over trennen lassen und deren Sequenz innerhalb der Karte des Gens $bx^+$ auf diese Weise bestimmt worden ist. Es gibt nun bestimmte Mutationen, die zu einem völligen Funktionsausfall des Gens $bx^+$ führen, und andere, bei denen nur die in der rechten Hälfte des Locus liegenden Allele *bxd* und *pbx* betroffen sind. In den ersteren liegt der Schaden cytologisch stets ganz links neben den beiden Chromomeren des *bx*-Gens, bei der zweiten Art von Mutationen dagegen links neben der zweiten Querscheibe. Ähnlich ist die Situation im Falle des *Star*-Locus. Formal ist in diesen Fällen also die Situation eines „Operon" gegeben (koordinierte Ablesung mehrerer hintereinanderliegender Cistrons in festliegender Reihenfolge).

Aus der Gegenüberstellung der beiden im Sinne der „Cistron"-Hypothese bei der „Operon"-Hypothese gedeuteten Fälle *N* und *bx* wird klar, daß sie auf unsere Ausgangsfrage beide die gleiche Antwort geben: Die einzelne Querscheibe, möglicherweise mit angeschlossener Zwischenscheibe, scheint an genetischer Information vielleicht nur ein einzelnes Protein-Cistron zu enthalten; wo polare Effekte auf die operative Koordinierung mehrerer Cistrons hinweisen, sind auch mehrere Chromomeren beteiligt. Dieser Schluß, sollte er sich als endgültig erweisen, stellt uns vor ein schwieriges Problem: Minimal enthalten die Chromomeren etwa 10000 Nucleotidpaare DNS, maximal über 100000. Das ist 10- bis 100mal mehr als für die Codierung eines einzelnen Polypeptids von maximal 300 Aminosäuren gebraucht würde. Nur der DNS-Gehalt der Interchromomeren liegt ungefähr in der erwarteten Größenordnung. Entweder würden also die Chromomeren ganz funktionslos sein oder sie würden nur zu etwa 1—10% „funktionelle" DNS enthalten, vorausgesetzt, daß mit den genetischen Experimenten wirklich alle denkbaren Funktionen der DNS erfaßt werden. Die Genetik kann uns auf diese Fragen im Augenblick keine Antwort geben. Die Charakterisierung des einzelnen Chromomers als operative Einheit erfordert deshalb die direkte cytologische und biochemische Untersuchung seines Verhaltens und seiner Funktion im lebenden Zellkern. Diese Möglichkeit eröffnet das Phänomen des Puffing.

[45] LEWIS 1963.

## 3. Chromomeren und Gen-Regulation

### a) Chromomeren als Einheiten des Puffing

Es ist schon sehr lange bekannt, daß der Kondensationsgrad der Querscheiben in Riesenchromosomen großen Schwankungen unterliegt. Von diesen Veränderungen sind nur einzelne, bestimmte Querscheiben betroffen. Der Vorgang wird allgemein als „Puffing", und die Querscheibe, die sich in diesem Zustand befindet, als „Puff" bezeichnet. In besonderen Fällen kann der Prozeß der Auflockerung

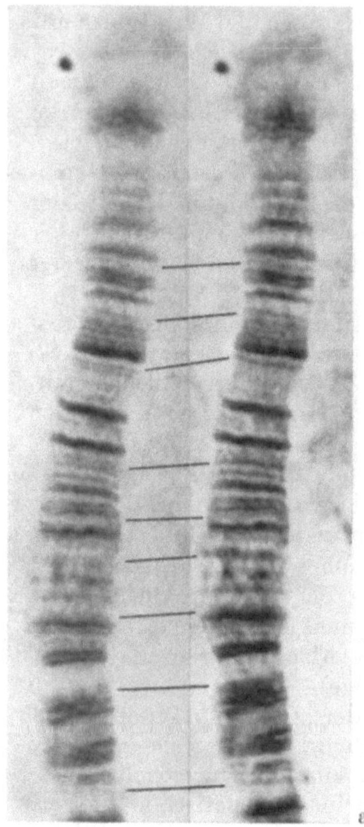

a

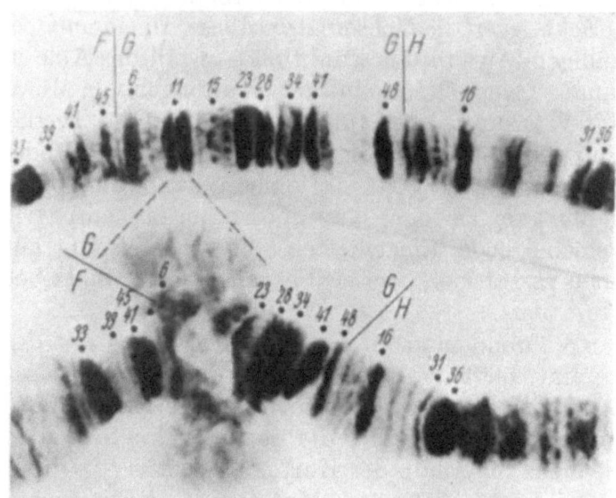


b

Abb. 11a u. b. Querscheiben als Einheiten des Puffing. a Eine Serie kleiner, deutlich auf einzelne Querscheiben begrenzter Puffs in einem Speicheldrüsenchromosom von *Chironomus* (Doppelfärbung mit Orcein-Lichtgrün-Photographie in grünem bzw. rotem Licht); b Entwicklung eines riesigen Puffs (Balbiani-Rings) aus der Doppelquerscheibe 11 in einem Speicheldrüsenchromosom von *Acricotopus*. (Nach Mechelke)

so weit fortschreiten, daß der Zusammenhalt der Chromatiden im Bereich des Puffs ganz verloren geht, so daß diese unter Bildung rückläufiger Schleifen seitlich aus dem Chromosom heraustreten und sich ringwulstartig um die Chromosomenachse anordnen (Abb. 11, 12). Nach ihrem Entdecker, dem französischen Anatomen Balbiani, werden derartig riesige Puffs Balbiani-Ringe genannt. Auch extreme Grade des Puffing sind reversibel[46].

Strukturell wird die Puffbildung als eine extreme Entfaltung (Entspiralisation) der Elementarchromomeren, aus denen sich jede Querscheibe zusammensetzt, verstanden (vgl. Abb. 12b). Diese Interpretation wird durch elektronenmikroskopische Bilder gestützt, die in den lichtoptisch homogenen Randzonen von Balbiani-Ringen zahlreiche schleifenförmig angeordnete Fibrillen zeigen[47]. Die

[46] Mechelke 1953, Pavan und Breuer 1955. [47] Beermann und Bahr 1954.

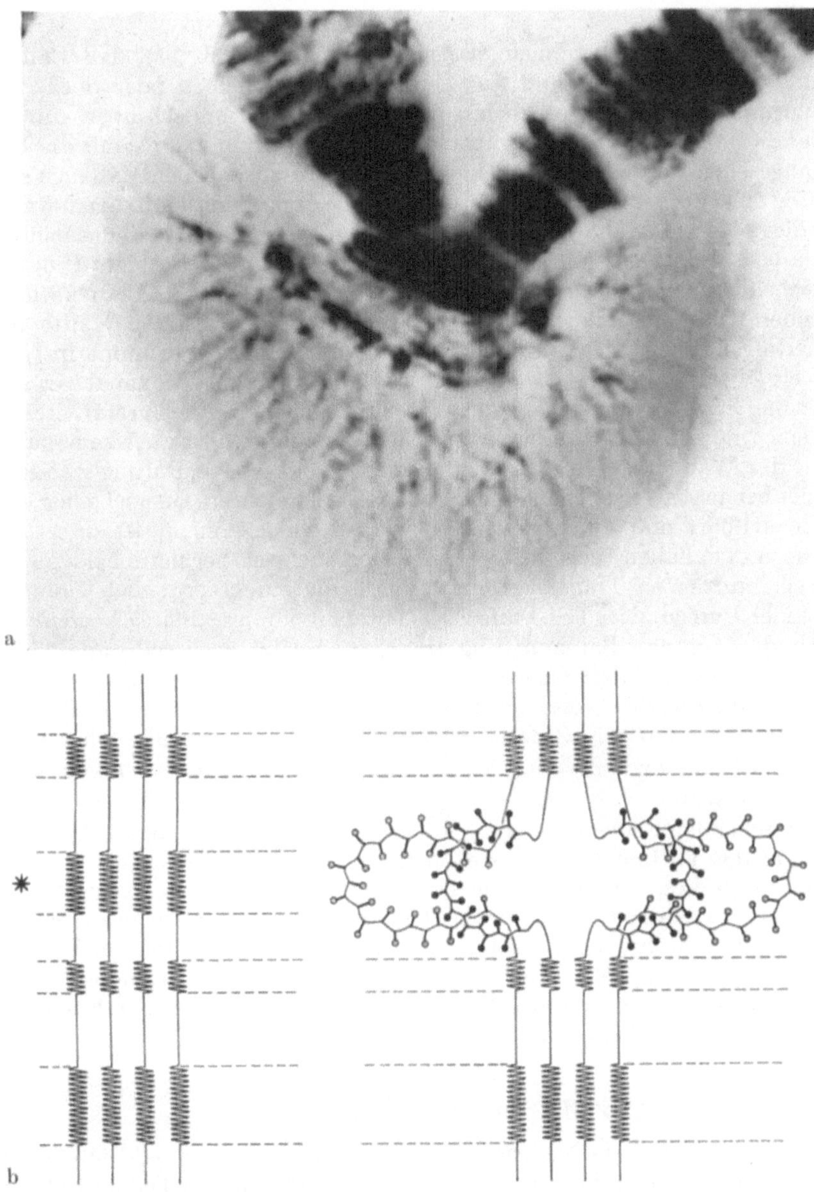


Abb. 12a u. b. Puffing als Entfaltung der Chromomeren-DNS. a Ein maximal entwickelter Balbiani-Ring aus der Speicheldrüse von *Acricotopus* (nach PANITZ 1964). b Schematische Darstellung der Entwicklung eines Balbiani-Rings aus einer Querscheibe

Länge dieser Fibrillen liegt mit einigen Mikron im Rahmen der errechneten DNS-Längen einzelner Chromomeren. Daß der DNS-Gehalt der Querscheiben beim Puffing konstant bleibt, wie es die Entfaltungshypothese fordert, wurde durch UV-photometrische Messungen sichergestellt[48]. Cytochemisch ist das Puffing

[48] RUDKIN 1955.

durch die Ansammlung von Nicht-Histon-Proteinen und von RNS gekennzeichnet (vgl. S. 171 und 194).

Vergleichende Untersuchungen haben gezeigt (vgl. Abb. 11), daß Balbiani-Ringe und Puffs in jedem Fall aus einzelnen Querscheiben oder doch Querscheibengruppen (2—3) hervorgehen, soweit sich das lichtoptisch überhaupt entscheiden läßt[49]. Als elementare Struktureinheit des Puffing kann somit die Querscheibe angesehen werden. Es ist nicht vollständig auszuschließen, daß im Verlauf des Puffing einzelne weitere Querscheiben in den Vorgang mit einbezogen werden, doch ist dies sicher nicht die Regel. Einen Ausnahmefall dieser Art stellt möglicherweise das von MECHELKE (1961) beschriebene Verhalten des Balbiani-Rings 4 in der Speicheldrüse von *Acricotopus lucidus* dar. Ein mehr als 20 Querscheiben umfassender Abschnitt bildet im Larvenstadium in der distalen Hälfte einen Balbiani-Ring aus, der sich während der Entwicklung zur Vorpuppe in relativ kurzer Zeit über den ganzen Bereich hinweg kontinuierlich proximal verlagert. Es liegt nahe, in dieser Wanderung der Aktivitätszone die zeitlich gestaffelte Aktivierung eines ganzen Gen-Komplexes zu sehen. Es könnte aber auch sein, daß der Eindruck der Wanderung in Wahrheit durch das sukzessive Puffing zweier unabhängiger benachbarter Loci entsteht. Daß zwei oder mehrere Querscheiben, wenn sie eng benachbart sind, einen gemeinsamen Puff bilden können, ist zu erwarten und wurde in zwei Fällen auch nachgewiesen. Der Nachweis beruht in beiden Fällen auf röntgeninduzierten Translokationen, durch die ein ursprünglich einheitlich erscheinender Puff in zwei Teil-Puffs zerlegt werden konnte. Bei *Chironomus tentans*[50] gilt dies für den Balbiani-Ring BR 1. Er besitzt zwei selbständige Entstehungsorte, die durch drei Querscheiben voneinander getrennt sind. Die beiden Orte können auch wechselweise einen Balbiani-Ring hervorbringen. Vielleicht ist die enge Nachbarschaft ein Zufall. Da aber eine analoge Situation bei *Smittia* gefunden wurde[51], mag hier eine echte funktionelle Gruppierung von genetischen Einheiten vorliegen.

Die vorstehenden Beobachtungen sollten zeigen, daß das Interphasechromosom in bezug auf das Puffing aus zahlreichen funktionell autonomen Untereinheiten besteht und daß diese Untereinheiten sich morphologisch mit den Chromomeren decken. Wie es nach den Ergebnissen der Gen-Lokalisation zu erwarten war, erweisen sich die Chromomeren als Funktionseinheiten des genetischen Materials, und es bleibt zu fragen, welche Bedeutung die Entfaltung der Chromomeren-DNS im Zellstoffwechsel haben könnte. Hier müßte der Schlüssel zu der Frage nach der „Gen"-Natur der Chromomeren liegen.

### b) Puffing und Zelldifferenzierung

Untersuchungen an verschiedenen Dipteren-Arten haben gezeigt, daß von den zahlreichen Querscheiben des Chromosomensatzes stets nur ein Teil zu Puffs und Balbiani-Ringen umgewandelt ist. In der Speicheldrüse von *Chironomus tentans* sind beispielsweise rund 1900 Querscheiben im Lichtmikroskop erkennbar, aber im ganzen nur maximal 300 als Puffs identifiziert worden[52]. Vergleicht man die Verteilung der Puffs (das Puff-Muster) homologer Chromosomen aus verschiedenen Organen eines Individuums, so zeigen sich in jedem Organ und in jedem Zelltyp andere Puffmuster (Abb. 13). Unterschiede im Puffmuster kennzeichnen auch die verschiedenen Entwicklungsstadien. Diese Änderungen sind gesetzmäßig und folgen einem bestimmten Zeitplan; sie stehen mit den bekannten Entwick-

---

49 BEERMANN 1952a, MECHELKE 1953. 50 BEERMANN 1962. 51 BAUER 1957.
52 BEERMANN 1952a, PELLING 1964.

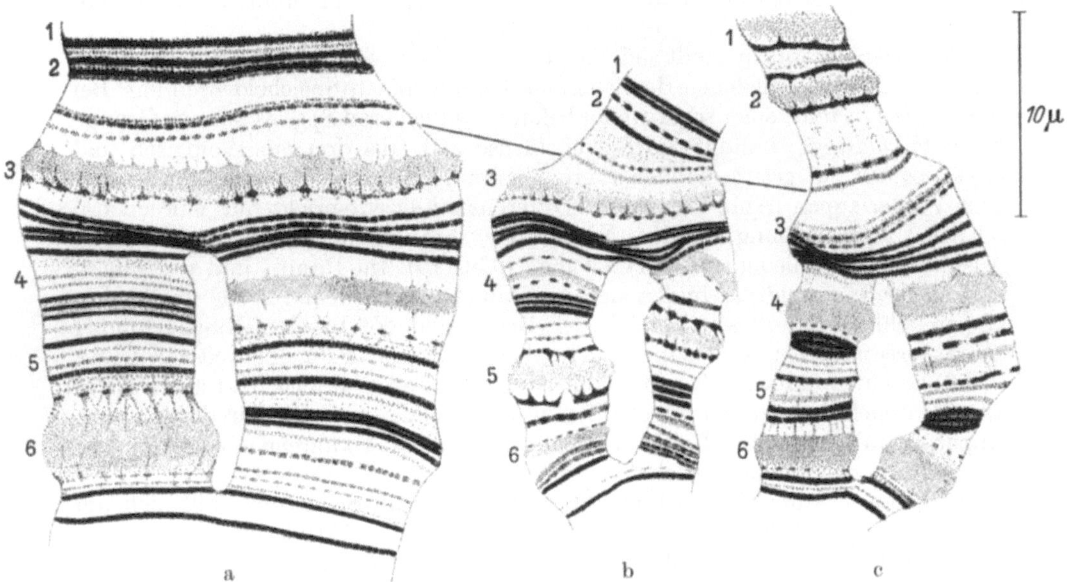


Abb. 13a—c. Ein Chromosomenabschnitt mit einer kurzen (ungepaarten) heterozygoten Inversion: Vergleich des Puff-Spektrums in drei verschiedenen Organen des gleichen Tieres (*Chironomus*). a Speicheldrüse, b Malpighi-Gefäße, c Rectum. Die einzelnen Puffs, die in diesen drei Organen auftreten, sind mit *1—6* bezeichnet

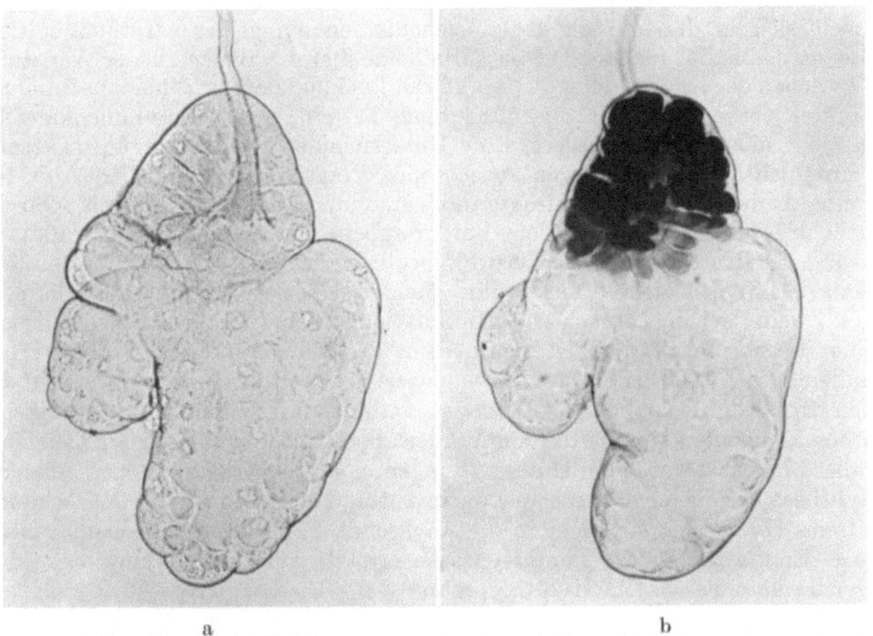


Abb. 14a u. b. Speicheldrüsen von *Acricotopus lucidus* mit Vorder-, Haupt- und Nebenlappen. a von einer Larve; b von einer Vorpuppe. In der letzteren ist deutlich das carotinoidhaltige Sekret des Vorderlappens zu erkennen

lungsschritten der Insektenhäutungen und Metamorphose in direktem Zusammenhang[53].

Besonders instruktiv stellt sich die gewebeabhängige Differenzierung der Puffmuster in den verschiedenen Bereichen der Chironomiden-Speicheldrüsen dar. Bei *Acricotopus lucidus*, einer sonst wenig bekannten kleineren Species aus der Gruppe der *Orthocladiinen*, besteht die Speicheldrüse z.B. aus drei morphologisch und physiologisch gut gegeneinander abgrenzbaren Teilen, dem Haupt-, Neben- und dem Vorderlappen (Abb. 14). Dieser Differenzierung entspricht nun eine ebenso scharfe Unterscheidung auf dem Niveau der Chromosomen, vornehmlich in der Ausbildung verschiedener Balbiani-Ringe (Abb. 15). Im Haupt- und im Nebenlappen der Speicheldrüse finden sich die Balbiani-Ringe 1 und 2, die im Vorderlappen fehlen. Für diesen Bereich der Drüse sind die Balbiani-Ringe 3 und 4 charakteristisch. Im Nebenlappen ist neben BR1 und BR2 ein weiterer Locus (BR6) zu einem mittelgroßen Balbiani-Ring entfaltet. Während BR1 und BR2 in allen Entwicklungsstadien angetroffen werden, bilden sich die für den Vorderlappen charakteristischen Balbiani-Ringe BR3 und BR4 während der Vorpuppenentwicklung regelmäßig zurück[54].

Die Gewebe- und Entwicklungsspezifität des Puff-Spektrums läßt sich am einfachsten als sichtbarer Ausdruck einer differentiellen Aktivierung des Genoms verstehen[55]. Mit dieser Hypothese, deren Tragfähigkeit sich inzwischen erwiesen hat, lassen sich die funktionellen Unterschiede zwischen Zellen durch die Aktivität verschiedener Kombinationen von Genen und der entwicklungsbedingte Funktionswechsel von Zellen durch selektive Genreaktionen plausibel erklären. Eine Möglichkeit, den Zusammenhang zwischen dem Puffing und der Zelldifferenzierung zu prüfen, besteht in dem Versuch, bestimmte Zellfunktionen mit bestimmten Puffs zu korrelieren. Bei *A. lucidus* werden, wie oben erwähnt, beim Übergang von dem Larven- zum Vorpuppenstadium die beiden Balbiani-Ringe im Vorderlappen zurückgebildet. Mit der Rückbildung dieser Balbiani-Ringe sammelt sich in diesem Teil der Speicheldrüsen ein gelbes carotinoidhaltiges Sekret an (Abb. 14, rechts). Dieser auffallende Befund führte zu der Annahme, daß zwischen der Rückbildung dieser aktiven Loci und der Carotinoidansammlung im Sekret ein ursächlicher Zusammenhang besteht[56]. Der Zusammenhang ist noch nicht näher charakterisiert. Eine Untersuchung des Aminosäurespektrums der einzelnen Drüsenlappen von Acricotopus[57] ergab außerdem aber (Abb. 16), daß eine Aminosäure, das Hydroxyprolin, nur im Haupt- und Nebenlappen der Speicheldrüsen vorkommt. In dem Vorderlappen, den übrigen Organen und der Nahrung der Tiere wurde kein Hydroxyprolin nachgewiesen. Diese Aminosäure wird in den Speicheldrüsen aus Prolin gebildet. Über den Syntheseweg kann es keinen Zweifel geben, da nach einer Inkubation von präparierten Speicheldrüsen in einer Lösung von radioaktiv markiertem Prolin auch aktives Hydroxyprolin gefunden wird[58] (Abb. 17). Mit dem Nachweis der Hydroxyprolinsynthese in den beiden Speicheldrüsenlappen ist bewiesen, daß diesen Teilen eine ganz spezifische Synthesefähigkeit zukommt, die dem Vorderlappen und den übrigen Organen fehlt. Darüber hinaus ist durch die Untersuchungen mehrerer Arbeitsgruppen über die Biosynthese des Kollagens und des darin enthaltenen Hydroxyprolins bekannt, daß freies Hydroxyprolin nicht in die wachsende Peptidkette eingebaut werden kann[59]. Erst während der Peptidsynthese erfolgte die Umwandlung des „aktivierten Prolinmoleküls" in Hydroxyprolin[60].

---

[53] Beermann 1952a, Mechelke 1953, Becker 1959. [54] Mechelke 1953, 1963.
[55] Beermann 1952a, b, Bauer 1953. [56] Mechelke 1953, 1963, Baudisch 1963a.
[57] Baudisch 1963b. [58] Baudisch 1967, Abb. 17. [59] Stetten 1949.
[60] Buddecke 1960.

Auf Grund dieser Ergebnisse ist anzunehmen, daß in den zwei Speicheldrüsenlappen von *Acricotopus* nicht nur eine spezifische Hydroxyprolinsynthese stattfindet, sondern daß hier hydroxyprolinhaltige Proteine synthetisiert werden, die sich von den übrigen Körperproteinen unterscheiden und nur hier zu finden sind. Nur in den Speicheldrüsen scheint also die genetische Information für die Sekret-

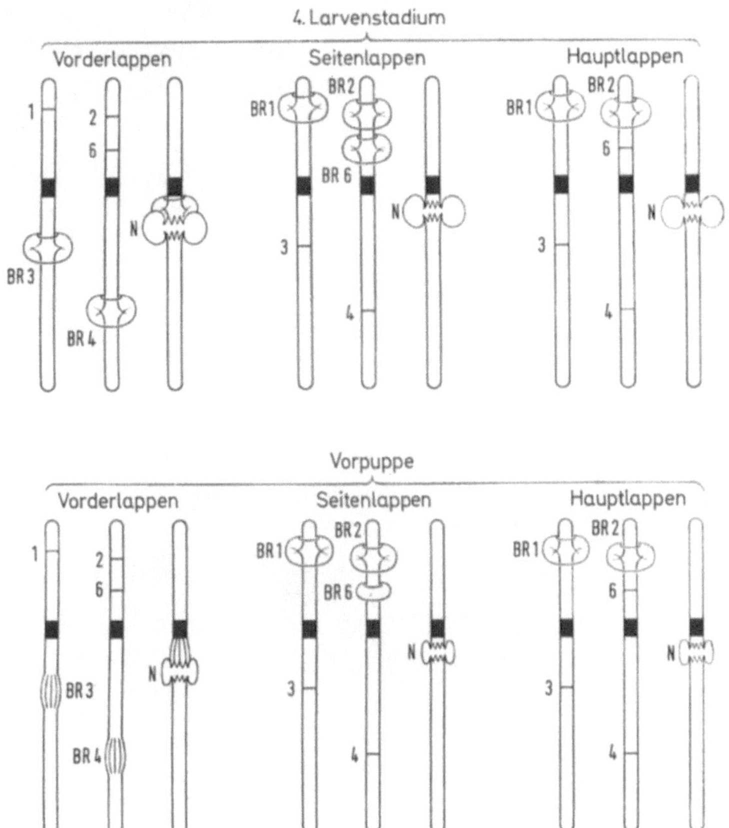


Abb. 15. Die Verteilung der Balbiani-Ringe in den Chromosomen des Vorder-, Neben- und Hauptlappens der Speicheldrüsen von *Acricotopus*-Larven bzw. -Vorpuppen (verändert nach MECHELKE). *BR 1—6* die verschiedenen Balbiani-Ringe; dazu kommt ein unbezeichneter Balbiani-Ring am Nucleolus (*N*) des Vorderlappens

proteine realisiert zu werden. In noch nicht abgeschlossenen Untersuchungen wurde versucht, den für die Synthese verantwortlichen Genlocus zu identifizieren. Erste Ergebnisse (vgl. S. 204) deuten darauf hin, daß der Balbiani-Ring BR 2 im Haupt- und Nebenlappen die Synthese des hydroxyprolinhaltigen Proteins kontrolliert[61]. Die Ansicht, daß den Speicheldrüsen lediglich eine Ausscheidungsfunktion für verschiedene Enzyme und Proteine der Körperlymphe zukomme und die aktiven Strukturmodifikationen — Puffs und Balbiani-Ringe — diese Transportfunktion zu regulieren hätten[62], kann nach diesen Arbeitsergebnissen als widerlegt gelten. Sie wird für *Acricotopus* auch deshalb unwahrscheinlich, weil

[61] BAUDISCH und PANITZ, unveröff. [62] LAUFER und NAKASE 1965.

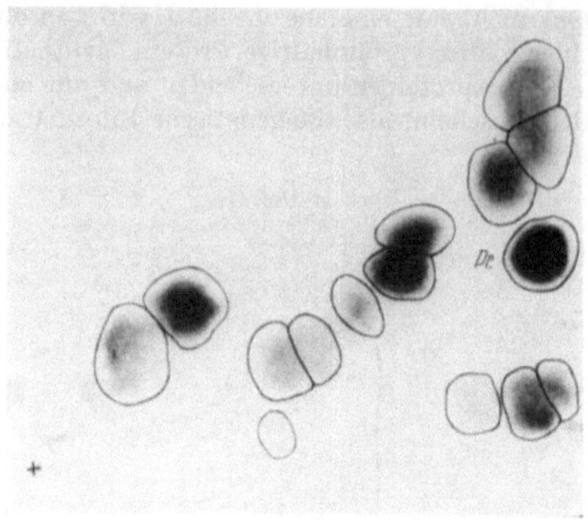


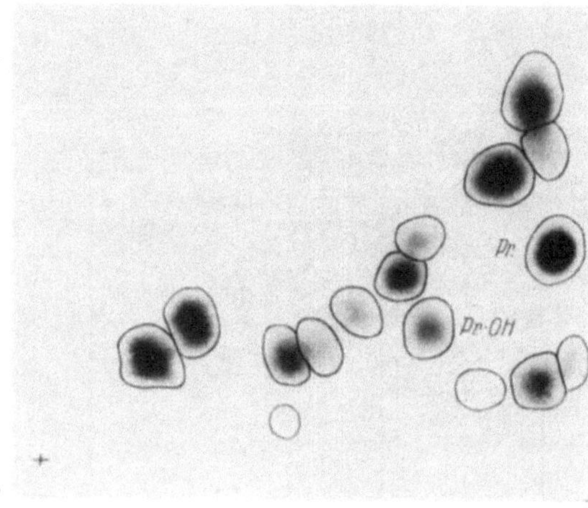


Abb. 16a u. b. Chromatographische Auftrennung der Aminosäuren der Speicheldrüsenproteine von *Acricotopus lucidus* nach saurer Hydrolyse. a Vorderlappen, b Hauptlappen. Nachweisreagens: Isatin; *Pr.* Prolin; *PrOH* Hydroxyprolin. (Original Baudisch)

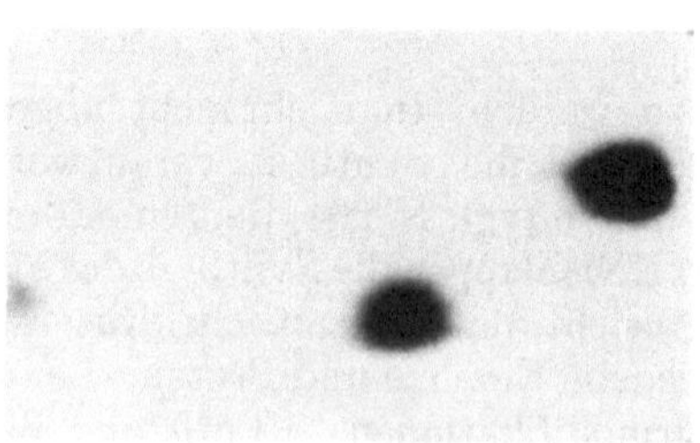

Abb. 17. Autoradiogramm eines Speicheldrüsenchromatogramms von *Acricotopus lucidus* nach Inkubation der Speicheldrüsen mit $^{14}C$-Prolin. Rechts Prolin, Mitte Hydroxyprolin, links Glutaminsäure

keines der bekannten hydrolytischen Enzyme im Sekret der Speicheldrüsen vorkommt[63].

Bei *Chironomus pallidivittatus* konnte mit cytogenetischer Methodik bereits vor langer Zeit nachgewiesen werden, daß die Ausbildung eines bestimmten Sekret-Merkmals von einem aktiven Genlocus, dem Balbiani-Ring BR 4, kontrolliert wird[64]. Der Seitenlappen der Speicheldrüse von *Chironomus pallidivittatus* (Abb. 18)

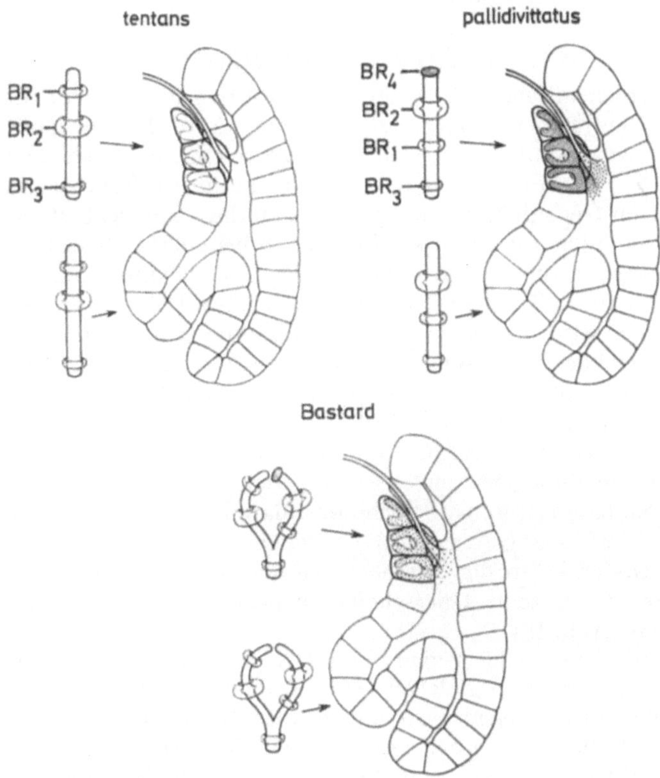


Abb. 18. Schematische Darstellung der Speicheldrüsen von *Chironomus tentans* und *Chironomus pallidivittatus*. Die Sonderzellen von *Chironomus pallidivittatus* bilden bestimmte Sekretgranula, diejenigen von *Chironomus tentans* nicht. Zugleich fehlt den Sonderzellen von *Chironomus tentans* der sonst für die Sonderzellen charakteristische Balbiani-Ring (*BR 4*). Dieser genetische Unterschied ist im Balbiani-Ring selbst lokalisiert. Im Bastard ist der Balbiani-Ring heterozygot. (Beermann 1961)

besteht aus 3—5 Sonderzellen, die sich von den übrigen Zellen sowohl cytologisch als auch in der Struktur ihres Sekrets unterscheiden. Das Sekret ist, im Gegensatz zu dem der anderen Drüsenlappen, granulär. Parallel dazu wird am vierten Chromosom subterminal ein Balbiani-Ring (BR4) ausgebildet. Derselbe Locus zeigt in den übrigen Drüsenzellen nur die typische Querscheibenstruktur. Nach Kreuzung mit einer anderen *Chironomus*-Art — *Chironomus tentans* —, die in ihren Speicheldrüsen-Sonderzellen keine Sekretkörnchen und ebenfalls nicht den subterminal gelegenen vierten Balbiani-Ring ausbildet, konnte durch Untersuchung der

---

[63] Baudisch 1963a. [64] Beermann 1961.

Nachkommenschaften festgestellt werden, daß der nur in den Sonderzellen von *Chironomus pallidivittatus* vorkommende aktivierte Locus das Merkmal „Sekretgranula" kontrolliert. Die Sekretstruktur geht unzweifelhaft auf eine andere Sekretzusammensetzung in den Sonderzellen von *Chironomus pallidivittatus* und damit ebenfalls auf eine spezifische physiologische Leistung der Sonderzellen zurück. Untersuchungen von Grossbach (1968) weisen darauf hin, daß dies tatsächlich zutrifft. Den Sekretgranula entspricht eine bestimmte, elektrophoretisch abtrennbare Proteinfraktion des Sonderzellensekrets.

### c) Puffs und RNS-Synthese

Aus den cytochemischen Daten über das Puffing ging hervor, daß die Auflockerung der Chromomeren-DNS stets von einer Anreicherung mit Protein und RNS begleitet ist. Damit deutet sich die Möglichkeit entsprechender Synthesevorgänge an. Für das Protein ist bis heute keine in situ-Synthese in den Puffs nachgewiesen; im Gegenteil, vieles spricht gegen diese Möglichkeit. So kann man z.B. die Entstehung von bestimmten Puffs auch bei vollständiger Unterdrückung der Proteinsynthese durch Puromycin oder Cycloheximid induzieren[65]. Wir nehmen deshalb an, daß das Puff-Protein als fertiges Polypeptid aus dem Kernsaft aufgenommen wird. Anders verhält es sich mit der RNS, und dies ist natürlich auch viel entscheidender, denn mit dem Nachweis einer in situ-Synthese von RNS in den Puffs steht und fällt die Hypothese, daß das Puffing der sichtbare Ausdruck der Genaktivierung ist. Injiziert oder verfüttert man Tritium- oder $^{14}$C-markierte Nucleoside (Uridin, Cytidin, Adenosin), oder inkubiert man die Speicheldrüsen mit diesen Stoffen in vitro, so entspricht das autoradiographisch nachweisbare Einbaumuster in die hochmolekulare RNS topographisch (und in der quantitativen Abstufung) genau dem Verteilungsmuster der RNS-Orte oder Puffs. Die enormen Dimensionen der Riesenchromosomen gestatten es, diese Aussage wirklich bis auf die einzelne Querscheibe zu präzisieren, wie es Pelling (1959) zuerst getan hat (Abb. 19).

Daß der Einbau von Nucleosiden in die RNS der Puffs tatsächlich den Ablauf einer RNS-Synthese an den gleichen Orten bedeutet, läßt sich auf verschiedene Weise wahrscheinlich machen. Ein allgemeines Argument ergibt sich aus der Sequenz der RNS-Markierung der verschiedenen Zell-Orte und aus der Geschwindigkeit der Markierung: Stets sind die Puffs (und die Nucleolen-Bildungsorte, auf die hier nicht eingegangen werden soll) zuerst markiert, obwohl die radioaktiven Nucleoside das sehr RNS-reiche Cytoplasma der Speicheldrüsen-Zellen passieren und dort phosphoryliert werden müssen, bevor sie in den Kern und an die Chromomeren gelangen. Die Markierung der Puffs ist stets schon wenige Minuten nach der Zugabe der Nucleoside nachweisbar; die Markierung des Cytoplasmas beginnt deutlich später und schreitet langsamer fort. Für die DNS-Abhängigkeit der RNS-Synthese, und damit für den chromosomalen Ursprung der markierten RNS, spricht auch die vollständige Hemmung des Nucleotid-Einbaus durch Actinomycin D. Gegen die Möglichkeit, daß die Markierung der RNS nur durch terminale Addition von Nucleotiden zustande kommt, läßt sich die hohe spezifische Aktivität der markierten Puff-RNS ins Feld führen[66]. In den am stärksten markierten Präparaten entspricht nämlich die Korndichte über den Puffs einer spezifischen Aktivität, die bereits der totalen Markierung aller Uridinreste der Puff-RNS nahe kommt. Wollte man schließlich die Puffs nicht als Orte, sondern lediglich als Sammelbecken der chromosomalen RNS-Synthese ansehen, so widerspricht dem die Kinetik des Einbaus. Bei längeren Einbauzeiten sind die

[65] Clever 1964. [66] Pelling 1964.

verschiedenen RNS-Orte proportional zum Grade des Puffing verschieden stark markiert; wäre dies lediglich Ausdruck der verschiedenen Kapazität der Puffs als Sammelbecken der RNS, so müßten die Markierungsunterschiede um so geringer werden, je kürzer man markiert; mit Beginn der Markierung müßten bereits alle Puffs markiert erscheinen bzw. die ganzen Chromosomen diffuse Markierung zeigen. Man findet aber bereits bei sehr kurzen Inkubationszeiten (bzw. niedrigen

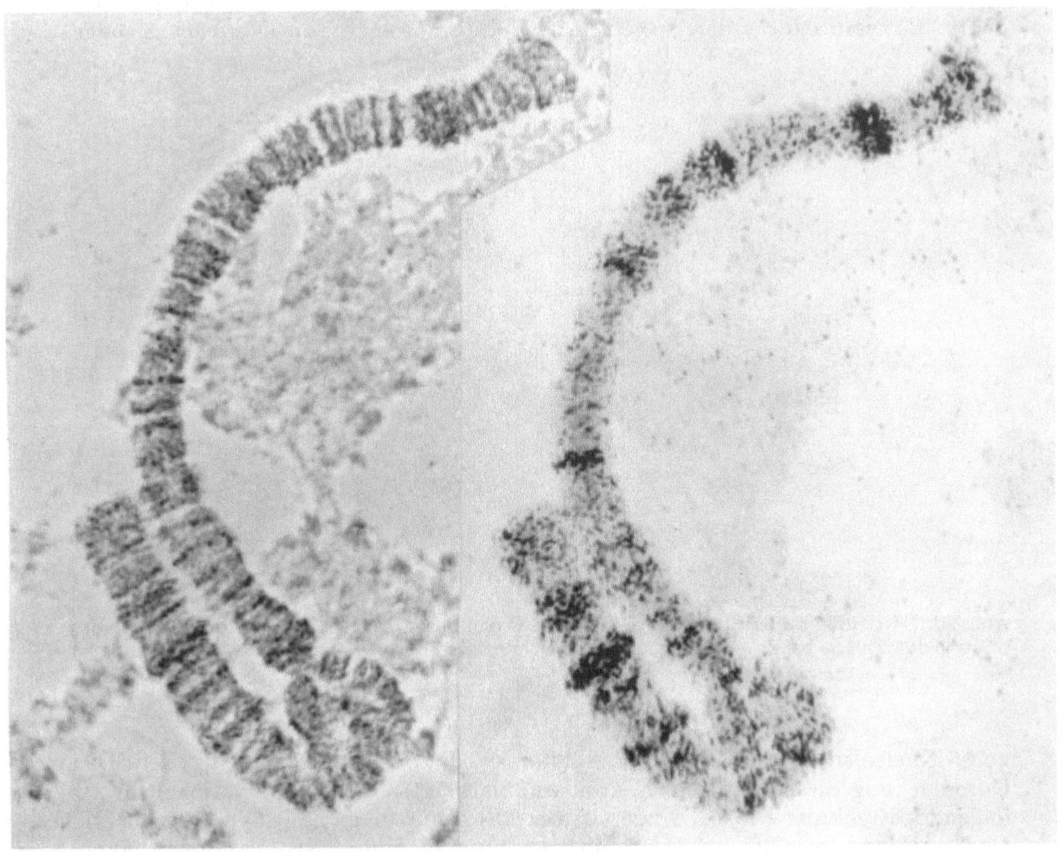

Abb. 19. Puffs als Syntheseorte von RNS im 1. Speicheldrüsenchromosom von *Chironomus tentans*. Autoradiographie nach Injektion von $^3$H-Uridin. Links Einstellung auf die Ebene des Objekts, rechts Einstellung auf die Photoemulsion. (Nach PELLING 1959)

Einbauraten) die vollen Intensitäts-Unterschiede in der Markierung der verschiedenen Chromosomenorte (Abb. 20). Dies spricht dafür, daß die Synthese der hochmolekularen RNS im Interphasekern von Chromosomenort zu Chromosomenort — unabhängig vom DNS-Gehalt — tatsächlich stark und spezifisch variiert.

Die Frage nach der Natur der RNS, deren Synthese in den Chromomeren individuell kontrolliert wird, läßt sich noch nicht vollständig beantworten. Ist diese RNS „messenger", oder enthält sie zumindest einen bestimmten Anteil von messenger-Molekülen, so wie man es nach den genetischen Befunden erwarten würde, so muß sie bestimmte kinetische, chemische und funktionelle Forderungen erfüllen. Beobachtungen von PELLING (1963) und eigene Befunde lassen es zunächst als berechtigt erscheinen, den größten Teil der in einem Puff in jedem Zeitpunkt nachweisbaren RNS-Moleküle als entweder gerade frisch synthetisiert oder als *in statu nascendi* befindlich anzusehen; die chemische Analyse dieser RNS kann demnach als repräsentativ für neu-synthetisierte und rasch umgesetzte RNS angesehen werden, so wie sie in den Autoradiographien erfaßt wird. Edström[67] hat eine mikroelektrophoretische Methode entwickelt, die es erlaubt, RNS-Proben von $10^{-9}$ bis $10^{-10}$ g (100 μμg) auf ihre Basenzusammensetzung zu untersuchen. $10^{-9}$ g entsprechen größenordnungsmäßig etwa der RNS-Menge von 50 der größten Puffs (Balbiani-Ringe) der Speicheldrüsen-Chromosomen von *Chironomus*, oder

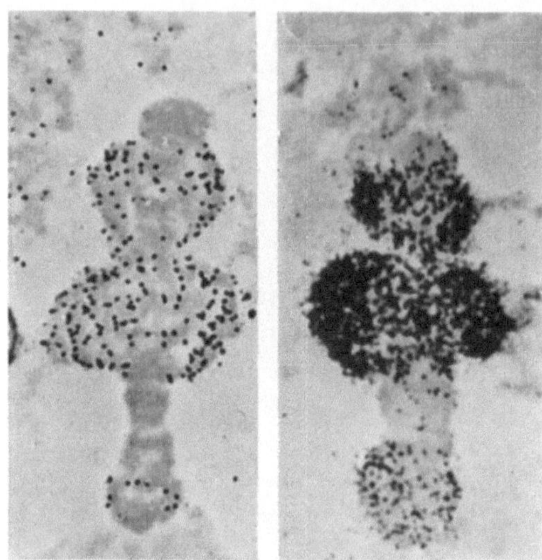

Abb. 20. $^{3}$H-Uridin-Einbau in die drei Balbiani-Ringe des 4. Speicheldrüsenchromosoms von *Chironomus tentans* bei zwei verschiedenen Einbauintensitäten. Die relative Höhe des Einbaus folgt der Puff-Größe

von 5 Nucleolen bzw. der Hälfte des Cytoplasmas der Speicheldrüsen-Zellen. Die Untersuchung dieser mit dem Mikromanipulator gesammelten Fraktionen hatte folgendes Ergebnis: Die DNS von *Chironomus* gehört dem „AT-Typ" an, mit im Durchschnitt etwa 30% G+C. Keine der untersuchten RNS-Fraktionen, auch nicht die Puff-RNS, hat weniger als 40% G+C (nucleoläre und cytoplasmatische RNS 42%, einige chromosomale RNS-Fraktionen bis 48%). Da die Extraktionstechnik die Erfassung der löslichen transfer-RNS ausschließt, bleibt eine Interpretation dieser Diskrepanz in den G+C-Werten anderen Untersuchungen überlassen. Vielleicht sind diejenigen Abschnitte der DNS, die die strukturelle Information für Proteine tragen, tatsächlich allgemein durch einen höheren G+C-Gehalt ausgezeichnet. Für unsere Frage sind andere Aspekte der Analysen-Daten von größerer Bedeutung: Während die nucleoläre und die cytoplasmatische RNS beide nahezu die gleiche und beide eine nahezu symmetrische Basenzusammensetzung aufweisen (A:U = 1, G:C = 1), sind die chromosomalen RNS-Fraktionen, insbesondere die aus den großen Balbiani-Ringen, alle in hohem Maße asymmetrisch zusammengesetzt, wobei in jedem Fall Adenin gegenüber Uracil und Cytosin gegenüber Guanin überwiegen (A:U = 2,2 für den Fall der RNS aus dem großen Balbiani-Ring BR2). Hieraus geht zweierlei hervor: 1. die chromosomale

[67] Edström und Beermann 1963.

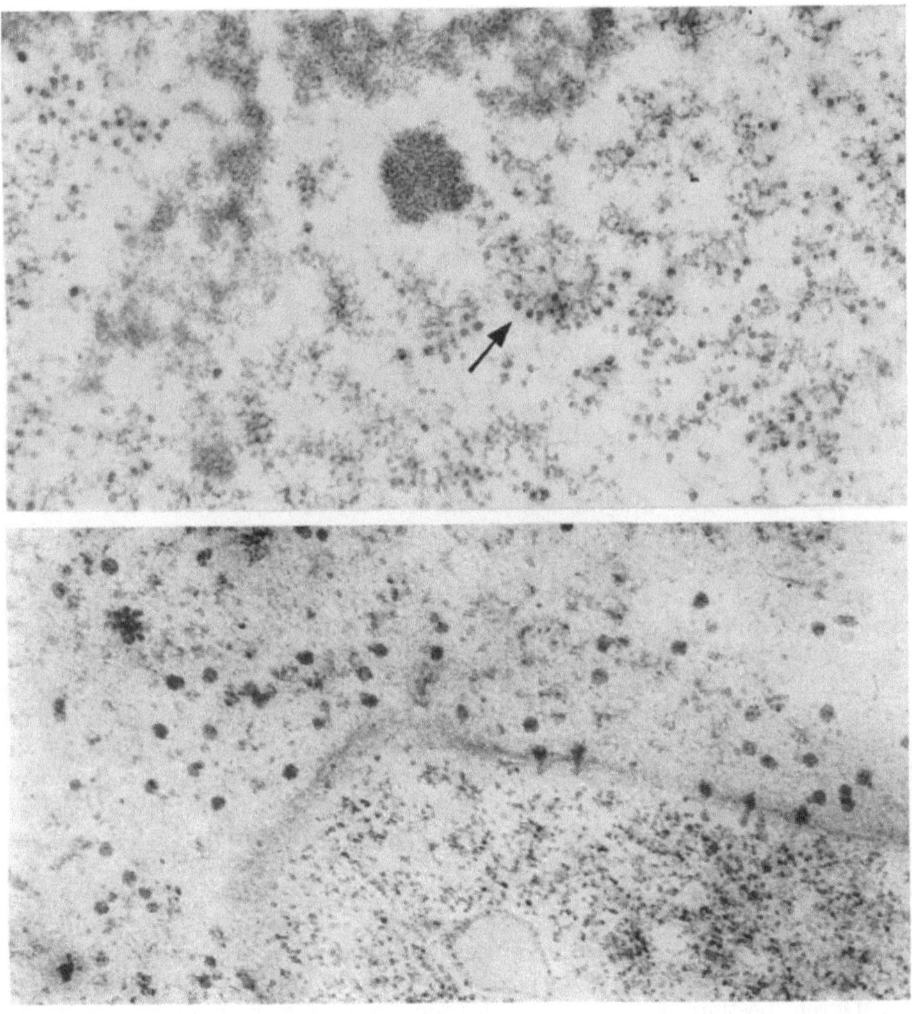

Abb. 21. Bildung von RNS-haltigen Granula (Durchmesser 400 Å) im Innern eines Balbiani-Ringes (oben) und Passage dieser Granula durch die Poren der Kernmembran (unten). Der Pfeil bezeichnet eine Stelle, an welcher die vermutete Entstehung der Granula nach dem Schema in Abb. 12b deutlich wird

RNS kann nicht der Vorläufer oder Abkömmling der nucleolären und der ribosomalen, cytoplasmatischen RNS sein, und 2. die chromosomale, in den Puffs synthetisierte RNS ist wahrscheinlich eine Kopie nur eines der beiden DNS-Stränge der Watson-Crick-Doppelhelix, und zwar immer desselben Stranges. Diese Daten deuten darauf hin, daß die Puff-RNS etwas Besonderes ist und als „Kandidat" für die Messenger-Funktion in Frage kommt.

Als weiteres Argument für die Messenger-Funktion der Puff-RNS läßt sich die folgende Beobachtung anführen: Im Bereich der zwei größten Puffs in den Speicheldrüsenchromosomen von *Chironomus* (den Balbiani-Ringen BR1 und BR2), und nur hier, wird die RNS regelmäßig in Ribonucleoprotein-Granula eingebaut, die einen Durchmesser von ungefähr 400 Å erreichen. Wie man es von

„Boten“ (messengers) erwarten muß, diffundieren diese Granula in den Kernsaft ab und gelangen schließlich in die Poren der Kernmembran. Die Passage durch die Poren wird gelegentlich beobachtet; die Partikel verlassen den Kern allerdings niemals als intakte Granula, sondern geben wahrscheinlich die Messenger-Moleküle an die unmittelbar auf der anderen Seite der Poren nachweisbaren Ribosomen ab (Abb. 21). Man kann vielleicht annehmen, daß das Transportprotein bei diesem Vorgang in den Kern zurückwandert, um sich an den Balbiani-Ringen erneut mit RNS zu beladen, d.h. neue Granula zu bilden.

Die bisherigen Experimente und Analysen führen also zu dem Ergebnis, daß die RNS-Synthese in den Interphasekernen differenzierter Zellen von Chromomer zu Chromomer individuell kontrolliert wird, und daß diese individuelle Regulation speziell die Synthese von Messenger-Molekülen betrifft, also eine Kontrolle des genetischen Transskriptions-Prozesses darstellt. Die biologische Bedeutung dieses Befundes, insbesondere für Fragen der Zelldifferenzierung, braucht nicht hervorgehoben zu werden. Interessant wird nunmehr die Frage nach dem molekularen Mechanismus, der die differentielle Aktivierung der Chromomeren kontrolliert.

### d) Die Regulation des Puffing

Puffmusterveränderungen sind bei allen daraufhin untersuchten Dipteren-Arten ein gesetzmäßiges Ereignis in der Individualentwicklung und in dieser Form vielfach mit bestimmten Entwicklungsschritten korreliert. Dabei handelt es sich in erster Linie um Verschiebungen im Spektrum der aktiven Loci durch Aktivierung und Inaktivierung, aber ebenso um quantitative Abstufungen in Form von Puffgrößenschwankungen. Eine gemeinsame Regulation aller aktiven Genorte des Genoms ist noch relativ einfach vorzustellen. Dagegen setzt eine individuelle Kontrolle die selektive Ansprechbarkeit jedes einzelnen Gen-Locus voraus. Wir müssen annehmen, daß jedes Gen die Information für seine Regulation nach dem Schloß-Schlüssel-Prinzip selbst in sich trägt. Wie die funktionelle Struktur eines individuellen Gen-Kontrollmechanismus bei höheren Organismen genau aussieht und welche Faktoren die Genaktivität induzieren und hemmen, ist aber noch weitgehend unbekannt. Nach den Ergebnissen der Bakteriengenetik über die Regulation der Enzymsynthese steuern Gene mit regulatorischer Funktion (Regulatorgene) über die Bildung spezifischer Repressoren und unter Zwischenschaltung von Operatorgenen die RNS-Synthese eines oder mehrerer Strukturgene. Durch bestimmte Effektorsubstanzen (co-repressor, inducer) kann die Wirkung der Repressoren aufgehoben oder ausgelöst und damit die Aktivierung oder Inaktivierung von Genen bewirkt werden[68].

Wenn wir dieses oder ein ähnliches Modell für die Regulation der Genaktivität höherer Organismen zugrunde legen, und von der Annahme ausgehen, daß die Regulation auf der Transskriptionsebene, also unmittelbar am Chromosom, erfolgt, so müßten die Repressoren zumindest zeitweise am Chromosom erscheinen, ohne selbst Bestandteil der Chromosomenstruktur zu sein. Diese Forderung wird neben der RNS von bestimmten, an den Chromosomen lokalisierten, Proteinen vom nichtbasischen und basischen Typ erfüllt. Die noch sehr unzureichenden Informationen über die nichtbasischen Chromosomenproteine lassen im gegenwärtigen Zeitpunkt keine Beziehung zur Regulation der Genaktivität erkennen. Die regelmäßige Ansammlung dieser Proteine in den Puffs der Riesenchromosomen braucht nicht unbedingt auf regulatorische Funktionen hinzudeuten, sondern könnte auch mit einer Stabilisierung des Puffing als Zustand in Zusammenhang gebracht werden.

[68] Jacob und Monod 1961.

Was die basischen Proteine, besonders die Histone, betrifft, die in somatischen Zellen in enger Assoziation mit der DNS vorgefunden werden, so war schon frühzeitig die Vermutung aufgekommen, daß sie funktionell an der Differenzierung des Genoms beteiligt sind[69]. Der von HUANG und BONNER (1962) und anderen Autoren geforderten spezifischen Repressorfunktion der Histone steht allerdings die Unspezifität der experimentell faßbaren Wirkungen der Histone entgegen. Die zuerst an zellfreien Systemen durchgeführte Hemmung der RNS-Synthese durch Histone kann auch unmittelbar an der Reaktion der chromosomalen Funktions-

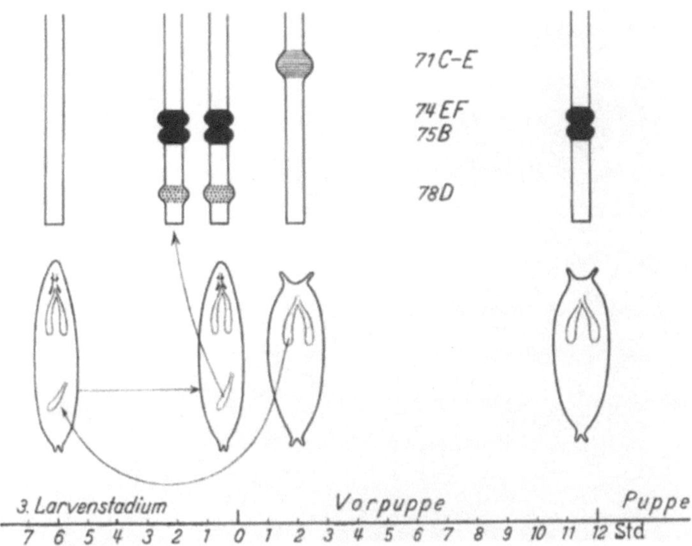


Abb. 22. Anordnung und Resultat eines Speicheldrüsen-Transplantationsexperiments an *Drosophila melanogaster*, unten von links nach rechts: Wirtslarve zum Zeitpunkt der Präparation; Spender-Vorpuppe; $11^1/_2$ Std alte Vorpuppe. Oben: Abschnitt des 3. Chromosoms aus jedem der unten abgebildeten Stadien mit entwicklungsspezifischen Puffs; links neben dem Wirtschromosomenabschnitt der entsprechende Abschnitt aus dem Implantat. (Nach BECKER 1962)

strukturen sichtbar gemacht werden. Nach dem Zufügen von Histonfraktionen werden an Lampenbürstenchromosomen die den Puffs der Riesenchromosomen funktionell gleichwertigen Schleifen unter vollständiger Hemmung der RNS-Synthese zurückgebildet. Dieser Effekt besteht in der Rückbildung aller Schleifen und somit in der Blockierung der gesamten chromosomalen RNS-Synthese[70]. Solange es nicht gelingt, spezifische Reaktionen des Genoms auf Histone nachzuweisen, muß die unmittelbare Beteiligung von Histonen an der Genomdifferenzierung fraglich bleiben.

Erste Einblicke in die Kontrolle der Genaktivität der Riesenchromosomen ergaben sich aus Untersuchungen an entwicklungsspezifischen Puffs. Wie schon erwähnt, sind bei den Dipteren bestimmte Schritte der postembryonalen Entwicklung (Häutungen, Metamorphose) mit tiefgreifenden Veränderungen des Puffing verbunden. Bereits in einfachen Transplantationsexperimenten wird klar, daß solche Reaktionen nicht autonom erfolgen, sondern unter der Kontrolle entwicklungsspezifischer Faktoren stehen (Abb. 22). Werden larvale Speichel-

[69] STEDMAN und STEDMAN 1950. [70] IZAWA, ALLFREY und MIRSKY 1963.

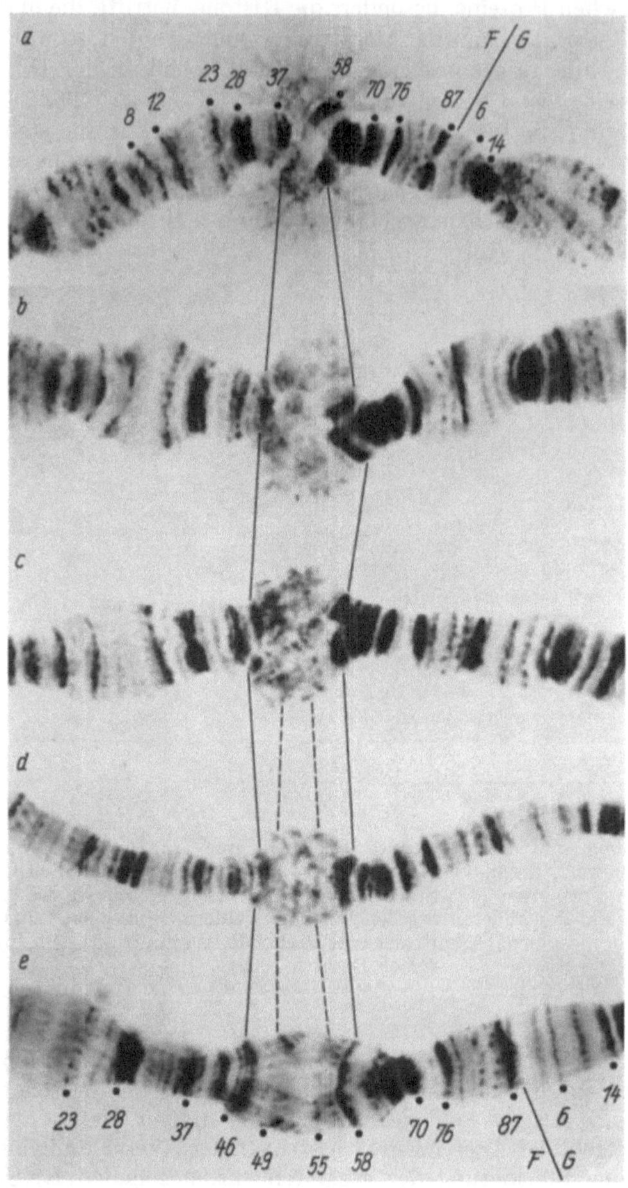


Abb. 23. Experimentell ausgelöste Rückbildung des Balbiani-Rings 3 aus dem Vorderlappen der Speicheldrüse von *Acricotopus lucidus*. (Nach Panitz 1964, vgl. Text)

drüsen in ein Tier eines späteren Entwicklungsstadiums, beispielsweise in eine Vorpuppe, transplantiert, das die für sein Stadium charakteristischen Puffkombinationen besitzt, so treten in kurzer Zeit im Transplantat die gleichen Veränderungen ein[71].

Bekanntlich wird die postembryonale Entwicklung der Insekten durch ein kompliziertes Hormonsystem gesteuert. Die einzelnen Entwicklungsschritte sind

[71] Becker 1962, Panitz 1964.

durch Häutungen voneinander abgegrenzt. Jede Häutung wird durch ein in den Prothoraxdrüsen (bei Dipteren in der Ringdrüse) gebildetes „Häutungshormon“ (Ecdyson) ausgelöst. Ein zweites Hormon, das „Juvenilhormon“ (Neotenin), bestimmt den Charakter der Häutung: Ist seine Konzentration in der Hämolymphe hoch, erfolgt eine Wachstums-, also reine Larvenhäutung; geht sie zurück, setzt dagegen die Metamorphose ein. Das Wesen der Insektenentwicklung besteht demnach im antagonistischen Wirken von Ecdyson und Neotenin.

An verschiedenen Objekten konnte nachgewiesen werden, daß das Steroidhormon Ecdyson der verantwortliche Auslöser bestimmter entwicklungsspezifischer Genreaktionen in den Riesenchromosomen ist. Bei *Acricotopus lucidus* stehen besonders deutlich die großen Balbiani-Ringe im Speicheldrüsenvorderlappen unter der Kontrolle des Hormons. In der Normalentwicklung bilden sich

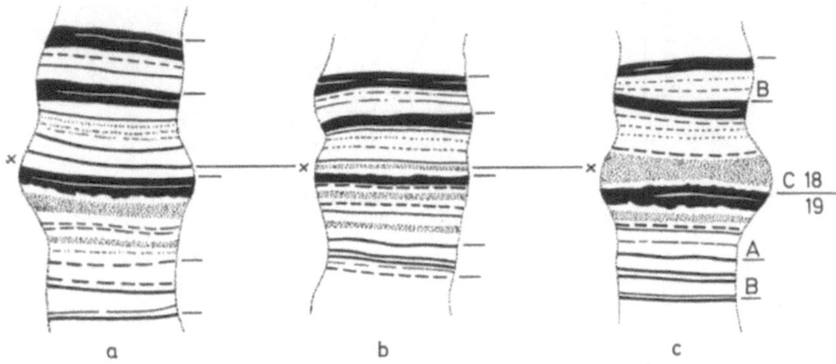


Abb. 24a—c. Durch Injektion von Ecdyson in Larven induzierte Puffbildung im Abschnitt C-18 des 1. Speicheldrüsenchromosoms von *Chironomus tentans*. a Unbehandelte Kontrolllarve; b 30 min, c 120 min nach der Injektion. (Nach CLEVER 1962b)

diese Balbiani-Ringe beim Erreichen des Vorpuppenstadiums regelmäßig zurück (vgl. S. 191). Ihre Rückbildung kann vorzeitig induziert werden, wenn man larvale Speicheldrüsen in Vorpuppen transplantiert, in Hämolymphe von Vorpuppen oder in larvaler (ecdysonarmer) Hämolymphe unter dem Zusatz des Teils vom Gehirnkomplex inkubiert, das für die Bildung des Ecdyson verantwortlich ist (Abb. 23). Dabei setzen die ersten Rückbildungen bereits nach 30 min ein, was ebenso wie die zum Zeitpunkt der letzten Larvenhäutung zu beobachtende vorübergehende Rückbildung einzelner Balbiani-Ringe im Vorderlappen — auf eine unmittelbare Reaktion auf die Anwesenheit von Ecdyson hinweist[72].

Besonders deutlich werden die Zusammenhänge zwischen Hormon und Genreaktion in Experimenten, die von CLEVER (1961, 1963) unter Verwendung reinen Ecdysons an *Chironomus tentans* durchgeführt wurden. Nach Injektion von Ecdyson in Larven tritt nach 15—30 min in verschiedenen Organen im 1. Chromosom ein Puff (I-18-C) auf (Abb. 24), dem nach weiteren 30 min ein weiterer Puff (IV-2-B) im 4. Chromosom folgt. Beide Genreaktionen, die auch in der Normalentwicklung (im Abstand von 1—2 Tagen) ablaufen, sind von der Hormonkonzentration abhängig. Die Reaktionsschwelle für den Locus I-18-C liegt bei $10^{-7}$ $\mu$g höher, was umgerechnet nur einigen hundert Hormonmolekülen je Einzelchromomer entspricht. Während die Größe des ersten Puffs direkt mit dem Anwachsen der Hormonkonzentration in der Hämolymphe zunimmt, bleibt der andere

[72] PANITZ 1964.

fast unbeeinflußt und verschwindet etwa 48 Std nach seiner Induktion (Abb. 25, 26). Diesen frühaktivierten Puffs folgen in den untersuchten Organen nach Stunden bis Tagen in festgelegter Sequenz zahlreiche spezifische Genreaktionen nach. Nach weiterführenden Untersuchungen von CLEVER (1964) ist ihr Erscheinen in der Speicheldrüse von dem Vorhandensein der frühen Puffs abhängig.

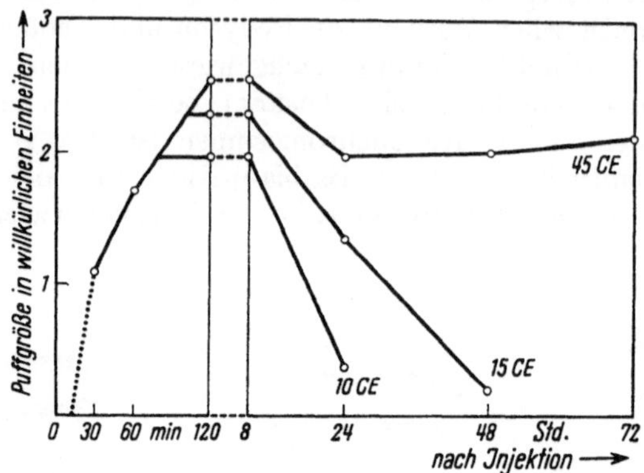


Abb. 25. Verhalten des Gen-Locus I-18-C nach Injektion verschiedener Dosen von Ecdyson. *CE* Calliphora-Einheiten. (Nach CLEVER 1961)

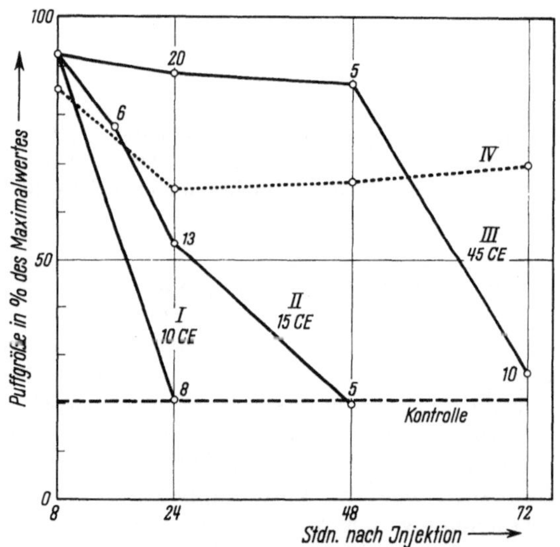


Abb. 26. Verhalten des Gen-Locus IV-2-B nach Injektion verschiedener Dosen von Ecdyson. Punktierte Linie (*IV*): Puff I-18-C mit 45 CE Ecdyson. (Nach CLEVER 1961)

Aus Versuchen mit Proteininhibitoren geht hervor, daß ihre Induktion an den normalen Ablauf der Proteinsynthese in Cytoplasma gebunden ist.

Im ganzen ergibt sich bei *Chironomus tentans* eine hormonal induzierte Sequenz von Genaktivitäten: Der erste erkennbare Effekt des Hormons ist gewebeunspezifisch und besteht in der Auslösung von zwei Puffs, wobei noch unklar ist, ob sie unabhängig voneinander entstehen. Über Prozesse im Cytoplasma, die wahrscheinlich über die frühaktivierten Gene kontrolliert werden, und für die ein normaler Ablauf der Proteinsynthese Bedingung ist, werden weitere gewebespezifische Genreaktionen in Gang gesetzt.

Die Vorstellungen über den primären Angriffspunkt des Ecdysons sind noch hypothetisch und umstritten. Die Annahme, daß das Hormon ähnlich wie im System von JACOB und MONOD als Effektor wirkt, ist sehr bestechend, aber nur eine von vielen Denkmöglichkeiten. Eigene Vorstellungen über den Wirkungsmechanismus des Ecdysons hat KROEGER (1963, 1964) entwickelt. Er hat die zuerst von BECKER (1962) an explantierten *Drosophila*-Speicheldrüsen beobachtete Erscheinung der Rückwärtsentwicklung bestehender Puffmuster zu einem bereits durchlaufenem Stadium auf seine Ursachen hin untersucht. Es gelang ihm bei *Chironomus thummi*, „Verjüngungs"-Effekte an ecdysonabhängigen Puffs durch eine Erhöhung des $Na^+$-Spiegels im Kulturmedium zu erzielen bzw. zu verstärken. Wurden dagegen die $Na^+$-Ionen durch $K^+$ oder zweiwertige Kationen ($Zn^{++}$, $Cd^{++}$) ersetzt, blieb die Rückentwicklung aus, oder das Puffmuster entwickelte sich sogar zu dem nächstfolgenden Stadium weiter. Aus Messungen an explantierten Speicheldrüsen schließt KROEGER (1966), daß mit der Erhöhung der $K^+$-Konzentration die elektrische Potentialdifferenz zwischen Kulturmedium und Kernsaft ansteigt. Das gleiche soll nach der Gabe von Ecdyson geschehen, bzw. gerade zu dem Zeitpunkt, wenn die ersten häutungsspezifischen Puffs erscheinen. Aus diesen Ergebnissen leitet KROEGER ab, daß nicht das Chromosom selbst, sondern ein im Kernsaft etabliertes Kationensystem ($Na^+/K^+$) den primären Angriffspunkt des Ecdyson bildet. Unter dem Einfluß des Hormons soll eine „Ionenpumpe" stimuliert werden, die eine spezifische, die Puffreaktionen auslösende $K^+$-Konzentration im Kernsaft aufbaut.

In Anbetracht des weiten Interesses, das einem allgemeingültigen Modell der Hormonwirkung entgegengebracht werden dürfte, sollte man beachten, daß diese Ergebnisse im gegenwärtigen Stand auch andere Interpretationen gestatten. Zunächst muß hervorgehoben werden, daß „Verjüngung" und „Acceleration" nur in einem zeitlich begrenzten Endabschnitt der Larvenentwicklung an „kompetenten" Tieren ausgelöst werden können. Es ist nicht auszuschließen, daß die fraglichen Gen-Loci zu diesem Zeitpunkt bereits unter dem Einfluß von Ecdyson stehen. Nach Explantation von Speicheldrüsen „kompetenter" Tiere kann durch Abbau des Ecdysonspiegels eine Reversion des Puffmusters eintreten. Für diese Vorstellung spricht, daß selbst durch den stärksten „Ecdysonnachahmer" ($Zn^{++}$) eine einmal erfolgte Rückwärtsentwicklung des Puffmusters nicht mehr revertierbar ist. Naturgemäß muß der Verjüngungseffekt durch Behandlung mit $Na^+$-Ionen, die bekanntlich die Permeabilität der Kernmembran erhöhen, gesteigert werden.

Während die frühen ecdysonabhängigen Puffs bei *Chironomus thummi* durch Ionenverschiebungen induzierbar sind, blieben solche Versuche an intakten Speicheldrüsen von *Chironomus tentans* ohne Erfolg[73]. Nach LEZZI (1966) soll die erwartete Reaktion auf $K^+$-Ionen aber dann eintreten, wenn man die Speicheldrüsenkerne zunächst einfriert und dann wieder auftaut, so daß das Ausbleiben der Reaktion bei *Chironomus tentans* auf der mangelnden Permeabilität der Kernmembran für Kaliumionen beruhen würde. Auch in diesem Fall bleibt offen, ob die Puffs durch die Salzlösung de novo induziert werden, oder diese Loci bereits durch den niedrigen Ecdysonspiegel aktiviert („kompetent") sind — lange bevor sie cytologisch als Puffs in Erscheinung treten —, und sich erst sekundär unter dem Einfluß der Kationen vergrößern. CLEVER (1962a) weist darauf hin, daß der Locus I-18-C in sich normal entwickelnden Tieren schon weit vor der Puppen-

[73] CLEVER 1965.

häutung schwach aktiviert sein kann. Berendes u. Mitarb. haben an Speicheldrüsen von *Drosophila* die Reaktion von über 100 puffbildenden Loci auf KCl und Ecdyson untersucht und 20 induzierbare Genreaktionen gefunden, die durchaus nicht alle parallel im Sinn einer Entwicklungsbeschleunigung ablaufen. So traten Puffs auf, die aus der Normalentwicklung unbekannt waren, andere veränderten ihre Größe, während ein Puff, der im Verlauf der Vorpuppenentwicklung regelmäßig anschwillt, kleiner wurde, sich also „verjüngte"[74].

Es erscheint aus all diesen Gründen angebracht, in der Beurteilung der primären Wirkung des Ecdyson und der Hormone überhaupt Zurückhaltung zu üben, bis mehr biochemische Daten vorliegen. Zweifellos stellen aber die Speicheldrüsenkerne der Dipteren mit den Riesenchromosomen und ihren Puffs ein besonders günstiges System im Studium dieser Frage dar.

Es liegt nahe, an dem vorliegenden Versuchs-System der Riesenchromosomen auch nach möglichen Effekten solcher biologischerFaktoren zu fahnden, die natürlicherweise bei Insekten nicht vorkommen. Die Wirkung von Wirbeltierhormonen ist bisher nur selten geprüft worden[75], ohne erkennbaren Erfolg. Daß derartige Versuche aber nicht von vornherein sinnlos sind, zeigt sich an den kürzlich entdeckten, unerwarteten Effekten bestimmter Pflanzen-Hormone, der Gibberelline. Nach 48stündiger Behandlung von *Acricotopus*-Larven mit einer Konzentration von 1,5 mg/ml sind in den meisten Zellen des Haupt- und Nebenlappens der Speicheldrüse die Balbiani-Ringe 2 und 6 zurückgebildet. Aus autoradiographischen Versuchen mit $^3$H-Uridin geht hervor, daß die RNS-Synthese dieser Loci in allen Zellen gehemmt ist, wogegen die Balbiani-Ringe im Speicheldrüsenvorderlappen und der Nucleolus normal inkorporieren. Die Wirksamkeit der geprüften Gibberelline $A_3$ und $A_4$ ist eng an ihre chemische Struktur gebunden; das in der chemischen Grundstruktur nur wenig veränderte Derivat Allogibberellinsäure vermag die Rückbildung der Balbiani-Ringe nicht zu induzieren[76].

Zahlreiche Puffs unterliegen auch der Kontrolle von relativ unspezifischen Faktoren, wie dies für die Ionenkonzentration bereits im Zusammenhang mit der Hormonwirkung besprochen wurde. Die Induktion eines neuen, aus der Normalentwicklung unbekannten Puffs gelang zuerst Becker (1959) an Speicheldrüsen von *Drosophila*, die er in gewöhnlicher Ringerlösung inkubierte. Ritossa u. Mitarb. induzierten ebenfalls bei *Drosophila* eine Sequenz neuer Puffs durch Inkubation von Speicheldrüsen in einer ribonucleasehaltigen Ringerlösung[77]. Zur Erklärung dieser Ergebnisse könnte man im ersten Fall an eine Auswaschung, im zweiten an eine Zerstörung eines Faktors denken, der diese Gene blockiert hält. Wahrscheinlich sind die Verhältnisse komplizierter.

Auch Temperaturschocks können neue Puffs hervorrufen. Werden Larven von *Drosophila*, die bei einer Temperatur von 25°C aufgezogen wurden, kurz vor der Pupariumbildung für die Dauer von 30 min einer Temperatur von 30°C ausgesetzt, so erscheinen zahlreiche Puffs in der Speicheldrüse, die nach Rückführung der Tiere in die Zuchttemperatur wieder verschwinden. Es ist möglich, den Vorgang der Induktion und Reversion des Puffing mehrmals zu wiederholen[78].

Für die Interpretation des Wirkungsmechanismus von Pharmaka ist schließlich noch die Beobachtung interessant, daß ein RNS-reicher Balbiani-Ring, der in Kontrolltieren nicht vorhanden ist, bei *Chironomus* nach Aufzucht der Larven in einer 1%igen Thiacetamidlösung entsteht[79].

---

[74] Berendes et al. 1965. [75] Clever, unveröff. [76] Panitz 1967.
[77] Ritossa und von Borstel 1964, Ritossa et al. 1965.
[78] Berendes und Holt 1964, Berendes et al. 1965.
[79] Kiknadze und Filatova 1963.

## D. Übergeordnete Gliederungsprinzipien und allgemeine Funktionen

### 1. Heterochromatin in Riesenchromosomen

Als heterochromatisch bezeichnet man mit HEITZ (1929) Chromosomen und Chromosomenabschnitte, die auch in der Interphase mehr oder minder kondensiert bleiben („Heteropyknose"). Im Extremfall ist dieses Verhalten eindeutig genetisch fixiert, d.h. die Heteropyknose manifestiert sich in allen Phasen der Individualentwicklung, unabhängig von äußeren und inneren Bedingungen (konstante oder konstitutive Heteropyknose, „echtes" Heterochromatin). Bestimmte Chromosomen, z.B. die X-Chromosomen der Säuger, erweisen sich als fakultativ heterochromatisch; die Heteropyknose ist in diesen Fällen irreversibel oder reversibel

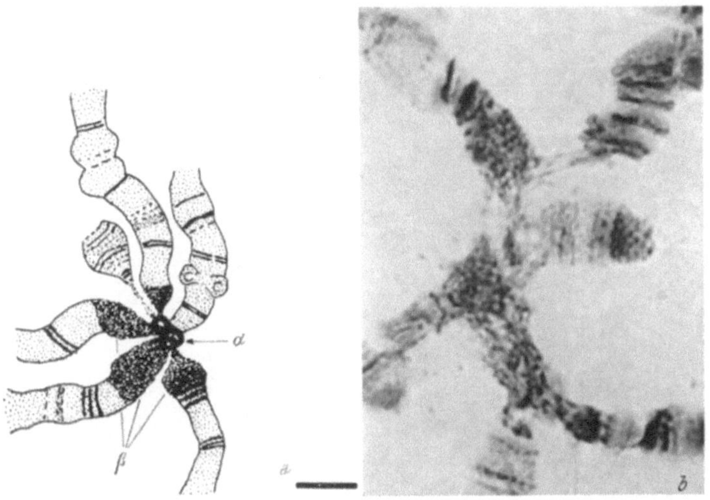


Abb. 27. α- und β-Heterochromatin im Sammelchromozentrum der Speicheldrüsenkerne von *Drosophila virilis* (nach HEITZ 1934) und *Drosophila melanogaster* (rechts)

induzierbar. Es kommen auch allmähliche, z.T. cyclische Übergänge zwischen dem rein euchromatischen und dem heterochromatischen Zustand vor, die man als „Allozyklien" zusammenfaßt. Mit den modernen Methoden zum Studium der DNS-Synthese schält sich als gemeinsames funktionelles Merkmal aller Arten von Heteropyknose die Asynchronie der Replikation (verspätete bzw. verlängerte Replikation) heraus.

In Riesenchromosomen stellt sich das Heterochromatin entweder als völlig amorphes, ungegliedertes und kompaktes „α"-Heterochromatin oder als weniger kompaktes, noch undeutlich in Querscheiben gegliedertes „β"-Heterochromatin dar[80]. β-Heterochromatin findet sich nur im Umkreis des Spindelansatzes (Abb. 27); α-Heterochromatin auch an den Chromosomenenden und wahrscheinlich auch interstitiell (Abb. 28). HEITZ (1934) hat nachgewiesen, und das ist Bestandteil der Definition, daß das β-Heterochromatin bei der Polytänisierung wie das Euchromatin heranwächst, während das α-Heterochromatin der Spindelansatzregionen kaum oder gar nicht an Volumen zunimmt. HINTON (1942) hat dies später sehr elegant mit Translokationen bestätigt: Ein heterochromatischer Abschnitt des 2. Chromosoms von *Drosophila melanogaster*, der in der Mitose ungefähr

[80] HEITZ 1934.

$^1/_5$ des ganzen Chromosoms umfaßt, erscheint im 2. Speicheldrüsenchromosom als eine einfache „Querscheibe“ von weniger als $^1/_{100}$ der Chromosomenlänge. Was bedeutet dies? Mikrophotometrische DNS-Bestimmungen von Rudkin (1965) zeigen, daß polytäne Zellkerne von *Drosophila* tatsächlich ein Defizit an DNS aufweisen, das nach Umrechnung auf den haploiden Chromosomenbestand gerade dem Anteil des Spindelansatz-Heterochromatins (des „Chromocentrums“) entspricht. Diese Chromosomenbereiche scheinen also an den Polytänisierung nicht teilzunehmen. Berendes und Keyl (1967) konnten direkt zeigen, daß die Repli-

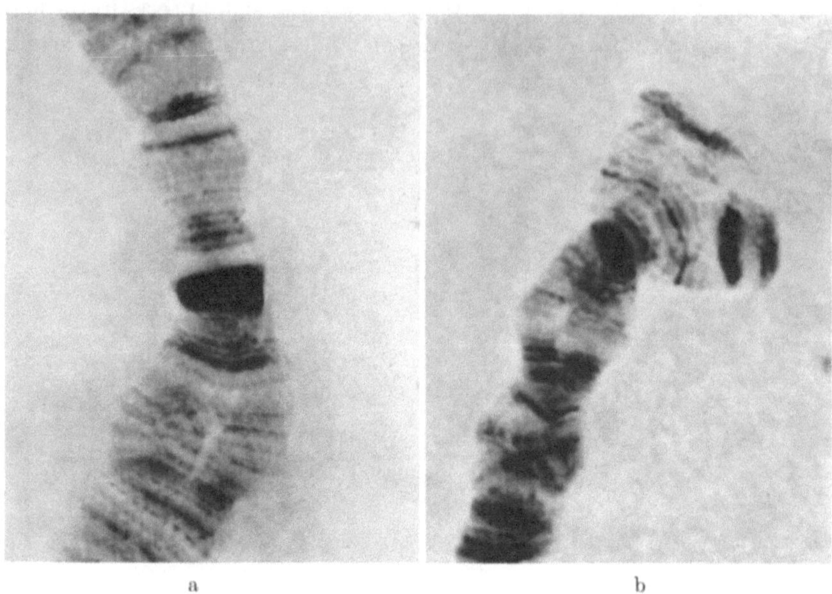


Abb. 28a u. b. Heterochromatin in Speicheldrüsenchromosomen von *Acricotopus lucidus*. a Centromerregion des 2. Chromosoms. b Heterozygotie für interkalares Heterochromatin. Original

kation von Heterochromatin und Euchromatin bereits in den ersten Polytänisierungsschritten irregulär entkoppelt wird, wobei gewöhnlich das Heterochromatin zurückbleibt. Spätestens vom 3. bis 4. Replikationsschritt an scheint das Heterochromatin überhaupt nicht mehr an der Replikation teilzunehmen.

Das α-Heterochromatin zeigt in den polytänen Riesenkernen eine auffallende Tendenz zur Verklebung und Verschmelzung mit anderem α-Heterochromatin. Ist viel α-Heterochromatin vorhanden, so verschmelzen die Spindelansatzbereiche (Kinetochoren) zu einem typischen Sammelchromozentrum (z.B. *Drosophila melanogaster*), dessen Hauptmasse aber aus den angrenzenden Abschnitten des β-Heterochromatins gebildet wird (vgl. Abb. 27). Auch die Chromosomen-Enden bestehen aus α-Heterochromatin und verkleben deshalb gelegentlich miteinander oder mit den Kinetochoren. Für interstitielles Heterochromatin ist die wechselseitige Verklebungstendenz sogar das Hauptkriterium (über verspätete Replikation des interstitiellen Heterochromatins vgl. S. 180).

Besonders verhält sich im polytänen Zustand das X-Chromosom vieler Dipteren, das im Gegensatz zu dem konstant heterochromatischen Y-Chromosom alle Übergänge vom typischen Euchromatin bis zum typischen Heterochromatin zeigen kann. Einen eindrucksvollen Fall dieser Art hat WOLF (1957) beschrieben. Verpuppungsreife Larven von *Phryne cincta*, die bei Zimmertemperatur aufgezogen wurden, besitzen ein X-Chromosom von verschwommener, nur schwach gebänderter Struktur, das extrem „gestaucht“ erscheint, also weitgehend der Definition des β-Heterochromatins entspricht. Werden die Larven jedoch bei einer niedrigeren Temperatur (10—14° C) gezogen, so entsteht aus dem in Mitosen immer heterochromatischen X ein euchromatisches Polytänchromosom mit nahezu normaler Querscheibenstruktur, das im Verlauf der Larvenentwicklung allmählich den Streckungsgrad der Autosomen erreicht (Abb. 29). Inwieweit dieser Formwechsel eine funktionelle Beziehung ausdrückt und dabei als Ursache oder Folge einer funktionellen Änderung erfolgt, ist unbekannt.

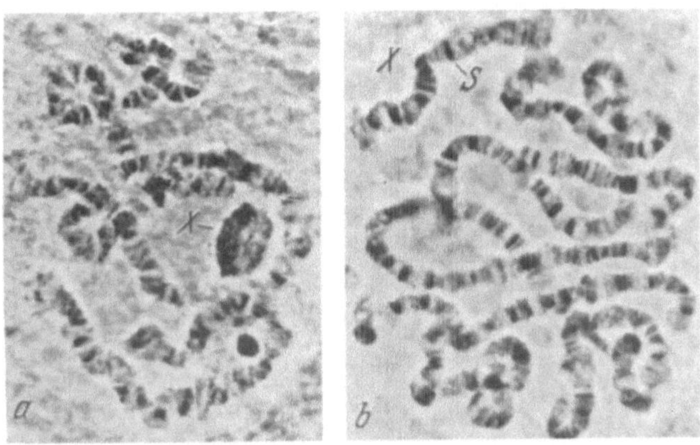


Abb. 29a u. b. Temperaturbedingte Allocyclie des X-Chromosoms in der Speicheldrüse von *Phryne cincta*. a Aufzucht bei 20—22° C, X-Chromosom heterochromatisch und gestaucht. b Aufzucht bei 10—14° C, X-Chromosom gestreckt und normal strukturiert. (Nach WOLF 1957)

Eine wiederholt — besonders an *Drosophila* in Verbindung mit Chromosomenmutationen — beobachtete Wirkung von Heterochromatin besteht in der Hemmung der Funktion benachbarter Gene durch Schwächung ihrer Penetranz und Expressivität[81]. Phänotypisch kann sich diese Wirkung in der Ausbildung somatischer Mosaike („variegation“) manifestieren. Dieser Effekt wird durch einige neuere cytologische Beobachtungen an den Riesenchromosomen als Heterochromatisierung[82] und als Hemmung des Puffing verständlich. Nach RUDKIN (1965) bewirkt die Translokation eines Stückes vom X-Chromosom in die unmittelbare Nähe des Sammelchromozentrums die Heterochromatisierung der dem Chromozentrum am nächsten gelegenen Anteile des X-Chromosoms. Im Zusammenhang damit, d.h. in Abhängigkeit vom Grad der Heterochromatisierung, wird die Ausbildung eines Puffs, der in dem translozierten Bereich normalerweise immer vorhanden ist, in unterschiedlichem Maße gehemmt. Ähnlich verhält sich ein Puff in der Speicheldrüse von *Acricotopus lucidus* (Abb. 30). Eine an der Ausbildung des Puffs beteiligte Querscheibe liegt in den natürlichen Populationen in zwei genetischen Varianten vor, einer euchromatischen und einer anscheinend heterochromatischen. Dort, wo die heterochromatische Variante vorliegt, erscheint das Puffing in 75% der Fälle unterdrückt. In den restlichen 25% findet man Puffing entweder in beiden Unterabschnitten zur Rechten und zur Linken von der mutierten Querscheibe gleichzeitig, oder nur auf einer Seite[83].

[81] LEWIS 1950. [82] HARTMANN-GOLDSTEIN 1967. [83] PANITZ 1965.

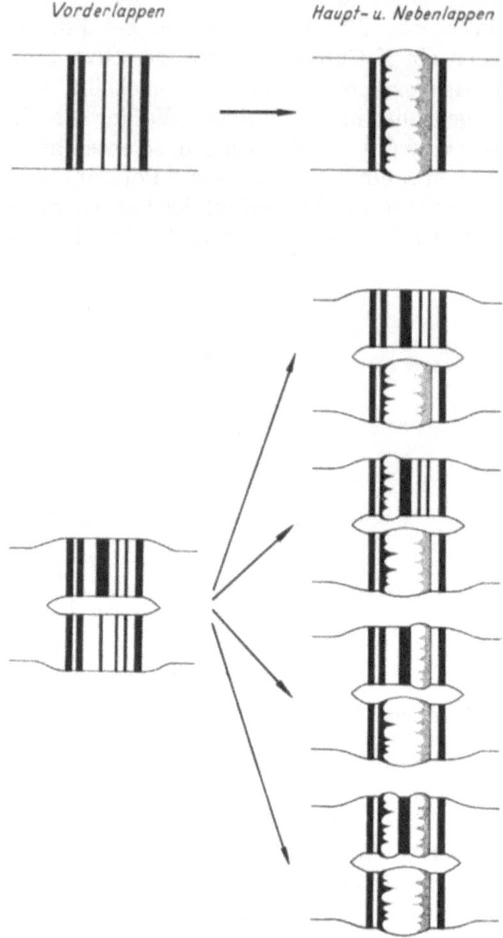


Abb. 30. Schematische Darstellung des Aktivitätsverhaltens des normalen (oben) und des mutierten (unten) Gen-Locus. II/0—17 in der Speicheldrüse von *Acricotopus lucidus*. Die heterozygote Strukturmutation (Heterochromatisierung) bewirkt im Haupt- und Nebenlappen der Speicheldrüse eine verminderte und variable Puffaktivität. (Nach PANITZ 1965)

## 2. Nucleolen

Der Nucleolus der Riesenchromosomen unterscheidet sich prinzipiell nicht vom Nucleolus gewöhnlicher Interphasechromosomen. Er stellt einen kugeligen oder gelappten Körper von optisch homogener bis körniger Konsistenz dar. Besonders günstig läßt sich an Riesenchromosomen auf Grund ihres polytänen Status die Feinstruktur der Nucleolenbildungsorte studieren, die in euchromatischen und heterochromatischen Chromosomenabschnitten liegen können. Zwei Beispiele sollen das veranschaulichen: Bei *Chironomus tentans* sind beide Nucleolenbildungsorte in euchromatischen Regionen lokalisiert und als einzelne Banden von 0,5 bis 1,0 μm Dicke erkennbar (Abb. 31). Von gewöhnlichen Querscheiben unterscheiden sie sich durch eine schwächere Feulgen-Reaktion und die Doppelkontur. Daß der Organisator in seiner ganzen Ausdehnung zur Nucleolenbildung fähig ist, konnte

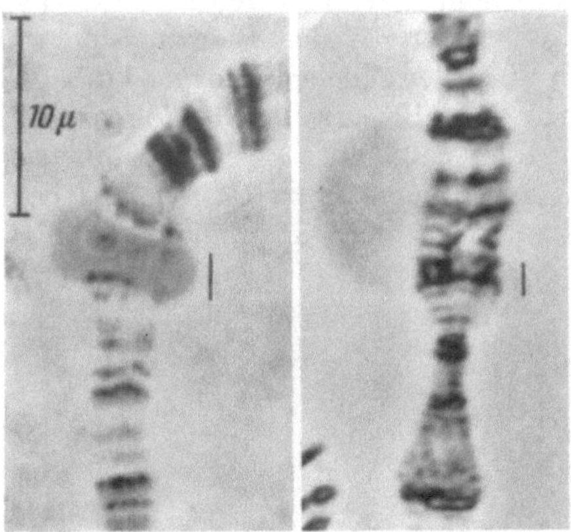


Abb. 31. Nucleolenbildung im Euchromatin bei *Chironomus tentans*. Bildungsort im 3. Chromosom (links Rectum; rechts Malpighi-Gefäße. (Nach BEERMANN 1960)

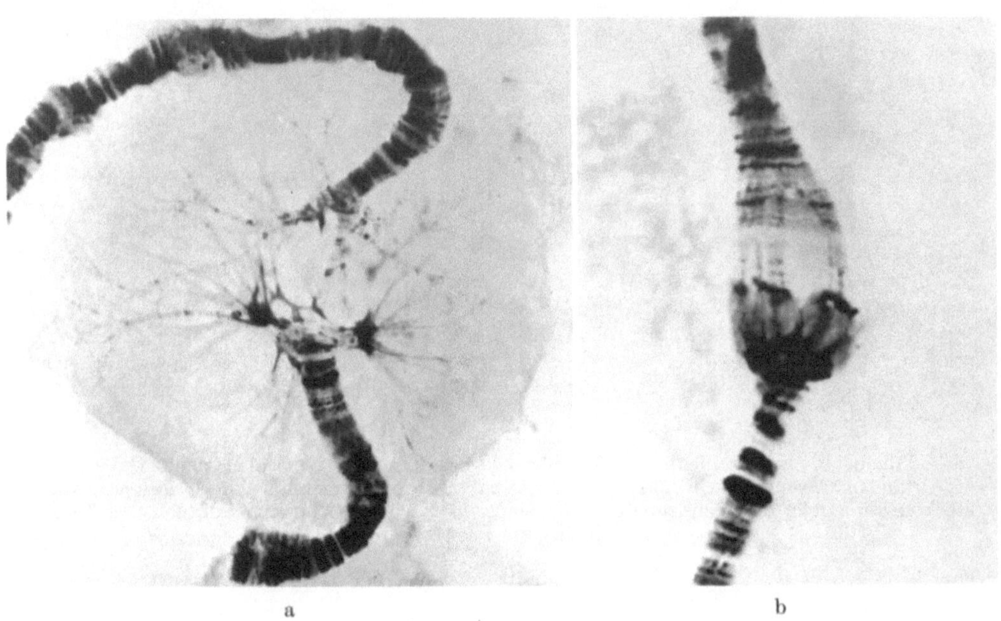


Abb. 32a u. b. Nucleolenbildung im Heterochromatin bei *Acricotopus lucidus*. a Vollentfalteter Bildungsort im 3. Chromosom aus dem Speicheldrüsenhauptlappen. b Rückgebildeter Bildungsort aus einer alten Vorpuppe. (Original PANITZ)

durch seine Auftrennung im Strahlenexperiment in zwei selbständige Partialbildungsorte, von denen der eine nur noch ein Fünftel des gesamten Bildungsortes besitzt, gezeigt werden[84].

Typisch heterochromatische Bildungsorte finden sich bei allen *Drosophila*-Arten und vielen anderen Dipteren. Ein Beispiel bietet *Acricotopus lucidus*[85]. Der Organisator liegt innerhalb eines α-heterochromatischen Blocks, der in günstigen Fällen schwache Querscheibengliederung erkennen läßt und nach seinem Repli-

[84] BEERMANN 1960. [85] MECHELKE 1963, PANITZ, unveröff.

kationsverhalten eindeutig dem spätreplizierenden DNS-Typ angehört (Abb. 32). Bei voll ausgebildeten Nucleolen ist das Blockheterochromatin strahlenförmig aufgerissen und reicht weit in den Nucleoluskörper hinein[86]. Im Verlauf der Vorpuppenentwicklung wird die Auflösung der Bildungszone rückgängig gemacht, wobei der Nucleolus auf die Größe eines Puffs zusammenschrumpft und schließlich ganz verschwindet. Im Gegensatz zu *Chironomus* liegt die maximale Auflockerungszone des Organisators nicht in unmittelbarer Nähe des Chromosoms,

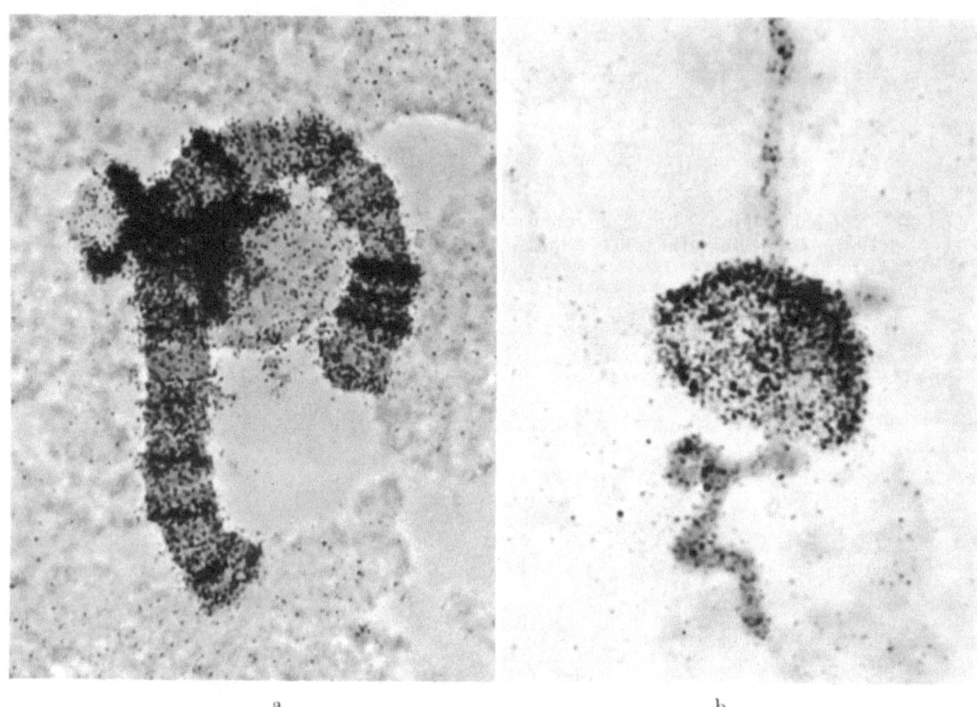


Abb. 33a u. b. Unterschiedliches Markierungsverhalten der Nucleolen nach Gabe von $^3$H-Uridin. a *Chironomus*, Einbau in unmittelbarer Chromosomennähe. b *Acricotopus*, verstärkter Einbau in der Randzone des Nucleolus. (a Nach PELLING und SCHOLTISSEK 1964; b Original PANITZ)

sondern mehr an der Peripherie des Nucleolus. Diese Unterschiede in der strukturellen Organisation werden besonders deutlich, wenn man das Markierungsverhalten beider Nucleolen nach Gabe von $^3$H-Uridin vergleicht. Während bei *Chironomus* der Einbau im Zentrum, in unmittelbarer Nähe des Chromosoms beginnt, sind bei *Acricotopus* vorwiegend die Randpartien markiert (Abb. 33). Beide Markierungstypen weisen nachdrücklich auf die DNS-Gebundenheit der nucleolären RNS-Synthese hin.

Eine wesentliche Funktion des Nucleolus liegt in der Synthese von RNS. Aus seinem Markierungsverhalten geht hervor, daß er neben den Balbiani-Ringen den

[86] Die an Riesenchromosomen beobachtete Durchdringung des gesamten Nucleolus mit Anteilen des Organisators zeigt, daß die an verschiedenen Objekten immer wieder nachgewiesene und als Besonderheit hingestellte „nucleoläre" DNS letztlich chromosomalen Ursprungs sein dürfte.

intensivsten RNS-Syntheseort der Riesenchromosomen bildet[87]. Erste Erkenntnisse über die Natur der nucleolären RNS ergaben sich aus der Bestimmung ihrer Basenzusammensetzung. Mit Hilfe der bereits genannten Mikromethode von EDSTRÖM war es möglich, die Anteile der verschiedenen Basen elektrophoretisch zu bestimmen und mit der cytoplasmatischen RNS, die zum überwiegenden Teil aus ribosomaler RNS besteht, zu vergleichen[88]. Die RNS-Aufarbeitung ergab eine auffällige Übereinstimmung von nucleolärer und ribosomaler RNS bei einem nahezu ausgeglichenen Basenverhältnis (Adenin:Uracil = 58%; Guanin:Cytosin = 42%).

Interessant ist in diesem Zusammenhang die übereinstimmende Basenzusammensetzung der RNS beider Nucleolen von *Chironomus tentans*[89], die für ihre funktionelle Gleichwertigkeit spricht. Diese Annahme wird durch die Beobachtung bekräftigt, daß sich die beiden Nucleolen von *Chironomus tentans* gegenseitig vertreten können und außerdem gegen den einzigen Nucleolus der nahe verwandten Art *Chironomus pallidivittatus* austauschbar sind. Rekombinationstypen, die aus dem Bastard beider Arten gewonnen wurden und nur einen der drei Nucleolen besitzen, sind lebensfähig und fertil[90].

Die aus der Übereinstimmung beider RNS-Typen naheliegende Vermutung, in der nucleolären RNS den Vorläufer der ribosomalen zu sehen, wurde durch RITOSSA und SPIEGELMAN (1965) bestätigt. Mit Hilfe künstlicher Hybridisierung von DNS- und RNS-Fraktionen, die aus Stämmen von *Drosophila melanogaster* gewonnen wurden, die sich bezüglich der Anzahl der Nucleolen unterschieden, gelang die Lokalisation des für die ribosomale RNS-Synthese verantwortlichen Cistrons im Nucleolusorganisator. Daß die Nucleolen der Speicheldrüsenkerne von *Smittia* neben ribosomaler auch transfer-RNS enthalten, wird von BIRNSTIEL, JACOB und SIRLIN (1965) vermutet. Die RNS hat mit rund 5% den geringsten Anteil am Aufbau des Nucleolus; den Hauptteil bilden Proteine. Für die Möglichkeit, daß diese Proteine im Nucleolus selbst synthetisiert werden, geben Einbauversuche an Riesenchromosomen bisher keinen Anhaltspunkt. Neue Erkenntnisse über den RNS- und Proteinstoffwechsel der Riesenchromosomen-Nucleolen sind erst von der Anwendung neuartiger Mikromethoden zur Gewinnung und Aufarbeitung von Nucleolenfraktionen zu erwarten.

## Literatur

ALFERT, M., GESCHWIND, I.: A selective staining method for the basic proteins of cell nuclei. Proc. nat. Acad. Sci. (Wash.) **39**, 991 (1953). — ALLFREY, V. G., LITTAU, V. C., MIRSKY, A. E.: On the role of histones in regulating RNA synthesis in the cell nucleus. Proc. nat. Acad. Sci. (Wash.) **49**, 414 (1963). — AMMERMANN, D.: Riesenchromosomen in der Makronukleusanlage der Ciliaten. Naturwissenschaften **10**, 249 (1964).

BAUDISCH, W.: Chemisch-physiologische Untersuchungen an den Speicheldrüsen von *Acricotopus lucidus*. 100 Jahre Landwirtschaftliche Institute der Universität Halle, S. 152 (1963a). ~ Aminosäurezusammensetzung der Speicheldrüsen von *Acricotopus lucidus*. Biol. Zbl. **82**, 351 (1963b). ~ Spezifische Hydroxyprolinsynthese in den Speicheldrüsen von *Acricotopus lucidus*. Biol. Zbl. **86**, Suppl. 157 (1967). — BAUER, H.: Die polyploide Natur der Riesenchromosomen. Naturwissenschaften **26**, 77 (1938). ~ Chromosomenstruktur und -funktion. Ergebnisse der Untersuchungen an Riesenchromosomen. Jb. der Max-Planck-Ges. 23 (1957). — BECKER, H. J.: Die Puffs der Speicheldrüsenchromosomen von *Drosophila melanogaster*. 1. Mitteilung, Beobachtungen zum Verhalten des Puffmusters im Normalstamm und bei zwei Mutanten, *giant* und *lethal-giant-larvae*. Chromosoma (Berl.) **10**, 654 (1959). ~ Die Puffs der Speicheldrüsenchromosomen von *Drosophila melanogaster*, II. Mitteilung. Die Auslösung der Puffbildung, ihre Spezifität und ihre Beziehung zur Funktion der Ringdrüse. Chromosoma (Berl.) **13**, 341 (1962). — BEERMANN, W.: Chromomerenkonstanz und spezifische Modifikation der Chromosomenstruktur in der Entwicklung und Organdifferenzierung von *Chironomus*

[87] PELLING 1964. [88] EDSTRÖM und BEERMANN 1962. [89] EDSTRÖM 1965.
[90] BEERMANN 1960.

*tentans.* Chromosoma (Berl.) **5**, 139 (1952a). ~ Chromosomenstruktur und Zelldifferenzierung in der Speicheldrüse von *Trichocladius vitripennis.* Z. Naturforsch. **7**b, 237 (1952b). ~ Der Nucleolus als lebenswichtiger Bestandteil des Zellkerns. Chromosoma (Berl.) **11**, 263 (1960). ~ Riesenchromosomen. Protoplasmatologia *VI*, D (1962). ~ Ein Balbiani-Ring als Locus einer Speicheldrüsenmutation. Chromosoma (Berl.) **12**, 1 (1961). ~ Cytologische Aspekte der Informationsübertragung von den Chromosomen in das Cytoplasma. 13. Colloquium der Ges. Phys. Chem. 1962 Mosbach. Berlin-Göttingen-Heidelberg: Springer 1963. ~ Kontrollierte RNS-Synthese in Riesenchromosomen. „Struktur und Funktion des genetischen Materials." Erwin-Baur-Gedächtnisvorlesungen *III*, 212 (1964). ~ Operative Gliederung der Chromosomen. Naturwissenschaften **52**, 365 (1965). — BEERMANN, W., BAHR, G. F.: The submicroscopic structure of the Balbiani-ring. Exp. Cell Res. **6**, 195 (1954). — BEERMANN, W., PELLING, C.: $H^3$-Thymidin-Markierung einzelner Chromatiden in Riesenchromosomen. Chromosoma (Berl.) **16**, 1 (1965). — BENJAMIN, W., LEVANDER, O. E., GELLKORN, A., DEBELLIS, R. H.: An RNA-histone complex in mammalian cells: The isolation and characterization of a new RNA species. Proc. nat. Acad. Sci. (Wash.) **55**, 858—864 (1966). — BERENDES, H. D., BREUGEL, F. M. A. VAN, HOLT, TH. K. H.: Experimental puffs in salivary gland chromosomes of *Drosophila hydei.* Chromosoma (Berl.) **16**, 35 (1965). — BERENDES, H. D., HOLT, TH. K. H.: The induction of chromosomal activities by temperature shocks. Genen en Phaenen **9**, 1 (1964). — BERENDES, H. D., KEYL, H. G.: Distribution of heterochromatin and euchromatin of polytene nuclei of *Drosophila hydei.* Genetics **57**, 1—5 (1967). — BIRNSTIEL, M. L., JACOB, J., SIRLIN, J. L.: Analysis of nucleolar RNA synthesis in dipteran salivary glands. Arch. Biol. (Liège) **76**, 565 (1965). — BLACK, M. M., ANSLEY, H. R.: Histone staining with ammoniacal silver. Science **143**, 693—695 (1964). — BLOCH, D. P., GODMAN, G. C.: A microphotometric study of the synthesis of desoxyribonucleic acid and nuclear histone. J. biophys. biochem. Cytol. **1**, 17 (1955). — BRACHET, J.: Embryologie chimique. Paris 1944. — BREUER, M. E., PAVAN, C.: Behavior of polytene chromosomes of Rhynchosciara angelae at different stages of larval development. Chromosoma (Berl.) **7**, 371 (1955). — BRIDGES, C. B.: The structure of salivary chromosomes and the relation of the banding to the genes. Amer. Naturalist **69**, 59 (1935). ~ A revised map of the salivary gland X-chromosome of *Drosophila melanogaster.* J. Hered. **29**, 11—13 (1938). — BUCK, J. B.: Micromanipulation of salivary gland chromosomes. Heredity **33**, 3 (1942). — BUDDECKE, E.: Biochemie des Bindegewebes. Angew. Chem. **72**, 663 (1960).

CASPERSSON, T.: Über den chemischen Aufbau der Strukturen des Zellkerns. Skand. Arch. Physiol. **73**, Suppl. 8, 1 (1963). ~ Die Eiweißverteilung in den Strukturen des Zellkerns. Chromosoma (Berl.) **1**, 562 (1940). — CASSAGNEAU, P.: Présence de chromosomes géants dans les glandes salivaires des Neanura (Collemboles suceurs). C. R. Acad. Sci. (Paris) **262**, 168—170 (1966). — CLEVER, U.: Genaktivitäten in den Riesenchromosomen von *Chironomus tentans* und ihre Beziehung zur Entwicklung. I. Genaktivierung durch Ecdyson. Chromosoma (Berl.) **12**, 607 (1961). ~ Von der Ecdysonkonzentration abhängige Genaktivitätsmuster in den Speicheldrüsenchromosomen von *Chironomus tentans.* Develop. Biol. **6**, 73 (1963). ~ Actinomycin and Puromycin: Effects on sequential gene activation by ecdysone. Science **6**, 794 (1964). ~ Puffing changes in incubated and in ecdyson treated *Chironomus tentans* salivary glands. Chromosoma (Berl.) **17**, 309 (1965). — CROUSE, H. V., KEYL, H. G.: Extra replication in the „DNA puffs" of *Sciara coprophila.* Chromosoma (Berl.) **25**, 357—364 (1968).

DANEHOLT, B., EDSTRÖM, J. E.: The DNA base composition of individual chromosomes and chromosome segments from *Chironomus tentans.* J. Cell Biol. (1969). In press. — DOYLE, W. L., METZ, C. W.: Structure of the chromosomes in the salivary gland cells in *Sciara.* Biol. Bull. **69**, 126 (1935).

EDSTRÖM, J.-E.: The base composition of RNA from nucleoli formed at two different organizers in *Chironomus tentans.* Biochem. biophys. Res. Commun. **18**, 341 (1965). ~ Chromosomal RNA and other nuclear fractions. In: Role of chromosomes in development, p. 137—152. New York: Academic Press 1964. — EDSTRÖM, J.-E., BEERMANN, W.: The base composition of nucleic acids in chromosomes, puffs, nucleoli, and cytoplasm of *Chironomus* salivary gland cells. J. Cell Biol. **14**, 371 (1962). — ENGSTRÖM, A., RUCH, F.: Distribution of mass in salivary gland chromosomes. Proc. nat. Acad. Sci. (Wash.) **37**, 459 (1951).

FLAX, M., HIMES, M.: Microspectrophotometric analysis of metachromatic staining of nucleic acid. Physiol. Zool. **25**, 297 (1952). — FROLOVA, S. L.: Study of fine chromosome structure under enzyme treatment. J. Hered. **35**, 235 (1944).

GABRUSEWYCZ-GARCIA, N.: Cytological and autoradiographic studies in *Sciara coprophila* salivary gland chromosomes. Chromosoma (Berl.) **15**, 312 (1964). — GEITLER, L.: Die Entstehung der polyploiden Somakerne der Heteropheren durch Chromosomenteilung ohne Kernteilung. Chromosoma (Berl.) **1**, 1—22 (1939). — GERSH, E. S.: A new locus in the *white-Notch* region of the *Drosophila melanogaster* X-Chromosome. Genetics **51**, 477—480 (1965). — GLANCY-D'ANGELO, E.: Micrurgical studies on *Chironomus* salivary gland chromosomes. Biol. Bull. **90**, 71 (1946). — GREEN, M. M.: Putative non-reciprocal crossing-over in *Drosophila* *melanogaster*. Z. Vererb.-Lehre **90**, 375—384 (1959). — GROSSBACH, U.: Cell differentiation in the salivary glands of Camptochironomus tentans and C. pallidivittatus. Ann. Zool. Fenn. **5**, 37—40 (1968).

HARTMANN-GOLDSTEIN, I.: On the relationship between heterochromatization and variegation on *Drosophila*, with special reference to temperature sensitive periods. Genet. Res. **10**, 143—159 (1967). — HEITZ, E.: Heterochromatin, Chromozentren, Chromomeren. Ber. dtsch. bot. Ges. **47**, 274 (1929). ~ Über α- und β-Heterochromatin sowie Konstanz und Bau der Chromomeren bei *Drosophila*. Biol. Zbl. **54**, 588 (1934). — HEITZ, E., BAUER, H.: Beweise für die Chromosomenstruktur der Kernschleifen in den Knäuelkernen von *Bibio hortulanus* L. Z. Zellforsch. **17**, 67 (1933). — HINTON, T.: A comparative study of certain heterochromatic regions in the mitotic and salivary gland chromosomes of *Drosophila melanogaster*. Genetics **27**, 119—127 (1942). — HOOVER, M. E.: Cytogenetic analysis of nine inversions in *Drosophila melanogaster*. Z. indukt. Abstamm.- u. Vererb.-L. **74**, 420—434 (1938). — HORN, E. C., WARD, C. L.: The localization of basic proteins in the nuclei of larval *Drosophila* salivary glands. Proc. nat. Acad. Sci. (Wash.) **43**, 776 (1957). — HUANG, R. C., BONNER, J.: Histone, a suppressor of chromosomal RNA synthesis. Proc. nat. Acad. Sci. (Wash.) **48**, 1216 (1962). ~ Histone-Bound RNA, a component of native nucleohistone. Proc. nat. Acad. Sci. (Wash.) **54**, 960—967 (1965).

IZAWA, M., ALLFREY, V. G., MIRSKY, A. E.: The relationship between RNA synthesis and loop structure in lampbrush chromosomes. Proc. nat. Acad. Sci. (Wash.) **49**, 544 (1963).

JACOB, F., MONOD, J.: Genetic regulatory mechanisms in the synthesis of proteins. J. molec. Biol. **3**, 318 (1961).

KAUFMANN, B. P., GAY, H., MCDONALD, M. R.: Localization of cellular proteins by enzymatic hydrolysis. Cold Spr. Harb. Symp. quant. Biol. **14**, 85 (1950). — KEYL, H.-G.: Duplikationen von Untereinheiten der chromosomalen DNS während der Evolution von *Chironomus thummi*. Chromosoma (Berl.) **17**, 139 (1965). ~ Lokale DNS-Replikationen in Riesenchromosomen. Probleme der biologischen Reduplikation. 3. Wissenschaftliche Konferenz der Ges. dtsch. Naturf. 1965, S. 55 (1966). — KEYL, H.-G., PELLING, C.: Differentielle DNS-Replikation in den Speicheldrüsen-Chromosomen von *Chironomus thummi*. Chromosoma (Berl.) **14**, 347 (1963). — KIKNADZE, I. I., FILATOVA, I. T.: RNA alterations taking place in the giant chromosomes of *Chironomus dorsalis* during metamorphosis and in the case of experimental treatment. Dokl. Akad. Nauk SSSR, Otd. **152**, 450 (1963). — KING, R. L., BEAMS, H. W.: Somatic synapsis in *Chironomus* with special reference to the individuality of the chromosomes. J. Morph. **56**, 577—586 (1934). — KOLTZOFF, N. K.: The structure of the chromosomes in the salivary gland of *Drosophila*. Science **80**, 312—313 (1934). — KROEGER, H.: Experiments on the extranuclear control of gene activity in dipteran chromosome. J. cell. comp. Physiol. **62**, Suppl. 1, 45 (1963). ~ Zellphysiologische Mechanismen bei der Regulation von Genaktivitäten in den Riesenchromosomen von *Chironomus thummi*. Chromosoma (Berl.) **15**, 36 (1964). ~ Potentialdifferenz und Puffmuster. Elektrophysiologische und cytologische Untersuchungen an den Speicheldrüsen von *Chironomus thummi*. Exp. Cell Res. **41**, 64 (1966). — KURNICK, N. B., HERSKOWITZ, J. H.: The estimation of polyteny in *Drosophila* salivary gland nuclei based on determination of desoxyribonucleic acid content. J. cell. comp. Physiol. **39**, 281 (1952).

LAUFER, H., NAKASE, Y.: Salivary gland secretion and its relation to chromosomal puffing in the dipteran. *Chironomus thummi*. Proc. nat. Acad. Sci. (Wash.) **53**, 511 (1965). — LEFEVRE, G., JR., WILKINS, M. D.: Cytogenetic studies on the *white* locus in *Drosophila melanogaster*. Genetics **53**, 175—187 (1966). — LEWIS, E. B.: The phenomenon of position effect. Advanc. Genet. **3**, 73 (1950). ~ Genes and developmental pathways. Amer. Zool. **3**, 33—56 (1963). — LEZZI, M.: Die Wirkung von DNase auf isolierte Polytän-Chromosomen. Exp. Cell Res. **39**, 289 (1966). ~ Induktion eines Ecdyson-aktivierbaren Puffs in isolierten Zellkernen von *Chironomus* durch KCl. Exp. Cell Res. **43**, 571 (1966). — LITTAU, V. C., ALLFREY, V. G., FRENSTER, J. H., MIRSKY, A. E.: Active and inactive regions of nuclear chromatin as revealed electron microscope autoradiography. Proc. nat. Acad. Sci. (Wash.) **52**, 93—100 (1964).

MAZIA, D., JAEGER, L.: Nuclease action, protease action and histochemical tests on salivary chromosomes of *Drosophila*. Proc. nat. Acad. Sci. (Wash.) **25**, 456 (1939). — MECHELKE, F.: Reversible Strukturmodifikationen der Speicheldrüsenchromosomen von *Acricotopus lucidus*. Chromosoma (Berl.) **5**, 511 (1953). ~ Das Wandern des Aktivitätsmaximums im BR 4-Locus von *Acricotopus lucidus* als Modell für die Wirkungsweise eines komplexen Locus. Naturwissenschaften **48**, 29 (1961). ~ Spezielle Funktionszustände des genetischen Materials. Funktionelle und morphologische Organisation der Zelle. Wissenschaftliche Konferenz Ges. dtsch. Naturf. und Ärzte, Rottach-Egern 1962, S. 15 (1963).

NAGL, W.: 4096-Ploidie und „Riesenchromosomen“ im Suspensor von *Phaseolus collineus*. Naturwissenschaften **49**, 261—262 (1962).

PAINTER, T. S.: A new method for the study of chromosome rearrangements and the plotting of chromosome maps. Science **78**, 585—586 (1933). ~ An experimental study of salivary chromosomes. Cold Spr. Harb. Symp. quant. Biol. **9**, 47 (1941). — Panitz, R.. Hormonkontrollierte Genaktivitäten in den Riesenchromosomen von *Acricotopus lucidus*: Biol. Zbl. **83**, 197 (1964). ~ Heterozygote Funktionsstrukturen in den Riesenchromosomen von *Acricotopus lucidus*. Puffs als Orte unilokaler Strukturmutationen. Chromosoma (Berl.) **17**, 199 (1965). ~ Funktionelle Veränderungen an Riesenchromosomen nach Behandlung mit Gibberellinsäuren. Biol. Zbl. **86**, Suppl. 147—153 (1967). — Pavan, C., Breuer, M. E.: Polytene chromosomes in different tissues of *Rhynchosciara*. J. Hered. **43**, 152—157 (1952). — Pelling, C.: Chromosomal synthesis of ribonucleic acid as shown by incorporation of uridine labelled with tritium. Nature (Lond.) **184**, 655 (1959). ~ Ribonucleinsäure-Synthese der Riesenchromosomen. Autoradiographische Untersuchungen an *Chironomus tentans*. Chromosoma (Berl.) **15**, 71 (1964). — Pelling, C., Scholtissek, C.: Die Funktion der Ribonucleinsäuren im Organismus. Angew. Chem. **76**, 881 (1964). — Plaut, W.: On the replicative organization of DNA in the polytene chromosome of *Drosophila melanogaster*. J. molec. Biol. **7**, 632 (1963). — Plaut, W., Nash, D., Fanning, T.: Ordered replication of DNA in polytene chromosomes of *Drosophila melanogaster*. J. molec. Biol. **16**, 85 (1966).

Ritossa, F. M., Borstel, R. C. von: Chromosome puffs in *Drosophila* induced by ribonuclease. Science **145**, 513 (1964). — Ritossa, F. M., Pulitzer, J. F., Swift, H., Borstel, R. C. von: On the action of ribonuclease in salivary gland cells of *Drosophila*. Chromosoma (Berl.) **16**, 144 (1965). — Ritossa, F. M., Spiegelman, S.: Localization of DNA complementary to ribosomal RNA in the nucleolus organizer region of *Drosophila melanogaster*. Proc. nat. Acad. Sci. (Wash.) **53**, 737 (1965). — Robert, M., Kroeger, H.: Lokalisation zusätzlicher RNS-Synthese in Trypsin-behandelten Riesenchromosomen von *Chironomus thummi*. Experientia (Basel) **21**, 326 (1965). — Roux, W.: Über die Bedeutung der Kernteilungsfiguren. Eine hypothetische Erörterung. Leipzig: W. Engelmann 1883. — Rudkin, G. T.: The UV-absorption of puffed and unpuffed homologous region in the salivary gland chromosomes of *Drosophila melanogaster*. Genetics **40**, 593 (1955). ~ Cytochemistry in the ultraviolet. Microchem. J., Symposia Ser. **1**, 261—276 (1961). ~ The structure and function of heterochromatin. Proc. XI. Intern. Congr. Genetics **2**, 359 (1965). ~ The relative mutabilities of DNA in regions of the X chromosome of *Drosophila melanogaster*. Genetics **52**, 665—681 (1965).

Schultz, J.: The nature of heterochromatin. Cold Spr. Harb. Symp. quant. Biol. **12**, 179 (1947). ~ The relation of the heterochromatic chromosome regions to the nucleic acids of the cell. Cold Spr. Harb. Symp. quant. Biol. **21**, 307 (1957). — Serra, J. A., Queiroz-Lopez, A.: Direkter Nachweis und Lokalisation von basischen Proteinen in den Chromosomen und im Nukleolus. Chromosoma (Berl.) **2**, 576 (1943). — Sirlin, J. L., Tandler, C. J., Jacob, J.: The relationship between the nucleolus organizer and nucleolar RNA. Exp. Cell Res. **31**, 611 (1964). — Slizynska, H.: Salivary chromosome analysis of the white-facet region of *Drosophila melanogaster*. Genetics **23**, 291—299 (1938). — Stedman, E., Stedman, E.: Cell specifity of histones. Nature (Lond.) **166**, 780 (1950). — Steffensen, D. M.: Evidence for the apparent absence of DNA in the interbands of *Drosophila* salivary chromosomes. Genetics **48**, 1289 (1963). — Stetten, M. R.: Some aspects of the metabolism of Hydroxyproline, studied with the acid of isotopic nitrogen. J. biol. Chem. **181**, 31 (1949). — Sutton, E.: A cytogenetic study of the *yellow-scute* region of the X-chromosome in *Drosophila melanogaster*. Genetics **28**, 210—217 (1943). — Swift, H.: Nucleic acids and cell morphology in dipteran salivary glands. The molecular control of cellular activity, p. 73. New York 1962. ~ The histones of polytene chromosomes. The nucleohistones, ed. by J. Bonner and P. TS O., p. 169. San Francisco: Holden-Day 1964. — Swift, H., Rasch, E. M.: Nucleoproteins in *Drosophila* polytene chromosomes. J. Histochem. Cytochem. **2**, 456 (1954).

Taylor, J. H.: The time and mode of duplication of chromosomes. Amer. Naturalist **91**, 209 (1957).

Welshons, W. J.: Analysis of a gene in *Drosophila*. Science **150**, 1122—1129 (1965). — Wilkins, M. H. F., Zubay, G., Wilson, H. R.: X-ray diffraction studies of the molecular structure of nucleohistone and chromosomes. J. molec. Biol. **1**, 179 (1959). — Wolf, E. B.: Temperaturabhängige Allocyklie des polytänen X-Chromosoms in den Kernen der Somazellen von *Phryne cincta*. Chromosoma (Berl.) 8, 396 (1957). — Wolstenholme, D. R.: The distribution of DNA and RNAns salivary gland chromosomes of *Chironomus tentans* as revealed by fluorescence microscopy. Chromosoma (Berl.) **17**, 219 (1965). — Wolstenholme, D. B., Dawid, J. B., Ristow, H.: An electron microscope study of DNA molecules from *Chironomus tentans* and *Chironomus thummi*. Genetics **60**, 759—770 (1968).

# Lampenbürstenchromosomen

Von

Oswald Hess, Düsseldorf

Mit 33 Abbildungen

## I. Definition

Lampenbürstenchromosomen sind eutäne Chromosomen, die sich in einem besonderen physiologisch aktiven Zustand befinden, wobei im Zusammenhang mit der Aktivität spezielle „chromosomale Funktionsstrukturen" ausgebildet werden. Im Lampenbürstenstadium sind die Chromosomen sehr stark entspiralisiert und erreichen dadurch bei manchen Arten (z.B. den Amphibien) Längen über 1 mm. Die Lampenbürstenchromosomen gehören damit zu den größten bekannten Chromosomen und übertreffen teilweise noch die polytänen Chromosomen (sog. „Riesenchromosomen"), die in verschiedenen ausdifferenzierten Geweben der Dipteren angetroffen werden.

Charakteristisch für das Lampenbürstenstadium ist eine Ausfaltung von seitlichen, spiegelbildlich identischen Schleifenpaaren. In manchen Fällen (Amphibien) tragen dann die Chromosomen Hunderte solcher Schleifenpaare (Abb. 1). Dadurch erhalten sie ein merkwürdiges Aussehen, das schon früh den Beobachtern aufgefallen ist, als erstem Flemming 1882 beim Axolotl, *Ambystoma*[1]. Die Bezeichnung „Lampenzylinderputzer" wurde zuerst von Rückert 1892 zur Beschreibung der merkwürdigen Form benutzt, in der er die Chromosomen in den Oocytenkernen von *Pristiurus*, einer Haifischart, vorfand[2]. Über die englische Bezeichnung "lampbrush chromosomes" ist dann der heute übliche deutsche Name „Lampenbürstenchromosomen" entstanden.

Lampenbürstenchromosomen in typischer Form sind bisher nur in Keimbahnzellen gefunden worden. Es gibt aber eine Reihe von Autoren, die auch die in somatischen Zellen zu beobachtenden lokalen Strukturauflockerungen an den Chromosomen als Lampenbürstenstadium interpretiert haben[3]. Zwar ist nach diesen Befunden wie auch insbesondere nach den Erfahrungen über die Puffbildung in polytänen Chromosomen[4] damit zu rechnen, daß ganz allgemein Gen-Aktivierungen mit Veränderungen der Chromosomenstruktur am Locus aktivierter Gene verbunden sind, doch sprechen manche experimentellen Befunde aus der letzten Zeit dafür, daß die Schleifenpaare der Lampenbürstenchromosomen in Oocyten- und Spermatocytenkernen spezielle Funktionen zu erfüllen haben, die andere sind als bei den normalen Gen-Aktivierungsprozessen in somatischen Zellen (vgl. den Abschnitt V dieser Übersicht). Es erscheint deshalb empfehlenswert, den Begriff „Lampenbürsten" nur auf die entsprechenden Stadien in Keimbahnzellen anzuwenden, wo anscheinend stets als entscheidendes und kennzeichnendes Unterscheidungsmerkmal spezielle Nucleoproteide um eine DNS-Achse gespeichert und auf diese Weise charakteristische Strukturen entwickelt werden.

---

[1] Flemming 1882. [2] Rückert 1892.

[3] Zum Beispiel Nebel und Coulon 1962.

[4] Beermann 1966, Clever 1965, 1966, Pelling 1966, Hess 1969b.

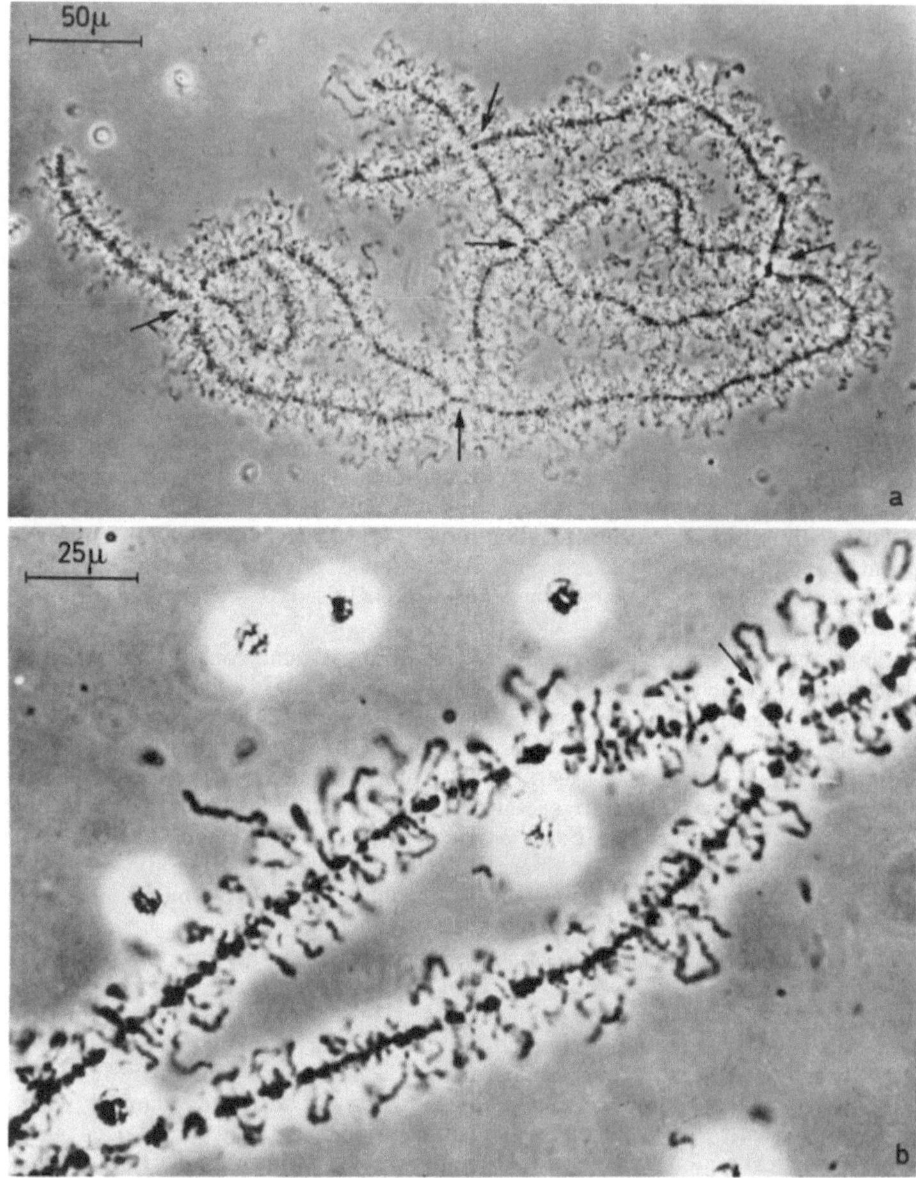


Abb. 1. a Lampenbürsten-Bivalent aus einem Oocytenkern von *Triturus cristatus* (europäischer Kamm-Molch). — Pfeile: Chiasmata. Phasenkontrastaufnahme von J. G. GALL, New Haven, Connecticut, ca. 300×. b Teilbild eines Lampenbürstenchromosoms aus einem Oocytenkern von *Taricha granulosa* (nordamerikan. Molch). Phasenkontrastaufnahme von J. KEZER, Eugene, Oregon, ca. 600×

Die Lampenbürstenphase in dem soeben definierten engeren Sinne fällt in ein postsynaptisches Stadium der Meiose. Die Lampenbürstenchromosomen liegen deshalb in der Regel als bivalente Paarungsverbände vor, in denen die homologen Partner durch Chiasmata miteinander verbunden sind (Abb. 1a). Eine Ausnahme hiervon macht in den Spermatocytenkernen von *Drosophila* das Y-Chromosom; es ist univalent (Abb. 17).

Die Lampenbürstenphase ist, verglichen mit den übrigen Stadien der Meiose, besonders lang. Sie dauert z. B. bei den einheimischen Molchen 7—9 Monate, unter Umständen sogar länger als 1 Jahr. Am Ende dieser Phase, bevor die Chromosomen in die Metaphase I eintreten, werden alle Schleifenstrukturen zurückgebildet und die Chromosomen nehmen wieder ihre normale Form an. Alle im Zusammenhang mit der Lampenbürstenphase am Chromosom entstehenden strukturellen Veränderungen sind also vollständig reversibel.

## II. Vorkommen

In Keimbahnzellen durchlaufen die Chromosomen während der meiotischen Prophase eine Reihe von Stadien, die strukturell meist gut zu definieren sind und im Zusammenhang mit der Paarung von homologen Chromosomen stehen. Häufig sind die Chromosomen der Keimbahnzellen zu Beginn der meiotischen Prophase stark entspiralisiert; oft sind sie auch schon sichtbar in Chromomeren und Interchromomeren untergliedert. Im Verlauf von Leptotän, Zygotän und Pachytän kondensieren sie sich wieder sehr stark. Anschließend, im Diplotän, aber durchlaufen sie bei den meisten Arten noch einmal eine Phase, in der sie sich erneut stark entspiralisieren, und zwar häufig so sehr, daß sie als individuelle Strukturen mikroskopisch nicht mehr auszumachen sind. In manchen Fällen jedoch, wie z. B. bei den Amphibien, kann man die drastischen Veränderungen, die sich in dieser Zeit an den Chromosomen ereignen, in Einzelheiten beobachten. Man sieht hier, daß sich die Chromosomen nicht nur stark entspiralisieren, sondern daß außerdem von (allen ?) Chromomeren seitliche Schleifenpaare ausgebildet werden. Die Chromosomen treten damit in ein Lampenbürstenstadium ein. In dieser Periode bemerkt man in den Keimbahnzellen hohe synthetische Aktivität der Kerne. Gleichzeitig wachsen die Zellen sehr stark.

Lampenbürstenchromosomen sind zuerst in den Oocytenkernen von einigen Wirbeltier-Arten beobachtet worden, vor allem in Amphibien, aber auch bei einigen Fisch-, Reptilien- und Vogelarten. Später wurden dann auch Lampenbürstenchromosomen in Oocytenkernen von einigen Wirbellosen entdeckt, z. B. bei *Sagitta* (Chaetognatha), *Sepia* (Molluska, Cephalopoda), *Ilyanassa* (Molluska, Gastropoda), *Anilocra* (Crustacea) und *Echinaster* (Echinodermata)[5]. Neuerdings häufen sich solche Beobachtungen, so sind z. B. nun auch gut entwickelte Lampenbürstenstadien in den Oocytenkernen verschiedener Insektenarten gefunden worden (Abb. 2)[6]. Nach den bisher vorliegenden Beobachtungen sind Lampenbürstenchromosomen auf solche Arten beschränkt, die ein panoistisches Ovar haben. Im Gegensatz hierzu sind die Chromosomen in Oocytenkernen von Insektenarten mit meroistischem Ovartyp stark kontrahiert und bilden einen speziellen kondensierten Körper im Zellkern, die sog. Karyosphäre[7].

Auch in menschlichen Keimbahnzellen findet man während der meiotischen Prophase ein Stadium, in dem die Chromosomen sehr an Lampenbürstenchromosomen erinnern[8]. Sogar für pflanzliches Material sind lampenbürstenartige Phasen der Chromosomen beschrieben worden[9].

In den Spermatocytenkernen vieler Tierarten beobachtet man ebenfalls im Diplotän häufig ein diffuses Stadium der Chromosomen. Zahlreiche feine Anhänge

---

[5] Callan 1957. [6] Kunz 1967, Telfer 1965. [7] Bier, Kunz und Ribbert 1967.
[8] Zum Beispiel Baker und Franchi 1967. [9] Siehe Walters 1968.

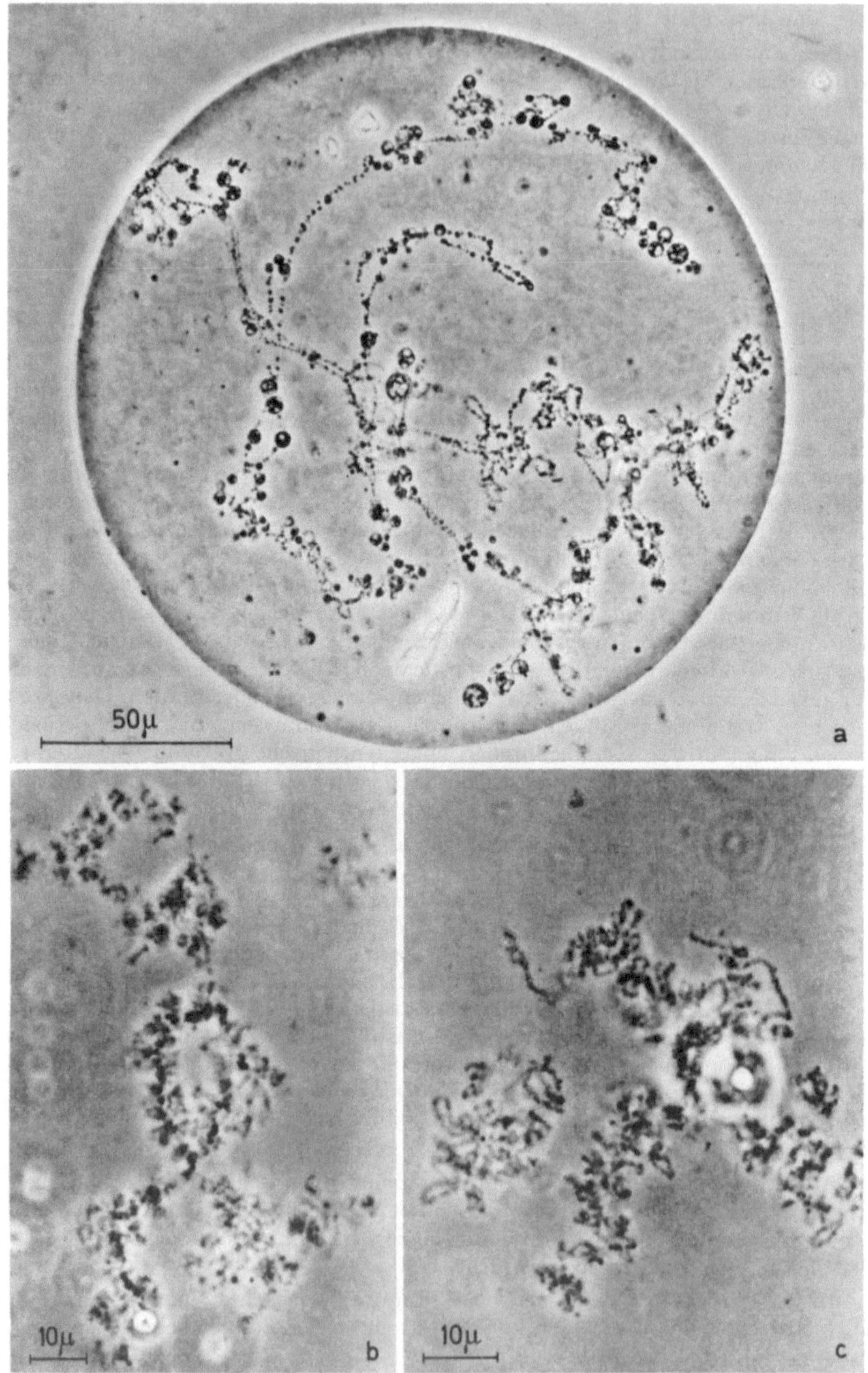


Abb. 2a—c

scheinen in diesem Stadium von der Chromosomenachse auszugehen (Abb. 3)[10]. Es liegt deshalb die Vermutung nahe, daß auch hier die Chromosomen eine Lampenbürstenphase durchlaufen, daß aber die Schleifen nicht so deutlich sichtbar sind wie in vielen Oocytenkernen. Daß Chromosomen in Spermatocytenkernen tatsächlich ebenfalls eine Lampenbürstenphase durchlaufen, konnte neuerdings für viele Arten der Gattung *Drosophila* experimentell bewiesen werden[11]. In manchen Arten der Gattung werden vor allem vom Y-Chromosom große Lampenbürstenschleifen ausgebildet.

Nach allen diesen Beobachtungen scheint es nicht ausgeschlossen zu sein, daß die Chromosomen ganz generell während der meiotischen Prophase ein Lampenbürstenstadium durchlaufen.

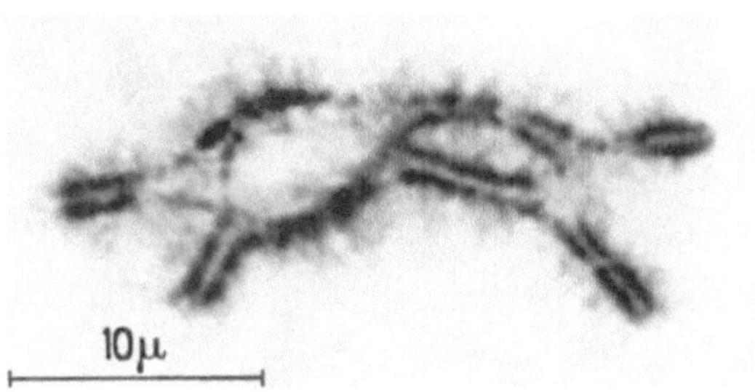


Abb. 3. Lampenbürsten-Bivalent aus einem Spermatocytenkern von *Chorthippus parallelus* (Heuschrecke). Aufnahme eines Orceinessigsäure-Quetschpräparats von B. JOHN, Birmingham, England, 2350×

# III. Struktur

## 1. Chromosomen in Oocytenkernen von Amphibien

### a) Morphologie

Die größten bis jetzt bekannt gewordenen Lampenbürstenchromosomen wurden in den Oocytenkernen von urodelen Amphibien gefunden. Diese Arten zeichnen sich gleichzeitig durch einen besonders hohen DNS-Wert pro haploidem Chromosomensatz aus.

Da es ziemlich schwer ist, die feinen Strukturen der Lampenbürstenschleifen ohne Veränderungen zu fixieren und zu färben, erfolgen die Beobachtungen am besten an freipräparierten Chromosomen in geeigneten physiologischen Salzmedien mit Phasenkontrast in einem Umkehrmikroskop[12].

Der zwölf Chromosomen umfassende haploide Satz von *Triturus cristatus* (Kamm-Molch), der besonders genau analysiert worden ist, hat in der Größen-

10 HENDERSON 1961, HSU 1948, LEWIS und SCUDDER 1958, NEBEL und COULON 1962, RIS 1966, SRIVASTAVA 1951/54/56.

11 HESS und MEYER 1968, HESS 1967.

12 CALLAN 1963, CALLAN und LLOYD 1960, GUYÉNOT und DANON 1953, CALLAN 1952, 1955, GALL 1963b, 1954, 1966.

Abb. 2a—c. Lampenbürstenchromosomen in Oocytenkernen von Insekten. a Oocytenkern von *Locusta migratoria* (Wanderheuschrecke) mit paarigen Perlschnursträngen (multiple Nucleolen). Die Lampenbürstenchromosomen sind nur ganz schwach erkennbar. Ca. 550×. b, c Teile von Lampenbürsten-Bivalenten aus Oocytenkernen von *Decticus albifrons* (Heuschrecke). b ca. 800×, c ca. 1100×. Phasenkontrastaufnahmen von W. KUNZ, Münster i. Westf.

ordnung von 5000 Paar Lampenbürstenschleifen. Jedes einzelne Schleifenpaar sitzt an einem Chromomer. Entsprechend dem mitotischen Bild sind auch im Lampenbürstenstadium die Chromosomen von unterschiedlicher Länge. Da die interchromomeren Abschnitte von wechselnder Länge und die Chromomeren in charakteristischer Weise angeordnet sind, entsteht ein spezifisches Chromomerenmuster. Jedes einzelne Chromosom kann mit Hilfe dieser charakteristischen und konstant vererbten Eigenschaften identifiziert werden.

Eine typische Eigenschaft der Lampenbürstenchromosomen ist ihre mechanische Dehnbarkeit. Die Chromosomen lassen sich auf etwa das Zweieinhalbfache

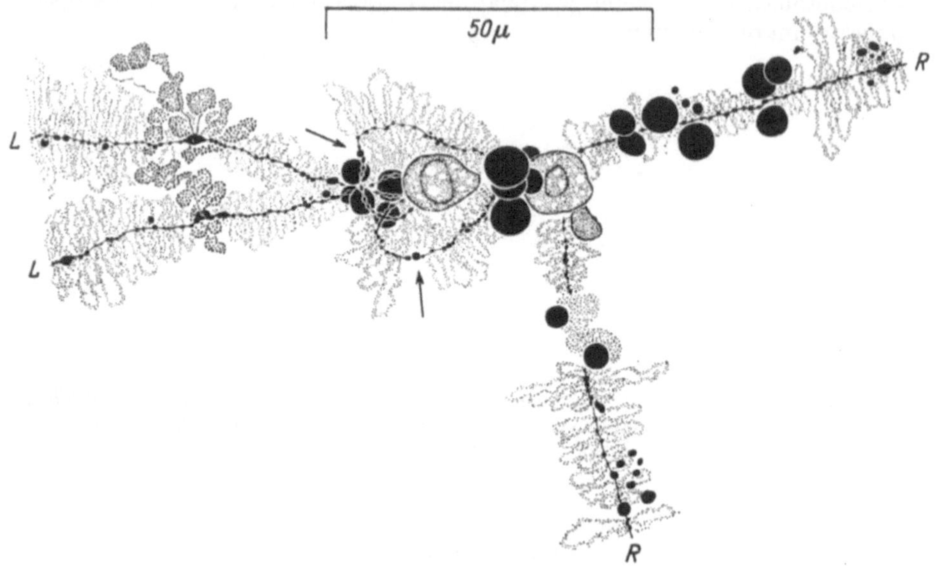


Abb. 4. Schematische Zeichnung eines Lampenbürsten-Bivalents von *Triturus cristatus* mit verschiedenen Schleifentypen. Pfeile markieren die Kinetochoren. (Nach CALLAN)

ihrer ursprünglichen Länge ausdehnen. Aber nur die interchromomeren Abschnitte verlängern sich dabei. Das Chromomerenmuster tritt danach besonders deutlich hervor und man kann dann erkennen, daß die seitlichen Schleifen tatsächlich alle in Chromomeren ihren Ursprung haben und daß andererseits auch alle Chromomeren solche Schleifenpaare tragen.

Die Schleifenpaare unterscheiden sich untereinander in ihrer Länge und in der Zusammensetzung ihrer Matrix. Einzelne Schleifenpaare fallen durch morphologische Besonderheiten in der großen Masse auf (Abb. 4). Mit Hilfe solcher „Markierungsschleifen" kann man leicht erkennen, daß die morphologischen Eigenschaften der Lampenbürstenschleifen locusspezifisch und konstant sind[13]. Man kann deshalb für jedes einzelne Chromosom eine Schleifenkarte aufstellen (Abb. 5). An diesen auffallenden Schleifen kann man außerdem feststellen, daß jedes an einem Chromomer entspringende Schleifenpaar im Bau spiegelbildlich vollkommen identisch ist.

Während man in den frühen Stadien des Diplotäns, also vor der Ausbildung von Schleifen, häufig deutlich erkennen kann, daß jeder Partner im bivalenten

[13] CALLAN und LLOYD 1960, GALL 1954, MANCINO 1965, 1966, MANCINO und BARSACCHI 1965, 1966, LA CROIX 1968.

Paarungsverband aus zwei Chromatiden besteht (man spricht deshalb auch von Tetraden), sind bei den Lampenbürstenchromosomen in der Regel keine Einzelchromatiden in den interchromomeren Abschnitten zu unterscheiden. Die Paarigkeit der Lampenbürstenschleifen demonstriert aber deutlich, daß die Zweiteilung der Chromosomen fortbesteht und jede Chromatide eine Hälfte zu jedem schleifenbildenden Chromomer beisteuert. In Einzelfällen kann man das auch direkt

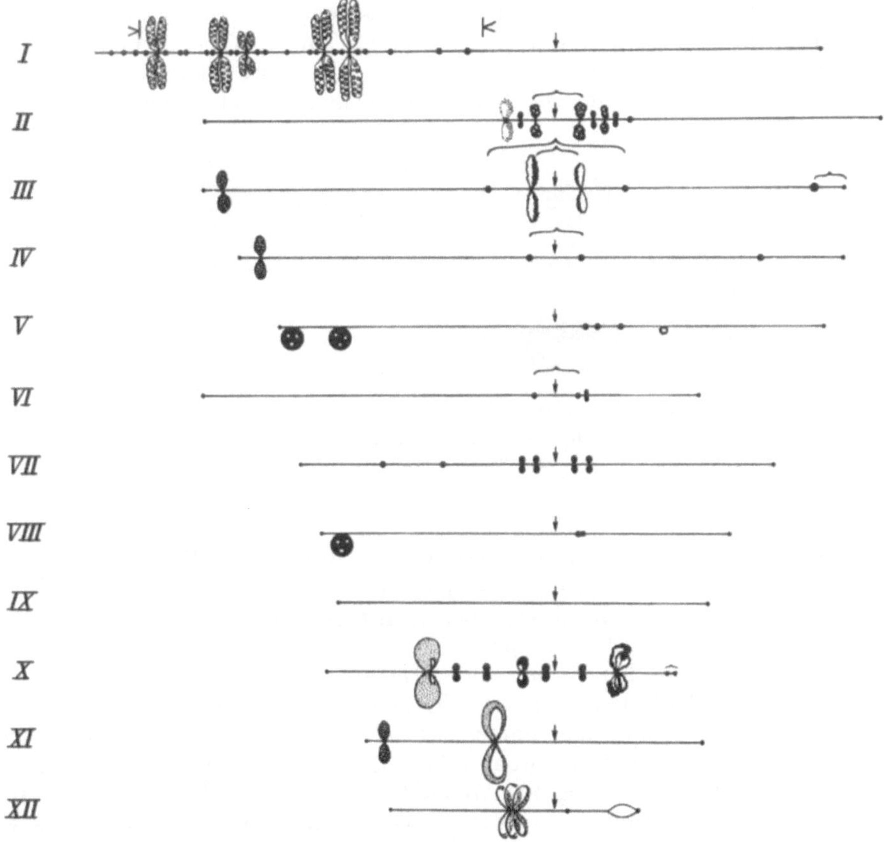


Abb. 5. Schleifenkarte mit den auffälligsten Schleifen („Markierungsschleifen") der 12 Lampenbürstenchromosomen von *Triturus cristatus*. Die Pfeile markieren die Positionen der Kinetochoren. (Nach MacGregor und Callan)

sehen: Im kleinen Chromosom XII von *Triturus cristatus* gibt es z.B. zwei Regionen, wo die Chromosomenachse sichtbar verdoppelt ist. Die Chromomeren tragen in diesen Bereichen nur Einzelschleifen.

Die Kinetochorregion ist in den Lampenbürstenchromosomen meist recht deutlich zu erkennen (Abb. 6). Die Kinetochoren erscheinen in Form von Feulgen-positiven Chromomeren, die auffallen, weil sie niemals seitliche Schleifen ausbilden. Manchmal verklumpen in den unmittelbar an die Kinetochoren angrenzenden Abschnitten die Schleifen. Es bilden sich dann zu beiden Seiten der Kinetochoren dicke „Achsenstäbe" (axial bars). Diese Tendenz zur Bildung von Verschmelzungskörpern ist eine ererbte Eigenschaft. Nach Kreuzungen zwischen

Tieren mit und ohne Achsenstäbe findet man heterozygote Bivalente, in denen ein Partner einen einfachen, der andere aber einen von Verschmelzungskörpern umgebenen Kinetochor besitzt. In manchen Arten verschmelzen häufig die Kinetochoren, und zwar nicht nur die der homologen Partner eines Bivalents, sondern auch die von heterologen Bivalenten. Solch eine „zentrische Verschmelzung“ dauert höchstens bis zum Beginn der Metaphase I, spätestens dann erfolgt die Trennung.

An den Enden der Lampenbürstenchromosomen befinden sich Telomeren, die aus einem kleinen Feulgen-positiven Gebilde bestehen, das in ein größeres Granum aus Feulgen-negativem Material eingebettet ist. Die Telomeren bilden wie die Kinetochoren keine Schleifen. Das Feulgen-negative Material wird von proteolytischen Enzymen abgebaut. Die Größe der Telomeren ist von Chromosom zu

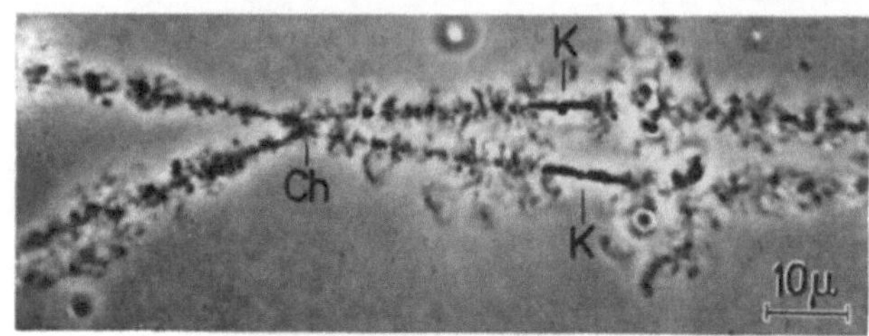


Abb. 6. Teil des Lampenbürsten-Bivalents XI von *Triturus cristatus* mit der Kinetochorregion (*K*). *Ch* Chiasma. — Phasenkontrastaufnahme von H. G. Callan, St. Andrews, Schottland, ca. 750×

Chromosom und von Art zu Art verschieden. Auch diese Eigenschaften sind erblich. In manchen Arten wird Verschmelzung sowohl von homologen als auch heterologen Telomeren beobachtet. Aber auch hier wird die Verschmelzung spätestens beim Eintritt in die Metaphase I aufgelöst. Die Existenz von speziellen Terminalstrukturen an den Chromosomen-Enden ist schon seit langem postuliert worden. Einer der Gründe hierfür war die immer wieder gemachte Beobachtung, daß offene Chromosomenbrüche immer instabil sind. Chromosomenumlagerungen sind nur dann genetisch stabil, wenn alle umgelagerten Genomteile wieder von endständigen Chromosomenregionen flankiert werden, wie das bei interkalaren Inversionen, Transpositionen, interkalaren Defizienzen und Duplikationen sowie bei reziproken Translokationen der Fall ist. Den Chromosomen-Enden scheinen also spezielle Eigenschaften zuzukommen, die von anderen Chromosomenregionen grundsätzlich nicht übernommen werden können. Mit Deutlichkeit waren morphologisch erkennbare spezielle chromosomale Terminalstrukturen bisher allerdings nur von den Lampenbürstenchromosomen bekannt. Neuerdings konnten aber auch noch bei den polytänen Chromosomen von *Drosophila hydei* endständige Strukturen (= Telomeren) von speziellem Feinbau mit Hilfe des Elektronenmikroskops gefunden werden[14]. Die morphologischen Eigenschaften der dort gefundenen Telomeren entsprechen sehr gut den hier beschriebenen Eigenschaften der Telomeren von Lampenbürstenchromosomen.

Weitaus die meisten seitlichen Schleifenpaare gehören zu einem bestimmten Strukturtyp, den man deshalb als den „normalen“ bezeichnen kann. Trotz prinzipiell gleichartiger Struktur können „normale Schleifen“ aber in ihrer Länge sehr verschieden sein. Schleifen dieses Typs haben eine zentrale Achse, von der zahl-

[14] Berendes und Meyer 1968.

reiche feine Fibrillen radial abstehen (Abb. 7a, 9). Diese sind mit ihrer Basis an der Schleifenachse befestigt und am anderen Ende frei. Die „normalen Schleifen" sind alle asymmetrisch: eine der beiden Insertionen am Chromomer ist jeweils frei von radialen Fibrillen; Fibrillen finden sich erst in einigem Abstand; sie sind zunächst kurz und werden beim Umgang um die Schleife kontinuierlich länger (Abb. 7a). Bei einem Teil der Schleifen ist die Maximallänge der radialen Fibrillen bereits in der ersten Schleifenhälfte erreicht, so daß ein größerer Teil solcher

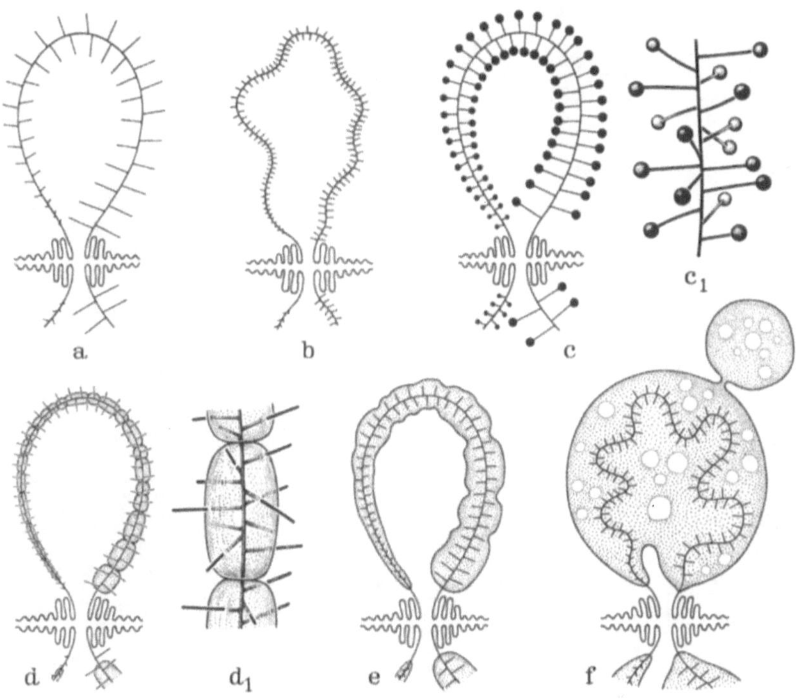


Abb. 7a—f. Schematische Darstellung der Organisation von Lampenbürstenschleifen. a Normaltyp. b Typ mit besonders kurzen Radialfibrillen. c Granulatyp. d—f Akkumulations- oder Verschmelzungstyp in verschiedenen Stadien der Ausbildung. — Weitere Erklärungen im Text

Schleifen eine gleichmäßige Dicke hat (Abb. 7b). In anderen Fällen aber wird das Maximum der Fibrillenlänge erst am anderen „Ende" der Schleife erreicht. Auf diese Weise sind alle Schleifen morphologisch polarisiert. Die Polarität ist in den beiden Schleifen eines Paars immer identisch orientiert. Das kann man klar erkennen, wenn nach starker mechanischer Dehnung ein Lampenbürstenchromosom bricht. Die Brüche erfolgen nämlich stets intra-chromomerisch, d.h. immer innerhalb eines Chromomers, so daß die beiden Bruchstücke des Chromosoms durch eine nunmehr geöffnete Doppelschleife miteinander verbunden bleiben (Abb. 8). Wenn ein solcher „axialer Bruch" erfolgt ist, erkennt man die Gleichsinnigkeit der Polarität in den beiden Schleifen am aufgebrochenen Chromomer einwandfrei daran, daß die dünneren Enden des Schleifenpaars immer am gleichen Chromosomenbruchstück inserieren. Die Polarität ist konstant: Es wurden wiederholt unabhängig entstandene Brüche in homologen Chromomeren beobachtet und dabei stets die gleiche Orientierung der Polarität festgestellt. Dagegen sind die dünneren „Vorderenden" aller Schleifenpaare eines Chromosoms nicht alle gleich ausgerichtet, sondern teils zum Kinetochor hin, teils von ihm weg orientiert. Vereinzelt wurden auch Schleifen gefunden, bei denen die beiden Insertionsstellen in ihr jeweiliges Chromomer dünn und nur die mittleren Schleifenbereiche durch Fibrillen verdickt sind. Solche Schleifen wurden als revertierte Duplikationen (reversed repeats) interpretiert.

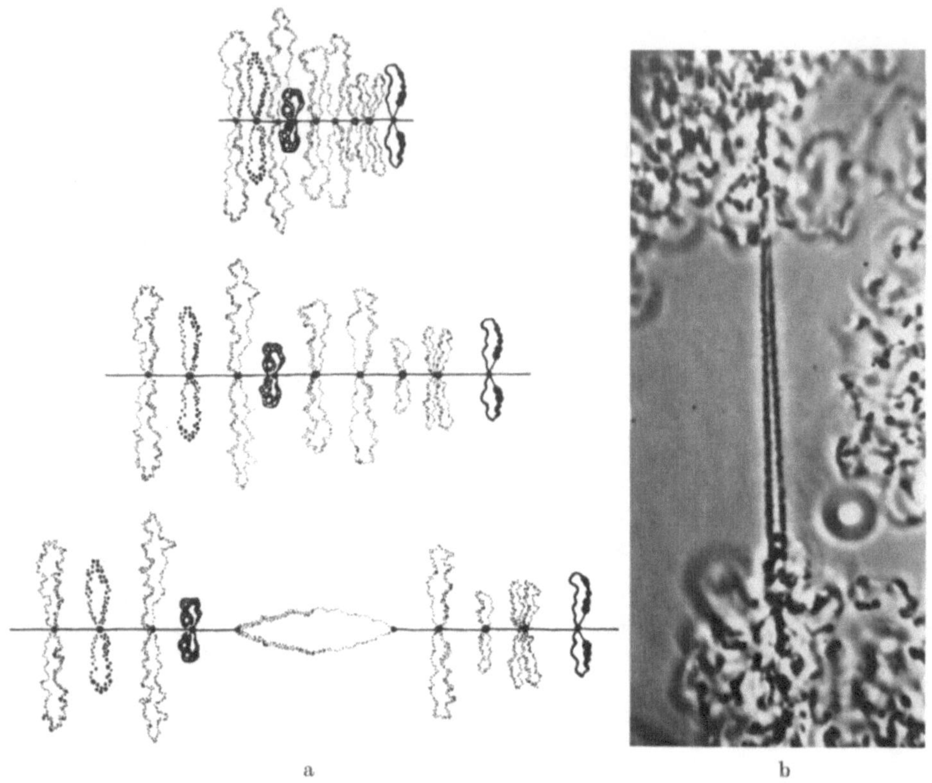


Abb. 8a u. b. Intrachromomerischer axialer Bruch eines Lampenbürstenchromosoms. a Schematische Darstellung, oben Teil eines normalen Chromosoms; mitte maximal gedehnt; unten zerbrochen, Fragmente bleiben durch eine geöffnete Lampenbürstendoppelschleife verbunden. b Axial gebrochenes Lampenbürstenchromosom von *Triturus*; Phasenkontrastaufnahme von H. G. Callan, St. Andrews, Schottland, ca. 1200×

Mit Hilfe des Elektronenmikroskops wurde festgestellt, daß die Achsen der seitlichen Schleifen einen Durchmesser von 20—30 Å haben. Die interchromomeren Abschnitte dagegen bestehen aus 30—50 Å dicken Strängen (Abb. 9). Die radialen Fibrillen, die an der Schleifenachse sitzen, sind in ihrer Feinstruktur alle ganz einheitlich und unterscheiden sich in verschiedenen Abschnitten einer Schleife nur in der Länge. Es wurden Fibrillen bis zu maximal 20 μm gemessen[15].

Andere Schleifentypen zeichnen sich durch speziellen Bau ihrer Schleifenmatrix aus. Zu erwähnen sind hier an erster Stelle die sog. „granulären Schleifen". Im Prinzip sind sie genauso organisiert wie die normalen Schleifen, im Gegensatz

[15] Miller 1965.

zu diesen findet man bei ihnen am distalen Ende der radialen Fibrillen Granula (Abb. 7c). Ähnliche Granula findet man in großer Zahl zwischen die radialen Fibrillen eingelagert. Die einzelnen Paare von Granulaschleifen unterscheiden sich nicht nur in ihrer Länge, sondern auch bezüglich der Art, Größe und Verteilung ihrer Granula in der Matrix. Im Chromosomensatz von *Triturus cristatus* findet sich ein besonders auffälliges Schleifenpaar dieses Typs, die sog. „Riesengranulaschleife" (giant granular loop) (Abb. 10c).

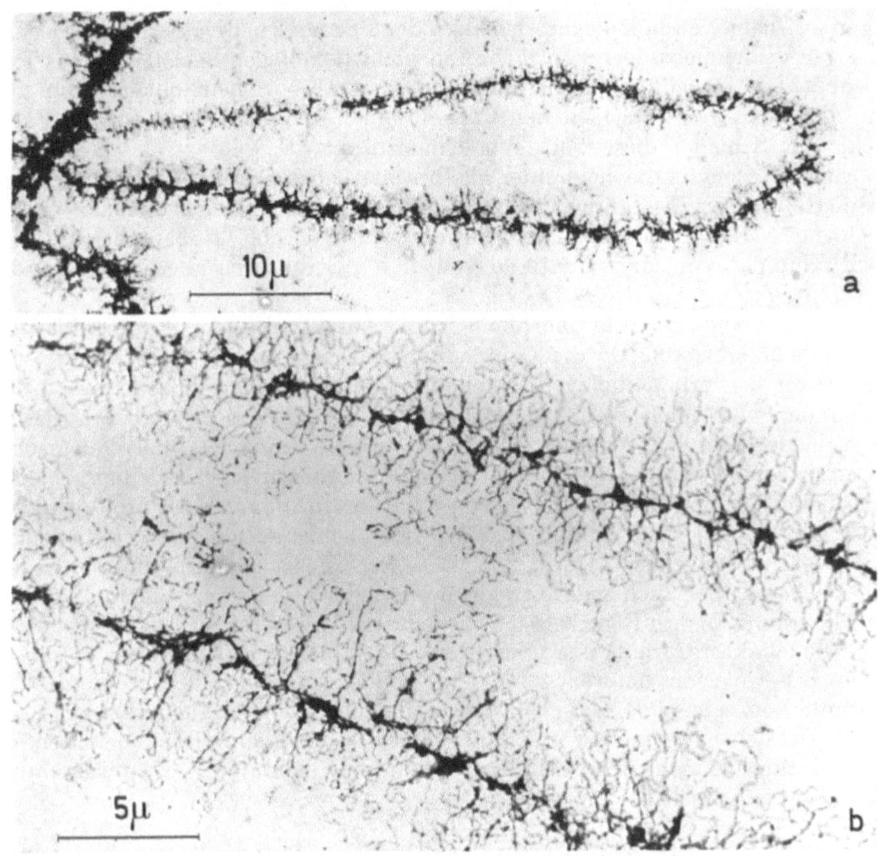


Abb. 9a u. b. Feinstruktur von Lampenbürstenschleifen bei *Triturus viridescens*. a Einzelschleife in ganzer Länge, die Radialfibrillen werden von einem Schleifenende zum anderen allmählich länger, ca. 3750×. b Detailbild, ca. 7500×. — Elektronenmikroskopische Aufnahmen von O. L. Miller, Oak Ridge, Tennessee

Bei einem dritten Schleifentyp sammelt sich homogenes Material in der Matrix zwischen den Radialfibrillen an. Außerdem hat die Matrix dieser Schleifen die Tendenz zur Verschmelzung oder Verklumpung, so daß unregelmäßig geformte kompakte Körper entstehen, denen man oft ihre Schleifennatur nicht mehr ohne weiteres ansieht. Die Schleifen dieses Typs können in eine Entwicklungsreihe eingeordnet werden:

1. Es wird nur an der Basis der Radialfibrillen Matrixmaterial angesammelt. Die Fibrillenspitzen bleiben frei (Abb. 7d).

2. Die Masse des eingelagerten Matrixmaterials wird so umfangreich, daß die Radialfibrillen in ihm völlig eingebettet sind (Abb. 7e).

3. Es wird so viel Matrixmaterial angesammelt, daß es den Schleifeninnenraum vollständig ausfüllt. Man beobachtet dann klumpenförmige Körper, die an der Chromosomenachse sitzen (Abb. 7f). Der Schleifencharakter solcher Körper ist häufig ganz verdeckt (sog. lumpy loops).

Bei den Schleifen dieses Typs findet man öfter die Tendenz, mit den Schwesterschleifen zu verschmelzen, so daß dann an dem betreffenden Locus statt eines paarigen Körpers nur eine einheitliche Struktur zu finden ist. Neben Verschmelzungen zwischen den homologen Schleifen der Partner im Bivalent sind gelegentlich sogar Verschmelzungen von mehreren nicht-homologen Schleifen dieses Typs zu beobachten. Dabei können die miteinander verschmolzenen Schleifen vom gleichen oder auch von verschiedenen Chromosomen stammen. In manchen Fällen durchlaufen Schleifen dieses sog. „Verschmelzungstyps" während des Wachstums der primären Oocyten nacheinander alle beschriebenen Stadien in der oben angeführten Reihenfolge. Einige der Verschmelzungsschleifen erreichen dabei im Verlauf der Oogenese riesige Ausmaße. Es wurde auch wiederholt beobachtet, wie periodisch Klumpen von Matrixmaterial von diesen Strukturen abgestoßen wurden (Abb. 7f).

Im allgemeinen ist die morphologische Ausprägung der Lampenbürstenschleifen sehr konstant. Da die Lampenbürstenchromosomen als Bivalente vorliegen, kann die Form homologer Schleifen in den beiden Paarungspartnern direkt miteinander verglichen werden. Gelegentlich werden jedoch dabei auffällige Unterschiede gefunden. Es konnte gezeigt werden, daß solche morphologischen Varianten vererbt werden. So sind z.B. bei der „Riesenverschmelzungsschleife" (giant fusing loop) im Chromosom X von *Triturus cristatus carnifex* drei Varianten beobachtet worden, die zusätzlich zu den natürlich stattfindenden stadienspezifischen Veränderungen (s. u.) auftreten: diese Schleife ist im Normalfall besonders groß; sie kann aber auch nur mittelgroß sein oder sogar ganz fehlen. In Kreuzungen werden alle drei Eigenschaften vererbt und verhalten sich dabei wie Allele eines Mendelfaktors. Die Ausprägung der Schleifenform ist außerdem autonom, d. h. im Bivalent eines heterozygoten Tieres bildet jedes einzelne Chromosom unbeeinflußt von seinem Paarungspartner Schleifen entsprechend seiner Abstammung[16]. Bei den Unterarten von *Triturus cristatus* sind zahlreiche Varianten der großen Markierungsschleifen gefunden worden, die alle in den $F_1$-Bastarden autonom ausgeprägt werden.

### b) Histochemie und Enzymreaktionen

Im Lampenbürstenstadium sind nur die Chromomeren Feulgen-positiv, die Schleifen dagegen Feulgen-negativ. Die Chromomeren müssen also reich an DNS sein, während sich in den seitlichen Schleifen DNS mit histochemischen Methoden nicht nachweisen läßt. Nach Entfernung der DNS mit heißer Trichloressigsäure färben sich die Chromomeren bei alkalischem pH mit Fastgreen an. Sie enthalten demnach auch basische Proteine. Von Toluidinblau oder Azur B werden die Schleifen bei saurem pH angefärbt. Die Färbung wird nach Vorbehandlung mit RNase negativ. Das läßt vermuten, daß die Matrix der Schleifen große Mengen an Ribonucleoproteiden enthält. Tatsächlich werden diese histochemischen Befunde durch Experimente mit Enzymen bestätigt. Durch proteolytische Enzyme werden Matrix und Radialfibrillen der Schleifen abgebaut (Abb. 10a, b). Ähnliche Effekte erzielt man mit einer Behandlung mit RNase (Abb. 10c)[17]. Im Elektronen-

[16] Callan und Lloyd 1960. [17] Gall 1954, MacGregor und Callan 1967.

mikroskop bestätigt sich, daß von Proteasen und RNase nur die Matrix und die Radialfibrillen abgebaut werden, die Schleifenachse dagegen nicht angegriffen wird[18].

Ganz anders ist dagegen die Wirkung von DNase. Durch dieses Enzym werden die Achsen der Schleifen schnell fragmentiert. Bei länger andauernder Einwirkung

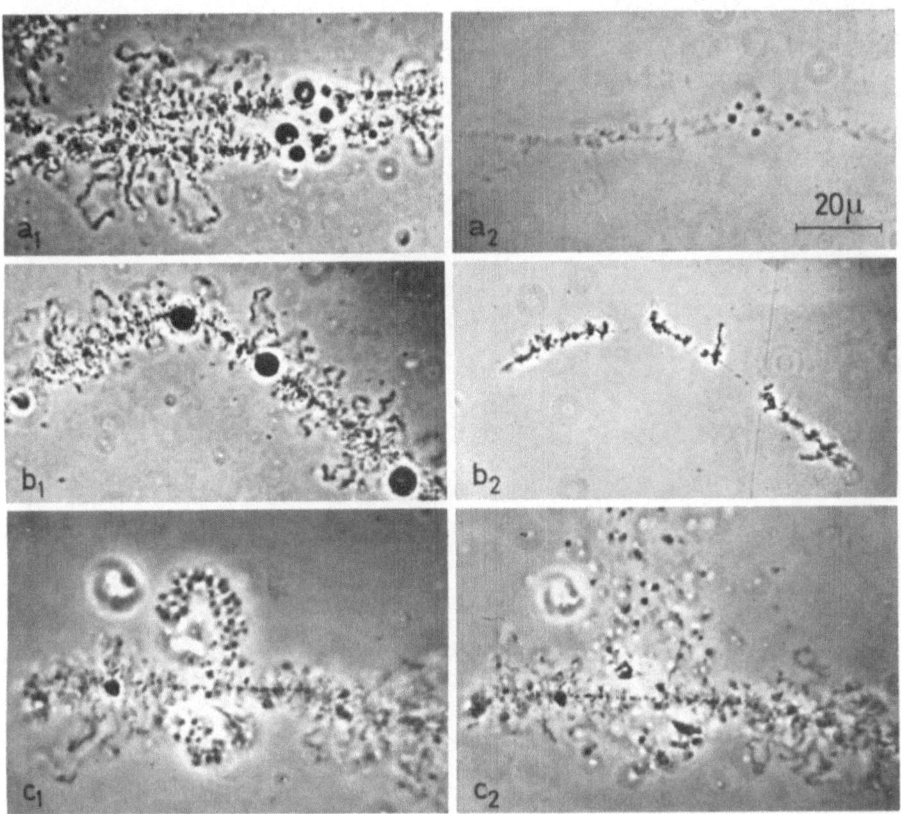


Abb. 10a—c. Enzymreaktionen auf Lampenbürstenchromosomen von *Triturus cristatus*. a Trypsin: gleiches Chromosom vor ($a_1$) und 40 min nach Beginn ($a_2$) der Behandlung. b Pepsin: vor ($b_1$) und 20 min nach Beginn ($b_2$) der Behandlung. c RNase: vor ($c_1$) und 7 min nach Beginn ($c_2$) der Behandlung. In $c_1$ ist die „Riesengranulaschleife" gut zu sehen. — Phasenkontrastaufnahmen von H. C. MacGregor und H. G. Callan, St. Andrews, Schottland, ca. 450×

zerfallen die Schleifen in viele kleine Stücke (Abb. 11). Die Chromosomenachse zwischen den Chromomeren wird ebenfalls fragmentiert. Dieser Befund zeigt, daß nicht nur in der Chromosomenachse und in den Chromomeren, sondern auch in den Achsen der Schleifen DNS enthalten sein muß[19].

Die Zahl der Brüche, die durch eine Behandlung mit DNase verursacht werden, ist der Länge der Einwirkung des Enzyms proportional. In doppelt logarithmischer Skala ergibt sich eine lineare Abhängigkeit, wobei die Neigung der Geraden ein Maß für die Anzahl der Untereinheiten liefert, die vom Enzym aufgebrochen werden müssen, damit ein sichtbarer Bruch entsteht (Abb. 12)[20]. Nach diesen

[18] Miller 1965. [19] Gall 1958, MacGregor und Callan 1962. [20] Gall 1963a.

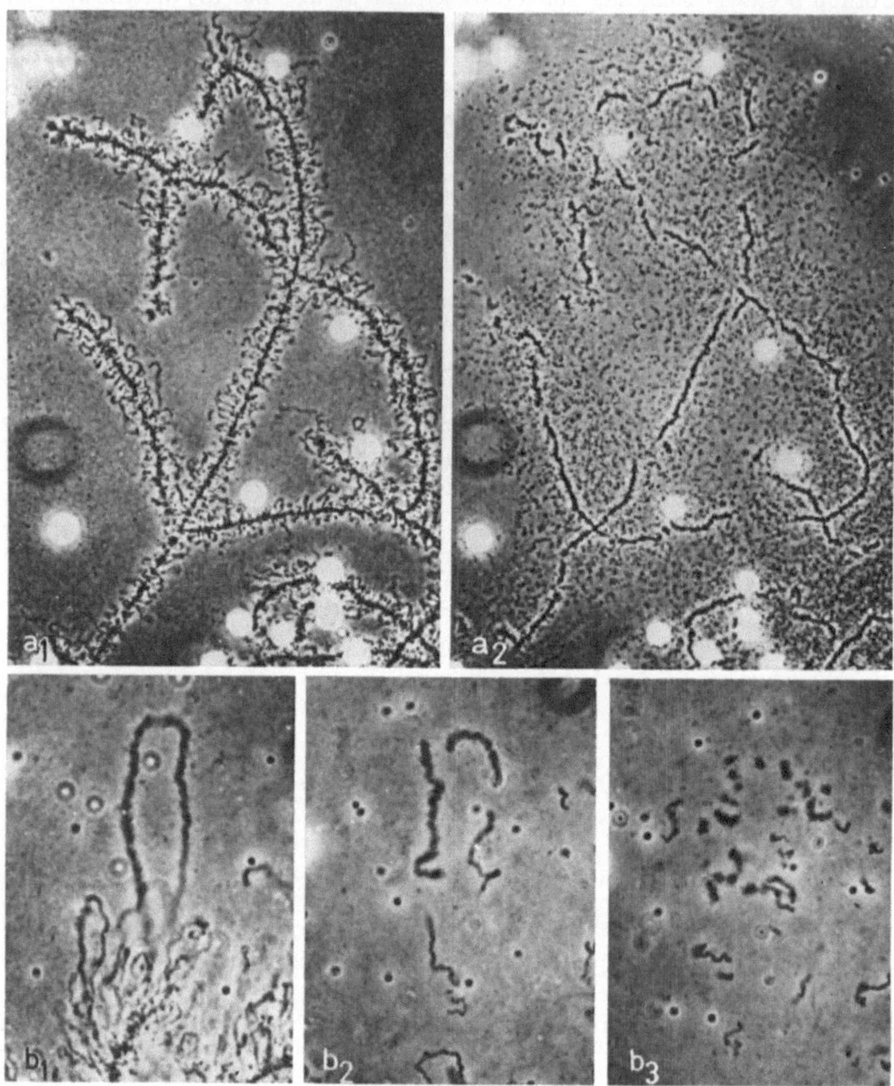


Abb. 11a u. b. DNase-Reaktion auf Lampenbürstenchromosomen von *Triturus*. a Bivalent vor ($a_1$) und 30 min nach Beginn ($a_2$) der Behandlung, ca. 200×. b Einzelne Lampenbürstenschleife 5 min ($b_1$), 13 min ($b_2$) und 16 min ($b_3$) nach Beginn der Behandlung, ca. 600×. Phasenkontrastaufnahmen von J. G. GALL, New Haven, Connecticut

Untersuchungen müssen im Bereich der Schleifen zwei, in den interchromomeren Abschnitten vier Elemente in unmittelbarer Nähe einer Bruchstelle aufgebrochen werden. Da vom verwendeten Enzym (DNase I) bekannt ist, daß es beide Polynucleotidstränge einer DNS-Doppelhelix unabhängig und zufallsgemäß angreift, wird dieser Befund mit der Annahme interpretiert, daß in einer Schleifenachse nur eine einzige DNS-Doppelhelix liegt. In den interchromomeren Abschnitten finden sich dagegen zwei Doppelhelices, je eine in jeder Chromatide. Vorerst muß in diesem Zusammenhang die Frage offen bleiben, ob in jeder Chromatide nur ein einziges DNS-Molekül von einem Ende zum anderen durchläuft und sich dabei periodisch zu Chromomeren aufknäuelt, oder ob eine ganze Anzahl von Molekülen linear hintereinander angeordnet und durch Zwischenstücke miteinander verbunden sind. Die Analyse der Feinstruktur der Lampenbürstenschleifen mit dem Elektronenmikroskop bestätigt die DNase-Experimente: Es wird immer nur ein, anscheinend ununterbrochener, Achsenfaden von 20—30 Å Durchmesser gefunden, der nicht von Proteasen und RNase, wohl aber von DNase zerstört wird[21].

Die bis jetzt geschilderten Befunde, insbesondere die Beobachtungen über das Verhalten von Lampenbürstenschleifen bei axialen Brüchen und bei Einwirkung von DNase führten zur Entwicklung eines Modells, nach dem sich in den Chromatiden in unregelmäßigen Abständen Bereiche befinden, in denen die DNS stärker aufgeknäuelt ist. Diese Stellen werden als Chromomeren cytologisch sichtbar (Abb. 13a). In bestimmten Phasen entfaltet sich ein Teil dieser aufgeknäuelten DNS und bildet seitliche Schleifen. An die ausgefaltete DNS-Achse werden Ribonucleoproteide angelagert, die eine Matrix um die Achse bilden und der betreffenden Schleife ihre charakteristische Form verleihen (Abb. 13b). Nach diesem Modell ist verständlich, warum die Lampenbürstenschleifen nicht Feulgen-positiv reagieren: von einer einzigen, weitgehend entspiralisierten DNS-Doppelhelix kann keine mikroskopisch sichtbare Farbreaktion erwartet werden. Nach dem Modell ist jedes Chromomer viergeteilt, nämlich in die beiden linken und rechten Hälften, die von den beiden Chromatiden gebildet werden; jede dieser Hälften wiederum besteht aus einem vorderen und hinteren Teil, zwischen denen in der Lampenbürstenphase die Schleifen ausgefaltet sind.

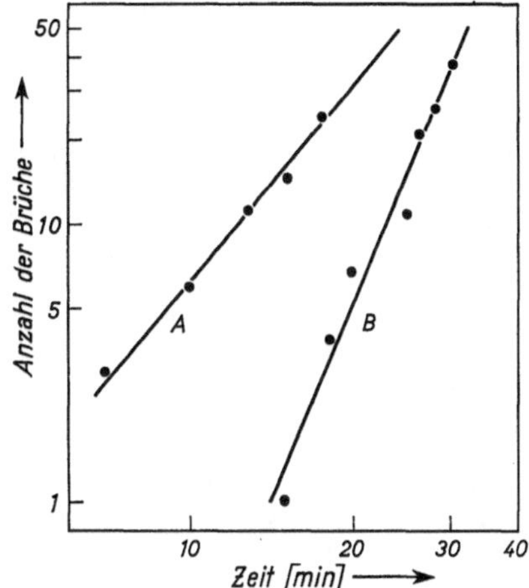


Abb. 12. Kinetik der DNase-Reaktion auf Lampenbürstenchromosomen. Anzahl der Brüche in Abhängigkeit von der Einwirkungsdauer der DNase in doppelt logarithmischer Skala. A Brüche in den Schleifen. B Brüche in der Hauptachse der Chromosomen. (Nach GALL 1963a)

Neben den axialen Brüchen, die leicht künstlich erzeugt werden können, in bestimmten großen Schleifen aber auch mehr oder weniger regelmäßig spontan auftreten (Abb. 13c), beobachtet man gelegentlich noch eine lokale Trennung der Chromatiden. Hierdurch werden Schleifenpaare, die von dicht nebeneinander liegenden Chromomeren gebildet werden, zu größeren Komplexschleifen (Schlei-

[21] MILLER 1965.

fenketten) vereinigt (Abb. 13d). Das Vorkommen solcher lokaler Chromatid-Trennungen ist ein weiteres Indiz für die Richtigkeit des beschriebenen Chromomeren-Modells.

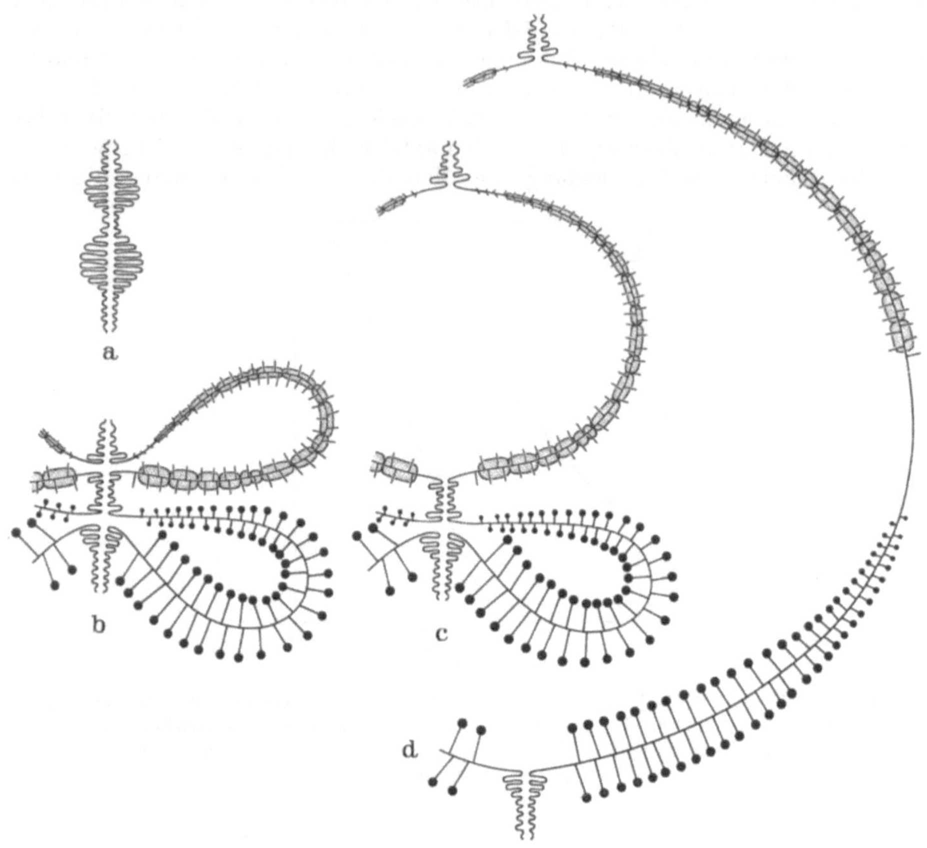


Abb. 13a—d. Modell der Organisation von Chromomeren in Lampenbürstenchromosomen. a Zwei benachbarte Chromomeren vor der Schleifenbildung. b Nach der Entfaltung der Schleifen, die verschiedenen Strukturtypen zugehören. c Axialer Bruch im oberen Schleifenpaar. d Axiale Brüche in beiden Schleifenpaaren, Trennung der interchromomeren Chromatid-Abschnitte, dadurch Bildung einer großen Komplexschleife (Kettenmodell)

## c) Phasenspezifische und physiologische Variabilität

Abgesehen von den bereits beschriebenen, genetisch begründeten Unterschieden in der Morphologie homologer Schleifenpaare, die in speziellen Fällen sehr drastisch sein können, findet man auch geringere morphologische Variabilitäten, die physiologische Ursachen haben und teilweise stadienspezifisch auftreten[22].

Stadienspezifische Variabilität findet man, wenn man Schleifen aus Oocyten verschiedener Entwicklungsstadien miteinander vergleicht. Bei *Triturus* kann man das Stadium der Oocyten relativ einfach an ihrer Größe ablesen. Die Variabilität betrifft den Grad der Entfaltung der Schleifenachse und/oder der Akkumulation von Matrixmaterial, sowie die Abgabe solchen Materials an die Umgebung (Anzeichen einer stadienspezifischen physiologischen Aktivität).

[22] MacGregor 1963.

Dieses Phänomen der physiologischen Variabilität läßt sich auch experimentell auslösen. Bei *Triturus* dauert das Oocytenstadium und damit die Lampenbürstenphase mehrere Monate. Die hormonal regulierten Prozesse in der Oogenese lassen sich durch Hypophysektomie stark bremsen, umgekehrt durch Injektion von gonadotropem Hormon sehr stark beschleunigen. Nach Hypophysektomie findet man eine deutliche Vergrößerung mancher Lampenbürstenstrukturen. Der Einbau von $^{32}P$ in Oocytenkerne ist merklich verringert. Diese Befunde sprechen für eine allgemeine Verlangsamung der physiologischen Aktivität in den Kernen, die von einer verstärkten Akkumulation von Matrixmaterial begleitet wird. Material wird dann nur noch in geringem Maß von den Schleifen abgegeben. Umgekehrt findet man nach Injektion von gonadotropem Hormon einen deutlich verstärkten Einbau von $^{32}P$. Die Schleifen sind in dieser Zeit häufig kleiner, was auf einen schnelleren Umsatz von Matrixmaterial hindeutet. Es fällt auf, daß die Oocytenkerne sehr viel mehr Granulamaterial enthalten als die unbehandelten Kontrollen. Die Grana entsprechen dem Typ, den man an manchen granulierten Schleifen findet, so daß man Grund zu der Annahme hat, sie seien an den Lampenbürstenchromosomen gebildet und in den Kernsaft abgegeben worden.

## 2. Das Y-Chromosom in den Spermatocytenkernen von Drosophila

### a) Morphologie

In den Spermatocytenkernen sind Lampenbürstenschleifen besonders gut bei den Arten der Gattung *Drosophila* ausgebildet. Allerdings zeigen die Strukturen, die in den Spermatocytenkernen dieser Arten vorkommen, auf den ersten Blick keine Verwandtschaft mit Lampenbürstenschleifen. Dazu kommt noch erschwerend hinzu, daß die Chromosomen der *Drosophila*-Arten im Spermatocytenstadium alle so sehr entspiralisiert sind, daß sie als individuelle Strukturen nicht erkannt werden können. Trotzdem war es möglich, mit Hilfe cytogenetischer Analysen zu zeigen, daß gewisse auffallende Strukturen, die in den Spermatocytenkernen regelmäßig zu sehen sind und, wie sich weiter herausgestellt hat, auf diesen Zelltyp beschränkt sind, tatsächlich im Prinzip wie Lampenbürstenschleifen organisiert sind[23].

Zunächst wurden von der Art *D. melanogaster* spezielle Strukturen in Spermatocytenkernen beschrieben[24]. Es handelt sich hier um Massen von eigenartigen Tubuli und um retikuläre Elemente, die zwischen die chromosomalen Fibrillen eingebettet sind (Abb. 14a). Derartige Strukturen sind in keinem anderen Zelltyp gefunden worden und kommen in den männlichen Keimbahnzellen auch nur während der Wachstumsphase der primären Spermatocyten vor. Zu Beginn der Metaphase I werden sie vom Chromosomenmaterial abgelöst. Ihre verklumpten Reste sind als sog. „chromatoid bodies" noch in den Spermatiden sichtbar.

Bei vergleichenden Untersuchungen wurde festgestellt, daß auch andere Arten der Gattung spezielle Spermatocyten-Strukturen haben. Das gilt ohne Ausnahme für alle 54 bis heute geprüften Arten[25]. Während in den meisten Fällen die Schleifennatur dieser Strukturen wie bei *D. melanogaster* nicht augenfällig ist, haben einige Arten, darunter *D. hydei* und ihre näheren Verwandten, Strukturen von offensichtlicher Schleifenform in ihren Spermatocytenkernen (Abb. 15)[26]. Besonders herauszuheben ist die starke artspezifische Variabilität dieser Strukturen.

In den Spermatocytenkernen von *D. hydei* sieht man mehrere solcher schleifenförmiger, paariger Strukturen, die morphologisch sehr verschieden sind (Abb. 16a). Außerdem enthalten die Kerne einen Nucleolus, der im Spermatocytenstadium

---

[23] Hess und Meyer 1968, Beermann, Hess und Meyer 1963, 1967.
[24] Meyer, Hess und Beermann 1961. [25] Hess 1967b. [26] Hess und Meyer 1963b.

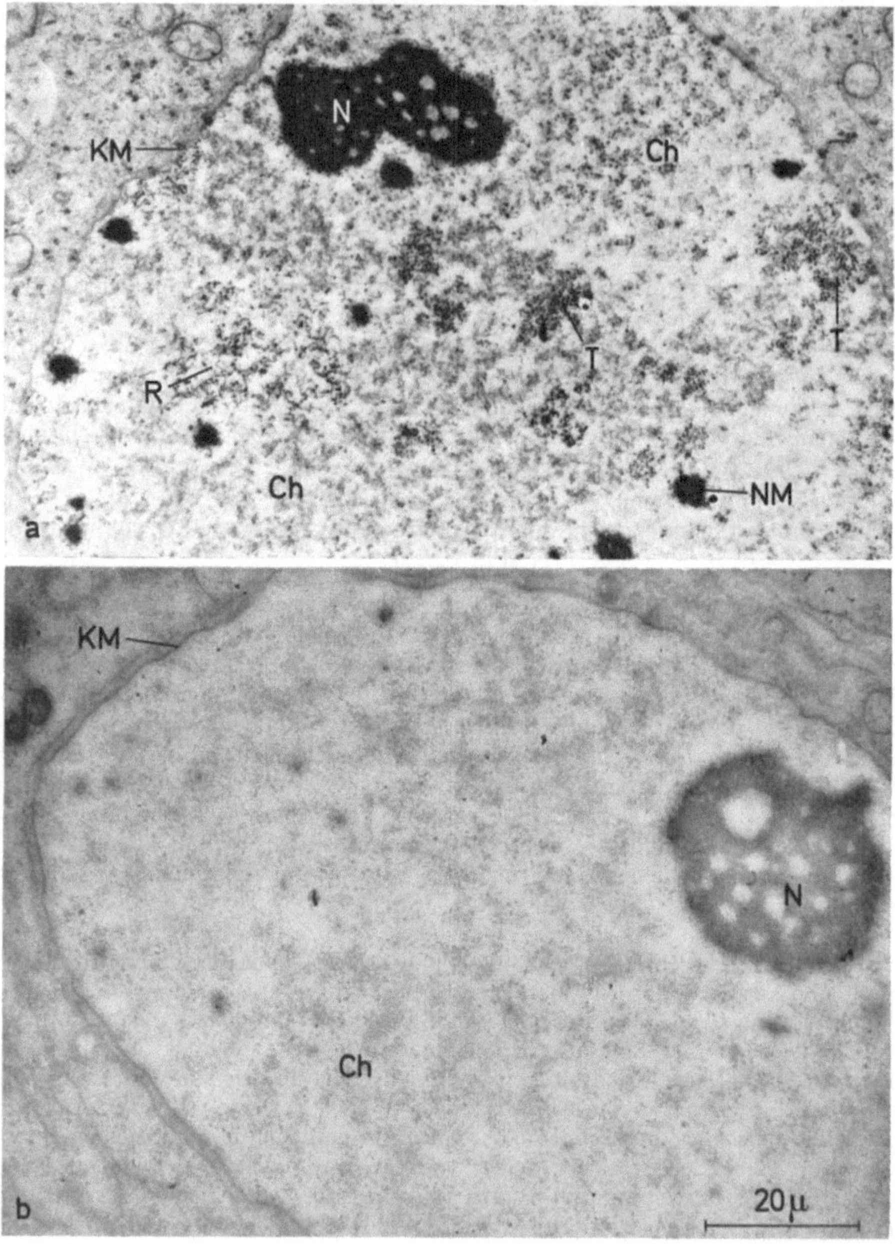


Abb. 14a u. b. Ultradünnschnitte durch Kerne primärer Spermatocyten von *Drosophila melanogaster*. a Normales X/Y-Männchen, Spermatocytenstrukturen zwischen den chromosomalen Fibrillen. b X/O-Männchen (ohne Y-Chromosom), Spermatocytenstrukturen fehlen. — Erklärungen: *Ch* chromosomale Fibrillen; *KM* Kernmembran; *N* Nucleolus; *NM* Kugeln aus nucleolärem Material; *R* retikuläre Elemente; *T* Tubulimassen. — Elektronenmikroskopische Aufnahmen von G. F. Meyer, Tübingen, ca. 10000×

immer der Kernmembran anliegt, so daß der Kernumriß birnförmig wird. Die Chromosomen selbst sind in diesem Stadium mikroskopisch nicht sichtbar. Eine erste Spermatocytenstruktur besteht aus einem Paar Fäden aus stark lichtbrechendem Material, die in der Nucleolusregion ihren Ursprung haben und distal in Abschnitte aus diffusem Material übergehen. Eine weitere Struktur, der sog. „Pseudonucleolus", besteht aus einem schwammartigen Körper, der stets zwei zapfenförmige Fortsätze aus dichterem Material hat. Gelegentlich findet man zwei Pseudonucleoli in einem Kern. Die beiden sind dann aber immer erkennbar kleiner und haben auch nur je einen Fortsatz. Eine dritte Struktur bilden die sogenannten „Keulen". Sie haben eine Grundmatrix aus — wie man im Elektronenmikroskop sieht — grobretikulären Elementen, der zahlreiche stark osmiophile und zumeist hohle Grana unterschiedlichen Durchmessers auf- und eingelagert sind. Viertens schließlich findet man ein im Phasenkontrastmikroskop homogen grau erscheinendes Material, das einen großen Teil des Kernraums erfüllt. Im Elektronenmikroskop findet man Massen von Tubuli, die sich von den Tubuli bei *D. melanogaster* nur durch einen etwas größeren Durchmesser unterscheiden. Dieses Gewirr von Tubuli ist in Bändern angeordnet, und die Bänder sind zu Knoten ineinander verschlungen.

Der erste Verdacht, daß es sich bei diesen Strukturen um Gebilde handeln könnte, die im Prinzip wie die Lampenbürstenschleifen in Oocytenkernen von Amphibien entstehen, ergab sich aus ihrem engen Kontakt mit den chromosomalen Fibrillen und vor allem durch ihre Paarigkeit und Polarität. Die Tubulibänder ähneln dabei dem „Normaltyp" der Lampenbürstenschleifen in den Oocytenkernen von Amphibien, die Pseudonucleoli entsprechen in ihrer Struktur recht gut den Verschmelzungsschleifen (fused loops) der Amphibien, die Keulen den granulierten Schleifen.

Nahe Verwandte von *D. hydei* haben sehr ähnliche Spermatocytenstrukturen, die aber doch jeweils charakteristische Unterschiede erkennen lassen (Abb. 15)[27]. *D. neohydei* z.B. besitzt ebenfalls ein Paar kompakter Fäden mit diffusen Abschnitten, aber hier liegen diese Fäden in Form zweier eng verschlungener Knäuel vor und befinden sich im Kernraum distal vom Nucleolus. Das Keulenpaar ist auffallend langgestreckt und dünn. Die Tubulibänder sind in drei Knäueln angeordnet, die sehr viel dichtere Bänder haben, als das bei *D. hydei* der Fall ist. Zwei der Knäuel liegen immer paarweise nebeneinander, der dritte ist deutlich von diesen beiden getrennt. Einen Pseudonucleolus hat *D. neohydei* nicht (Abb. 15a). Auch *D. bifurca* hat ein Paar stark lichtbrechender kompakter Fäden, die ebenfalls in diffuse Abschnitte auslaufen, aber keinen Kontakt mit dem Nucleolus haben. Außerdem findet man einen relativ dichten Klumpen aus Tubulimaterial, von dem ein Paar langer diffuser Fäden entspringt. Daneben befindet sich noch ein weiterer kleinerer Klumpen aus leichterem Material, der ein Paar granulierte Fäden trägt (Abb. 15b). *D. eohydei* hat eine große Platte aus diffusem Tubulimaterial, einen Pseudonucleolus und ein Paar Keulen. In den Spermatocytenkernen von *D. nigrohydei* kann man eine Doppelschleife aus diffusem Material, einen Granulakörper mit ähnlicher Struktur wie die Keulen von *D. hydei*, sowie viel diffuses Material erkennen (Abb. 15c). Zusammenfassend ist also festzustellen, daß die Verwandten von *D. hydei* in ihren Spermatocytenkernen sehr ähnliche Strukturen ausbilden und daß man zwar homologe Schleifentypen wie kompakte oder diffuse Fäden, Keulen, Pseudonucleoli usw. findet, die Form aller dieser Strukturen aber in jeder Art charakteristisch variiert ist. Außerdem ist auch die topographische Anordnung der Schleifen in den Kernen artspezifisch

[27] Hess und Meyer 1963b, Meyer 1963.

verschieden. Der morphologische Aspekt dieser Strukturen ist dadurch so unterschiedlich und für jede Art so charakteristisch, daß er als taxonomisches Kriterium verwendet werden kann. Auf die Problematik dieser Variabilität wird in Abschnitt III, 2, c noch ausführlicher eingegangen.

Wenn man die Strukturen in den Spermatocytenkernen der 54 bisher geprüften Arten der Gattung miteinander vergleicht, erkennt man, daß die Tubulimassen in den unterschiedlichsten Anordnungen am weitesten verbreitet sind, und

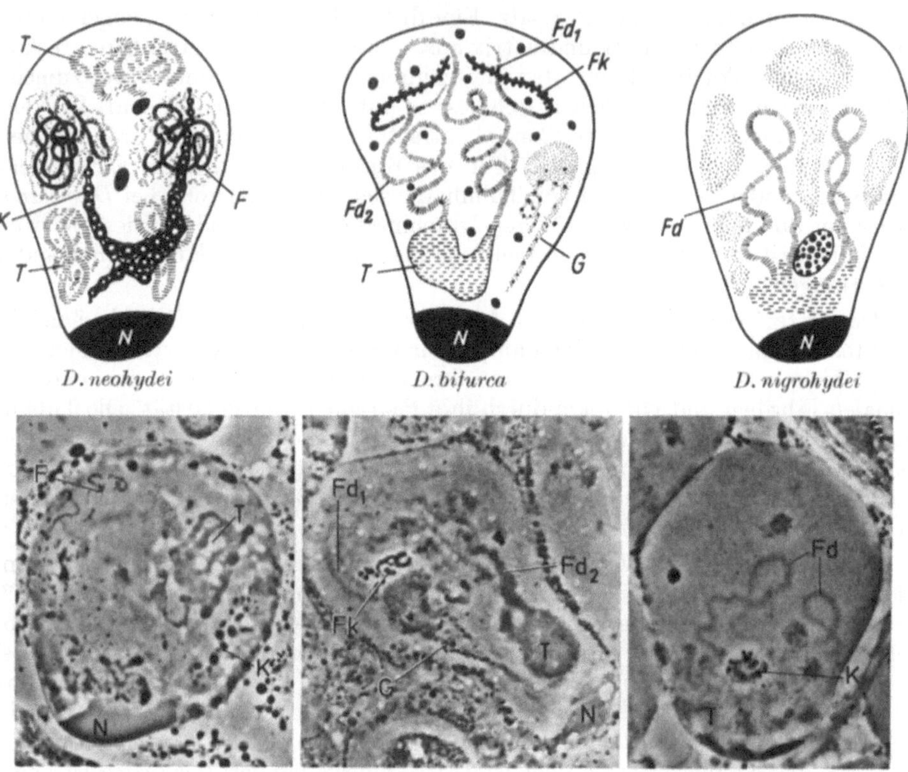


Abb. 15. Spermatocytenkerne mit speziellen Strukturen von drei *Drosophila*-Arten, jeweils Schema und Phasenkontrastaufnahme, ca. 1200×. — Erklärungen: *F* fadenförmige Schleifen, teils aus diffusem (*Fd*), teils aus kompaktem (*Fk*) Material; *G* Granulaschleife; *K* Keulen; *N* Nucleolus; *T* tubuläres Material

daß daneben Grana ganz verschiedener Größe und Zusammensetzung am häufigsten sind. Außerdem aber findet man bei vielen Arten immer wieder schleifenförmige Strukturen, teils aus kompaktem, teils aus leichterem diffusem Material, häufig mit Einschluß von Grana verschiedenster Größen und unterschiedlicher Lichtbrechung.

Die Spermatocytenkerne von *D. hydei* mitsamt ihren voluminösen Schleifenstrukturen sind Feulgen-negativ. Offensichtlich ist die DNS in diesem Stadium so sehr entspiralisiert, daß der histochemische Nachweis negativ ausfällt. Das war ja auch bei den Schleifenstrukturen der großen Lampenbürstenchromosomen in Amphibienoocyten gefunden worden[28]. Da die Spermatocytenschleifen von *D.*

[28] Callan und MacGregor 1958.

*hydei* aber von DNase schnell fragmentiert werden, enthalten sie offenbar doch eine Achse aus DNS. Tatsächlich kann DNS in den Schleifen autoradiographisch direkt nachgewiesen werden. Nach Inkubation mit tritiiertem Thymidin von hoher spezifischer Aktivität findet man nach sehr langer Exponierung (z.B. 18 Monate) gelegentlich Kerne, in denen Markierungslinien über den Schleifen liegen (Abb. 17)[29].

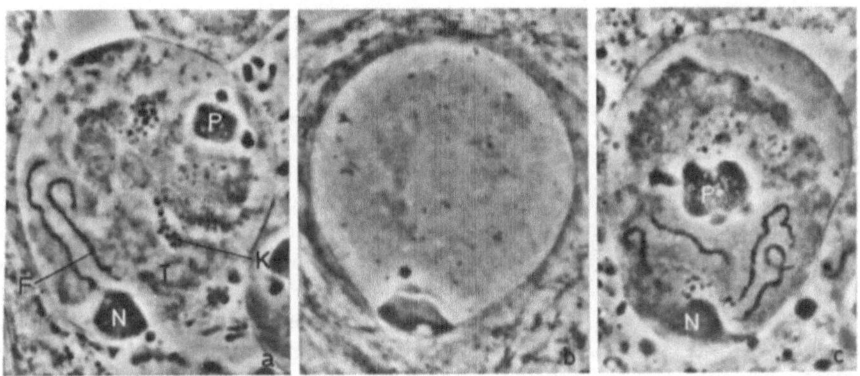


Abb. 16a—c. Spermatocytenkerne von *Drosophila hydei*. a Normales Männchen (X/X-♂). b Männchen ohne Y-Chromosom (X/0-♂). c Männchen mit 2 Y-Chromosomen (X/Y/Y-♂). — Erklärungen: *F* Fäden; *K* Keulen; *N* Nucleolus; *P* Pseudonucleolus; *T* Tubulibänder. — Phasenkontrastaufnahmen, ca. 1200×

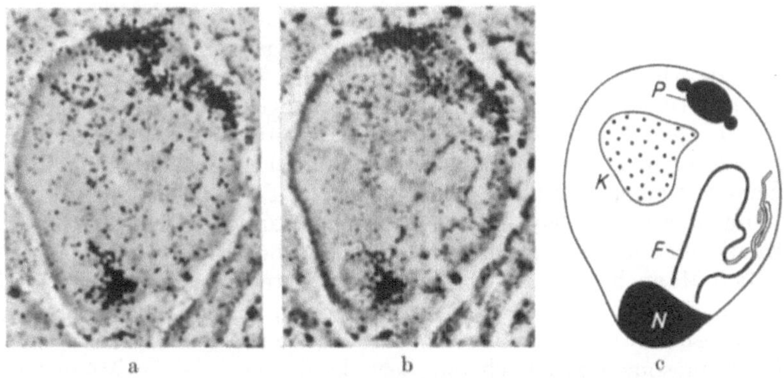


Abb. 17a—c. DNS-Markierung in Spermatocytenkernen von *Drosophila hydei*. Autoradiographien nach Inkubation mit $^3$H-Thymidin. a Aufnahme in der Ebene der Photoschicht, b in der Ebene des Gewebes, c Orientierungsskizze. Markierungsspuren vor allem über den kompakten Fäden. — Erklärungen: *F* Fäden; *N* Nucleolus; *P* Pseudonucleolus. — Aufnahmen von W. Hennig, Tübingen

Von Proteasen (Pepsin, Trypsin) und von RNase werden die Schleifen zwar angegriffen und ihre Matrix teilweise abgebaut, ihre strukturelle Kontinuität aber wird durch eine solche Behandlung nicht verändert. Mit Hilfe der metachromatischen Reaktion nach Toluidinblau-Färbung sowie fluoreszenzmikroskopisch nach Acridinorange-Färbung kann das Vorhandensein beträchtlicher Mengen

29 Hennig 1967.

RNS in den Schleifen nachgewiesen werden. Enzymabbau- und Färbungsversuche liefern demnach übereinstimmende Resultate[30]. Außerdem verhalten sich die Spermatocytenstrukturen gegenüber histochemischen Reagentien und Enzymen genauso wie die Lampenbürstenschleifen in den Oocytenkernen von Amphibien.

### b) Cytogenetische Analyse

Da, wie erwähnt, die Chromosomen bei allen Arten der Gattung *Drosophila* im Spermatocytenstadium so stark entspiralisiert sind, daß sie als Individuen nicht sichtbar sind, kann nicht direkt beobachtet werden, von welchen Chromosomen die verschiedenen Spermatocytenschleifen gebildet werden. Jedoch ist es möglich, ihre Bildungsorte mit Hilfe cytogenetischer Methoden einwandfrei zu lokalisieren.

Ein erster Hinweis auf den Ort der Schleifenbildung wurde bei *D. melanogaster* gefunden[31]. Bei dieser Art haben Männchen, die kein Y-Chromosom besitzen (sog. XO-Männchen), in ihren Spermatocytenkernen weder Tubuli noch retikuläre Elemente (Abb. 14b). Also scheint das Y-Chromosom an der Ausbildung der Strukturen beteiligt zu sein. Die weitere Analyse ergab, daß die Spermatocytenstrukturen, die ja bei *D. melanogaster* morphologisch nicht sehr deutlich differenziert sind und in den Einzelheiten nur mit Hilfe des Elektronenmikroskops studiert werden können, teils von Regionen des langen, teils des kurzen Arms des Y-Chromosoms abhängig sind.

Bei *D. hydei*, der Art mit den bereits eingehend beschriebenen, morphologisch unverwechselbar zu identifizierenden Schleifen, die zudem besonders groß und deshalb schon im Lichtmikroskop leicht zu sehen sind, konnte die cytogenetische Analyse sehr viel detailliertere Ergebnisse erbringen. Auch hier zeigte sich als erstes eine Beziehung zwischen den Schleifenstrukturen und dem Y-Chromosom. Es ist möglich, mit Hilfe einer speziellen Kreuzungstechnik Männchen ohne Y-Chromosom zu erhalten. Man macht dabei von der Tatsache Gebrauch, daß sich stets in einem geringen Prozentsatz der Fälle homologe Chromosomen in der Meiose nicht trennen (Nondisjunction: BRIDGES[32]). Bei einem Nondisjunction der X-Chromosomen in einem *Drosophila*-Weibchen entstehen Eier, die kein X-Chromosom enthalten (weniger als 0,1% aller gebildeten Eier). Wenn diese von einem X-Spermium besamt werden, entstehen daraus Männchen ohne Y-Chromosom. Solche Männchen sind normal lebensfähig und in der Regel phänotypisch nicht von normalen Männchen mit Y-Chromosom zu unterscheiden. Abweichend vom normalen Erbgang haben sie aber ihr X-Chromosom vom Vater bezogen. Man bezeichnet sie deshalb als „patroklin". Wenn man nun in der Kreuzung die väterlichen X-Chromosomen genetisch markiert, kann man die XO-Männchen auch phänotypisch von ihren normalen Brüdern unterscheiden. Mit dieser Methode wurden von *D. hydei* XO-Männchen hergestellt. Ihre Spermatocytenkerne erscheinen im Phasenkontrast bis auf den Nucleolus und einige sehr kleine Schleifenstrukturen leer (Abb. 16b). Das zeigt, daß auch die Bildung der großen Spermatocytenstrukturen dieser Art von der Anwesenheit eines Y-Chromosoms abhängt. Allerdings bleibt nach diesem Experiment noch offen, ob die Strukturen tatsächlich vom Y-Chromosom selbst entwickelt werden, oder ob das Y-Chromosom bei ihrer Bildung einen induzierenden Einfluß ausübt, ohne sich selbst dabei strukturell zu verändern.

Diese Frage ließ sich durch eine Untersuchung von Männchen mit zwei Y-Chromosomen beantworten. Solche Männchen lassen sich ebenfalls mit Hilfe der Nondisjunction-Technik herstellen. Die Kreuzungen müssen dazu aber etwas

[30] HENNIG 1967, MEYER 1963. [31] MEYER, HESS und BEERMANN 1961. [32] BRIDGES 1916.

anders angelegt werden als bei der Herstellung von XO-Männchen: Nach Nondisjunction der X-Chromosomen in einem Weibchen können auch Eier entstehen, die beide X-Chromosomen der Mutter enthalten. Wenn diese von einem Y-Spermium besamt werden, entwickeln sich aus der Zygote Ausnahme-Weibchen, die ein zusätzliches Y-Chromosom besitzen und sich phänotypisch von ihren normalen Schwestern ohne Y-Chromosom unterscheiden, falls die mütterlichen und väterlichen X-Chromosomen verschieden recessiv markiert waren. Während normale $F_1$-Weibchen nämlich heterozygot für die geschlechtsgebundenen Faktoren sind, haben die Ausnahme-Töchter beide X-Chromosomen von ihrer Mutter

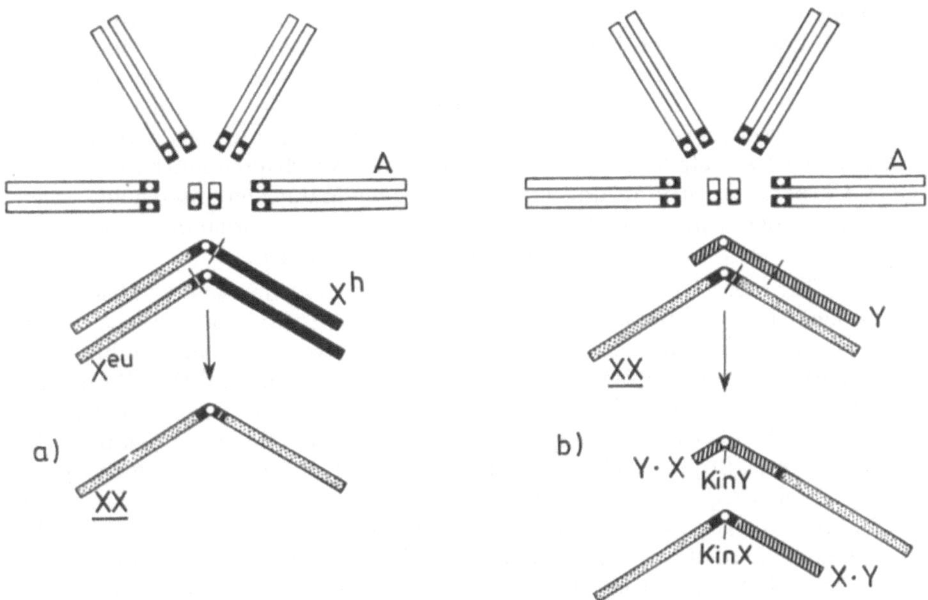


Abb. 18a u. b. Herstellung von Attached-X-Chromosomen (a) und von X.Y-Translokationen durch Detachment (b) bei *Drosophila hydei*. — Erklärungen: weiß: Euchromatin der Autosomen; schwarz: Heterochromatin der Autosomen (*A*) und der X-Chromosomen ($X^h$); punktiert: Euchromatin der X-Chromosomen ($X^{eu}$); schraffiert: Y-Chromosomen; *XX* Attached-X-Chromosom; *X.Y* Translokationschromosom, in dem das X-Chromosom, *Y.X* Translokationschromosom, in dem das Y-Chromosom den Kinetochor liefert

geerbt und zeigen deshalb deren Phänotyp. Bei der Auskreuzung solcher Weibchen mit normalen Männchen erhält man dann in der $F_2$-Generation 50% Söhne mit zwei Y-Chromosomen. In ihren Spermatocytenkernen ist die Anzahl aller Schleifenstrukturen verdoppelt (Abb. 16c). Das beweist, daß die Schleifen vom Y-Chromosom selbst gebildet werden[33].

Nach diesen Befunden war es immerhin noch denkbar, daß sich das Y-Chromosom als Ganzes in die Schleifenstrukturen umbildet. Deshalb war es notwendig festzustellen, ob die Strukturen eventuell nur von bestimmten Regionen des Y-Chromosoms gebildet werden. Diese Frage konnte durch Analyse von Y-Translokationen geklärt werden. Vorzugsweise wurden dazu röntgeninduzierte X.Y-Translokationen verwendet, die wiederum mit einer bestimmten Kreuzungstechnik gefunden werden können. In Weibchen, die ein identisch recessiv markiertes Attached-X-Chromosom und ein zusätzliches Y-Chromosom besaßen (Abb. 18,

[33] Hess und Meyer 1963a.

links), wurden durch Röntgenbestrahlung Detachments, d.h. Aufbrüche des Attached-X-Chromosoms, induziert. Bei richtiger Anlage der Kreuzung der bestrahlten Weibchen entsteht von jedem Detachment-Ereignis ein phänotypisch erkennbares Ausnahme-Tier. Nun sind in der Regel Detachments gleichzeitig reziproke Translokationen, und da X- und Y-Chromosomen eine Tendenz zur Paarung miteinander haben, kann man vorzugsweise Translokationen zwischen diesen beiden Chromosomen erwarten. Die nach Detachment erscheinenden Ausnahme-Männchen haben deshalb in der Mehrzahl ein (recessiv markiertes) X-Chromosom, an das noch ein Fragment eines Y-Chromosoms transloziert ist. Außerdem erhalten sie vom Vater ein normales, freies Y-Chromosom. Man kann nun jedes einzelne Detachment-Ausnahme-Männchen mit einem Attached-X-Weibchen kreuzen und erhält auf diese Weise von jedem Detachment-Ereignis einen Stamm, in dem alle Männchen neben einem freien Y-Chromosom ein bestimmtes X.Y-Translokationschromosom besitzen. Für jede einzelne Translokation wird danach durch cytologische Analyse des Chromosomensatzes Größe und Herkunft des translozierten Y-Fragments festgestellt. Sodann wird durch eine Nondisjunction-Kreuzung das freie Y-Chromosom entfernt und in den Ausnahme-Männchen untersucht, welche Schleifen in den Spermatocytenkernen nunmehr noch vorhanden sind. Diese Schleifen müssen vom translozierten Y-Fragment stammen.

In der Tat stellte sich heraus, daß jede einzelne Schleife einen lokalisierbaren Bildungsort hat. Es wurde nacheinander eine größere Anzahl von Translokationen analysiert und allmählich eine Karte des Y-Chromosoms mit den Bildungsorten für die einzelnen Spermatocytenschleifen erarbeitet (Abb. 19, 20)[34]. Wenn man den langen Arm des J-förmigen Y-Chromosoms von *D. hydei* in zehn gleiche Abschnitte einteilt, liegt der Bildungsort für die Fäden am weitesten distal im Abschnitt 10 (Abb. 19d, e). Dicht daneben im Abschnitt 9 folgt der Bildungsort des Pseudonucleolus (Abb. 19f). Daran schließt sich eine größere Region an, die an der Bildung von Spermatocytenschleifen anscheinend nicht beteiligt ist. Die Tubulibänder werden von wenigstens zwei Bildungsorten hervorgebracht, die durch Translokationen in der beschriebenen Weise zu trennen sind (Abb. 19c) und in den Abschnitten 3—1 lokalisiert sind. Der Bildungsort für die Keulen schließlich liegt im Abschnitt 1 direkt am Kinetochor (Abb. 19b). Auch auf dem kurzen Arm des Y-Chromosoms liegen Bildungsorte für Spermatocytenschleifen. Es handelt sich um die sog. „Schlingen", Schleifen aus sehr feinem, diffusem Material, die die Tendenz haben, mit den anderen Schleifen, vor allem den Tubulibändern zu verschmelzen. In normalen Spermatocytenkernen sind sie deshalb fast immer verdeckt. In Translokations-Männchen, deren transloziertes Y-Fragment nur den kurzen Y-Arm umfaßt, sind sie dagegen sehr deutlich zu erkennen (Abb. 19a). Auch die Schlingen werden von mindestens zwei Bildungsorten hervorgebracht. Das Schlingenpaar des proximalen Bildungsorts ist kürzer als das des distalen.

Die Analyse der X.Y-Translokationen und die auf diese Weise hergestellte Schleifenkarte (Abb. 20) des Y-Chromosoms beseitigt jeden Rest von Zweifel an der Lampenbürsten-Natur der Spermatocytenstrukturen von *D. hydei*. Das univalente Y-Chromosom durchläuft also während des Wachstums der primären Spermatocyten eine Lampenbürstenphase, in der von einigen wenigen Bildungsorten (Chromomeren) Schleifen entfaltet werden. Sie sind vergleichsweise sehr groß (ca. 50 μm lang) und morphologisch sehr differenziert. Allerdings werden auch von den Autosomen, vielleicht auch vom X-Chromosom, in dieser Zeit Lampenbürstenschleifen ausgebildet, aber diese sind im Vergleich sehr klein und

[34] Hess 1965b.

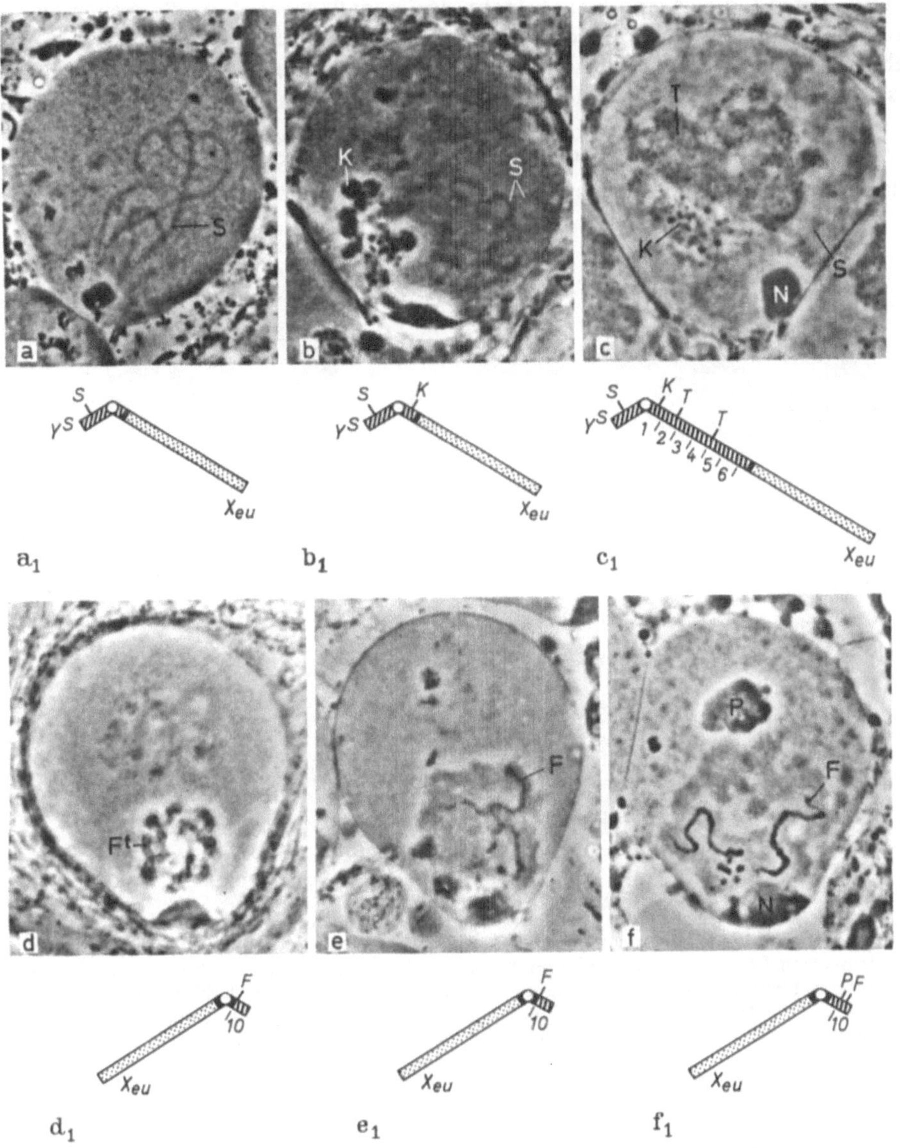


Abb. 19a—f. Spermatocytenkerne (a—f) von Männchen von *Drosophila hydei* mit X.Y-Translokationschromosomen ($a_1$—$f_1$). a Translokationschromosom enthält nur den kurzen Y-Arm ($Y^S$); im Spermatocytenkern die Schlingen (*S*). b Translokationschromosom enthält den kurzen Y-Arm und ein kleines proximales Fragment vom langen Y-Arm; im Spermatocytenkern Schlingen und Keulen (*K*). c Translokationschromosom enthält den kurzen Y-Arm und ein größeres proximales Fragment vom langen Y-Arm; im Spermatocytenkern Schlingen, Keulen und Tubulibänder (*T*). d Translokationschromosom enthält nur ein sehr kleines distales Fragment vom langen Y-Arm; im Spermatocytenkern Fäden der Mutante *tube-proximal* (*Ft*). e Translokationschromosom enthält ein gleiches Fragment wie in d; im Spermatocytenkern Fäden des Wildtyps (*F*). f Translokationschromosom enthält ein nur wenig größeres distales Fragment vom langen Y-Arm; im Spermatocytenkern Fäden und Pseudonucleolus (*P*). — Erklärungen: punktiert: Euchromatin des X-Chromosoms (*Xeu*); schwarz: Heterochromatin vom X-Chromosom; schraffiert: Y-Chromosom. — Phasenkontrastaufnahmen, ca. 1200×

unscheinbar. Der Unterschied zu den Lampenbürstenchromosomen aus den Oocytenkernen der Amphibien besteht darin, daß wirklich große Schleifen bei *Drosophila* nur von einem Chromosom, dem Y-Chromosom, entfaltet werden. Die Zahl der Schleifen ist zudem sehr niedrig, aber dafür zeichnen sie sich durch eine besondere Größe und morphologische Differenzierung aus.

Natürlich bleibt vorerst die Frage offen, ob in allen bisher untersuchten 54 Arten der Gattung *Drosophila* die Schleifenstrukturen in den Spermatocytenkernen immer überwiegend vom Y-Chromosom gebildet werden. Bis jetzt ist nur

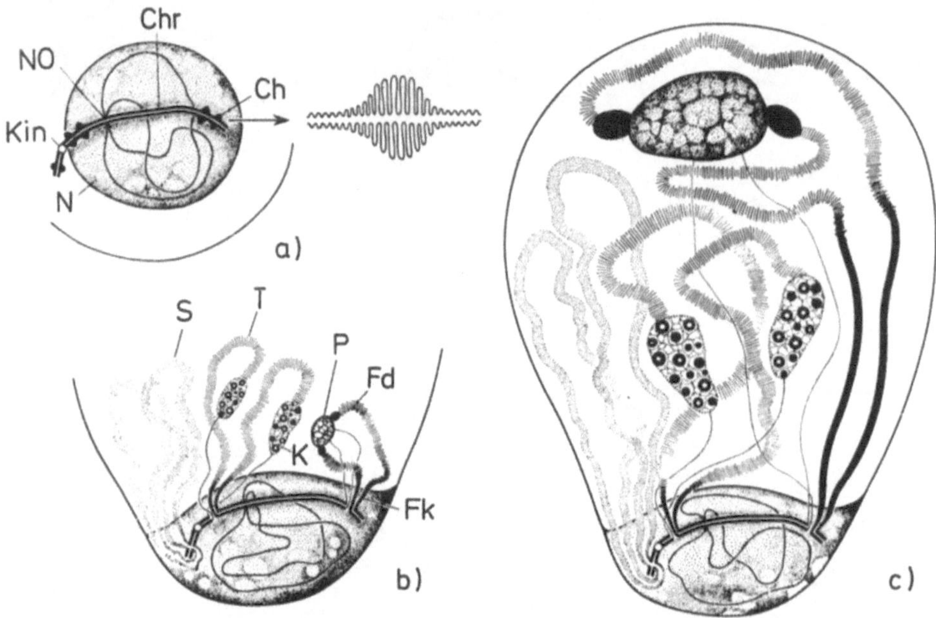


Abb. 20a—c. Lampenbürstenstadium des Y-Chromosoms von *Drosophila hydei* im Kern einer primären Spermatocyte. Das Chromosom selbst mit seinen beiden Chromatiden ist in Wirklichkeit in diesem Stadium nicht sichtbar. a Junges Spermatocytenstadium vor Beginn der Entfaltung von Lampenbürstenschleifen. b Während der Entfaltung der Schleifen. c Maximal entfaltete Schleifen in einem erwachsenen Spermatocytenkern. — Erklärungen: *Ch* Chromomer (mit Detailbild); *Chr* Chromatide; *Fd, Fk* diffuse und kompakte Abschnitte der Fäden; *K* Keulen; *N* Nucleolus, *NO* Nucleolenbildungsort; *P* Pseudonucleolus; *S* Schlinge; *T* Tubulibänder

für die Arten *D. melanogaster*[35], *D. hydei*, *D. neohydei*[36] und *D. fulvimacula*[37] experimentell belegt, daß die Masse der Strukturen in den Spermatocytenkernen vom Y-Chromosom gebildet wird.

### c) Determination der Schleifenform

Nach den geschilderten Befunden muß man annehmen, daß die Schleifen mit ihrer spezifischen Form dadurch entstehen, daß im Spermatocytenstadium von einzelnen Chromomeren (Bildungsorten) im Y-Chromosom DNS-Abschnitte seitlich ausgefaltet werden und daß danach an diese DNS-Achsen RNS und Protein

[35] Meyer, Hess und Beermann 1961. [36] Hess und Meyer 1963a.
[37] Hess, noch nicht veröffentlicht.

angelagert wird. Die Eigenschaften dieser Substanzen verleihen der Matrix jeder Schleife deren Form. Demnach kann man erwarten, daß jede Schleife ihre spezifischen Matrixmaterialien besitzt.

Erste Einblicke in die Entstehung von Schleifen mit verschiedener Form ergaben Kreuzungsexperimente zwischen *D. hydei* und *D. neohydei*. Die beiden nahe verwandten Arten haben mehrere homologe Schleifenpaare gemeinsam (vgl. Abb. 15a und 16a). Trotzdem sind aber die morphologischen Unterschiede so groß, daß die Artzugehörigkeit jeder einzelnen Schleife im Mikroskop mit Sicherheit bestimmt werden kann. Die beiden Arten sind in beiden Richtungen miteinander kreuzbar. Die Artbastarde sind fertil, es sind somit auch Rückkreuzungen möglich[38].

In den Spermatocytenkernen von $F_1$-Bastarden findet man niemals Schleifen eines Mischtyps. Die Schleifen haben vielmehr immer genau die Form, die für die Art charakteristisch ist, von der das Y-Chromosom abstammt. Damit ist ausgeschlossen, daß Faktoren auf dem X-Chromosom an der Determination der Schleifenform beteiligt sind, denn in den Bastarden stammen X- und Y-Chromosomen stets von verschiedenen Arten ab. Hingegen ist nach diesem Befund eine Beteiligung der Autosomen noch denkbar. Da die Bastarde von jeder Elternart je einen haploiden Autosomensatz besitzen, könnten somit schleifenspezifische Proteine von Genen in den Autosomen codiert sein und das Y-Chromosom würde nur die arteigenen Proteine in seine Schleifen einbauen können.

Die mögliche Beteiligung der Autosomen an den formgebenden Prozessen kann durch Rückkreuzungen weiter abgeklärt werden. Wenn man Artbastarde, die ja in diesem Fall fertil sind, mit Weibchen der mütterlichen Art rückkreuzt und dazu Stämme verwendet, in denen die Autosomen recessiv markiert sind, kann man nach einigen wiederholten Kreuzungen Tiere erhalten, die für bestimmte oder alle Autosomen homozygot für Chromosomen sind, die von der anderen Art abstammen als das Y-Chromosom. Solche Experimente sind recht schwierig. Deshalb liegen bis jetzt nur einige vorläufige Ergebnisse vor. Danach findet man auch in den Bastardmännchen der Rückkreuzungen in den Spermatocytenkernen immer noch Schleifen, die in ihrer Form der Art entsprechen, von der ihr Y-Chromosom ursprünglich abstammt. Die meisten dieser Rückkreuzungsmännchen, vor allem jene, die homozygot für ein oder mehrere Autosomen von der mütterlichen Art sind, zeigen erhebliche Störungen in der Spermiogenese; nicht selten wird sogar völlige Sterilität gefunden. Die Ergebnisse können aber doch mit der Annahme interpretiert werden, daß im Prinzip die Autosomen nicht an den formdeterminierenden Prozessen beteiligt sind. Das Y-Chromosom scheint demnach seine Schleifen ganz autonom in ihrer charakteristischen Form hervorzubringen.

Aus den Untersuchungen von Translokationsstämmen ist bekannt, daß kleine Fragmente des Y-Chromosoms, vorausgesetzt sie enthalten einen Schleifenbildungsort, allein Schleifen von vollkommen normaler Form bilden (Abb. 19). Wenn also die Proteine, von denen die Form der Schleifen determiniert wird, von Genen codiert werden, die auf dem Y-Chromosom selbst liegen, müssen sie in unmittelbarer Nachbarschaft des Bildungsortes für die betreffende Schleife oder sogar in diesem selbst lokalisiert sein.

Besonders günstig für Untersuchungen der Determination der Schleifenform ist der Umstand, daß Mutationen entdeckt worden sind, durch die die Form einzelner Schleifen verändert wird. Bis jetzt ist bei *D. hydei* etwa ein Dutzend solcher Mutationen entdeckt worden. Anscheinend können alle Spermatocytenschleifen von Mutationen betroffen werden. Zum Teil sind mehrere, morphologisch unterscheidbare Mutanten von der gleichen Schleife gefunden worden[39a].

---

[38] Hess und Meyer 1963a. [39a] Hess 1965a, 1966b, Hess, noch nicht veröffentlicht.

Experimente sind bis jetzt vor allem mit zwei dieser Mutationen unternommen worden. Beide rufen besonders drastische Veränderungen an der fadenförmigen Schleife hervor[39b]. Diese Schleife ist eine Komplexschleife, denn sie besteht aus zwei eindeutig getrennten Abschnitten, nämlich im normalen Tier (Wildtyp) aus einem proximalen (in bezug auf seine Orientierung zum Nucleolus) kompakten, stark lichtbrechenden Abschnitt und einem distalen, diffusen Abschnitt (Abb. 21 a).

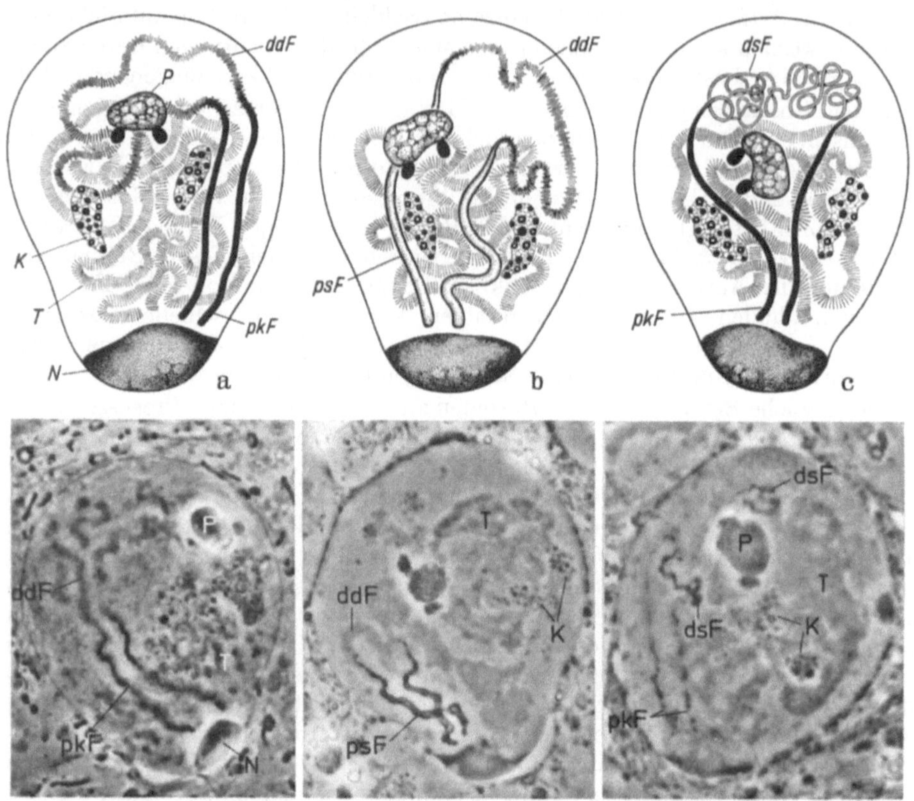


Abb. 21 a—c. Mutanten der fadenförmigen Schleife von *Drosophila hydei*. a Wildtyp. b Mutante *tube-proximal*. c Mutante *tube-distal*. — Erklärungen: *ddF*, *pkF* distale diffuse und proximale kompakte Abschnitte der Fäden (Wildtyp); *dsF*, *psF* distale und proximale schlauchförmige Abschnitte der Fäden (Mutanten); *K* Keulen; *N* Nucleolus, *P* Pseudonucleolus; *T* Tubulibänder. — Phasenkontrastaufnahmen, ca. 1200×

Durch eine der beiden Mutationen, *tube-proximal*, werden die proximalen kompakten Fäden in ein Paar weiter Schläuche umgewandelt, die an ihrem distalen Ende spitz zulaufen und dann in die unveränderten distalen diffusen Abschnitte auslaufen (Abb. 21 b). Durch die zweite Mutation, *tube-distal*, werden die distalen diffusen Abschnitte der Fäden in dünne Schläuche umgewandelt, die zu zwei kleinen Knäueln verschlungen sind. Die proximalen kompakten Fadenabschnitte sind in diesem Fall nicht verändert (Abb. 21 c).

Schon die Gliederung der Faden-Schleife in zwei strukturell verschiedene Abschnitte läßt die Vermutung entstehen, es könne sich in Wirklichkeit um eine

[39b] HESS 1965 a, 1966 b.

Doppelschleife handeln, die von zwei dicht nebeneinander liegenden Bildungsorten hervorgebracht wird, wobei sich die Chromatiden zwischen diesen beiden Loci trennen, so daß eine einzige Komplexschleife entsteht. Da die beiden Abschnitte der Fäden getrennt und unabhängig voneinander mutieren können, gewinnt diese Vermutung noch sehr an Wahrscheinlichkeit. Allerdings ist es bisher nie gelungen, die hypothetischen Bildungsorte für die proximalen kompakten und die distalen diffusen Fadenabschnitte durch eine Translokation zu trennen. Übrigens werden Trennungen von interchromomeren Chromatidabschnitten auch

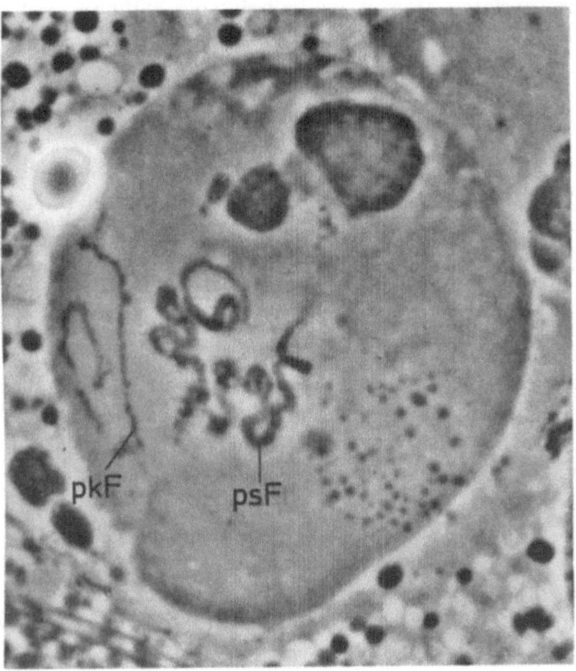


Abb. 22. Autonome Entwicklung von Schleifen in einem Spermatocytenkern eines Männchens von *Drosophila hydei* mit zwei genetisch verschiedenen Y-Chromosomen (Wildtyp und Mutation *tube-proximal*). — Erklärungen: *pkF* proximale kompakte (Wildtyp); *psF* proximale schlauchförmige (Mutante) Fadenabschnitte. — Phasenkontrastaufnahme, ca. 1600×

zwischen den Bildungsorten der Fäden und des Pseudonucleolus, sowie zwischen denen der Tubulibänder und der Keulen beobachtet (Kettenschleifen, vgl. Abb. 13d).

Die beiden Mutationen *tube-proximal* und *tube-distal* werden mit dem Y-Chromosom gekoppelt vererbt. Sie beeinflussen weder den äußeren Phänotyp der Männchen noch merklich deren Vitalität oder Fertilität. Mitotisch zeigen Y-Chromosomen, die Träger einer der beiden Mutationen sind, keine erkennbaren Veränderungen. Die Sequenz der Schleifenbildungsorte ist ebenfalls nicht verändert. Am einfachsten können diese Befunde mit der Annahme erklärt werden, daß jeweils eine Mutation in einem Gen erfolgt ist, das für ein formgebendes Protein codiert. Auch dieses Resultat zeigt, daß das Y-Chromosom Träger von Faktoren ist, die über die Form der einzelnen Schleifen entscheiden.

Auch die mutanten Schleifenformen werden von den Y-Chromosomen autonom und unbeeinflußt vom genetischen Hintergrund ausgebildet. Kleine Fragmente des Y-Chromosoms, die einen (mutierten) Bildungsort für die Fäden tragen, bringen autonom Fäden des mutanten Typs hervor (Abb. 19d). Sehr aufschlußreich sind die Spermatocytenkerne von Männchen, die zwei genetisch verschiedene Y-Chromosomen besitzen. In solchen Kernen bringt jedes Y-Chromosom Fäden hervor, die der eigenen genetischen Konstitution entsprechen. Man findet deshalb nebeneinander im gleichen Kern zwei Fadenpaare von unterschiedlicher Form, ohne daß diese sich gegenseitig beeinflussen (Abb. 22). Dieser Befund demonstriert noch einmal sehr überzeugend die Autonomie der formgebenden Prozesse. Außerdem ist dieses Ergebnis sehr bedeutsam für die Entwicklung von Modellen der Chromomeren-Organisation. Hierüber jedoch soll Näheres erst in der Schlußdiskussion ausgeführt werden.

## IV. Funktionelle Organisation

### 1. RNS- und Proteinsynthese

Wenn man Molchen tritiiertes Uridin — eine spezifische Vorstufe von RNS — injiziert und nach einer Inkubationszeit von einigen Tagen autoradiographische Präparate von den Oocytenkernen anfertigt, findet man eine Markierung ausschließlich über den Schleifen. Alle Schleifen sind markiert, aber die Markierungsdichte ist sehr unterschiedlich. Durch eine Behandlung mit RNase wird die Markierung restlos entfernt. DNase-Behandlung dagegen verändert die Markierung nicht. Am Ort einer Lampenbürstenschleife läuft demnach eine RNS-Synthese ab. Die Syntheserate ist in den einzelnen Schleifen verschieden[40].

Während weitaus die meisten Schleifen ein einheitliches Verhalten bei der Markierung zeigen und schon nach kürzerer Inkubationszeit in ihrem ganzen Umfang markiert sind, zeigen bei *Triturus* die größten Schleifen, die sog. „Riesengranulaschleifen" (giant granular loops) ein spezielles Verhalten. Nach kürzerer Inkubationszeit ist in jeder Einzelschleife nur ein kurzer Abschnitt an der dünnen Insertionsstelle markiert (Abb. 23a). Die Länge des markierten Abschnittes wird größer, wenn die Inkubationszeit verlängert wird. Um die Schleife in ihrer ganzen Länge zu markieren, muß man mindestens 10—14 Tage mit Uridin inkubieren (Abb. 23b).

Zur Erklärung dieses merkwürdigen Befundes sind drei Modelle diskutiert worden:

1. Über die Schleife läuft eine RNS-Synthese-Welle. Das Schleifenmaterial bleibt dabei vollkommen unbewegt.

2. Nur in einer begrenzten Region an der dünnen Insertionsstelle der Schleife wird RNS synthetisiert. Das synthetisierte Material rutscht allmählich auf der Schleife entlang und wird endlich abgestreift, wenn es das andere, dicke Ende der Schleife erreicht hat.

3. Die DNS-Achse der Schleife selbst wandert. Sie entfaltet sich kontinuierlich während der ganzen Lampenbürstenphase aus dem vorderen Teil des Chromomers und spiralisiert sich im gleichen Maße nach ihrem Umlauf im hinteren Chromomerenteil wieder ein. Nur unmittelbar nach der Entfaltung sind Abschnitte auf der DNS-Achse aktiv und dirigieren eine RNS-Synthese. Die Syntheseprodukte bleiben *in situ* hängen und werden von der DNS-Achse bei ihrer Wanderung um die Schleife mitgeführt und dann am anderen Ende, vor der Einfaltung der DNS, abgestreift. Trotz ständiger Veränderung des Schleifenmaterials würde auf diese Weise die äußere Form der Schleife unverändert erhalten bleiben.

[40] Gall 1963b, 1966, Gall und Callan 1962, Mancino, Barsacchi und Nardi 1968.

Die erste dieser drei Möglichkeiten erschien den Entdeckern der sequentiellen Markierung unwahrscheinlich, weil man in allen Oocytenkernen und vollkommen unabhängig von deren Entwicklungsstadium das gleiche Markierungsverhalten beobachtet. Stets ist ausschließlich das dünnere Ende der Schleife als erstes markiert. Neuerdings wird diese Hypothese aber wieder ernsthafter in Erwägung gezogen. Da die Radialfibrillen, die an der Schleifenachse haften, die Eigenschaften von Ribonucleoproteid-Molekülen haben und, wie man im Elektronenmikroskop sieht, beim Umlauf um die Schleifenachse immer länger werden, hält man es für möglich, daß RNS längs der DNS-Achse der Schleife synthetisiert und

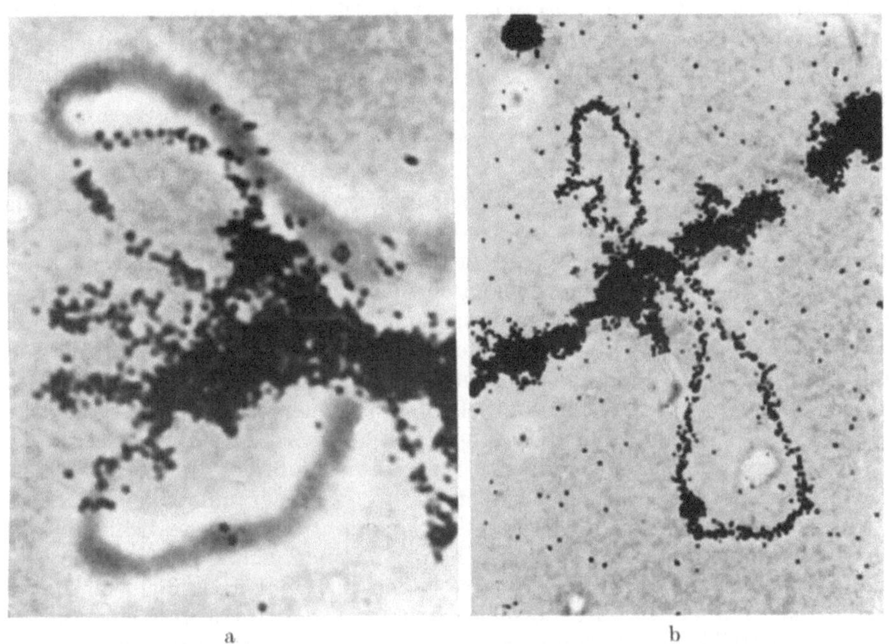


Abb. 23a u. b. RNS-Markierung in der „Riesengranulaschleife" von *Triturus cristatus* nach Inkubation mit $^{3}$H-Uridin. a Zweitägige Inkubation, Schleifenpaar nur teilweise markiert. b 14tägige Inkubation, Schleifenpaar in ganzer Länge markiert. Die Chromosomenachse ist unmarkiert, die Markierung wird von den ebenfalls markierten, aber verklumpten Nachbarschleifenpaaren vorgetäuscht. — Autoradiographien von J. G. Gall, New Haven, Connecticut

allmählich von ihr abgelöst wird. Es sollten dann tatsächlich fortwährend Synthesewellen über die Schleifen laufen. Schwierig zu erklären ist hierbei die Tatsache, daß die Radialfibrillen stets beträchtlich kürzer als die Schleifenachse sind. Andererseits hat Gall gefunden, daß man in Schleifen, die mittels Röntgenbestrahlung zerbrochen sind, auch noch im distalen Schleifenteil Uridineinbau erhält[41]. Dieser Befund ist noch am einfachsten mit einem ähnlichen Modell, wie es hier diskutiert wird, zu erklären.

Experimentell kann im Augenblick nicht entschieden werden, ob eines der drei Modelle gültig ist. Die dritte Interpretationsmöglichkeit ist mit einer interessanten Kalkulation verknüpft worden. Die Geschwindigkeit der sequentiellen Markierung ist in den Oocyten aller Stadien ungefähr gleich. Sie benötigt etwa 10 Tage für die

[41] Gall, noch nicht veröffentlicht.

Vollendung eines Umlaufs. Man kann daraus folgern, daß die Entspiralisierungs- bzw. Aufspulrate während der ganzen, rund ein halbes Jahr dauernden Lampenbürstenphase konstant ist. Das bedeutet — natürlich immer unter der Voraussetzung, daß Modellvorstellung 3 stimmt —, daß die DNS eines Chromomers insgesamt die 18fache Länge der Schleife haben muß (180 Tage/10 Tage). Alle seitlichen Schleifen eines haploiden Chromosomensatzes von *Triturus* sind zusammen etwa 50 cm lang. Man würde also weiter folgern, daß die Länge der gesamten DNS in einem Chromosomensatz das 18fache beträgt, nämlich 9 m. Nach unabhängigen, photometrischen Messungen enthält ein haploider Chromosomensatz eines Molches etwa $3 \times 10^{-13}$g DNS. Das entspricht umgerechnet einer DNS-Doppelhelix nach dem Watson-Crick-Modell von ca. 9,9 m Länge. Die Übereinstimmung der beiden Werte ist verblüffend. Immerhin ist es aber im Augenblick nicht auszuschließen, daß die Übereinstimmung zufällig ist oder aus ganz anderen als den diskutierten Gründen zustande kommt.

Neuere Beobachtungen von Snow und Callan[42] favorisieren wieder neu die Hypothese vom ständigen Umlauf der DNS-Achse. Unter bestimmten experimentellen Bedingungen kann man nämlich auch von anderen (normalen) Schleifen eine sequentielle Uridinmarkierung erhalten. Man kann mit geringen Mengen von Actinomycin die RNS-Synthese auf etwa 25% des Normalwertes erniedrigen. Dabei werden die Schleifen morphologisch nicht verändert (vgl. hierzu den Abschnitt 2 dieses Kapitels). Die Hemmung der RNS-Synthese ist reversibel. In der Zeit, in der die RNS-Syntheserate wieder allmählich auf ihre normale Höhe geht, findet man in Autoradiographien neben wie üblich in ganzer Länge markierten Schleifen auch eine ganze Reihe von Schleifen, in denen eine sequentielle Markierung auftritt. Wo immer Teilmarkierung beobachtet wird, ist stets die Markierung über dem dünneren Schleifenende. Besonders aufschlußreich ist bei solchen Experimenten wieder die mehrfach schon erwähnte „Riesengranulaschleife". Sie verliert, im Gegensatz zu der überwiegenden Mehrzahl der übrigen Schleifen auch nach Behandlung mit vergleichsweise hohen Actinomycin-Dosen und bei vollständiger Blockierung der RNS-Synthese in den Oocytenkernen nicht ihr Matrixmaterial, sondern behält ihre normale Struktur, wenn man von einer geringfügigen, etwa 10%igen Verkürzung absieht. Danach beobachtet man während der Periode der Wiederherstellung der normalen RNS-Syntheseaktivität, wie an der dünnen Insertionsstelle am Chromomer allmählich eine ganz neue Riesengranulaschleife herausgebildet wird, die zwischen dem Vorderteil des Chromomers und dem dünnen Ende der alten Schleife entsteht. Alte und neue Schleife bleiben während dieses Vorgangs ständig scharf voneinander abgesetzt. Im gleichen Maße wie die neue Schleife heranwächst, verkleinert sich die alte, vermutlich indem an ihrem hinteren Teil Matrixmaterial abgestreift wird, worauf die freigewordenen Achsenabschnitte wieder in das Chromomer eingespult werden. Mit tritiiertem Uridin wird dabei nur die neue Schleife markiert. Nur dort also findet eine RNS-Synthese statt. Diese Beobachtungen an der Riesengranulaschleife lassen sich kaum anders als durch die Annahme einer Wanderung der DNS-Achse um den Schleifenumfang interpretieren, wobei nur unmittelbar nach der Ausfaltung eine stationäre Zone durchlaufen wird, in der eine RNS-Synthese abläuft. Das dort synthetisierte Material wird dann von der Achse mitgeschleppt. Nach den geschilderten Beobachtungen kann das gleiche auch für andere Schleifen gelten, allerdings könnte die gefundene sequentielle Markierung hier auch durch ein Entlanggleiten des synthetisierten Materials auf einer feststehenden Achse hervorgerufen werden.

---

[42] Snow und Callan 1969.

Während, wie schon erwähnt, die Geschwindigkeit des Umlaufs der Markierung in der „Riesengranulaschleife" in allen Oocytenstadien gleich ist, zeigt sich aber doch eine Abhängigkeit vom physiologischen Zustand des Tiers. Wenn z.B. vor der Inkubation mit markiertem Uridin gonadotropes Hormon injiziert wird, ist die Umlaufgeschwindigkeit beträchtlich erhöht.

Das Einbauverhalten von Aminosäuren ist vom Uridineinbau sehr verschieden[43]. Tritiiertes Phenylalanin wird sofort in alle Abschnitte der Schleifen aufgenommen. Auch die Riesengranulaschleife ist bereits nach einer eintägigen Inkubationszeit in ihrer ganzen Länge markiert. Während also die RNS-Synthese auf einen speziellen Abschnitt am Anfang einer Schleife beschränkt zu sein scheint, findet Einbau von neugebildetem Protein überall in den Schleifen statt. Im Augenblick ist allerdings nicht zu entscheiden, ob es sich dabei um Proteinsynthese an den Schleifen selbst, eventuell unter Beteiligung von schleifeneignen, *in situ* akkumulierten RNS-Molekülen handelt, oder ob die Schleifen Proteine einbauen, die zuvor an anderer Stelle produziert worden sind.

Neuerdings ist mit Hilfe der autoradiographischen Technik der Einbau von tritriiertem Phenylalanin in die Lampenbürstenchromosomen von *Triturus* nach Inkubation *in vivo* mit dem Einbauverhalten nach *in vitro*-Inkubation von isolierten Oocytenkernen oder gar von isolierten Chromosomen verglichen worden[44a]. In allen drei Experimenten werden die gleichen Strukturen markiert, nämlich nacheinander die Nucleolen, alle Lampenbürstenschleifen und einige sphärische und globuläre Körper, die regelmäßig in den Oocytenkernen von Amphibien gefunden werden und die sich dadurch von Lampenbürstenschleifen sicher unterscheiden lassen, daß sie von tritiiertem Uridin nicht markiert werden[44a]. Auch die Sequenz, mit der diese verschiedenen Strukturen nacheinander markiert erscheinen, ist in den drei Fällen die gleiche. Hingegen ist die Geschwindigkeit, mit der diese Strukturen markiert werden, in den isolierten Chromosomen größer als in den isolierten Kernen, und hier wiederum wesentlich größer als bei der *in vivo*-Inkubation (in den isolierten Kernen z.B. sind die Nucleolen 3 Std, alle Lampenbürstenschleifen etwa 6 Std nach Zusatz des radioaktiven Phenylalanins markiert). Die Tatsache, daß isolierte, einzelne Chromosomen von Phenylalanin markiert werden, wird als ein Indiz dafür gewertet, daß an den Chromosomen selbst, unabhängig vom Cytoplasma Proteinsynthese stattfinden kann.

Für die Spermatocytenstrukturen von *D. hydei* gilt das gleiche wie für die Lampenbürstenschleifen der Amphibien: Nach Inkubation mit markiertem Uridin findet sich in autoradiographischen Präparaten die Markierung vorzugsweise über den Schleifen (Abb. 24). Besonders hoch ist die Einbaurate in jungen Spermatocyten, wo die Schleifen noch in der Entfaltung begriffen sind. Neben den Schleifenstrukturen erweisen sich auch der Nucleolus und die Region, in der die Autosomen liegen, als Zonen mit hoher RNS-Synthese[44b]. Gelegentlich ist über bestimmten Spermatocytenschleifen eine Polarität im Verlauf des Uridineinbaus zu erkennen, die möglicherweise der sequentiellen Markierung in der Riesengranulaschleife von *Triturus* entspricht.

Die vorliegenden Beobachtungen über den Einbau von Uridin deuten darauf hin, daß die in den Schleifen synthetisierte RNS wenigstens 20—30 Std in den Schleifen verbleibt. Die voll entfalteten Schleifen dagegen bleiben über einen Zeitraum von etwa 120 Std hinweg morphologisch unverändert bestehen. RNS wird also in den Y-Strukturen nicht nur synthetisiert, sondern auch noch eine Zeitlang gespeichert.

[43] Gall und Callan 1962. [44a] Mancino, Barsacchi und Nardi 1968.
[44b] Hennig 1967.

Markierte Aminosäuren werden ebenfalls in die Schleifen des Y-Chromosoms eingebaut. Der Einbau erfolgt allerdings sehr viel langsamer als in die Schleifen der Amphibien. Die vorliegenden autoradiographischen Beobachtungen werden durch die Annahme gedeutet, daß die Schleifenproteine wahrscheinlich nicht in den Schleifen selbst synthetisiert werden und dort auch nicht längere Zeit verbleiben, sondern relativ rasch ausgetauscht werden[45].

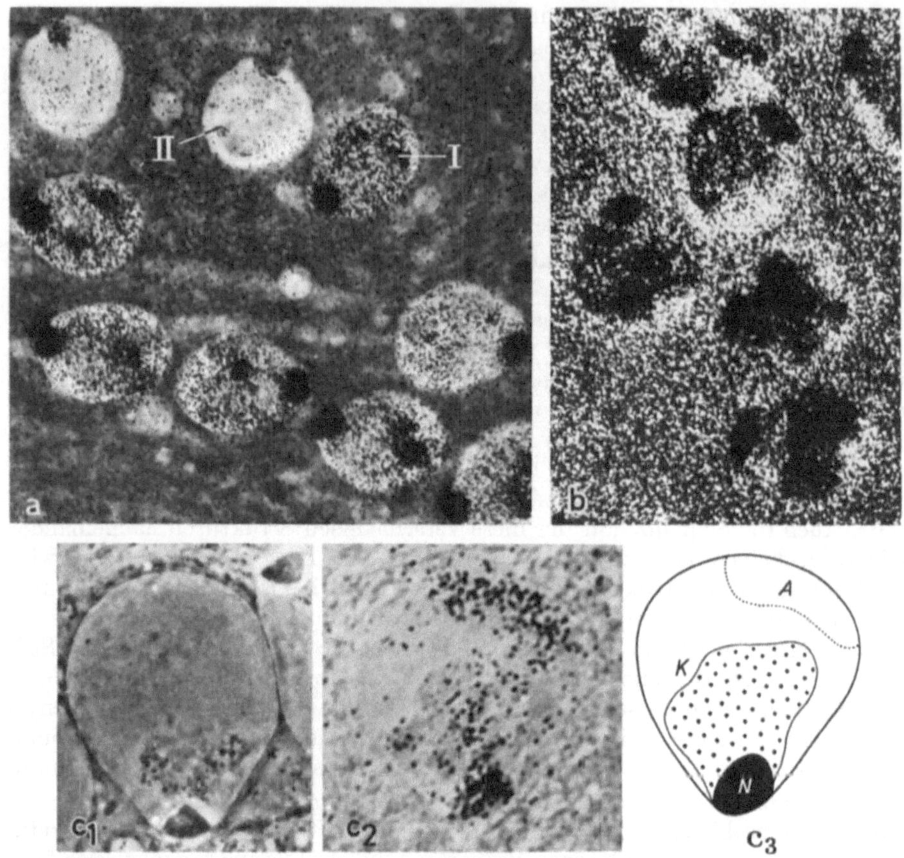


Abb. 24a—c. RNS-Markierung über Spermatocytenkernen von *Drosophila hydei* nach Inkubation mit $^3$H-Uridin. a Normales Männchen, einstündige Inkubation; jüngere Kerne (*I*) stärker markiert als ältere (*II*); Markierung liegt über der Nucleolus- und vor allem der Schleifenregion. b Normales Männchen, 20stündige Inkubation. c Y-defizientes Männchen, das nur Keulen (*K*) und Schlingen (unsichtbar) besitzt; $c_1$ Kontrollaufnahme; $c_2$ Autoradiographie nach 10 min Inkubation; $c_3$ Orientierungsskizze. Die Markierung liegt über der Nucleolus- (*N*), Keulen- (*K*) und Autosomenregion (*A*). — Autoradiographien von W. HENNIG, Tübingen

Vergleichbare Resultate sind bei der Untersuchung der Oocytenkerne von Insekten gefunden worden[46]. Man findet hier zwei deutlich unterschiedene Typen. Bei den Insekten mit panoistischem Ovartyp (d.h. Ovarien ohne Nähr- und Follikelzellen) sind die Oocyten darauf angewiesen, die benötigte RNS selbst zu synthetisieren. In ihren Kernen durchlaufen die Chromosomen eine Lampen-

[45] HENNIG 1967. [46] BIER, KUNZ und RIBBERT 1967.

bürstenphase (vgl. Abb. 2). Sie sind nach Inkubation mit tritiiertem Uridin stark markiert. Bei den Arten mit meroistischem Ovar hingegen wird nur ein Teil der Keimbahnzellen zu Oocyten, die Mehrzahl zu Nährzellen determiniert. Die Oocyten beziehen ihren Bedarf an RNS von den Nährzellen, die zur Erhöhung der Synthesekapazität polyploid werden (bzw. bei den Dipteren polytän). Autoradiographisch läßt sich starke RNS-Synthese in den Nährzellkernen nachweisen. Das markierte Material wandert rasch ins Nährzellcytoplasma und von dort durch spezielle Cytoplasmabrücken (Fusome) ins Cytoplasma der Oocyte. In den Kernen der Oocyten kondensieren sich die Chromosomen zu einer Karyosphäre, die von tritiiertem Uridin praktisch nicht markiert wird.

## 2. Verhalten der Schleifen bei blockierter RNS-Synthese

Der beobachtete starke Einbau von tritiiertem Uridin legt die Vermutung nahe, daß die Schleifen der Lampenbürstenchromosomen am Ort aktivierter Gene gebildet werden. Die Schleifen könnten somit als „chromosomale Funktionsstrukturen" angesehen werden. Diese Vorstellung wird durch die Tatsache überzeugend belegt, daß das Vorhandensein der Schleifen häufig vom Andauern einer RNS-Synthese abhängt. Wenn man nämlich die RNS-Synthese in den Spermatocytenkernen von *D. hydei* mit Actinomycin blockiert, kollabieren die Schleifenstrukturen innerhalb einiger Stunden. Dabei treten typische und reproduzierbare morphologische Veränderungen in Erscheinung. Etwa 4 Std nach Injektion von 0,01 μg Actinomycin pro Tier sieht man im Mikroskop die ersten morphologischen Veränderungen, und zwar an der fadenförmigen Schleife. Außer einer beträchtlichen Verkürzung sind in den kompakten, stark lichtbrechenden Abschnitten Aufblähungen zu beobachten (Abb. 25b). Die Abbau-Prozesse setzen sich fort. Etwa 18 Std nach Injektion sind von den Fäden nur noch zwei große ösenförmige Gebilde über dem Nucleolus zu sehen (Abb. 25c). Nach weiteren 6 Std sind die Fäden völlig verschwunden (Abb. 25d). Auch an den anderen Schleifen treten Veränderungen auf, die als ein Zusammenbruch der Schleifenstruktur gedeutet werden können (Abb. 25d)[47].

Die beobachteten strukturellen Veränderungen sind alle reversibel. Etwa 30 Std nach Injektion von Actinomycin setzt eine Wiederbildung der Schleifenstrukturen ein, die ungefähr nach weiteren 40 Std beendet ist. Die Spermatocytenkerne sehen danach wieder völlig normal aus. Irreversible Schädigungen wurden nicht beobachtet. Da die normale Entfaltung der Spermatocytenschleifen in jungen, kleinen Spermatocytenkernen erfolgt, die Wiederbildung der Schleifen nach dem durch Actinomycin verursachten Zusammenbruch aber in voll erwachsenen Zellen, sind beide Prozesse nicht miteinander zu verwechseln. Es ist also sicher, daß eine Wiederbildung der Schleifen wirklich erfolgt und nicht etwa durch Heranwachsen von Schleifen in jungen Spermatocytenkernen vorgetäuscht wird.

In autoradiographischen Präparaten von Tieren, die gleichzeitig mit Actinomycin auch tritiiertes Uridin erhielten, zeigt sich, daß die RNS-Syntheserate von dem Antibioticum sehr schnell reduziert wird, und zwar auf höchstens 10% des Ausgangswertes. Etwa 6 Std später beginnt die RNS-Syntheserate bereits wieder anzusteigen, zu einem Zeitpunkt also, in dem der Zusammenbruch der Schleifenstrukturen noch in vollem Gange ist und für weitere 18 Std andauert. Allerdings ist 24 Std nach der Actinomycin-Injektion erst höchstens 50% der ursprünglichen RNS-Syntheserate wieder erreicht[48]. Damit ist gezeigt, daß die Regression der Schleifen tatsächlich mit einer Hemmung der RNS-Synthese korreliert ist.

[47] Meyer und Hess 1965. [48] Hennig 1967.

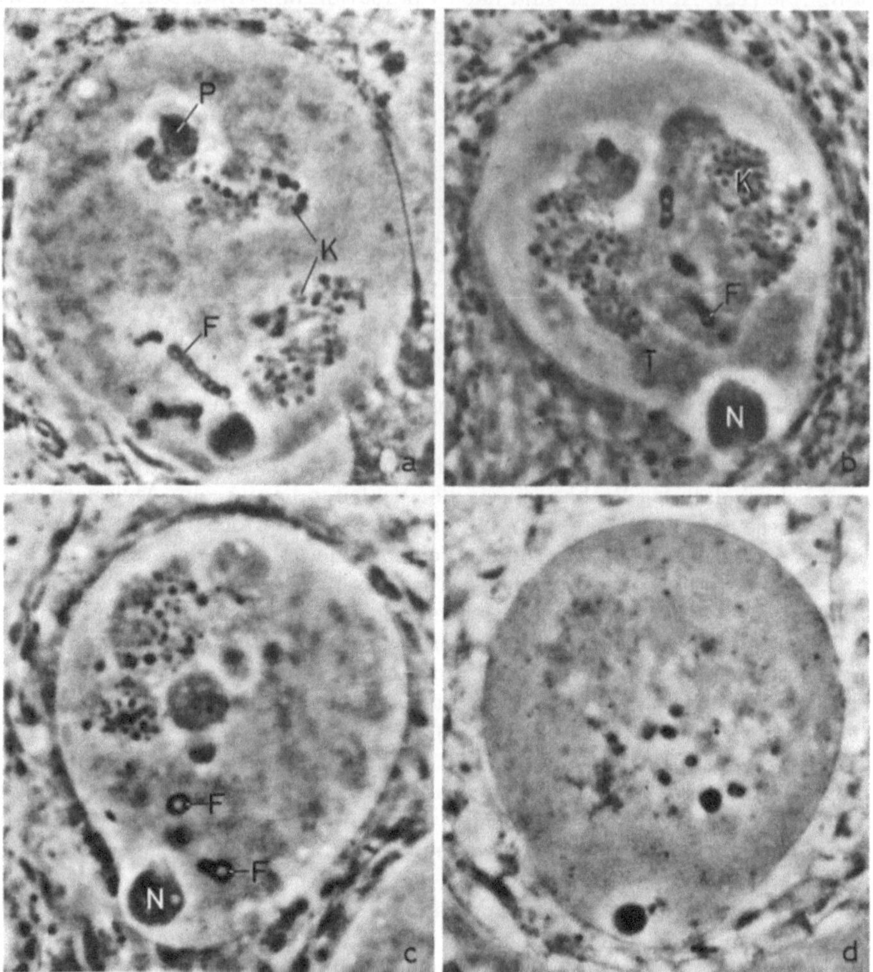


Abb. 25a—d. Strukturelle Veränderungen an den Lampenbürstenschleifen des Y-Chromosoms von *Drosophila hydei* nach Blockierung der RNS-Synthese mit Actinomycin. a 7 Std, b 12 Std, c 18 Std, d 24 Std nach Injektion von 0,01 μg Actinomycin pro Tier. — Erklärungen: *F* Fäden; *K* Keulen; *N* Nucleolus; *P* Pseudonucleolus; *T* Tubulibänder. — Phasenkontrastaufnahmen, ca. 1400×

Ähnliche Effekte wie durch Injektion von Actinomycin werden auch durch Röntgenbestrahlung mit Dosen zwischen 1000 und 10000 r verursacht. Die morphologischen Veränderungen an den Schleifen sind nicht von den Actinomycin-Effekten zu unterscheiden. Auch diese Veränderungen sind reversibel und wie nach Actinomycin-Injektion sehen die Kerne 3 Tage nach einer Bestrahlung wieder ganz normal aus. Allerdings treten jetzt auch irreversible Schädigungen auf, deren Häufigkeit dosisabhängig ist. Typische Dauerschäden sind beid- oder einseitige Blockierung der Wiederbildung einzelner Schleifenstrukturen (Abb. 26a), sowie Brüche in den Schleifen (Abb. 26b, c)[49a]. Während man aber in den Schleifen von Lampenbürstenchromosomen aus Amphibien-Oocytenkernen direkte

[49a] HESS 1965c.

Brüche induzieren kann[49b], die sofort bei der Bestrahlung sichtbar werden, sind direkte Brüche bei *Drosophila* nie beobachtet worden. Im Gegensatz zu *Drosophila* verursacht übrigens bei den Amphibien eine Röntgenbestrahlung keine Regression von Schleifen.

Autoradiographisch läßt sich zeigen, daß bei *D. hydei* die Röntgenbestrahlung ähnlich wirkt wie Actinomycin, nämlich die Synthese von RNS hemmt[50]. Dieser Befund ist von besonderem theoretischem Interesse, denn von einer Beeinflussung der RNS-Polymerase-Reaktion *in vivo* durch Röntgenstrahlen ist sonst bisher nichts bekannt geworden (vgl. dazu die Literatur bei [49a]).

Actinomycin oder Röntgenbestrahlung haben nicht nur eine starke Hemmwirkung auf die Synthese von RNS, sondern verursachen außerdem auch eine starke Reduktion des Einbaus markierter Aminosäuren. Ebenso wird von Cyclohexamid, einem spezifischen und sehr wirksamen Hemmstoff der Proteinsynthese,

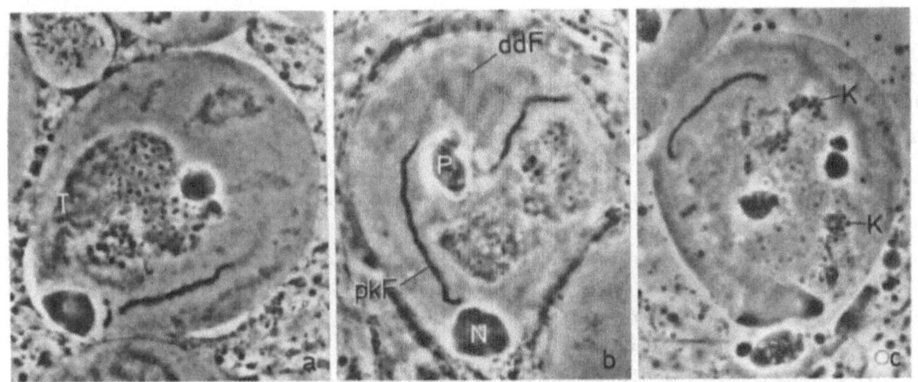


Abb. 26a—c. Irreversible Veränderungen an den Lampenbürstenschleifen des Y-Chromosoms von *Drosophila hydei* nach Röntgenbestrahlung, beobachtet an den wiedergebildeten Schleifen, ca. 3 Tage nach der Bestrahlung. a Halbseitig blockierte Wiederbildung. b Einfacher, c doppelter Bruch der fadenförmigen Schleife. — Erklärungen: *ddF*, *pkF* distale diffuse und proximale kompakte Abschnitte der Fäden; *K* Keulen; *N* Nucleolus; *P* Pseudonucleolus; *T* Tubulibänder. — Phasenkontrastaufnahmen, ca. 1200×

für längere Zeit der Einbau von tritiiertem Histidin weitgehend blockiert. Die RNS-Synthese hingegen läuft währenddessen normal weiter. An den Schleifen treten unter Cyclohexamid-Einwirkung Veränderungen auf, und zwar Materialverarmung, Verklumpung, oder gelegentlich tiefgreifende Abbauerscheinungen, ähnlich wie sie nach Actinomycin-Einwirkung beobachtet werden. Die Wirkung von Puromycin, einem weiteren Antibioticum, das spezifisch die Eiweißsynthese hemmt, ist ähnlich, aber sehr viel schwächer[50].

Ganz ähnlich wie die Schleifen in den Spermatocytenkernen von *Drosophila* verhalten sich auch die in den Oocytenkernen von Amphibien. Wenn Oocytenkerne von *Triturus viridescens in vitro* mit einer Lösung von 10 µg Actinomycin/ml 5 Std lang bei 20° C behandelt werden, kann bei gleichzeitiger Inkubation mit markiertem Uridin keine Markierung mehr über den Kernen gefunden werden. Auch hier ist die Präsenz der Lampenbürstenschleifen mit dem Andauern einer RNS-Synthese gekoppelt. Sobald die RNS-Synthese durch Actinomycin oder auch durch bestimmte argininreiche Histonfraktionen abgestoppt wird, entstehen

[49b] MILLER, CARRIER und VON BORSTEL 1965, VON BORSTEL, MILLER und CARRIER 1966.
[50] HENNIG 1967.

drastische Veränderungen an den Schleifen. Die Schleifen kollabieren und sind einige Zeit nach Beginn der Blockierung nicht mehr zu sehen. Erfolgt die Behandlung *in vitro*, ist die Wirkung bereits wenige Minuten nach ihrem Beginn zu sehen. Am einfachsten lassen sich die beobachteten morphologischen Veränderungen durch die Annahme erklären, daß die Matrix von den Schleifen abgelöst wird und die DNS-Achse sich daraufhin wieder in ihr Chromomer einspult[51]. Auch bei den Amphibien sind die actinomycininduzierten Strukturveränderungen reversibel[52].

Die von Actinomycin in den Lampenbürstenschleifen von *Triturus cristatus* verursachten Effekte sind von SNOW und CALLAN[53] sorgfältig studiert worden. Es zeigt sich, daß geringe Dosen von Actinomycin zwar die RNS-Synthese in den Oocytenkernen zu einem guten Teil hemmen können (auf etwa 25% der normalen Syntheserate), danach aber die Schleifen oft in ihrer normalen Struktur erhalten bleiben. Die Hemmung der RNS-Synthese ist reversibel. Während der Restitutionsphase findet man, daß in vielen Schleifen die RNS-Synthese auf Anfangsabschnitte eingeschränkt ist. Mit höheren Dosen von Actinomycin wird die RNS-Synthese vollständig blockiert. Dabei löst sich in den meisten Schleifen das Matrixmaterial von der Achse ab. Die nackte DNS-Achse spult sich hierauf in ihr Chromomer ein. Auch dieser Prozeß ist reversibel. Bei einigen wenigen Schleifen, darunter auch die mehrfach erwähnte Riesengranulaschleife, wird das Matrixmaterial auch nach Applikation von hohen Actinomycinkonzentrationen nicht von der Achse abgestreift. Solche Schleifen behalten dann ungefähr ihre normale Struktur bei. Sie erscheinen meist nur etwas geschrumpft, und ihr Material ist entsprechend etwas kompakter. Autoradiographisch läßt sich zeigen, daß auch in den erhaltengebliebenen Schleifen keine RNS-Synthese mehr abläuft. Die besonderen Phänomene beim Wiederingangkommen der RNS-Synthese sind im vorigen Abschnitt bereits besprochen worden.

Im Gegensatz zu den Beobachtungen an *Drosophila* lassen sich die Schleifen der Amphibien in ihrer Form nicht verändern, wenn die Proteinsynthese abgestoppt wird. Auch relativ hohe Dosen von Puromycin (50 μg/ml) bleiben in dieser Hinsicht ganz ohne Wirkung, wobei autoradiographisch sichergestellt ist, daß kein Einbau von markierten Aminosäuren mehr erfolgt.

### 3. Biochemische Charakterisierung der RNS aus Oocytenkernen von Amphibien

Während von *Drosophila* bisher nur wenige und vorläufige quantitative biochemische Daten vorliegen, sind die Oocytenkerne der Amphibien in dieser Hinsicht schon wesentlich besser analysiert. Besonders auffallend ist in diesen Kernen ihr ungewöhnlich hoher RNS-Gehalt. Während man nämlich in den Kernen der meisten Gewebe in der Regel mehr DNS als RNS findet, wurde in Oocytenkernen ein RNS/DNS-Verhältnis von etwa 10:1 gemessen, rund das 100fache des Wertes für Leberkerne[54]. Ähnliches gilt für den Proteingehalt. Während das Verhältnis Protein/DNS in den somatischen Zellen normalerweise in der Größenordnung von 3:1 liegt, beträgt es für Oocytenkerne von *Triturus* 550:1[55].

Mehr als 98% der großen RNS-Menge in den Oocytenkernen von *Xenopus laevis* (afrikanischer Krallenfrosch) ist ribosomale RNS. Die restlichen knapp 2% vermögen in einem zellfreien System die Synthese von Protein zu induzieren, sie haben also Matrizenaktivität (template activity) und somit die Eigenschaften von Messenger-RNS. Obwohl der Anteil dieser RNS an der Gesamt-RNS weniger als

[51] EBSTEIN 1967, IZAWA, ALLFREY und MIRSKY 1963a.
[52] CALLAN, noch nicht veröffentlicht. [53] SNOW und CALLAN 1969.
[54] DAVIDSON, ALLFREY und MIRKSY 1964. [55] IZAWA, ALLFREY und MIRSKY 1963b.

2% ausmacht, handelt es sich absolut jedoch um sehr große Mengen, nämlich ca. $4 \times 10^{-10}$ g pro Kern[56], was etwa dem 3900fachen der DNS-Menge eines tetraploiden Chromosomensatzes entspricht. Diese hochmolekulare, nicht-ribosomale RNS scheint relativ stabil zu sein. Hinweise dafür ergeben sich aus den folgenden Befunden:

1. In Oocytenkernen wird keine RNS-Fraktion mit hoher Umsatzrate gefunden.

2. Die riesigen Mengen der vorhandenen RNS mit Matrizenaktivität deuten darauf hin, daß die neusynthetisierte RNS nicht wieder rasch zerfällt, sondern erhalten bleibt und akkumuliert wird.

3. Die Zusammensetzung dieser RNS ist in allen Oocytenstadien qualitativ gleich.

4. Mit autoradiographischen Methoden kann man direkt beobachten, daß RNS längere Zeit in den Schleifen der Lampenbürstenchromosomen verbleibt[57].

In Hybridisierungsexperimenten mit RNS aus Oocyten und DNS aus somatischen Geweben ergibt sich, daß 1,5% der DNS komplementär zu dieser RNS ist und Hybridkomplexe bildet. Da wahrscheinlich nur ein Strang der DNS-Doppelhelix in der Transkription aktiv ist, bedeutet das, daß ca. 3% des Genoms transkribiert wird. Durch Konkurrenzhybridisierungen mit RNS-Fraktionen aus verschiedenen Oocytenstadien kann gezeigt werden, daß die qualitative Zusammensetzung der RNS während der Oogenese sehr konstant bleibt[58]. Wenn man eine Durchschnittsgröße für jede Transkriptionseinheit annimmt, wie sie für die (allerdings vergleichsweise kleine) $\beta$-Kette des Hämoglobins nötig ist, ergibt sich, daß pro Kern von jeder RNS-Species 263000 Exemplare vorhanden sind. Sehr auffallend ist in diesen Daten die Übereinstimmung zwischen der Angabe, daß 3% der DNS transkribiert werden, und den älteren Berechnungen von Gall und Callan[59], nach denen ca. 5% der DNS in den Lampenbürstenchromosomen in jedem Zeitpunkt der Oogenese entfaltet sind.

Im Hybridisierungstest zeigen Konkurrenzversuche zwischen RNS von Lampenbürstenchromosomen im Überschuß und RNS aus frühen Embryonalstadien, daß die embryonale RNS weitgehend die gleiche ist wie die im Oocytenstadium. Praktisch äußert sich das im Experiment so, daß markierte RNS aus Embryonen nicht mehr mit der DNS Hybride bilden kann, weil die im Überschuß zugegebene unmarkierte Lampenbürsten-RNS bereits die komplementären Plätze auf der DNS besetzt hat. Beide RNS-Fraktionen konkurrieren also um gleiche homologe Stellen auf der DNS[60]. Die Oocyten-RNS überlebt somit die Prozesse der Ovulation und Befruchtung und dirigiert als materneller Messenger-RNS-Vorrat die Proteinsynthesen in den frühen Stadien der Embryonalentwicklung. Erst im mittleren Blastula-Stadium erscheinen RNS-Typen, die von Oocyten-RNS verschieden sind und deshalb im Konkurrenzversuch auch noch bei sehr großem Überschuß von Oocyten-RNS komplementäre Stellen auf der DNS finden und Hybride bilden können. Es muß also bereits im Oocytenstadium Messenger-RNS produziert werden, die erst während der Embryonalentwicklung mit der Translation (Proteinsynthese) beginnt. Umgekehrt scheinen die frühen Embryonalschritte in der Hauptsache von Genprodukten gesteuert zu werden, die schon im Oocytenstadium vorfabriziert und auf Vorrat gelegt worden sind. Die ersten Entwicklungsprozesse werden dadurch von den Zellkernen der Embryonen weitgehend unabhängig. Kernlose Keime oder Embryonen mit Kernen, die durch

[56] Davidson, Crippa, Kramer und Mirsky 1966.
[57] Gall 1966.
[58] Davidson, Crippa, Kramer und Mirsky 1966.
[59] Gall 1966, Gall und Callan 1962.
[60] Crippa, Davidson und Mirsky 1967.

Actinomycin blockiert sind, zeigen deshalb nur unbedeutende Entwicklungsstörungen. Genetisch bedeutet das eine „Prädetermination“ der frühembryonalen Prozesse, d.h., diese richten sich nach dem Genotyp der Mutter und nicht nach dem Genotyp des sich entwickelnden Keimes selbst[61]. Diese Befunde machen außerdem leicht verständlich, warum im Oocytenstadium solche riesigen Mengen von RNS synthetisiert werden. Welche Rolle den Schleifen der Lampenbürstenchromosomen bei diesen einzigartigen Prozessen eventuell zukommt, soll in der Schlußdiskussion besprochen werden.

## 4. Nucleolen in Kernen mit Lampenbürstenchromosomen

Eine ganze Reihe von Untersuchungen hat sich mit der ribosomalen RNS in den Oocytenkernen der Amphibien befaßt. Diesem RNS-Typ gehören, wie erwähnt, mehr als 98% der gesamten, riesigen Menge von Oocyten-RNS an. Es ist heute sichergestellt, daß die DNS, die für die ribosomale RNS komplementär ist, in den Nucleolenbildungsorten liegt[62]. Man könnte deshalb die Hypothese aufstellen, ein Nucleolenbildungsort sei eine Art „Riesenverschmelzungsschleife“, die auf die Produktion von ribosomaler RNS spezialisiert ist. Die „ribosomale DNS“ ist hochgradig multipel. Ein Nucleolenbildungsort von *Drosophila melanogaster* z.B. enthält ca. 130 Cistrons für ribosomale RNS[63]. Für *Xenopus laevis* wurden sogar 1600—2000 Cistrons pro Nucleolenbildungsort errechnet[64] bzw. nach neueren Berechnungen 450 Cistrons[65]. Jeweils 0,1—0,2% der gesamten DNS eines Kerns codiert für ribosomale RNS.

Bei den Amphibien ist nun das Oocytenstadium außer durch die Umwandlung der Chromosomen in Lampenbürsten auch noch dadurch ausgezeichnet, daß in den Kernen Hunderte von sog. „freien“ Nucleolen enthalten sind (Abb. 27). Es handelt sich um Körperchen, die morphologisch wie Nucleolen aussehen, aber im Gegensatz zu echten Nucleolen nicht an bestimmten Stellen eines Chromosoms (nämlich den genetisch genau definierten Nucleolenbildungsorten) vorkommen, sondern frei ohne jeden Kontakt zu einem Chromosom im Kernraum liegen. Ihre Natur als Nucleolen ist deshalb lange Zeit bezweifelt worden.

Einigen Aufschluß über das Verhalten der freien Nucleolen haben autoradiographische Experimente erbracht. Nach Inkubation mit tritiiertem Uridin sind sie markiert[66]. Die Markierung verschwindet nach Vorbehandlung mit RNase. Die freien Nucleolen sind also Träger einer neusynthetisierten RNS. Die Basenzusammensetzung dieser RNS ähnelt der von ribosomaler RNS[67]. Da unter der Wirkung von Actinomycin kein Uridin mehr eingebaut wird, muß die Synthese dieser RNS DNS-abhängig sein. Die RNS kann nun entweder in den freien Nucleolen selbst synthetisiert werden, die Nucleolen müßten dann DNS enthalten, oder aber sie wird an anderen Stellen in der Zelle gebildet und erst danach in den freien Nucleolen abgelagert, dann aber müßte der Transport der RNS sehr schnell vonstatten gehen, denn die freien Nucleolen sind schon nach einem kurzen Puls markiert.

Während die Uridin-Einbauversuche allein die tatsächliche Bedeutung der freien Nucleolen in den Oocytenkernen nicht einwandfrei klären konnten, liegen seit einiger Zeit cytogenetische Beobachtungen vor, die zu klareren Vorstellungen

[61] Siehe auch Briggs und Cassens 1966.

[62] Ritossa und Atwood 1966, Ritossa und Spiegelman 1965, Ritossa, Atwood, Lindsley und Spiegelman 1966, Wallace und Birnstiel 1966.

[63] Ritossa und Spiegelman 1965. [64] Wallace und Birnstiel 1966.

[65] Brown und Weber 1968.

[66] Gall 1958, Izawa, Allfrey und Mirsky 1963b, MacGregor 1967, Lane 1967.

[67] Edström und Gall 1963.

führten. Bei verschiedenen Amphibien-Arten ist schon vor Jahren beobachtet worden, daß von bestimmten Loci der Lampenbürstenchromosomen ringförmige Strukturen gebildet werden, die sich anscheinend fortlaufend vom Chromosom ablösen (Abb. 28)[68]. Diese Ringe tragen kleine Klumpen von Material und sehen deshalb häufig wie Perlschnüre aus. Dieses Material kann sich in den losgelösten

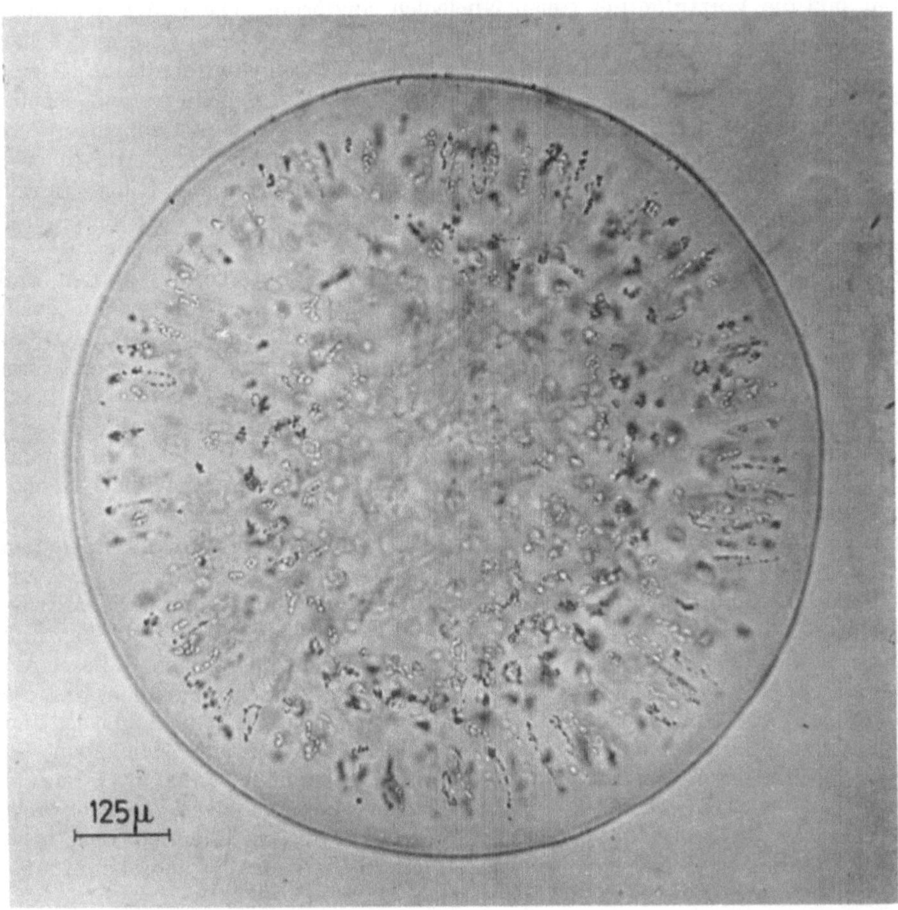


Abb. 27. Isolierter Oocytenkern von *Ambystoma mexicanum* (Axolotl) mit zahlreichen ringförmigen freien Nucleolen, die peripher unter der Kernmembran liegen. — Mikroaufnahme von H. G. Callan, St. Andrews, Schottland, ca. 125×

Ringen stark vermehren, so daß schließlich der gesamte Innenraum der Ringe von ihm ausgefüllt wird. Die Körper sind danach von den freien Nucleolen nicht mehr zu unterscheiden. Damit war zunächst einmal geklärt, daß die freien Nucleolen an bestimmten Chromosomenorten gebildet werden. Durch Behandlung mit RNase oder Proteasen wird lediglich das klumpenförmige Material abgebaut, die Ringe selbst aber nicht zerstört. Durch eine DNase-Behandlung dagegen werden die Ringe fragmentiert. Sie besitzen also eine Achse aus DNS. Die Ring-Nucleolen können außerdem auch mit tritiiertem Actinomycin markiert werden. Da sich

[68] Hess 1966a, Gall 1954, Kezer, noch nicht veröffentlicht, MacGregor 1965, Miller 1966, Peacock 1965.

Actinomycin sehr spezifisch mit DNS verbindet, ist das ebenfalls ein überzeugender Hinweis dafür, daß die Nucleolen DNS enthalten[69]. Auch kann die Nucleolen-DNS direkt mit $^{3}$H-Thymidin markiert werden[70]. Bei *Triturus viridescens* und *T. pyrrhogaster* läßt sich in den kompakten freien Nucleolen elektronenmikroskopisch noch eine Achsenstruktur feststellen. Sie wird von Proteasen und RNase nicht angegriffen, dagegen von DNase zerstört. Auch bei diesen beiden Arten sind die Vorstufen der freien Nucleolen ringförmig. Die Länge der Ringe ist sehr unterschiedlich, maximal erreicht sie 200 μm, bei beiden Objekten sollen die Ringe aber in bestimmte Klassen von Ringlängen einzuordnen sein, die sich wie 1:2:4:8 verhalten[71]. Bei anderen Amphibienarten, z.B. beim Axolotl, scheint das dagegen nicht der Fall zu sein. Hier ist die Länge der Ringe vor allem vom Entwicklungsstadium der Oocyte, aus der sie stammen, abhängig. Mit anderen Worten, man beobachtet eine stadienspezifische Veränderung der Ringe. In den frühen Stadien der Oogenese verlängern sie sich zunächst, um sich in späteren Stadien, ehe sie zu kompakten Nucleolen umgeformt werden, wieder stark zu verkürzen[72]. Mit Hilfe autoradiographischer Techniken konnte gezeigt werden, daß markiertes Uridin zunächst in ganz bestimmten Stellen innerhalb der Nucleolen eingebaut wird, und zwar handelt es sich dabei um Regionen, in denen die DNS-Achse der Nucleolen vermutet wird. Erst nach längerer Inkubation findet man auch die übrigen Bereiche markiert[73].

Man hatte bereits aus diesen Befunden den Verdacht geschöpft, daß die freien Nucleolen wahrscheinlich echte Nucleolen mit eigener DNS sind, die von bestimmten Loci auf den Chromosomen abgeschnürt werden. Callan[74] hat die Lampenbürstenchromosomen in den Oocytenkernen des Axolotls, *Ambystoma mexicanum*, genauer analysiert. Diese Art zeichnet sich dadurch aus, daß sie in ihrem Genom von haploid 12 Chromosomen nur einen einzigen Nucleolenbildungsort besitzt. Es gelang der cytologische Nachweis, daß die einzige ringabschnürende Stelle, die beim Axolotl zu finden ist (Abb. 28a), mit dem Nucleolenbildungsort identisch ist. Die Zahl der Ringe bzw. der freien Nucleolen nimmt allerdings bei dieser Art während des Oocytenstadiums nicht zu. Man muß demnach annehmen, daß die Abschnürung von Ringen schon zu Beginn des Oocytenstadiums beendet ist und gerade nur noch die letzten Ringe am Nucleolenbildungsort hängen bleiben, wo man sie noch während der Lampenbürstenphase beobachten kann. Im Gegensatz zum Axolotl hat man jedoch bei einigen anderen Amphibienarten den Eindruck, daß dort auch während des Oocytenstadiums an den betreffenden Loci noch ständig weitere Ringe abgeschnürt werden. Mit Sicherheit allerdings konnte das bisher nicht erwiesen werden.

Nach diesen Beobachtungen konnte man erwarten, daß in den weiblichen Keimbahnzellen während bestimmter Stadien in den Nucleolenbildungsorten außerhalb der normalen, zur Verdopplung der Chromatiden führenden Replikationscyclen eine lokal begrenzte Replikation stattfindet. Dies ist in der Tat inzwischen mit Hilfe molekularbiologischer Methoden an einer ganzen Reihe von verschiedenen tierischen Objekten nachgewiesen worden. Die Zahl der Arten, in denen ein solcher Vorgang in den Oocytenkernen gefunden wurde, nimmt ständig zu. Es ist deshalb die Vermutung berechtigt, daß hier ein weit verbreiteter Mechanismus entdeckt worden ist[75]. Von Brown und Dawid konnte nachgewiesen werden, daß in den Oocytenkernen von *Xenopus laevis* und drei weiteren Amphibien-Arten, sowie bei dem Echiuriden *Urechis caupo* und der Muschel *Spisula*

---

[69] Ebstein 1967. [70] MacGregor 1968. [71] Miller 1966. [72] Callan 1966.
[73] MacGregor 1967. [74] Callan 1966.
[75] Brown und David 1968, Evans und Birnstiel 1968, Gall 1968, Perkowska, MacGregor und Birnstiel 1968, Rogers 1968.

*solidissima* eine Vermehrung (engl. „amplification") der Gene für die ribosomale RNS stattfindet. Man kann die ribosomale DNS direkt mit Hilfe der Dichtegradienten-Technik untersuchen, denn es hat sich herausgestellt, daß sie einen besonders hohen Gehalt an Guanin und Cytosin und dadurch eine höhere Dichte hat. Deswegen erscheint sie im Caesiumchlorid-Gradienten als separate Bande (sog. „Satelliten-DNS"). Man hat dadurch die Möglichkeit, durch Bestimmung der optischen Dichte nach Dichtegradientenzentrifugation den Anteil der Satelliten-DNS an der Gesamt-DNS zu messen. Die Messungen zeigen, daß der Anteil

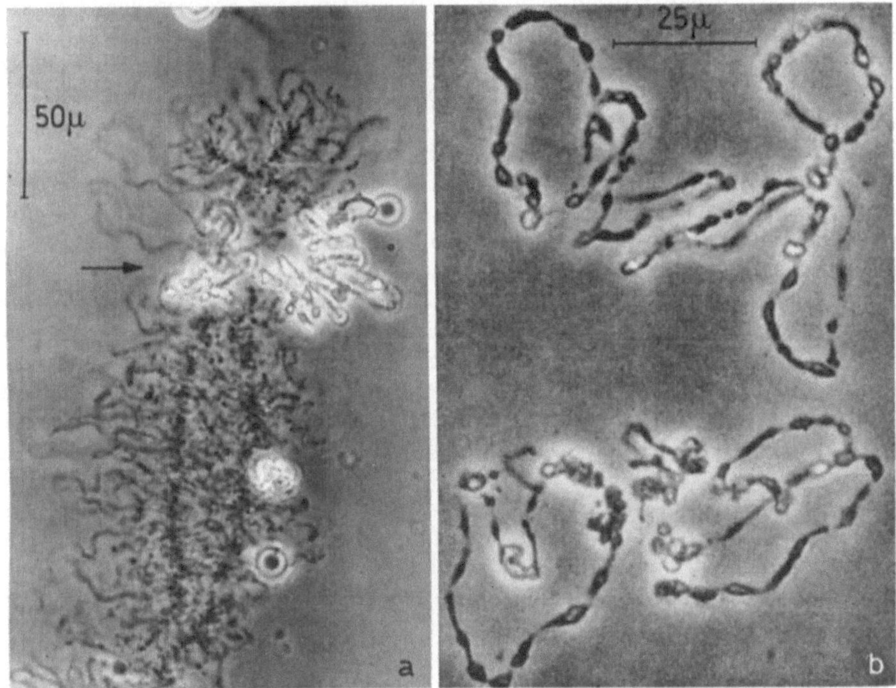


Abb. 28. a Teil des Lampenbürsten-Bivalents III von *Ambystoma mexicanum* mit dem ringabschnürenden Nucleolenbildungsort (Pfeil), ca. 450×. b Freie Ringnucleolen von *Ambystoma mexicanum*, ca. 750×. — Phasenkontrastaufnahmen von H. G. CALLEN, St. Andrews, Schottland

der schwereren Satelliten-DNS in weiblichen Keimbahnzellen wesentlich höher ist als in Somazellen. Es muß also in den Keimbahnzellen eine spezifische Vermehrung der Satelliten-DNS eingetreten sein.

Bei den Lampenbürstenchromosomen in den Oocytenkernen von Insekten, z.B. bei Heuschrecken-Arten, fallen Perlschnurstränge auf, die von ganz bestimmten Loci auf Chromosomen ausgehen und sich im Laufe des Oocytenstadiums stark verlängern. Sie sind in Analogie zu den Beobachtungen bei den Amphibien als multiple Nucleolen gedeutet worden[76] (vgl. Abb. 2a). Während bei den Heuschrecken lange zusammenhängende Nucleolenstränge auftreten, deren Kontakt zu den Chromosomen noch unklar ist, findet man bei anderen Insektenarten Nucleolenorganisatoren, die offensichtlich von den Nucleolenbildungsorten in den Chromosomen losgelöst werden. Das ist z.B. bei *Gryllus* der Fall. Extrachromosomale DNS-Körper ähnlicher Art sind mehrfach beschrieben worden. Da

[76] KUNZ 1967.

sie speziell in Keimbahnzellen auftreten, sind sie auch als „Keimbahn-Körper" bezeichnet worden [z.B. bei den Dytisciden (Gelbrandkäfer) und den Tipuliden (Schnaken)]. Über die mögliche Funktion dieser Körper und vor allem der in ihnen gefundenen DNS hatte man lange Zeit keinerlei gesicherte Vorstellungen gehabt. Die DNS wurde häufig als „Stoffwechsel-DNS" („metabolic DNA") bezeichnet, der man spezielle Funktionen zuschrieb, etwa bei der Übertragung von genetischer Information im Cytoplasma. Neuerdings gibt es eine ganze Reihe von Beobachtungen, die zeigen, daß es sich bei der DNS in diesen Körpern mit großer Wahrscheinlichkeit ebenfalls um stark vermehrte und von den Chromosomen losgelöste Nucleolenorganisatoren handelt, die in bestimmten Stadien der Oogenese anscheinend sehr viele freie Nucleolen organisieren, wobei sich der DNS-Körper dann auflöst. Von den freien Nucleolen konnte inzwischen tatsächlich auch in diesen Arten gezeigt werden, daß sie Uridin in großen Mengen einbauen, also eine RNS-Synthese haben (z.B. bei *Gryllus*[77]). Ebenso konnte auch für die DNS-haltigen Keimbahnkörper von zwei Dytisciden, nämlich von *Dytiscus marginalis* und einer nahe verwandten Art, *Colymbetes fuscus*, gezeigt werden, daß sie in den Kernen der primären Oocyten zu Beginn der Wachstumsphase Nucleolen organisieren. Die Keimbahnkörper enthalten große Mengen an ribosomaler DNS, wie Gall, MacGregor und Kidston[78] mit Hilfe der bereits erwähnten Gradientenzentrifugation zeigen konnten. Beide Arten besitzen wiederum eine separate Satelliten-DNS mit einem hohen G+C-Gehalt, die deshalb im Caesiumchlorid-Gradienten von der Hauptmasse der DNS abgetrennt werden kann. DNS, die aus den Spitzen der Ovariolschläuche, wo die Oocyten liegen, isoliert wurde, hat einen wesentlich höheren Prozentsatz an Satelliten-DNS als eine Fraktion, die aus somatischen Zellen isoliert ist. Im Soma beträgt bei *Colymbetes* der Anteil der Satelliten-DNS 3,4% von der Gesamt-DNS, die Fraktion aus den Spitzen der Ovariolschläuche enthält dagegen 25% Satelliten-DNS. Bei *Dytiscus* sind diese Verhältnisse nicht so klar. Hier findet man bereits in der DNS-Fraktion aus somatischen Zellen einen vergleichsweise hohen Anteil an Satelliten-DNS, der außerdem auch noch stark in den verschiedenen Präparationen schwankt, nämlich zwischen 15% und 35%. Trotzdem konnte hier gezeigt werden, daß die DNS-Fraktion aus den Spitzen der Ovariolschläuche etwa doppelt soviel Satelliten-DNS wie die DNS aus Somazellen enthält. Parallel mit der Erhöhung des Anteils der Satelliten-DNS geht eine höhere Hybridisierungsfähigkeit mit ribosomaler RNS. Das zeigt, daß die DNS aus den Ovariolschläuchen auch einen höheren Anteil an ribosomaler DNS enthält. Man findet also eine Korrelation zwischen dem Anteil an Satelliten-DNS, wie er im Caesiumchlorid-Gradienten mittels Bestimmung der optischen Dichte gefunden wird, und dem Anteil an ribosomaler DNS, der im Hybridisierungsexperiment mit ribosomaler RNS bestimmt wird. Obwohl bei *Colymbetes* der Anteil an Satelliten-DNS in den DNS-Präparaten aus Ovariolschläuchen nur etwa 25% beträgt und damit siebenmal höher ist als in der DNS aus Somazellen, handelt es sich absolut doch um einen sehr starken Anstieg. In den Spitzen der Ovariolschläuche sind nämlich jeweils nur einige wenige Oocyten enthalten. Deswegen muß in jeder einzelnen Oocyte die Satelliten-DNS ganz beträchtlich vermehrt worden sein. Nach Abschätzungen beträgt die Menge der Satelliten-DNS in einem einzigen Oocytenkern etwa das 25fache des Gesamt-DNS-Gehalts einer normalen diploiden Zelle. Bei der Interpretation dieser Messungen muß man vorsichtig sein. Es besteht eine gewisse Wahrscheinlichkeit, daß nur ein Teil der Satelliten-DNS ribosomale DNS ist. Gall, MacGregor und Kidston nehmen an, daß in *Colymbetes* und *Dytiscus* nicht nur die ribosomale DNS, sondern die gesamte Satelliten-DNS in der Oogenese vermehrt wird.

---

[77] Kunz 1969. [78] Gall, MacGregor und Kidston 1969.

Generell scheinen alle Insekten mit panoistischem Ovar in ihren Oocytenkernen nicht nur eine Lampenbürstenphase ausgebildet zu haben, sondern auch multiple Nucleolen zu besitzen[79]. In den inaktiven Oocytenkernen der Insekten-Arten mit meroistischem Ovar sind dagegen weder Lampenbürstenchromosomen noch multiple Nucleolen gefunden worden und natürlich läßt sich in solchen Kernen dann auch keine RNS-Synthese nachweisen. Ein Zwischenstadium scheinen die bereits erwähnten Dytisciden einzunehmen, die meroistische Ovare haben, aber trotzdem zu Beginn der Oogenese einen kurzzeitigen und vorübergehenden Ansatz zu einer Lampenbürstenphase zeigen und außerdem auch hochgradig multiple Nucleolen mit hoher synthetischer Aktivität ausbilden.

Daß sich die DNS, die in den Nucleolenbildungsorten disproportional synthetisiert wird, gerade in Form von Ringen von den Chromosomen ablöst, ist von speziellem theoretischem Interesse. Man kann diese Beobachtung als ein Indiz dafür ansehen, daß die DNS in den Chromosomen der Eukaryonten vielleicht generell, zumindest aber in bestimmten Phasen (z.B. während der Meiose) in Schleifen geordnet ist. Tatsächlich sind Schleifen-Modelle („Cycloid-Modelle") schon mehrfach und z.T. in ganz anderem Zusammenhang diskutiert worden[80]. Es muß jedoch an dieser Stelle zur Vermeidung von Mißverständnissen hervorgehoben werden, daß auch in der Sicht solcher Modelle die DNS in den Chromosomen der höheren Organismen nicht notwendig auch molekular Ringform haben muß, wie die DNS-Moleküle von Bakterien und Phagen oder auch wie die DNS der Mitochondrien.

Weiterhin ist die Frage nach der physiologischen Bedeutung der locus- und gewebsspezifisch begrenzten Genvermehrung in den Nucleolenbildungsorten während der Oogenese zu stellen. Die Bildung einer großen Anzahl zusätzlicher freier Nucleolen, deren DNS-Organisatoren nicht in die Chromosomenstruktur integriert werden, könnte mit der Notwendigkeit in Zusammenhang stehen, in diesen Zellen besonders große Mengen an ribosomaler RNS produzieren zu müssen. Es ist wahrscheinlich, daß dazu die Zellen ihre Synthesekapazität für diese spezielle RNS-Sorte erhöhen müssen. Den Oocyten ist es verwehrt, hierfür einen Weg einzuschlagen, der vom Organismus häufig eingeschlagen wird, wenn in einem bestimmten Zelltyp die Synthesekapazität für Genprodukte erhöht werden muß, nämlich die Polyploidisierung oder Polytänisierung. Beides ist in der Keimbahn nicht möglich, denn diese Zellen müssen noch die Meiose durchlaufen. Sehr wahrscheinlich wird deshalb der Ausweg über eine lokal begrenzte, disproportional außerhalb der normalen Replikationsschritte liegende Genvermehrung gewählt, wobei die zusätzlich gebildeten Gene nicht strukturell in die Chromosomen aufgenommen werden und somit auch nicht durch die Meiose gehen. Natürlich ist es für die Zelle außerdem auch besonders ökonomisch, wenn statt ganzer Genome nur ein kleiner, ausgewählter Teil vermehrt wird. Die geschilderten Befunde sind nicht zuletzt auch für die Entwicklungsphysiologie von ganz besonderer Bedeutung. Nachdem im Prinzip der Vorgang der lokal begrenzten Genvermehrung als existent nachgewiesen worden ist, muß man damit rechnen, daß prinzipiell gleichartige Prozesse auch in anderen Zelltypen und mit anderen Genen vorkommen können. Der Organismus wäre dann in der Lage, Differenzierungsprozesse nicht nur mittels „differentieller Genaktivierung" zu bewerkstelligen, sondern eventuell außerdem auch mittels „differentieller Genvermehrung". Daß so etwas tatsächlich vorkommen kann, zeigen Beobachtungen an Sciariden. Bei dieser Mücken-Familie sind in den polytänen Chromosomen bestimmte gepuffte Loci gefunden

[79] Bier, Kunz und Ribbert 1967.
[80] S. Beermann 1966, Keyl 1965, 1966, Whitehouse 1967.

worden, in denen ebenfalls eine lokal begrenzte disproportionale DNS-Synthese abläuft. Diese speziellen Loci wurden als „DNS-Puffs" bekannt. Natürlich haben die polytänen Chromosomen der Sciariden auch, wie alle anderen Dipteren-Arten, Puffs mit RNS-Synthese. Diesen normalen Puff-Typ findet man tatsächlich in großer Überzahl. Die DNS-Puffs sind nur in bestimmten Zelltypen und nur in bestimmten Entwicklungsphasen aktiv. In Analogie zu den Vorgängen in den Nucleolenbildungsorten während der Oogenese muß man damit rechnen, daß hier ebenfalls zusätzliche Synthesekapazitäten für bestimmte Genprodukte geschaffen werden[81]. Hier allerdings weiß man noch nichts über die physiologische Bedeutung der zusätzlich und disproportional synthetisierten DNS.

Ein weiteres Problem ergibt sich aus der Regulation der Synthese von ribosomaler RNS in den Oocytenkernen. Es ist auffallend, daß Ribosomen, die aus Oocytenkernen von *Xenopus laevis* isoliert wurden, zu 60% als einzelne Ribosomen (sog. Monosomen) sedimentieren. Sie zeigen damit, daß sie nicht aktiv mit Proteinsynthese befaßt sind. Nach den vorliegenden Erfahrungen wird in allen somatischen Geweben und insbesondere auch bei den Bakterien bei einem so hohen Anteil an nicht-aktiven Monosomen die Weitersynthese von ribosomaler RNS über einen Rückkopplungsmechanismus reprimiert. Bei den Oocyten erfolgt dagegen eine solche Regulation offenbar nicht. Es ist in diesem Zusammenhang die Vermutung ausgesprochen worden, daß vielleicht die Extra-Kopien der ribosomalen DNS in den freien Nucleolen als eine Art „Episomen" funktionieren, die den chromosomalen Regulationsprozessen nicht unterliegen, weil sie nicht in die Chromosomenstruktur integriert sind.

Eine interessante Beziehung wurde von PERKOWSKA, MACGREGOR und BIRNSTIEL[82] gefunden. Bei *Xenopus laevis* können mit Hilfe der schon beschriebenen Mutante „*nucleolus-less*" Individuen mit nur einem Nucleolus produziert werden. Normale Tiere besitzen dagegen zwei Nucleolenbildungsorte. Die Zahl der Cistrons für ribosomale RNS bzw. die Menge der Satelliten-DNS ist in Oocytenkernen beider Genotypen etwa gleich. Beim Fehlen eines der beiden Nucleolenbildungsorte erfolgt also eine Aufregulation. In Individuen mit nur einem Nucleolus müssen von dem einen verbliebenen Bildungsort entsprechend mehr Extra-Kopien angefertigt werden. Im Endresultat findet man deshalb im Oocytenkern wieder die normale Anzahl freier Nucleolen. Man hatte ja auch schon früher gefunden, daß Tiere mit nur einem Nucleolenbildungsort genauso viel ribosomale RNS synthetisieren wie normale Individuen. Dazu weiß man auch schon länger, daß ein Fragment eines Nucleolenbildungsortes für normale Vitalität ausreichen kann. Die älteren Beobachtungen können nunmehr im Lichte der neuen Befunde zwanglos erklärt werden.

Besonderes Aufsehen erregten die neuerdings mitgeteilten Befunde von MILLER und BEATTY[83]. Diesen Autoren ist es gelungen, mit Hilfe einer speziellen Technik die Achsenstrukturen der freien Nucleolen aus Oocytenkernen von *Triturus viridescens* direkt im Elektronenmikroskop zu zeigen. Die Achse besteht aus einer dünnen Fadenstruktur, die gegen DNase empfindlich ist, also im Kern aus DNS bestehen muß. Diese Achsenstruktur ist in einem ganz regelmäßigen, sich periodisch wiederholenden Muster mit Matrixmaterial besetzt. Dazwischen ist die Achsenstruktur jeweils nackt, trägt also kein Matrixmaterial. Matrixhaltige und nackte Abschnitte haben jeweils eine charakteristische, konstante Länge. Jeder matrixhaltige Abschnitt zeigt wiederum ein ganz regelmäßig wiederkehrendes morphologisches Muster. An so einem Abschnitt sitzen jeweils etwa 100 laterale Fibrillen. Sie sind an ihrem einen Ende fest an die Achse geheftet; das andere

[81] Zum Beispiel CROUSE und KEYL 1968.

[82] PERKOWSKA, MACGREGOR und BIRNSTIEL 1968. [83] MILLER und BEATTY 1969.

Ende ist frei. Am Anfang jedes Matrixabschnittes sind die lateralen Fibrillen ganz kurz. Sie werden allmählich immer länger. Dadurch erhält so ein Abschnitt einen etwa keulenförmigen Umriß. Die seitlichen Fibrillen werden von RNase, Trypsin und Pepsin vom Achsenfaden abgelöst. Nach Inkubation von Oocyten mit tritiierten RNS-Vorstufen sind in der elektronenmikroskopischen Autoradiographie ausschließlich die matrixhaltigen Abschnitte markiert. Diese Abschnitte wie auch die Zwischenstücke sind je nach Präparation unterschiedlich lang. Bei vorsichtiger Präparation sind die matrixhaltigen Achsenstrukturen etwa 2—3 μm lang. Dieses Ergebnis läßt sich gut reproduzieren. Etwa ebenso lang müßte theoretisch eine DNS sein, die eine RNS von der Größe der tatsächlich gefundenen Vorstufen der ribosomalen RNS (Sedimentation bei 40 s) codiert. Auf Grund dieser guten Übereinstimmung vermuten die Autoren, daß in diesen Fällen jeder mit Matrixmaterial besetzte Achsenabschnitt jeweils ein Gen für eine Vorstufe von ribosomaler RNS repräsentiert. Es erscheint somit nicht ausgeschlossen, daß hier direkt die Gene für die ribosomale RNS im Elektronenmikroskop sichtbar gemacht worden sind. Die matrixfreien Abschnitte auf der Achsenstruktur haben etwa Zweidrittel der Länge eines matrixhaltigen Abschnittes. Man kann danach also damit rechnen, daß rund 40% der nucleolären DNS nicht für ribosomale RNS codiert, entsprechend wären ca. 60% der DNS in den Nucleolenbildungsorten Gene für ribosomale RNS.

Es erhebt sich nun noch die Frage nach der Bedeutung der großen Mengen an ribosomaler RNS, die während des Oocytenstadiums gebildet werden. Ribosomen aus Oocytenkernen von *Xenopus laevis* besitzen noch nach einem Jahr unverändert ihre durch Uridin-Einbau erzeugte Markierung[84]. Die während des Oocytenstadiums gebildeten Ribosomen sind also äußerst stabil. Von *Xenopus*-Embryonen wird während der ersten Entwicklungsschritte bis zum Gastrulastadium selbst keine ribosomale RNS synthetisiert. Dagegen ist eine starke Proteinsynthese nachweisbar. Der gesamte Proteinsynthese-Apparat muß also in dieser Zeit ausschließlich mit Hilfe von mütterlicher ribosomaler RNS funktionieren[85]. In guter Übereinstimmung mit diesem Befund findet man cytologisch, daß die Kerne von Embryonen überhaupt keine Nucleolen besitzen. Erst zu Beginn der Gastrulation werden Nucleolen sichtbar, im gleichen Stadium also, in dem mit biochemischen Methoden zum ersten Mal Neusynthese von ribosomaler RNS nachgewiesen werden kann. Die Regulation erfolgt durch Kern-Plasma-Wechselwirkungen. Wenn Kerne aus späteren Embryonalstadien, die bereits Nucleolen gebildet haben, in entkernte ungefurchte Eier zurücktransplantiert werden, erfolgt rasch eine Blockierung der Synthese von ribosomaler RNS. Außerdem werden die Nucleolen unsichtbar. Erst zu Beginn der Gastrulation des Transplantatkeims setzt zusammen mit dem Wiedererscheinen der Nucleolen erneut eine Synthese von ribosomaler RNS ein[85]. Zusammenfassend darf man nach diesen Befunden vermuten, daß während des Oocytenstadiums große Mengen von ribosomaler RNS auf Vorrat synthetisiert werden. Offenbar muß zur Erfüllung dieser Leistung in der Zelle die RNS-Synthesekapazität durch disproportionale Vermehrung der ribosomalen DNS erhöht werden.

## 5. Zur Funktion der Lampenbürstenschleifen des Y-Chromosoms von Drosophila

Entscheidend für das Verständnis dafür, warum in manchen Zellen in bestimmten Phasen ihres Lebenscyclus solche kompliziert gebauten Apparate, wie die Lampenbürstenschleifen sie darstellen, überhaupt ausgebildet werden, ist die

[84] Brown 1966. [85] Gurdon und Ford 1967.

Aufklärung ihrer Funktion. Die Untersuchungen an Amphibien konnten, wenn einzelne bestimmte Schleifen betrachtet werden sollen, zu solchen Problemen bisher wenig brauchbare Daten liefern. Das hat seinen verständlichen Grund vor allem in zwei Tatsachen, nämlich darin, daß die Lampenbürstenchromosomen dieser Arten Hunderte von einzelnen Schleifenpaaren tragen und außerdem darin, daß mit Amphibien nur sehr begrenzt genetische Experimente angestellt werden können. Bei *Drosophila hydei* dagegen kann man hoffen, in dieser Richtung schneller weiter zu kommen, weil diese Art in ihren Spermatocytenkernen nur einige wenige und dazu noch besonders große Lampenbürstenschleifen ausbildet und man außerdem die genetische Situation von Versuchstieren beinahe nach Belieben manipulieren kann. Hinzu kommt noch, daß auf dem Y-Chromosom, das der Träger der Schleifenstrukturen ist, keine lebensnotwendigen Gene liegen, wodurch Defizienzen und Duplikationen nicht zu Letalität führen.

In einer ersten biochemischen Analyse konnte mit Hilfe der DNS-RNS-Hybridisierungstechnik im Konkurrenzversuch gezeigt werden, daß die männlichen Keimbahnzellen von *Drosophila hydei* RNS-Sorten enthalten, die in Somazellen nicht vorkommen. Diese auf die männliche Keimbahn beschränkten RNS-Species sind mit DNS-Abschnitten komplementär, die im Y-Chromosom liegen. Weiterhin hängt die Menge dieser speziellen RNS in einem Hoden von der Anzahl der im Genom vorhandenen Y-Chromosomen ab: Hoden von Männchen mit zwei Y-Chromosomen enthalten eine größere Menge dieser speziellen RNS als die Hoden von normalen Männchen. Über die Natur dieser speziellen Keimbahn-RNS ist noch nichts bekannt. Die Ergebnisse dieser Experimente zeigen, daß Loci auf dem Y-Chromosom ausschließlich in männlichen Keimbahnzellen aktiv sind und dabei RNS von spezieller Art synthetisieren[86].

Diese Befunde stimmen gut mit den Ergebnissen von cytogenetischen Experimenten überein, die weiteren Aufschluß über die mögliche Bedeutung der genetischen Faktoren in den Schleifen des Y-Chromosoms erbringen konnten. Da die Schleifen nur in männlichen Keimbahnzellen und nur während des Spermatocytenstadiums gebildet werden, lag die Vermutung nahe, sie könnten etwas mit der weiteren Differenzierung dieser Keimbahnzellen, also mit der Spermiogenese zu tun haben. In der Tat war ja auch schon längst bekannt, daß in der Gattung *Drosophila* das Y-Chromosom zwar anscheinend keine mendelnden Gene enthält und deshalb weder lebensnotwendig ist noch die Genbalance im Genom zu stören vermag, daß es aber trotzdem nicht genetisch inert ist und u. a. für die Bildung befruchtungsfähiger Spermien unentbehrlich ist[87]. In späteren Arbeiten wurden auf dem Y-Chromosom von *D. melanogaster* mehrere Fertilitätsfaktoren nachgewiesen, und zwar wenigstens fünf im langen, wenigstens zwei im kurzen Arm des Y-Chromosoms[88].

Auch bei *D. hydei* sind Y-defiziente Männchen, die man z.B. mit Hilfe von X.Y-Translokationen erzeugen kann, steril, sobald die Defizienz eine Region des Y-Chromosoms mit mindestens einem Bildungsort für eine Spermatocytenschleife umfaßt[89]. Daraus könnte man den Schluß ziehen, daß die Schleifen eine Funktion bei der Spermiendifferenzierung ausüben und mit den oben erwähnten Fertilitätsfaktoren identisch sind.

Gegen eine solche Deutung lassen sich aber zwei Einwände vorbringen. Zunächst einmal ist festzustellen, daß die untersuchten Y-Defizienzen alle an X.Y-Translokationen gebunden sind, an Fälle also, bei denen ein mehr oder weniger großes Fragment von einem Y-Chromosom, aus einer distalen oder proximalen Region des Chromosoms, an ein X-Chromosom transloziert worden ist. Man muß

86 Hennig 1968. 87 Bridges 1916, Stern 1927. 88 Brosseau 1960, Stern 1929.
89 Hess 1965a, 1967c, 1968a.

deshalb mit der Möglichkeit rechnen, daß die Funktion einzelner Fertilitätsfaktoren als Folge der Chromosomenumlagerung gestört sein kann. Es könnten sich deshalb unter den analysierten Translokationen welche befinden, die zwar alle nötigen Fertilitätsfaktoren tragen, von denen aber einige oder auch alle nach dem Prinzip eines Positionseffektes funktionell gestört sind. Die beobachtete Sterilität würde in Wirklichkeit durch die Translokation verursacht werden und nicht durch Defizienzen für Bildungsorte von Spermatocytenschleifen.

Dieser Einwand kann experimentell widerlegt werden[90]. Neben den zahlreichen X.Y-Translokationen existiert auch eine reziproke Y-Autosomen-Translokation (Abb. 29). Bei ihr ist ein Bruch im langen Arm des Y-Chromosoms und ein zweiter im proximalen Heterochromatin eines Autosoms erfolgt. Das eine der beiden Translokationschromosomen (Y.A in Abb. 29) besteht also aus dem kurzen Arm,

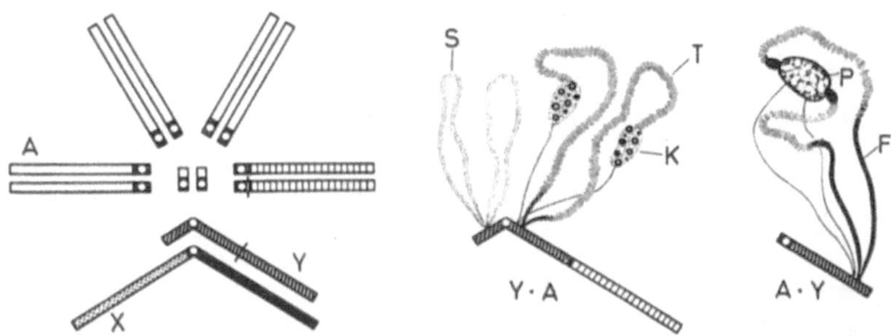


Abb. 29. Autosomen-Y-Translokation bei *Drosophila hydei*. Links Karyotyp eines Männchens mit den beiden Bruchstellen der reziproken Translokation, rechts die beiden Translokationschromosomen Y.A [mit kurzem Arm, Kinetochor und proximalem Teil des langen Arms vom Y-Chromosom einschließlich der Bildungsorte für Schlingen (*S*), Keulen (*K*) und Tubulibänder (*T*) sowie dem gesamten Euchromatin des beteiligten Autosoms] und A.Y [mit Kinetochor und Heterochromatin des Autosoms sowie einem distalen Teil des langen Arms vom Y-Chromosom einschließlich der Bildungsorte für den Pseudonucleolus (*P*) und die Fäden(*F*)]. — Erklärungen: weiß: Euchromatin der Autosomen; schwarz: Heterochromatin der Autosomen und des X-Chromosoms; punktiert: Euchromatin des X-Chromosoms; dünn senkrecht schraffiert: Euchromatin des Autosomenpaars, das an der Translokation beteiligt ist; dick schräg schraffiert: Y-Chromosom

dem Kinetochor und den proximalen vier Zehnteln des langen Arms vom Y-Chromosom und dem gesamten Euchromatin des beteiligten Autosoms. Sein Y-Fragment trägt die Bildungsorte für die Schlingen, Keulen und Tubulibänder. Das reziproke Translokationschromosom (A.Y in Abb. 29) besteht aus dem Kinetochor und einem Teil des proximalen Heterochromatins des Autosoms und den distalen sechs Zehnteln des langen Y-Arms. Sein Y-Fragment trägt die Bildungsorte für die Fäden und den Pseudonucleolus. Im Gegensatz zum üblichen Verhalten von reziproken Translokationen können diese beiden Translokationschromosomen vollkommen unabhängig voneinander segregieren, weil durch die günstige Lage des einen Bruchs im Heterochromatin des beteiligten Autosoms keine autosomalen Duplikationen oder Defizienzen entstehen können, die dominant zell-letal wären.

Durch speziell ausgearbeitete Kreuzungen[90a] ist es möglich, eines der beiden Translokationschromosomen dieses Systems mit jeweils einer X.Y-Translokation zu kombinieren. Wenn man z.B. das Chromosom Y.A, das die Bildungsorte für die

[90] Hess 1968b. [90a] Hess 1967c, 1968b.

Schlingen, Keulen und Tubulibänder trägt, mit einer X.Y-Translokation kombiniert, auf der Fäden und Pseudonucleolus liegen, entstehen Männchen mit einem kompletten Satz von Spermatocytenschleifen (Abb. 31b). Sie sind normal fertil. Umgekehrt kann man das Translokationschromosom A.Y (es enthält Fäden und Pseudonucleolus) mit einem X.Y-Translokationschromosom kombinieren, das Schlingen, Keulen und Tubulibänder trägt (Abb. 30c). Auch solche Männchen sind fertil. Die Komplementarität der kombinierten Y-Fragmente zeigt, daß in den hier untersuchten Fällen die Funktion der Fertilitätsfaktoren durch die Translokation nicht gestört worden sein kann.

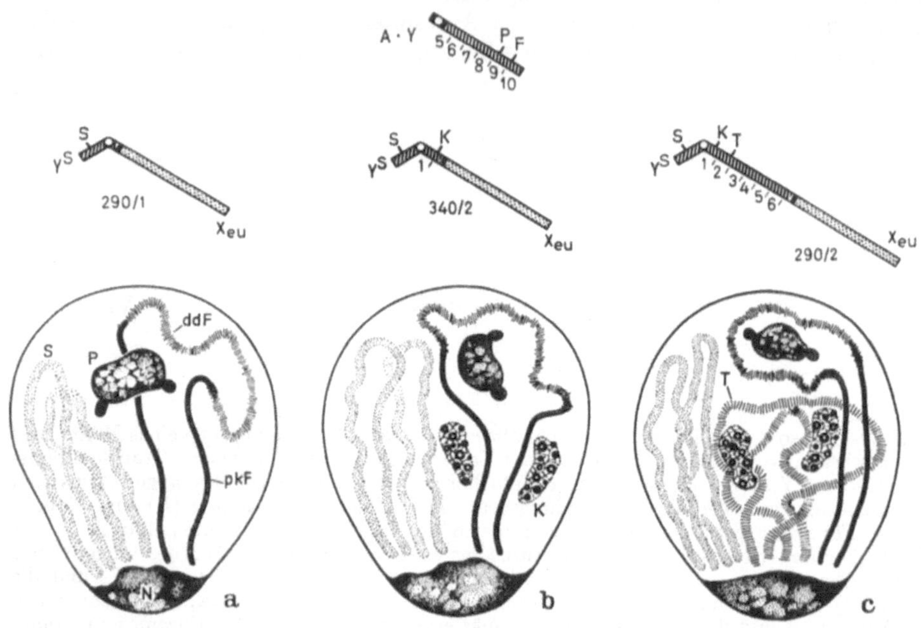


Abb. 30a—c. Kombination translozierter Fragmente des Y-Chromosoms von *Drosophila hydei*, nämlich des Y-Autosomen-Translokationschromosoms A.Y [das Fäden (*F*) und Pseudonucleolus (*P*) enthält] mit drei verschiedenen X.Y-Translokationschromosomen: a 290/1, mit Schlingen (*S*), die Kombinationsmännchen sind steril; b 340/2, mit Schlingen und Keulen (*K*), die Kombinationsmännchen sind steril; c 290/2, mit Schlingen, Keulen und Tubulibändern (*T*), die Kombinationsmännchen sind fertil. — Erklärungen: schwarz: Heterochromatin der Autosomen und des X-Chromosoms; punktiert: Euchromatin des X-Chromosoms; schraffiert: Y-Chromosom

Man kann andererseits nun auch Fragmente miteinander kombinieren, die zusammen keinen vollständigen Satz von Spermatocytenschleifen ergeben. Das ist z.B. der Fall, wenn man das Chromosom A.Y (mit Fäden und Pseudonucleolus) mit X.Y-Translokationen kombiniert, die nur Schlingen und Keulen (Abb. 30b), oder gar nur die Schlingen allein tragen (Abb. 30a). Es entstehen so Männchen mit interstitiellen Defizienzen für die Region, in der die Bildungsorte für die Tubulibänder (Fall Abb. 30b) oder für Keulen und Tubulibänder (Fall Abb. 30a) liegen. Sie sind steril und zeigen ein charakteristisches Schädigungsmuster in der Spermiogenese. Mit dem zweiten Translokationschromosom des Y-Autosomen-Systems (Y.A mit Schlingen, Keulen und Tubulibändern) kann entsprechend verfahren werden. Zusammen mit einer X.Y-Translokation, auf der nur der Bildungsort für die Fäden liegt, entsteht beispielsweise eine interstitielle Defizienz für die Pseudonucleusregion (Abb. 31 c). Auch in solchen Männchen ist die Spermiogenese gestört.

Diese Kombinationsexperimente widerlegen zwar den Einwand von der Funktionsstörung der Fertilitätsfaktoren durch Positionseffekte und liefern dadurch weitere Argumente für die Identität von Fertilitätsfaktoren und Schleifen, sie können aber noch nicht den entscheidenden Beweis dafür liefern. Es bleibt nämlich

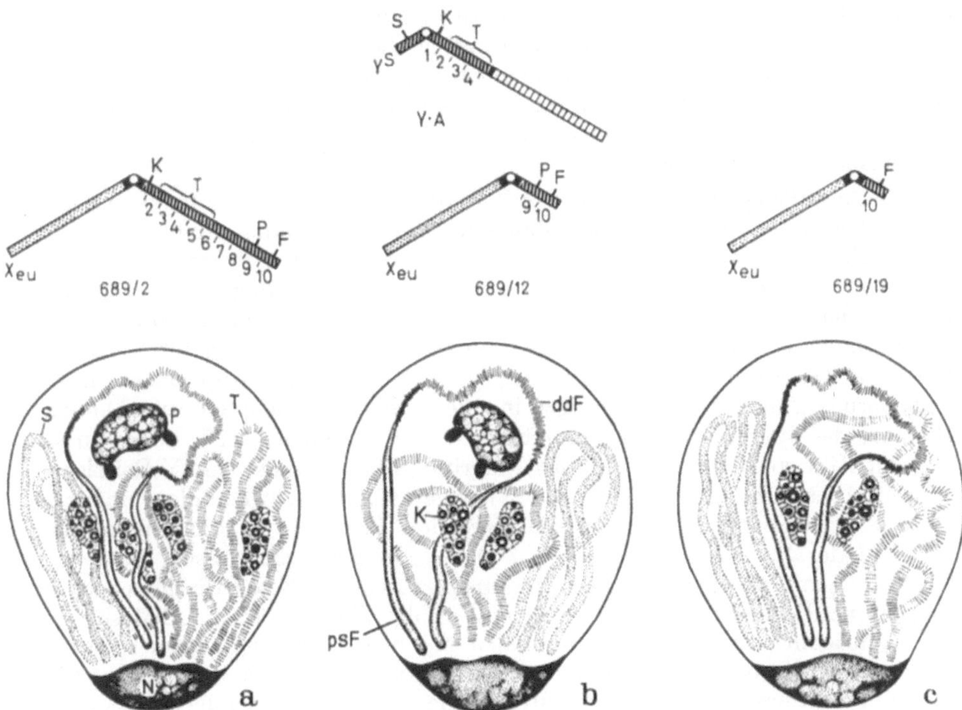


Abb. 31 a—c. Kombination translozierter Fragmente des Y-Chromosoms von *Drosophila hydei*, nämlich des Y-Autosomen-Translokationschromosoms Y.A [das Schlingen (*S*), Keulen (*K*) und Tubulibänder (*T*) enthält] mit drei verschiedenen X.Y-Translokationschromosomen: a 689/2, mit Keulen, Tubulibändern, Pseudonucleolus (*P*) und Fäden (*F*) der Mutante *tube-proximal*, Kombinationsmännchen sind fertil; b 689/12, mit Pseudonucleolus und Fäden der Mutante *tube-proximal*, Kombinationsmännchen sind fertil; c 689/19, mit Fäden der Mutante *tube-proximal*, Fertilität der Kombinationsmännchen ist stark reduziert. — Erklärungen: schwarz: Heterochromatin der Autosomen und des X-Chromosoms; punktiert: Euchromatin des X-Chromosoms; dünn senkrecht schraffiert: Euchromatin des Autosoms, das an der Translokation beteiligt ist; dick schräg schraffiert: Y-Chromosom

immer noch die Möglichkeit, daß die Loci der Fertilitätsfaktoren auf dem Y-Chromosom ähnlich verteilt sind wie die Schleifenbildungsorte. Dadurch würde eine Beteiligung der Schleifen an Spermiogeneseprozessen vorgetäuscht, weil Defizienzen für Schleifenbildungsorte meistens auch Defizienzen von Fertilitätsfaktoren wären. Die beobachtete Korrelation zwischen den Defizienzen für Schleifenbildungsorte und den Störungen der Spermiogenese wäre dann nur zufällig und ohne kausalen Zusammenhang.

Diese Möglichkeit läßt sich aber ebenfalls experimentell ausschließen[91]. Es existieren nämlich auch X.Y-Translokationen, bei denen die Ausfaltung von Schleifen aus den Bildungsorten, die im translozierten Y-Fragment liegen, blokkiert ist. Im Kombinationsexperiment ergeben solche Translokationen niemals Komplementierungen. Bei einem Teil dieser Fälle ist die Blockierung der Schleifenbildung reversibel[92]. Sie wird ständig in einigen Individuen aufgehoben. Wenn man nun solche Translokationen mit einem Chromosom des Y-Autosomen-Systems kombiniert, und zwar so, daß Männchen mit einem kompletten Bestand an Schleifenbildungsorten entstehen, findet man unter den Kombinationstieren einen geringen Prozentsatz von fertilen Individuen. Die fertilen Tiere sind ausnahmslos solche, in denen die Blockierung der Schleifenbildung aufgehoben ist. Das läßt sich im Spermatocytenbild eindeutig feststellen. Damit konnte deutlich gezeigt werden, daß nicht die Region, in der ein Schleifenbildungsort liegt, für den normalen Ablauf der Spermiogenese entscheidend ist, sondern vielmehr die erfolgreiche Ausfaltung aller Schleifen.

Die Ausfaltung der Schleifen des Y-Chromosoms im Spermatocytenstadium kann auch in genetisch normalen Männchen durch eine ganze Reihe sehr unterschiedlicher experimenteller Eingriffe gehemmt werden (u.a. durch Injektion von Stoffwechselinhibitoren oder schwerem Wasser, durch Veränderungen des Ionenmilieus oder der osmotischen Verhältnisse, durch operative Eingriffe, durch Hitzebehandlungen). Man findet danach, ganz entsprechend den oben geschilderten Befunden in genetisch sterilen Männchen, einzelne Spermatiden, in denen die Differenzierung gestört ist. Diese zeigen im Elektronenmikroskop ein sehr ähnliches Bild wie die Spermatiden in den Männchen mit Y-Defizienzen[93]. Es lassen sich also mit Hilfe solcher experimenteller Eingriffe „Phänokopien" von Y-Defizienzen erzielen. Diese Untersuchungen machen noch einmal das sehr komplexe und labile Muster von sich gegenseitig ausbalanzierenden Prozessen in den Spermatiden während der Spermiogenese deutlich. Diese Gleichgewichte lassen sich relativ leicht von ganz verschiedenartigen und unspezifischen äußeren Einflüssen stören, so daß eine Blockierung der Spermiogenese erfolgt. Bei sorgfältiger Analyse findet man tatsächlich auch in allen normalen Männchen praktisch immer einzelne Spermatiden, in denen die Spermiogenese gestört ist und die sich deshalb nicht normal ausdifferenzieren können. Interessanter- und bezeichnenderweise sind davon vor allem peripher liegende Spermatiden betroffen.

Die geschilderten Befunde zeigen übereinstimmend, daß die normale Ausfaltung aller Lampenbürstenschleifen des Y-Chromosoms während der Wachstumsphase in den primären Spermatocyten eine unabdingbare Voraussetzung für den normalen Ablauf der Spermiogenese ist. Man ist danach berechtigt, in den Schleifen eine phänotypische Manifestation der zell- und stadienspezifischen Aktivität der Fertilitätsfaktoren zu sehen.

In weiteren Untersuchungen wurden die morphogenetischen Effekte studiert, die von Y-Defizienzen verursacht werden. Von solchen Defizienzen werden nur Veränderungen in der Spermiogenese verursacht, sonst aber weder Phänotyp noch Vitalität beeinflußt. In normalen Männchen haben die frühen Spermatiden (Abb. 32a) unmittelbar nach den meiotischen Teilungen einen verhältnismäßig kleinen Kern, einen Acroblast, der durch Aggregation von Dictyosomen entstanden ist, einen oder mehrere „chromatoid bodies", die aus dem Material gebildet werden, das am Ende der Lampenbürstenphase von den Schleifen des Y-Chromosoms abgestreift worden ist, und einen relativ großen Nebenkern, der durch Verschmelzung von Mitochondrien entstanden ist. Während der weiteren Entwicklung

[91] Hess 1968a und b. 1969a. [92] Hess 1970b. [93] Meyer 1969.

streckt sich die ganze Zelle und mit ihr der Zellkern in die Länge (Abb. 32b, c). Der Acroblast bildet sich zu einem Acrosom um, das sich kappenförmig über eine Seite des Kerns legt. Auf der gegenüberliegenden Seite des Kerns findet man das Centriol. Es teilt sich und vom distalen Tochtercentriol wächst ein Flagellum aus. Dieses hat einen recht komplizierten Feinbau. Es besteht aus zwei zentralen und neun peripheren Fibrillen als den Hauptelementen und daneben noch aus einer Reihe weiterer Komponenten. Der Nebenkern teilt sich in zwei Derivate, die sich sehr stark in die Länge strecken und zu beiden Seiten des Flagellums zu liegen kommen. In ihrem Inneren werden zwei „parakristalline Körper" von höchst komplizierter Feinstruktur gebildet[94] (Abb. 32d, 33a, b). Die reifen Spermatozoen schließlich sind sehr lange [bei *D. hydei* 6,5 mm (!)] nadelförmige Gebilde; Kopf und Schwanz haben den gleichen Durchmesser, sie sind also nicht sichtbar voneinander abgesetzt. Die Nebenkernderivate erstrecken sich bis fast in die äußerste Schwanzspitze hinein (ausführliche Darstellung der normalen Spermiogenese[95], eine knappe Zusammenfassung außerdem in [96]).

Die von Defizienzen des Y-Chromosoms bei *D. hydei* verursachten Defekte lassen sich

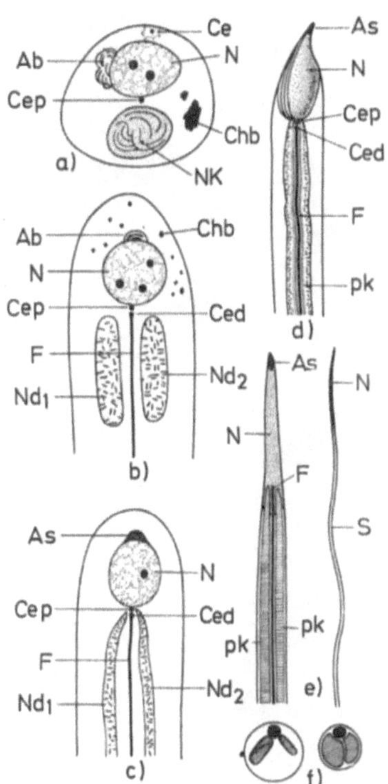


Abb. 32a—f. Spermiogenese bei *Drosophila hydei*. a Junge Spermatide. b Beginn der Streckung, Bildung der Nebenkernderivate. c, d Spätere Streckungsstadien; Kern spindelförmig, Transformation der Nebenkernderivate zu parakristallinen Körpern. e Links unreifes, rechts reifes (bewegliches) Spermatozoon. f Querschnitte zu e. — Erklärungen: *Ab* Acroblast; *As* Acrosom; *Ce* Centriol; *Ced*, *Cep* distales und proximales Tochtercentriol; *Chb* „chromatoid bodies" (Reste der Spermatocytenschleifen); *F* Flagellum; *K* Kern; $Nd_1$, $Nd_2$ die beiden Nebenkern-Derivate; *NK* Nebenkern; *pk* parakristalline Körper in den Nebenkernderivaten; *S* Schwanzabschnitt

annähernd in drei Klassen einteilen, nämlich in sehr frühe, frühe und späte Effekte. XO-Männchen, denen also das Y-Chromosom ganz fehlt, zeigen die sehr frühen Effekte. Bei ihnen wird die Spermatogenese bereits im Spermatocytenstadium vollständig blockiert. Die Keimbahnzellen können die meiotischen Teilungen nicht durchlaufen und bilden keine Spermatiden.

Frühe Effekte werden von Defizienzen der Kinetochorregion des Y-Chromosoms verursacht. Sie treten also in Männchen auf, denen der kurze Arm und/oder ein proximales Stück vom langen Y-Arm fehlen, d.h. Regionen mit den Bildungsorten für Schlingen, Keulen und Tubulibänder. In diesen Fällen wird die Spermiogenese auf einem frühen Stadium der Spermatidendifferenzierung blockiert. Die meisten Spermatiden vollziehen die normale Längsstreckung nicht mehr. Vereinzelt findet man noch relativ normal aussehende Spermatiden mit typischen Spermienorganellen, aber niemals werden gestreckte Spermien gebildet. Sehr charakteristisch für diese Fälle sind Organisationsstörungen, z.B. können die

[94] Meyer 1964. [95] Meyer 1968. [96] Hess 1967a.

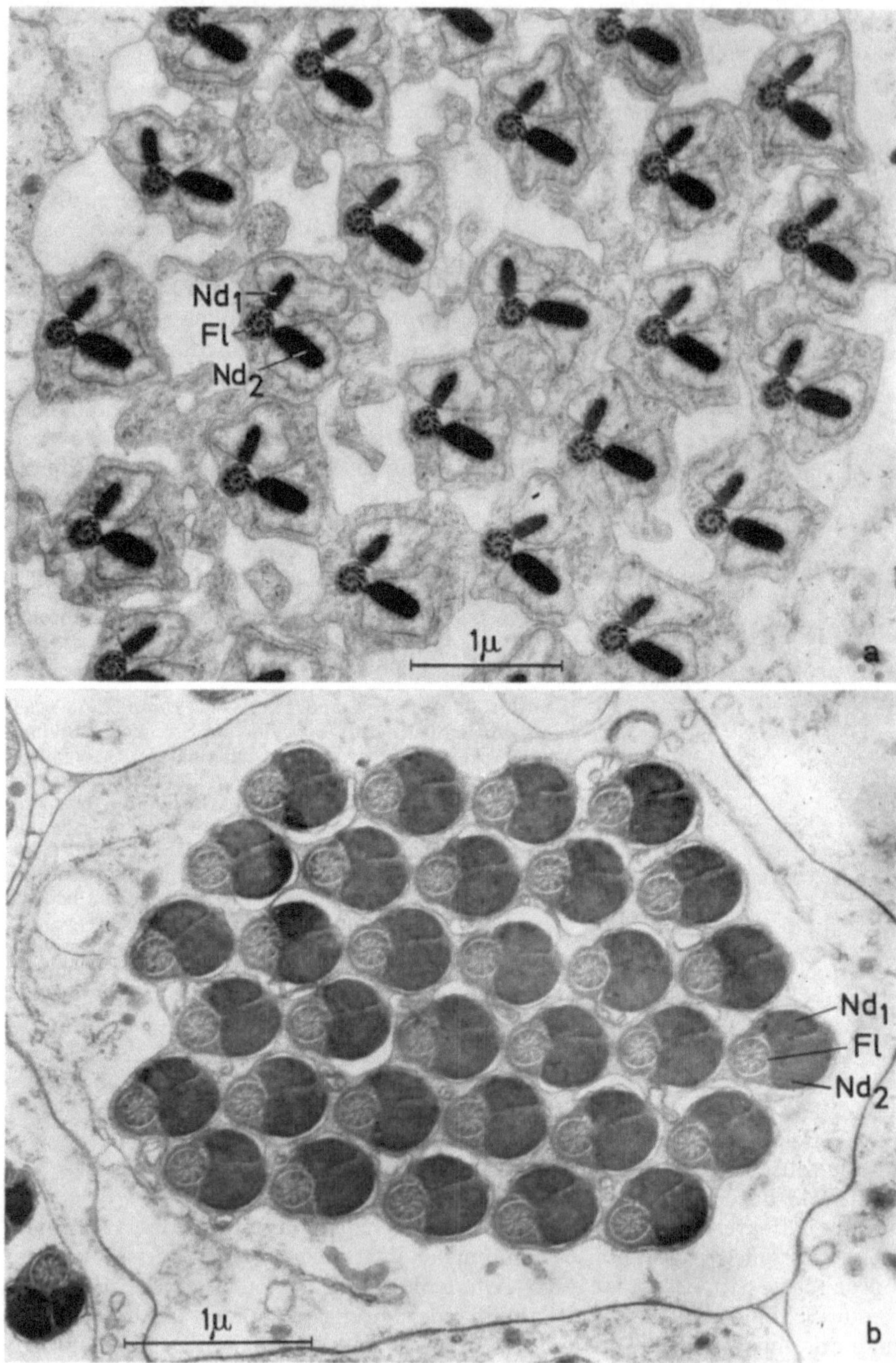


Abb. 33a u. b

Nebenkernderivate nicht in normaler Weise angeordnet sein, oder sie sind in viele kleinere Fragmente zerfallen. In anderen Fällen fehlt beim Flagellum ein Teil der neun peripheren oder der zwei zentralen Fibrillen, oder aber die Fibrillen sind nicht wie normal im Kreis, sondern in offenen Kreisausschnitten oder gar in geraden Reihen angeordnet (Abb. 33c).

Späte Effekte findet man in Männchen mit solchen Defizienzen, die die distale Region des langen Y-Arms mit den Bildungsorten für die Fäden und den Pseudonucleolus umfassen. Bei ihnen werden noch einige wenige Bündel von langgestreckten Spermatiden gebildet, aber auch hier ist die letzte Streckung gehemmt,

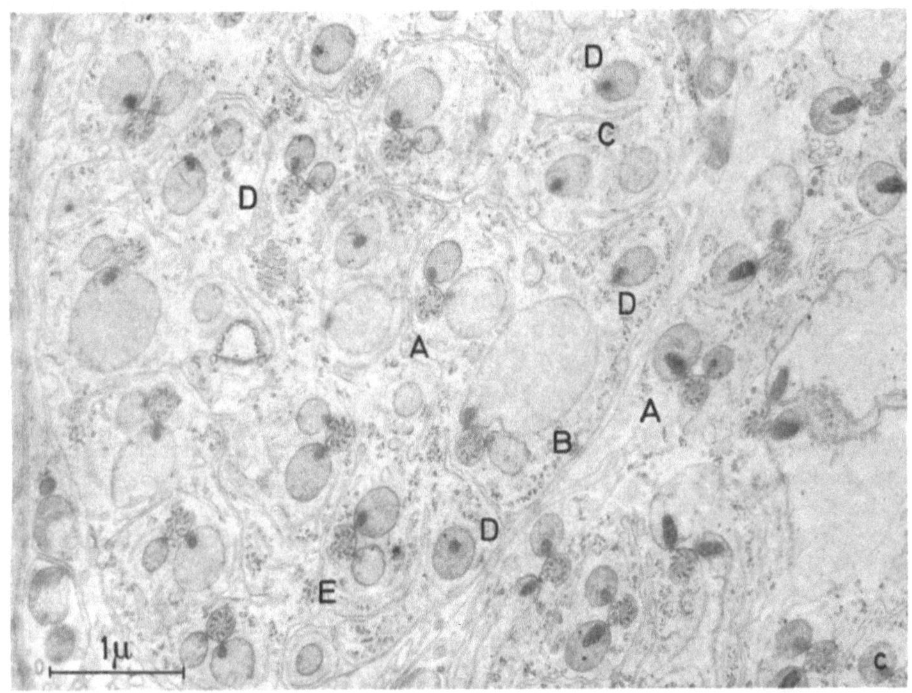


Abb. 33a—c. Querschnitte durch Spermatidenbündel von *Drosophila hydei*. a Normales Männchen, unreife Spermatozoen (etwa Stadium der Abb. 32e, links), ca. 20000×. b Normales Männchen, reife Spermatozoen (vgl. Abb. 32e, rechts), ca. 25000×. c Y-defizientes Männchen, Spermiogenese auf einem verhältnismäßig späten Differenzierungsstadium gestört, ca. 18000×. — Erklärungen: *Fl* Flagellum; $Nd_1$, $Nd_2$ die beiden Nebenkernderivate; *A* Spermatidendifferenzierung blockiert, Organelle aber normal; *B* Störungen in einem Nebenkernderivat; *C* Nebenkernderivate normal, Flagellum fehlt; *D* einzelnes Nebenkernderivat ohne Partner und Flagellum; *E* Störungen im Flagellum: Zahl der peripheren Fibrillen reduziert, nicht zum Kreis geschlossen. Zahlreiche weitere Differenzierungsstörungen sichtbar. — Elektronenmikroskopische Aufnahmen von G. F. Meyer, Tübingen

und es erfolgt niemals eine Reifung von Spermien. Besonders späte Effekte findet man in Männchen mit einer interstitiellen Defizienz für die Region des Pseudonucleolus (vgl. Abb. 31c). In solchen Männchen werden normal gestreckte Spermien in ungefähr der normalen Anzahl entwickelt. Weitaus die meisten Spermien sind aber unbeweglich. Nur ein sehr kleiner Teil von ihnen hat Beweglichkeit, aber ihre Bewegungen sind sehr viel schwächer als in normalen Spermien. Es ist tatsächlich gelungen, von solchen Männchen Nachkommenschaft zu erhalten; das aber gelingt nie unter normalen Zuchtbedingungen, sondern erfordert ganz spezielle Maßnahmen; die Fertilität der pseudonucleoulusdefizienten Männchen ist im Vergleich zu normalen Männchen sehr stark reduziert.

Das bemerkenswerte und allgemein wichtige Ergebnis dieser Untersuchungen ist, daß in allen Defizienzen, welche Region des Y-Chromosoms sie auch immer betreffen, stets wenigstens in einzelnen Spermatiden, oft auch auf verschiedene Spermatiden eines Tiers verteilt, alle aus der normalen Spermiogenese bekannten Spermienorganellen (wie Acrosom, Nebenkerne mit ihren kompliziert gebauten Derivaten, Flagellum mit seinen zahlreichen Komponenten) zu finden sind (Abb. 33c). Man findet niemals, daß die Abwesenheit einer bestimmten Schleife vom Ausfall eines bestimmten Spermienorganells begleitet wird. Man muß aus diesen Befunden schließen, daß es jedenfalls nicht die Funktion der Gene in den Schleifen zu sein scheint, für Enzyme zu codieren, die am Aufbau dieser Organellen entscheidend beteiligt sind. Dagegen findet man eine bemerkenswerte Korrelation zwischen der Y-Konstitution und der Wachstumskapazität der Spermatiden. In Y-defizienten Männchen erreichen die Spermatiden nämlich immer eine geringere Länge als in normalen Männchen. Umgekehrt sind die Spermien von Männchen, die zwei Y-Chromosomen besitzen, etwa doppelt so lang wie normale Spermien (bei *D. hydei* 13—14 mm!). Diese Befunde erwecken den Eindruck, als wären die Schleifen des Y-Chromosoms nicht Produktionsorte, sondern Sammel- oder Koordinationsstellen für Substanzen, die in der Spermiogenese morphogenetisch wirksam sind. Das wird noch gestützt durch Ergebnisse von Artkreuzungsexperimenten. Die $F_1$-Bastardmännchen von *D. hydei* und *D. neohydei* sind alle fertil. Rückkreuzungsbastarde dagegen, bei denen Autosomenpaare homozygot von der anderen Art abstammen als ihr Y-Chromosom, sind vielfach steril, obwohl die Schleifen des Y-Chromosoms in den Spermatocytenkernen ganz normal aussehen. Im oben skizzierten Bild könnte man zur Erklärung dieser Ergebnisse vermuten, daß die Y-Schleifen nur arteigenes autosomales Material verwerten können.

Hier ist der derzeitige Stand der Forschung. Die Frage nach der tatsächlichen Funktion der Lampenbürstenschleifen muß also noch unbeantwortet bleiben. Die vorliegenden zahlreichen Befunde, die hier geschildert worden sind, erlauben es, Modellvorstellungen zu entwickeln, die im folgenden Schlußkapitel dargestellt und diskutiert werden sollen.

## V. Schlußbetrachtung: Modelle der Organisation von Chromomeren

Am Schluß dieses Überblicks bleibt noch zu besprechen, wie die vorliegenden Befunde zu einem möglichst einheitlichen Modell vereinigt werden können. Da die Lampenbürstenchromosomen, soweit wir wissen, alle von den gleichen chromosomalen Untereinheiten, den Chromomeren, gebildet werden, sind hierbei alle Arbeiten zu berücksichtigen, die zum Problem der Chromomeren-Organisation im speziellen und zur Chromosomenorganisation im allgemeinen beitragen.

Ohne Zweifel enthalten die Lampenbürstenschleifen bei den Amphibien wie auch bei *Drosophila* eine Achse aus DNS. Nun sind die Schleifen bis zu 50 $\mu$m lang. Ein Chromomer, von dem solche Schleifen gebildet werden, muß also mindestens DNS in dieser Länge enthalten. Wahrscheinlich ist die DNS sogar beträchtlich länger, weil bei der Schleifenbildung vielleicht nicht die gesamte DNS im Chromomer gleichzeitig ausgefaltet wird und möglicherweise die DNS-Achse der Schleifen auch nicht restlos entspiralisiert ist. Ein DNS-Molekül von 50 $\mu$m Länge reicht bereits aus, um mehrere Dutzend Proteine zu codieren. Es ist also sicher, daß die DNS in den Schleifenachsen bzw. in den Chromomeren noch auf irgendeine Weise gegliedert ist. Das hat ja auch schon die sequentielle Markierung der Riesengranulaschleife von *Triturus* direkt demonstriert[97] (vgl. S. 245). Die Problematik läuft also hier auf die Frage hinaus, die in der modernen Chromosomenforschung die Hauptrolle spielt, die Frage nämlich, wie erklärt werden kann, warum Chromosomen von höheren Organismen solch große Mengen DNS enthalten.

Über die Art, wie die DNS in den Schleifen unterteilt sein könnte, gibt es im Prinzip drei Vorstellungsmöglichkeiten (wenn man von der Annahme, die DNS sei polynem, von vornherein als recht unwahrscheinlich absieht):

1. In den Schleifen befindet sich eine Anzahl verschiedener Informationseinheiten (Cistrons), die hintereinander geordnet sind. Sie könnten gemeinsam reguliert werden, und die Enzyme, die von ihnen codiert werden, könnten zum gleichen Syntheseprozeß gehören.

2. In den Schleifen befinden sich identische Multiple der gleichen Informationseinheit (Redundanz, oder besser „Repetitivity").

3. In den Schleifen befindet sich nur eine Informationseinheit, während der größere Rest der DNS, die zum Chromomer gehört, entweder überhaupt keine Funktion hat (sog. Nonsense-DNS) oder aber uns noch unbekannte Funktionen erfüllt. Es könnte sich dabei um Hilfsfunktionen bei der Transkription, dem Informationstransfer ins Cytoplasma oder bei der Regulation der Funktion des informativen Abschnitts handeln.

Um es gleich vorwegzunehmen: Zur Zeit gibt es keine Möglichkeit zu entscheiden, welche dieser drei Möglichkeiten bzw. ob überhaupt eine von ihnen verwirklicht ist. Es lassen sich aber für jeden Fall eine Reihe von Argumenten dafür und dagegen anführen. Zur ersten Möglichkeit, nämlich daß eine Schleife eine operative Einheit ist, die aus einer Reihe verschiedener Cistrons besteht, ist das folgende zu sagen: Die Experimente, die zur Aufklärung der Prozesse bei der Determination der Schleifenform unternommen worden sind, zeigen, daß das formbildende Protein mit großer Wahrscheinlichkeit in den Schleifen selbst codiert wird. Man müßte also annehmen, daß eine der Einheiten in der Schleife für diese Funktion reserviert ist. Da aber die großen Schleifen über eine längere Strecke hinweg eine gleichmäßige Struktur haben, müßte man weiter annehmen, daß auf der ganzen Länge einer Schleife eine spezifische Affinität der DNS-Achse zu dem formbildenden Protein besteht. Mutante Schleifenformen würden entstehen, wenn im Cistron für das formbildende Protein eine Mutation erfolgt. Da aber in Kernen mit zwei genetisch verschiedenen Y-Chromosomen die unterschiedlichen Schleifenformen autonom manifest werden (vgl. Abb. 22), müßte immer dann, wenn durch eine Mutation das Schleifenprotein verändert wird, gleichzeitig auch die Affinität der übrigen Schleifensegmente zugunsten des neuen Proteins geändert werden. Solch ein Mechanismus ist recht schwierig vorzustellen.

Andererseits besteht bei der zweiten Möglichkeit, daß nämlich die Schleifen identische Multiple der gleichen Information enthalten, die Schwierigkeit, das Vorkommen von Mutationen überhaupt erklären zu können. Denn wenn die DNS-Segmente in einer Schleife alle identisch wären, müßte durch eine Mutation in allen Einheiten exakt die gleiche Veränderung induziert werden. Neuerdings ist ein Modell vorgeschlagen worden, das diese Schwierigkeiten behebt[98]. Nach dieser Hypothese soll jede Schleife ein „Master-Segment" und eine größere Anzahl von „Slave-Segmenten" haben. Das Master-Segment stellt eine Art Urmatrize dar, von der die Information konstant weitervererbt wird. Die nachfolgenden Abschnitte der DNS in der Schleife (Slave-Segmente) sind Homologe des Masters. Weiterhin wird eine Abstimmung der Basensequenzen zwischen Master- und Slave-Segmenten postuliert. Während der Entfaltung der Schleifen sollen sich die

[97] Gall und Callan 1962. [98] Callan 1967, Whitehouse 1967.

Slave-Segmente zuerst eines nach dem anderen mit ihrem Master-Segment paaren und dabei ihre Basensequenz auf die des Masters abstimmen. Anschließend wird das abgestimmte, eventuell korrigierte Segment in die Schleife ausgefaltet und das nächstfolgende Slave-Segment rückt zur Paarung mit dem Master auf. Nach dem Modell sollen nur die Slave-Segmente transkribiert werden. Durch die Abstimm-Paarung bei der Schleifenentfaltung werden Mutationen im Master-Segment automatisch exakt auf alle folgenden Slave-Segmente übertragen. Dieses „Master-Slave-Modell" ist in der Folge mehrfach von anderen Autoren diskutiert, z.T. sind auch Abwandlungen postuliert worden[99].

Dieses Modell enthält das Postulat der Vervielfachung von Information in den Schleifen. Zumindest für die Amphibien würde das bedeuten, daß viele, wenn nicht sogar alle genetischen Informationen im Genom multipel sind, denn in der Lampenbürstenphase werden von praktisch allen Chromomeren Schleifen gebildet. Daß solche Vervielfachung tatsächlich weit verbreitet zu sein scheint, läßt sich bereits aus den hohen DNS-Werten pro Chromosomensatz bei allen höheren Organismen vermuten, ist aber auch biochemisch durch Hybridisierungsexperimente bei der Renaturierung von DNS aus Kernen höherer Organismen wahrscheinlich gemacht worden[100].

Für eine Frage, die bei der Besprechung von Lampenbürstenchromosomen oft gestellt worden ist, kann das besprochene Modell eine einleuchtende Antwort liefern. Es erschien immer sehr rätselhaft, warum in den Oocytenkernen der Amphibien so viele, manche Forscher meinen alle, Gene des Genoms aktiv sind. Man kann sich doch kaum vorstellen, daß für die Oogenese und die frühen Schritte der Embryonalentwicklung wirklich die Funktion aller dem Organismus zur Verfügung stehenden Gene benötigt wird. Nun kann man sich diese Beobachtung nach dem Callanschen Modell dadurch erklären, daß im Oocytenstadium nicht nur die nötigen Vorbereitungen für die Embryonalentwicklung getroffen werden, sondern außerdem auch die im Individualleben wenigstens einmal notwendige Abstimmung aller Slave-Segmente mit ihrem Master-Segment erfolgt. Die Abstimmung ist mit der Ausfaltung der Chromomerensegmente verknüpft und Ausfaltung bewirkt notwendig auch den Beginn einer Transkription.

Die dritte Modellvorstellung für eine Organisation der schleifenbildenden Chromomeren, daß eine Schleife nämlich nur eine einzige Transkriptionseinheit zusammen mit DNS-Segmenten für Hilfsfunktionen enthält, wird in einer Hypothese diskutiert, die aufgrund von Experimenten an Insekten entwickelt worden ist[101]. Im Prinzip ist dieses Modell dem gerade im vorigen Absatz diskutierten recht ähnlich. Es wird ebenfalls ein Master-Segment postuliert, das aber als einziges in der Schleife transkribiert wird. Die nachfolgenden Slave-Segmente sollen dagegen nicht transkribiert werden, sondern stellen vielmehr eine strukturelle Basis für eine Akkumulation von Genprodukten *in situ* dar. Die Slave-Segmente sollen phylogenetisch vom Master-Segment abstammen, indem sich im Laufe der Evolution wiederholt Tandemreduplikationen an einzelnen Loci ereignet haben. Die tatsächliche Existenz solcher lokaler Duplikationen ist in Untersuchungen an *Chironomus*-Rassen aufgezeigt worden[102]. In polytänen Chromosomen können homologe Querscheiben von verschiedenen Lokalrassen einen sehr unterschiedlichen DNS-Gehalt haben. Der entscheidende Punkt dabei ist, daß sich die von einem bestimmten Locus gewonnenen Meßwerte in eine geometrische Reihe einordnen

---

[99] Siehe z.B. Edström 1968.

[100] Hoyer, Martin, Axelrod, Walker und McLaren 1964/65 und Roberts 1967, Britten und Kohne 1968, McCarthy 1967.

[101] Hess 1966a, Beermann 1965, 1966. [102] Keyl 1965, 1966.

lassen und sich wie 1:2:4:8 verhalten. Es müssen also hier mehrfach lokale, disproportionale DNS-Verdoppelungen erfolgt sein. In ähnlicher Weise könnten die Komplexe in den schleifenbildenden Chromomeren zustande gekommen sein. Man kann sich nun leicht vorstellen, daß die duplizierten Abschnitte nicht ganz komplett sind und deshalb nicht mehr transkribiert werden können. Aber ihre Basensequenz würde mit der des Master-Segments noch weitgehend übereinstimmen. Die Slave-Segmente hätten dadurch die Befähigung, die vom Master-Segment produzierten RNS-Moleküle zu binden. Sie wären also als Substrat für die Akkumulation von Gen-Produkten besonders geeignet und könnten damit eine physiologische Leistung erfüllen, die von den Spermatocytenkernen tatsächlich vollbracht wird. Außerdem ließe sich die autonome Manifestierung der Schleifenform einfach erklären. An der Schleifenachse würden Substanzen akkumuliert werden, die *in situ* entstanden sind. Eine Beeinflussung durch Faktoren, die außerhalb der Schleife liegen, wäre damit ausgeschaltet. Während die vorliegenden Daten es recht wahrscheinlich machen, daß die RNS in den Schleifen *in situ* synthetisiert ist, sprechen manche Befunde dafür, daß die Proteine dagegen nicht in den Kernen gebildet werden.

Zu erwähnen ist noch, daß manche Autoren einige der hier diskutierten Befunde in anderer Weise interpretieren. Es wurden mehrfach in Oocytenkernen DNS-Werte gemessen, die anscheinend beträchtlich höher sind als das Doppelte (in den Oocytenkernen sind die Chromatiden als Vorbereitung für die beiden meiotischen Teilungen bereits verdoppelt) des Wertes, der in somatischen Kernen zu finden ist. Manche Autoren glauben deshalb, in den Chromosomen würden vor Eintritt in die Lampenbürstenphase in vielen Loci disproportionale Extra-Replikationsschritte stattfinden, die zu Tandemverdopplungen von DNS-Abschnitten in den Chromatiden und damit also zur lokalen Vervielfachung an bestimmten Loci führen. Nach dieser Anschauung wäre die Vervielfachung also nicht kontinuierlich, sondern phasenspezifisch. Man muß abwarten, ob die vorliegenden DNS-Messungen, die recht schwierig auszuführen und mit vielen Fehlerquellen behaftet sind, bei verbesserter Methodik bestätigt werden können.

Im Augenblick jedenfalls gibt es keine experimentellen Möglichkeiten, eines der hier diskutierten Modelle zu beweisen oder zu widerlegen. Man kann aber weiterhin die vorliegenden Daten daraufhin untersuchen, wie sie zu dem einen oder anderen Modell passen. Wenn man außerdem nun noch nach Möglichkeiten sucht, welche Funktionen die Spermatocytenschleifen von *Drosophila* tatsächlich ausüben könnten, muß man die spezielle Situation berücksichtigen, die in Keimbahnzellen realisiert ist. Die Spermatiden machen komplizierte Differenzierungsprozesse durch, die bis zur Bildung der reifen Spermatozoen mit drastischen Veränderungen ihrer Morphologie verbunden sind. In dieser Zeit werden spezifische Proteine neu synthetisiert[103]. Wie experimentell gezeigt ist, spielen Faktoren auf dem Y-Chromosom bei der genetischen Steuerung dieser Prozesse eine entscheidende Rolle. Bei vielen Tierarten[104] und gerade auch bei *Drosophila*[105] werden aber die Spermatidenkerne nach der zweiten meiotischen Teilung inaktiv und bleiben während der gesamten Spermiogenese inaktiv. Es ist bei solchen Betrachtungen außerdem zu berücksichtigen, daß die Hälfte aller Spermatiden kein Y-Chromosom besitzt, sich aber trotzdem normal differenzieren kann. Das bedeutet aber, daß offensichtlich die genetische Konstitution der sich differenzierenden Zelle selbst nicht ausschlaggebend ist. Weiterhin ist früher bereits gezeigt worden, daß die Eigenschaften „genetische Fertilität“ bzw. „Sterilität“ zellautonom manifestiert werden[106]. Wenn man nämlich die Hodenanlagen eines genetisch sterilen

[103] Hennig 1967. [104] Henderson 1963, Monesi 1964, 1965.
[105] Hennig 1967, G. Olivieri und A. Olivieri 1965. [106] Stern und Hadorn 1938.

Tiers in einen fertilen Wirt transplantiert, zeigt die Spermiogenese im Implantat trotzdem die für den Spender charakteristischen Schädigungen. Umgekehrt bleibt die Spermiogenese normal, wenn eine Hodenanlage von einem fertilen Spender in einen sterilen Wirt eingepflanzt wird. Eine Beeinflussung der Differenzierungsprozesse im Implantat durch das umgebende Wirtsgewebe ist also nicht festzustellen. Gelegentlich kommt es zur Verschmelzung des Implantats mit den Geschlechtsorganen des (sterilen) Wirts. Von solchen Männchen kann Nachkommenschaft erzielt werden. Bei entsprechender unterschiedlicher genetischer Markierung von Wirt und Spender kann nachgewiesen werden, daß die Nachkommenschaft ausnahmslos vom Implantat abstammt. Die Spermiogeneseprozesse werden also auch nicht von Faktoren im umgebenden somatischen Gewebe gesteuert. Es bleibt somit nur noch die Annahme, daß entscheidend nur die genetische Konstitution des Keimbahnmaterials vor den meiotischen Teilungen sein kann. Die Prozesse während der Spermiogenese werden also offenbar von Gen-Produkten gesteuert, die in den Spermatiden bereits vorgebildet sind und spätestens im Spermatocytenstadium synthetisiert wurden. Die Spermatocyten benötigen deshalb Mechanismen, die verhindern, daß neugebildete Messenger-RNS sofort mit der Translation beginnt, die zweitens die Messenger-RNS davor schützen, von den Enzymen, die in der Zelle vorhanden sind, sofort wieder zerstört zu werden und die schließlich drittens auch noch dafür sorgen müssen, daß die verschiedenen gestapelten RNS-Species später während der Spermiogenese in geregelter Weise eingesetzt werden, die also den angelegten Messenger-RNS-Vorrat programmieren.

Ganz vergleichbare Verhältnisse liegen auch in weiblichen Keimbahnzellen vor. Es steht fest, daß wenigstens bei Seeigeln, Amphibien und einigen Insektenarten die Kerne von Embryonen während der frühen Entwicklungsstadien vor der Gastrulation praktisch inaktiv sind. Die Entwicklung kann deshalb mit Actinomycin nicht abgestoppt werden, und auch die Abtötung oder Entfernung von Eikernen hat in der ersten Entwicklungsphase keinen Entwicklungsstillstand zur Folge. Im Gegensatz dazu wird die Entwicklung sofort blockiert, wenn man die Proteinsynthese hemmt, z.B. mit Puromycin. Es ist nachgewiesen (vgl. S. 261), daß die Messenger-RNS, die in den Keimen die Proteinsynthese dirigiert, aus den gleichen Species besteht, wie die RNS aus Oocytenkernen. Auch hier werden also komplizierte Differenzierungsprozesse von Gen-Produkten gesteuert, die wesentlich fruher synthetisiert worden sind (Literatur zu diesen Problemen für Seeigel u.a.[107], Amphibien[108], Insekten[109], Übersichtsreferate[110]).

Es ist nun vielleicht kein Zufall, daß bisher echte Lampenbürstenchromosomen mit ihren komplizierten Schleifenapparaten nur in solchen Stadien gefunden worden sind, die von Phasen gefolgt werden, in denen Zellen zwar umfangreiche Differenzierungsleistungen vollbringen, selbst aber inaktive Kerne haben. Es erscheint demnach als eine recht wahrscheinliche Hypothese, daß die Lampenbürstenschleifen vielleicht eine Funktion bei der Akkumulation, Stabilisierung und Programmierung eines Vorrates von Messenger-RNS-Molekülen haben.

Diese Vorstellungen lassen sich bei *Drosophila* noch durch weitere experimentelle Daten stützen. Das Wachstum der Spermien ist bei diesen Arten in ein-

[107] GIUDICE und MUTOLO 1967, V. L. GLISIN und M. U. GLISIN 1964/66, GROSS und COUSINEAU 1964/65, MONROY und GROSS 1967, MAGGIO und RINALDI 1965, NEMER 1967, NEMER und INFANTE 1967, SLATER und SPIEGELMAN 1966, SPIRIN 1966.

[108] BACHVAROVA und DAVIDSON 1967, BROWN und GURDON 1964, BROWN und LITTNA 1964/66, CRIPPA, DAVIDSON und MIRSKY 1967, GURDON 1967, GURDON und BROWN 1965, GURDON und FORD 1967.

[109] HANSEN-DELKESKAMP, SAUER und DUSPIVA 1967, HARRIS und FORREST 1967, LOCKSHIN 1966.

[110] DAVIDSON 1969, DENIS 1968, DUSPIVA 1969, GROSS 1968.

deutiger Weise mit dem Y-Chromosom korreliert. Allgemein zeichnet sich die Gattung *Drosophila* durch Spermien aus, die besonders lang sind. *D. melanogaster* hat z.B. durchschnittlich 1,8 mm lange Spermien. Die Spermien von *D. hydei* sind sogar 6,5 mm lang! Beim Vergleichen wurde festgestellt, daß eine deutliche Korrelation zwischen artspezifischer Spermienlänge und Zahl und Größe der jeweiligen Spermatocytenstrukturen besteht. Ähnlich findet man auch intraspezifische Zusammenhänge: Die befruchtungsunfähigen Spermien von XO-Männchen bei *D. melanogaster* sind durchschnittlich nur 1,2 mm lang, die von $XY^S$-Männchen mit einer Defizienz des langen Y-Arms sind 1,3 mm lang, die von $XY^L$-Männchen mit einer Defizienz des kurzen Y-Arms sind 1,5 mm lang, die reifen Spermien von Männchen mit zwei Y-Chromosomen sind über 3 mm lang. Entsprechend findet man bei den Männchen von *D. hydei* mit zwei Y-Chromosomen Spermien, die 13—14 mm (!) lang sind (zum Vergleich: die Körperlänge der Männchen beträgt knapp 3,5 mm). Diese Beziehungen könnten nach der oben besprochenen Hypothese verständlich sein: Wenn die Sammelapparate für Gen-Produkte vermehrt werden, können pro Zelle mehr Gen-Produkte auf Vorrat gelegt werden und dementsprechend vergrößert sich dann die Wachstumskapazität der Zellen.

Zusammengenommen lassen sich die vorliegenden Befunde am ehesten noch durch Modelle verstehen, die auf der Annahme basieren, daß die Chromomeren funktionelle Einheiten darstellen, die aber in sich noch weiter untergliedert sind. Diese Vorstellungen befinden sich in guter Übereinstimmung mit Hypothesen, die aufgrund von Untersuchungen an polytänen Chromosomen entwickelt worden sind[111]. Auch hier mehren sich die experimentellen Hinweise dafür, daß Chromomeren mehr als nur morphologische Erscheinungen sind. Vielmehr scheinen sie die Rolle von Funktionseinheiten sowohl bei der DNS-Replikation als auch bei der Transkription zu spielen. Es ist in diesem Zusammenhang auch wichtig zu erwähnen, daß die Anzahl der Querscheiben in den polytänen Chromosomen, die ja durch eine exakte Paarung von vielen homologen Chromatiden entstehen, bei allen Arten ungefähr gleich ist und sehr gut mit der Anzahl der Chromomeren in Lampenbürstenchromosomen von Amphibien übereinstimmt. Schließlich entspricht diese Zahl auch noch der theoretisch erwarteten Anzahl von Informationseinheiten (5000—10000)[112]. Die genetischen Einheiten der Eukaryonten sind nach diesen Überlegungen sehr viel komplizierter als man es sich bisher gewöhnlich in Analogie zu den Ergebnissen von Untersuchungen an Bakterien und Viren vorgestellt hat. Die Komplexität der Chromomeren könnte teilweise auf Vervielfachung der genetischen Information beruhen, zum Teil aber auch darauf zurückzuführen sein, daß DNS in den Chromomeren nicht nur als Matrize bei der Transkription fungiert, sondern außerdem vielleicht auch Abschnitte enthält, die im Laufe der Phylogenie funktionslos geworden sind und insbesondere auch solche, die ganz neuartige Funktionen erfüllen. Solche Funktionen könnten z.B. außer mit der Akkumulation von Gen-Produkten auch mit deren Transfer vom Ort ihrer Entstehung am Chromosom zum Ort ihrer Translation im Cytoplasma in Zusammenhang stehen. Durch eine derartige komplexe Organisation ergeben sich in den Organismen zusätzliche Möglichkeiten für Kontroll- und Regulationsmechanismen.

In neueren Arbeiten sind in den aktiven Loci von Chromosomen verschiedener höherer Organismen als primäres Syntheseprodukt sehr große RNS-Moleküle mit Sedimentationskonstanten von 40—50 s und einer im Elektronenmikroskop direkt meßbaren Länge von etwa 5 μm nachgewiesen worden. Dieses Material wird *in situ* am Ort seiner Entstehung eine Zeitlang gespeichert und in dieser Zeit in einer

[111] Zum Beispiel BEERMANN 1965, 1966, PELLING 1966.
[112] HESS 1969b, c.

komplizierten und im einzelnen noch nicht durchschaubaren Weise umgebaut[113]. Diese Resultate demonstrieren sehr augenfällig, mit welchem Grad an Kompliziertheit für den Transfer der genetischen Information bei den Eukaryonten gerechnet werden muß. Die Entdeckung dieser besonders großen primären Produkte der genetischen Aktivität ist natürlich im Hinblick auf die hier diskutierte mögliche Ordnung der DNS in den Chromomeren besonders bedeutungsvoll. Es darf erwartet werden, daß hier die Untersuchungen in nächster Zeit wichtige und aufschlußreiche Ergebnisse bringen werden.

Sehr schwer zu deuten war bisher die Tatsache, daß in den Kernen von höheren Organismen hundert- bis tausendmal mehr DNS enthalten ist[114] als in den Zellen von Bakterien, obwohl man nicht damit rechnen kann, daß die Anzahl der Informationseinheiten sich ebenfalls um zwei bis drei Größenordnungen vermehrt hat. Außerdem findet man beim Vergleich von nahe verwandten Arten große Unterschiede im DNS-Gehalt. DNS-Werte von Kröten-Arten differieren z.B. bis zu 58%[115]. Noch drastischere Unterschiede sind bei anderen Amphibien-Arten festgestellt worden: *Necturus* z.B. hat zehnmal mehr DNS als *Rana pipiens*[116]. Bei den Leguminosen hat *Vicia faba* ebenfalls zehnmal mehr DNS als *Lupinus albus*[117], in der Gattung *Gammarus* hat *G. pulex* dreimal mehr DNS als *G. chevrauxi*[118], bei den Planarien *Mesostoma Ehrenbergi* elfmal mehr als *M. lingua*. Die Beispiele ließen sich noch vermehren[119]. Eine Korrelation zwischen phylogenetischer Organisationshöhe und DNS-Gehalt ist nicht festzustellen, im Gegenteil, z.B. haben Vögel und Säugetiere wesentlich weniger DNS als die Amphibien. Es ist also klar, daß diesen Unterschieden keine entsprechende Verschiedenheit an Informationsgehalt zugrunde liegen kann. Die einfachste Erklärungsmöglichkeit, nämlich die Annahme eines unterschiedlichen Grades von Multinemie in den verschiedenen Arten[120], steht im Gegensatz zu einer Vielzahl experimenteller Daten, vor allem aus dem Gebiet der Genetik und Zellphysiologie, und ist als höchst unwahrscheinlich anzusehen[121]. Mit Hilfe der hier diskutierten Modelle könnte dieses Phänomen relativ einfach erklärt werden, weil auch in nahe verwandten Arten an vielen Chromosomenorten der Grad der jeweiligen Vervielfachung bzw. die Menge an zusätzlicher, d.h. nicht-informativer (bzw. nicht-transkribierter) DNS im oben erwähnten Sinne beträchtlich verschieden sein könnte, ohne daß dadurch die Funktion der Gene prinzipiell verändert zu sein bräuchte.

## Literatur

### *Zusammenfassende Darstellungen über Lampenbürstenchromosomen*

Callan, H. G.: The nature of lampbrush chromosomes. Int. Rev. Cytol. **15**, 1—34 (1963). — Callan, H. G., Lloyd, L.: Lampbrush chromosomes. In: P. M. B. Walker (edit.), Symp. on New Approaches in Cell Biology, p. 23—46. London: Academic Press 1960.

Gall, J. G.: Chromosomal differentiation. In: McElroy und Glass (edit.), The chemical basis of development, p. 103—135. Baltimore: Johns Hopkins Press 1958. — Guyénot, E., Danon, M.: Chromosomes et ovocytes des betraciens. Rev. suisse Zool. **60**, 1—129 (1953).

Hess, O.: Funktionelle und strukturelle Organisation der Lampenbürstenchromosomen. In: P. Sitte (edit.), Probleme der biologischen Reduplikation, S. 29—54. Berlin-Heidelberg-New York: Springer 1966a. — Hess, O., Meyer, G. F.: Genetic activities of the Y chromosome in *Drosophila* during spermatogenesis. Advanc. Genet. **14**, 171—223 (1968).

---

[113] Edström und Daneholt 1967, Pelling, noch nicht veröffentlicht, Scherrer und Marcaud 1968.

[114] Mirsky und Ris 1951. [115] Ullerich 1966/67. [116] Gall, noch nicht veröffentlicht.

[117] Sunderland und McLeish 1961. [118] Keyl, noch nicht veröffentlicht.

[119] Edström 1968, Jones und Rees 1968, Martin 1968, Walker 1969, Wolf, Ritter, Atkin und Ohno 1969.

[120] Ris 1957, 1961, 1966, Gay 1965/66. [121] Callan 1967, Taylor 1966.

*Im Text zitierte Originalarbeiten*

BACHVAROVA, R., DAVIDSON, E. H.: Nuclear activation at the onset of amphibian gastrulation. J. exp. Zool. **163**, 285—296 (1967). — BEERMANN, S.: A quantitative study of chromatin diminution in embryonic mitoses of *Cyclops furcifer*. Genetics **54**, 567—576 (1966). — BEERMANN, W.: Operative Gliederung der Chromosomen. Naturwissenschaften **52**, 365—375 (1965). ~ Differentiation at the level of the chromosomes. In: Cell differentiation and morphogenesis, p. 24—54. Amsterdam: North Holland Publ. Co. 1966. — BEERMANN, W., HESS, O., MEYER, G. F.: Structure and function of the Y heterochromatin in *Drosophila*. Proc. XVI intern. Congr. Zool. **4**, 283—288 (1963). ~ Les chromosomes plumeux Y au cours de la spermatogénèse de la drosophile. In: De L'Embryologie expérimentale à la Biologie moléculaire, p. 67—88. Paris: Dunod 1967. Englische Ausgabe: Lampbrush Y chromosomes in spermiogenesis of *Drosophila*. In: E. WOLFF (edit.), From experimental embryology to molecular biology, p. 61—81. Paris: Gordon & Breach 1967. — BIER, K. H., KUNZ, W., RIBBERT, D.: Struktur und Funktion der Oocytenchromosomen und Nukleolen sowie der Extra-DNS während der Oogenese panoistischer und meroistischer Insekten. Chromosoma (Berl.) **23**, 214—254 (1967). — BORSTEL, R. C. VON, MILLER, O. L., CARRIER, R. F.: X-irradiation-induced breakage of lampbrush chromosomes. In: C. D. DARLINGTON and K. R. LEWIS (edit.), Chromosomes today, vol. 1, p. 141—144. Edinburgh: Oliver and Boyd 1966. — BRIDGES, C. B.: Non-disjunction as a proof of the chromosome theory of heredity. Genetics **1**, 1—52, 107—163 (1916). — BRIGGS, R., CASSENS, G.: Accumulation in the oocyte nucleus of a gene product essential for embryonic development beyond gastrulation. Proc. nat. Acad. Sci. (Wash.) **55**, 1103—1109 (1966). — BROSSEAU, G.: Genetic analysis of the male fertility factors on the Y chromosome of *Drosophila melanogaster*. Genetics **45**, 257—274 (1960). — BROWN, D. D.: The nucleolus and synthesis of ribosomal RNA during oogenesis and embryogenesis of *Xenopus laevis*. Nat. Cancer Inst. Monogr. **23**, 297—309 (1966). — BROWN, D. D., GURDON, J. B.: Absence of ribosomal RNA synthesis in the anucleolate mutant of *Xenopus laevis*. Proc. nat. Acad. Sci. (Wash.) **51**, 139—146 (1964). — BROWN, D. D., LITTNA, E.: RNA synthesis during the development of *Xenopus laevis*, the South African clawed toad. J. molec. Biol. **8**, 669—687 (1964). ~ Variations in the synthesis of stable RNA's during oogenesis and development of *Xenopus laevis*. J. molec. Biol. **8**, 688—695 (1964). ~ Synthesis and accumulation of DNA-like RNA during embryogenesis of Xenopus laevis. J. molec. Biol. **20**, 81—94 (1966). ~ Synthesis and accumulation of low molecular weight RNA during embryogenesis of *Xencpus laevis*. J. molec. Biol. **20**, 95—112 (1966).

CALLAN, H. G.: A general account of experimental work on amphibian oocyte nuclei. In: Structural aspects of cell physiology. Symp. Soc. exp. Biol. **6**, 243—255 (1952). ~ Recent work on the structure of cell nuclei. In: Symp. on Fine Structure of Cells, I.U.B.S. Publ., Ser. B **21**, 89—109. Groningen: Noordhoff 1955. ~ The lampbrush chromosomes of *Sepia officinalis*, *Anilocra physodes*, and *Scyllium catulus*, and their structural relationship to the lampbrush chromosomes of amphibia. Publ. Staz. zool. Napoli **29**, 329—346 (1957). ~ Chromosomes and nucleoli of the axolotl, *Ambystoma mexicanum*. J. Cell Sci. **1**, 85—108 (1966). ~ The organization of genetic units in chromosomes. J. Cell Sci. **2**, 1—7 (1967). — CALLAN, H. G., LLOYD, L.: Lampbrush chromosomes of the crested newts, *Triturus cristatus*. Phil. Trans. roy. Soc. London B **243**, 135—219 (1960). — CALLAN, H. G., MACGREGOR, H. C.: Action of deoxyribonuclease on lampbrush chromosomes. Nature (Lond.) **181**, 1479—1480 (1958). — CLEVER, U.: Gen-Aktivitäten und ihre Kontrolle in der tierischen Entwicklung. Naturwissenschaften **51**, 449—459 (1964). ~ Chromosomal changes associated with differentiation. In: Genetic control of differentiation. Brookhaven Symp. Biol. **18**, 242—253 (1965). — CRIPPA, M., DAVIDSON, E. H., MIRSKY, A. E.: Persistance in early amphibian embryos of informational RNA's from the lampbrush chromosome stage of oogenesis. Proc. nat. Acad. Sci. (Wash.) **57**, 885—892 (1967).

DAVIDSON, E. H., ALLFREY, V. G., MIRSKY, A. E.: On the RNA synthesized during the lampbrush phase of amphibian oocytes. Proc. nat. Acad. Sci. (Wash.) **52**, 501—508 (1964). — DAVIDSON, E. H., CRIPPA, M., KRAMER, F. R., MIRSKY, A. E.: Genomic function during the lampbrush chromosome stage of amphibian oogenesis. Proc. nat. Acad. Sci. (Wash.) **56**, 856—863 (1966).

EBSTEIN, B. S.: Tritiated actinomycin D as a cytochemical label for small amounts of DNA. J. Cell Biol. **35**, 709—713 (1967). — EDSTRÖM, J. E., GALL, J. G.: The base composition of ribonucleic acid in lampbrush chromosomes, nucleoli, nuclear sap, and cytoplasm of *Triturus* oocytes. J. Cell Biol. **19**, 279—284 (1963).

FLEMMING, W.: Zellsubstanz, Kern und Zelltheilung. Leipzig: F. C. W. Vogel 1882.

GALL, J. G.: Lampbrush chromosomes from oocyte nuclei of the newt. J. Morph. **94**, 283—351 (1954). ~ Kinetics of deoxyribonuclease action on chromosomes. Nature (Lond.) **198**, 36—38 (1963a). ~ Chromosomes and cytodifferentiation. In: Cytodifferention and macromolecular synthesis, p. 119—143. New York: Academic Press 1963b. ~ Techniques for the study of lampbrush chromosomes. In: D. M. Prescott (edit.), Methods in cell physiology, vol. 2, p. 37—60. New York: Academic Press 1966. ~ Nuclear RNA of the salamander oocyte. Nat. Cancer Inst. Monogr. **23**, 475—488 (1966). ~ Noch nicht veröffentlicht. — Gall, J. G., Callan, H. G.: $^3$H uridine incorporation in lampbrush chromosomes. Proc. nat. Acad. Sci. (Wash.) **48**, 562—750 (1962). — Gay, H.: Chromosome organization in eucaryotes. Carnegie Inst. Yearbook **65**, 581—587 (1965/66). — Giudice, G., Mutolo, V.: Synthesis of ribosomal RNA during sea urchin development. Biochim. biophys. Acta (Amst.) **138**, 276—285 (1967). — Glisin, V. L., Glisin, M. V.: Ribonucleic acid metabolism following fertilization in sea urchin eggs. Proc. nat. Acad. Sci. (Wash.) **52**, 1548—1553 (1964). — Glisin, V. L., Glisin, M. V., Doty, P.: The nature of messenger RNA in the early stages of sea urchin development. Proc. nat. Acad. Sci. (Wash.) **56**, 285—289 (1966). — Gross, P. R., Cousineau, G. H.: Macromolecule synthesis and the influence of actinomycin on early development. Exp. Cell Res. **33**, 368—395 (1964). — Gross, P. R., Malkin, L. I., Hubbard, M.: Synthesis of RNA during oogenesis in the sea urchin. J. molec. Biol. **13**, 463—481 (1965). — Gross, P. R., Malkin, L. I., Moyer, W. A.: Templates for the first proteins of embryonic development. Proc. nat. Acad. Sci. (Wash.) **51**, 407—414 (1964). — Gurdon, J. B.: On the origin and persistance of a cytoplasmic state inducing nuclear DNA synthesis in frog's eggs. Proc. nat. Acad. Sci. (Wash.) **58**, 545—552 (1967). — Gurdon, J. B., Brown, D. D.: Cytoplasmic regulation of RNA synthesis and nucleolus formation in developing embryos of *Xenopus laevis*. J. molec. Biol. **12**, 27—35 (1965). — Gurdon, J. B., Ford, P. J.: Attachment of rapidly labelled RNA to polysomes in the absence of ribosomal RNA synthesis during normal cell differentiation. Nature (Lond.) **216**, 666—668 (1967).

Hansen-Delkeskamp, E., Sauer, H. W., Duspiva, F.: Ribonukleinsäure in der Embryogenese von *Acheta domestica*. Z. Naturforsch. **22** B, 540—545 (1967). — Harris, S. E., Forrest, H. S.: RNA and DNA synthesis in developing eggs of the milkweed bug, *Oncopeltus fasciatus*. Science **156**, 1613—1615 (1967). ~ Inhibition by certain pteridines of ribosomal RNA and DNA synthesis in developing *Oncopeltus* eggs. Proc. nat. Acad. Sci. (Wash.) **58**, 89—94 (1967). — Henderson, S. A.: The chromosomes of the British Tetrigidae (Orthoptera). Chromosoma (Berl.) **12**, 553—572 (1961). ~ RNA synthesis during male meiosis and spermiogenesis. Chromosoma (Berl.) **15**, 345—366 (1963). — Hennig, W.: Untersuchungen zur Struktur und Funktion des Lampenbürsten-Y-Chromosoms in der Spermatogenese von *Drosophila*. Chromosoma (Berl.) **22**, 294—357 (1967). — Hess, O.: Strukturdifferenzierungen im Y-Chromosom von *Drosophila hydei* und ihre Beziehungen zu Genaktivitäten. I. Mutanten der Funktionsstrukturen. Verh. Dtsch. Zool. Ges., Zool. Anz., Suppl. **28**, 156—163 (1965a). ~ Structural modifications of the Y chromosome in *Drosophila hydei* and their relations to gene activity. In: C. D. Darlington und K. R. Lewis (edit.), Chromosomes today, vol. **1**, p. 167—173. Edinburgh: Oliver and Boyd 1966b. ~ Strukturdifferenzierungen im Y-Chromosom von *Drosophila hydei* und ihre Beziehungen zu Genaktivitäten. III. Sequenz und Lokalisation der Schleifenbildungsorte. Chromosoma (Berl.) **16**, 222—248 (1965b). ~ The effect of X rays on the functional structures of the Y chromosome in spermatocytes of *Drosophila hydei*. J. Cell Biol. **25**, 169—173 (1965c). ~ Genetic control of differentiation in male germ line cells of *Drosophila*. Exp. Biol. Mod. **1**, 00 100 (1067a). ~ Morphologische Variabilität der chromosomalen Funktionsstrukturen in den Spermatocytenkernen von Drosophila-Arten. Chromosoma (Berl.) **21**, 429—445 (1967b). ~ Complementation of genetic activity in translocated fragments of the Y chromosome in Drosophila hydei. Genetics **56**, 283—295 (1967c). ~ Genetische Aktivität in translozierten Fragmenten des Y-Chromosoms von *Drosophila hydei*. Verh. Dtsch. Zool. Ges., Zool. Anz., Suppl. **31**, 439—453 (1968a). — Hess, O., Meyer, G. F.: Chromosomal differentiations of the lampbrush type formed by the Y chromosome in *Drosophila hydei* and *D. neohydei*. J. Cell Biol. **16**, 527—539 (1963a). ~ Artspezifische funktionelle Differenzierungen des Y-Heterochromatins bei *Drosophila*-Arten der *D. hydei*-Gruppe. Port. Acta biol. A **7** (Festschr. für E. Heitz), 29—46 (1963b). — Hoyer, B., Martin, M., Axelrod, D., Walker, P. M. B., McLaren, A.: "Renaturation" of the DNA of higher organisms. Carnegie Inst. Yearbook **64**, 316—333 (1964/65). — Hoyer, B., Roberts, R. B.: Studies of nucleic acid interactions using DNA-Agar. In: J. H. Taylor (edit.), Molecular genetics, vol. 2, p. 425—479. New York: Academic Press 1967. — Hsu, T. C.: The relation between heteropycnosis, spiralization and lampbrush formation of the chromosomes in the spermatogenesis of the Acrididae. J. Genet. **48**, 311—315 (1948).

Izawa, M., Allfrey, V. G., Mirsky, A. E.: The relationship between RNA synthesis and loop structure in lampbrush chromosomes. Proc. nat. Acad. Sci. (Wash.) **49**, 544—551 (1963a). ~ Composition of the nucleus and chromosomes in the lampbrush stage of the newt oocyte. Proc. nat. Acad. Sci. (Wash.) **50**, 811—817 (1963b).

Keyl, H. G.: Duplikation von Untereinheiten der chromosomalen DNS während der Evolution von *Chironomus thummi*. Chromosoma (Berl.) **17**, 139—180 (1965). ~ Lokale DNS-Replikation in Riesenchromosomen. In: P. Sitte (edit.), Probleme der biologischen Reduplikation, S. 55—69. Berlin-Heidelberg-New York: Springer 1966. ~ Noch nicht veröffentlicht. — KEZER, J.: Noch nicht veröffentlicht. — KUNZ, W.: Funktionsstrukturen im Oocytenkern von *Locusta migratoria*. Chromosoma (Berl.) **20**, 332—370 (1967). ~ Lampenbürstenchromosomen und multiple Nukleolen bei Orthopteren. Chromosoma (Berl.) **21**, 446—462 (1967).

LEWIS, K. R., SCUDDER, G. C.: The chromosomes of *Dicranocephalus agilis* (Hemiptera: Heteroptera). Cytologia **23**, 92—104 (1958). — LOCKSHIN, R. A.: Insect embryogenesis: Macromolecular syntheses during early development. Science **154**, 775—776 (1966).

MACGREGOR, H. C.: Morphological variability and its physiological origin in oocyte nuclei of the crested newt. Quart. J. micr. Sci. **104**, 351—368 (1963). ~ The role of the lampbrush chromosomes in the formation of nucleoli in amphibian oocytes. Quart. J. micr. Sci. **106**, 215—228 (1965). ~ Pattern of incorporation of $^3$H uridine into RNA of amphibian oocyte nucleoli. J. Cell Sci. **2**, 145—150 (1967). — MACGREGOR, H. C., CALLAN, H. G.: The actions of enzymes on lampbrush chromosomes. Quart. J. micr. Sci. **103**, 173—203 (1962). — MANCINO, G.: Osservazione cariologiche sull'urodelo della Sardegna *Euproctus platycephalus*: Morfologia dei bivalenti maschili e dei lampbrush chromosomes. Rend. Accad. Naz. Lincei **39**, 540—548 (1965). ~ Le mappe dei cromosomi lampbrush di *Triturus vulgaris meridionalis*. Atti Soc. Tosc. Sci. Nat. **73**, 1—4 (1966). — MANCINO, G., BARSACCHI, G.: Le mappe dei cromosomi „lampbrush" di *Triturus* (Anfibi urodeli). I. *Triturus alpestris apuanus*. Caryologia **18**, 637—665 (1965). ~ II. *Triturus helveticus helveticus*. Riv. Biol. **59**, 311—351 (1966). — MEYER, G. F.: Die Funktionsstrukturen des Y-Chromosoms in den Spermatocytenkernen von *Drosophila hydei, D. neohydei, D. repleta* und einigen anderen *Drosophila*-Arten. Chromosoma (Berl.) **14**, 207—255 (1963). ~ Die parakristallinen Körper in den Spermienschwänzen von *Drosophila*. Z. Zellforsch. **62**, 762—784 (1964). ~ Spermiogenese in normalen und Y-defizienten Männchen von *Drosophila melanogaster* und *D. hydei*. Z. Zellforsch. **84**, 141—175 (1968). — MEYER, G. F., HESS, O.: Strukturdifferenzierungen im Y-Chromosom von *Drosophila hydei* und ihre Beziehungen zu Genaktivitäten. II. Effekt der RNS-Synthese-Hemmung durch Actinomycin. Chromosoma (Berl.) **16**, 249—270 (1965). — MEYER, G. F., HESS, O., BEERMANN, W.: Phasenspezifische Funktionsstrukturen in Spermatocytenkernen von *Drosophila melanogaster* und ihre Abhängigkeit vom Y-Chromosom. Chromosoma (Berl.) **12**, 676—716 (1961). — MILLER, O. L.: Fine structure of lampbrush chromosomes. Nat. Cancer Inst. Monogr. **18**, 79—99 (1965). ~ Structure and composition of peripheral nucleoli of salamander oocytes. Nat. Cancer Inst. Monogr. **23**, 53—66 (1966). — MILLER, O. L., CARRIER, R. F., BORSTEL, R. V. VON: In situ and in vitro breakage of lampbrush chromosomes. Nature (Lond.) **206**, 905—908 (1965). — MIRSKY, A. E., RIS, H.: The desoxyribonucleic acid content of animal cells and its evolutionary significance. J. gen. Physiol. **34**, 451—462 (1951). — MONESI, V.: Ribonucleic acid synthesis during mitosis and meiosis in the mouse testis. J. Cell Biol. **22**, 521—532 (1964). ~ Synthetic activities during spermatogenesis in the mouse. Exp. Cell Res. **39**, 197—224 (1965). — MONROY, A., GROSS, P. R.: The control of gene action during echinoderm embryogenesis. Exp. Biol. Med. **1**, 37—51 (1967). — MONROY, A., MAGGIO, R., RINALDI, A. M.: Experimentally induced activation of the ribosomes of the unfertilized sea urchin egg. Proc. nat. Acad. Sci. (Wash.) **54**, 107—111 (1965).

NEBEL, B. R., COULON, E. M.: The fine structure of chromosomes in pigeon spermatocytes. Chromosoma (Berl.) **13**, 272—291 (1962). ~ Enzyme effects on pachytene chromosomes of the male pigeon evaluated with the electron microscope. Chromosoma (Berl.) **13**, 292—299 (1962). — NEMER, M.: Transfer of genetic information during embryogenesis. Progr. Nucleic Acid. Res. molec. Biol. **7**, 243—301 (1967). — NEMER, M., INFANTE, A. A.: Messenger RNA in early sea urchin embryos: Size classes. Science **150**, 217—221 (1965). ~ Ribosome ribonucleic acid of the sea urchin egg and its fate during embryogenesis. J. molec. Biol. **27**, 73—86 (1967). ~ Early control of gene expression. In: L. GOLDSTEIN (edit.), The control of nuclear activity, p. 101—127. Englewood Cliffs, N. J.: Prentice-Hall 1967.

OLIVIERI, G., OLIVIERI, A.: Autoradiographic study of nucleic acid synthesis during spermatogenesis in *Drosophila melanogaster*. Mutation Res. **2**, 366—380 (1965).

PEACOCK, W. J.: Chromosome replication. Nat. Cancer Inst. Monogr. **18**, 101—131 (1965). — PELLING, C.: A replicative and synthetic chromosomal unit — The modern concept of the chromomere. Proc. roy. Soc. B **164**, 279—289 (1966).

RIS, H.: Chromosome structure. In: W. MCELROY (edit.), Symp. on the Chemical Basis of Heredity, p. 23—62. Baltimore: Johns Hopkins Univ. Press 1957. ~ Ultrastructure and molecular organization of genetic systems. Canad. J. Genet. Cytol. **3**, 95—120 (1961). ~ Fine structure of chromosomes. Proc. roy. Soc. B **164**, 246—257 (1966). — RITOSSA, F. M., ATWOOD, K. C.: Unequal proportions of DNA complementary to ribosomal RNA in males and females of *Drosophila simulans*. Proc. nat. Acad. Sci. (Wash.) **56**, 496—499 (1966). — RITOSSA, F. M., ATWOOD, K. C., LINDSLEY, D. L., SPIEGELMAN, S.: On the chromosomal distribution of DNA complementary to ribosomal and soluble RNA. Nat. Cancer Inst. Monogr. **23**, 449—472 (1966). — RITOSSA, F. M., ATWOOD, K. C., SPIEGELMAN, S.: A molecular explanation of the *bobbed* mutants of *Drosophila* as partial dificiencies of "ribosomal" DNA. Genetics **54**, 819—834 (1966). — Ritossa, F. M., Spiegelman, S.: Localization of DNA complementary to ribosomal RNA in the nucleolus organizer region of *Drosophila melanogaster*. Proc. nat. Acad. Sci. (Wash.) **53**, 737—745 (1965). — Rückert, J.: Zur Entwicklungsgeschichte des Ovarialeies bei Selachiern. Anat. Anz. **7**, 107—158 (1892).

Slater, D. W., Spiegelman, S.: A chemical and physical characterization of echinoid RNA during early embryogenesis. Biophys. J. **6**, 385—404 (1966). ~ An estimation of genetic messages in the unfertilized echinoid egg. Proc. nat. Acad. Sci. (Wash.) **56**, 164—170 (1966). — Spirin, A. S.: On "masked" forms of messenger RNA in early embryogenesis and in other differentiating systems. In: A. Monroy and A. A. Moscona (edit.), Current topics in developmental biology, vol. 1, p. 1—38. New York: Academic Press 1966. — Srivastava, M. D. L.· "Lampbrush" fibers in the chromosomes of *Chrotogonus incertus* (Acrididae). Nature (Lond.) **167**, 775—776 (1951). ~ Studies on the structure of chromosomes of *Chrotogonus incertus*. J. Genet. **52**, 480—493 (1954). ~ Studies on the structure and behaviour of the chromosomes of *Dissosteira carolina* (Acrididae-Orthoptera). Cellule **57**, 269—279 (1956). — Stern, C.: Ein genetischer und cytologischer Beweis für Vererbung im Y-Chromosom von *Drosophila melanogaster*. Z. indukt. Abstamm.- u. Vererb.-L. **44**, 188—231 (1927). ~ Untersuchungen über Aberrationen des Y-Chromosoms von *Drosophila melanogaster*. Z. indukt. Abstamm.- u. Vererb.-L. **51**, 253—353 (1929). — Stern, C., Hadorn, E.: The determination of sterility in *Drosophila* males without a complete Y chromosome. Amer. Natural. **72**, 42—52 (1938). — Sunderland, N., McLeish, J.: Nucleic acid content and concentration in root cells of higher plants. Exp. Cell Res. **24**, 541—554 (1961).

Taylor, H. J.: The duplication of chromosomes. In: P. Sitte (edit.), Probleme der biologischen Reduplikation, S. 9—28. Berlin-Heidelberg-New York: Springer 1966. — Telfer, W. H.: The mechanism and control of yolk formation. Ann. Rev. Entomol. **10**, 161—184 (1965).

Ullerich, F. H.: Karyotyp und DNS-Gehalt von *Bufo bufo*, *B. viridis*, *B. bufo* × *B. viridis* und *B. calamita* (Amphibia, Anura). Chromosoma (Berl.) **18**, 316—342 (1966). ~ Weitere Untersuchungen über Chromosomenverhältnisse und DNS-Gehalt bei Anuren (Amphibia). Chromosoma (Berl.) **21**, 345—368 (1967).

Wallace, H., Birnstiel, M. L.: Ribosomal cistrons and the nucleolar organizer. Biochim. biophys. Acta (Amst.) **114**, 296—310 (1966). — Whitehouse, H. L. K.: A cycloid model for the chromosome. J. Cell Sci. **2**, 9—22 (1967).

*Nachträglich in den Text aufgenommene Originalarbeiten*

Baker, T. G., Franchi, L. L.: The structure of the chromosomes in human primordial oocytes. Chromosoma (Berl.) **22**, 358—377 (1967). — Berendes, H. D., Meyer, G. F.: A specific chromosome element, the telomere of *Drosophila* polytene chromosomes. Chromosoma (Berl.) **25**, 184—197 (1968). — Britten, R. J., Kohne, D. E.: Repeated sequences in DNA. Science **161**, 529—540 (1968). — Brown, D. D., Dawid, I. B.: Specific gene amplification in oocytes. Science **160**, 272—280 (1968). — Brown, D. D., Weber, C. S.: Gene linkage by RNA-DNA hybridization. I. Unique DNA sequences homologous to 4s RNA, 5s RNA, and ribosomal RNA. J. molec. Biol. **34**, 661—680 (1968). II. Arrangement of the redundant gene sequences for 28s and 18s ribosomal RNA. J. molec. Biol. **34**, 681—697 (1968).

Crouse, H. V., Keyl, H. G.: Extra replications in the "DNA-puffs" of *Sciara coprophila*. Chromosoma (Berl.) **25**, 357—364 (1968).

Davidson, E. H.: Gene activity in early development. New York: Academic Press 1969. — Denis, H.: Role of messenger ribonucleic acid in embryonic development. Advanc. Morphogenes. **7**, 115—150 (1968). — Duspiva, F.: Molekularbiologische Aspekte der Entwicklungsphysiologie. Naturwiss. Rdsch. **22**, 191—202 (1969).

Edström, J. E.: Masters, slaves and evolution. Nature (Lond.) **220**, 1196—1198 (1968). — Edström, J. E., Daneholt, B.: Sedimentation properties of the newly synthesized RNA from isolated nuclear components of *Chironomus tentans* salivary gland cells. J. molec. Biol. **28**, 331—343 (1967). — Evans, D., Birnstiel, M. L.: Localization of amplified ribosomal DNA in the oocyte of *Xenopus laevis*. Biochim. biophys. Acta (Amst.) **166**, 274—276 (1968).

Gall, J. G.: Differential synthesis of the genes for ribosomal RNA during amphibian oogenesis. Proc. nat. Acad. Sci. (Wash.) **60**, 553—560 (1968). — Gall, J. G., MacGregor, H. C., Kidston, M. E.: Gene amplification in the oocytes of dytiscid water beetles. Chromosoma (Berl.) **26**, 169—187 (1969). — Gross, P. R.: Biochemistry of differentiation. Ann. Rev. Biochem. **37**, 631—660 (1968). — Guyénot, E., Danon, M.: Chromosomes et ovocytes des batraciens. Rev. suisse Zool. **60**, 1—129 (1953).

Hennig, W.: Ribonucleic acid synthesis of the Y-chromosome of *Drosophila hydei*. J. molec. Biol. **38**, 227—239 (1968). — Hess, O.: The function of the lampbrush loops formed by the Y chromosome of *Drosophila hydei* in spermatocyte nuclei. Molec. Gen. Genet. **103**,

58—71 (1968b). ~ Genetic activities of the Y chromosome in *Drosophila*. Ann. Embryol. Morphogen., Suppl. **1**, 165—176 (1969a). ~ Veränderungen der Chromosomenstruktur und ihre Beziehungen zur genetischen Funktion. Rev. suisse Zool. **76**, 603—641 (1969b). ~ Chromosomal structure and activity. Excerpta Med. (Amst.), "Congenital malformations", p. 29–41 (1970a). ~ Genetic function correlated with unfolding of lampbrush loops by the Y chromosome in spermatocytes of *Drosophila hydei*. Molec. Gen. Genetics **106**, 328—346 (1970b).

Jones, R. N., Rees, H.: Nuclear DNA variation in *Allium*. Heredity **23**, 591—605 (1968).

Kunz, W.: Die Entstehung multipler Oocytennukleolen aus akzessorischen DNS-Körpern bei *Gryllus domesticus*. Chromosoma (Berl.) **26**, 41—75 (1969).

LaCroix, J. C.: Etude descriptive des chromosomes en écouvillon dans le genre *Pleurodeles*. Ann. Embryol. Morphogen. **1**, 179—202 (1968). ~ Variations expérimentales ou spontanées de la morphologie et de l'organisation des chromosomes en écouvillon dans le genre *Pleurodeles*. Ann. Embryol. Morphogen. **1**, 205—248 (1968). — Lane, N. J.: Spheroidal and ring nucleoli in amphibian oocytes. Patterns of uridine incorporation and fine structural features. J. Cell Biol. **35**, 421—434 (1967).

MacGregor, H. C.: Nucleolar DNA in oocytes of *Xenopus laevis*. J. Cell Sci. **3**, 437—444 (1968). — Mancino, G., Barsacchi, G., Nardi, I.: Incorporazione di fenilalanina tritiata nei lampbrush chromosomes e nei nucleoli di *Triturus vulgaris meridionalis*. Atti Accad. naz. Lincei **44**, 840—849 (1968). ~ Ulteriori ricerche autoradiografiche sull'incorporazione di $H^3$ fenilalanina nei lampbrush chromosomes di *Triturus*. Atti Accad. naz. Lincei **45**, 48—52 (1968). ~ Effetti della actinomicina D tritiata sui lampbrush chromosomes di *Triturus*. Atti Accad. naz. Lincei **45**, 591—596 (1968). — Martin, P. G.: Differences in chromosome size between related plant species. In: Peacock and Brock (Hrsg.), Replication and recombination of genetic material, p. 93—104. Canberra: Austral. Acad. Sci. 1968. — McCarthy, B. J.: Arrangement of base sequences in deoxyribonucleic acid. Bact. Rev. **31**, 215—229 (1967). — Meyer, G. F.: Experimental studies on spermiogenesis in *Drosophila*. Genetics **61**, Suppl. **1**, 79—92 (1969). — Miller, O. L., Beatty, B. R.: Visualization of nucleolar genes. Science **164**, 955—957 (1969). ~ Extrachromosomal nucleolar genes in amphibian oocytes. Genetics **61**, Suppl. 1, 133—143 (1969).

Pelling, C.: Noch nicht veröffentlicht. — Perkowska, E., MacGregor, H. C., Birnstiel, M. L.: Gene amplification in the oocyte nucleus of mutant and wild-type *Xenopus laevis*. Nature (Lond.) **217**, 649—650 (1968).

Rogers, M. E.: Ribonucleoprotein particles in the amphibian oocyte nucleus. J. Cell Biol. **36**, 421—432 (1968).

Scherrer, K., Marcaud, L.: Messenger RNA in avian erythroblasts at the transcriptional and translational levels and the problem of regulation in animal cells. J. cell. Physiol. **72**, Suppl. **1**, 181—212 (1968). — Snow, M. H. L., Callan, H. G.: Evidence for a polarized movement of the lateral loops of the newt lampbrush chromosomes during oogenesis. J. Cell Sci. **5**, 1—25 (1969).

Walker, P. M. B.: How different are the DNAs from related animals. Nature (Lond.) **219**, 228—232 (1968). — Walters, M. S.: Ribonucleoprotein structures in meiotic prophase of *Zea mays*. Heredity **23**, 39—47 (1968). — Wolf, U., Ritter, H., Atkin, N. B., Ohno, S.: Polyploidization in the fish family *Cyprinidae* oder *Cypriniformes*. I. DNA-content and chromosome sets in various species of *Cyprinidae*. Humangenetik **7**, 245—250 (1969).

# Der mitotische Zellcyclus

Von

E. Grundmann, Wuppertal

Mit 80 Abbildungen

## A. Allgemeines

Als Rudolf Virchow 1855 mit seiner Formulierung „omnis cellula a cellula" die moderne Cellularpathologie begründete, war die Mitose noch unbekannt. Virchow deutete Kernabschnürungen oder abnorme Mitosen, die wir heute „Pseudoamitosen" nennen, als normale Kernteilungsbilder, während er umgekehrt die regulären Mitosephasen der Kernpathologie zuordnete. Seine obengenannte Formulierung war weniger eine logische Folgerung aufgrund gesicherter Befunde, als vielmehr ein Programm, zeitlich in der Mitte eines an Programmen überreichen Jahrhunderts. Wie andere dieser Programme unser Jahrhundert noch beeinflussen, so bildet dieser Satz auch im 20. Jahrhundert die Grundlage einer ganzen Disziplin, der Zellforschung, zusammen mit den Erkenntnissen von Louis Pasteur sogar eine Grundlage der gesamten modernen Biologie: Lebendiges entsteht nur aus Lebendigem — zumindest unter den derzeitigen Bedingungen unserer Erde.

Wie die ersten Zellen entstanden sind, ist Gegenstand eines heute sehr aktuellen Forschungszweiges, der Biogenese. Sicher ist, daß die ersten Zellen anders, viel einfacher waren als diejenigen, die wir heute kennen. Sicher ist ferner, daß mit der ersten Zelle — wahrscheinlich entstanden sehr viele primitive Zellen zugleich — das Lebendige entstand. Denn wir kennen Lebendiges nur cellulär gegliedert. Sicher ist auch, daß der Fortbestand dieser ersten Zellen erst gewährleistet war, als die Zellen sich vermehren konnten. So stand die Zellvermehrung am Anfang des sich entfaltenden Lebens, und sie steht auch heute noch am Anfang jedes einzelnen lebendigen Individuums.

Uns erscheint es selbstverständlich, daß diese Zellvermehrung in der Regel über eine Zell-Teilung vor sich geht. Einfachere Zellvermehrungswege, wie z.B. die Zellknospung, sind bei Eukaryonten extreme Ausnahmen. Die Evolutionslehre neigt dazu, dem qualitativ Höherstehenden die bessere Chance einzuräumen, und in der Tat ist die Zell-Teilung der ideale Zellvermehrungsvorgang: er ermöglicht die prinzipielle Unsterblichkeit einzelner Zellen. Denn am Lebensende eines Einzellers steht nicht wie bei allen Metazoen der Tod, sondern unter der Voraussetzung günstiger Umweltbedingung die Teilung eines Individuums in zwei. Was das Protozoon als Individuum kann, können die meisten Zellen der Metazoenorgane nur für die Lebensdauer des vielzelligen Individuums; lediglich seine Keimzellen haben als eine Art spezialisierte Protozoen die diesen eigene Immortalitätspotenz behalten, realisiert ebenfalls nur unter dafür günstigen Umweltbedingungen. So ist die Zellteilung in der allgemeinen Biologie Ende und Anfang zugleich. Sie ist aber auch ein sich stets wiederholendes Glied einer Kette, deren Beginn und deren Abschluß wir nicht zu sehen vermögen.

## 1. Absicht und Abgrenzung

Die Uniformität der cellulären Gliederung alles Lebendigen hat im vergangenen Jahrhundert überrascht. Heute wissen wir, daß diese Uniformität noch viel weiter geht: alle Zellen sind nach dem gleichen Plan gebaut: Sie haben einen Kern — oder zumindest dessen Äquivalent —, der mit seiner DNS das genetische Material enthält. Sie haben spezielle Organellen für den oxydativen Stoffwechsel, für die Proteinsynthese, für die Photorezeption (soweit nötig) usw. Die chemische Zusammensetzung dieser spezifischen Organellen ist in allen Zellen prinzipiell gleich. Die in den Organen ablaufenden Stoffwechselprozesse unterscheiden sich nur dort, wo mit der Differenzierung in einzelne Zelltypen spezielle Wege notwendig sind. Je tiefer die moderne Molekularbiologie in die metabolischen Regulationen eindringt, desto uniformer erscheinen die Prinzipien. Im Stofflichen ist die Einheitlichkeit noch deutlicher: die gesamte organische Chemie ist eine Kohlenstoffchemie. Es wären statt ihrer durchaus viele andere Formen einer organischen Chemie vorstellbar, andere Reduplikationsprinzipien, andere Stoffwechselwege und auch andere strukturelle Gliederungen.

So überrascht es nicht mehr, daß es im Prinzip auch nur eine Art der Zellvermehrung gibt: die Zellteilung, und daß fast überall die gleiche Art der Zellteilung realisiert ist, die Mitose. (Das Problem der Amitose, das in diesem Band gesondert behandelt wird[1], sei hier ausgeklammert.) Es überrascht ferner nicht, daß diese Mitose überall in gleicher Weise abläuft, selbst wenn die Bedingungen der differenzierten Gewebe sehr unterschiedlich sind. Diese Tatsache gibt uns die Berechtigung, von *der Mitose* schlechthin zu sprechen, wie es im folgenden geschieht.

Die Prinzipien des Mitoseablaufes sind nicht nur unabhängig von dem Differenzierungsgrad der einzelnen Gewebe; sie kennen auch keine Unterschiede zwischen orthologischem und pathologischem Wachstum. Eine Mitose aus dem Dünndarmepithel ist von einer Mitose aus einem bösartigen Tumor nicht zu unterscheiden, vorausgesetzt, es sind keine Anomalien oder Störungen eingetreten. Auch die Biochemie der Zellteilung[2] kennt bis heute keine generellen Differenzen zwischen normalen und krankhaften Zellvermehrungsvorgängen. Wenn wir uns also im Rahmen dieses Beitrages mit der Orthologie der Mitose befassen, dann können wir für die Pathologie keine Sondergesetze erwarten. Ja, im Grunde tragen wir neben dem positiven auch das negative Erbe RUDOLF VIRCHOWS: wie jener das Phänomen der Mitose noch nicht erkannte, mit seinen Mitteln und an seinen Objekten nicht erkennen konnte, so ist auch in den 100 Jahren seit VIRCHOW der Beitrag der Pathologen zur Mitoseforschung gering geblieben, verglichen mit den Erkenntnissen der Zoologen und Botaniker. Das liegt einmal an der Stellung der Pathologie als allgemeine und spezielle Krankheitslehre, die notwendig diese mehr allgemein-biologischen Probleme am Rande ließ. Das liegt aber auch an der relativen Ungunst des Beobachtungsgutes. Sind doch alle wesentlichen Erkenntnisse gerade auf dem Gebiete der Mitoseforschung an besonders günstigen Objekten gewonnen worden, die durchweg dem Biologen eher als dem Pathologen zugänglich sind. Das betrifft darüber hinaus die gesamte Zellforschung, welche damit aber die Biologie und die Medizin verbinden kann. Wie generell das Krankhafte ohne Kenntnis des Gesunden nicht verständlich ist, bedarf die Pathologie als pathologische Biologie des Menschen in besonderem Maße der biologischen Grundlagenforschung.

In diesem Sinne soll sich der hier vorgelegte Beitrag in die moderne Pathologie einordnen. Er wird und kann nur selten unmittelbaren Bezug auf Befunde an

[1] Vgl. Beitr. BUCHER, S. 626. [2] Vgl. Beitr. DUSPIVA, S. 480.

menschlichen Geweben nehmen, einfach weil an ihnen keine entsprechenden Beobachtungen möglich sind. Eine „medizinische" oder gar „pathologisch-anatomische Zellforschung" wäre heute undenkbar. Als PAUL ERNST 1915 den letzten umfassenden Handbuchbeitrag über die „Pathologie der Zelle" in unserem Fach schrieb, konnte das noch gelingen. Heute wäre das nur mit Scheuklappen möglich.

Trotzdem will dieser Beitrag in etwa an die allerdings anders akzentuierten Kapitel von PAUL ERNST (1915) anknüpfen. Dazwischen liegt die enzyklopädisch-vollständige Handbuchbearbeitung von F. WASSERMANN (1929). In ihr sehen wir die letzte deutschsprachige Zusammenfassung des Schrifttums, so daß in dem hier gegebenen Beitrag dort zitierte, also ältere Arbeiten — von dem inzwischen neu zu übersehenden, kurzen, historischen Teil abgesehen — nicht erwähnt werden. Es verbleibt ein ohnehin langer Berichtsraum von 4 Jahrzehnten, in denen auch auf dem Gebiet der normalen Mitose ein nicht mehr überschaubares Beobachtungsgut angesammelt wurde. Als Beispiele sei nur auf die ebenfalls deutschsprachigen Beiträge von TISCHLER (1934—1963), MILOVIDOV (1949) und SCHRADER (1954) verwiesen, die neben anderen auch die Mitoseprobleme vom jeweils besonderen Standpunkt behandeln, und deren Literaturteile fast die Seitenzahlen der jeweiligen Textteile erreichen. Ähnliche Vollständigkeit wird hier nicht angestrebt. Auch werden die Fragen der protokaryotischen Zellvermehrung, also die der Bakterien, Hefen etc., großenteils unberücksichtigt bleiben. So wertvoll die an diesen Objekten erhobenen Befunde für die allgemeine Biologie auch geworden sind, so schien doch für den Leser dieses Handbuches die Beschränkung auf die eukaryoten Zellen einschließlich der Protozoen sinnvoll. Spezielle Themen der Reifungsteilungen (Meiose) und des Chromosomenbaus blieben ebenfalls außerhalb des gestellten Rahmens.

Es soll vielmehr versucht werden, die wesentlichen Entwicklungslinien und den heutigen Stand des Wissens vom eukaryotischen, mitotischen Zellcyclus aufzuzeigen unter Verwendung des im Original erreichbaren Schrifttums, wobei die Bearbeitungen in englischer Sprache, vor allem die von HUGHES (1952), MAZIA (1961a) und WADA (1966) besondere Hilfe geleistet haben, ergänzt durch Symposien oder Sammelbände, wie z.B. die von HARRIS (1963), LEVINE (1963), PADILLA, WHITSON und CAMERON (1969), JOHN und LEWIS (1969) und von LIMA-DE-FARIA (1969).

## 2. Kurzer Überblick über die Geschichte der Mitoseforschung

Sucht man im Schrifttum nach der ersten gesicherten Beschreibung einer Zellteilung, dann stößt man auf das Jahr 1766: Vor mehr als 200 Jahren wurde nach den Angaben von BAKER (1953) die erste Teilung einer Kieselalge abgebildet: ABRAHAM TREMBLEY stellte dar, wie sich in einer Diatomee eine in Längsrichtung verlaufende Trennwand bildet, und wie sich an dieser Stelle eine Zelle in zwei gleich große Tochterzellen teilt. Es handelt sich also strenggenommen um die Beschreibung nicht einer Mitose, sondern einer Zellteilung, einer Cytokinese. Der Zellkern war zwar schon von LEEUWENHOEK (1702) abgebildet worden, sein generelles Vorkommen galt jedoch erst nach den Beschreibungen von PURKINJE (1830) und BROWN (1833) als gesichert. Die Kenntnis seiner Bedeutung ist noch ein halbes Jahrhundert jünger.

So nimmt es nicht wunder, daß die Mitose keine 100 Jahre bekannt ist, und daß — wie schon gesagt — auch VIRCHOW nichts von ihr wußte. SCHLEIDEN und SCHWANN, die bekanntesten „Väter der Zellenlehre", hatten noch keine Vorstellung von dem Wachstum der lebendigen Strukturen durch mitotische Zellteilung. SCHLEIDEN beschrieb 1838 in seinen „Beiträgen zur Phytogenesis", wie sich an der Innenfläche der Pflanzenzellwand zunächst eine körnige Verdichtung bildet, um die herum das „Cytoblastem" als Muttersubstanz der neuen Zelle entsteht. Die neue Zelle sollte sich danach *in* der Mutterzelle gleichsam als Zellembryo entwickeln, ein Vorgang, der als „Endocytogenese" auch heute noch hin und wieder behauptet wird, aber nie bewiesen worden ist. SCHLEIDEN erfuhr von KÖLLIKER lebhaften, im Stil des 19. Jahrhunderts sogar massiven Widerspruch. Hatte doch KÖLLIKER 1844 die Furchungsteilungen des tierischen Eies als fortgesetzte Zellteilungen erkannt — was seinen Fakultätskollegen VIRCHOW noch 1851 nicht davon abhielt, der Lehre von SCHLEIDEN ausdrücklich den Vorzug zu geben. Für die Forscher der ersten Hälfte des vergangenen Jahrhunderts war die Vorstellung, die neue Zelle entstehe im Inneren der Mutterzelle, in Anlehnung an die Embryologie die natürlichere. Wir können uns heute kaum noch vorstellen, wie schwer es damals war, der Zellteilung als Regelvorgang Geltung zu verschaffen.

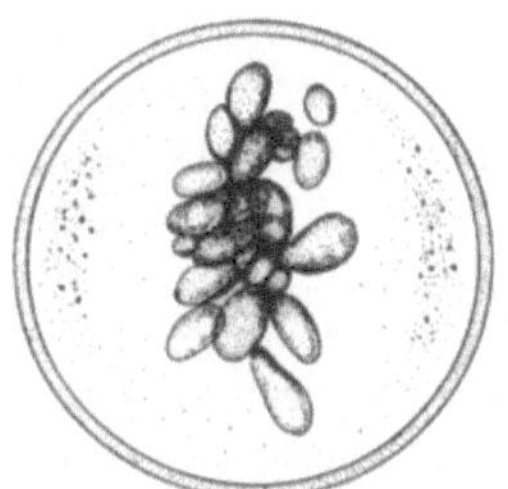
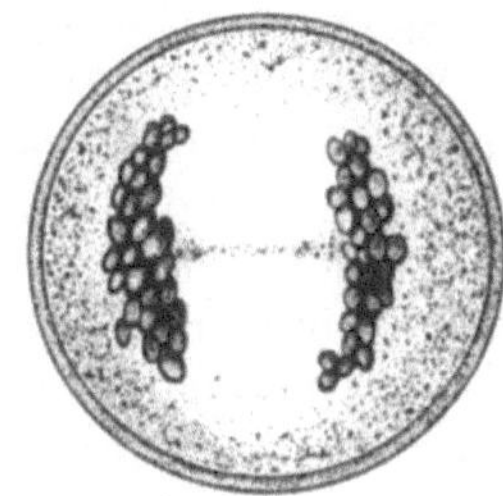
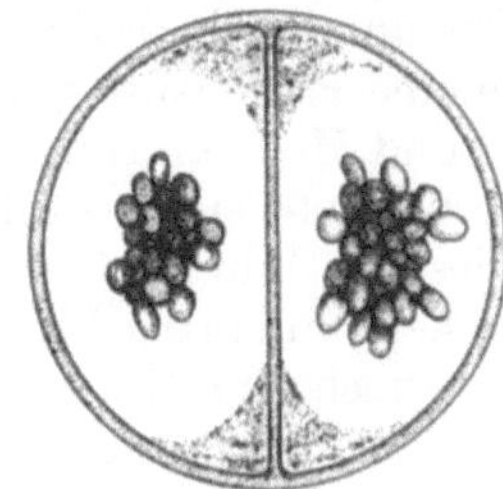

Abb. 1. Erste Abbildung von mitotischen Chromosomen in Pollen-Mutterzellen von Tradescantia durch W. HOFMEISTER 1848. (Nach A. HUGHES 1959)

Um so eindrucksvoller verliefen die entscheidenden Entdeckungen: Gerade als die naturwissenschaftliche Welt in zunehmendem Maße unter dem Eindruck der Schriften von SCHLEIDEN und SCHWANN stand, beobachtete NÄGELI die äquale Zellteilung bei so vielen Pflanzen, daß er 1844, 6 Jahre nach Erscheinen von SCHLEIDENs „Phytogenesis", dessen „freie Zellbildung" günstigenfalls noch als Ausnahme anerkannte, als Regelfall aber die äquale Zellteilung postulierte — im gleichen Jahr übrigens, in dem KÖLLIKER über die Furchungsteilungen der Eizellen berichtete. In dem damit klassisch gewordenen Modell der Staubfaden-Haarzellen von Tradescantia gelang NÄGELI (1844) eine weitere, wesentliche Erkenntnis: Nicht nur die Zellen, sondern auch die Kerne werden äqual geteilt, und die Tochterzellkerne stammen jeweils von den Mutterzellkernen ab. Schon 4 Jahre später, 1848, erschien eine noch genauere Beschreibung der Kernteilung am gleichen Objekt: HOFMEISTER, ein Autodidakt ohne eigentliche biologische Ausbildung, beschrieb die Auflösung der Kernmembran vor und ihre Neubildung nach der Kernteilung. Im Kernbereich sah er ovale Körnchen, die wir heute als Chromosomen identifizieren. HOFMEISTER gab damit die älteste bildliche Darstellung der Mitose mit einer deutlichen Metaphaseplatte (Abb. 1, links), der Anaphase (Abb. 1, Mitte) und der telophasischen Zellplattenbildung (Abb. 1, rechts).

Ähnlich günstige, vergleichsweise große Objekte standen den Anatomen und Zoologen nicht zur Verfügung. Deshalb muten ihre Bilder und Beschreibungen gröber an. Immerhin konnten auch an tierischen Zellen die wesentlichen Prinzipien der indirekten Zellteilung etwa zur gleichen Zeit erarbeitet werden. Im Vordergrund standen die Beobachtungen von REMAK an Blutkörperchen vom Hühnchen. REMAK postulierte 1852 unabhängig von den im Ergebnis gleichlautenden botanischen Studien NÄGELIs bei der Zellbildung des Hühnchenembryos, daß Kernsubstanz nur aus Kernsubstanz entsteht. 6 Jahre später, 1858, entwarf er ein Kernteilungsschema, das als „Remak-Schema" bis in unser Jahrhundert hinein bekannt blieb[3] und von VIRCHOW zeitlebens als allein gültig anerkannt wurde. Danach teilen sich Kernkörperchen, Kern und Zelleib durch eine einfache Durchschnürung. Wir wissen heute, daß das günstigenfalls in Ausnahmefällen vorkommt und dann als „Amitose" bezeichnet wird[4]. Für das 19. Jahrhundert brachte das Remak-Schema immerhin einen Beleg für das Gesetz von der Autoreproduzität des Zellkerns in Ergänzung zum „Omnis cellula ..." RUDOLF VIRCHOWS (1855). Andere, etwa gleichzeitige Beschreibungen der Zell- und Kernteilung, wie z.B. die von REICHERT (1847) an Spermatocyten von Würmern, können wir heute in ihrer individuellen Technik nur bewundern; ihre Bedeutung blieb begrenzt.

Rückschauend stellen wir fest, daß in einem ersten großen Aufschwung in den wenigen Jahren zwischen 1844 (KÖLLIKER, NÄGELI, HOFMEISTER) und 1852 (REMAK) die Grundsteine der Mitoseforschung gelegt wurden.

Das unmittelbare Echo dieses ersten Aufschwunges war relativ gering, und es folgte eine Ruhepause von etwa 20 Jahren. Die Beobachtungen KÖLLIKERS, NÄGELIS und HOFMEISTERS wurden als Sonderfälle angesehen; das Remak-Schema dagegen setzte sich — gefördert durch RUDOLF VIRCHOW — weitgehend durch.

Diese 20 Jahre waren wie ein Atemholen. In ihnen wurde die Öl-Immersion entwickelt, und in der Fixation und Färbung biologischer Objekte gelangen wesentliche Fortschritte. Unter diesen beiden methodischen Voraussetzungen begann am Anfang der 70er Jahre des vergangenen Jahrhunderts eine Art klassischer Ära der Cytologie, geführt von dem Anatomen WALTER FLEMMING und dem Botaniker EDUARD STRASBURGER.

Methoden allein vermögen wenig. Das kann man an den frühen Arbeiten von BALBIANI (1861) ablesen. BALBIANI war einer der ersten, die mit Fixation in Eisessig und Färbung in Carmin die bis dahin unbekannten Bestandteile der Protisten darstellten. Ausgehend von der naheliegenden und letztlich auch richtigen Annahme, daß die Protisten vollständige Organismen sind, bezeichnete er den Makronucleus der Ciliaten als Ovar, den Mikronucleus als Hoden, die Chromosomen und Spindelfasern der Meta- und Anaphase als Bündel von Spermatozoen. Mit 35 Jahren waren ihm die ersten Beobachtungen dieser Art an Protisten gelungen. Mit 36 Jahren hatte er sie veröffentlicht. Mit 67 Jahren (1892) konnte er nur resigniert darauf verweisen, daß er vor 31 Jahren als einer der ersten die Protozoenmitose und die Spindelfasern abgebildet — aber nicht verstanden hatte.

Erst 12 Jahre nach den Ciliaten-Arbeiten von BALBIANI begann man, die Teilungsspindel zu verstehen. HERMANN FOL hatte 1873 an befruchteten Eizellen fädige Strukturen beschrieben und zugleich genial gedeutet: Er verglich sie mit den Kraftlinien von 2 einander gegenüberliegenden magnetischen Polen, die auf ihre Umgebung Attraktionskräfte ausüben. Auch die Objekte dieser Attraktionskräfte hatte er erkannt: Während man vielfach trotz der obengenannten Mitteilungen von HOFMEISTER von einer Auflösung des Zellkerns am Anfang der Zellteilung sprach, und die Spindel dementsprechend als „karyolytische Figur" bezeichnete[5], wies FOL (1873) anhand seiner in Eisessig fixierten Präparate auf die nach Auflösung der Kernmembran persistierenden Kernbestandteile hin, die wir heute als Chromosomen kennen.

Erhebliches Interesse beanspruchte von Anfang an die Frage nach der stofflichen Herkunft der Spindelfasern, ein auch heute noch nicht vollständig gelöstes Problem. Da sich zum Zeitpunkt der Entstehung der Spindelfasern die Kernsubstanz aufzulösen schien, lag der Bezug auf das Kernmaterial nahe. So finden

[3] Vgl. z.B. WASSERMANN 1929. [4] Vgl. Beitrag BUCHER, S. 626.
[5] Zum Beispiel AUERBACH 1874.

wir denn bei AUERBACH (1874) die Angabe, daß die Spindel sich aus dem Kernsaft bilde und zugleich die übrigen Kernbestandteile auflöse. Andere Untersucher[6] folgerten aus ihren Beobachtungen, daß die Kernkörperchen, die Nucleolen, der Ursprung der Spindelsubstanz seien. — Zur gleichen Zeit wurden die Centrosomen entdeckt, und zwar als kleine Körnchen im Schnittpunkt der Polstrahlen und inmitten der Pole der Spindeln als „corpuscules polaires"[7]. Ein Jahr vorher, 1875, hatte STRASBURGER die Teilungsspindel bei Pflanzen, und zwar im Coniferen-Embryo, entdeckt und den Stand der damaligen Kenntnisse unter Berücksichtigung seiner eigenen Beobachtungen in einem Buch mit dem Titel „Zellbildung und Zellteilung" zusammengefaßt. Schließlich begann im gleichen Jahr WALTER FLEMMING seine großangelegten, äußerst sorgfältigen Studien an Amphibien- und Säugerzellen, vor allem am Salamander, und als er die ersten Befunde 1879 zur Veröffentlichung einsandte, war bei der Schriftleitung des „Archivs für mikroskopische Anatomie" eine Mitteilung von SCHLEICHER eingegangen, in der das nämliche an Knorpelzellen gelungen war: die Seriierung der Kernteilungsphasen. Beide Arbeiten erschienen 1879 im gleichen Heft, beide ergänzten sich. FLEMMING nannte den ganzen Vorgang nach den auftretenden chromosomalen Fäden oder Schleifen „Mitose", SCHLEICHER sah die Bewegung dieser Fäden als das Entscheidende an und sprach von der „Karyokinese". Nachdem noch im gleichen Jahr (1879) STRASBURGER den nämlichen Ablauf am botanischen Objekt von NÄGELI und HOFMEISTER, an den Staubfadenhaaren von Tradescantia, beschrieben hatte, war der Vorgang der mitotischen Kernteilung im Prinzip geklärt. 1880 erschien die berühmt gewordene dritte Auflage von STRASBURGERs Buch „Zellbildung und Zellteilung", 1882 die Monographie FLEMMINGs „Zellsubstanz, Kern- und Zellteilung". Beide Werke enthalten klare Beschreibungen der mitotischen Kernteilung und Darstellungen aller wesentlichen Phasen. Die Abbildungen FLEMMINGs sind heute noch gültig und sehr gut geeignet, den Vorgang der Mitose halbschematisch zu demonstrieren (Abb. 2).

War damit der prinzipielle Ablauf beschrieben, so blieb doch noch vieles offen. Ja, mit der Klärung der ersten Fragen stellte sich eine Vielzahl neuer Probleme ein. STRASBURGER (1880) hatte eine Querteilung der „Kernfäden" angenommen, FLEMMING (1882) deren Längsteilung beobachtet. 1888 führte WALDEYER für die Kernfäden bzw. Kernschleifen den Ausdruck „Chromosomen" ein, der sich heute allgemein durchgesetzt hat. Die Zahl der Chromosomen gewann Interesse. Nachdem man erkannt hatte, daß die Chromosomen die für die Teilung spezielle Zustandsform der Kerne sind, wurde interessant, ob und in welcher Form Chromosomen auch im Intermitosekern existieren. 1887 erkannten VAN BENEDEN und NEYT und im gleichen Jahre unabhängig von diesen BOVERI die Centrosomen als in der Zelle permanent vorhandene Organellen. BOVERI widmete diesen Körperchen ausgedehnte Untersuchungen, und durch ihn kennen wir ihre zentrale Stellung bei der mitotischen Kernteilung, bei der Befruchtung und bei der anschließenden Polkörperchenbildung[8]. Als FLEMMING 1892 und 1897 schließlich seine zusammenfassenden Darstellungen in den „Ergebnissen der Anatomie" veröffentlichte, war das Wissensgebäude über die mitotische Kernteilung gefestigt und gesichert. FLEMMING konnte auf 20 äußerst fruchtbare Arbeitsjahre zurückblicken, die er bevorzugt diesem Gebiet gewidmet hatte.

Die weitere Entwicklung verlief weitgehend kontinuierlich. Wiederum war die Entwicklung neuer Methoden oftmals die Voraussetzung für weitere Schritte. Auch bestimmte vielfach der Gang der Erkenntnisse in anderen Zweigen der Naturwissenschaften die Denk- und Arbeitsweise der Cytologen. Man lernte zunehmend

[6] Zum Beispiel OSCAR HERTWIG 1876. [7] VAN BENEDEN 1876.
[8] BOVERI 1887a, 1887b, 1888, 1890.

mit Zellen experimentieren. Dabei erwies sich die Spindel mit den Chromosomen mechanisch als relativ formkonstantes Gebilde[9]. Vielfach variierte Anstichversuche, wie sie z.B. in den Arbeitsgruppen von CHAMBERS (1917, 1919) oder von WADA (vor allem 1935, 1941) vorgenommen wurden, führten zu besseren Kenntnissen des physikalischen Verhaltens des „mitotischen Apparates", wie MAZIA und DAN (1952) den vollständigen Komplex der Metaphase-Spindel mit den Chromo-

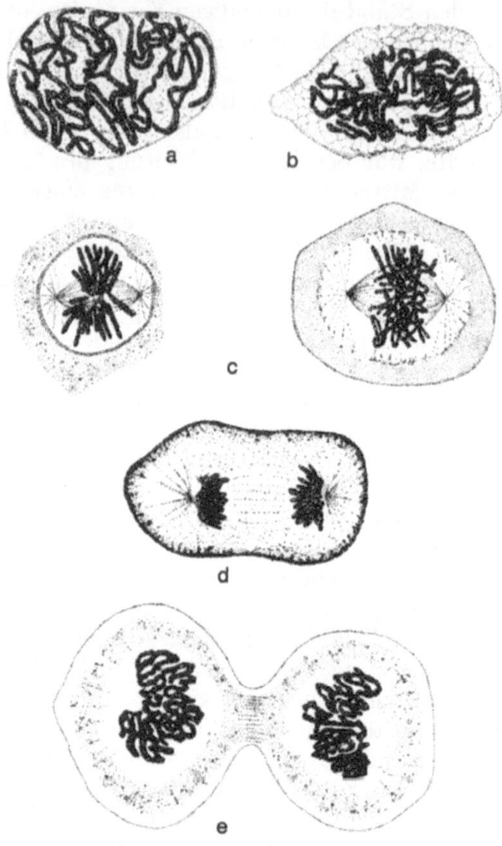


Abb. 2a—e. Zeichnungen W. FLEMMINGS (1882) von Mitosefiguren in Larven vom Salamander. a Prophase, b metakinetische Umordnung, c Metaphase, d Anaphase, e Cytokinese

somen nannten. MAZIA und seine Mitarbeiter führten an isolierten „mitotischen Apparaten" genauere chemische Untersuchungen durch, die neue Einblicke in den Aufbau und auch in die Funktionen der mitotischen Spindel brachten.

Weit vorher waren morphologische Befunde, z.B. von BELAR (1927, 1929, 1930), zu Kausalanalysen des Mitosemechanismus zusammengefaßt worden. An jeweils besonderen Objekten und mit anderen Schwerpunkten schlossen sich die Studien von VON MÖLLENDORFF (1937a, 1937b, 1938), VON MÖLLENDORFF und LAQUEUR (1938), COOPER (1941), ÖSTERGREN (1945, 1948, 1949, 1950a) und vielen anderen an, teils an Gewebekulturen, teils an Sonderformen, die auf Grund des Chromosomenverhaltens oder von spezifischen Strukturen in den Zellen Rück-

[9] Zum Beispiel FOOT und STROBELL 1905.

schlüsse auf die Mechanismen der mitotischen Chromosomenbewegungen zuließen. Hierher gehören auch die vielfältigen Befunde, die SCHRADER und HUGHES-SCHRADER seit 1923 an meiotischen Teilungen gewonnen hatten[10]. Schließlich gewannen die Beobachtungen von CLEVELAND (seit 1935) an Flagellaten mit großen und deutlichen Kinetozentren, Kinetochoren und Spindeln besonderen Aussagewert.

Neuere cytologische Methoden, z.B. die Beobachtung der optischen Doppelbrechungsphänomene, brachten W. J. SCHMIDT (1936, 1937), INOUÉ (ab 1951) und BAJER und MOLÉ-BAJER (ab 1954), letzteren in Kombination mit Film-Zeitrafferaufnahmen, neue Erkenntnisse. Am bedeutsamsten wurde aber für die gesamte Zellmorphologie und damit auch für die Mitoseforschung die Entwicklung der elektronenmikroskopischen Techniken. Diese liefen parallel mit neuen biochemischen Aufarbeitungsmethoden, z. B. der Ultrazentrifugierung[11], aber auch der Einführung der radioaktiven Isotope in die Biologie[12], der Autoradiographie, der qualitativen und quantitativen Cytochemie und der Cytophotometrie.

Alle diese verschiedenen Methoden haben eigene Arbeitsgebiete entwickelt, in denen die Kenntnisse von den Zellstrukturen während der Teilungsruhe und während der mitotischen Teilung bis in den molekularen Bereich vordrangen und hierbei auf allgemeingültige biologische Prinzipien stießen — z. B. die der identischen Reduplikation, der Regulationen usw. Sie ließen den primären Erkenntnisbereich der mitotischen Zellteilung weit hinter sich. Wir werden im folgenden verschiedentlich einzelne dieser molekularbiologischen Gebiete berühren.

## 3. Bedeutung der Mitose

### a) Wachstum, Hypertrophie, Hyperplasie

Die Mitose ist das cytomorphologische Phänomen der Vermehrung lebendiger Substanz — so etwa können wir die Stellung der Mitose in der Allgemeinen Biologie vorläufig benennen. Wir ordnen die mitotische Zell- und Kernteilung damit ein in die Phänomene des Wachstums und der biologischen Substanzverdoppelung.

Das ist aber nur im Groben richtig. Sind doch beide Phänomene: das Wachstum und schon gar die biologische Substanzverdoppelung, prinzipiell auch ohne Mitose möglich. So ist z. B. das Wachstum der Pflanzen nur zum Teil Folge einer Zellvermehrung[13]. Vielfach strecken sich die Zellen nur oder nehmen an Volumen zu[14]. Auch Einlagerungen von exogenen Substanzen zwischen oder in die Zellen können ein Wachstum bewirken.

Im pathologischen Bereich kennen wir die Substanzvermehrung ohne Zunahme der Zellzahl als *Hypertrophie*. „Eine Hypertrophie liegt dann vor, wenn eine Substanzvermehrung durch Vergrößerung der Einzelelemente der Struktur, also in der Regel der Zellen, erreicht wird"[15]. Orthologisch ist die Vermehrung der Kernsubstanz in der Zelle durch unsichtbare „Kryptendomitosen"[16] ein Wachstum in Verdoppelungsschritten. Auch hierbei handelt es sich nicht um Mitosen, obwohl bei dieser rhythmischen Verdoppelung auch eine identische Reduplikation der Kernbestandteile stattfindet. — Es gibt also ein echtes Wachstum ohne mitotische Zell- und Kernteilung.

Andererseits braucht nicht jede Zellteilung zu einer Substanzvermehrung zu führen. Die bekanntesten Beispiele sind die ersten Furchungsteilungen des Seeigelembryos, aber auch vieler Amphibien- und Säugerembryonen, bei denen die

[10] Lit. bei SCHRADER 1954. [11] SVEDBERG 1938, [12] VON HEVESY 1953.
[13] HABER und FOARD 1964. [14] Zum Beispiel WRIGHT 1961. [15] BÜCHNER 1966.
[16] GEITLER 1953.

vorhandene Substanz durch äquale Mitosen auf viele Zellen aufgeteilt wird, ohne daß die Substanz selbst zunimmt. Die beiden Vorgänge Zellwachstum und Zellteilung können also dissoziiert sein[17].

Trotzdem gilt zumindest für die Organe des erwachsenen Säugers die Regel, die als Satz von der „fixen Größe der Organellen" bezeichnet worden ist[18]: Riesen und Zwerge einer Art haben in ihren Organen annähernd gleich große Zellen, es variiert nur die Zellzahl[19]. Um dies bestätigt zu finden, braucht man nur die Leber- oder Nierenzellen einer Maus mit denen des Menschen zu vergleichen. Bei Protozoen ist die Variationsbreite dagegen sehr groß: die größte einzellige Amöbe kann 1 Million mal so groß sein wie die kleinste[20].

Wenn das Gewebe eines Metazoenorgans wächst, wird in der Regel eine „kritische Zellgröße" nicht überschritten. Dann folgt zumeist eine mitotische Teilung — oder zumindest eine endomitotische Reduplikation[21]. Insofern besteht der obengenannte Bezug zwischen Zellteilung und Wachstum zu Recht. R. Hertwig (1903) hat die Beobachtung, daß im Metazoenorganismus kleine Zellen meist kleine Kerne und große Zellen meist große Kerne besitzen, genauer, daß jedem Zelltyp eine begrenzte Variabilität seiner Kern- und Zellgröße zukommt, zur „Lehre von der Kern-Plasma-Relation" erweitert, wonach „jeder Zelle normalerweise eine bestimmte Korrelation von Plasma- und Kernmasse zukommt". Mit dieser Korrelation ist offensichtlich eine optimale Stoffwechselleistung für die betreffende Zelle gewährleistet. Wird diese durch eine Substanzzunahme des Cytoplasmas gefährdet, tritt eine mitotische Zellteilung ein[22]. Im pathologischen Bereich entsteht dadurch die *Hyperplasie*, die im Gegensatz zur Hypertrophie mit einer vermehrten Zellzahl einhergeht.

Freilich ist dieser Bezug zwischen Wachstum und Zellteilung auch jetzt noch eine bloße Deduktion; er vermag uns keine Antwort zu geben auf die Frage nach den Ursachen der mitotischen Zellteilung[23]. Hier sind übergeordnete Regulationsmechanismen entscheidend, wie wir sie beim Säuger etwa in der hormonellen Stimulation durch die Hypophyse — durch das sog. Wachstumshormon — kennen. Wenn das wachsende Gewebe solchen körpereigenen Regulationen entgleitet, kommt es zum pathologischen, ungeordneten, unbeschränkten Wachstum, charakteristisch bei den sog. hyperplasiogenen Geschwülsten. Auch exogene Faktoren können zum ungezügelten Wachstum der mehr und mehr entdifferenzierten Zellen führen. Dann liegt eine autochthone, bösartige Geschwulst vor, der maligne Wachstumsexzeß. Auch er bedient sich der mitotischen Zell- und Kernteilungen, die morphologisch von denen der normalen Wachstumsvorgänge nicht zu unterscheiden sind.

### b) Differenzierung

Die maligne Entgleisung des Wachstums lehrt aber noch ein weiteres: Indem aus den differenzierten Zellen eines Organs oder Gewebes entdifferenzierte Geschwulstzellen werden, steigert sich mit zunehmender Entdifferenzierung die Wachstumsintensität, d.h. die Bereitschaft zur mitotischen Teilung. Grob gesprochen scheinen Differenzierung und Teilungsbereitschaft in gegensätzlicher Wechselbeziehung zu stehen[24]. Das bestätigt die Embryogenese, wenn nämlich aus den prinzipiell omnipotenten Zellen der ersten Furchungsteilungen pluripotente und schließlich unipotente, differenzierte Gewebszellen werden.

An einer speziellen Zellform, an Myoblasten, ließ sich das experimentell belegen. Man kann an ihnen den Differenzierungsgrad an der stattfindenden oder

[17] Vgl. z.B. auch Haber und Luippold 1960, Haber und Foard 1964.
[18] Driesch 1900, Boveri 1904. [19] Rensch 1948. [20] Agrell 1964. [21] Geitler 1959.
[22] Vgl. z.B. Zeuthen 1953a. [23] Vgl. Wassermann 1929. [24] Zum Beispiel Weiss 1949.

abgelaufenen Synthese von Myosin und von Actin feststellen. STOCKDALE und HOLTZER (1961) fanden, daß präsumtive Myoblasten, die Desoxyribonucleinsäure (DNS) synthetisieren, sich also auf eine mitotische Kernteilung vorbereiten, keine contractilen Proteine bilden, während umgekehrt sich differenzierende Myoblasten zu keiner DNS-Synthese in der Lage sind. Regt man nach Beobachtungen von ÅGRELL (1964) Hühnerherz-Myoblasten zur Teilung an, verschwinden vorher die Myofibrillen. Wenn das Kulturmedium keine Teilungen mehr erlaubt, werden wieder Myofibrillen gebildet. Gibt man frisches Kulturmedium hinzu, verschwinden die Myofibrillen wieder, und es setzt eine intensive Zellteilungstätigkeit ein. Das kann nach Belieben wiederholt werden. — In den Säugerorganen nimmt während der Gewebsdifferenzierung die Bereitschaft zur DNS-Synthese und zur Mitose ab, so daß z.B. die funktionstüchtigen exokrinen Pankreaszellen normalerweise keine Mitosen mehr eingehen[25], ohne daß dies irreversibel wäre, d.h. ohne daß diese Zellen irreversibel in die Postmitose (s. u.) eingehen. In Pflanzen können selbst hochdifferenzierte Zellen unter besonders teilungsbegünstigten Umständen zu einer meristematischen Mitosefrequenz angeregt werden[26].

Der Mensch besteht aus etwa $2 \times 10^{14}$ Zellen. Sieht man von den speziellen Faktoren der Zelldifferenzierung ab, dann kann man die Zahl der dazu notwendigen Zellverdoppelungsschritte errechnen: es sind nur 48 — vorausgesetzt allerdings, alle Zellen teilen sich in gleicher Folge, und es finden keine Zelluntergänge statt. Wir wissen, daß das eine bloße Hypothese ist. Im Zusammenhang mit der Organdifferenzierung tritt nämlich schon früh eine Unterteilung der Zellen in drei Haupttypen ein: Manche Gewebszellen mit rascher, physiologischer Mauserung behalten ihre Bereitschaft zu häufiger mitotischer Teilung bei. Das sind z.B. die Dünndarmepithelien, die Basalzellen der Epidermis, die Zellen der Myelopoese und der Erythropoese, die Keimzellen usw. Wir nennen diese Zellen nach COWDRY (1953) „Intermitosezellen". Andere Zellen bewahren ihre Potenz für regeneratorische oder reparative Mitosen trotz fortgeschrittener Differenzierung. Das gilt z.B. für die Leberepithelzellen, die Nierenepithelzellen, die meisten Mesenchymzellen, aber auch die Zellen des Herzmuskels[27] und für die Gliazellen des Zentralnervensystems[28]. Die Zellen des höchsten Differenzierungsgrades aber, die Ganglienzellen des Zentralnervensystems, haben mit der Erlangung ihrer Differenzierung ihre Zellteilungsfähigkeit verloren. Wir nennen sie nach COWDRY (1953) „Postmitosezellen".

Die Differenzierung kann zumindest in bestimmten Fällen — nämlich bei den oben genannten Wechselgeweben des Dünndarmes, der Blutzellbildung oder der Epidermis — über solche Mitosen gehen, die nicht zu zwei gleichwertigen Zellen führen. Eine Tochterzelle verbleibt z.B. in der Epidermis im Stratum germinativum, die andere rückt in die höhergelegene Zellschicht ein und differenziert sich zur verhornenden Epidermiszelle. Dieser Vorgang ist in den letzten Jahren besonders durch Histoautoradiographie belegt worden[29]. Man nennt solche Mitosen im Gegensatz zu den üblichen äqualen — besser homoplastischen — Mitosen inäquale[30] — besser heteroplastische[31] — Mitosen. Allerdings ist nicht gesichert, ob wirklich die Mitosen inäqual sind, oder ob nicht nur die verschiedene Lage der Tochterzellen sekundär eine verschiedene Entwicklung induziert. Strenggenommen liegen inäquale Mitosen erst dann vor, wenn das Chromosomenmaterial ungleich

[25] WESSELS 1964. [26] Zum Beispiel STEWARD 1963.
[27] GRUNDMANN 1950, OVERY und PRIEST 1966, KLINGE 1967, RUMYANTSEV und MIRAKJAN 1968.
[28] NOETZEL und ROX 1964.
[29] Zum Beispiel OEHLERT und BÜCHNER 1961, OEHLERT 1969 u.a.
[30] Zum Beispiel ROLSHOVEN 1953. [31] Zum Beispiel ROHR 1949.

auf die Tochterzellen verteilt wird[32]. Ob es sich bei der normalen Regeneration der Wechselgewebe, z.B. in der Epidermis, wirklich um inäquale Mitosen handelt, ist letztlich heute noch offen. — Einige der zumindest aus kantigen Zellen, also vorwiegend Pflanzenzellen, abzuleitenden statistischen Theorien der äqualen Zellteilung sind kürzlich dargestellt worden[33].

Einander benachbarte Zellen eines Gewebes stehen in mannigfacher Wechselbeziehung zueinander, auch bezüglich der mitotischen Proliferationen. Von diesen Wechselbeziehungen ist heute nur ein kleiner Teil bekannt. Gesichert ist, daß speziell in den Geweben mit beträchtlicher Zellmauserung eine innergewebliche Regelung stattfinden kann, bei der eine Art „Rückmeldung" zu den proliferierenden Zellen erfolgt. Es herrscht in normalen Geweben also eine „mitotische Homoiostase", ein Gleichgewicht zwischen Zellverbrauch und Zellneubildung[34], das vielleicht durch eigene Gewebshormone reguliert wird. Im Dünndarm der Maus ist die Mitoserate abhängig von der bakteriellen Besiedelung: bei keimfrei aufgezogenen Tieren ist sie stark erniedrigt. Schädigt man das Dünndarmepithel z.B. mit Na-Desoxycholat, dann wird diese Schädigung durch eine mitotische Regeneration „reguliert", und die Mitoserate entspricht jetzt etwa der bei normaler Darmflora[35]. Sicher spielen hier mehrere Regulationsphänomene ineinander, gewebseigene und den Geweben übergeordnete. Es handelt sich also einmal um Analoga der sog. „Zellteilungshormone", die seit den Studien von Haberlandt (1921) viel diskutiert worden sind. Zum andern sind Mitosehemmstoffe im Spiel, wie sie sowohl von Bullough u. Mitarb. (1960, 1964) als auch von Iversen (1961), beobachtet worden sind. Wahrscheinlich ist die reparative Regeneration von Geweben durch ein solches Wechselspiel gesteuert[36], wobei tageszeitliche Schwankungen festgestellt werden können[37]. Sicher spielt bei der Entstehung bösartiger Tumoren eine Entgleisung dieser Regelphänomene eine gewisse Rolle[38]. Andererseits können solche Entgleisungen auch erst die Folgen des den bösartigen Tumoren eigenen Wachstumsexzesses sein, ein Exzeß, der sich eben aller Regelung — auch der gewebseigenen — zu entziehen vermag.

### c) Alterung

Nachdem wir die Bedeutung der mitotischen Kernteilung bei Wachstum, Differenzierung und Entdifferenzierung erörtert haben, muß noch der Bezug zwischen Mitose und Alterung berücksichtigt werden. Alter und Tod sind Erscheinungen des Metazoenorganismus mit seinen differenzierten Zellen und Geweben. Die Protisten enden bei guten Umweltbedingungen in der nächsten mitotischen Zellteilung mit der Entstehung zweier identischer Tochter-Protisten; sie sind zumindest potentiell unsterblich.

Das wurde z.B. von Hartmann (1926) an verschiedenen Amöbenarten experimentell belegt: Den Amöben wurden während eines Zeitraumes von 130 Tagen täglich Teile des Zelleibes amputiert. Während sich die Amöben sonst etwa jeden zweiten Tag zu teilen pflegten, blieb bei den täglich amputierten Amöben jede Teilung aus. Sonst verhielten sie sich völlig normal. Die Versuche zeigten einmal erneut die Bedeutung der Zellgröße: Mit der regelmäßigen Amputation fehlte der durch das Zellwachstum bedingte Mitosereiz. Zum andern ließen sie Rückschlüsse auf das Altern zu: Indem mit der täglichen Amputation von Cytoplasmateilchen dem Zelleib die Möglichkeit des Wachstums, d.h. der Substanzvermehrung durch Assimilation, verblieb und zugleich Schlackstoffe künstlich

[32] Kawamura 1960. [33] Meretz und van der Waerden 1966.
[34] Bullough und Rytömaa 1965. [35] Fry und Staffeldt 1964.
[36] Lit. z.B. bei Grundmann und Seidel 1969. [37] Zum Beispiel Oehlert und Block 1962.
[38] Zum Beispiel Oehlert 1969.

entfernt wurden, zeigten sich keinerlei Alterungsphänomene. Wenn man bei Protisten (Phytoflagellaten) z.B. in stark konzentrierten Nährlösungen nur die Teilungen, nicht aber das Zellwachstum verhindert, entstehen dagegen Riesenformen, die bald absterben. Gibt man ihnen durch Mediumwechsel Gelegenheit zur Zellteilung, so bilden sich durch mehrere aufeinanderfolgende Teilungsschritte rasch normal große Protozoen mit normaler Fortpflanzung. In diesen berühmt gewordenen Experimenten von HARTMANN führte die mitotische Zellteilung zu einer Verjüngung, und es bietet sich eine vielgenannte These an: Mitotisch regenerierende

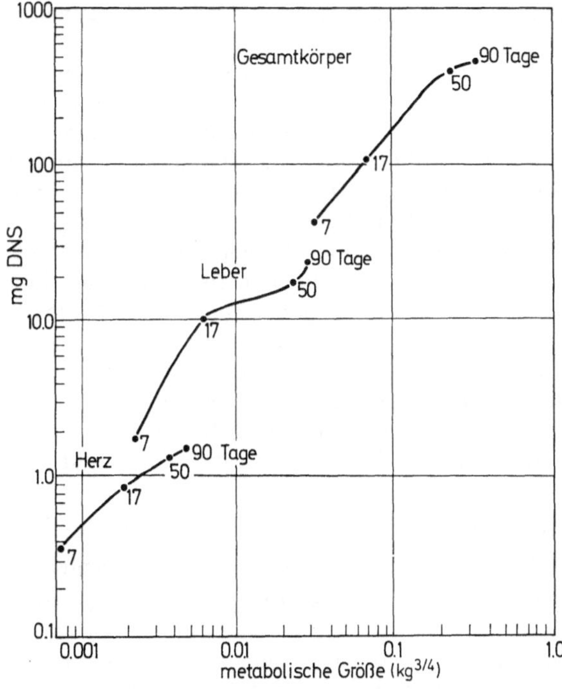


Abb. 3. Beziehung zwischen der „metabolischen Größe" ($kg^{3/4}$) und der DNS-Menge (mg) bei Herzmuskel, Leber und Gesamtkörper der Ratte im Alter von 7, 17, 50 und 90 Lebenstagen. (Aus R. FISCHER 1965 nach Daten von M. ENESCO und C. P. LEBLOND 1962)

Gewebe verjüngen sich, zur Mitose unfähige altern. Im allgemein-biologischen Bereich ist die alterungshemmende Bedeutung in noch stärkerem Maße für die geschlechtliche Fortpflanzung angenommen worden[39].

Das Altern ist aber ein wesentlich komplexerer Vorgang als der bloße Bezug auf die mitotische Zellteilung deutlich werden läßt, und es ist hier nicht der Ort, darüber mehr zu sagen. Sicher ist das Altern eines höheren Organismus von intracellulären Alterungsprozessen derjenigen Zellen abhängig, die sich nicht durch eine mitotische Zellteilung „verjüngen" können, z.B. der Ganglienzellen[40]. Für SOROKIN (1964) ist das Altern generell eine Folge der Stoffwechselabnutzung der differenzierten Zellen.

Interessant ist in diesem Zusammenhang der Bezug von Körpergewicht und Gesamtgehalt aller Zellen an DNS auf das Lebensalter, wie ihn FISCHER (1965) vorgenommen hat. Er ging von einer „metabolischen Körpergröße" aus (angegeben in $kg^{3/4}$), die er als Abszisse auftrug und dazu in der Ordinate die Gesamt-

[39] Lit. bei HARTMANN 1953. [40] CURTIS 1964.

DNS, beide in logarithmischem Maßstab. In dieses Koordinatensystem trug er von Enesco und Leblond (1962) an der ganzen Ratte, an der Rattenleber und am Rattenherzen bestimmte Werte ein, jeweils im Alter von 7, 17, 50 und 90 Tagen. Das Ergebnis zeigt Abb. 3. Damit ist eine Möglichkeit gegeben, das Differentialwachstum der einzelnen Organe zu untersuchen. Da die DNS-Menge der Zahl der diploiden Zellkerne entspricht, zeigt sich z.B., daß der Gesamtkörper der Ratte in 90 Tagen weitgehend ausgereift ist, während die gesamte Kernsubstanz der Leber noch zunimmt. Zwischen dem 17. und dem 50. Lebenstag nehmen die Rattenleberzellen allerdings relativ wenig zu — das ist die Zeit, in der in der Rattenleber die funktionelle Polyploidie ausgebildet wird[41]. — Mögen Einzelheiten solcher Bezüge noch umstritten sein. Die Abhängigkeit zwischen der Kernzahl (DNS-Menge) und letztlich damit der Proliferationsintensität ist in den einzelnen Organen und in den einzelnen Altersstufen verschieden. Die Differenzierung bestimmt also den Grad des physiologischen Alterns, und wahrscheinlich besteht eine unmittelbare Korrelation zwischen der Zellproliferation eines Organismus und der Mortalität[42]. Umgekehrt ist gesichert, daß die Differenzierungspotenz mit dem Alter eines Organismus abnimmt, und daß im Alter häufiger Entgleisungen mit Entwicklung bösartiger Tumoren auftreten als in der Jugend. Hierbei gewinnt das vorher entdifferenzierte Gewebe eine besonders hohe mitotische Teilungsfähigkeit, die durchaus die embryonale erreichen und überschreiten kann. Niemand wird hier von einer „Verjüngung" des vom Krebs befallenen Individuums sprechen.

Fassen wir die Mitose also lieber einfach als Phänomen des Zell- und Gewebswachstums auf. Die Erscheinungen der Differenzierung, Entdifferenzierung, Verjüngung und Alterung liegen in einer übergeordneten Regelung, bei der die Zelle bloßes Objekt, die mitotische Zellteilung letztlich Folge und Vollzug ist.

## 4. Phänomenologische und zeitliche Gliederung des Mitosecyclus

### a) Allgemeiner Ablauf der mitotischen Kernteilung

Die sichtbaren *Phasen der Kernteilung* beginnen mit der *Prophase*, deren Abgrenzung von der Interphase morphologisch nicht in jedem Falle sicher möglich ist. Wenn die Prophase voll ausgebildet ist, sieht man ziemlich regelmäßige Chromosomenverdichtungen im Zellkern bei noch intakter Kernmembran, allerdings noch nicht die einzelnen Chromosomen. Diese sind zu einem Knäuel zusammengelegt, den sog. Spirem.

Erst wenn in der *Prometaphase* die Kernwand geschwunden ist, liegen die einzelnen Chromosomen so isoliert, daß ihre Individualität bestimmt werden kann. Zugleich sind auch die Centrosomen an die späteren Spindelpole gerückt, und die Spindelfasern, die in einzelnen Prophasen schon sichtbar sind, werden jetzt sehr deutlich. Sie erreichen ihre volle Ausprägung aber erst in der *Metaphase*, wenn die Chromosomen in der Äquatorialplatte liegen. Die Umordnung der Chromosomen vom Spirem der Prophase in die Äquatorialplatte ist die *Metakinese*.

Nach einer relativen Ruhe in der Metaphaseplatte setzt nun oft recht plötzlich die Polwanderung der Chromosomen und damit die *Anaphase* ein. Die Spindelfasern verkürzen sich unter Streckung der Spindel im Bereich der sog. Interzonalregion zwischen den auseinanderweichenden Chromosomen. Zugleich beginnt meist bereits eine Einbuchtung der Zellwand in der Mitte der gestreckten Zelle in der Ebene der vorherigen Äquatorialplatte. Dies leitet die *Cytokinese* ein, die sich nach der *Telophase* vollendet. Die Chromosomen fließen nun wieder zu einem kompakten Zellkern zusammen, der zunächst noch sehr wenig gegliedert erscheint,

[41] Zum Beispiel Swartz 1956 Grundmann 1964 u.a.
[42] Zum Beispiel Sanders u. Mitarb. 1964.

bis in der *Rekonstruktionsphase* allmählich durch partielle Auflockerung und innere Gliederung wieder ein Kernbild entsteht, das der Mutterzelle weitgehend entspricht. Dieser Ablauf ist im wesentlichen in den alten Abbildungen von FLEMMING (1882) bereits überzeugend dargestellt worden (Abb. 2). Wie das an der lebenden Zelle photographiert werden kann, zeigt Abb. 4[43] am Beispiel der 1. Reifeteilung bei der Kohlschnake Pales ferruginea.

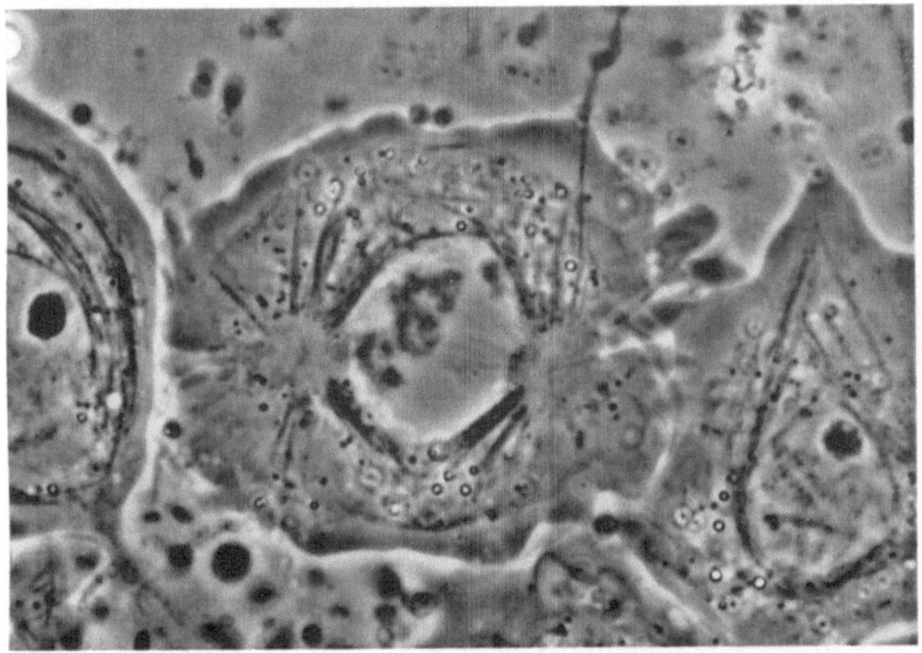

Abb. 4a

Abb. 4a—f. Phasenkontrastmikroskopische Aufnahmen (Vergr. 1800fach) eines Tipuliden-(Kohlschnaken-)Spermatocyten (Pales ferruginea) während der 1. Reifeteilung. a Prophase mit Ausbildung der Chromosomen im Kernraum und der Polstrahlen, die konzentrisch auf die großen Centrosomen ausgerichtet sind. In den Centrosomen V-förmige Centriolen. b 95 min später: Prometaphase mit der für meiotische Teilungen typischen Streckung der Chromosomen parallel zur Spindelachse. c Weitere 35 min später: Metaphase, Anordnung der Chromosomen in der Äquatorialebene in Spindelmitte. d Weitere 63 min später: Anaphase mit Polwanderung der Chromosomen. e Weitere 63 min später: Telophase, Kondensation der Chromosomensätze an den Spindelpolen, Bildung von Interzonalfasern. f Weitere 11 min später: Zelldurchschnürung (Cytokinese) mit vorübergehender Entstehung eines Zwischenkörpers. (Aufnahmen: R. DIETZ)

## b) Gliederung des Mitosecyclus

Cytomorphologisch steht der Teilungsvorgang ganz im Vordergrund. Und doch hat sich in den letzten 20 Jahren mehr und mehr die Erkenntnis durchgesetzt, daß die Kern- und Zellteilung nur Teile eines Cyclus sind, den man im ganzen den „Mitosecyclus" nennt[44]. Er ist erst geschlossen, wenn man den Zeitraum zwischen dem Ende einer Teilung und dem Beginn der nächsten einbezieht. Dieser Zeitraum ist die wichtigste Tätigkeitsphase des Zellkerns, weswegen der vielfach gebräuchliche Ausdruck „Ruhekern" irreführend ist. Der Kern ruht lediglich in einer

[43] DIETZ 1969. [44] HUGHES 1952.

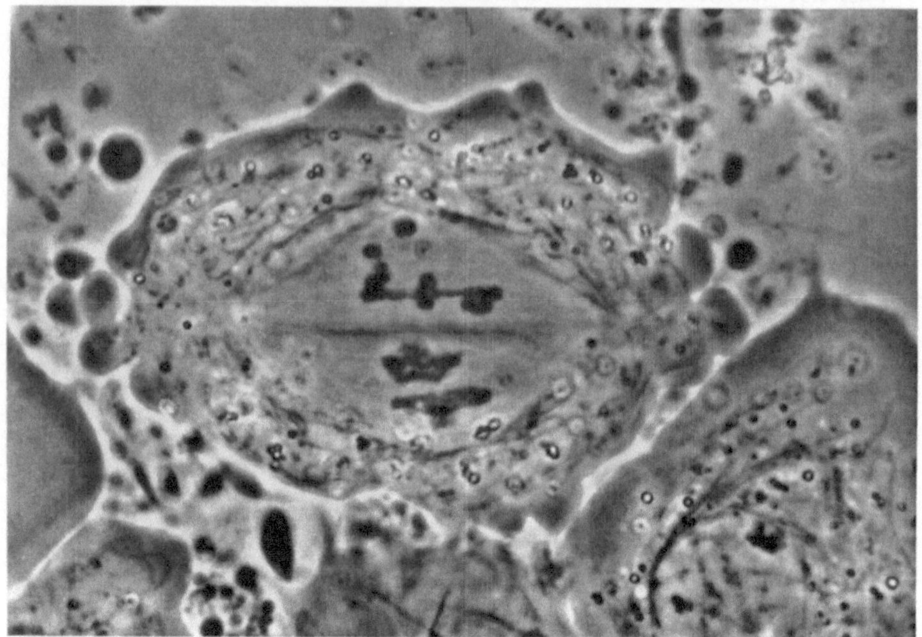

Abb. 4b

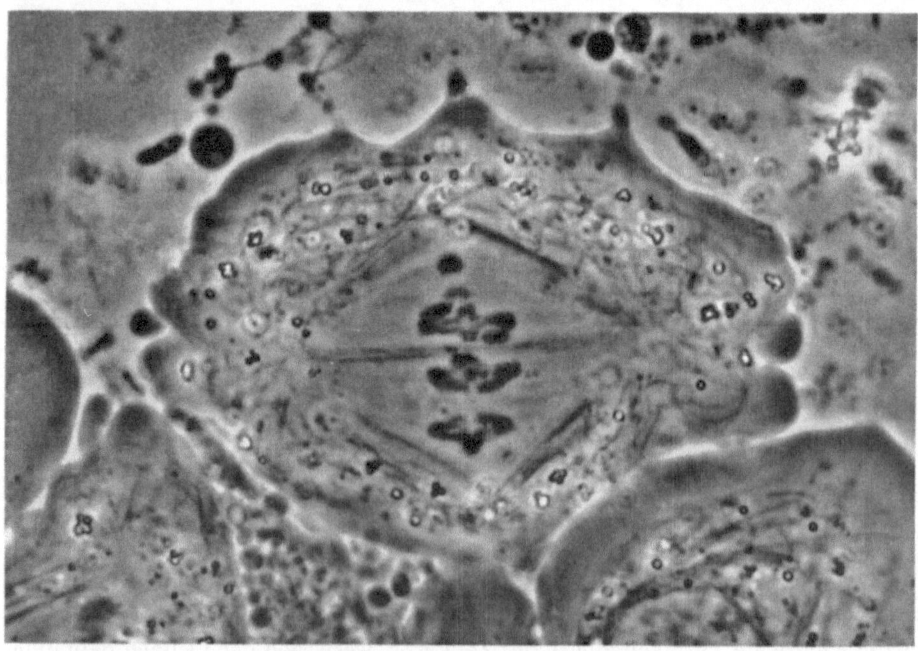

Abb. 4c

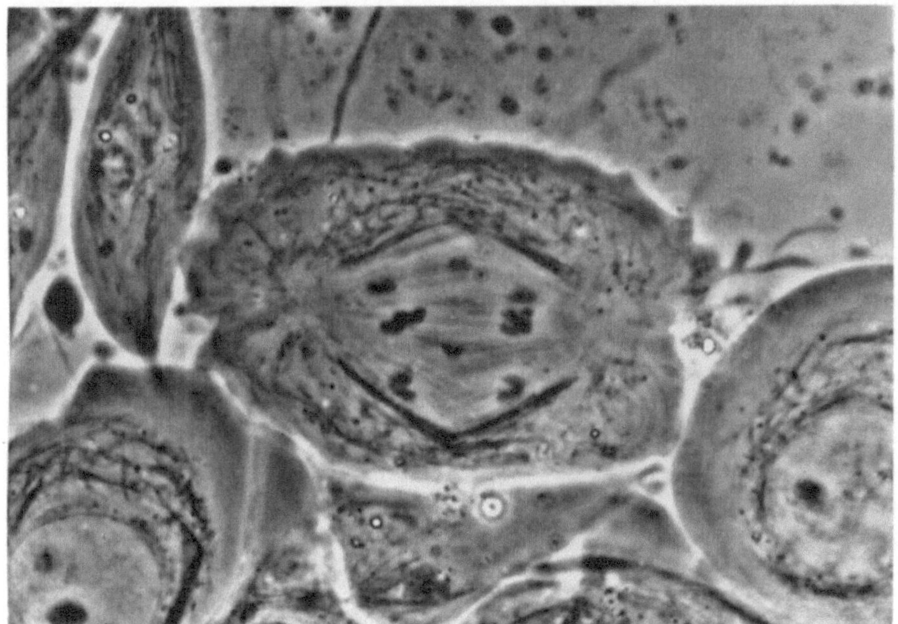

Abb. 4 d

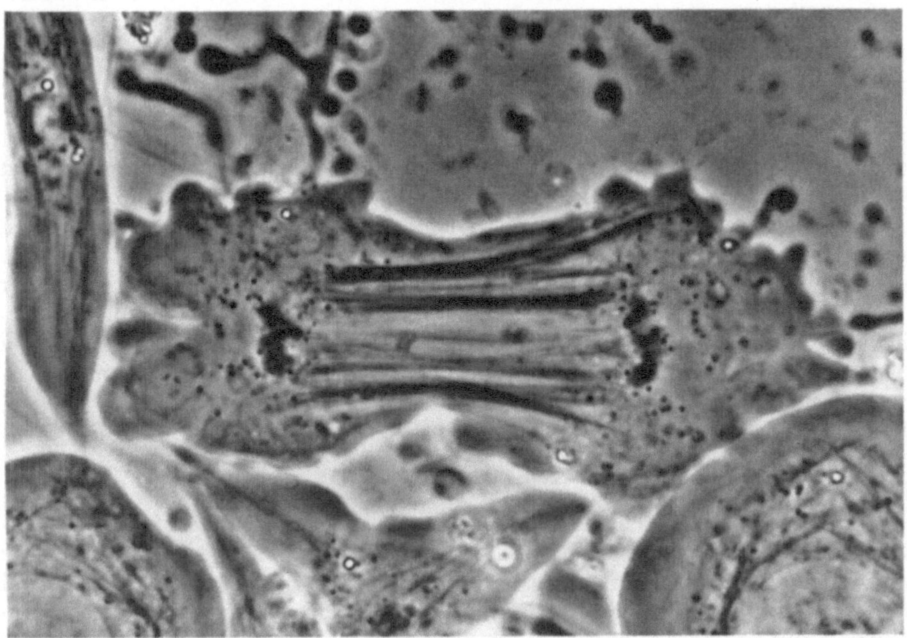

Abb. 4 e

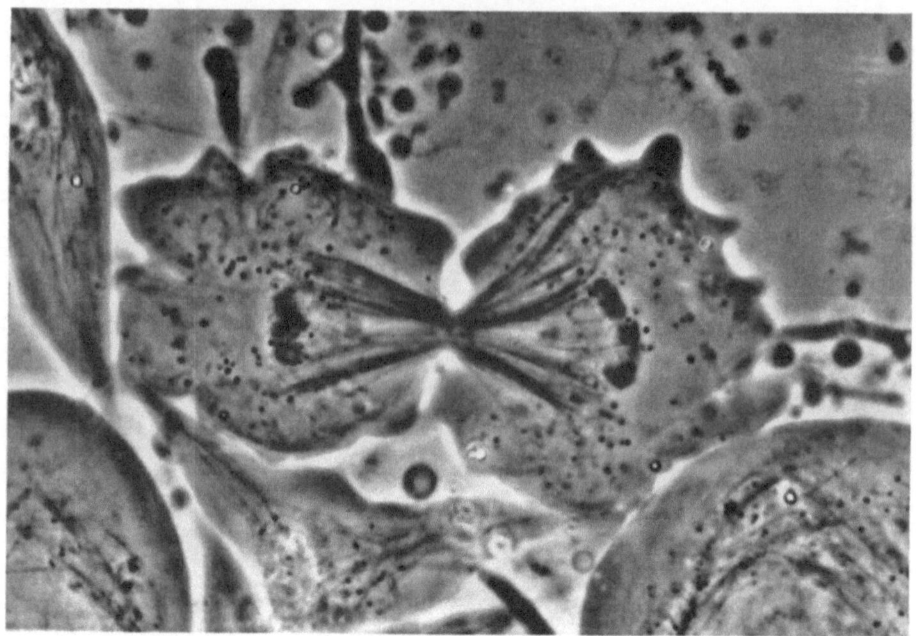

Abb. 4f

Hinsicht: er teilt sich nicht. Wir wissen heute, daß seine Funktionen gerade während der mitotischen Teilung ruhen. Zwischen den Teilungen ist er sehr aktiv, leitet die differentiellen Leistungen des Cytoplasmas und bereitet sich während der Interphase durch Synthesen auf die nächste Teilung vor.

Das hängt allerdings davon ab, ob er überhaupt noch in eine Teilung eintreten kann. Wir haben schon auf die Ganglienzellen des Zentralnervensystems hingewiesen, die ihre Teilungsfähigkeit mit ihrer Differenzierung eingebüßt haben. Sie durchliefen ihre letzte mitotische Teilung vor dieser Differenzierung und befinden sich nach der Nomenklatur von COWDRY (1953) in der *Postmitose*. BIZZOZERO (1894) hatte solche Gewebe mit Zellen, die sich nicht mehr teilen können, als Gewebe mit „stabilen" Zellen bezeichnet. In die gleiche Gruppe gehören auch die Erythrocyten und Leukocyten des peripheren Blutes, deren Lebensdauer jedoch im Gegensatz zu der der Ganglienzellen relativ kurz ist. Ähnliche postmitotische Endformen sind die ausgereiften Epithelzellen der äußeren und inneren Körperoberflächen (vgl. S. 291). Andere Zellen können unter bestimmten, im einzelnen noch unbekannten Bedingungen ihre Teilungsfähigkeit wieder erlangen, z.B. fast alle mesenchymalen Zellen, Endothelzellen usw., aber auch die Parenchymzellen von Leber und Nieren, Zellen, die COWDRY (1953) als „reversibel postmitotische Zellen" aufgefaßt hat.

Wir möchten diese Zellen lieber den „*Intermitosezellen*" zuordnen, d.h. denjenigen Zellen, die sich zwischen zwei Mitosecyclen befinden. Das ist die Masse der Somazellen des Säugerorganismus. Bei ihnen dient der Zeitabstand zwischen zwei mitotischen Teilungen einmal der Reduplikation der zelleigenen Substanz, die in der vorangegangenen Teilung halbiert worden war, zum anderen der Erfüllung der übergeordneten Gewebsaufgaben im Dienste des Organs bzw. des Organismus. Dementsprechend können wir nur einen kleinen Teil der Intermitose den

Reduplikationen der zelleigenen Substanz zuordnen; im weitaus größeren Zeitraum erfüllen die Zellen ihre gewebseigenen Leistungen. Ob Zellen aus der Intermitose überhaupt noch einmal in eine mitotische Zellteilung eintreten, hängt von vielen Realisationsfaktoren ab, u.a. auch von der Lebensdauer des Organismus.

In wachsenden Geweben, vor allem in den meristematischen Zonen, erfüllt die Zelle zwischen zwei mitotischen Teilungen keine übergeordneten Aufgaben. Sie benötigt nahezu die ganze Zeit zu ihrer Reduplikation, d.h. zur Wiederherstellung derjenigen Zellmasse, die vor der vorangegangenen Zellteilung bestand. Diese Zeit nennen wir die *Interphase*. Im Gegensatz zur Intermitose gehört die Interphase unmittelbar einem Mitosecyclus an. Sonst würde sich ja die Masse einer Zelle mit

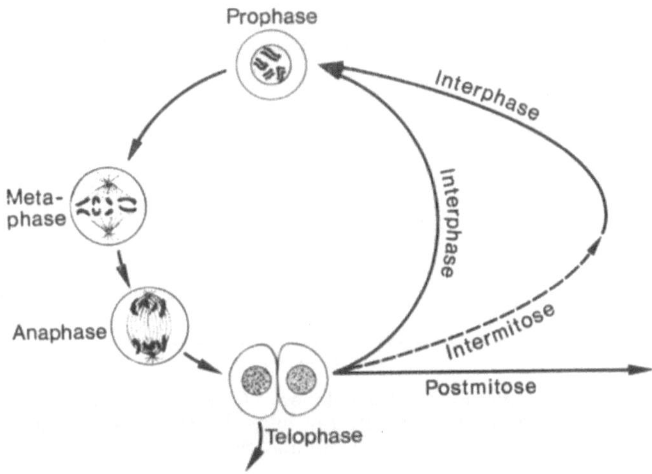


Abb. 5. Gliederung des Mitosecyclus unter Zuordnung von Interphase, Intermitose und Postmitose

jeder Zellteilung halbieren und schließlich extrem klein werden. In der Tat wird — von Sonderfällen abgesehen — dieses Prinzip: Substanzverdoppelung → Halbierung durch Zellteilung → Substanzverdoppelung → Halbierung durch Zellteilung ... sehr streng eingehalten. Das ist der Cyclus der Mitose (Abb. 5). Die Intermitose ist in differenzierten Geweben dazwischengeschaltet, die Postmitose kann sich dem letzten Mitosecyclus anschließen und geht in den Zelltod über.

Der Mitosecyclus selbst besteht also aus zwei Teilen: aus der Interphase und aus den Teilungsphasen. Die Interphase ist in den letzten 20 Jahren vor allem durch Studium der Synthesevorgänge genauer untersucht und damit gegliedert worden. Wir werden uns in späteren Abschnitten bei Erörterung der Vorbereitung der Mitose noch genauer mit den Vorgängen befassen müssen (s. S. **336**). Es hat sich bewährt, die Synthese der Desoxyribonucleinsäure (DNS) in den Mittelpunkt zu stellen und den Zeitraum ihrer Synthese die „Synthesephase (S-Phase)" schlechthin zu nennen. Den Zeitraum vor der S-Phase nennt man die $G_1$-Phase. Das ist die Zeit, in der die differenzierte Zelle ihre organspezifischen Leistungen vollbringt. Inzwischen ist es bei Intermitosezellen üblich geworden, von einer $G_0$-Phase zu sprechen, welche der $G_1$-Phase, also den Synthesen vor der DNS-Verdoppelung, vorausgehen kann.

Die S-Phase gilt jedoch im allgemeinen als die erste Phase des Mitosecyclus — soweit ein Cyclus überhaupt Anfang und Ende kennt. Auch ist heute gesichert, daß der Beginn der S-Phase wiederum durch andere Stoffwechselleistungen bedingt wird, auf die wir noch im einzelnen zurückkommen werden (s. S. 352). BULLOUGH (1963) hat noch den Begriff der „Dichophase" eingeführt. Er meint damit eine Phase, in der die Zelle „sich entscheidet", ob sie in einen neuen Mitosecyclus eintritt oder nicht. Die Abgrenzung der „Dichophase" ist nicht ganz einfach, noch dazu sie nur durchlaufen werden soll, wenn die Zellen sich vorher gegen den Mitoseeintritt und für die Aufnahme der gewebseigenen Funktion „entschieden" hatten. Betont doch BULLOUGH (1965) ausdrücklich, daß Zellen mit raschem Teilungsrhythmus, wie z.B. die Haarfollikelzellen, "pass almost directly from apophase into prophase", d.h. sie kommen gar nicht in die „Dichophase", die „Phase der Entscheidung". Unter „Apophase" bezeichnet BULLOUGH (1963, 1965)

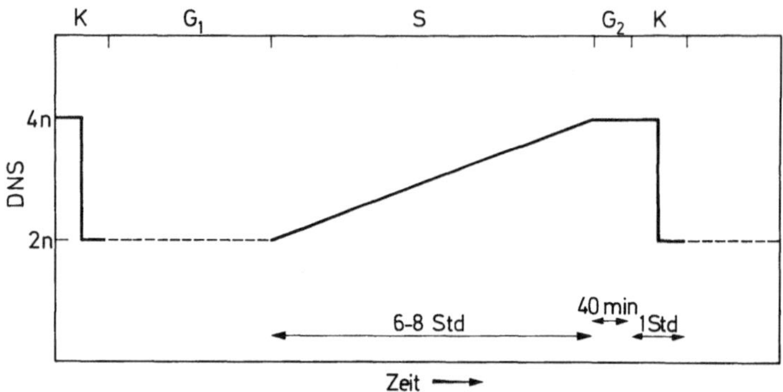


Abb. 6. Gliederung der Interphase: der Karyokinese (*K*) folgt die sehr variable $G_1$-Phase. In der S-Phase wird die DNS verdoppelt. Ihr folgt die $G_2$-Phase, die in die nächste Karyokinese (*K*) übergeht

die oben als $G_1$-Phase bezeichnete Phase vor der DNS-Synthesephase, seine „Prosphase" ist ungefähr identisch mit der $G_2$-Phase. — Berücksichtigt man, daß die „Dichophase" auch in entgegengesetzter Richtung durchlaufen werden kann, dann erscheinen die BULLOUGHschen Einteilungen etwas kompliziert. Das dürfte der Grund sein, weswegen sie sich nicht haben durchsetzen können gegen die etwas vereinfachende, aber übersichtlichere Einteilung in die $G_1$-Phase, in die S-Phase und in die der S-Phase folgende $G_2$-Phase, die in die Karyokinese K übergeht (vgl. Abb. 6).

Unabhängig davon, ob man die intermitotische Zeit, also die Zeit zwischen zwei mitotischen Zellteilungen, als eine echte „Intermitose" oder nur als eine „Interphase" (s. o.) ansieht, ist die Beziehung zwischen der Mitosezeit und der intermitotischen Zeit vielfach untersucht und auf verschiedene Weise gemessen worden. Am leichtesten gelingt dies naturgemäß durch direkte Beobachtung etwa bei den Furchungsteilungen der Ei-Zellen (Beispiel Seeigelei) oder bei Zellen in Gewebekultur[45]. Neben diese direkten Methoden treten indirekte, zum Beispiel die Bestimmung des „Mitose-Index". Darunter versteht man das Verhältnis der Mitosen zur Gesamtzellzahl in einem Gewebe zum Zeitpunkt der Fixation. Da die hierbei gewonnenen Zahlen (ausgedrückt in % oder ‰) meist klein sind, wendet man gern die Blockierung der Metaphasen durch Colchicin an. Dies ist ein so charakteristischer Vorgang, daß man die dadurch entstehenden Formen „C-Mitosen" nennt: Nach einer im wesentlichen normalen, wenn auch oft verlängerten Prophase ist die Einordnung der Chromosomen in die Metaphaseplatte nicht immer

[45] Zum Beispiel VON MÖLLENDORFF 1937a, FELL und HUGHES 1949, BAJER 1954 u.a.

vollständig. Die Chromosomen liegen in der Äquatorialebene ungleichmäßig nebeneinander und verbleiben dort, da die Anaphasebewegung blockiert ist. Dieser Effekt tritt noch bei einer molaren Colchicin-Konzentration von $10^{-8}$ ein[46]. Die große Zahl der in der Metaphase liegenbleibenden Mitosen macht eine vergleichende Bestimmung der Mitose-Indices verschiedener Gewebe signifikanter[47]. Die „Generationszeit" ist die Summe aus Intermitose + Mitosecyclus (einschließlich Interphase).

Tabelle 1. *Dauer der Mitosephasen in Minuten*

| Zelltyp | Prophase | Metaphase | Anaphase | Telophase | Mitosedauer | Autoren |
|---|---|---|---|---|---|---|
| Acanthamoeba | 4,5 | 4,5 | 4,5 | 6 | 19,5 | COMANDON und FONBRUNE (1937) |
| Sphacelaria fusca (Braunalge) | 10 | 7 | 4 | 9 | 30 | ZIMMERMANN (1923) |
| Rhogostoma schüssleri | 8 | 2—3 | 2,5 | 20 | 32,5—33,5 | BELAR (1921) |
| Acanthocystis aculeata | 9 | 4 | 4 | 23 | 40 | STERN (1924) |
| Milzzellen der Maus (Kultur) | 20—35 | 6—15 | 8—14 | 9—26 | 43—90 | HUGHES (1952) |
| Actinophrys sol | 14 | 3—6 | 4 | 30 | 53—56 | BELAR (1922) |
| Fibroblasten von Kaninchen (Kultur) | 19,6 | 10,1 | 4,1 | 31,1 | 64,9 | MÖLLENDORFF (1937a) |
| Yoshida-Sarkom | 14 | 31 | 4 | 21 | 70 | MAKINO und NAKAHARA (1953) |
| MTK-Sarkom I | 10 | 44 | 5 | 18 | 77 | MAZIA (1961a) |
| Arrhenatherum elatius | 36—45 | 7—10 | 15—20 | 20—35 | 78—110 | MARTENS (1927) |
| Wurzelspitzen von Allium cepa | 74 | 1 | 2,5 | 3,9 | 81,4 | LAUGHLIN (1919) |
| Wurzelspitzen von Haplopappus gracilis | 48 | 12 | 12 | 12 | 84 | AMES und Mitra (1966) |
| Micrasterias rotata | 60 | 21—24 | 6—12 | 3—45 | 90—141 | WARIS (1950) |
| Endosperm von Iris | 40—65 | 10—30 | 12—22 | 40—75 | 102—192 | BAJER und MOLÉ-BAJER (1954) |
| Fibroblasten von Triton | 18 | 17—38 | 14—26 | 28 | 110 | HUGHES und PRESTON (1949) |
| Chara-Rhizoide | 60—120 | 40 | 15 | 20 | 135 | PEKAREK (1932) |
| Euglypha sp. | 47 | 18 | 8 | 100 | 173 | BELAR (1926) |
| Neuroblasten von Heuschrecken | 102 | 13 | 9 | 57 | 181 | CARLSON und HOLLAENDER (1948) |
| Endosperm von Bohnen | 40 | 20 | 12 | 110 | 182 | BAJER und MOLÉ-BAJER (1954) |
| Tradescantia-Haarzellen | 180—240 | 60 | 20 | 40 | 300—360 | STRASBURGER (1880) |
| Tradescantia-Haarzellen | 181—241 | 14—85 | 15—122 | 130—137 | 340—585 | BELAR (1929) |

[46] LUDFORD 1936, MOLÉ-BAJER 1958. [47] Vgl. z.B. EIGISTI und DUSTIN 1955.

### c) Mitosezeit

Zur Ermittlung der Intermitosezeit bedarf es neben des Mitose-Index noch der Bestimmung der Mitosezeit, also des Zeitabstandes zwischen dem Beginn der Prophase und dem Ende der Telophase. Da diese Mitosezeit überaus variabel ist — zwischen 10 min und mehreren Stunden —, muß sie eigentlich für jede Gewebsart und für jede experimentelle Bedingung gesondert bestimmt werden. Das ist aber selbst bei Beobachtung in vivo sehr schwierig. Kann man doch kaum genau angeben, wann ein Kern sich noch in der interphasischen oder intermitotischen Auflockerung befindet, oder wann er bereits die erst prophasische Chromosomenkondensation aufweist. Ebenso schwierig zu bestimmen ist das Ende der mitotischen Zellteilung, nämlich der Übergang von der telophasischen Kondensation in die abgeschlossene Rekonstruktion. So erklärt es sich, daß selbst beim gleichen Objekt unter nahezu gleichen Bedingungen sehr verschiedene Zahlen errechnet wurden. Eine Übersicht über einige der im Schrifttum angegebenen Mitosezeiten ist in Tabelle 1 dargestellt. Eine der kürzesten Mitosezeiten ist an der Eizelle von Drosophila mit 6,2 min festgestellt worden[48], die längste in den Tradescantia-Haarzellen[49]. Freilich sind die Beobachtungen oft mit unterschiedlicher Methodik und unter sehr verschiedenen Bedingungen vorgenommen worden, so daß auch dieser tabellarische Vergleich nur in gewissen Grenzen gültig ist. Die Angaben erlauben aber die allgemeine Folgerung, daß die meisten Mitosen zwischen 30 min und 3 Std dauern. In der Zusammenstellung von MILOVIDOV (1949), in der mehr als 30 Pflanzen- und Tierzellarten zusammengefaßt worden sind, benötigen nur 4 länger als 3 Std und 2 weniger als 30 min. Immerhin ist die Variabilität mit dem Faktor 6 noch relativ groß und bei Bestimmung der Intermitosezeit aus Mitosezeit und Mitoseindex recht hemmend.

Die einfachste Formel, um aus der Mitosezeit und dem Mitoseindex die Intermitosezeit zu errechnen, lautet[50]

$$\mathrm{IT} = \mathrm{MT} : \mathrm{MI}.$$

Darin bedeuten: IT = Intermitosezeit, MT = Mitosezeit, MI = Mitoseindex.

Solche Berechnungen sind relativ grob, und es ist von mehreren Seiten versucht worden, die Beziehung zwischen der Intermitosezeit, der Mitosezeit und dem Mitoseindex in eine genauere Formel zu bringen. So hat HUGHES (1952) eine Formel von CRICK angegeben:

$$\frac{\mathrm{MT}}{\mathrm{MT} + \mathrm{IT}} \times \log_e 2 = \log_e \frac{1 + 2\,\mathrm{MI}}{1 + \mathrm{MI}}.$$

Auch diese Formel hat ihre Grenzen. Immerhin ergibt sich bei Anwendung dieser Gleichung, daß man bei bekannter Mitosezeit und bekanntem Mitoseindex einigermaßen verläßliche Intermitosezeiten errechnen kann[51]. Bei einem Mitoseindex von beispielsweise 2% ergibt sich bei Berücksichtigung einer Mitosezeit von 1 Std eine Intermitosezeit von 34 Std, bei einer Mitosezeit von 2 Std eine Intermitosezeit von 67 Std und bei einer Mitosezeit von 3 Std eine Intermitosezeit von mehr als 110 Std[52]. Diese Zusammenstellung zeigt zugleich, von welch großer Bedeutung es in jedem Falle ist, die genaue Mitosezeit zu wissen; es ist also nicht zulässig, eine verallgemeinerte Mitosezeit von 30 min oder 1 Std anzunehmen, wie es bei Generationszeitberechnungen oft getan wird.

---

[48] RABINOWITZ 1941. [49] BELAR 1929. [50] HOFFMAN 1949. [51] Vgl. MAZIA 1961 a.
[52] HUGHES 1952.

Tabelle 2. *Dauer der Interphasestadien in Stunden*

| Zelltyp | $G_1$ | S | $G_2$ | Generationszeit | Autoren |
|---|---|---|---|---|---|
| Wurzelspitzen von Haplopappus gracilis | 1,4 | 6,8 | 2,6 | 11,9 | AMES und MITRA (1966) |
| Hamsterzellen in Kultur | 2,95 | 5,94 | 2,48 | 11,97 | KOLLMORGEN u. Mitarb. (1967) |
| Menschliche Normoblasten | 3—6 | 9 | 3 | 15—18 | Bond u. Mitarb. (1959) |
| HeLa-Zellen | 4—18 | 8,3 | 3,1 | 16—30 | MÜLLER (1969) |
| Mäuse-Ascites (Ehrlich) | 3 | 8,5 | 1,5 | 18 | EDWARDS u. Mitarb. (1960) |
| Hamster-Fibroblasten in Kultur | 5 | 6 | 2,5 | 14 | TAYLOR (1960b) |
| Mäuse-Jejunum | 9,5 | 7,5 | 1 | 18,75 | QUASTLER und SHERMAN (1959) |
| Wurzelspitzen von Vicia faba | 4,9 | 7,5 | 4,9 | 19,3 | EVANS und SCOTT (1964) |
| Makronucleus von Euplotes | 4,5 | 12,5 | 2,5 | 20 | RINGERTZ und HOSKINS (1965) |
| Rattenleberzellen (jugendlich) | 9 | 9 | 2,5 | 21,5 | POST u. Mitarb. (1963) |
| Mäuse-Fibroblasten in Kultur | 9,1 | 9,9 | 2,3 | 22 | DEWEY und HUMPHREY (1962) |
| Fetale Kalbsleberzellen | 16 | 8 | 6 | 31 | KUYPER u. Mitarb. (1962) |

## d) Dauer der Interphase-Abschnitte

Von besonderem Interesse sind nun die vielfältigen Untersuchungen, in denen man die relative oder absolute Dauer der $G_1$-, der S- und der $G_2$-Phasen in den Interphasen bestimmt hat. Auch hierzu sei eine Tabelle über einige Beobachtungen gegeben (Tabelle 2). Relativ konstant ist die S-Phase. Wir werden die Bedeutung dieser Tatsache noch genauer berücksichtigen (vgl. S. 348), wie wir überhaupt bei Erörterung der Vorbereitungen der mitotischen Zellteilung, insbesondere bei der genaueren Betrachtung der prämitotischen Synthesephasen auch auf die zeitlichen Bedingungen dieser Phasen zurückkommen werden. Die $G_2$-Phase, also die Phase zwischen der DNS-Synthesephase und dem Beginn der mitotischen Kernteilung, ist mit 1—6 Std ebenfalls vergleichsweise konstant. Eine große Variabilität weist dagegen die $G_1$-Phase auf; sie ist abhängig davon, ob die Zelle vor der Mitose in der Intermitose oder nur in der Interphase war. Im Makronucleus der Ciliate Euplotes, der als stabförmiger, sehr großer Kern sich besonders für die Analyse der interphasischen Synthesevorgänge eignet[53], beträgt die gesamte Generationszeit 20 Std. Auf die $G_1$-Periode fallen 4,5 Std, auf die S-Phase 12,5 Std, auf die $G_2$-Phase 2,5 Std. Hier ist also die $G_1$-Phase relativ kurz im Vergleich zur S- und $G_2$-Phase[54]. Der Schleimpilz Physarum polycephalum, der als vielkerniges Syncytium wächst, ist dadurch gekennzeichnet, daß die Verdoppelung der DNS in den Kernen synchron erfolgt, und zwar während des ersten Drittels der Interphase unmittelbar im Anschluß an die Telophase[55]. Im Teilungscyclus fehlt also eine $G_1$-Periode. Der Generationscyclus, bestehend aus der mitotischen Kernteilung, der S-Phase und der $G_2$-Periode, dauert 9 Std[56].

[53] Zum Beispiel PRESCOTT und KIMBALL 1961. [54] RINGERTZ und HOSKINS 1965.
[55] NYGAARD u. Mitarb. 1960, SACHSENMAIER 1964 u.a,
[56] RUSCH und SACHSENMAIER 1964, SACHSENMAIER 1966.

Die vielfältigen Untersuchungen, die mit dem Ziel genauerer Bestimmungen der Dauer von Intermitose, Interphase und mitotischer Kernteilung vorgenommen worden sind, können hier nur gestreift werden. Sie geben, ganz gleich an welchem Objekt sie vorgenommen worden sind, im Prinzip stets das gleiche Bild: In einem bestimmten Zeitraum während der Interphase wird die DNS synthetisiert, und nach einer scheinbaren Ruhephase beginnt die Kernteilung[57]. Die Dauer der einzelnen Interphaseabschnitte ist von vielen äußeren und inneren Bedingungen abhängig. Einfluß hat z.B. das Lebensalter: In der Leber 3 Wochen alter Ratten beträgt die Generationszeit, d.h. die Zeit des gesamten Mitosecyclus, etwa 21,5 Std, davon die $G_1$-Phase etwa 9 Std, die DNS-Synthesephase 9 Std, die $G_2$-Phase 0,5 Std, die Kernteilung 3 Std[58]. In Rattenfeten am 20. Tag der Gravidität fanden WEGENER u. Mitarb. (1964) eine S-Phasendauer von nur 5—6 Std (Darmepithel,

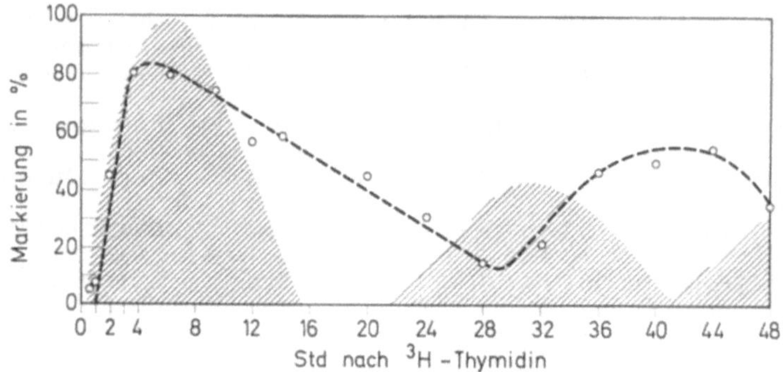


Abb. 7. Markierung von mitotischen Prophasen in Hepatomzellen (-○---○) und in normalen Leberzellen jugendlicher Ratten (schattierte Kurven) während 48 Std nach Injektion von $^3$H-Thymidin. (Aus J. POST und J. HOFMAN 1964)

Speicheldrüsenepithel, Basalzellen der Haut, Zungenepithel, exokrine Pankreaszelle, Epithelzellen des Nasenraumes, Lungenepithelzellen, Schilddrüsenepithelzellen, Leberzellen, Blutzellen, Endothelzellen und Ganglien- und Gliazellen), in Knorpelzellen und in den Muskelzellen von Zunge und Herz sogar nur 3—3,5 Std. Die $G_2$-Phasen lagen durchweg zwischen 1,2 und 1,9 Std; die Mitosedauer betrug etwa 40 min. Als variabel erwies sich wiederum die $G_1$-Phase, deren Dauer im wesentlichen die Generationszeit der betreffenden Zellart bestimmt[59].

Verursacht man bei der erwachsenen Ratte in Leber oder Niere durch eine temporäre Ischämie oder durch partielle Organentnahme einen spezifischen Regenerationsreiz, so verkürzen sich die Phasen ebenfalls und ähneln jetzt den Phasen des Rattenembryos[60]. Dabei wird besonders die S-Phase etwa auf die Hälfte des Normwertes verkürzt. Gleichzeitig tritt eine Erhöhung der Silberkornzahl auf das Doppelte ein, d.h. die Syntheserate der DNS wird in der Zeiteinheit verdoppelt[61].

Tumorzellen können eine besonders lange S-Phase haben. Sie beträgt z.B. in Rattenhepatomen, die durch Dimethylaminoazobenzol erzeugt worden waren, 17 Std[62], und dementsprechend ist die Zahl der markierten Prophasen nach $^3$H-Thymidinmarkierung noch nach 24 Std mit 30% relativ hoch, während zum gleichen Zeitpunkt in normalen jugendlichen Leberzellen bereits die ersten markierten Prophasen des nächsten Teilungscyclus auftreten (Abb. 7).

[57] Vgl. z.B. PRESCOTT 1961b, 1964a. [58] POST u. Mitarb. 1963.
[59] Vgl. auch KOBURG und MAURER 1962, PILGRIM und MAURER 1962. [60] STÖCKER 1966.
[61] STÖCKER und HEINE 1965a, 1965b. [62] POST und HOFFMAN 1964.

Die Dauer der einzelnen Interphaseteile variiert ferner mit der Temperatur. Die oben angegebene Länge des Generationscyclus bei Physarum[63] gilt z. B. nur, wenn die Plasmodien bei 26°C aufbewahrt werden. Wird die Temperatur herabgesetzt, ist der Generationscyclus länger, wird sie heraufgesetzt, wird er verkürzt. Das gleiche Phänomen ist an vielen Objekten festgestellt worden, vorwiegend an Gewebekulturzellen[64]. Neuere Untersuchungen an Gewebekulturen haben die einfache Regel, daß bei höheren Temperaturen die Zellteilungsvorgänge beschleunigt, bei niederen verlangsamt werden, modifiziert[65]. Zeigt sich doch z. B. bei HeLa-Zellen ein deutliches Maximum bei 38°C. Bei niederen Temperaturen (bis 33°) und bei höheren (bis 40°) nehmen sowohl die Teilungsphasen als auch die Dauer der $G_1$- und der $G_2$-Phase deutlich zu (Abb. 8).

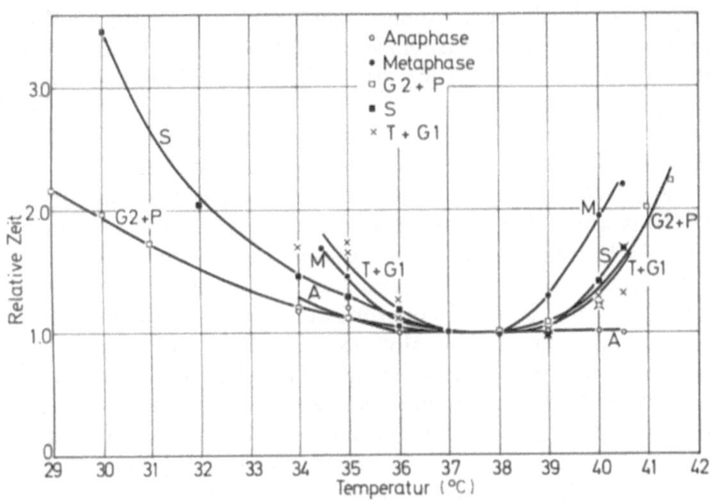


Abb. 8. Die relative Dauer der verschiedenen Teile des Mitosecyclus von HeLa-Zellen in Abhängigkeit von der Temperatur. (Aus J. E. Sisken, L. Morasca und S. Kibby 1965)

## e) Dauer der Teilungsphasen

Auf die Schwierigkeiten, die Dauer der Prophase und der Telophase festzulegen, wurde schon im Zusammenhang mit der Bestimmung der Intermitosezeit hingewiesen. Relativ kurze Prophasedauern wurden z. B. bei Amöben festgestellt[66], und zwar 2—5 min. Lange Prophasen fanden sich an den Staubfadenhaaren von Tradescantia, und zwar in der Größenordnung von 3—4 Std[67]. Die meisten Prophasen dauern zwischen 20 min und 2 Std (Tabelle 1). Angaben über die Prometaphase fehlen zumeist, da dieser Vorgang in den Lebendbeobachtungen nur undeutlich zu verfolgen und gegenüber der Prophase und der Metaphase kaum abgrenzbar ist. Besonders kurze Metaphasen sind in Wurzelspitzen von Allium cepa beobachtet worden[68] mit 20 sec bis 1 min. In anderen Objekten, z. B. in dem Protozoon Actinophrys sol, dauert die Metaphase etwa 3—6 Std[69]. In Gewebekulturen, z. B. in Fibroblastenkulturen, ist die Metaphasedauer auf durchschnittlich 10 min an-

63 Rusch und Sachsenmaier 1964, Sachsenmaier 1966.
64 Woodruff und Baitsell 1911, Mitchell 1929, Prescott 1957, Scherbaum 1957, Zeuthen 1964, Thormar 1962, Rao und Engelberg 1966 u. a.
65 Sisken u. Mitarb. 1965. 66 Belar 1926. 67 Strasburger 1880.
68 Laughlin 1919. 69 Mazia 1961 a.

gegeben[70]. Im Durchschnitt kann man sagen, daß die Metaphase etwa halb so lange dauert wie die Prometaphase.

Am schnellsten verläuft die Anaphase (Tabelle 1). Die kürzeste, bei Milovidov (1949) angegebene Anaphasezeit beträgt nur 20 sec, die längste 122 min, und zwar wieder in den Tradescantia-Haarzellen[71]. Berechnet man aus diesen Anaphasezeiten die absolute Geschwindigkeit der Chromosomenbewegungen, so findet sich nach Barber (1939) eine Geschwindigkeit von 0,3—3,5 μ pro Minute. Es besteht also eine Variabilität um mehr als den Faktor 10. Trotzdem geben diese Messungen einen Begriff von den relativ geringen Geschwindigkeiten der Chromosomenbewegungen: 3,5 μ pro min ist noch viel langsamer als die Geschwindigkeit des Stundenzeigers auf einer gewöhnlichen Uhr[72].

Die Temperaturabhängigkeit der Dauer der einzelnen mitotischen Teilungsphasen haben schon die Untersuchungen von Laughlin (1919) an Wurzelspitzen von Allium cepa bewiesen: die Prophase beträgt bei einer Temperatur von 10°C 88,3 min, bei 20° 74 min und bei 30° 55,5 min. Ganz ähnlich werden die Metaphase, die Anaphase und die Telophase mit steigender Temperatur beschleunigt. An den Wurzelspitzen von Vicia faba[73] ist die Abhängigkeit des Teilungscyclus von der umgebenden Temperatur erneut gründlich untersucht worden[74]. In der Tabelle 3 ist dargestellt, wie durch Senken der Temperatur von einem Maximalwert von 35°C bis auf 3°C alle mitotischen Teilungsphasen verlängert werden, am stärksten die Prophase von etwa 20 min auf 14 Std und 39 min. Diese Beobachtungen ergänzen die an Säugerzellen bei höherer Temperatur erhobenen Befunde (vgl. Abb. 8). Nach Synchronisation der Zellteilungen durch Anwendung von 5-Amino-uracil hat Mattingly (1966) nicht allein die Wurzelspitzen, sondern auch verschiedene andere Gewebe von Vicia faba in bezug auf die mitotischen Zellteilungen und ihre Zeitdifferenzen analysiert. Von den Wurzelspitzen von Allium cepa, einem anderen klassischen Objekt der Cytologie, sind ebenfalls ausführliche Untersuchungen über die Phasenindices und die daraus errechenbaren Phasenzeiten vorgelegt worden[75]. Interessanterweise ist die Teilungsgeschwindigkeit abhängig von der Lage in den Wurzelspitzen: je näher die Zellen der Spitze liegen, um so kürzer sind die Mitosezeiten, so daß die der Spitze nahen Zellen oftmals den höhergelegenen Zellen vorauseilen. Das ließ sich besonders in künstlich zweikernig gemachten Zellen in den Wurzelspitzen von Allium cepa nachweisen[76].

Tabelle 3. *Abhängigkeit des Mitosecyclus und seiner zeitlichen Parameter von der Temperatur (Wurzelspitzenmeristem von Vicia faba).* (Aus A. Murin 1966)

| Temp. (°C) | Mitoseindex (%) | Generationszeit | Prophasendauer | Metaphasendauer | Anaphasendauer | Telophasendauer |
|---|---|---|---|---|---|---|
| 35 | 15,6 ± 3,9 | 24 h | 20 min | 4 min | 4 min | 3 min |
| 30 | 71,5 ± 7,4 | 12 h 29 min | 43 min | 15 min | 10 min | 10 min |
| 25 | 99,2 ± 1,9 | 11 h 56 min | 1 h 04 min | 16 min | 13 min | 11 min |
| 20 | 86,6 ± 5,6 | 22 h 21 min | 1 h 30 min | 28 min | 20 min | 22 min |
| 13 | 101,2 ± 5,7 | 34 h 02 min | 2 h 43 min | 39 min | 32 min | 40 min |
| 8 | 102,9 ± 4,7 | 90 h 19 min | 7 h 43 min | 1 h 54 min | 1 h 23 min | 2 h 01 min |
| 3 | 73,5 ± 9,2 | 264 h | 14 h 39 min | 5 h 33 min | 3 h 05 min | 3 h 56 min |

[70] Möllendorff 1937a. [71] Belar 1929. [72] Vgl. Schrader 1954.
[73] Vgl. Harte und Zinecker-Brauer 1960, Murin 1964. [74] Murin 1966.
[75] López-Sáez und Fernández-Gómez 1965. [76] López-Sáez u. Mitarb. 1966a.

Ein letzter Faktor, der die Dauer der Mitosephasen und die Dauer des gesamten Zellteilungscyclus beeinflußt, ist offenbar die Größe der Zelle und damit die Größe der Chromosomen und insbesondere auch die Größe der Spindel. Diejenigen Zellen, deren Mitosecyclen am schnellsten ablaufen, haben kleine Spindeln[77]. In Ascites-Tumorzellen, in denen die Zellgröße sehr variabel war, haben MAKINO und NAKAHARA (1953a) eine umgekehrte Korrelation zwischen Zellgröße und Dauer der mitotischen Zellteilung gefunden. Die gleiche Relation wurde von KUBITSCHEK (1966) für die ganze Generationszeit festgestellt. Im Seeigelembryo allerdings sind während der ersten (synchronen) Furchungen die Teilungsraten und auch die Relationen zwischen Länge der Interphase und mitotischer Teilung konstant, obschon die Zellen immer kleiner werden[78]. Ab dem 64-Zellstadium nimmt der Mitoseindex rasch ab[79], und zugleich reduziert sich die Dauer der mitotischen Kernteilung von 45 auf etwa 10 min (Abb. 9). Jetzt verliert sich auch die Teilungs-Synchronie.

Alle diese Bezüge: Abhängigkeit der Zellteilungsdauer von der Temperatur, von der Lage im Organismus, von der Zellgröße usw. kennen Ausnahmen. Sie geben aber doch ein in sich geschlossenes Bild, in welchem Ausmaß die mitotische Zellteilung einschließlich ihrer vorhergehenden Synthesen von dem umgebenden Milieu und von übergeordneten Faktoren abhängig ist. Diese Faktoren und ihren Einfluß auf den Mitosebeginn und auf den Mitoseablauf im einzelnen verstehen zu lernen — das soll in den folgenden Kapiteln versucht werden.

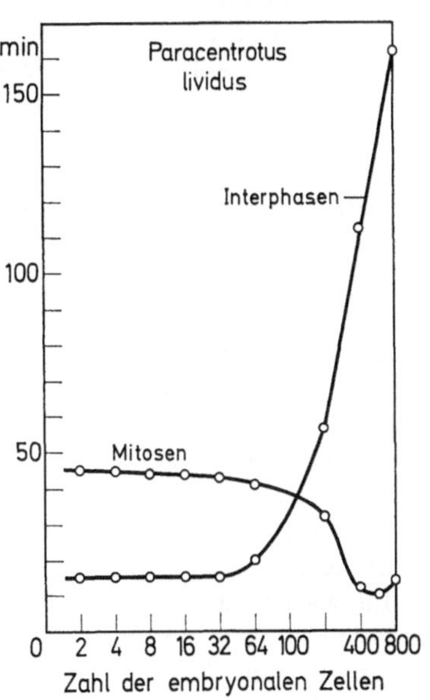


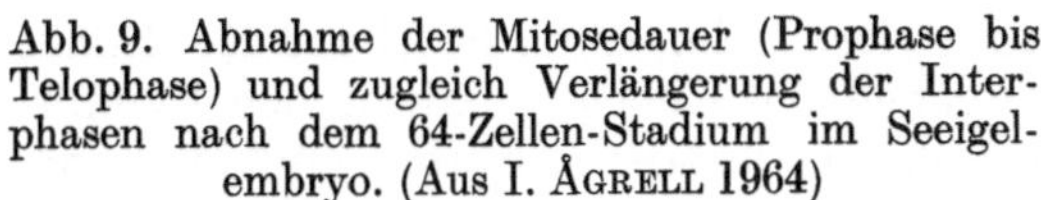
Abb. 9. Abnahme der Mitosedauer (Prophase bis Telophase) und zugleich Verlängerung der Interphasen nach dem 64-Zellen-Stadium im Seeigelembryo. (Aus I. ÅGRELL 1964)

## B. Physiologie des Teilungsbeginnes

### 1. Tagesrhythmik

Die Abhängigkeit der mitotischen Zellteilung von den ordnenden Faktoren des Gewebes und des ganzen Organismus manifestiert sich besonders darin, daß nahezu in allen Organen ein bestimmter Rhythmus eingehalten wird. Dieser Mitoserhythmus ist ein Teil des allgemeinen biologischen Rhythmus zwischen Tätigkeit und Ruhe, meist bedingt durch den Tag-Nacht-Rhythmus mit einer Phasendauer von 24 Std.

#### a) Vorkommen

Die Beschreibung dieser Teilungsrhythmen geht bereits auf das Jahr 1851 zurück[80]. Man fand solche Tagesrhythmen bei allen untersuchten Species: bei Protozoen wie bei Metozoen, bei Pflanzen wie bei Tieren. Die Differenzen zwischen den

[77] Vgl. MAZIA 1961a. [78] ZEUTHEN 1951, 1964. [79] AGRELL 1964.
[80] Lit. bei TISCHLER 1934—1963.

Mitosemaxima und Mitoseminima sind in der Regel nicht sehr groß, aber meist signifikant. Sie sind am deutlichsten in den wachsenden, meristematischen Geweben, bei den Pflanzen vorwiegend in den Blattsprossen und Wurzelspitzen. Die Mitosemaxima finden sich hier durchweg während der Nacht, also während der photosynthetischen Ruhe[81], oder auch am Ende der Lichtperiode[82]. Manchmal werden auch zwei Gipfel beobachtet: einer bei Tage und einer während der Nacht[83].

In gewissem Ausmaß ist diese Tagesperiodik bei den Pflanzen durch experimentelle Faktoren, wie z.B. Temperatur oder Ernährung, beeinflußbar[84]. Charakteristisch ist aber auch hier der Einfluß des Lichtes: Wenn Bohnensamen von 10 Uhr bis 20 Uhr beleuchtet und dann im Dunkeln gehalten werden, findet sich ein deutlicher Mitosegipfel um 24 Uhr[85]. Chlorophyllhaltige Flagellaten teilen sich fast ausschließlich während der Dunkelphase[86], und entsprechend kann man durch künstliche Veränderung des Hell-Dunkel-Rhythmus eine Verschiebung der Mitose-Tagesperiodik erzielen. Auch andere Protozoen, wie z.B. Paramaecium, teilen sich bevorzugt während der Nacht, und auch ihre Periodik ist durch Änderungen der Umwelt, z.B. der Temperatur, leicht zu beeinflussen[87]. Bei Urodelenlarven (Triton punctatus und Axolotl) bestehen nicht zwei, sondern vier tägliche Mitosemaxima, und zwar in 6stündigem Abstand. Kontinuierliche oder diskontinuierliche Beleuchtung beeinflussen diesen Rhythmus nicht signifikant[88].

Auch an Säugetiergeweben ist dieser Tagesrhythmus der Mitosen festgestellt worden, z.B. an der Cornea, der Leber, dem Dünndarm und dem Mesenterium neugeborener Katzen[89] und Mäuse[90], an der Nierenrinde der Ratte[91] oder an dem sehr mitosereichen Duodenum von Maus und Ratte[92]. Die Nager haben als Nachttiere ihren Häufigkeitsgipfel meist wenige Stunden nach Mittag. In der Magenschleimhaut von Ratten ließen sich sowohl im Fundus als auch im Pylorus zwei Häufigkeitsgipfel nachweisen: einer um 10 Uhr und einer um 19 Uhr[93]. Im Magenfundus waren die Gipfel niedriger als im Pylorus. Eine ähnliche 24 Std-Rhythmik fand sich auch in den blutbildenden Organen: im Knochenmark, in den Lymphknoten und im Thymus, und zwar sowohl bei Katzen[94], Ratten und Mäusen[95] als auch beim Menschen[96].

Besonders gründlich untersucht ist das Plattenepithel der Epidermis, in der die Abhängigkeit der Mitosezahl von der Tageszeit ebenfalls schon früh festgestellt worden ist[97], wobei sich wiederum ergab, daß die Nager als Nachttiere ihre Mitosemaxima während des Tages, andere Säuger, wie z.B. der Mensch, die Mitosemaxima während der Nacht haben[98].

Da der mitotischen Kernteilung generell eine DNS-Synthese vorausgeht (s. S. 299), liegt es nahe, daß auch die DNS-Synthese eine Tagesrhythmik aufweist. Gerade für das Plattenepithel (Abb. 10), aber auch für andere, sich rasch teilende Zellen, wie z.B. des Dünndarmes und der blutbildenden Gewebe, ist dies autoradiographisch nachgewiesen[99]. Die Dauer der DNS-Synthese-Zeit war während der verschiedenen Tageszeiten konstant. — Auch der Mitoserhythmus in der Epidermis ist von zusätzlichen Faktoren abhängig und experimentell beeinflußbar. So spielen Stress-Situationen der verschiedensten Art über eine Beeinflussung des

[81] Bünning 1952, Jensen und Kavaljian 1958. [82] Remacle-Dath 1966.
[83] Mäkinen 1963. [84] Harte und Zinecker-Brauer 1960, Mäkinen 1963 u.a.
[85] Brown 1951. [86] Leedale 1959a. [87] Zum Beispiel Kalmus 1935.
[88] Meinertz 1963. [89] Fortuyn van Leyden 1916. [90] Fortuyn van Leyden 1926.
[91] Blumenfeld 1938. [92] Klein und Geisel 1947. [93] Timaškevič 1963.
[94] Fortuyn van Leyden 1924. [95] Goldeck und Heinrich 1949, Clark und Korst 1969.
[96] Goldeck 1948, Begemann und Hemmerle 1949. [97] Kornfeld 1922.
[98] Cooper und Schiff 1938, Cooper und Franklin 1940, Dobrokhotov 1961 u.a.
[99] Pilgrim, Erb und Maurer 1963, Pilgrim, Lennartz. Wegener, Hollweg und Maurer 1965, u.a.

endokrinen Systems (s. u.) eine wesentliche Rolle. In Säugergeweben sind die Durchblutungsänderungen, die über hormonelle oder nervale Reize ausgelöst werden, zu berücksichtigen. Beim oberflächlichen Plattenepithel der Epidermis können mechanische Beanspruchungen die Mitoserate verändern. So wird nach OEHLERT (1969) die Proliferationsaktivität des Plattenepithels in der Backentasche des Goldhamsters durch mechanische Reize beim Ausstreichen der Backentasche nach einer bestimmten Latenzzeit gesteigert. Das Ausmaß der Proliferationssteigerung hängt dabei von der Oberflächenbeschaffenheit ab sowie von der Härte des in der Backentasche gespeicherten Futters. Füttert man die Hamster

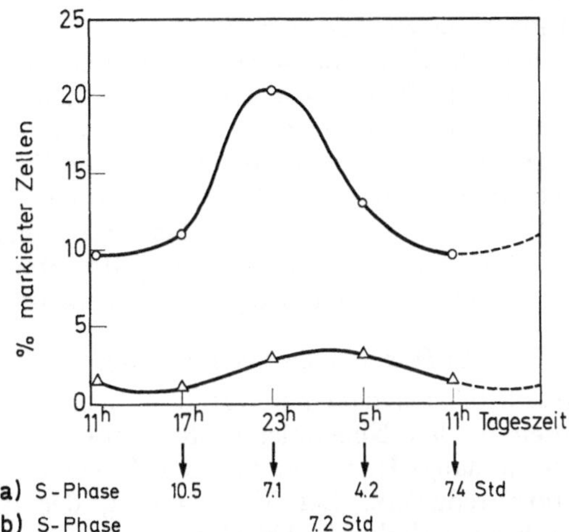


Abb. 10. Tageszeitliche Schwankung des $^3$H-Index bei den Oesophagusepithelien der Maus. (Injektion von 10 µC $^3$H-Thymidin.) Obere Kurve: $^3$H-Index der stark markierten Zellen. Untere Kurve: $^3$H-Index der schwach markierten Zellen. *b* Dauer der DNS-Verdoppelung. (Aus C. PILGRIM 1964)

zu bestimmten Tageszeiten, so können tageszeitliche Mitoserhythmen herbeigeführt werden, die überwiegend durch die mechanische Epithelbeeinflussung verursacht werden. Ähnliches ist vom Mundhöhlenepithel der Maus berichtet[100].

Ausführlich untersucht ist die Tagesrhythmik der Mitosen auch in der Leber, insbesondere in der Nagerleber[101]. Bei Ratten ist die Mitoserate am höchsten in den frühen Morgenstunden oder am Mittag bis 14 Uhr[102]. Dieser Rhythmus ist bei jüngeren Tieren leichter nachweisbar als bei älteren. Bei Mäusen ließ sich das gleiche nachweisen[103]. Wenn man durch eine Zwei-Drittel-Resektion der Leber eine mitotische Regeneration des verbleibenden Lebergewebes anregt, wird dieser Tagesrhythmus noch deutlicher[104], begleitet von einer Zunahme des Trockengewichtes der Zellen. Wiederum haben die Mitosefrequenzen ihre Maxima am Morgen bzw. am Vormittag und ihre Minima am Abend in Abhängigkeit von der motorischen Aktivität der Tiere[105]. Bei der Maus ist der höchste Wert mittags und der niedrigste Wert um Mitternacht festzustellen, wobei ein zweiphasischer Rhythmus mit einer besonders hohen Mitosefrequenz am 1. Tag nach der Teilhepatektomie und einer niedrigeren am 2. Tag auftritt[106]. Noch 4—5 Tage nach der Teilhepatektomie,

[100] KIRSCHNER 1968. [101] WILSON 1948.
[102] HALBERG 1957, JACKSON 1959, HALBERG und BARNUM 1961, PETERS 1962 u.a.
[103] LIOZNER und SIDOROVA 1959.
[104] JAFFÉ 1954, KRASILNIKOVA 1962, BADE und LLANOS 1963.
[105] RUSSO und LLANOS 1964. [106] BADE 1966.

wenn die Mitoseraten wesentlich niedriger geworden sind als am Anfang, ist diese Tagesrhythmik zu finden. Bei Untersuchung der Mitose-Indices bis zum 16. Tag nach Teilhepatektomie blieben noch deutliche Tagesmaxima nachweisbar[107]. Gegenüber den Maxima am 2.—5. postoperativen Tag waren sie jedoch zeitlich um etwa 6 Std auf den frühen Nachmittag verschoben. Unter Bezug auf den Tagesrhythmus des Lebergewichtes und auf den Glykogengehalt der Leber[108] ist zu folgern, daß die Mitosen dann einsetzen, wenn die Verarbeitung der Nahrungsstoffe und Glykogensynthese beendet sind, also in der Ruhephase der Leber. Übrigens treten bei der Ratte am 9.—11. Tag nach Teilhepatektomie erstaunlicherweise mehr Mitosen auf als an den vorangegangenen Tagen[109], ein Phänomen, welches kausal noch nicht ausreichend geklärt ist.

In den Nebennieren ist ebenfalls eine 24-Std-Rhythmik der Mitosen feststellbar, allerdings mit Maximum in der Nacht, also gerade in der Zeit starker funktioneller Aktivität der Tiere[110]. Bei Ratten wurde von DOBROKHOTOV und NIKANOROVA (1963) diese Frage erneut gründlich untersucht. In der Zona glomerulosa der Nebennieren fand sich ein Maximum der Mitoserate zwischen 19 und 22 Uhr, ein Minimum am frühen Morgen. In der Zona fasciculata und Zona reticularis dagegen waren die Mitosen besonders häufig am frühen und späten Morgen bis Mittag (von 7—13 Uhr), besonders selten am Nachmittag zwischen 13 und 16 Uhr.

### b) Hormonelle Beeinflussung

Verschiedene Stress-Situationen oder ACTH-Injektionen verändern die 24-Std-Rhythmik der Mitosen in den Nebennieren. Nach Beobachtungen von ALOV (1963) wird durch eine einmalige Injektion von ACTH die mitotische Aktivität der Nebennierenrinde stark reduziert. Bei Verlängerung der Nebennierenrindenstimulation, z.B. durch wiederholte ACTH-Gaben, nimmt die Proliferation hingegen wieder zu, stets in Abhängigkeit von der ursprünglichen Tagesrhythmik. — Im Nebennierenmark scheinen die Zellen ebenfalls einem 24 Std-Rhythmus zu unterliegen, denn MESSIER und LEBLOND (1960) konnten im Nebennierenmark der Ratte einen 24-Std-Einbau-Rhythmus von $^3$H-Thymidin nachweisen.

Auch in vielen anderen Organen sind die 24 Std-Rhythmik und die jeweiligen Mitosefrequenzen direkt hormonal gesteuert oder experimentell beeinflußbar. So haben z.B. ALLEN u. Mitarb. (1956) nach einmaliger Injektion von 16-$\gamma$-Oestradiol-Benzoat beim kastrierten Mäusemännchen eine Verschiebung der Tagesrhythmik und einen Anstieg der Mitose-Indices in den Samenblasen und im Prostata-Epithel festgestellt.

Die meisten Studien über die hormonelle Abhängigkeit der Mitose sind aber an den Basalzellen der Epidermis vorgenommen worden, in denen — wie schon betont — die rhythmische Periodizität besonders deutlich ist. Nach BULLOUGH (1949) ist bei Mäusen das Maximum der Mitosen wiederum während der Ruhezeit der Tiere zu finden, also am Tage. Das gleiche gilt nach GHADIALLY und GREEN (1957) für die Ohrhautepidermis von Ratten: Das Maximum liegt hier bei 14 Uhr, vorausgesetzt, daß konstante Haltungs- und Fütterungsbedingungen sowie eine normale Belichtung eingehalten werden. Entscheidend ist nun, daß eine Adrenalin-Injektion um 10 Uhr den Mitoseanstieg um 14 Uhr zum Verschwinden bringen kann. 48 Std nach Adrenalektomie ist die Mitoserate — unter Beibehaltung des Tagesrhythmus — signifikant erhöht. Werden Ratten tagsüber in der Lauftrommel zu ständiger Bewegung gezwungen, dann bleibt der normale rhythmische Mittagsgipfel aus. Adrenalektomierte Tiere haben auch unter diesen Bedingungen den normalen Anstieg um 14 Uhr.

[107] GÜNTHER, HÜBNER und PAUL 1968.
[108] VON MAYERSBACH 1967.
[109] GÜNTHER, HÜBNER und PAUL 1968.
[110] MÜHLEMANN 1956, HALBERG 1959 u.a.

Die Nebennierenhormone scheinen danach für die mitotische Periodik der Epidermis und wahrscheinlich auch der übrigen Organe von zentraler Bedeutung zu sein. Wenn die Tiere ruhen oder schlafen, nimmt die Sekretion der Nebennierenhormone, vor allem des Adrenalins bzw. des Noradrenalins, ab, und die Mitoserate in der Epidermis steigt an. Das Umgekehrte, eine Abnahme der Mitoserate durch Verstärkung der Adrenalin-Sekretion, findet sich beim wachen, aktiven Tier[111]. So ist es verständlich, warum eine Adrenalektomie diesen Tagesrhythmus stören und eine relativ hohe, konstante Mitoserate in der Epidermis hervorrufen kann. Die Bedeutung des Noradrenalins scheint geringer zu sein als die des Adrenalins[112].

Durch Adrenalin-Injektionen lassen sich auch die Mitoserhythmen bei Urodelenlarven beeinflussen. In deren Epidermis findet sich ebenfalls eine Tagesrhythmik der Mitosen[113] und der S-Phasen[114]. Durch eine einfache Stressreaktion, wie sie etwa durch eine intraperitoneale Injektion von Amphibien-Ringerlösung gegeben ist, wird die Mitoserate reduziert, wobei der normale biphasische Tagesrhythmus mit Maxima morgens gegen 5 Uhr und am frühen Nachmittag erhalten bleibt. Adrenalin-Injektionen senken die Mitoserate ebenfalls, und zwar wesentlich stärker. Dabei verschwindet der Tagesrhythmus weitgehend. Setzt man die Larven einer Flüssigkeitsvibration oder einem Kältereiz aus, so wird ebenfalls die Mitoserate stark gesenkt[115].

Der Adrenalin-Hemmeffekt ist nicht nur in der Epidermis, sondern auch in anderen Geweben nachgewiesen worden, z.B. in der Dünndarmschleimhaut[116] oder in der Cornea. Es gibt allerdings auch gegensinnige Beobachtungen[117]. Bei Ratten fand sich nach Adrenalektomie durch Adrenalininjektionen keine Beeinflussung des Tagesrhythmus, wie auch Hypophysektomie die Mitoserhythmik der Wangen- und Dünndarmschleimhaut und vor allem auch in der Magenschleimhaut nicht signifikant beeinflußte[118].

Es ist heute noch nicht möglich, die Bedeutung dieser hormonellen, die Teilung hemmenden Faktoren für die Tagesrhythmik abzuschätzen. Sicher ist, daß die motorische oder auch die psychische Aktivität und Arbeitsleistung[119] die mitotische Tagesrhythmik über Hormone der Nebenniere steuern kann. Daß exogene Faktoren wie z.B. die Temperatur oder die Beleuchtung[120] auch ohne Vermittlung der Nebennieren die Mitoseperiodik beeinflussen können, beweist die Tatsache, daß Pflanzen und Protozoen unter der Einwirkung solcher Faktoren ebenfalls ihre mitotische Tagesrhythmik verändern. Wir hatten darauf schon oben hingewiesen. Von Interesse ist ferner, daß Tumorzellen, selbst Zellen von Impftumoren, beim kleinen Nager[121] die gleichen Tagesrhythmen aufweisen wie die normalen Organzellen der Wirtstiere.

## 2. Auslösung der Mitose

Das Vorkommen von Tagesrhythmen gliedert die Mitose den übergeordneten Steuerungen unterworfenen biologischen Abläufen zu. Da die Tagesrhythmik beeinflußbar ist, ist es auch die Auslösung der Mitose. Sie scheint aber zusätzlich endogenen Prinzipien zu unterliegen, die durch exogene Momente gesteuert oder verändert werden können. Welches sind nun diese endogenen und exogenen Faktoren, die eine Mitose auslösen können?

---

[111] Bullough 1948a, 1948b, Bullough und Laurence 1961. [112] Bullough 1965.
[113] Scheving u. Mitarb. 1959. [114] Scheving und Chiakulas 1965.
[115] Chiakulas u. Mitarb. 1966. [116] Epifanova und Tchoumak 1963.
[117] Evensen 1964. [118] Clark und Baker 1963. [119] Vgl. auch Kulenkampff 1962.
[120] Llanos und Piezzi 1963, Peters u. Mitarb. 1964.
[121] Pohle u. Mitarb. 1961, Peters u. Mitarb. 1964, Kolomina 1964 u.a.

### a) Zelleigene Faktoren

Gehen wir zunächst vom Mitosecyclus mit seinen Phasen aus. Wir hatten schon erwähnt, daß mit Beginn der S-Phase, also der DNS-Synthese, der Mitosecyclus seinen Anfang nimmt. In der Tat ist es z.B. durch Hemmung der Zellenergetik oder der Protein- bzw. RNS-Synthese meist nicht mehr möglich, die nachfolgende mitotische Kern- und Zellteilung zu bremsen, wenn die S-Phase einmal begonnen hat. Ausnahmen bilden schwerwiegende Eingriffe, wie etwa durch ionisierende Strahlen oder durch spezifische Mitosegifte. Der Auslösungszeitpunkt der Mitose liegt also vor oder am Beginn der DNS-Synthesephase, und wenn wir nach einem Auslösungs-(„Trigger"-)Mechanismus der Mitose fragen, muß die Vorbereitung der DNS-Synthese besonders beachtet werden. Untersuchungen der dort ablaufenden enzymatischen Vorgänge, speziell der Aktivierung des DNS-Polymerase-Systems, werden weitere Aufklärung geben können[122]. Allerdings scheint sich damit das Problem nur um eine Phase nach vorn zu verschieben; denn es ergibt sich nun wiederum die Frage nach dem Auslösungsmechanismus der Aktivierung dieses Enzymsystems — und so fort. Immerhin ist wahrscheinlich, daß eine periodische Induktion und Repression zueinander koordinierter Enzyme die Periodizität der den Mitosecyclus einleitenden Prozesse bestimmen[123]. Zelleigene und zellfremde, vielfach einander übergeordnete Faktoren können bei einer solchen periodischen Induktion und Repression ineinander spielen.

Einen Weg, wie zelleigene Faktoren experimentell zu fassen sind, haben die Untersuchungen von Killander und Zetterberg (1965a) gewiesen. Durch Kombination mehrerer quantitativer Methoden: Cytophotometrie, Interferenzmikroskopie und Zeitraffer-Filmaufnahmen haben die Autoren an Mäuse-Fibroblasten die DNS, die RNS und die Proteine (letztere als Trockenmasse) während der Interphase gemessen. Alle drei Substanzen verdoppeln sich — wie zu erwarten war — während der Interphase (s. S. 336). Neu an diesen Untersuchungen war, daß die DNS-Synthesephase offenbar immer dann beginnt, wenn der Gesamt-Proteingehalt der Zelle, gemessen als Trockenmasse, einen kritischen Wert erreicht hat. In diesen Kulturen ist die Zelldurchschnürung nämlich nicht immer genau äqual, sondern die Tochterzellen haben oft verschiedene Trockenmassen. Trotzdem behalten die Kulturen ihre ursprüngliche Streuung der Trockenmassen über mehrere Jahre bei[124], d.h. die inäqualen Zelldurchschnürungen werden im Laufe der interphasischen Syntheseprozesse wieder ausgeglichen. Vor Beginn der DNS-Synthesephase ist sogar die Streuung der Trockenmassen besonders niedrig, niedriger als in allen anderen Perioden des Mitosecyclus[125]. Um diese „kritische Zellmasse" zu erreichen, benötigen die nach der Telophase kleineren Zellen längere Zeit als die größeren; ihre $G_1$-Phase ist also länger[126]. Da die Generationszeiten aller Zellen aber gleich sind, ergibt sich hier eine Variation in der $S+G_2$-Phasendauer. Wenn auch diese Folgerung noch nicht bewiesen ist, so sprechen solche Befunde doch ebenfalls für die Bedeutung einer „kritischen Zellmasse" als Bedingung zur Teilungsauslösung — eine moderne Ergänzung zur These von der „kritischen Zellgröße" bzw. der „fixen Größe der Organzellen" von Driesch (1900) und Boveri (1904).

Neben diesem quantitativen Faktor der Zellgröße und -masse gibt es mit Sicherheit substantielle, vom Cytoplasma aus wirkende Faktoren für die Mitoseauslösung. Belege dafür sind schon seit längerem bekannt. Verwiesen sei z.B. auf die Untersuchungen von Guttes und Guttes (1963) an Mikroplasmodien von Physarum polycephalum. Bringt man solche Mikroplasmodien auf Filterpapier

[122] Vgl. Beitrag Duspiva, S. 480. [123] Vgl. z.B. Sachsenmaier 1966.
[124] Caspersson u. Mitarb. 1963. [125] Killander und Zetterberg 1965a.
[126] Killander und Zetterberg 1965b.

miteinander in Kontakt, so bilden sie große Multikaryonten mit synchronen Mitosecyclen. Bei künstlich verzögerter Fusion können die Tochterkerne einer eben erfolgten Mitose zur Teilnahme an der ersten synchronen Mitose nach der Fusion veranlaßt werden, und zwar ehe die morphologische Neubildung und die DNS-Duplikation vollendet sind. In ähnliche Richtung wiesen Experimente an Protisten, und zwar am Trompetentierchen Stentor, an dem schon BELAR (1924) seine klassischen Experimente über die Bedeutung des Zellkernes für die Cytoplasmadifferenzierung ausgeführt hatte. Stentor hat in der Interphase einen stabförmigen Kern. Wenn die Teilung beginnt, rundet sich der Kern ab. TERRA (1960b) implantierte solche abgerundeten Kerne, die also gerade mit der Mitose beginnen wollten, in andere Trompetentierchen, die sich noch am Anfang der Interphase befanden. Dadurch wurde die Kernteilung des Implantates so lange unterdrückt, bis auch der Kern der Empfängerzelle seinen physiologischen Teilungsrhythmus begann. Erst wenn der Wirtskern die gleiche Phase erreicht hatte wie der implantierte Kern, teilten sich beide Kerne synchron. Zu ganz ähnlichen Ergebnissen war WEISS (1956) gekommen: Er stellte parabiotische Trompetentierchen her, indem er zwei Stentor-Zellen miteinander verband. Befand sich eine der beiden Zellen gerade eben in einer Phase unmittelbar vor Beginn der Kernteilung, wurde der parabiotische Partner ebenfalls zu einer Mitose angeregt. — Die Folgerung liegt nahe, daß in den Experimenten von TERRA (1960b) der implantierte Kern auf den cytoplasmatischen Impuls warten mußte, und daß in den Experimenten von WEISS (1956) ein cytoplasmatischer Reiz von der Zelle, die bereits die Teilung begonnen hatte, auf die andere überging. Die Natur dieses Faktors ist freilich nach wie vor unbekannt. Neue Beobachtungen an Zellen, die unter Einwirkung des Sendai-Virus fusionieren, haben ebenfalls Hinweise auf einen solchen cytoplasmatischen Faktor erbracht. Wenn z. B. HeLa-Zellen in normalen Kulturen asynchron wachsen, tritt nach der virusinduzierten Zellfusion sofort eine Teilungssynchronie ein. Diese kann nach den Beobachtungen von JOHNSON und HARRIS (1969) bis 5 Tage anhalten.

Allerdings dürfen diese Befunde nicht ohne weiteres auf alle Metazoenzellen übertragen werden. Gibt es doch z.B. in mehrkernigen Leberzellen der Säugetiere asynchrone Mitosen, d.h. es teilt sich nur einer der Kerne in einer Zelle, während der andere in der Intermitose verbleibt. Ähnliche Beobachtungen wurden von zweikernigen Zellen im Pollenkorn von Tradescantia mitgeteilt[127]. Interessant ist andererseits, daß gerade solche Zellen, die sich normalerweise synchron teilen, durch Cytoplasmabrücken miteinander verbunden sind, z. B. die Spermatogonien[128]. Über solche Brücken können Substanzen, die die Teilungen anregen oder bremsen, von einer in die andere Zelle übergehen.

### b) Ernährung

Unter den Faktoren, die von außen auf die Zelle einwirken, spielt das Nahrungsangebot eine erhebliche Rolle. Die für den Mitoseablauf notwendige Energie wird vor Einsetzen der DNS-Synthese bereitgestellt (s. S. 333). Nahrungsmangel unterdrückt die Energieproduktion. So hemmt z.B. absoluter Nahrungsentzug bei Küken während der ersten Lebenstage die Proliferationen im Oesophagusepithel und in den Duodenalkrypten. Schon wenige Stunden nach Wiederfütterung wird ein Stimulus auf die Proliferationen ausgeübt; der $^{3}$H-Index nach Injektion von $^{3}$H-Thymidin steigt kontinuierlich an, beginnend 4 Std nach Wiederfütterung (Abb. 11, unten). Nach diesen Untersuchungen von CAMERON und CLEFFMANN (1964) finden sich schon 3 Std nach Wiederfütterung im Oesophagusepithel ver-

---

[127] HAQUE 1953. [128] FAWCETT, ITO und SLAUTTERBACK 1959.

mehrt Mitosen (Abb. 11, oben); der Mitoseindex steigt von 5‰ auf über 8‰ an. Da zur gleichen Zeit noch keine wesentliche Zunahme der DNS-Synthese festgestellt werden kann (Abb. 11, unten), wurde von den Autoren gefolgert, daß sich ein Teil der jetzt zur Teilung angeregten Zellen bereits in der $G_2$-Phase befand. In den Duodenalkrypten beginnt die Zunahme des Mitoseindex erst 5—6 Std nach Wiederfütterung, und zwar mehrere Stunden nach Anstieg der DNS-Synthese[129].

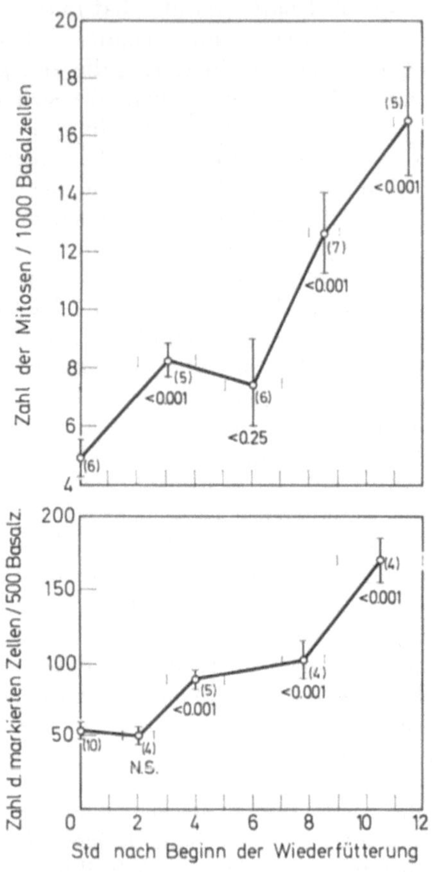


Abb. 11. Die Mitoseindices in ‰ (oben) und die Raten der mit $^3$H-Thymidin markierten Zellkerne (unten) im Oesophagusepithel junger Hühnchen 0—12 Std nach Beginn der Wiederfütterung im Anschluß an 2,5—3,5 Tage Hunger. Rasche Zunahme der Mitoserate noch vor Beginn des $^3$H-Thymidin-Einbaus. (Zahlen in Klammern = Tierzahlen, darunter *P*-Werte. *N.S.* nicht signifikant.) (Aus J. L. CAMERON und G. CLEFFMANN 1964)

## c) Insulin

In Zusammenhang mit der Nahrung ist das Insulin als ein wesentliches Hormon des Kohlenhydratstoffwechsels zu berücksichtigen. In Fibroblasten-Kulturen kann man durch Insulin den Mitoseindex steigern[130]. Das gilt auch für Gewebe aus der Mäuseohrepidermis[131]. Für das In vitro-Wachstum von Mamma-Drüsengewebe der Maus ist die Zugabe von Insulin im Kulturmedium unabdingbar[132]. Das gleiche

[129] CAMERON und CLEFFMAN 1964. [130] TROWELL 1959. [131] BULLOUGH 1954.
[132] LASFARGUES 1962 u.a,

gilt auch für die Kultur menschlichen Drüsengewebes[133]. — Unter Bezug auf die obengenannten Hungerexperimente liegt es nahe, die Bedeutung des Insulins beim Wachstum der Zellkulturen darin zu sehen, daß es Glucose in den Zellen metabolisiert und damit für den energetischen Stoffwechsel verwendbar macht. Andererseits scheint Insulin zumindest in Gewebekulturen von Mäuse-Mamma-Gewebe bei Anstoß der prämitotischen DNS-Synthese mittelbar oder unmittelbar beteiligt zu sein[134].

Darüber hinaus wird von PROP und HENDRIX (1965) angenommen, daß Insulin mit anderen Hormonen, insbesondere mit Hypophysen- und Nebennierenhormonen[135], synergistisch wirken kann. Experimente an Gewebekulturen sind hierfür allerdings wenig aussagekräftig, da die bislang angewandten Konzentrationen weit oberhalb der in vivo möglichen liegen[136]

## d) Nebennierenhormone

Unter den Nebennierenhormonen ist das Adrenalin bzw. das Noradrenalin in der Einwirkung auf den Mitosebeginn am besten untersucht. Adrenalin ist der stärkste Mitosehemmer für die Epidermis[137], stärker als die Glucocorticoide der Nebennierenrinde[138]; die Mineralocorticoide der Nebennierenrinde haben keinen wesentlichen mitosehemmenden Effekt. Eine Ausschüttung von Glucocorticoiden, wie sie z.B. bei sog. Stress-Situationen gegeben ist, scheint die Mitosezahl z.B. der Leber reduzieren zu können[139]. Das gleiche gilt für die Epidermis[140], für das Cornea-Epithel[141] und für die Erythropoese[142]. Allerdings dominieren auch hier die Hormone des Nebennierenmarkes bei weitem, wobei nach BULLOUGH (1965) das Adrenalin jedoch nicht der unmittelbare hormonelle Hemmfaktor für die Mitosen ist. Adrenalin soll vielmehr gewebseigene, die Mitosen regulierende Substanzen stimulieren, die sog. Chalone. Derartige gewebsspezifische Mitosehemmer sind seit langem angenommen worden[143]. Sie sind keineswegs auf die Epidermis beschränkt, sondern werden zumindest auch für die Niere und die Leber angenommen. Im hier gegebenen Zusammenhang ist es von Bedeutung, daß nach den Annahmen von BULLOUGH (1965) erst der Komplex Adrenalin + Chalon die Mitosehemmung verursacht.

Ein Katecholamin, das sich chemisch vom Adrenalin bzw. vom Noradrenalin ableitet, ist das Isoproterenol. Bei der Ratte läßt sich damit eine exzessive Stimulierung des Speicheldrüsenwachstums erzielen[144]. In den Endstücken der Speicheldrüsen setzt bei täglicher Injektion von 5—40 mg Isoproterenol pro Ratte am 2.—5. Versuchstag eine starke Vermehrung der Mitosen ein[145]. Dementsprechend ist die Zahl der mit $^3$H-Thymidin markierbaren Zellen bei Ratte und Maus erhöht[146]. Nach Absetzen der täglichen Injektionen sinken DNS-Synthese und Mitoserate rasch wieder auf die Norm ab. — Ob dieses Modell eine organspezifische Mitosestimulation demonstriert, kann noch nicht als bewiesen gelten.

133 BARKER u. Mitarb. 1964.
134 STOCKDALE und TOPPER 1966, TURKINGTON und TOPPER 1967, LOCKWOOD, STOCKDALE und TOPPER 1967.
135 Zum Beispiel BERN und RIVERA 1960, LASFARGUES 1962.
136 Vgl. auch MORETTI und DE OME 1962.
137 BULLOUGH 1952, 1955, 1965, BULLOUGH und LAURENCE 1961.
138 BULLOUGH 1952, TEIR und ISOTALO 1953.
139 LEDUC 1949.
140 BULLOUGH 1949a, BULLOUGH und EISA 1950.
141 MOVCHAN 1961.
142 BRECHER und STOHLMAN 1959 u.a.
143 Lit. bei SWANN 1957, 1958, BULLOUGH 1962.
144 SELYE u. Mitarb. 1961.
145 SEIFERT 1962, FISCHER und KAWAI 1962.
146 BARKA 1965, BASERGA und HEFFLER 1967.

### e) Geschlechtshormone

Eine ähnliche, weitgehend organspezifische Stimulierung ist durch die oestrogenen Hormone zu erzielen. Besteht doch die physiologische Bedeutung etwa der Steuerungshormone des weiblichen Genitalcyclus vorwiegend in einer Förderung bzw. Hemmung der Proliferationen der Gebärmutterschleimhaut. Mammazellen der Maus zeigen nach Hormongaben eine starke Verkürzung der DNS-Synthesephase[147]. Die hypophysäre Steuerung der Geschlechtsfunktionen äußert sich besonders sinnfällig in einer Beeinflussung der Gonaden-Proliferation, daneben aber auch in einem proliferativen Wachstum der akzessorischen Geschlechtsdrüsen[148]. Die Oestrogene und Androgene haben darüber hinaus auch einen Einfluß auf die Mitosen anderer Gewebe, wie z.B. der Epidermis[149], der Hautanhangsdrüsen[150] oder der Dünndarmschleimhaut[151]. Das breite Schrifttum über die Beeinflussung der Proliferationen in den Geschlechtsorganen unter dem Einfluß hypophysärer oder oestrogener bzw. androgener Reize kann im hier gegebenen Rahmen nicht berücksichtigt werden. Hingewiesen sei nur auf die Tatsache, daß unter dem Einfluß von Oestrogenen z.B. bei der Maus charakteristische Mitosewellen auftreten[152]. Nach Oestrogen-Injektion beginnen die mitotischen Proliferationen nach etwa 12 Std und erreichen in der Vagina und im Uterus ihr Maximum nach 24—36 Std[153]. Wahrscheinlich sind auch bei der Vermittlung dieser hormonellen Reize Katecholamine im Gewebe beteiligt[154].

### f) Proliferationsstimulation der Lymphocyten und anderer Blutzellen

Besonders eindrucksvoll, wenn auch in den einzelnen Ursachenfaktoren noch nicht vollständig aufgeklärt, ist die mitotische Proliferationskraft des lymphatischen Gewebes. Äußert sich doch eine Funktionssteigerung etwa der Lymphknoten sehr rasch in einer Zunahme der Lymphocyten und ihrer Vorstufen. Das lymphatische Gewebe gehört wahrscheinlich zu dem am stärksten plastischen Gewebe des Säugerorganismus[155]. Dabei stehen die einzelnen Komponenten der lymphatischen Organe in stetem Wechselspiel zueinander[156]. Die Nebennieren üben vorwiegend mit ihren Glucocorticoiden einen zügelnden Einfluß auf das lymphatische Gewebe aus[157]. Entfernung beider Nebennieren führt zu einer deutlichen Hyperplasie des gesamten lymphatischen Gewebes[158]. Die Bedeutung der funktionell auslösenden Antigene ist sowohl für das lymphatische Gewebe als auch für die in ihm entstehenden Plasmazellen schon früh erkannt worden[159]. Es sei hier auf die sog. Clon-Theorie von BURNET (1959) verwiesen, wonach ein spezifischer immunologischer Reiz zur Absiedelung einzelner lymphatischer Vorstufen führt, aus der sich dann ein „Clon", d.h. ein Haufen immunkompetenter Zellen, durch Proliferation bildet. Auch in vitro ist durch Antigen-Stimulation, besonders aber durch Phythämagglutinin, eine Lymphocytenproliferation mit Ausbildung großer Blasten zu erzielen[160]. Das gleiche gelingt auch in vivo[161]. Phythämagglutinin ist ein Mucoproteid, welches in Extrakten der grünen Gartenbohne gefunden wird. Die mitoseanregende Wirkung soll vor allem dem Proteinanteil zuzuschreiben sein[162]. Die Mitosestimulierung ist dosisabhängig und beginnt nach Verabreichung kleinerer Mengen später als bei Verabreichung größerer, dauert dann aber länger[163].

---

147 BRESCIANI 1964. 148 Zum Beispiel PRICE und WILLIAMS-ASHMAN 1961.
149 MONTAGNA und HAMILTON 1949. 150 EBLING 1957, MONTAGNA und KENYON 1949.
151 GALAND, RODESCH, LEROY und CHRETIN 1967. 152 EPIVANOVA 1966.
153 BIGGERS und CLARINGBOLD 1955, PERROTTA 1962. 154 WURTMAN u. Mitarb. 1963, 1964.
155 MASSHOFF und RIECKERT 1954. 156 YOFFEY und COURTICE 1956. 157 JAFFÉ 1927.
158 GRUNDMANN 1958. 159 Lit. bei YOFFEY 1960. 160 Zum Beispiel NOWELL 1960.
161 GOWANS 1962. 162 RIGAS und JOHNSON 1964. 163 LING und HOLT 1967.

Cytologisch ist von besonderem Interesse, daß der Proliferation der Lymphocyten eine morphologische Umwandlung vorangeht: Das Kernchromatin lockert sich auf, und es treten deutliche Nucleolen auf, die bei kleinen Lymphocyten sonst spärlich oder nur schlecht zu erkennen sind. Sehr früh findet sich eine Steigerung der Proteinsynthese[164]. Auch die RNS-Synthese ist gesteigert, was durch einen vermehrten Einbau von $^3$H-Uridin nachweisbar ist[165]. Etwa einen Tag nach Einwirkung des Phythämagglutinins beginnt die DNS-Synthese im Zellkern mit einer Dauer von mindestens 12 Std, der sich eine $G_2$-Phase von etwa 6 Std anschließt. Die Proliferation in einer durch Phythämagglutinin stimulierten Zellkultur ist zeitlich begrenzt und dauert selten länger als einige Wochen. Sie klingt allmählich wieder ab. — Auch in vivo scheint Phythämagglutinin einen proliferativen Effekt auf das lymphoretikuläre System auszuüben[166].

Neben dem Phythämagglutinin können auch andere Substanzen die Blastenbildung und die Proliferation von Lymphocyten anregen. Hier sei z. B. ein Extrakt aus Phytolacca americana genannt, der als "poke weed mitogen" bekannt geworden ist[167]. Neben Antigenen und auch Haptenen läßt sich eine solche Lymphocytenstimulation auch durch Antilymphocytenserum sowie durch Seren, die gegen die Immunglobuline des Testtieres gerichtet sind, auslösen[168]. Auch Endotoxine der verschiedensten Art haben die Fähigkeit, die Lymphocytenmitose anzuregen[169].

Endogene Stoffe, welche die Proliferationen der blutbildenden Zellsysteme anregen, werden zusammenfassend als „Poetine" bezeichnet. Das Erythropoetin, eine in den Nieren gebildete Substanz[170], regt die Vorformen der Erythrocyten im Knochenmark zur Proliferation an. Die Granulopoese steht unter dem Einfluß mehrerer Regulationsmechanismen, deren Ziel die Bereitstellung ausreichender Granulocyten für die unmittelbaren Abwehrmechanismen des Organismus ist. Möglicherweise spielen hier chalonähnliche, innergewebliche Kontrollmechanismen eine Rolle[171], ja, in der Granulopoese ist das Prinzip der Rückkoppelung besonders deutlich: Abnahme der Leukocytenzahl in der Peripherie führt zu einer verstärkten Leukocytenbildung im Knochenmark[172]. Umgekehrt hemmt eine vermehrte Leukocytenzahl in der Regel die Granulocytenproduktion. Zusätzlich zu dieser negativen Rückkoppelung beeinflussen viele Vitamine, Elektrolyte, aber auch die Temperatur, das pH und die $CO_2$-Spannung die Granulocytenbildung im Knochenmark[173]. Rytömaa und Kiviniemi (1967) haben einen dem epidermalen Chalon ähnlichen Extrakt im Knochenmark gefunden, der ebenfalls wasserlöslich und nicht dialysierbar ist. In vitro regt er die Proliferation von Knochenmarkszellen an. Inwieweit solche gewebseigenen Mitose-Stimulatoren für das Gewebswachstum etwa nach Knochenmarkstransfusionen oder auch bei Hauttransplantaten von Bedeutung sind, wurde bisher noch nicht ausreichend geklärt.

### g) Partielle Hepatektomie

Gewebseigene mitosestimulierende Faktoren wurden vor allem für die Leber immer wieder angenommen. In ihnen soll der Schlüssel für die intensive reparative Parenchymregeneration nach Teilhepatektomie liegen. So gelang es in mehreren

---

164 Sell, Rowe und Gell 1965. 165 Lit. bei Cottier, Hess, Roos und Grétillat 1969.
166 Vgl. Airo, Mihaelescu, Astaldi und Meardi 1967, Micklem 1966.
167 Börjeson, Reisfeld, Chessin, Welsh und Douglas 1966, Schwarz 1967.
168 Sell und Gell 1965, Denman u. Mitarb. 1968.
169 Campbell, Rowlands, Harrington und Kind 1966.
170 Vgl. z. B. Brecher und Stohlman 1959. 171 Osgood 1957, 1959.
172 Craddock 1960, dort Lit. 173 Osgood 1959.

Experimenten[174] durch intraperitoneale Gabe von Rattenserum aus Tieren, die sich gerade in der Phase maximaler mitotischer Regeneration nach Teilhepatektomie befanden, bei normalen Ratten die Mitoserate signifikant zu erhöhen. Serum normaler Ratten hatte dagegen keine Wirkung. In teilhepatektomierten Ratten wurde die regeneratorische Mitoserate noch erhöht[175]. GLINOS (1958a) gelang es nicht, die genannten Befunde zu reproduzieren. Wiederholte Seruminjektionen höherer Dosen in kürzeren Abständen hemmten sogar die Leberregeneration[176], was allerdings wiederum von anderer Seite nicht bestätigt werden konnte[177]. In Parabioseexperimenten, bei denen die Tiere paarweise so miteinander verbunden wurden, daß ein gemeinsamer Blutkreislauf gewährleistet war, wurde einer der Paarlinge in üblicher Weise teilhepatektomiert. In dem nichtteilhepatektomierten Paarling stieg daraufhin die Mitoserate in der Leber bis um den Faktor 6 an[178]. Austauschtransfusionen, wie sie vor allem von MOOLTEN und BUCHER (1967) mit Kunststoff-Kathetern vorgenommen wurden, und bei denen wiederum ein Partner teilhepatektomiert war — und zwar 2 Std vorher —, ergaben einen signifikanten Anstieg der DNS-Synthese in der Leber 9 Std nach Anlegen der Kreuzzirkulation.

Autotransplantatversuche und Implantate von Leberzellen in den Peritonealraum[179] oder In vitro-Versuche mit verschiedenen Zellen zeigten ebenfalls Stoffwechselsteigerungen oder Proliferationssteigerungen nach Einwirkung von Serum teilhepatektomierter Ratten[180]. In Konfrontationskulturen, bei denen zwei verschiedene Organexplantate in einem Glasrohr durch eine Wand mit 600—1000 μ großen Löchern getrennt sind, fand sich, daß unter dem Einfluß eines konfrontierten regenerierenden Leberstückchens in embryonaler bzw. jugendlicher Rattenleber nicht nur der Phosphateinbau, sondern auch der Thymidineinbau signifikant ansteigt[181]. In eingehenden Untersuchungen wurde festgestellt, daß dieser humorale Faktor nicht art-, aber organspezifisch ist[182].

Aus allen diesen Untersuchungen ergab sich, daß eine Regulation der Regeneration nach Teilhepatektomie über zelleigene Faktoren erfolgen muß[183]. Diese Regulation muß eine doppelte sein: einmal muß die Regeneration anlaufen, und dann muß nach Erreichen des normalen Lebergewichtes die Regeneration wieder aufhören. Es gelang bisher nicht, einen im Serum teilhepatektomierter Ratten neu auftretenden, mitoseanregenden Stoff sicher nachzuweisen[183]. Es liegt vielmehr nahe, auch für die Leber einen Mechanismus ähnlich den Chalonen anzunehmen: ein normaler Faktor im Gewebe sorgt für eine Hemmung der Mitoseimpulse. Wenn man durch eine Teilhepatektomie die Produktion dieser Hemmstoffe in der Leber reduziert, kann nach solchen Überlegungen das regenerative Wachstum als Folge einer Konzentrationsabnahme des Hemmstoffes im Extracellularraum so lange vonstatten gehen, bis die normale Gewebsmenge und damit die normale Konzentration des Hemmstoffes im Extracellularraum wieder erreicht ist. Das regeneratorische Wachstum zumindest von Leber und Niere ist heute über einen solchen Mechanismus noch am ehesten verständlich[184].

### h) Die Cytokinine

Über Substanzen, die solche Proliferationshemmungen oder Proliferationsförderungen übermitteln bzw. letztlich auch verursachen können, ist viel diskutiert

[174] FRIEDRICH-FREKSA und ZAKI 1954, HORVATH und KOVACS 1956, LAQUERRIÈRE und LAUMONIER 1960 u.a. [175] SMYTHE und MOORE 1958. [176] MOYA 1963b.
[177] MACDONALD und ROGERS 1961.
[178] CHRISTENSEN und JACOBSEN 1949, WENNECKER und SUSSMANN 1951.
[179] Zum Beispiel VIROLAINEN 1967. [180] Lit. bei RABES 1967.
[181] RABES und WRBA 1965. [182] WRBA, RABES und ZINTL 1962.
[183] Lit. bei GRUNDMANN und SEIDEL 1969. [184] Zum Beispiel POOL 1966.

worden. MENKIN (1959) beschrieb ein die Mitose förderndes Dinucleotid, möglicherweise ein Uracil-Dinucleotid, und einen verzögernden Faktor, wahrscheinlich ein Polynucleotid. Am Seeigelei fand AGRELL (1964) eine Beschleunigung des Mitosebeginnes durch verschiedene normale Purine und Pyrimidine. Unter Einfluß von Oestradiol waren die Seeigelei-Teilungen gegen die positiven oder negativen Einflüsse der untersuchten Basen besonders empfindlich.

Bei Pflanzen sind derartige mitoseanregende Stoffe eindeutig nachgewiesen und auch chemisch identifiziert. 1955 gelang es MILLER, SKOOG, VON SALTZA und STRONG, das Kinetin zu isolieren. Es handelt sich um das 6-Furfurylaminopurin (Abb. 12, links oben). Heute ist gesichert, daß Kinetin selbst nicht in der Natur

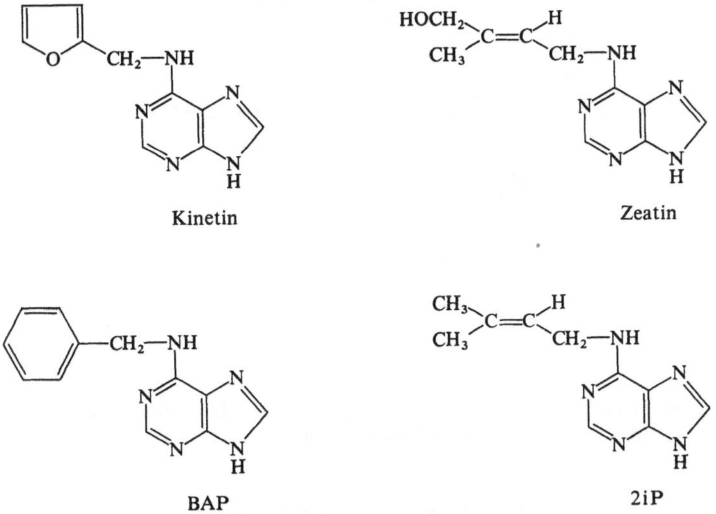

Kinetin Zeatin

BAP 2iP

Abb. 12. Strukturformeln von 4 Cytokininen: Kinetin und 6-($\gamma$,$\gamma$-Dimethylallylamino)-Purin (2iP) sind synthetische, Zeatin und BAP (= 6-Benzylaminopurin) sind natürliche Cytokinine in Pflanzen. (Aus J.P. HELGESON 1968)

vorkommt[185], aber z.B. das Zeatin (Abb. 12, rechts oben). Da ähnliche Substanzen den gleichen Effekt, nämlich die Anregung der Zellteilungen beim Tabak-Callusgewebe, erzielen (Abb. 13), faßt man diese Gruppe als Cytokinine zusammen[186]. Solche Cytokinine sind aus verschiedenen Objekten gewonnen worden, das Zeatin z.B. aus dem Weizenkorn. Ein Dihydrozeatin wurde in Lupinensamen gefunden. Von besonderer Bedeutung ist, daß auch Hefen und sogar unfraktionierte, lösliche RNS-Hydrolysate aus der Leber vom Kalb, vom Hühnchen und vom Menschen ähnliche Cytokinine enthalten[187]. Da Kinetin auch aus DNS-Präparationen gewonnen werden kann, liegt die Annahme nahe, daß die Cytokinine mit den Nucleinsäuren reagieren. Kinetin kann z.B. unmittelbar die DNS-Synthese von Bohnen-Wurzelspitzen stimulieren[188]. Radioaktives $^{6}$N-Benzyladenin, ebenfalls ein Cytokinin, wird unmittelbar in die RNS von Tabakgewebe eingebaut[189].

Im Gegensatz zu den Untersuchungen über die Chalone und ähnliche mitosehemmenden Substanzen stehen die Forschungen über die Cytokinine auf einer festen chemischen Basis[190]. Soweit bisher zu sehen ist, liegt ihre Bedeutung allerdings

185 HELGESON 1968. 186 Lit. bei HELGESON 1968.
187 HALL, CSONKA, DAVID und MCLENNAN 1967, HALL, ROBINS, STASUIK und THEDFORD 1966, ROBINS, HALL und THEDFORD 1967.
188 MATTHYSSE und TORREY 1967. 189 FOX 1966. 190 HELGESON 1968.

vorwiegend beim Pflanzenwachstum, während für das Tier und insbesondere für den Säuger die Bedeutung der in den Lebern gefundenen Cytokinine biologisch noch nicht eindeutig nachgewiesen ist.

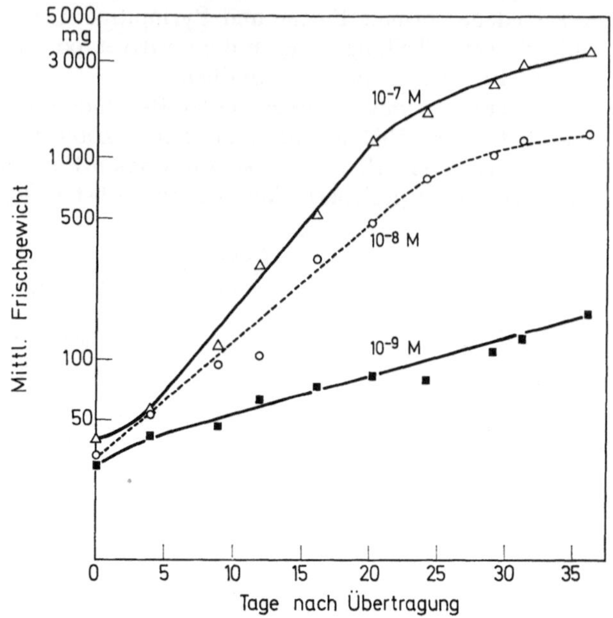


Abb. 13. Wachstum von Tabak-Callusgewebe in einem synthetischen Medium mit $10^{-7}$, $10^{-8}$ und $10^{-9}$ M 6-Benzylaminopurin. (Aus J. P. HELGESON 1968)

### i) Andere Steuerungsfaktoren

Das gleiche gilt auch für die Substanzen, die von SZENT-GYÖRGYI (1965) aus tierischen Organen, vor allem aus dem Thymus, aber auch aus dem Harn isoliert worden sind. „Promin“ fördert, „Retin“ hemmt das Zellwachstum und besonders auch das bösartiger Tumoren. Die Bedingungen, die hierbei eingehalten werden müssen, scheinen aber sehr spezifisch und noch nicht im einzelnen bekannt zu sein. Beide Substanzen, das Promin und das Retin, sollen einander sehr ähnlich sein. Ob es sich um Makromoleküle oder um kleine, lipoidlösliche Moleküle handelt, ist noch nicht gesichert. Nach neueren Untersuchungen[191] handelt es sich bei der hemmenden Substanz, dem Retin, um einen Verwandten des Methylglyoxals. — Mitosehemmungen lassen sich im Experiment durch viele hochmolekulare Substanzen erzielen, z.B. durch Substanzen, die die Blutgerinnung beeinflussen, wie z.B. das Heparin, aber auch durch verschiedene Polysaccharide[192]. Hier spielen wahrscheinlich Mucopolysaccharide als Teile der Zelloberfläche eine erhebliche Rolle, wie überhaupt bei diesen teilungsanregenden Vorgängen den Abläufen an der Zelloberfläche besondere Bedeutung zukommt[193].

Das gilt sicher auch für die schon erwähnten gewebseigenen Hemmfaktoren, die zunächst in der Mäuseepidermis nachgewiesen und als „Chalone“ bekannt geworden sind. Darunter versteht BULLOUGH (1963, 1965) Faktoren in wäßrigen Gewebsextrakten, welche die mitotische Aktivität selektiv in den Zellen des Ursprungsgewebes hemmen. BULLOUGH hat seine Untersuchungen bevorzugt an der Epidermis des Mäuseohres vorgenommen und zunächst festgestellt, daß die

[191] SZENT-GYÖRGYI 1965. [192] Lit. z.B. bei LIPPMAN 1965.
[193] VASILIEV und GELFANT 1968.

Mitosefrequenz im Stratum germinativum durch einen negativen Rückkoppelungsmechanismus kontrolliert wird, der seinen Ausgang von den ausreifenden, höheren Zellagen im Stratum spinosum nimmt[194]. Aus Extrakten macerierter Epidermis konnten solche Stoffe wiederholt gewonnen werden[195]. Reinigungsversuche[196] wiesen darauf hin, daß dieses epidermale Chalon ein basisches Glykoproteid mit einem Molekulargewicht von etwa 40000 sein muß[197]. Werden Epidermiszellen zerstört — etwa bei einem experimentellen Hautdefekt oder auch bei einer Pinselung der Haut mit cancerogenen Substanzen wie etwa Methylcholanthren[198] —, dann soll die Chalon-Konzentration im Gewebe abnehmen, was zu einem reaktiven Anstieg der Mitosefrequenz führen muß. Intraperitoneale oder subcutane Injektionen solcher wäßriger Epidermisextrakte steigern dosisabhängig die Mitoseaktivität des Stratum basale. Dabei wirken heterologe Epidermisextrakte gleichartig wie homologe. So ließ sich in vitro eine solche Mitoseauslösung in der Mäuseepidermis durch Hautextrakte von Mensch, Schwein, Kaninchen, Meerschweinchen, Maus und auch vom Kabeljau nachweisen[199]. In epidermalen Tumoren ist die Chalon-Konzentration niedriger als in der normalen Epidermis, und Steigerung des Chalongehaltes durch Injektion von wäßrigen Epidermisextrakten senkt in den Tumoren die Mitosefrequenz[200]. Melanome können durch entsprechende Extrakte aus Melanomgewebe sogar zum Verschwinden gebracht werden[201]. Allerdings gelingt das offenbar nicht mit allen Extrakten, und es ist notwendig, mit besseren Extraktionsverfahren zu arbeiten, um den Effekt reproduzierbar zu machen. Überhaupt stehen noch die genaue Definition oder gar die chemische Charakteristik der „Chalone“ aus.

Vorerst handelt es sich mehr um ein Wirkprinzip, das sich eng an die ältere Template-Antitemplate-Theorie[202] anlehnt. Es gibt experimentelle Hinweise dafür, daß dieses Prinzip auch für andere Gewebe in gleichem Maße gilt, wahrscheinlich vor allem auch für die Leber[203]. Lebercancerogene, wie z.B. das Diäthylnitrosamin, können dann als Inaktivatoren leberspezifischer Mitoseinhibitoren aufgefaßt werden. — Organspezifische Mitoseinhibitoren sind kürzlich auch in Amphibiennieren nachgewiesen worden[204].

Bei der Vielfalt der endogenen und exogenen Faktoren ergibt sich doch insofern ein Gemeinsames, als mit Sicherheit endogene Substanzen bekannt sind, welche die Mitosen anregen, die Cytokinine, andererseits ausreichend sichere Hinweise dafür vorliegen, daß im Gewebe Hemmsubstanzen, z.B. die Chalone, diesen mitoseanregenden Substanzen entgegenwirken. Man darf also annehmen, daß zwischen beiden Prinzipien im ruhenden Gewebe ein Gleichgewicht besteht, daß dieses Gleichgewicht aber durch die verschiedensten exogenen und sicher auch endogenen Faktoren gestört werden kann, bis durch eine Proliferation der Zellen die Gewebshomeostase wiederhergestellt ist.

## 3. Synchrone und synchronisierte Mitosecyclen

### a) Endogene Synchronien

Die ersten mitotischen Teilungen im Embryo verlaufen gewöhnlich streng synchron. Die Kerne der Morula und der Blastula treten zur gleichen Zeit in die Prophase ein, beenden die Mitose zu gleicher Zeit mit der Telophase, und auch die

[194] Vgl. auch Iversen 1961, Mercer 1962.
[195] Bullough und Laurence 1964, Hennings, Elgjo und Iversen 1969 u. a.
[196] Bullough, Hewett und Laurence 1964.
[197] Vgl. auch Bullough und Laurence 1967.
[198] Iversen und Elgjo 1967.
[199] Bullough, Laurence, Iversen und Elgjo 1967.
[200] Bullough und Laurence 1968.
[201] Mohr, Althoff, Kinzel, Süss und Volm 1968.
[202] Weiss 1952, 1953.
[203] Zum Beispiel Teir, Lahtihrju, Alhu und Forsell 1967, Rytömaa und Kiviniemi 1967.
[204] Simnett und Chopra 1969.

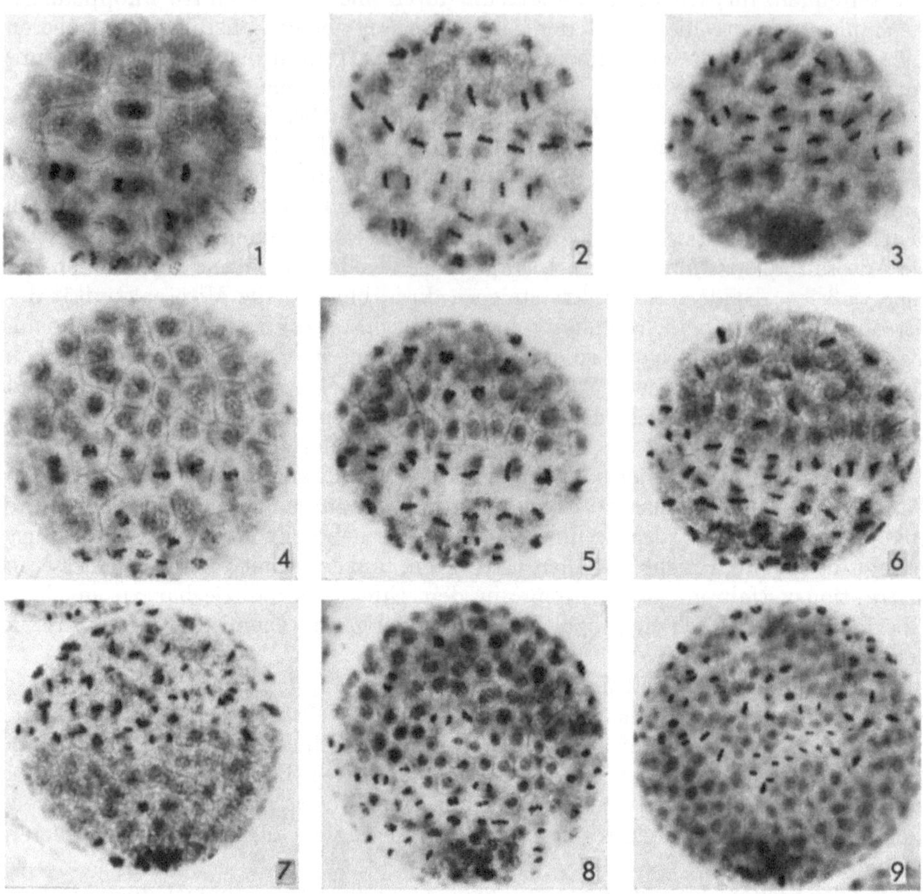


Abb. 14. Mitose-Gradienten während der Entwicklung von Paracentrotus lividus nach der Teilungs-Synchronie. Mikromeren und vegetativer Pol unten, animalischer Pol oben. Aufeinanderfolgende Mitosestadien während des 7. Teilungsschrittes. *1—3* während der ersten Teilung, *4—7* während der 8. Teilung, *8—9* während des 9. Teilungscyclus. (Aus I. ÅGRELL 1956)

interphasischen Synthesen — soweit sie im Embryo notwendig sind — verlaufen synchron. Diese Synchronie hält bei den einzelnen Tierspecies unterschiedlich lange Zeit an. Beim Amphibien-Embryo dauert sie etwa 15 Mitosecyclen. Die letzten dieser 15 Cyclen zeigen meist schon geringe Verschiebungen, bei Bufo z. B. eine Phasenverschiebung vom animalen zum vegetativen Pol[205]. Beim Amphioxus-Ei ist diese embryonale Synchronie schon nach 3 Cyclen aufgehoben: im animalen Teil verlaufen die Mitosen der Blastomeren etwas rascher als im vegetativen Teil[206]. Auch im Seeigelei dauert die Synchronie nur 3 Teilungen[207], bei Psammechinus miliaris 7 Mitosecyclen, bei Paracentrotus lividus 6[208].

Wenn den embryonalen Kernteilungen keine Zelldurchschnürungen folgen, entstehen vielkernige Syncytien mit Synchronie der Kernteilungen. Das gilt z. B. für Fischeier, in denen die vollständige Synchronie 8 Mitosecyclen anhält und dann

205 SIRAKAMI 1958, DAN 1960. 206 CERFONTAINE 1907. 207 ZEUTHEN 1951.
208 AGRELL 1956.

allmählich abnimmt. Nach der 10. Zellteilung entstehen Ringe synchron sich teilender Kerne in Abhängigkeit von der Lage im Embryo[209]. Die Bildung der Zellwände erfolgt dann oft relativ plötzlich, ohne daß die Tendenz zu einer wenigstens lokal begrenzten Teilungssynchronie deswegen aufhört. Gibt es doch bei allen Embryonen Mitosegradienten als Ausdruck lokaler, partieller Teilungssynchronien. Im Embryo von Paracentrotus lividus bildet sich in der 4. Teilung eine Mikromerenregion im Bereich des vegetativen Poles. Von dieser Mikromerenregion breiten sich — beginnend mit der 7. Teilung — die Mitosewellen auf dem übrigen Embryo aus (Abb. 14). Die Mikromerenregion beginnt mit der Prophase, wenn die benachbarten Zellen noch in der Interphase sind. Wenn die Mikromerenregion in der 7. Teilung die Anaphase erreicht hat, sind die Zellen etwa in der Mitte des Embryos gerade in der Metaphase angelangt, und wenn die Zellen im animalen Pol in der Metaphase sind, haben die Zellen der Mikromeren bereits wieder die Interphase erreicht[210]. Dies sei als Beispiel für einen Mitosegradienten vom vegetativen zum animalen Pol gegeben[211].

Im Pflanzenreich sind synchrone Mitosen im wesentlichen auf die Reproduktionsorgane beschränkt. In vielen Pflanzen durchlaufen der weibliche Gametophyt, der Embryosack, der Proembryo oder das Endosperm eine frühe syncytiale Phase. Alle Zellen dieser Syncytien stammen von einer einzelnen Zelle, und in den frühen Stadien teilen sich die Zellen ohne Bildung einer Zellwand. Auf diese Weise befinden sich u.U. mehrere Hunderte von Kernen in einer Zelle. Diese Kerne teilen sich oft synchron; allerdings gibt es auch hier Mitosewellen oder Mitosegradienten ähnlich wie bei tierischen Embryonen. Charakteristische, synchrone Zellteilungen finden sich bei den Pflanzen auch in den Pollenkörnern der Antheren. Beispiele hierfür sind in großer Zahl von TISCHLER (1934—1963) und von ERICKSON (1964) zusammenfassend dargestellt worden.

Unter Bezug auf die im vorigen Kapitel dargestellten exogenen und endogenen Beeinflussungen der mitotischen Zellteilungen ist uns verständlich, daß synchrone Mitosen nur in denjenigen Fällen vorkommen, in denen die Gewebe gewissermaßen außerhalb der organismischen Regulationen stehen. Geringe Änderungen des Milieus, wie sie in größeren Geweben unabdingbar sind, oder Steuerungen, die funktionelle Leistungen an den Zellen verlangen, heben diese Synchronie recht rasch auf.

### b) Experimentelle Synchronie durch Belichtung

Umgekehrt ist es aber möglich, durch Beeinflussung der Umweltfaktoren synchrone Teilungen hervorzurufen. Bei chlorophyllhaltigen Algen kann man durch Änderung der Hell-Dunkel-Rhythmen besonders leicht Mitose-Synchronien erzeugen. TAMIYA u. Mitarb. (1953) ließen diese Zellen zunächst bei geringer Belichtung wachsen, und setzten sie dann einer intensiven Beleuchtung aus. Die Zellen wuchsen stark, ohne sich zu teilen, und bildeten sog. „Lichtzellen". Zu einer bestimmten Zeit treten diese „Lichtzellen" in eine synchrone Teilung ein, wobei jede dieser „Lichtzellen" 4 kleinere „Dunkelzellen" bildet, die die Größe der ursprünglichen Zellen aufweisen[212]. Ähnliche Untersuchungen sind mit Euglena vorgenommen worden[213]. Die Synchronisation erfolgte hier durch einen Cyclus mit 16 Std Beleuchtung und 8 Std Dunkelheit, wobei zwischen den einzelnen Euglena-Stämmen gewisse Differenzen bestanden. Bei Euglena gracilis Z-Kulturen hat sich ein Rhythmus mit 14 Std Beleuchtung und 10 Std Dunkelheit als günstig herausgestellt[214]. Während des Beleuchtungszeitraumes, also während der aktiven

[209] KOPSCH 1901. [210] AGRELL 1956. [211] Weitere Lit. bei AGRELL 1964.
[212] Siehe auch IWAMURA 1955, TAMIYA 1963, 1964, dort weitere Lit.
[213] COOK und JAMES 1960. [214] COOK 1966a, 1966b.

Phasen der Chloroplasten, werden die Teilungen gehemmt. Mit Eintritt der Dunkelheit beginnen die Mitosen, um bei der nächsten Belichtungsphase wieder zu sistieren. Auf diese Weise ist eine weitgehende Synchronie zu erzielen (Abb. 15)[215].

Genauere Untersuchungen der Zellbestandteile zeigten, daß sich während der Lichtperiode die Proteine, die RNS sowie das Chlorophyll a und Carotinoide nahe-

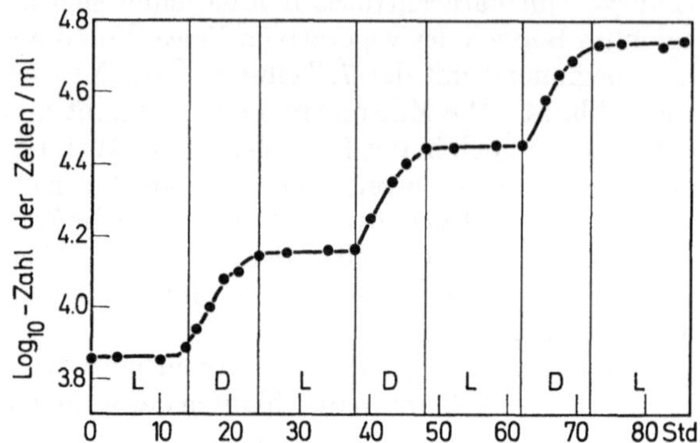


Abb. 15. Teilungs-Synchronie bei Euglena gracilis durch einen wiederholten 14 Std-Licht- und 10 Std-Dunkel-Rhythmus. (Aus J. R. Cook 1966b)

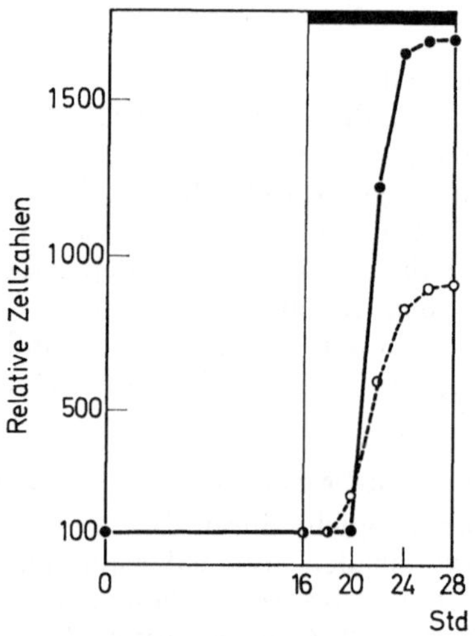


Abb. 16. Relative Zellzahlen in autotrophen (∘--∘) und in mixotrophen (•—•) synchronen Kulturen von Chlorella pyrenoidosa. Im Medium der mixotrophen Kulturen 0,5% Glucose. Die Zellen wuchsen 16 Std in Licht von 9000 lux und dann 12 Std in Dunkelheit. Relative Zellzahl: 100 = $1,56 \times 10^6$ Zellen/ml. (Aus H. Senger und N. I. Bishop 1969)

zu linear verdoppeln und dann in der Dunkelperiode durch die Zellteilung halbiert werden. Die DNS-Synthese erwies sich dagegen als weitgehend autonom und begann erst etwa 8 Std nach Einsetzen der Belichtung. Vorzeitiges Unterbrechen der Lichtperiode unterbrach auch die Synthesen der RNS und der Proteine, nicht aber der DNS[216]. Die bei Chlorella vulgaris und anderen Algen durch Belichtung erzielte Teilungssynchronie[217] ist wegen der Tatsache, daß diese Algen Autosporen

[215] Vgl. auch Edmunds 1964, 1965a. [216] Edmunds 1965b.

[217] Zum Beispiel Lafeber und Steenbergen 1967.

liefern und weniger zur äqualen Zellteilung neigen, in ihrer Bedeutung angezweifelt worden[218].

Dessenungeachtet sind Untersuchungen mit der einzelligen Alge Chlorella wegen der einfachen Synchronisationsweise durch einen zeitlich gesteuerten, stammesabhängig endogen fixierten Hell-Dunkel-Rhythmus[219] von allgemeiner Bedeutung für die Mitoseforschung geworden. Seitdem bekannt wurde, daß Chlorella auch im Dunkeln dann zu wachsen vermag, wenn dem Medium Glucose zugesetzt ist[220], ist es möglich, durch Zugabe von Glucose in einer Konzentration von 5% zu synchronen Chlorella-Kulturen die Zellzahl und das Gesamt-Trockengewicht in einem Synchronieschritt von dem Faktor 11 auf den Faktor 16 zu erhöhen (Abb. 16). Die Aufnahme von Glucose ist in den jungen Zellen höher als in älteren. Da zugleich die Dauer des Mitoseschubs verkürzt ist, ist die Homogenität solcher Kulturen wesentlich gesteigert (Abb. 16). Diese durch Glucosezusatz verbesserten synchronen Kulturen werden im Gegensatz zu den nur durch den Belichtungsrhythmus synchronisierten „autotrophen" Kulturen „mixotroph" genannt[221]. Sie erleichtern durch die hohe Zahl synchron entstehender Autosporen biochemische Untersuchungen.

Die Zeit zwischen Beginn der Belichtung und Beginn der Zellteilung erwies sich in ausgedehnten Variationen des Hell-Dunkel-Rhythmus als konstant bzw. als charakteristisch für die verwendete Algenspecies. Dem Beginn der Belichtung kommt geradezu die Bedeutung eines „Zeitgebers" für die Zellteilung bei Chlorella zu[222]. Bei konstantem Belichtungsrhythmus kann man cum grano salis auch den Beginn der Dunkelphase als „Zeitgeber" für die Mitose auffassen[223], zumal man durch sehr intensive Belichtung von Chlorella die Zellteilungen sogar verhindern kann. Unabhängig von der Dauer der intensiven Belichtung beginnen die Mitosen dann nach einem konstanten Intervall von 6 Std[224]. Dieses Zeitintervall ist allerdings kein „Zeitgeber" in echtem Sinne, d.h. kein Initiator für die später beginnende Zellteilung, sondern vielmehr ein Ausdruck der Erholung von der übersteigerten Belichtung[225].

In bestimmtem Rahmen ist die Induktionsrate, d.h. die Zahl der sich teilenden Zellen, bei Chlorella durch die verwendete Lichtintensität zu steuern. Dies war schon mit autotrophen Zellkulturen festgestellt worden[226], und ließ sich in mixotrophen Kulturen präzisieren[227]: Synchronisierte, mixotrophe Chlorella-Kulturen wurden verschieden lang mit 3000, 9000 und 15000 Lux belichtet und dann in eine 28stündige Dunkelperiode versetzt. Bei Belichtungen mit 15000 Lux genügten 4 Std Belichtung, um 50% der Zellen zur (synchronen) Teilung anzuregen, bei 3000 Lux waren dazu 9 Std nötig (Abb. 17). Diese Beobachtung, daß länger dauernde Belichtung von geringerer Intensität die gleiche (relative) Zellzahl zur Teilung bringt wie kürzere Belichtung mit höherer Intensität, erlaubt prinzipiell zwei Deutungen: Entweder füllt die Reaktion auf die Belichtung in der Zelle einen Pool auf, der nur langsam durch die zur Zellteilung führenden Stoffwechselschritte entleert wird, wobei Belichtungsdauer und Belichtungsintensität einander ergänzen können, oder es gibt zwei voneinander unabhängige Faktorenkomplexe, nämlich eine lichtabhängige, aber intensitätsunabhängige Reaktionskette und einen intensionsabhängigen Prozeß, der mehrere Komponenten zum Wachstum der Alge benötigt.

Auf der Basis einer solchen Alternative und aufgrund der Erfahrungen mit mixotrophen Kulturen haben Senger und Bishop (1969) den Stoffwechsel-

---

[218] Glooschenko und Curl 1968. [219] Pirson und Lorenzen 1958, Senger 1961.
[220] Bergmann 1955. [221] Senger und Bishop 1969. [222] Pirson und Lorenzen 1958.
[223] Tamiya 1966. [224] Pirson und Lorenzen 1966. [225] Senger und Bishop 1969.
[226] Wanka 1959, 1962, Lorenzen und Ruppel 1960. [227] Senger 1965.

mechanismus der Teilungssynchronie von Chlorella genauer untersucht und folgendes festgestellt: Der „Zeitgeber“, der den Beginn der Mitose nach Einsetzen der Belichtungsperiode in der nachfolgenden Dunkelphase bestimmt, ist nicht die DNS-Synthese, sondern mit großer Wahrscheinlichkeit die RNS-Synthese. Die letztere beginnt mit dem Anfang der Lichtperiode und läuft mit nahezu gleichbleibender Intensität während des gesamten Zellcyclus weiter[228], wobei zwischen autotrophen und mixotrophen Kulturen offenbar nur geringe Unterschiede bestehen (Abb. 18), während die DNS-Synthese erst Stunden nach Beginn der

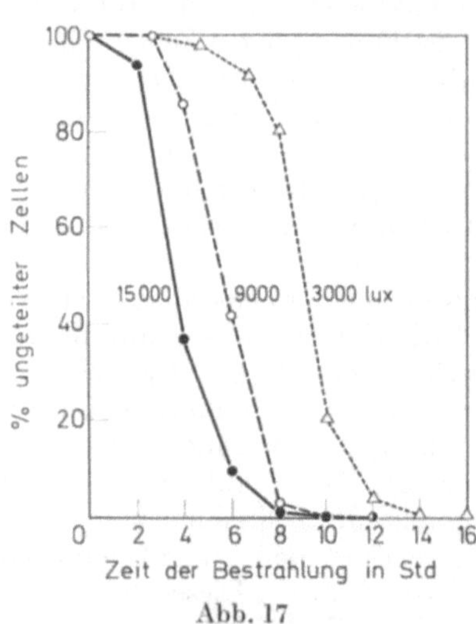


Abb. 17

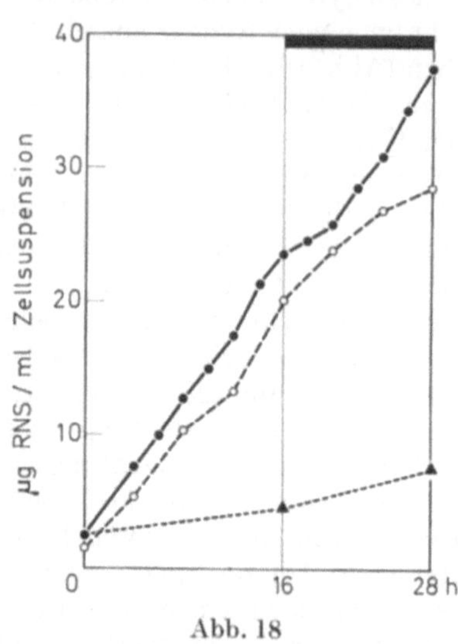


Abb. 18

Abb. 17. Abhängigkeit der Zahl der synchronen Teilungen bei Chlorella pyrenoidosa von der Intensität und Dauer der Belichtung. Die Kulturen wurden verschieden lange Zeit (bis 14 Std) belichtet, dann 28 Std im Dunkeln gehalten, und dann wurde die Zahl der nicht in Teilung befindlichen Zellen bestimmt und mit der Anfangszahl in Beziehung gesetzt. Mixotrophe Kulturen wie in Abb. 16. (Aus H. Senger und N. I. Bishop 1969)

Abb. 18. Verlauf der RNS-Synthese in mixotrophen Chlorella-Kulturen (vgl. Abb. 16) (•— •) verglichen mit autotrophen Kulturen (∘--∘) und der RNS-Synthese in Dunkelheit (▴....▴). (Aus H. Senger und N. I. Bishop 1969)

Belichtung einsetzt und als typische S-Phase vor Beginn der Teilungen beendet ist[229]. Die RNS-Bildung und die Zellteilung werden bei Chlorella durch den gleichen (blauen) Teil des Lichtspektrums angeregt wie die endogene Atmung[230]. Wahrscheinlich wirken hier Energieproduktion, RNS- und Proteinsynthese im Ablauf der interphasischen Synthesen unmittelbar zusammen und bestimmen damit den endogenen Zeitgeber der synchronen Zellcyclen.

Dieses eine, hier etwas ausführlicher dargestellte Beispiel experimenteller Cyclus-Synchronie hat bereits gezeigt, von welch eminenter Bedeutung das Prinzip der experimentellen Synchronie für die gesamte Mitoseforschung geworden ist[231]. Die Licht-Dunkel-Synchronisation von phototrophen Algen ist ein relativ „physiologischer“ Vorgang, da es sich um einen Eingriff handelt, der in gleicher Weise vor sich geht wie im normalen biologischen Rhythmus: auch bei frei

---

[228] Iwamura 1955, Ruppel 1962, Stange, Kirk, Bennett und Calvin 1962, Senger und Bishop 1966. [229] Ruppel 1962, Senger und Bishop 1969.
[230] Pickett und French 1967. [231] Vgl. z.B. Mitchison 1969.

lebenden Algen führt der Tag-Nacht-Rhythmus über die periodische Sonnenbestrahlung zu einer — wenn auch nur partiellen — Synchronie. Eine „ideale" Synchronie soll nicht nur komplett sein, d. h. möglichst alle Zellen eines Kollektivs betreffen; sie soll darüber hinaus auch die biophysikalischen und biochemischen Abläufe des Zellstoffwechsels möglichst wenig stören.

### c) Die Synchronie bei Physarum polycephalum

Eine solche „schonende" Synchronisation ist außer bei Chlorella in besonders eleganter Weise bei dem Schleimpilz Physarum polycephalum (Klasse: Myxomycetae) zu erzielen, da hier die Mikroplasmodien, die bereits Polykaryonten sind und 2—100 diploide Kerne enthalten, auf einer flachen Oberfläche leicht zu Makroplasmodien konfluieren, die dann in einem Zelleib mehrere Millionen Kerne enthalten[232]. Die ersten synchronen Mitosen im Makroplasmodium beginnen etwa 5 Std nach der Fusion und sind von vielen synchronen Mitosen im Abstand von 8—10 Std gefolgt. Ein Makroplasmodium enthält etwa 10 mg Protein, 1 mg RNS und 100 μg DNS[233]. Damit lassen sich also wiederum beträchtliche Substanzmengen aus jeder einzelnen Phase des Zellcyclus für die biochemischen Analysen gewinnen, und zwar ohne Störung der interphasischen Synthesen oder auch der mit der mitotischen Kern- und Zellteilung unmittelbar verknüpften Stoffwechselvorgänge. Wir werden uns bei der Erörterung der einzelnen Stadien der Interphase wiederholt auf die an diesem Objekt erhobenen Befunde zu beziehen haben.

### d) Temperaturschocks

Wie alle biologischen Vorgänge, so ist auch der Mitosecyclus in seiner Geschwindigkeit abhängig von der Temperatur (s. S. 306). Extreme Temperaturen sind bekanntlich mit dem Leben unvereinbar. Es ist nun für die Mitoseforschung von besonderem Interesse geworden, daß es — in Abhängigkeit von der verwendeten Zellart — Temperaturen gibt, die mit dem Zelleben durchaus noch vereinbar sind, aber den Zellcyclus an einer bestimmten Stelle blockieren. Bei diesen Versuchen laufen diejenigen Zellen, die nicht in dem empfindlichen Stadium sind, im Mitosecyclus weiter, bis sie das sensitive Stadium erreicht haben und dann ebenfalls arretiert werden.

Die Ciliate Tetrahymena pyriformis ist ein besonders günstiger Organismus für solche Studien, wie sie zuerst von Scherbaum und Zeuthen (1954) an diesem Objekt vorgenommen worden sind. Die Beziehung zwischen Teilungsindex und Temperatur war bei Tetrahymena schon seit langem bekannt[234]: Das Temperaturoptimum liegt zwischen 30 und 34°C. Bei höheren und niederen Temperaturen ist die Generationszeit verlängert[235]. Scherbaum und Zeuthen (1954) beobachteten nun, daß Temperaturschocks mit 34°C von etwa 30 min Dauer nicht nur die gerade beginnenden Teilungen blockieren, sondern auch weitere verhindern. Nur diejenigen Zellen, die schon einen bestimmten „Rückkehrpunkt" erreicht hatten, setzten ihre Teilungen fort. Dieser „Rückkehrpunkt" befand sich eben vor Beginn der mitotischen Kernteilung. Die anderen Zellen erreichten alle diesen kritischen Punkt und wurden dort festgehalten. Nach Rückkehr zur Normaltemperatur begannen mit einem Intervall von etwa 1 Std alle Zellen synchrone Mitosen (Abb. 19). Scherbaum und Zeuthen (1954) gaben in der Regel 6—10 Temperaturcyclen, bestehend aus 30 min 33,5°C und 30 min 29,5°C und hatten dann eine ausreichende Synchronie erzielt[236]. Unter Aufrechterhaltung gleichmäßiger Milieubedingungen konnten sie dann etwa 4 Teilungen synchron halten.

[232] Zum Beispiel Guttes und Guttes 1964b. [233] Cummins 1969. [234] Spear 1928.
[235] Vgl. auch Prescott 1957, Summers 1963 u.a.
[236] Vgl. auch Scherbaum und Zeuthen 1955, Scherbaum 1957.

Das Modell der Tetrahymena-Synchronisation hat sich für genauere Studien des Mitosecyclus ebenfalls als besonders wertvoll erwiesen[237], wir werden immer wieder auf dieses Beispiel zurückkommen müssen[238]. Beim Verständnis der Synchronie steht nach heutiger Kenntnis wiederum die RNS im Mittelpunkt: Der Haupteffekt der Hitzewirkung scheint in einem Abbau der RNS zu liegen[239].

Auch bei Amöben lassen sich mit Temperaturcyclen Synchronien erzeugen, wobei andere Milieubedingungen, wie die Zusammensetzung des Mediums, insbesondere Ernährungsbedingungen, allerdings von zusätzlicher Bedeutung sind[240]. Hitzeschocks unter ähnlichen Bedingungen wie bei Tetrahymena führen auch bei Euglena gracilis zu einer Synchronisation der Zellteilungen[241].

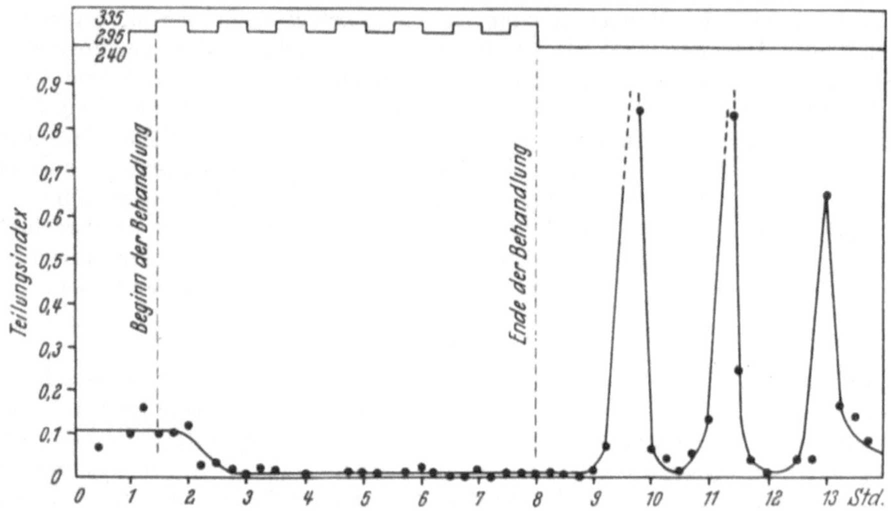


Abb. 19. Synchrone Teilungen bei Tetrahymena pyriformis nach Hitzeschock. Die obere Linie zeigt die Temperaturstufen. (Aus O. SCHERBAUM und E. ZEUTHEN 1954)

Temperaturreduktionen, gesteigert bis zu Kälteschocks, lassen ebenfalls vorübergehend Zellsynchronien entstehen. So kann man HeLa-Zellen z.B. bei einer Temperatur von 4°C bis 60 min halten. Wenn man die Zellen dann auf eine Temperatur von 37°C zurückbringt, beginnt nach einer Pause von etwa 2 Std ein exponentielles, synchrones Teilungswachstum. HeLa-Zellen lassen sich auch durch Temperatursteigerung (auf 43°C 45 min) synchronisieren. Beide Synchronien sind aber sehr unvollständig und von kürzerer Dauer als bei den Protozoen[242]. Auch durch $N_2O$-Behandlung können HeLa-Zellen synchronisiert werden[243].

Tumorzellen kann man sogar in vivo in gewissem Ausmaß synchronisieren. Werden z.B. Mäuse mit Ehrlich-Ascites-Carcinom 6 Std auf 20°C abgekühlt, dann sistieren die Carcinom-Mitosen weitgehend. Nach Wiedererwärmung der Tiere entsteht ein steiler Mitosegipfel, im Abstand von 14 Std meist ein zweiter[244]. Hypothermie bis auf 15°C erbrachte einen noch steileren Anstieg der Mitoserate nach Wiedererwärmung. Wenn in der Wiedererwärmungsphase zusätzlich cyto-

---

[237] PADILLA u. Mitarb. 1964,1966, dort weitere Lit.
[238] Vgl. auch CANN 1963, WILLIAMS 1964, SCHERBAUM 1962, 1964a, 1964b.
[239] BYFIELD und SCHERBAUM 1967. [240] NEFF und NEFF 1964.
[241] Zum Beispiel POGO und ARCE 1964. [242] RAO und ENGELBERG 1966.
[243] RAO 1968. [244] MIURA 1964.

statische Substanzen gegeben werden, läßt sich deren kurativer Effekt steigern (sog. "timing" der cytostatischen Therapie). — Ähnliche Beobachtungen sind durch Hyperthermie am Walker-Ca. der Ratte erzielt worden[245]. Dies ist eine der experimentellen Grundlagen der Hyperthermie-Therapie bösartiger Tumoren als Teil der sog. „Tumor-Mehrschritt-Therapie"[246].

### e) Unmittelbare Eingriffe in den Zellstoffwechsel

Synchronisationen der Zellcyclen sind z. T. schon durch temporären Nahrungsentzug möglich, z. B. bei Mäusefibroblasten durch Serumentzug aus dem Kulturmedium für 54—48 Std und anschließende Wiederzugabe des Serums[247].

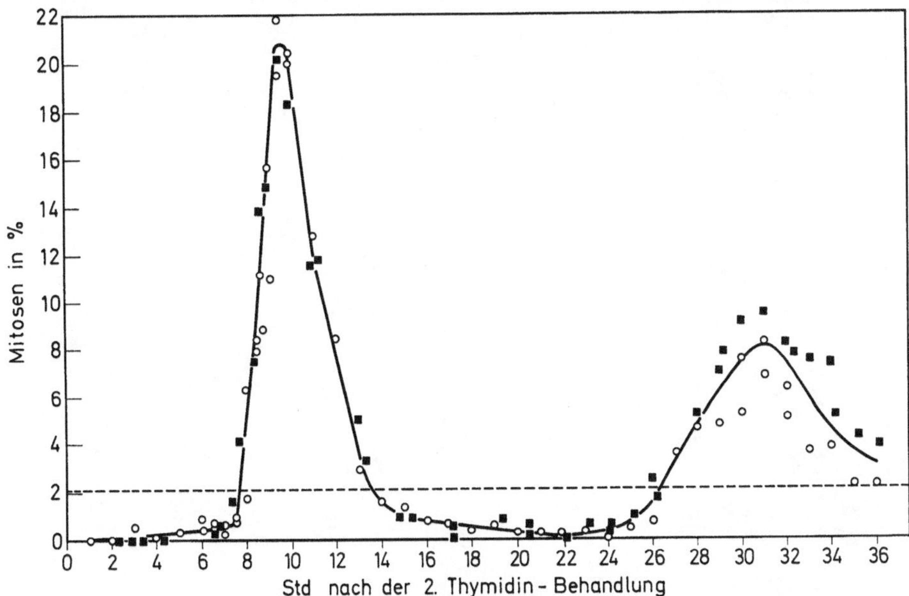


Abb. 20. Mitoseraten (in %) in menschlichen Nierenzell-Kulturen nach zweimaliger Behandlung mit 7,5 mM Thymidin im Medium. Behandlungsdauer jeweils 24 Std, Intervall zwischen beiden Behandlungen 14 Std. Gleichartige Synchronisation in Experiment 1 (∘) und in Experiment 2 (▪) als Wiederholung. --- = Mittelwert der unbehandelten Kontrollen. Jedes Symbol (∘ und ▪) ist die Mitosezahl von 1000—2000 Zellen einer Präparation. (Aus G. Galavazi und D. Bootsma 1966)

Gezielte Eingriffe in die interphasischen Reduplikationen durch Beeinflussung der Nucleinsäuresynthese sind aber effektiver und führen zu besserer Synchronie. So kann man z. B. bei der Ciliate Tetrahymena durch Entfernung der Pyrimidine aus dem Medium ein Sistieren der Zellteilungen erzielen. Dies geschieht nach ein bis zwei Mitosen im Verlauf von etwa 72 Std. Nach Wiederzugabe von Pyrimidinen in das Medium zeigt sich, daß die RNS-Synthese sofort wieder beginnt, kurze Zeit darauf auch die Protein-Synthese. Nach 150 min ist eine DNS-Synthese in den Kernen festzustellen, und nach 240—270 min haben 98% der Kerne mit der DNS-Synthese begonnen. Nach 360 min fangen synchrone Zellteilungen der Ciliaten an[248].

Das Umgekehrte: übersteigertes Angebot von Nucleinsäurebausteinen kann den gleichen Effekt haben. Bietet man z. B. Gewebekulturzellen in allerdings

[245] Martin und Schloerb 1964. [246] v. Ardenne 1967.
[247] Whitfield und Yuodale 1965. [248] Cameron 1965.

relativ hohen Konzentrationen wiederholt Thymidin an, so tritt eine Blockierung der Mitosen mit anschließender Synchronisation ein[249]. Der Index der ersten Mitosewelle ist etwa 10mal so hoch wie in den normalen Kontrollen (Abb. 20). — An Kulturen von Ovarzellen des Chinesischen Hamsters (sog. CHO-Zellen) wurde die Thymidin-Synchronisation besonders bearbeitet[250]. Behandlung mit 10 mM Thymidin stoppt die S-Phase der Zellen, und alle anderen Zellen laufen mit ihrem Cyclus bis zum Beginn der S-Phase. Resuspension der Kulturen in Normalmedium

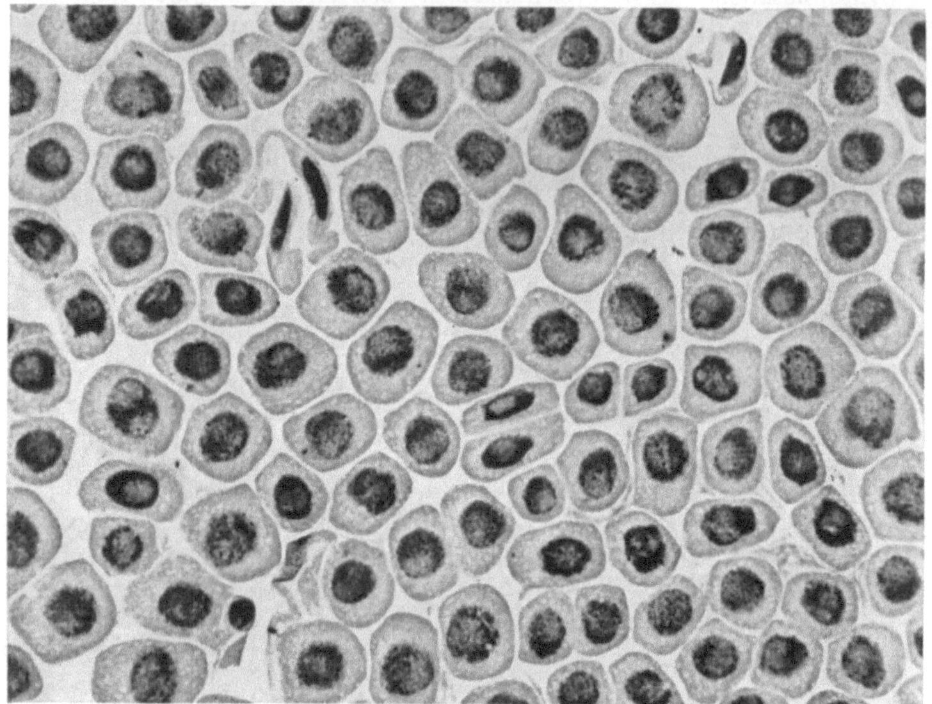

Abb. 21a. Quetschpräparat von Wurzelspitzenmeristem der Bohne Vicia faba nach 24 Std Inkubation in 500 ppm von 5-Aminouracil. Keine Zellteilungen. Vergr. 520fach. (Aus PRENSKY und SMITH 1965)

führt zu einer zweiphasischen Teilungskurve, die einmal aus denjenigen Zellen besteht, die in der S-Phase angehalten worden waren, zum anderen aus den an der Grenze zwischen $G_1$- und S-Phase arretierten Zellen. Die optimale Blockierungsdauer in diesen Versuchen liegt bei 12 Std[251]; dann ist die Masse der Zellen an der $G_1$/S-Phasengrenze angesammelt bei einem Minimum von allgemeiner Zellschädigung. In Abb. 20 ist das Ergebnis einer Doppelblockade mit Thymidin dargestellt. Der jeweilige Mitoseindex ist direkt proportional der Wachstumsrate der Kulturen. Nur ab 32 Std scheinen relativ viele Mitosen vorzuliegen, wobei es sich wahrscheinlich um persistierende Teilungsfiguren handelt[252].

Nucleinsäure-Antagonisten wie z.B. 5-Fluorouracil haben im Prinzip den gleichen Effekt[253]. Wenn man z.B. die Wurzeln von Vicia faba 24 Std in 5-Amino-

[249] XEROS 1962, BOOTSMA u. Mitarb. 1964, GALAVAZI u. Mitarb. 1966, GALAVAZI und BOOTSMA 1966 u.a. [250] TOBEY, ANDERSON und PETERSEN 1967a.
[251] PETERSEN, TOBEY und ANDERSON 1969. [252] PETERSEN, TOBEY und ANDERSON 1969.
[253] SMITH u. Mitarb. 1963, PRENSKY und SMITH 1965.

uracil inkubiert und dann 15 Std lang in Normallösung aufbewahrt, läßt sich eine deutliche Synchronie der Teilungen erzielen (Abb. 21). Durch Untersuchungen mit markierten Nucleinsäurevorstufen konnte gezeigt werden, daß die Synchronie mit einer Hemmung der DNS-Synthese einhergeht[254]. Nach Beobachtungen von JAKOB und TROSKO (1965) verursacht 5-Aminouracil eine Verlängerung der S-Phase in Abhängigkeit von der angewandten Konzentration. Eine ähnliche Beeinflussung der interphasischen Nucleinsäure bzw. Eiweißsynthesen mit anschließender Tei-

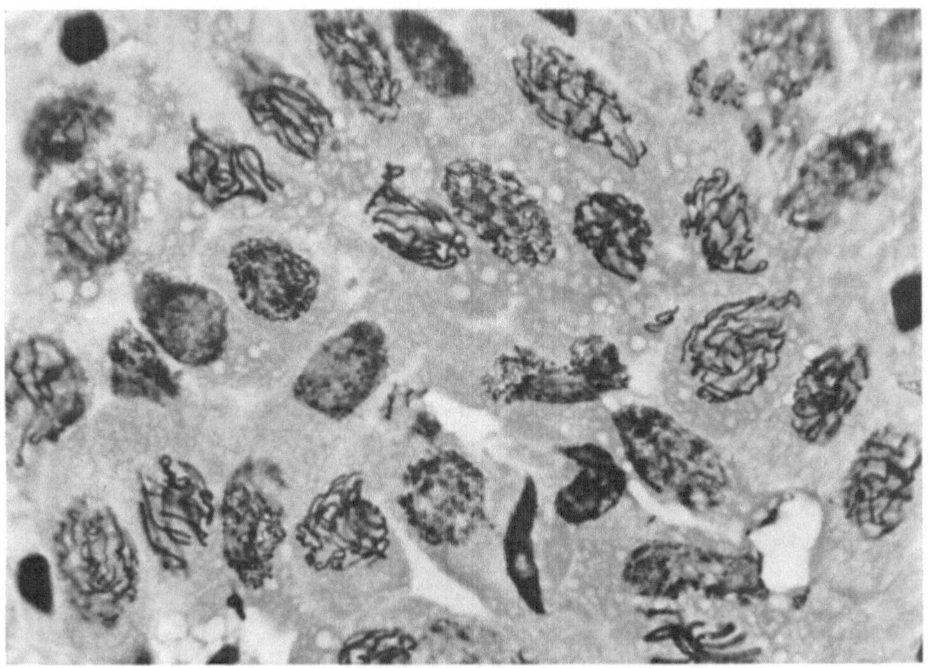

Abb. 21b. Desgl. Synchronisation der Zellteilungen nach 48 Std Erholung von der 5-Aminouracil-Mitosehemmung. Viele Zellen in Prophase. Vergr. 740fach. (Aus PRENSKY und SMITH 1965)

lungssynchronisation ist durch 5-Fluorodesoxyuridin[255], Desoxyadenosin[256] und Desoxyguanosin[257] zu erzielen gewesen. Amethopterin hat den prinzipiell gleichen Effekt[258]; in menschlichen Leukocytenkulturen läßt sich die chromosomale Asynchronie der frühen S-Phase (s. S. 357) durch Aminopterin aufheben[259].

Dies ist ein nur sehr lückenhafter Überblick über die praktisch wichtigen Methoden, primär asynchrone Zellcyclen in der Kultur zu einer zumindest vorübergehenden Synchronie zu bringen. In Tabelle 4 sind die wichtigsten Wege, die zur Mitosesynchronisation führen, zusammengestellt[260]. Auch diese Tabelle ist bei weitem nicht vollständig. Sie unterscheidet zwischen zwei prinzipiell verschiedenen Kategorien: Synchronie durch Induktion und Synchronie durch Selektion. Da die letztgenannte Methode keinerlei unmittelbaren Eingriff in das Zelleben verursacht, ist sie der erstgenannten Methode überlegen.

[254] PRENSKY und SMITH 1965.
[255] EIDINOFF und RICH 1959, LITTLEFIELD 1962, TILL u. Mitarb. 1963 u.a.
[256] XEROS 1962. [257] XEROS 1962. [258] RÜCKERT und MÜLLER 1960, SCHINDLER 1963.
[259] PETERSEN 1964. [260] JAMES 1966.

Tabelle 4. *Methoden zur Herstellung synchroner Zellkulturen.* (Modifiziert nach JAMES 1966)

| Klasse | Prinzip | Wichtige Quellen |
|---|---|---|
| **Induzierte Synchronie** | Herstellung synchroner Kulturen durch exogene Beeinflussung | |
| *Temperatur-Veränderungen* | | |
| in Cyclen | Die Kultur wird einem Kalt-Warm-Cyclus entsprechend der Dauer einer Generationszeit ausgesetzt. Bei Erneuerung des Mediums wird der Cyclus jeweils wiederholt | JAMES (1959, 1965); PADILLA und JAMES (1960); PADILLA und CAMERON (1964) |
| im Wechsel | Die Kulturen werden abwechselnd bei niedriger und bei hoher Temperatur gehalten. Zellteilungen treten in der Warm-Periode auf. | MAALØE und LARK (1954); HOTCHKISS (1954) |
| als Schock | Die Temperatur wird wiederholt rasch sehr stark erhöht bzw. erniedrigt. Zellteilungen treten im Anschluß an die Schockserie auf | SCHERBAUM und ZEUTHEN (1954); ZEUTHEN und SCHERBAUM (1954) |
| *Licht-Veränderungen* | | |
| in Cyclen | Hell- und Dunkel-Cyclen wirken auf Kulturen photosynthetisch aktiver Zellen so ein, daß in jedem Cyclus eine Teilung abläuft. Stärke und Länge der Hell-Periode müssen so beschaffen sein, daß gleichmäßiges Wachstum resultiert. | TAMIYA et al. (1959); LORENZEN (1959); |
| *Ernährungs-Veränderungen* | Nach normalem Wachstum von Zellkulturen erfolgt Übergang in ein angereichertes Medium oder in ein Mangelmedium und umgekehrt. | |
| Auxotrophische Beeinflussung | Wechsel nur eines Nahrungsfaktors, während andere Bedingungen im Überschuß gehalten werden | BARNER und COHEN (1955); BURNS (1959, 1961) |
| Heterotrophische Beeinflussung | Breite Variation der Ernährungsbedingungen. Zellteilungen treten verzögert z.B. in einem bestimmten Intervall nach Anreicherung auf. | WILLIAMSON und SCOPES (1960) MAALØE und KURLAND (1963) |
| *Hemmungsmethode* | Gehemmte Zellteilung oder spezielle Teilungsstadien werden durch ein Auswaschverfahren gewonnen. Überschuß an natürlichen Metaboliten wie z.B. Thymidin sind am günstigsten. | XEROS (1962); E.C. ANDERSON und PETERSEN (1964) |
| **Selektions-synchronie** | Synchrone Kulturen werden durch Isolation eines speziellen Teilungsstadiums gewonnen. | |
| *Selektion nach Zellgröße* | Diese hängt von der Korrelation zwischen Zellgröße und Zellalter ab. Auswahl einer kleinen Fraktion aus einer logarithmisch wachsenden Kultur, womit man eine synchrone Subkultur beginnen kann. | |

Tabelle 4 (Fortsetzung)

| Klasse | Prinzip | Wichtige Quellen |
|---|---|---|
| Filtration | Selektion kleiner Bakterien durch Druck-Filtration eines Zellgemischs. | MARUYAMA und YANAGITA (1956); ABBO und PARDEE (1960); P. A. ANDERSON und PETTIJOHN (1960) |
| Sedimentationsgeschwindigkeit | Zugrunde liegt die unterschiedliche Sedimentationsgeschwindigkeit der Zellen in Abhängigkeit von der Zellgröße. | MITCHISON und VINCENT (1965) |
| Substratbindungen | Gewebekulturzellen und amöboide Zellformen binden sich während der Interphase an das Substrat. Zum Zeitpunkt der Teilung tendieren die Zellen dazu sich abzurunden und loszulösen. Die losgelösten Formen liefern Subkulturen synchroner Zellen. | TERASIMA und TOLMACH (1963) |
| *Selektion nach Speicherung* | Ciliaten (Tetrahymena pyriformis) nehmen Eisenpartikel auf. Ciliaten in Mitose dagegen nicht. Die eisenhaltigen Ciliaten werden in einem Magnetfeld festgehalten. Die mitotischen Ciliaten verlassen das Magnetfeld. | HILDEBRANDT und DUSPIVA (1969) |

Neben dem methodischen Wert zeigen diese Synchronisationsmöglichkeiten aber zugleich die Breite der experimentellen Beeinflußbarkeit der Mitosen. Die im vorangegangenen Kapitel erörterten Steuerungselemente lassen sich also relativ leicht aufheben. Allerdings ist die durch eine Synchronisation gegebene Homöostase ihrerseits sehr labil und führt meist nach wenigen Teilungen wieder zu einem Verschwinden der Synchronisation, ein Beleg für die geringe Bedeutung der zelleigenen Teilungssteuerung.

## C. Grundzüge des Teilungsstoffwechsels

### 1. Energetik des Mitosecyclus

Diese synchronen Mitosecyclen sind besonders wichtig für alle Untersuchungen über die Stoffwechselvorgänge im Zusammenhang mit dem mitotischen Zellcyclus, lassen sich auf diese Weise doch größere Zellmengen und auch größere Mengen von Zellbestandteilen gewinnen, und zwar aus Zellen, die sich gerade in der gleichen Phase befinden. Dies gilt z.B. für die Untersuchungen zur Frage, wann und auf welche Weise die Zelle ihre Energie für die mitotischen Bewegungs- und Teilungsvorgänge gewinnt.

#### a) Photosynthese

Pflanzenzellen oder Protozoen, die wie die ersteren Chlorophyll besitzen, gewinnen ihre Energie nächstliegend über die Photosynthese. Für derartige Untersuchungen sind synchronisierte Chlorella-Zellen besonders günstig, und hieran sind auch die meisten und wichtigsten Befunde erhoben worden. Von TAMIYA u. Mitarb. (1953) wurde bereits in den ersten Untersuchungen gefunden, daß die

Dunkelzellen (vgl. S. 323) eine stärkere photosynthetische Aktivität aufweisen als die Lichtzellen. Dies wurde von mehreren anderen Autoren bestätigt[261]. Die respiratorische Aktivität verhielt sich dazu reziprok[262]. Hierbei fand sich außerdem eine starke Temperaturabhängigkeit sowohl der Photosynthese als auch der Atmungsvorgänge in halbsynchronisierten Chlorella-Stämmen. SOROKIN (1957, 1960, 1961) beobachtete bei seinem Chlorella-Stamm, der bei 39° C sein Optimum hat, die stärkste photosynthetische Aktivität ungefähr 3 Std nach Beginn der Lichtperiode. Dann fiel sie ab und erreichte ihren niedrigsten Wert unmittelbar vor der Zellteilung. Die Abnahme verlief sehr steil, gemessen an der $CO_2$-Aufnahme, so daß der $O_2/CO_2$-Quotient schließlich einen Wert über 10 erreichte. Unabhängig davon, daß Untersuchungen an verschiedenen Chlorella-Arten zu unterschiedlichen Ergebnissen führen[263], ist aus diesen Beobachtungen doch zu entnehmen, daß während der Licht-Phase dieser Zellform die größten Schwankungen in der photosynthetischen Aktivität eintreten, und daß diese Schwankungen unmittelbar mit dem Mitosecyclus zusammenhängen: vor dem Mitosecyclus wird viel photosynthetische Energie bereitgestellt; während der Zellteilung ruht die Photosynthese weitgehend. An der Grünalge Chlamydomonas moewusii wurde übrigens festgestellt, daß die minimale Belichtungszeit für einen regulären Teilungscyclus 4 Std pro 24 Std beträgt[264]. Bei kürzerer Belichtung (2—3 Std) treten die Zellen zwar in die Teilungen ein, sich rhythmisch wiederholende Teilungen sind dann aber nicht möglich.

### b) Atmung

An synchronen Mikrosporenteilungen von Lilium und Trillium wurde mit Hilfe von Capillar-Respirometern die Atmung in Zusammenhang mit dem Mitosecyclus untersucht[265]. Unmittelbar vor der Mitose nahm die $O_2$-Aufnahme erheblich zu; während der Mitose sank sie rapid ab. Der gleiche Befund ließ sich an verschiedenen Eizellen von einigen Amphibien, vom Seeigel und von verschiedenen Würmern feststellen[266]. Bei Amöben ist die Phosphoraufnahme während der Mitose reduziert[267] als Zeichen einer Abnahme der Phosphorylierungsprozesse. Mit Hilfe eines besonderen Respirometers, der den $O_2$-Verbrauch einzelner Eizellen zu messen erlaubt, ließen sich solche Respirationswellen nicht in allen Eizellen finden[268]. An durch Temperaturschocks synchronisierten Tetrahymena-Stämmen haben PADILLA u. Mitarb. (1966) den Sauerstoffverbrauch gemessen. Während der Warmperiode, die zur synchronen Zellteilung anregt, stieg der Sauerstoffverbrauch stark an, um dann mit der Cytokinese abzusinken[269]. Ein besonderer „Synchronisationsapparat" erleichtert solche Untersuchungen und führte zu prinzipiell gleichen Ergebnissen[270].

Solche mit vielfältiger Methodik und an vielen Objekten durchgeführten Untersuchungen erlauben die grobe Verallgemeinerung, daß die für die Zellteilung notwendige Energie vor dem Mitosebeginn bereitgestellt wird, und daß während der mitotischen Zell- und Kernteilungen alle diejenigen Prozesse, die zur Bereitstellung der Energie dienen, reduziert oder ganz unterdrückt sind.

Dafür sprechen auch manche Untersuchungen über die Beeinflussung der Mitose durch Hemmung der Atmung[271]. Läßt man Sauerstoffmangel oder Substanzen, die die Atmungsvorgänge unterbinden, auf synchron sich teilende Zellen

[261] NIHEI u. Mitarb. 1954, SASA 1961 u.a.
[262] Vgl. auch PIRSON und LORENZEN 1958, LORENZEN 1959. [263] Vgl. TAMIYA 1964.
[264] BERNSTEIN 1966. [265] ERICKSON 1947, STERN und KIRK 1948.
[266] ZEUTHEN 1947, 1950a, 1950b, 1951, 1955, 1960, [267] MAZIA und PRESCOTT 1954.
[268] SCHOLANDER u. Mitarb. 1958. [269] Vgl. auch ZEUTHEN 1953. [270] JAMES 1965.
[271] Vgl. BRACHET 1947.

einwirken, so wird eine bereits angelaufene mitotische Zell- und Kernteilung meist nicht mehr unterdrückt. Sauerstoffmangel während der Interphase dagegen führt zu einer Verzögerung des nächsten Teilungsbeginnes, und zwar genau für die Dauer der Sauerstoffmangelperiode. Daraus wurde auf ein „Energiereservoir" geschlossen[272], welches der Zelle zur Verfügung steht, wenn sie in die mitotische Kernteilung eintritt. Das „Energiereservoir" ist sogar als kontrollierender Faktor für den Teilungsbeginn angesehen worden[273]. Offenbar kann die für die Mitose bereitgestellte Energie nicht für andere Zwecke verwandt werden. Da bei Atmungshemmung während einer Mitose nicht die gerade ablaufende, sondern erst die nachfolgende verzögert wird[274], wurde gefolgert, daß dieses hypothetische „Energiereservoir" unter Umständen schon während der vorangegangenen Mitose für die nächste aufgefüllt wird. Die Gültigkeit dieser Hypothese ist allerdings durch Befunde von EPEL (1963) sehr in Frage gestellt worden, und den SWANNschen Untersuchungen haften möglicherweise methodische Mängel an[275].

### c) Das Problem der Energiespeicherung

In welcher Form die Energie aufbewahrt werden kann, ist ebenfalls noch nicht sicher. Im Seeigelei ändert sich der Adenosintriphosphat-(ATP-)Gehalt während des Teilungscyclus angeblich nicht[276]. SWANN (1957) schloß auf andere energiereiche Gruppen, wie z.B. Thiol-Ester, als mögliche Energiespeicher. Bei Tetrahymena stieg unmittelbar vor der Teilung der Gesamtgehalt an Nucleosid-Triphosphaten stark an[277], und zwar zuerst ATP und später Guanosintriphosphat (GTP). — Am gleichen Objekt, an dem SWANN seine Untersuchungen durchgeführt hatte, nämlich am Seeigelei, wurde beobachtet, daß diese Zellen einen Energievorrat haben, der nur für etwa 20 min ausreicht. Während dieser Zeit sinkt der ATP-Gehalt auf etwa 50% des Normalwertes ab[278]. Wenn die Zellen z.B. in CO-Atmosphäre leben und in dieser sehr kurzen Zeit ihre Mitose abschließen können, tritt keine Störung auf. Ist die Teilung jedoch nicht abgeschlossen, wird sie durch CO gehemmt. An Wurzelspitzen von Pflanzen, in denen sich die Kernteilungen durch Sauerstoffmangel ebenfalls unter bestimmten Bedingungen unterdrücken lassen[279], fanden sich Hinweise auf einen die Teilung steuernden Eisen-Enzym-Komplex, der allerdings von der Respiration weitgehend unabhängig sein soll.

Solche Befunde scheinen die Hypothese von einem „Energiereservoir" als Voraussetzung oder gar als Initiator des Mitosebeginns zu widerlegen. Wenn z.B. im Seeigelei unter bestimmten experimentellen Voraussetzungen durch CO die ATP-Bildung dosisabhängig gehemmt wird, sinkt parallel dazu die Mitoserate[280]. Durch Blockierung der ATP-Bildung scheint die Mitose des Seeigeleies nach den gleichen Untersuchungen in allen Stadien hemmbar zu sein. Entkoppelung der Phosphorylierungen durch Dinitrophenol verhindert die Ansammlung von ATP und blockiert den Teilungsbeginn trotz gesteigerter Atmung[281]. All dies spricht für ATP als Quelle der für die Mitose notwendigen Energie.

ATP ist wahrscheinlich die am besten verfügbare freie Energiequelle der Zelle, die direkt oder indirekt für die meisten energieverbrauchenden Vorgänge verwandt wird[282]. Nach Untersuchungen an Bakterien liefert 1 Mol ATP 10,5 g Trockengewicht Zellsubstanz[283]. Für in Kultur gehaltene LS-Zellen der Maus gelten nahezu

---

272 SWANN 1953, 1954. 273 SWANN 1957. 274 Vgl. auch HAMBURGER und ZEUTHEN 1957.
275 Vgl. auch MAZIA 1963, GIESE 1968. 276 SWANN 1953. 277 PLESNER 1958.
278 EPEL 1963. 279 AMOORE 1962a, 1962b. 280 EPEL 1963. 281 EPEL 1963.
282 SENEZ 1962. 283 BAUCHOP und ELSDEN 1960, GUNSALUS und SHUSTER 1961.

die gleichen Werte. Die Biosynthese von einer LS-Zelle benötigt $1,6 \times 10^{-11}$ Mol ATP[284].

Strenggenommen gelten alle solche Aussagen aber nur für die betreffenden Objekte. Während nach den bislang diskutierten Experimenten z.B. die Eizellen des Seeigels unter anaeroben Bedingungen oder in ausreichender CO-Konzentration nicht in die Mitose eintreten, können sich andere Eizellen mit großen Dottermengen (z.B. Frosch- oder Forelleneier) auch bei völligem Fehlen von $O_2$ teilen. 90%ige Hemmung der Atmung von Froscheiern durch CO hat keinen Einfluß auf die Teilungsfrequenz. Bei Gewebekulturen gibt es Zellstämme mit und ohne obligate Atmung als Voraussetzung der Zellvermehrung. Während der mitotischen Kern- und Zellteilung scheint die anaerobe Glykolyse eine mögliche Energiequelle zu sein. Zumindest läßt sich in pflanzlichen Meristemzellen mit Jodessigsäure eine selektive Mitosehemmung erzielen[285]. Wieder bietet sich eine Verallgemeinerung an: die präkinetischen Synthesephasen sind — von den genannten Ausnahmen abgesehen — primär vom oxydativen, die Teilungsvorgänge primär vom anoxydativen Stoffwechsel abhängig. Zumindest sind so die bereits genannten Befunde verständlich, wonach eine einmal begonnene Mitose in $O_2$-Mangel ungestört weiterläuft, durch Hemmung der Glykolyse jedoch unterbrochen wird. Ob die „Antephase“[286], also etwa der Zeitraum $G_2$-Phase, für die aerobe Energieproduktion von besonderer Bedeutung ist, muß nach den vorliegenden Beobachtungen[287] zumindest bezweifelt werden.

Genauere Kenntnis über die energetischen Prozesse im Zusammenhang mit dem Mitosecyclus stehen noch aus. Vorerst genügt die Feststellung, daß während der mitotischen Zellteilung die Atmung, die Phosphorylierung und zum großen Teil auch die photosynthetische Aktivität reduziert sind, daß also die Energie für die mitotischen Bewegungs- und Teilungsvorgänge vorher bereitgestellt worden war.

## 2. RNS- und Proteinsynthese

Durch die mitotische Zellteilung wird die gesamte Zellsubstanz in der Regel genau halbiert. Vor der nächsten Zellteilung muß sie wieder verdoppelt werden. Wann die DNS verdoppelt wird, ist sehr genau bekannt; wir nennen die Phase, in der diese Verdoppelung stattfindet, die DNS-Synthesephase, kurz die S-Phase. Nach Lage dieser S-Phase wird die Interphase heute meist gegliedert (Abb. 6). Die DNS ist aber nur ein — wenn auch sehr wesentlicher — Bestandteil der Zelle bzw. des Zellkernes. Wir wollen auf die besonderen Bedingungen ihrer Reduplikation im folgenden Kapitel eingehen. Die Verdoppelung der übrigen Bestandteile, die ebenfalls während der mitotischen Zell- und Kernteilung halbiert worden waren, unterliegt nicht einer solchen strengen Gesetzmäßigkeit. Vielfach sind die Synthesevorgänge sowohl bezüglich ihrer Zeit als auch bezüglich ihrer speziellen Bedingungen noch umstritten. Das gilt z.B. für die Kohlenhydrate. Da diese sowohl als Reservevorräte in der Zelle gespeichert als auch zum Zwecke der Energiegewinnung verbraucht werden, und da ihre Menge von Zellart zu Zellart sehr differiert, lassen sich allgemeinverbindliche Aussagen nicht treffen. Über ihre Verbrennung im Zusammenhang mit dem mitotischen Zellcyclus haben wir im vorigen Kapitel einiges erwähnt.

Über zwei andere Systeme, welche noch dazu in engem Zusammenhang mit der DNS-Synthese stehen, besitzen wir verläßlichere Unterlagen: nämlich über die RNS- und die Eiweißsynthese. Da die Eiweißsynthese nur in engem Kontakt mit Ribonucleinsäure-Molekülen vonstatten geht, liegt es nahe, RNS- und Eiweißsynthese zugleich zu erörtern. Sie bieten in der Tat viele Gemeinsamkeiten.

[284] Kilburn, Lilly und Webb 1969. [285] Wilson und Morrison 1958.
[286] Bullough 1965. [287] Swann 1954, 1957.

### a) Die Synthesepause während der Meta- und Anaphase

So hat sich z.B. in vielen Untersuchungen belegen lassen, daß während der mitotischen Kernteilung sowohl der Einbau von Vorstufen der RNS als auch von Aminosäuren, also sowohl die RNS- als auch die Eiweißsynthese, stark reduziert sind oder teilweise ruhen[288]. Am Ende der Prophase und in der beginnenden Metakinese bzw. Metaphase ist vielfach gar kein Einbau von $^3$H-Uridin mehr nachweisbar[289]. Auch nach kurzdauernder Einwirkung von $^3$H-Cytidin sind in Ehrlich-Ascites-Tumorzellen nur Prophasen und Telophasen markiert, nicht dagegen die Chromosomen der Meta- und Anaphase[290]. Bei dem Schleimpilz Physarum polycephalum, der allerdings keine $G_1$-Phase hat[291], bei dem sich also die neue DNS-Synthesephase unmittelbar an die vorangegangene Mitose anschließt, ist der $^3$H-Uridin-Einbau während der Mitose minimal, steigt aber sofort danach steil an[292]. Er verläuft nach einer doppelgipfligen Kurve, indem nach 2,5 Std ein erstes Maximum und nach vorübergehendem Abfall 1,5—2 Std vor der nächsten Mitose ein zweites Maximum erreicht werden. Die Präzision dieser Befunde hängt von der Einwirkungszeit des markierten Vorläufers ab. Wenn man diese auf 5 min reduziert[293], ist auch bei Physarum zumindest zwischen Meta- und Anaphase gar kein $^3$H-Uridineinbau festzustellen.

Wenn man die Regeneration der Rattenleber nach $^2/_3$-Hepatektomie verfolgt, stellt man ebenfalls fest, daß die Zellen während der Meta- und Anaphase keine sicheren Zeichen einer RNS-Synthese aufweisen[294]. Dabei beginnt die RNS-Synthese unmittelbar nach der Teilhepatektomie, erreicht schon nach 8 Std ein deutliches Maximum[295] und betrifft auch die 18s-ribosomale RNS[296]. Eine Steigerung der Eiweißsynthese schließt sich an[297].

Nach Untersuchungen an verschiedenen Geweben der Maus, insbesondere am Dünndarmepithel[298], läßt sich bei Inkubation von 10 min in den Metaphase-Chromosomen noch ein Einbau von $^3$H-Cytidin von etwa 5% nachweisen, was bei der Streuung der angewandten Methodik praktisch einem Stillstand der RNS-Synthese gleichkommt. In den Spermatogonien des Mäusehodens[299] und in Nierenzellkulturen von Mäuseembryonen[300] ist die RNS-Synthese während des gesamten Zellcyclus nachweisbar; ausgenommen sind die Metaphase und die Anaphase. Ähnliches gilt auch für die Meiose-Stadien im Mäusehoden. Die gleichen Verhältnisse sind bei Pflanzen festgestellt worden, z.B. in den Wurzelspitzen von Vicia faba[301]. Abgesehen vielleicht von Hefezellen[302] und dem Makronucleus von Tetrahymena[303], bei denen sich während des gesamten Mitosecyclus bei 10 min dauernder Markierung keine synthesefreien Perioden nachweisen lassen (der Makronucleus von Tetrahymena teilt sich nicht typisch mitotisch), ist das Prinzip des RNS-Synthese-freien Intervalls während der Mitose gesichert[304]. Da während der Prophase die Chromosomen aus ihrem hydratisierten, entspiralisierten Zustand in eine kompakte, stark spiralisierte und dehydratisierte Transportform gebracht werden, die eine synthetische Leistung der DNS und der RNS der Chromosomen nicht mehr gestattet, sind die Chromosomen während der mitotischen Kernteilung

---

[288] Feinendegen u. Mitarb. 1960, Prescott und Bender 1962, Seed 1963a.
[289] Vgl. z.B. Feinendegen und Bond 1963, King und Barnhisel 1967 u.a.
[290] Lauf u. Mitarb. 1962. [291] Kessler 1967.
[292] Mittermayer, Braun und Rusch 1964, Braun, Mittermayer und Rusch 1966b.
[293] Kessler 1967. [294] Kleinfeld und von Haam 1962.
[295] Fuyioka, Koga und Lieberman 1963. [296] Chaudhuri, Doi und Lieberman 1967.
[297] Majumdar, Tsukada und Lieberman 1967. [298] Linnartz-Niklas u. Mitarb. 1964.
[299] Monesi 1964. [300] Monesi und Crippa 1964.
[301] Das u. Mitarb. 1965. [302] Mitchison 1957. [303] Cleffmann 1965.
[304] Lit. bei Baserga 1968.

als weitgehend funktionell inaktiv zu bezeichnen — abgesehen wahrscheinlich von dem Kinetochor (s. S. 411).

Daß die Zelle aber auch während der Mitose prinzipiell in der Lage ist, RNS und Protein zu bilden, ergibt sich aus Untersuchungen, wonach in metaphasisch arretierten HeLa-Zellen eine normale Vermehrung von inoculierten Poliovirus-Körperchen vonstatten geht[305]. Bei menschlichen Leukocytenkulturen soll ebenfalls während der Teilungsphase noch eine Proteinsynthese autoradiographisch nachweisbar sein[306].

Eine Hemmung oder gar Blockierung der RNS-Synthese während der mitotischen Kernteilungsphasen bedeutet nun offenbar nicht nur einen temporären Stillstand des RNS-Stoffwechsels. So ist z.B. im Wurzelspitzenmeristem von Vicia faba und in Paramaecium der RNS-Gehalt nach Abschluß der Teilung etwa

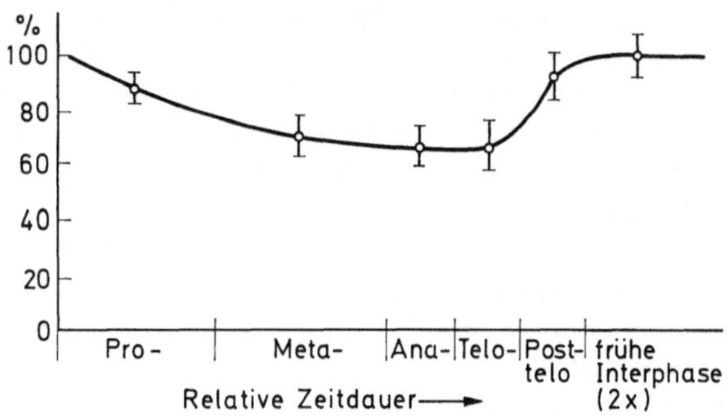


Abb. 22. Veränderung des RNS-Gehaltes von L-Zellen während der Mitose. Cytophotometrische Bestimmung nach Gallocyaninchromalaun-Färbung. Späte Interphase = 100%. In Posttelo- und früher Interphase ist die Gesamtmenge beider Tochterzellen aufgetragen. (Aus G. KIEFER und W. SANDRITTER 1966)

30% niedriger als vor Beginn der Teilung[307]. Nach photometrischen Messungen[308] nimmt die RNS-Menge in L-Kulturzellen während der mitotischen Zellteilungsphasen ebenfalls um etwa 30% ab, um in der Posttelophase und in der frühen Interphase wieder auf die Norm anzusteigen (Abb. 22). Es wird also während der Mitose RNS verbraucht.

Wenn die RNS-Synthesen ruhen oder zumindest gehemmt werden, liegt es nahe, auch eine Hemmung oder Blockierung der Proteinsynthesen während der Teilungsphasen anzunehmen. Dies ist nun in der Tat in sehr vielen Untersuchungen nachgewiesen worden. Die Einbaurate radioaktiv markierter Aminosäuren fällt mit Beginn der mitotischen Kernteilung steil ab[309] (Abb. 23). In Hühnerherzfibroblasten wurden die prinzipiell gleichen Verhältnisse angetroffen[310]. Lediglich in den frühen Furchungsteilungen von Seeigel-Embryonen, für die in vielerlei Hinsicht gesonderte Bedingungen gelten, wurde ein Abfall der Proteinsynthese nicht nachgewiesen[311]. In HeLa-Zellen, in denen durch Vinblastin die Karyokinesen in der Metaphase arretiert worden waren, ließ sich gleichfalls weder eine RNS- noch eine Eiweiß-Synthese nachweisen. Auch die zellfreie Proteinsynthese und die Aktivität der RNS-Polymerase waren in den Extrakten dieser Metaphasezellen stark reduziert. Wurde das DNS-Protein dieser kondensierten Metaphase-

[305] JOHNSON und HOLLAND 1965. [306] SHAPIRO und LEVINA 1967.
[307] WOODARD u. Mitarb. 1961a, 1961b. [308] KIEFER und SANDRITTER 1966.
[309] BASERGA 1962, KONRAD 1963, LINNARTZ-NIKLAS u. Mitarb. 1964.
[310] BASSLEER 1964. [311] GROSS und FRY 1966.

chromosomen als Matrize für RNS-Polymerase von Escherichia coli eingesetzt, so war dieses DNS-Protein wesentlich weniger wirksam als DNS-Protein von intakten Interphasezellen. Alle diese Beobachtungen sprechen für einen weitgehenden Stillstand der von der DNS geprägten Messenger-RNS-Bildung und damit auch der Proteinsynthese während der mitotischen Teilungsphasen[312]. Hierhin gehört auch die Beobachtung[313], daß während Metaphase und Anaphase die Zahl der aktiven Polysomen, der funktionellen Agglomerate von Ribosomen im Cytoplasma, stark reduziert ist. Elektronenmikroskopisch ließen sich in HeLa-Kulturen, die

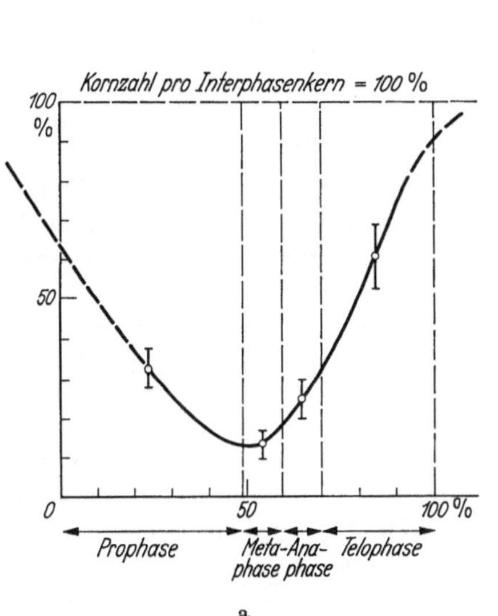


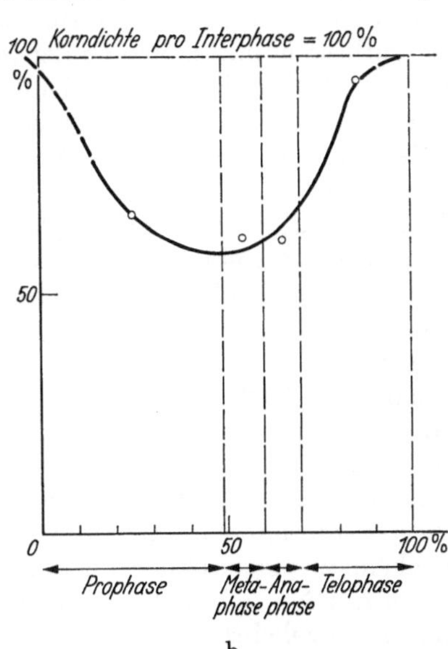


Abb. 23a. Verlauf der Eiweiß-Synthese im Kern von Darm- und Leberepithelien während der Mitose. Mittlere Kornzahl pro Kernfläche von Interphasen = 100% gesetzt. Die einzelnen Mitose-Phasen wurden in Prozent der Mitosedauer angegeben. (Aus A. Linnartz- Niklas, K. Hempel und W. Maurer 1964)

Abb. 23b. Verlauf der Eiweiß-Synthese im Cytoplasma von Leber-Epithelien während der Mitose. (28 Std nach Teilhepatektomie.) Mittlere Korndichte pro Interphasen = 100% gesetzt. (Aus A. Linnartz-Niklas, K. Hempel und W. Maurer 1964)

durch Colchicin arretiert worden waren, in den Interphasezellen die typischen, zu Helices angeordneten Polyribosomen in großer Zahl feststellen, in Metaphasen fehlten sie[314]. Die m-RNS bleibt aber während der Teilungsphasen erhalten[315].

Ein interessanter Einblick in die Mechanismen dieser Protein-Synthese-Blockierung während der mitotischen Teilungsstadien gelang an isolierten Ribosomen von HeLa-Zellen[316]: Wenn man Ribosomen von mitotischen und nichtmitotischen Zellen miteinander vergleicht, so findet man in ersteren einen wesentlich geringeren Einbau von Aminosäuren in Proteine als in letzteren. Behandelt man die Ribosomen der mitotischen Zellen mit Trypsin, dann nähert sich deren Proteinsyntheseintensität der der nichtmitotischen Zellen. Daraus wurde gefolgert, daß die Ribosomen der mitotischen Zellen von einer trypsinlöslichen Proteinfolie umgeben sind.

312 Johnson und Holland 1965.
313 Johnson und Holland 1965, Scharf und Robbins 1966.
314 Scharff und Robbins 1966. 315 Hodge, Robbins und Scharff 1969.
316 Salb und Marcus 1965.

### b) Das Problem der teilungsspezifischen RNS

Die wichtigsten Regulationsvorgänge der prämitotischen Synthesen spielen sich aber ohne Zweifel im Zellkern ab, in dem die m-RNS sich an den DNS-Strängen bildet. An synchronisierten, interphasischen HeLa-Zellen wurde teils eine gleichmäßig kontinuierliche[317], teils eine progrediente RNS-Syntheserate gefunden[318]. Ähnliche Ergebnisse lieferten Untersuchungen der Methylierungsrate einer 18s-RNS an synchronisierten Kulturen von Goldhamsterzellen[319]: Diese Methylierungsrate war am Ende der Interphase etwa doppelt so hoch wie am Anfang. Solche Ergebnisse führten zu der Vorstellung, daß die Intensität der RNS-Synthese unmittelbar von der Menge des verfügbaren Genanteiles, also der verfügbaren DNS, abhänge. Gezielte Studien an mit moderner Methodik mechanisch selektionierten Goldhamsterzellen zeigten, daß die Methionin-Methylierungsrate (Messung mit $^{14}C$) von 18s-RNS zumindest während der $G_1$-Phase gleichmäßig und kontinuierlich verläuft[320]. Wie es sich während der S-Phase und während der $G_2$-Phase verhält, ist noch nicht definitiv geklärt. Auch Beobachtungen an Pisumsamen sprechen für eine Abhängigkeit der RNS-Syntheseintensität von der DNS-Menge: Diploide Zellkerne synthetisieren genau halb soviel RNS wie artefiziell tetraploid gemachte[321].

Sicher ist auch, daß zumindest beim Physarum polycephalum während des Zellcyclus verschiedene RNS-Formen gebildet werden, die sich in ihren Basenverhältnissen unterscheiden: Die am Anfang der Interphase synthetisierte RNS enthält mehr Adenylsäure, die am Ende entstehende mehr Guanylsäure[322]. Dinucleotide, die Adenin oder Uridin an erster Stelle haben, nehmen mit dem Ablauf der Interphase an Zahl ab[323]. Die am Anfang der Interphase synthetisierte RNS scheint zu einem Drittel aus ribosomaler RNS und zu zwei Dritteln aus DNS-geprägter m-RNS zu bestehen; bei der am Interphaseende gebildeten RNS soll das Verhältnis umgekehrt sein[324]. Daß während der $G_1$-Phase m-RNS für die Synthese der Enzyme der DNS-Synthese und anderer Proteine gebildet wird, ist unbestritten und durch Untersuchungen an schocksynchronisierten HeLa-Zellen belegt[325]. In gleicher Weise ist wohl auch der steile und kurzdauernde Anstieg der RNS-Synthese am Ende der $G_1$-Phase bei Euplotes eurystomus zu verstehen[326].

Offen war hingegen nach diesen Arbeiten, ob die Bereitstellung einer speziellen m-RNS Voraussetzung für den Beginn der DNS-Synthese ist. Für diese Annahme sprechen Befunde an mit einem mechanischem Auswahlverfahren synchronisierten Zellkulturen[327]: Es ließ sich zeigen, daß Actinomycin D-Einwirkung während der $G_1$-Phase eine totale Blockade der DNS-Synthese bedingt, spätere Actinomycin D-Einwirkung aber die DNS-Syntheserate nur relativ wenig reduziert. Kurzdauernde, wiederholte Einwirkung von Actinomycin D während der $G_1$-Phase vermindert ebenfalls die DNS-Syntheserate, ohne sie allerdings vollständig zu blockieren[328]. Dies deutet ebenfalls darauf hin, daß eine spezielle m-RNS als Folge einer offenbar zeitlich begrenzten Transkription für den Beginn der interphasischen DNS-Synthese nötig ist, wobei auch ein spezielles Protein in Erscheinung tritt (s. u.).

### c) Das sog. Teilungsprotein

In Physarum polycephalum zeigt offenbar nicht nur die RNS-Synthese, sondern auch die Proteinsynthese eine sequentielle Ordnung. Zum Beispiel $^3H$-Lysin

[317] SCHARFF und ROBBINS 1965. [318] PFEIFFER und TOLMACH 1968, PFEIFFER 1968.
[319] ENGER, TOBEY und SAPONARA 1968. [320] ENGER und TOBEY 1969.
[321] VAN'T-HOF 1967. [322] CUMMINS, WEISFELD und RUSCH 1966.
[323] CUMMINS und RUSCH 1967. [324] CUMMINS 1969. [325] TAYLOR 1965, FUJIWARA 1967.
[326] EVENSON 1967. [327] MITTERMAYER, KADEN und SANDRITTER 1968a.
[328] MITTERMAYER, KADEN, TROMMERSHÄUSER und SANDRITTER 1968.

wird nicht wie $^3$H-Uridin sofort am Beginn der Interphase, sondern erst nach einer Stunde eingebaut, dann aber wie $^3$H-Uridin in einem zweigipfligen Syntheseverlauf[329]. Der Gesamt-Proteingehalt dieses Schleimpilzes vermehrt sich während der Interphase etwa kontinuierlich. Wahrscheinlich werden während des Zellcyclus in einer noch nicht genauer bekannten Reihenfolge sehr verschiedene Proteine gebildet, worauf Untersuchungen mit der Acrylamid-Gel-Elektrophorese an HeLa-Zellen hinweisen[330].

Zum Studium der Proteinsynthese und ihrer Bedeutung für den mitotischen Zellcyclus wurden Untersuchungen an verschiedenen Objekten mit solchen Substanzen angestellt, die mehr oder weniger selektiv die Proteinsynthese hemmen. Das gelingt z.B. mit Puromycin[331]. Dabei zeigte sich etwa in Gewebekulturen eines menschlichen Tumorzellstammes, daß durch Einwirkung von Puromycin selektiv die $G_2$-Phase verlängert wird, also die Phase zwischen dem Ende der DNS-Synthese und dem Beginn der Prophase. TAYLOR (1963) folgerte aus diesen Befunden, daß für den Beginn der mitotischen Kernteilung ein spezifisches Enzym synthetisiert werden muß, welches die Auslösung der Prophase induziert oder die Induktion vermittelt. Ein solches „Teilungsprotein"[332] ist an synchronisierten Tetrahymena-Zellen vielfach vermutet und auch genauer charakterisiert worden[333]. Dieses „Teilungsprotein" unterliegt folgenden Bedingungen: 1. es muß bevorzugt etwa 20—40 min vor Beginn der Prophase gebildet werden, 2. seine Synthese oder seine Funktion wird inaktiviert unter Gegebenheiten, die zur Unterdrückung der Zellteilung führen, 3. zum Nachweis der Bildung dieses Proteins während 20 bis 40 min vor Beginn der Prophase müssen bevorzugt in dieses Protein radioaktive Aminosäuren eingebaut werden. Durch Untersuchungen an Tetrahymena ist die Existenz eines solchen Teilungsproteins zuerst aufgezeigt worden. Inzwischen hat man solche „Teilungsproteine" in Mehrzahl an anderen Objekten nachgewiesen[334]; sie werden möglicherweise über eine spezielle m-RNS gebildet[335]. Dagegen sprechen allerdings Beobachtungen an HeLa-Zellen[336], bei denen weder Puromycin noch Actinomycin D den Mitosebeginn verhindern konnten.

Bei Physarum läßt sich durch Puromycin der Teilungsbeginn noch 2 Std vor der Mitose hemmen[337]. Actidion (Cyclohexamid), das an der Transfer-RNS eingreift, hat den gleichen Effekt. Da diese Substanz schneller in die Zelle eindringt, ließ sich damit der Zeitpunkt relativ genau bestimmen, bis zudem das letzte für den Teilungsablauf erforderliche Protein synthetisiert sein muß: 15 min vor Eintritt in die Metaphase, also noch in der frühen Prophase oder schon in der Prometaphase[338]. Zur gleichen Zeit, nämlich 15—20 min vor der Metaphase, kann auch ein 10minütiger Hitzeschock den Mitoseablauf völlig unterbrechen, was zur Polyploidie führt[339].

Die so spät gebildeten Proteine stehen mit Sicherheit weder mit der Replikation des chromosomalen Materials noch mit der Synthese des Spindelapparates in unmittelbarem Zusammenhang. Ihnen werden als spezielle Typen von „Teilungsproteinen" vielmehr katalytische Eigenschaften zugesprochen, vorwiegend also solche in der $G_2$-Phase oder in den ersten Teilungsstadien bis zur Prämetaphase. In Zellkulturen menschlicher Amnionzellen läßt sich durch Einwirkung von p-Fluorphenylalanin, das anstelle von Phenylalanin in die Proteine eingebaut wird,

---

329 MITTERMAYER, BRAUN, CHAYKA und RUSCH 1966. 330 KOLODNY und GROSS 1969.
331 YARMOLINSKY und DE LA HABA 1959, WHEELOCK 1962 u.a. 332 ZEUTHEN 1961.
333 WATANABE und IKEDA 1965a, 1965b, 1965c.
334 Zum Beispiel DONNELLY und SISKEN 1967. 335 TOBEY, ANDERSON und PETERSEN 1967.
336 BUCK, GRANGER und HOLLAND 1967. 337 SACHSENMAIER 1966.
338 CUMMINS, BREWER und RUSCH 1965, CUMMINS, BLOMQUIST und RUSCH 1966.
339 BREWER und RUSCH 1968.

dann eine Verzögerung des Metaphaseablaufes erzielen, wenn der Antimetabolit kurz vor oder während der frühen Prophase einwirkt[340].

Als mitoseauslösende Substanzen kommen die „Teilungsproteine“ sicher nicht in Betracht. Denn im Regelfall ist der Beginn der Mitose bereits mit dem Einsetzen der DNS-Synthese in der S-Phase festgelegt. Die Frage, mit welchem Synthesevorgang der Mitosecyclus eigentlich beginnt, richtet sich auf eine frühere Phase, nämlich auf den Beginn der S-Phase oder auf einen Zeitabschnitt davor. BULLOUGH (1965) hat diese Phase „Prosphase“ genannt (s. S. 300). Sie ist biochemisch charakterisiert durch eine verstärkte RNS- und Proteinsynthese[341]. Es ist angenommen worden, daß zu dieser Zeit ein spezielles Enzymsystem aktiviert wird, welches z.B. die Histonsynthese einleitet. Die Histone sind als basische Eiweißkörper neben anderen Proteinen unmittelbar mit der DNS verbunden[342], und es liegt nahe, mit Beginn der DNS-Synthese auch eine Histonsynthese anzunehmen[343].

### d) Die „Replikationsrunden“

CAMERON (1965) hat das Modell der Tetrahymena-Synchronisation durch Pyrimidinentzug zu genauerem Studium dieser Frage benutzt. Wenn man Pyrimidin wieder zugibt, setzen die synchronen Teilungen ein. Sie beginnen mit einem Einbau von $^{3}$H-Uridin in die RNS, und zwar fast unmittelbar nach Pyrimidin-Zugabe. Erst nach etwa einer Stunde folgt die Proteinsynthese. Dies ließ sich sowohl autoradiographisch als auch durch quantitative chemische Bestimmungen nachweisen. Erst nach 150 min war die erste DNS-Synthese am Einbau von $^{3}$H-Thymidin feststellbar. Da die RNS-Synthese ihrerseits von der DNS abhängt, müssen wir nach den Untersuchungen von CAMERON (1965) annehmen, daß der Mitosecyclus mit einer DNS-abhängigen RNS-Synthese beginnt, an die sich nach Herstellung einer entsprechenden RNS-Menge die Proteinsynthese anschließt. Die Autoreduplikation der DNS ist offenbar ihrerseits von einer ausreichenden Menge von RNS und Protein abhängig. Hemmt man nämlich die RNS- und die Proteinsynthese, so wird auch die DNS-Synthese verzögert oder völlig unterbunden[344]. Auch alleinige Hemmung der Proteinsynthese durch Puromycin kann die DNS-Syntheserate vermindern oder ganz unterdrücken[345].

Die oben schon erwähnte gezielte Hemmung der Proteinsynthese durch Actidion erlaubte weitere Einblicke besonders bei Physarum polycephalum. Einwirkung während der DNS-Synthesephase oder noch während der vorhergehenden Mitose hemmt die DNS-Synthese nach Ablauf von 20—30% der gesamten DNS-Synthesezeit[346]. Während dieses Teils der DNS-Synthese ist offenbar noch genügend Protein vorhanden; eine „Runde von Replikationen“ kann noch ablaufen. Versuche mit kombinierter Einwirkung von Actidion und Fluordesoxyuridin unter zeitweiliger Aufhebung der DNS-Synthesehemmung durch Thymidin lassen annehmen, daß mehrere sog. „Replikationsrunden“ nacheinander ablaufen, und daß der Beginn einer neuen „Runde“ erst nach Abschluß der vorangegangenen möglich ist. Die in dieser Weise nacheinander die DNS-Synthese steuernden Proteine werden als „Initiatoren“ der DNS-Synthese bezeichnet[347]. — In diesem Zusammenhang ist von Interesse, daß die für die DNS-Synthese notwendigen Enzyme eine mittlere Aktivitätsdauer von nur 2—4 Std zu haben scheinen[348], und daß sich

---

[340] SISKEN und WILKES 1967.
[341] LIEBERMAN und OVE 1962, HOTTA und STERN 1963, NIEHAUS und BARNUM 1965, PADILLA u. Mitarb. 1966.
[342] Vgl. z.B. HIMES 1967. [343] Lit. bei BULLOUGH 1965.
[344] TAYLOR 1965. [345] TERASIMA und YASUKAWA 1966. [346] CUMMINS und RUSCH 1966.
[347] CUMMINS 1969. [348] MITTERMAYER, KADEN, TROMMERSHÄUSER und SANDRITTER 1968.

diese Enzyme durchweg erst unmittelbar vor, teilweise sogar erst während der schon ablaufenden DNS-Synthese bilden. Es ist durchaus möglich, daß ein Teil der sog. „Teilungsproteine" mit dieser Enzymbildung in Zusammenhang steht.

### e) Die interphasische Proteinsynthese

Nach interferenzmikroskopischen und cytophotometrischen Untersuchungen nehmen die Trockenmasse bzw. der Gesamtproteingehalt während der Interphase in Zellen, die einen Mitosecyclus unmittelbar an den anderen anschließen, während der gesamten Interphase nahezu linear zu[349]. Das gleiche gilt für embryonale menschliche Zellen in der Kultur[350] und für embryonale Zellen der Maus[351]. Bei Synchronisation von Tetrahymena nimmt während der Warmperiode der Eiweißgehalt bis auf etwa das $2^1/_2$fache zu, um dann während der synchronen Teilungen steil abzufallen[352]. Die Reorganisation des Makronucleus der Ciliate Euplotes, an der die Synthesevorgänge als sog. Reorganisations-Streifen besonders gut sichtbar sind[353], verläuft dergestalt, daß in der hellen Zone, in der die DNS synthetisiert wird (s. S. 347), auch der stärkste $^3$H-Histidin-Einbau stattfindet (Abb. 24d). Mit verbesserter Methodik haben das RINGERTZ und HOSKINS (1965) präzisieren können. Daraus ist zu folgern, daß zugleich mit der DNS auch die zugehörige Eiweißkomponente, also die Histone, synthetisiert werden[354]. Bei Anwendung der Fast-Green-Färbung[355] konnte das auch an anderen Objekten festgestellt werden. Quantitativ verhält sich die Fast-Green-Färbung bei pH 8,1 fast genau der Feulgen-Absorption der DNS gleich. Auch in Wurzelspitzenmitosen von Zwiebeln und in Blütenknospen von Tradescantia verlaufen die Einbauraten von $^3$H-Arginin für die Histone und $^3$H-Thymidin für die DNS etwa synchron[356]. Welches Protein im Wurzelspitzenmeristem von Vicia faba schon vor der RNS-Synthese gebildet wird[357] ist hier noch unklar. Nach partieller Hepatektomie soll hingegen die Histon-Synthese schon kurze Zeit vor der DNS-Reduplikation beginnen[358]. Nach anderen Ergebnissen[359] verlaufen nach partieller Hepatektomie bei der Ratte Histon- und DNS-Synthese genau parallel, vor meiotischen Teilungen in der Spermiogenese dagegen nicht[360]. Eine besonders starke Histonsynthese fand sich hier unmittelbar vor Beginn der DNS-Synthese[361]. NIEHAUS und BARNUM (1965) haben das vorliegende Schrifttum zusammengefaßt. Sie kamen zu dem Urteil, daß die Belege für eine Histonsynthese vor Beginn der DNS-Synthese nicht ausreichen, dies als gesetzmäßig anzuerkennen. Es sei vielmehr wahrscheinlicher, daß DNS und Histone synchron redupliziert werden[362]. $^3$H-Arginin wird z. B. in das heterochromatische X-Chromosom zum gleichen Zeitpunkt eingebaut, wie auch die DNS-Synthese dort stattfindet, nämlich am Ende der S-Phase[363]. $^3$H-Lysin dagegen wird in der späten S-Phase nicht an den gleichen Orten eingebaut wie $^3$H-Thymidin[364].

### f) Die interphasische RNS-Synthese

Die RNS-Synthese scheint während der ganzen Interphase abzulaufen (s. o.). Dabei ergeben sich von Objekt zu Objekt Unterschiede der Intensität. Nach den

[349] KILLANDER und ZETTERBERG 1965a, 1965b, ZETTERBERG und KILLANDER 1965a, 1965b, BASSLEER 1968 u.a. [350] SEED 1966a. [351] SEED 1966b.
[352] CHRISTENSSON 1959, SCHERBAUM und LEVY 1961, Lit. bei SCHERBAUM 1964b.
[353] GALL 1959. [354] PRESCOTT 1962.
[355] BLOCH und GODMAN 1955, ALFERT 1958, WOODARD u. Mitarb. 1961a.
[356] DE 1961. [357] JAKOB und BOVEY 1969.
[358] IRVIN u. Mitarb. 1963, GURLY u. Mitarb. 1964. [359] HOLBROOK u. Mitarb. 1962.
[360] BOGDANOV, LIAPONOVA, SHERUDILO und ANTROPOVA 1968. [361] BUTLER und COHN 1963.
[362] Vgl. auch PRESCOTT 1966, BLOCH, MACQUIGG, BRACK und WU 1967, DAS und ALFERT 1967, HARDIN, EINEM und LINDSAY 1967, LEDERER und SANDRITTER 1967, ROBBINS und BORUN 1967. [363] COMINGS 1969. [364] CAVE 1967.

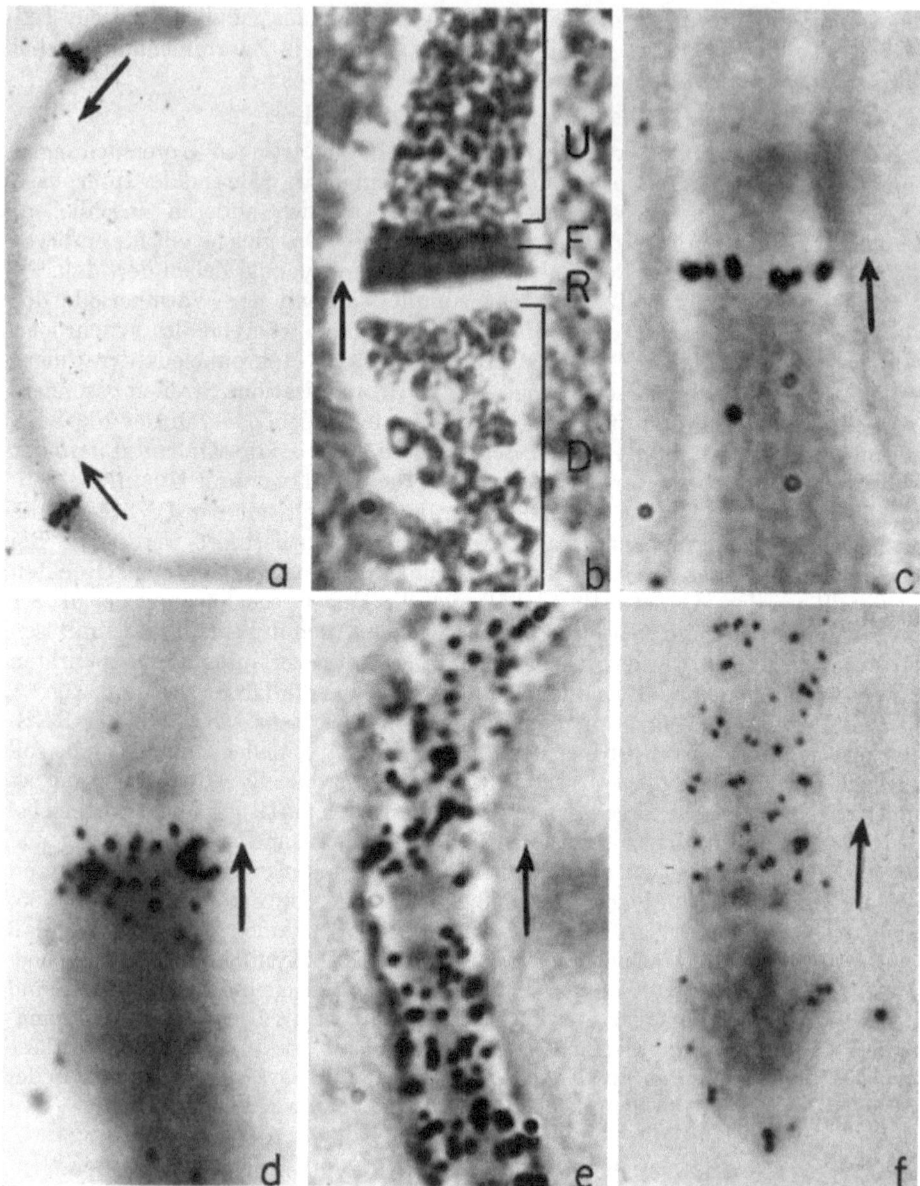


Abb. 24a—f. Die Synthesevorgänge im Makronucleus von Euplotes eurystomus. a Nach 20 min $^{3}$H-Thymidin-Einwirkung, Markierung einer doppelten, aufeinander zulaufenden DNS-Synthesewelle. b Phasenkontrastmikroskopische Darstellung der verschiedenen Zonen des „Reorganisationsstreifens": *F* vordere kompakte Zone, *R* helle Zone, *U* die noch nicht reduplizierte Zone, *D* die bereits reduplizierte Zone des Kerns. c Nach 2 min $^{3}$H-Thymidin-Einwirkung. d Nach 40 min Einwirkung von $^{3}$H-Histidin, Markierung der hellen Zone und der angrenzenden Abschnitte des reduplizierten Anteiles. e Nach 30 min $^{3}$H-Uridin-Einwirkung, RNS-Markierung in allen Kernteilen, nur nicht im „Reorganisationsstreifen". f Nach 45 min $^{3}$H-Uridin-Einwirkung und $8^{1}/_{4}$ Std Aufbewahrung im nichtradioaktiven Medium, keine Markierung im „Reorganisationsstreifen" und in den bereits reduplizierten Kernteilen, deutliche Markierung im noch nicht reduplizierten Kernteil. Der Pfeil zeigt die Richtung der Synthesewellen. (Aus D. M. PRESCOTT 1962)

Untersuchungen von WOODARD u. Mitarb. (1961a) an Wurzelspitzen von Vicia faba ist die RNS-Synthese zunächst gleichförmig, nimmt aber am Schluß vor Beginn der Prophase steil zu. Ähnlich ließ sich bei Tradescantia[365], bei Tetrahymena[366], in CHEF-Hamsterzellen[367] und in Lilium-Mikrosporen[368] ein Anstieg der RNS-Synthese unmittelbar vor Beginn der mitotischen Kernteilung finden[369]. Dabei sind vielfach cytophotometrische[370] oder autoradiographische Methoden angewandt[371] oder beide mit Zeitrafferfilmmethoden kombiniert worden[372]. Bei H/4c-Zellen in der Gewebekultur fiel autoradiographisch nach Gabe von $^3$H-Uridin auf, daß die heterochromatischen Chromozentren wesentlich schwächer markiert waren als das Euchromatin[373], was für die geringe metabolische Aktivität des Heterochromatins spricht.

An Zellen eines menschlichen Adenocarcinoms, das in Kulturen synchronisiert worden war, konnte autoradiographisch während der Interphase ein kontinuierlicher, hoher RNS-Einbau nachgewiesen werden, abgesehen von einem kurzen Zeitraum 4—5 Std nach Beginn der S-Phase. Hier nahm der RNS-Einbau in die Kerne zum gleichen Zeitpunkt stark ab, zudem die DNS in der Nucleolarzone reduziert wurde[374]. Ob sich normale Zellen in der Gewebekultur dadurch von malignen Zellen unterscheiden, daß sie eine mit der DNS-Synthese synchrone RNS-Synthese aufweisen[375], muß angezweifelt werden.

Es scheint viel wahrscheinlicher zu sein, daß die RNS-Synthese und die DNS-Synthese einander am gleichen Ort ausschließen. So hat sich vielfach gezeigt, daß während der S-Phase die RNS-Synthese im ganzen Kern vermindert ist[376]. Bei der Ciliate Euplotes ist das besonders deutlich nachweisbar[377]: $^3$H-Uridin wird entlang des langgestreckten Makronucleus ziemlich gleichmäßig in die RNS eingebaut; ausgespart ist nur der sog. Reorganisationsstreifen, in welchem die DNS synthetisiert wird (Abb. 24e). Das gleiche Prinzip — wenn auch weniger deutlich — ließ sich auch in Gewebekulturzellen[378] und in der regenerierten Rattenleber nachweisen[379].

In Pflanzenzellen, die Chloroplasten enthalten, wird die RNS-Synthese der Zelle vielfach von der RNS der Chlorplasten bestimmt. Zum Beispiel in synchronisierten Euglena-Kulturen ist eine RNS-Synthese im wesentlichen während der gesamten Interphase nachweisbar[380].

Generell ist schwer zu unterscheiden, welcher Teil der RNS bzw. Proteinsynthese der Reduplikation der vorher halbierten Substanzmenge dient, und welcher Teil den funktionellen Leistungen der Zelle zuzuordnen ist. Im Prinzip ergibt sich, daß sowohl die RNS als auch die Proteine, soweit sie für die Mitose notwendig sind, im wesentlichen vor Beginn der Teilungsvorgänge synthetisiert sind, daß also auch hier wie bei Betrachtung der Zellenergetik die mitotische Kernteilung als eine Phase der metabolischen Zell- und Kernruhe angesehen werden kann.

---

[365] MOSES und TAYLOR 1955. [366] PRESCOTT 1960. [367] CRIPPA 1966.
[368] STEFFENSEN 1966.
[369] Weitere Lit. bei PRESCOTT 1964a, 1964b, 1964c, MCLEISH 1969 u.a.
[370] Zum Beispiel KILLANDER und ZETTERBERG 1965a, KIEFER und SANDRITTER 1966.
[371] Zum Beispiel KASTEN und STRASSER 1966a, BIRNIE und SIMONS 1967.
[372] ZETTERBERG 19666a, 1966b. [373] HSU 1962.
[374] KASTEN und STRASSER 1966a. [375] SEED 1966a, 1966b, 1966c.
[376] TAYLOR und MCMASTER 1954, MOSES und TAYLOR 1955, SISKEN 1959, NYGAARD u. Mitarb. 1960, PRESCOTT 1960 u.a.
[377] PRESCOTT und KIMBALL 1961, PRESCOTT 1962, 1964a, 1964b, 1964c.
[378] REITER und LITTLEFIELD 1964. [379] WELLING und COHEN 1960.
[380] COOK 1966b.

### 3. Die chromosomale DNS-Synthese

Die RNS und die Proteine sind Zellbausteine, die in vielen Teilen der Zelle vorkommen. Wenn wir daher im vorangegangenen Kapitel den Ablauf der Synthese dieser beiden Stoffklassen in Zusammenhang mit den interphasischen Reduplikationen betrachtet haben, so war im einzelnen Fall nie zu unterscheiden, welcher Anteil der Reduplikationen auf die Elemente des Zellkernes, vor allem die Chromosomen, fällt, und welcher Anteil den Verdoppelungen der übrigen Zellbestandteile zukommt, die ja zumeist quantitativ überwiegen. Das ist nun — wenigstens auf den ersten Blick — wesentlich klarer bei der Desoxyribonucleinsäure (DNS). Die DNS ist ein definitorischer Bestandteil der Chromosomen, sie ist die Gensubstanz schlechthin. Sie ist nicht, wie man bis vor kurzem noch annahm, eine chromosomenspezifische Substanz. Es ist vielmehr heute gesichert, daß sowohl die Mitochondrien[381] als auch die Plastiden[382] funktionsfähige DNS enthalten. Quantitativ tritt die DNS der Mitochondrien, bzw. in Pflanzenzellen zusätzlich der Plastiden, jedoch gegenüber der DNS der Chromosomen, d.h. des Zellkernes, zurück. Uns soll in diesem Kapitel ausschließlich die DNS-Reduplikation der Chromosomen interessieren.

Sie ist fast immer mit der mitotischen Kernteilung eng verbunden. In dem bereits vorher angegebenen Schema der Interphasegliederung (s. Abb. 6) wurde der Zeitraum der DNS-Synthese als sog. S-Phase sogar als wesentliches Gliederungsmerkmal angesehen. Dies ist heute allgemein üblich und hat sich bewährt.

Unter Berücksichtigung des morphologischen Chromosomencyclus während der Mitose hatte man zunächst angenommen, daß die chromosomale Substanz sich am Anfang der Prophase verdoppelt, nämlich dann, wenn die Chromosomen sich aus dem Interphasekern als stärker färbbare Fäden herausbilden. Auch die ersten mikrospektrophotometrischen Befunde sprachen in der gleichen Richtung: In der Prophase fand sich eine erhebliche Zunahme der Absorption sowohl bei Messung im Ultraviolett-Licht[383] als auch nach Färbung mit der Feulgenschen Nuclealreaktion (RIS 1947). Nach genaueren Studien stellte sich heraus, daß diese Werte nicht auf eine echten Zunahme der DNS, sondern auf eine Verstärkung der unspezifischen Absorption während der prophasischen Chromosomenkondensation zurückzuführen waren. Es zeigte sich nämlich eine vollkommene Konstanz des DNS-Gehaltes der Zellkerne von der Prophase bis zur Telophase und eine genaue Halbierung durch die Metaphase, so daß die beiden Telophasekerne zusammen den gleichen DNS-Gehalt aufweisen wie der Prophase-Mutterkern[384]. In den gleichen Untersuchungen wurde erstmals festgestellt, daß die DNS-Synthese ein Vorgang der Interphase ist, daß die Chromosomen bereits mit verdoppelter DNS-Menge in die mitotische Kernteilung eintreten, daß die Kernteilung also im wesentlichen dazu dient, die vorher verdoppelte Gen-Substanz gleichmäßig auf zwei Tochterkerne zu verteilen.

#### a) Die zeitliche Variation des S-Phasen-Beginns

Das genauere Studium der interphasischen DNS-Synthese, zunächst mit cytophotometrischer Methode, dann aber auch mit den Methoden der Biochemie und vor allem der Cyto-Autoradiographie vorgenommen, erbrachte eine erhebliche Variation von Objekt zu Objekt[385]. Protokaryonten, z.B. Bakterien, benötigen für

[381] Zum Beispiel TUPPY und WINTERSBERGER 1966.
[382] Zum Beispiel PARTHIER und WOLLGIEHN 1966. [383] CASPERSSON 1950.
[384] WALKER und YATES 1952, GRUNDMANN und MARQUARDT 1953, PATAU und SWIFT 1953, PATAU und SRINIVASACHAR 1959 u.a.
[385] Lit. z.B. bei BLOCH 1958, PRESCOTT 1961, 1964a, POST und HOFFMAN 1964 u.a.

ihre DNS-Synthese die gesamte Intermitosezeit, haben also keine $G_1$- und $G_2$-Phasen[386]. Auch bei manchen Eukaryonten schließt sich die neue S-Phase unmittelbar der Telophase an, z.B. bei den ersten Furchungsteilungen des Seeigeleies[387], in Amphibieneiern[388], bei Amoeba proteus[389] und bei den synchronen Teilungen des Schleimpilzes Physarum polycephalum[390]. Auch in rasch proliferierenden Zonen junger Gewebekulturen[391], in rasch sich teilenden Neuroplasten von Heuschrecken-Embryonen[392] oder in rasch proliferierenden Zonen des Wurzelspitzenmeristems von Vicia faba[393] wird der größte Teil der Interphase zur DNS-Synthese verwandt, d.h. die $G_1$-Phase ist relativ kurz. Langsam proliferierende Teile des Wurzelspitzenmeristems haben eine längere $G_1$-Phase, und die DNS-Synthese läuft vorwiegend in der zweiten Hälfte der Interphase ab[394]. In der Ciliate Tetrahymena beginnt die DNS-Synthese des Makronucleus nach einer $G_1$-Phase von minimal 1 Std und ist von einer etwa ebenso langen $G_2$-Phase gefolgt[395]. Der sich im Gegensatz zum Makronucleus typisch mitotisch teilende Mikronucleus von Tetrahymena verdoppelt seine DNS unmittelbar nach der Telophase[396]. Beide Kerne haben also einen getrennten DNS-Rhythmus, der bei experimentellen Eingriffen sogar unabhängig von der Cytokinese ablaufen kann[397]. Dabei kann die DNS-Synthese des Mikronucleus auch noch während der Cytokinese ablaufen[398]. Damit sind die früheren Untersuchungen von SCHERBAUM u. Mitarb. (1959) präzisiert worden, wonach unter dem Einfluß der Synchronisation DNS-Synthesen prinzipiell in allen Teilen der Interphase möglich sind[399].

Auch bei anderen Protisten können Makronucleus und Mikronucleus unterschiedliche DNS-Synthesecyclen durchlaufen[400]. Im langen Makronucleus von Euplotes beginnt die DNS-Synthese an beiden Enden des Kernes zur gleichen Zeit, obwohl sie oft mehr als 100 $\mu$ voneinander entfernt sind. Die Mikronuclei dagegen haben trotzdem ihren eigenen DNS-Syntheserhythmus, obwohl sie vom gleichen Cytoplasma umgeben sind. Dies ist immer wieder als Hinweis dafür angesehen worden, daß die cytoplasmatische Induktion der DNS-Synthese von geringerer Bedeutung ist als die kerneigenen Auslösungsmechanismen[401]. Nach dem Beginn der DNS-Synthese an den beiden Enden des Makronucleus laufen die beiden „Reorganisationsstreifen" in zwei gegensinnigen Doppelwellen aufeinander zu[402]. Autoradiographisch sieht man diese Welle als eine mit $^3$H-Thymidin markierte Zone (Abb. 24a). Dabei sind die distalen Schenkel des Kernes deutlich dicker als die proximalen. Phasenkontrastmikroskopisch bestehen diese „Reorganisationsstreifen" aus zwei Querbanden (Abb. 24b): auf der einen Seite befindet sich die bereits reduplizierte Zone (D), an die sich ein heller Streifen (R) anschließt, der optisch leer erscheint und wahrscheinlich relativ stark hydratisiert ist. Interferenzmikroskopisch ist die Trockenmasse in diesem Streifen relativ gering[403]. An diese Zone schließt sich ein homogen-kompakter Streifen an (F), der in den noch nicht reduplizierten Kernteil (U) übergeht. Bei Anwendung von $^3$H-Thymidin ist autoradiographisch nur die helle, homogene Zone (R) der Ort der DNS-Synthese (Abb. 24c), also die Zone maximaler Hydratation[404]. Auch nach elektronenmikro-

---

[386] SCHAECHTER, BENTZON und MAALØE 1959, THOMAS 1963, MAALØE und KJELDGAARD 1966 u.a. [387] HINEGARDENER, RAO und FELDMAN 1964. [388] GRAHAM 1966.
[389] ORD 1969. [390] NYGAARD, GUTTES und RUSCH 1960. [391] WALKER und YATES 1952.
[392] BERGERARD 1955. [393] GRUNDMANN und MARQUARDT 1953, WOODARD u. Mitarb. 1961a.
[394] HOWARD und PELC 1951, DEELEY u. Mitarb. 1957, SISKEN 1959 u.a.
[395] Zum Beispiel CLEFFMAN 1967, CAMERON und NACHTWEY 1967. [396] McDONALD 1962.
[397] ZEUTHEN 1964. [398] PADILLA und CAMERON 1964, CAMERON und STONE 1964.
[399] Siehe auch SCHERBAUM 1964a.
[400] Zum Beispiel PRESCOTT 1964a, RUTHMANN 1964, JURAND und JACOB 1969.
[401] Zum Beispiel PRESCOTT 1964a. [402] GALL 1959, PRESCOTT und KIMBALL 1961.
[403] PRESCOTT und KIMBALL 1961. [404] PRESCOTT 1962, 1966.

skopischen Befunden[405] lockert sich die Chromosomenstruktur an diesen Stellen auf. Die Proteinsynthese, darstellbar durch $^3$H-Lysin oder $^3$H-Arginin, zeigt distal des Reorganisationsstreifens die stärkste Markierung als Zeichen der Reduplikation der Kern-Proteine[406].

In dem schon mehrfach erwähnten Myxomyceten Physarum polycephalum mit seiner autochthonen Teilungssynchronie[407] ließ sich der zeitliche Ablauf der DNS-Synthese besonders genau festlegen: die DNS-Synthese beginnt unmittelbar nach Beendigung der Kernteilung, erreicht schon nach spätestens 10 min ihre volle Intensität, hält 2—3 Std an und sinkt danach auf ein niedriges Niveau ab, welches noch weitere 5 Std aufrechterhalten bleibt. Bis auf einzelne, wahrscheinlich abnorme Kerne[408] betrifft das nahezu alle Kerne des Plasmodiums[409].

### b) Die speziellen Verhältnisse in Eizellen

Für die Eizellen, vor allem vom Frosch und vom Seeigel, ist angenommen worden, daß während der ersten 12—13 Kernteilungen die DNS im wesentlichen auf ein Reservoir in Kern und Cytoplasma zurückgreifen kann. Sowohl in befruchteten als auch in unbefruchteten Eizellen ließen sich große Mengen von cytoplasmatischer DNS und von Desoxyribosiden nachweisen[410]. Bis zur frühen Blastula wurde der DNS-Gehalt konstant gefunden und nahm erst dann zu[411]. Auch Insekteneier sollen ein DNS-Reservoir enthalten, welches von den umgebenden Nährzellen geliefert wird. So enthält z.B. die Eizelle der Grille DNS für ungefähr 10 Teilungscyclen[412]. Auch Drosophila-Eizellen enthalten cytoplasmatische DNS[413]: während der ersten 13 Std verfünffacht sich der DNS-Gehalt des Embryos; zur gleichen Zeit hat sich die Kernmenge mehr als vertausendfacht. Im Hühnerei findet sich nach den Untersuchungen von Hoff-Jørgensen (1954) die etwa $5 \times 10^7$fache Menge von DNS bzw. Desoxyribonucleosiden. Allerdings befindet sich die meiste DNS außerhalb des Blastoderms, des eigentlichen Embryos. Beim Seeigelei ist der DNS-Gehalt anfänglich 10mal so hoch wie in den späteren diploiden Zellen[414].

Neuere Untersuchungen, z.T. durch Autoradiographie in der elektronenmikroskopischen Dimension, haben diese Problematik der Eizellen-DNS nur wenig geklärt. Seeigeleier und -spermatozoen enthalten den haploiden DNS-Wert[415]. Nach der Konjugation der Kerne in der Eizelle beginnt eine intranucleäre DNS-Synthese[416]. Die Masse der cytoplasmatischen DNS befindet sich in den Mitochondrien[417]; aber auch in den Dotterplättchen sind erhebliche DNS-Mengen enthalten[418]. Während die mitochondriale DNS das Substrat der cytoplasmatischen Vererbung ist, ist die Bedeutung der DNS im Dotter noch unbekannt[419].

### c) Die relative Konstanz der S-Phasen-Dauer

Für die ausdifferenzierten Säugerzellen, ganz gleich, ob sie in situ wachsen oder in der Gewebekultur sich befinden, hat sich aber ein vergleichsweise einheit-

[405] Phegan und Moses 1967. [406] Ringertz und Hoskins 1965.
[407] Zum Beispiel Mittermayer, Kaden und Sandritter 1968a.
[408] Guttes, Hanawalt und Guttes 1967.
[409] Sachsenmaier 1964, Braun, Mittermayer und Rusch 1965, Kessler 1967, Cummins 1969. [410] Zeuthen 1951, Hoff-Jørgensen 1954, Grant 1958, Løvtrup 1959 u.a.
[411] Ågrell 1964 u.a. [412] Durand 1955.
[413] Levenbook u. Mitarb. 1953, Nigon und Daille 1958. [414] Ågrell 1955.
[415] Hindegardner, Rao und Feldman 1964.
[416] Simmel und Karnofsky 1961, Zimmerman und Silberman 1967, Anderson 1969.
[417] Dawid 1966, Muckenthaler und Mahowald 1966 u.a.
[418] Baltus und Brachet 1962, Brachet und Ficq 1965, Dawid 1966 u.a.
[419] Anderson 1969.

liches Bild ergeben, welches dem Schema der Abb. 6 entspricht: In einem relativ konstanten Zeitraum läuft in den meisten Fällen die DNS-Synthese ab[420]. Cytophotometrische und autoradiographische Methoden liefern dabei im wesentlichen die gleichen Werte[421]. Eine Übersicht über die vorwiegend autoradiographisch gewonnenen Zeiten der DNS-Phasen gibt Tabelle 2.

Die Masse der Zellen benötigt also 6—8 Std für die interphasische DNS-Synthese. Einzelne Zellen, wie die der Dickdarmschleimhaut oder die Zellen der Hamsterbackentasche, benötigen eine längere Zeit. In der Mäuseohr-Epidermis beträgt die S-Phase nach Untersuchungen von PILGRIM u. Mitarb. (1966) relativ konstant 18 Std mit einer allerdings sehr variablen Generationszeit zwischen 30 und annähernd 100 Std. In Rattenfeten ist die S-Phase mit 5—6 Std um etwa 2 Std kürzer als in Erwachsenenratten-Geweben[422]. Auch nach partieller Hepatektomie ist die DNS-Synthese beschleunigt[423]. Das scheint eine Eigenschaft mehrerer regenerierender Parenchymzellen zu sein, denn in den Rattennieren findet sich nach Ischämie der kontralateralen Niere ebenfalls eine Beschleunigung der DNS-Synthese vor der Mitosewelle[424]. Da bei entsprechenden zeitlichen Relationen der $^{3}$H-Thymidin-Gabe eine 100%ige Markierung von Mitosen zu beobachten war, ergab sich aus den Beobachtungen von STÖCKER und HEINE (1965a, 1965b), daß in den Nieren alle Zellen vor Beginn der nächsten Mitose eine DNS-Synthese durchlaufen, also eine „$G_2$-Population", wie sie z. B. von GELFANT (1962, 1963) auch in der Niere[425] angenommen war, nicht existiert. Autoradiographisch hat sich für diese Untersuchungen die Doppelmarkierung mit $^{14}$C- und $^{3}$H-Thymidin besonders bewährt[426]. Biochemische Methoden[427] und auch die Kombination der Autoradiographie mit der Mikrokinematographie[428] haben die autoradiographisch erhobenen Befunde bestätigt, gestützt und erweitert.

Unter den Tumorzellen sind am meisten die HeLa-Zellen in der Gewebekultur untersucht worden[429]. TERASIMA und TOLMACH (1963) haben eine Methode zur Synchronisation der HeLa-Zellen angegeben, die sich ebenfalls zum Studium der Nucleinsäuresynthesen bei diesem Zellstamm eignet. Die S-Phasendauer liegt im gleichen Bereich wie bei den Säugerzellen in situ. Im Ehrlich-Ascites-Carcinom beträgt sie nach Angaben von BASERGA (1963) 11 Std bei einer Generationszeit von 18 Std. Während der Cancerisierung der Mäuse-Epidermis durch Methylcholanthren haben DÖRMER u. Mitarb. (1964) Generationszeit, DNS-Synthesezeit und Mitosedauer bestimmt. Sie fanden, daß die hyperplastische Epidermis und das Papillom die gleiche Generationszeit haben wie die normale Mäuse-Epidermis. Wenn dagegen die eigentliche Cancerisierung einsetzt, kommt es über das Stadium der Hyperplasie bis zum Carcinom zu einer kontinuierlichen Verkürzung der Generationszeit, und zwar von rund 150 Std der normalen Epidermis auf 56 Std in der hyperplastischen und 32 Std in der carcinomatösen Haut. Entsprechend erhöht sich die Mitoserate, während die DNS-Synthesephase mit annähernd 8 Std unverändert bleibt. Es werden also die $G_1$-Phase und vor allem auch die $G_2$-Phase variiert. Durch Methylcholanthren induzierte Rattensarkome haben dagegen eine

[420] QUASTLER und SHERMAN 1959, LOONEY 1960, SCHULTZE und OEHLERT 1960, TAYLOR 1960, MAURER und KOBURG 1961, KILLANDER und ZETTERBERG 1965a, 1965b, ZETTERBERG und KILLANDER 1965a, 1965b.

[421] MAK 1965. [422] WEGENER und HOLLWEG 1964, WEGENER u. Mitarb. 1964.

[423] STÖCKER und BACH 1965, STÖCKER und HEINE 1965b.

[424] STÖCKER u. Mitarb. 1964, STÖCKER und HEINE 1965a, 1965b.

[425] KLINGE 1964, STÖCKER u. Mitarb. 1964.

[426] LENNARTZ und MAURER 1964, LENNARTZ u. Mitarb. 1964, PILGRIM u. Mitarb. 1965, 1966 u.a., weitere Lit. vgl. MAURER u. Mitarb. 1965.

[427] Zum Beispiel SCHINDLER 1963, DUSPIVA 1966.

[428] KOZUKA und MOORE 1966. [429] KOZUKA und MOORE 1966, SEED 1966a, 1966b u.a.

um den Faktor 4 verlängerte Generationszeit und 7mal so viele Kerne in der DNS-Synthesephase als normales Bindegewebe[430]. Auch menschliche Krebszellen haben eine längere S-Phase als normale menschliche Zellen[431], wobei die Rate der synthetisierenden Zellen niedriger ist als etwa in den Dünndarmzotten[432].

Während der Krebsentstehung in der Rattenleber ist ebenfalls eine deutliche Verlängerung der S-Phase festzustellen: die normale Zelle hat eine DNS-Synthesezeit von 9 Std, die Leberkrebszelle von 17 Std[433]. Verständlich wird dies, wenn man berücksichtigt, daß ein großer Teil der Hepatomzellen nicht tetraploid ist — wie es der normalen Rattenleber entspricht —, sondern höher polyploid[434]. Ließ sich doch z.B. an verschiedenen Pflanzenzellen belegen, daß die Dauer der S-Phase abhängig ist von der Menge der zu reduplizierenden DNS[435]. Aus Abb. 25 geht

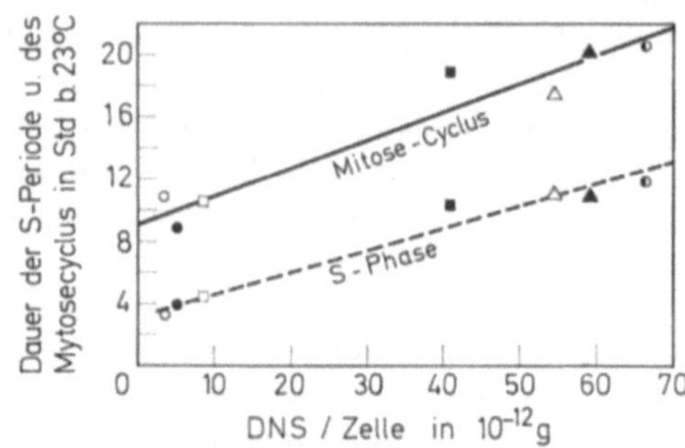


Abb. 25. Zunahme der Länge der S-Phasen (---) und der Mitosecyclen (——) mit dem DNS-Gehalt der Zellkerne im Wurzelspitzen-Meristem verschiedener Pflanzen. ○ = Crepis capillaris; ● = Impatiens balsamina; □ = Lycopersicum estulentum; ■ = Allium fistulosum; △ = Allium cepa; ▲ = Tradescantia paludosa; ◐ = Allium tuberosum. (Aus J. VAN 't HOF 1965 b)

hervor, daß sowohl die Dauer des Mitosecyclus als auch die Dauer der S-Phase bei Vergleich mehrerer Pflanzen mit dem DNS-Gehalt korreliert ist. Die pro Zeiteinheit reduplizierte DNS ist dagegen bei Vergleich der gleichen Pflanzenarten unverändert, d.h. es besteht eine lineare Korrelation zwischen der Rate der DNS-Synthese und der reduplizierten DNS-Menge pro Zelle und pro Mitosecyclus.

Vergleicht man dagegen nicht Pflanzenzellen untereinander, sondern Zellen von sehr verschiedenen Organismen und von unterschiedlichem DNS-Gehalt, so ergibt sich autoradiographisch oft die gleiche S-Phasendauer[436]. Bei einem Vergleich zwischen diploiden und tetraploiden Pflanzenkeimlingen und von ebenso di- und tetraploiden Mäuseleberzellen nach Teilhepatektomie erwies sich die DNS-Synthesedauer nicht dem Kernvolumen — das mit dem DNS-Gehalt korreliert ist —, sondern der Kernoberfläche zugeordnet[437].

### d) Experimentelle Beeinflussung

Die DNS-Synthesephase ist noch von anderen Faktoren abhängig, die der Zelle übergeordnet sind. Sie beträgt z.B. in den Brustdrüsenzellen der Maus 20,1 Std mit einer Variation zwischen 14,8 und 27,6 Std. Werden die Mäuse ovarektomiert und anschließend 3—4 Tage mit Oestradiol und Progesteron behandelt,

[430] POST und HOFFMAN 1968.
[431] HOFFMAN und POST 1967, TIEPOLO, ZARA und FRACCARO 1967.
[432] Zum Beispiel TREPEL 1968. [433] POST und HOFFMAN 1964.
[434] GRUNDMANN 1954, HOBIK und GRUNDMANN 1962.
[435] VAN'T HOF und SPARROW 1963, VAN'T HOF 1965b.
[436] PILGRIM und MAURER 1965, TROY und WIMBER 1968. [437] ALFERT und DAS 1969.

verkürzt sich die DNS-Phase auf einen Mittelwert von 10,7 Std[438]. Höhere Dosen der Hormone brachten keine weitere Verkürzung der S-Phase. Es liegt also hier eine für dieses Gewebe charakteristische „minimale DNS-Synthesezeit" vor, die in Abhängigkeit von der Proliferationsrate, d.h. von hormonellen Einflüssen steht[439]. So ist auch verständlich, daß die von einigen Autoren gefundene Veränderung der S-Phasendauer in anderen hormonabhängigen Geweben wie etwa den Epithelzellen von Uterus und Vagina der Maus[440] von anderen Autoren nicht bestätigt werden konnte[441].

Entsprechend ist es auch möglich, die DNS-Synthesephase zu stören oder gar zu hemmen. Neben den eben schon genannten Oestrogenen[442] sind hier vor allem Eingriffe im Nucleinsäurestoffwechsel zu erwähnen. Pyrimidinmangel führt z.B. bei Tetrahymena zu einer Verzögerung des Beginnes der DNS-Synthese[443]. 5-Aminoazouracil, welches eine Synchronisation von Teilungen bewirken kann (s. S. 330), hemmt bei Vicia faba die S-Phase, so daß sie bis 40% länger dauert als in der Norm. Nach Entfernung des 5-Aminoazouracils bleibt die DNS-Synthese zunächst noch für 6 Std verlangsamt[444]. Auch durch Röntgenbestrahlung kann die DNS-Synthese bei Vicia faba gehemmt[445], wenn auch nicht ganz blockiert werden[446]. Alkylierende Agentien, wie z.B. das Cyclophosphamid, führten sowohl am proliferierenden Normalgewebe der Maus als auch an Ehrlich-Ascites-Carcinomzellen zu einer Hemmung der de novo-DNS-Synthese[447]. Diese Hemmung ist konzentrationsabhängig: bei niederen und mittleren Dosen wird zunächst die $G_2$-Phase verzögert. Höhere Dosen hemmen dagegen unmittelbar die S-Phase, wobei auch die Generationszeit verlängert wird[448].

Aber nicht nur Bausteine der Nucleinsäuren selbst sind wichtig für die DNS-Synthese. Auch bei Mangel essentieller Aminosäuren wird die DNS-Synthese z.B. von Tetrahymena beeinflußt: entzieht man dem Medium Histidin und Tryptophan, so wird zwar nicht der Beginn der DNS-Synthese gehemmt, es wird aber bis zu 20% weniger DNS synthetisiert[449]. Die nachfolgende Zellteilung wird gehemmt. Wenn die DNS-Synthese schon angelaufen ist, läuft sie normal zu Ende, auch wenn die beiden genannten Aminosäuren im Medium fehlen. Eine Beeinflussung der DNS-Synthese läßt sich auch durch Sauerstoffmangel erzeugen. Das gilt sowohl für HeLa-Zellen[450] als auch für die Entwicklung des Molchkeimes, bei dem Entwicklungshemmungen durch Sauerstoffmangel vor allem in den Regionen nachweisbar sind, die in der Norm eine starke DNS-Synthese haben[451].

Schließlich ist darauf hinzuweisen, daß die in der Autoradiographie besonders günstige Markierung mit $^3$H-Thymidin eine Verlängerung des Mitosecyclus um das 1,4fache verursachen kann, wenn ausreichende Aktivitäten verabreicht werden[452]. Diese Verlängerung des Mitosecyclus betrifft vorwiegend die $G_1$-Phase; der Beginn der S-Phase wird also verzögert. Colchicin allein verlängert nicht die S-Phase[453], es führt lediglich zur charakteristischen Blockierung der Spindel in der Metaphase.

Eine Beeinflussung der S-Phase ist auch durch einfache Änderung der Umgebungstemperatur zu erzielen. Besonders nach den Untersuchungen von SISKEN u. Mitarb.[454] ist an in Kultur gehaltenen menschlichen Amnionzellen durch Veränderung der Temperatur eine Verzögerung aller Teile des Mitosecyclus festzustellen, auch der S-Phase. Die größte Geschwindigkeit aller Phasen liegt zwischen

---

[438] BRESCIANI 1965. [439] BRESCIANI 1965, BANERJEE und WALKER 1967.
[440] GALAND, RODESCH, LEROY und CHRETIEN 1967. [441] BEATO und DIENSTBACH 1968.
[442] Siehe auch EPIFANOVA 1966. [443] CAMERON 1965. [444] JAKOB und TROSKO 1965.
[445] GRUNDMANN 1953. [446] SEED 1966c. [447] LISS und PALME 1963.
[448] PALME u. Mitarb. 1964. [449] STONE und PRESCOTT 1964. [450] DREW u. Mitarb. 1964.
[451] BÜCHNER und HARA 1966, HARA 1966. [452] VAN'T HOFF 1965a.
[453] VAN'T HOFF 1966.
[454] SISKEN 1965, SISKEN und MORASCA 1965, SISKEN u. Mitarb. 1965.

37 und 38°C. Bei höheren und bei niederen Temperaturen verlaufen alle Phasen deutlich langsamer (Abb. 8). Dabei sind die Beziehungen zwischen den Längen der einzelnen Phasen sehr variabel, und die S-Phase ist bei Temperatursenkung stärker zu beeinflussen als etwa die $G_2$-Phase. Bei Tetrahymena sind unter optimalen Ernährungsbedingungen ebenfalls alle Teile des Generationscyclus temperaturabhängig[455]: sowohl die Generationszeit als auch die Dauer der $G_1$-, S- und

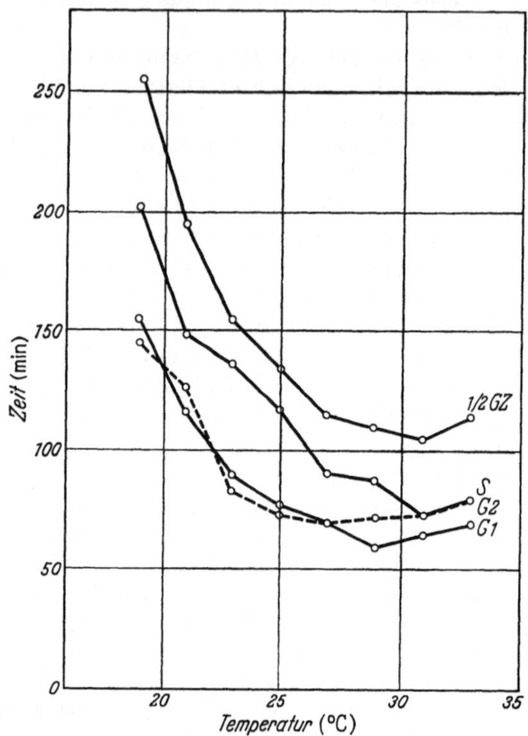


Abb. 26. Temperaturabhängigkeit der Phasen des Mitosecyclus bei Tetrahymena pyriformis. $^1/_2GZ$ halbe Generationszeit, $S$ DNS-Synthesezeit, $G_1$ und $G_2$ $G_1$- bzw. $G_2$ Phase (vgl. Abb. 6). (Aus G. CLEFFMANN 1967)

$G_2$-Phase nehmen von 30°C bis 19°C zu (Abb. 26). Bei schlechten Ernährungsbedingungen ist die S-Phase allerdings unter Temperaturänderung konstant, dagegen die $G_1$-Phase besonders leicht zu verlängern[456].

### e) Das Problem des Auslösungsmechanismus

Diese Temperaturabhängigkeit des Beginns der S-Phase macht es wahrscheinlich, daß ein chemischer Prozeß den vielfach gesuchten „Auslösungsmechanismus" für die DNS-Synthese und damit für den Mitosecyclus darstellt. Vielfach wurde angenommen, daß die DNS-Synthese durch Polymerisationen ausgelöst wird, wenn nämlich die Ansammlung von Desoxyribonucleosid-Triphosphaten eine kritische Grenze erreicht hat[457]. Nach den Untersuchungen von FOSTER und STERN (1959) läßt sich kurz vor dem Beginn der DNS-Synthese in den Antheren

[455] CLEFFMANN 1967. [456] CAMERON und NACHTWEY 1967.
[457] Siehe z.B. KORNBERG 1960.

von Lilium eine besonders große lösliche Desoxyribosid-Komponente nachweisen. Andererseits läßt sich experimentell durch Zugabe von Desoxyribonucleosiden in verschiedenen Konzentrationen die DNS-Synthese bei Tetrahymena nicht beeinflussen[458].

Weiterhin kann die DNS-Synthese durch eine Phosphorylierung der Desoxyribonucleotide in die entsprechenden Triphosphate eingeleitet werden, oder es können Ribonucleotide zu Desoxyribonucleotiden umgewandelt werden[459]. Auf die speziellen enzymatischen Mechanismen, die der DNS-Synthese vorangehen, soll hier nicht in allen Einzelheiten eingegangen werden. Eine entscheidende Rolle spielt mit Sicherheit die DNS-Polymerase, deren Konzentration zumindest in der regenerierenden Rattenleber in Abhängigkeit von der mitotischen Aktivität steht[460]. Während der frühen Entwicklungsstadien des Seeigelembryos von der Befruchtung bis zur Gastrula findet sich ebenfalls eine Parallele zwischen der Wachstumsintensität und dem Gehalt der Zellen an DNS-Polymerase[461]. Offen ist allerdings noch die Frage der Lokalisation der DNS-Polymerase. Nach Homogenisation findet sie sich hauptsächlich im partikelfreien Überstand[462], also im Cytoplasma. Abgesehen von der Möglichkeit, daß durch die Aufarbeitung in wäßrigen Medien Enzyme leicht ihren Standort wechseln können[463], müßte man annehmen, daß sich die Enzymmoleküle aus dem Cytoplasma in den Kern verlagern, ehe sie am Beginn der S-Phase die DNS-Synthese einleiten. In diesem Zusammenhang ist vielleicht von Bedeutung, daß in Nierenzellen von Kaninchen unmittelbar vor Beginn der DNS-Synthese eine verstärkte elektrophoretische Passierbarkeit der Kernmembranen nachweisbar ist[464].

Viel untersucht ist die Frage, ob der Auslösungsmechanismus für den Beginn der DNS-Synthese im Zellkern selbst oder im umgebenden Cytoplasma zu suchen ist. Für die erstgenannte Alternative sprechen Untersuchungen an isolierten Zellkernen, in welche markierte Vorstufen der DNS eingebaut werden können[465]. Daß andererseits das Cytoplasma die DNS-Synthese in solchen Zellen anstoßen kann, die in der $G_1$-Phase sind, ist in Studien an hybriden Zellen eindeutig belegt worden[466], ebenso durch Übertragungsexperimente mit Xenopus-Ei-Cytoplasma[467] und in Kernübertragungsexperimenten mit $G_1$- und S-Phasen-Kernen von Stentor[468]. Cytoplasma von $G_2$-Phasen-Zellen beeinflußt nach Transplantations-Untersuchungen an Amoeba proteus die DNS-Synthese nicht; auch eine Anregung der DNS-Synthese ist durch $G_2$-Phasen-Cytoplasma nicht möglich[469]. Ähnliche Befunde wurden an Physarum polycephalum erhoben[470].

Wenn auch die Vorgänge, die die DNS-Synthese einleiten, noch nicht vollständig zu überblicken sind, so daß wir in der Zukunft weitere und bessere Einblicke erwarten können, steht doch fest, daß die der DNS-Synthese unmittelbar vorangehenden Aktivierungsprozesse den Mitosecyclus einleiten. Das gilt insbesondere für diejenigen Zellen, die sich vorher in der „Intermitose“ (s. S. 298) befanden, bei denen also nicht die mitotischen Zellcyclen unmittelbar aufeinander folgen.

### f) DNS-Synthesemuster im Zellkern

Hatten die bisher genannten Untersuchungen im wesentlichen Kernkollektive zum Gegenstand, so ist in den letzten Jahren doch eine große Zahl von Beob-

---

458 Prescott 1964a. 459 Lit. bei Duspiva 1966. 460 Gray u. Mitarb. 1960.
461 Mazia 1963, 1964. 462 Smellie und Eason 1961, Smellie 1963 u.a.
463 Vgl. Duspiva 1966. 464 Kishimoto und Lieberman 1965.
465 Friedkin und Wood 1956, Mazia und Hine-Gardner 1963 u.a.
466 Harris, Watkins, Ford und Schoefl 1966, Harris 1967. 467 Gurdon 1967.
468 De Terra 1967. 469 Ord 1969, vgl. dagegen Prescott und Goldstein 1967.
470 Guttes und Guttes 1968.

achtungen mitgeteilt worden, die Anhaltspunkte für den örtlichen Ablauf der DNS-Synthese im einzelnen Zellkern gestatten. Während BLONDEL und TOLMACH (1965) bei HeLa-Zellen keinen Unterschied zwischen Kernen der S-Phase und der $G_1$- bzw. der $G_2$-Phase nachweisen konnten, beschrieb ALTMANN (1966) in der regenerierenden Mäuseleber einen aufgelockerten Zustand des Karyoplasmas, der mit der DNS-Synthesephase in Zusammenhang steht (Abb. 27). Diese Auflockerung betrifft zunächst die ohnehin fein granulären, euchromatischen Partien und greift am Ende der S-Phase auch auf die heterochromatischen Chromozentren über, die

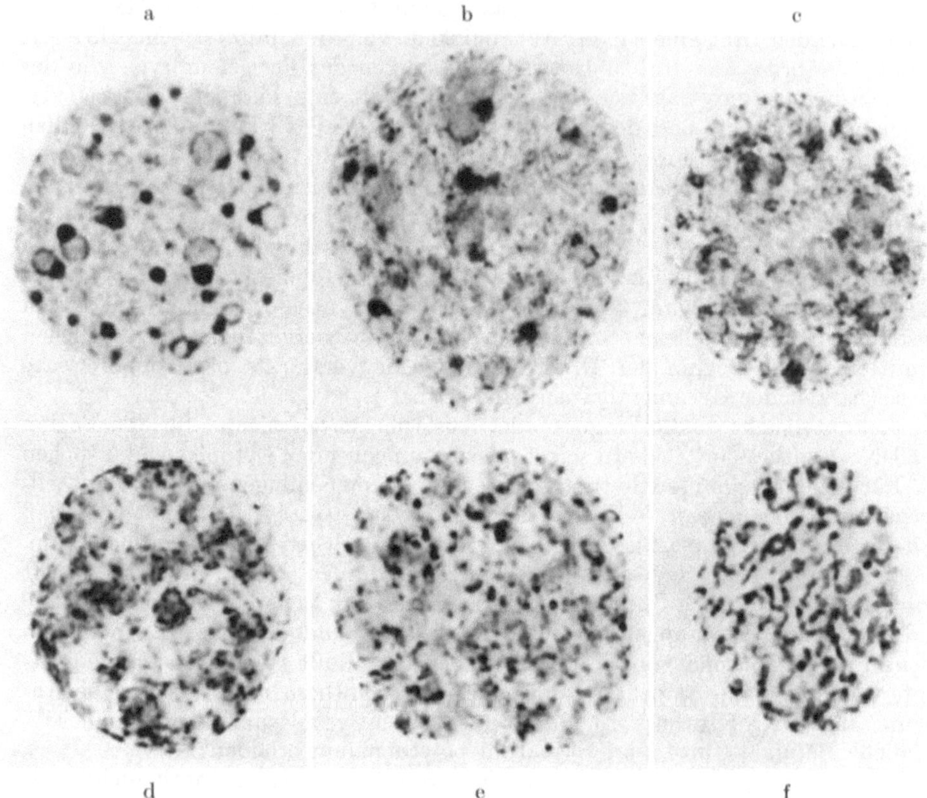


Abb. 27a—f. Der nucleäre Strukturwandel im Mitosecyclus der Mäuseleberzelle. a $G_1$-Stadium mit dem organspezifischen Kernbild, bestehend aus euchromatischen und heterochromatischen Anteilen, die letzteren als relativ große Punkte erkennbar. b S-Phase mit feinkörniger Struktur des Euchromatins. c Späte S-Phase mit zusätzlicher granulärer Auflockerung des Heterochromatins. d und e $G_2$-Phase mit grobgranulärer Anordnung des gesamten Chromatins. f Prophase. Orcein-Quetschpräparate. (Aufnahmen: H. A. MÜLLER.) (Aus H.-W. ALTMANN 1966a)

Abb. 28a—f. Durch zweimalige Thymidinbehandlung synchronisierte Zellkultur des menschlichen CMP-Carcinoms nach zusätzlicher Kurzzeiteinwirkung von $^3$H-Thymidin. a Nichtsynchronisierte Vergleichskultur: nahezu alle Kernteile markiert. b Synchronisierte Kultur in früher S-Phase (1—2 Std): Karyoplasma markiert, Nucleolen ausgespart. c Nach 3—4 Std erste Markierung in den Nucleolarbereichen. d Nach 5—6 Std besonders starke Markierung in den Nucleolarbereichen. e Nach 6—7 Std bevorzugte Markierung der Nucleolarbereiche. f Am Ende der S-Phase Markierung der heterochromatischen Anteile des Karyoplasmas. (Aus F. H. KASTEN und F. F. STRASSER 1966a)

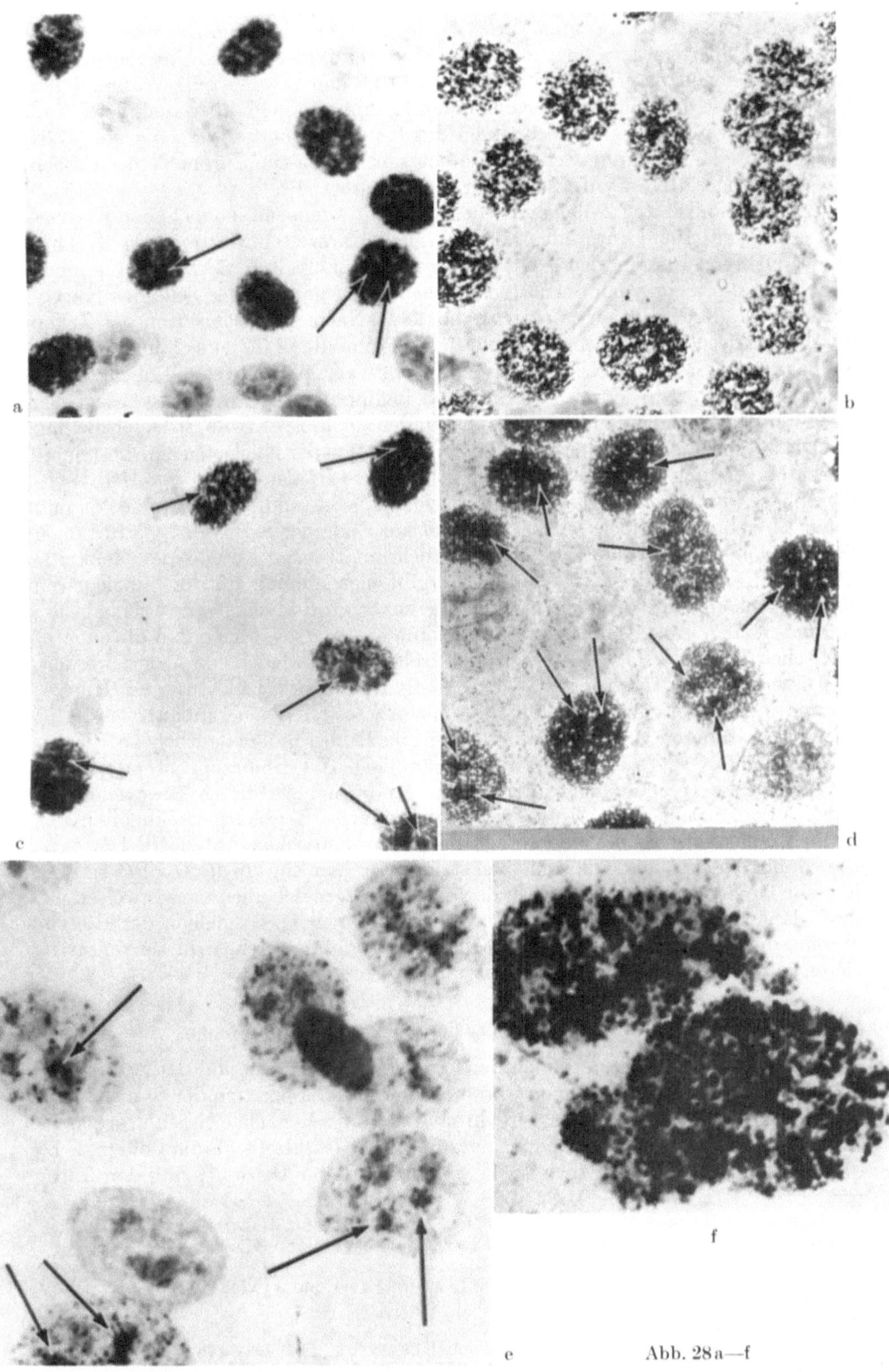


Abb. 28a—f

dabei weitgehend verschwinden, d.h. „euchromatisiert" werden. Das wurde jüngst durch kombinierte autoradiographisch-elektronenmikroskopische Untersuchungen an verschiedenen menschlichen Zellen bestätigt und erweitert[471]: Während der späten S-Phase von sich transformierenden Lymphocyten[472], aber auch bei Fibroblasten und Epithelzellen verschwindet das Heterochromatin und zeigt eine Markierung mit $^3$H-Thymidin. Zellen ohne heterochromatische Chromozentren haben eine bevorzugte DNS-Synthese an der Kernmembran[473].

An synchronisierten Zellen eines menschlichen Adenocarcinoms haben KASTEN und STRASSER (1966) autoradiographisch nach Kurzzeiteinwirkung von $^3$H-Thymidin mehrere Phasen der DNS-Synthese morphologisch nachweisen können (Abb. 28). Bei nichtsynchronisierten Zellen werden nahezu alle Teile des Karyoplasmas und die Nucleolen markiert (Abb. 28a). Nach Synchronisation der Zellen durch Blockierung mit einem Überschuß von Thymidin[474] findet sich in der frühen S-Phase (1—2 Std) die DNS-Synthese diffus im Karyoplasma verteilt, nicht in den Nucleolen (Abb. 28b). Etwa 3—4 Std nach Beginn der DNS-Synthese lassen sich die ersten Markierungen in den Nucleolen finden (Abb. 28c). 5—6 Std nach Beginn der DNS-Synthese ist in einer zweiten DNS-Fraktion der Nucleolen eine besonders starke Markierung feststellbar (Abb. 28d). 6—7 Std nach Beginn der DNS-Synthesephase werden vorwiegend die chromosomalen Bestandteile der Nucleolen und deren Umgebung markiert (Abb. 28e), und am Ende der S-Phase, 7—8 Std nach Beginn, folgt die Replikation der heterochromatischen Anteile der Zellkerne (Abb. 28f). — Aus dieser Reihenfolge ergibt sich einmal, daß die nucleolären chromosomalen Anteile einen etwas anderen Synthesecyclus aufweisen als die chromosomalen Teile des Karyoplasmas. Zum anderen zeigt sich, daß die euchromatischen Teile zuerst, die heterochromatischen Teile zuletzt redupliziert werden.

Diese zeitliche Dissoziation der DNS-Synthese zwischen Eu- und Heterochromatin, die übrigens nicht die Proteinsynthese ($^3$H-Lysin-Einbau) betrifft[475], ist auch an anderen Objekten gefunden worden[476], besonders deutlich an Riesenchromosomen von Drosophila[477]: das männliche X-Chromosom beendet seine DNS-Synthese gesetzmäßig früher als das weibliche. An diesen Riesenchromosomen ergaben sich auch Hinweise für individuelle Replikations-Einheiten der chromosomalen DNS, besonders auch der euchromatischen Anteile[478]. Die Synthesedauer der einzelnen Querscheiben steht unter dem Einfluß des DNS-Gehaltes: je mehr DNS cytophotometrisch in den einzelnen Querscheiben nachzuweisen ist, desto länger dauert die DNS-Synthese. Die einzelnen Querscheiben der Riesenchromosomen führen also ihre DNS-Synthesen solitär durch, d.h. sie repräsentieren jeweils eine Replikationseinheit.

### g) DNS-Synthesemuster der einzelnen Chromosomen

Durch die modernen Methoden der Chromosomenanalyse und der Autoradiographie ist auch an den einzelnen Chromosomen die Dissoziation der Synthesezeit zwischen Euchromatin und Heterochromatin vielfach nachgewiesen worden[479]. Das gilt besonders für die oft heteropyknotischen Geschlechtschromosomen, z.B. das Y-Chromosom[480], aber auch für heterochromatische Abschnitte auf den Auto-

---

[471] MILNER und HAYHOE 1968, MILNER 1969. [472] TOKUYASU, MADDEN und ZELDIS 1968.
[473] COMINGS und KAKEFUDA 1968, MILNER 1969. [474] KASTEN u. Mitarb. 1965.
[475] CAVE 1967.
[476] EVANS 1964, BERNIER und JENSEN 1966, LIMA-DE-FARIA und JAWORSKA 1968, ZAKHAROV und EGOLINA 1968, CITOLER und GROPP 1969.
[477] BERENDES 1966. [478] KEYL 1966.
[479] ATKINS und SANTESSON 1964, ATKINS und GUSTAVSON 1964, GERMAN 1964, PETERSEN 1964, EVANS 1964, NICKLAS und JAQUA 1965. [480] GALTON und HOLT 1965.

somen. Beim Menschen wird z.B. nicht ein ganzes X-Chromosom verzögert redupliziert, sondern es enthält auch euchromatische Teile, die zusammen mit den Autosomen repliziert werden. Das gleiche gilt z.B. in Nierenepithelzellen von Migrotus agretis[481] mit seinem besonders großen Geschlechtschromatin[482].

Dasjenige X-Chromosom, welches regelmäßig später markiert ist, wird auch als „heißes X-Chromosom" bezeichnet[483]. Dieses (weibliche) spät replizierende X-Chromosom ist derjenige Teil des Chromosomensatzes, der das heterochromatische Geschlechtschromatin bildet[484]. In Embryonen des Goldhamsters replizieren je ein Arm beider X-Chromosomen weiblicher Tiere verspätet. Mit fortschreitender Embryogenese, deutlich nachweisbar in Fibroblasten erwachsener Tiere, nimmt die spät replizierende DNS zu, wobei dann ein X-Chromosom als ganzes und der längere Arm des anderen X-Chromosoms spät replizieren[485].

Inzwischen ergaben sich Hinweise auf speciesspezifische Unterschiede. So sollen bei der Ratte beide X-Chromosomen die DNS-Synthese früher als die Autosomen beginnen und beenden, während das Y-Chromosom verspätet repliziert[486]. In Zellen vom Rind wurde von einigen Autoren[487] das gleiche gefunden, während andere[488] feststellten, daß beide X-Chromosomen des Rindes die DNS-Synthese vor den Autosomen beginnen, eines der X-Chromosomen aber später die Replikation abschließt als alle anderen Chromosomen. Beim Menschen ist die Spätreplikation eines X-Chromosoms gesichert[489], was sich auch bei Menschen mit abnormer (z.B. XYY-, XXY-, XYZ- usw.) Konstitution in verschiedenen Variationen nachweisen ließ[490].

Aber auch die Autosomen replizieren keineswegs gleichmäßig, d.h. an allen Stellen zugleich (Abb. 29). Was bei den X-Chromosomen gefunden worden war, nämlich eine frühe, asynchrone DNS-Synthese der Centromeren-Region[491], gibt es auch bei Autosomen z.B. von Tradescantia paludosa[492] oder beim Roggen[493]. Bei Crepis beginnt die DNS-Synthese umgekehrt an den Enden der Chromosomen und endet an den Centromeren[494]. Das gleiche gilt für Autosomen von bestimmten Amphibien[495]. Bei Scilla campanulata ist die DNS-Synthese an den Enden der Chromosomen und an den Centromerenregionen zuerst abgeschlossen[496]. Neben dieser hier nur unvollständig aufgezählten Verschiedenartigkeit im Replikationsmuster der Chromosomen unter Bezug auf einfache Chromosomenabschnitte wie die Chromosomenenden und die Centromerenregionen gibt es nun viele Beobachtungen über asynchrone[497] und synchrone[498] Replikationen der Autosomen, die im ganzen kein geschlossenes Bild zeigen. In einzelnen Fällen mag die Asynchronie durch Änderung der Länge eines Chromosoms bedingt sein[499]. Das Ziel, möglichst alle Chromosomen nach ihrem Markierungsmuster während der S-Phase unter der Voraussetzung der Synchronie aller homologen Teile[500] neu zu ordnen

[481] PERA 1968. [482] WOLF, FLINSPACH, BÖHM und OHNO 1965, PERA und WOLF 1967.
[483] GILBERT u. Mitarb. 1962, MORISHIMA u. Mitarb. 1962, [484] LYON 1961.
[485] PFLUEGER und YUNIS 1966a, 1966b, HILL und YUNIS 1967.
[486] BIANCHI und BIANCHI 1966. [487] Zum Beispiel GARTLER und BURT 1965.
[488] MUKHERJEE, SINHA, MANN, GHOSAL und WRIGHT 1967, MUKHERJEE, WRIGHT, GHOSAL, BURKHOLDER und MANN 1968.
[489] ATKINS und SANTESSON 1966, SOFUNI, KIKUCHI und SANDBERG 1967, PRIEST, HEADY und PRIEST 1967.
[490] Zum Beispiel BOCZKOWSKI und CASEY 1967, SCHWINGER, CITOLER und GROPP 1969.
[491] FRØLAND 1967. [492] WIMBER 1961. [493] LIMA-DE-FARIA 1959.
[494] TAYLOR 1958. [495] BIANCHI und MOLINA 1967b. [496] EVANS und REES 1966.
[497] BIANCHI und MOLINA 1967a, BERNARDINI und LIMA-DE-FARIA 1967, GAVOSTO, PEGORADO, MASERA und ROVERA 1968, SLEZINGER und PROKOFIEVA-BELGOVSKAYA 1968 u.a.
[498] GEHRING und HAUSCHTECK-JUNGEN 1967 u.a.
[499] BÜCHNER, WILKENS und PFEIFFER 1967.
[500] Zum Beispiel BIANCHI und DE BIANCHI 1965, GEY 1966, BÜCHNER, WILKENS und PFEIFFER 1968 u.a.

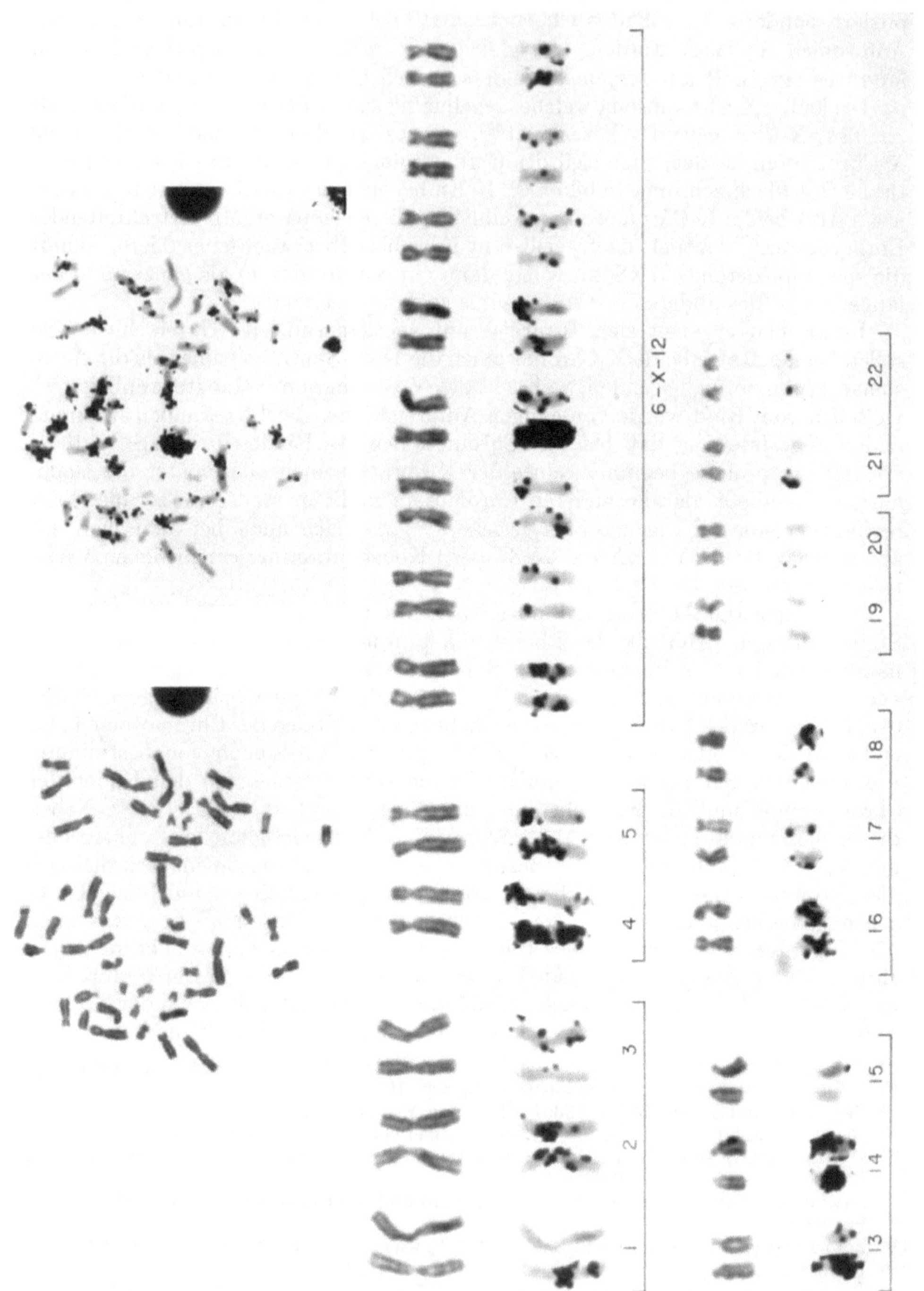


Abb. 29

(Beispiel in Abb. 30), ist zumindest heute noch nicht als erreicht anzusehen und wurde kürzlich gar als verfehlt bezeichnet[501]. Daß das Markierungsmuster der einzelnen Chromosomen nicht gleichmäßig ist, sondern bestimmten Gesetzmäßigkeiten folgt, ist aber unbestritten und auch durch Untersuchungen von Interphasekernen (s. o.) mehrfach belegt worden[502].

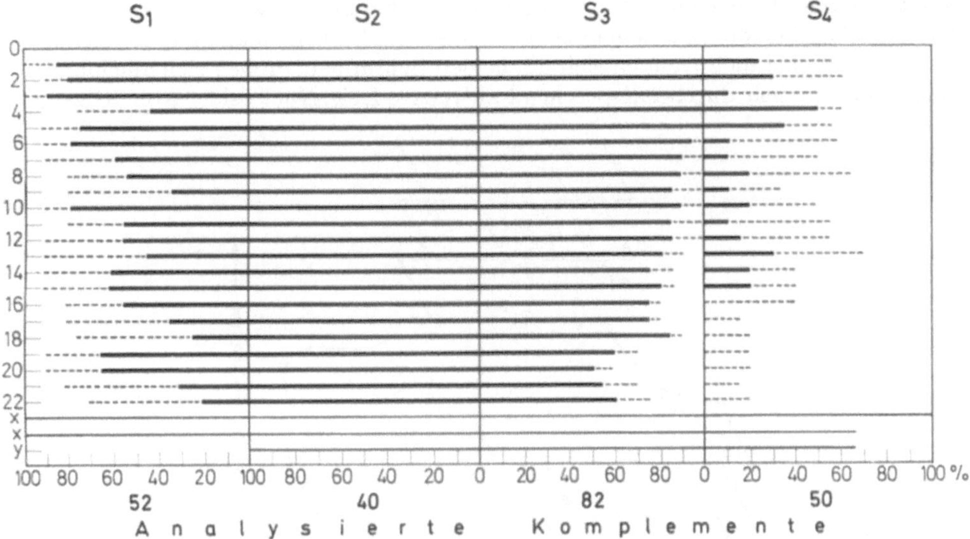


Abb. 30. Chronologie der chromosomalen Replikationen in menschlichen Blutzellen, unten die Zahl der analysierten Chromosomen-Komplemente. $S_1$—$S_4$ 4 Stadien der DNS-Synthesephase. Die ausgezogenen Linien stellen jeweils Chromosomenpaare dar und zugleich den Prozentsatz ihrer Markierung in jedem Stadium der DNS-Synthesephase. Die unterbrochenen Linien zeigen den Prozentsatz der Asynchronie zwischen Homologen. Eines der X-Chromosomen beendet erst am Ende von $S_4$ seine Replikation; das Y-Chromosom beginnt erst mit dem $S_2$-Stadium. (Aus N. O. Bianchi und M. S. A. De Bianchi 1965)

## h) Die Replikation der DNS-Helix

An protokaryotischen (Bakterien-)Zellen wurde zuerst eindeutig belegt, daß die DNS-Synthese an einem bestimmten Punkt beginnt und von da aus stufenweise über das ganze DNS-Molekül fortschreitet[503]. An verschiedenen synchronisierten Zellen von Eukaryonten, z. B. bei HeLa-Zellen, an Physarum polycephalum und an anderen Objekten ließ sich ebenfalls zeigen, daß zu einem bestimmten Zeitpunkt der Interphase immer der gleiche Teil der DNS redupliziert wird, daß

[501] Steele 1969. [502] Zum Beispiel Kusanagi 1966, Ord 1968 u. a.
[503] Zum Beispiel Lark 1963.

Abb. 29. Metaphasechromosomen menschlicher Blutzellen in der Gewebekultur nach Pulsmarkierung mit $^3$H-Thymidin. Verschiedenes Markierungsmuster der Chromosomen: Relativ weit fortgeschrittene Markierung von zwei Chromosomen der Gruppen 4 und 5, von drei Chromosomen der Gruppen 13—15, 16 und 18. Sehr starke Markierung des einen, spätmarkierenden X-Chromosoms (eingeordnet nach Chromosom 8). Asynchronie auch der homologen Centrosomen. In Chromosom 1 z. B. die Centromeren-Region des einen homologen Chromosoms und ein Chromosomenarm des gleichen Chromosoms markiert, das andere homologe Chromosom nicht markiert. Vergr. 3400fach. (Aus J. German 1964)

also der Replikationszeitpunkt prinzipiell für jedes DNS-Molekül a priori festgelegt ist[504]. Die Chromosomenteile an der Kernmembran sind zumindest bei Bakterien diejenigen Abschnitte, die zuerst ihre DNS synthetisieren[505]. Wir hatten schon darauf hingewiesen, daß das gleiche auch an verschiedenen menschlichen Zellen beobachtet worden ist[506].

Weitgehend geklärt ist die Frage, wie die Reduplikation der DNS-Doppelspirale, deren Stränge nach dem weitgehend anerkannten Modell von WATSON und CRICK (1953) helixartig umeinander gewunden sind, im molekularen Bereich abläuft. Wahrscheinlich trennen sich die beiden Schrauben, drehen sich umeinander und ergänzen sich durch entsprechend aktivierte freie Nucleoside. Abb. 31 zeigt,

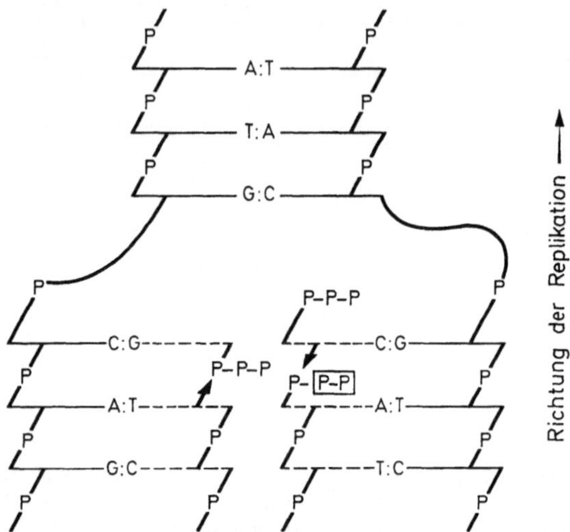


Abb. 31. Schematische Darstellung der Replikationsstelle der beiden DNS-Stränge mit Anlagerung von Nucleosid-Triphosphaten (P-P-P) an die ebenfalls angelagerte komplementäre Base und mit nachfolgender Abspaltung von Pyrophosphat [P-P]. (Aus V. M. INGRAM 1965)

wie man sich diese Anlagerung vorstellen kann unter der Voraussetzung, daß die beiden Glieder der Doppelspirale sich an der Reduplikationsstelle voneinander trennen. Die Replikation beginnt mit der Bildung von Nucleosid-Triphosphaten durch die Vereinigung von einem ATP-Molekül mit je einem der vier Nucleosid-Monophosphate unter Einwirkung von Phosphorylasen. Die Nucleosid-Triphosphate sind in Abb. 31 als P-P-P dargestellt. Zugleich ist gezeigt, wie an dieser Stelle die komplementären Basen voneinander getrennt sind und durch eine jeweils gleiche (komplementäre) Base ersetzt werden, die durch die Triphosphatbildung „aktiviert" wurden. Bei der anschließenden Polymerisation in Anwesenheit einer Nucleotid-Polymerase wird durch eine Pyrophosphatase je ein Pyrophosphat abgespalten (im Diagramm [P-P]). Diese Prozesse werden durch eine Serie von zeitlich nacheinander aktivierten Enzymen katalysiert[507].

Das Ergebnis dieser Reduplikation ist, daß jeweils eine Hälfte der DNS-Helix von der vorhergehenden Generation stammt (sog. semikonservative Vermehrungs-

504 BRAUN, MITTERMAYER und RUSCH 1965, CUMMINS 1969, BRAUN und WILI 1969 u.a.
505 Zum Beispiel LARK 1963. 506 COMINGS und KAKIFUDA 1968, MILNER 1969.
507 Lit. z.B. bei BUCHER 1963, SMELLIE 1963, SACHSENMAIER 1966, KLEVECZ und RUDDLE 1968, SCHMIDT 1969.

weise). Diese ist sowohl an Escherichia coli[508] als auch an Metazoenchromosomen[509] wahrscheinlich gemacht worden[510]. Sie erlaubt am ehesten das molekulare Verständnis der DNS-Synthese in Übereinstimmung mit den obengenannten Befunden der asynchronen Synthesevorgänge an den einzelnen Chromosomen[511].

Die Verwendung von 5-Bromdesoxyuridin brachte weitere, genauere Einblicke. 5-Bromdesoxyuridin wird als Strukturanalogon des Thymidins unmittelbar in die DNS z.B. von HeLa-Zellen eingebaut. Mit einer Kombination der 5-Bromdesoxyuridin-Markierung mit der Caesiumchlorid-Dichtegradienten-Zentrifugation ließ sich die semikonservative Verdoppelungsweise der DNS-Doppelspirale indirekt

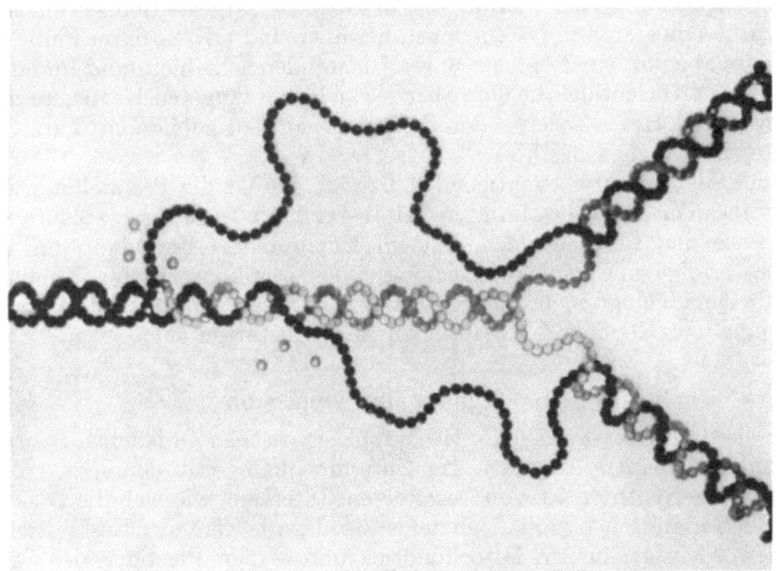

Abb. 32. Modell einer Möglichkeit, wie sich die DNS-Doppelstränge der Watson-Crick-Helix an verschiedener Stelle replizieren und zu zwei neuen Helices vereinigen können. Danach lösen sich mit der Replikation die elterlichen DNS-Stränge (= dunkle Perlen) aus der Doppelhelix. In ihr polymerisieren die Tochterstränge, die sich dann mit je einem elterlichen Strang vereinen. (Aus H. Jehle 1965)

beweisen[512]. Zusätzliche Behandlung mit 5-Fluordesoxyuridin führte übrigens zu mehrkernigen HeLa-Zellen[513].

Nachdem die semikonservative Vermehrung der Doppelstrang-DNS nunmehr gesichert ist, gewinnen die Überlegungen an Gewicht, wie und wann sich die beiden Helices entspiralisieren, denn die Entspiralisation ist ja Voraussetzung der Entstehung von zwei neuen Doppelspiralen. Das in Abb. 32 wiedergegebene Modell[514] ist eine der diskutierten Möglichkeiten: Danach erfolgt die in Abb. 31 dargestellte Verdoppelung der beiden Einzelstränge zu etwas verschiedenen Zeiten, aber vor der Trennung der beiden Mutterstränge und vor der Neubildung der beiden Tochter-Doppelspiralen.

An isolierten DNS-Fäden von HeLa-Zellen konnte durch Markierung mit $^{3}$H-Thymidin die Geschwindigkeit festgestellt werden, mit der die DNS-Synthese

---

508 Delbrück und Stent 1957. 509 Taylor u. Mitarb. 1957.
510 Weitere Lit. bei Prescott und Bender 1963, Filner 1965, Taylor 1966, Giese 1968 u.a.
511 Siehe auch Fraccaro u. Mitarb. 1965, Moorhead und Defendi 1963 u.a.
512 Simon 1963. 513 Berkovitz, Simon und Toliver 1968. 514 Jehle 1965.

auf den einzelnen DNS-Strängen entlangläuft: nach 45 min ist die DNS in der Länge von 10—30 μ synthetisiert, nach 180 min 50—100 μ. Daraus ergibt sich, daß die DNS-Synthese mit einer Geschwindigkeit von etwa 0,5 μ pro min abläuft[515].

Dies ist aber zumindest bei vielen protokaryoten Zellen nicht ein Vorgang, der nur an einer Stelle beginnt und dann den ganzen DNS-Faden entlangläuft, sondern es gibt möglicherweise sich unabhängig voneinander replizierende Einheiten (Replicons) von sehr unterschiedlicher Länge. Die klarsten Befunde hierzu sind wiederum an Bakterienzellen erhoben worden[516]. Da die DNS zumindest je eines Chromosomenarmes trotz unterschiedlicher Länge als einheitliches Molekül aufzufassen ist[517], erklären sich hiermit die in Abb. 29 dargestellten chromosomalen DNS-Synthesemuster. Die Diskussionen hierüber sind z.Z. noch im Fluß[518]. Nach neueren Angaben ist ein Replicon unter Umständen sehr klein und umfaßt dann nur etwa 1000 Nucleotide, die sich aber sekundär zu längeren Ketten zusammenschließen[519]. Bei HeLa-Zellen sollen die primären, neu gebildeten, kurzen DNS-Segmente einsträngig sein[520].

Für den hier zu berücksichtigenden Bereich genügt die Feststellung, daß die DNS-Synthese in einem bestimmten Zeitabstand der Interphase abläuft, daß sie an den einzelnen Chromosomen erst im Euchromatin und dann im Heterochromatin erfolgt und molekularbiologisch als semikonservative Replikationsweise wahrscheinlich an mehreren Stellen des DNS-Moleküls in Gestalt von Replikationseinheiten (Replicons) zur gleichen Zeit vonstatten geht.

## 4. Vorgänge im Cytoplasma

Über die Synthesevorgänge in den cytoplasmatischen Organellen besitzen wir keine ähnlich genauen Angaben. Im Zusammenhang mit der eben erörterten nucleären DNS-Synthese ist von besonderem Interesse, wie sich die DNS in den übrigen Zellbestandteilen verhält, in denen sie als integrierender Bestandteil nachgewiesen worden ist: in den Mitochondrien und in den Plastiden der Pflanzen.

### a) Mitochondrien

Das Verhalten der Mitochondrien während der Mitose ist vor allem an lebenden Zellen in Gewebekulturen und in Protozoen studiert worden. Wilson (1928) beschrieb eine „Chondriokinesis“ als charakteristisches Phänomen der sich teilenden Zelle. Alle Beobachtungen, insbesondere auch die elektronenmikroskopischen[521], stimmen darin überein, daß die Mitochondrien in der Regel nicht in die Spindel aufgenommen werden, sondern außerhalb bleiben. Manchmal bilden sie auf die Spindelpole ausgerichtete Gruppen in beiden Kernhälften[522], manchmal liegen sie in der Anaphase als lange Ketten unmittelbar an der Oberfläche der Spindel wie eine Manschette in der Mitte der Teilungsebene. Mit Fortschreiten der Anaphasebewegung der Chromosomen werden sie verlängert und in der Telophase in der Mitte durchgeschnitten und bilden oftmals Brücken zwischen den Zellen, wobei es meist schwierig ist, diese Zellbrücken von den Brücken der Interzonalfasern (s. S. 435) sicher zu unterscheiden[523]. Nach Barer und Joseph (1957) besteht ein Zusammenhang zwischen der Lage der Mitochondrien und der Bildung der Kernmembran am Ende der mitotischen Kernteilung. Quantitative Studien

---

515 Cairns 1966. 516 Kornberg 1969. 517 Taylor 1966.
518 Zum Beispiel Taylor 1968. 519 Schandl und Taylor 1969.
520 Painter und Schaefer 1969.
521 Porter 1954, Gross u. Mitarb. 1958, Kurosumi 1958, Daniels und Roth 1964, Robbins und Gonatas 1964, Roth u. Mitarb. 1966.
522 Wilson 1916. 523 Vgl. Nakahara 1952, Makino und Nakahara 1955.

haben mehrfach darauf hingewiesen, daß in der Prophase die Mitochondrienzahl abnimmt, in der Meta- und Anaphase ein Minimum erreicht, und nach der Telophase wieder zunimmt[524]. Nach LETTRÉ und SCHLEICH (1955) werden die Mitochondrien während der Teilung inaktiviert. Im Seeigelei beobachtete ÅGRELL (1955), wie die Mitochondrien an Zahl abnahmen, und zwar besonders zur Zeit der Auflösung der Kernmembran am Ende der Prophase, während sie unmittelbar vor der Cytokinese wieder vermehrt waren.

Obwohl alle solche Angaben mit großen Unsicherheitsfaktoren versehen sind, da ein Verschwinden bzw. Auflösen der Mitochondrien auch durch Zusammenlagerung zu größeren Mitochondrienkomplexen vorgetäuscht sein kann, zeigen andererseits doch Stoffwechseluntersuchungen an sich teilenden Zellen, daß die Atmung während der Kern- und Zellteilung reduziert ist (s. S. 334), und es liegt nahe, darin einen Ausdruck der Reduktion der Mitochondrienzahl zu sehen. In den Mitosen einer Riesenamöbe[525] und in den Spermatocyten von Insekten sammeln sich die Mitochondrien während der Metaphase in Höhe der Äquatorialplatte an. Interessant ist, daß hierbei oft die Zahl der Cristae in den Mitochondrien vermindert ist[526]. Da auf den Cristae die Enzymsysteme der Atmung aufgereiht liegen, wäre auch hier eine Korrelation zwischen dem Verhalten des Stoffwechsels und dem morphologischen Bild gegeben. Andererseits wurde — ebenfalls bei Amöben — gerade in der frühen Pro- und Metaphase eine Mitochondrienpopulation (ein Viertel aller Mitochondrien) gefunden, die besonders viele tubuläre Membranen aufwies[527].

Die Beobachtung, daß die Mitochondrien-DNS eine spezifische Basenzusammensetzung enthält[528], hat den Mitochondrien eine sicher nicht unwesentliche Rolle in der Cytogenetik zugeordnet[529]. In feinen zirkulären Fäden innerhalb der Mitochondrien[530] konnte das morphologische Substrat dieser mitochondrialen DNS dargestellt werden. In Mäusefibroblasten (L-Zellen) ist 0,15% der cellulären DNS in den Mitochondrien[531]. Schnell proliferierende Zellen wie embryonale Zellen oder Zellen in der Gewebekultur und besonders Tumorzellen haben den höchsten, relativen, mitochondrialen DNS-Gehalt[532]. In Kombination von Elektronenmikroskopie und Autoradiographie haben BERNIER und JENSEN (1966) in meristematischen Zellen von Sinapis alba eine DNS-Synthese in den Mitochondrien darstellen können (Abb. 33). Nach ihren Beobachtungen wird die DNS dieser Mitochondrien etwa synchron mit der Kern-DNS synthetisiert. Allerdings reichten diese Beobachtungen noch nicht für einen schlüssigen Beweis aus. Genauere Studien an L-Zellen[533] mit gleicher Methodik haben gezeigt, daß hier die DNS des Zellkerns und die der Mitochondrien zeitlich getrennt synthetisiert werden. In der Ciliate Tetrahymena findet sich eine cytoplasmatische DNS-Synthese während des ganzen Zellteilungscyclus. Sie verläuft nicht streng synchron mit den nuclearen DNS-Synthesen[534], ist aber besonders stark zu der Zeit, zu der der Mikronucleus seine DNS synthetisiert und auch noch am Anfang der makronucleären DNS-Synthese[535]. Bei Physarum polycephalum sprechen die Befunde für eine die ganze Interphase währende, kontinuierliche DNS-Synthese der Mitochondrien[536]. Hefen[537], speziell Saccharomyces lactis[538], haben einen nur kurzen DNS-Synthese-

[524] FREDERIC 1954, ÅGRELL 1955 u.a. [525] DANIELS und ROTH 1964, ROTH u. Mitarb. 1966.
[526] ROTH u. Mitarb. 1966. [527] DANIELS und BREYER 1965.
[528] LUCK und REICH 1964, RABINOWITZ u. Mitarb. 1965.
[529] LUCK 1966, TUPPY und WINTERSBERGER 1966.
[530] NASS und NASS 1963, KISLEV u. Mitarb. 1965. [531] NASS 1969.
[532] NEUBERT, HELGE und BASS 1965, WUNDERLICH, SCHÜTT und GRAFFI 1966, NASS 1967.
[533] NASS 1969. [534] PARSONS 1965. [535] CAMERON 1966.
[536] GUTTES, HANAWALT und GUTTES 1967. [537] MOUSTACCI und WILLIAMSON 1966.
[538] SMITH, TAURO, SCHWEIZER und HALVORSON 1968, TAURO, SCHWEIZER, EPSTEIN und HALVORSEN 1969.

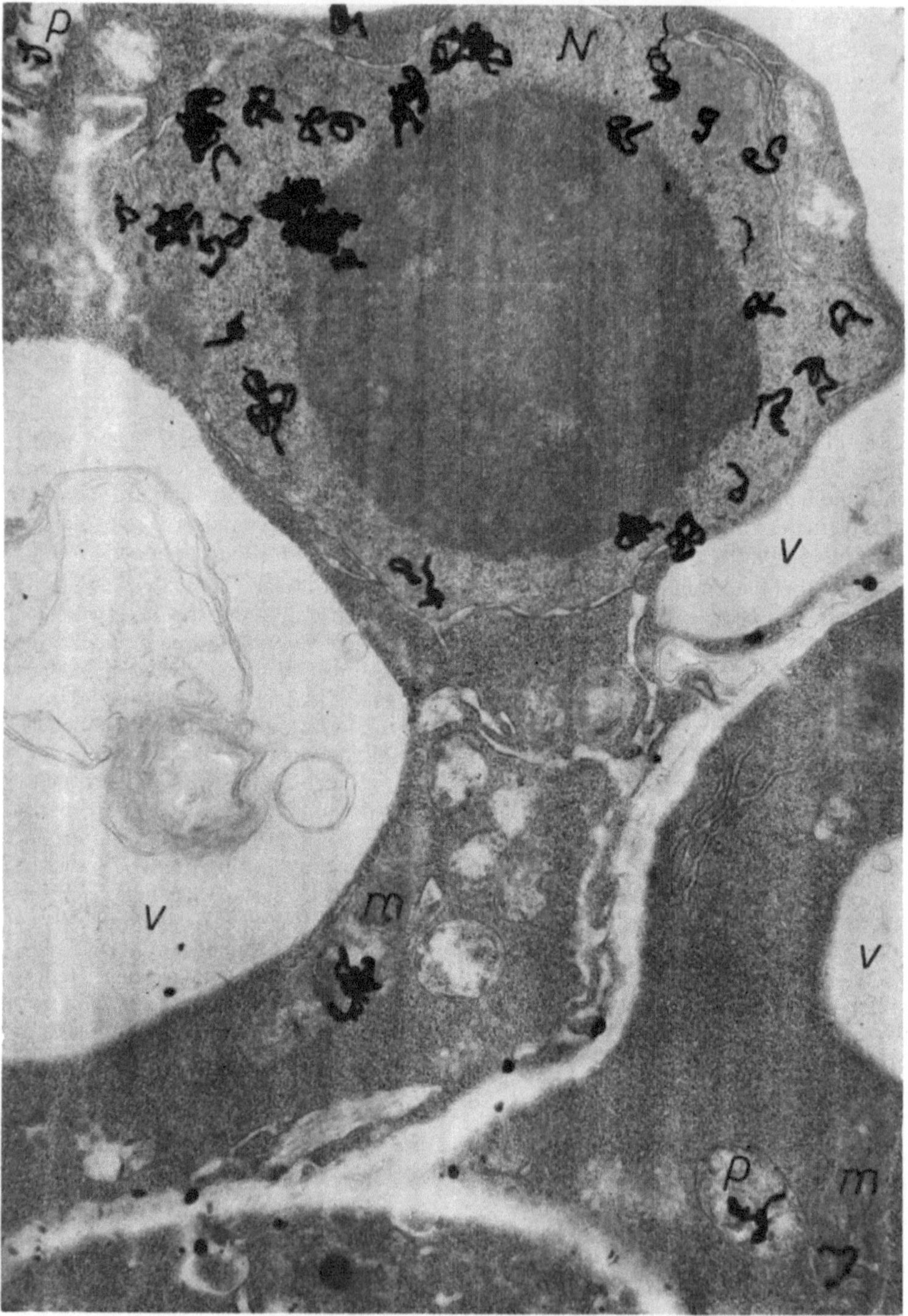


Abb. 33. Elektronenmikroskopische Autoradiographie in jungen Blatt-Meristemzellen von Sinapis alba. Markierung mit $^3$H-Thymidin. In dieser Phase sind Markierungen im Kern (*N*), in Proplastiden (*p*) und in Mitochondrien (*m*) nachweisbar. (*V* Vacuole.) Vergr. 21000fach. (Aus G. BERNIER und W. A. JENSEN 1966)

zeitraum innerhalb der Interphase, der zeitlich anders liegt als die DNS-Synthese des Zellkerns und prinzipiell von diesem unabhängig zu sein scheint.

Die zeitliche Trennung der nucleären und der mitochondrialen DNS-Synthese kann heute prinzipiell als bewiesen angesehen werden. Bei Neurospora[539] erfolgt die Replikation der mitochondrialen DNS auf semikonservative Weise wie die DNS des Zellkernes, so daß die molekularbiologischen Mechanismen offenbar zumindest sehr ähnlich sind.

In den Zellen der Säugergewebe mit ihren langen Generationszeiten ist die Unabhängigkeit der mitochondrialen DNS-Synthese bereits dadurch bedingt, daß die Mitochondrien und ihre DNS eine wesentlich kürzere mittlere Lebensdauer haben als die Zellkerne oder die Zellen als ganze. So ist für die DNS der Lebermitochondrien eine Halbwertszeit von nur 7—10 Tagen angegeben. Für andere Zellen soll sie noch kürzer sein[540]. Wahrscheinlich ist das Chondriom in einer steten Regeneration verbrauchter Elemente begriffen.

Von den drei lange diskutierten Mechanismen, auf welche Weise sich die Mitochondrien vermehren[541]: de novo-Entstehung aus submikroskopischen Vorstufen, Bildung aus anderen membranösen Zellstrukturen und Wachstum und Teilung der vorhandenen Mitochondrien, haben sich für die ersten beiden keine überzeugenden Argumente finden lassen, so daß zumindest heute die Mitochondriogenese als autoreproduktiver Vorgang bewertet werden muß. Die Tatsache, daß das Chondriom eine zirkuläre DNS mit einer eigenen Basensequenz besitzt, spricht a priori für den dritten der oben genannten Mechanismen. Unklarheiten bestehen noch über den Teilungsvorgang. Vier Wege sind an elektronenmikroskopischen Bildern beschrieben worden[542]:

1. Zwei gegenüberliegende Cristae wachsen aufeinander zu, bilden zwei Membranen, welche das Innere der Mitochondrien zweiteilen. Dann wird auch die Außenwand der Mitochondrien durchtrennt und über jedem Tochtermitochondrium neu gebildet.

2. Langgestreckte Mitochondrien schnüren sich hantelförmig ein und trennen sich dadurch in zwei (evtl. gleich große) Teile.

3. Immer wieder sind Sprossungen beobachtet worden, wobei sich z.B. seitliche Fortsätze bilden, die sich dann abschnüren und auf diese Weise ein neues Mitochondrium entstehen lassen.

4. In den Leberzellen des Salamanders z.B. werden neue Mitochondrien innerhalb der Matrix von „Muttermitochondrien“ gebildet und dann in das Cytoplasma ausgestoßen.

Offenbar ist die identische Reproduktion der an die Cristae und Innenmembranen gebundenen Enzymsequenzen mindestens so wichtig wie die Replikation der mitochondrialen DNS, die sich in der Matrix zwischen den Cristae befindet.

## b) Plastiden

In den Plastiden ist cytochemisch mit der Feulgen-Reaktion schon relativ früh DNS nachgewiesen worden[543]. Waren diese frühen Untersuchungen noch umstritten, so ließen spätere Befunde an Chloroplasten von Chlamydomonas und an Chloroplasten junger Blätter von Beta vulgaris keine Zweifel mehr zu[544]. Autoradiographisch wurde in mehreren Pflanzenarten eine DNS-Synthese in den Chloroplasten nachgewiesen, z.B. in Pollenmutterzellen[545], in Blättern[546] und in

[539] Reich und Luck 1966. [540] Vgl. David 1969. [541] Vgl. Lehninger 1964.
[542] Vgl. David 1969. [543] Chiba 1951, Metzner 1952.
[544] Ris und Plaut 1962, Iwamura 1962. [545] Takats und Smellie 1963.
[546] Wollgiehn und Mothes 1964, Kislev u. Mitarb. 1965.

Wurzelspitzen[547]. Nach kombinierten elektronenmikroskopischen und autoradiographischen Untersuchungen (vgl. Abb. 33) ist in den meristematischen Zellen von Sinapis alba auch die DNS-Synthese der Proplastiden mit der DNS-Synthese der Kerne synchron[548].

Genauer untersucht ist die DNS-Synthese in synchronen Teilungen von Euglena gracilis. Da Thymidin im Gegensatz zur nucleären DNS von der Chloroplasten-DNS nicht eingebaut wird[549], wurde tritiiertes Adenin verwandt, welches die Chloroplasten von Euglena in ausreichendem Maße inkorporieren[550]. Nach Behandlung mit Ribonuclease fanden sich markierte Bereiche in allen Zellen. Die Zahl der markierten Cytoplasmagranula in den synchronisierten Euglena-Suspensionen nahm während der Lichtperiode zu, während der Dunkelperiode ab. Die

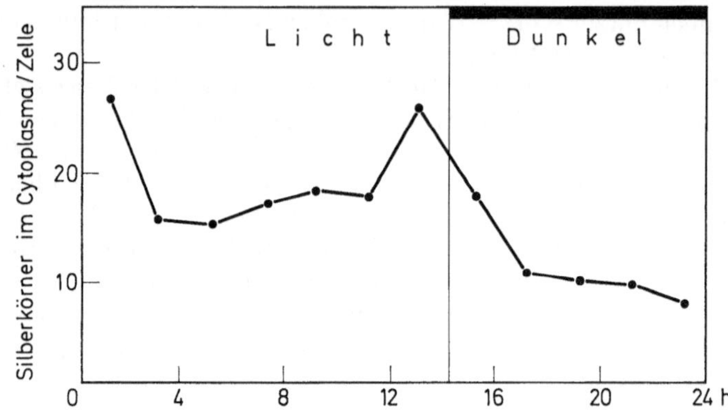


Abb. 34. Einbau von $^3$H-Adenin in die cytoplasmatische DNS von synchronisierten Euglena-Kulturen. Je eine Spitze an Anfang und Ende der Lichtperiode. (Aus J. R. COOK 1966b)

Menge des eingebauten $^3$H-Adenin zeigte zwei Spitzen: eine unmittelbar am Beginn der Lichtperiode, eine zweite am Ende derselben (Abb. 34). Diese zweigipfelige Intensität der DNS-Synthese wird mit der Beobachtung von RAY (1964) in Zusammenhang gebracht, wonach sich zwei verschiedene sog. Satelliten DNS-Formen nach Dichtegradienten-Zentrifugation unterscheiden lassen. Die strenge Korrelation zur synchronisierten Zell- und Kernteilung scheint bei Euglena gesichert[551] und gilt auch für Chlorella, wo die Masse der Chloroplasten-DNS in einem relativ kurzen Zeitraum während der zweiten Hälfte der S-Phase synthetisiert wird[552]. Bei Chlamydomonas, bei der 6—14% der gesamten DNS in den Chloroplasten liegen, wird diese DNS in der Mitte der Interphase vor der nucleären DNS repliziert[553]. Die DNS-Synthese der Plastiden bzw. Proplastiden scheint also z.T. mit der nucleären DNS-Synthese parallel zu laufen, z.T. einem eigenen, aber stets teilungsabhängigen Rhythmus zu folgen.

Die Morphologie der Chloroplastenteilung ist offenbar von Objekt zu Objekt sehr verschieden und scheint keinen allgemein gültigen Gesetzen zu gehorchen. Der große Einzel-Chloroplast der multicellulären Alge Uva mutabilis Føyn wird z.B. erst durch die Cytokinese, also bei der Bildung der neuen Zellwand, passiv durchgeteilt[554]. Die Thylacoide, d.h. die photosynthetisierenden Lamellen, bilden sich offenbar während des Durchschnürungsvorganges und danach.

[547] MOURAD 1965. [548] BERNIER und JENSEN 1966. [549] SAGAN 1965.
[550] COOK 1966a. [551] COOK 1966b. [552] SCHMIDT 1969.
[553] SAGER und ISHIDA 1963, CHIANG und SUEOKA 1967. [554] LØVLIE und BRÅTEN 1968.

### c) Endoplasmatisches Reticulum

Das endoplasmatische Reticulum verliert nach Beobachtungen von PORTER (1954) während der Mitose seine strukturelle Ordnung. Da die Kernmembran, zumindest der elektronenmikroskopisch darstellbare, doppelt-lamellierte Teil, dem endoplasmatischen Reticulum zugeordnet wird, liegt es nahe, die Auflösung der Kernmembran am Ende der Prophase mit dieser Desintegration des endoplasmatischen Reticulums in unmittelbaren Zusammenhang zu bringen[555]. Andererseits liegen am endoplasmatischen Reticulum die Ribosomen, an denen die Proteinsynthese abläuft, und die früher mitgeteilten Befunde über die Reduktion der Proteinsynthese während der mitotischen Zell- und Kernteilung (s. S. 337) könnten ein funktioneller Ausdruck des Strukturverlustes sein. Es gilt als gesichert, daß die funktionell aktiven Polyribosomen z.B. in HeLa-Zellen[556] oder auch in synchronisierten Hamsterzellen[557] während der Kernteilungsphasen zerfallen und sich während der posttelophasischen Rekonstruktion der Zellkerne rekonstruieren, verbunden mit einer Steigerung der Proteinsynthese bis auf das Dreifache. Für synchron wachsende Mäusefibroblasten gilt das gleiche[558], während im Schleimpilz Physarum polycephalum die Disaggregation der Polysomen während der Mitose weniger vollständig ist und noch bis 40 min nach der Metaphase zunimmt[559]. Teile des endoplasmatischen Reticulums sind sicher auch bei der Bildung der Zellplatte während der Cytokinese beteiligt; wir werden auf diese Beziehungen noch zurückkommen (s. S. 439).

### d) Golgi-Apparat

Über das Schicksal des Golgi-Apparates während der Mitose liegen unterschiedliche Angaben vor. In HeLa-Zellen soll er während der Prophase verschwinden[560]. In anderen Zellen, z.B. in Spermatocyten und bei Riesenamöben bleibt er erhalten und liegt in Nähe der Spindel[561]. Auf welche Weise er redupliziert wird, ist noch unbekannt. WHALEY (1966) erörterte drei Möglichkeiten: einmal eine de novo-Entstehung, zweitens eine Bildung aus einer Vorläuferstruktur und drittens eine Teilung des bereits ausgebildeten Golgi-Apparates. Eine Entscheidung, welche der Möglichkeiten realisiert ist, steht noch aus. Nachdem die de novo-Bildung über mehrere Jahrzehnte als besonders wahrscheinlich angenommen war, neigt man heute mehr dazu, eine Teilung des Golgi-Apparates für wahrscheinlich zu halten. Andererseits ist der enge funktionelle und strukturelle Zusammenhang mit dem endoplasmatischen Reticulum[562] als Hinweis darauf aufzufassen, daß sich der Golgi-Apparat ähnlich wie das endoplasmatische Reticulum nach Beendigung der Mitose wieder neu bildet.

### e) Lysosomen

ROBBINS und GONATAS (1964) beobachteten in Metaphasen von HeLa-Zellen Komplexe membranumgebener Körperchen in unmittelbarer Umgebung der Spindeln. Jeder Komplex bestand aus mehreren, oft 20 solcher Körperchen. Diese lassen sich auch schon während der Interphase beobachten, beginnen aber während der frühen Prophase sich zusammenzulegen und sind dann in der Metaphase besonders deutlich. Sie fallen wegen der starken Dichte ihrer Matrix besonders auf und geben histochemisch eine positive Reaktion auf saure Phosphatase. Damit entsprechen sie den Lysosomen nach der Definition von DE DUVE (1959).

---

555 PORTER und MACHADO 1960. 556 SCHARFF und ROBBINS 1966.
557 STEWARD, SCHAEFFER und HUMPHREY 1968. 558 MITTERMAYER und OSIEKA 1968.
559 MITTERMAYER, BRAUN, CHAYKA und RUSCH 1966. 560 ROBBINS und GONATAS 1964.
561 ROTH u. Mitarb. 1966. 562 Lit. GRUNDMANN 1964.

Eine solche Randverlagerung von Lysosomen während der Mitose ist auch nach Vitalfärbung mit Euchrysin in HeLa-Zellen beobachtet worden[563]. Dabei erschien zugleich die Zahl der Lysosomen stark vermindert. Da das gleiche in Rattenleberzellen 12 Std nach Teilhepatektomie und in durch Phythämagglutinin oder ähnliche Substanzen stimulierten und sich teilenden Lymphocyten beobachtet werden konnte, wurde gefolgert[564], daß die Kernteilung generell mit einem Abbau von Lysosomen einhergeht, möglicherweise das Freiwerden lysosomaler Substanzen sogar der Anstoß zur Kernteilung ist. Eine vermehrte Substratdurchlässigkeit der lysosomalen Membranen ist auch nach histochemischen Studien an HeLa-Zellen aus einer diffusen Cytoplasma-Reaktion auf saure Phosphatase angenommen worden[565]. Allerdings enthielten die mitotischen Zellen nicht weniger, sondern mehr Lysosomen. Interessant war an diesen Studien[566] die Verteilung der Lysosomen: In Ana- und Telophase fand sich in den Tochterkernen an entgegengesetzten Seiten je eine gleich große Zahl von Partikeln. Danach scheinen die Lysosomen durch die Mitose auf die beiden Tochterzellen äqual verteilt zu werden: jede Tochterzelle erhält offenbar gleich viele Lysosomen. Es wurde gefolgert, daß die Lysosomen während der Interphase verdoppelt werden.

### f) Grundcytoplasma

Das Grundcytoplasma und seine Einlagerungen müssen ebenfalls zwischen zwei Zellteilungen verdoppelt werden. Dieses Wachstum wird z.B. von der Menge der umgebenden Nährstoffe beeinflußt. Die Größe von Amöben nimmt in nährstoffreichem Milieu nahezu linear bis auf das Doppelte zu, ehe die nächste Cytokinese einsetzt. Entstehen ungleich große Tochterzellen durch die Cytokinese, dann wachsen sie in der Interphase bis zur Größe der Ausgangsformen heran und treten erst dann in eine neue Teilung ein. Diese Beobachtungen führten zu der Vorstellung von der „kritischen Zellgröße“ als möglichen Auslösungsfaktor für die mitotische Kernteilung (s. S. 312).

Unmittelbar mit dem Beginn der Mitose finden im Cytoplasma strukturelle Änderungen statt, die im Zusammenhang mit der Bildung des Spindelapparates stehen. Im groben handelt es sich um eine Sol-Gel-Umwandlung[567], auf die wir bei der Erörterung der Spindelentstehung nochmals zurückkommen werden.

Morphologisch wurden durch die Beobachtung des „Präprophasebandes“[568] neue Akzente gesetzt: Auf der Suche nach der frühesten cytoplasmatischen Veränderung der Mitose in Weizenkeimlingen fand man nichts Auffälliges im Bereich der späteren Spindelpole. Aber dort, wo sich später die neue Zellwand bildet, also in Höhe der präsumptiven Äquatorialplatte, trat eine bemerkenswerte Veränderung auf: Es handelte sich um ein Band von Mikrotubuli — 150 oder mehr —, das zirkulär unter der Zellwand den Kern etwa in der Mitte umgab (Abb. 35), und zwar in einer Breite von etwa 2,5 $\mu$ und in mehreren Schichten übereinander. Inzwischen wurde das gleiche Präprophaseband auch in anderen Pflanzenzellen gefunden[569]. Die erste Annahme war, daß das Präprophaseband die Lage des Kernes in der anlaufenden Mitose bestimmt. Zentrifugenversuche, die zu einer Verlagerung des Kernes in der großen Vacuole der Pflanzenzelle führen, haben gezeigt, daß der Kern in der Tat bei voll ausgebildetem Präprophaseband besser in seiner Lage gehalten wird. Andererseits erfolgen die von der Fliehkraft verursachten Kernverlagerungen ohne entsprechende Verschiebung des Präprophasebandes[570]. Kernlage und Lage des Präprophasebandes sind also nicht

---

[563] Allison und Mallucci 1964. [564] Allison und Mallucci 1964. [565] Maggi 1966. [566] Maggi 1966. [567] Vgl. Lehmann 1964. [568] Pickett-Heaps und Northcote 1966. [569] Burgess und Northcote 1967, Cronshaw und Esau 1968. [570] Pickett-Heaps 1969a.

unbedingt miteinander gekoppelt. In der Prophase sind in der Äquatorialebene der dahingehend untersuchten Pflanzenzellen keine solchen speziellen Tubulus-Ansammlungen mehr festzustellen. Alles spricht vielmehr dafür, daß die Mikrotubuli jetzt in die Spindelfasern übergegangen sind[571]. Werden Wurzelspitzen von Weizen-Keimlingen z.B. durch Coffein-Behandlung zur Bildung polyploider oder zweikerniger Zellen angeregt, dann haben sie ein oder zwei quere Präprophasebänder in normaler Lage. Die langgestreckten Zellen der Gefäßbündel besitzen

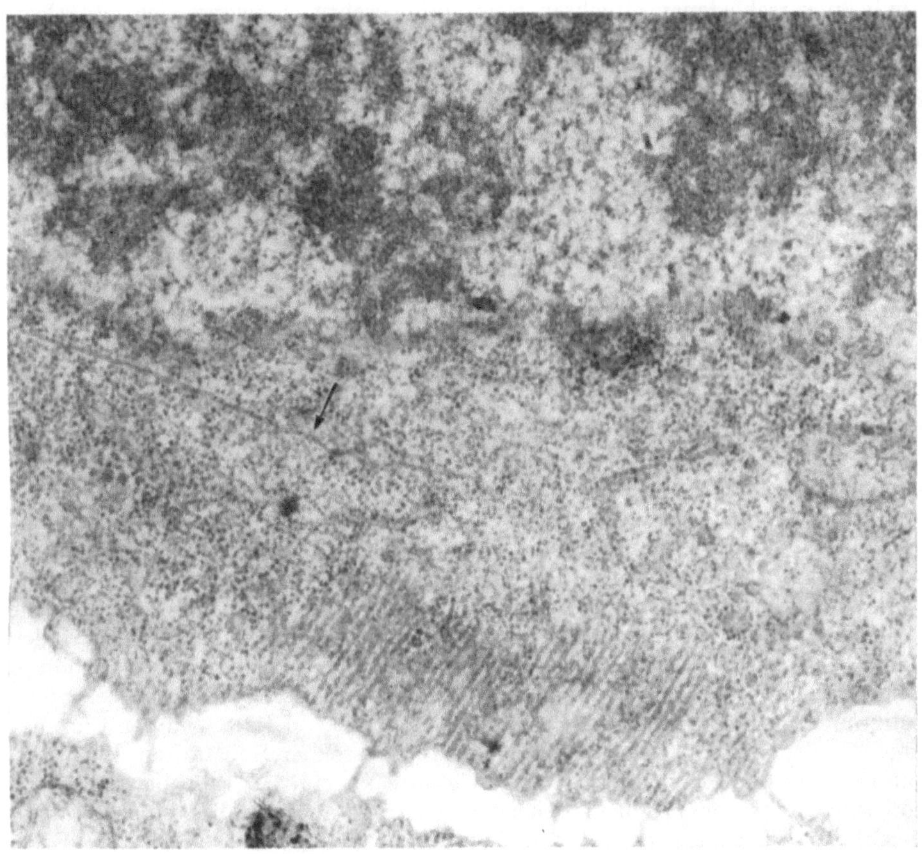

Abb. 35. Mikrotubuli in Wurzelmeristemzellen von Weizen in Präprophase. Ein Spindel-Mikrotubulus (Pfeil) läuft senkrecht zu den Mikrotubuli des Präprophasebandes. Vergr. 33000fach. (Aus J. D. Pickett-Heaps und D. H. Northcote 1966)

dagegen stets zwei oder mehrere Prophasebänder. Generell ist die primäre Lage der Bänder weitgehend unabhängig von der Lage des Zellkernes. Sie wird in stärkerem Maße von externen, morphogenetischen Faktoren bestimmt, wie es sich z.B. bei der Bildung von Stomata-Komplexen zeigte[572].

Die Mikrotubuli des Präprophasebandes sind keine spezielle Neubildung im Zusammenhang mit der Mitose. Sie lassen sich in interphasischen Pflanzenzellen als eine periphere Schicht des Cytoplasmas unmittelbar unter der Zellwand feststellen bis zu einer Tiefe von 1000 Å[573]. Sie verlaufen alle in einer Richtung, nämlich senkrecht zur Zellachse und parallel zu den Cellulose-Mikrofibrillen (Abb. 35).

[571] Pickett-Heaps 1969a. [572] Pickett-Heaps 1969b [573] Ledbetter 1967.

Auch in tierischen Zellen und vor allem auch in Protozoen sind Mikrotubuli der gleichen Form und Größe mehrfach nachgewiesen worden, ja, man neigt mehr und mehr dazu, die Mikrotubuli als essentielle Bestandteile aller motilen Zellen zu betrachten, noch dazu der unmittelbare Übergang solcher Mikrotubuli in die Cilien mehrfach beobachtet worden ist[574]. Gemeinsam ist allen diesen Mikrotubuli die Störbarkeit durch Colchicin. Der dafür wichtige Bestandteil ist wahrscheinlich ein 6-S-Protein, das unmittelbar Colchicin bindet und als Hauptbestandteil des löslichen Proteins der Mikrotubuli angesehen wird[575]. Heute ist die Analyse der Mikrotubuli an verschiedenen Objekten weit vorangeschritten, wobei sich ein relativ uniformes Bild ergibt: Jeder Mikrotubulus bildet eine Röhre mit einem Durchmesser von 200—220 Å. Die Röhre besteht aus parallel verlaufenden, eng aneinanderliegenden Filamenten von etwa 35 Å Durchmesser, die wiederum aus kugelförmigen Untereinheiten von 40—50 Å Durchmesser aufgebaut zu sein scheinen[576]. Jeder Mikrotubulus enthält 9—13 Filamente[577].

Obschon noch nicht absolut gesichert ist, daß alle Mikrotubuli nach genau dem gleichen Muster aufgebaut sind, ist doch die Sonderstellung der Spindel-Mikrotubuli (s. S. 398) heute überholt, und Mikrotubuli scheinen bei allen Bewegungsvorgängen der Zelle beteiligt zu sein. So sind z.B. bei der biflagellären Grünalge Chlamydomonas mindestens vier Arten von Mikrotubuli vorhanden[578]: 1. Spindelfasern, 2. ein Metaphaseband, das dem Präprophaseband der Pflanzenzelle ähnelt, ebenfalls die spätere Teilungsebene anzeigt, aber nicht die ganze Zelle umgreift und nur aus wenigen Mikrotubuli besteht, 3. Mikrotubuli zwischen den sich teilenden Kernen in der Telophase und 4. Mikrotubuli entlang der Zellteilungsebene bei der Furchung. Wir werden bei der Erörterung der einzelnen Mitosephasen immer wieder auf diese Strukturen zurückkommen müssen[579].

Wahrscheinlich stehen mit den Mikrotubuli auch Oberflächenveränderungen der Zelle im Zusammenhang, die sich in den charakteristischen Cytoplasmafortsätzen manifestieren, wie sie vor allem in Gewebekulturzellen bei Zeitraffung im Film als plötzliche Cytoplasmaausstülpungen, sog. „bubbling", erscheinen[580]. Sie sind bei artifiziell verzögerten Anaphasen besonders deutlich[581]. Bei Insektenzellen in der Gewebekultur beginnen die cytoplasmatischen Ausstülpungen oft schon in der ersten Hälfte der Metaphase und sind während der Cytokinese besonders häufig und deutlich[582]. Kausal wurde das Abstreifen von RNS von den Chromosomen[583] oder anderer, die Zelloberfläche beeinflussender Substanzen diskutiert. Viktoriablau oder Äthylendiamintetraessigsäure können bei Fibroblasten solche Protrusionen in großem Ausmaß hervorrufen[584]. Wahrscheinlich sind Veränderungen der Gelierung der äußeren Cytoplasmaanteile entscheidend als Folge artifizieller oder während der Mitose normaler Variationen der $Ca^{++}$-Konzentrationen[585]. Interessant ist, daß z.B. kultivierte Zellen eines menschlichen Knochensarkoms[586] oder HeLa-Zellen[587] eine wesentlich höhere elektrophoretische Beweglichkeit dann aufweisen, wenn sie in Mitose sind, und daß diese gleiche Beweglichkeit durch Neuraminidase aufgehoben werden kann[588]. Daraus wurde gefolgert, daß die Zelloberfläche während der Mitose einen erhöhten Gehalt an Neuraminsäure oder an deren Derivaten hat. Veränderungen des bioelektrischen Oberflächenpotentials sind an mehreren rasch proliferierenden Zellen gemessen wor-

[574] STEVENS, RENAUD und GIBBONS 1967. [575] SHELANSKI und TAYLOR 1967.
[576] GRIMSTONE und KLUG 1966, KIEFER, SAKAI, SOLARI und MAZIA 1966.
[577] LEDBETTER und PORTER 1964, BARNICOT 1966 u.a. [578] JOHNSON und PORTER 1968.
[579] Vgl. KENNEDY 1969. [580] Zum Beispiel BOSS 1955, PROTHERO und SPENCER 1968.
[581] HUGHES 1950. [582] TOKUMITSU und MARAMOROSCH 1967. [583] BOSS 1955.
[584] LETTRÉ und SCHLEICH 1955, DORNFELD und OWCZARZAK 1958.
[585] ROBBINS und MICALI 1965, ROTH u. Mitarb. 1966. [586] MAYHEW und OGRADY 1965.
[587] BRENT und FORRESTER 1967. [588] MAYHEW 1966.

den[589]. Sie sind möglicherweise die Ursache dafür, daß man zumindest in manchen Zellstämmen die mitotischen Zellen frei im Nährmedium suspendiert findet[590].

Praktische Bedeutung hat diese Veränderung der Oberflächenbeschaffenheit von mitotischen Zellen dadurch erlangt, daß dabei die Haftung sowohl an den Nachbarzellen als auch an Glasoberflächen wesentlich vermindert ist, und sich diese Zellen durch Schütteln isolieren lassen[591]. Die abgeschüttelten Zellen bilden den Stamm für eine synchrone Zellpopulation, womit durch dieses Auswahlverfahren (vgl. Tabelle 4) Teilungssynchronien hergestellt werden können, die im Gegensatz zu den Synchronien durch DNS-Synthese- oder Mitoseblocker (s. S. 329) keine wesentlichen Stoffwechselveränderungen aufweisen. Dieses Verfahren ist inzwischen ausgebaut worden[592] bis zu einer „Ausbeute" von 95% und mehr Mitosen in der abgeschüttelten Zellpopulation[593].

## D. Die Kinetozentren

### 1. Variabilität und Gestalt

Besondere Organellen des Cytoplasmas sind Körperchen, die zumindest in vielen tierischen Zellen die beiden Pole der Spindel einnehmen. Diese Pole sind später die Zentren der Chromosomenbewegung, weswegen wir sie *Kinetozentren* nennen. Sie bestimmen zugleich im Regelfall die Lage der metaphasischen Äquatorialebene, also derjenigen Ebene, die in der Mitte genau senkrecht zu einer (gedachten) Verbindungslinie zwischen den beiden Spindelpolen liegt, und in der sich in der Metaphase die Chromosomen anordnen. In der Anaphase bestimmen die Kinetozentren Richtung und Ausmaß der Chromosomenbewegung.

Damit ist der Begriff der Kinetozentren wesentlich weiter gefaßt als der der „Centrosomen" oder „Centriolen", die charakteristische morphologische Ausgestaltungen der Kinetozentren darstellen. Identisch sind dagegen die Kinetozentren mit den „Mitosezentren" von Mazia (1961a, 1961b). Aufgrund der später noch zu erörternden Verwandtschaft zu den Kinetochoren (s. S. 407) und den Kinetosomen, den Basalkörnchen der Geißel- und Flimmerhaare erscheint der hier gewählte Ausdruck zur Charakterisierung günstiger.

#### a) Lichtmikroskopisches Verhalten

Die Kenntnis solcher Körperchen, die in den Mitosepolen liegen und durch ihre Lage die Spindelpole und damit die Chromosomenbewegung bestimmen, ist jetzt 80 Jahre alt: van Beneden und Neyt (1887) und Boveri (1887a) beschrieben solche Polkörperchen in den ersten Furchungsteilungen des Pferdespulwurmes. In diesen cytoplasmareichen Zellen mit relativ kleinen Kernen fanden sie schon vor Beginn der Prophase stark lichtbrechende Körper von etwas glänzender Beschaffenheit. Diese Körperchen schienen der Ursprung der radiären Strahlung zu sein, deren Beginn die Kern- und Zellteilung anzeigte. Inmitten dieser „Centrosomen" ließen sich mit Eisenhämatoxylin zwei kleine punktförmige Körperchen nachweisen, die „Centriolen". In der Prophase wanderten die „Centrosomen" an die präsumtiven Spindelpole. Zugleich verstärkte sich die „Polstrahlung" in Umgebung dieser beiden „Centrosomen" (vgl. Abb. 4a). Dort, wo die beiden Strahlungssysteme einander berühren, sammelten sich in der Metaphase die Chromosomen an. Die Polstrahlung erreichte während der Metaphase ihre maximale

[589] Eisenberg, Ben-Or und Doljanski 1962, Izutsu und Takeda 1966.
[590] Dietel-Mauersberger 1962. [591] Terasima und Tolmach 1963.
[592] Robbins und Marcus 1964, Terasima und Yasukawa 1966.
[593] Mittermayer, Kaden und Sandritter 1968a.

Ausbildung. Während der Anaphase platteten sich die „Centrosomen" zu bikonvexen Linsen ab, die Strahlungen wurden undeutlicher und verschwanden schließlich ganz. Am Ende der Anaphase schnürten sich die „Centrosomen" zwischen ihren beiden „Centriolen" durch, und während der Interphase lagen die beiden Körperchen in Nachbarschaft des Kernes deutlich erkennbar nebeneinander, bis mit der nächsten Prophase der Cyclus erneut begann.

Diese Beschreibung des Kinetozentren-Cyclus von VAN BENEDEN und NEYT (1887) und BOVERI (1887a) ist in ihrer Klarheit bisher unübertroffen. Sie spiegelt das Verhalten der Kinetozentren als Ausgangspunkt der „Polstrahlen", als Pole der Spindel und als Bewegungszentren der Chromosomen in der Anaphase auch heute noch gültig wieder. Zugleich sind damit einige nomenklatorische Begriffe festgelegt: „Centrosomen" sind die vergleichsweise großen Körperchen zu nennen, von denen die Polstrahlung auszugehen scheint[594]. Ihre Substanz ist das „Centroplasma", Centriolen sind die in manchen Centrosomen nachweisbaren kleinen, lichtmikroskopisch punktförmigen Körperchen. Vielfach werden die Begriffe „Centrosom" und „Centriol" als Synonyma verwandt[595]. Heute ist durch die detaillierte Beschreibung in der elektronenmikroskopischen Dimension das „Centriol" ganz in den Blickpunkt gerückt, während wir von „Centrosomen" nur noch bei den großen Eizellen und bei den ersten Furchungsteilungen sprechen können. Beide sind morphologische Ausgestaltungen der Kinetozentren in verschiedener Dimension. Die „Polstrahlung" oder „Astrosphäre"[596], die aus dem „Sphäroplasma" oder aus dem „Archiplasma"[597] oder aus dem „Kinoplasma"[598] besteht, ist die Strahlung in Umgebung der mitotischen Centrosomen.

Haben wir damit die z.T. bereits historischen und heute kaum noch gebräuchlichen Ausdrücke in ihrer Bedeutung festgelegt, so ist doch sofort hinzuzufügen, daß kaum ein anderer Zellbestandteil im Morphologischen so wenig allgemeinverbindlich zu beschreiben ist wie die Kinetozentren. Gibt es doch vor allem im Tierreich so viele verschiedene Formen von Kinetozentren, daß die obengenannten nomenklatorischen Schwierigkeiten mehr als verständlich sind. Durch die gestaltliche Vielfalt ist aber sogar die Einheitlichkeit aller dieser Strukturen in Frage gestellt.

In vielen Eizell-Teilungen, in Spermatocytenteilungen und auch bei Mitosen differenzierter tierischer Zellen ist das Verhalten der Kinetozentren gleich oder zumindest ähnlich der oben gegebenen Darstellung der Ascaris-Eifurchung. In den Mitosen differenzierter tierischer Zellen ist lichtmikroskopisch der Nachweis corpusculärer Kinetozentren seltener möglich; immerhin ist gerade in solchen Zellen die Existenz der Centriolen während der Interphase und Intermitose schon früh und eindeutig in Gestalt von Diplosomen belegt worden[599], auch an lebenden oder überlebenden Zellen[600]. Die Form der Kinetozentren ist durchaus nicht immer rund. Vielfach werden langgestreckte, stäbchenförmige Kinetozentren beschrieben[601], die verschiedene Größen haben können[602] und in einzelnen Fällen bis zu 5 $\mu$ lang sein können[603]. Auch T-, L- oder V-förmige Centriolen kommen vor. Bei dem Ascomyceten Gelasinospora calospora[604] und auch in anderen Pilzen werden sie erst während der (meiotischen) Teilungen V-förmig und nehmen enorm an Größe zu.

---

594 BOVERI 1888, 1890. 595 Vgl. z.B. GEITLER 1934. 596 BOVERI 1888, 1890.
597 BOVERI 1888, 1890. 598 STRASBURGER 1880.
599 FLEMMING 1891, HERMANN 1891, HEIDENHAIN 1894, 1907 u.a.
600 BOVERI 1900, VON BRESSLAU 1910, HUETTNER und RABINOWITZ 1933, WATTS 1952 u.a.
601 ZIMMERMANN 1898, SCHRADER 1947.
602 Zum Beispiel SCHREINER und SCHREINER 1905, JOHNSON 1931, MINOUCHI 1936, SCHRADER 1941.
603 Zum Beispiel COSTELLO 1961. 604 LU 1967.

V-förmige Kinetozentren (vgl. Abb. 4a) finden sich vor allem in den Spermatogonien-Meiosen von Insekten[605]. Sie können dort bis 8 μ lang werden und besitzen ihre V-Form bereits in der Prophase (Abb. 36). Bis zur Meta- bzw. Anaphase wachsen sie zu ihrer vollen Größe heran, und ihr Scheitelpunkt ist die Mitte der Spindel (Abb. 37). An den distalen Enden der Schenkel der Centriolen befinden

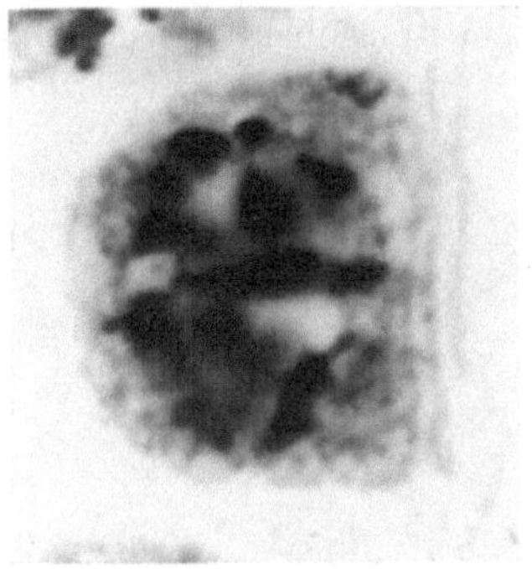

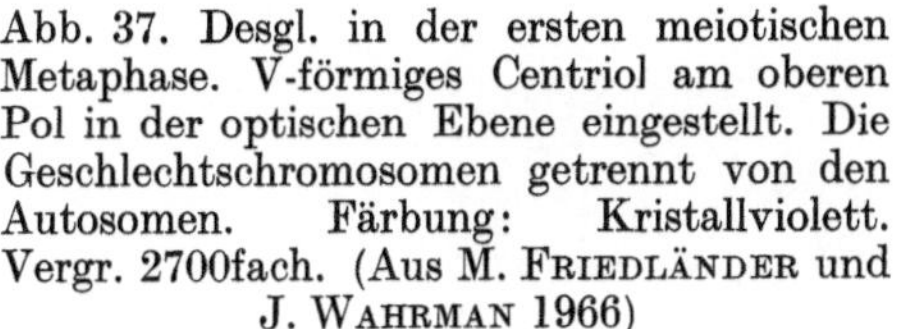

Abb. 36. 2 V-förmige Centriolen unmittelbar nebeneinander (rechts oben) an der Zellmembran. Frühes Diplotän der Spermatogenese des Insektes Myrmeleon circumcinctus (Neuroptera). Färbung: Kristallviolett. Vergr. 2700fach. (Aus M. Friedländer und J. Wahrman 1966)

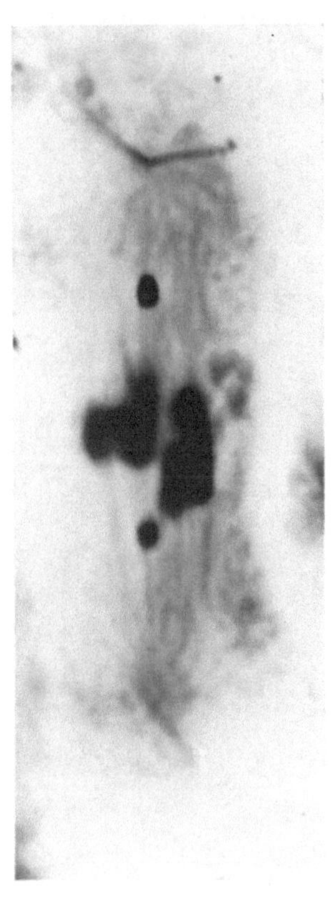

Abb. 37. Desgl. in der ersten meiotischen Metaphase. V-förmiges Centriol am oberen Pol in der optischen Ebene eingestellt. Die Geschlechtschromosomen getrennt von den Autosomen. Färbung: Kristallviolett. Vergr. 2700fach. (Aus M. Friedländer und J. Wahrman 1966)

sich bei voller Ausprägung kleine Bläschen, die mit dem Wachstum der Kinetozentren in Beziehung stehen[606].

Solche Riesen-Centriolen treten während der Reifung von Keimzellen bei verschiedenen Tierarten auf[607]. Man findet sie aber auch während der Oogenese und in Oocyten. Besonders deutlich sind die Kinetozentren bei einigen großen Protozoen, z.B. bei Hypermastigiden, reich differenzierten Flagellaten, die als Darmparasiten in Termiten oder Schaben leben[608]. Bei diesen und anderen Flagellaten[609] sind die Besonderheiten des Wachstums und der Auto-Reproduktion der Kinetozentren besonders gut faßbar und sehr ausführlich beschrieben worden, so daß wir darauf noch gesondert zurückgreifen werden (s. S. 383). Von Bedeutung ist, daß bei einigen Gattungen von Flagellaten die Kinetozentren nicht im Cytoplasma, sondern im Kern liegen. Intranucleäre Kinetozentren sind auch bei anderen Protozoen beschrieben worden[610].

605 Asana und Makino 1937, Katayama 1939, Friedländer 1963.
606 Friedländer und Wahrman 1966.
607 Zum Beispiel Johnson 1931, Hughes-Schrader 1948, Costello 1961 u.a.
608 Cleveland 1938, 1953. 609 Übersicht bei Cleveland 1957a, 1963.
610 Zum Beispiel Belar 1926, Grell 1956 u.a.

### b) Feinstruktur

Die genaue morphologische Charakterisierung gelang erst nach Einführung der Dünnschnitt-Technik für die Elektronenmikroskopie. Die Vielfalt der lichtmikroskopischen Formen wurde abgelöst durch eine konstante, in allen Objekten weitgehend identische Feinstruktur. Ähnlich wie bei den Mitochondrien war erst damit die Identität der bisher als Centriolen angesehenen Formen bewiesen. Diese Feinstruktur wurde an verschiedenen Zelltypen genau beschrieben[611]: Die Centriolen

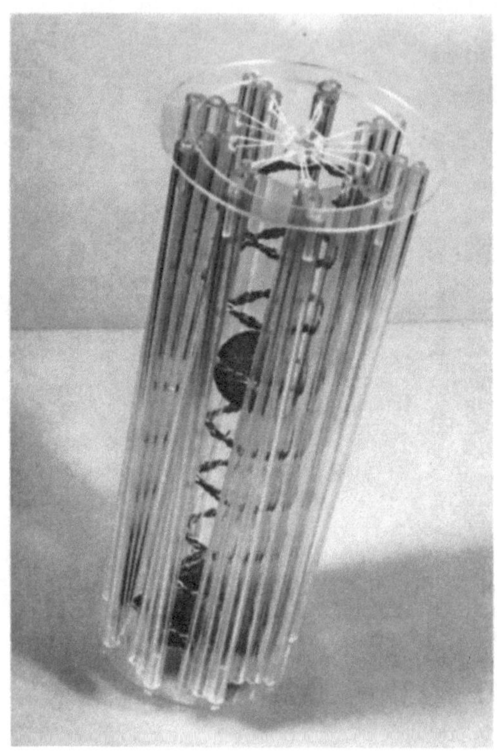

Abb. 38a. Centriolen-Modell. (Aus E. STUBBLEFIELD und B. R. BRINKLEY 1967.) Einzelheiten im Text

sind zylindrische Hohlkörper mit einer Länge von 300—500 μ und einem Durchmesser von 120—160 μ. Manche Centriolen sind etwas größer und erreichen einen Durchmesser von 250 μ und eine Länge von 750 μ[612]. Die Zylinder sind an beiden Enden geöffnet, zeigen aber manchmal eine U-förmige Einbiegung der einander gegenüberstehenden Enden und erscheinen deshalb in einigen Schnitten als geschlossene Körper von Hufeisenform. Im Zentrum liegt oft eine Vacuole[613]. Die Wand der Zylinder wird aus jeweils 9 Röhrchensystemen aufgebaut, die in gleichem Abstand voneinander liegen. Jedes einzelne Röhrchen wird wiederum aus 3 parallellaufenden Tubuli aufgebaut (Abb. 38a); im Längsschnitt erscheinen sie als Längsstreifen (Abb. 38b). Jeder Mikrotubulus hat einen Durchmesser von 200—250 Å

[611] BERNHARD und DE HARVEN 1956, DE HARVEN und BERNHARD 1956, YAMADA 1956, TANAKA, HANAOKA und AMANO 1957, BESSIS und BRETON-GORIUS 1957, AMANO 1957, LOW 1960, GALL 1961, BESSIS und THIERY 1961, NAGANO 1961, FAWCETT 1966 u.a.

[612] Lit. bei WENT 1966. [613] STUBBLEFIELD und BRINKLEY 1967.

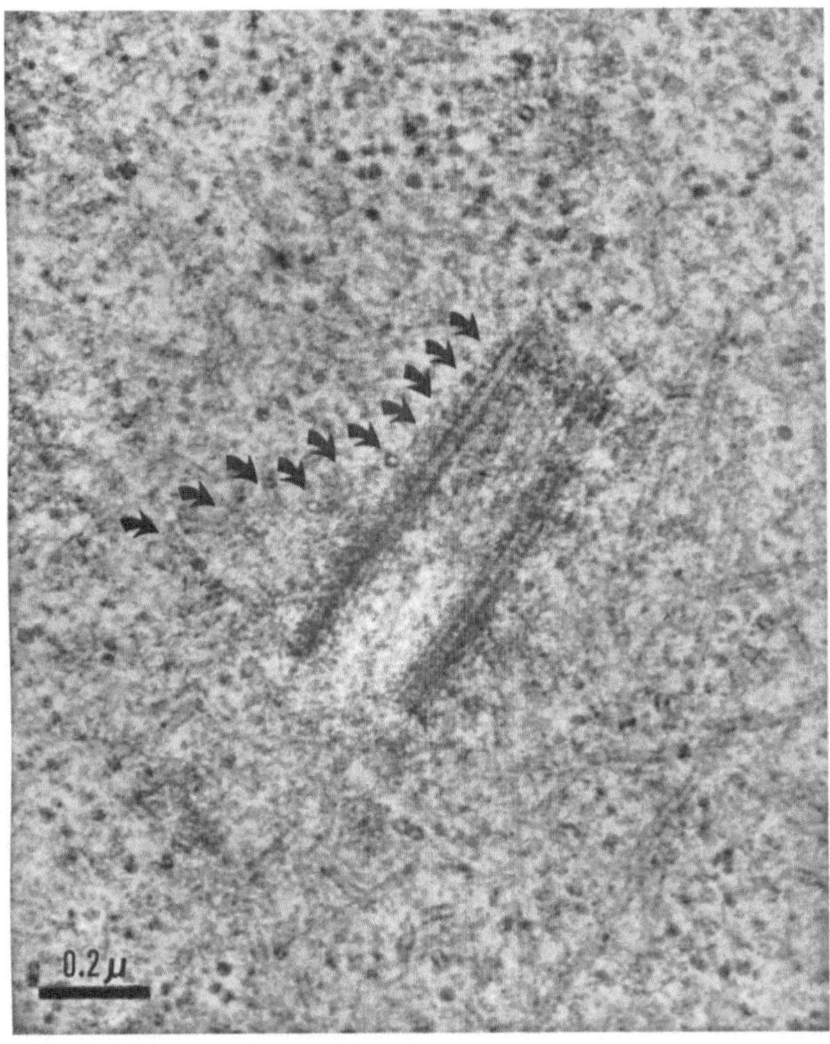


Abb. 38b. Centriol einer DON-C-Zelle (Chinesischer Hamster) im Längsschnitt. Die Pfeile zeigen den gleichmäßigen Abstand der sich anlagernden Mikrotubuli, die meist nur als kurze Teile angeschnitten sind. Am proximalen Ende des Centriols sind mehrere längere Abschnitte von Mikrotubuli zu erkennen. (Aus E. STUBBLEFIELD und B. R. BRINKLEY 1967)

und eine Länge von 0,5—0,7 μ. Die Mikrotubuli einer Dreiergruppe werden A, B und C genannt, und zwar von innen nach außen in der Reihenfolge[614]. Den Mikrotubuli unmittelbar anliegend findet sich eine innere Helix mit einem Durchmesser von 50—75 Å. Im Querschnitt werden meist nur kurze Abschnitte dieser Helix gesehen. Günstige Längsschnitte zeigen, daß die innere Helix einen Querdurchmesser von etwa 1300 Å hat[615].

Mit einer speziellen photographischen Methode, die primär zur Darstellung der Virus-Kapsiden entwickelt worden war[616], ließen sich noch weitere Struktureinzel-

[614] HOFFMAN 1965. [615] STUBBLEFIELD und BRINKLEY 1967.
[616] MARKHAM, FREY und HILLS 1963.

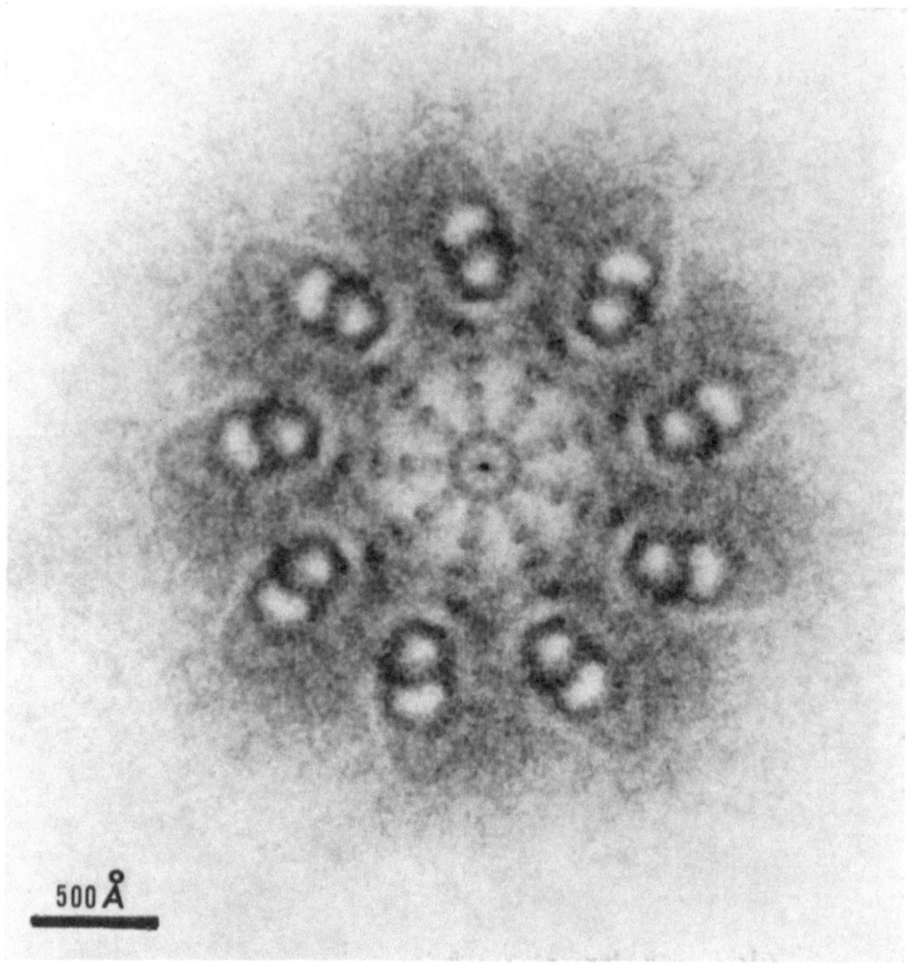


Abb. 39. Centriol einer DON-C-Zelle (Chinesischer Hamster), am proximalen Ende des Centriols mit einer spezifischen Methode photographiert. Darstellung der Radspeichenstruktur im Innern des Centriolenendes. (Aus E. STUBBLEFIELD und B. R. BRINKLEY 1967)

heiten an den Centriolen deutlich machen. Jeder Mikrotubulus scheint aus 11 wiederum zirkulären Subfibrillen zu bestehen[617]. Die schon vorher deutliche Rotationssymmetrie wird durch angelagerte Elemente ergänzt: jeweils an der nach innen gerichteten Seite der Dreiergruppen der Mikrotubuli findet sich eine schwach kontrastierte Dreierstruktur. Diese „Tripletbase" erscheint peripher durch eine dichte Matrix der Centriolenwand abgegrenzt, und in dem Lumen des Centriols wird ebenfalls eine weitere Verdichtung sichtbar, die wie ein Fuß quer zum Centriolenradius steht und vom Mikrotubulus A auszugehen scheint. Alle diese „Füße" liegen der obengenannten inneren Helix mit einem Durchmesser von etwa 1300 Å an. Nach außen scheinen die Tripletbasen in unscharfe Mikrotubuli überzugehen, die sich im umgebenden Cytoplasma verlieren oder nach manchen Bildern ebenfalls eine Helix bilden, welche das Centriol außen umgibt[618].

[617] ROSS 1968. [618] STUBBLEFIELD und BRINKLEY 1967.

In günstigen Schnitten findet sich an einem Ende des Centriols eine charakteristische zusätzliche Innenstruktur (Abb. 39), welche den gesamten Innenraum ausfüllt: radiär verlaufende Fäden bilden mit einem zentralen Ring eine Art Wagenradstruktur mit einer inneren Rosette[619]. Die radiären Verdichtungen scheinen an den „Tripletbasen“ bzw. an den „Füßen“ (s. o.) zu beginnen und in den zentralen Ring überzugehen. Diese innere Wagenradstruktur wurde sowohl in Centriolen als auch in Basalkörperchen verschiedener Organismen nachgewiesen[620]. Bei Protozoen findet sie sich nicht nur an einem Ende, sondern in mehreren Stufen in der Längsrichtung des Centriols. Ob diese Innenstrukturen erkennbar sind oder nicht, liegt vielfach an der Schnittrichtung; denn im Längsschnitt werden sowohl im Inneren als auch in Umgebung der Zylinder oft wolkige oder lamelläre Verdichtungen gefunden. Die Kinetosomen oder Blepharoplasten der Flagellaten und Spermien sind im Prinzip genau so aufgebaut[621]. Können doch während der Mitosen dieser Protozoen bzw. Spermien die Kinetozentren zu Kinetosomen und umgekehrt werden. Da die Kinetosomen als Ursprung der Geißel- bzw. Flimmerbewegung angesehen werden, ergibt sich von hier aus eine unmittelbare Beziehung zwischen beiden Elementen. — Ob die Antisterilitätswirkung des Vitamin E wirklich auf einem Schutz der Centriolen beruht, wie aus elektronenmikroskopischen Untersuchungen an Rattennieren-Epithelzellen gefolgert worden ist[622], muß wohl noch bewiesen werden.

Hier ist zunächst von Bedeutung, daß die konstante Struktur der Centriolen die vorher noch ungelöste Frage der Einheitlichkeit aller dieser Elemente eindeutig belegt[623]. Möglicherweise ist die Feinstruktur der Kinetochoren mit ihrer 9fachen Symmetrie Ausdruck des molekularen Aufbaus[624]. — Neben diesen „normalen“ Centriolen gibt es Riesenformen, die erst zum Teil elektronenmikroskopisch untersucht sind. In der Spermiogenese der Mücke Sciara z.B. entstehen Centriolen mit 60—90 Einzel-Mikrotubuli[625].

### c) Zusammensetzung

Histochemisch sind die Kinetozentren noch nicht eindeutig charakterisiert. Wir wissen nicht sicher, ob und welche Nucleinsäuren in ihnen enthalten sind. Da man sie lichtoptisch von der umgebenden Polstrahlung nur schwer abtrennen kann, sind Angaben über RNS- und Proteingehalt[626] oder über eine Anreicherung von SH-reichen Eiweißen[627] nicht ausreichend verläßlich. Dirksen (1961) untersuchte die Aufnahme von $^{3}$H-markiertem Uridin im frühen Seeigelembryo. Die Kinetozentren waren autoradiographisch frei von Aktivität. Allerdings bleibt auch nach diesen Untersuchungen offen, ob die Centriolen einen so geringen Einbau aufweisen, daß er mit der genannten Methode nicht faßbar ist. Bei Tetrahymena pyriformis wurden die Kinetosomen, also die Basalkörperchen, untersucht. Es fanden sich Eiweiß- und DNS[628], sowie zu 2% RNS[629]. Der Einbau von $^{14}$C-Glutaminsäure ließ sich durch Desoxyribonuclease, Ribonuclease und auch durch hohe Konzentrationen von Chloramphenicol hemmen. DNS ist auch in anderen Kinetosomen bzw. Kinetoplasten sicher nachgewiesen[630]. Die Übertragbarkeit dieser Befunde auf die Kinetozentren ist noch offen. Immerhin ist in der Ascosporogenese von Neurospora Feulgen-positive DNS in den Centriolen nachgewiesen worden[631]. Wahrscheinlich bestehen die oben beschriebenen „Füße“ an der Innenseite der „Tri-

---

[619] De Harven 1968. [620] Gall 1961, Gibbons und Grimstone 1960.
[621] Gibbons und Grimstone 1960, Fawcett 1961. [622] Hess und Menzel 1968.
[623] Zum Beispiel Went 1966. [624] Satir und Satir 1964. [625] Phillips 1967.
[626] Stich 1954. [627] Kawamura und Dan 1958.
[628] Seaman 1960, 1962, Randall und Disbrey 1965. [629] Hoffman 1965.
[630] Du Buy, Mattern und Riley 1965. [631] McDonald und Weijer 1966.

pletbasen“ aus Ribonucleoproteinen[632]. Histochemisch ließ sich z.B. in den stark vergrößerten Centrosphären von tuberkulösen Epitheloidzellen und von Langhansschen Riesenzellen eine positive Periodsäure-Leukofuchsin-Reaktion auf Muco- und Glykoproteide nachweisen[633]. Dabei sind die Centriolen selbst allerdings meist helle, ungefärbte Pünktchen, also weitgehend frei von diesen Substanzen[634].

### d) Die Kinetozentren als funktionelles Prinzip

In den genannten Riesenzellen finden sich nun meist nicht nur zwei, sondern sehr viele Kinetozentren[635] als Ausdruck der Polyploidie der zugehörigen Kerne. Das gleiche gilt für die Megakaryocyten, die bei ihrer Teilung dementsprechend multipolare Spindeln bilden[636]. In osteoklastischen Riesenzellen verschiedener Genese sind elektronenmikroskopisch stets doppelt so viele Centriolen wie Kerne nachweisbar[637]. Man kann vereinfacht generalisieren, daß die Zahl der Centriolen mit dem Grad der cellulären Ploidie parallel läuft[638].

Aus dem bisher Dargestellten ergibt sich ein relativ einheitliches Bild: Entsprechend den frühen Beschreibungen an den Ascaris-Furchungsteilungen (s. S. 371) haben wir in den Kinetozentren Körperchen zu sehen, die während der Interphase und Intermitose im Cytoplasma als „Diplosomen“, also in Zweizahl, persistieren, mit Beginn der Prophase an die späteren Spindelpole wandern und dort die Teilungsrichtung bestimmen.

Einer Verallgemeinerung dieses cyclischen Ablaufes steht nun die Tatsache gegenüber, daß bei der Masse der Pflanzenzellen, insbesondere bei den Blütenpflanzen, bisher keine solche Strukturen nachgewiesen werden konnten, und zwar auch nicht bei Anwendung der Dünnschnitt-Technik für die Elektronenmikroskopie. Die sog. Polkappen, die sich z.B. im Wurzelspitzenmeristem finden, sind lediglich Cytoplasmaareale, in deren Bereich die Spindelfasern konvergieren. Morphologische Ausgestaltungen sind hierin nicht gefunden worden. Bei manchen einfachen Pflanzen, z.B. bei Moosen und Farnen, lassen sich in der Spermatogenese eindeutig Kinetozentren erkennen, und in den somatischen Teilungen fehlen sie. In den Spermatogeneseteilungen der nächsten Generation sind sie wieder sichtbar. Überhaupt kann das morphologische Bild der Kinetozentren bei verschiedenen Differenzierungszuständen sehr wechseln. Bei Protozoen können sich z.B. durch Zellverschmelzung große, mehrwertige Kerne bilden[639]. Wenn sich diese Makronuclei dann teilen, entstehen so viele bipolare Spindeln, wie vorher Kerne miteinander verschmolzen waren, obwohl zu keiner Zeit Kinetozentren sichtbar wurden. Bei einzelnen Pflanzen kann man — z.T. nach experimentellen Eingriffen — Polstrahlen finden, ohne daß in deren Bereich Kinetozentren liegen[640].

Es gibt also Spindeln und Polstrahlen mit und ohne morphologisch erkennbare Kinetozentren. Wagt man das Gedankenexperiment, z.B. bei Blütenpflanzen die gesamte Polregion funktionell als Kinetozentrum zu identifizieren, dann verliert die ja ohnehin variable morphologische Ausgestaltung der Kinetozentren an Bedeutung. Wichtiger wird ihre Eigenschaft als eine Art „Spindel-Organisatoren“, die dann als sehr komplexe Strukturen aufzufassen sind[641]. Nach einer solchen Hypothese sind bei jeder mitotischen Kernteilung Kinetozentren oder deren „unsichtbare“ Äquivalente wirksam.

Diese Verallgemeinerung, die für die Protisten zuerst BELAR (1926) vorgenommen hat, drängt sich immer dann auf, wenn man die mitotischen Kern-

632 STUBBLEFIELD und BRINKLEY 1967. 633 GEDIGK 1954. 634 ALTMANN 1961.
635 ALTMANN 1959. 636 BESSIS u. Mitarb. 1958.
637 MATTHEWS, MARTIN, RACE und COLLINS 1967. 638 ALTMANN 1964.
639 Vgl. GEITLER 1934. 640 LIMA-DE-FARIA 1958 u.a.
641 WALTERS 1958, LETTRÉ und LETTRÉ 1958.

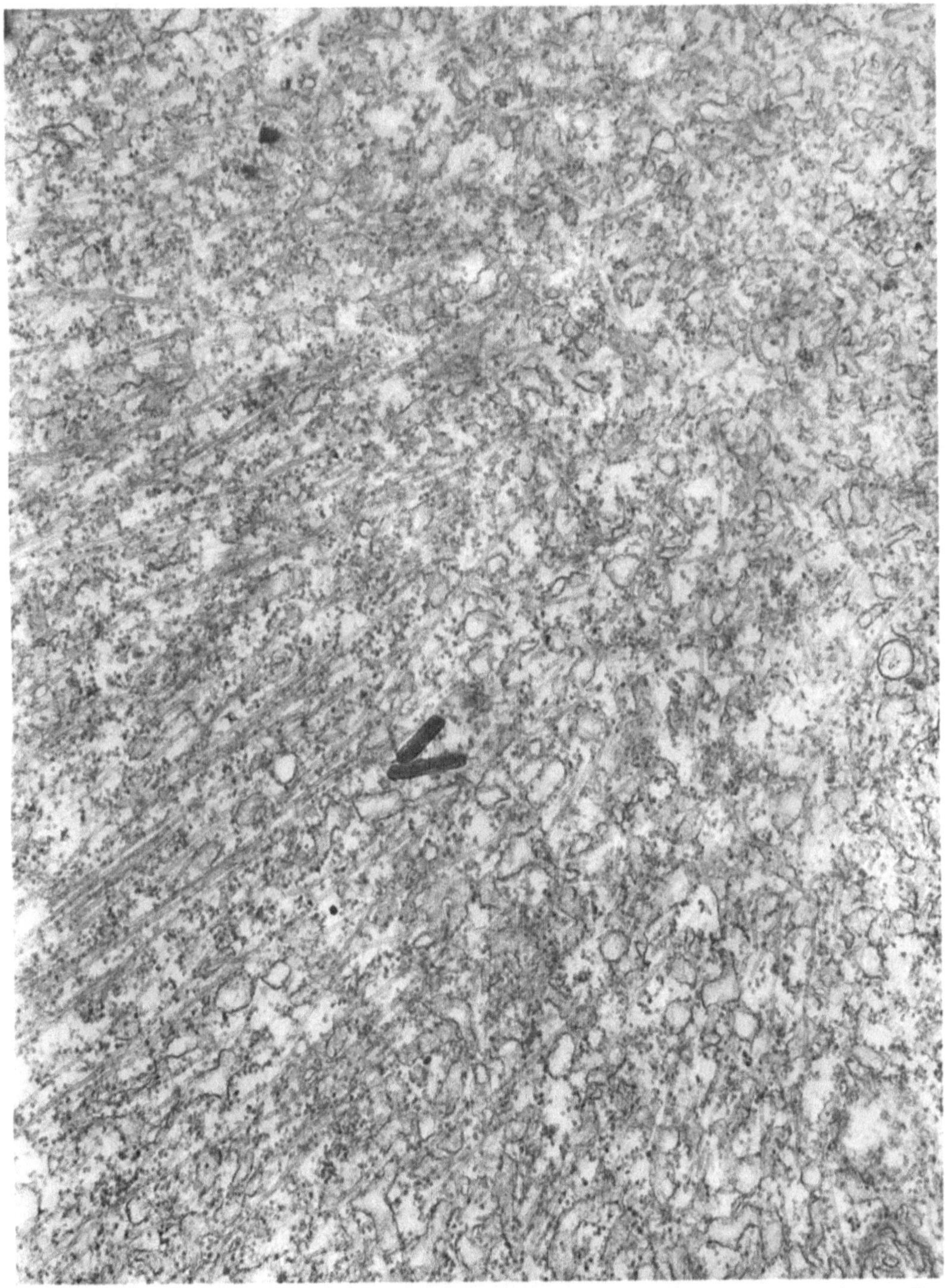

Abb. 40. Polregion einer mit Digitonin isolierten Mitosefigur des Seeigeleies. Die Mikrotubuli der Spindel enden am Rande der Centrosphäre. (Die schwarzen Stäbchen sind Artefakte.) Vergr. 58000fach. (Aus P. HARRIS 1965)

teilungen im gesamten Bereich der Protozoen und Metazoen zu überblicken versucht[642]. Laufen doch alle Mitosen nach einem gleichen Prinzip ab, unabhängig davon, ob corpusculäre Elemente in den Spindelpolen nachweisbar sind oder nicht, d.h. ob die Mitosen „zentrisch" oder „azentrisch" verlaufen[643]. Selbst bei der gleichen Species können morphologisch nachweisbare Kinetozentren sichtbar sein

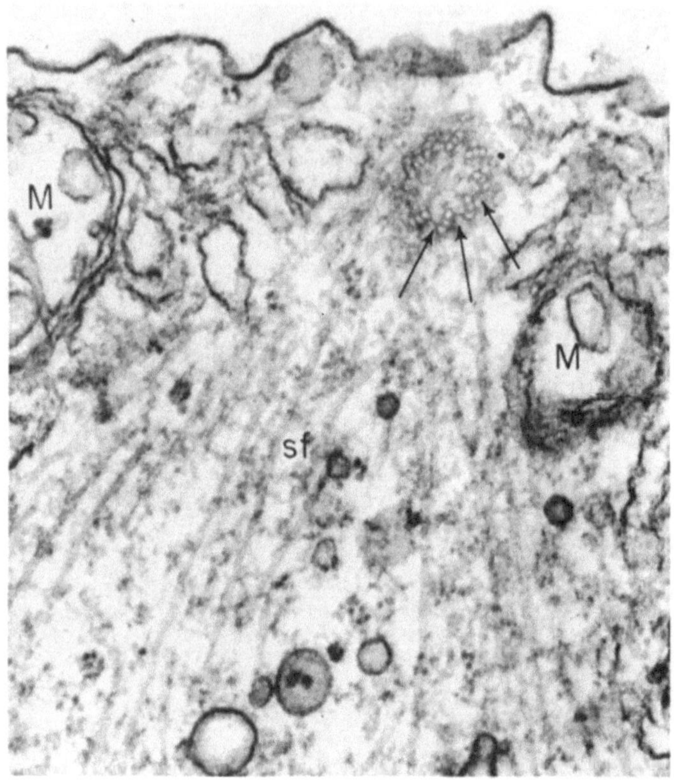


Abb. 41a. Metaphase der zweiten Reifungsteilung eines Spermatocyten der Qualle Phialidium gregarium. Das Centriol am Spindelpol zeigt fädige Verbindungen zwischen den tubulären Triplets (Pfeile). (*sf* mikrotubuläre Spindelfasern. *M* Mitochondrien.) Vergr. 67000fach. (Aus D. Szollosi 1964)

oder fehlen — der Mitoseablauf ist unverändert[644]. Wenn in pflanzlichen Teilungen[645] die Spindelpole zunächst diffus sind und erst mit fortschreitender Anaphasebewegung zentriert werden, oder wenn Spindelpole bei Pflanzen oder auch bei Insekten gar divergieren[646], so bleibt doch stets das gleiche funktionelle Prinzip. Elektronenmikroskopisch entspricht die kinetozentrenlose Polregion in den Endosperm-Zellen von Haemanthus mit einer Ansammlung von Bläschen und gelegentlichen Fetttröpfchen[647] recht genau der Polregion beim Seeigelei[648], die dann nur

[642] Zum Beispiel Geitler 1934, Mazia 1961a. [643] Zum Beispiel Jenkins 1967.
[644] Zum Beispiel Dietz 1959. [645] Bajer 1966.
[646] Zum Beispiel Hughes-Schrader 1931, Schrader 1954 u.a.
[647] Harris und Bajer 1965, Molé-Bajer 1969. [648] Harris 1965.

zusätzlich typische Centriolen besitzt. Von Interesse ist auch, daß im Seeigelei[649], im Neuralepithel des Hühnerembryos[650], aber auch an anderen Objekten nach elektronenmikroskopischen Befunden die Spindelfasern in diesem Bläschenfeld enden und nicht unmittelbar in die Centriolen übergehen (Abb. 40). An anderen Objekten vereinigen sie sich mit den von den „Tripletbasen" ausgehenden Mikrotubuli oder mit benachbarten Körperchen, am sog. Satelliten, womit ein unmittelbarer Kontakt mit dem Centriolenkörper gegeben ist (Abb. 41a und b).

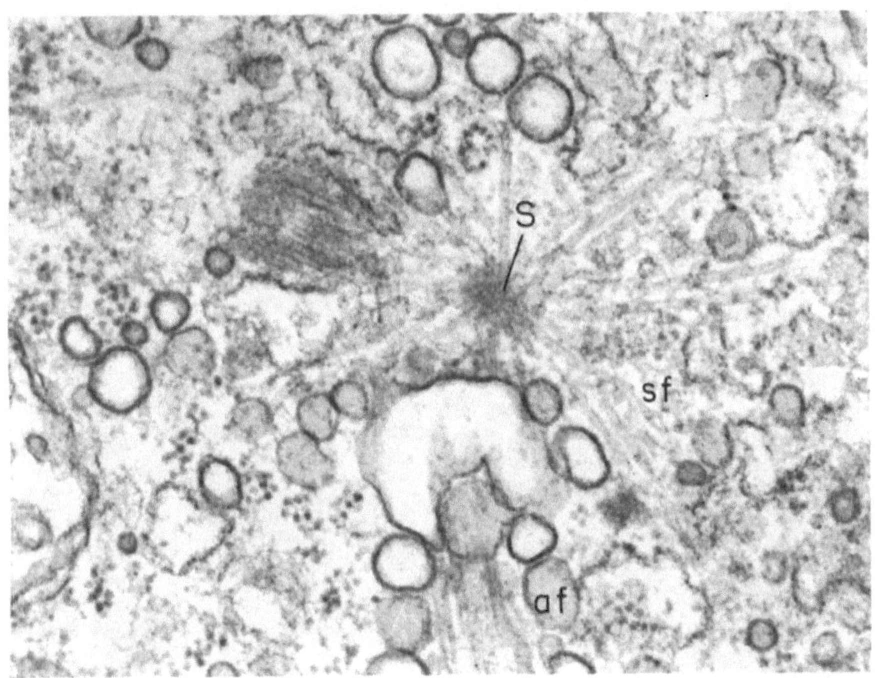


Abb. 41b. Desgl. Darstellung mikrotubulärer Spindelfasern (*sf*), die an einem Satelliten konvergieren. (*af* Axialfilament.) Vergr. 64000fach. (Aus D. Szollosi 1964)

## 2. Reproduktionsvorgänge

### a) Lichtmikroskopische Beobachtungen

In den frühen Beschreibungen[651] der Furchungsteilungen des Pferdespulwurms finden sich auch bereits Angaben über den Zeitpunkt der Centrosomenteilung: Während der Prophase-Kondensation der Chromosomen verdoppeln sich die Centriolen, so daß in jedem metaphasischen Spindelpol bereits zwei Centriolen liegen. Bei Drosophila-Embryonen sollen sich die Centriolen zur gleichen Zeit teilen wie die Metaphase-Chromosomen[652]. In der Spermatogenese von Heuschrecken sind die Centriolen ebenfalls während der ersten meiotischen Metaphase bereits geteilt[653]. — Ohne daß sich aus diesen Untersuchungen eine exakte Bestimmung des Zeitpunktes der Centriolenverdoppelung ergibt, kann aus diesen Beobachtungen doch entnommen werden, daß die Centriolen zumindest während

649 Harris 1965. 650 Allenspach und Roth 1967.
651 van Beneden und Neyt 1887, Boveri 1887a, 1888.
652 Huettner 1933. 653 Belar 1927.

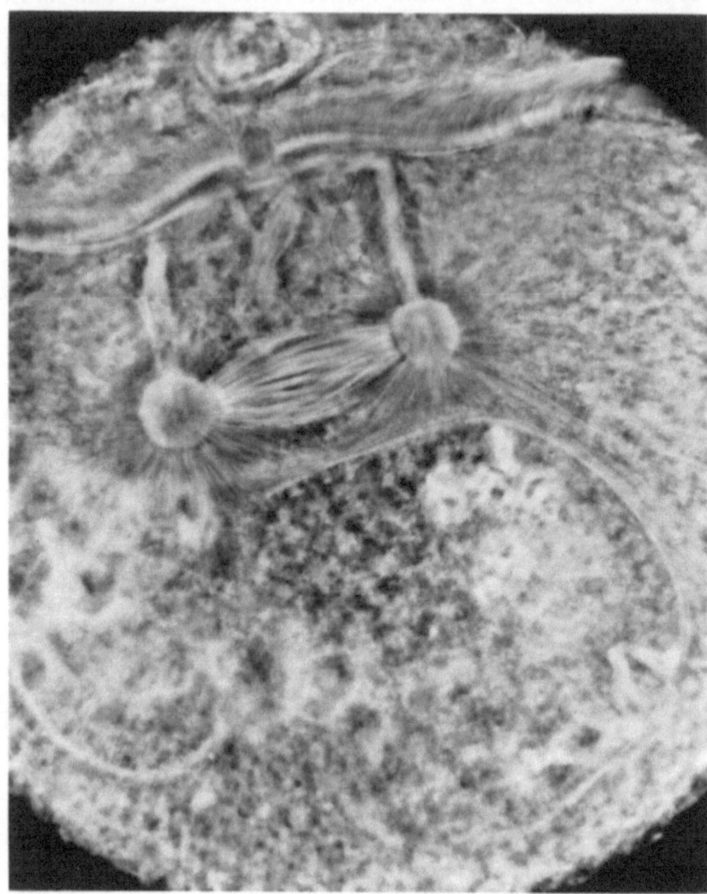

Abb. 42. Zentralspindelmitose bei Barbulanympha. Die großen Centrosomen sind von einer Polstrahlung umgeben, aus deren Vereinigung in der Mitte die Zentralspindel entstanden ist. Darunter der Kern mit Kernwand und den eben sichtbaren Chromosomen. Phasenkontrastmikroskopische Lebendaufnahme. (Aus L. R. CLEVELAND 1953)

der Meta- und Anaphase bereits vierfach, d.h. doppelt in jedem Spindelpol, vorliegen, daß also bereits in der Meta- oder Anaphase der Teilungsvorgang für den nächsten Mitosecyclus beginnt.

Nach neueren Untersuchungen liegt die Centriolen-Verdoppelung noch vorher, nämlich in der vorherigen Interphase. In synchronisierten Hamster-Fibroblasten, in denen die Centriolen durch Zugabe von Digitonin in kurz mit KANES Fixierungslösung anfixierten Zellen[654] sichtbar gemacht wurden, enthält jede Zelle in den ersten 8 Std des Teilungscyclus zwei Centriolen, 2 Std später vier[655]. In HeLa-Zellen ließ sich der Zeitraum der Centriolen-Neubildung recht genau bestimmen: Die Knospung, der in der elektronenmikroskopischen Dimension charakteristische Vermehrungsvorgang (s. S. 384), beginnt etwa mit dem Anfang der DNS-Synthese des Zellkerns (S-Phase) und ist bis zur $G_2$-Phase abgeschlossen[656].

---

[654] Vgl. KANE 1965. [655] STUBBLEFIELD und BRINKLEY 1967.
[656] ROBBINS, JENTZSCH und MICALI 1968.

Besonders klare Befunde über den Vorgang der Centriolen-Vermehrung wurden an den bereits genannten großen Centriolen von Flagellaten gewonnen[657]. CLEVELAND unterscheidet 5 verschiedene Typen der Centriolen-Cyclen, von denen einer im einzelnen beschrieben sei: Bei Barbulanympha gibt es zwei stabförmige Centriolen von ungefähr 30 μ Länge und 4—5 cm Breite. Am distalen Ende befindet sich je ein 5 μ großes Centrosom. Am proximalen Ende sind die beiden Centriolen

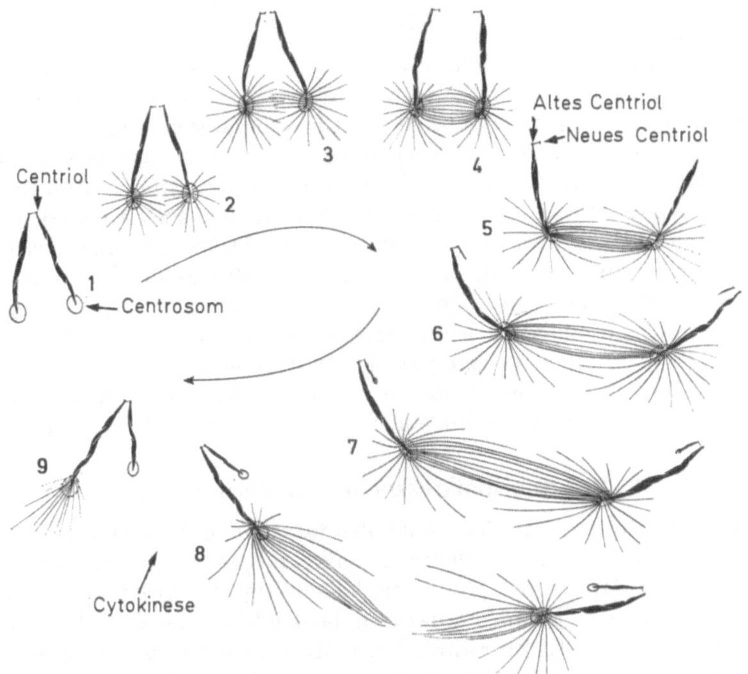


Abb. 43. Centriolencyclus bei Barbulanympha. *1* = Interphasezelle: zwei langgestreckte Centriolen, die an einem Ende miteinander verbunden sind, am anderen Ende je ein Centrosom enthaltend. *2* Frühe Prophase: die vorderen Enden der Centriolen trennen sich, und in und an den Centrosomen entstehen die Polstrahlen. *3* Die Polstrahlen gehen ineinander über. *4* Sie vereinigen sich zur Zentralspindel. Die vorderen Enden weichen auseinander. *5* Verlängerung der Zentralspindel. Neubildung von je einem Centriol als Knopf am vorderen Ende des alten. *6* Weitere Verlängerung der Zentralspindel, Wachstum der neuen Centriolen vom vorderen Teil der alten aus. *7* Weitere Verlängerung der Zentralspindel. An den Tochtercentriolen bilden sich neue Centrosomen. *8* Mit der Kernteilung wird die Zentralspindel geteilt. *9* Cytokinese: das neue Centriol ist bis fast auf die Länge des alten herangewachsen (rechts). Dieses weist noch Reste von Polstrahlen auf. (Aus L. R. CLEVELAND 1963)

durch eine Brücke miteinander verbunden (Abb. 42). In der frühen Prophase entstehen am distalen Ende jedes Centriols Polstrahlen. Sie beginnen am Centriolende und durchdringen das Centrosom (Abb. 43/2). Wenn diese Strahlen an Länge zunehmen, treffen sie sich in der Mitte und bilden die Zentralspindel. Zur gleichen Zeit entfernen sich die vorderen Enden der Centriolen voneinander, indem die Verbindungsbrücke etwa in der Mitte auseinanderbricht und kleine knopfförmige Verdickungen an den Enden sichtbar werden (Abb. 43/4). Während die Zentralspindel an Länge zunimmt, wachsen die neuen Centriolen von der kleinen knopf-

[657] CLEVELAND 1957, 1963a, 1963b.

förmigen Verdickung der früheren Verbindungsbrücke parallel zu dem Muttercentriol (Abb. 43/6). Noch wenn dieses Tochtercentriol relativ klein ist, entsteht an seinem distalen Ende bereits ein kleines Centrosom (Abb. 43/7). Nach der Kern-Verdoppelung wird die Zentralspindel geteilt (Abb. 43/8). Dann erfolgt die Zellteilung. Das Tochtercentriol hat etwa $^2/_3$ der Länge des Muttercentriols. Innerhalb von 1—2 Std wächst dann das Tochtercentriol zur Länge des Muttercentriols heran. Die Polstrahlen reduzieren sich (Abb. 43/9), der Lebenscyclus des Centriols ist geschlossen.

Die weiteren Centriolen-Reduplikationsformen an Flagellaten, wie sie CLEVELAND (zusammenfassend 1963) dargestellt hat, sind Varianten dieses Prinzips. Charakteristisch ist, daß die Centriolen nicht durch Teilung eines Muttercentriols, sondern durch einen Sprossungs- und Wachstumsvorgang entstehen.

Solche Sprossungsvorgänge an Centriolen waren auch schon sehr früh an anderen Objekten beobachtet worden, z.B. in den Spermatocyten eines Fisches während der Synapse[658], wobei kleine Knospen an den stabförmigen, einander parallel liegenden Centriolen dargestellt wurden. Diese Knospen waren subterminal senkrecht zu den Centriolen gerichtet. Während der Prophase hatten diese Knospen schon fast die Länge der Muttercentriolen erreicht. Ähnliche Knospungsvorgänge können zu V-förmigen Centriolen führen[659]. — Da jedoch von anderer Seite[660] auch Querteilungen stabförmiger Centriolen beobachtet worden waren, blieb bis zu den Beobachtungen CLEVELANDs an den großen Centriolen der Flagellaten der Reproduktionsvorgang der Centriolen unklar.

### b) Elektronenmikroskopische Beobachtungen

Daß solche Knospungen an den Centriolen tatsächlich Ausdruck von Reduplikationen sind, wurde durch die Elektronenmikroskopie belegt. An der Schlange Viviparus hat GALL (1961) im Zygotän und Pachytän der Spermatogenese senkrecht zu den Centriolen kleine Strukturen beobachtet, die er „Procentriolen" nannte. Sie sind in ihrer Struktur ähnlich den Muttercentriolen, jedoch wesentlich kürzer. Auch ist ihr Durchmesser etwas geringer. Dieses Procentriol fand sich jeweils an einem Ende des Muttercentriols.

War diese Angabe noch vorläufig, insbesondere da GALL die weiteren Stadien nicht verfolgen konnte, so haben spätere Untersuchungen diesen Vorgang jedoch bestätigt. Typische Procentriolen wurden z.B. in Thymuslymphocyten elektronenmikroskopisch dargestellt (Abb. 44). Auch sie lagen an einem Ende der U-förmigen Centriolen und verliefen rechtwinklig zu deren Achse[661]. Auch waren sie ganz analog den Beobachtungen von GALL (1961) kürzer und schmaler als die Muttercentriolen. An den Riesencentriolen in der Spermatogenese von einem Insekt haben FRIEDLÄNDER und WAHRMAN (1966) ebenfalls solche Procentriolen abgebildet (Abb. 45), konnten aber darüber hinaus die Entwicklung dieser Tochtercentriolen in allen Einzelheiten verfolgen: Aus dem Procentriol bildet sich durch Längenwachstum das Tochtercentriol, welches dann stets senkrecht zum Muttercentriol bleibt (Abb. 46).

Die senkrechte Lage des Tochtercentriols zum Muttercentriol erklärt sich leicht aus der elektronenmikroskopischen Feinstruktur der Centriolen: Wahrscheinlich bildet sich das Tochtercentriol aus den Mikrotubuli, die als Verlängerung der „Tripletbasen" in das umgebende Cytoplasma ragen bzw. das Centriol spiralig umwinden[662]. Möglich ist auch, daß die wagenradähnliche Innenstruktur, die sich

---

658 SCHREINER und SCHREINER 1905. 659 HEIDENHAIN 1907, JOHNSON 1931.
660 Zum Beispiel PAYNE 1927, COSTELLO 1961 u.a. 661 MURRAY u. Mitarb. 1965.
662 STUBBLEFIELD und BRINKLEY 1967.

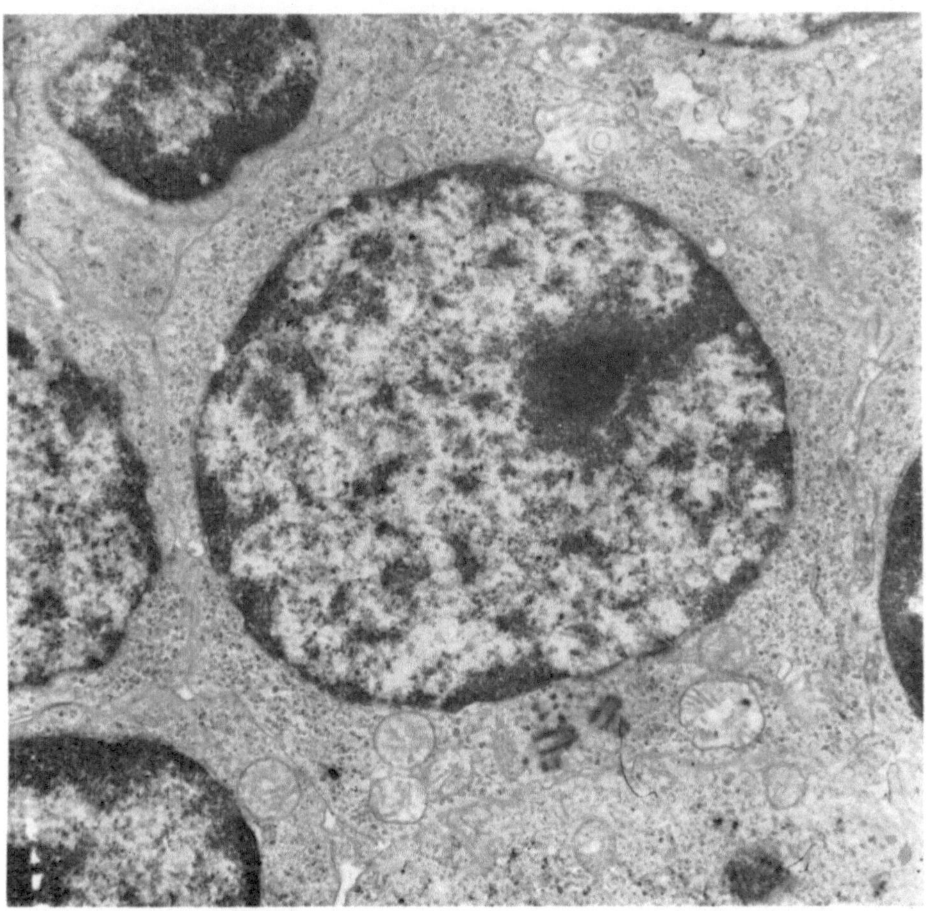

Abb. 44. Thymocyt in früher Prophase. Centriolenpaar mit Centriolenknospen. Ein pericentriolärer Körper am linken Centriol. Daneben mehrere ähnliche Körperchen in Nachbarschaft dieses Centriols. Im Zellkern beginnende Kondensation des Chromatins. Vergr. 17800fach. (Aus R. G. MURRAY, A. S. MURRAY und A. PIZZO 1965)

mindestens an einem Ende des Centriols befindet (Abb. 39), der primäre Bildungsort des Procentriols ist, denn das letztere enthält bereits diese Innentextur[663] und entsteht stets an dem Ende des Muttercentriols, das mit der Wagenradstruktur ausgestattet ist.

Beide Centriolen, das Tochtercentriol und das Muttercentriol, haben eine verschiedene Wertigkeit. Dies zeigt sich noch während der nachfolgenden Prophase, wenn die beiden Centriolen als „Diplosomen"[664] zusammenliegen: Neben dem einen Centriol, welches als Muttercentriol angesprochen wird, finden sich elektronendichte „Satelliten" oder „pericentrioläre Körper"[665], die dem anderen, dem Tochtercentriol, meist fehlen[666]. Wenn z.B. in Quallen-Spermatocyten[667] der Spermienschwanz entsteht, geschieht dies stets vom distalen Centriol aus, wobei

[663] GALL 1961. [664] FLEMMING 1891b, HEIDENHAIN 1894, ZIMMERMANN 1898.
[665] Vgl. auch BESSIS und BRETON-GORIUS 1958. [666] MURRAY u. Mitarb. 1965.
[667] SZOLLOSI 1964.

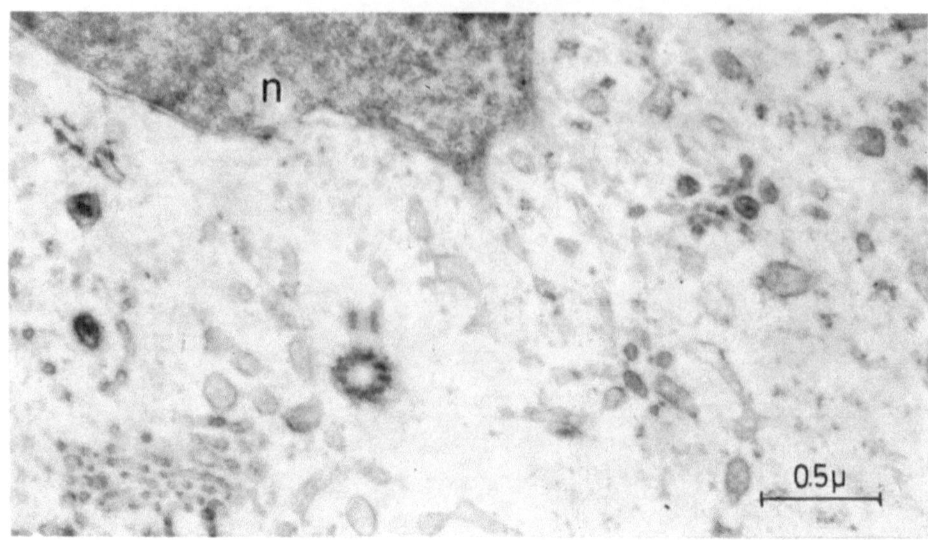


Abb. 45. Centriol und Procentriol von dem Insekt Myrmecaelurus trigammus. (*n* Zellkern.) Vergr. 35700fach. (Aus M. FRIEDLÄNDER und J. WAHRMAN 1966)

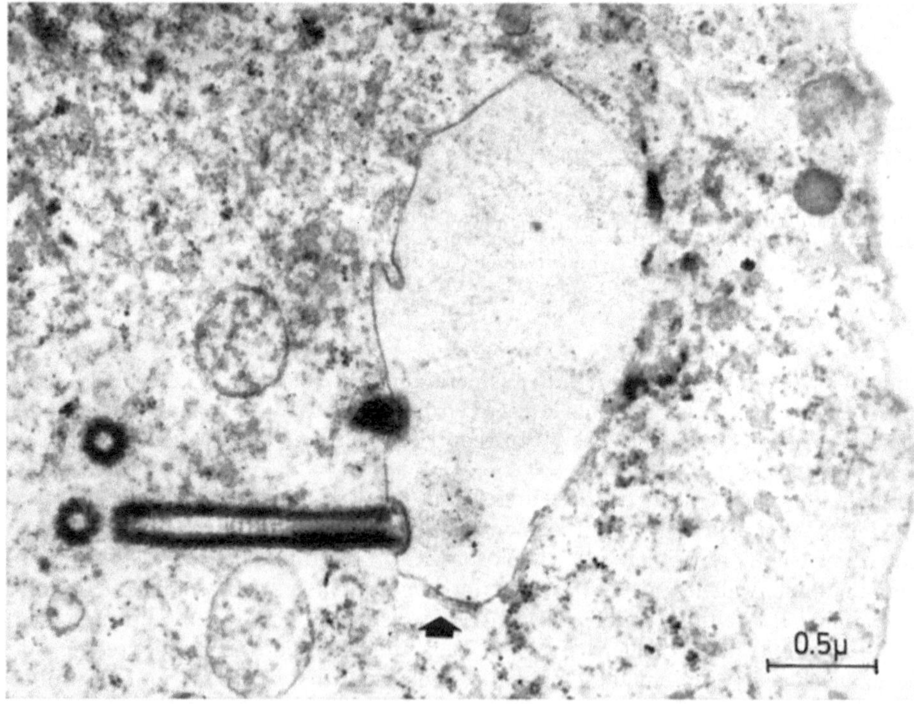


Abb. 46. Desgl. Wachstum centriolärer Stäbe. Querstreifung des einen längsgeschnittenen Stabes. Vergr. 35700fach. (Aus M. FRIEDLÄNDER und J. WAHRMAN 1966)

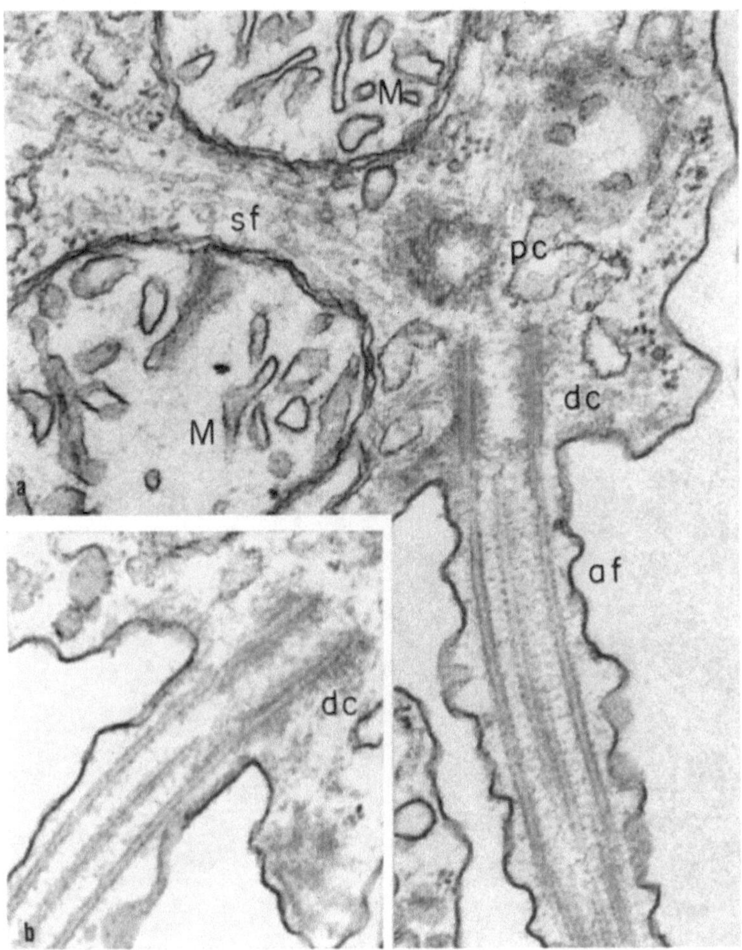


Abb. 47a. Spermatide der Qualle Phialidium gregarium mit distalem Centriol (*dc*), welches das axiale Filament (*af*) der Geißel bildet. (*sf* Spindelfasern, *pc* proximales Centriol, *M* Mitochondrien.) Vergr. 61000fach. (Aus D. SZOLLOSI 1964)

Abb. 47b. Desgl. Darstellung der Kontinuität der Tubuli des axialen Filamentes mit den Tubuli in der Wand des distalen Centriols. Vergr. 58000fach. (Aus D. SZOLLOSI 1964)

die Längstubuli des Spermienschwanzes unmittelbar aus den Tubuli des Centriols hervorgehen (Abb. 47a und b). Dieses enthält aber keine Satelliten. Solche auch als „pericentrioläre Körper" bezeichneten Elemente stehen offenbar in unmittelbarem Zusammenhang mit den Spindelfasern: Sowohl in den Quallen-Spermatiden (Abb. 47a) als auch in Rattenthymuslymphocyten[668] verlaufen die Spindelfasern nicht unmittelbar auf die Centriolen zu, sondern sind auf die pericentriolären Körper gerichtet und scheinen an ihnen angeheftet zu sein (Abb. 48). Bei den Quallen-Spermatocyten[669] finden sich entsprechend der Zahl der dreifach geteilten Längstubuli in den Centriolen neun Satelliten, die durch Fortsätze mit der Substanz zwischen den Triplets verbunden sind (Abb. 41). In diesen Satelliten-

[668] MURRAY u. Mitarb. 1965. [669] SZOLLOSI 1964.

Fortsätzen, die sich ihrerseits außerhalb des Centriols verzweigen, wären demnach die eigentlichen Ansatzstellen der Spindelfasern an dem Centriolensystem zu suchen. Daß diese pericentriolären Satelliten Zeichen der Centriolen-Reduplikation sind[670], ist unwahrscheinlich[671]. Procentriolen und pericentrioläre Satelliten sind zwei verschiedene, morphologisch gut voneinander trennbare Phänomene.

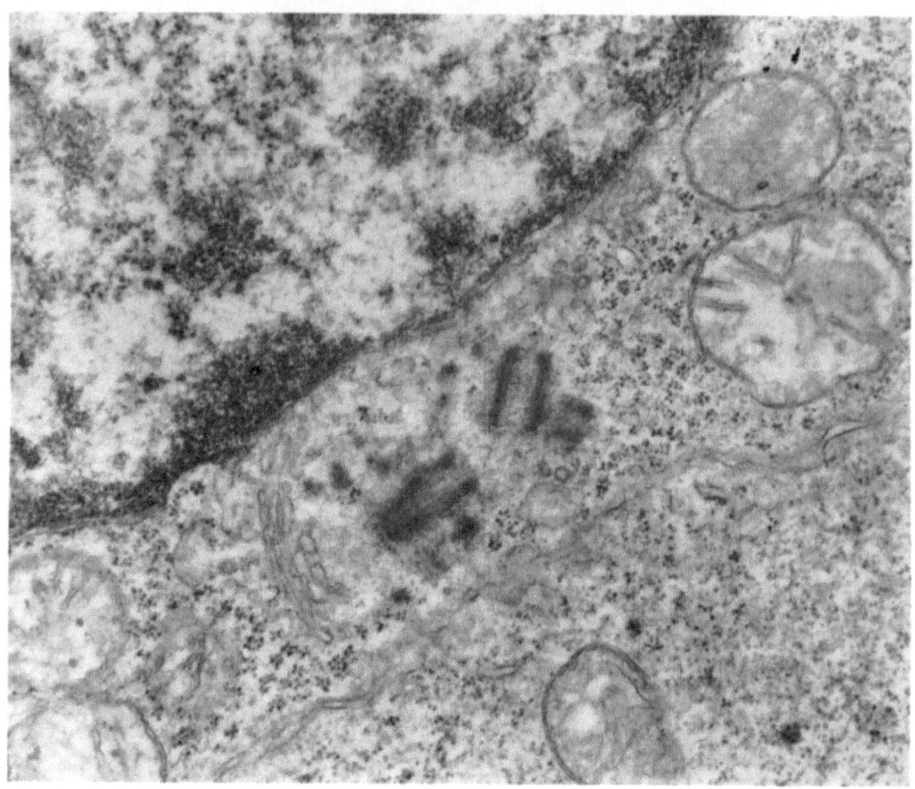

Abb. 48. Thymocyten-Centriolenpaar. Beginnende Bildung von Mikrotubuli in unmittelbarer Umgebung der Centriolen. Vergr. 50000fach. (Aus R. G. MURRAY, A. S. MURRAY und A. PIZZO, 1965)

In der Spermiogenese des Farnes Marsilia z. B. oder auch bei Zania bestehen die Blepharoplasten elektronenmikroskopisch nur aus (unreifen) Procentriolen, deren Zahl aber genau der der späteren Geißeln entspricht (die Spermien sind hier mehrgeißelig). Reife Centriolen wurden nicht beobachtet. Es wurde vielmehr gefolgert, daß zumindest in diesen Fällen Procentriolen auch ohne Anwesenheit von Centriolen entstehen können[672]. Mit etwas Kühnheit erlauben diese elektronenmikroskopischen Befunde eine neue Interpretation eines Phänomens, das bis heute noch mit vielen Geheimnissen umgeben ist: die Cytaster-Bildung in Eizellen de novo. Eine künstliche Aktivierung unbefruchteter Seeigeleizellen mit Bildung von „Cytastern" hat MORGAN (1896) mitgeteilt. Solche Cytaster können z. B. durch hypertone Salzlösungen an vielen Stellen nahezu gleichzeitig und gleichmäßig verteilt in der Eizelle entstehen, so daß angenommen worden ist, sie seien nicht durch rasch aufeinanderfolgende Zweiteilungen ursprünglich vorhandener

[670] GALL 1961. [671] SZOLLOSI 1964, DE HARVEN 1968. [672] MIZUKAMI und GALL 1966.

Centriolen, sondern neu im Cytoplasma entstanden[673]. Selbst wenn man aus den Eizellen den Kern entfernt[674] und dabei mit Sicherheit auch die Spindel mit den Polkörperchen[675], kann man in gleicher Weise Cytaster und Astrophären aktivieren. Eine solche Aktivierung der Eizelle ist das cytologische Korrelat der Parthenogenese, da evtl. vorhandene Kerne in diese Cytaster einbezogen werden können, wobei sich unter Umständen typische bipolare Spindeln zwischen zwei offenbar zufällig nebeneinander liegenden Cytaster bilden. Die Frage[676], ob sich diese Cytasteren in Umgebung cytoplasmatischer Granula bilden, oder ob in ihrem Zentrum sich echte Centriolen befinden, wurde elektronenmikroskopisch beantwortet[677]. Jede kleine Astrosphäre enthält ein typisches Centriol. Wenn also relativ rasch durch Änderung des Milieus viele solche Centriolen entstehen, müssen deren Vorformen diffus in der Eizelle verteilt gewesen sein. Ohne daß hierüber verläßliche Angaben vorliegen, liegt die Folgerung nahe, daß es sich hierbei um Teile von Procentriolen handelt, die offenbar ohne Anlagerung an ein Muttercentriol unter den gegebenen Bedingungen zu Centriolen auswachsen können. Jedenfalls scheint es zumindest im Seeigelei freie Procentriolen zu geben.

Unabhängig davon ist aber nochmals darauf hinzuweisen, daß die Centriolen keine singuläre Stellung in der Zelle einnehmen. Stehen sie doch sowohl in ihrer Genese als auch in ihrer Funktion in unmittelbarem Zusammenhang mit den Kinetosomen (s. S. 377). Dieser Bezug ist bereits vor der Jahrhundertwende formuliert worden[678] und seitdem als sog. Henneguy-Lenhossek-Hypothese bekannt[679]. Zu dieser Homologie gesellt sich noch die Beziehung zu den Kinetochoren der Chromosomen. Dafür gibt es Befunde, z.B. in der Spermiogenese, von Schnecken[680]. Von Interesse ist auch, daß sich in der Spermiogenese von parthenogenetisch entwickelten Individuen typische Kinetosomen ausbilden, also in Zellen, die in der Keimbahn mit Sicherheit keine Spermiencentriolen enthalten. Auch hieraus ist abzuleiten, daß sich Spermien-Kinetosomen aus anderen Organellen, nächstliegend aus den Kinetochoren oder Kinetozentren, entwickeln können[681]. Kinetozentren, Kinetochoren und Kinetosomen haben gewisse Gemeinsamkeiten[682]; vielleicht liegt hier ein gleiches, je nach Differenzierung unterschiedlich ausgebildetes Bewegungsorganell der Zelle vor.

Wenn wir aber eine Bildung von Centriolen aus Procentriolen oder Kinetochoren prinzipiell anerkennen, verliert auch das Fehlen von morphologisch faßbaren Kinetozentren bei vielen Zellarten, z.B. bei den meisten Blütenpflanzen, an Gewicht. Möglicherweise übernehmen die Kinetochoren hier wesentliche Aufgaben der Kinetozentren, oder es wirken morphologisch noch nicht identifizierte Elemente in den diffusen Polen anstelle voll ausgebildeter Centriolen. Wir werden bei Erörterung der Spindelfunktion nochmals darauf zurückkommen, daß die erste Möglichkeit, nämlich die solitäre Funktion der Kinetochoren, die wahrscheinlichere ist.

## E. Die Spindel

### 1. Entstehung und Formen

Die mitotische Spindel ist länger bekannt als die Einzelheiten der Chromosomenbewegungen, ja als die Chromosomen selbst. Als im 8. Jahrzehnt des 19. Jahrhunderts die ersten Beschreibungen der Mitose vorgelegt wurden[683], sprach man

[673] Vgl. z.B. HARTMANN 1953. [674] HARVEY 1936. [675] LORCH u. Mitarb. 1953.
[676] Vgl. BRACHET 1957. [677] DIRKSEN 1961, ASSEL und BRACHET 1966.
[678] HENNEGUY 1898, VON LENHOSSEK 1898.
[679] Vgl. z.B. WASSERMANN 1929, MAZIA 1961a u.a. [680] POLLISTER und POLLISTER 1943.
[681] Vgl. MAZIA 19611a, 1961b. [682] Lit. bei GRUNDMANN 1964.
[683] STRASBURGER 1875, 1880, O. HERTWIG 1876, 1877. VAN BENEDEN 1876, BÜTSCHLI 1876, BALBIANI 1876.

erstmals von „Kernspindeln“ oder „Kerntonnen“. Eine morphologische Differenzierung zwischen den Spindel-Elementen und den Chromosomen gelang gültig erst Flemming (1882). Er nannte die mit Hämatoxylin oder mit Carmin stark anfärbbaren Teile das „Chromatin“, worunter wir heute im wesentlichen die Chromosomen bzw. die daraus in der Interphase sich bildenden Kernbestandteile verstehen; die nicht oder nur wenig färbbaren Anteile nannte er „Achromatin“ oder „achromatischer Apparat“. Zu diesem gehören außer der Spindel die Polstrukturen, also die Kinetozentren und die Polstrahlen. Die Teilungsspindel tritt nur in mitotischen Kernteilungen auf. Sie ist typisch für die Mitose, und von ihrem Vorkommen kann man auf die Existenz einer mitotischen Kernteilung schließen. Die bipolare Anordnung der Spindel manifestiert darüber hinaus die Bipolarität der normalen mitotischen Kern- und Zellteilung.

Die alten Beobachtungen über Entstehung und Aufbau der Teilungsspindel bilden die Grundlage unseres heutigen Wissens; sie sind im Prinzip noch immer gültig, weswegen wir auch in den folgenden Erörterungen von ihnen ausgehen werden. Freilich haben gerade die letzten 50 Jahre eine Fülle neuer Erkenntnisse gebracht. Sie fußen auf neuen Ansätzen im Studium der Doppelbrechung des Spindelkörpers[684], in der Möglichkeit, die Spindel (mitsamt den Chromosomen) in bestimmten Objekten als „mitotischen Apparat“ zu isolieren[685] und biochemisch zu untersuchen[686], vor allem aber in der Entdeckung der Mikrotubuli als einem weit verbreiteten, cytologischen Strukturelement[687], als deren eine Ausgestaltungsform die Spindelfasern aufzufassen sind. Fast erscheint der Ausdruck „Spindelfasern“ überholt, da es sich bei ihnen um sehr labile Bauelemente handelt, mit Sicherheit nicht um Fasern der ursprünglichen Definition. Das gilt aber auch für das Wort „Spindel“: Ganz abgesehen davon, daß immer weniger Menschen eine Spinn-Spindel gesehen haben, wir also das dem Begriff zugeordnete Objekt gar nicht mehr kennen, ist die Spindelform des „mitotischen Apparates“ keineswegs immer ausgebildet. Trotzdem ist das Wort „Teilungsspindel“ allgemein üblich, und so wollen wir auch die Spindelfaser als Terminus beibehalten.

### a) Die Zentralspindel und ihre Varianten

Wenn man die Entstehungsweisen der Spindelformen kennenlernen will, geht man am besten von den lichtmikroskopischen Beobachtungen aus. Ein Weg der Spindelfaserentstehung war in Abb. 43 dargestellt worden: In Umgebung der sich vergrößernden Centrosomen entstehen die „Polstrahlen“, die wir ohne genauere Kenntnis der Feinstruktur zunächst einmal als gerichtete Cytoplasmateile auffassen können. Dort, wo die Polstrahlen einander berühren, bilden sie sich zu Spindelfasern um. Diese verbinden die beiden Kinetozentren miteinander. Sie werden als „Zentralfasern“ oder „kontinuierliche Fasern“ bezeichnet. Entsprechend ihrer Entstehungsweise können wir sie vereinfacht als die Folgen der orientierenden Kräfte der Centriolen auf umgebende Moleküle auffassen. In anderen Fällen bildet sich die Spindel aus der „Centrodesmose“[688], worunter man eine fädige Verbindung zwischen den auseinanderweichenden Kinetozentren versteht. Dies ist in mehreren Oocyten beobachtet worden[689], aber auch in Spermatocyten etwa des Salamanders[690], in den Neuroblastenmitosen der Heuschrecke[691] oder in bestimmten menschlichen Hirntumoren[692]. Man nennt die auf diese beiden Arten entstandenen Spindeln „Zentralspindeln“. Charakteristisch für sie ist, daß sie sich *neben* dem Kern aus cytoplasmatischem Material bilden. Sie sind typische

[684] Zum Beispiel Inoué 1953. [685] Mazia und Dan 1952.
[686] Zum Beispiel Mazia 1961a, 1967. [687] Lit. z.B. bei Ledbetter 1967, Kennedy 1969.
[688] Heidenhain 1907. [689] Zum Beispiel Macfarland 1897.
[690] Hermann 1891, Mewes 1897. [691] Kawamura 1960. [692] Altmann 1961.

Cytoplasmaspindeln; der Kern oder seine Chromosomen sind primär nicht beteiligt.

Dies ist besonders deutlich bei den hypermastiginen Flagellaten zu beobachten, bei denen die Zentralspindel mit den Chromosomen gar keine unmittelbare Verbindung aufnimmt, sondern die Spindelfasern zur Kernmembran ziehen, an deren Innenfläche die Chromosomen anhaften (Abb. 42). Vor allem die Untersuchungen von CLEVELAND[693] haben dies eindeutig belegt. Elektronenmikroskopisch lassen sich z. B. in Fibroblastenkulturen typische Mikrotubuli als Äquivalente der Spindelfasern schon bei noch intakter Kernmembran darstellen[694] (Abb. 49). Oftmals finden sich Spindelfasern vor allem in der Tiefe von Kernbuchten (Abb. 50).

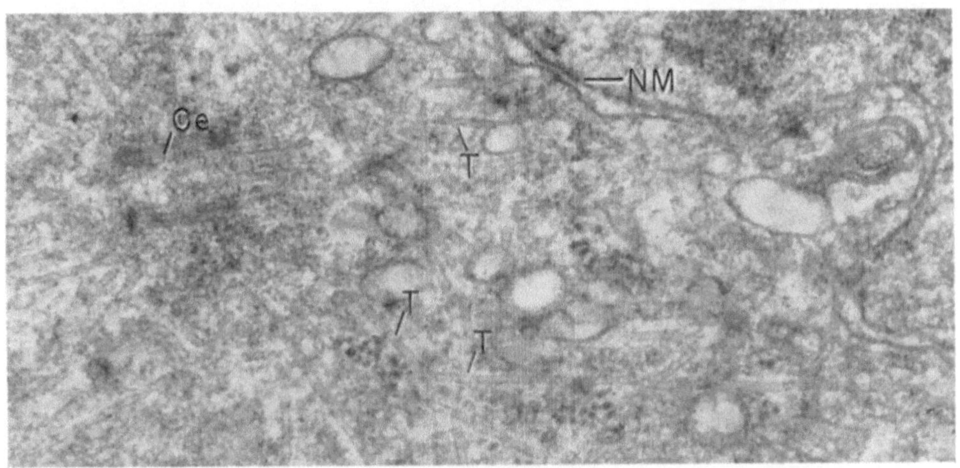


Abb. 49. Teil eines L-Fibroblasten in Prophase. Mikrotubuläre Spindelfasern (*T*) in unmittelbarer Nachbarschaft eines Centriols (*Ce*) vor Abbau der Kernmembran (*NM*). Vergr. 77500fach. (Aus A. KRISHAN und R. C. BUCK 1965b)

In Pflanzenzellen, in denen allerdings keine Zentralspindeln auftreten, und in denen die Mitose mit der Bildung eines den Kern in der Höhe der späteren Metaphase bzw. Zelldurchtrennung umziehenden subcorticalen Bandes von Mikrotubuli in der Präprophase beginnt (sog. Präprophase-Band)[695], sind solche Vor-Spindelfasern als eine Innenschicht der äußeren Kernmembran auch in der Interphase nachweisbar[696]; sie sind als ,,Mikrotubuli" generell Elemente der cellulären Formerhaltung[697]. Trotzdem ist in den meisten Zellen anzunehmen, daß sie nicht in voller Zahl in der Interphase persistieren, sondern für die Mitose neu gebildet werden. Das gilt mit Sicherheit für Thymuslymphocyten der Ratte, bei denen sich Mikrotubuli erst während der Prophase an den Centriolen finden[698].

Die bisher beschriebene Art der Spindelbildung ohne unmittelbare Beteiligung des Zellkernes oder seiner Chromosomen ist jedoch die Ausnahme. In den meisten Fällen wird die Spindel erst dann sichtbar, wenn sich die Kernmembran aufzulösen beginnt[699]. Vielfach ist die Eröffnung der Kernmembran sogar als Voraussetzung für die Spindelbildung angesehen worden. WASSERMANN (1926, 1929) nahm an, daß ein ,,Mixoplasma" das Substrat für die Spindelsubstanz entstehen lasse.

693 Zusammenfassende Lit. CLEVELAND 1963. 694 Zum Beispiel KRISHAN und BUCK 1965b.
695 PICKETT-HEAPS und NORTHCOTE 1966.
696 LEDBETTER und PORTER 1963, LEDBETTER 1967. 697 KENNEDY 1969.
698 MURRAY, MURRAY und PIZZO 1965. 699 Zum Beispiel SPECHT 1961, HARRIS 1965.

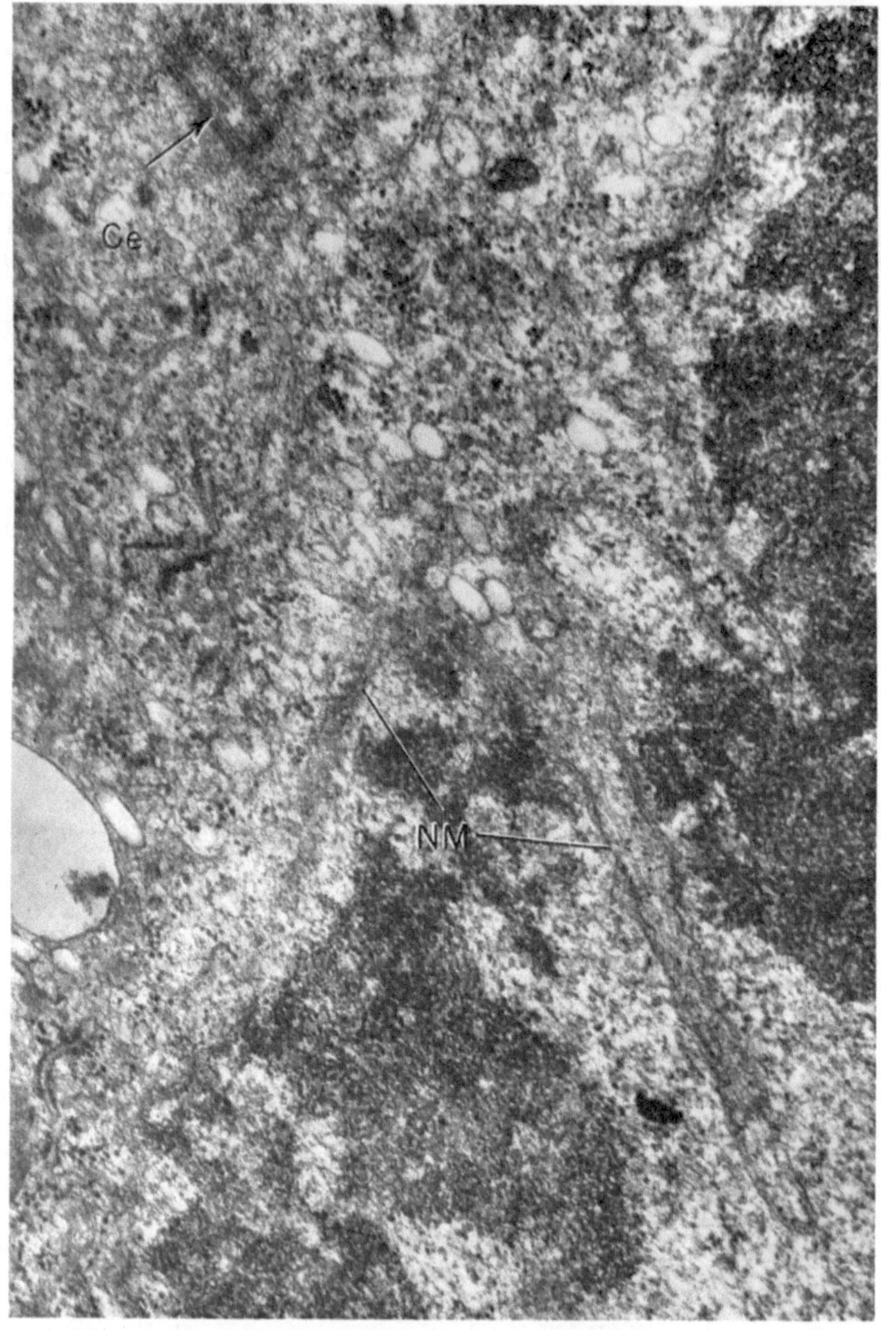


Abb. 50. Desgl. mit Beginn der Spindelbildung: Mikrotubuli senkrecht zur Oberfläche der Kernmembran (*NM*), auch in der Tiefe einer Kernbucht und in Umgebung des Centriols (*Ce*). Vergr. 59000fach. (Aus A. KRISHAN und R. C. BUCK 1965b)

Da die Kerne in der Prophase an Volumen zunehmen, also Substanz, zumindest Wasser, aufnehmen[700], ist im gleichen Sinne vielfach gefolgert worden, daß die Karyolymphe sich am Mitosebeginn in eine Art Grundsubstanz der Spindel, in das „Atractoplasma" verwandelt, und daß dieses eine Voraussetzung der Bildung der Teilungsspindel sei[701]. Daß die Spindelfasern, speziell auch die Mikrotubuli, in einer Art Grundsubstanz (= Matrix) liegen, ist unbestritten[702]. Die Herkunft dieser Matrix ist aber noch offen und sicher von Zelltyp zu Zelltyp verschieden. Heute hat die Frage, ob die Spindelsubstanz primär nucleärer oder cytoplasmatischer Herkunft ist, an Interesse verloren.

Den Fasertyp, der die Kinetozentren mit den Chromosomen verbindet, nennt man die „Chromosomen-Spindelfasern". Bei den großen extranucleären Spindeln der hypermastiginen Flagellaten (Abb. 42) sind die Chromosomen-Spindelfasern diejenigen fädigen Elemente, die von den Centrosomen zur Kernmembran ziehen. In der Zentralspindelmitose (s. o.) legen sie sich außen an die Spindel an und bilden eine Art Mantel der Zentralspindel, weswegen sie auch als „Mantelfasern" bezeichnet worden sind[703].

### b) Die Chromosomenspindel

Der Typ der Zentralspindel ist zwar besonders geeignet, die einzelnen Komponenten der Teilungsspindel verstehen zu lernen; die meisten mitotischen Spindeln entstehen jedoch auf eine andere Weise. Das gilt vor allem für die Fälle, in denen morphologisch keine Kinetozentren nachweisbar sind. Nach oder während der Auflösung der Kernmembran in der Prophase entstehen die Spindelfasern unmittelbar an den Chromosomen, breiten sich von hier aus in das umgebende Cytoplasma aus und werden unter Umständen erst sehr spät in einer definierten Polregion zusammengefaßt. So kann man z.B. im Tubifex-Ei Stadien erfassen, in denen Spindelfasern ausschließlich im Bereich der Chromosomen nachweisbar sind[704]. In den durch Bajer (1954, 1961, 1965a) mit Filmstudien besonders ausführlich untersuchten Mitosen der Endospermzellen von Haemanthus katharinae verlaufen die Spindelfasern von den Chromosomen zumindest in der Metaphase und am Anfang der Anaphase parallel zueinander, scheinen vereinzelt ineinander überzugehen[705] und konvergieren nur sehr wenig und sehr spät miteinander in einer Polregion, die keine besondere morphologische Ausbildung lichtmikroskopisch erkennen läßt. Jedes Metaphasechromosom hat hier lichtmikroskopisch 4 Chromosomenspindelfasern.

Von Bedeutung erwies sich die Beobachtung[706], daß der Spindelbildung eine Aufhellung des Cytoplasmas in Umgebung des Kernes vorangeht. Diese helle Zone, die oft mondsichelförmig die beiden präsumptiven Polkappen des Kernes umgibt, enthält elektronenmikroskopisch typische „Mikrotubuli", also spätere Spindelbestandteile. Im Gegensatz zu früheren Ansichten, wonach die Spindelfasern sich bei dem Typ der Chromosomenspindel vorwiegend aus Kernmaterial bilden[707], geht z.B. im Endosperm von Haemanthus die Spindel nach Lebendbeobachtungen[708] und nach elektronenmikroskopischen Befunden[709] zumindest am Anfang vorwiegend aus cytoplasmatischem Material außerhalb der Kernmembran hervor. Wenn die helle Zone ihre größte Ausdehnung erreicht, dringen verschiedene Arten von Granula und Vesicula in den Kern ein. Die Kernwand scheint durch eine mechanische Einwirkung der Mikrotubuli und durch einen inneren Zerfall aufzubrechen[710].

---

[700] Wada 1950. [701] Lit. bei Wada 1966. [702] Zum Beispiel Mazia 1967.
[703] Hermann 1891. [704] Specht 1961. [705] Bajer und Allen 1966, Bajer 1967.
[706] Bajer 1966. [707] Lit. bei Becker 1938. [708] Bajer 1966.
[709] Molé-Bajer 1969, Bajer 1968a. [710] Bajer 1968a.

Damit haben wir auch bei dem Typ der Chromosomenspindel bereits zwei verschiedene Entstehungsweisen kennengelernt: Einmal scheinen die Spindelfasern an den Chromosomen zu entstehen und sich von hier aus in das umgebende Cytoplasma auszubreiten, zum anderen bilden sie sich wie bei der Zentralspindelform im Cytoplasma und treten erst sekundär zu den Chromosomen in Beziehung.

Eine weitere Form der Chromosomenspindel entsteht offenbar ausschließlich im Kern, und zwar noch bei intakter Kernmembran an den Chromosomen. Zum

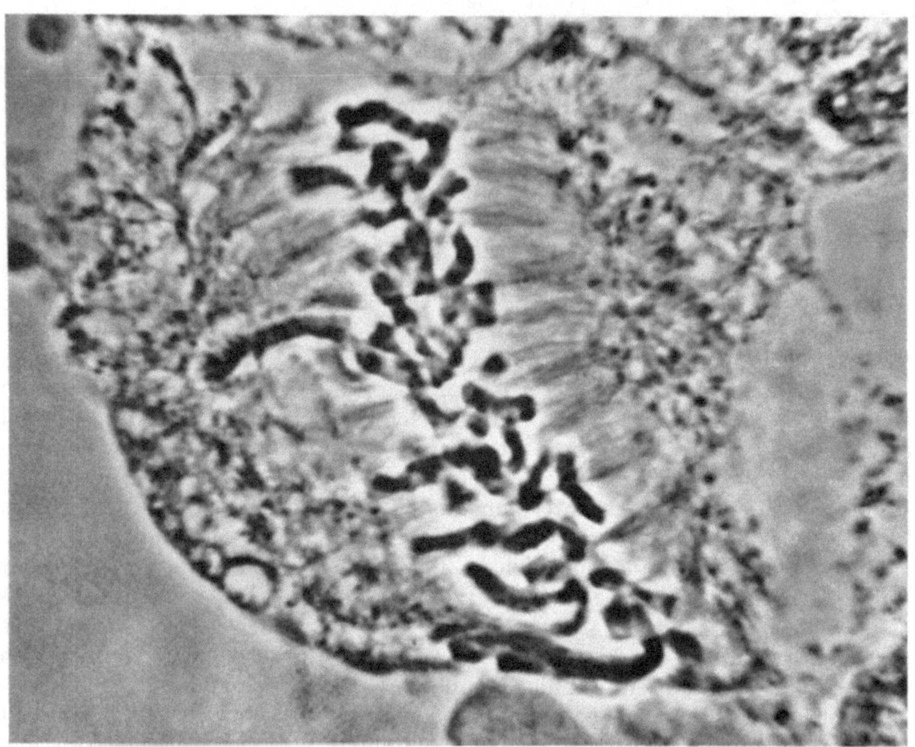

Abb. 51. Metaphase von Haemanthus-Endosperm im Phasenkontrast. Darstellung der Chromosomenspindelfasern mit leichter Konvergenz zu den Spindelpolen. Vergr. 950fach. (Aus P. HARRIS und A. BAJER 1965)

Beispiel bei vielen Insekten[711] kann sich um jedes einzelne Chromosom eine gesonderte Spindel bilden ohne Ausrichtung auf spätere Spindelpole. Erst während der Metaphase, wenn die Spindeln der einzelnen Chromosomen mehr oder weniger parallel zueinander gerichtet sind, zeigt sich auch eine entsprechende polare Ordnung. Eine solche Spindel ist eindeutig multipolaren Ursprungs; die Entstehungskomponenten sind primär die Einzelchromosomen[712]. Der gleiche Vorgang ließ sich elektronenmikroskopisch noch eindeutiger bei der intranucleären Mitose des Schleimpilzes Physarum polycephalum beobachten[713]. Intranucleäre Teilungen sind auch bei Protisten nicht selten[714] und z.B. bei der Ciliate Belpharisma auch lichtmikroskopisch gut belegt[715].

[711] HUGHES-SCHRADER 1924, 1942. [712] Siehe auch SCHRADER 1932, 1954.
[713] GUTTES, GUTTES und ELLIS 1968. [714] BELAR 1926. [715] JENKINS 1967.

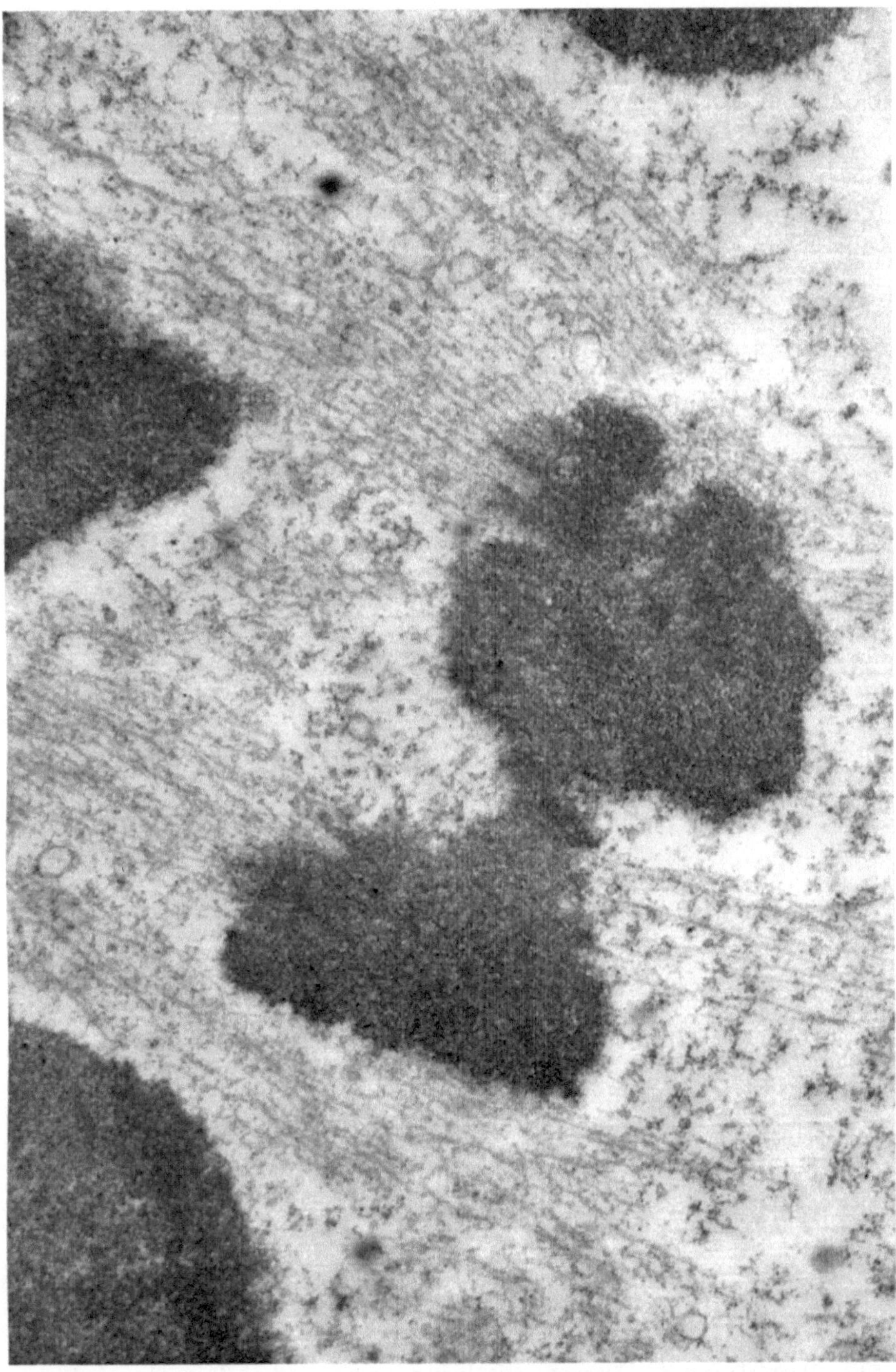

Abb. 52. Kinetochoren-Regionen von zwei Chromosomen mit Einmündung der tubulären Spindelfasern und Ausziehung des Chromosomenmaterials in Richtung der Spindelfasern. Links unten Zentralfasern. Vergr. 35000fach. (Aus P. HARRIS und A. BAJER 1965)

Nach der Unterteilung von Schrader (1954) gibt es generell zwei Formen der Chromosomenspindel: den direkten und den indirekten Typ. Beim ersteren entstehen die Chromosomenspindelfasern als direkte Verbindungen zwischen Chromosom und Kinetozentrum. Beim indirekten Typ[716] liegt ein Spindelgerüst aus Zentralfasern vor, an das sich sekundär die Chromosomenspindelfasern anlegen. Dieser Typ ähnelt also sehr der Zentralspindel.

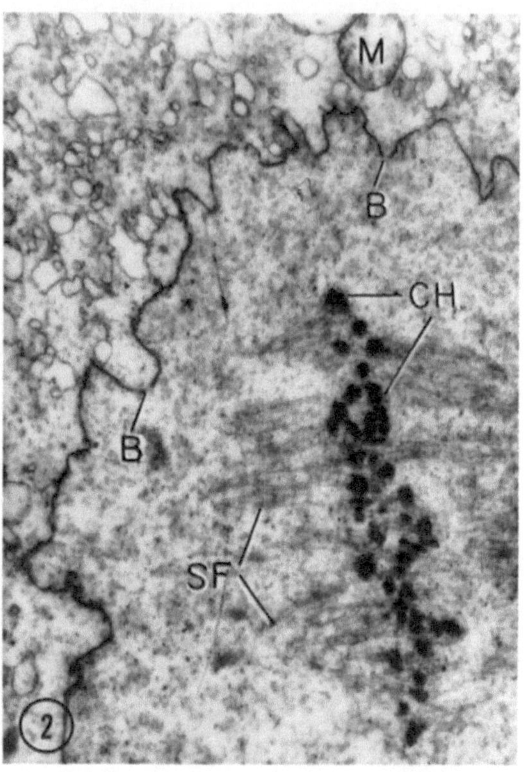


Abb. 53. Späte Prometaphase der Riesenamöbe Pelomyxa illinoisensis. Anordnung der Chromosomen in der Metaphase nahezu abgeschlossen (*CH*). Bildung parallellaufender mikrotubulärer Spindelfasern (*SF*). Beginnender Aufbruch der Kernmembran (*B*). (*M* Mitochondrium.) Vergr. 7000fach. (Aus E. W. Daniels und E. L. Roth 1964)

Unabhängig von allen Einteilungen scheinen aber sowohl die Chromosomen als auch die Kinetozentren in der Lage zu sein, Spindelfasern oder auch ganze Spindeln zu bilden; die Chromosomenspindelfasern entstehen als Folge einer richtenden Wechselwirkung zwischen Kinetozentren und Chromosomen oder auch nur an den letzteren. Die Frage, ob das Spindelmaterial aus dem Cytoplasma[717] oder aus dem Kern[718] stammt, erscheint dagegen von geringerem Belang, wie es auch sicher nicht richtig ist, eine „karyokinetische“ von einer „cytokinetischen“ Spindel entsprechend Herkunft und Form zu unterscheiden[719].

Eine Bestätigung der älteren, mit lichtmikroskopischer Technik erhobenen Befunde brachte auch hier die Elektronenmikroskopie. War schon nach besonders

[716] Vgl. Belar 1929. [717] Bajer 1966. [718] Matuszewski 1966. [719] Wada 1966.

guten Phasenkontrastaufnahmen (Abb. 51) anzunehmen, daß eine Vielzahl von feinen Fibrillen eine Chromosomenspindelfaser bildet[720], so fanden sich elektronenmikroskopisch bis über 100 feinfädige Elemente, die an den Chromosomen angreifen und in Richtung der Spindelpole ziehen. Die Elektronenmikroskopie belegte auch die Existenz der zwei verschiedenen Spindelfasertypen[721]: der Zentral-

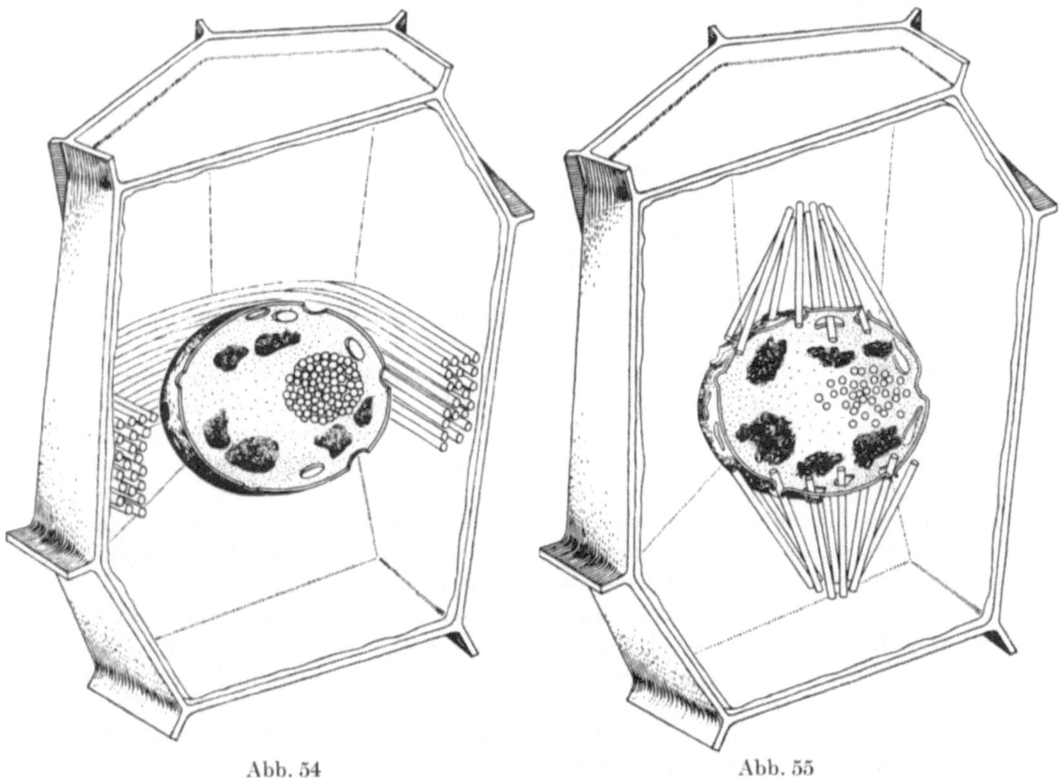


Abb. 54. Schematische Darstellung des Verlaufes der Mikrotubuli in der frühen Prophase („Präprophaseband“) im Weizen-Meristem. (Aus M. C. LEDBETTER 1967)

Abb. 55. Desgl. Anordnung der Mikrotubuli in der späten Prophase (Spindelbildung). (Aus M. C. LEDBETTER 1967)

fasern und der Chromosomenfasern (Abb. 52). Bei Riesenamöben[722] wurde schließlich der Bildungsmechanismus der Spindelfasern an den einzelnen Chromosomen elektronenmikroskopisch im einzelnen darstellbar (Abb. 53): Die Chromosomenfasern entstehen unmittelbar an den Chromosomen und verlaufen mehr oder weniger parallel zueinander senkrecht zur Äquatorialplatte. Hier wie z. B. auch bei Physarum polycephalum[723] entstehen die mikrotubulären Spindelfasern innerhalb der Kernmembran. Bei Physarum bleibt die Kernmembran sogar während der gesamten Mitose erhalten.

Zur Frage nach dem Ursprung der Spindelfasern bei Pflanzen hat sich elektronenmikroskopisch im Weizen-Meristem ein besonderer Befund ergeben[724]: In der

---

720 HARRIS und BAJER 1965. 721 BAJER 1968a. 722 DANIELS und ROTH 1964.
723 GUTTES, GUTTES und ELLIS 1968. 724 PICKETT-HEAPS und NORTHCOTE 1966.

Prophase treten im Cytoplasma der frühen Prophasekerne Mikrotubuli auf, die als „Präprophaseband" rund um den Kern herum verlaufen (Abb. 35 und 54) und die Lage der späteren Metaphaseplatte und der Zellteilungsebene angeben. Sie finden sich in der fortgeschrittenen Prophase nahe der Polregion (Abb. 55), also in den gleichen Bereichen, die lichtoptisch z. B. im Phasenkontrastmikroskop als helle, weitgehend homogene Cytoplasmaanteile imponieren (s. o.). Es liegt nahe, in diesen Mikrotubuli noch nicht gerichtete Spindelfasern zu sehen, also fädige Cytoplasmaelemente, die noch nicht unter dem Einfluß der Kinetozentren oder der Chromosomen stehen.

## 2. Feinbau

Bestehen doch die Spindelfasern elektronenmikroskopisch ebenfalls aus solchen Mikrotubuli, die mehr oder weniger parallel zueinander verlaufen und oft kontinuierlich von den Polstrukturen bis zu den Chromosomen oder auch als Zentralfasern von einem zum anderen Spindelpol dargestellt werden können[725]. PORTER (1954) beschrieb sie nach Einführung der Dünnschnitt-Technik in die Elektronenmikroskopie erstmals als tubuläre Elemente mit einem Durchmesser von 25 mμ. Seither ist die Feinstruktur der Spindelfasern in vielen Objekten elektronenmikroskopisch gründlich untersucht worden[726]. Danach variiert die Breite der Tubuli zwischen 12 und 27 mμ, ist aber prinzipiell in allen Zellen gleich ausgebildet. Vielfach sind die Mikrotubuli zu Bündeln angeordnet, und die lichtmikroskopisch darstellbaren Chromosomenfasern (Abb. 51) sind durchweg als solche Tubuli-Bündel aufzufassen. Offenbar tendieren die Tubuli zur Aggregation zu größeren Komplexen. Manchmal scheinen 2—4 solcher Fibrillen zu nur losen, kleinen Bündeln zusammengeordnet[727], in anderen liegen sie lose ohne ersichtliche Ordnung nebeneinander, verlaufen jedoch weitgehend parallel.

Ob die vielfach gewellte oder auch in Bogen verlaufende Anordnung in der Dünnschnitt-Elektronenmikroskopie den Nativzustand wiedergibt oder Folge ungleichmäßiger Schrumpfungsvorgänge ist, kann heute noch nicht endgültig beantwortet werden. Auch sind diese Tubuli relativ labil (s. u.), denn z. B. in Bindegewebs- oder Muskelzellen lassen sich diese Elemente erst durch Zugabe bivalenter Kationen zur Osmiumsäure als Fixationsmittel darstellbar machen[728].

In den Spindelregionen finden sich aber nicht nur diese feinen Fibrillen, sondern zwischen ihnen sieht man oft Granula unterschiedlicher Größe[729]. Hierbei handelt es sich vorwiegend um Ribosomen oder ribosomenähnliche Granula[730] und andere ergastoplasmatische Bestandteile[731], die sich in vielen Zellen innerhalb der Spindel zumindest als Reste nachweisen lassen[732]. Im isolierten „mitotischen Apparat" des Seeigeleies sind meist viele Ribosomen oder ribosomenähnliche Granula an die Mikrotubuli angelagert[733]. Bei der Grünalge Blastophysa rhizopus wurden im Querschnitt bogenförmige Brücken zwischen den Mikrotubuli gefunden[734], die entweder ein ATPase-Protein darstellen oder als Zeichen der Einlagerung von neuen Elementarteilchen in die sich in der Anaphase verlängernden Spindelfasern aufzufassen sind[735]. Größere Granula mit einem Durchmesser von 30—40 mμ sind entweder Aggregate anderer Zellbestandteile oder möglicherweise

---

[725] ROBBINS und GONATAS 1964, KRISHAN und BUCK 1965a, 1965b, MURRAY u. Mitarb. 1965.
[726] Lit. bei WENT 1966b, DE HARVEN 1968, KENNEDY 1969 u.a.
[727] NEBEL und COULON 1962. [728] ROTH und DANIELS 1962.
[729] Zum Beispiel HARRIS 1962, ROTH und DANIELS 1962, MURRAY u. Mitarb. 1965, KRISHAN und BUCK 1965a, 1965b, ROTH u. Mitarb. 1966 u.a.
[730] Vgl. KANE 1962, BORISY und TAYLOR 1967, MAZIA 1967. [731] BAJER 1968a.
[732] RUTHMANN 1958, GROSS u. Mitarb. 1958, PORTER und MACHADO 1960, ITO 1960 u.a.
[733] GOLDMAN und REBHUN 1969. [734] WILSON 1969. [735] WILSON 1969.

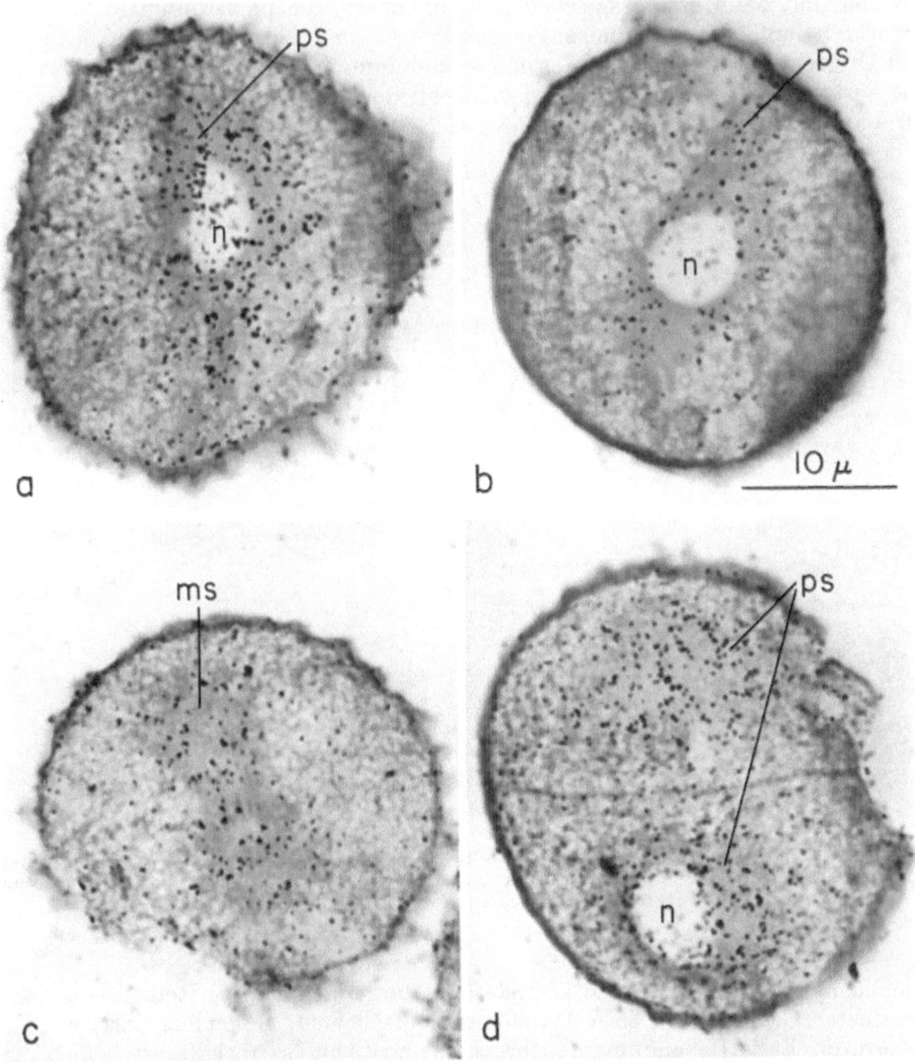


Abb. 56a—d. Autoradiogramm eines Seeigeleies während der ersten beiden Furchungsteilungen unter kontinuierlichem Einbau von $^3$H-Leucin. a Spindelbildung (*ps* Präspindel, *n* Zellkern). b Prophase. c Metaphase (*ms* Metaphasefigur). d Prophase der zweiten Furchungsteilung. Die Silberkörner zeigen die Radioaktivität in dem neugebildeten Eiweiß an. Nachfärbung mit Azur B. Vergr. 2700fach. (Aus P. R. Gross und G. H. Cousineau 1963)

auch Querschnitte der typischen Spindel-Tubuli. In den Prophasezellen werden im Bereich der präsumptiven Spindelregionen besonders viele Ribosomen gefunden[736], und histoautoradiographisch läßt sich in diesen Bereichen auch ein intensiver Einbau von $^3$H-Leucin (Abb. 56), also eine intensive Proteinsynthese aufzeigen[737].

[736] Gross u. Mitarb. 1958, Harris 1962. [737] Gross und Cousineau 1963.

Genauere Einblicke in die Feinstruktur der Spindelfasern gelangen elektronenmikroskopisch durch Anwendung der Negativ-Färbung bei menschlichen Fibroblasten und bei Herzmuskelzellen des Molches[738], die in verdünntem Calciumchlorid gequollen waren, und in Seeigeleiern[739]. Nach Negativ-Färbung entweder mit Uranyl-Acetat (Abb. 57) oder mit Ammonium-Molybdat (Abb. 58) stellen sich die Fasern als 200—270 Å dicke, in sich gegliederte Fäden dar, deren Wände etwa 50 Å dick sind und mit unregelmäßigen Körnchen belegt sind. In der inneren

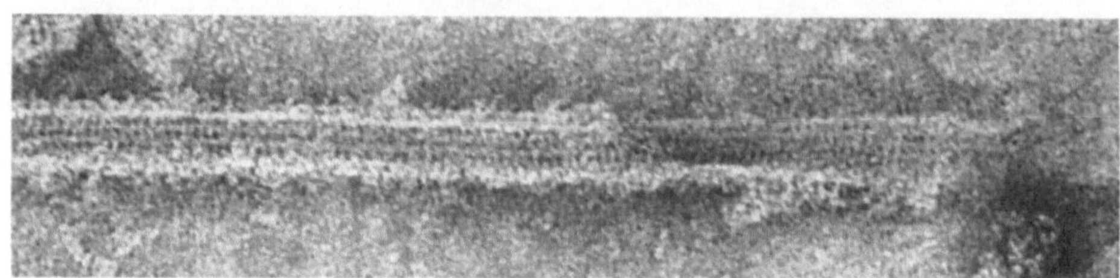

Abb. 57. Spindelfaser aus Herzmuskelzellen des Molches, dargestellt durch Negativfärbung mit Uranylacetat. Unregelmäßige Oberfläche der Faser. Zwei Subfibrillen im Inneren der Spindelfaser. Vergr. 285000fach. (Aus N. A. BARNICOT 1966)

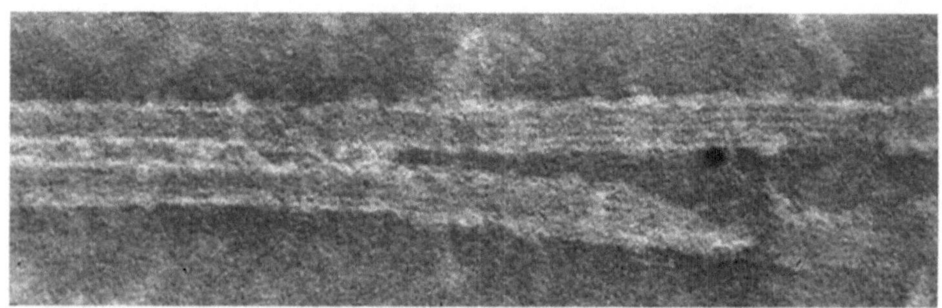

Abb. 58. Desgl. nach Negativfärbung mit Ammoniummolybdat bei pH 4,2. Die Wände der Spindelfasern erscheinen dünner. Im Inneren sind stellenweise drei Fibrillen zu erkennen. Vergr. 285000fach. (Aus N. A. BARNICOT 1966)

Zone sieht man 2 oder 3 feine Längsfasern, die manchmal wie Reihen längs angeordneter Granula von 35 Å Durchmesser erscheinen. Besonders dort, wo die Fasern durch die Behandlung abgebrochen sind (Abb. 58, rechts), erscheinen die Spindelfasern aus mehreren solchen einander parallellaufenden Lamellen aufgebaut, die ihrerseits aus kugeligen Elementen bestehen. Die Zahl der feinen Fibrillen ist nicht eindeutig feststellbar; sie scheint in Fibroblasten zwischen 9 und 12 zu liegen[740]; und im Seeigelei sind eindeutig 13 Subfibrillen nachweisbar[741]. Die kugeligen Elemente, aus denen die Subfibrillen aufgebaut sind, haben einen Durchmesser von 35 Å und entsprechen wahrscheinlich „spezifischen" Proteinmolekülen mit einem Molekulargewicht von 68000[742].

Auf eine Längsausrichtung von Molekülen in der Spindel war schon durch die Beobachtung der positiven Doppelbrechung parallel zur Spindelachse geschlossen worden[743]. Für eine solche Längsrichtung sprach auch die ältere Beobachtung von

[738] BARNICOT 1966. [739] KIEFER, SAKAI, SOLARI und MAZIA 1966. [740] BARNICOT 1966.
[741] KIEFER, SAKAI, SOLARI und MAZIA 1966, MAZIA 1967. [742] MAZIA 1967.
[743] RUNNSTRÖM 1928, SCHMIDT 1937, 1939, PFEIFFER 1939, 1951, SWANN 1951a, 1952, INOUÉ 1953, INOUÉ und BAJER 1961 u.a.

Belar (1927), wonach in hypotonem Milieu im Inneren der Spindeln Längsspalten sichtbar werden, die stets parallel zur Spindelachse verlaufen, nie aber schräg oder gar senkrecht zu dieser. Im Haemanthus-Endosperm[744] ließ sich die Doppelbrechung besonders deutlich nachweisen, und zwar entsprechend dem Entstehungsmodus der Spindelfasern zunächst vorwiegend in Umgebung der Chromosomen, später im Verlauf der ganzen Spindel bis zu den Polbereichen. Mit einem stark gebündelten Ultraviolettstrahl läßt sich übrigens die Doppelbrechung in umschriebenem Bereich aufheben[745]. Isolierte „mitotische Apparate" z.B. von Seeigel- oder Muscheleiern haben zum überwiegenden Teil (90% oder mehr) eine positive Formdoppelbrechung und nur zum kleineren Teil eine positive Eigendoppelbrechung[746].

Alle diese Befunde, insbesondere auch die elektronenmikroskopischen Abbildungen tubulärer Feinstrukturen, dürfen aber nicht darüber hinwegtäuschen, daß die Spindelfasern keineswegs stabile Fibrillen ähnlich etwa denen der Muskulatur oder des Bindegewebes sind. Es handelt sich vielmehr um relativ instabile Elemente[747], die z.B. in stark hypotonem Milieu[748], bei Anwendung mechanischen[749] oder hydrostatischen Druckes[750] oder auch bei extremen Temperaturen[751] und in niedermolarem Mercaptoäthanol[752] verschwinden und nach Wiederherstellung von Normalbedingungen wieder auftreten können. Gegen hydrostatische Druckdifferenzen sind die einzelnen Mitosephasen unterschiedlich empfindlich[753]. Einwirkung von schwerem Wasser ($D_2O$) bewirkt eine Gelierung der Spindel mit Stop der Teilung; Anwendung hohen Druckes kann die Gelierung aufheben[754].

Wenn wir die Spindeln als Aggregationen kugeliger oder fibrillärer Moleküle auffassen, so ist diese Aggregation bzw. Ausrichtung also labil und von passagerer Natur. Daran ändern auch nichts die neueren Erkenntnisse von der Bedeutung der Mikrotubuli für die Zellgestalt und für die Zellbewegungen[755]. Typische mikrotubuläre Spindelfasern existieren nach heutiger Kenntnis nur in zeitlichem und räumlichem Zusammenhang mit der mitotischen Karyokinese. Daß zwischen den Kinetozentren und den Chromosomen permanente faserige Verbindungen auch während der Interphase bestehen[756], kann heute nicht mehr angenommen werden.

Zu betonen ist andererseits, daß die Spindel zwar nicht gesetzmäßig von einer Membran umgeben ist, wie verschiedentlich angegeben worden ist[757], aber doch als ein relativ fester, rigider Körper imponiert, also eine innere Statik aufweist. Diese geht sicher zum Teil auf die mikrotubulären Spindelfasern zurück, kann aber auch auf der Konsistenz des Materials zwischen den Mikrotubuli beruhen, das als Matrix elektronenmikroskopisch homogen oder fein vacuolär und sicher von gelartiger Beschaffenheit ist[758]. Von Interesse ist auch, daß ATP bei pH unter 4,5, das ist unterhalb des isoelektrischen Bereiches des mitotischen Apparates, eine Schrumpfung verursacht, oberhalb, z.B. im neutralen Bereich, eine Streckung[759].

### 3. Zusammensetzung

Die elektronenmikroskopische Untersuchung mit Hilfe der Negativ-Färbung (Abb. 57 und 58) hat mit morphologischer Methodik Einblicke in den feineren Aufbau der Spindelfasern gegeben: Es handelt sich um Fibrillen, die aus zahllosen globulären Bausteinen aufgebaut sind. Ihre chemische Zusammensetzung ist im Laufe der letzten 20 Jahre mit sehr verschiedenen Methoden angegangen worden.

[744] Bajer 1965a, 1966. [745] Inoué 1964, Forer 1965 u.a. [746] Rebhun und Sander 1967.
[747] Mazia 1967. [748] Lewis 1934. [749] Seifriz 1936, Marsland 1951.
[750] Pease 1941, 1946, Zimmerman und Silberman 1965. [751] Inoué 1952.
[752] Mazia 1961a, 1961b. [753] Marsland und Zimmerman 1965. [754] Marsland 1965.
[755] Lit. bei Kennedy 1969. [756] Lettré und Lettré 1958, Resende u. Mitarb. 1959.
[757] Zum Beispiel Wada 1966. [758] Mazia 1967. [759] Cohen 1968.

Sehr wesentliche Einblicke brachte die Methode, die Mitosespindel von Seeigeleiern zu isolieren[760]. Solche Isolierungen gelangen auch an einer Muschel[761] und an HeLa-Zellen[762]. Dazu wurden anfangs kalter 30%iger Äthylalkohol zur Stabilisierung der Mitose und Digitonin zur Ablösung des Cytoplasmas und der Zellmembran benutzt. Später erfolgte die Stabilisierung in Dithioldiglykol. Weiterhin erwies sich Versen (=Äthylendiamin-Essigsäure) als notwendig, um Calcium zu entfernen und auf diese Weise die Aggregation der Cytoplasmateilchen zu verhindern. KANE (1962) konnte schließlich Mitosespindeln in Eizellen, denen die Membran entfernt worden war, in 0,005 molarem Phthalat gewinnen[763]. Der so isolierte „mitotische Apparat" enthält allerdings nicht nur die Spindel, sondern auch die zugehörigen Polstrukturen und vor allem die Chromosomen, die fest mit den Spindelfasern verankert sind und durch die angewandten Eingriffe nicht von ihnen getrennt werden. Das mindert den Wert all dieser Methoden, vor allem bei Aussagen über den Nucleinsäuregehalt der Spindel.

Bei Messungen der Trockenmasse des „mitotischen Apparates" fand sich ein mittlerer Proteingehalt von $0{,}72 \times 10^{-5}$ mg. Das bedeutet, daß sich in der Eizelle etwa 12% des Gesamtproteins in diesem mitotischen Apparat befinden[764]. In der Ultrazentrifuge waren zunächst 2 molekulare Komponenten abzutrennen: eine größere, langsam sedimentierende hatte eine Sedimentationskonstante von 3,7 S, eine kleinere, schneller sedimentierende eine Sedimentationskonstante von 8,6 S. Nach elektrophoretischen Untersuchungen scheinen die zwei molekularen Komponenten verschiedene elektrische Ladungen zu besitzen. Hier war auch festzustellen, daß die größere etwa 90%, die kleinere etwa 10% des gesamten Spindeleiweißes ausmacht. Die Spindel-RNS ist wahrscheinlich an die kleinere Proteinkomponente gebunden[765]. Das Molgewicht der überwiegenden Komponente liegt nach Untersuchungen von ZIMMERMANN (1960) bei $315000 \pm 20000$ mit einem isoelektrischen Punkt bei pH 4,5. Die Aminosäurerelation dieses Teiles der Spindelproteine ähnelt der des Aktins im Säugermuskel bzw. der Eiweiße isolierter Flagellaten-Geißeln[766]. Freilich waren alle diese Bestimmungen weitgehend von der angewandten Methodik abhängig und gaben bei Variationen etwas unterschiedliche Werte. So bringen z.B. die Dithioldiglykol-Technik[767] und die Hexanediol-Technik[768] beim Seeigelei verschiedene Ergebnisse. Dithioldiglykol dringt schneller in die Zelle ein, kann aber andere Zellbestandteile, z.B. des Eidotters, der Spindel auflagern. Hexanediol hingegen, welches ebenfalls relativ rasch penetriert, führt bei allen osmotisch aktiven Cytoplasmateilen zu einer osmotischen Lyse[769].

Einen wesentlichen Fortschritt brachten Isolierungsexperimente[770], bei denen mit neuer Methode das Problem der artefiziellen „Überstabilisierung"[771] gelöst werden konnte: Ein „überstabilisierter" mitotischer Apparat kann nicht unter Normalbedingungen aufgelöst werden, d.h., die damit gewonnenen Proteine sind möglicherweise verändert, schwer löslich und nächstliegend zu größeren Einheiten agglomeriert. SAKAI (1966) isolierte den mitotischen Apparat vom Seeigelei in einem komplexen Medium aus 1 M Sucrose, 0,001—0,002 M EDTA und 0,15 M Dinitrodipropanol. In diesem Medium ist der mitotische Apparat in 0,53 M KCl bei pH 8,5 löslich, zumindest zu 70%; 30% sedimentieren bei 100000 g. Wiederum fand sich in der löslichen Komponente ein Hauptprotein — 60% alles gelösten

---

[760] MAZIA und DAN 1952, MAZIA 1955, MIKI 1963, KANE 1962, ZIMMERMAN 1960.
[761] REBHUN und SANDER 1967.
[762] SISKEN, WILKES, DONNELLY und KAKEFUDA 1967.
[763] Einzelheiten der Methodik bei MAZIA 1961a, 1961b, ZIMMERMAN 1960, WENT 1966a, MAZIA 1967. [764] ZIMMERMAN 1960. [765] MAZIA 1955.
[766] Zum Beispiel JONES und LEWIN 1960. [767] MAZIA 1961a. [768] KANE 1962.
[769] KANE 1962. [770] SAKAI 1966. [771] MAZIA 1967.

Materials — neben vielen Teilen geringerer Menge. Dieses Hauptprotein, das übrigens im Teilungscyclus nicht erst kurz vor der Prophase, sondern schon weit früher gebildet wird[772], hatte eine Sedimentationskonstante von 3,5 S — also ganz ähnlich der früher mit anderen Methoden gefundenen (s. o.) und ein Molekulargewicht von etwa 68000. Die 3,5 S-Komponente ließ sich durch Natriumsulfit in 2 Teile mit einer Sedimentationskonstanten von etwa 2,5 S teilen. 2,5 S- bzw. 2,3 S-Teilchen wären danach die kleinsten Spindelproteine[773]. Jede 3,5 S-Komponente enthält 6 freie SH-Gruppen, jede 2,5-Komponente 7 SH-Gruppen. Da die Lösung einer S—S-Bindung jeweils eine SH-Gruppe freisetzt, wurde gefolgert, daß das 3,5 S-Dimer durch S—S-Bindungen zusammengehalten wird[774].

Andere Ergebnisse wurden mit einer Methode gewonnen, die mehr die Konzentration der Nicht-Elektrolyte in der Isolierungslösung beachtet[775]. Dabei wird die vesiculäre Komponente des mitotischen Apparates absedimentiert. Die gelösten Mikrotubuli enthalten jetzt ein Protein mit einer Sedimentationskonstante von 22 S, und zwar zu 80% des in KCl löslichen Extraktes. Ein entsprechendes Protein von 3 Seeigeleiarten enthält Teilchen mit einem Durchmesser von 140—200 Å und einem Molgewicht von 880000[776]. Es ist also zu groß, um als elementarer Baustein der Mikrotubuli in Betracht zu kommen, es sei denn, die Teilchen wären einfache Querbruchstücke. Dagegen sprechen aber ihre konstante Größe und Form in elektronenmikroskopischen Präparationen[777]. Auch ist das 22 S-Protein nach immunologischen Vergleichsuntersuchungen nicht mit dem Protein der Mikrotubuli identisch[778]. Ein Protein, das sich durch milde HCl-Extraktion aus dem mitotischen Apparat von Seeigeleiern isolieren läßt, stellt nach elektronenmikroskopischen Untersuchungen offenbar ein spezifisches Eiweiß der Mikrotubuli dar[779]. Es beträgt quantitativ allerdings weniger als 10% des Gesamtproteins der mitotischen Apparate.

Schon bei älteren Untersuchungen war aufgefallen, daß in den Teilungsspindeln schwefelhaltige Aminosäuren mit S—S- bzw. S—H-Brücken eine erhebliche Rolle spielen. Rapkine (1931) fand erstmals Veränderungen in der trichloressigsäure-löslichen Sulfhydril-Konzentration der Zelle während der ersten Furchungsteilung des Seeigeleies. Daraus wurde zunächst angenommen, daß intramolekulare Eiweiß-Schwefelbrücken in intermolekulare Brücken umgewandelt werden, und daß sich auf diese Weise die Spindelfasern bilden. Sakai und Dan (1959) reproduzierten die Rapkineschen Experimente und fanden, daß es sich bei dem in Trichloressigsäure löslichen Material nicht — wie Rapkine angenommen hatte — um Glutathion, sondern um ein Protein oder ein Polypeptid handelt. Ähnliches wurde an pflanzlichen Objekten nachgewiesen[780]. Mit cytochemischer Methodik wurde auch an anderen Objekten ein solcher SH-Cyclus gefunden[781]. Durch Zugabe reduzierender Agentien nahm die Reaktion auf SH-Gruppen sowohl an den Polstrahlen als auch an den Spindeln deutlich ab[782].

Nach neueren Untersuchungen[783] ist gesichert, daß proliferierende Zellen einen höheren Gehalt an nicht-proteineigenen SH-Gruppen haben als nicht-proliferierende Zellen. Thiole vermögen aber allgemein Polymerisationsprozesse der Zelle zu beeinflussen und sind in der Lage, intermolekuläre Bindungen herzustellen. Damit ließen sich die obengenannten Beobachtungen von Sakai (1966) in Einklang bringen. Andererseits ist der SH-Cyclus, wie er erstmals von Rapkine

[772] Wilt, Sakai und Mazia 1967. [773] Miki-Noumura 1968.
[774] Sakai 1966, Mazia 1967. [775] Kane 1967. [776] Stephens 1967.
[777] Stephens 1967. [778] Bibring und Baxandall 1969.
[779] Bibring und Baxandall 1968. [780] Stern 1956, 1958.
[781] Sandritter und Krygier 1959, Hase u. Mitarb. 1959 u.a.
[782] Kawamura und Dan 1958, Kawamura 1960. [783] Harris und Patt 1969.

(1931) gefunden worden war, auch im Zusammenhang mit den Vorgängen der Cytoplasmateilung, der sog. Cytokinese, zu sehen, worauf im einzelnen noch eingegangen werden muß (s. S. 445).

Wenn man die These, daß die globulären Moleküle der Spindel-Subfibrillen durch S—S-Brücken verbunden sind, verabsolutiert, bleibt ein Phänomen ungeklärt: die Instabilität der Teilungsspindeln (s. o.) z.B. gegen schweres Wasser ($D_2O$), hydrostatischen Druck oder Temperatur. Diese Instabilität spricht mehr für schwächere Bindungen als für S—S-Brücken, z. B. für Wasserstoffbindungen[784]. Dieses Problem wurde als „Thiol-Paradoxon“ bezeichnet[785]. Vielleicht gibt die Hypothese eine Erklärung, wonach die globulären Bauelemente der Spindelfasern in zwei Formen vorliegen[786]: In einem "fit state" als 3,5 S-Dimere und in einem "non-fit state" als 2,5 S-Monomere. Die Mikrotubuli — offenbar eine schwach gebundene Struktur — erscheint als S—S-gebunden in allen chemischen Experimenten, weil dabei die Dimeren in Monomeren verwandelt werden. Die 3,5 S-Dimeren wären dann in den Mikrotubuli möglicherweise durch H-Brücken schwach gebunden. Dadurch könnte man auch erklären, wonach sich z.B. bei der Riesenamöbe Chaos chaos nach Kälteeinwirkung die Spindelfasern sehr rasch wieder bilden: etwa 1,5 μ Spindelfaserlänge werden pro Minute neu aggregiert, das wären etwa 62 Moleküle pro Sekunde[787].

Außer den Eiweißen enthalten die Spindeln aber noch andere Substanzen. Im Vordergrund steht hier die RNS, die sich besonders in Umgebung der Äquatorialregion nachweisen läßt[788]. Am Beginn der Mitose noch vor Auflösung der Kernmembran findet sich besonders bei Pflanzenzellen viel RNS im Bereich der Polkappen, aus denen sich später die Spindeln bilden (s. S. 378). Auch die Interzonalregion zwischen den auseinanderweichenden Metaphaseplatten enthält sehr viel RNS, was wahrscheinlich mit der Bildung der Phragmoplasten (s. S. 438) in Zusammenhang steht. Nach Färbung des mitotischen Apparates durch Gallocyaninchromalaun oder Azur B ist eine intensive Reaktion ebenfalls im Bereich der Polregionen während der Metaphase besonders deutlich[789]. Behandlung mit Ribonuclease läßt diese Färbeeffekte verschwinden. Cytophotometrisch ist an Cyclops strenuus-Eiern eine RNS-Vermehrung im Zellkern während der Prophase nachgewiesen worden. Zur gleichen Zeit schien der Proteingehalt der Kerne zuzunehmen[790]. Nach Beobachtungen an dem gleichen Objekt[791] geht der Spindelbildung eine Zunahme von Polysacchariden im Kernsaft voran, und die RNS-Ansammlung folgt erst als zweiter Schritt. Auch mit der Ultraviolett-Mikroskopie ließ sich nachweisen, daß die Spindel RNS enthält[792]. Einen quantitativen Einblick in die RNS-Menge der Spindel gaben Untersuchungen am isolierten Spindelapparat[793]: Die Spindel enthält zu etwa 6% RNS.

Welche Rolle die RNS in der Spindel spielt, ist noch weitgehend unbekannt. Ob die RNS — eventuell als Substanz aus den aufgelösten Nucleolen — auf diese Weise gewissermaßen passiv mitgeschleppt wird, wofür elektronenmikroskopische Bilder sprechen könnten[794], oder ob sie eine Rolle im Stoffwechsel der Spindel spielt[795], wissen wir nicht. Sicher ist, daß in der Spindel beim Seeigelei Proteine eingebaut werden können[796], was sich auch autoradiographisch gut nachweisen läßt (Abb. 56). In der Prophase werden Nucleotide gebildet[797] und nach neueren Untersuchungen mit der Sucrose-Dichtegradienten-Zentrifugation sind in isolierten

---

784 WAUGH 1954. 785 MAZIA 1967. 786 MAZIA 1967. 787 GOODE 1967.
788 BOSS 1955, SHIMAMURA und OTA 1956. 789 RUSTAD 1959.
790 STICH und MCINTYRE 1958. 791 STICH 1951, 1954. 792 MONTGOMERY und BONNER 1959.
793 ZIMMERMAN 1960. 794 GOLDMAN und REBHUN 1969. 795 MAZIA 1961a.
796 GROSS und COUSINEAU 1963, BIBRING und COUSINEAU 1964, STAFFORD und IVERSON 1964, MANGAN u. Mitarb. 1965. 797 COOK und HESS 1964.

mitotischen Apparaten von Seeigeleiern Ribonucleoproteide nachweisbar, die schneller sedimentieren als Ribosomen und möglicherweise SN-Gruppen enthalten[798]. Von Interesse ist, daß nach mikrurgischen Experimenten RNase zu einem völligen Elastizitätsverlust führt, DNase zu einem Zerreißen der Spindelfasern in viele Stücke[799].

Ebenfalls an isolierten Spindeln wurden immunochemische Studien zur Unterscheidung verschiedener Eiweißkomponenten vorgenommen, nachdem in aufgelösten Spindeln als Antigene reagierende Eiweiße bereits gefunden worden waren[800]. Mit dieser sehr eleganten, wenn auch methodisch nicht einfach zu beurteilenden Technik, wurden mindestens 4 verschiedene Antigene im Spindelapparat nachgewiesen[801], und es ist noch nicht eindeutig möglich, diese 4 Proteine bestimmten Strukturen zuzuordnen. Immerhin zeigte sich immunochemisch, daß die Spindelfasern und die Polstrahlen die gleiche antigene Zusammensetzung besitzen. Mit der Ouchterlony-Technik haben Sauaia und Mazia (1961a) die Zusammensetzung von verschiedenen Spindeln verglichen und fanden eine gute Übereinstimmung. Auch die Cytaster-Strukturen (vgl. S. 388) haben immunochemisch die gleiche Zusammensetzung wie die Spindeln und die normalen Polstrahlen[802]. Weiterhin ließ sich immunochemisch zeigen, daß die Spindeleiweiße und die Proteine des Myosins nicht miteinander identisch sind[803]. Dagegen besteht eine noch nicht im einzelnen geklärte Beziehung zum Reovirus-Antigen[804].

Die Spindel ist also mit Sicherheit aus mehreren Eiweißtypen zusammengesetzt. Ob diesen auch verschiedene Funktionen zukommen, ist unklar. Möglicherweise werden wir in Kombination immunochemischer und elektronenmikroskopischer Methoden äußere und innere Proteine unterscheiden lernen, etwa so, daß die membranösen Proteine, die elektronenmikroskopisch das tubuläre äußere Gerüst der Spindelfasern bilden, anders aufgebaut sind als die inneren Lamellen (vgl. Abb. 57 und 58). Sicher wird auf diese Weise auch ein besserer Einblick in die Funktion der Spindelfasern möglich werden.

## F. Das Kinetochor

### 1. Lichtmikroskopische Beobachtungen

Die Chromosomen-Spindelfasern bilden sich — wie wir betont haben — an einer Stelle der Chromosomen, und diese Stelle ist das Kinetochor. Es ist bereits 1894[805] beschrieben und seither mehrfach untersucht worden[806]. Das Interesse galt anfangs seiner Bedeutung während der metaphasischen Umordnung, also zu dem Zeitpunkt, zu dem sich nach alter Vorstellung die Spinelfasern an die Chromosomen „anheften", und während der Anaphase, in der die Kinetochoren den Chromosomenschenkeln meist vorauseilen, so daß die Chromosomen mit ihren Schenkeln „nachgezogen" werden. Hierbei tritt ein Knick im Chromosom am Kinetochor auf, der „Commissur" der Chromosomen, wodurch die Lage des Kinetochors auch dann sichtbar ist, wenn es selbst keine morphologische Ausgestaltung besitzt[807]. Das Kinetochor dient darüber hinaus zur morphologischen Charakterisierung der einzelnen Chromosomen. Dabei spricht man von der „primären Einschnürung" des Chromosoms, und von dieser aus nennt man die Chromosomenschenkel kurze und lange Arme, eine Gliederung, die immer noch als wichtigstes Charakteristikum für die Individualisierung der Chromosomen dient.

---

[798] Hartmann und Zimmerman 1968. [799] Hoskins 1968. [800] Went 1959.
[801] Vgl. Mazia 1961a. [802] Dirksen 1961, 1964. [803] Holtzer u. Mitarb. 1959.
[804] Spendlove u. Mitarb. 1963. [805] Metzner 1894.
[806] Zum Beispiel Nawaschin 1912, Sakamura 1920. [807] White 1935.

In der späten Prophase und während der Metaphase ist das Kinetochor meist schwächer gefärbt als die Chromosomenschenkel. Auch ist der Chromosomenfaden hier wesentlich schmäler. Umgebende optische Aufhellungen in unmittelbarer Umgebung der Kinetochoren sind sicher fixierungsbedingt. Vor allem bei manchen Amphibien ließ sich lichtmikroskopisch im Kinetochor ein besonderes Element darstellen, das Spindelkorn oder „Kinosom". Es ist mit den üblichen Kernfärbungen stärker färbbar als die umgebenden Anteile des Kinetochors[808], ist auch bei pflanzlichen Chromosomen vielfach nachgewiesen worden[809] und zeigt bei Anwendung der Feulgen-Färbung eine positive Reaktion auf DNS[810]. Auch in den feinen Verbindungssträngen zwischen den Chromosomenschenkeln und diesen „Spindelkörperchen" kann die Feulgen-Reaktion positiv sein[811]. Gerade in diesen Untersuchungen von LIMA-DE-FARIA zeigte sich, daß die Kinetochorenregionen nicht nur ein, sondern vielfach zwei Körnchen enthalten, die sich in der Metaphase zusammen mit den Chromosomen in der Längsrichtung teilen. Da sogar jede einzelne Chromatide ihr eigenes Spindelkörperchen besitzen kann, besteht u.U. jedes Kinetochor lichtmikroskopisch aus 4 Körnchen[812]. Bei Flagellaten[813] oder bei Paramecium[814] sind kleine Knöpfchen an den Chromosomen ausgebildet, die hier der Kernmembran von innen anliegen und ebenfalls „Anheftungsstellen" der von außen an den Kern herantretenden Spindelfasern sind. In den meisten Metaphasen bleiben die Tochterchromatiden am Kinetochor noch lange miteinander verbunden und trennen sich erst zu Beginn der Anaphase.

In den mitotischen Chromosomenbewegungen — vor allem in der Anaphase — spielt das Kinetochor eine wesentliche Rolle. Wenn bei pathologischen Mitosen ein Chromosom sein Kinetochor verliert, wandert das Chromosom nicht zu den Spindelpolen, sondern bleibt im Zellraum liegen oder geht verloren[815]. Wenn ein Chromosomenschenkel sein Kinetochor behält, den anderen Schenkel aber verliert, liegt das Kinetochor „terminal", und die Teilung ist normal möglich. Das setzt voraus, daß doch noch ein kleiner Schenkelrest vorhanden ist, denn nach den Arbeiten von RHOADES (1940) gibt es ein vollständig „terminal" liegendes Kinetochor, d.h. ein Kinetochor unmittelbar am Ende des Chromosoms, nicht: Jedes Chromosom besitzt zwei Schenkel, auch wenn dies in der Vergrößerung der Lichtmikroskopie nicht zu erkennen ist. Nach anderen Beobachtungen[816] sind aber echt terminale Kinetochoren doch möglich und mit einer normalen Kernteilung vereinbar. Eindeutige elektronenmikroskopische Befunde, die hier eine Klärung bringen können, liegen noch nicht vor.

Die Funktion des Kinetochors als „Spindelansatzstelle" und die Bedeutung, die man diesem kleinen Chromosomenteil beimißt, kommt in einer vielfältigen Nomenklatur zum Ausdruck: man spricht vom Centromer, von der zentralen Einschnürung, von der primären Einschnürung, von der Spindelfaseransatzstelle, von der achromatischen Region usw. Es gibt etwa 30 verschiedene Ausdrücke, mit denen die Kinetochorenregion belegt worden ist[817].

Sind wir bisher davon ausgegangen, daß das Kinetochor immer an einer bestimmten Stelle des Chromosoms liegt, so gibt es von dieser Regel doch viele Ausnahmen. Mikrotubuläre Spindelfasern können in einzelnen Fällen[818] auch an anderen Stellen in die Chromosomen übergehen. Solche „neozentrischen" Spindelfasern sind wahrscheinlich die Ursache von zusätzlichen Biegungen der Chromo-

---

808 SCHRADER 1936, 1939. 809 TRANKOWSKY 1930, KOSLOV 1937, IWATA 1940 u.a.
810 PROPACH 1940, IWATA 1940, COLEMAN 1940, Lit. bei MILOVIDOV 1949.
811 LIMA-DE-FARIA 1955a, 1958. 812 TJIO und LEVAN 1950. 813 CLEVELAND 1938b.
814 CHEN 1946. 815 Zum Beispiel UPCOTT 1937, DARLINGTON 1939 u.a.
816 Zum Beispiel CLEVELAND 1949, ELLERSTRÖM und TJIO 1950.
817 Vgl. SCHRADER 1954, LEVAN u. Mitarb. 1964. 818 BAJER 1968a.

somen in der Anaphase, der „neozentrischen Aktivität" von Chromosomenarmen[819]. Besonders bei Insekten kann das Kinetochor auf die ganze Länge des Chromosoms verteilt sein[820]. Solche „diffuse Kinetochoren" sind auch bei anderen Objekten[821], z.B. auch bei Pflanzen[822], festgestellt worden. Manchmal ist ein solches „diffuses Kinetochor" allerdings nur vorgetäuscht, z.B. bei den Reifeteilungen des Pferdespulwurmes, bei dem die einzelnen Chromosomen als Sammelindividuen aus vielen kleinen Chromosomen aufzufassen sind, von denen jedes ein eigenes Centromer besitzt[823].

Über lange Zeit stand die Frage im Mittelpunkt, wie die Chromosomen-Spindelfasern bei den Zentralspindeln sich an die Kinetochoren „anheften". Es wurden viele Theorien gebildet, warum sich die Chromosomen-Spindelfasern gerade die Kinetochoren als Anheftungsregion aussuchen. Schon von Darlington (1936) und von Schrader (1936) wurde dargelegt, daß zwischen den Kinetochoren und den Kinetozentren bzw. den Centriolen eine Verwandtschaft bestehen müsse. Eine Stütze dieser Vorstellung brachten Beobachtungen an pathologischen Mitosen. Wenn Chromosomenbruchstücke entstehen, kann jedes einzelne Chromosomenteil seine eigene Spindel bilden[824] unter der Voraussetzung, daß es ein Kinetochor enthält[825]. Auf diese Weise können multizentrische Spindeln entstehen. Die Kinetochoren können also allein Zentren der Spindelbildung werden und somit die Kinetozentren gewissermaßen ersetzen. Weitere Hinweise auf eine enge funktionelle Gemeinsamkeit zwischen Kinetochoren und Kinetozentren brachten die Beobachtungen von Pollister (1939), wonach bei der Meiose bestimmter Mollusken die Kinetochoren von degenerierenden Chromosomen losgelöst und dann zusätzliche Centriolen werden. In der Spermatogenese von Schnecken z.B. werden so aus den Kinetochoren Kinetozentren und sogar auch Kinetosomen der Geißeln[826]. Kinetochoren, Kinetozentren und Kinetosomen sind also eng miteinander verwandte Gebilde (s. S. 377). Damit erschien die Frage, warum und auf welche Weise die Spindelfasern gerade am Kinetochor „anheften", beantwortet: Sie sammeln sich an den Kinetochoren, wie sie auch an den Kinetozentren entstehen, und zwar als Folge richtender Kräfte von den Kinetochoren bzw. Kinetozentren. Welcher Art diese richtenden Kräfte allerdings sind, ist bisher noch unklar. Jedenfalls besteht die Aufgabe der Kinetozentren und der Kinetochoren darin, die in ihrer Umgebung gebildeten Mikrotubuli, die sich ja unter Umständen bereits vor Öffnung der Kernmembran zu langen Fäden anordnen (s. S. 396), zu sammeln und zu orientieren[827].

## 2. Elektronenmikroskopisches Bild

Nach Anwendung der Dünnschnitt-Technik stellte man zunächst fest, daß die Kinetochoren bei Osmiumfixierung dichter sind als die üblichen Anteile der Chromosomen[828]. Im Endosperm von Haemanthus scheinen die Spindelfasern Teile dieser verdichteten Anteile in Richtung auf die Pole auszuziehen (Abb. 52), wobei stets mehrere Mikrotubuli an der gleichen Stelle angreifen[829], und zwar bis 100 pro Kinetochor. Beim Seeigelei fand Luykx (1965b) in den meiotischen Teilungen eine umschriebene, stark osmiophile Verdichtung von 200 m$\mu$ im Durchmesser an der Oberfläche der Chromosomen. Diese elektronendichten Kineto-

[819] Bajer und Östergren 1961. [820] Zum Beispiel Schrader 1935.
[821] Hughes-Schrader und Ris 1941, Ris 1942.
[822] Malheiros u. Mitarb. 1947, De Castro u. Mitarb. 1949, Flach 1966 u.a.
[823] Painter und Stone 1935, Schrader 1935, White 1936 u.a.
[824] Hughes-Schrader und Ris 1941. [825] Belling 1927, Beams und King 1938.
[826] Pollister und Pollister 1943. [827] Bajer 1966.
[828] Zum Beispiel Harris 1962, Thomas 1967. [829] Harris und Bajer 1965.

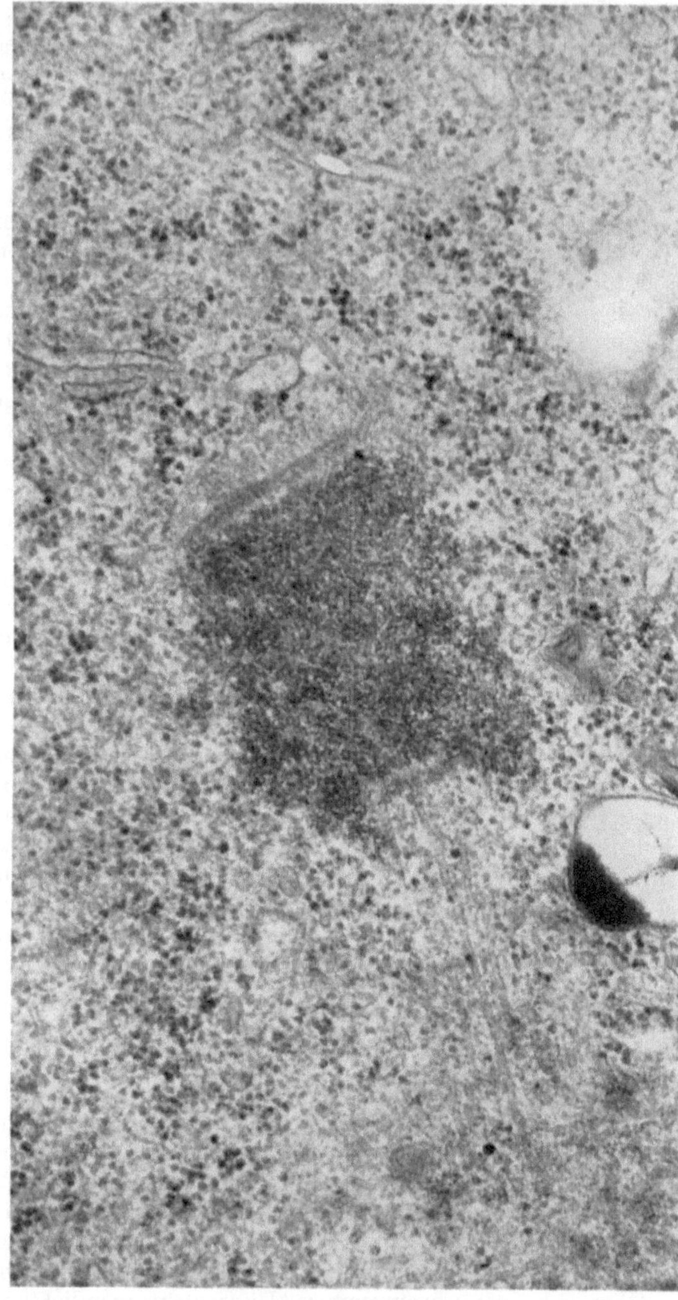

Abb. 59. Kinetochoren-Region mit mikrotubulären Spindelfasern des Dede-Hamsterzellstammes nach Colcemid-Hemmung der Metaphase. Vergr. 56000fach. (Aus B. R. BRINKLEY und E. STUBBLEFILED 1966)

choren entsprachen den lichtoptisch festgestellten Leitkörperchen. Sie bestanden aus drei verschiedenen Schichten: zwei elektronendichten Lagen und dazwischen einer elektronentransparenten Schicht, die etwa halb so dick war wie jede der beiden elektronendichten Lagen. Von der Prometaphase bis zur Anaphase schien in dem Untersuchungsgut von LUYKX die Menge des elektronendichten Materials zuzunehmen, so daß ein unmittelbarer struktureller Zusammenhang mit der Chromosomensubstanz unwahrscheinlich war. Auch ließ sich durch Desoxyribonuclease kein wesentlicher Abbau der Substanz feststellen. LUYKX (1965a) folgert daraus, daß die „Spindelkörperchen" angesammelte Chromosomenproduktes, und

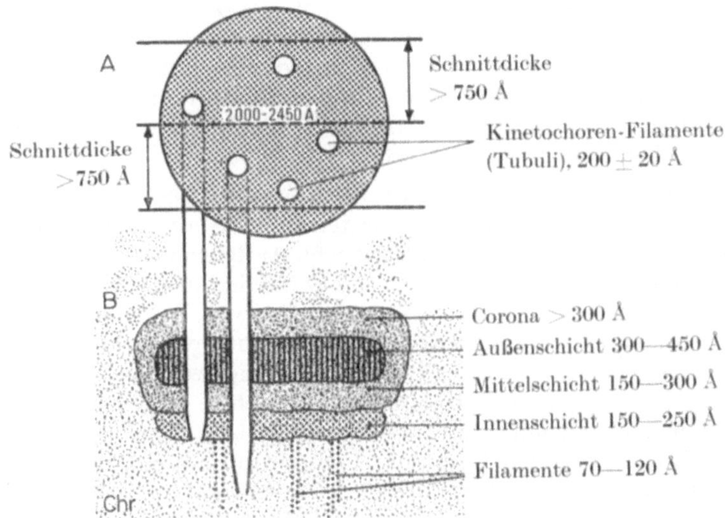


Abb. 60. Schematische Zeichnung des Kinetochors in der Metaphase. Die obere Scheibe (A) ist in Aufsicht der äußeren Kinetochorenschicht gezeichnet mit den Stellen, an welchen die Spindelfasern (Mikrotubuli) die Scheibe durchbohren. Die untere Zeichnung (B) zeigt das dreilamelläre Kinetochor im Querschnitt an einer Seite eines Chromosoms (*Chr*). Die Kinetochoren-Filamente scheinen sich oft bis in das Chromosomenmaterial fortzusetzen. An der inneren Fläche des Kinetochors sind außerdem 70—120 Å dicke Filamente gezeichnet, die in das Chromosomenmaterial hinein verlaufen. (Aus P. T. JOKOLAINEN 1967)

nicht DNS-haltige Körperchen darstellen. Dies steht freilich im Gegensatz zu den oben mitgeteilten lichtmikroskopischen Befunden nach Anwendung der Feulgen-Färbung (s. S. 406).

Den Chromosomen aufliegende Kinetochoren sind auch an Thymuslymphocyten von Ratten[830] und in Gewebekulturen von Zellen des Chinesischen Hamsters dargestellt worden (Abb. 59)[831]. Hier bestehen die Kinetochoren aus dichten Zonen von 200—300 Å mit einer weniger dichten Umgebung von 200—600 Å. Die dichte Innenzone ist aus einem Paar axialer Fibrillen von 50—80 Å Durchmesser aufgebaut, die offenbar helixartig umeinander gewunden sind. Die weniger dichte Zone in Umgebung dieser axialen Elemente zeigt ebenfalls zahlreiche Mikrofibrillen, die rechtwinklig zu den axialen Fibrillen Verbindungen besitzen. Auf diese Weise entstehen Strukturen, die den Lampenbürstenchromosomen der Amphibieneizellen oder den „Puffs" polytäner Chromosomen ähneln. Da es sich hier-

---

[830] MURRAY, MURRAY und PIZZO 1965. [831] BRINKLEY und STUBBLEFIELD 1966.

bei um strukturelle Chromosomendifferenzierungen besonderer Aktivität handelt, wird dies auch für die Kinetochoren gefolgert. Nach elektronenmikroskopischen Studien an ganz-aufmontierten menschlichen Chromosomen[832] ist die Kinetochorenregion aus Fäden der gleichen Art aufgebaut wie die Chromosomenarme. Nur sind die Kinetochorenregionen wesentlich schmaler. Wahrscheinlich verlaufen die DNS-Fäden hier weniger stark geknäuelt.

In verschiedenen embryonalen Rattenzellen wurden weitere feinstrukturelle Einzelheiten festgestellt[833]. Danach enthält jedes Chromosom zwei scheibenförmige Kinetochoren, die einander gegenüber an den Oberflächen der in diesen Abschnitten verschmälerten Chromosomen liegen. Jede Scheibe hat einen Durchmesser von 2000—2450 Å. Sie besteht aus 4 Schichten (Abb. 60): Eine innere Schicht steht in unmittelbarem Kontakt mit den Mikrotubuli der Chromosomen; sie ist relativ dicht. Zwischen ihr und der sehr dichten Außenschicht liegt eine offenbar weniger dichte Mittelschicht, die seitlich in die äußere Corona übergeht. Anordnung und Dicke der einzelnen Schichten sind in Abb. 60 angegeben. Pro Kinetochor greifen (nur) 4—7 Spindelfasern an.

Eine ähnliche 3—4-lamelläre Struktur der Kinetochoren wurde in Spermatocyten von Tauben[834], in Fibroblasten des L-Stammes[835] oder in HeLa-Zellen[836] gefunden, nicht dagegen bei Pflanzen[837]. Auffallend ist die wesentlich größere Zahl der Spindel-Mikrotubuli, die in Pflanzenzellen in die Kinetochorenregionen einmünden. Auch ist z.B. in Endospermzellen von Haemanthus das Kinetochor oft nach beiden Seiten ausgezogen, so daß im Inneren ein Loch entsteht[838]. Dies entspricht der lichtmikroskopischen Beobachtung, wonach die Schwesterchromatiden in der Prometaphase und Metaphase oft schon geteilt sind, während sie in den den Kinetochoren unmittelbar anliegenden Abschnitten noch aneinanderhängen[839]. Im Prinzip ist die Kinetochoren-Feinstruktur ohne deutliche scheibenförmige Differenzierung offenbar für Pflanzenzellen charakteristisch[840], für tierische Zellen dagegen das Prinzip der Doppelscheiben auf den in der Metaphase einander gegenüberliegenden Chromosomenflächen. Analogien drängen sich auf: Pflanzenzellen haben im Gegensatz zu tierischen Zellen keine Centriolen- und keine Kinetochorenscheiben. Die letzteren bestehen u.a. aus Mikrotubuli (Abb. 60) und aus axialen, helixartig umeinanderlaufenden Fibrillen[841]. Es erscheint möglich, daß die Bauelemente der Kinetochoren und der Kinetozentren die gleichen sind, so daß auch aus dieser Sicht eine Verwandtschaft besteht. Pflanzenzellen haben beide Strukturen nicht, weder Centriolen noch Kinetochoren, in der vollständigen morphologischen Gliederung. Trotzdem werden an der Kinetochorenregion die angrenzenden Moleküle radiär und mikrotubulär ausgerichtet. Die adäquate morphologische Form ist z.B. in Haemanthus-Endospermzellen ein „Ball", der während der Aktivierung aus dem Niveau der Chromosomenoberfläche heraustritt (Abb. 61) und dabei seine richtenden Kräfte auf die Umgebung ausübt[842].

Unter pathologischen Bedingungen, z.B. bei Metaphase-Arretierung durch Colcemid[843] oder noch deutlicher durch Vinblastin[844], sind die Kinetochoren vergrößert, und die für tierische Zellen typische Gliederung (s. o.) ist verdeutlicht. Sie bilden breite, dreischichtige Bänder über der Oberfläche der Chromosomen und

---

[832] DU PRAW 1965, 1966. [833] JOKELAINEN 1967. [834] NEBEL und COULON 1962.
[835] KRISHAN und BUCK 1965b. [836] ROBBINS und GONATAS 1964.
[837] HARRIS und BAJER 1965, PICKETT-HEAPS und NORTHCOTE 1966, BAJER 1968a.
[838] BAJER 1968a. [839] ÖSTERGREN 1951, LIMA-DE-FARIA 1958 u.a.
[840] Zum Beispiel DIETRICH 1968, WILSON 1968.
[841] Zum Beispiel BRINKLEY und STUBBLEFIELD 1966. [842] MOLE-BAJER 1969.
[843] BRINKLEY und SUBBLEFIELD 1966. [844] GEORGE, JOURNEY und GOLDSTEIN 1965.

haben oft eine Breite von 0,45 μ. Manchmal sind mehrere solche Bänder entwickelt[845].

Gehen wir davon aus, daß die Spiralisation der Chromosomen während der Prophase als Verpackungsvorgang der Chromosomen zu werten ist, der zugleich mit einem Funktionsverlust der Chromosomen einhergeht (s. S. 337), und daß die Kinetochorenregion im Gegensatz dazu während der prophasischen Kondensation der Chromosomenschenkel aufgelockert wird, ergibt sich auch von hier aus die Vorstellung von einer besonderen Aktivierung der Kinetochorenregion mit Beginn der mitotischen Kernteilung. Diese Aktivierung führt zur Bildung der Chromosomenspindelfasern. Mehrfach ist vermutet worden, daß Kinetochorenmaterial, vielleicht sogar DNS, in die Chromosomenspindelfasern unmittelbar eingeht[846].

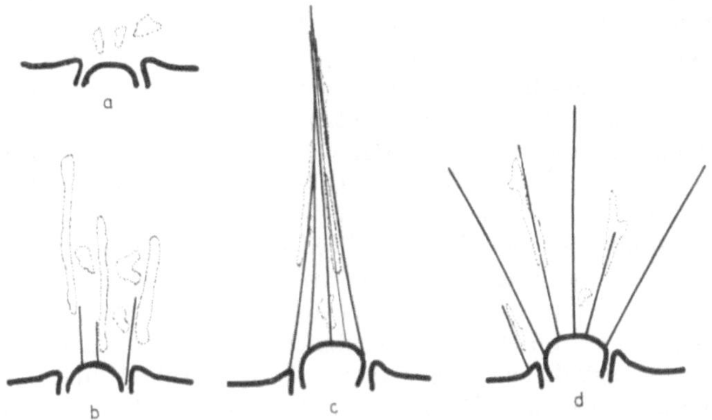


Abb. 61 a—d. Schematische Zeichnung der Entwicklung von Spindelfasern aus den Kinetochoren. a Nicht-aktives Kinetochor; der „Ball" ist nicht prominent, keine Mikrotubuli. b Erstes Stadium der Kinetochoren-Aktivität. Der „Ball" tritt etwas hervor, einige Mikrotubuli haben sich gebildet, begleitet von orientierten Canaliculi und Zisternen des endoplasmatischen Reticulums. c Deutliches Hervortreten des „Balls", Kinetochorenfasern haben sich gebildet und konvergieren. Solcherart konvergierende Fasern sind inaktiv (späte Metaphase). d Kinetochor in Bewegung. Der „Ball" gestreckt und Ausgangspunkt divergierender Mikrotubuli. Nach Beobachtungen an Endospermzellen von Haemanthus katharinae BAK. (Aus J. MOLÉ-BAJER 1969)

## G. Die Phasen der mitotischen Kernteilung

Seit den Erstbeschreibungen vor mehr als 80 Jahren gilt die mitotische Kernteilung mit Recht als ein geradezu erregender Vorgang. Scheint sich doch das größte Zellorganell, der Zellkern, für eine bestimmte Zeit weitgehend aufzulösen, wobei neue Elemente in Erscheinung treten — die Chromosomen —, die ihrerseits sehr geordnete Bewegungen vornehmen und dann zwei, meist gleiche Tochterkerne aus sich entstehen lassen. Nachdem Einzelheiten der Bewegungsvorgänge bekannt wurden, hat sich das Interesse vor allem auf die Anaphase konzentriert. Sie ist zweifellos der eindrucksvollste Teil der mitotischen Bewegungen. Da anzunehmen ist, daß die Bedingungen der Anaphasebewegung auch für die übrigen Bewegungsvorgänge gelten, würde mit der Lösung des Anaphaseproblems die Mechanik der Mitose verständlich.

Grundsätzlich müssen wir zwei Bewegungsphasen unterscheiden (vgl. S. 294): In der einen werden die Chromosomen aus dem Prophaseknäuel in die Äquatorial-

[845] KRISHAN 1968. [846] Zum Beispiel NIITSU und HANAOKA 1965, HOSKINS 1968.

platte überführt; das ist die *prometaphasische Umordnung.* In der anderen verteilen sich die Längshälften der Chromosomen auf die Tochterkerne im Bereich der früheren Spindelpole; das ist die *anaphasische Chromosomenwanderung.* Zwischen beiden Bewegungen liegt eine Phase relativer Ruhe, die Metaphase. Im folgenden soll versucht werden, die einzelnen mitotischen Kernteilungsphasen zu beschreiben und ihre wesentlichen Bedingungen kennenzulernen.

## 1. Prophase

Das Vollbild der Prophase ist dann erreicht, wenn die Chromosomen als ein morphologisch nicht entwirrbarer Knäuel innerhalb der noch intakten Kernmembran liegen. Die Prophase ist also derjenige Zeitraum, in dem sich aus dem Interphasekern die Chromosomen herausbilden. Elektronenmikroskopisch beginnt sie mit einer Kondensation elektronendichten Materials an der Kernmembran und auch im Inneren des Kernes (vgl. Abb. 44). Diese Verdichtungen sind unterschiedlich groß und auch verschieden geformt, sie weisen außer der Bevorzugung der Kernmembran[847] keine besonderen Gesetzmäßigkeiten auf. Auch ist ihr Abstand voneinander sehr variabel. Der Übergang von der Interphase zur Prophase ist morphologisch so fließend, daß vielfach nicht festzulegen ist, ob ein Kern schon die Prophase begonnen hat oder sich noch in der Interphase befindet.

Dies hat sich als besonders hemmend für alle Mitosezählungen und für Untersuchungen über die Dauer der Prophase erwiesen. Hängt doch das Erkennen einer frühen Prophase auch von der Methodik ab: Im histologischen Schnittpräparat etwa können Prophasen erst dann identifiziert werden, wenn sie voll ausgebildet werden. Dagegen erfaßt man elektronenmikroskopisch[848] oder lichtoptisch im Quetschpräparat etwa nach Färbung mit Orcein oder Essigcarmin auch frühe Formen, und bei Lebendbeobachtungen etwa an dem klassischen Objekt Tradescantia (vgl. S. 305) oder im Endosperm von Haemanthus katharinae sind auch schon die frühen Stadien der Prophase gut faßbar[849].

Die Kondensation des Kernmaterials zu den morphologisch sichtbaren Chromosomen ist auf zwei Weisen verständlich: Einmal geben die vorher sehr stark hydratisierten Chromosomen Wasser ab, so daß zwischen ihnen ein freier Kernsaft entsteht. Zum andern werden die Chromosomen durch eine verstärkte Spiralisation ihrer Fibrillen verkürzt. Spiralisation und Dehydratation sind für das Chromosom prinzipiell zwei gleichgerichtete Phänomene, die dazu dienen, die Chromosomen beweglich und damit auf die beiden Tochterkerne verteilbar zu machen. Auf Einzelheiten des chromosomalen Feinbaus und der innerchromosomalen Veränderungen während der Mitose soll hier nicht eingegangen werden.

In manchen Fällen ist der Anfang der Prophase durch besondere Vorgänge charakterisiert: Die Zellmembran zeigt unregelmäßige Aus- oder Einstülpungen, die im fixierten Präparat und auch elektronenmikroskopisch nachweisbar sein können[850]. Die Kerne bewegen sich in der Zelle, rotieren[851] oder vollführen eine eigentümliche Schaukelbewegung[852]. Es ist als ob sich der Zellkern die günstigste Teilungsebene suchen wollte. Allerdings ist unbekannt, wie weit sich die Kinetozentren an diesem Rotationsvorgang beteiligen.

Da der Anfang der Prophase nicht einfach festzulegen ist, sind — wie bereits betont — alle Angaben über die Prophasedauer nur begrenzt zu verwerten. Sie variieren zwischen 2 min und $4^1/_2$ Std (vgl. Tabelle 1). Bei Tumorzellen, z.B. bei

[847] Vgl. auch ALLENSPACH und ROTH 1967. [848] Vgl. LAFONTAINE und LORD 1969.
[849] Zum Beispiel BELAR 1930, STRAUB 1938, BAJER 1954, 1968a u.a.
[850] Zum Beispiel DANIELS und ROTH 1964.
[851] HUGHES und SWANN 1948, FELL und HUGHES 1949 u.a.
[852] Zum Beispiel LEONE u. Mitarb. 1955, MOORHEAD und HSU 1956.

Sarkomzellen in der Gewebekultur, wird die Prophase mit etwa 10 min angegeben[853], bei Amöben mit 2 min[854]. In den Heuschrecken-Neuroblasten, in denen die Teilungsvorgänge relativ gut zu beobachten sind[855], dauert die Prophase 102 min, in den ersten Reifungsteilungen der Oocyten sogar 4—5 Std. Allerdings gelten für die Meiose-Prophasen besondere Bedingungen, da in ihnen gerade die für die Meiose charakteristischen Vorgänge ablaufen, die Gegenstand eines besonderen Beitrages dieses Handbuches sind.

Ein weiterer, für die Prophase weitgehend charakteristischer Vorgang ist die Vergrößerung des Zellkernes, wahrscheinlich durch eine Aufnahme von Wasser aus dem umgebenden Cytoplasma. Nach Röntgenabsorptionsmessungen werden

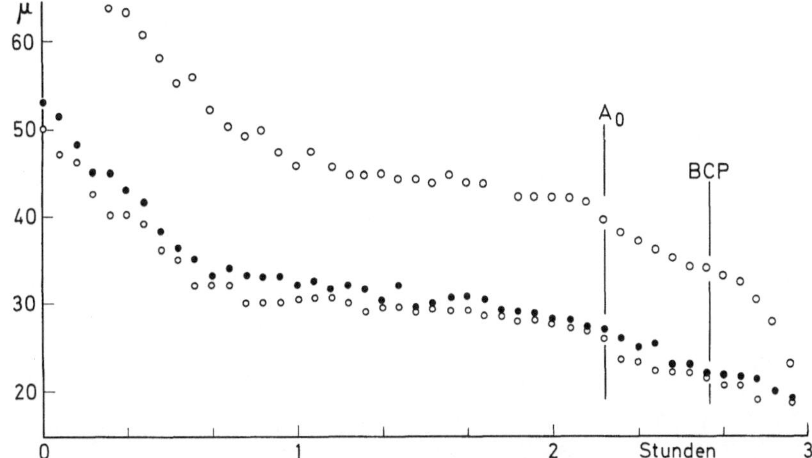


Abb. 62. Veränderungen der Chromosomenlänge während der Mitose. Die Kernmembran verschwindet einige Zeit vor Stadium O. Die Chromosomen nehmen während der Prometaphase (bis 45 min) rasch an Länge ab, während der Metaphase langsamer. Nach Beginn der Anaphase ($A_0$) wieder stärkere Abnahme. *BCP* Beginn der Zellplattenbildung. (Aus J. Molé-Bajer 1965)

zugleich auch Proteine mit aufgenommen, so daß die Trockenmasse des Kernes zunimmt[856]. Autoradiographisch ist der RNS-Umsatz vorübergehend im Kern gesteigert, d.h. es wird mehr RNS und wahrscheinlich auch mehr Eiweiß gebildet[857]. Dieses Material wird allerdings nicht in die Chromosomen eingebaut, sondern in die nichtchromosomale Kernsubstanz, und es liegt nahe, hierin eine Synthese von Spindelmaterial zu sehen. Der jetzt mit Sicherheit vorliegende freie „Kernsaft", bestehend aus Wasser, Eiweißen und Ribonucleinsäure, stammt also z.T. aus der Umgebung des Kernes, d.h. aus dem Cytoplasma, z.T. aus neugebildetem Material, z.T. aber auch aus den Chromosomen, die während der Zunahme der Spiralisation Hydratationswasser abgeben. Die Spiralisation selbst erfolgt wahrscheinlich um eine Spirale von der Größenordnung von 450 Å[858]. Zugleich verkürzen sich die Chromosomen, ein Vorgang, der bis zur Prometaphase eine erste Stufe und während der Anaphase eine zweite Stufe durchläuft (Abb. 62), wie an Endospermzellen von Haemanthus gemessen wurde[859]. Bei dieser Verkürzung wird bei Pflanzenzellen ein interessantes Phänomen sichtbar[860]: Die Chromosomen sind je zwei zu zwei miteinander an ihren Enden verbunden, und zwar offenbar die

[853] Vgl. Mazia 1961a. [854] Belar 1926. [855] Carlson 1938.
[856] Stich und McIntyre 1958. [857] Moses und Taylor 1955.
[858] Davies und Tooze 1964. [859] Molé-Bajer 1965. [860] Wagenaar 1969.

jeweils homologen Chromosomen. Es muß angenommen werden, daß dies die interphasische Chromosomenlage deutlich macht, die wiederum die meiotische Paarung verstehen läßt.

Wenn die Kondensation in vollem Gange ist, nimmt das Kernvolumen am Ende der Prophase oft plötzlich ab. Das ist das prophasische „Kontraktionsstadium", welches allerdings nur bei Pflanzenzellen sicher beschrieben, aber hier an lebenden Objekten beobachtet worden ist[861]. Dabei kann sich das Prophase-

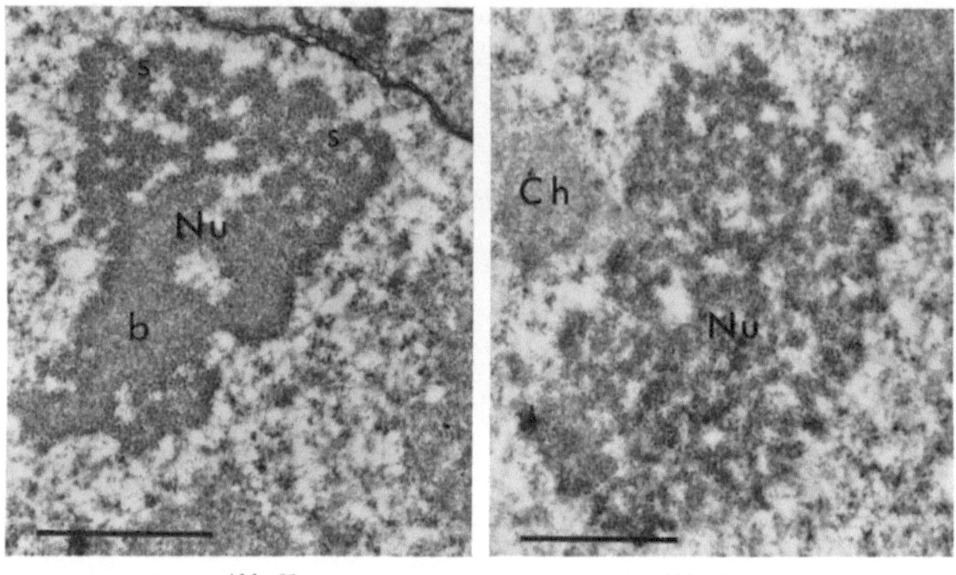


Abb. 63 Abb. 64

Abb. 63. Nucleolus (*Nu*) von Heuschrecken-Neuroblasten in später Prophase. Die peripheren Schlingen (*s*) des Nucleolus sind vielfach untereinander verbunden und klar von dem homogenen Teil (*b*) abgesetzt. Vergr. 26000fach. (Aus B. J. Stevens 1965)

Abb. 64. Desgl. ein Nucleolus in sehr später Prophase. Der homogene Bestandteil des Nucleolus ist nicht mehr zu erkennen. Der Nucleolus (*Nu*) besteht aus einer knäuelartigen Anordnung von Fäden, die aus dichten Granula zusammengesetzt sind. Die Fäden sind vielfach paarig. Neben dem Nucleolus ein Teil eines Chromosoms (*Ch*). Vergr. 23000fach. (Aus B. J. Stevens 1965)

knäuel der Chromosomen allseits gleichmäßig kontrahieren. Es kann sich aber auch von den Polen her eindellen, so daß sich die vorher runde Prophasefigur abplattet. Zur gleichen Zeit entstehen an den Polen die Spindelfasern, und die Abplattung kann mit der Bildung des Spindelmaterials in Zusammenhang stehen.

Besonderes Interesse hat das Verhalten des Nucleolus während der Prophase gefunden. In den meisten Fällen ist er am Ende der Prophase geschwunden oder nur noch als ein Rest darstellbar. Diesem Verschwinden geht z. B. in Heuschrecken-Neuroblasten ein elektronenmikroskopisch verfolgbarer Umbau voraus: Der Nucleolus, der hier aus zwei strukturellen Komponenten aufgebaut ist: aus 150 Å großen Granula in der dichteren Peripherie und aus einem mehr homogenen Material im Zentrum, verliert zunächst die homogene Zentral-Substanz und besteht dann vorwiegend aus den dichten Granula, die zu untereinander vielfältig anasto-

[861] Bajer 1954, Bajer und Molé-Bajer 1956.

mosierenden Fäden angeordnet werden (Abb. 63). In der späten Prophase (Abb. 64), wenn die Chromosomen als solche weitgehend kondensiert sind, besteht der Nucleolus nur aus einer Aggregation der 150 Å großen Granula. Auch ist der Nucleolus jetzt wesentlich kleiner und löst sich mehr und mehr auf, ohne daß die einzelnen Phasen hier elektronenmikroskopisch verfolgt werden konnten[862]. Auch bei Riesenamöben[863] lösen sich die Nucleolen während der Prophase auf. Elektronenmikroskopisch ist bei Vicia faba ebenfalls die Auflösung des Nucleolus während der Prophase beschrieben worden, so daß in der Metaphase keinerlei Nucleolarsubstanz mehr nachweisbar war[864]. In Gewebekulturen vom chinesischen Hamster gliedern sich die Nucleolen in der Prophase in viele kleine, elektronendichte Teile unter, die sich in dem ganzen Kernraum verteilen und in der Prometaphase lose gewundene, fädige Strukturen darstellen[865]. Solche Strukturen bleiben auch während der Mitose frei im Cytoplasma oder unmittelbar an den Chromosomen nachweisbar.

Parallel zu dem Verschwinden der Nucleolen vermindert sich zumindest in den meisten Fällen die RNS-Synthese (s. S. 337). Da der Nucleolus bevorzugter Ort der RNS-Synthese ist, liegt es nahe, das Verschwinden des Nucleolus mit der Abnahme der RNS-Synthese in Zusammenhang zu bringen. In vielen Zellen ist aber auch in der späten Prophase noch eine deutliche RNS-Synthese nachweisbar[866]. Viele RNS-haltige Ribosomen liegen in unmittelbarer Nachbarschaft der Spindelfasern und vor allem auch auf den sich kondensierenden Chromosomen, so daß sogar ein Zusammenhang zwischen RNS-Beladung und Kondensation der Chromosomen angenommen worden ist.

Ein Übergang von Nucleolarsubstanz auf die Chromosomen ist seit langem bekannt[867] und ließ sich lichtmikroskopisch[868] und elektronenmikroskopisch[869] belegen. In der Rattenleber nach Behandlung mit Thioacetamid, wobei die Nucleolen besonders groß werden[870], lassen sich reichlich Ribosomen als Überzug über die Chromosomen erkennen[871]. — Nach solchen Befunden ist die Annahme wahrscheinlich, daß RNS-haltige Teile der Nucleolen auf den Chromosomen[872] transportiert werden und sich dann am Ende der mitotischen Kernteilung mit der Telophase wieder zu neuen Nucleolen vereinigen können[873]. Daß hierbei auch die Ribosomen, die zwischen den Spindelfasern liegen, zumindest z. T. mit einbezogen werden, kann ebenfalls als gesichert gelten.

Freilich ist das Verschwinden der Nucleolen in der Prophase keinesfalls obligat. Nucleolarmaterial kann während der gesamten mitotischen Kernteilung als ein isolierter, meist blaß angefärbter Körper erhalten bleiben. Das ist z.B. bei Protisten beobachtet worden oder auch bei vielen Pflanzen[874]. Bleibt er außerhalb der Spindel liegen, dann löst er sich allmählich auf. Innerhalb der Spindel kann er zusammen mit den Chromosomen in die Metaphaseplatte verlagert werden und dort noch vor Beginn der Anaphase wie ein Tropfen nach einer oder nach beiden Seiten der Spindelpole ausgezogen werden und schließlich an die Spindelpole wandern[875]. Die geringere Anfärbbarkeit dieser Nucleolarreste weist aber darauf hin, daß persistierende Nucleolen meist substantiell verändert sind. Elektronen-

[862] Stevens 1965. [863] Vgl. Daniels und Roth 1964.
[864] Lafontaine 1958, Lafontaine und Chouinare 1963. [865] Brinkley 1965.
[866] Zum Beispiel Das u. Mitarb. 1965, Kusanagi 1966 u.a.
[867] Berghs 1909, De Litardiére 1921, Ludford 1954 u.a.
[868] Oura 1953, Estable und Sotelo 1954.
[869] Yasuzumi u. Mitarb. 1958, Pickett-Heaps 1967. [870] Rather 1958.
[871] Kleinfeld und Haam 1959. [872] Jacobson und Webb 1952.
[873] Vgl. auch Martin 1961. [874] Vgl. Tischler 1934—1963.
[875] Zum Beispiel Frew und Bowen 1929, Bajer 1953, Brown und Emerey 1957.

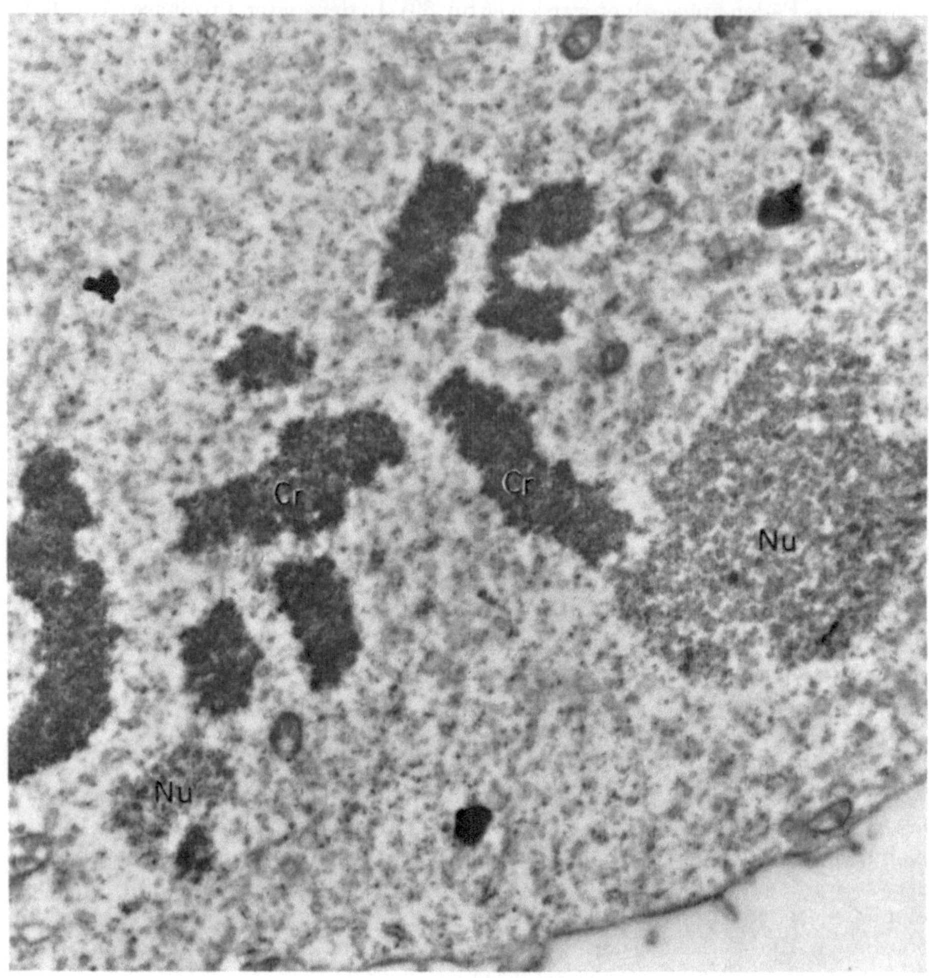


Abb. 65. Mitose einer Zelle vom Dede-Stamm mit einem großen und einem kleinen Nucleolus (*Nu*) in unmittelbarer Nachbarschaft der Chromosomen (*Cr*). Vergr. 15000fach. (Aus T. C. HSU, F. E. ARRIGHI, R. R. KLEVECZ und B. R. BRINKLEY 1965)

mikroskopisch ist von HSU u. Mitarb. (1965) und von BRINKLEY (1965) das Verhalten persistierender Nucleolen während der mitotischen Teilungsphasen in Gewebekulturzellen untersucht worden. Die Nucleolen können in Pro- und Metaphase den Chromosomen unmittelbar anhängen, können aber auch frei im Cytoplasma liegen. Sie sind stets fein granulär (Abb. 65). In der Telophase werden sie in die Tochterkerne wieder aufgenommen; die sich bildende Kernmembran schließt die Nucleolen mit den Chromosomen zusammen ein (Abb. 66). In der Anaphase und in der frühen Telophase können persistierende Nucleolen fädig zwischen den beiden auseinanderweichenden Chromosomenpaaren ausgezogen werden (Abb. 67). Auf diese Weise entstehen sog. Chromatinbrücken zwischen den Anaphase- bzw. Telophasekernen, die früher ausschließlich als auseinandergezogene Chromosomenarme gedeutet wurden, aufgrund ihres färberischen Verhaltens aber zumindest z.T. als ausgezogene Nucleolen angesehen werden müssen. Nach autoradiographischen

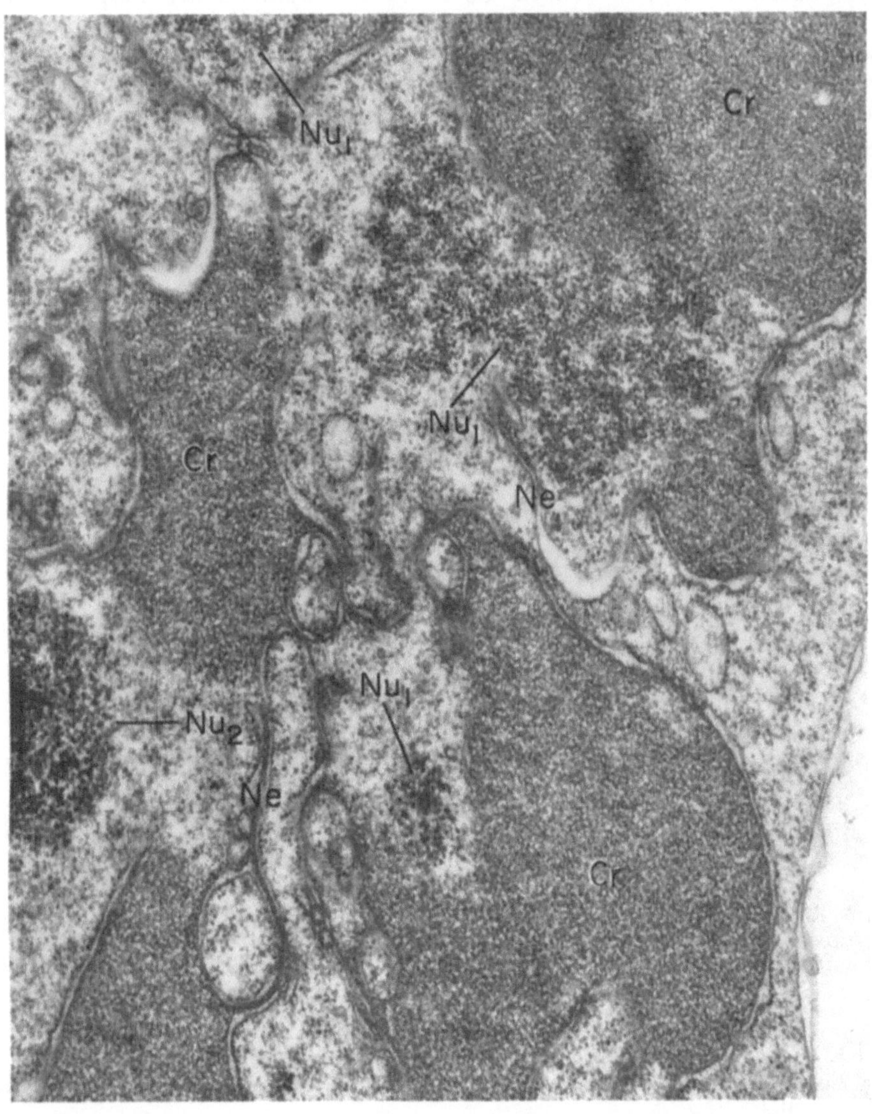


Abb. 66. Telophase-Chromosomen (*Cr*) von Zellen des Dede-Stammes. Neubildung der Kernmembran (*Ne*). Manche Nucleolen werden in den neuen Kern eingeschlossen ($Nu_1$), andere scheinen außerhalb zu bleiben ($Nu_2$). Vergr. 14000fach. (Aus T. C. Hsu, F. E. Arrighi, R. R. Klevecz und B. R. Brinkley 1965)

Untersuchungen[876] sind in der Prophase diese persistierenden Nucleolen noch in der Lage, $^{3}$H-Uridin in der gleichen Intensität einzubauen wie in der Interphase (Abb. 68). Persistierende Nucleolen sind in der Gewebekultur durch Zugabe von Cobaltsalzen[877], vor allem aber durch Fluordesoxyuridin und durch Thymidin experimentell erzeugbar[878].

876 Hsu, Arrigni, Klevecz und Brinkley 1965.
877 Heath 1954. 878 Hsu u. Mitarb. 1963 u.a.

Die klassische Lehre, wonach die Nucleolen während der Prophase verschwinden, und wonach ihre Substanz sich in die Spindel und auf die Chromosomen verteilt[879], ist durch solche Beobachtungen nicht widerlegt, sondern eher bestätigt, denn persistierende Nucleolen sind Ausnahmen. Andererseits sind diese Ausnahmen von erheblicher theoretischer Bedeutung. Denn schon die Tatsache, daß Nucleolen persistieren und dann in die Tochterkerne aufgenommen werden können, macht das Erhaltenbleiben von Nucleolarsubstanz auch dann wahrscheinlich,

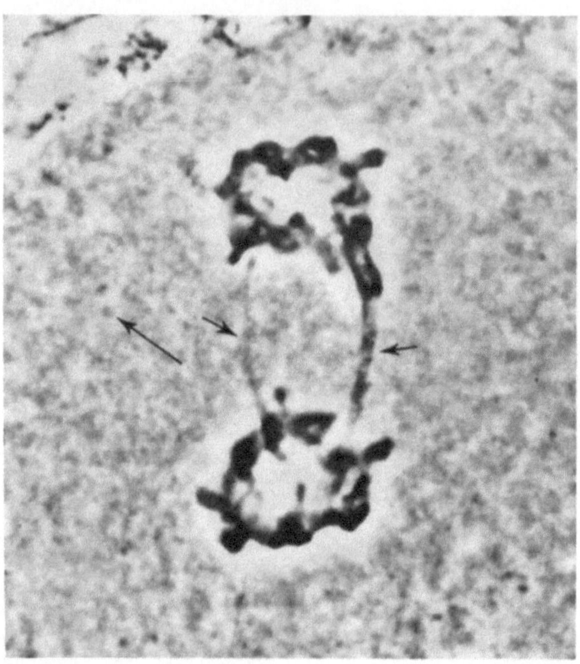

Abb. 67. Eine frühe Telophase vom Stamme Dede mit zwei Chromatinbrücken, wahrscheinlich ausgezogenes Nucleolarmaterial (kurze Pfeile). Zahlreiche Cytoplasma-Granula (langer Pfeil). Essigsäure-Orcein-Quetschpräparat. Vergr. 1300fach. (Aus T. C. HSU, F. E. ARRIGHI, R. R. KLEVECZ und B. R. BRINKLEY 1965)

wenn die Nucleolen als Körperchen verschwinden. Hier macht eine Ausnahme eine Regel deutlich.

Vielfach wird erst der Abbau der Kernmembran als Beginn der mitotischen Kernteilung gewertet. Tatsache ist, daß durch elektronenmikroskopische Untersuchungen[880] die Existenz der Kernmembran noch während der prophasischen Chromosomenkondensation gesichert ist (vgl. Abb. 44). Wenn die Auflösung der Kernmembran beginnt, trennen sich im Hühnerembryo die beiden Schichten der Kernwand sehr ungleichmäßig voneinander und bilden besonders viele Kernporen[881]. Bei der Riesenamöbe Chaos chaos entstehen an der Innenfläche der Kernmembran kleine Bläschen, die als erste Zeichen des beginnenden Membranabbaus gewertet werden. Die Auflösung selbst ist in HeLa-Zellen von einer Wanderung endoplasmatischer Membranen vom Kern an die Peripherie der Zelle begleitet.

---

879 Zum Beispiel KUSANAGI 1964, PICKETT-HEAPS und NORTHCOTE 1966 u.a.
880 Zum Beispiel DANIELS und ROTH 1964, ROBBINS und GONATAS 1964 u.a.
881 ALLENSPACH und ROTH 1967.

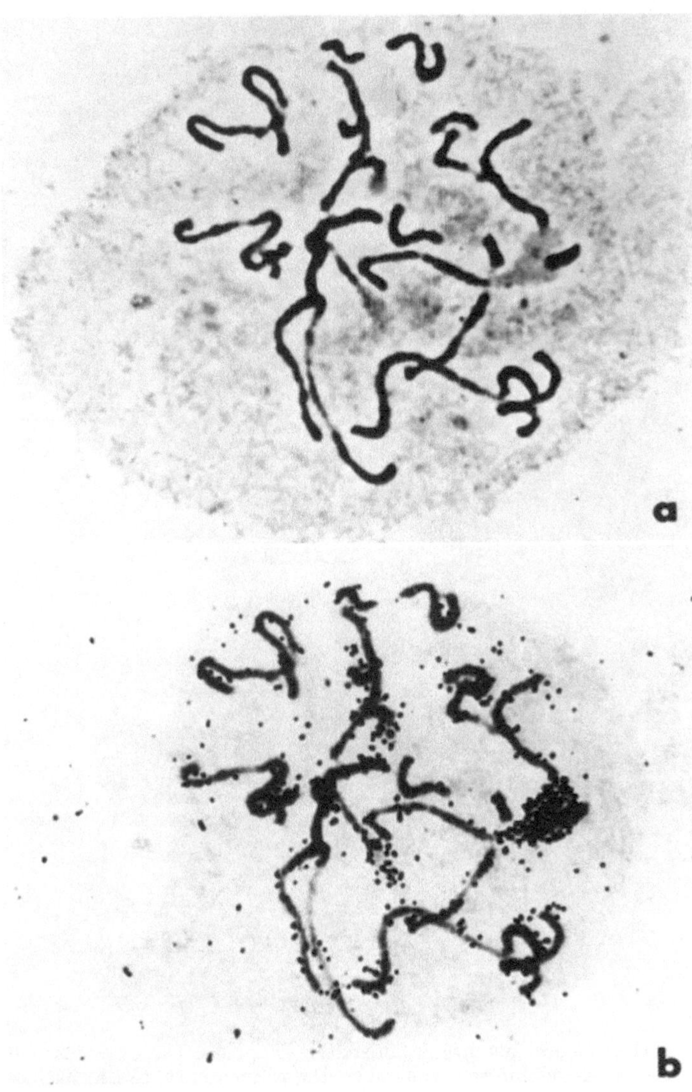


Abb. 68a. Eine späte Prophase vom Stamm Don. Essigsäure-Orcein-Quetschpräparat. Nucleoli verschiedener Größe. Vergr. 1300fach

Abb. 68b. Desgl. nach Pulsmarkierung mit $^3$H-Uridin (8 $\mu$C/ml) für 20 min. (Aus T. C. Hsu, F. E. Arrighi, R. R. Klevecz und B. R. Brinkley 1965)

In der Telophase kehren diese Membranen zurück und sind an der Neubildung der Kernmembran wieder beteiligt[882]. In Heuschrecken-Neuroblasten[883] wird die Membran nicht vollständig aufgelöst, sondern jedes einzelne Chromosom bleibt von einer typischen bilamellären Membran umgeben (Abb. 69), die mehrere Unterbrechungen aufweist, im Prinzip aber einschließlich der Existenz zahlreicher Kernporen der Membran des Interphasekernes entspricht. Wenn sich die Chromo-

[882] Robbins und Gonatas 1964. [883] Stevens 1965.

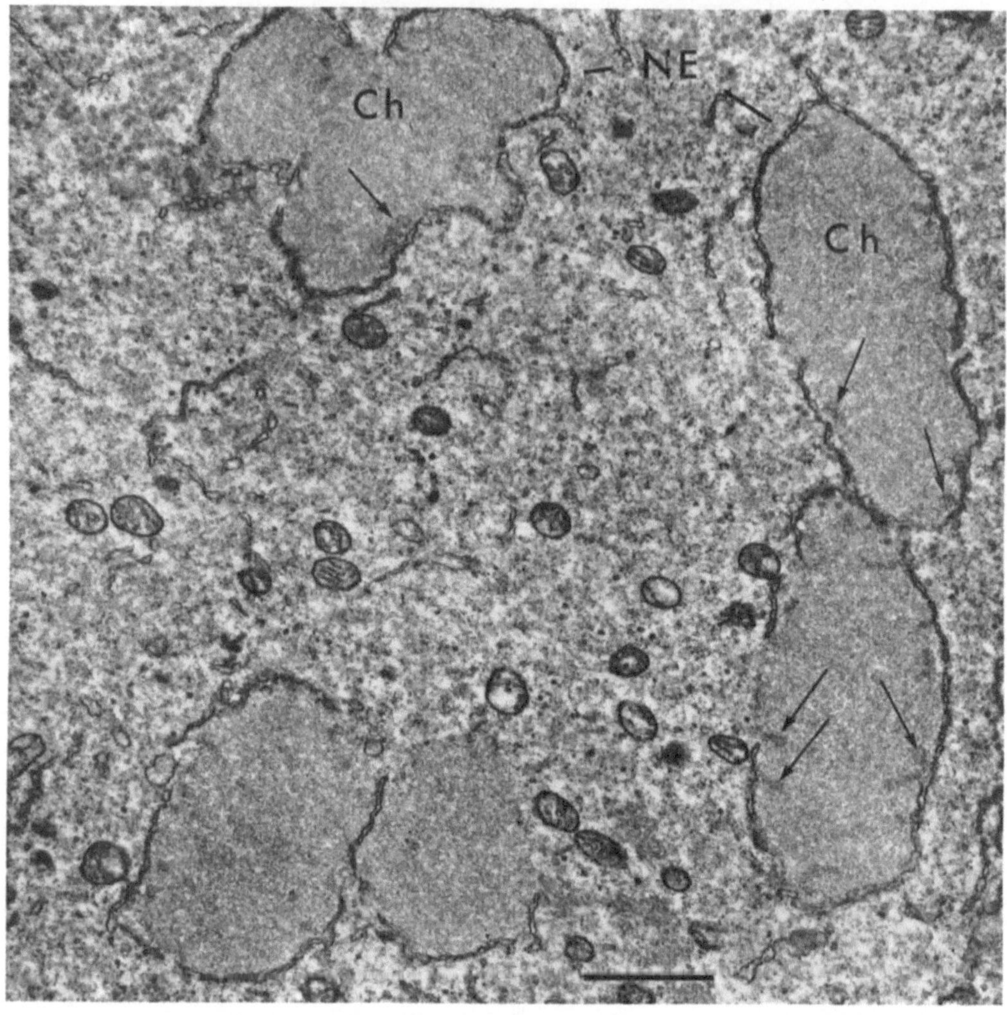


Abb. 69. Heuschrecken-Neuroblastenzellen in später Anaphase. Die Chromosomen (*Ch*) sind als homogene Körper eingeschlossen von einer Doppelmembran (*NE*). Kleine Komplexe dichteren Materials in den äußeren Partien der Chromosomen (Pfeile). Vergr. 18000fach. (Aus B. J. STEVENS 1965)

somen in der Telophase wieder zu einem Kern zusammenfinden, lösen sich die Membrananteile zwischen den Chromosomen auf, und es bildet sich wieder eine kontinuierliche Doppelmembran (Abb. 70).

Das Ende der Prophase ist die Individualisierung der Chromosomen, die nun mehr oder weniger frei im Cytoplasma liegen und zugleich an ihren Kinetochoren Spindelfasern bilden (s. o.).

## 2. Prometaphase

Damit sind die Chromosomen bewegbar geworden, und in der Tat beginnt meist sofort nach Auflösung der Kernmembran die charakteristische „Umord-

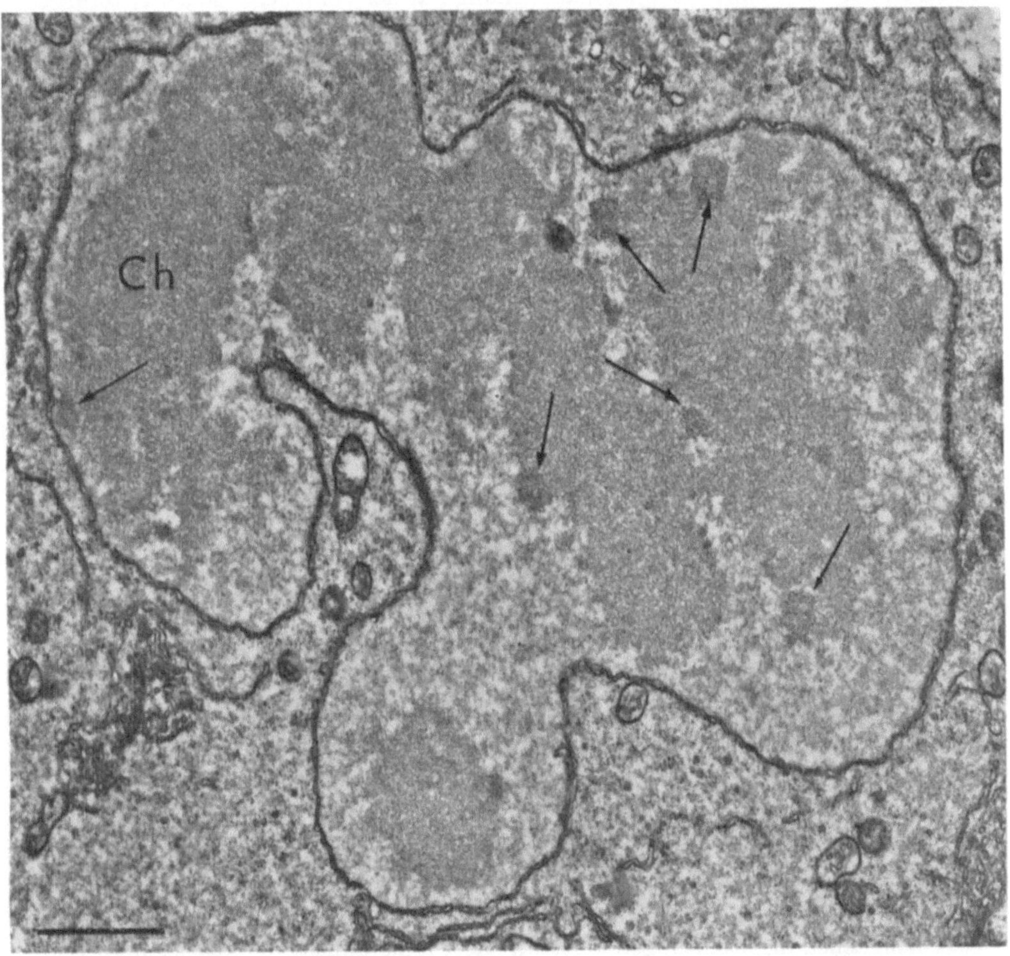


Abb. 70. Heuschrecken-Neuroblastenzelle in früher Telophase. Die Chromosomen (*Ch*) sind zum Teil bereits konfluiert. Dichtere Körper (Pfeile) in unmittelbarer Nachbarschaft der Chromosomen. Bildung einer Kerndoppelmembran. Vergr. 17500fach. (Aus B. J. STEVENS 1965)

nung", die als Prometaphase zwischen Prophase und Metaphase eingeschaltet ist. Sie beansprucht als Bewegungsvorgang mindestens das gleiche Interesse wie die Anaphasebewegung, ist jedoch wesentlich weniger untersucht.

Eine „Umordnung" ist die Umwandlung einer Ordnung in eine andere. In der Tat liegen auch in der Prophase die Chromosomen nicht ungeordnet. Wenn z.B. in der Salamanderlarve am Beginn der mitotischen Kernteilung die Chromosomen sichtbar werden, findet man sie in ganz bestimmter Anordnung: Die Scheitel der Chromosomen, also die Kinetochoren, liegen nahe beieinander und bilden das sog. „Polfeld" des Kernes[884]. Diese „RABL-Orientierung" (Abb. 71, links) wurde in vielen Objekten des Tier- und Pflanzenreiches nachgewiesen[885] und entspricht

[884] RABL 1885. [885] BELAR 1930, SCHNEIDER 1933, 1938, GEITLER 1935 u.a.

letztlich der Ana- bzw. Telophasenanordnung aus der vorangegangenen Mitose[886]. Daraus geht hervor, daß die Chromosomen nach dem Abschluß der Anaphasebewegung ihre Lage im Kern nicht mehr wesentlich ändern. Das „Polfeld“ ist gleichsam ein Beleg für die Herkunft der Chromosomenanordnung aus einem Spindelpol der vorangegangenen mitotischen Kernteilung. Freilich ist das Polfeld nur in besonders günstigen Objekten zu beobachten und fehlt bei vielen Zellen — z.B. bei Pflanzenzellen — fast durchweg[887].

Wie sich die prometaphasische Umordnung, die „Metakinese“[888], aus dem Rablschen „Polfeld“ am einfachsten vollziehen kann, hat Belar (1930) aus seinen heute fast „klassischen“ Beobachtungen gefolgert (Abb. 71). Wenn sich nämlich das prophasische Polfeld so einordnet, daß es einem der späteren Spindelpole entspricht, dann brauchen sich die Scheitel der Chromosomen nur gegen die

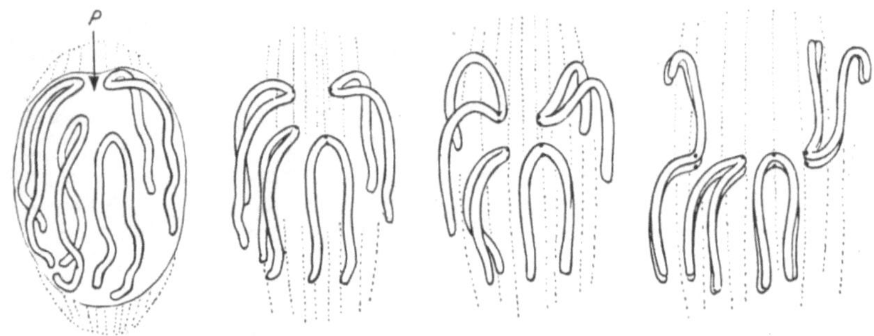


Abb. 71. Schematische Darstellung des Verhaltens der Chromosomen in der Metakinese. Einbiegen der Chromosomenscheitel vom Polfeld ($P$) in die Äquatorialebene. (Aus K. Belar 1930)

Mitte des Teilungsraumes einzubiegen, um in die Mittelebene zwischen den Spindelpolen, d.h. in die Äquatorialebene zu gelangen. Da sich vielfach in der Prophase Drehbewegungen des Kernes beobachten lassen, kann man folgern, daß sich der Kern dabei in eine solche Polposition einordnet.

Nach Lebendbeobachtungen[889] ist für die Prometaphase die gleichzeitige Bewegung von zwei verschiedenen Elementen innerhalb der Spindel in entgegegesetzten Richtungen charakteristisch: Die Kinetochoren, also die Schleifenscheitel der Chromosomen, wandern zum Äquator, während alle Körper, die nicht an die Spindelfasern gebunden sind, sich in Richtung auf die Spindelpole bewegen. Die Kinetochoren nehmen bei ihrer Wanderung in die Äquatorialebene keineswegs den kürzesten Weg ein. Sie bewegen sich vielmehr in wechselnden Richtungen, teilweise zur Äquatorialplatte hin, teilweise mehr in Richtung auf die Spindelpole, bevor sie ihre endgültige Position erreichen. Dabei kommt es oft vor, daß unmittelbar benachbarte Kinetochoren verschiedene Bewegungen ausführen. Bevorzugt sind allerdings Bewegungen entlang der Spindelachse[890]; parallel zur Äquatorialplatte sind Bewegungen vergleichsweise selten. Die anderen Körper, wie z.B. persistierende Nucleolen, kleine Granula oder auch akinetische Fragmente der Chromosomen, wie sie z.B. durch Bestrahlung oder durch Chemikalien entstehen, werden zur gleichen Zeit in Richtung auf die Spindelpole verschoben.

Viele weitere Lebendbeobachtungen, z.B. an Fibroblastenkulturen[891] bei Insekten[892] oder auch Tipuliden-Spermatocyten[893] haben die Prometaphase als

[886] Vgl. Schrader 1954. [887] Zum Beispiel Manton 1935, Wolf 1940.
[888] Wassermann 1926, 1929. [889] Zum Beispiel Bajer 1966. [890] Dietz 1969.
[891] Zirkle 1957. [892] Nicklas 1961. [893] Dietz 1956, 1969, Bauer u. Mitarb. 1961.

Bewegungsvorgang heute einigermaßen aufgeklärt. Drei Charakteristika sind zu betonen:

1. Während der Metakinese pendeln die Kinetochoren hin und her, können sich zunächst dem einen oder dem anderen Pol nähern und ordnen sich erst spät in eine Mittelstellung zwischen den Polen ein.

2. Auch die Arme der Chromosomen verschieben sich mehrfach, können erst auf den einen und dann auf den anderen Pol ausgerichtet sein. Nach welcher

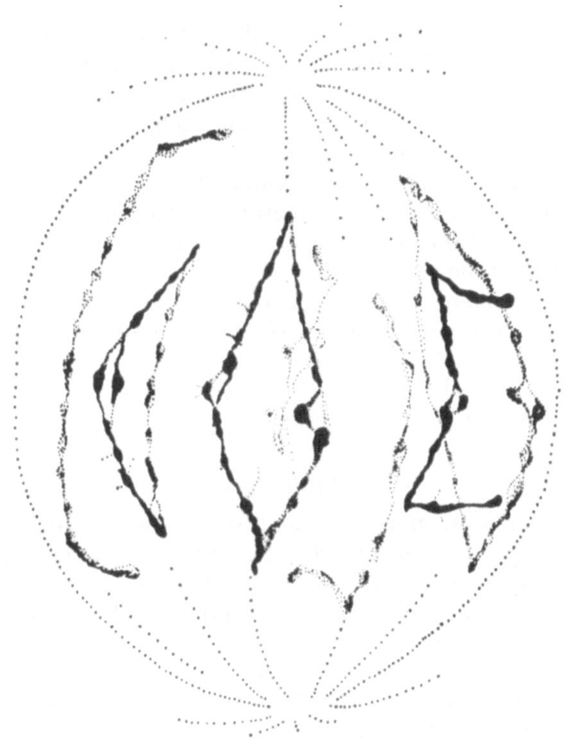

Abb. 72. Die „Prometaphasestreckung" in der ersten meiotischen Teilung einer Mantide. Wanderung der homologen Kinetochoren zu den entgegengesetzten Polen und Streckung der gepaarten Chromosomen. (Aus S. HUGHES-SCHRADER 1953)

Richtung die Chromosomenarme am Ende der Metakinese weisen, scheint dem Zufall zu unterliegen.

3. Jedes Chromosom hat sein eigenes, individuelles Verhalten. Das betrifft sowohl die Kinetochoren als auch die Chromosomenschenkel[894].

Das Hin- und Herpendeln ist nach Beobachtungen an Tipuliden-Spermatocyten Ausdruck einer wechselnden Umorientierung der Kinetochoren zu beiden Spindelpolen[895]. Erst im Laufe der späteren Metakinese bildet sich eine Orientierungsstabilität heraus, welche die Chromosomen in die Äquatorialplatte bringt und dort hält. Die für die meiotischen Teilungen wichtigen Spezialprobleme sollen hier nicht erörtert werden.

---

[894] BAJER und MOLÉ-BAJER 1956. [895] DIETZ 1969.

Nach diesen Beobachtungen sind alle jene Vorstellungen zu verwerfen, nach denen ein bilateraler Druck auf den Prophasenknäuel die Chromosomen mit fortschreitender Verfestigung der Spindel in die Äquatorialplatte drängen soll[896]. Die Tatsache, daß sich jedes Chromosom einzeln und unabhängig von dem benachbarten in die Metaphaseplatte einordnet, scheint am ehesten mit einer Kraftübertragung über die Chromosomen-Spindelfasern im Einklang zu stehen. Eine solche Hypothese hat Darlington (1937) als „Kinetochoren-Repulsion" vorgelegt. Grundlage dieser Repulsion sollen elektrische Oberflächenkräfte sein, die die Kinetochoren letztlich in die Metaphaseplatte bringen sollen. Wahrscheinlicher ist, daß sich um jedes Kinetochor mit den mikrotubulären Spindelfasern eine Art „Gel-Insel" bildet, welche die Chromosomen temporär fixiert[897]. Es bildet sich also eine Art Gleichgewicht[898] zwischen zwei jeweils einander opponierenden Chromosomen-Spindelfasern. — Von Bedeutung waren auch Experimente mit gezielter Mikro-UV-Bestrahlung: Man kann die Einordnung der getroffenen Chromosomen dann verhindern, wenn man elektiv das Kinetochor bestrahlt[899]. Damit war die Bedeutung des Kinetochors für den Prometaphasevorgang eindeutig belegt. Die an ihnen polymerisierten, mikrotubulären Chromosomen-Spindelfasern bringen die Chromosomen in die Metaphaseplatte[900].

In diesem Zusammenhang sei auch auf die „Prometaphasestreckung"[901] hingewiesen, die in der Meiose vor allem von Insekten beobachtet wird und wie eine vorzeitige Aktivierung des Anaphasemechanismus, also der Polwanderung der Kinetochoren, imponiert (Abb. 72). Auch hieraus ergibt sich, daß während der Prometaphase die Kinetochoren aktiv sind.

### 3. Metaphase

Wenn sich die Chromosomen in der Äquatorialplatte angeordnet haben, ist das bekannteste Mitosebild entstanden: die Metaphase. Im Schnittpräparat ist sie besonders leicht identifizierbar, und viele Mitosezählungen, die an Geweben vorgenommen werden, sind letztlich Metaphasezählungen. Da ferner in der Metaphase die Chromosomen mehr oder weniger in einer Ebene angeordnet und gut voneinander getrennt liegen, sind an den Metaphasechromosomen auch die meisten Untersuchungen über die Morphologie der Chromosomen vorgenommen worden. Die sog. „Karyogramme" oder „Idiogramme" beruhen vorwiegend auf Metaphase-Chromosomen.

Die Metaphase ist kein Ruhezustand. Bereits die ersten phasenkontrastmikroskopischen Filmaufnahmen der Karyokinese durch Michel (1943), die durch viele andere Untersuchungen bestätigt wurden[902], haben gezeigt, daß die Chromosomen in der Metaphase um die Äquatorialebene hin und her pendeln, daß also die Prometaphasebewegung eigentlich in der Metaphase noch andauert.

Das bedeutet aber, daß diejenigen Kräfte, welche die Chromosomen in die Äquatorialplatte gebracht haben, weiter wirken und zueinander in einem bipolaren Gleichgewicht stehen. Auf ein solches Gleichgewicht in der Metaphase ist vor allem von Östergren (1945, 1948, 1950a, 1951) mehrfach hingewiesen worden. Am einfachsten erschien die Deutung, daß elastische Zugkräfte von den Polen auf die Kinetochoren einwirken. Wenn während des Pendelspiels die Entfernung zwischen

[896] Zum Beispiel Lundegardh 1912, Wassermann 1926, 1929, 1939.
[897] Dietz 1969. [898] Östergren 1949.
[899] Uretz u. Mitarb. 1954, Zirkle 1957, Bajer und Molé-Bajer 1961. [900] Harris 1965.
[901] Hughes-Schrader 1943, 1947.
[902] Zum Beispiel Hughes und Swann 1948, Michel 1950, Bajer 1954, Bajer und Molé-Bajer 1956, Moorehad und Hsu 1956, Dietz 1956, 1958, 1969, Bauer u. Mitarb. 1961, Bajer 1966 u.a.

einem Kinetozentrum und dem zugehörigen Kinetochor zunimmt, wächst auch die Zugintensität, was wiederum zu einem Überschießen der Bewegung in der anderen Richtung führen kann. Daraus würde sich ein Hin- und Herpendeln — allerdings mit wechselnder Intensität — ergeben. So bestechend die Hypothese auch ist, so ist eine solche Abnahme der Pendelbewegungen jedoch nie eindeutig festgestellt worden. Im Gegenteil: die Lebendbeobachtungen von DIETZ (1956, 1958)[903] weisen darauf hin, daß gerade in der Metaphase nur ein Minimum an Kräften auf die Chromosomen einwirkt.

Offen ist die Frage nach einer Gesetzmäßigkeit der Anordnung der Chromosomen in der Metaphaseplatte. Manchmal liegen die kleinen Chromosomen innen, die großen außen. Auch befinden sich manchmal die homologen Chromosomen diploider Zellkerne einander gegenüber. Eindeutig positive Ergebnisse über strenge Lagegesetzmäßigkeiten sind bislang nicht veröffentlicht worden. In vielen Zellformen, z.B. bei Bellevalia romana[904], ist die Anordnung der Chromosomen in der Metaphaseplatte sogar mit Sicherheit rein zufällig.

Ein viel diskutiertes Problem ist auch die Tatsache, daß die Chromosomen in der Metaphase einander nie berühren, sondern in einem recht gleichmäßigen Abstand voneinander liegen. Nach alten Vorstellungen[905] sollte das auf elektrostatischen Abstoßungen beruhen. SCHRADER (1947) nahm Oberflächenspannungen an, die dieses Metaphasegleichgewicht in seitlicher Richtung einstellen und halten. Vielleicht ist dieses „transversale Gleichgewicht" auch auf gewisse Oberflächenschichten der Chromosomen zu beziehen, welche die Chromosomen besonders im kondensierten Zustand umgeben.

Die Angaben über die Dauer der Metaphase variieren sehr. Dies ist sicher methodisch bedingt, da man etwa in Wurzelspitzen von Pflanzen je nach Schnittrichtung (und damit Beobachtungsebene) viele Metaphasen noch als Prometaphasen anspricht. So sind z.B. in den Wurzelspitzen von Allium cepa Metaphasenzeiten von weniger als 1 min beschrieben worden (vgl. Tabelle 1). In den Tradescantia-Staubfadenhaaren dauert die Metaphase dagegen in der Regel zwischen 15 und 50 min[906]; an diesem Objekt sind auch die längsten Metaphasen mit 175 min zu beobachten. Solch lange Metaphasezeiten können durch die präparativen Bedingungen für die mikroskopische Lebendbeobachtung entstehen. Ist doch die Geschwindigkeit der Metaphase z.B. von der umgebenden Temperatur abhängig. Dies ist im Wurzelmeristem von Vicia faba (Tabelle 3), aber auch bei vielen anderen Zellen, z.B. in Gewebekulturzellen, nachzuweisen. Extreme Verlängerungen der Metaphase lassen sich durch Chemikalien erzielen, z.B. durch Colchicin, welches die Metaphasen so stark verlängert, daß die Chromosomen schließlich zusammenklumpen und die Zelle zugrunde geht. Auf gewebsspezifische Differenzen bei Tumoren weist die Beobachtung hin, daß neuro-ektodermale Tumoren längere Metaphasezeiten und kürzere Ana- und Telophasezeiten haben als mesenchymale Geschwülste[907].

## 4. Anaphase

Sie gehört zu den eindrucksvollsten Vorgängen der Mitose: Plötzlich endet der Gleichgewichtszustand der Metaphase, und beide Chromatiden, d.h. die Längshälften der Chromosomen, wandern zu den Spindelpolen. Diese Wanderung ist die Anaphase. Da sich in ihr der eigentliche Kernteilungsprozeß abspielt, hat sie das meiste Interesse gefunden, noch dazu der Vorgang prinzipiell überall gleich abläuft, also wahrscheinlich überall den gleichen Kausalbedingungen unterworfen ist.

[903] Vgl. auch BAUER u. Mitarb. 1961. [904] GLÄSS und MARQUARDT 1966.
[905] LILLIE 1905, DARLINGTON 1937. [906] BARBER 1939. [907] SCHRÖDER 1967.

Die Chromatidentrennung, die der Anaphasebewegung vorausgehen muß, ist schon relativ früh erfolgt: Vielfach kann man die Längsteilung der Chromosomen, also die Bildung von Schwesterchromatiden, schon in der Prophase erkennen, und wir müssen annehmen, daß bereits bei Beginn der Spiralisations- und Kondensationsvorgänge am Anfang der mitotischen Kernteilung diese Trennung in zwei Chromatiden erfolgt. Das Auftreten dieses „primären Längsspaltes" geht möglicherweise nicht nur auf die Prophase, sondern nach manchen Angaben auf die Anaphase der vorangegangenen Mitose zurück, da in einzelnen Fällen bereits die Anaphasechromosomen einen Längsspalt aufweisen[908].

Ehe wir uns den wichtigsten Theorien zuwenden, die zur Erklärung des Anaphase-Mechanismus herangezogen worden sind, sei noch einiges über den Ablauf der Anaphase vorangestellt.

Bei den meisten genaueren Beobachtungen[909] standen drei Phänomene im Vordergrund: Einmal werden die Chromosomen-Spindelfasern verkürzt, zum andern trennen sich die Halbspindeln der Chromosomen voneinander, so daß die Entfernung beider Pole zunimmt, und drittens beginnen in der Regel alle Kinetochoren zu etwa der gleichen Zeit mit der Anaphasebewegung. Wenn das letztere z.B. bei zu großen Metaphaseplatten nicht der Fall ist, läuft die Anaphasebewegung an einer Stelle der Metaphaseplatte an und dehnt sich von da aus auf die übrigen Chromosomen aus. Vielleicht beeinflussen sich die Chromosomen bei Beginn der Anaphasebewegung gegenseitig. Elektronenmikroskopisch lassen sich während der Anaphase besonders gut die Kinetochoren mit ihrer typischen Struktur (s. S. 407), aber auch die Chromosomen-Spindelfasern und die Zentralfasern erkennen[910] (S. 390). — Die Dauer der Anaphase variiert zwischen 20 sec[911] bei einzelnen Protozoen und 2 Std bei Tradescantia-Haarzellen[912], wobei allerdings auch hier wie bei der Metaphase und bei allen übrigen Mitosephasen die Temperaturabhängigkeit (vgl. Tabelle 3) die beobachteten Zeiten beeinflussen kann.

Bei Betrachtung der Kausalfaktoren der Anaphase müssen solche Grundtatsachen berücksichtigt werden. So „gehen" z.B. in der Regel die Kinetochoren voran, und die Chromosomenarme werden nachgeschleppt. Die Enden der Tochterchromosomen, die sog. Telomeren, können dabei noch sehr lange zusammenhängen[913]. Damit ähnelt die Anaphase in manchem der meiotischen Prometaphasestreckung (s. S. 423). Beide Bewegungen sind sehr früh als Folgen von Kontraktionen der Chromosomen-Spindelfasern angesehen worden. Hat man doch den Eindruck, die Chromosomen würden von den Polen über die Chromosomen-Spindelfasern angezogen.

Für eine solche Deutung sprachen nun tatsächlich viele Einzelheiten: Nach lichtmikroskopischen Beobachtungen werden an den Kinetochoren die „Spindelkörperchen" (s. S. 406) bei Beginn der Anaphase offensichtlich in Richtung der Pole gedehnt, so daß sie manchmal nur über einen schmalen Faden mit den Chromosomenschenkeln in Verbindung bleiben[914]. Besonders in pflanzlichen Mitosen, in denen die Zellen und die Chromosomen ja wesentlich größer sind, ist das vielfach aufgefallen[915] und damit interpretiert worden, daß die Chromosomen von einer zu den Polen wirkenden Kraft auseinandergezogen werden, der Trennung selbst aber Widerstand entgegensetzen.

Wenn durch äußere Einflüsse — etwa durch Röntgenstrahlen oder durch mutagene Agentien — Verklebungen zwischen Nachbarchromosomen entstehen, ist dieser Eindruck eines Zugfasermechanismus noch stärker: die verklebten

---

908 Lit. bei Grundmann 1964. 909 Zum Beispiel Bajer 1966.
910 Robbins und Gonatas 1964, Roth u. Mitarb. 1966 u.a. 911 Belar 1921.
912 Belar 1929, Tabelle 1. 913 Melander 1950. 914 Grassé 1939, Melander 1950.
915 Schrader 1939, Propach 1940, Iwata 1940.

Chromosomenschenkel werden nämlich oftmals lang ausgezogen, bis einer der Schenkel einzureißen scheint. Jetzt schnurren die Chromosomen wie unter dem Einfluß einer inneren Elastizität rasch wieder zusammen, und wenn das betreffende Chromosom durch diese Verklebung in der Wanderung zurückgeblieben ist, hat es bald die Höhe der Nachbarchromosomen erreicht. Solche Beobachtungen[916] sind kaum anders zu interpretieren, als daß auf die Chromosomen eine Zugkraft ausgeübt wird. Die Chromosomen-Spindelfasern sind deshalb auch vielfach als „Zugfasern" bezeichnet worden[917].

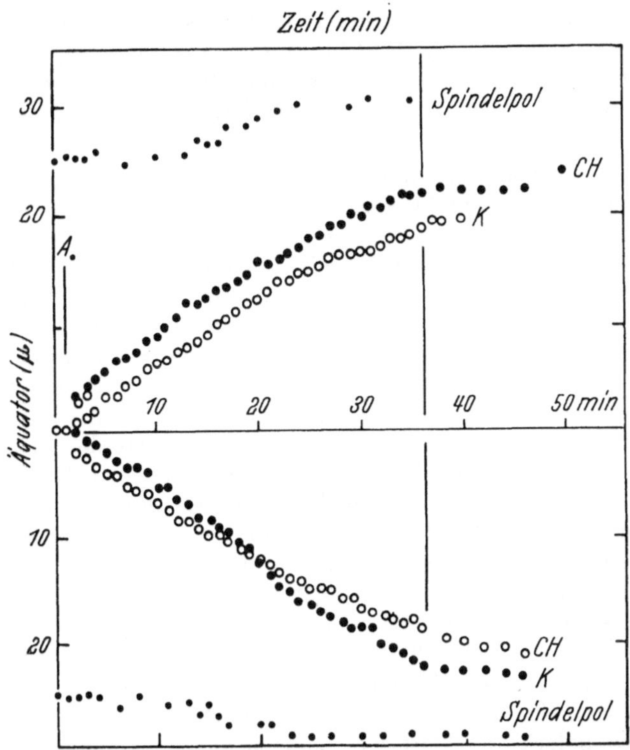


Abb. 73. Graphische Darstellung der Anaphasebewegung im Haemanthus-Endosperm nach Daten von Bajer. Bewegungen von 2 Chromosomengruppen (*CH*) und einem Kinetochorenpaar (*K*). (Aus D. Mazia 1961a)

Da die ganze Spindel einem elastisch-biegsamen Körper entspricht, wurden auch die Spindelfasern als elastische Fäden bezeichnet[918]. Die gleiche Vorstellung hatte ja auch zu der Vorstellung eines mechanisch bedingten Gleichgewichtes in der Metaphase geführt[919].

Gegen die Annahme von elastischen Kräften während der Anaphasebewegung sprechen aber zwei gewichtige Tatsachen: Einmal ist die Polwanderung der Chromosomen viel zu langsam, um einem einfachen elastischen Zugmechanismus zu entsprechen. Im pflanzlichen Endosperm z.B. benötigen die Chromosomen von der Äquatorialplatte bis in die Spindelpole mehr als 30 min (Abb. 73). Selbst in denjenigen Zellen, in denen die Anaphasebewegung relativ rasch vor sich geht,

[916] Zum Beispiel Cornman 1944. [917] Zum Beispiel Schrader 1954.
[918] Zum Beispiel Shimamura 1940 u.a. [919] Östergren 1945, 1950a.

beträgt die Geschwindigkeit nicht mehr als 0,7 $\mu$ pro Minute. So „schnell“ bewegt sich etwa ein großer Zeiger einer Uhr, wenn man die Größe des Zifferblattes mit der Größe der Zelle in Relation setzt. Diese Geschwindigkeit ist auch sehr gering im Vergleich zu der Geschwindigkeit etwa der amöboiden Bewegung, die mit 150 $\mu$ pro Minute angegeben wird[920]. — Ferner geht die Anaphasebewegung der Chromosomen in der Regel relativ gleichmäßig vonstatten, d.h. eine einmal eingenommene Geschwindigkeit wird in der Regel beibehalten (Abb. 73). Bei Wirkung eines elastischen Zugfasermechanismus müßte die Geschwindigkeit mit der Annäherung an die Pole abnehmen, da ja die „Zugfasern“ kürzer würden. Dementsprechend sind Analogien zur Muskelfaserkontraktion[921] fragwürdig, denn auch hier müßte eine Verlangsamung der Chromosomenbewegungen mit Annäherung an die Pole eintreten, ganz abgesehen davon, daß die Chromosomen-Spindelfasern bzw. ihre Mikrotubuli dicker werden müßten. Dies ist aber mit Sicherheit nicht der Fall[922].

Andererseits kann man eine Zuordnung der Spindelfasern zu den contractilen Proteinen im weiteren Sinne nicht ohne weiteres ablehnen[923]. Sind doch contractile Proteine in den Zellen weit verbreitet: sie bestimmen z.T. die Zellgestalt und sind die Strukturelemente der Geißeln und Cilien, die auch in ihrem Proteincharakter Ähnlichkeiten zur Spindel aufweisen[924], und deren „Basalkörnchen“ ja mit den Kinetozentren und Kinetochoren eine unmittelbare Verwandtschaft besitzen (vgl. S. 407). Die die Zellgestalt bestimmenden Proteine, die Fibrillen der Geißeln und Cilien und die Spindelfasern haben darüber hinaus noch eine entscheidende Gemeinsamkeit: sie bestehen aus elektronenmikroskopisch identischen Mikrotubuli, einer typischen Bewegungsstruktur der Zelle (s. S. 368). Ob das wellige Aussehen dieser Mikrotubuli in der Spindel Ausdruck von funktionellen Mikrowellen ist[925], muß noch geklärt werden. Energiequelle der Geißelbewegungen ist — wie offenbar auch in der mitotischen Spindel — die Spaltung von Adenosintriphosphat, und von diesem Standpunkt aus besteht eine zumindest mittelbare Verwandtschaft zur Muskelkontraktion[926]. Allerdings liegt die für die mitotische Anaphasebewegung eines Chromosoms benötigte Energie bei $10^{-8}$ dyn sehr niedrig[927] und ist erheblich niedriger als etwa bei den Cilienbewegungen der Pantoffeltierchen[928].

Unabhängig von der Art der Zugwirkung müßten bei einem solchen Mechanismus die Pole fixiert sein. Für diese Deutung sind die Polstrahlen herangezogen worden[929], und auch polarisationsoptische Beobachtungen sprachen für eine solche Fixation[930]. Eine andere Erklärung wäre, daß die Spindel in sich eine gewisse Stabilität besitzt, indem die Zentralfasern den Polabstand gegen die anaphasisch bewegten Chromosomen fixieren. Im Endosperm von Haemanthus katharinae ergaben sich Hinweise dafür, daß die Mikrotubuli der Spindel eine Art Netzwerk bilden, welches die innere Stabilität der Spindel steigert[931]. Hier ist auch zu betonen, daß sich nach einzelnen Beobachtungen[932] in der frühen Anaphase die Spindelpole einander nähern können, als ob entweder die Fixation der Pole an der Zellmembran oder die innere Stabilität des Spindelkörpers als Gegenkraft gegen die Zugwirkung der Chromosomen-Spindelfasern nicht ausreichen würden.

Häufiger beobachtet wird aber das gegenteilige Phänomen: In der Anaphase entfernen sich die Spindelpole voneinander; die Spindel streckt sich[933].

---

[920] BARBER 1939. [921] LETTRÉ 1950, LETTRÉ und ALBRECHT 1951 u.a.
[922] Zum Beispiel PICKETT-HEAPS 1967. [923] Zum Beispiel WEBER 1958.
[924] Zum Beispiel FREY-WYSSLING 1955. [925] CRONSHAW und ESAU 1968.
[926] HOFFMANN-BERLING 1954, 1961. [927] NICKLAS 1965. [928] PFEIFFER 1959.
[929] VAN BENEDEN 1883. [930] Zum Beispiel INOUÉ 1952. [931] BAJER 1968a.
[932] JACQUEZ und BIESELE 1954, MAKAROV 1960.
[933] Vgl. HUGHES-SCHRADER 1931, HUGHES und SWANN 1948, DIETZ 1954.

Genaue Messungen haben dies bestätigt[934]. Dabei kann die ganze Zelle in der Spindelachse gestreckt werden, so daß der Querdurchmesser abnimmt[935]. Es scheint sogar so zu sein, daß in einzelnen Fällen die gesamte Anaphasebewegung ausschließlich auf einer solchen Spindelstreckung beruht, wobei der Abstand zwischen Kinetozentren und den Kinetochoren weitgehend konstant bleibt[936]. Das sind sicher Ausnahmen und ist in einzelnen Fällen[937] durch die fehlende Konvergenz der Chromosomen-Spindelfasern auch gut verständlich. In den meisten

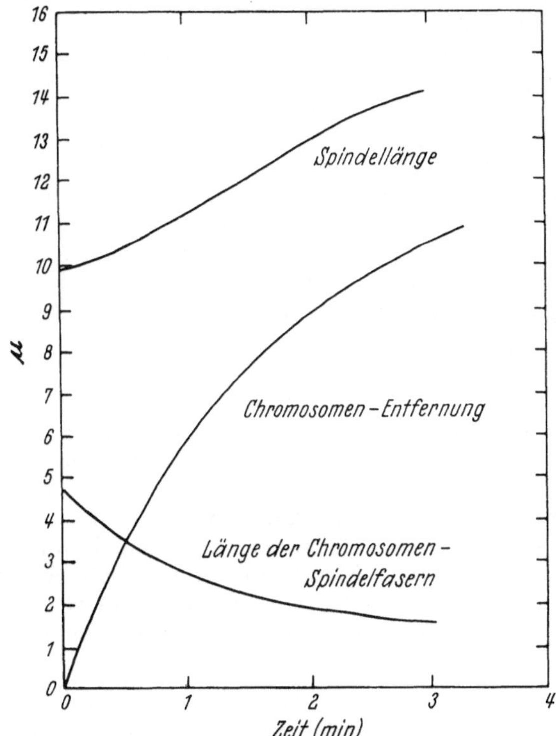


Abb. 74. Meßwerte von 8 Anaphasen aus Hühnerosteoblasten-Kulturen (Mittelwerte). Spindelstreckung und Verkürzung der Chromosomenspindelfasern fast gleichzeitig. (Aus A. F. W. HUGHES 1948)

Fällen ergänzen sich bei der Polbewegung der Chromosomen, die Verkürzung der Chromosomen-Spindelfasern und die Streckung der Spindel (Abb. 74). Am Anfang der Anaphase steht die Verkürzung der Chromosomen-Spindelfasern im Vordergrund, am Ende herrscht die Spindelstreckung vor. Auf diese Weise kann man die Anaphase in zwei Stadien einteilen[938]. Beim Hühnerembryo ist die anaphasische Spindelverlängerung immer dann sehr ausgeprägt, wenn sich die Zellen in ihrer Länge strecken können, was z. B. bei mesenchymalen Zellen der Fall ist[939]. — Einblicke in den möglichen energetischen Mechanismus der Anaphasestreckung erbrachten wiederum Beobachtungen von HOFFMANN-BERLING (1954, 1955): Experimentell kann man an abgetöteten Fibroblasten nach Extraktion mit kaltem Gly-

[934] BRUMFIELD 1940, RIS 1942, 1943, 1949, MARTIN 1953, JACQUEZ und BIESELE 1954, MAKINO und NAKANISHI 1955 u. a.
[935] IZUTSU 1960. [936] RIS 1943, SHORT 1946, BERKELEY 1948. [937] JENKINS 1967.
[938] Zum Beispiel HSU 1955. [939] ALLENSPACH und ROTH 1967.

cerin durch Zugabe von Adenosintriphosphat eine Streckung der Spindeln erzielen, wobei die Abstände der Chromosomen von den Spindelpolen weitgehend konstant bleiben. Ob die Spindel ATPase-Aktivität aufweist, ist unterschiedlich beantwortet worden[940]. Zumindest ist nicht sicher, ob die gefundenen Aktivitäten primär auf oder in den Spindelfasern liegen. Sie würden aber ausreichen, den Energieverbrauch der Spindel zu decken[941].

Daß die Spindelstreckung zumindest in den meisten mitotischen Kernteilungen nicht der entscheidende Faktor ist, geht aus Beobachtungen hervor, wonach nicht der ganze Satz der Tochterchromosomen en bloc an die Pole geschoben wird, sondern daß jedes Chromosom ein etwas anderes Verhalten aufweist. Dies ist nach Lebendbeobachtungen immer wieder beschrieben worden. Vor allem sieht man am Beginn der Anaphase dieses oder jenes Chromosom vorauseilen oder nachhinken[942]. Ja, es kommt sogar vor, daß sich einzelne Chromosomen anfänglich zur „falschen" Seite bewegen. Auch scheinen sich einzelne „richtig" orientierte Chromosomen für kurze Zeit rückläufig wieder der Äquatorialebene zu nähern. MICHEL (1943), der den ersten Phasenkontrastfilm einer mitotischen Kernteilung aufgenommen hat, wies darauf hin, daß die Chromosomen zeitweise in eine Art Wirbel geraten, so daß eine klare Richtung gar nicht zu erkennen ist.

Auch verhalten sich die Geschlechtschromosomen oft anders als die Autosomen: schon die Prometaphase kann bei ihnen verspätet sein, und in der Anaphase können sie den Autosomen nachhinken[943] oder auch vorauseilen[944]. Bei Insekten kommt es sogar vor, daß gesetzmäßig einzelne Chromosomen in den frühen Embryonalteilungen eliminiert werden, indem sie entweder aus der Metaphaseplatte ausgestoßen werden oder während der Anaphase eine eigene, kleine Spindel bilden[945]. Stets handelt es sich dabei um bestimmte Chromosomen. In menschlichen Lymphocyten und Leukämiezellen scheinen diejenigen Chromosomen zuerst mit der Anaphasewanderung zu beginnen, die auch zuerst ihre DNS-Synthese abgeschlossen hatten. Zumindest beginnen die Anaphasebewegungen auch hier asynchron[946]. Alle solche Vorgänge sprechen mit Sicherheit gegen en bloc-Einflüsse auf die Chromosomen und zugunsten eines chromosomalen Individualverhaltens[947].

Die Größe der Chromosomen hat offenbar keinen Einfluß auf die Anaphasebewegung: kleine Chromosomen haben die gleiche Anaphasegeschwindigkeit wie große[948]. Dagegen hat sich ergeben, daß sich die an den Außenseiten der Äquatorialplatte liegenden Chromosomen schneller fortbewegen als die zentralen, so daß trotz größeren Weges die Anaphasedauer die gleiche ist.

Nach früheren polarisationsmikroskopischen Untersuchungen werden bei der Anaphasebewegung die Chromosomen-Spindelfasern nicht einfach kontrahiert, sondern ab- oder umgebaut. So nimmt die Doppelbrechung der Chromosomen-Spindelfasern in der Anaphase nicht etwa zu, wie man bei einer Kontraktion annehmen könnte, sondern eher ab[949]. Das könnte man mit einem einfachen Verlust der Form-Doppelbrechung erklären. In den Endospermzellen von Haemanthus hat BAJER (1961) beobachtet, wie das Maximum der Doppelbrechung, welches sich stets in Nachbarschaft der Kinetochoren findet, mit den Chromosomen polwärts wandert[950], als ob dort Eigen- bzw. Formdoppelbrechung am stabilsten seien.

[940] Zum Beispiel MIKI 1963, STEPHENS 1967. [941] WEISENBERG und TAYLOR 1968.
[942] Zum Beispiel MOORHEAD und HSU 1956.
[943] HUGHES-SCHRADER 1947, BAUER u. Mitarb. 1961. [944] MARTIN 1953, DIETZ 1955 u.a.
[945] REITBERGER 1940. [946] KOULISCHER 1966. [947] GEYER-DUSZYNSKA 1961.
[948] NICKLAS 1965. [949] SCHMIDT 1939, HUGHES und SWANN 1948, SWANN 1951b, 1952 u.a.
[950] Siehe auch INOUÉ 1953.

Damit treten für den Mechanismus der Anaphase wiederum die Kinetochoren in den Mittelpunkt: Zunächst wurde angenommen, daß die Kinetochoren den Spindelfasern einen Kontraktionsimpuls geben, der sich durch die Zunahme der Doppelbrechung äußert[951]. BELAR (1929) nahm an, daß eine besondere Substanz von den Kinetochoren auf die Spindelfasern übergeht. Hinweise auf eine Verdickung der Chromosomen-Spindelfasern an den Kinetochoren[952] wurden als „Wanderungs-" oder „Migrationsstoff" gedeutet[953], wofür sich allerdings keine sicheren Belege fanden. Entscheidend ist jedoch, daß nach den polarisationsmikroskopischen Befunden während der Anaphase eine Umorientierung der Chromosomen-Spindelfasern stattfindet mit einer polwärts wandernden Reduktionswelle der Molekülorientierung. Darin könnte sich ein echter Abbau der Chromosomen-Spindelfasersubstanz äußern[954]. Vielleicht erfolgt dieser Abbau, d.h. die Depolymerisation der Mikrotubuli, auch an den Spindelpolen. Aus polarisationsmikroskopischen Untersuchungen an Spermatocyten, bei denen durch UV-Mikrostrahlen gezielt Spindelteile zerstört wurden[955], ergaben sich zumindest keinerlei Hinweise auf eine Kraftübertragung von den Spindelfasern auf die Chromosomen. Dagegen schienen die mikrotubulären Chromosomen-Spindelfasern während der Meta- und Anaphase kontinuierlich zu den Polen zu wandern — in der Anaphase mit ihnen die Chromosomen. Nach dieser Vorstellung würden dauernd Mikrotubuli an den Kinetochoren gebildet und in der Polregion depolymerisiert[956]. Ein solcher Vorgang ist neuerdings elektronenmikroskopisch sehr wahrscheinlich gemacht worden[957]. In HeLa-Zellen werden in Meta- und Anaphase Mikrotubuli der Spindelfasern fragmentiert und vesiculär von Elementar-Membranen umgeben. Mit fortschreitender Anaphase vergrößern sich diese Vesikel und zeigen dann sogar Ribosomen an ihren Membranen. Einige dieser Vesikel scheinen sich bei der späteren Bildung der Kernmembran zu beteiligen. Berücksichtigt man noch, daß sich bei der Spindelbildung enge Assoziationen zwischen pericentriolären Vesikeln und Mikrotubuli ergaben[958], dann scheint das endoplasmatische Reticulum unter anderem eine Art Speicherform für die Mikrotubuli zu sein[959].

Nicht erklärt ist damit die in vielen Lebendbeobachtungen[960] beschriebene, von den Chromosomen und von den Spindelfasern unabhängige Wanderung freier Körper im Spindelraum in Richtung auf die Pole bzw. auf die Äquatorialplatte. Auch finden sich Chromosomenverhaltensweisen, die mit den bisher geschilderten nicht in Übereinstimmung stehen: z.B. während mancher Spermatocytenteilungen gehen nicht die Kinetochoren den Chromosomenschenkeln voran, sondern umgekehrt die Chromosomenschenkel den Kinetochoren. Manchmal können die Schenkel der Chromosomen in Nähe der Pole umklappen, so daß die Kinetochoren nun in Richtung auf die Äquatorialplatten zeigen[961]. Das spricht gegen die Ausschließlichkeit der Kinetochoren-Kinetozentren-Aktivität während der Anaphase.

Als zusätzliche Mechanismen zur Deutung solcher Befunde sind vielfach elektrostatische Kräfte angenommen worden, noch dazu die Metaphasefigur mit magnetischen oder elektrostatischen Kraftlinien gewisse äußere Ähnlichkeiten aufweist[962]. Von DARLINGTON (1937) stammt eine sog. "balance-theory of mitosis", wonach die Zentren einander durch gleiche Ladungen abstoßen, aber während der Anaphase die Chromosomen anzuziehen vermögen. Schon die Notwendigkeit, je

---

951 SCHMIDT 1941. 952 SCHRADER 1934, GROSS 1935.
953 LORBEER 1934, KUPKA und SEELICH 1948, WADA 1950.
954 STICH 1954, DIETZ 1958, 1969. 955 FORER 1965, 1966.
956 PICKETT-HEAPS 1967, BAJER 1968a. 957 ROBBINS und JENTZSCH 1969.
958 ROBBINS, JENTZSCH und MICALI 1968. 959 ROBBINS und JENTZSCH 1969.
960 Zum Beispiel BAJER 1966, 1967. 961 DIETZ 1958.
962 Lit. z.B. bei WASSERMANN 1929, MILOVIDOV 1949, SCHRADER 1954.

nach Bedarf eine andere Richtung der Kraftlinien anzunehmen, spricht aber gegen eine solche Theorie.

Überzeugender ist dagegen die Annahme, daß zusätzliche Transportmechanismen auf Strömungen innerhalb der Spindel beruhen. Das ist schon von BERTHOLD (1886) vermutet worden, aber durch Gewebekulturuntersuchungen der letzten 20 Jahre weitgehend gesichert. Mit Beginn der prometaphasischen Umordnung verlagern sich nämlich oftmals die Mitochondrien an die Außenseite der Äquatorialplatte[963]. Dort können sie einen manschettenartigen Kranz bilden, und nach der Anaphase werden die Mitochondrien polwärts verschoben. Andere bilden den sog. „Zwischenkörper", auf den wir noch zu sprechen kommen. Bringt man z.B. einen Öltropfen in eine sich teilende Zelle, so wird dieser ebenfalls zunächst in die Äquatorialebene verlagert, dort geteilt, und beide Teile wandern an die Pole, und zwar oftmals weit vor den Chromosomen[964]. In pflanzlichen Mitosen ist festgestellt worden, daß sich andere Cytoplasmateile in gleicher Weise verhalten[965]. Im Cyclopsei ließen sich besonders deutlich passive Bewegungen in der Spindel beobachten[966]. Es handelt sich hier um DNS-haltige Granula, die im Gegensatz zu den meist außerhalb liegenden Chromosomen in das Innere der Spindel gelangen. Sie werden dort erst nach Beginn der Anaphase in die Äquatorialplatte gebracht und wandern — ebenfalls zeitlich nach den Chromosomen — polwärts. Ähnliche Untersuchungen liegen von vielen anderen Objekten vor[967]. Wahrscheinlich fließt eine Strömung während der mitotischen Kernteilung von der Polregion aus von außen zur Äquatorialebene, biegt von da in die Zellmitte ein und bewegt sich als „Axialstrom" etwa im Bereich der Spindelachse in Richtung auf die Pole fort. Die genaueren Bedingungen, unter denen diese Spindelströmungen ablaufen, sind noch unbekannt.

Insgesamt scheint die Anaphasebewegung nach dem Prinzip mehrfacher Sicherungen abzulaufen. Diese wirken einmal über die Chromosomen-Spindelfasern wahrscheinlich über einen Abbau dieser fibrillären Längselemente, wodurch der Eindruck eines Zugfaser-Mechanismus entsteht. Weiter streckt sich die Spindel, was ebenfalls zu einer Entfernung der Chromatiden-Sätze führt und die Tochterchromosomen auseinanderzieht, und schließlich bildet die Spindelströmung eine Ergänzung vorwiegend für die extrachromosomalen Substanzen der Zelle.

### 5. Telophase

Nach der Ankunft der Chromosomen an den Spindelpolen bilden sie dort eine kompakte, lichtmikroskopisch strukturlose Masse, die im Phasenkontrastmikroskop ebenfalls weitgehend homogen erscheint und einen starken Kontrast gibt. Die vorher gut abgrenzbaren Chromosomen fließen gewissermaßen zu einem Tropfen zusammen, verlieren wieder ihre optische Individualität, und es entstehen zwei Tochterkerne. Dies ist die Telophase, ein Name, der eigentlich falsch gewählt ist, da mit der Telophase noch nicht das Ziel der mitotischen Karyokinese erreicht ist; die dichte Zusammenlagerung der noch kondensierten Chromosomen ist vielmehr ebenfalls ein Übergangsstadium, an welches sich die *Rekonstruktion*, d.h. die Wiederherstellung des Interphasekernes, anschließt.

So wird denn auch in den meisten Angaben über die Dauer der Telophase nicht nur der Zustand der stark kondensierten, gewissermaßen zusammengeklumpten Chromosomen bewertet, sondern auch der Vorgang der Wiederauflockerung der

[963] HUGHES und SWANN 1948, MICHEL 1950 u.a.
[964] CHAMBERS 1938, CHAMBERS und CHAMBERS 1961.
[965] BAJER und MOLÉ-BAJER 1956, BAJER 1966. [966] STICH 1954.
[967] Zum Beispiel CONKLIN 1902, SPEK 1918, SCHNEIDER 1938.

Chromosomen bis zur Entstehung des gleichen Kernbildes, welches der Mutterkern vor Beginn der mitotischen Kernteilung geboten hat. Die Angaben über die Dauer der Telophase variieren dementsprechend sehr stark von 1,5 min in den Wurzelspitzen von Allium cepa bis 137 min in den Haarzellen von Tradescantia[968] oder bei der Alge Spirogyra[969] (Tabelle 1). Wie die übrigen Mitosephasen ist auch die Telophase in ihrer Dauer abhängig von der Temperatur: bei höherer Temperatur verläuft sie rascher als bei niederer[970] (Tabelle 3).

Die Vorgänge an und in den Chromosomen sind im Prinzip eine Umkehr aller jener Dehydratations- und Spiralisations-Vorgänge, die während der Prophase zu den morphologisch individualisierten Chromosomen geführt haben. Die Entspiralisierung betrifft wahrscheinlich alle Stufen des chromosomalen Feinbaues, möglicherweise bis in die molekulare Dimension. Dabei nehmen die Makromoleküle der Chromosomen wieder Bindungswasser auf, und morphologisch entstehen die Strukturen des Interphasekernes mit Euchromatin und Heterochromatin. Elektronenmikroskopisch dehnen sich die elektronendichten Areale der Chromosomen mehr und mehr aus, wobei sie zunehmend heller werden[971]. Die sog. interchromatischen Areale[972] verschwinden. An zahlreichen Stellen scheinen Anastomosen zwischen den sich ausdehnenden Chromosomen zu entstehen, die selbst immer lockerer strukturiert werden, bis der „diffuse" Interphasezustand erreicht ist.

Zugleich bildet sich die Kernmembran neu, die ja am Ende der Prophase verschwunden war. Auch dieser Vorgang ist in den letzten Jahren elektronenmikroskopisch recht genau untersucht worden[973]: Unmittelbar auf den z.T. noch kondensierten Chromosomen entstehen feine Doppelmembranen, die sich in nichts von den glatten Membranen des endoplasmatischen Reticulums unterscheiden. Vielfach ist eine Aneinanderreihung von Vesikeln oder Membranen des endoplasmatischen Reticulums auch in einiger Entfernung von den noch kondensierten Chromosomen bereits in der Anaphase zu erkennen (Abb. 75). Die Vesikel oder Doppelmembranen legen sich in Form unterschiedlich großer Segmente auf den neugebildeten Kern auf, wobei zunächst noch recht große Lücken bestehen bleiben. Manchmal werden während der späten Anaphase und in der Telophase in Umgebung der Kerne oder auch zwischen den Chromosomen besonders viele und dicht aneinanderliegende membranöse oder vesiculäre Anteile des endoplasmatischen Reticulums gefunden, wie z.B. in Mesenchymzellen von Amphibien[974]. Die neugebildete Kernmembran scheint z.B. für kolloidale Goldpartikel stärker permeabel zu sein als die interphasische[975].

Mit in den Kern eingeschlossen werden die im vorigen Abschnitt beschriebenen Rest-Nucleolen bzw. die Ribosomen und Ribosomen-Aggregate, die neben den Chromosomen, innerhalb der Spindel und vor allem auch auf den Chromosomen lagen und mit diesen in die Telophase-Areale gelangt waren. Die Kontinuität dieses Materials von der Prophase bis an das Ende der Telophase ist elektronenmikroskopisch belegt[976]. Wenn bei persistierenden Nucleolen die Nucleolar-Areale elektronenmikroskopisch während der gesamten mitotischen Karyokinese zu verfolgen sind und den Chromosomen oft unmittelbar anliegen[977], werden sie in der Telophase zusammen mit den Chromosomen dem neuen Kern einverleibt (Abb. 66).

---

[968] Belar 1929. [969] Conard 1939. [970] Dettlaff 1963.
[971] Lafontaine und Lord 1969.
[972] Bernhard und Granboulan 1963, Blondel und Tolmach 1965 u.a.
[973] Moses 1956, 1958, Robbins und Gonatas 1964, Daniels und Roth 1964, Waddington und Perry 1966, Pickett-Heaps und Northcote 1966 u.a.
[974] Waddington und Perry 1966. [975] Feldherr 1966.
[976] Zum Beispiel Brinkley 1965, Stevens 1965, Yasuzumi und Sugihara 1965.
[977] Zum Beispiel Hsu u. Mitarb. 1965.

In denjenigen Fällen aber, in denen das nucleoläre Material sich diffus im Spindelraum bzw. auf oder in Umgebung der Chromosomen verteilt hat, spielt der sog. Nucleolen-Organisator[978] die Rolle eines Sammelpunktes des nucleolären Materials[979]. Zur gleichen Zeit beginnt übrigens wieder die volle RNS-Synthese autoradiographisch in den Zellkernen nachweisbar zu werden[980].

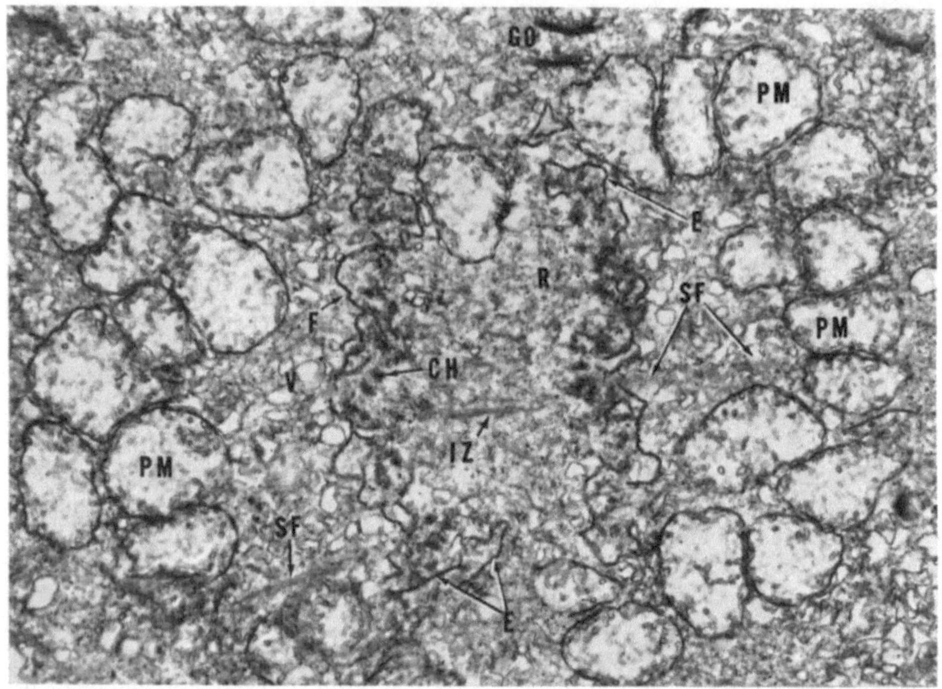


Abb. 75. Frühe Anaphase der Riesenamöbe Pelomyxa illinoisensis. Fragmente der Kernmembran (*F*) in Umgebung der Chromosomen (*CH*) unter Einschluß interzonaler Spindelfasern (*IZ*) und ribosomaler Partikel (*R*). (*E* Ende der Chromosomenplatte, *SF* mikrotubuläre Spindelfasern, *PM* polare Ansammlung von Mitochondrien, *V* cytoplasmatische Vesikel, *GO* Golgi-Apparat.) Vergr. 7000fach. (Aus E. W. DANIELS und E. L. ROTH 1964)

In Amoeba proteus wurde gemessen, wieviel der Prophasen-RNS in den Kernen der Tochterzellen wiedergefunden wird[981]: es waren nur 25%. 75% der ursprünglichen Kern-RNS gehen also in diesem Objekt bei der Kern- und Zellteilung verloren.

Während dieser Rekonstruktionsvorgänge der Kerne verschwinden alle jene Hilfsstrukturen, die während der mitotischen Karyokinese das Zellbild beherrscht hatten, vor allem die Spindel. Ohne daß genauere Untersuchungen über den Abbau der Spindel vorliegen, ist er doch leicht als eine Aufhebung der von den Kinetozentren und Kinetochoren ausgehenden Polymerisation verständlich. In Umgebung der Centriolen sieht man in der Telophase oft wirr durcheinanderliegende Stücke von Spindelfasern bzw. Mikrotubuli, die stellenweise noch mit dem Kernmaterial in Verbindung stehen, besonders dort, wo die Kernmembran noch nicht vollständig ausgebildet ist. Auch in Umgebung der jetzt bereits doppelt angelegten Centriolen

---

978 McCLINTOCK 1934. 979 BRINKLEY 1965, TANDLER 1966, LAFONTAINE 1968 u.a.
980 ERRERA und BRUNFAUT 1964 u.a. 981 RAO und PRESCOTT 1967.

ist ein Abbau der umgebenden lamellären oder canaliculären Gebilde zu erkennen. Diejenigen Spindelfasern, die von Pol zu Pol als sog. Zentralfasern ziehen, sind dagegen in der Telophase oftmals noch erhalten, ja vielfach lichtmikroskopisch besonders deutlich. Sie bilden die „Interzonalregion", die sich in Pflanzenzellen zum Phragmoplasten umwandelt (s. u.).

## 6. Die Cytokinese

Die Strukturen der Interzonalregion stehen in engem Zusammenhang mit der Teilung des Zelleibes, die im Regelfall der Teilung des Kernes unmittelbar nachfolgt, ja durch eine Einschnürung in der Ebene der vorherigen Äquatorialplatte meist schon während der späten Anaphase und der Telophase morphologisch sichtbar wird.

### a) Beziehung zur Kernteilung

Dieser zeitliche Zusammenhang zwischen Kern- und Cytoplasmateilung kann durch äußere Einwirkungen auf die Zelle gestört sein, z.B. durch Einwirkung von Röntgen- oder UV-Strahlen oder auch unter dem Einfluß von Chemikalien. Aber auch ohne schädigende Einwirkung folgt durchaus nicht jeder Kernteilung eine Zellteilung. Die besten Beispiele für eine Dissoziation beider Vorgänge sind die mehrkernigen Symplasten, die im Tier- und Pflanzenreich bei den Gameten- und Sporenbildungen nicht selten vorkommen[982]. Hier entstehen durch wiederholte Kernteilungen zunächst vielkernige Protoplasmakörper. Erst in einem zweiten, oft synchronen Schritt werden entweder viele einkernige Zellen gebildet, oder es entwickeln sich zunächst mehrkernige Protoplasmastücke, die sich dann in einem zweiten oder in mehreren weiteren Schritten in einkernige Gameten aufteilen. Wenn aus einer mehrkernigen Mutterzelle in einem Schritt eine der Kernzahl entsprechende Anzahl von Tochterzellen entsteht, handelt es sich um eine simultane *Vielteilung*. Sie kommt typisch bei einer ganzen Reihe von Protisten vor[983] und läßt unter Umständen einen Teil des Protoplasten als „Restkörper" zurück. Vorwiegend in der pflanzlichen Sporogenese, aber auch bei Protisten, geht der Vorgang — wie oben beschrieben — in mehreren Stufen vor sich als *succedane Vielteilung*. Das Ergebnis ist in beiden Fällen das gleiche: ein vielkerniger Symplast wird in einkernige Zellen aufgeteilt. Beim Schleimpilz Physarum polycephalum, der wegen seiner endogenen Teilungssynchronie besonders intensiv studiert ist (s. S. 327), unterbleibt die Zellteilung, und eine Zelle kann mehrere Millionen Kerne enthalten[984].

Aus dieser Dissoziationsmöglichkeit zwischen Karyokinese und Cytokinese ergibt sich, daß die Cytoplasmateilung offenbar diejenigen Strukturen nicht unbedingt benötigt, die bei der Kernteilung unabdingbar sind, also z.B. die Kinetozentren, die Polstrahlen und die Spindel. Trotzdem scheint die Spindel bei der Cytokinese eine gewisse Rolle zu spielen.

### b) Die Bedeutung der Interzonalstrukturen

Dafür sprechen Beobachtungen, nach denen sich die Interzonalstrukturen, d.h. die verbliebenen Zentralfasern der Spindel, an der Bildung der neuen cytoplasmatischen Membran beteiligen. Diese Interzonalfasern bestehen offenbar aus mindestens zwei Komponenten[985]: einmal aus den Zentralfasern (s. S. 390), zum

[982] Zum Beispiel HARTMANN 1953. [983] Siehe GRELL 1968.
[984] Zum Beispiel DANIEL und BALDWIN 1964, GUTTES und GUTTES 1964b u.a.
[985] Vgl. SCHRADER 1954.

andern möglicherweise auch aus faserigen Strukturen, die sich zwischen den auseinanderweichenden Chromosomen in der Anaphase neu bilden, also gewissermaßen aus rückwärtigen Verbindungen der Kinetochoren. Welcher Natur diese rückwärtigen Verbindungen sind, ist viel erörtert worden und blieb bis heute unklar. Daß es sich um leere Gänge handelt, die zwischen den auseinanderweichenden Chromosomen offengeblieben sind[986], oder auch um Reste der sog. Chromosomen-Scheide[987], ist durch die Elektronenmikroskopie widerlegt worden.

Mit den Interzonalfasern der Spindel geht am Ende der Anaphase und während der Telophase eine charakteristische Veränderung vor sich: Während z.B. die polarisationsmikroskopisch zu beobachtende Doppelbrechung „hinter" den Kinetochoren zunächst aufgehoben wird, ist während der Anaphase zwischen den

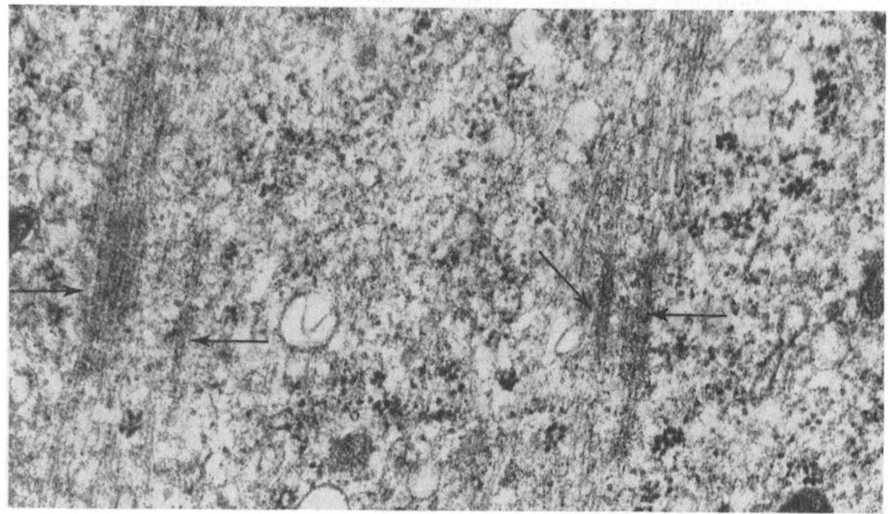

Abb. 76. L-Fibroblastenzelle in der Anaphase. Die kontinuierlichen, mikrotubulären Spindelfasern sind an mehreren Stellen verdichtet (Pfeile). In der Interzonalregion massenhaft Vesikel und Polysomen. Vergr. 60000fach. (Aus A. KRISHAN und R. C. BUCK 1965b)

auseinanderweichenden Chromosomen meist wieder eine neue Doppelbrechung nachweisbar, die allerdings oft von geringerer Intensität ist als in den Halbspindeln[988]. Mit Fortschreiten der Telophase kann die Doppelbrechung wieder zunehmen[989], und bei UV-Absorptionsmessungen[990] ergab sich dort eine Verstärkung der Absorption. Auch elektronenmikroskopisch ist mehrfach beobachtet worden, wie die Interzonalfasern am Ende der Anaphase und der Telophase nicht etwa abnehmen, sondern an Deutlichkeit und Elektronendichte sogar zunehmen[991]. Diese Verdichtungen liegen genau in der Ebene der früheren Äquatorialplatte, die mit der neuen Zellteilungsebene identisch ist. Man gewinnt den Eindruck, als ob hier dunkle, schmale Scheiden die Interzonalfasern umgeben (Abb. 76). Zwischen diesen verdichteten Interzonalfasern befindet sich Cytoplasma mit vielen Vesikeln und Polysomen[992]. Die Interzonalfasern scheinen zusammenzurücken und einige wenige schmale Stränge zu bilden.

---

986 ELLENHORN 1933.

987 GOLDSCHMIDT 1923, SCHRADER 1931, 1932, 1954, CAROTHERS 1936. 988 INOUÉ 1953.

989 HUGHES und SWANN 1948. 990 DAVIES 1952.

991 BUCK und TISDALE 1962, BUCK 1963, ROBBINS und GONATAS 1964, DANIELS und ROTH 1964 u.a. 992 KRISHAN und BUCK 1965a, 1965b, MURRAY u. Mitarb. 1965.

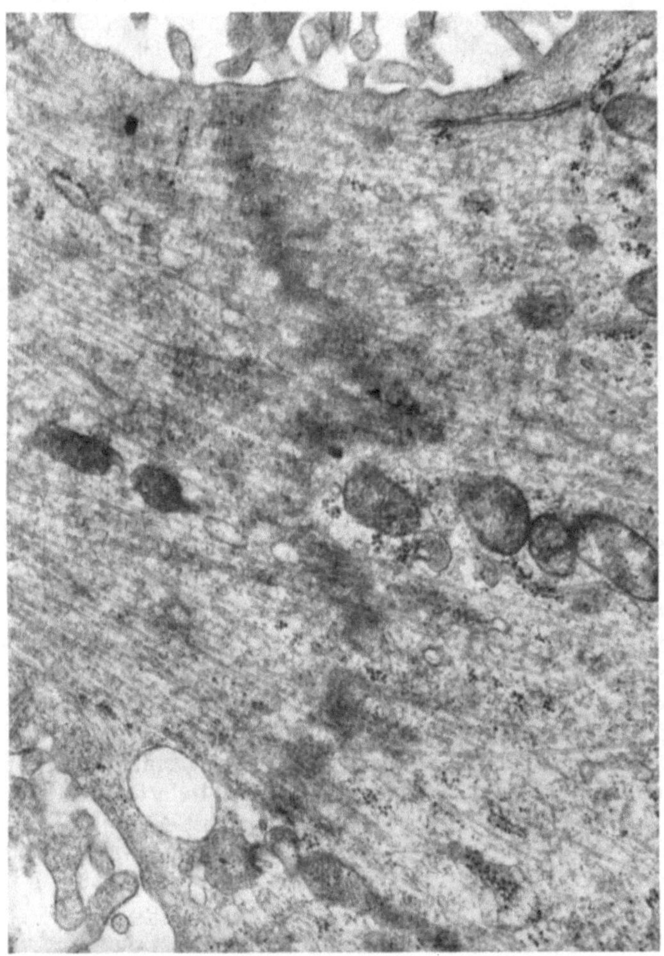

Abb. 77. Sog. Mittelkörper in der späten Telophase eines L-Fibroblasten. Verdichtungen an den interzonalen mikrotubulären Spindelfasern haben eine Platte gebildet, welche die ganze Breite der Cytoplasmabrücke zwischen den Tochterzellen einnimmt. Vergr. 38000fach. (Aus A. KRISHAN und R. C. BUCK 1965b)

Im Bereich dieser Zone, in der später Ribosomen weitgehend fehlen können, entstehen nun kleine Bläschen, die sich zu einer oder auch zu mehreren Ketten anordnen und in unmittelbarer Nachbarschaft dieser gebündelten Interzonalfasern am größten sind. Indem die Bläschen miteinander konfluieren, werden die beiden Wände der Tochterzellen aufgebaut[993]. Elektronenmikroskopisch läßt sich gut nachweisen, daß die Interzonalfasern, die von einer Zelle zur anderen ziehen (Abb. 77), aus 100—600 Tubuli bestehen[994].

Diese persistierenden Interzonalfasern, welche die Tochterzellen oft noch lange Zeit miteinander verbinden können, werden „Zwischenkörper" genannt. Sie können sehr lang werden, wobei sich die Tochterzellen voneinander entfernen, so

[993] BUCK und TISDALE 1962, BUCK 1963, MURRAY u. Mitarb. 1965 u.a.

[994] KRISHAN und BUCK 1965a, 1965b, ALLENSPACH und ROTH 1967.

daß man sie z.B. bei Diatomeen als „Stemmkörper" bezeichnet hat[995] und damit in Zusammenhang mit der Stemmkörpertheorie von BELAR (1926) gebracht hat. Allerdings ist fraglich, ob die Interzonalfasern wirklich eine Stemmwirkung ausüben. Bei tierischen Metazoenzellen kommen solche Zwischenkörper z.B. in Lymphocyten[996], vor allem aber in Gewebekulturen vor, wo den Zellen genügend Raum zur Verfügung steht.

Elektronenmikroskopisch fiel in HeLa-Zellen auf, daß die Mikrotubuli nicht als kontinuierliche Fasern den Zwischenkörper durchziehen, sondern beidseits in der osmiophilen Matrix des Zwischenkörpers zu enden scheinen[997]. Wenn es sich hierbei nicht um eine Vortäuschung durch eine Richtungsänderung der Mikrotubuli innerhalb der Zwischenkörper handelt, könnte diese Beobachtung als Beleg dafür angesehen werden, daß die Interzonalfasern zum großen Teil neu entstehen und nicht alle aus den vorhandenen Zentralfasern stammen. In der Regel verschwinden die Interzonalstrukturen einige Zeit nach der Teilung des Zelleibes. Sie lösen sich auf oder bilden kernlose Cytoplasmateile, die später untergehen.

### c) Der Phragmoplast

Bei Blütenpflanzen kommt den Interzonalstrukturen eine besondere Bedeutung zu[998]. Hier tritt nämlich zwischen den Tochterkernen in der späten Anaphase und in der Telophase ein umschriebener neuer Körper in Erscheinung, der „Phragmoplast"[999]. Er ist sowohl lichtmikroskopisch als auch elektronenmikroskopisch von fädiger Innenstruktur[1000] und besteht wie die Spindel aus typischen Mikrotubuli[1001]. Auch ist er chemisch ähnlich aufgebaut: er enthält Proteine mit S—S-Brücken[1002].

Man betrachtet deshalb den Phragmoplasten vielfach als eine besondere Ausgestaltung der mitotischen Spindel, eine Ansicht, die schon STRASBURGER (1880) vertreten hatte, und die auch in der Folgezeit immer wieder geäußert wurde[1003]. Allerdings muß es sich um erheblich veränderte Spindelbestandteile handeln, denn die Bildung des Phragmoplasten geht mit einem Einbau markierter Vorstufen von RNS und von Eiweiß einher[1004]. Das spricht für eine substantielle Neubildung von Strukturen, und in der Tat wandern während der Ana- bzw. Telophase Bauelemente des endoplasmatischen Reticulums in die Interzonalstruktur ein und sammeln sich im Bereich des späteren Phragmoplasten an[1005]. Vor allem entstehen jetzt neue Mikrotubuli, die den evtl. noch vorhandenen der interzonalen Anteile der Spindelfasern gleichen[1006]. Zugleich bilden sich in der Teilungsebene kleine, membranumzogene Körperchen, die von PORTER und MACHADO (1960) „Phragmosomen" genannt worden sind. Diese Ansammlung von kleinen Körnchen ist auch in lebenden Zellen gut zu beobachten[1007], wobei sich die Körnchen zu vermehren scheinen und schließlich eine dichte Reihe bilden (Abb. 78a—c). Elektronenmikroskopisch sieht man, wie sich zahlreiche kleine Bläschen zu einer oder mehreren Ketten anordnen, ganz ähnlich wie bei tierischen Zellen zwischen den Interzonalstrukturen (s. Abb. 79). In Pflanzenzellen scheinen diese Bläschen allerdings weniger vom endoplasmatischen Reticulum als vielmehr vom Golgi-Apparat abzustammen[1008]. Manchmal münden Reste der Interzonalfasern als

---

995 STOSCH und DREBES 1965. 996 SMITH, KOLB und FAUNCH 1968.
997 PAWELETZ 1967. 998 Lit. bei TISCHLER 1934—1963. 999 ERRERA 1888.
1000 SATO 1960, BAJER 1968. 1001 HEPLER und JACKSON 1968. 1002 OLSZEWSKA 1960.
1003 Zum Beispiel NEMEC 1927, WADA 1950, 1966. 1004 OLSZEWSKA 1960a.
1005 PORTER und MACHADO 1960.
1006 PICKETT-HEAPS und NORTHCOTE 1966, PICKETT-HEAPS 1967, LEDBETTER 1967.
1007 BAJER 1965a, 1965b, 1966.
1008 FREY-WYSSLING u. Mitarb. 1964, LOPEZ-SAEZ u. Mitarb. 1966b, WHALEY, DAUWALDER und KEPHART 1966, BAJER und ALLEN 1966a, 1966b, BAJER 1968b.

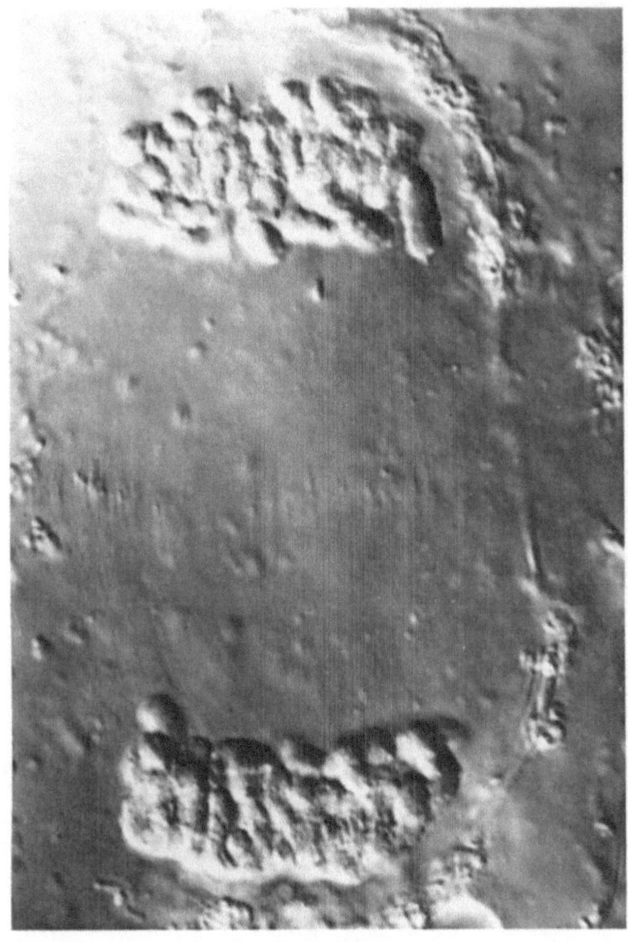


Abb. 78a—c. Haemanthus-Endospermzelle in Telophase. Zwischen den Tochterkernen Bildung der Zellplatte durch Vermehrung und Aufreihung der Phragmosomen. Interferenzmikroskopie im polarisierten Licht. Vergr. 1990fach. (Aufnahmen: A. BAJER und R. D. ALLEN)

Mikrotubuli unmittelbar in diesen vesiculären Elementen[1009], die nach interferometrischen Befunden[1010] parallel zu den Fibrillen des Phragmoplasten in die Mittelebene gelangen.

Aus den Vesikeln der Phragmosomen in der Zellteilungsebene entsteht allmählich eine kontinuierliche „Zellplatte", die sich vom Zentrum aus zentrifugal ausdehnt, bis sie die seitlichen Wände der Mutterzelle erreicht. Bei Algen verläuft die Zellwandbildung (mit Ausnahmen[1011]) umgekehrt, d. h. von außen nach innen. Dabei lagert sich inmitten der Vesikel bzw. des sich bildenden Spaltes ein elektronendichtes Material ein, welches sich später zu den verschiedenen Schichten der pflanzlichen Zellwand verdichtet[1012]. Diese Anlagerung von Substanzen geschieht meist zentripetal[1013]. Die fertige Zellwand bildet sich bei den Pflanzen also zwischen den primären Zellplatten, wie das schon STRASBURGER (1875) an-

[1009] PICKETT-HEAPS und NORTHCOTE 1966. [1010] BAJER und ALLEN 1966a, 1966b.
[1011] MCBRIDE 1967. [1012] FREY-WYSSLING u. Mitarb. 1964. [1013] SATO 1959.

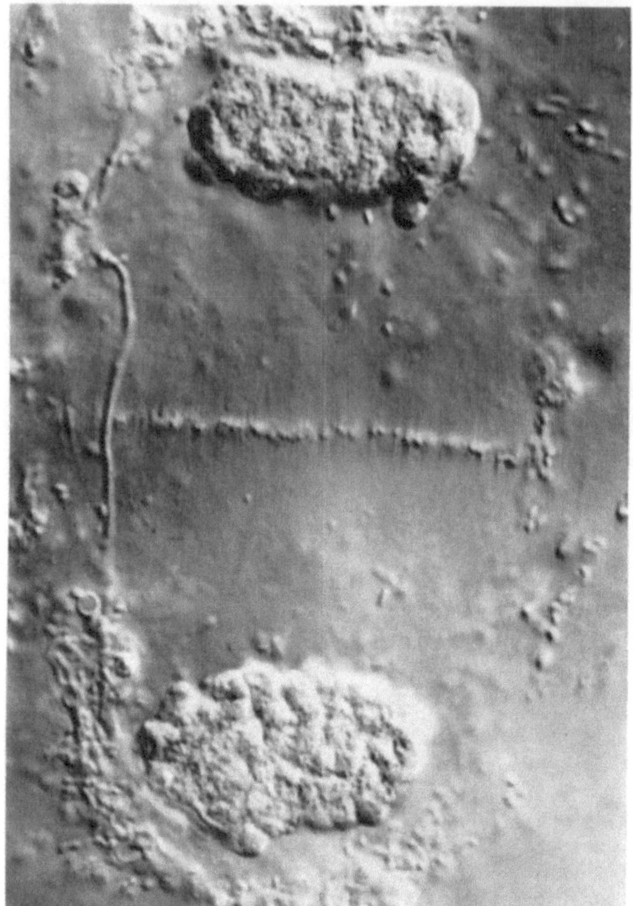

Abb. 78b

genommen hatte. Dies geschieht in unmittelbarem Anschluß an die Ausbildung der Zellplatte, vereinfacht aufzufassen als Einlagerung von Lignin. Die Xylemwand- und Lignin-Bildung geschieht nach elektronenmikroskopischen und autoradiographischen Untersuchungen[1014] an Weizenkeimlingen sowohl durch einen Einbau von Glucose als auch von Aminosäuren. Beteiligt sind sowohl das endoplasmatische Reticulum als auch die Golgi-Körper. Bald bilden sich typische Mikrotubuli parallel der Wandverdickungen[1015], wie das für die Wand der Pflanzenzelle in der Interphase die Regel ist[1016].

Der Phragmoplast scheint außerdem die Zellen auseinanderzuschieben[1017]. Dabei kann sich der Phragmoplast in einen Hohlzylinder verwandeln und erscheint dann in Polansicht als „Zellplattenring"[1018]. Dieser Ausdruck stammt von Beobachtungen an großen Zellen mit einem weiten Abstand zwischen den seitlichen Zellwänden und dem primären Phragmoplasten. Hier breitet sich der Rand des Phragmoplasten nach allen Seiten ringförmig aus, wobei die Ränder dicker sind

[1014] PICKETT-HEAPS 1966, 1968a, 1968b. [1015] HEPLER und NEWCOMB 1964.
[1016] Lit. bei LEDBETTER 1967. [1017] MOLÉ-BAJER 1965. [1018] WENT 1887.

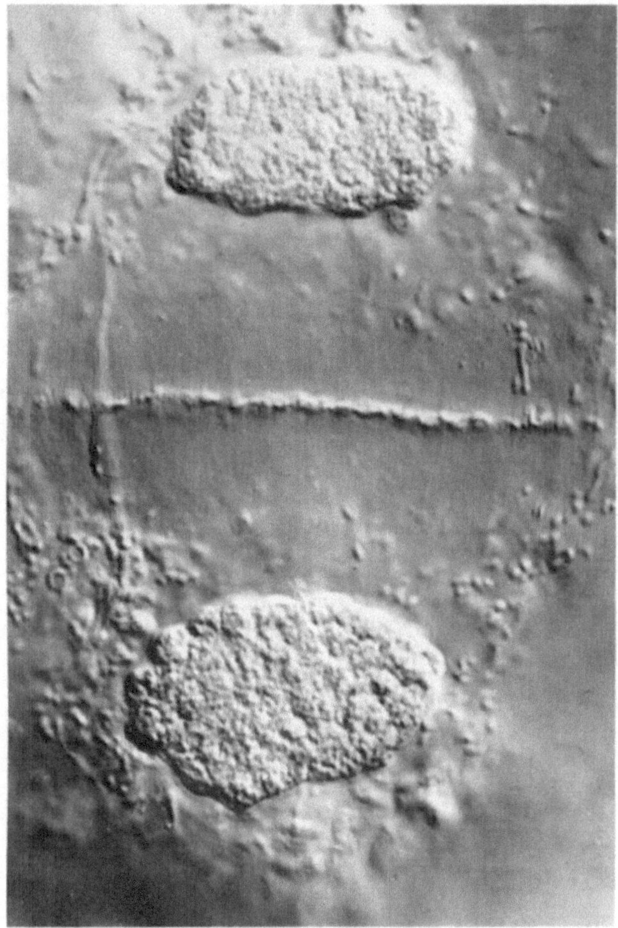

Abb. 78c

als das Zentrum. Inmitten dieser „Phragmosphäre“[1019] bildet sich zentrifugal die Zellplatte[1020]. — Manchmal wächst der Phragmoplast auch unsymmetrisch zunächst an einer Seite der Zellwand und wandert dann zur anderen Seite. Man nennt dies die „successive Zellplattenbildung“, die bei Pflanzen nicht selten ist[1021]. Daneben gibt es noch viele weitere Varianten mit teils zentripetaler, teils zentrifugaler Zellplattenbildung[1022] und mit allen Übergängen zur Zelldurchschnürung, wie sie für tierische Zellen charakteristisch ist.

### d) Die Zelldurchschnürung

Typische Mikrotubuli können auch bei der Zelldurchschnürung der tierischen Zelle eine Rolle spielen. Zunächst erkennt man in der Äquatorialebene eine Schnürfurche, die anfangs nicht die ganze Zirkumferenz umfaßt, sondern meist einseitig beginnt. Sie schneidet mehr und mehr ein und teilt schließlich die Zelle in zwei

[1019] Beer und Arber 1919. [1020] Vgl. auch Bailey 1920.
[1021] Lit. bei Tischler 1934—1963. [1022] Siehe Mühldorf 1951.

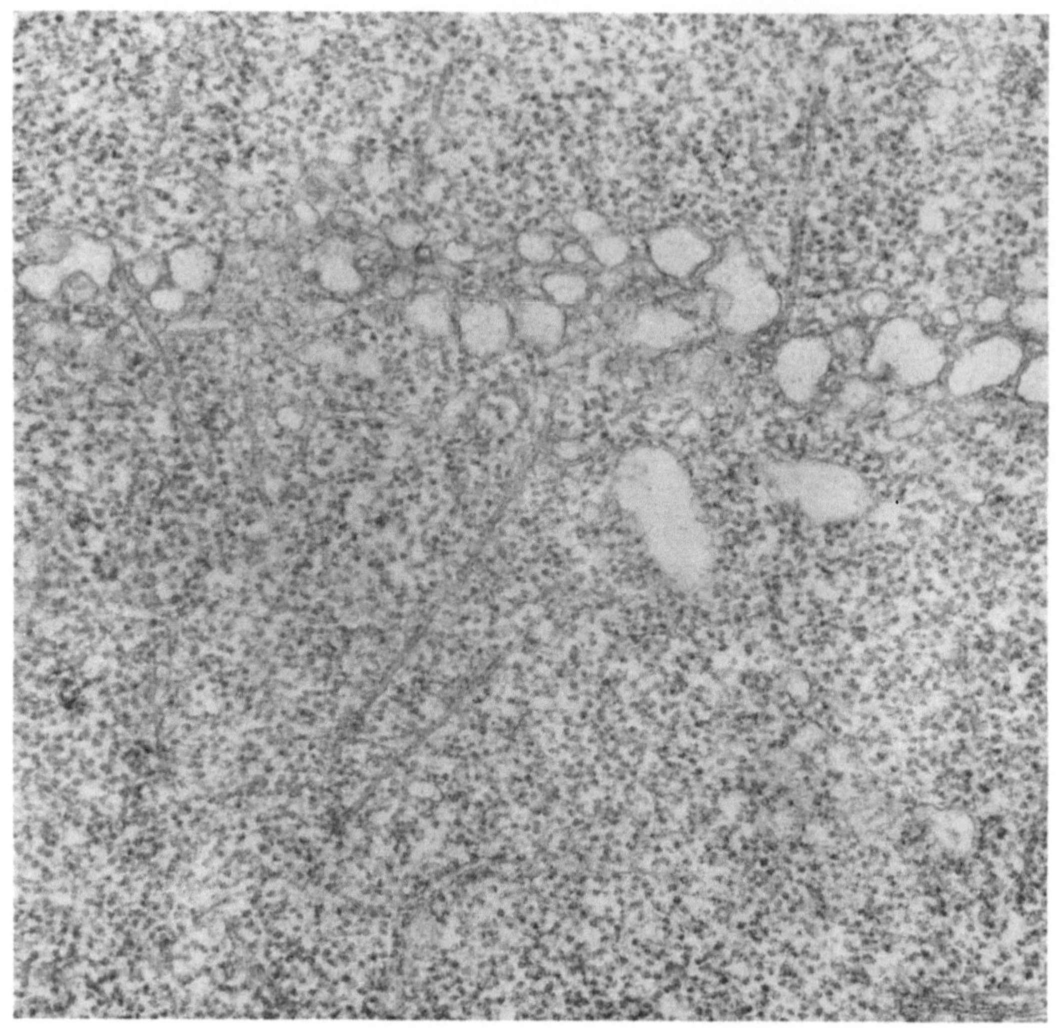

Abb. 79. Längsschnitt durch eine Telophase einer Wurzelmeristemzelle von Weizen. Ausdehnung der Zellplatte durch die ganze Zelle. Noch Mikrotubuli im Bereich der Zellplatte. Vergr. 46000fach. (Aus J. D. PICKETT-HEAPS und D. H. NORTHCOTE 1966)

Hälften. Auch dieser Vorgang kann in sehr vielen Varianten ablaufen[1023]. Ein bestimmter Zusammenhang mit der achromatischen Figur ist hier ebenfalls festzustellen: Wenn auch die Zelldurchschnürung in der Regel erst dann beginnt, wenn die Spindel weitgehend abgebaut ist, so wird doch die Richtung der Durchschnürung primär durch die Spindel, genau genommen durch die Lage der Kinetozentren bestimmt[1024]. Auch kann man durch Auflösung des mitotischen Apparates die Cytokinese unter Umständen unterbinden[1025]. In Seeigeleiern, in denen aufgrund ihrer Größe Mikrodissektionsexperimente möglich sind, hat HARVEY (1934) die Spindel während der Metaphase seitlich verlagert. Entsprechend war auch die

[1023] MÜHLDORF 1951, WOLPERT 1960, MAZIA 1961a, ROBERTS 1961 u.a. [1024] WENT 1960.
[1025] Zum Beispiel WENT 1962.

spätere Zellteilungsebene verschoben. Während der Anaphase ist eine Beeinflussung der Zellteilungsrichtung nicht mehr möglich. Es gibt also — und das gilt sicher für sehr viele Mitosen[1026] — eine „kritische Zeit" in der mitotischen Kernteilung, bis zu der die Lage der zukünftigen Teilungsebene festgelegt wird. Freilich können die genannten Verschiebungen der Teilungsebene auch Folgen der Verlagerung der Kinetozentren sein und nicht unmittelbar mit der Spindel in Zusammenhang stehen.

Wenn man eine Eizelle — etwa des Seeigels — in der Anaphase, also nach Ablauf der „kritischen Zeit", in irgendeinem Winkel zur Äquatorialebene durchschneidet, so entsteht die Furchungsebene an der alten Stelle, und es bilden sich unter Umständen zwei kernhaltige und zwei kernlose Zellteile. Eine weitere Furchung ist nur in den Zellteilen möglich, die Spindelpole, d.h. die Kinetozentren enthalten. Solche Untersuchungen sind mit vielen Varianten von CHAMBERS (1919)[1027] vorgenommen worden. Daß dem Kern bzw. den Chromosomen dabei keine entscheidende Rolle zukommt, geht aus anderen Beobachtungen hervor, wonach die Cytokinese auch ohne Beteiligung des Kernes in der gleichen Weise abläuft und auch entsprechend beeinflußt werden kann[1028]. In den Mikrodissektionsexperimenten von CHAMBERS hatte sich stets gezeigt, daß in der Anaphase die Teilungsebene weitgehend fixiert ist. Man kann sogar die Anaphasespindel[1029] oder die Polregion nach begonnener Furchung[1030] entfernen, ohne die Cytokinese zu beeinflussen. Auch Störungen der Spindel durch Colchicin[1031], durch Podophyllin[1032] oder durch schweres Wasser[1033] haben in der Anaphase keinen Einfluß mehr auf die Cytokinese. Einwirkungen dieser Substanzen vor der Anaphase können aber unter Umständen die gesamte Zellteilung stören und die Mitosen blockieren. HIRAMOTO (1965) hat bei Seeigeleiern die Spindel durch das Eindringen eines Öltropfens zerstört oder verdrängt. Auch in diesen Versuchen war nach Beginn der Cytokinese der Vorgang selbst nicht mehr zu bremsen. Danach ist die Frage nach der „kritischen Zeit" für die Cytokinese klar beantwortet: sie liegt am Ende der Metaphase. Zu dieser Zeit scheinen die entscheidenden Vorgänge zur Vorbereitung der Cytokinese abgeschlossen zu sein. Das „Signal" zum Beginn der Cytokinese kann freilich später gegeben werden[1034].

Unabhängig von der Bedeutung der Spindelstrukturen oder der Kinetozentren ist die Zelldurchschnürung in jedem Fall eine Angelegenheit der Zellwand. Muß doch neues Zellwandmaterial gebildet werden. Bei der unbeeinflußten Cytokinese des Seeigeleies nimmt die Festigkeit der Zellwand während der Meta- und Anaphase stark zu, erreicht am Ende der Anaphase ihr Maximum und fällt während der Zelldurchschnürung ebenso steil wieder ab[1035]. Die Annahme liegt nahe, daß die Zelloberfläche primär an den Polen gedehnt wird, daß diese Dehnung sich wellenförmig über die Zelle in Richtung auf die Äquatorialebene ausbreitet und dort schließlich eine Art Kontraktion ausübt. Dafür gibt es in der Tat Belege[1036]. WOLPERT (1966) hat mit Hilfe eines Zell-Elastometers den Widerstand der Zellmembran gegen eine artefizielle Deformierung an mehreren Stellen gemessen und eine Zunahme der Oberflächenspannung im Bereich der Zellteilungsebene festgestellt, während die Oberflächenspannung an den polnahen Wandteilen abnimmt. Er deutet dies als Argument für die "astral relaxation theory", welche die Erschlaffung der Zellmembran in der Polregion in örtlichem Zusammenhang

---

[1026] MAZIA 1961a. [1027] Vgl. auch CHAMBERS und CHAMBERS 1961.
[1028] Zum Beispiel HARVEY 1936, 1960, LORCH u. Mitarb. 1953, LETTRÉ und SIEBS 1955, DE TERRA 1960b. [1029] HIRAMOTO 1956. [1030] RAPPAPORT 1969.
[1031] SWANN und MITCHISON 1953. [1032] CORNMAN und CORNMAN 1951.
[1033] MARSLAND 1965. [1034] MAZIA 1961a. [1035] MITCHISON und SWANN 1955.
[1036] Zum Beispiel HIRAMOTO 1958.

mit den Kinetozentren kausal an den Anfang der Zelldurchschnürungsvorgänge stellt[1037]. Während der Cytokinese soll es zu einem vorübergehenden Sistieren dieses Entspannungssystems kommen, was zur Kontraktion in der Teilungsebene führt[1038]. Seeigeleier — in Glycerin als Einschlußmedium — zeigen eine solche Wanderung dieses Entspannungssystems während der Furchung[1039]. Den Beweis für diese Theorie lieferten Studien am gleichen Objekt, wobei eine Cytasterbildung (s. S. 388) artefiziell durch Zentrifugieren und anschließende Behandlung mit hypertonischer Lösung hervorgerufen wurde[1040]. Mittels fluorescierender Antikörper ließ sich nachweisen, daß die Reduktion des Entspannungssystems dort eintritt, wo sich später — nach Behandlung mit hypertonischer Lösung — die Furchung einstellt.

Damit könnten die früher viel diskutierten Gel-Sol-Umwandlungen zusammenhängen[1041]. Ist doch eine Gelifizierung der Zellwand im Bereich der Teilungsebene möglicherweise die Grundlage derjenigen konzentrischen Randverdickungen, die als „Kontraktionsring" sowohl phasenkontrastmikroskopisch[1042] als auch elektronenmikroskopisch[1043] nachgewiesen worden sind und einen mikrotubulären Aufbau aufweisen[1044]. In Heuschrecken-Spermatocyten fanden sich Anhaltspunkte für eine unmittelbare Beteiligung von helixartig angeordneten Polysomen an der Furchung[1045].

Nach vielen Experimenten ist die Zellteilung durch Adenosin-Triphosphat zu beeinflussen: So kann z.B. die blockierende Wirkung von Druck und Temperatur durch Zugabe von ATP aufgehoben werden[1046]. Auch in den Modellen von Hoffmann-Berling (1954), der abgetötete, mit Glycerin extrahierte Fibroblasten verwandt hatte, in denen Zelldurchschnürungsvorgänge gerade sichtbar waren, konnte die Cytokinese durch ATP-Zugabe vervollständigt werden. Das erlaubt — in gewissen Grenzen — einen Bezug auf die Mitwirkung contractiler Proteine[1047]. Damit könnte in Übereinstimmung stehen, daß die innere Spannung in den Furchen sich teilender Seeigeleier etwa im Bereich der Spannung von Actinomyosinfäden liegt[1048].

Das ist in den letzten Jahren dadurch in den Mittelpunkt des Interesses gerückt, daß der SH—SS-Cyclus, der früher allein mit der Bildung der Spindel in Zusammenhang gebracht worden war (s. S. 403), offenbar auch die Cytokinese steuert. Bei synchronisierten Teilungen von Tetrahymena, aber auch in vielen anderen Objekten nehmen die in 0,6 M KCl-löslichen SH-Proteine vor der Cytokinese zu und fallen mit der Cytokinese steil ab (Abb. 80). Durch Hitze oder Äther kann man die Cytokinese spezifisch hemmen, und zur gleichen Zeit findet sich auch eine entsprechende Hemmung des Cyclus der SH-Proteine[1049]. Die SH-Proteine wurden daraufhin als eine Art „Teilungsprotein" angesprochen, und in der Umwandlung von S—S- in S—H-Gruppen wurde ein wesentlicher Vorgang für die Zelldurchschnürung gesehen[1050]. In diesem Zusammenhang ist vielleicht auch die Angabe von Tamiya (1964) von Interesse, wonach bei Chlorella die Teilungen durch Schwefel beeinflußt werden können. — Wenn die Contractilität der Zellmembran von der Menge der freien SH-Gruppen abhängig ist[1051], kann die „kritische Zeit" für den Beginn der Cytokinese am Ende der Metaphase durch das Erreichen eines Schwellwertes an freien SH-Gruppen bedingt sein. Allerdings scheinen dabei auch energetische Prozesse eine Rolle zu spielen, denn Hemmsubstanzen des

[1037] Wolpert 1960, 1966. [1038] Kinoshita und Hoffmann-Berling 1964.
[1039] Kinoshita und Yazaki 1967. [1040] Kinoshita und Yazaki 1967.
[1041] Marsland 1957. [1042] Scott 1960. [1043] Mercer und Wolpert 1958.
[1044] Schroeder 1968, Tilney und Marsland 1969.
[1045] Tahmisian, Devine und Wright 1967. [1046] Landau u. Mitarb. 1955.
[1047] Weber 1958. [1048] Rappaport 1967. [1049] Ikeda 1965.
[1050] Dan 1966, Sakai 1968. [1051] Dan 1966.

Citronensäurecyclus verhindern auch die Cytokinese[1052]. Ob die „Teilungssubstanz“[1053], die evtl. von den Kinetozentren aus an die Zellperipherie gelangen soll[1054], oder der „gelierende Faktor“, den RUNNSTRÖM (1961) im Seeigelei gefunden hat, mit SH-Proteinen identisch sind, ist offen.

Alle diese Untersuchungen sprechen dafür, daß die Spindel bzw. die Kinetozentren wohl die Teilungsrichtung bestimmen und vielleicht auch den Teilungsbeginn des Cytoplasmas einleiten können. Der Vorgang selbst ist aber offenbar vorwiegend eine Angelegenheit der Zellmembran.

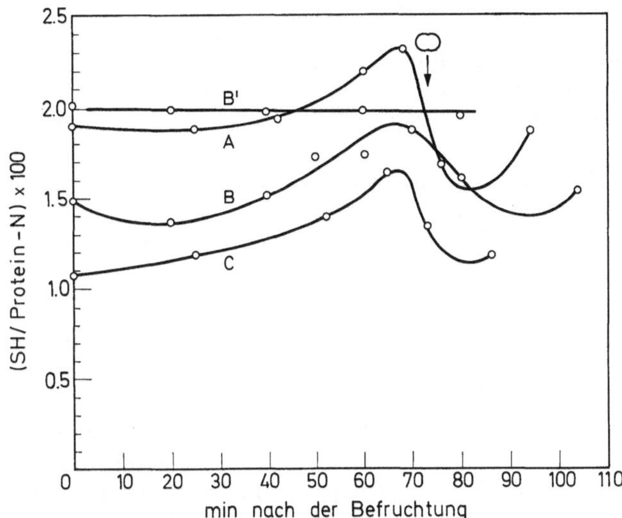


Abb. 80. Änderungen im Quotienten SH/Protein-N des KCl-löslichen Eiweißes verschiedener Seeigeleier. *A* Anthocidaris crassispina, *B* Nemicentrotus pulcherrimus, *C* Pseudocentrotus depressus, *B'* Hemicentrotus. (Aus K. DAN 1966)

Diese Ergebnisse gelten streng genommen nur für die Objekte, bei denen eine echte Furchungsteilung stattfindet. Die Masse der Parenchymzellen des Säugergewebes z.B. zeigt solche Furchungen nicht. Hier ist die Cytokinese als eine Zwischenform zwischen der Phragmoplastenteilung der Pflanzenzellen und der Zelldurchschnürung aufzufassen. Wahrscheinlich ist ein Teil der eben für die Furchungsteilungen genannten Voraussetzungen gegeben. Andererseits handelt es sich bei den Zellteilungen der Parenchymzellen in wesentlich stärkerem Maße um einen echten Neubildungsvorgang von Zellmembranbestandteilen, der ja auch elektronenmikroskopisch faßbar ist (vgl. Abb. 79). Wenn hier wieder auf ein pflanzliches Objekt Bezug genommen wird, so deshalb, weil in ihm der Ablauf in seinen wechselseitigen Abhängigkeiten besonders gut darzustellen war[1055]. Der Vorgang ist in vier morphologische Phasen einzuteilen: 1. Bildung kleiner Vesikel aus dem Golgi-Apparat. Dies ist durch Hitzeschock (38—40°C) zu hemmen. 2. Ansammlung dieser Vesikel in der früheren Äquatorialregion, was z.B. durch Colchicin unterbunden werden kann. 3. Aufreihung der Vesikel entlang der Teilungsebene, zu stören durch hydrostatischen Druck von 400 Atm., und 4. das Zusammenfließen der Bläschen zur trennenden Membran.

---

[1052] STEVENS 1966. [1053] KOPAC 1951. [1054] DAN und DAN 1947, SCOTT 1961.
[1055] RISUENO, GIMENEZ-MARTIN und LOPEZ-SAEZ 1968.

Nach Abschluß der Cytokinese entfernen sich — zumindest in der Gewebekultur — die Tochterzellen voneinander. Das ist teilweise die Folge einer Retraktion der beiden getrennten Cytoplasmahälften. Offenbar spielt aber auch eine aktive Zellbewegung eine wesentliche Rolle, die zumindest im Zeitrafferfilm den Eindruck eines „Brodelns" hervorruft. Das ist das "bubbling" der angloamerikanischen Literatur. Es beginnt in der Regel besonders deutlich in der Anaphase[1056] und endet erst nach der Cytokinese.

## H. Ausblick

Die Cytokinese ist der Abschluß jenes komplizierten Ablaufs, den wir im vorstehenden als „Mitosecyclus" darzustellen versuchten. Sie ist der letzte und äußere Teilungsvollzug, das sichtbare Ergebnis der Zellvermehrung durch Teilung. So sinnfällig die Cytokinese ist — sie stellt nichts mehr als einen letzten Akt dar; die Höhepunkte der Handlung sind dann längst vorüber. Suchen wir nach den zentralen Phänomenen, so sind das sicher die identische Reduplikation der chromosomalen DNS-Stränge als Träger der wichtigsten Erbanlagen und deren genau gleiche Verteilung auf die zwei Tochterkerne.

Der letztgenannte Vorgang ist seit mehr als 100 Jahren im Prinzip bekannt, ohne daß wir seinen Mechanismus heute schon in allen Einzelheiten verstehen. Er beginnt mit der Einordnung der längsgeteilten Chromosomen in die Äquatorialplatte der Metaphase, also mit der prometaphasischen „Umordnung", vollzieht sich während der anaphasischen Polwanderung und endet mit der post-telophasischen „Rekonstruktion" der Zellkerne. Während dieser Prozesse sind die Gene in den Chromosomen verpackt — damit ja nichts verloren gehe. Der komplizierte Apparat, der für diese Verpackung, für die genaue Halbierung und für diesen Transport aufgebaut wird, läßt sich morphologisch als Spindel, funktionell als „mitotischer Apparat" erkennen bzw. isolieren. Er wird von der Zelle ausschließlich für diesen Vorgang hergestellt und noch während des Ablaufs wieder abgebaut. Wahrscheinlich hängt der Abbau unmittelbar mit der Funktion der Spindelfasern zusammen. Die Zelle bedient sich dabei spezifischer, für alle Arten von Bewegungen zur Verfügung stehender Strukturen und Mechanismen, als deren morphologisches Substrat wir heute die Mikrotubuli kennen. Diese bilden in der elektronenmikroskopisch faßbaren Dimension ein eigenes Bauprinzip, das in der Teilungsspindel ebenso verwirklicht ist wie in den Geißeln und Cilien, und das wahrscheinlich auch die Form der „ruhenden", d.h. der sich nicht teilenden Zelle bestimmt. Wiederum ist wie in fast allen biologischen Phänomenen *ein* Prinzip für alle Zellen realisiert — es wären noch viele andere denkbar. Alle Verschiedenartigkeiten der Ausgestaltung im lichtmikroskopisch faßbaren Bereich sind nur Varianten dieses einen Prinzips.

Im 19. Jahrhundert hatte man gelernt, daß der gesamte Bios in all seiner Mannigfaltigkeit auf wenigen strukturellen Prinzipien beruht, von denen die celluläre Gliederung vielleicht die wichtigste ist. Unsere Jahrzehnte erweiterten oder vertieften diese Erkenntnis bis in den elektronenmikroskopischen Bereich, in dem wiederum alle Zellen im Prinzip gleich konstruiert sind, und je feiner die Analysen gelingen, um so uniformer werden diese Prinzipien. Das erste oben genannte zentrale Phänomen des mitotischen Zellcyclus, die identische Replikation der DNS-Stränge, verläuft in allen Zellen der Proto- und Metazoen und auch bei den Eu- und Protokaryonten auf gleiche Weise. Wie die Bausteine und die lineare Anordnung der genetischen Substanz überall auf dieser Erde gleich sind,

[1056] Boss 1955.

so hat die Zelle die semikonservative Reduplikation ihrer DNS einmal gelernt und dann nie wieder aufgegeben.

Die Mitose ist ein zweckgerichteter Vorgang wie alle biologischen Abläufe. Ihr Studium erlaubt uns Einblicke in die Grundsätze, nach denen die Natur verfährt, wenn sie bestimmte Aufgaben zu erfüllen hat: so uniform wie möglich und im Rahmen dieser Einheitlichkeit mit einer unendlich erscheinenden Formen-Mannigfaltigkeit. Unser Bemühen nach Erkenntnis kann nur von der Mannigfaltigkeit der Formen ausgehen. Je weiter das Bemühen voranschreitet, um so mehr erkennen wir die Uniformität der biologischen Strukturen und Funktionsmechanismen und scheinen uns der Erfüllung einer Jahrtausende alten Sehnsucht nach Vereinheitlichung der empirisch gewonnenen Erkenntnisse zu nähern. Wen je vor der Fülle der heute zur Verfügung stehenden und neu erarbeiteten wissenschaftlichen Teilergebnisse schaudert, kann in diesem Denken Beruhigung oder sogar Befriedigung finden. Immer offenbarer werden aber zugleich die Grenzen des menschlichen Fassungsvermögens. Je mehr Informationen vorliegen, desto kleiner wird die Rate der Informationen, die von einem menschlichen Gehirn integriert werden kann. Die weitverzweigte, in viele Teilgebiete spezialisierte Forschung auf dem Gebiet des mitotischen Cyclus ist ein Beispiel dafür, die Grenzen des vorgelegten Beitrags ein zweites.

## Literatur

Abbo, F. E., Pardee, A. B.: Synthesis of macromolecules in synchronously dividing bacteria. Biochim. biophys. Acta (Amst.) **39**, 478—485 (1960). — Ågrell, I.: A mitotic rhythm in the appearance of mitochondria during the early cleavages of the sea urchin embryo. Exp. Cell Res. **8**, 232—234 (1955). ~ The synchronous mitotic rhythm and the effect of lithium during the early development of the sea urchin embryo. Acta zool. (Stockh.) **37**, 53—60 (1956). ~ Natural division synchrony and mitotic gradients in metazoan tissues. In: Synchrony in cell division and growth, ed. E. Zeuthen, p. 39—67. New York: Intersc. Publ. 1964. — Airò, F., Mihailescu, E., Astaldi, G., Meardi, G.: Skin reactions to phytohaemagglutinin. Lancet **1967 I**, 899—900. — Alfert, M.: Cytochemische Untersuchungen an basischen Kernproteinen während der Gametenbildung, Befruchtung und Entwicklung. 9. Coll. Ges. Physiol. Chem., S. 73—83. Berlin-Göttingen-Heidelberg: Springer 1958. — Alfert, M., Das, N. K.: Evidence for control of the rate of nuclear DNA synthesis by the nuclear membrane in eukaryotic cells. Proc. nat. Acad. Sci. (Wash.) **63**, 123—128 (1969). — Allen, J. M.: The influence of hormones on cell division. I. Time response of ear, seminal vesicle, coagulation gland an ventral prostate of castrate male mice to a single injection of estradiol benzoate. Exp. Cell Res. **10**, 523—532 (1956). — Allenspach, A. L., Roth, L. E.: Fine structure of mitosis in the chick embryo. J. Cell Biol. **27**, 5 A (1965). ~ Structural variations during mitosis in the chick embryo. J. Cell Biol. **33**, 179—196 (1967). — Allison, A. C., Mallucci, L.: Lysosomes in dividing cells, with special reference to lymphocytes. Lancet **1964 II**, 1371—1373. — Alov, I. A.: Relationship between division and functional activity of the cells of the adrenal cortex. Bull. exp. Biol. Med. **54**, 1023—1026 (1963). — Altmann, H.-W.: Ein Beitrag zur Pathologie des cellulären Zentralapparates. Nach Beobachtungen an einem Hirntumor. Virchows Arch. path. Anat. **334**, 132—159 (1961). ~ Zur Kenntnis der Kerngestalt, des Cytozentrum und der Mitosestörungen in Sternbergschen Riesenzellen. Klin. Wschr. **42**, 1117—1122 (1964). ~ Der Zellersatz, insbesondere an parenchymatösen Organen. Verh. dtsch. Ges. Path. 50. Tagg, 15—53 (1966). — Amano, S.: The structure of the centrioles and spindle body as observed under electron and phase contrast microscopes. A new extension-fiber theory concerning mitotic mechanism in animal cells. Cytologia (Tokyo) **22**, 193—212 (1957). — Ames, I. H., Mitra, J.: The mitotic cycle time of Haplopappus gracilis root tip cells as measured with tritiated thymidine. Nucleus **9**, 61—66 (1966). — Amoore, J. E.: Oxygen tension and the rates of mitosis and interphase in roots. J. Cell Biol. **13**, 365—371 (1962a). ~ Participation of a non-respiratory ferrous complex during mitosis in roots. J. Cell Biol. **13**, 373—381 (1962b). — Anderson, E. C., Petersen, D. F.: Synchronized mammalian cells: An experimental test of a model for synchrony decay. Exp. Cell Res. **36**, 423-426 (1964). — Anderson, P. A., Pettijohn, D. A.: Synchronization of division in Escherichia coli. Science **131**, 1098 (1960). — Anderson, W. A.: Nuclear and cytoplasmic DNA synthesis during early embryogenesis of Paracentrotus lividus. J. Ultrastruct. Res. **26**, 95—110 (1969). — Ardenne,

M. v.: Theoretische und experimentelle Grundlagen der Krebs-Mehrschritt-Therapie. Berlin: VEB Verlag Volk und Gesundheit 1967. — ASANA, J. J., MAKINO, S.: The occurrence of V-shaped centriols in the spermatocytes of some neuropteran insects. Annat. zool. jap. **16**, 175—179 (1937). — ASSEL, S. VAN, BRACHET, J.: Formation de cytasters dans les œufs de Batraciens sous l'action de l'eau lourde. J. Embryol. exp. Morph. **15**, 143—151 (1966). — ATKINS, L., GUSTAVSON, K.-H.: The pattern of DNA synthesis in human chromosomes in cells with an XXY sex chromosome constitution. Hereditas (Lund) **51**, 135—145 (1964). — ATKINS, L., SANTESSON, B.: The pattern of DNA synthesis in the chromosomes of human cells containing an isochromosome for the long arm of an X chromosome. Hereditas (Lund) **51**, 67—73 (1964). ~ Chromosome DNA synthesis in cultured normal human female skin cells. Hereditas (Lund) **55**, 39—46 (1966). — AUERBACH, L.: Organologische Studien. Breslau 1874.

BADE, E. G.: Biphasic response of mitotic activity of regenerating liver after tissue homogenats. Naturwissenschaften **53**, 42—43 (1966)· — BADE, E., ECHAVE-LLANOS, J. M.: Variation in the mitotic activity of the liver during the second day of posthepatectomy regeneration. Naturwissenschaften **50**, 693 (1963). — BAILEY, I. W.: The formation of the cell plate in the cambium of higher plants. Proc. nat. Acad. Sci. (Wash.) **6**, 197—200 (1920). — BAJER, A.: Absolute viscosity and living mitotic spindle structure. Acta Soc. Bot. Pol. **22**, 331—348 (1953). ~ Cine-micrographic studies on mitosis in endosperm. I. Acta Soc. Bot. Pol. **23**, 383—412 (1954). ~ A note on the behaviour of spindle fibres at mitosis. Chromosoma (Berl.) **12**, 64—71 (1961). ~ Behaviour of chromosomal spindle fibres in living cells. Chromosoma (Berl.) **16**, 381—390 (1965a). ~ Cine-micrographic analysis of cell plate formation in endosperm. Exp. Cell Res. **37**, 376—398 (1965b). ~ Morphological aspects of normal and abnormal mitosis. In: P. SITTE, Probleme der biologischen Reduplikation, S. 90—119. Berlin-Heidelberg-New York: Springer 1966. ~ Notes on ultrastructure and some properties of transport within the living mitotic spindle. J. Cell Biol. **33**, 713—720 (1967). ~ Behavior and fine structure of spindle fibers during mitosis in endosperm. Chromosoma (Berl.) **25**, 249—281 (1968a). ~ Fine structure studies on phragmoplast and cell plate formation. Chromosoma (Berl.) **24**, 383—417 (1968b). — BAJER, A., ALLEN, R. D.: Structure and organization of the living mitotic spindle of Haemanthus endosperm. Science **151**, 572—574 (1966a). ~ Role of phragmoplast filaments in cell plate formation. J. Cell Sci. **1**, 455—462 (1966b). — BAJER, A., MOLÉ-BAJER, J.: Endosperm-material for study on the physiology of cell division. Acta Soc. Bot. Pol. **23**, 69—110 (1954). ~ Cine-micrographic studies on mitosis in endosperm. II. Chromosome, cytoplasmic and Brownian movements. Chromosoma **7**, 558—607 (1956). ~ UV microbeam irradiation of chromosomes during mitosis in endosperm. Exp. Cell Res. **25**, 251—267 (1961). ~ Formation of spinale fibers, kinetochore orientation, an behavior of the nuclear envelope during mitosis in endosperm. Fine structural and in vitro studies. Chromosoma (Berl.) **27**, 448—484 (1969). — BAJER, A., ÖSTERGREN, G.: Centromere-like behaviour of non-centromeric bodies. I. Neo-centric activity in chromosome arms at mitosis. Hereditas (Lund) **47**, 563—598 (1961). — BAKER, J. R.: Nouveau coup d'oeil sur la controverse du »Golgi«. I. Les techniques du »Golgi« et les objects qu'elles révèlent. Bull. Micr. appl. Sér. **2**, 3, 1—8 (1953). — BALBIANI, E. G.: Recherches sur les phénomènes sexuelles des infusoires. J. Physiol. (Paris) **4**, 102, 431, 465 (1861). ~ Sur les phénomènes de la division du noyau cellulaire. C. R. Acad. Sci. (Paris) **83**, 831—834 (1876). — BALTUS, E., BRACHET, J.: Le dosage de l'acide déoxyribonucléique dans les œufs de Batraciens. Biochim. biophys. Acta (Amst.) **61**, 157—163 (1962). — BANERJEE, M. R., WALKER, R. J.: Variable duration of DNA synthesis in mammary gland cells during pregnancy and lactation of C3H/He mouse. J. cell. Physiol. **69**, 133—142 (1967). — BARBER, H. N.: The rate of movement of chromosomes on the spindle. Chromosoma (Berl.) **1**, 33—50 (1939). — BARER, R., JOSEPH, S.: Phase-contrast and interference microscopy in the study of cell structure. Symp. Soc. exp. Biol. **10**, 160—184 (1957). — BARKA, T.: Induced cell proliferation: The effect of isoproterenol. Exp. Cell Res. **37**, 662—679 (1965). — BARKER, B. E., FANGER, H., FARNES, P.: Human mammary slices in organ culture. I. Method of culture and preliminary observations on the effect of insulin. Exp. Cell Res. **35**, 437—448 (1964). — BARNER, H. D., COHEN, S. S.: Synchronization of division of a thymineless mutant of Escherichia coli. Fed. Proc. **14**, 177 (1955). — BARNICOT, N. A.: A note on the structure of spindle fibers. J. Cell Sci. **1**, 217—222 (1966). — BASERGA, R.: A study of nucleic acid synthesis in ascites tumor cells by two-emulsion autoradiography. J. Cell Biol. **12**, 633—637 (1962). ~ Mitotic cycle of ascites tumor cells. Arch. Path. **75**, 156—161 (1963). ~ Biochemistry of the cell cycle: A review. Cell Tissue Kinet. **1**, 167—191 (1968). — BASERGA, R., HEFFLER, S.: Stimulation of DNA synthesis by isoproterenol and its inhibition by actinomycin D. Exp. Cell Res. **46**, 571—580 (1967). — BASSLEER, R.: Répartition des protéines nucléaires lors de la mitose normale. C. R. Soc. Biol. (Paris) **158**, 1744—1747 (1964). ~ Contribution to the study of nuclear total proteins and DNA during the mitotic cycle in fibroblasts cultivated in vitro and in Ehrlich ascites cells. A cytophotometric and microinterferometric analysis of individual cells under normal and experimental conditions. Histochemie **14**, 89—102 (1968). — BAUCHOP, T., ELSDEN, S. R.: The growth of microorganisms in relation to their energy supply.

J. gen. Microbiol. **23**, 457—469 (1960). — BAUER, H., DIETZ, R., RÖBBELEN, CH.: Die Spermatocytenteilungen der Tipuliden. III. Das Bewegungsverhalten der Chromosomen in Translokationsheterozygoten von Tipula oleracea. Chromosoma (Berl.) **12**, 116—189 (1961). — BEAMS, H. W., KING, R. L.: An experimental study on mitosis in the somatic cells of wheat. Biol. Bull. **75**, 189—207 (1938). — BEATO, M., DIENSTBACH, F.: Effect of estrogens and gestagens on the duration of DNA synthesis in the genital tract of ovariectomized mice. Virchows Arch. Abt. B Zellpath. **1**, 197—200 (1968). — BECKER, W. A.: Recent investigations in vivo on the division of the plant cell. Bot. Rev. **4**, 446—472 (1938). — BEER, R., ARBER, A.: On the occurrence of multinucleate cells in vegetative tissues. Proc. roy. Soc. B **91**, 1—17 (1919). — BEGEMANN, H., HEMMERLE, W.: Die Mitosetätigkeit des menschlichen Knochenmarks und ihre Beeinflussung durch cytostatische Substanzen. Klin. Wschr. **1949**, 530—537.— BELAR, K.: Untersuchungen über Recamöben der Chlamydophrys-Gruppe. Mit Benutzung des Nachlasses von H. SCHÜSSLER. Arch. Protistenk. **43**, 287—354 (1921). ~ Untersuchungen an Actinophrys sol Ehrenberg. I. Die Morphologie des Formwechsels. Arch. Protistenk. **46**, 1—96 (1922). ~ Die Cytologie der Merospermie bei freilebenden Rhabditisarten. Z. Zellforsch. **1**, 1—21 (1924). ~ Zur Cytologie von Aggregata eberthi. Arch. Protistenk. **53**, 312—325 (1926). ~ Beiträge zur Kenntnis der indirekten Kernteilung. Naturwissenschaften **15**, 725—734 (1927). ~ Beiträge zur Kausalanalyse der Mitose. II. Untersuchungen an den Spermatocyten von Chorthippus (Stenobothrus) linatus Panz. Arch. Entwickl.-Mech. Org. **118**, 359—484 (1929). ~ Über die reversible Entmischung lebenden Plasmas. Protoplasma **9**, 209—244 (1930a). ~ Beiträge zur Kausalanalyse der Mitose. III. Untersuchungen an den Staubfadenhaaren und Blattmeristemzellen von Tradescantia virginica. Z. Zellforsch. **10**, 73—134 (1930b). — BELLING, J.: The attachments of chromosomes at the reduction division in flowering plants. J. Genet. **18**, 177—205 (1927). — BENEDEN, E. VAN: Recherches sur les Dicyemides. Bull. Acad. roy. Méd. Belg., Ser. II, **41**, 1160—1205 (1876). ~ Recherches sur la maturation de l'œuf, la fécondation et la division cellulaire. Arch. Biol. (Liège) **4**, 265—641 (1883). — BENEDEN, E. VAN, NEYT, A.: Nouvelles recherches sur la fécondation et la division mitotique chez l'Ascaride mégalocéphale. Bull. Acad. roy. Méd. Belg., Ser. **3**, 215—295 (1887). — BERENDES, H. D.: Differential replication of male and female X-chromosomes in Drosophila. Chromosoma (Berl.) **20**, 32—43 (1966). — BERGERAD, J.: Synthèse de l'acide thymonucléique au cours du cycle mitotique des neuroblastes et des cellules nerveuses embryonnaires d'un insecte Clitumnus extradentatus Br. (Phasmidae). C.R. Acad. Sci. (Paris) **240**, 564—567 (1955). — BERGHS, J.: Les cinèses somatiques dans le Marsilia. Cellule **25**, 73—84 (1909). — BERGMANN, L.: Stoffwechsel und Mineralsalzernährung einzelliger Grünalgen. II. Flora (Jena) **142**, 493—539 (1955). — BERKELEY, E.: Spindle development and behaviour in the giant amoeba. Biol. Bull. **94**, 169—175 (1948). — BERKOVITZ, A., SIMON, E. H., TOLIVER, A.: DNA replication in the absence of cell division in BUdR-FUdR treated HeLa cells. Exp. Cell Res. **53**, 497—505 (1968). — BERN, H. A., RIVERA, E. M.: Effect of hormones on organ cultures of mouse mammary tissues. Proc. Amer. Ass. Cancer Res. **3**, 94 (1960). — BERNARDINI, J. V., LIMA-DE-FARIA, A.: Asynchrony of DNA replication in the chromosomes of Luzula. Chromosoma (Berl.) **22**, 91—100 (1967). — BERNHARD, W., DE HARVEN, E.: Sur la présence dans certaines cellules de Mammifères d'un organite de nature probablement centriolaire. Etude au microscope électronique. C.R. Acad. Sci. (Paris) **242**, 288—290 (1956). ~ L'ultrastructure du centriole et d'autres éléments de l'appareil achromatique. In: W. BARGMANN et al., eds., Proc. 4th Internat. Conf. Electron Microscopy, vol. 2, p. 217—227. Berlin-Göttingen-Heidelberg: Springer 1960. — BERNHARD, W., GRANBOULAN, N.: The fine structure of the cancer cell nucleus. Exp. Cell Res., Suppl. **9**, 19—53 (1963). — BERNIER, G., JENSEN, W. A.: Pattern of DNA synthesis in the meristematic cells of Sinapis. Histochemie **6**, 85—92 (1966). — BERNSTEIN, E. O.: Physiology of an obligate photoautotroph (Chlamydomonas Moewusii). II. The effect of light-dark cycles on cell division. Exp. Cell Res. **41**, 307—315 (1966). — BERTHOLD, A.: Studien über Protoplasmamechanik. Leipzig: Felix 1886. — BESSIS, M., BRETON-GORIUS, J.: Le centriole des cellules du sang. Etude à l'état vivant et au microscope électronique. Bull. Micr. appl. Sér. **2**, 54—56 (1957). ~ Sur une structure inframicroscopique pericentriolaire. Etude au microscope électronique sur les leucocytes de mammifères. C.R. Acad. Sci. (Paris) **246**, 1289—1291 (1958). — BESSIS, M., BRETON-GORIUS, J., THIÉRY, J. P.: Centriole, corps de Golgi et aster des leucocytes; étude au microscope électronique. Rév. Hémat. **21**, 363—386 (1958). — BESSIS, M. THIERY, J. P.: Electron microscopy of human white blood cells and their stem cells. Int. Rev. Cytol. **12**, 199—241 (1961). — BIANCHI, N. O., MOLINA, O. J.: Chronology and pattern of replication in the bone marrow chromosomes of Gallus domesticus. Chromosoma (Berl.) **21**, 387—397 (1967a). ~ DNA replication patterns in somatic chromosomes of Leptodactylus ocellatus (Amphibia, Anura). Chromosoma (Berl.) **22**, 391—400 (1967b). — BIANCHI, N. O., BIANCHI, M. S. A. DE: DNA replication sequence of human chromosomes in blood cultures. Chromosoma (Berl.) **17**, 273—290 (1965). ~ Shifting in the duplication time of sex chromosomes in the rat. Chromosoma (Berl.) **19**, 286—299 (1966). — BIBRING, T., BAXANDALL, J.: Mitotic apparatus: The selective extraction of protein with mild acid. Science **161**, 377—379 (1968). ~ Immunochemical studies of 22 S protein from isolated mitotic apparatus. J. Cell Biol. **41**, 577—590 (1969). — BIBRING, T., COUSINEAU, G. H.: Percentage incorporation of leucine labelled with carbon-14 into isolated mitotic apparatus during early development of sea urchin eggs. Nature (Lond.) **204**, 805—807 (1964). — BIGGERS, J. D., CLARINGBOLD, P. J.: Mitotic activity in the vaginal epithelium of the mouse following local oestrogenic stimulation. J. Anat. (Lond.) **89**, 124—131 (1955). — BIRNIE, G. D., SIMONS, P. J.: The incorporation of $^3$H-thymidine and $^3$H-uridine into chick and mouse embryo cells cultured on stainless steel. Exp. Cell Res. **46**, 355—366 (1967). — BIZZOZERO, G.: Wachstum und Regeneration im Organismus. Wien. med. Wschr. **44**, 697—699, 744—747 (1894). — BLOCH, D. P.: Changes in the desoxyribonucleoprotein complex during the cell cycle. Frontiers in cytology. New Haven: Yale Univ. Press 1958. — BLOCH, D. P., GODMAN, G. C.: Evidence of differences in the desoxyribonucleoprotein complex of rapidly proliferating and nondividing cells. J. biophys. biochem. Cytol. **1**, 531—550 (1955). BLOCH, D. P., MACQUIGG, R. A., BRACK, S. D., WU, J.-R.: The synthesis of deoxyribonucleic acid and histone in the onion root meristem. J. Cell Biol. **33**, 451—467 (1967). — BLONDEL, B., TOLMACH, L. J.: Studies on the nuclear fine structure. Three phases of the HeLa cell cycle. Exp. Cell Res. **37**, 497—501 (1965). — BLUMENFELD, C. M.: Periodic and rhythmic mitotic activity in the kidney of the albino rat. Anat. Rec. **72**, 435—443 (1938). — BOCZKOWSKI, K., CASEY, M. D.: Pattern of DNA replication of the sex chromosomes in three males, two with XYY and one with XXYY karyotype. Nature (Lond.) **213**, 928—930 (1967). — BÖRJESON, J., REISFELD, R., CHESSIN, L. N., WELSH, P. D., DOUGLAS, ST. D.: Studies on human peripheral blood lymphocytes in vitro. I. Biological and physicochemical properties of the pokeweed mitogen. J. exp. Med. **124**, 859—872 (1966). — BOGDANOV, Y. F., LIAPUNOVA, N. A., SHERUDILO, A. I., ANTROPOVA, E. N.: Uncoupling of DNA and histone synthesis prior to prophase I of meiosis in the cricket Grillus (Acheta) domesticus L. Exp. Cell Res. **52**, 59—70 (1968). — BOND, V. P., FLIEDNER, T. M., CRONKITE, E. P., RUBINI, J. R., BRECHER, G., SCHORK, P. K.: Proliferative potentials of bone marrow and blood cells studied by in vitro uptake of $H^3$-thymidine. Acta haemat. (Basel) **21**, 1—15 (1959). — BOOTSMAN, D., BUDKE, L., VOSS, O.: Exp. Cell Res. **33**, 301—309 (1964). — BORISY, G. G., TAYLOR, E. W.: The mechanism of action of colchicine. I. Binding of colchicine-$^3$H to cellular protein. II. Colchicine binding to sea urchin eggs and the mitotic apparatus. J. Cell Biol. **34**, 525—533, 535—548 (1967). — BOSS, J. M. N.: The pairing of somatic chromosomes: A survey. Tex. Rep. Biol. Med. **13**, 213—221 (1955a). ~ Mitosis in cultures of newt tissues. Exp. Cell Res. **8**, 181—187 (1955b). — BOVERI, TH.: Zellenstudien. Jena: Gustav Fischer 1887a. ~ Über die Befruchtung der Eier von Ascaris megalocephala. Sitzgsber. Ges. Morph. Physiol. München **3**, 71—80 (1887b). ~ Zellenstudien. II. Die Befruchtung und Teilung des Eies von Ascaris megalocephala. Jena: Gustav Fischer 1888. ~ Zellenstudien. III. Über das Verhalten der chromatischen Kernsubstanzen bei der Bildung der Richtungskörper und bei der Befruchtung. Jena: Gustav Fischer 1890. ~ Zellstudien. IV. Über die Natur der Centrosomen. Jena: Gustav Fischer 1900. ~ Die Ergebnisse über die Konstitution der chromatischen Substanzen des Zellkernes. Jena: Gustav Fischer 1904. — BRACHET, J.: Embryologie chimique. Paris: Masson 1947. ~ Biochemical cytology. New York: Acad. Press 1957. — BRACHET, J., FICQ, A.: Binding sites of $^{14}$C-actinomycin in amphibian ovocytes and an autoradiography technique for the detection of cytoplasmic DNA. Exp. Cell Res. **38**, 153—159 (1965). — BRAUN, R., MITTERMAYER, C., RUSCH, H. P.: Sequential temporal replication of DNA in Physarum polycephalum. Proc. nat. Acad. Sci. (Wash.) **53**, 924—931 (1965). ~ Ribonucleic acid synthesis "in vivo" in the synchronously dividing Physarum polycephalum studied by cell fractionation. Biochim. biophys. Acta (Amst.) **114**, 527—535 (1966). — BRAUN, R., WILI, H.: Time sequence of DNA-replication in Physarum. Biochim. biophys. Acta (Amst.) **174**, 246—252 (1969). — BRECHER, G., STOHLMAN, F.: Humoral factors in erythropoiesis. In: Progress in hematology, ed. by L. TROCANTIUS. New York: Grune & Stratton, Inc. 1959. — BRENT, T. P., FORRESTER, J. A.: Changes in surface charge of HeLa cells during the cell cycle. Nature (Lond.) **215**, 92—93 (1967). — BRESCIANI, F.: DNA synthesis in alveolar cells of the mammary gland: acceleration by ovarian hormones. Science **146**, 653—655 (1964). ~ Effect of ovarian hormones on duration of DNA synthesis in cells of the C3H mouse mammary gland. Exp. Cell Res. **38**, 13—32 (1965). — BRESSLAU, E. VON: Über die Sichtbarkeit der Centrosomen in lebenden Zellen. Zool. Anz. **35**, 141—145 (1910). — BREWER, E. N., RUSCH, H. P.: Effect of elevated temperature shocks on mitosis and on the initiation of DNA replication in Physarum polycephalum. Exp. Cell Res. **49**, 79—86 (1968). — BRINKLEY, B. R.: The fine structure of the nucleolus in mitotic divisions of Chinese hamster cells in vitro. J. Cell Biol. **27**, 411—422 (1965). — BRINKLEY, B. R., STUBBLEFIELD, E.: The fine structure of the kinetochore of a mammalian cell in vitro. Chromosoma (Berl.) **19**, 28—43 (1966). — BROWN, R.: Observations on the organs and mode of fecondation in Orchideae. Trans. Linn. Soc. **16**, 685 (1833). ~ The effects of temperature on the durations of the different stages of cell division in the root-tip. J. exp. Bot. **2**, 96—110 (1951). — BROWN, W. V., EMERY, W. H. P.:

Persistent nucleoli and grass systematics. Amer. J. Bot. **44**, 585—590 (1957). — BRUMFIELD, R. T.: Anaphase movement in Allium cernuum. Science **91**, 97—98 (1940). — BUCHER, N. L. R.: Regeneration of mammalian liver. Int. Rev. Cytol. **15**, 245—300 (1963). — BUCK, C. A., GRANGER, G. A., HOLLAND, J. J.: Initiation and completion of mitosis in HeLa cells in the absence of protein synthesis. Curr. med. Biol. **1**, 9—13 (1967). — BUCK, R. C.: The central spindle and the cleavage furrow. In: The cell in mitosis, p. 55—64. New York: Acad. Press 1963. — BUCK, R. C., TISDALE, J. N.: The fine structure of the mid-body of the rat erythroblast. J. Cell Biol. **13**, 109—115 (1962). — BÜCHNER, F.: Allgemeine Pathologie, 5. Aufl. München: Urban & Schwarzenberg 1966. — BÜCHNER, F., HARA, H.: Der DNS-Stoffwechsel von Triturus-Helveticus-Keimen in der Frühentwicklung und seine Störung durch temporäre Atmungshemmung (nach histoautoradiographischen Untersuchungen). Beitr. path. Anat. **134**, 166—215 (1966). — BÜCHNER, TH., WILKENS, A., PFEIFFER, R. A.: Asynchrone Reduplikation bei Längenunterschied zwischen den homologen Chromosomen Nr. 1 beim Menschen. Exp. Cell Res. **46**, 58—64 (1967). ~ Autoradiographische Markierungsmuster der Chromosomen Nr. 1, 2, 3, 4, 5, 13—15, 16 und Grad der Übereinstimmung der Homologen nach Einbau von H3-Thymidin während der späten S-Phase. Quantitative Untersuchungen an Zellen der Blutkultur. Klin. Wschr. **46**, 187—194 (1968). — BÜNNING, E.: Über den Tagesrhythmus der Mitosehäufigkeit in Pflanzen. Z. Bot. **40**, 193—199 (1952). — BÜTSCHLI, O.: Studien über die ersten Entwicklungsvorgänge der Eizelle, die Zellteilungsvorgänge der Eizelle, die Zellteilung und die Konjugation der Infusorien. Abh. Senckenberg. naturforsch. Ges. **10** (1876). — BULLOUGH, W. S.: Mitotic activity in the adult male mouse, Mus musculus L. The diurnal cycles and their relation to waking and sleeping. Proc. roy. Soc. B **135**, 212—233 (1948a). ~ The effects of experimentally induced rest and exercise on the epidermal mitotic activity of the adult male mouse, Mus musculus L. Proc. roy. Soc. B **135**, 233—242 (1948b). ~ The effects of high and low temperatures on the epidermal mitotic activity of the adult male mouse, Mus musculus L. J. exp. Biol. **26**, 76—82 (1949a). ~ The relation between the epidermal mitotic activity and the blood-sugar level in the adult male mouse, Mus musculus L. J. exp. Biol. **26**, 83—99 (1949b). ~ Epidermal mitosis in relation to sugar and phosphate. Nature (Lond.) **163**, 680—681 (1949c). ~ Epidermal mitotic activity in the adult female mouse. J. Endocr. **6**, 340—349 (1950). ~ Stress and epidermal mitotic activity. I. The effects of the adrenal hormones. J. Endocr. **8**, 265—274 (1952). ~ A study of the hormonal relations of epidermal mitotic activity in vitro. Exp. Cell Res. **7**, 176—185 (1954). ~ A study of the hormonal relation of epidermal mitotic activity in vitro. III. Adrenalin. Exp. Cell Res. **9**, 108—115 (1955). ~ The control of mitotic activity in adult mammalian tissues. Biol. Rev. **37**, 307—342 (1962). ~ Analysis of the life-cycle in mammalian cells. Nature (Lond.) **199**, 859—862 (1963). ~ Mitotic and functional homeostasis: A speculative review. Cancer Res. **25**, 1683—1727 (1965). — BULLOUGH, W. S., EISA, E. A.: The effects of a graded series of restricted diets in epidermal mitotic activity in the mouse. Brit. J. Cancer **4**, 321—328 (1950). — BULLOUGH, W. S., HEWETT, C. L., LAURENCE, E. B.: The epidermal chalone: A preliminary attempt at isolation. Exp. Cell Res. **36**, 192—200 (1964). — BULLOUGH, W. S., LAURENCE, E. B.: The control of mitotic activity in mouse skin. Exp. Cell Res. **21**, 394—405 (1960). ~ The study of mammalian epidermal mitosis in vitro. A critical analysis of technique. Exp. Cell Res. **24**, 289—297 (1961). ~ Duration of epidermal mitosis in vitro. Effect of the chalone-adrenalin complex and of energy production. Exp. Cell Res. **35**, 629—641 (1964) ~ Epigenetic mitotic control. In: Control of cellular growth in adult organisms, ed. by H. TEIR and T. RYTÖMAA, p. 28—40. London-New York: Acad. Press 1967. ~ Epidermal chalone and mitotic control in the Vx2 epidermal tumour. Nature (Lond.) **220**, 134—135 (1968). — BULLOUGH, W. S., LAURENCE, E. B., IVERSEN, O. H., ELGJO, K.: The vertebrate epidermal chalone. Nature (Lond.) **214**, 578—580 (1967). — BULLOUGH, W. S., RYTÖMAA, T.: Mitotic homeostasis. Nature (Lond.) **205**, 573—578 (1965). — BURGESS, J., NORTHCOTE, D. H.: A function of the preprophase band of microtubules in Phleum pratense. Planta (Berl.) **75**, 319—326 (1967). — BURKE, ARTHUR, JR.: Discussion by A. W. BURKE JR., The cell in mitosis, p. 31—53. New York and London: Acad. Press 1963. — BURNET, F. M.: The clonal selection theory of acquired immunity. Cambridge: Cambridge Univ. Press 1959. — BURNS, V. W.: Synchronized cell division and DNA synthesis in a Lactobacillus acidophilus mutant. Science **129**, 566—567 (1959). ~ Relations among DNA and RNA synthesis and synchronized cell division in L. acidophilus. Exp. Cell Res. **23**, 582—594 (1961). — BUTLER, J. A. V., COHN, P.: Studies on histones. 6. Observations in the biosynthesis of histones and other proteins in regenerating rat liver. Biochem. J. **87**, 330—334 (1963). — BYFIELD, J. E., SCHERBAUM, O. H.: Temperature-dependent decay of RNA and of protein synthesis in a heat-synchronized protozoan. Proc. nat. Acad. Sci. (Wash.) **57**, 602—606 (1967).

CAIRNS, J.: Autoradiography of HeLa cell DNA. J. molec. Biol. **15**, 372—373 (1966). — CAMERON, I. L.: Macromolecular events leading to cell division in Tetrahymena pyriformis after removal and replacement of required pyrimidines. J. Cell Biol. **25**, Part 2, 9—18 (1965). ~ A periodicity of tritiated-thymidine incorporation into cytoplasmic deoxyribonucleic acid during the cell cycle of Tetrahymena pyriformis. Nature (Lond.) **209**, 630—631 (1966). — Cameron, I. L., Cleffmann, G.: Initiation of mitosis in relation to the cell cycle following feeding of starved chickens. J. Cell Biol. **21**, 169—174 (1964). — Cameron, I. L., Nachtwey, D. S.: DNA synthesis in relation to cell division in Tetrahymena pyriformis. Exp. Cell Res. **46**, 385—395 (1967). — Cameron, I. L., Stone, G. E.: Relation between the amount of DNA per cell and the duration of DNA synthesis in three strains of Tetrahymena pyriformis. Exp. Cell Res. **36**, 510—514 (1964). — Campbell, P. A., Rowlands, D. T., Harrington, M. J., Kind, Ph. D.: The adjuvant action of endotoxin in thymectomized mice. J. Immunol. **96**, 849—853 (1966). — Cann, J. R.: A kinetic model of induced division synchrony in Tetrahymena pyriformis. C. R. Lab. Carlsberg **33**, 431—453 (1963). — Carlson, J. G.: Mitotic behaviour of induced chromosome fragments lacking spindle attachments in the neuroblasts of the grasshopper. Proc. nat. Acad. Sci. (Wash.) **24**, 500—507 (1938). — Carlson, J. G., Hollaender, A.: Mitotic effects of ultraviolet radiation of the 2250 Å region, with special reference to the spindle and cleavage. J. cell comp. Physiol. **31**, 149—173 (1948). — Carothers, E. E.: Components of the mitotic spindle with special reference to the chromosomal and interzonal fibers in the Acrididae. Biol. Bull. **71**, 469—491 (1936). — Caspersson, T.: Cell growth and cell function. New York: W. W. Norton / Comp. Inc. 1950. — Caspersson, T., Foley, G. E., Killander, D., Lomakka, G.: Cytochemical differences between mammalian cell lines of normal and neoplastic origins. Exp. Cell Res. **32**, 553—565 (1963). — Castro, D. de, Camara, A., Malheiros, N.: X-rays in the centromere problem of Luzula purpurea Link. Genet. Iber. **1**, 49—54 (1949). — Cave, M. D.: Chromosomal $^3$H-lysine incorporation and pattern of deoxyribonucleic acid synthesis in human cells. Exp. Cell Res. **45**, 631—637 (1967). — Cerfontaine, P.: Recherches sur le développement de l'Amphioxus. Arch. Biol. (Liège) **22**, 229—418 (1907). — Chambers, R.: Microdissection studies. II. The cell aster: a reversible gelation phenomenon. J. exp. Zool. **23**, 483—504 (1917). ~ Changes in protoplasmic consistency and their relation to cell division. J. gen. Physiol. **2**, 49—68 (1919). ~ Structural and kinetic aspects of cell division. J. cell. comp. Physiol. **12**, 149—165 (1938). — Chambers, R., Chambers, E. L.: Explorations into the nature of the living cell. Cambridge/Mass.: Harvard Univ. Press 1961. — Chaudhuri, S., Doi, O., Lieberman, I.: The increased rate of liver ribosome synthesis after partial hepatectomy. Biochim. biophys. Acta (Amst.) **134**, 479—480 (1967). — Chen, T. T.: A technique for counting numerous chromosomes. J. Morph. **78**, 221—230 (1946). — Chiakulas, J. J., Scheving, L. E., Wilson, S.: The effects of exogenous epinephrine and environmental stress stimuli on the mitotic rates of larval urodele tissues. Exp. Cell Res. **41**, 197—205 (1966). — Chiang, K.-S., Sueoka, N.: Replication of chloroplast DNA in Chlamydomonas Reinhardi during vegetative cell cycle: its mode and regulation. Proc. nat. Acad. Sci. (Wash.) **57**, 1506—1513 (1967). — Chiba, Y.: Cytochemical studies on chloroplasts, cytologic demonstration of nucleic acids in chloroplasts. Cytologia (Tokyo) **16**, 259—264 (1951). — Christensen, B. G., Jacobsen, E.: Studies on liver regeneration. Acta med. scand., Suppl. **234**, 103—108 (1949). — Christensson, E.: Changes in free amino acids and proteins during cell growth and synchronous division in mass cultures of Tetrahymena pyriformis. Acta physiol. scand. **45**, 339—349 (1959). — Citoler, P., Gropp, A.: DNA Replikation von autosomalem Heterochromatin. Exp. Cell Res. **54**, 337—346 (1969). — Clark, R. H., Baker, B. L.: Effect of hypophysectomy on mitotic proliferation in gastric epithelium. Amer. J. Physiol. **204**, 1018—1022 (1963). — Clark, R. H., Korst, D. R.: Circadian periodicity of bone marrow mitotic activity and reticulocyte counts in rats and mice. Science **166**, 236—237 (1969). — Cleffmann, G.: Die Schwellen der Hemmung der Nucleinsäuresynthese und der Teilung durch Actinomycin bei Tetrahymena pyriformis. Z. Zellforsch. **67**, 343—350 (1965). ~ Temperaturabhängigkeit der Phasen des Teilungszyklus von Tetrahymena pyriformis HSM. Z. Zellforsch. **79**, 599—602 (1967). — Cleveland, L. R.: The centriols in Pseudotrichonympha and their rôle in mitosis. Biol. Bull. **69**, 46—53 (1935). ~ Longitudinal and transverse division in two closely related flagellates. Biol. Bull. **74**, 1—40 (1938a). ~ Origin and development of the achromatic figure. Biol. Bull. **74**, 41—55 (1938b). ~ Mitosis in Pyrsonympha. Arch. Protistenk. **91**, 452—455 (1938c). ~ The whole life cycle of chromosomes and their coiling systems. Trans. Amer. phil. Soc. **39**, 1—100 (1949). ~ Studies on chromosomes and nuclear division. Trans. Amer. phil. Soc., N.S. **43**, 809—869 (1953). ~ Hormone induced sexual cycles of flagellates. XIII. Unusual behavior of gametes and centrioles of Barbulanympha. J. Morph. **97**, 511—541 (1955). ~ Types and life cycles of centrioles of flagellates. J. Protozool. **4**, 230—241 (1957). ~ Functions of flagellate and other centrioles in cell reproduction. The cell in mitosis, ed. L. Levine, p. 3—31. New York and London: Acad. Press 1963. — Cohen, W. D.: Polyelectrolyte properties of the isolated mitotic apparatus. Exp. Cell Res. **51**, 221—236 (1968). — Coleman, L. C.: The cytology of Veltheimia viridifolia Jacq. Amer. J. Bot. **27**, 887—895 (1940). — Comandon, J., Fonbrune, P. de: Observation in vivo de la caryocinèse d'une amibe: Acanthamoeba. (Enrègistrement cinématographique.) C. R. Soc. Biol. (Paris) **124**, 1299—1302 (1937). — Comings, D. E.: Incorporation of tritium $^3$H-arginine into DNA as the explanation of "late synthesis of protein" on the human X chromosome. Nature (Lond.) **221**, 570 (1969). — COMINGS, D. E., KAKEFUDA, T.: Initiation of deoxyribonucleic acid replication at the nuclear membrane in human cells. J. molec. Biol. **33**, 225—229 (1968). — CONKLIN, E. G.: Karyokinesis and cytokinesis in the maturation, fertilization, and cleavage of Crepidula and other Gastropodae. J. Acad. nat. Sci. Philad., Ser. II **12** (1902). — CONRAD, A.: Sur le mécanisme de la division cellulaire et sur les bases morphologiques de la cytologie. Bruxelles, Trav. Jard. Exp. (1939). — COOK, J. R.: The synthesis of cytoplasmic DNA in synchronized Euglena. J. Cell Biol. **29**, 369—373 (1966a). ~ Studies on chloroplast replication in synchronized Euglena. In: Cell synchrony, ed. by CAMERON and PADILLA, p. 153—168. London-New York: Acad. Press 1966b. — COOK, J. R., HESS, M.: Sulfur-contanining nucleotides associated with cell division in synchronized Euglena gracilis. Biochim. biophys. Acta (Amst.) **80**, 148—151 (1964). — COOK, J. R., JAMES, T. W.: Light-induced division synchrony in Euglena gracilis var. bacillaris. Exp. Cell Res. **21**, 583—589 (1960). — COOPER, K. W.: Visibility of the primary spindle fibers and the course of mitosis, in the living blastomeres of the mite, Pediculopsis graminum. Proc. nat. Acad. Sci. (Wash.) **27**, 480—483 (1941). — COOPER, Z. K., FRANKLIN, H. C.: Mitotic rhythm in the epidermis of the mouse. Anat. Rec. **78**, 1—9 (1940). — COOPER, Z. K., SCHIFF, K.: Mitotic rhythm in human epidermis. Proc. Soc. exp. Biol. (N.Y.) **39**, 323—324 (1938). — CORNMAN, I.: A summary of evidence in favour of the traction fiber in mitosis. Amer. Nat. **78**, 410—422 (1944). — CORNMAN, I., CORNMAN, M. E.: The action of podophyllin and its fractions on marine eggs. Ann. N.Y. Acad. Sci. **51**, 1443—1488 (1951). — COSTELLO, D. P.: On the orientation of centrioles in dividing cells, and its significance: a new contribution to spindle mechanics. Biol. Bull. **120**, 285—312 (1961). — COTTIER, H., HESS, M. W., ROOS, B., GRÉTILLAT, P. A.: Regeneration, Hyperplasie und Onkogenese der lymphoretikulären Organe. In: Handbuch der allgemeinen Pathologie, Bd. VI/2, S. 496—766. Berlin-Heidelberg-New York: Springer 1969. — COWDRY, E. V.: Cells and their behaviour. In: ANDERSON, Pathology. St. Louis: Mosby 1953. — CRADDOCK, C. G.: The physiology of granulocytic cells in normal and leukemic states. Amer. J. Med. **28**, 711—725 (1960). — CRIPPA, M.: The rate of ribonucleic acid synthesis during the cell cycle. Exp. Cell Res. **42**, 371—375 (1966). — CRONSHAW, J., ESAU, K.: Cell division in leaves of Nicotiana. Protoplasma (Wien) **65**, 1—24 (1968). — CUMMINS, J. E.: Nuclear DNA replication and transcription during the cell cycle of Physarum. In: The cell cycle, gene-enzyme interactions, ed. G. M. PADILLA, G. L. WHITSON and I. L. CAMERON, p. 141—158. New York-London: Acad. Press 1969. — CUMMINS, J. E., BLOMQUIST, J. C., RUSCH, H. P.: Anaphase delay after inhibition of protein synthesis between late prophase and prometaphase. Science **154**, 1343—1344 (1966). — CUMMINS, J. E., BREWER, E. N., RUSCH, H. P.: The effect of actidione on mitosis in the slime mold Physarum polycephalum. J. Cell Biol. **27**, 337—341 (1965). — CUMMINS, J. E., RUSCH, H. P.: Limited DNA synthesis in the absence of protein synthesis in Physarum polycephalum. J. Cell Biol. **31**, 577—583 (1966). ~ Transcription of molecular DNA in nuclei isolated from plasmodia at different stages of the cell cycle of Physarum polycephalum. Biochim. biophys. Acta (Amst.) **138**, 224—232 (1967). ~ Natürlicher Synchronismus beim Schleimpilz Physarum polycephalum. Endeavour **27**, 124—129 (1968). — CUMMINS, J. E., WEISFELD, G. E., RUSCH, H. P.: Fluctuation of $^{32}P$ distribution in rapidly labeled RNA during the cell cycle of Physarum polycephalum. Biochim. biophys. Acta (Amst.) **129**, 240—248 (1966). — CURTIS, H. J.: Cellular process involved in aging. Fed. Proc. **23**, 662—667 (1964).

DAN, K.: Cyto-embryology of echinoderms and amphibia. Int. Rev. Cytol. **9**, 321—367 (1960). ~ Behavior of sulhydryl groups in synchronous division. In: Cell synchrony, ed. by CAMERON and PADILLA, p. 307—327. New York-London: Acad. Press 1966. — DAN, K., DAN, J. C.: Behaviour of the cell surface during cleavage. VII. On the division mechanism of cells with excentric nuclei. Biol. Bull. **93**, 139—162 (1947). — DANIEL, J. W., BALDWIN, H. H.: In: Methods in cell physiology, ed. by D. PRESCOTT, vol. I, p. 9—42. New York: Acad. Press 1964. — DANIELS, E. W., BREYER, E.: Differences in mitochondrial fine structure during mitosis in amoebae. J. Protozool. (Utica, N.Y.) **12**, 417—422 (1965). — DANIELS, E. W., ROTH, E. L.: Electron microscopy of mitosis in a radiosensitive giant amoeba. J. Cell Biol. **20**, 75—84 (1964). — DARLINGTON, C. D.: The analysis of chromosome movements. I. Podophyllum versipelle. Cytologia (Tokyo) **7**, 242—247 (1936). ~ Recent advances in cytology, 2. ed. London: Churchill 1937. ~ Misdivision and the genetics of the centromere. J. Genet. **37**, 341—365 (1939). — DARLINGTON, C. D., THOMAS, P. T.: The breakdown of cell division in a Festuca-Lolium derivate. Ann. Bot. **1**, 747—761 (1937). — DAS, N. K., ALFERT, M.: Silver staining of a structural fraction, its origin and fate during the mitotic cycle. Ann. Histochim. 8, 109—114 (1963). ~ Cytochemical studies on the concurrent synthesis of DNA and histone in primary spermatocytes of Urechis caupo. J. Cell Biol. **35**, 31 A (1967). — DAS, N. K., SIEGEL, E. P., ALFERT, M.: On the origin of labeled RNA in the cytoplasm of mitotic root tip cells of Vicia faba. Exp. Cell Res. **40**, 178—181 (1965). — DAVID, H.: Mitochondrien. In: Molekulare Biologie der Zelle (H. BIELKA), S. 466—502. Stuttgart: Fischer

1969. — DAVIES, H. G.: The ultraviolet absorption of living chick fibroblasts during mitosis. Exp. Cell Res. **3**, 453—461 (1952). — DAVIES, H. G., TOOZE, J.: Electron microscope observations on mitotic chromosomes in erythroblasts of the newt, Triturus cristatus cristatus. Nature (Lond.) **203**, 990—992 (1964). — DAWID, I. B.: Evidence for the mitochondrial origin of frog egg cytoplasmic DNA. Proc. nat. Acad. Sci. (Wash.) **56**, 269—276 (1966). — DE, D. N.: Autoradiographic studies of nucleoprotein metabolism during the division cycle. Nucleus **4**, 1—24 (1961). — DEELEY, E. M., DAVIES, H. G., CHAYEN, J.: The DNA content of cells in the root of Vicia faba. Exp. Cell Res. **12**, 582—591 (1957). — DELBRÜCK, M., STENT, G. S.: On the mechanism of DNA replication. The chemical basis of heredity. Baltimore: Hopkins 1957. — DENMAN, A. M., DENMAN, E. J., HOLBOROW, E. J.: Immunosuppressive effects of lymphoid cell proliferation in mice receiving antilymphocyte globulin. Nature (Lond.) **217**, 177—178 (1968). — DETTLAFF, T. A.: Mitotic dynamics of the first cleavage divisions in the eggs of surgeon (at various temperatures) and of trout. Exp. Cell Res. **29**, 490—503 (1963). — DEWEY, W. C., HUMPHREY, R. M.: Relative radiosensitivity of different phases in the life cycle of L—P59 mouse fibroblasts and ascites tumor cells. Radiat. Res. **16**, 503—530 (1962). — DIETEL-MAUSENBERGER, B.: Untersuchungen an Mitosen in Kulturen der Zellstämme „L" und „Changs human liver". Acta biol. med. germ. **8**, 42—48 (1962). — DIETRICH, J.: Organisation ultrastructurale du fuseau de caryocinèse en prométaphase dans les cellules-méres de microspores du Lis. C. R. Acad. Sci. (Paris), Sér. D **266**, 579—581 (1968). — DIETZ, R.: Multiple Geschlechtschromosomen bei den Ostracoden Notodromas Monacha. Chromosoma (Berl.) **6**, 397—418 (1954). ~ Zahl und Verhalten der Chromosomen einiger Ostracoden. Z. Naturforsch. **10б**, 92—95 (1955). ~ Die Spermatocytenteilungen der Tipuliden. II. Graphische Analyse der Chromosomenbewegungen während der Prometaphase I im Leben. Chromosoma (Berl.) **8**, 183—211 (1956). ~ Multiple Geschlechtschromosomen bei den cypriden Ostracoden, ihre Evolution und ihr Teilungsverhalten. Chromosoma (Berl.) **9**, 359—440 (1958). ~ Centrosomenfreie Spindelpole in Tipuliden-Spermatocyten. Z. Naturforsch. **14b**, 749—752 (1959). ~ Bau und Funktion des Spindelapparats. Naturwissenschaften **56**, 237—248 (1969). — DIRKSEN, E. R.: The presence of centrioles in artificially activated sea urchin eggs. J. biophys. biochem. Cytol. **11**, 244—247 (1961). ~ The isolation and characterization of asters from artificially activated sea urchin eggs. Exp. Cell Res. **36**, 256—269 (1964). — DOBROKHOTOV, V. N.: Regulation of rhythmic changes in mitotic activity in various tissues of the organism. Path. et Biol. **9**, 507—509 (1961). — DOBROKHOTOV, V. N., NIKANOROVA, R. I.: Diurnal periodicity of mitotic division of the adrenal cells of albino rats. Bull. exp. Biol. Med. **54**, 1027—1032 (1963). — DÖRMER, P., TULINIUS, H., OEHLERT, W.: Untersuchungen über die Generationszeit, DNS-Synthesezeit und Mitosedauer von Zellen der hyperplastischen Epidermis und des Plattenepithelcarcinoms der Maus nach Methylcholanthrenpinselung. Z. Krebsforsch. **66**, 11—28 (1964). — DONNELLY, G. M., SISKEN, J. E.: RNA and protein synthesis required for entry of cells into mitosis and during the mitotic cycle. Exp. Cell Res. **46**, 93—105 (1967). — DORNFELD, E. J., OWCZARZAK, A.: Surface responses in cultured fibroblasts elicited by ethylene-diamine-tetraacetic acid. J. biophys. biochem. Cytol. **4**, 243—250 (1958). — DREW, R. M., PAINTER, R. B., FEINENDEGEN, L.: Oxygen inhibition of nucleic acid synthesis in HeLa S 3 cells. Exp. Cell Res. **36**, 297—309 (1964). — DRIESCH, H.: Isolierte Blastomeren der Echinideneier. Arch. Entwickl.-Mech. Org. **10**, 361—410 (1900). — DU BUY, H. G., MATTERN, C. F. T., RILEY, F. L.: Isolation and characterization of DNA from kinetoplasts of Leishmania enriettii. Science **147**, 3659, 754—756 (1965). — DU PRAW, E. J.: Macromolecular organization of nuclei and chromosomes: A folded fibre model based on whole-mount electron microscopy. Nature (Lond.) **206**, 338—343 1965). ~ Evidence for a "folded-fibre" organization in human chromosomes. Nature (Lond.) **209**, 577—581 (1966). — DURAND, M. C.: L'acide désoxyribonucléique des gamètes de Gryllus domesticus. C. R. Adac. Sci. (Paris) **241**, 1340—1343 (1955). — DUSPIVA, F.: Enzymatische Aspekte der Mitose. In: P. SITTE, Probleme der biologischen Reduplikation, S. 120—138. Berlin-Heidelberg-New York: Springer 1966. — DUVE, C. DE: Lysosomes, a new group of cytoplasmic particles. Subcellular particles. New York: Ronald Press 1959.

EBLING, F. J.: The action of testosterone and œstradiol on the sebaceous glands and epidermis of the rat. J. Embryol. exp. Morph. **5**, 74—82 (1957). — ECHAVE, L. J. M., PIEZZI, R. S.: Twenty-four hour rhythm in the mitotic activity of normal mammary epithelium on normal and inverted lighting regimes. J. Physiol. (Lond.) **165**, 437—442 (1963). — EDMUNDS, L. N.: Replication of DNA and cell division in synchronously dividing cultures of Euglena gracilis. Science **145**, 266—268 (1964). — EDMUNDS, L. N., JR.: Studies on synchronously dividing cultures of Euglena gracilis Klebs (strain Z). I. Attainment and characterization of rhythmic cell division. J. cell. comp. Physiol. **66**, 147—158 (1965a). ~ Studies on synchronously dividing cultures of Euglena gracilis Klebs (strain Z). II. Patterns of biosynthesis during the cell cycle. J. cell. comp. Physiol. **66**, 159—182 (1965b). — EDWARDS, J. L., KOCH, A. L., YOUCIS, P., FREESE, H. L., LAITE, M. B., DONALSON, J. T.: Some characteristics of DNA synthesis and the mitotic cycle in Ehrlich ascites tumor cells. J. biophys. biochem. Cytol. **7**,

273—282 (1960). — EIDINOFF, M. L., RICH, M. A.: Growth inhibition of a human tumor cell strain by 5-fluoro-2′-deoxyuridine: time parameters for subsequent reversal by thymidine. Cancer Res. **19**, 521—524 (1959). — EIGISTI, O. J., DUSTIN, P., JR.: Colchicine in agriculture, medicine, biology and chemistry. Iowa State College Press 1955. — EISENBERG, S., BEN-OR, S., DOLJANSKI, F.: Electro-kinetic properties of cells in growth processes. Exp. Cell Res. **26**, 451—461 (1962). — ELLENHORN, J.: Experimental-photographische Studien der lebenden Zellen. Z. Zellforsch. **20**, 288—308 (1933). — ELLERSTRÖM, S., TJIO, J. H.: Note on the chromosomes of Phleum echinatum. Bot. Notis. **4**, 443—465 (1950). — ENESCO, M., LEBLOND, C. P.: Increase in cell number as a factor in the growth of the organes and tissues of the young male rat. J. Embryol. exp. Morph. **10**, 530—562 (1962). — ENGER, M. D., TOBEY, R. A.: RNA synthesis in chinese hamster cells. II. Increase in rate of RNA synthesis during $G_1$. J. Cell Biol. **42**, 308—315 (1969). — ENGER, M. D., TOBEY, R. A., SAPONARA, A. G.: RNA synthesis in chinese hamster cells. I. Differential synthetic rate for ribosomal RNA in early and late interphase. J. Cell Biol. **36**, 583—593 (1968). — EPEL, D.: The effects of CO inhibition on ATP level and the rate of mitosis. J. Cell Biol. **17**, 315—319 (1963). EPHRUSSI, B.: Sur les coefficients de température des différentes phases de la mitose des œufs d'Oursin (Paracentrotus lividus LK.) et de l'Ascaris mégalocephala. Protoplasma **1**, 105—123 (1926). — EPIFANOVA, O. I.: Mitotic cycles in estrogen-treated mice: a radioautographic study. Exp. Cell Res. **42**, 562—577 (1966). — EPIFANOVA, O. I., TCHOUMAK, M. G.: On the action of adrenalin upon the mitotic cycle of the intestinal epithelium in mice. Cytologia **5**, 455—458 (1963). — ERICKSON, R. O.: Respiration of developing anthers. Nature (Lond.) **159**, 275—276 (1947). ~ Synchronous cell and nuclear division in tissues of the higher plants. In: Synchrony in cell division and growth, ed. E. ZEUTHEN, p. 11—37. New York: Intersci. Publ. 1964. — ERNST, P.: Die Pathologie der Zelle. In: Handbuch der allgemeinen Pathologie, Bd. III/1. Leipzig: Hirzel 1915. — ERRERA, L.: Über Zellformen und Seifenblasen. Bot. Zbl. **34**, 395—399 (1888). — ERRERA, M., BRUNFAUT, M.: Observations of mitotic figures in pulse labeled HeLa cells. Exp. Cell Res. **33**, 105—111 (1964). — ESTABLE, C., SOTELO, J. R.: The behaviour of the nucleolonema during mitosis. Symp. 8. Congr. of Cell Biology, Leiden 1954. — EVANS, G. M., REES, H.: The pattern of DNA replication at mitosis in the chromosomes of Scilla campanulata. Exp. Cell Res. **44**, 150—160 (1966). — EVANS, H. J.: Uptake of $^3$H-thymidine and patterns of DNA replication in nuclei and chromosomes of Vicia faba. Exp. Cell Res. **35**, 381—393 (1964). — EVANS, H. J., SCOTT, D.: Influence of DNA synthesis on the production of chromatid aberrations by x rays and maleic hydrazine in Vicia faba. Genetics **49**, 17—38 (1964). — EVENSEN, A.: The effect of adrenaline on the mitotic rate in the epidermis of hairless mice. Acta path. microbiol. scand. **61**, 55—59 (1964). — EVENSON, D. P.: The rate of RNA synthesis during the cell cycle of Euplotes eurystomus. J. Cell Biol. **35**, 38 A (1967).

FAWCETT, D. W.: The membranes of the cytoplasm. Lab. Invest. **10**, 1162—1188 (1961). ~ The cell (its organelles and inclusions). 448 S. Philadelphia-London: W. B. Saunders Comp. 1966. — FAWCETT, D. W., ITO, S., SLAUTTERBACK, D. B.: The occurrence of intercellular bridges in groups of cells exhibiting synchronous differentiation. J. biophys. biochem. Cytol. **5**, 453—460 (1959). — FEINENDEGEN, L. E., BOND, V. P.: Observations on nuclear RNA during mitosis in human cancer cells in culture (HeLa—$S_3$), studied with tritiated cytidine. Exp. Cell Res. **30**, 393—404 (1963). — FEINENDEGEN, L. E., BOND, V. P., SHREEVE, W. W., PAINTER, R. B.: RNA and DNA metabolism in human tissue culture cells studied with triatiated cytidine. Exp. Cell Res. **19**, 443—459 (1960). — FELDHERR, C. M.: Nucleocytoplasmic exchanges during cell division. J. Cell Biol. **31**, 199—203 (1966). — FELL, H. B., HUGHES, A. F.: Mitosis in the mouse: A study of living and fixed cells in tissue cultures. Quart. J. micr. Sci. **90**, 355—380 (1949). — FILNER, P.: Semi-conservative replication of DNA in a higher plant cell. Exp. Cell Res. **39**, 33—39 (1965). — FISCHER, R.: Mitotic rate in organs and tissues in relation to metabolic body size (kg 3/4). Experientia (Basel) **21**, 349—351 (1965). — FISCHER, R., KAWAI, K.: Über Veränderungen der Rattenspeicheldrüsen nach Isoproterenolinjektion. Verh. dtsch. Ges. Path. **46**, 257—261 (1962). — FLACH, M.: Diffuse centromeres in a dicotyledonous plant. Nature (Lond.) **209**, 1369—1370 (1966). — FLEMMING, W.: Beiträge zur Kenntnis der Zelle und ihrer Lebenserscheinungen. Arch. mikr. Anat. **18**, 151—259 (1880). ~ Zellsubstanz, Kern- und Zellteilung. Leipzig: Vogel 1882. ~ Attraktionssphären und Zentralkörper in Gewebszellen und Wanderzellen. Anat. Ann. **6**, 78 (1891). ~ Zelle. Ergebn. Anat. Entwickl.-Gesch. **1**, 43—82 (1892). ~ Zelle. Ergebn. Anat. Entwickl.-Gesch. **6**, 184—283 (1897). — FOL, H.: Die erste Entwicklung des Geryonideneies. Jena. Z. **7**, 471—492 (1873). — FOOT, K., STROBELL, E. C.: Prophases and metaphase of the first maturation spindle of Allolobophora foetida. Amer. J. Anat. **4**, 199—243 (1905). — FORER, A.: Local reduction of spindle fiber birefringence in living Nephrotoma suturalis (LOEW) spermatocytes induced by ultraviolet microbeam irradiation. J. Cell Biol. **25**, 95—117 (1965). ~ Characterization of the mitotic traction system, and evidence that birefringent spindle fibers neither produce nor transmit force for chromosome movement. Chromosoma (Berl.) **19**, 44—98 (1966). —

Fortuyn-van Leyden, C. E. D.: Proc. kon. ned. Akad. Wet. **19**, 38 (1917). ~ Proc. kon. ned. Akad. Wet. **33**, 133 (1924). ~ Proc. kon. ned. Akad., Wet. Sect. Sci. **29**, 979 (1926). — Foster, T. S., Stern, H.: The accumulation of soluble deoxyribosidic compounds in relation to nuclear division in anthers of Lilium longiflorum. J. biophys. biochem. Cytol. **5**, 178—192 (1959). — Fox, J. E.: Incorporation of a kinin, N,6-benzyladenine into soluble RNA. Plant Physiol. **41**, 75—82 (1966). — Fraccaro, M., Hultén, M., Lindsten, J., Tiepolo, L.: A late-duplicating chromosome in spermatogonial mitosis of the mouse. Exp. Cell Res. **38**, 675—677 (1965). — Frederic, J.: Action of various substances on the mitochondria of living cells cultivated in vitro. Ann. N.Y. Acad. Sci. **58**, 1246—1263 (1954). — Frew, P. E., Bowen, R. H.: Nucleolar behaviour in the mitosis of plant cells. Quart. J. micr. Sci. **73**, 197—214 (1929). — Frey-Wyssling, A.: Die submikroskopische Struktur des Cytoplasmas. Protoplasmatologia, II/A2. Wien: Springer 1955. — Frey-Wyssling, A., López-Sáez, J. F., Mühlethaler, K.: Formation and development of the cell plate. J. Ultrastruct. Res. **10**, 422—432 (1964). — Friedkin, M., Wood, H.: Utilization of thymidine-$C^{14}$ by bone marrow cells and isolated thymus nuclei. J. biol. Chem. **220**, 639—651 (1956). — Friedländer, M.: Giant centrioles in neuropterans. Israel J. Zool. **12**, 217 (1963). — Friedländer, M., Wahrman, J.: Giant centrioles in neuropteran meiosis. J. Cell Sci. **1**, 129—144 (1966). — Friedrich-Freska, H., Zaki, F. G.: Spezifische Mitose-Auslösung in normaler Rattenleber durch Serum von partiell hepatektomierten Ratten. Z. Naturforsch. **9**b, 394—397 (1954). — Frøland, A.: Internal asynchrony in late replicating X chromosomes. Nature (Lond.) **213**, 512—513 (1967). — Fry, R. J., Staffeldt, E.: Effect of a diet containing sodium deoxycholate on the intestinal mucosa of the mouse. Nature (Lond.) **203**, 1396—1398 (1964). — Fujioka, M., Koga, M., Lieberman, I.: Metabolism of ribonucleic acid after partial hepatectomy. J. biol. Chem. **238**, 3401—3406 (1963). — Fujiwara, Y.: Role of RNA synthesis in DNA replication of synchronized populations of cultured mammalian cells. J. cell. Physiol. **70**, 291—299 (1967).

Galand, P., Rodesch, F., Leroy, F., Chretien, J.: Radioautographic evaluation of the estrogen-dependent proliferative pool in the stem cell compartment of the mouse uterine and vaginal epithelial. Exp. Cell Res. **48**, 595—600 (1967a). ~ Altered duration of DNA synthesis and cell cycle in non-target tissues of mice treated with oestrogen. Nature (Lond.) **216**, 1211—1212 (1967b). — Galavazi, G., Bootsma, D.: Synchronization of mammalian cells in vitro by inhibition of the DNA synthesis. II. Population dynamics. Exp. Cell Res. **41**, 438—451 (1966). — Galavazi, G., Schenk, H., Bootsma, D.: Synchronization of mammalian cells in vitro by inhibition of the DNA synthesis. I. Optimal conditions. Exp. Cell Res. **41**, 428—437 (1966). — Gall, J. G.: The nuclear envelope after $KMnO_4$ fixation. J. biophys. biochem. Cytol. **6**, 115—118 (1959). ~ Centriole replication. A study of spermatogenesis in the snail Viviparus. J. biophys. biochem. Cytol. **10**, 163—193 (1961). — Galton, M., Holt, S. F.: Asynchronous replication of the mouse sex chromosomes. Exp. Cell Res. **37**, 111—116 (1965). — Gartler, S. M., Burt, B.: Chromosome replication pattern in an established bovine cell line. Cytogenetics (Basel) **4**, 81—86 (1965). — Gavosto, F., Pegoraro, L., Masera, P., Rovera, G.: Late DNA replication pattern in human haemopoietic cells. A comparative investigation using a high resolution quantitative autoradiography. Exp. Cell Res. **49**, 340—358 (1968). — Gedigk, P.: Zur Histochemie des Zentralapparates der Zelle. Virchows Arch. path. Anat. **325**, 366—378 (1954). — Gehring, A., Hautscheck-Jungen, E.: Synchrone Replikation aller Chromosomen bei Xenopus laevis. Experientia (Basel) **23**, 40—41 (1967). — Geitler, L.: Grundriß der Cytologie. Berlin: Borntraeger 1934. ~ Beobachtungen über die erste Teilung im Pollenkern der Angiospermen. Planta (Berl.) **24**, 361—386 (1935). ~ Endomitose und endomitotische Polyploidisierung. Protoplasmatologia, Bd. VI/C. Wien: Springer 1953. — Gelfant, S.: Initiation of mitosis in relation to the cell division cycle. Exp. Cell Res. **26**, 395—403 (1962). ~ A new theory on the mechanism of cell division. Intern. Soc. Cell Biol., vol. II, p. 229—259. New York: Acad. Press 1963. — George, P., Journey, L. J., Goldstein, N. M.: Effect of vincristine on the fine structure of HeLa cells during mitosis. J. nat. Cancer Inst. **35**, 355—375 (1965). — German, J.: The pattern of DNA synthesis in the chromosomes of human blood cells. J. Cell Biol. **20**, 37—55 (1964). — Gey, W.: Untersuchungen über die DNS-Replikationsmuster der Chromosomengruppen 4—5, 13—15 und 21—22 an in vitro gezüchteten menschlichen Lymphocyten. Humangenetik **2**, 246—261 (1966). — Geyer-Duszynska, I.: Spindle disappearance and chromosome behaviour after partial-embryo irradiation in Cecidomyidae (Diptera). Chromosoma (Berl.) **12**, 233—247 (1961). — Ghadially, F. N., Green, H. N.: The effect of cortisone on chemical carcinogenesis in the mouse skin. Brit. J. Cancer **8**, 291—295 (1954). — Gibbons, I. R., Grimstone, A. V.: On flagellar structure in certain flagellates. J. biophys. biochem. Cytol. **7**, 697—716 (1960). — Giese, A. C.: Cell physiology. Philadelphia: Saunders Comp. 1968. — Gilbert, C. W., Muldal, S., Lajtha, L. G., Rowley, J.: Time-sequence of human chromosome duplication. Nature (Lond.) **195**, 869—873 (1962). — Gläss, E., Marquardt, H.: Die Anordnung der Chromosomen und die röntgeninduzierten Chromatidtranslokationen bei Bellevalia romana. Int. J. Radiat. Biol. **11**, 145—151 (1966). — GLINOS, A. D.: Liver regeneration and liver function. In: Liver function (R. W. BRAUER ed.), Publ. No 4. Washington, D. C.: Ann. Inst. Biol. Sci. 1958a. — GLOOSCHENKO, W. A., CURL, H.: Obtaining synchronous cultures of Algae. Nature (Lond.) **218**, 573—574 (1968). — GOLDECK, H.: Der 24-Stunden-Rhythmus der Erythropoese. Ärztl. Forsch. **2**, 22—27 (1948). — GOLDECK, H., HEINRICH, W. D.: Die tagesperiodischen Spontanschwankungen der Blutmauserung bei der Laboratoriumsratte. Acta haemat. (Basel) **2**, 167—177 (1949). — GOLDMAN, R. D., REBHUN, L. I.: The structure and some properties of the isolated mitotic apparatus. J. Cell Sci. **4**, 179—209 (1969). — GOLDSCHMIDT, R.: Kleine Beobachtungen und Ideen zur Zellenlehre. Arch. exp. Zellforsch. **17**, 167—184 (1923). — GOODE, M. D.: Kinetics of microtubule assembly after cold disaggregation of the mitotic apparatus. J. Cell Biol. **35**, 47 A—48 A (1967). — GOWANS, J. L.: The fate of parental strain small lymphocytes in $F_1$ hybrid rats. Ann. N.Y. Acad. Sci. **99**, 432—455 (1962). — GRAHAM, C. F.: The effect of cell size DNA content on the cellular regulation of DNA synthesis in haploid and diploid embryos. Exp. Cell Res. **43**, 13—19 (1966). — GRANT, P.: The synthesis of deoxyribonucleic acid during early embryonic development of Rana pipiens. J. cell. comp. Physiol. **52**, 227—247 (1958). — GRASSÉ, P. P.: Etudes de méchanique cellulaire: centromères et centrosomes dans la mitose de certains flagellés. C. R. Soc. Biol. (Paris) **131**, 1015—1018 (1939). — GRAY, E. D., WEISSMAN, S. M., RICHARDS, J., BELL, D., KEIR, H. M., SMELLIE, R. M. S., DAVIDSON, J. N.: Studies on the biosynthesis of deoxyribonucleic acid by extracts of mammalian cells. Biochim. biophys. Acta (Amst.) **45**, 111—120 (1960). — GRELL, K. G.: Protozoologie. Berlin-Göttingen-Heidelberg: Springer 1956. ~ Protozoologie, 2. Auflage Berlin-Heidelberg-New York: Springer 1968. — GRIMSTONE, A. V., KLUG, A.: Observations on the substructure of flagellar fibres. J. Cell Sci. **1**, 351—362 (1966). — GROSS, F.: Die Reifungs- und Furchungsteilungen von Artemia salina im Zusammenhang mit dem Problem des Kernteilungsmechanismus. Z. Zellforsch. **23**, 522—565 (1935). — GROSS, P. R., COUSINEAU, G. H.: Synthesis of spindle-associated protein in early cleavage. J. Cell Biol. **19**, 260—265 (1963). — GROSS, P. R., FRY, B. J.: Continuity of protein synthesis through cleavage metaphase. Science **153**, 749—751 (1966). — GROSS, P. R., PHILPOTT, D. E., NASS, S.: The fine structure of the mitotic spindle in sea urchin eggs. J. Ultrastruct. Res. **2**, 55—72 (1958). — GRUNDMANN, E.: Histologische Untersuchungen über die Wirkungen experimentellen Sauerstoffmangels auf das Katzenherz. Beitr. path. Anat. **111**, 36—76 (1950). ~ Beitrag zur DNS-Synthese im Interphasekern und zum Thema „Ruhekerngift-Wirkung". II. Freib. Symp. 187—190 (1953). ~ Beiträge zur Krebsentstehung in der Rattenleber an Hand mikrophotometrischer DNS-Mesungen. Verh. dtsch. Ges. Path. **38**, 362—370 (1954). ~ Die Bildung der Lymphocyten und Plasmazellen im lymphatischen Gewebe der Ratte. Ein cytologischer Beitrag zur Blutzellreifung. Beitr. path. Anat. **119**, 217—262 (1958). ~ Allgemeine Cytologie. Stuttgart: Thieme 1964. — GRUNDMANN, E., MARQUARDT, H.: Untersuchungen an Interphasekernen des Wurzelmeristems von Vicia faba. I. Desoxyribosenukleinsäure-Gehalt und Größe der Kerne. Chromosoma (Berl.) **6**, 115—134 (1953). — GRUNDMANN, E., SEIDEL, H. J.: Die reparative Parenchymregeneration am Beispiel der Leber nach Teilhepatektomie. In: Handbuch der allgemeinen Pathologie, Bd. VI/2, S. 129—243. Berlin-Heidelberg-New York: Springer 1969. — GÜNTHER, G., HÜBNER, K., PAUL, A.: Mitose-Rhythmen der Leber nach Teilhepatektomie. Virchows Arch. Abt. B Zellpath. **1**, 69—79 (1968). — GUNSALUS, I. C., SHUSTER, C. H.: Energy-yielding metabolism in bacteria. In: The bacteria, vol. 2, ed. I. C. GUNSALUS and R. Y. STANIER, p. 1—58. New York: Acad. Press 1961. — GURDON, J. B.: On the origin and persistence of a cytoplasmic state inducing nuclear DNA synthesis in frog's eggs. Proc. nat. Acad. Sci. (Wash.) **58**, 545—552 (1967). — GURLEY, L. R., IRVIN, J. L., HOLBROOK, D. J.: Inhibition of DNA polymerase by histones. Biochem. biophys. Res. Comm. **14**, 527—532 (1964). — GUTTES, E., GUTTES, S.: Initiation of mitosis in post-mitotic nuclei of Physarum polycephalum. Experientia (Basel) **19**, 13—15 (1963). ~ Thymidine incorporation by mitochondria in Physarum polycephalum. Science **145**, 1057—1058 (1964a). ~ Mitotic synchrony in the plasmodia of Physarum polycephalum and mitotic synchronization by coalescence of microplasmodia. In: Methods in cell physiol., ed. by D. PRESCOTT, vol. I, p. 43—54. New York: Acad. Press 1964b. — GUTTES, E. W., HANAWALT, P. C., GUTTES, S.: Mitochondrial DNA synthesis and the mitotic cycle in Physarum polycephalum. Biochim. biophys. Acta (Amst.) **142**, 181—194 (1967). — GUTTES, S., GUTTES, E.: Regulation of DNA replication in the nuclei of the slime mold Physarum polycephalum. Transplantation of nuclei by plasmodial coalescence. J. Cell Biol. **37**, 761—772 (1968). — GUTTES, S., GUTTES, E., ELLIS, R. A.: Electron microscope study of mitosis in Physarum polycephalum. J. Ultrastruct. Res. **22**, 508—529 (1968).

HABER, A. H., FOARD, D. E.: Interpretations concerning cell division and growth. In: Régulateurs Naturels de la Croissance Végétale, p. 491—503. Paris: Centre National de la Recherche Scientifique 1964. — HABER, A. H., LUIPPOLD, H. J.: Separation of mechanisms initiating cell division and cell expansion in lettuce seed germination. Plant Physiol. **35**,

168—173 (1960). — HABERLANDT, G.: Zur Physiologie der Zellteilung. S.-B. preuß. Akad. Wiss. Ber., Phys.-math. Kl. I, 221—234 (1921). — HALBERG, F.: Young NH mice for the study of mitoses in intact liver. Experientia (Basel) **13**, 502—503 (1957). — HALBERG, F., BARNUM, C. P.: Continuous light or darkness and circadian periodic mitosis and metabolism in C and $D_8$ mice. Amer. J. Physiol. **201**, 227—230 (1961). — HALBERG, F., FRANTZ, M. J., BITTNER, J. J.: Phase difference between 24-hour rhythms in cortical adrenal mitoses and blood eosinophils in the mouse. Anat. Rec. **129**, 349—356 (1957). — HALL, R. H., CSONKA, L., DAVID, H., MCLENNAN, B.: Cytokinins in the soluble RNA of plant tissues. Science **156**, 69—71 (1967). — HALL, R. H., ROBINS, M. J., STASUIK, L., THEDFORD, R.: Isolation of $N^6$-(j,j-Dimethylallyl)adenosine from soluble ribonucleic acid. J. Amer. chem. Soc. **88**, 2614—2615 (1966). — HAMBURGER, K., ZEUTHEN, E.: Synchronous divisions in Tetrahymena pyriformis as studied in an inorganic medium. Exp. Cell Res. **13**, 443—453 (1957). — HAQUE, A.: Non-synchronised mitosis in a common cytoplasm. Heredity **7**, 429—431 (1953). — HARA, H.: Die Differenzierung der DNA-, RNS- und Proteinsynthese im Wirbeltierkeim und ihre Störung durch temporäre Atmungshemmung. Verh. dtsch. Ges. Path. 50. Tagg, 161—163 (1966). — HARDIN, J. A., EINEM, G. E., LINDSAY, D. T.: Simultaneous synthesis of histone and DNA in synchronously dividing Tetrahymena pyriformis. J. Cell Biol. **32**, 709—717 (1967). — HARRIS, H.: The reactivation of the red cell nucleus. J. Cell Sci. **2**, 23—32 (1967). — HARRIS, H., WATKINS, J. F., FORD, C. E., SCHOEFL, G. I.: Artificial heterokaryons of animal cells from different species. J. Cell Sci. **1**, 1—30 (1966). — HARRIS, J. W., PATT, H. M.: Non-protein sulfhydryl content and cell-cycle dynamics of Ehrlich ascites tumor. Exp. Cell Res. **56**, 134—141 (1969). — HARRIS, P.: Some structural and functional aspects of the mitotic apparatus in sea urchin embryos. J. Cell Biol. **14**, 475—487 (1962). ~ Some observations concerning metakinesis in sea urchin eggs. J. Cell Biol. **25**, Nr 1, part 2, 73—77 (1965). — HARRIS, P., BAJER, A.: Fine structure studies on mitosis in endosperm metaphase of Haemanthus katherinae Bak. Chromosoma (Berl.) **16**, 624—636 (1965). — HARRIS, R. J. C.: Cell growth and cell division. NewYork-London: Acad. Press 1963. — HARTE, C., ZINECKER-BRAUER, J.: Über das Mitoseverhalten in den Wurzelspitzen von Vicia faba. II. Analyse der Variabilität der Mitosehäufigkeit. Chromosoma (Berl.) **11**, 463—478 (1960). — HARTMANN, J. F., ZIMMERMAN, A. M.: The isolated mitotic apparatus. Studies on nucleoproteins. Exp. Cell Res. **50**, 403—417 (1968). — HARTMANN, M.: Über experimentelle Unsterblichkeit von Protozoen-Individuen. Naturwissenschaften **14**, 433—435 (1926). ~ Allgemeine Biologie, 4. Aufl. Stuttgart: Fischer 1953. — HARVEN, E. DE: The centriole and the mitotic spindle. Aus: The nucleus, ed. A. J. DALTON and F. HAGUENAU (Ultrastructure in biological systems), vol. 3, p. 197—227. New York and London: Acad. Press 1968. — HARVEN, E. DE, BERNHARD, W.: Etude au microscope électronique de l'ultrastructure du centriole chez les vertébrés. Z. Zellforsch. **45**, 378—398 (1956). — HARVEY, E. B.: Effects of centrifugal force on the ectoplasmic layer and nuclei of fertizilized sea urchin eggs. Biol. Bull. **66**, 228—245 (1934). ~ Parthenogenetic merogony or cleavage without nuclei in Arbacia punctulata. Biol. Bull. **71**, 101—122 (1936). ~ Cleavage with nucleus intact in sea urchin eggs. Biol. Bull. **119**, 87—89 (1960). — HASE, E., MIHARA, S., OTSUKA, H., TAMIYA, H.: Sulfur-containing peptide-nucleotide complex isolated from Chlorella and yeast cells. Arch. Biochem. **83**, 170—177 (1959). — HEATH, J. E.: The effect of cobalt on mitosis in tissue culture. Exp. Cell Res. **6**, 311—320 (1954). — HEIDENHAIN, M.: Neue Untersuchungen über die Zentralkörper und ihre Beziehungen zum Kern- und Zellprotoplasma. Arch. mikr. Anat. **43**, 423—758 (1894). ~ Neue Erläuterungen zum Spannungsgesetz der zentrierten Systeme. Morph. Arb. **7**, 281—365 (1897). ~ Plasma und Zelle. Jena: Fischer 1907. — HELGESON, J. P.: The cytokinins. Synthetic and naturally occurring $N^6$-substituted adenine derivatives profoundly affect plant growth. Science **161**, 974—981 (1968). — HENNEGUY, L. F.: Sur les rapports des cils vibratils avec les centrosomes. Arch. Anat. micr. Morph. exp. **1**, 481—496 (1898). — HENNINGS, H., ELGJO, K., IVERSEN, O. H.: Delayed inhibition of epidermal DNA synthesis after injection of an aqueous skin extract (chalone). Virchows Arch. Abt. B. Zellpath. **4**, 45—53 (1969). — HEPLER, P. K., JACKSON, W. T.: Microtubules and early stages of cell-plate formation in the endosperm of Haemanthus katherinae Baker. J. Cell Biol. **38**, 437—446 (1968). — HEPLER, P. K., NEWCOMB, E. H.: Microtubules and fibrils in the cytoplasm of Coleus cells undergoing secondary wall deposition. J. Cell Biol. **20**, 529—533 (1964). — HERMANN, F.: Beitrag zur Lehre von der Entstehung der karyokinetischen Spindel. Arch. mikr. Anat. **37**, 569—586 (1891). — HERTWIG, O.: Beiträge zur Kenntnis der Bildung, Befruchtung und Teilung des tierischen Eies. I. Morph. Hb. **1**, 347—432 (1876). — HERTWIG, R.: Über den Bau und die Entwicklung von Spirochona gemmipara. Jena. Z. Naturforsch. **11**, 149 (1877). ~ Über Korrelation von Zell- und Kerngrößen und ihre Bedeutung für die geschlechtliche Differenzierung und die Teilung der Zelle. Biol. Zbl. **23**, 49—62, 108—119 (1903). — HESS, R. T., MENZEL, D. B.: Rat kidney centrioles: Vitamin E intake and oxygen exposure. Science **159**, 985—987 (1968). — HEVESY, G. v.: Radioaktive Indikatoren in Medizin und Naturwissenschaft. Naturw. Rdsch. **6**, 221—231 (1953). — HILDEBRANDT, A., DUSPIVA, F.: Eine einfache Methode zur

Synchronisation größerer Populationen des Ciliaten Tetrahymena pyriformis (Ehrenberg). Z. Naturforsch. **24** b, 747—750 (1969). — Hill, R. N., Yunis, J. J.: Mammalian X-chromosomes: Change in patterns of DNA replication during embryogenesis. Science **155**, 1120—1121 (1967). — Himes, M.: DNA-protein binding in interphase chromosomes. J. Cell Biol. **34**, 77—82 (1967). — Hinegardner, R. T., Rao, B., Feldman, D. E.: The DNA synthetic period during early development of the sea urchin egg. Exp. Cell Res. **36**, 53—61 (1964). — Hiramoto, Y.: Cell division without mitotic apparatus in sea urchin eggs. Exp. Cell Res. **11**, 630—636 (1956). ~ A quantitative description of protoplasmic movement during cleavage in the sea urchin egg. J. exp. Biol. **35**, 407—424 (1958). ~ Further studies in cell division without mitotic apparatus in sea urchin eggs. J. Cell Biol. **25**, Nr 1, part 2, 161—166 (1965). — Hobik, H. P., Grundmann, E.: Quantitative Veränderungen der DNS und der RNS in der Rattenleberzelle während der Carcinogenese durch Diäthylnitrosamin. Beitr. path. Anat. **127**, 25—48 (1962). — Hodge, L. D., Robbins, E., Scharff, M. D.: Persistence of messenger RNA through mitosis in HeLa cells. J. Cell Biol. **40**, 497—507 (1969). — Hoff-Jørgensen, E.: Deoxyribonucleic acid in some gametes and embryos. In: Recent developments in cell physiology, ed. by J. A. Kitching, p. 79—88. London: Butterworth's Sci. Publ. 1954. — Hoffman, E. J.: The nucleic acids of basal bodies isolated from Tetrahymena pyriformis. J. Cell Biol. **25**, 217—228 (1965). — Hoffman, J. G.: Bull. Math. Biophys. **11**, 139 (1949). Zit. nach D. Mazia, Mitosis and the physiology of cell division. In: The cell, ed. by Brachet/Mirsky, vol. III, p. 77—412. New York: Acad. Press 1961. — Hoffman, J., Post, J.: In vivo studies of DNA synthesis in human normal and tumor cells. Cancer Res. **27**, 898—902 (1967). — Hoffmann-Berling, H.: Adenosintriphosphat als Betriebsstoff von Zellbewegungen. Biochim. biophys. Acta (Amst.) **14**, 182—194 (1954). ~ Zellmodelle und die beiden Hauptmechanismen der Zellbewegung. Ber. ges. Physiol. **172**, 149—150 (1955). ~ Über die verschiedenen molekularen Mechanismen der Bewegungen von Zellen. Ergebn. Physiol. **51**, 98—130 (1961). — Hofmeister, W.: Über die Entwicklung des Pollens. Bot. Z. **6**, 425—434, 649—658, 670—674 (1848). — Holbrook, D. J., Evans, J. H., Irvin, J. L.: Incorporation of labeled precursors into proteins and nucleic acids of regenerating liver. Exp. Cell Res. **28**, 120—125 (1962). — Holtzer, L., Abbot, J., Cavanaugh, M. W.: Some properties of embryonic cardia myoblasts. Exp. Cell Res. **16**, 595—601 (1959). — Horvath, E., Kovačs, K.: Beiträge zur Rolle der Nebenniere in der Regeneration der Leber. Z. ges. exp. Med. **127**, 236—240 (1956). — Hoskins, G. C.: Sensitivity of micrurgically removed chromosomal spindle fibres to enzyme disruption. Nature (Lond.) **217**, 748—750 (1968). — Hotchkiss, R. D.: Cyclical behaviour in pneumococcal growth and transformability occasioned by enviromental changes. Proc. nat. Acad. Sci. (Wash.) **40**, 49—55 (1954). — Hotta, Y., Stern, H.: Molecular facets of mitotic regulation. II. Factors underlying the removal of the thymidine kinase. Proc. nat. Acad. Sci. (Wash.) **49**, 861—865 (1963). — Howard, A., Pelc, S. R.: Nuclear incorporation of $P^{32}$ as demonstrated by autoradiographs. Exp. Cell Res. **2**, 178—187 (1951). — Hsu, T. C.: Mammalian chromosomes in vitro. VI. Observations on mitosis with phase cinematography. J. nat. Cancer Inst. **16**, 691—707 (1955a). ~ Observations on mitosis and chromosomes. Tex. Rep. Biol. Med. **12**, 833—846 (1955b). ~ Differential rate in RNA synthesis between euchromatin and heterochromatin. Exp. Cell Res. **27**, 332—334 (1962). ~ Hsu, T. C., Arrighi, F. E., Klevecz, R. R., Brinkley, B. R.: The nucleoli in mitotic divisions of mammalian cells in vitro. J. Cell Biol. **26**, 539—553 (1965). — Hsu, T. C., Humphrey, R. M., Somers, C. E.: Persistent nucleoli in animal cells following treatments with fluorodeoxyuridine and thymidine. Exp. Cell Res. **33**, 74—77 (1963). — Huettner, A. F.: Continuity of the centrioles in Drosophila melanogaster. Z. Zellforsch. **19**, 119—134 (1933). — Huettner, A. F., Rabinowitz, M.: Demonstration of the central body in the living cell. Science **78**, 367—368 (1933). — Hughes, A. F.: The effect of inhibitory substances on cell division. A study on living cells in tissue cultures. Quart. J. micr. Sci. **91**, 251—278 (1950). ~ The mitotic cycle. London: Butterworths Sci. Publ. 1952. ~ A history of cytology. London: Abelard-Schuman 1959. — Hughes, A. F., Preston, M. M.: Mitosis in living cell of amphibian tissue cultures. J. roy. micr. Soc. **69**, 121—131 (1949). — Hughes, A. F., Swann, M. M.: Anaphase movements in the living cell. A study with phase contrast and polarised light on chick tissue cultures. J. exp. Biol. **25**, 45—70 (1948). — Hughes-Schrader, S.: Reproduction in Acroschismus wheeleri Pierce. J. Morph. **39**, 157—205 (1924). ~ A study of the chromsome cycle and the meiotic division-figure in Llaveia bouvari—a primitive coccid. Z. Zellforsch. **13**, 742—770 (1931). ~ The chromosomes of Nautococcus schraderae Vays., and the meiotic division figure of male Llaveiine coccids. J. Morph. **70**, 261—299 (1942). ~ Polarization, kinetochore movements, and bivalent structure in the meiosis of male mantids. Biol. Bull. **85**, 265—300 (1943). ~ The "pre-metaphase stretch" and kinetochore orientation in plasmids. Chromosoma (Berl.) **3**, 1—21 (1947). ~ Cytology of coccids (Coccoidea-Homoptera). Advanc. Genet. **2**, 127—203 (1948). — Hughes-Schrader, S., Ris, H.: The diffuse spindle attachment of coccids verified by the mitotic behaviour of induced chromosome fragments. J. exp. Zool. **87**, 429—456 (1941).

IKEDA, M.: Behaviour of sulfhydryl groups of sea urchin eggs under the blockage of cell division by UV and heat shock. Exp. Cell Res. **40**, 282—291 (1965). — INGRAM, V. M.: The biosynthesis of macromolecules. NewYork: Benjamin 1965. — INOUÉ, S.: A method for measuring small retardations of structures in living cells. Exp. Cell Res. **2**, 513—517 (1951). ~ Effect of temperature on the birefringence of the mitotic spindle. Biol. Bull. **103**, 316 (1952a). ~ The effect of colchicine on the microscopic and submisrocopic structure of the mitotic spindle. Exp. Cell Res., Suppl. **2**, 305—314 (1952b). ~ Polarization optical studies of the spindle. I. The demonstration of spindle fibers in living cells. Chromosoma (Berl.) **5**, 487—500 (1953). ~ Organization and function of the mitotic spindle. In: Primitive motile systems in cell biology, ed. ALLEN and KAMIYA, p. 549—594. New York: Acad. Press 1964. — INOUÉ, S., BAJER, A.: Birefringence in endosperm mitosis. Chromosoma (Berl.) **12**, 48—63 (1961). — IRVIN, J. L., HOLBROOK, D. J., EVANS, J. H.,MC ALLISTER, H. C., STILES, E. P.: Possible role of histones in regulation of nucleic acid synthesis. Exp. Cell Res., Suppl. **9**, 359—366 (1963). — ITO, S.: The lamellar systems of cytoplasmic membranes in dividing spermatogenic cells of Drosophila virilis. J. biophys. biochem. Cytol. **7**, 433—442 (1960). — IVERSEN, O. H., ELGJO, K.: The effect of chalone on the mitotic rate and on the mitotic duration in hairless mouse epidermis. In: Control of cellular growth in adult organisms, ed. by H. TEIR and T. RYTÖMAA, p. 83—91. London-NewYork: Acad. Press 1967. — IVERSEN, S.: The Feulgen-stained somatic cell nucleus as a homogenously absorbing object. Nature (Lond.) **191**, 150—152 (1961). — IWAMURA, T.: Change of nucleic acid content in Chlorella cells during the course of their life-cycle. J. Biochem. (Tokyo) **42**, 575—589 (1955). ~ Characterization of the turnover of chloroplast deoxyribonucleic acid in Chlorella. Biochim. biophys. Acta (Amst.) **61**, 472—474 (1962). — IWATA, J.: Studies on chromosomes structure. Jap. J. Bot. **10**, 375—382 (1940). — IZUTSU, K.: Phase-contrast cinematographic studies on meiosis in Orthopteran spermatocytes. II. Chromosomal movement in the first meiotic anaphase. Cytologia (Tokyo) **25**, 293—304 (1960). — IZUTSU, K., TAKEDA, S.: Bioelectric potentials in the dividing spermatocyte of the grasshopper Dittopternis japonica. Mie med. J. **16**, 39—49 (1966).

JACKSON, B.: Time-associated variations of mitotic activity in livers of young rats. Anat. Rec. **134**, 365—378 (1959). — JACOBSON, W., WEBB, M.: The two types nucleoprotein during mitosis. Exp. Cell Res. **3**, 163—183 (1962). — JACQUEZ, J. A., BIESELE, J. J.: A study of Michel's film in meiosis in Psophus stridulus L. Exp. Cell. Res. **6**, 17—29 (1954). — JAFFÉ, H. L.: The suprarenal gland. Arch. Path. **3**, 414—453 (1927). — JAFFÉ, J. J.: Diurnal mitotic periodicity in regenerating rat liver. Anat. Rec. **120**, 935—954 (1954). — JAKOB, K. M., BOVEY, F.: Early nucleic acid and protein synthesis and mitoses in the primary root tips of germinating Vicia faba. Exp. Cell Res. **54**, 118—126 (1969). — JAKOB, K. M., TROSKO, J. E.: The relation between 5-amino uracil-induced mitotic synchronization and DNA synthesis. Exp. Cell Res. **40**, 56—67 (1965). — JAMES, T. W.: Synchronization of cell division in amoebae. Ann. N.Y. Acad. Sci **78**, 501 (1959). ~ Dynamic respirometry of division synchronized Astasi longa. Exp. Cell Res. **38**, 439—453 (1965). ~ Cell synchrony, a prologue to discovery. In: Cell synchrony, ed. by I. L. CAMERON and G. M. PADILLA, p. 1—13. NewYork-London: Acad. Press 1966. — JEHLE, H.: Replication of double strand nucleic acids. Proc. nat. Acad. Sci. (Wash.) **53**, 1451—1455 (1965). — JENKINS, R. A.: Fine structure of division in ciliate protozoa. I. Micronuclear mitosis in Belpharisma. J. Cell Biol. **34**, 463—481 (1967). — JENSEN, W. A., KAVALJIAN, L. G.: An analysis of cell morphology and the periodicity of division in the root tip of Allium cepa. Amer. J. Bot. **45**, 365—372 (1958). — JOHN, B., LEWIS, K. R.: The chromosome cycle. Protoplasmatologia, vol. VI, B. Wien: Springer 1969. — JOHNSON, H. H.: Centrioles and other cytoplasmic components of the male germ free cells of the Gryllidae. Z. wiss. Zool. **140**, 115—166 (1931). — JOHNSON, R. T., HARRIS, H.: DNA synthesis and mitosis in fused cells. I. HeLa homokaryons. J. Cell Sci. **5**, 603—624 (1969). — JOHNSON, T. C., HOLLAND, J. J.: Ribonucleic acid and protein synthesis in mitotic HeLa cells. J. Cell Biol. **27**, 565—574 (1965). — JOHNSON, U. G., PORTER, K. R.: Fine structure of cell division in Chlamydomonas reinhardi. Basal bodies and microtubules. J. Cell Biol. **38**, 403—425 (1968). — JOKELAINEN, P. T.: The ultrastructure and spatial organization of the metaphase kinetochore in mitotic rat cell. J. Ultrastruct. Res. **19**, 19—44 (1967). — JONES, R. F., LEWIN, R. A.: The chemical nature of the flagella of Chlamydomonas Moewusii. Exp. Cell Res. **19**, 408—410 (1960). — JURAND, A., JACOB, J.: Studies on the macronucleus of Paramecium aurelia. III. Localization of tritiated thymidine by electron microscope autoradiography. Chromosoma (Berl.) **26**, 355—364 (1969).

KALMUS, W.: Paramaecium. Jena: Fischer 1931. ~ Periodizität und Autochronie (=Ideochronie) als zeitregelnde Eigenschaften der Organismen. Biol. generalis (Wien) **11**, 93—114 (1935). — KANE, R. E.: The mitotic apparatus: Isolation by controlled pH. J. Cell Biol. **12**, 47—55 (1962). ~ The mitotic apparatus. Physical-chemical factors controlling stability. J. Cell Biol. **25**, Nr 1, part 2, 137—144 (1965). ~ The mitotic apparatus. Identification of the major soluble component of the glycol-isolated mitotic apparatus. J. Cell Biol. **32**, 243—253

(1967). — Kasten, F. H., Strasser, F. F.: Nucleic acid synthetic patterns in synchronized mammalian cells. Nature (Lond.) **211**, 135—140 (1966a). ~ Amino acid incorporation patterns during the cell cycle of synchronized human tumor cells. Nat. Cancer Inst. Monogr. **23**, 353—361 (1966b). — Kasten, F. H., Strasser, F. F., Turner, M.: Nucleolar and cytoplasmic RNA inhibition by excess thymidine. Nature (Lond) **207**, 161—164 (1965). — Katayama, H.: On the chromosomes of Hybris subjacens Walk. (Neuroptera: Ascalphidae). Jap. J. Genet. **15**, 75—77 (1939). — Kawamura, K.: The course of spindle formation in the spermatocyte of the grasshopper, Acrydium japonicus, observed by phase microscopy. Cytologia (Tokyo) **20**, 47—51 (1955). ~ Studies on cytokinesis in neuroblasts of the grasshopper, Chortophaga viridifasciata (De Geer). II. The role of the mitotic apparatus in cytokinesis. Exp. Cell Res. **21**, 9—18 (1960). — Kawamura, N., Dan, K.: A cytochemical study of the sulfhydryl groups of sea urchin eggs during the first cleavage. J. biophys. biochem. Cytol. **4**, 615—620 (1958). — Kennedy, J. R., Jr.: The role of microtubules in the cell cycle. Aus: The cell cycle, gene-enzyme interactions, ed. G. M. Padilla, G. L. Whitson and I. L. Cameron, p. 227—248. New York-London: Acad. Press 1969. — Kessler, D.: Nucleic acid synthesis during and after mitosis in the slime mold, Physarum polycephalum. Exp. Cell Res. **45**, 676—680 (1967). — Keyl, H.-G.: Lokale DNS-Replikation in Riesenchromosomen. In: Probleme der biologischen Reduplikation, herausgeg. v. P. Sitte, S. 55—68. Berlin-Heidelberg-New York: Springer 1966. — Kiefer, B., Sakai, H., Solari, A. J., Mazia, D.: The molecular unit of the microtubules of the mitotic apparatus. J. molec. Biol. **20**, 75—79 (1966). — Kiefer, G., Sandritter, W.: Die Nucleinsäuren des Cytoplasmas. Protoplasmatologia **2**, B, 2bc 262 S. (1966). — Kilburn, D. G., Lilly, M. D., Webb, F. C.: The energetics of mammalian cell growth. J. Cell Sci. **4**, 645—654 (1969). — Killander, D., Zetterberg, A.: Quantitative cytochemical studies on interphase growth. I. Determination of DNA, RNA, and mass content of age determined mouse fibroblasts in vitro and of intercellular variation in generation time. Exp. Cell Res. **38**, 272—284 (1965a). ~ A quantitative cytochemical investigation of the relationship between cell mass and initiation of DNA synthesis in mouse fibroblasts in vitro. Exp. Cell Res. **40**, 12—20 (1965b). — King, D. W., Barnhisel, M. L.: Synthesis of RNA in mammalian cells during mitosis and interphase. J. Cell Biol. **33**, 265—272 (1967). — Kinoshita, S., Hoffmann-Berling, H.: Lokale Kontraktion als Ursache der Plasmateilung von Fibroblasten. Biochim. biophys. Acta (Amst.) **79**, 98—101 (1964). — Kinoshita, S., Yazaki, I.: The behaviour and localization of intracellular relaxing system during cleavage in the sea urchin egg. Exp. Cell Res. **47**, 449—458 (1967). — Kirschner, H.: Autoradiographische Untersuchungen über die Regeneration der Mundschleimhaut. Habil.-Schr. Gießen 1968. — Kishimoto, S., Lieberman, I.: Nuclear membranes of cultured mammalian cells in the period preceding DNA synthesis. J. Cell Biol. **25**, 103—107 (1965). — Kislev, N., Swift, H., Bogorad, L.: Studies of nucleic acids in chloroplasts and mitochondria in Swiss chard. J. Cell Biol. **25**, 327—344 (1965). — Klein, H., Geisel, H.: Zum Nachweis eines 24-Stunden-rhythmus der Mitosen bei Ratte und Maus. Klin. Wschr. **24/25**, 662—663 (1947). — Kleinfeld, R. G., Haam, E.: Effect of thioacetamide on rat liver regeneration. II. Nuclear RNA in mitosis. J. biophys. biochem. Cytol. **6**, 393—398 (1959). — Kleinfeld, R. G., Haam, E. v.: Nucleic acid metabolism in regenerating rat liver using cytidine-$H^3$. Ann. Histochim. **7**, 89—96 (1962). — Klevecz, R. R., Ruddle, F. H.: Cyclic changes in enzyme activity in synchronized mammalian cell cultures. Science **159**, 3815, 634—636 (1968). — Klinge, O.: Vergleichende Untersuchungen zur tubulären Zellvermehrung nach Ischämie und Ektomie der Gegenniere. Beitr. path. Anat. **130**, 352—368 (1964). ~ Proliferations- und Regenerationsvorgänge am Myocard. Lichtmikroskopische und autoradiographische Untersuchungen am unversehrten und infarzierten Herzmuskel erwachsener Ratten. Z. Zellforsch. **80**, 488—517 (1967). — Koburg, E., Maurer, W.: Autoradiographische Untersuchung mit $^3H$-Thymidin über die Dauer der Desoxyribonukleinsäure-Synthese und ihren zeitlichen Verlauf bei den Darmepithelien und anderen Zelltypen der Maus. Biochim. biophys. Acta (Amst.) **61**, 229—242 (1962). — Kölliker, A.: Entwicklungsgeschichte der Cephalopoden. Zürich: Meyer und Zeller 1844. — Kohn, R.: Effect of administration of rat serum on liver regeneration. Exp. Cell Res. **14**, 228—230 (1958). — Kollmorgen, G. M., Trucco, E., Sacher, G. A.: Generation cycle analysis of chinese hamster cells by a new method and its comparison with other methods. Exp. Cell Res. **47**, 49—62 (1967). — Kolodny, G. M., Gross, P. R.: Changes in pattern of protein synthesis during the mammalian cell cycle. Exp. Cell Res. **56**, 117—121 (1969). — Kolomina, S. M.: Mitotic rhythm in Crocker sarcoma of mice. Bull. exp. Biol. Med. **58**, 835—837 (1964). — Konrad, C. G.: Protein synthesis and RNA synthesis during mitosis in animal cells. J. Cell Biol. **19**, 267—277 (1963). — Kopac, M. J.: Probable ultrastructures involved in cell division. Ann. N. Y. Acad. Sci. **51**, 1541—1546 (1951). — Kopsch, F.: Die Entstehung des Dottersackentoblasts und die Furchung bei Belone acus. Int. Mschr. Anat. Physiol. **18**, 43—127 (1901). — Kornberg, A.: Die biologische Synthese von Desoxyribonucleinsäure (DNS). Angew. Chemie **72**, 231—236 (1960). — Active center of DNA polymerase. Science **163**, 1410—1418 (1969). — Kornfeld, W.: Über den Zellteilungsrhythmus und seine

Regelung. Arch. Entwickl.-Mech. Org. **50**, 526—592 (1922). — KOSLOV, V. E.: Observations on the kinetochore of mitotic chromosomes. Biol. Zh. **6**, 759—766 (1937). — KOULISCHER, L.: Mitotic chromatid separation in a case of acute leukemia. Europ. J. Cancer **2**, 347—352 (1966). KOZUKA, S., MOORE, G. E.: Microcinematographic and autoradiographic study on the pattern of $^{3}$H-thymidine uptake in the life cycle of the individual cell of the HeLa stain in vitro. J. nat. Cancer Inst. **36**, 623—630 (1966). — KRASILNIKOVA, N. V.: On the 24-hour changes of mitotic activity in mice. Bjull. eksp. Biol. Med. **53**, 100—104 (1962). — KRISHAN, A.: Fine structure of the kinetochores in vinblastine sulfate-treated cells. J. Ultrastruct. Res. **23**, 134—143 (1968). — KRISHAN, A., BUCK, R. C.: Ultrastructure of cell division in insect spermatogenesis. J. Ultrastruct. Res. **13**, 444—458 (1965a). ~ Structure of the mitotic spindle in L strain fibroblasts. J. Cell Biol. **24**, 433—444 (1965b). — KUBITSCHEK, H. E.: Normal distribution of cell generation rates. Nature (Lond.) **209**, 1039—1040 (1966). — KULENKAMPFF, H.: Mitosen im Spindelependym und die Beeinflußbarkeit ihres Auftretens durch körperliche Arbeit. Verh. anat. Ges. (Jena), Erg.-H. zu Bd. 111 (1962). Anat. Anz. 230—234 (1963). — KUPKA, E., SEELICH, F.: Die anaphasische Chromosomenbewegung. Ein Beitrag zur Theorie der Mitose. Chromosoma (Berl.) **3**, 302—327 (1948). — KUROSUMI, K.: Electron microscope studies on mitosis in sea-urchin blastomeres. Protoplasma (Wien) **49**, 116—139 (1958). — KUSANAGI, A.: Cytological studies on Luzula chromosome. VI. Migration of the nucleolar RNA to metaphysic chromosomes and spindle. Bot. Mag. (Tokyo) **77**, 388—392 (1964). ~ Rate of DNA replication in the DNA synthetic period of the barley chromosomes. Chromosoma (Berl.) **20**, 125—132 (1966). — KUYPER, C. M. A., SMETS, L. A., PIECK, A. C. M.: The life cycle of a strain of liver cells cultivated in vitro. Exp. Cell Res. **26**, 217—219 (1962).

LAFEBER, A., STEENBERGEN, C.: Simple device for obtaining synchronies cultures of algae. Nature **213**, 527—528 (1967). — LAFONTAINE, J. G.: Structure and mode of formation of the nucleolus in meristematic cells of Vicia faba and Allium cepa. J. biophys. biochem. Cytol. **4**, 777—784 (1958). ~ Structural components of the nucleus in mitotic plant cells. In: A. J. DALTON and F. HAGUENAU (eds.), Ultrastructure in biological systems: The nucleus, vol. 3, p. 151—196. New York: Academic Press, Inc. 1968. — LAFONTAINE, J. G., CHOUINARD, L. A.: A correlated light and electron microscope study of the nucleolar material during mitosis in Vicia faba. J. Cell Biol. **17**, 167—201 (1963). — LAFONTAINE, J. G., LORD, A.: Organization of nuclear structures in mitotic cells. Handbook of molecular cytology, p. 381—411. Amsterdam-London: North-Holland Publ. Co. 1969. — LANDAU, J. V., ZIMMERMAN, A. M., MARSLAND, D. A.: The energetics of division; effects of adenosine triphosphate and related compounds on the furrowing capacity of marine eggs. J. cell. comp. Physiol. **45**, 309—327 (1955). — LAQUERRIÈRE, R., LAUMONIER, R.: Variation du taux d'acide désoxyribonucléique dans le foie du rat albino après injection de sérum de rat hepatectomisé. C. R. Soc. Biol. (Paris) **154**, 286—289 (1960). — LARK, K. G.: Cellular control of DNA biosynthesis. In: Molecular genetics. New York: Acad. Press 1963. — LASFARGUES, E. Y.: Concerning the role of insulin in the differentiation and functional activity of mouse mammary tissues. Exp. Cell Res. **28**, 531—542 (1962). — LAUF, P., SEEMAYER, N., OEHLERT, W.: Die Größe und der zeitliche Verlauf der RNS-Synthese in den Ehrlich-Ascites-Tumorzellen der weißen Maus. Z. Krebsforsch. **64**, 490—498 (1962). — LAUGHLIN, H. H.: Duration of the several mitotic stages in the dividing root-tip cells of the common onion. Carnegie Inst. Wash. Publ. No 265, Paper No 30 of the Station for Experim. Evolution at Cold Spring Harbor, 1919. — LEDBETTER, M. C.: The disposition of microtubules in plant cells during interphase and mitosis. In: Formation and fate of cell organelles. Symposia of the Internat. Soc. for Cell Biology **6**, 55—70 (1967), ed. K. BREHME WARREN. New York-London: Acad. Press. — LEDBETTER, M. C., PORTER, K. R.: A „microtubule" in plant cell fine structure. J. Cell Biol. **19**, 239—250 (1963). ~ Morphology of microtubules of plant cells. Science **144**, 872—874 (1964). — LEDERER, B., SANDRITTER, W.: A cytophotometric study of DNA and protein content during interphase growth of an Ehrlich ascites tumour. Europ. J. Cancer **3**, 21—24 (1967). — LEDUC, E. H.: Mitotic activity in the liver of the mouse during inanition followed by refeeding with different levels of protein. Amer. J. Anat. **84**, 397—430 (1949). — LEEDALE, G. F.: Periodicity of mitosis and cell division in the Euglenineae. Biol. Bull. **116**, 162—174 (1959a). — LEEUWENHOEK, A. VAN: Phil. Trans. **22**, 552 (1702). — LEHMANN, F. E.: Die Physiologie der Mitose. Ergebn. Biol. **27**, 116—161 (1964). — LEHNINGER, A. L.: The mitochondrion. Molecular basis of structure and function. New York: Benjamin, Inc. 1964. — LENHOSSEK, M. VON: Über Flimmerzellen. Anat. Anz. **14**, Erg. Heft (1898). — LENNARTZ, K. J., MAURER, W.: Autoradiographische Bestimmung der Dauer der DNS-Verdoppelung und der Generationszeit beim Ehrlich-Ascitestumor der Maus durch Doppelmarkierung mit $^{14}$C- und $^{3}$H-Thymidin. Z. Zellforsch. **63**, 478—495 (1964). — LENNARTZ, K. J., MAURER, W., SCHÜMMELFEDER, N.: Die DNS-Verdopplungszeit und Generationsdauer beim Ehrlich-Ascitestumor der Maus. Verh. dtsch. Ges. Path. **48**, 280—288 (1964). — LEONE, V., HSU, T. C., POMERAT, C. M.: Cytological studies on HeLa, a strain of human cervical carcinoma. II. On rotatory movements of the nuclei. Z. Zellforsch. **41**, 481—492 (1955). — LETTRÉ, H.:

Über Mitosegifte. Exp. Physiol. 46, 379—452 (1950). — LETTRÉ, H., ALBRECHT, M.: Über die Abhängigkeit der Colchicinwirkung von der Adenosintriphosphorsäure. Naturwissenschaften 38, 547—548 (1951). — LETTRÉ, H., LETTRÉ, R.: Un problème cytologique: la peristance des structures de fuseau dans l'intervalle des mitoses. Rev. Hémat. 13, 337—362 (1958). LETTRÉ, H., SCHLEICH, A.: Zur Bedeutung der Adenosintriphosphorsäure für Formkonstanz und Formänderungen von Zellen. Protoplasma (Wien) 44, 314—321 (1955). — LETTRÉ, H., SIEBS, W.: Zur chromatinfreien Zytoplasmateilung. Naturwissenschaften 42, 465 (1955). — LEVAN, A., FREDGA, K., SANDBERG, A. A.: Nomenclature for centrometric position on chromosomes. Hereditas (Lund) 52, 201—220 (1964). — LEVENBOOK, L., TRAVAGLINI, E., SCHULTZ, J.: Nucleic acids and free polynucleotide fragments in the egg of Drosophila. Anat. Rec. 117, 585 (1953). — LEVINE, L.: The cell in mitosis. New York-London: Acad. Press 1963. — LEWIS, M. R.: Reversible solation of the mitotic spindle of living chick embryo cells studied in vitro. Arch. exp. Zellforsch. 16, 159—166 (1934). — LEWIS, W. H.: Interphase (resting) nuclei, chromosomal versicles and amitosis. Anat. Rev. 97, 433 (1947). — LIEBERMAN, I., OVE, P.: Deoxyribonucleic acid synthesis and its inhibition in mammalian cells cultured from the animal. J. biol. Chem. 237, 1634—1642 (1962). — LILLIE, R. S.: The physiology of cell division I. Amer. J. Physiol. 15, 46—84 (1905). — LIMA-DE-FARIA, A.: The Feulgen test applied to centrometric chromomeres. Hereditas (Lund) 41, 209—226 (1955a). ~ The division cycle of the kinetochore. Hereditas (Lund) 41, 238—240 (1955b). ~ Recent advances in the study of the kinetochore. Int. Rev. Cytol. 7, 123—157 (1958). ~ Differential uptake on tritiated thymidine into hetero- and euchromatin in Melanoplus and Secale. J. biophys. biochem. Cytol. 6, 457—466 (1959). ~ Handbook of molecular cytology. North-Holland Res. Monogr. Front of Biol., vol. 15 (1969). — LIME-DE-FARIA, A., JAWORSKA, H.: Late DNA synthesis in heterochromatin. Nature (Lond.) 217, 138—142 (1968). — LING, N. R., HOLT, P. J. L.: The activation and reactivation of peripheral lymphocytes in culture. J. Cell Sci. 2, 57—70 (1967). — LINNARTZ-NIKLAS, A., HEMPEL, K., MAURER, W.: Autoradiographische Untersuchung über den Eiweiß und RNS-Stoffwechsel tierischer Zellen während der Mitose. Z. Zellforsch. Abt. Histochem. 62, 443—453 (1964). — LIOZNER, L. D., SIDOROVA, V. F.: The physiological regeneration of the mammalian liver. Bull. exp. Biol. Med. 48, 1532—1535 (1959). — LIPPMAN, M.: A proposed role for mucopolysaccharides in the initiation and control of cell division. Trans. N.Y. Acad. Sci., Ser. II 27, 342—360 (1965). — LISS, E., PALME, G.: Die Hemmung des Einbaues von $^{32}P$ in die DNS durch Endoxan. Naturwissenschaften 50, 336 (1963). ~ Der Einfluß von alkylierenden Cytostatica auf den Nucleinsäurestoffwechsel von Ehrlich-Actites-Tumorzellen. Z. Krebsforsch. 66, 196—206 (1964). — LITARDIÈRE, R. DE: Recherches sur l'élément chromosomique dans la caryocinèse somatique des filicines. Cellule 31, 255—473 (1921). — LITTLEFIELD, J. W.: DNA synthesis in partially synchronized L cells. Exp. Cell Res. 26, 318—326 (1962). — LOCKWOOD, D. H., STOCKDALE, F. E., TOPPER, Y. J.: Hormone-dependent differentation of mammary gland: Sequence of action of hormones in relation to cell cycle. Science 156, 945—946 (1967). — LOONEY, W. B.: The replication of desoxyribonucleic acid in hepatocytes. Proc. nat. Acad. Sci. (Wash.) 46, 690—698 (1960). — LÓPEZ-SÁEZ, J. F., FERNÁNDEZ-GÓMEZ, E.: Partial mitotic index and phase indices. Experientia (Basel) 21, 591—592 (1965). — LÓPEZ-SÁEZ, J. F., GIMÉNEZ-MARTIN, G., GONZÁLES-FERNÁNDEZ, A.: Duration of the cell division cycle and its dependence on temperature. Z. Zellforsch. 75, 591—600 (1966). — LÓPEZ-SÁEZ, J. F., RISUENO, M. C., GIMÉNEZ-MARTIN, G.: Inhibition of cytokinesis in plant cells. J. Ultrastruct. Res. 14, 85—94 (1966). — LORBEER, C.: Die Zytologie der Lebermoose mit besonderer Berücksichtigung allgemeiner Chromosomenfragen. J. wiss. Bot. 80, 567—818 (1934). — LORCH, I. J., DANIELLI, J. F., HÖRSTADIUS, S.: The effect of enucleation on the development of sea urchin eggs. I. Enucleation of one cell at the 2, 4 or 8 cell stage. Exp. Cell Res. 4, 253—274 (1953). — LORENZEN, H.: Die photosynthetische Sauerstoffproduktion wachsender Chlorella bei langfristig intermittierender Belichtung. Flora (Jena) 147, 382—404 (1959). — LORENZEN, H., RUPPEL, H. G.: Versuche zur Gliederung des Entwicklungsverlaufes der Chlorella-Zelle. Planta (Berl.) 54, 394—403 (1960). — LØVLIE, A., BRÅTEN, T.: On the division of cytoplasm and chloroplast in the multicellular green alga Ulva mutabilis Foyn. Exp. Cell Res. 51, 211—220 (1968). — LØVTRUP, S.: Synthesis of desoxyribonucleic acid during amphibian embryogenesis at different temperatures. J. exp. Zool. 141, 545—570 (1959). — LOW, F. N.: Electron microscopy of the lymphocyte. The lymphocyte and lymphocytic tissue, ed. V. REBUCK. New York: Hoeber 1960. — LU, B. C.: The course of meiosis and centriole behaviour during the ascus development of the ascomycete Gelasinospora calospora. Chromosoma (Berl.) 22, 210—226 (1967). — LUCK, D. J. L.: The biogenesis of mitochondria in neurospora. A summary of present findings. Probleme der biologischen Reduplikation, S. 314—324. Berlin-Heidelberg-New York: Springer 1966. — LUCK, D. J. L., REICH, E.: DNA in mitochondria of Neurospora crassa. Proc. nat. Acad. Sci. (Wash.) 52, 931—938 (1964). — LUDFORD, R. J.: The action of toxic substances upon the division of normal and malignant cells in vitro and in vivo. Arch. exp. Zellforsch. 18, 411—441 (1936). ~ Nuclear structure and its modifications in tumours. J. Canc. 8, 112—131 (1954). — LUNDEGÅRDH, H.: Fixierung, Färbung und Nomenklatur der Kernstrukturen. Ein Beitrag zur Theorie der zytologischen Methodik. Arch. mikr. Anat. **80**, 223—273 (1912). — LUYKX, P.: The structure of the kinetochore in meiosis and mitosis in Urechis eggs. Exp. Cell Res. **39**, 643—657 (1965a). ~ Kinetochore-to-pole connections during prometaphase of the meiotic divisions in Urechis eggs. Exp. Cell Res. **39**, 658—668 (1965b). — LYON, M. F.: Gene action in the X-chromosome of the mouse (Mus musculus L.). Nature (Lond.) **190**, 372—373 (1961).

MAALØE, O., KJELDGAARD, N. O.: Control of macromolecular synthesis: A study of DNA, RNA and protein synthesis in bacteria. NewYork: Benjamin 1966. — MAALØE, O., KURLAND, C. G.: The integration of protein and ribonucleic acid synthesis in bacteria. In: Cell growth and cell division, ed. by R. J. C. HARRIS, p. 93—110. NewYork: Acad. Press 1963. — MAALØE, O., LARK, K. G.: A study of bacterial populations in which nuclear and cellular divisions are induced by means of temperature shifts. In: Recent developments in cell physiology, ed. by J. A. KITCHING, p. 159. London: Butterworths 1954. — MACDONALD, R. A., ROGERS, A. E.: Control of regeneration of the liver. Lack of effect of plasma from partially hepatectomized, cirrhotic and normal rats upon deoxyribonucleic acid synthesis and mitosis in rat liver. Gastroenterology **41**, 33—38 (1961). — MACFARLAND: Celluläre Studien an Mollusken-Eiern. Zool. Jb., Abt. Anat. u. Ontog. **10** (1897). — MÄKINEN, Y.: The mitotic cycle in Allium cepa, with special reference to the diurnal periodicity and to the seedling aberrations. Ann. bot. Soc. zool. bot. fenn. „Vanamo“ **34**, 1—61 (1963). — MAGGI, V.: A study of lysosomal acid phosphatase during mitosis in HeLa cells. J. roy. micr. Soc. **85**, 291—295 (1966). — MAJUMDAR, C., TSUKADA, K., LIEBERMAN, I.: Liver protein synthesis after partial hepatectomy and acute stress. J. biol. Chem. **242**, 700—704 (1967). — MAK, S.: Mammalian cell cycle analysis using microspectrophotometry combined with autoradiography. Exp. Cell Res. **39**, 286—308 (1965). — MAKAROV, P.: Über den Mechanismus der Anaphasebewegung der Chromosomen. Biol. Zbl. **79**, 413—422 (1960). — MAKINO, S., NAKAHARA, H.: Cytological studies of tumors. X. Further observations on the living tumor cells with a new hanging-drop method. Cytologia **18**, 128—132 (1953). ~ Behaviour of the mitochondria in relation to the division of the anuclear cytoplasmic bud in grasshopper spermatocytes. Chromosoma (Berl.) **7**, 14—18 (1955). — MAKINO, S., NAKANISHI, Y. N.: A quantitative study on anaphase movement of chromosomes in living grasshopper spermatocytes. Chromosoma (Berl.) **7**, 439—450 (1955). — MALHEIROS, N., DE CASTRO, D., CAMARA, A.: Chromosomas sem sentrómero localizado. O caso de Luzulla purpurea Link. Agron. Lusitana **9**, 51—71 (1947). — MANGAN, J., MIKI-NOUMURA, T., GROSS, P. R.: Protein synthesis and the mitotic apparatus. Science **147**, 1575—1578 (1965). — MANTON, I.: Some new evidence on the physical nature of plant nuclei from intraspecific polyploids. Proc. roy. Soc. Med. B **118**, 522—547 (1935). — MARKHAM, R., FREY, S., HILLS, G. J.: Methods for the enhancement of image detail and accentation of structure in electron microscopy. Virology **20**, 88—102 (1963). — MARSLAND, D.: The action of hydrostatic pressure on cell division. Ann. N.Y. Acad. Sci. **51**, 1327—1335 (1951). ~ Influence of temperature on biological systems. Amer. Physiol. Soc., Washington (1957). ~ Partial reversal of the anti-mitotic effects of heavy water by high hydrostatic pressure. Exp. Cell Res. **38**, 592—603 (1965). — MARSLAND, D., ZIMMERMAN, A. M.: Structural stabilization of the mitotic apparatus by heavy water, in the cleaving eggs of Arbacia punctulata. Exp. Cell Res. **38**, 306—313 (1965). — MARTENS, P.: Le cycle du chromosome somatique dans les Phanérogames. III. Recherches expérimentales sur la cinèse dans la cellule. Cellule **38**, 69—174 (1927). — MARTIN, B. A.: Temporary elimination of the autosomes from the meiotic spindle in a halymid pentatomid. J. Morph. **92**, 207—239 (1953). — MARTIN, P. G.: Evidence for the continuity of nucleolar material in mitosis. Nature (Lond.) **190**, 1078—1079 (1961). — MARTIN, R. J., SCHLOERB, P. R.: Induction of mitotic synchrony by intermittent hyperthermia in the Walker 256 rat carcinoma. Cancer Res. **24**, 1997—2000 (1964). — MARUYAMA, Y., YANAGITA, T.: Physical methods for obtaining synchronous culture of Escherichia coli. J. Bact. **71**, 542—546 (1956). — MASSHOFF, W., RIECKERT, P.: Vergleichende Cyto- und Histologie am leistungsgesteigerten Lymphknoten. Frankfurt. Z. Path. **65**, 43—61 (1954). — MATTHEWS, J. L., MARTIN, J. H., RACE, G. J., COLLINS, E. J.: Giant-cell centriols. Science **155**, 1423—1424 (1967). — MATTHYSSE, A. G., TORREY, J. G.: DNA synthesis in relation to polyploid mitoses in excised pea root segments cultured in vitro. Exp. Cell Res. **48**, 484—498 (1967). — MATTINGLY, E.: Differences in mitotic cycle in various tissues of Vicia faba roots as revealed by 5-amino uracil synchronization of cell division. Exp. Cell Res. **42**, 274—280 (1966). — MATUSZEWSKI, B.: Nuclear origin of the mitotic spindle in the oogenesis of Oligotrophus schmidti (cecidomyiidae; diptera). Chromosoma (Berl.) **19**, 194—207 (1966). — MAURER, W., KOBURG, E.: Autoradiographische Untersuchungen mit $H_3$-Thymidin über den zeitlichen Verlauf der DNS-Synthese bei den Epithelien des Darms und bei anderen Zellarten der Maus. Verh. dtsch. path. Ges. **45**, 108—112 (1961). — MAURER, W., PILGRIM, CH., WEGENER, K., HOLLWEG, S., LENNARTZ, K.-J.: Messung der Dauer der DNS-Verdoppelung und der Generationszeit bei verschiedenen Zellarten von Maus und Ratte durch Doppelmarkierung mit $^3$H- und $^{14}$C-Thymidin. Radioaktive Isotope in Klin. u. Forsch. **6**, 96—107 (1965). — MAYERSBACH, H. v.: Seasonal influences on biological rhythms of standardized laboratory animals. In: The cellular aspects of biorhythms, p. 87—99. Berlin-Heidelberg-NewYork: Springer 1967. — MAYHEW, E.: Cellular electrophoretic mobility and the mitotic cycle. J. gen. Physiol. **49**, 717—725 (1966). — MAYHEW, E., O'GRADY, E. A.: Electrophoretic mobilities of tissue culture cells in exponential and parasynchronous growth. Nature (Lond.) **207**, 86—87 (1965). — MAZIA, D.: The organization of the mitotic apparatus. Symp. Soc. exp. Biol. **9**, 335—357 (1955). ~ Mitosis and the physiology of cell division. In: The cell, ed. BRACHET/MIRSKY, vol. III, p. 77—412. NewYork: Acad. Press 1961a. ~ The central problems of the biochemistry of cell division. Proc. I. IUB/IBS Symp., vol. 2. London: Acad. Press 1961b. ~ Synthetic activities leading to mitosis. J. cell. comp. Physiol. **62**, 123—140 (1963). ~ Events of mitotic cell division and their control. IIIrd Internat. Congr. of Chemotherapy, 22.—27. Juli 1963, Stuttgart, **1**, 34—42 (1964). ~ Fibrillar structure in the mitotic apparatus. Aus: Formation and fate of cell organelles. Symposia of the Internat. Soc. for Cell Biology **6**, 39—54 (1967), ed.: K. BREHME WARREN. NewYork-London: Acad. Press. — MAZIA, D., DAN, K.: The isolation and biochemical characterization of the mitotic apparatus of dividing cells. Proc. nat. Acad. Sci. (Wash.) **38**, 826—838 (1952). — MAZIA, D., HINEGARDNER, R. T.: Enzymes of DNA synthesis in nuclei of sea urchin embryos. Proc. nat. Acad. Sci. (Wash.) **50**, 148—156 (1963). — MAZIA, D., PRESCOTT, D. M.: Nuclear function and mitosis. Science **120**, 120—122 (1954). — MCBRIDE, G. E.: Cytokinesis in the green alga Fritschiella. Nature (Lond.) **216**, 939 (1967). — MCCLINTOCK, B.: The relation of a particular chromosomal element to the development of the nucleoli in Zea Mays. Z. Zellforsch. **21**, 294—328 (1934). — MCDONALD, B. B.: Synthesis of deoxyribonucleic acid by micro- and macronuclei of Tetrahymena pyriformis. J. Cell Biol. **13**, 193—203 (1962). — MCDONALD, B. R., WEIJER, J.: The DNA content of centrioles in Neurospora crassa during divisions I and IV of ascosporogenesis. Canad. J. Genet. Cytol. 8, 42—50 (1966). — MCLEISH, J.: Changes in the amounts of nuclear RNA during interphase in Vicia faba. Chromosoma (Berl.) **26**, 312—325 (1969). — MEINERTZ, T.: Eine Untersuchung über die Zellteilungsaktivität bei Axolotl-Larven und bei Larven von Triton punctatus, nebst Versuch mit Bestrahlung von ultraviolettem Licht und konstantem elektrischem Licht. Wilhelm Roux' Arch. Entwickl.-Mech. Org. **154**, 513—525 (1963). — MELANDER, Y.: Studies on the chromosomas of Ulophysema öresundense. Hereditas (Lund) **36**, 233—255 (1950). — MENKIN, V.: Nature of factors regulating the rate of cell division. J. exp. Zool. **140**, 331—470 (1959). — MERCER, E. H.: The cancer cell. Brit. med. Bull. **18**, 187—192 (1962). — MERCER, E. H., WOLPERT, L.: Electron microscopy of cleaving sea urchin eggs. Exp. Cell Res. **14**, 629—632 (1958). — MERETZ, W., WAERDEN, B. L. VAN DER: Statistische Theorie der aequalen Zellteilung. Naturwissenschaften **53**, 8—11 (1966). — MESSIER, B., LEBLOND, C. P.: Cell proliferation and migration as revealed by autoradiography after injection of thymidine-H$^3$ to male rat. Amer. J. Anat. **106**, 247—265 (1960). — METZNER, H.: Über den Nachweis von Nukleinsäuren in den Chloroplasten höherer Pflanzen. Naturwissenschaften **39**, 64—65 (1952). — METZNER, R.: Beiträge zur Granulalehre. I. Arch. Anat. Physiol. **309**—348 (1894). — MEULLER, G. C., KAJIWARA, K.: Actinomycin D and p-fluorophenylalanine, inhibitors of nuclear replication in HeLa cells. Biochim. biophys. Acta (Amst.) **119**, 557—565 (1966). — MEWES, F.: Zur Entstehung der Samenfäden menschlicher Spermatozoen. Anat. Ann. **14** (1897). — MICHEL, K.: Die Kern- und Zellteilung im Zeitrafferfilm. Zeiß-Nachr. **4**, 236—251 (1943). ~ Das Phasenkontrastverfahren und seine Eignung für cytologische Untersuchungen. Naturwissenschaften **37**, 52—57 (1950). — MICKLEM, H.S.: Effect of phytohemagglutinin-M-(PHA) on the spleen-colony-forming capacity of mouse lymph node and blood cells. Transplantation **4**, 732—741 (1966). — MIKI, T.: The ATPase activity of the mitotic apparatus of the sea urchin egg. Exp. Cell Res. **29**, 92—101 (1963). — MIKI-NOUMURA, T.: Purification of the mitotic apparatus protein of sea urchin eggs. Exp. Cell Res. **50**, 54—64 (1968). — MILLER, C. O., SKOOG, F., SALTZA, M. H. VON, STRONG, F. M.: Kinetin, a cell division factor from deoxyribonucleic acid. J. Amer. Soc. Chem. **77**, 1392 (1955). — MILNER, G. R.: Nuclear morphology and the ultrastructural localization of deoxyribonucleic acid synthesis during interphase. J. Cell Sci. **4**, 569—582 (1969). — MILNER, G. R., HAYHOE, F. G. J.: Ultrastructural localization of nucleic acid synthesis in human blood cells. Nature (Lond.) **218**, 785—787 (1968). — MILOVIDOV, P. F.: Physik und Chemie des Zellkernes. Protoplasma-Monogr. **20**, 1—479. (1949). — MINOUCHI, O.: Cytologische Studien über das Ei von Polystomum integerrimum von der Eiablage bis zu den frühen Forschungsstadien. Z. Zellforsch. **24**, 85—127 (1936). — MITCHELL, W. M.: The division rate of Paramecium in relation to temperature. J. exp. Zool. **54**, 383—410 (1929). — MITCHISON, J. M.: The growth of single cells. I. Schizosaccharomyces pombe. Exp. Cell Res. **13**, 244—262 (1957). ~ Markers in the cell cycle. In: The cell cycle, ed. by G. M. PADILLA, G. L. WHITSON and I. L. CAMERON, p. 361—372. NewYork: Acad. Press 1969. — MITCHISON, J. M., SWANN, M. M.: The mechanical properties of the cell surface. III. The sea-urchin egg from fertizilization to cleavage. J. exp. Biol. **32**, 734—750 (1955). — MITCHISON, J. M.,

VINCENT, W. S.: Preparation of synchronous cell cultures by sedimentation. Nature (Lond.) **205**, 987—989 (1965). — MITTERMAYER, C., BRAUN, R., CHAYKA, T. G., RUSCH, H. P.: Polysome patterns and protein synthesis during the mitotic cycle of Physarum polycephalum. Nature (Lond.) **210**, 1133—1137 (1966). — MITTERMAYER, C., BRAUN, R., RUSCH, H. P.: RNA-Synthesis in the mitotic cycle of Physarum polycephalum. Biochim. biophys. Acta (Amst.) **91**, 399—405 (1964). — MITTERMAYER, C., KADEN, P., SANDRITTER, W.: Untersuchungen an teilungssynchronen L-Zellen. I. Optimale Wachstumsbedingungen und Charakterisierung des synchronen Zellsystems. Histochemie **12**, 67—74 (1968a). ~ Untersuchungen an teilungssynchronen L-Zellen. II. DNS-Synthese. Histochemie **12**, 75—82 (1968b). — MITTERMAYER, C., KADEN, P., TROMMERSHAUSER, U., SANDRITTER, W.: Initiation of DNA synthesis in a system of synchronised L-cells: Effect of actinomycin D. Histochemie **12**, 113—122 (1968). — MITTERMAYER, C., OSIEKA, R.: Ribosomen und Polyribosomen im mitotischen Zyklus von L-Zellen. Verh. dtsch. Ges. Path. **52**. Tagg, 366—371 (1968). — MIURA, R.: In vivo synchronous mitosis of cancer cells induced by hyperthermia and its application to cancer chemotherapy. Arch. jap. Chir. **33**, 581—599 (1964). — MIZUKAMI, I., GALL, J.: Centriole replication. II. Sperm formation in the fern, Marsilea, and the cycad, Zamia. J. Cell Biol. **29**, 97—111 (1966). — MÖLLENDORFF, W. v.: Zur Kenntnis der Mitose. II. Z. Zellforsch. **27**, 301—325 (1937a). ~ Beiträge zum Problem der Zellenviskosität. Arch. exp. Zellforsch. **19**, 263—275 (1937b). ~ Zur Kenntnis der Mitose. I. Arch. exp. Zellforsch. **21**, 1—66 (1938).— MÖLLENDORFF, W. v., LAQUEUR, G.: Zur Kenntnis der Mitose. III. Z. Zellforsch. **28**, 319—340 (1938). — MOHR, U., ALTHOFF, J., KINZEL, V., SÜSS, R., VOLM, M.: Melanoma regression induced by „Chalone": a new tumour inhibiting principle acting in vivo. Nature (Lond.) **220**, 138—139 (1968). — MOLÉ-BAJER, J.: Cine-micrographic analysis of c-mitosis in endosperm. Chromosoma (Berl.) **9**, 332—358 (1958). ~ Telophase segregation of chromosomes and amitosis. J. Cell Biol. **25**, Nr 1, part 2, 79—93 (1965). ~ Fine structural studies of apolar mitosis. Chromosoma (Berl.) **26**, 427—448 (1969). — MONESI, V.: Ribonucleic acid synthesis during mitosis and meiosis in the mouse testis. J. Cell Biol. **22**, 521—532 (1964). — MONESI, V., CRIPPA, M.: Ribonucleic acid transfer from nucleus to cytoplasm during interphase and mitosis in mouse somatic cells cultured in vitro. Z. Zellforsch. **62**, 807—821 (1964). — MONTAGNA, W., HAMILTON, J. B.: Mitotic activity in the epidermis of the rabbit stimulated with local applications of testosterone propionate. J. exp. Zool. **110**, 379—396 (1949). — MONTAGNA, W., KENYON, P.: Growth potentials and mitotic division in the sebaceous glands of the rabbit. Anat. Rec. **103**, 365—380 (1949). — MONTGOMERY, P. O'B., BONNER, W. A.: Ultra-violet time lapse motion picture observations of mitosis in newt cells. Exp. Cell Res. **17** 378—384 (1959). — MOOLTEN, F. L., BUCHER, N. L. R.: Regeneration of rat liver: Transfer of humoral agent by cross circulation. Science **158**, 272—274 (1967). — MOORHEAD, P. S., DEFENDI, V.: Asynchrony of DNA synthesis in chromosomes of human diploid cells. J. Cell Biol. **16**, 202—209 (1963). — MOORHEAD, P. S., HSU, T. C.: Cytologic studies of HeLa, a strain of human cervical carcinoma. III. Durations and characteristic of the mitotic phases. J. nat. Cancer Inst. **16**, 1047—1066 (1956). — MORETTI, R. L., DE OME, K. B.: Effect of insulin on glucose uptake by normal and neoplastic mouse mammary tissues in organ culture. J. nat. Cancer Inst. **29**, 321—329 (1962). — MORGAN, T. H.: The production of artificial astrospheres. Arch. Entwickl.-Mech. Org. **3**, 339—361 (1896). — MORISHIMA, A., GRUMBACH, M. M., TAYLOR, J. H.: Asynchronous duplication of human chromosomes and the origin of sex chromatin. Proc. nat. Acad. Sci. (Wash.) **48**, 756—763 (1962). — MOSES, M. J.: Studies on nuclei using correlated cytochemical, light, and electron microscope techniques. J. biophys. biochem. Cytol. **2**, Suppl. 397—406 (1956). ~ The relation between the axial complex of meiotic prophase chromosomes and chromosome pairing in a salamander (Plethodon cinereus). J. biophys. biochem. Cytol. **4**, 633—638 (1958). — MOSES, M. J., TAYLOR, J. H.: Desoxypentose nucleic acid synthesis during microsporogenesis in Tradescantia. Exp. Cell Res. **9**, 474—488 (1955). — MOURAD, E. B.: Evidence for cytoplasmic DNA in root cells of Nicotiana. J. Cell Biol. **24**, 267—276 (1965). — MOUSTACCI, E., WILLIAMSON, D. H.: Physiological variations in satellite components of yeast DNA detected by density gradient centrifugation. Biochim. biophys. Res. Commun. **23**, 56—61 (1966). — MOVCHAN, O. T.: 24-hour periodicity of mitotic activity in the corneal epithelium of rat and mouse during starvation. Bull. exp. Biol. Med. **51**, 103—106 (1961). — MOYA, F. J.: Inhibition of growth by posthepatectomy blood serum. Effect on regenerating liver and on tissue culture. Exp. Cell Res. **31**, 457—469 (1963b). — MUCKENTHALER, F. A., MAHOWALD, A. P.: DNA synthesis in the ooplasm of Drosophila melanogaster. J. Cell Biol. **28**, 199—208 (1966). — MÜHLDORF, A.: Die Zellteilung als Plasmateilung. Wien: Springer 1951. — MÜHLEMANN, H. R., MARTHALER, T. M., RATEITSCHAK, K. H.: Mitosenperiodik in der Nebennierenrinde, Schilddrüse, im Duodenal- und Mundhöhlenepithel der Ratte. Acta anat. (Basel) **28**, 331—341 (1956). — MÜLLER, D.: Prozentuale Beteiligung von exogenem Desoxycytidin an der Synthese von DNS-Cytosin und DNS-Thymidin in HeLa-Zellen. Virchows Arch. Abt. B Zellpath. **2**, 62—73 (1969). — MUKHERJEE, B. B., SINHA, A. K., MANN, K. E., GHOSAL, S. K., WRIGHT, W. C.: Replicative behaviour of bovine X-chromosomes during early DNA synthesis. Nature (Lond.) **214**, 710—712 (1967). — MUKHERJEE, B. B., WRIGHT, W. C., GHOSAL, S. K., BURKHOLDER, G. D., MANN, K. E.: Further evidence for the simultaneous initiation of DNA replication in both X chromosomes of bovine female. Nature (Lond.) **220**, 714—716 (1968). — MURIN, A.: Der Mitosezyklus und seine Zeitparameter in den Wurzelspitzen von Vicia faba L. Chromosoma (Berl.) **15**, 457—468 (1964). ~ The effect of temperature on the mitotic cycle and its time parameters in root tips of Vicia faba. Naturwissenschaften **53**, 312—313 (1966). — MURRAY, R. G., MURRAY, A. S., PIZZO, A.: The fine structure of mitosis in rat thymic lymphocytes. J. Cell Biol. **26**, 601—619 (1965).

NÄGELI, C.: Zellenkerne, Zellenbildung und Zellenwachstum bei den Pflanzen. Z. wiss. Bot. **1**, 34—133 (1844). — NAGANO, T.: The structure of cytoplasmic bridges in dividing spermatocytes of the rooster. Anat. Rec. **141**, 73—79 (1961). — NAKAHARA, H.: Behaviour of the mitochondria in cell division, with evidence concerning the kinetic function. Cytologia (Tokyo) **17**, 168—178 (1952). — NASS, M. M. K.: Mitochondrial DNA: Advances, problems, and goals. Science **165**, 25—35 (1969). — NASS, M. M. K., NASS, S.: Intramitochondrial fibers with DNA characteristics. I. Fixation and electron staining reactions. J. Cell Biol. **19**, 593—611 (1963). — NASS, S.: Incorporation of $^{32}$P into mitochondrial and nuclear DNA in regenerating liver. Biochim. biophys. Acta (Amst.) **145**, 60—67 (1967). — NAWASCHIN, S.: Über den Dimorphismus der Kerne in den somatischen Zellen bei Galtonia candicans. [Russisch.] Bull. ksl. Akad. Wiss. Petersburg **22**, 373—386 (1912). ~ Zelldimorphismus bei Galtonia candicans Des. und einigen verwandten Monokotylen. Ber. dtsch. bot. Ges. **45**, 415—429 (1927). — NEBEL, B. R., COULON, E. M.: The fine structure of chromosomes in pigeon spermatocytes. Chromosoma (Berl.) **13**, 272—291 (1962). — NEFF, R. J., NEFF, R. H.: Induction of synchronous division in amoeba. In: Synchrony in cell division and growth, ed. E. ZEUTHEN, p. 213—246. NewYork: Intersc. Publ. 1964. — NEMEC, B.: Über die Beschaffenheit der achromatischen Teilungsfigur. Arch. exp. Zellforsch. **5**, 77—82 (1927). — NEUBERT, D., HELGE, H., BASS, R.: Einbau von Thymidin in die Desoxyribonucleinsäure von Mitochondrien. Naunyn-Schmiedebergs Arch. exp. Path. Pharmak. **252**, 258—268 (1965). — NICKLAS, R. B.: The relationship between DNA content and alternative meiotic patterns in certain discocephalinids (Pentatomidae; Heteroptera). J. biophys. biochem. Cytol. **9**, 486—490 (1961). ~ Chromosome velocity during mitosis as a function of chromosome size and position. J. Cell Biol. **25**, part 2, 119—135 (1965). — NICKLAS, R. B., JAQUA, R. A.: X chromosome DNA replication: development shift from synchrony to asynchrony. Science **147**, 1041—1043 (1965). — NIEHAUS, W. G., BARNUM, C. P.: Incorporation of radioisotope, in vivo, into ribonucleic acid and histone of a fraction of nuclei preparing for mitosis. Exp. Cell Res. **39**, 435—442 (1965). — NIGON, V., DAILLE, J.: La synthèse de l'acide désoxyribonucléique au cours du développement de la drosophile. Biochim. biophys. Acta (Amst.) **29**, 246—255 (1958). — NIHEI, T., SASA, T., MIYACHI, S., SUZUKI, K., TAMIYA, H.: Change of photosynthetic activity of Chlorella cells during the course of their normal life cycle. Arch. Mikrobiol. **21**, 155—166 (1954). — NIITSU, T., HANAOKA, A.: Fluorescence microscope studies on the development of spindle body and chromosomal fibers. Cytologia (Tokyo) **30**, 447—455 (1965). — NOETZEL, H., ROX, J.: Autoradiographische Untersuchungen über Zellteilung und Zellentwicklung im Gehirn der erwachsenen Maus und des erwachsenen Rhesus-Affen nach Injektion von radioaktivem Thymidin. Acta neuropath. (Berl.) **3**, 326—342 (1964). — NOWELL, P. C.: Phythemagglutinin: a initiator of mitosis in cultures of normal human leukocytes. Cancer Res. **20**, 462—466 (1960). — NYGAARD, O. F., GÜTTES, S., RUSCH, H. P.: Nucleic acid metabolism in a slime mold with synchronous mitosis. Biochim. biophys. Acta (Amst.) **38**, 298—306 (1960).

OEHLERT, W.: Regeneration, Hyperplasie und Cancerisierung am Beispiel der epithelialen Wechselgewebe. In: Handbuch der allgemeinen Pathologie, Bd. VI/2, S. 244—374. Berlin-Heidelberg-NewYork: Springer 1969. — OEHLERT, W., BLOCK, P.: Der Mechanismus und zeitliche Ablauf der reparativen Regeneration in Geweben mit post- und intermitotischem Zellbestand. Verh. dtsch. Ges. Path. **46**, 333—340 (1962). — OEHLERT, W., BÜCHNER, TH.: Mechanismus und zeitlicher Ablauf der physiologischen Regeneration im mehrschichtigen Plattenepithel und in der Schleimhaut des Magen-Darmtraktes der weißen Maus. Beitr. path. Anat. **125**, 374—402 (1961). — ÖSTERGREN, G.: Transverse equilibria on the spindle. Bot. Not. 467—468 (1945). ~ Equilibria and movements of chromosomes. Proc. 8th Int. Congr. of Gen. (Hereditas Suppl. vol.) (1948). ~ Luzula and the mechanism of chromosome movements. Hereditas (Lund) **35**, 445—468 (1949). ~ Considerations on some elementary features of mitosis. Hereditas (Lund) **36**, 1—18 (1950a). ~ Cytological standards for the quantitative estimation of spindle substances. Hereditas (Lund) **36**, 371—382 (1950b). ~ Isopycnosis and isopycnotic, two new terms for use in chromosome studies. Hereditas (Lund) **36**, 511—513 (1950c). ~ The mechanism of co-orientation in bivalents and multivalents. The theory of orientation by pulling. Hereditas (Lund) **37**, 85—156 (1951). — OLSZEWSKA, M. J.: Recherches sur le caractère chimique de la plaque cellulaire. Acta Soc. Bot. Pol. **29**,

249—261 (1960a). ~ Comparaison de l'incorporation de la méthionine-$^{35}$S et de la méthionine-methyle-$^{14}$C au cours de la formation du phragmoplaste. Acta Soc. Bot. Pol. **29**, 743—747 (1960b). — ORD, M. J.: The synthesis of DNA through the cell cycle of Amoeba proteus. J. Cell Sci. **3**, 483—491 (1968). ~ Control of DNA synthesis in Amoeba proteus. Nature (Lond.) **221**, 964—966 (1969). — OSGOOD, E. E.: A unifiying concept of the etiology of the leukemias, lymphomas, and cancers. J. nat. Cancer Inst. **18**, 155—166 (1957). ~ Regulation of cell proliferation. In: The kinetics of cell proliferation, ed. by F. STOHLMAN, p. 282—288. NewYork: Grune & Stratton 1959. — OURA, G.: On the mitosis of the Spirogyra with special reference to the nucleolar organization and nucleolar organizing chromosome. Cytologia (Tokyo) **18**, 297—304 (1953). — OVERY, H. R., PRIEST, R. E.: Mitotic cell division in postnatal cardiac growth. Lab. Invest. **15**, 1100—1103 (1966).

PADILLA, G. M., CAMERON, I. L.: Synchronization of cell division in Tetrahymena pyriformis by a repetitive temperature cycle. J. cell. comp. Physiol. **64**, 303—307 (1964). — PADILLA, G. M., CAMERON, I. L., ELROD, L. H.: The physiology of repetitively synchronized Tetrahymena. In: Cell synchrony, ed. by I. L. CAMERON and G. M. PADILLA, p. 269—288. New York: Acad. Press 1966. — PADILLA, G. M., COOK, J. R.: The development of techniques for synchronizing flagellates. In: Synchrony in cell division and growth, ed. by E. ZEUTHEN, p. 521—535. New York: Intersc. Publ. 1964. — PADILLA, G. M., JAMES, T. W.: Synchronization of cell division in Astasia longa on a chemically defined medium. Exp. Cell Res. **20**, 401—415 (1960). — PADILLA, G. M., WHITSON, G. L., CAMERON, I. L.: The cell cycle. Gene-enzyme interactions. New York-London: Acad. Press 1969. — PAINTER, R. B., SCHAEFER, A.: State of newly synthesized HeLa DNA. Nature (Lond.) **221**, 1215—1217 (1969). — PAINTER, T. S., STONE, W.: Chromosome fusion and speciation in Drosophila. Genetics **20**, 327—342 (1935). — PALME, G., LISS, E., WIEBEL, F.: Autoradiographische Untersuchungen über das Verhalten einzelner Interphaseabschnitte des Dünndarmepithels der Maus unter der Einwirkung von Cyclophosphamid (Endoxan). Naturwissenschaften **51**, 197 (1964). — PARSONS, J. A.: Mitochondrial incorporation of tritiated thymidine in Tetrahymena pyriformis. J. Cell Biol. **25**, 641—646 (1965). — PARTHIER, B., WOLLGIEHN, R.: Nucleinsäuren und Proteinsynthese in Plastiden. In: Probleme der biologischen Reduplikation. Hrsg. P. SITTE, S. 244—270. Berlin-Heidelberg-New York: Springer 1966. — PATAU, K., SRINIVASACHAR, D.: The DNA content of nuclei in the meristem of onion roots. Chromosoma (Berl.) **10**, 407—429 (1959). — PATAU, K., SWIFT, H.: The DNA-content (Feulgen) of nuclei during mitosis in a root tip of onion. Chromosoma (Berl.) **6**, 149—169 (1953). — PAWELETZ, N.: Zur Funktion des „Flemming-Körpers" bei der Teilung tierischer Zellen. Naturwissenschaften **54**, 533—535 (1967). — PAYNE, F.: Some cytoplasmic structures in the male germ cells of Gelastocoris oculatus (toad-bug). J. Morph. **43**, 299—345 (1927). — PEASE, D. C.: Hydrostatic pressure effects upon the spindle figure and chromosome movement. I. Experiments on the first mitotic division of urechis eggs. J. Morph. **69**, 405—441 (1941). ~ Hydrostatic pressure effects upon the spindle figure and chromosome movement. II. Experiments in the meiotic divisions of Tradescantia pollen mother cells. Biol. Bull. **91**, 145—165 (1946). — PEKAREK, J.: Absolute Viskositätsmessungen mit Hilfe der Brownschen Molekularbewegung. Protoplasma **17**, 1—24 (1932). — PERA, F.: Dauer der DNS Replikation von Eu und Heterochromatin bei Microtus agrestis. Chromosoma (Berl.) **25**, 21—29 (1968). — PERA, F., WOLF, U.: DNS-Replikation und Morphologie der X-Chromosomen während der Syntheseperiode bei Microtus agrestis. Chromosoma (Berl.) **22**, 378—389 (1967). — PERROTTA, C. A.: Initiation of cell proliferation in the vaginal and uterine epithelia of the mouse. Amer. J. Anat. **111**, 195—204 (1962). — PETERS, J. E., SEIPELT, H., MATTHIES, E.: Über den Einfluss des Lichtes auf die Mitoserhythmik des Ehrlich-Ascites-Carcinoms. Arch. Geschwulstforsch. **23**, 9—14 (1964). — PETERS, R.: Die Mitosehäufigkeit in der Rattenleber in Abhängigkeit von der Tageszeit, dem Gewicht der Tiere und der Ernährung. Z. Naturforsch. **17b**, 164—169 (1962). — PETERSEN, A. J.: DNA synthesis and chromosomal asynchrony. Induced parasynchronous DNA synthesis in human leucocyte cultures and chromosomal asynchrony in the early S phase. J. Cell Biol. **23**, 651—654 (1964). — PETERSEN, D. F., TOBEY, R. A., ANDERSON, E. C.: Essential biosynthetic activity in synchronized mammalian cells. Aus: The cell cycle, gene-enzyme interactions, ed. G. M. PADILLA, G. L. WHITSON and I. L. CAMERON, p. 341—359. New York-London: Acad. Press 1969. — PFEIFFER, H. H.: Experimentelle Beiträge zur Mitosephysik. Arch. exp. Zellforsch. **22**, 263—267 (1939). ~ Über den Gang der Fraktion des Cytoplasmas während der Mitose. La Cellule **54**, 39—47 (1951). ~ Über die Ermittlung der kinetischen Energie von Chromosomen in der Anaphase. Protoplasma (Wien) **51**, 390—398 (1959). — PFEIFFER, S. E.: RNA synthesis in synchronously growing populations of HeLa S3 cells. II. Rate of synthesis of individual RNA fractions. J. cell. Physiol. **71**, 95—104 (1968). — PFEIFFER, S. E., TOLMACH, L. J.: RNA-synthesis in synchronously growing populations of HeLa 3R cells. I. Rate of total RNA synthesis and its relationship to DNA synthesis. J. cell. Physiol. **71**, 77—93 (1968). — PFLUEGER, O. H., Jr., YUNIS, J. J.: Deoxyribonucleic acid replication of somatic cells in the Chinese hamster. Nature (Lond.) **210**, 1074—1075 (1966a). — PFLUEGER, O. H., YUNIS, J. J.:

Late replication patterns of chromosomal DNA in somatic tissues of the Chinese hamster. Exp. Cell Res. **44**, 413—420 (1966b). — PHEGAN, W. D., MOSES, M. J.: Transitions in chromatin fine structure during replication in Euplotes. J. Cell Biol. **35**, 103A (1967). — PHILLIPS, D. M.: Giant centriole formation in Sciara. J. Cell Biol. **33**, 73—92 (1967). — PICKETT, J. M., FRENCH, C. S.: The action spectrum for blue-light-stimulated oxygen uptake in Chlorella. Proc. nat. Acad. Sci. (Wash.) **57**, 1587—1593 (1967). — PICKETT-HEAPS, J. D.: Incorporation of radioactivity into wheat xylem walls. Planta (Berl.) **71**, 1—14 (1966). ~ The effects of colchicine on the ultrastructure of dividing plant cells, xylem wall differentation and distribution of cytoplasmic microtubules. Develop. Biol. **15**, 206—236 (1967). ~ Further ultrastructural observations on polysaccharide localization in plant cells. J. Cell Sci. **3**, 55—64 (1968a). ~ Xylem wall deposition, radioautographic investigations using lignin precursors. Protoplasma (Wien) **65**, 181—205 (1968b). ~ Preprophase microtubules and stomatal differentiation; some effects of centrifugation on symmetrical and asymmetrical cell division. J. Ultrastruct. Res. **27**, 24—44 (1969a). ~ Preprophase microtubule bands in some abnormal mititic cells of wheat. J. Cell Sci. **4**, 397—420 (1969b). — PICKETT-HEAPS, J. D., NORTHCOTE, D. H.: Organization of microtubules and endoplasmic reticulum during mitosis and cytokinesis in wheat meristems. J. Cell Sci. **1**, 109—120 (1966). — PILGRIM, C.: Autoradiographische Bestimmung der Dauer der DNS-Verdoppelung bei verschiedenen Zellarten von Maus und Ratte nach einer neuen Doppelmarkierungsmethode. Anat. Anz. **115**, 128—133 (1964). — PILGRIM, C., ERB, W., MAURER, W.: Diurnal fluctuations in the numbers of DNA synthesizing nuclei in various mouse tissues. Nature (Lond.) **199**, 863 (1963). — PILGRIM, CH., LANG, W., MAURER, W.: Autoradiographische Untersuchungen der Dauer der S-Phase und des Generationszyklus der Basal-Epithelien des Ohres der Maus. Exp. Cell Res. **44**, 129—138 (1959). — PILGRIM, C., LENNARTZ, K. J., WEGENER, K., HOLLWEG, S., MAURER, W.: Autoradiographische Untersuchungen über tageszeitliche Schwankungen des $^3$H-Index und des Mitose-Index bei Zellarten der ausgewachsenen Maus, des Ratten-Fetus sowie bei Ascites-Tumorzellen. Z. Zellforsch. **68**, 138—154 (1965). — PILGRIM, C., MAURER, W.: Autoradiographische Bestimmung der DNS-Verdoppelungszeit verschiedener Zellarten von Maus und Ratte bei Doppelmarkierung mit $^3$H- und $^{14}$C-Thymidin. Naturwissenschften **49**, 544—545 (1962). ~ Autoradiographische Untersuchung über die Konstanz der DNS-Verdoppelungs-Dauer bei Zellarten von Maus und Ratte durch Doppelmarkierung mit $^3$H- und $^{14}$C-Thymidin. Exp. Cell Res. **37**, 183—199 (1965). — PIRSON, A., LORENZEN, H.: Photosynthetische Sauerstoffentwicklung von Chlorella nach Synchronisation durch Licht-Dunkel-Wechsel. Naturwissenschaften **45**, 497 (1958). ~ Synchronized dividing algae. Ann. Rev. Plant Physiol. **17**, 439—458 (1966). — PLESNER, P. E.: The nucleoside triphosphate content of Tetrahymena pyriformis during the division cycle in synchronously dividing mass cultures. Biochem. biophys. Acta (Amst.) **29**, 462—463 (1958). — POGO, A. O., ARCE, A.: Synchronization of cell division in Euglena gracilis by heat shock. Exp. Cell Res. **36**, 390—397 (1964). — POHLE, K., MENG, K., MATTHIES, E.: Die 24-Std-Mitoserhythmik beim $S_2$-Ascites-Sarkom und beim Ehrlichschen Ascites-Carcinom der weißen Maus. Z. Krebsforsch. **64**, 208—214 (1961). — POLLISTER, A. W.: (a) Notes on the centrioles of amphibian tissue cells. Biol. Bull. **65**, 529—545 (1933). ~ (b) Centrioles and chromosomes in the atypical spermatogenesis of Vivipara. Proc. nat. Acad. Sci. (Wash.) **25**, 189—195 (1939). ~ (c) Mitochondrial orientations and molecular patterns. Physiol. Zool. **14**, 268—280 (1941). ~ (d) Nucleoproteins of the cell nucleus. Exp. Cell. Res., Suppl. **2**, 59—74 (1952). — POLLISTER, A. W., POLLISTER, P. F.: The relation between centriole and centromere in atypical spermatogenesis of viviparid snails. Ann. N. Y. Acad. Sci. **45**, 1—48 (1943). — POOL, B.: The stimulus to hypertrophic growth. Advanc. Morphogenes. **5**, 93—119 (1966). — PORTER, K. R.: Changes in cell fine structure accompanying mitosis. Symp. 8, Cong. of Cell Biol., Leiden (1954). — PORTER, K. R., MACHADO, R. D.: Studies on the endoplasmic reticulum. IV. Its form and distribution during mitosis in cells of onion root tip. J. biophys. biochem. Cytol. **7**, 167—180 (1960). — POST, J., HOFFMAN, J.: The replication time and pattern of carcinogen-induced hepatoma cells. J. Cell Biol. **22**, 341—350 (1964). ~ In vivo replication and antimetabolite incorporation by coexistent normal and autogenous tumor cells. Brit. J. Cancer **22**, 149—154 (1968). — POST, J., HUANG, C. Y., HOFFMAN, J.: The relation time and pattern of the liver cell in the growing rat. J. Cell Biol. 18, 1—12 (1963). — PRENSKY, W., SMITH, H. H.: The mechanism of 5-aminouracil-induced synchrony of cell division in Vicia faba root meristems. J. Cell Biol. **24**, 401—414 (1965). — PRESCOTT, D. M.: Relation between multiplication rate and temperature in Tetrahymena pyriformis, strains HS and GL. J. Protozool. **4**, 252—256 (1957). ~ Relation between cell growth and cell division. IV. The synthesis of DNA, RNA and protein from division to division in Tetrahymena. Exp. Cell Res. **19**, 228—238 (1960). ~ RNA synthesis in the nucleus and RNA transfer to the cytoplasm in Tetrahymena pyriformis. Proc. I. IUB/IUBS Symp. II, 527—534 (1961a) London: Acad. Press. ~ The growth-duplication cycle of the cell. Int. Rev. Cytol. **11**, 255—282 (1961b). ~ Symposoum: Synthetic processes in the cell nucleus: II. Nucleic acid and protein metabolism in the macronuclei of two ciliated protozoa. J. Histochem. Cytochem. **10**, 145—153 (1962). ~ The normal cell cycle.

In: Synchrony in cell division and growth, ed. E. ZEUTHEN, p. 71—97. New York: Intersc. Publ. 1964a. ~ Cellular sites of RNA synthesis. Progress in nucleic acid research and molecular biology, vol. 3, p. 33—57. New York-London: Acad. Press 1964b. ~ Turnover of chromosomal and nuclear proteins. In: The nucleohistones, ed. J. BONNER and P. Ts'o, p. 193—199. San Francisco: Holden-Day, Inc. 1964c. ~ The synthese of total macronuclear protein, histone, and DNA during the cell cycle in Euplotes eurystomus. J. Cell Biol. **31**, 1—9 (1966). — PRESCOTT, D. M., BENDER, M. A.: Turnover of chromosomal protein and RNA during growth and division. Amer. Soc. Cell Biol. **1962**, 146. ~ Synthesis and behavior of nuclear proteins during the cell life cycle. J. cell. comp. Physiol., Suppl. 1, **62**, 175—193 (1963). — PRESCOTT, D. M., GOLDSTEIN, L.: Nuclear-cytoplasmic interactions in DNA synthesis. Science **155**, 469—470 (1967). — PRESCOTT, D. M., KIMBALL, R. F.: Relation between RNA, DNA, and protein syntheses in the replicating nucleus of Euplotes. Proc. nat. Acad. Sci. (Wash.) **47**, 686—693 (1961). — PRICE, D., WILLIAMS-ASHMAN, H. G.: The accessory reproductive glands of mammals. In: Sex and internal secretions, ed. by W. C. YOUNG, p. 366—448. Baltimore: Williams & Wilkins 1961. — PRIEST, J. H., HEADY, J. E., PRIEST, R. E.: Delayed onset of replication of human X chromosomes. J. Cell Biol. **35**, 483—487 (1967). — PROP, E. J. A., HENDRIX, S. E. A. M.: Effect of insulin on mitotic rate in organ cultures of total mammary glands of the mouse. Exp. Cell Res. **40**, 277—281 (1965). — PROPACH, H.: Die Centromeren in der Pollenkornmitose von Tradescantia gigantea Rose. Chromosoma (Berl.) **1**, 521—525 (1940). — PROTHERO, J. W., SPENCER, D.: A model of blebbing in mitotic tissue culture cells. Biophys. J. (N. Y.) **8**, 41—51 (1968). — PURKINJE, J. E.: Symbolae ad ovi avium. Leipzig 1830.

QUASTLER, H., SHERMAN, F. G.: Cell population kinetics in the intestinal epithelium of the mouse. Exp. Cell Res. **17**, 420—438 (1959).

RABES, H.: Untersuchungen zur humoralen Regulation bei regenerativem und malignem Wachstum. Veröff. Morph. Path. 1967. — RABES, H., WRBA, H.: Nukleinsäuresynthese der Leber verschiedener Funktionszustände in vitro und in der Konfrontationskultur. Exp. Cell Res. **39**, 669—677 (1965). — RABINOWITZ, M.: J. Morph. **69**, 1 (1941). Zit. nach P. F. MILOVIDOV, Physik und Chemie des Zellkernes. Protoplasma-Monogr. **20**, 1—479 (1949). — RABINOWITZ, M., SINCLAIR, J., SALLE, L. DE, HASELKORN, R., SWIFT, H. H.: Isolation of deoxyribonucleic acid from mitochondria of chick embryo heart and liver. Proc. nat. Acad. Sci. (Wash.) **53**, 1126—1133 (1965). — RABL, C.: Über Zellteilung. Morph. Jb. **10**, 214—330 (1885). — RANDALL, J., DISBREY, C.: Evidence for the presence of DNA at basal body sites in Tetrahymena pyriformis. Proc. roy. Soc. B **162**, 473—491 (1965). — RAO, M. V. N., PRESCOTT, D. M.: Return of RNA into the nucleus after mitosis. J. Cell Biol. **35**, 109 A (1967). — RAO, P. N.: Mitotic synchrony in mammalian cells treated with nitrous oxide at high pressure. Science **160**, 774—776 (1968). — RAO, P. N., ENGELBERG, J.: Effects of temperature on the mitotic cycle of normal and synchronized mammalian cells. Cell synchrony by CAMERON and PADILLA, p. 332—352. New York-London: Acad. Press 1966. — RAPKINE, L.: Sur les processes chimiques au cours de la division cellulaire. Ann. Physiol. **7**, 382—418 (1931). — RAPPAPORT, R.: Cell division: Direct measurement of maximum tension exerted by furrow of echinoderm eggs. Science **156**, 1241—1242 (1967). ~ Division of isolated furrows and furrows fragments in invertebrate eggs. Exp. Cell Res. **56**, 87—91 (1969). — RATHER, L. J.: The significance of nuclear size in physiological and pathological processes. Ergebn. allg. Path. path. Anat. **38**, 127—199 (1958). — RAY, D. S.: Biophys. Lab. Rep. No 125, from the W. W. HANSEN Labs. of Physics. Stanford, California (1964). — REBHUN, L. I., SANDER, G.: Ultrastructure and birefringence of the isolated mitotic apparatus of marine eggs. J. Cell Biol. **34**, 859—883 (1967). — REICH, E., LUCK, D. J. L.: Replication and inheritance of mitochondrial DNA. Proc. nat. Acad. Sci. (Wash.) **55**, 1600—1608 (1966). — REICHERT, C. B.: Beitrag zur Entwicklungsgeschichte der Samenkörperchen bei den Nematoden. Arch. Anat. u. Physiol. wiss. Med. **1847**, 88—147. — REITBERGER, A.: Die Cytologie des pädogenetischen Entwicklungszyklus der Gallmücke Obligarces paradoxus. Chromosoma (Berl.) **1**, 391—473 (1940). — REITER, J. M., LITTLEFIELD, J. W.: Nuclear RNA synthesis in partially synchronized mouse fibroblasts. Biochim. biophys. Acta (Amst.) **80**, 562—566 (1964). — REMACLE-DATH, M.-TH.: Mise en évidence des variations journalières de l'activité mitotique au niveau du méristème caulinaire de Sinapis alba L. Bull. Soc. roy. Sci. Liège **35**, 315—321 (1966). — REMAK, R.: Über extracelluläre Entstehung tierischer Zellen und über die Vermehrung derselben durch Teilung. Arch. Anat. u. Physiol. wiss. Med. **1852**, 47—57. — RENSCH, B.: Organproportionen und Körpergröße bei Vögeln und Säugetieren. Zool. Jb., Abt. allg. Zool. u. Physiol. **61**, 337—412 (1948). — RESENDE, F., LETTRÉ, H., LETTRÉ, R.: Zur Persistenz der Chromosomenspindelfasern. Naturwissenschaften **46**, 117 (1959). — RHOADES, M. M.: Studies of a telocentric chromosome in maize with reference to the stability of its centromere. Genetics **25**, 483—521 (1940). — RIGAS, D. A., JOHNSON, E. A.: Studies on the phytohemagglutinin of Phaseolus vulgaris and its mitogenity. Ann. N.Y. Acad. Sci. **113**, 800—818 (1964). — RINGERTZ, N. R., HOSKINS, G. C.: Cytochemistry of macronuclear reorganization. Exp.

Cell Res. **38**, 160—179 (1965). — RIS, H.: A cytological and experimental analysis of the meiotic behaviour of the univalent X-chromosome in the bearberry aphid Tamalia (Phyllaphis) coweni (Ckle). J. exp. Zool. **90**, 267—330 (1942). ~ A quantitative study of anaphase movement in the aphid Tamalia. Biol. Bull. **85**, 164—178 (1943). ~ The composition of chromosomes during mitosis and meiosis. Cold Spr. Harb. Symp. quant. Biol. **12**, 158—160 (1947). ~ The anaphase movement of chromosoms in the spermatocytes of the grasshopper. Biol. Bull. **96**, 90—106 (1949). — RIS, H., PLAUT, W., Ultrastructure of DNA-containing areas in the chloroplast of Chlamydomonas. J. Cell Biol. **13**, 383—391 (1962). — RISUENO, M. C., GIMÉNEZ-MARTIN, G., LÓPEZ-SÁEZ, J. F.: Experimental analysis of plant cytokinesis. Exp. Cell Res. **49**, 136—147 (1968). — ROBBINS, E., BORUN, T. W.: The cytoplasmic synthesis of histones in HeLa cells and its temporal relationship to DNA replication. Proc. nat. Acad. Sci. (Wash.) **57**, 409—416 (1967). — ROBBINS, E., GONATAS, N. K.: The ultrastructure of a mammalian cell during the mitotic cycle. J. Cell Biol. **21**, 429—464 (1964). — ROBBINS, G., JENTZSCH, G.: Ultrastructural changes in the mitotic apparatus at the metaphase-to-anaphase transition. J. Cell Biol. **40**, 678—691 (1969). — ROBBINS, E., JENTZSH, G., MICALI, A.: The centriole cycle in synchronized HeLa cells. J. Cell Biol. **36**, 329—339 (1968). — ROBBINS, E., MARCUS, P. I.: Mitotically synchronized mammalian cells: A simple method for abtaining large populations. Science **144**, 1152—1153 (1964). — ROBBINS, E., MICALI, A.: The use of osmotic shock in the study of the mammalian HeLa cell surface changes during mitosis with special reference to calcium-containing solutions. Exp. Cell Res. **39**, 81—96 (1965). — ROBERTS, H. S.: Mechanisms of cytokinesis: A critical review. Quart. Rev. Biol. **36**, 155—177 (1961). — ROBINS, M. J., HALL, R. H., THEDFORD, R.: Biochemistry **6**, 1837 (1967). — ROHR, K.: Das menschliche Knochenmark, 2. Aufl. Stuttgart: Thieme 1949. — ROLSHOVEN, E.: Reguliertes Wachstum und Zellersatz. Naturw. Rdsch. **1**, 13—15 (1953). — ROSS, I. K.: Nuclear membrane behaviour during mitosis in normal and heteroploid myxomycetes. Protoplasma **66**, 173—184 (1968). — ROTH, L. E., DANIELS, E. W.: Electron microscopic studies of mitosis in amebae. II. The giant amebae Pelomyxa carolinensis. J. Cell Biol. **12**, 57—78 (1962). — ROTH, L. E., WILSON, H. J., CHAKRABORTY, J.: Anaphase structure in mitotic cells typified by spindle elongation. J. Ultrastruct. Res. **14**, 460—482 (1966). — RÜCKERT, R. R., MÜLLER, G. C.: Studies on unbalanced growth in tissue culture. I. Induction and consequences of thymidin deficiency. Cancer Res. **20**, 1584—1591 (1960). — RUMYANTSEV, P. P., MIRAKJAN, V. O.: Reactive synthesis of DNA and mitotic division in atrial heart muscle cells following ventricle infarction. Experientia (Basel) **24**, 1234—1235 (1968). — RUNNSTRÖM, J.: Die Veränderungen der Plasmakolloide bei der Entwicklungserregung des Säugetiers. Protoplasma (Wien) **4**, 388—514 (1928). ~ A gelating factor involved in fertilization and cytoplasmic cleavage of the sea urchin egg. Exp. Cell Res. **23**, 145—158 (1961). — RUPPEL, H. G.: Untersuchungen über die Zusammensetzung von Chlorella bei Synchronisation im Licht-Dunkel-Wechsel. Flora (Jena) **152**, 113—138 (1962). — RUSCH, N. P., SACHSENMAIER, M.: Time of mitosis in relation to synthesis of DNA and RNA in Physarum polycephalum. Acta Un. int. Cancr. **20**, 1282—1284 (1964). — RUSSO, J., ENHAVE LLANOS, J. M.: Twenty-four-hour rhythm in the mitotic activity and in the water and dry matter content of regenerating liver. Z. Zellforsch. **1**, 824—828 (1964). — RUSTAD, R. C.: An interference microscopical and cytochemical analysis of local mass changes in the mitotic apparatus during mitosis. Exp. Cell Res. **16**, 575—583 (1959). — RUTHMANN, A.: The fine structure of the meiotic spindle of the crayfish. J. biophys. biochem. Cytol. **5**, 177—180 (1958). ~ Autoradiographische und mikrophotometrische Untersuchungen zur DNS-Synthese im Makronucleus von Bursaria truncatella. Arch. Protistenk. **107**, 117—130 (1964). — RYTÖMAA, T., KIVINIEMI, K.: Regulation system of blood cell production. In: Control of cellular growth in adult organisms, ed. by H. TEIR and T. RYTÖMAA, p. 106—138. London: Acad. Press 1967.

SACHSENMAIER, W.: Zur DNS- und RNS-Synthese im Teilungscyclus synchroner Plasmodien von Physarum polycephalum. Biochem. Z. **340**, 541—547 (1964). ~ Analyse des Zellcyclus durch Eingriffe in die Makromolekül-Biosynthese. In: P. SITTE, Probleme der biologischen Reduplikation, S. 139—160. Berlin-Heidelberg-New York: Springer 1966. — SAGAN, L.: An unusual pattern of tritiated thymidine incorporation in Euglena. J. Protozool. **12**. 105—109 (1965). — SAGER, R., ISHIDA, M. R.: Chloroplast DNA in chlamydomonas. Proc, nat. Acad. Sci. (Wash.) **50**, 725—730 (1963). — SAKAI, H.: Studies on sulfhydryl groups during cell division of sea-urchin eggs. VIII. Some properties of mitotic apparatus proteins. Biochim. biophys. Acta (Amst.) **112**, 132—145 (1966). ~ Contractile properties of protein threads from sea urchin eggs in relation to cell division. Aus: Int. Rev. Cytol. **23**, 89 bis 112 (1968). — SAKAI, H., DAN, K.: Studies on sulfhydryl groups during cell division of sea urchin egg. Exp. Cell Res. **16**, 24—41 (1959). — SAKAMURA, T.: Experimentelle Studien über die Zell- und Kernteilung. J. Coll. Sci. Univ. Tokyo**39**, 1—221 (1920). — SALB, J. M., MARCUS, P. I.: Translational inhibition in mitotic HeLa cells. Proc. nat. Acad. Sci. (Wash.) **54**, 1353—1358 (1965). — SANDERS, J. L., DALRYMPLE, G. V., ROBINETTE, C. D.: Correlation between deoxyribonucleic acid synthesis and mortality following irradiation in mice. Nature (Lond.) **202**, 919—920 (1964). — SANDRITTER, W., KRYGIER, A.: Cytophotometrische Bestimmungen von proteingebundenen Thiolen in der Mitose und Interphase von HeLa-Zellen. Z. Krebsforsch. **62**, 596—610 (1959). — SASA, T.: Effect of ultraviolet light upon various physiological activities of Chlorella cells at different stages in their life cycle. Plant and Cell Physiol. **2**, 253—270 (1961). — SATIR, P., SATIR, B.: A model for ninefold symmetry in alpha-keratin and cilia. J. theor. Biol. **7**, 123—128 (1964). — SATÔ, S.: Electron microscope studies on the mitotic figure. II. Phragmoplast and cell plate. Cytologia (Tokyo) **24**, 98—106 (1959). ~ Electron microscope studies on the mitotic figure. III. Process of the spindle formation. Cytologia (Tokyo) **25**, 119—131 (1960). — SAUAIA, H., MAZIA, D.: Action of colchicine on the mitotic apparatus. Path. Biol. **9**, 473—476 (1961). — SCHAECHTER, M., BENTZON, M. W., MALOE, O.: Synthesis of deoxyribonucleic acid during the division cycle of bacteria. Nature (Lond.) **183**, 1207—1208 (1959). — SCHANDL, E. K., TAYLOR, J. H.: Early events in the replication and integration of DNA into mammalian chromosomes. Biochem. biophys. Res. Commun. **34**, 291—300 (1969). — SCHARFF, M. D., ROBBINS, E.: Synthesis of ribosomal RNA in synchronized HeLa cells. Nature (Lond.) **208**, 464—466 (1965). ~ Polyribosome disaggregation during metaphase. Science **151**, 992—995 (1966). — SCHERBAUM, O.: Studies on the mechanism of synchronous cell division in Tetrahymena pyriformis. Exp. Cell Res. **13**, 1, 11—23 (1957). ~ A comparison of synchronized cell division in protozoa. J. Protozool. **9**, 61—64 (1962). ~ Comparison of synchronous and synchronized cell division. Exp. Cell Res. **33**, 89—98 (1964a). ~ Biochemical studies on synchronized tetrahymena. In: Synchrony in cell division and growth, ed. by E. ZEUTHEN, p. 177—195. New York: Intersc. Publ. 1964b. — SCHERBAUM, O., ZEUTHEN, E.: Induction of synchronous cell division in mass cultures of Tetrahymene pyriformis. Exp. Cell Res. **6**, 221—227 (1954). ~ Temperature-induced synchronous divisions in the ciliate protozoon Tetrahymena pyriformis growing in synthetic and proteose-peptone media. Exp. Cell Res., Suppl. **3**, 312—325 (1955). — SCHERBAUM, O. H., JAMES, T. W., JAHN, T. L.: The amino acid composition in relation to cell growth and cell division in synchronized cultures of Tetrahymena pyriformis. J. cell. comp. Physiol. **53**, 119—137 (1959). — SCHERBAUM, O. H., LEVY, M.: Some aspects of the carbohydrate metabolism in relation to cell growth and cell division. Pathologie-Biologie **9**, 514—517 (1961). — SCHEVING, L. E.: Mitotic activity in the human epidermis. Anat. Rec. **135**, 7—20 (1959). — SCHEVING, L. E., CHIAKULAS, J. J.: Twentyfour-hour periodicity in the uptake of tritiated thymidine and its relation to mitotic rate in urodele larval epidermis. Exp. Cell Res. **39**, 161—169 (1965). — SCHINDLER, R.: Biochemical studies of the division cycle of mammalian cells: evidence for the premitotic period. Biochem. Pharmacol. **12**, 533—538 (1963). — SCHLEIDEN, M.: Beiträge zur Phytogenesis. Müller's Arch. 137—176 (1838). — SCHMIDT, R. R.: Control of enzyme synthesis during the cell cycle of Chlorella. Aus: The cell cycle, gene-enzyme interactions, ed. G. M. PADILLA, G. L. WHITSON and I. L. CAMERON, p. 159—177. New York and London: Academic Press 1969. — SCHMIDT, W. J.: Doppeltbrechung von Chromosomen und Kernspindel in der lebenden Zelle. Naturwissenschaften **24**, 463 (1936). ~ Die Doppelberechnung von Karyoplasma, Cytoplasma und Metaplasma. Berlin:Borntraeger 1937. ~ Über Doppelberechnung und Feinbau der Kernmembran. Protoplasma **32**, 103 108 (1939a). ~ Doppelberechnung der Kernspindel und Zugfasertheorie der Chromosomenbewegung. Chromosoma (Berl.) **1**, 253—264 (1939b). ~ Neuere polarisationsoptische Arbeiten auf dem Gebiete der Biologie. Protoplasma **34**, 238—313 (1940). ~ Einiges über optische Anisotropie und Feinbau von Chromatin und Chromosomen. Chromosoma (Berl.) **2**, 86—111 (1941). — SCHNEIDER, B.: Über die Umordnung der Chromosomen während der Mitose. Z. Zellforsch. **17**, 255—312 (1933). ~ Die Zellteilung der Pflanzenzelle im Reihenbild (Beobachtungen an Tradescantia virginica). Z. Zellforsch. **28**, 829—860 (1938). — SCHOLANDER, P. F., LEIVESTAD, H., SUNDNES, G.: Cycling in the oxygen consumption of cleaving eggs. Exp. Cell Res. **15**, 505—511 (1958). — SCHRADER, F.: A study of the chromosomes in three spacies of Pseudococcus. Arch. Zell- forsch. **17**, 45—62 (1923). ~ The chromosome cycle of Protortonia primitiva (Cocciadae) and a consideration of the meiotic division apparatus in the male. Z. wiss. Zool. **138**, 386—409 (1931). ~ Recent hypotheses on the structure of spindles in the light of certain observations in hemiptera. Z. wiss. Zool. **142**, 520—539 (1932). ~ On the reality of spindle fibers. Biol. Bull. **67**, 619—533 (1934). ~ Notes on the mitotic behaviour of long chromosomes. Cytologia (Tokyo) **6**, 422—430 (1935). ~ The kinetochore of spindle fibre locus in Amphiuma tridactylum. Biol. Bull. **70**, 484—498 (1936). ~ The structure of the kinetochore at meiosis. Chromosoma (Berl.) **1**, 230—237 (1939). ~ The spermatogenesis of the earwig Anisolabis maritima Bon. With reference to the mechanism of chromosomal movement. J. Morph. **68**, 123—148 (1941). ~ The role of the kinetochor in the chromosomal evolution of the Heteroptera and Homoptera. Evolution **1**, 134—142 (1947). ~ Mitose. Wien: Deutike 1954. — SCHREINER, A., SCHREINER, K. E.: Über die Entwicklung der männlichen Geschlechtszellen von Myxine glutinosa (L.). Arch. Biol. **21**, 315—355 (1905). — SCHRÖDER, R.: Unterschiedlicher Mitoseablauf bei neuroektodermalen und mesodermalen Tumoren. Naturwissenschaften **54**, 620

(1967). — SCHROEDER, T. E.: Cytokinesis: Filaments in the cleavage furrow. Exp. Cell Res. 53, 272—318 (1968). — SCHULTZE, B., OEHLERT, W.: Autoradiographic investigation of incorporation of $H^3$-thymidine into cells of the rat and mouse. Science **131**, 737—738 (1960). — SCHWARZ, M. R.: Response of thymus and other human lymphoid tissues to PHA, PWM and genetically dissimilar lymphoid cells. Proc. Soc. exp. Biol. (N.Y.) **125**, 701—705 (1967). — SCHWINGER, E., CITOLER, P., GROPP, A.: DNS-Replikationsmuster des überzähligen Geschlechtschromosoms bei „XYZ"-Konstitution. Klin. Wschr. **47**, 548—549 (1969). — SCOTT, A.: Surface changes during cytokinesis in flattened eggs. Biol. Bull. **121**, 407 (1961). — SCOTT, A. C.: Furrowing in flattened sea urchin eggs. Biol. Bull. **119**, 246—259 (1960). — SEAMAN, G. R.: Large-scale isolation of kinetosomes from the ciliated protozoon Tetrahymena pyriformis. Exp. Cell Res. **21**, 292—302 (1960). — SEED, J.: Studies of biochemistry and physiology of normal and tumour strain cells. Nature (Lond.) **198**, 147—153 (1963). ~ The synthesis of DNA, RNA and nuclear protein in normal and tumor strain cells. I. Fresh embryo human cells. J. Cell Biol. **28**, 233—248 (1966a). ~ The synthesis of DNA, RNA, and nuclear protein in normal and tumor strain cells. II. Fresh embryo mouse cells. J. Cell Biol. **28**, 249—256 (1966b). ~ The synthesis on DNA, RNA and nuclear protein in normal and tumor strain cells. III. Mouse ascites tumor cells. J. Cell Biol. **28**, 257—261 (1966c). ~ Synthesis of nucleic acids and nuclear protein in replicating animal cells. Nature (Lond.) **210**, 993—995 (1966d). — SEIFERT, G.: Experimentelle Speicheldrüsenvergrößerungen nach Einwirkung von Noradrenalin. Beitr. path. Anat. **126**, 321—351 (1962). — SEIFRIZ, W.: The protoplasm. New York: McGraw-Hill 1936. — SELL, ST., GELL, P. G. H.: Studies on rabbit lymphocytes in vitro. IV. Blast transformation of the lymphocytes from newborn rabbits induced by antiallotype serum to a paternal IgG allotype not present in the serum of the lymphocyte donors. J. exp. Med. **122**, 923—928 (1965). — SELL, ST., ROWE, D. S., GELL, P. G. H.: Studies on rabbit lymphocytes in vitro. III. Protein, RNA, and DNA synthesis by lymphocytes cultures after stimulation with phytohemagglutinin, with staphylococcal filtrate, with antiallotype serum, and with heterologous antiserum to rabbit whole serum. J. exp. Med. **122**, 823—839 (1965). — SELYE, H., VEILLEUX, R., CANTIN, M.: Excessive stimulation of salivary gland growth by isoproterenol. Science **133**, 44—45 (1961). — SENEZ, J. C.: Some considerations on the energetics of bacterial growth. Bact. Rev. **26**, 95—107 (1962). — SENGER, H.: Untersuchungen zur Synchronisierung von Chlorella-Kulturen. Arch. Mikrobiol. **40**, 47—72 (1961). ~ Die teilungsinduzierende Wirkung des Lichtes in mixotrophen Synchronkulturen von Chlorella. Arch. Mikrobiol. **51**, 307—322 (1965). — SENGER, H., BISHOP, N. I.: The light-dependent formation of nucleic acids in cultures of synchronized Chlorella. Plant Cell Physiol. **7**, 441—455 (1966). ~ Light-dependent formation of nucleic acids and its relation to the induction of synchronous cell division in Chlorella. In: The cell cycle, ed. by G. M. PADILLA, G. L. WHITSON and I. L. CAMERON, p. 179—202. New York: Acad. Press 1969. — SHAPIRO, I. M., YA LEVINA, L.: Autoradiographical study on the time of nuclear protein synthesis in human leucocyte blood culture. Exp. Cell Res. **47**, 75—85 (1967). — SHELANSKI, M. L., TAYLOR, E. W.: Isolation of a protein subunit from microtubules. J. Cell Biol. **34**, 549—554 (1967). — SHIMAMURA, T.: Studies on the effect of the centrifugal force upon nuclear division. Cytologia (Tokyo) **11**, 186—216 (1940). — SHIMAMURA, T., OTA, T.: Cytochemical studies on the mitotic spindle and the phragmoplast of plant cells. Exp. Cell Res. **11**, 346—361 (1956). — SHORT, R. B.: Observations on the giant amoeba, Amoeba carolinensis (WILSON, 1900). Biol. Bull. **90**, 8—18 (1946). — SIMMEL, E. B., KARNOFSKY, D. A.: Observations on the uptake of tritiated thymidine in the pronuclei of fertilized sand dollar embryos. J. biophys. biochem. Cytol. **10**, 59—65 (1961). — SIMNETT, J. D., CHOPRA, D. P.: Organ specific inhibitor of mitosis in the amphibian kidney. Nature (Lond.) **222**, 1189—1190 (1969). — SIMON, E. H.: Effects of 5-bromodeoxyuridine on cell division and DNA replication in HeLa cells. Exp. Cell Res., Suppl. **9**, 263—269 (1963). — SIRAKAMI, K.: Cyto-embryological studies. I. On the cleavage of isolated blastomeres from morula of Bufo vulgaris. (A preliminary note.) Mem. Fac. Liberal Arts Educ. **9**, 181 (1958). — SISKEN, J. E.: The synthesis of nucleic acids and proteins in the nuclei of Tradescantia root tips. Exp. Cell Res. **16**, 602—614 (1959). ~ Exposure time as a parameter in the effects of temperature on the duration of metaphase. Exp. Cell Res. **40**, 436—438 (1965). — SISKEN, J. E., MORASCA, L.: Intrapopulation kinetics of the mitotic cycle. J. Cell Biol. **25**, No 2, Part 2, 179—189 (1965). — SISKEN, J. E., MORASCA, L., KIBBY, S.: Effects of temperature on the kinetics of the mitotic cycle of mammalian cells in culture. Exp. Cell Res. **39**, 103—116 (1965). — SISKEN, J. E., WILKES, E.: The time of synthetics and the conservation of mitosis-related proteins in cultured human amnion cells. J. Cell Biol. **34**, 97—110 (1967). — SISKEN, J. E., WILKES, E., DONNELLY, G. M., KAKEFUDA, T.: The isolation of the mitotic apparatus from mammalian cells in culture. J. Cell Biol. **32**, 212—216 (1967). — SLENZINGER, S. I., PROKOFIEVA-BELGOVSKAYA, A. A.: Replication of human chromosomes in primary cultures of embryonic fibroblast. I. Interchromosomal asynchrony of DNA replication. II. Intrachromosomal asynchrony of DNA replication. Cytogenetics (Basel) **7**, 337—346, 347—360

(1968). — SMELLIE, R. M. S.: Some studies on the enzymes of DNA biosynthesis. Exp. Cell Res., Suppl. 9, 235—258 (1963). — SMELLIE, R. M. S., EASON, R.: Biochem. J. 80, 39p (1961). — SMITH, D., TAURO, P., SCHWEIZER, E., HALVORSON, H. O.: The replication of mitochondrial DNA during (the cell) cycle in Saccharomyces lactis. Proc. nat. Acad. Sci. (Wash.) 60, 936—942 (1968). — SMITH, G. F., KOLB, H., FAUNCH, J. A.: Spindle bridge and mid-body in cultured lymphocytes. Blood 31, 175—179 (1968). — SMITH, H. H., FUSSELL, C. P., KUGELMAN, B. H.: Partial synchronization of nuclear divisions in root meristems with 5-aminouracil. Science 142, 595—596 (1963). — SMYTHE, R. L., MOORE, R. O.: A study of possible humoral factors in liver regeneration in the rat. Surgery 44, 561—569 (1958). — SOFUNI, T., KIKUCHI, Y., SANDBERG, A. A.: Chronology and pattern of human chromosome replication. V. Blood leukocytes of chronic myelocytic leukemia. J. nat. Cancer Inst. 38, 141—156 (1967). — SOROKIN, C.: Changes in photosynthetic activity in the course of cell development in Chlorella. Physiol. Plantarum (Copenh.) 10, 659—666 (1957). ~ A reversible inhibition of photosynthesis in synchronized cultures of algae. Nature (Lond.) 185, 933—935 (1960). ~ Time course of oxygen evolution during photosynthesis in synchronized cultures of algae. Plant Physiol. 36, 232—240 (1961). ~ Centrioles and the formation of rudimentary cilia by fibroblasts and smooth muscle cells. J. Cell Biol. 15, 363—377 (1962). — SPEAR, F. G.: The effect of low temperature on mitosis in vitro. Arch. exp. Zellforsch. 7, 484—492 (1928). — SPECHT, W.: Bildung, Bau und Funktion des sog. achromatischen Teilungsapparates der Zelle, erläutert am Beispiel der Reifungsspindel im Ei von Tubifex. Z. Anat. Entwickl.-Gesch. 122, 266—288 (1961). — SPEK, J.: Oberflächenspannungsdifferenzen als eine Ursache der Zellteilung. Arch. Entwickl.-Mech.-Org. 44, 5—113 (1918). — SPENDLOVE, R. S., LENNETTE, E. H., JOHN, A. CH.: The role of the mitotic apparatus in the intracellular location of reovirus antigen. J. Immunol. 90, 554—560 (1963). — SRINIVASAN, B. D.: Chromosome duplication and the cell cycle in lens epithelium. Nature (Lond.) 203, 100—101 (1964). — STAFFORD, D. W., IVERSON, R. M.: Radioautographic evidence for the incorporation of leucine-carbon-14 into the mitotic apparatus. Science 143, 580—581 (1964). — STANGE, L., KIRK, M., BENNETT, E. L., CALVIN, M.: $^{14}CO_2$ incorporation into the nucleic acids of synchronously growing chlorella cells. Biochim. biophys. Acta (Amst.) 61, 681—695 (1962). — STEELE, M. W.: Autoradiography may be unreliable for identifying human chromosomes. Nature (Lond.) 221, 1114—1115 (1969). — STEFFENSEN, D. M.: Synthesis of ribosomal RNA during growth and division in Lilium. Exp. Cell Res. 44, 1—12 (1966). — STEPHENS, E. R., The mitotic apparatus. Physical chemical characterization of the 22 S protein component and its subunits. J. Cell Biol. 32, 255—275 (1967). — STERN, C.: Untersuchungen über Acanthocystideen. Arch. Protistenk. 48, 436—491 (1924). ~ The nucleus and somatic cell variation. J. cell. comp. Physiol. 52, Suppl. 1, 1—34 (1958). — STERN, H.: Sulfhydryl groups and cell division. Science 124, 1292—1293 (1956a). ~ The physiology of cell division. Ann. Rev. Plant Physiol. 7, 91—114 (1956b). — STERN, H., KIRK, P. L.: The oxygen consumption of the microspores of Trillium in relation to the mitotic cycle. J. gen. Physiol. 31, 243—248 (1948). — STEVENS, B. J.: The fine structure of the nucleolus during mitosis in the grasshopper neuroblast cell. J. Cell Biol. 24, 349—368 (1965). — STEVENS, D. F.: Mechanisms influencing cytokinesis in hamster ascites multinucleated cells. Exp. Cell Res. 41, 492—501 (1966). — STEVENS, R. E., RENAUD, F. L., GIBBONS, I. R.: Guanine nucleotides associated with the protein of the outer fibres of flagella and cilia. Science 156, 1606—1608 (1967). — STEWARD, D. L., SHAEFFER, J. R., HUMPHREY, R. M.: Breakdown and assembly of polyribosomes in synchronized Chinese hamster cells. Science 161, 3843, 791—793 (1968). — STEWARD, F. C.: The control of growth in plant cells. Sci. Amer. 209, 104—113 (1963). — STICH, H.: Das Verhalten von Ribonucleinsäure, Polysacchariden und basischen Eiweißen während der Mitose. Verh. Dtsch. Zool. (1951a), 256—259. ~ Das Vorkommen von Kohlehydraten im Ruhekern und während der Mitose. Chromosoma (Berl.) 4, 429—438 (1951b). ~ Der Einfluß von Giften auf die zur Meiose führenden Stoffwechselvorgänge bei Sabellaria spinulosa. Experientia (Basel) 10, 184—185 (1954a). ~ Stoffe und Strömungen in der Spindel von Cyclops strenuus. Ein Beitrag zur Mechanik der Mitose. Chromosoma (Berl.) 6, 199—236 (1954b). — STICH, H., MCINTYRE, J.: X-ray absorption studies on the nuclear protein and RNA content during the development of the mitotic apparatus. Exp. Cell Res. 14, 635—638 (1958). — STOCKDALE, F. E., HOLTZER, H.: DNA synthesis and myogenesis. Exp. Cell Res. 24, 508—520 (1961). — STOCKDALE, F. E., TOPPER, Y. J.: The role of DNA synthesis and mitosis in hormon-dependent differentiation. Proc. nat. Acad. Sci. (Wash.) 56, 1283—1289 (1966). — STÖCKER, E.: Der Proliferationsmodus in Niere und Leber. Verh. dtsch. Ges. Path. 50. Tagg, 53—74 (1966). — STÖCKER, E., BACH, G.: Zur Proliferation und DNS-Syntheserate des Leberparenchyms nach Teilhepatektomie. Autoradiographische Untersuchungen mit $^3$H-Thymidin. Naturwissenschaften 52, 264—265 (1965). — STÖCKER, E., CAIN, H., HEINE, W.-D.: Zur initialen Zellvermehrung der Tubulusepithelien nach Ischämie der kontralateralen Niere. Naturwissenschaften 51, 195—196 (1964). — STÖCKER, E., HEINE, W.-D.: Zum initialen Mitosegipfel in Tubulusepithelien nach Ischämie der kontralateralen Niere.

(Autoradiographische Untersuchungen mit $^3$H-Thymidin). Naturwissenschaften **52**, 212 (1965a). ~ Über die Proliferation von Nieren- und Leberepithel unter normalen und pathologischen Bedingungen. Autoradiographische Untersuchungen mit $^3$H-Thymidin an der Ratte. Beitr. path. Anat. **131**, 410—434 (1965b). — STONE, G. E., PRESCOTT, D. M.: Cell division and DNA synthesis in Tetrahymena pyriformis deprived of essential amino acids. J. Cell Biol. **21**, 275—281 (1964). — STOSCH, H. A. v., DREBES, G.: Der Stemmkörper und andere Besonderheiten der Diatomeenzytologie. Naturwissenschaften **52**, 311 (1965). — STRANGEWAYS, T. S. P.: Observations on the changes seen in living cells during growth and division. Proc. roy. Soc. B **94**, 137—141 (1922). — STRASBURGER, E.: Zellbildung und Zellteilung, 1. Aufl. Jena: Gustav Fischer 1875. ~ Über ein zu Demonstrationen geeignetes Zellteilungsobjekt. Jena. Z. **13**, 93 (1879). ~ Zellbildung und Zellteilung, 3rd ed. Jena: Gustav Fischer 1880. — STRAUB, J.: Neuere karyologische Probleme und Ergebnisse. IV. Die Spiralkultur der Chromosomen. Z. Bot. **33**, 65—126 (1938). — STUBBLEFIELD, E., BRINKLEY, B. R.: Architecture and function of the mammalian centriole. Aus: Formation and fate of cell Organelles. Symp. internat. Soc. Cell Biology **6**, 175—218 (1967), ed. K. BREHME WARREN. New York-London: Academic Press. — SUMMERS, L. G.: Variation of cell and nuclear volume of Tetrahymena pyriformis with three parameters of growth: age of culture, age of cell and generation time. J. Protozool. **10**, 288 bis 293 (1963). — SVEDBERG, TH.: Über die Ergebnisse der Ultrazentrifugierung und Diffusion für die Eiweißchemie. Kolloid-Z. **85**, 119 (1938). — SWANN, M. M.: Protoplasmic structure and mitosis. I. The birefringence of the metaphase spindle and asters of the living sea-urchin egg. J. exp. Biol. **28**, 417—433 (1951a). ~ Protoplasmic structure and mitosis. II. The nature and cause of birefringence changes in the sea-urchin egg at anaphase. J. exp. Biol. **28**, 434—444 (1951b). ~ Structural agents in mitosis. Int. Rev. Cytol. **1**, 195—210 (1952). ~ The mechanism of cell-division: A study with carbon monoxide in the sea-urchin egg. Quart. J. micr. Sci. **94**, 369—379 (1953). ~ The mechanism of cell division: Experiments with ether on the sea urchin egg. Exp. Cell Res. **7**, 505—517 (1954). ~ The control of cell division: A review. I. General mechanisms. Cancer Res. **17**, 727—757 (1957). ~ The control of cell division: a review. II. Special mechanisms. Cancer Res. **18**, 1118—1160 (1958). — SWANN, M. M., MITCHISON. J. M.: Cleavage of sea urchin eggs in colchicin. J. exp. Biol. **30**, 506—514 (1953). — SWARTZ, F. J.: The development in the human liver of multiple desoxyribose nucleic acid (DNA) classes and their relationship to the age of the individual. Chromosoma (Berl.) **8**, 53—72 (1956). — SZENT-GYÖRGYI, A.: Cell division and cancer. Science **149**, 34—37 (1965). — SZOLLOSI, D.: The structure and function of centrioles and their satellites in the jellyfish Phialidium gragarium. J. Cell Biol. **21**, 465—479 (1964).

TAHMISIAN, T. N., DEVINE, R. L., WRIGHT, B. J.: The ultrastructure of the plasma membrane at the division of grasshopper germ cells. Z. Zellforsch. **77**, 316—324 (1967). — TAKATS, S. T., SMELLIE, R. M. S.: Thymidine degradation products in plant tissues labelled with tritiated thymidine. J. Cell Biol. **17**, 59—66 (1963). — TAMIYA, H.: Control of cell division in microalgae. J. cell. comp. Physiol. **62**, 157—174 (1963). ~ Growth and cell division of Chlorella. In: Synchrony in cell division and growth, ed. by E. ZEUTHEN, p. 247—305. New York: Interse. Publ. 1964. ~ Synchronous cultures of algae. Ann. Rev. Plant Physiol. **17**, 1—26 (1966). — TAMIYA, H., IWAMURA, T., SHIBATA, K., HASE, E., NIHEI, T.: Correlation between photosynthesis and light-independent metabolism in the growth of Chlorella. Biochim. biophys. Acta (Amst.) **12**, 23—40 (1953). — TANAKA, H., HANAOKA, M., AMANO, SH.: Observations on the centriole of interkinetic blood cells under the electron microscope by ultra-thin sections. Relationship between the centrioles and Golgi canaliculi. Acta haemat. jap. **20**, 85—98 (1957). — TANDLER, C. J.: Detection and origin of nucleolar components: A model for nuclear RNA function. Nat. Cancer Inst. Monogr. **23**, 181—191 (1966), ed. W. S. VINCENT and O. L. MILLER. — TAURO, P., SCHWEIZER, E., EPSTEIN, R., HALVORSON, H. O.: Synthesis of macromolecules during the cell cycle in yeast. Aus: The cell cycle, gene-enzyme interactions, ed. G. M. PADILLA, G. L. WHITSON and I. L. CAMERON, p. 101—118. New York and London: Academic Press 1969. — TAYLOR, E. W.: Relation of protein synthesis to the division cycle in mammalian cell cultures. J. Cell Biol. **19**, 1—18 (1963). ~ Control of DNA synthesis in mammalian cells in culture Exp. Cell Res. **40**, 316—332 (1965). — TAYLOR, J. H.: The mode of chromosome duplication in Crepis capillaris. Exp. Cell Res. **15**, 350—357 (1958). ~ Nucleic acid synthesis in relation to the cell division cycle. Ann. N. Y. Acad. Sci. **90**, 409—421 (1960a). Asynchronous duplication of chromosomes in cultured cells of Chinese hamster. J. biophys. biochem. Cytol. **7**, 455—464 (1960b). ~ The duplication of chromosomes. Probleme der biologischen Reduplikation, S. 9—28. Berlin-Heidelberg-New York: Springer 1966. ~ Rates of chain growth and units of replication in DNA of mammalian chromosomes. J. molec. Biol. **31**, 579—594 (1968). — TAYLOR, J. H., MCMASTER, R. D.: Autoradiographic and microphotometric studies of desoxyribose nucleic acid during microgametogenesis in Lilium longiflorum. Chromosoma (Berl.) **6**, 489—521 (1954). — TAYLOR, J. H., WOODS, P. S., HUGHES, W. L.: The organization and duplication of chromosomes as revealed by autoradiographic studies using tritium labelled thymidine. Proc. nat. Acad. Sci. (Wash.) **43**, 122—128 (1957). — TEIR, H., ISOTALO, A.: Influence of cortisone on mitosis. I. Effect of single dose and prolonged application. Ann. Med. exp. Fenn. **31**, 171—180 (1953). — TEIR, H., LAHTIHARJU, A., ALHO, A., FORSELL, K.-J.: Autoregulation of growth by tissue breakdown products. In: Control of cellular growth in adult organisms, ed. by H. TEIR and T. RYTÖMAA, p. 67—82. London: Acad. Press 1967. — TERASIMA, T., TOLMACH, L. J.: Growth and nucleic acid synthesis in synchronously dividing populations of Hela cells. Exp. Cell Res. **30**, 344—362 (1963). — TERASIMA, T., YASUKAWA, M.: Synthesis of $G_1$ protein preceding DNA synthesis in cultured mammalian cells. Exp. Cell Res. **44**, 669—672 (1966). — TERRA, N. DE: The effect of enucleation on restoration of the interphase rate of $^{32}$P uptake after cell division in Stentor coeruleus. Exp. Cell Res. **21**, 34—40 (1960a). ~ A study of nucleo-cytoplasmic interactions during cell division in Stentor coeruleus. Exp. Cell Res. **21**, 41—48 (1960b). ~ Macronuclear DNA synthesis in Stentor: Regulation by a cytoplasmic initiator. Proc. nat. Acad. Sci. (Wash.) **57**, 607—614 (1967). — THOMAS, C. A.: The organization of DNA in bacteriophage and bacteria. In: Molecular genetics, ed. by J. H. TAYLOR. New York: Acad. Press 1963. — THOMAS, R. J.: The fine structure of early development of a vertebrate embryo: the kinetochore. J. Cell Biol. **35**, 133A (1967). — THORMAR, H.: Effect of temperature on the reproduction rate of Tetrahymena pyriformis. Exp. Cell Res. **28**, 269—279 (1962). — TIEPOLO, L., ZARA, C., FRACCARO, M.: Chromosome DNA replication in human tumor cells labelled in vivo and in vitro. Europ. J. Cancer **3**, 353—360 (1967). — TIJO, J. H., LEVAN, A.: Quadruple structure of the centromere. Nature (Lond.) **165**, 368 (1950). — TILL, J. E., WITHMORE, G. F., GULYAS, S.: Deoxyribonucleic acid synthesis in individual L-strain mouse cells. II. Effects of thymidine starvation. Biochim. biophys. Acta (Amst.) **72**, 277—289 (1963). — TILNEY, L. G., MARSLAND, D.: A fine structural analysis of cleavage induction and furrowing in the eggs of Arbacia punctulata. J. Cell Biol. **42**, 170—184 (1969). — TIMASKEVIČ, T. B.: Tagesveränderung der Mitoseaktivität und der Verteilung der Mitosen in der Magenschleimhaut weißer Ratten. Bjull. éksp. biol. med (Moskau) **55**, 100—104 (1963). — TISCHLER, G.: Allgemeine Pflanzenkaryologie. In: Handbuch der Pflanzenanatomie. Berlin: Borntraeger 1934—1963. — TOBEY, R. A., ANDERSON, E. C., PETERSEN, D. F.: The effects of thymidine on the duration of $G_1$ in chinese hamster cells. J. Cell Biol. **35**, 53—59 (1967). — TOKUMITSU, T., MARAMOROSCH, K.: Cytoplasmic protrusions in insect cells during mitosis in virto. J. Cell Biol. **34**, 677—683 (1967). — TOKUYASU, K., MADDEN, S. C., ZELDIS, L. J.: Fine structural alterations of interphase nuclei of lymphocytes stimulated to growth activity in vitro. J. Cell Biol. **39**, 630—660 (1968). — TRANKOWSKY, D. A.: „Leitkörperchen“ der Chromosomen bei einigen Angiospermen. Z. Zellforsch. **10**, 736—743 (1930). — TREPEL, F.: Tumorzellproliferation. Theorie und Ergebnisse. Med. Klin. **63**, 656—661 (1968). — TROWELL, O. A.: The culture of mature organs in a synthetic medium. Exp. Cell Res. **16**, 118—147 (1959). — TROY, M. R., WIMBER, D. E.: Evidence for a constancy of the DNA synthetic period between diploid-polyploid groups in plants. Exp. Cell Res. **53**, 145—154 (1968). — TUPPY, H., WINTERSBERGER, E.: Mitochondrien als Träger genetischer Information. In: Probleme der biologischen Reduplikation, Hrsg. P. SITTE, S. 325—335. Berlin-Heidelberg-New York: Springer 1966. — TURKINGTON, R. W., TOPPER, Y. J.: Androgen inhibition of mammary gland differentiation in vitro. Endocrinology **80**, 329—336 (1967).

UPCOTT, M.: (1) The external mechanics of the chromosomes. VI. Proc. roy. Soc. **124**, 336—361 (1937). ~ (2) Timing unbalance at meiosis in the pollen-sterile Lathyrus odoratus. Cytologia, Fujii Vol. 299—310 (1937). — URETZ, R. B., BLOOM, W., ZIRKLE, R. E.: Irradiation of parts of individual cells. II. Effects of an ultraviolet microbeam focused on parts of chromosomes. Science **120**, 197—199 (1954).

VAN'T HOF, J.: Discrepancies in mitotic cycle time when measured with tritiated thymidine and colchicine. Exp. Cell Res. **37**, 292—299 (1965a). ~ Relationships between mitotic cycle duration, S period duration and the average rate of DNA synthesis in the root meristem cells of several plants. Exp. Cell Res. **39**, 48—58 (1965b). ~ Comparative cell population kinetics of tritiated thymidine labeled diploid and colchicine-induced tetraploid cells in the same tissues of Pisum. Exp. Cell Res. **41**, 274—288 (1966). ~ RNA synthesis during G1, S and G2 periods of diploid and colchicine-induced tetraploid cells in the same tissue of Pisum. Exp. Cell Res. **45**, 638—645 (1967). — VAN'T HOF, J., SPARROW, A. H.: A relationship between DNA content, nuclear volume, and minimum mitotic cycle time. Proc. nat. Acad. Sci. (Wash.) **49**, 897—902 (1963). — VASILIEV, M., GELFANT, I. M.: Surface changes disturbing intracellular homeostasis as a factor inducing cell growth and division. Currents in Modern Biol. **2**, 43—55 (1968). — VIRCHOW, R.: Die endogene Zellenbildung beim Krebs. Arch. path. Anat. **3**, 197—227 (1851). ~ Cellular-Pathologie. Arch. path. Anat. **8**, 3—39 (1855). — VIROLAINEN, M.: Humoral factors in liver cell proliferation. In: Control of cellular growth in adult organisms, ed. by H. TEIR and H. RYTÖMAA, p. 232—249. London: Acad. Press 1967.

WADA, B.: Mikrurgische Untersuchung lebender Zellen in der Teilung. II. Das Verhalten der Spindelfigur und einige ihrer physikalischen Eigenschaften in den somatischen Zellen.

Cytologia (Tokyo) **6**, 381—406 (1935). ~ Über die Spindelfigur bei der somatischen Mitose der Prothalliumzellen von Osmunda japonica Thumb. in vivo. Cytologia (Tokyo) **11**, 353—368 (1941). ~ The mechanism of mitosis based on studies of the submicroscopic structure and of the living state of the Tradescantia cell. Cytologia (Tokyo) **16**, 1—26 (1950). ~ Analysis of mitosis. Cytologia (Tokyo) **30**, Suppl. 158 S (1966). — WADDINGTON, C. H., PERRY, M.M.: Peri-nuclear structures in late anaphase in some amphibian mesenchyme cells. Exp. Cell Res. **41**, 694—696 (1966). — WAGENAAR, E. B.: End to end chromosome attachments in mitotics interphase and their possible significance to meiotic chromosome pairing. Chromosoma (Berl.) **26**, 410—426 (1969). — WALDEYER, W.: Über Karyokinese und ihre Beziehungen zu den Befruchtungsvorgängen. Arch. mikr. Anat. **32**, 1—122 (1888). — WALKER, P. M. B., YATES, H. B.: Some nuclear components of dividing cells. Proc. roy. Soc. B **140**, 274—299 (1952). — WALTERS, M. S.: Aberrant chromosome movement and spindle formation in meiosis of Bromus hybrids: An interpretation of spindle organization. Amer. J. Bot. **45**, 271—289 (1958). — WANKA, F.: Untersuchungen über die Wirkung des Lichts auf die Zellteilung von Chlorella pyrenoidosa. Arch. Mikrobiol. **34**, 161—188 (1959). ~ Über den Einfluß des Lichts auf die Nukleinsäuresynthese bei Synchronkulturen von Chlorella pyrenoidosa. Ber. dtsch. bot. Ges. **75**, 457—464 (1962). — WARIS, H.: Cytophysiological studies on Micrasterias. 1. Nuclear and cell division. Physiol. Plantarum (Copenh.) **3**, 1—16 (1950). — WASSERMANN, F.: Zur Analyse der mitotischen Kern- und Zellteilung. Z. Anat. Entwickl.-Gesch. **80**, 344—432 (1926). ~ Wachstum und Vermehrung der lebendigen Masse. In: Handbuch der mikroskopischen Anatomie des Memschen, Bd. I/2. Berlin: Springer 1929. ~ Mechanismus der Mitose. Arch. exp. Zellforschn. **22**, 238—251 (1939). — WATANABE, Y., IKEDA, M.: Evidence for the synthesis of the "division protein" in Tetrahymena pyriformis. Exp. Cell Res. **38**, 432-434 (1965a). ~ Isolation and characterization of the division protein in Tetrahymena pyriformis. Exp. Cell Res. **39**, 443—452 (1965b). ~ Further confirmation of "division protein" fraction in Tetrahymena pyriformis. Exp. Cell Res. **39**, 464—469 (1965c). — WATSON, J. D., CRICK, F. H. C.: Molecular structure of nucleic acids. Nature (Lond.) **171**, 737—738 (1953). — WATTS, A. H. G.: Spermatogenesis in the slug, Arion subfuscus. J. Morph. **91**, 53—77 (1952). — WAUGH, D. F.: Protein-protein interactions. Advanc. Protein Chem. **9**, 325—437 (1954). — WEBER, H. H.: The motility of muscle and cells. Cambridge/Mass.: Harvard Univ. Press 1958. — WEGENER, K., HOLLWEG, S.: Autoradiographische Bestimmung der Generationszeit und der Dauer von Teilphasen bei fetalen Zellen der Ratte. Anat. Anz. **115**, 134—140 (1964). — WEGENER, K., HOLLWEG, S., MAURER, W.: Autoradiographische Bestimmung der DNS-Verdopplungszeit und anderer Teil-Phasen des Zellzyklus bei fetalen Zellarten der Ratte. Z. Zellforsch. **63**, 309—326 (1964). — WEISENBERG, R., TAYLOR, E. W.: Studies on ATPase activity of sea urchin eggs and the isolated mitotic apparatus. Exp. Cell Res. **53**, 372—384 (1968). — WEISS, J. M.: Mitochondrial changes induced by potassium and sodium in the duodenal absorptive cell as studied with the electron microscope. J. exp. Med. **102**, 783—788 (1955). — WEISS, P.: Differential growth. In: A. K. PARPART, The chemistry and physiology of growth, p. 135—186. Princeton Univ. Press 1949. ~ Self-regulation of organ growth by its own products. Science **115**, 487—488 (1952). — WEISS, P. B.: Homoplastic grafting in Stentor coeruleus. Biol. Bull. **100**, 116—126 (1951). ~ Morphogenesis in protozoa. Quart. Rev. Biol. **29**, 207—229 (1954). ~ Experiments on the initiation of division in Stentor coeruleus. J. exp. Zool. **131**, 137—162 (1956). — WELLING, W., COHEN, J. A.: Disturbance of RNA turnover in the cell nucleus by x-irradiation in the early phase of rat liver regeneration. Biochim. biophys. Acta (Amst.) **42**, 181—182 (1960). — WENNEKER, A. S., SUSSMANN, N.: Regeneration of liver tissue following partial hepatectomy in parabiotic rats. Proc. Soc. exp. Biol. (N.Y.) **76**, 683—686 (1951). — WENT, F. A. F.: Beobachtungen über Kern- und Zellteilung. Ber. dtsch. bot. Ges. **5**, 247 (1887). — WENT, H. A.: Some immunochemical studies on the mitotic apparatus of the sea urchin. J. biophys. biochem. Cytol. **5**, 353—356 (1959a). ~ Studies on the mitotic apparatus of the sea urchin by means of antigen-antibody reactions in agar. J. biophys. biochem. Cytol. **6**, 447—455 (1959b). ~ Dynamic aspects of mitotic apparatus protein. Ann. N.Y. Acad. Sci. **90**, 422—429 (1960). ~ Structural modifications of the mitotic apparatus during the early cleavages in sand dollar eggs. Chromosoma (Berl.) **13**, 219—242 (1962). ~ An indirect method to assay for mitotic centers in sand dollar (Dendraster excentricus) eggs. J. Cell Biol. **30**, 555—562 (1966a). ~ The behavior of centrioles and the structure and formation of the achromatic figure. Protoplasmatologia **6**, G 1 (1966b). — WESSELS, N. K.: DNA synthesis, mitosis and differentiation in pancreatic acinar cells in vitro. J. Cell Biol. **20**, 415—433 (1964). WHALEY, W. G.: Proposals concerning replication of the Golgi apparatus. In: Probleme der biologischen Reduplikation, herausgeg. v. P. SITTE, S. 340—371. Berlin-Heidelberg-New York: Springer 1966. — WHALEY, W. G., DAUWALDER, M., KEPHART, J. E.: The Golgi apparatus and an early stage in cell plate formation. J. Ultrastruct. Res. **15**, 169—180 (1966). — WHEELOCK, E. F.: The role of protein synthesis in the eclipse period of Newcastle disease virus multiplication in HeLa cells as studied with puromycin. Proc. nat. Acad. Sci. (Wash.) **48**, 1358—1366 (1962). —

WHITE, M. J. D.: The effects of X-rays on mitosis in the spermatogonial divisions of Locusta migratoria. Proc. roy. Soc. **119**, 61—85 (1935). ~ Chromosome cycle of Ascaris megalocephala. Nature (Lond.) **137**, 783 (1936). ~ The effect of X-rays on the first meiotic division in three species of Orthoptera. Proc. roy. Soc. **124**, 183—197 (1937). ~ A new and anomalous type of meiosis in a mantid, Callamantis antillarum Saussure. Proc. roy. Soc. **125**, 516—523 (1938). ~ The origin and evolution of multiple sex-chromosomes mechanics. J. Genet. **40**, 303—336 (1940). ~ The evolution of the sex chromosomes. J. Genet. **42**, 143—172 (1941). — WHITFIELD, J. F., YOUDALE, T.: Synchronisation of cell division in suspension cultures of L strain mouse cells. Exp. Cell Res. **38**, 208—210 (1965). — WILLIAMS, N. E.: Structural development in synchronously dividing Tetrahymena pyriformis. In: Synchrony in cell division, ed. by E. ZEUTHEN, p. 159—175. New York: Intersc. Publ. 1964. — WILLIAMSON, D. H., SCOPES, A. W.: The behaviour of nucleic acids in synchronously dividing cultures of Saccharomyces cerevisiae. Exp. Cell Res. **20**, 338—349 (1960). — WILSON, E. B.: The distribution of the chondriosomes to the spermatozoa in scorpions. Proc. nat. Acad. Sci. (Wash.) **2**, 321—324 (1916). ~ The cell in development and heredity, 3rd ed. New York: MacMillan 1928. — WILSON, H. J.: The fine structure of the kinetochore in meiotic cells of Tradescantia. Planta (Berl.) **78**, 379—385 (1968). ~ Arms and bridges on microtubules. In the mitotic apparatus. J. Cell Biol. **40**, 854—859 (1969). — WILSON, J. W.: Diurnal rhythm of mitotic activity in the liver of the mouse. Anat. Rec. **101**, 672—673 (1948). — WILT, F. H., SAKAI, H., MAZIA, D.: Old and new protein in the formation of the mitotic apparatus in cleaving sea urchin eggs. J. molec. Biol. **27**, 1—7 (1967). — WIMBER, D. E.: Asynchronous replication of deoxyribonucleic acid in root tip chromosomes of Tradescantia paludosa. Exp. Cell Res. **23**, 402—407 (1961). — WISLON, G. B., MORRISON, J. H.: Nucleus (Calcutta) **1**, 45—56 (1958). — WOLF, E.: Die Anordnung der Chromosomen im Spermienkern von Dicranomyia trinotata Meig. Chromosoma (Berl.) **1**, 336—342 (1940). — WOLF, U., FLINSPACH, G., BÖHM, R., OHNO, S.: DNS-Reduplikationsmuster bei den Riesen-Geschlechtschromosomen von Microtus agrestis. Chromosoma (Berl.) **16**, 609—617 (1965). — WOLLGIEHN, R., MOTHES, K.: Über die Inkorporation von $^3$H-Thymidin in ie Chloroplasten-DNS von Nicotiana rustica. Exp. Cell Res. **35**, 52—57 (1964). — WOLPERT, L.: The mechanics and mechanism of cleavage. Int. Rev. Cytol. **10**, 163—216 (1960). ~ The mechanical properties of the membrane of the sea urchin egg during cleavage. Exp. Cell Res. **41**, 385—396 (1966). — WOODARD, J., GELBER, B., SWIFT, H.: Nucleoprotein changes during the mitotic cycle in Paramecium aurelia. Exp. Cell Res. **23**, 258—264 (1961 a). — WOODARD, J., RASCH, E., SWIFT, H.: Nucleic acid and protein metabolism during the mitotic cycle in Vicia faba. J. biophys. biochem. Cytol. **9**, 445—462 (1961 b). — WOODRUFF, L. L., BAITSELL, G. A.: The temperature coefficient of the rate of reproduction of Paramecium aurelia. Amer. J. Physiol. **29**, 147—155 (1911). — WRBA, H., RABES, H., ZINTL, W.: Zur Biologie induzierter Wachstumvorgänge in der Leber in vivo und im Explantat. Virchows Arch. path. Anat. **336**, 12—15 (1962). — WRIGHT, S. T. C.: Growth and cellular differentiation in the wheat coleoptile (Triticum vulgare L.). I. Estimation of cell number, cell volume, and certain nitrogenous constituents. J. exp. Bot. **12**, 303—318 (1961). — WUNDERLICH, V., SCHÜTT, M., GRAFFI, A.: Über Differenzen im DNS-Gehalt von Mitochondrien aus Tumor- und Normalgeweben. Acta biol. med. germ. **17**, K27—K32 (1966). — WURTMAN, R. J., AXELROD, J., POTTER, L. T.: The disposition of catecholamines in the rat uterus and the effect of drugs and hormones. J. Pharmacol. exp. Ther. **144**, 150—155 (1964). — WURTMAN, R. J., CHU, E. W., AXELROD, J.: Relation between the oestrous cycle and the binding of catecholamines in the rat uterus. Nature (Lond.) **198**, 547—548 (1963).

XEROS, N.: Deoxyriboside control and synchronization of mitosis. Nature (Lond.) **194**, 682—683 (1962).

YARMOLINSKY, M. B., HABA, G. L. DE LA: Inhibition by puromycin of amino acid incorporation into protein. Proc. nat. Acad. Sci. (Wash.) **45**, 1721—1729 (1959). — YASUZUMI, G., SUGIHARA, R.: The fine structure of nuclei as revealed by electron microscopy. II. The process of nucleolus reconstitution in Ehrlich ascites tumor cell nuclei. Exp. Cell Res. **40**, 45—55 (1965). — YASUZUMI, G., TANAKA, H.: Spermatogenesis in animals as revealed by electron microscopy. VI. Researches on the spermatozoon-dimorphism in a pond snail Cipangopaludina malleata. J. biophys. biochem. Cytol. **4**, 621—632 (1958). — YOFFEY, J. M.: Quantitative cellular haematology. Springfield/Ill.: Thomas 1960. — YOFFEY, J. M., COURTICE, F. C.: Lymphatics, lymph and lymphoid tissue. London: Arnold 1956.

ZAKHAROV, A. F., EGOLINA, N. A.: Asynchrony of DNA replication and mitotic spiralization along heterochromatic portions of chinese hamster chromosomes. Chromosoma (Berl.) **23**, 365—385 (1968). — ZETTERBERG, A.: Synthesis and accumulation of nuclear and cytoplasmic proteins during interphase in mouse fibroblasts in vitro. Exp. Cell Res. **42**, 500—511 (1966 a). ~ Nuclear and cytoplasmic nucleic acid content and cytoplasmic protein synthesis during interphase in mouse fibroblasts in vitro. Exp. Cell Res. **43**, 517—525 (1966 b). — ZETTERBERG, A., KILLANDER, D.: Quantitative cytochemical studies on interphase growth. II. Derivation of synthesis curve from the distribution of DNA, RNA and mass values of individual mouse fibroblasts in vitro. Exp. Cell Res. **39**, 22—32 (1965a). ~ Quantitative cytophotometric and autoradiographic studies on the rate of protein synthesis during interphase in mouse fibroblasts in vitro. Exp. Cell Res. **40**, 1—11 (1965b). — ZEUTHEN, E.: Respiration and cell division in eggs of sea urchin Psammechinus miliaris. Nature (Lond.) **160**, 577—578 (1947). ~ Respiration and cell division in the egg of the sea urchin Psammechinus miliaris. Biol. Bull. **98**, 144—151 (1950a). ~ Respiration and cell division in the egg of Urechis caupo. Biol. Bull. **98**, 152—160 (1950b). ~ Segmentation, nuclear growth and cytoplasmic storage in eggs of echinoderms and amphibia. Pubbl. Staz. zool. Napoli **23**, Suppl. 47 (1951). ~ Growth as related to the cell cycle in single-cell cultures of Tetrahymena pyriformis. J. Embryol. exp. Morph. **1**, 239—249 (1953a). ~ Oxygen uptake as related to body size in organisms. Quart. Rev. Biol. **28**, 1—12 (1953b). ~ Mitotic respiratory rhythm in single eggs of Psammechinus miliaris and of Ciona intestinalis. Biol. Bull. **108**, 366—385 (1955). ~ Cycling in oxygen consumption in cleaving eggs. Exp. Cell Res. **19**, 1—6 (1960). ~ Cell division and protein synthesis. Proc. I. IUB/IUBS Symp. **2**, 537—548 (1961). London: Acad. Press. ~ The temperature-induced division synchrony in Tetrahymena. In: Synchrony in cell division and growth, ed. E. ZEUTHEN, p. 99—158. New York: Intersc. Publ. 1964. — ZEUTHEN, E., SCHERBAUM, O. H.: Synchronous divisions in mass cultures of the ciliate protozoon Tetrahymena pyriformis, as induced by temperature changes. In: Recent developments in cell physiology, ed. by J. A. KITCHING, p. 141—157. London: Buttersworths 1954. — ZIMMERMAN, A. M., SILBERMAN, L.: Cell division: The effects of hydrostatic pressure on the cleavage schedule in Arbacia punctulata. Exp. Cell Res. **38**, 454—464 (1965). ~ Studies on incorporation of $^3$H-thymidine Arbacia eggs under hydrostatic pressure. Exp. Cell Res. **46**, 469—476 (1967). — ZIMMERMANN, K. W.: Beiträge zur Kenntnis einiger Drüsen und Epithelien. Arch. mikr. Anat. **52**, 552—706 (1898). — ZIMMERMANN, W.: Cytologische Untersuchungen am Sphacelaria furca Ag. Ein Beitrag zur Entwicklungsphysiologie der Zelle. Z. Bot. **15**, 113—175 (1923). ~ Unser heutiges Wissen von der Evolution. Med. Grundlagenforsch. **3**, 651—704 (1960). — ZIRKLE, R. E.: Partial-cell irradiation. Advanc. biol. med. Phys. **5**, 104—146 (1957).

# Biochemie der Mitose

Von

Franz Duspiva (Heidelberg)

Mit 18 Abbildungen

## A. Allgemeines

Unter Mitose („indirekte Kernteilung“ oder „Karyokinese“) versteht man einen Kernteilungsmodus, dessen Funktion darin besteht, die durch Verdopplung der Längselemente gebildeten Chromatiden nach bestimmten Regeln auf die beiden Tochterkerne zu verteilen, wodurch das genetische Material verlustlos von einer Zellgeneration auf die folgende übertragen wird. Obwohl Anton Schneider (1873) und Otto Bütschli (1875) wertvolle Einblicke in diesen Vorgang gewonnen haben, waren es W. Flemming (1879—1883) und E. Strasburger (1884), welche die mitotische Zellteilung in allen ihren wesentlichen Aspekten richtig erkannt und beschrieben haben. Flemming hat den Begriff „*Mitose*“ geprägt, der heute alle früher gebräuchlichen Synonyme verdrängt hat.

Der tiefgreifende Wandel der Zell- und Kernstrukturen im Verlauf einer Mitose bezieht sich hauptsächlich auf drei Teilvorgänge:

a) Eine *Serie cyclischer Prozesse*, welche die Chromosomen betrifft. Durch einen Vorgang von Dehydratation und Spiralisation werden während der Prophase der Kernteilung die bis dahin unsichtbaren Chromosomen verdichtet und sichtbar, in der Telophase verquellen sie wieder bei Entspiralisation der Längselemente zu irregulären Bläschen, welche miteinander verschmelzen und unsichtbar werden.

b) *Die Ausbildung der mitotischen Spindel*, die nach Verschwinden der Kernmembran als Bündel von Spindelfasern zwischen den Centrosomen in Erscheinung tritt. Ein Teil dieser Fasern (chromosomale Fasern) zieht vom Centrosom zum Kinetochor der Chromosomen. Durch Vermittlung dieser Fasern ordnen sich die Chromosomen während der Metaphase in der Aquätorialebene der Spindel an. Ein anderer Teil der Fasern zieht von einem Centrosom zum anderen.

c) *Die Wanderung der Chromatiden* zu den Polen der mitotischen Spindel während der Anaphase. Diese drei Teilvorgänge der Mitose sind bis heute noch fast ausschließlich ein Forschungsgegenstand der morphologisch orientierten Cytologie geblieben, denn sie laufen im wesentlichen auf jener Ebene komplexer Makromolekülverbände ab, mit der sich bisher ausschließlich die Biologie beschäftigt hat. So ist auch heute noch die gebräuchliche Terminologie der mitotischen Prozesse der Begriffswelt des Cytologen angepaßt.

Da noch sehr wenig darüber bekannt ist, wie cytologische Formelemente aus Makromolekülen bzw. deren Vorstufen aufgebaut werden, finden sich in unseren Tagen erst die Ansätze zu einem Verständnis der mitotischen Prozesse auf molekularer Ebene. Es existieren noch keine gesicherten Vorstellungen über den molekularen Kontraktionsmechanismus der Spindelfasern. Auch sind die für den Ablauf der Mitose so entscheidend wichtigen Funktionen der Centrosomen und der Kinetochore ihrem Wesen nach noch gänzlich unbekannt. So kann der Biochemiker zum mitotischen Prozeß als solchen noch keine größeren Beiträge leisten. Mehr weiß man hingegen über die Voraussetzungen, die erfüllt sein müssen, damit eine Zelle in die Mitose eintreten kann, und welche Regulationen hierbei wirksam sind. Denn es handelt sich bei der Mitose nicht um einen Zellprozeß unter vielen anderen, sondern um einen ganz besonderen: die Mitose leitet das Ende eines *Zellcyclus* ein, ihr folgt in der Norm unmittelbar die Zellteilung, die *ein* Zellleben abschließt, um *zwei neue* entstehen zu lassen. Wie MAZIA (1961) in seiner großartigen Monographie über die Mitose ausführt, liegt dem Zellcyclus eine wohlgeregelte Sequenz von biochemischen und morphologischen Prozessen bzw. Ereignissen zugrunde. Ein besonders wichtiges Problem ist hierbei die kausale Verknüpfung aller dieser Einzelprozesse. Welche Ereignisse im Zellcyclus laufen simultan, welche sukzedan ab? Wo sind die Stationen im Lebenslauf einer Zelle, von denen aus es nur noch ein „*Vorwärts*" zur Mitose und Teilung, aber kein „*Zurück*" mehr gibt? Nach allem was wir heute wissen, kommt zwei Ereignissen im Zellcyclus eine besondere Bedeutung zu.

### a) Die Auslösung der Synthese der Desoxyribonucleinsäure

Die Verdopplung der Menge dieser die genetische Information repräsentierenden Substanz in der Interphase ist zwar eine unabdingbare Voraussetzung, aber keine zwingende Ursache der nachfolgenden Zellteilung.

### b) Die Mitose

Die Mitose geht jeder Zellteilung voraus. Der großartige Gestaltswandel, der mit der Bildung, Funktion und Auflösung des mitotischen Apparates verbunden ist, stellt unter vielen anderen vor allem die eine Frage, ob es ein spezifisches „*Teilungsprotein*" gibt, das speziell für die Mitose hergestellt wird.

Wir wissen, daß die Prozesse, welche eine Zelle zur Teilung vorbereiten, schon früh in der Interphase beginnen[1]. Aber die Frage, welches der „Trigger" ist, der die Entscheidung trifft, ob eine Zelle sich teilen wird oder nicht, kann man heute noch nicht klar beantworten. Wir wissen lediglich, daß gewisse Bedingungen gegeben sein müssen, damit eine Zelle sich teilen kann. Neben der Verdopplung ihres DNS-Gehaltes muß eine Zelle im allgemeinen vorher eine bestimmte Größe oder Masse erreicht haben. Zahlreiche weitere Faktoren üben auf die Teilungsbereitschaft von Zellen einen Einfluß aus, wie humorale Einflüsse oder Kontaktverhältnisse der Zellen untereinander. Im allgemeinen wird die Teilungsbereitschaft beim Vielzeller von der Gesamtheit der übrigen Zellen, beim Einzeller vornehmlich von Außenfaktoren dirigiert. Über den Wirkungsmechanismus dieser Faktoren ist man noch weitgehend im unklaren. Wahrscheinlich beeinflussen sie direkt oder indirekt die Aktivität der Zelle zur Synthese spezifischer Proteine, darunter auch solcher, die für den Ablauf der Mitose und Zellteilung als Substrate oder Enzyme unabdingbar notwendig sind, vielleicht aber auch regulative Funktionen besitzen. Die phasenspezifische Wirkung gewisser Antibiotica (z.B. Actinomycin oder Puromycin) auf den Ablauf der Mitose von Säugerzellen, die den Vorgang der biologischen Eiweißsynthese hemmen, zeigen mit aller Deutlichkeit, daß an bestimmten Stationen der Mitose (Beginn der Prophase; Übergang von Prophase zur Metaphase) neusynthetisierte Proteine eine wichtige Rolle spielen.

Da jedoch alle Prozesse, welche der Vorbereitung zur Teilung dienen, sehr eng mit dem Gesamtstoffwechsel der Zelle verflochten sind, stößt eine isolierte Darstellung der Biochemie der Mitose auf begreifliche Schwierigkeiten. Es kann sich im folgenden daher nur um einen lückenhaften Überblick über fundamentale Fragen und experimentelle Ansätze zu ihrer Lösung handeln, wobei sich der Autor

[1] SWANN 1957/58.

auf einige biologische Modelle (Protistenzelle, Seeigelei, Schleimpilz und die Säugerzelle in Kultur) beschränken muß, da nur diese z.Z. am besten bearbeitet sind und dem Autor aus eigener Anschauung vertraut erscheinen. Da es keine „Normalzelle" gibt, sondern alle Zellen in irgendeiner Hinsicht spezialisiert sind, lassen sich aus solchen bedingt gültigen Studien nur mit allergrößter Reserve allgemeine, für alle Zellen geltende Schlußfolgerungen ziehen.

## B. Der Zellcyclus

### Der „normale" Zellcyclus

Unter dem Begriff „Zellcyclus" versteht man im allgemeinen den Zeitraum zwischen dem Ende der Mitose in einer Zelle und dem Ende der nachfolgenden Mitose in einer oder beiden Tochterzellen[2]. Der Fluß der Ereignisse in der Zelle ist zweifellos kontinuierlich. Um aber die Beschreibung der Sequenz gewisser biochemischer oder morphologischer Ereignisse im Zellcyclus zu erleichtern, pflegt man den *Lebensablauf von Zellen* in einzelne Unterabschnitte einzuteilen.

Man benützt heute allgemein die von HOWARD und PELC (1953) eingeführte Terminologie, derzufolge man den ersten Abschnitt als G1-Periode, den Abschnitt der DNS-Synthese als S-Periode und den von nun an bis zu den ersten sichtbaren Anzeichen einer Kernteilung folgenden Zeitabschnitt als G2-Periode bezeichnet. Die Abschnitte der Karyokinese und der kurz nachfolgenden Cytokinese werden M- bzw. D-Phase genannt. In dieser Einteilung kommt zum Ausdruck, daß man in der Interphase den Ablauf eines Wachstums-, Replikations- und Vermehrungscyclus erwartet, der auf gewissen Systemen der Biosynthese von Makromolekülen beruht, die allen Zellen gemeinsam sind (Abb. 1).

Im vielzelligen Gesamtorganismus lassen sich zwei Typen von Zellen unterscheiden[3]: 1. *Intermitotische Zellen*, die sich auch im adulten Organismus dauernd teilen; eine ansehnliche Fraktion dieser Zellen durchläuft demnach stets den Zellcyclus. In diese Gruppe zählen z.B. die Zellen des Epithels der Lieberkühnschen Krypten im Dünndarm, die Zellen des Stratum basale der geschichteten Plattenepithelien, Spermatogonien sowie Hämatoblasten der Säugetiere. 2. *Postmitotische Zellen*, die sich im adulten Organismus normalerweise nicht mehr teilen, sondern nach einer verschieden langen Funktionsperiode sterben. Im allgemeinen sind es hochgradig differenzierte Zellen wie die Ganglienzellen, Erythrocyten sowie Herz- und Skeletmuskelzellen, polymorphkernige Leukocyten, verhornende Zellen u.a.m. Innerhalb dieses Typs gibt es eine Gruppe von Zellen, die unter bestimmten Bedingungen, wie Auslösung von Regeneration oder Hyperplasie, die Fähigkeit zur Mitose und Teilung wiedergewinnen. Hierzu rechnen Epithelzellen der Niere und Leber sowie die Gefäßendothelien. Im Normalfall verlassen diese Zellen den Cyclus nach der Mitose, es wurden aber Fälle bekannt, daß Zellen in der G2-Phase stehenbleiben[4]. Die diesem Phänomen zugrunde liegenden Probleme führen zur Frage der Zelldifferenzierung und werden daher in diesem Artikel nicht weiter behandelt. Zur näheren Information sei vor allem auf die Buchreihe „Results and Problems in Cell Differentiation"[5] verwiesen, dessen erster Band 1968 erschienen ist. Über molekulare Aspekte der Differenzierung orientiert ein Symposium[6], das im Frühjahr 1968 in Gatlinburg (Tenn.) abgehalten wurde. Über die Methodik der Untersuchung des Zellcyclus und der Kinetik des Cyclus sei auf STOHLMAN (1959), LAMERTON und FRY (1963), BASERGA (1965), WATANABE und OKADA (1967) und CLEAVER (1965) verwiesen.

[2] BASERGA 1968. [3] COWDRY 1942. [4] Frankfurt 1967.
[5] Berlin-Heidelberg-New York: Springer. [6] J. cell. Physiol. 72, Suppl. 1 (1968).

Da alle heute lebenden Zellen nach divergierenden Richtungen evoluiert sind, findet man eine bedeutende Variabilität hinsichtlich der Zahl, Dauer und Anordnung der einzelnen Abschnitte des Zellcyclus. Die größten Unterschiede bestehen zwischen den *protokaryoten* (Bakterien, Cyanophyceen) und *eukaryoten* Zellen; dies gilt besonders für die Dauer der S-Phase. Bei den meisten *Bakterien*arten nimmt die DNS-Synthese fast den gesamten Zellcyclus in Anspruch, nur während der Teilung ruht die DNS-Synthese. Demnach fallen im Zellcyclus der Protokaryota die G1- und G2-Phasen zur Gänze weg[7]. Im allgemeinen gilt auch hier die Regel, daß der DNS-Replikationsvorgang beendet sein muß, ehe die Zellteilung einsetzen kann[8], aber unter den Bedingungen eines metabolischen Schocks

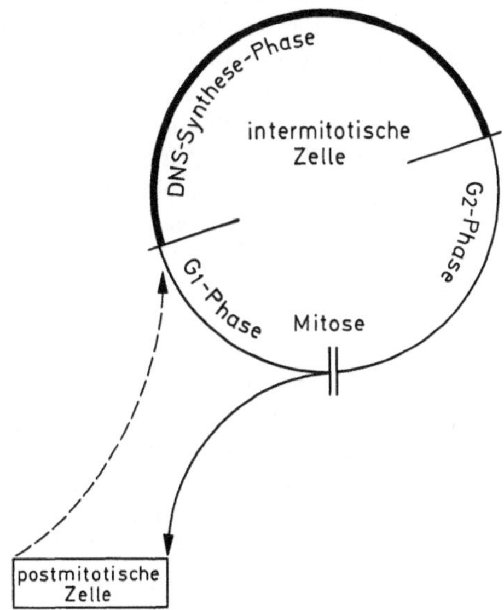


Abb. 1. Der Zellcyclus

kann bei Bakterien die DNS-Synthese auf eine kürzere Zeitspanne des Teilungscyclus beschränkt werden. Ist dieser Fall eingetreten, so können mehrere Zellcyclen bei diskontinuierlicher DNS-Synthese ablaufen. Die Kontrolle der DNS-Synthese bei Bakterien wurde von Thomas (1963), Lark (1963) sowie von Maaløe und Kjeldgaard (1966) ausführlich behandelt; bezüglich Einzelheiten sei auf diese Publikationen verwiesen.

Bei *eukaryoten Zellen* ist die DNS-Synthese stets diskontinuierlich. Die Möglichkeit einer Aufteilung des Zellcyclus in eine G1-, S- und G2-Periode ist seit Howard und Pelc (1953) durch autoradiographische Arbeiten immer wieder bestätigt worden. Die Frage, durch welche Ursachen das unterschiedliche Verhalten von proto- und eukaryoten Zellen im Cyclus bedingt wird, führt direkt zu den Hauptproblemen der Cytologie unserer Tage: die Erforschung des Feinbaues und der funktionsbedingten Strukturen der Chromatiden sowie der molekularen Vorgänge im Chromosom während der S-Phase. Über den Modus der DNS-Replikation im Chromosom bestehen lediglich gewisse Modellvorstellungen, die bei Taylor (1963, 1966) eingehend behandelt werden. Autoradiographische Untersuchungen legen nahe, daß Chromosomen viele Replikationseinheiten enthalten. Hierfür

[7] Hanawalt u.a. 1961, Abbo und Pardee 1960, Schaechter u.a. 1959.
[8] Barner und Cohen 1956.

sprechen Beobachtungen über einen asynchronen Replikationsbeginn einzelner Banden der Speicheldrüsenchromosomen von Dipteren[9]. Innerhalb der Eukaryota ist der klassische Plan der Mitose und Zellteilung nicht immer verwirklicht. Bei Hefen[10], während der Furchung der Amphibien[11] und Seeigeleier[12], in den Syncytien des Schleimpilzes Physarum polycephalum[13] sowie wahrscheinlich auch im Zellcyclus von Chlorella pyrenoidosa[14] fehlt die G1-Phase.

Nicht immer wird das Material der Mutterzelle symmetrisch auf die Tochterzellen verteilt; eine asymmetrische Zellteilung ist bei Hefen, bei Eiern von Protostomia mit Spiralfurchung, in gewissen Meristemen der Pflanzen (Pollenreifung) und auch bei der Differenzierung, z.B. bei der Bildung der Schuppen im Schmetterlingsflügel, zu beobachten. Eine Kernteilung ohne nachfolgende Zellteilung findet sich bei der Bildung von Syncytien, z.B. im Endosperm der Pflanzen sowie bei der Sporo- und Gametogonie der Sporozoa (Protozoa). In den Syncytien von Physarum polycephalum beobachtet man eine natürliche Teilungssynchronie der zahlreichen, in einer gemeinsamen Plasmamasse enthaltenen Zellkerne. Die *Endomitose* der Rhynchota und gewisser Gewebezellen der Wirbeltiere sowie die *Polytänie* gewisser Zellkerne der Diptera sind Beispiele für eine außerordentlich hohe Steigerung des DNS-Gehaltes von Zellkernen bei Ausschaltung der mitotischen Kernteilung, die normalerweise der S-Phase folgt. Einen höchst eigenartigen Weg der Evolution haben die Ciliata beschritten. Sie stellen ziemlich große und hochdifferenzierte Organismen dar, die den morphologischen Wert einer Zelle haben, aber trotz ihrer Größe nicht zahlreiche Zellkerne, sondern einen besonders großen Kern (Makronucleus) enthalten, der sich anscheinend durch *Amitose* teilt. Neuere Untersuchungen zeigten, daß es sich hier um einen hochpolyploiden Zellkern handelt, der in eine Anzahl von Unterkernen aufgegliedert zu sein scheint, von denen Paramecium etwa 50 Stück besitzt. Der Vermehrungsmodus dieser Subnuclei ist heute noch nicht in Einzelheiten bekannt, doch spielt hier wahrscheinlich ein der Mitose nicht unähnlicher Mechanismus eine Rolle. Dieses System muß wohl einen biologischen Nachteil haben, weil die Ciliaten neben dem Großkern einen oder mehrere Mikronuclei enthalten, die metabolisch inert, aber generativ funktionell sind. Sie werden nach dem Normalplan der Mitose vermehrt und durch eine Meiose reduziert. Aber mikronucleuslose Stämme, z.B. von Tetrahymena pyriformis, lassen sich im Laboratorium jahrelang über viele Generationen züchten ohne sichtbare Depression.

Wenn im Säugerorganismus das absolute Wachstum zum Stillstand gekommen ist, so finden sich in vielen Organen und Geweben Zellen, die ihre Fähigkeit zur Mitose bewahrt haben und in geregelter Weise für einen dauernden Nachschub an jungen Zellen sorgen. Diese Zellen durchlaufen einen kompletten Zellcyclus. Auch in ihrem allgemeinen biochemischen Verhalten stimmen diese Zellen untereinander gut überein. Die wichtigsten biochemischen Merkmale dieser Zellen sind folgende: 1. Die DNS-Synthese vollzieht sich in einer gut umschriebenen Periode des Zellcyclus, der S-Phase[15]; 2. Die RNS-Synthese bewahrt im Verlauf des Cyclus eine konstante Rate, nur während der Mitose wird sie unterbrochen[16]; 3. Die Proteinsynthese zeigt während der S-Phase ihre höchste[17] und während der Mitose ihre geringste Rate[18]. Seeigeleier im ersten Furchungscyclus verhalten sich hinsichtlich der Proteinsynthese in ähnlicher Weise[19]. Während kein Zweifel darüber besteht, daß die DNS-Synthese auf die S-Phase beschränkt ist und die

---

[9] KEYL und PELLING 1963, KEYL 1966. [10] WILLIAMSON 1966. [11] GRAHAM 1966.
[12] HINEGARDNER u.a. 1964. [13] NYGAARD u.a. 1960. [14] R. R. SCHMIDT 1966.
[15] HOWARD und PELC 1953. [16] TAYLOR 1960, BASERGA 1962, PRESCOTT und BENDER 1962.
[17] BASERGA 1962b. [18] BASERGA 1962b, PRESCOTT und BENDER 1962.
[19] SOFER u.a. 1966.

RNS-Synthese während der Mitose aussetzt, bedarf die Feststellung einer konstanten RNS-Synthese im Cyclus und einer hohen Proteinsyntheserate während der S-Phase einer eingehenderen Diskussion und einiger Ergänzungen, die an späterer Stelle gegeben werden.

Es ist bekannt, daß Zellen verschiedener Provenienz eine sehr verschieden lange Generationszeit aufweisen. Es ist für ein tieferes Verständnis der phasenspezifischen Zellprozesse von Interesse zu untersuchen, welche der Phasen im Zellcyclus für die großen Unterschiede in der Dauer des Cyclus in erster Linie verantwortlich ist. Seit QUASTLER und SHERMAN (1959) ein Verfahren zur Ermittlung der Dauer der Teilphasen des Zellcyclus entwickelt haben, das unter Umständen auch die Generationszeit abzuschätzen gestattet, liegen entsprechende Meßwerte für eine Anzahl von Zelltypen vor. Das Verfahren beruht auf der autoradiographischen Ermittlung des Prozentsatzes markierter Mitosen, bezogen auf die Versuchszeit nach einer einmaligen Gabe von $^3$H-Thymidin. Gewisse Mängel des Verfahrens konnten von PILGRIM und MAURER (1965) durch Anwendung von Doppelmarkierung überwunden werden. Aus einer Auswahl von Meßwerten geht hervor, daß die DNS-Verdopplungsdauer im Zellcyclus von Zellen verschiedener Provenienz und sehr unterschiedlicher Generationsdauer ungefähr gleich ist und im Mittel 7,5 Std beträgt. Da auch die Summe von $S + G2 + M$ bei allen untersuchten Zellarten ungefähr gleich lang ist, gehen die großen Unterschiede in der Generationszeit, die zwischen einzelnen Zellarten bestehen, fast ausschließlich auf Unterschiede in der Dauer der G1-Phase zurück. Diese liegen zwischen 9 und 1863 Std und unterscheiden sich um den Faktor 200[20]. Bei Rana pipiens-Embryonen konnte gezeigt werden, daß die relative Dauer der G1-Phase von Zellen aus verschiedenen Keimblättern auf verschiedenen Entwicklungsstadien eine ganz beträchtliche Variation zeigt, während die Dauer der S- und G2-Phase dieser Zellen recht gut übereinstimmt[21]. Von diesem Muster weichen frühembryonale Zellen ganz erheblich ab. DETLAFF (1964) zeigt an einem umfassenden Beobachtungsgut, daß man die früheste Periode der tierischen Entwicklung in zwei Abschnitte einteilen kann, den der *synchronen* und den der *asynchronen* Furchung. Bei *Xenopus laevis* beginnen nach einer normalen Befruchtung Ei- und Spermakern ungefähr gleichzeitig, etwa 10—20 min nach der Befruchtung, mit der DNS-Synthese[22], dann tritt bis zur ersten Mitose eine Pause von etwa 20 min ein, während welcher die beiden Vorkerne kein radioaktives Thymidin einbauen. Beim Mausei vergehen zwischen Penetration des Spermas und Beginn der DNS-Synthese ca. 11 Std, auch hier dürfte die S-Phase ablaufen, noch ehe die Vorkerne sich aneinanderlegen[23]. Im Seeigelei beginnt die DNS-Synthese zur Zeit der Kernfusion zwischen 20 und 30 min nach der Befruchtung[24]. Sowohl beim Säugetier als auch bei Echinodermen, und ähnlich dürfte es auch bei Xenopus sein, besitzen Ei- und Spermakern eine deutliche postmeiotische Phase in ihrem Cyclus vor der DNS-Synthese-Phase; desgleichen existiert nach der S-Phase eine Periode von 20 min, in welcher keine oder eine nur sehr geringe DNS-Synthese stattfindet. Demnach haben diese Eier im Zellcyclus der ersten Furchungsteilung sowohl eine G1- als auch eine G2-Phase; bei Xenopus haben beide Phasen eine Dauer von je 20 min[25]. Aber nach dieser ersten Mitose gibt es während der Furchung keine G1-Phase mehr und die G2-Phase ist so kurz, kürzer als 10 min, so daß sie nicht mit Sicherheit erfaßt werden kann[26]. Nach der ersten Mitose beginnen nämlich die Zellkerne von Xenopus schon in der Telophase mit dem Ein-

[20] PILGRIM und MAURER 1965. [21] FLICKINGER u.a. 1967. [22] GRAHAM 1966.
[23] SIRLIN und EDWARDS 1959.
[24] SIMMEL und KARNOFSKY 1961, HINEGARDNER u.a. 1964. [25] GRAHAM 1966.
[26] GRAHAM 1966.

bau von $^3$H-Thymidin und der Ausfall der G1-Phase ist in den Furchungscyclen mindestens 5 Std lang zu beobachten[27]. Eine G1-Phase fehlt auch beim Seeigelei während der Furchung[28] und fehlt auch ganz oder fast ganz dem Ratten- und Mäuseei während der ersten 4—5 Furchungsteilungen[29]. In dieser Frühphase der Entwicklung dauert der ganze Zellcyclus bei Xenopus laevis nur etwa 15 min. Eine ähnlich kurze Dauer des Zellcyclus von weniger als 30 min ist auch von Keimen anderer Amphibienarten[30], von Insekten[31] für Drosophila und vom Seeigelei[32] für Psammechinus microtuberculatus bekannt. Die außergewöhnlich große Teilungsgeschwindigkeit der Blastomeren, die an jene erinnert, welche Bakterien in der logarithmischen Wachstumsphase zeigen, mag damit zusammenhängen, daß diese Zellen sich nur vermehren, ohne gleichzeitig ihre Zellmasse zu vergrößern[33]. Eine beträchtliche Reduktion der Länge von G1- und G2-Phase scheint ganz allgemein ein Charakteristikum von Zellen zu sein, die sich rapide teilen. Man findet sie nämlich nicht nur in Embryonen während der Furchung, sondern auch in den Riesenneuroblasten des Heuschreckenembryos[34], in den Zellen der Wurzelspitzen von Zea mays[35] und in den sich rasch teilenden malignen Adultzellen von Tumoren[36]. Im Verlauf der weiteren Entwicklung zeigen auch embryonale Zellen erhebliche Unterschiede in der Dauer der einzelnen Phasen des Zellcyclus. Während bei adulten Zellen die Dauer der S-Phase unabhängig von der Teilungsrate annähernd konstant ist, nimmt die Länge der S-Phase in Xenopus-Keimen von weniger als 10 min während der Furchung bis zu 5 Std im Neurulastadium zu[37]. Auch die M-Phase, die während der Furchung 2 min beträgt, steigt bis auf 20 min im Verlauf der Entwicklung an, bleibt aber von der Gastrulation an ziemlich konstant. Der starke Anstieg der Länge des ganzen Zellcyclus, der nach der Gastrulation erfolgt, geht auf einen Anstieg der Länge der G1- und G2-Phase zurück.

Ähnlich manchen vielkernigen Plasmodien (Physarum polycephalum) zeigen junge Keime eine *natürliche Synchronie der Kernteilung*. Sie ist in nahezu perfekter Form während der Furchung zu beobachten. Auch akzessorische Spermakerne, die in die vegetative Dotterregion des Cytoplasmas eines Xenopus-Eies eingebracht werden, befinden sich in kompletter Synchronie mit den der animalen Hälfte zugehörigen autochthonen Kernen. Auch im jungen Grillenei, das durch eine superfizielle Furchung ausgezeichnet ist, macht der Zygotenkern eine Reihe von Teilungen in einer gemeinsamen Plasmamasse bei perfekter Synchronie durch, wobei die Kerne zur Peripherie des Eies wandern und ein Präblastoderm bilden[38]. Der Zeitpunkt der erstmalig auftretenden Störung der Synchronie kann beim Wirbeltierkeim schon im mittleren Blastulastadium (Misgurnus fossilis) festgestellt werden, liegt aber bei anderen Arten am Ende der Blastulation (Ambystoma punctatum), bei Seeigelkeimen jedoch früher: im 32-Zeller (Paracentrotus lividus) oder im 128-Zeller (Psammechinus miliaris). Das erstmalige Auftreten von Nucleolen in den Kernen der Keime, das gerade in diesem Stadium zu beobachten ist, hat schon seit langem als ein untrügliches Zeichen dafür gegolten, daß von nun an synthetische Prozesse in größerem Umfang als bisher ablaufen[39]. Die Störung der Synchronie wird durch eine Verlängerung der Interphase verursacht. Auch beim Grillenei geht mit dem ersten sichtbaren Auftreten von Nucleolen die bislang synchrone Furchung in das *asynchrone* Stadium über[40]. Die Zellkerne haben in diesem Stadium mit der Synthese ribosomaler RNS begonnen. Erstmalig be-

---

[27] GRAHAM und MORGAN 1966. [28] HINEGARDNER u.a. 1964.
[29] DALCQ und PASTEELS 1955. [30] BRAGG 1938. [31] SONNENBLICK 1950.
[32] CALLAN 1949. [33] GRAHAM und MORGAN 1966. [34] GAULDEN 1956. [35] CLOWES 1965.
[36] DEFENDI und MANSON 1961, BASERGA 1963, KISSEL et al. 1966.
[37] GRAHAM und MORGAN 1966. [38] H. W. SAUER 1966. [39] BRACHET 1944.
[40] SAUER 1966.

obachtet man nach Inkubation der Grilleneier in einer $^{14}CO_2$-haltigen Atmosphäre eine Markierbarkeit der 28s- und 18s-r-RNS sowie der 4s-Fraktion eines Sucrose-Dichtegradientenzentrifugates[41]. Nicht erst im Blastulastadium, sondern schon unmittelbar nach der Befruchtung findet zwar die Expression einer sehr kleinen Fraktion genetischer Information statt, wie für Xenopus- und Seeigeleier nachgewiesen wurde, sie bleibt aber in inaktiver Form für späteren Gebrauch gespeichert. Während der *synchronen* Furchungsperiode vollziehen sich daher die Zellfunktionen hauptsächlich nach einem Programm, das in mütterlichen Templates enthalten ist, welche schon während der Oogenese synthetisiert wurden und in den Polyribosomen der Blastomeren festgelegt sind. Diese Situation bedingt also die für den Zellcyclus der Blastomeren charakteristische auffallend kurze Generationsdauer. Da sich die relativ geringe synthetische Leistung in allen Kernen des Keimes nach ungefähr demselben Plan vollzieht, resultiert die bekannte, für jüngste Keime verschiedener Tierarten nachgewiesene Furchungssynchronie. Während der Blastulation beginnt — vor allem für den Seeigel- und Amphibienkeim nachgewiesen — in den Zellkernen die Synthese eines neuen Proteinprogramms. Die von nun an neugebildeten Genprodukte werden wirksam, sobald die Gastrulation einsetzt, und üben eine unmittelbare Kontrolle auf die sich in diesem Stadium manifestierende Morphogenese aus. RNS-DNS-Hybridisierungsexperimente haben erwiesen, daß es sich hierbei um ein total neues Muster an RNS-Molekülen handelt[42]. Gegen Ende der Blastulation wird auch die Transfer-RNS-Synthese aktiviert, und mit Gastrulationsbeginn setzt in den Keimen vieler Tierarten eine Synthese ribosomaler RNS ein. Da sich die nun neu entwickelnde synthetische Aktivität der Zellkerne in den verschiedenen Keimregionen unterschiedlich rasch steigert, wird die bislang herrschende Synchronie der Zellteilung als Folge der mit der neu einsetzenden Kernaktivität gleichlaufenden Verlängerung der Generationszeit der Zellen gestört. Im allgemeinen beginnt die asynchrone Phase der Zellteilungen schon im mittleren Blastulastadium. Gegen Ende der Gastrulation erreicht die Mitoserate häufig ein Minimum. Die zur Asynchronie der Furchungsteilungen führenden Phänomene führen zum Problem der Zelldifferenzierung. Eine ausführliche Diskussion der hier angeschnittenen Fragen findet sich in dem neuesten Werk von Davidson (1968); für weitere Informationen sei auf dieses Buch verwiesen.

## 1. Die G1-Phase

Im folgenden soll die Frage behandelt werden, welche Bedeutung der G1-Phase für den normalen Ablauf des Zellcyclus zukommt. Es liegt auf der Hand zu vermuten, daß in diesem Abschnitt des Zellcyclus spezifische Makromoleküle synthetisiert werden, welche die Zelle befähigen, in die S-Phase einzutreten und das genetische Material zu replizieren. Es liegt heute bereits eine ganze Reihe von Untersuchungen vor, die eine *geordnete Sequenz von biochemischen Ereignissen* während der G1-Periode erkennen lassen. Baserga u. Mitarb. (1965a, b) prüften diese Frage an den Zellen des Ehrlichschen Ascitestumors der Maus. Verabreicht man Mäusen, die diesen intraperitonealen Tumor besitzen, alle 2 Std eine relativ geringe Dosis von Actinomycin D (0,016 µg/g Maus), so bildet sich innerhalb von 30 min nach der ersten Injektion eine 50%ige Hemmung der RNS-Synthese aus, während die DNS-Synthese nach dieser Injektion zunächst 270 min lang nicht beeinflußt wird und erst nach 510 min ein Maximum an Hemmung erreicht. Auto-

---

[41] Hansen-Delkeskamp u.a. 1967.

[42] Denis 1966, Bachvarova u.a. 1966, Davidson u.a. 1968, Glišin u.a. 1966, Whiteley u.a. 1966.

radiographische Untersuchungen sprachen dafür, daß bei dieser geringen Dosis von Actinomycin D ein *besonders empfindlicher Schritt* im Stoffwechsel der G1-Phase des Zellcyclus gehemmt wird. In anderen Phasen des Cyclus ist eine so geringe Dosis wirkungslos. BASERGA u. Mitarb. konnten durch Fraktionierung der aus den Tumorzellen isolierten RNS auf dem Sucrosegradienten lediglich zeigen, daß die Synthese der ribosomalen RNS gehemmt wurde. Einen tieferen Einblick brachten erst Untersuchungen mit teilungssynchronisierten Zellkulturen. Die Synchronisation einer asynchronen Population von Zellen kann man durch eine Serie thermischer Schocks oder durch Hemmung der DNS-Replikation erzielen. So entsteht unter der Einwirkung von Amethopterin ein physiologischer Thyminless-Status, der das Wachstum einer Zellpopulation abstoppt. Mittels Thymidinzugabe läßt sich dieser Zustand aufheben und eine partielle Synchronisation erreichen (STUBBLEFIELD und MUELLER 1965). Man kann auch die DNS-Replikation mittels 5-Fluor-desoxyuridin ($10^{-6}$ M) unterbinden, auch dieser Block kann mittels Thymidin ($5 \cdot 10^{-6}$ M) aufgehoben werden; durch cyclische Gaben des Hemmers und Enthemmers ist eine partielle Synchronisation der Zellpopulation zu erreichen[43]. E. W. TAYLOR (1965) konnte mittels dieser Methode menschliche Zellen, Stamm KB, synchronisieren und zeigen, daß in der G1-Phase eine *geordnete Sequenz von biochemischen Ereignissen* abläuft. Die DNS-Synthese konnte mit einer Gabe von Puromycin oder Actinomycin vor der Freigabe des Cyclus mittels Thymidin auf 10—20% des normalen Betrages reduziert werden, während bei späterer Gabe der Inhibitoren, also nach dem Start der DNS-Synthese durch Thymidin, die Hemmwirkung eine geringere war. Ähnliche Resultate legten MUELLER und KAJIWARA (1965) sowie TOBEY u.a. (1966) vor. Diese *chemischen Synchronisationsmethoden* sind aber durch die Untersuchungen von KIM u.a. (1965) kritisiert worden; eine Hemmung der DNS-Synthese führt nämlich neben einer Einbuße an Lebensfähigkeit zu einer unproportionalen RNS- und DNS-Synthese (unbalanced growth) und zur Verzerrung der normalen Zeitintervalle der einzelnen Phasen des Cyclus. Fußend auf früheren Beobachtungen über das besondere Verhalten von Mitosezellen haben TERESIMA und TOLMACH (1963) ein den Stoffwechsel nicht tangierendes *Auswahlverfahren* zur Synchronisation von Zellkulturen entwickelt, das auf der Tatsache beruht, daß sich Zellen im Mitosestadium abrunden und viel weniger fest auf Oberflächen haften als Interphasezellen. Die Mitosezellen können abgeschüttelt werden und bilden den Start einer synchronen Population, die anfangs zu 85—90% aus Mitosezellen besteht. Infolge starker Streuung in der Dauer der G1-Phase zwischen den Individuen der Population tritt aber in den folgenden Cyclen eine stetig fortschreitende Desynchronisation ein. ROBBINS und MARCUS (1964) haben das Verfahren modifiziert. TERESIMA und YASUKAWA (1966) wandten das Abschüttlungsverfahren zur Synchronisation von L-Zellen der Maus an. Sie fanden, daß Gaben von Puromycin (10 µg/ml) oder Cycloheximid (1,0 µg/ml) bei zweistündiger Einwirkungsdauer eine Verzögerung des DNS-Synthesebeginns bewirken. Da beide Stoffe als Inhibitoren der Proteinsynthese bekannt sind, kann aus dem Experiment geschlossen werden, daß die Synthese von gewissen Proteinen eine wichtige Voraussetzung für die nachfolgende DNS-Synthese ist. In Anlehnung an das Verfahren von TERESIMA und TOLMACH haben MITTERMAYER u.a. (1968a) ein Synchronisationsverfahren für Mäusefibroblasten (L-Zellen) entwickelt, das mindestens 95% Mitosezellen nach dem Abschüttlungsprozeß liefert und besonders schonend zu sein verspricht, zumal mit „konditioniertem“ Medium gearbeitet wird. MITTERMAYER u.a. (1968c) zeigten, daß Actinomycin D, welches bekanntlich die DNS-abhängige RNS-Synthese wirksam unterbindet, in einer logarithmisch wachsenden Population von L-Zellen bei einer

[43] RUECKERT und MUELLER 1960, TILL u.a. 1963.

Konzentration zwischen 0,2 bis 1,0 μg/ml zu einer 95—98%igen Hemmung der RNS-Synthese (15 min Stoßmarkierung mit $^3$H-Uridin) führt. Die verbleibende Radioaktivität ist auf die 4s-(Transfer-)Region des Sucrose-Dichtegradienten beschränkt. Es wurde aber nicht geprüft, ob es sich hier um einen beträchtlichen Einbau oder eine unspezifische Anlagerung von Uridin an fertige t-RNS-Moleküle handelt. Eine zweistündige Behandlung der Synchronkulturen von L-Zellen mit Actinomycin D (1 μg/ml) in verschiedenen Phasen des Zellcyclus führte stets zu einer

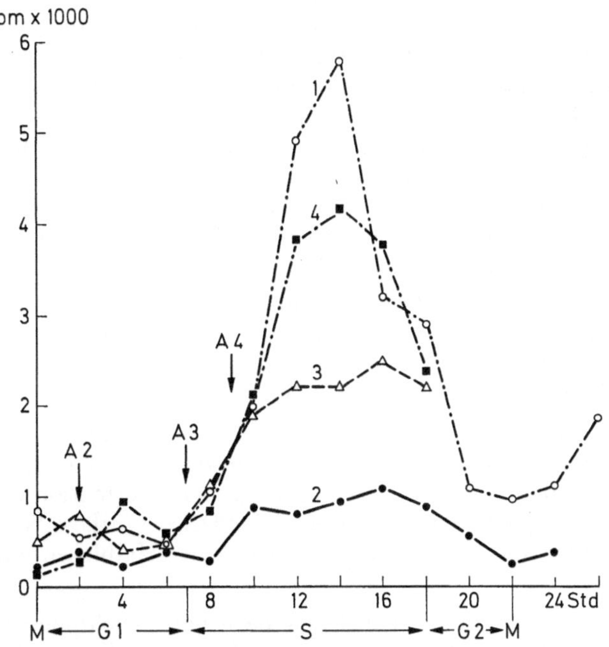


Abb. 2. Actinomycin D-Wirkung in einem System von synchronisierten L-Zellen. Bei *A 2—4* wurde den Kulturen Actinomycin D (1 μg/ml) zugesetzt und in zweistündigen Intervallen ein 15 min dauernder Stoß von $^3$H-Thymidin verabfolgt. Kurve *1* zeigt die zeitliche Abhängigkeit der DNS-Synthese im Verlauf des Zellcyclus in einer unbehandelten Synchronkultur (Kontrolle). [Nach Mittermayer, C., Kaden, P., Trommershäuser, U., Sandritter, W.: Histochemie **14**, 113—122 (1968)]

verminderten Rate der DNS-Synthese (15 min Stoßmarkierung mit Thymidin-6-$^3$H, 1 μCi/ml). Wie Abb. 2 zeigt, ist die Actinomycinwirkung ausgesprochen phasenspezifisch. Wird Actinomycin D während der G1-Phase 2 Std lang geboten, so wird die DNS-Synthese praktisch ganz unterdrückt, wird es hingegen zu verschiedenen Terminen der S-Phase geboten, so wird die DNS-Synthese lediglich verringert. Die Wirkung ist aber um so stärker, je früher das Antibioticum geboten wird. Unter demEinfluß von Actinomycin runden sich die Nucleolen der L-Zellen ab, sie werden kleiner und kompakter und scheinen sich schließlich in eine Anzahl kleinerer granulärer Untereinheiten aufzuspalten.

*Alle diese Beobachtungen sprechen für eine auf die G1-Phase des Cyclus zeitlich beschränkte Transkription des Genoms, welche für den Start der DNS-Synthese entscheidend wichtig zu sein scheint.* Leider ist es bisher nicht gelungen, ein für die G1-Phase typisches Muster an m-RNS-Molekülen nachzuweisen. Ein Versuch von Scharff und Robbins (1966) brachte nicht das erwartete Ergebnis. Die Hauptmenge der neusynthetisierten RNS in wachsenden HeLa-Zellkulturen ist *ribo-*

*somale RNS.* Ihre Synthese beginnt im Zellkern mit der Bildung hochmolekularer RNS-Moleküle von ca. 45s. 20—30 min nach einer Gabe von Uridin-$^{14}$C findet man bereits die ersten neusynthetisierten 28s- und 18s-RNS-Moleküle. Nach längeren Markierungszeiten sind auch im Cytoplasma markierte 28s- und 18s-RNS-Moleküle zu finden, die an 60s- und 40s-ribosomale Untereinheiten gebunden sind. Die 16s-Komponente erscheint meist früher als die 28s-RNS[44]. Scharff und Robbins (1966) exponierten nach dem Abschüttelverfahren synchronisierte HeLa-Zellkulturen auf verschiedenen Stadien des Zellcyclus für 20 min einer Lösung von Uridin-$^{14}$C. Eine Analyse der aus diesen Zellen extrahierten RNS mittels der Sucrose-Gradientenzentrifugation ergab, daß alle Zellen, gleichgültig in welchem Stadium des Zellcyclus sie sich bei der Markierung befanden, zunächst hochmolekulare RNS neben geringen Mengen an 28s- und 18s-RNS synthetisieren. Nach zweistündiger Inkubation mit Uridin-$^{14}$C finden sich auch im Cytoplasma von Zellen auf verschiedenen Phasen des Zellcyclus relativ gleiche Mengen an neusynthetisierter ribosomaler 28s-, 18s-RNS und 4s-Transfer-RNS. Es konnten jedoch keine phasenspezifischen m-RNS-Fraktionen in Zellkulturen während der G1-Phase dargestellt werden.

Zu einem entsprechenden Resultat kam jüngst auch Bello (1968) an mit dem Thymidinverfahren synchronisierten Kulturen von KB-Zellen. Die Synthese einer DNS-ähnlichen RNS findet in ungefähr gleichem Ausmaß in allen drei Perioden (G1-, S- und G2-Phase) der Interphase statt.

Geht man der Frage nach, welche biologische Bedeutung der in der G1-Phase bislang nur indirekt nachgewiesenen Transkription zukommt, so drängt sich die Vorstellung auf, daß die Freisetzung von genetischer Information vor allem für die Bildung von *Enzymen* notwendig ist, die an der DNS-Synthese beteiligt sind. Die vermuteten Enzyme dürften jedoch eine relativ kurze Halblebensdauer (2—4 Std) haben[45].

Es ist bekannt, daß in verschiedenen natürlich synchronen oder künstlich synchronisierten Zellpopulationen die *Thymidin-Kinase*[46] und die *Thymidylatkinase*[47] im Verlauf des Zellcyclus periodischen Schwankungen unterliegt. Es gibt ferner Zellpopulationen, die unter normalen Bedingungen eine außerordentlich geringe Proliferationsaktivität besitzen; die DNS-Syntheseaktivität ist sehr gering und Mitosen sind äußerst selten. Aber unter dem Einfluß eines passenden Stimulus treten diese Zellen zunächst in die DNS-Synthesephase ein, der bald darauf eine Welle von Mitosen folgt. Es sind heute viele solche Systeme bekannt; unter diesen verdienen hier vor allem solche ein besonderes Interesse, welche schon auf eine *einzige* Gabe des Stimulus reagieren (Leberregenerat nach partieller Hepatektomie) und die mit einem ganz beträchtlichen Prozentsatz der Zellpopulation auf den Reiz antworten. Zu diesen Systemen zählen sowohl Zellkulturen („in vitro"-Modelle) als auch Gewebe oder Organe („in vivo"-Modelle). Alle diese Modelle haben gemeinsam, daß man eine *prä-replikative Periode* vorfindet, die sich von 12—15 Std bis auf ein paar Tage erstrecken kann und die das Zeitintervall vom Moment der Applikation des Stimulus bis zum Beginn der DNS-Synthese bedeutet. Diese Periode ist dadurch ausgezeichnet, daß schon kurz nach ihrem Beginn ein Anstieg der RNS-Synthese zu beobachten ist[48], welcher durch sehr geringe Dosen von Actinomycin D verhindert werden kann. Dieser Anstieg bezieht

[44] Scherrer u.a. 1963, Girard u.a. 1965, Perry 1962. [45] Mittermayer u.a. 1968c.

[46] Hotta und Stern 1963, Brent u.a. 1965, Littlefield 1966, Sachsenmaier und Ives 1965, Weissman, Smellie und Paul 1960, Stubblefield und Mueller 1965, Hansen-Delkeskamp und Duspiva 1966, Nagano und Mano 1968.

[47] Brent u.a. 1965, Weissman, Smellie und Paul 1960. [48] Fujioka u.a. 1963.

sich sowohl auf die nucleolare als auch totale RNS[49]; ein Anstieg der 28s-ribosomalen RNS wurde in diesem Zusammenhang ebenfalls festgestellt[50]. Auch bei anderen Modellen als dem der regenerierenden Rattenleber konnte dieser RNS-Anstieg nachgewiesen werden[51]. Im Gefolge des RNS-Anstieges findet sich eine vermehrte Proteinsynthese, ein vermehrter Phosphoproteinturnover, das Auftreten neuer RNS-Arten und vor allem eine gesteigerte RNS-Polymeraseaktivität. Es ist anzunehmen, daß die in dieser Periode gebildete RNS nur zum Teil ribosomale RNS ist, die der Erweiterung des proteinsynthetisierenden Zellapparats

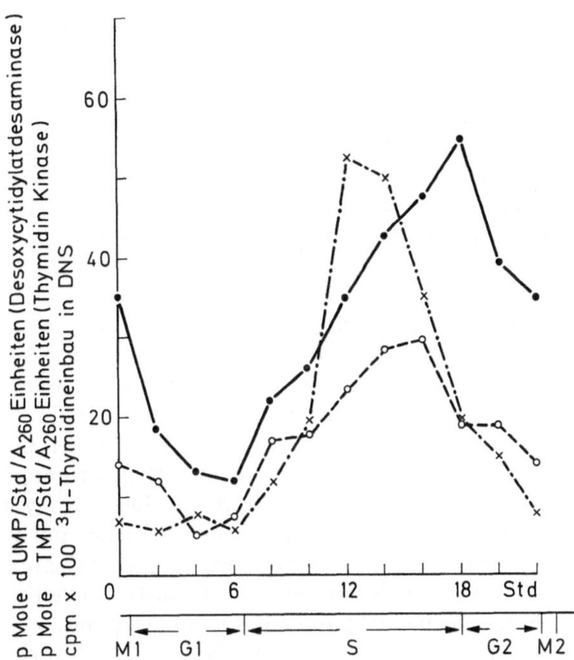


Abb. 3. Verlauf der Aktivitäten von Desoxycytidylatdesaminase (— — —) und Thymidinkinase (–·–·–·) sowie der DNS-Synthese (———) im Zellcyclus von mechanisch synchronisierten L-Zellen. [Nach MITTERMAYER, C., BOSSELMANN, R., BREMERSKOV, A. V.: Europ. J. Biochem. **4**, 487—489 (1968)]

und damit dem Zellwachstum dient, zum anderen Teil aber Template-Funktion hat und die Matrizen für alle die an der DNS-Synthese beteiligten Enzyme liefert.

Leider sind die besten Modelle zur Prüfung der Frage, ob in der G1-Periode des Zellcyclus die direkt an der DNS-Synthese beteiligten Enzyme synthetisiert werden, nämlich die natürlich synchronen Zellpopulationen, ungeeignet, da sie keine deutliche G1-Periode besitzen. Man ist daher auf künstlich synchronisierte Systeme angewiesen, unter denen die mechanisch synchronisierten Systeme besonders geeignet erscheinen. Hier liegt ein kompletter Zellcyclus vor, und das Verfahren zur Synchronisation dürfte keinen tieferen Eingriff in den Stoffwechsel der behandelten Zellen zur Folge haben. MITTERMAYER, BOSSELMANN und BREMERSKOV (1968) zeigten an synchronisierten L-Zellen, daß die Thymidinkinase und die Desoxycytidylatdesaminase eine rhythmische Fluktuation in ihren Aktivitäten zeigen, die eng mit dem Zellcyclus, insbesondere mit dem chronologischen Muster der DNS-Synthese, assoziiert ist (Abb. 3). Das Aktivitäts-

[49] TSUKADA und LIEBERMAN 1964. [50] CHAUDHURI u.a. 1967. [51] Vgl. BASERGA 1968.

muster beider Enzyme geht parallel. Der Anstieg der Aktivitäten erfolgt jedoch nicht in der G1-Phase, sondern *ungefähr beim Einsatz der DNS-Synthese*, 6 Std nach der letzten Mitose, und erreicht sein Maximum bei 16 Std, somit 6 Std später als die Maximalrate der DNS-Synthese, die durch die Einbaurate von Thymidin-$^{3}$H in die DNS ermittelt wurde. Ein rapider Abfall beider Enzymaktivitäten wurde zwischen 18—22 Std im Zellcyclus gefunden; das Minimum fällt mit dem Zeitpunkt der nun ablaufenden zweiten Mitose zusammen.

Wenn auch die Beobachtungen an Systemen mit stimulierter DNS-Synthese nicht unmittelbare Aussagen über das chronologische Muster biochemischer Ereignisse im Zellcyclus gestatten, so sind sie doch geeignet, einiges Licht auf die Beziehung von Enzymaktivitäten zur DNS-Synthese zu werfen. Interessanterweise erscheinen auch in diesen Versuchsserien die verschiedenen, an der DNS-Synthese beteiligten Enzyme nicht in der präreplikativen Periode, sondern erst *nach dem Beginn der DNS-Synthese*. Das betrifft sowohl Enzyme, die an der TTP-Synthese beteiligt sind, wie die Thymidinkinase[52], *Thymidylatkinase*[53], Desoxycytidylatdesaminase[54], als auch die *DNS-Polymerase* selbst[55]. Mittermayer u.a. (1968) gelang es, die Aktivität der Thymidinkinase sowie der Desoxycytidylatdesaminase in Kulturen von L-Zellen, die mit Actinomycin D oder Puromycin vorbehandelt wurden, zu senken. Es ist daher wahrscheinlich, daß die distinkte Periodizität der Aktivität der genannten Enzyme auf einer „*de novo*"-Synthese beruht und nicht nur mittels allosterischer Hemmung der aktuellen Aktivität des Enzyms durch fluktuierende Konzentration gewisser Vorstufen der DNS-Synthese, besonders TTP, reguliert wird[56]. Obwohl hierdurch noch kein direkter Beweis einer Bildung von DNS-synthetisierenden Enzymen vor Beginn der S-Periode erbracht wurde, so konnte man doch mit einer gewissen Berechtigung vermuten, daß während der G1-Phase Messenger-RNS zur Synthese dieser Enzyme und anderer Proteine bereitgestellt wird, deren die Zelle in der S-Phase zur Replikation des genetischen Materials bedarf. Diese Vermutung wird durch Arbeiten an synchronisierten HeLa-Zellen[57] sowie an Kulturen von Hamster-Zellen[58] bestärkt. Die Resultate sind jedoch deswegen nicht unbedingt überzeugend, weil das zur Synchronisation angewandte chemische Schockverfahren die natürliche Folge von physiologischen Ereignissen stört. Da diese Schwierigkeiten einem auf mechanischer Auswahl von Mitosestadien beruhenden Synchronisationsverfahren fehlen, das Mittermayer, Kaden und Sandritter (1968) für L-Zellen entwickelt haben, kommt in diesem Zusammenhang den Resultaten einer Arbeit von Mittermayer, Kaden, Trommershaeuser und Sandritter (1968) eine besondere Beweiskraft zu. Die Autoren versuchten durch Applikation von Actinomycin D in einer Konzentration, welche die DNS-abhängige RNS-Synthese zu 95% hemmt, zu entscheiden, ob bei L-Zellen eine DNS-Synthese ohne vorausgehende spezifische Transkription während der G1-Phase starten kann oder ob die DNS-Synthese durch die Bildung spezifischer RNS-Moleküle bzw. durch die Induktion einer Gruppe spezifischer Enzyme getriggert wird. Die Experimente zeigten, daß Actinomycin D während eines Hauptteils der G1-Phase geboten zu einer totalen Blockade der DNS-Synthese führt, während eine spätere Gabe nur eine Herabsetzung der Syntheserate von DNS zur Folge hat. Kurze Actinomycin-Stöße während der G1-Phase bewirken lediglich eine Verzögerung des Beginns der

[52] Bollum und Potter 1959, Lieberman u.a. 1963a, Maley u.a. 1965, Kit u.a. 1966, Barka 1965.

[53] Fausto und van Lancker 1965, Kit u.a. 1966.

[54] Holtzer u.a. 1964, Maley u.a. 1965.

[55] Bollum und Potter 1959, Lieberman u.a. 1963a, Adams u.a. 1965, Kit u.a. 1966, Younger u.a. 1966, Fausto und van Lancker 1965.

[56] Maley u.a. 1962, Ives u.a. 1963, Breitman 1963, Bresnick u.a. 1964.

[57] Mueller und Kajiwara 1965, Taylor 1965.

[58] Tobey u.a. 1966.

S-Phase, nicht aber deren Blockade, da die Reversibilität der Actinomycinwirkung eine Erholung der Zellen und ein Nachholen der RNS-Synthese ermöglicht. Diese Versuche zeigen also mit aller Deutlichkeit, daß eine spezifische, während der G1-Phase ablaufende zeitlich limitierte Transkription zur Ingangsetzung der DNS-Synthese unbedingt nötig ist. Es ist wahrscheinlich, daß diese genetische Information zur Synthese von Enzymen nötig ist; es ist aber nicht unbedingt erforderlich, daß eine unmittelbare Translation und damit die Bildung aktiver Enzymmoleküle schon während der G1-Periode erfolgt. Es ist bekannt, daß eukaryote Zellen die Möglichkeit haben, m-RNS in inaktiver Form mehr oder weniger lange zu speichern und erst in einem gegebenen Moment der Translation zuzuführen.

Die besondere Empfindlichkeit der G1-Phase gegen Actinomycin D geht auch aus Untersuchungen von ELKIND u.a. (1969) hervor, die an mittels Hydroxyharnstoff synchronisierten Hamsterzellen ausgeführt wurden. G1-Zellen waren am empfindlichsten, ihre Überlebenskurve spricht für einen „single-hit-to-kill"-Mechanismus. Die Zellen werden bei Eintritt in die S-Phase gegen Actinomycin D resistent, aber im letzten Abschnitt der S-Phase wieder empfindlicher. Bei einer Dosis von 1,0 μg Actinomycin D/ml ist die Überlebensquote von Zellen in G2 etwa 30mal höher als die von G1-Zellen. Es gibt wahrscheinlich keine einfache Erklärung für das phasenabhängige Wirkungsmuster von Actinomycin D. An dem toxischen Effekt ist wahrscheinlich sowohl die funktionelle Kapazität des DNS-Actinomycin-Komplexes als auch die Fähigkeit des Antibioticums beteiligt, in den Zellkern bis zum Chromatin zu penetrieren und sich an die DNS anzulagern.

Die an Synchronkulturen von Zellen gewonnenen Resultate bezüglich der physiologischen Ereignisse während der G1-Periode werden in gewisser Weise durch ähnliche Beobachtungen an Systemen mit stimulierter DNS-Synthese ergänzt. Es ist bekannt, daß diese sowohl in primären Explantaten von Nierenzellen des Kaninchens[59] als auch bei der regenerierenden Leber[60] durch eine ganz geringe Dosis von Actinomycin D gehemmt werden kann. CHURCH und MCCARTHY (1967a) untersuchten bei Anwendung der DNS-RNS-Hybridisationstechnik das Auftreten neuer RNS-Arten in Leberregeneraten von Mäusen nach partieller Hepatektomie. Sie fanden schon 1 Std nach der Operation neue RNS-Arten und weitere RNS-Arten, die später auftraten. Die Zuverlässigkeit dieser Methode ist noch nicht abgeklärt, da die Hybridisationstechnik der genannten Autoren durch BIRNBOIM u.a. (1967) stark kritisiert wurde. Es ist aber kein Zweifel, daß die partielle Hepatektomie fast unmittelbar von einer Steigerung der RNS-Synthese begleitet wird, die 5 Std nach der Operation ein Maximum erreicht[61]. Dieser Anstieg wird durch eine niedere Dosis von Actinomycin D gehemmt, bezieht sich sowohl auf nucleolare als auch totale RNS und hat eine Verzögerung des Beginns der DNS-Synthese zur Folge[62]. Dem Anstieg der RNS-Synthese folgt in diesen Systemen eine gesteigerte Proteinsynthese, nachgewiesen in Primärkulturen von Nierenzellen[63], in regenerierender Leber[64], bei kontaktinhibierten Zellen[65], in der Niere nach einseitiger Nephrektomie[66] und in weiteren Fällen.

Zur Erklärung der geschilderten Ereignisse während der G1-Phase im Zellcyclus sowie ähnlicher Ereignisse in der präreplikativen Periode nach stimulierter DNS-Synthese wird von vielen Autoren die *Hypothese der Genaktivierung* herangezogen. Sie besagt, daß im Moment der Aufhebung der physiologischen Blockade der RNS-Synthese während der Mitose (bzw. nach dem Stimulus bei ruhenden

---

59 LIEBERMAN u.a. 1963b. 60 FUJIOKA u.a. 1963.
61 FUJIOKA, KOGA und LIEBERMAN 1963. 62 TSUKADA und LIEBERMAN 1964a.
63 LIEBERMAN u.a. 1963b. 64 MAJUMDAR u.a. 1967. 65 TODARO u.a. 1965.
66 JOHNSON und ROMAN 1966.

Geweben) eine sequentiell ablaufende Derepression spezifischer Gene startet mit dem Resultat, daß der Reihe nach verschiedene m-RNS-Typen auftreten, von denen manche regulatorische Bedeutung haben, andere aber zur Bildung aktiver Templates führen. Es wird daran gedacht, daß die m-RNS zur Produktion von Proteinen und Enzymen benötigt wird, die für die DNS-Synthese von Bedeutung sind[67]. Eine überzeugende Verifikation dieser Hypothese steht jedoch noch aus. Es sind zahlreiche biologische Systeme bekannt, die ohne G1-Phase auskommen; hier schließt die S-Phase unmittelbar an die Anaphase der vorausgehenden Mitose an. Es handelt sich hierbei entweder um Protisten (Chlorella, Hefen, Physarum) oder früheste Entwicklungsstadien von vielzelligen Tieren (Furchungsstadien von Evertebraten und Vertebraten), nur ausnahmsweise um spätembryonale Zellen. In allen diesen Fällen handelt es sich um Einzelzellen oder um Syncytien, oder aber um Zellen aus Verbänden, die einen geringen Grad von Differenzierung erreicht haben. Somit scheint die G1-Phase ein Charakteristikum von *Gewebezellen* zu sein. Es ist heute noch unbekannt, ob in dieser Phase spezifische Produkte differenzierter Zellen zur Ausbildung kommen. Wahrscheinlich aber werden im Sinne der Genaktivierungshypothese Produkte gebildet, die entweder weitere Gene aktivieren oder direkt für den Start der nächsten S-Phase von Bedeutung sind. Für diese Auffassung sprechen Beobachtungen von Frank und Zabel (1970). Im Kälberserum ist eine Proteinfraktion enthalten, die für die DNS-Synthese in Kulturen embryonaler Rattenzellen unerläßlich ist. Fehlt sie im Kulturmedium, so fallen innerhalb weniger Stunden Thymidineinbau und DNS-Nettosynthese stark ab. In solchen Medien laufen daher schließlich alle Zellen in der G1-Phase auf. Das hier maßgebliche für die DNS-Synthese notwendige Ereignis liegt 3—5 Std vor dem Beginn der S-Phase. Interessanterweise kommen Rattenzellen in Kultur nach einigen Wochen in einen Zustand der Teilungsruhe. Aber nach 6 Monaten teilen sich einige der Zellen wieder und gehen in ein pausenloses Wachstum über. Diese „transformierten" Zellen sind von der beschriebenen Proteinfraktion unabhängig geworden. Eine nähere Charakteristik dieser aktiven Proteinfraktion steht noch aus. Die Beobachtung zeigt aber, daß in der Serie der Ereignisse, die während der G1-Phase ablaufen, auch solche liegen, die einer Regulation vom Gesamtorganismus aus zugänglich sind. Derepression der betreffenden Gene — im Sinne der Genaktivierungshypothese — macht die Zelle von der Zufuhr bestimmter Protein-Zwischenglieder unabhängig und führt zu unkontrolliertem Wachstum. Auch Cummins und Rusch (1968) sind der Meinung, daß in tierischen Zellen die Entscheidung, ob es zu einer Differenzierung oder einer Wucherung kommt, zu irgendeinem Zeitpunkt vor dem Beginn der DNS-Syntheseperiode getroffen wird. Sie halten es für wahrscheinlich, daß die *Periode der Kernneubildung* hierbei eine entscheidende Rolle spielt, *da in dieser Phase* — nach Ansicht der Autoren — *der Transkriptionsmechanismus der Zelle aufgebaut wird.*

## 2. Die DNS-Synthesephase (S-Phase)

Es ist nicht die Aufgabe dieses Referats, die Biosynthese von DNS eingehend darzustellen. Einen Überblick über dieses Gebiet haben Kornberg (1960) und Bessman (1963) gegeben; zur näheren Information sei auf diese beiden Artikel verwiesen. Im folgenden wird über neuere Ergebnisse berichtet, die einiges Licht auf jene Prozesse werfen, welche die S-Phase im Zellcyclus starten, ihre Dauer bestimmen und den geregelten Verlauf der Ereignisse in dieser Phase bedingen.

Über die Faktoren, welche die Länge der S-Phase im Zellcyclus bestimmen, liegen einander widersprechende Resultate vor. Van't Hof (1965) hält die Länge

[67] Mittermayer u.a. 1968a.

der S-Phase, wie auch die des gesamten mitotischen Cyclus, für positiv korreliert mit dem DNS-Gehalt des Zellkerns. Andere Autoren (CAMERON und STONE 1964, PILGRIM und MAURER 1965, TROY und WIMBER 1968) kamen hingegen zu dem Resultat, daß die Dauer der S-Phase bei verschiedenartigen Zellen mit recht unterschiedlichem DNS-Gehalt praktisch konstant ist. Es erscheint auf den ersten Blick plausibel, daß die Rate der DNS-Synthese sich verdoppelt, wenn die Primermenge doppelt so groß wird, aber ALFERT und DAS (1969) machen darauf aufmerksam, daß in den lebenden Zellen gewisse Einschränkungen existieren, bedingt durch strukturelle Beziehungen zwischen den Zellkomponenten, welche auf die Syntheserate einen Einfluß nehmen. Man weiß, daß die DNS-Synthese bei Bakterien an spezifischen Orten der Zellmembran ihren Anfang nimmt. Bei eukaryotischen Zellen dürfte die Kernmembran eine ähnliche Rolle spielen und COMINGS[68] erbrachte den Nachweis, daß der Einbau von $^3$H-Thymidin in die DNS zu Beginn der S-Phase auf jenes Chromatin beschränkt ist, das sich eng an die Kernmembran anlagert. Es besteht daher die Möglichkeit, daß spezifische chromosomale Orte der DNS-Synthese an spezifische Orte der Kernmembran angelagert werden und hierdurch den zeitlichen Abstand der DNS-Synthese kontrollieren. ALFERT und DAS (1969) untersuchten DNS-Syntheseraten von diploiden und autotetraploiden Antirrhinum majus-Keimlingen sowie diploiden und tetraploiden regenerierenden Mausleberzellen und kamen zu dem Ergebnis, daß der Anstieg der DNS-Syntheserate bei tetraploiden Zellen nicht mit dem Kernvolumen, sondern mit dem Anstieg der Kernoberfläche korreliert ist. Das Ergebnis spricht für eine Kontrolle der DNS-Syntheserate durch die Kernmembran. Für Untersuchungen über Faktoren, die den Start und Ablauf der S-Phase bedingen, hat sich der Schleimpilz *Physarum polycephalum* als ein besonders günstiges biologisches System erwiesen. Dieser Pilz läßt sich axenisch kultivieren und bildet in einem vollsynthetischen Medium ein Plasmodium von ausreichender Größe aus, um biochemische Analysen durchführen zu können. In diesem Plasmodium laufen schon von Natur aus die Mitosen bei perfekter Synchronie ab, so daß der Stoffwechsel nicht durch artifizielle Eingriffe gestört zu werden braucht[69]. Die DNS-Synthese startet jedoch in diesem Plasmodium unmittelbar nach der synchronen Telophase, so daß keine G1-Phase beobachtet werden kann, erreicht ihre volle Höhe unter normalen Kulturbedingungen bereits innerhalb von 10 min, hält diese etwa 2 Std aufrecht, um dann rapide abzufallen und 3 Std nach der Telophase der Mitosen ein sehr geringes Niveau zu erreichen. Die totale Dauer der Cyclen im Plasmodium beträgt 8 Std. Autoradiographische Untersuchungen nach Applikation von $^3$H-Thymidin konnten die chemischen Analysen bestätigen und darüber hinaus nachweisen, daß zwar am *Start* der DNS-Synthesephase mehr als 99% der Zellkerne gleichzeitig beteiligt sind, aber eine größere Variabilität innerhalb der Kernpopulation hinsichtlich der *Dauer* der S-Phase besteht[70]. Die Zahl der in später Interphase markierten Zellkerne liegt jedoch unter 1%, es handelt sich hierbei wahrscheinlich um abnorme Kerne[71]. Demnach verläuft die DNS-Replikation in den Zellkernen der Plasmodien ebenso synchron wie die Mitosen. Diese Aussage konnte durch den Nachweis erhärtet werden, daß die DNS-Replikation auch auf molekularer Ebene synchron und zeitlich geordnet ist[72]. Es ist zwar schon länger bekannt, daß das Bakteriengenom sequentiell repliziert wird, wobei es mit der Replikation an einem wohl umschriebenen Punkt startet, und diese dann entlang der ganzen Länge des DNS-Moleküls vollzieht[73]. Hier aber handelt es sich um Chromosomen eines eukaryoten Organismus, die sowohl in ihrer Struk-

---

[68] Zit. bei ALFERT und DAS 1969. [69] DANIEL und RUSCH 1961, MITTERMAYER u.a. 1965. [70] NYGAARD u.a. 1960, SACHSENMAIER 1964, BRAUN u.a. 1965. [71] E. GUTTES u.a. 1967. [72] BRAUN u.a. 1965. [73] Literatur bei K. G. LARK 1963.

tur als auch in ihrem Replikationsmodus komplizierter sind als das Bakteriengenom. Der Nachweis eines zeitlichen Ordnungsmusters der Replikation wurde mittels eines Doppelmarkierungsexperiments erbracht. Plasmodien, die sich in der zweiten Hälfte der S-Periode einer Interphase befinden, werden mit $^3$H-Thymidin markiert. Denselben Plasmodien wird nun während der ersten Hälfte der nächstfolgenden S-Periode 5-Bromdesoxyuridin (BUDR) geboten, um die Dichte der neureplizierten DNS zu erhöhen. Zu verschiedenen Terminen dieser zweiten S-Periode wurde DNS aus den Plasmodien isoliert und einer Caesiumchlorid-Gleichgewichtsgradienten-Zentrifugation unterworfen. Es ergab sich, daß die neusynthetisierte schwere DNS ($d = 1{,}721$) im Gegensatz zur leichten Fraktion ($d = 1{,}703$) kein Tritium enthielt, falls die DNS innerhalb 1 Std nach Ablauf der zweiten Mitose extrahiert wurde. Läßt man jedoch den Replikationscyclus bis zum Ende ablaufen, so erwies sich die extrahierte DNS sowohl mit Tritium als auch mit BUDR markiert. Das Ergebnis zeigt, daß die DNS-Moleküle, die während der ersten Hälfte einer S-Periode repliziert werden, auch während der ersten Hälfte der S-Periode im nächstfolgenden Generationscyclus vermehrt werden (Abb. 4). Zu ähnlichen Resultaten kamen MUELLER und KAJIWARA (1966) bei HeLa-Zellen, die nach dem Amethopterin-Thymidinverfahren synchronisiert wurden. Auch diese Autoren wandten ein Doppelmarkierungsverfahren an. In den synchronisierten HeLa-Zellkulturen wurde die DNS, welche zu Beginn der S-Phase synthetisiert wird, mit $^3$H-Thymidin markiert. Nach mehreren Generationen asynchronen Wachstums werden die Zellen abermals synchronisiert. Nun wurde Bromdesoxyuridin kurzfristig in verschiedenen Abschnitten der S-Phase den Zellen angeboten. Nach Aufbereitung der DNS und der Gleichgewichts-Gradienten-Zentrifugation derselben konnte die Tritiummarke nur in solchen BUDR-haltigen, schwereren Hybriden der DNS wiedergefunden werden, welche sehr früh im Zellcyclus repliziert wurden. BRAUN und WILI (1969) halten jedoch dieses Resultat nicht für eindeutig, da man weiß, daß Heterochromatin später als Euchromatin repliziert wird[74]. Sie hielten es deshalb für notwendig, die Resultate von BRAUN u.a. (1965) an *Physarum* mittels einer verfeinerten Methode zu überprüfen. Die DNS wurde während zwei S-Perioden mit $^3$H-Thymidin vormarkiert. Dann wurde in das Zeitintervall zwischen Beginn bis 20 min nach Beginn der Mitose 3 ein Stoß von $^{14}$C-Thymidin gegeben, der die ersten 11% der S-Periode traf. Nach Inkubation in unmarkiertem Nährmedium wurde der Pilz in BUDR-haltiges Medium vor Eintritt in die vierte S-Periode übertragen. Die DNS wurde bald darauf und 40 min nach Beginn der Mitose 4, entsprechend 22% dieser S-Periode, aufbereitet. Fast die gesamte aufgewendete $^{14}$C-Aktivität wurde in der schwereren, neu synthetisierten DNS aufgefunden. Das Resultat besagt, daß die in einer kleinen Subfraktion (etwa $^1/_5$) einer Interphase replizierten DNS-Moleküle in der entsprechenden Subfraktion der S-Periode folgender Interphasen wieder repliziert werden. *Alle Beobachtungen sprechen dafür, daß bei eukaryotischen Zellen der Zeitpunkt der Replikation einer spezifischen DNS-Molekel genetisch fixiert ist.*

Es ist sehr wahrscheinlich, daß der Beginn und sequentielle Ablauf der S-Phase des Zellcyclus durch einen Kontrollmechanismus überwacht wird, *der im Zellkern lokalisiert* zu sein scheint. Denn dieser Mechanismus bleibt auch in isolierten Zellkernen mindestens teilweise erhalten. Es ist bekannt, daß isolierte Zellkerne zur Protein- und RNS-Synthese befähigt sind[75]. Auch markierte Vorstufen der DNS werden in isolierte Kerne eingebaut[76]. In diesen Systemen war jedoch der Einbau

---

[74] LIMA DE FARIA und JAWORSKA 1968.

[75] ALLFREY u.a. 1964, BIRNSTIEL u.a. 1962, RENDI 1960, RHO und CHIPCHASE 1962, REES und ROWLAND 1961, ROZIJN u.a. 1964.

[76] FRIEDKIN und WOOD 1956, MAZIA und HINEGARDNER 1963, BEHKI und SCHNEIDER 1963.

von Vorstufen ohne Zusatz von einem Primer gering. BREWER und RUSCH (1965) gelang der Nachweis, daß Kerne, die aus Physarumplasmodien isoliert wurden, die sich im Stadium der DNS-Replikation befanden, fähig waren, Nucleotid-Triphosphate „in vitro“ in ihre DNS einzubauen, wogegen Kerne, die aus Plasmodien isoliert wurden, die sich außerhalb der S-Phase befanden, dazu nicht in der Lage

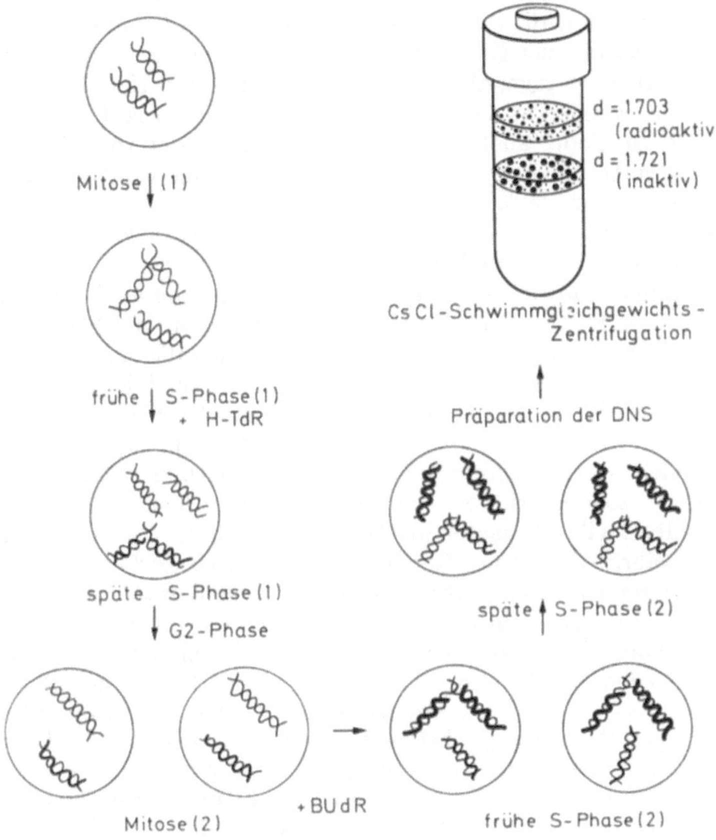


Abb. 4. Schema eines Versuches am natürlich kernteilungssynchronen Schleimpilz, Physarum polycephalum, der zeigt, daß eine DNS-Molekel, die in der ersten Hälfte einer S-Periode synthetisiert wurde, auch in der ersten Hälfte der nächsten S-Periode repliziert wird. (—) ein mit $^3$H-Thymidin radioaktiv markierter DNS-Strang; (▬) ein mit BUDR beschwerter DNS-Strang; (—) normaler DNS-Strang. [Nach CUMMINS, J. E., RUSCH, H. P.: Endeavour **27**, 124—129 (1968)]

waren. Eine vollständige Replikation der DNS gelang nicht, offenbar fehlten bestimmte Substanzen, um weitere Replikationsrunden zu starten.

Sehr ähnliche Resultate haben auch FRIEDMANN und MUELLER (1968) an HeLa-Zellen gewonnen, die mit Hilfe des Amethopterin-Thymidin-Prozesses synchronisiert wurden. Intakte Kerne aus diesen Zellen sind zur DNS-Synthese befähigt, wenn sie mit allen vier Desoxynucleotidtriphosphaten, $Mg^{++}$, ATP, anorganischen Salzen und einem hitzelabilen, SH-empfindlichen Faktor aus der cytoplasmatischen Fraktion versorgt werden. Auch in diesem Fall ist die Aktivität der

Zellkerne mit dem Niveau der DNS-Synthese der Kultur streng korreliert, wenn die Zellkerne aus synchronisierten Kulturen gewonnen wurden.

Der Mechanismus der zeitlichen und quantitativen Kontrolle der DNS-Replikation ist noch nicht genauer bekannt. Man weiß jedoch, daß die Proteinsynthese bei Pro- wie Eukaryoten eine dominierende Rolle bei der DNS-Replikation spielt[77]. Es ist bekannt, daß Actidion (Cycloheximid) die Biosynthese der Proteine dadurch hemmt, daß die Überführung der aktivierten Aminosäuren in die wachsende Polypeptidkette verhindert wird. CUMMINS und RUSCH (1966) konnten bei Physarum zeigen, daß *Actidion* in einer Konzentration von 10 µg/ml die Proteinsynthese sofort und komplett, aber reversibel, hemmt. Gibt man den Hemmstoff während der *späten Prophase* oder in der *Metaphase* der Mitose, so läuft die bereits begonnene Mitose zu Ende, auch die Kernneubildung findet trotz Blockade der Proteinsynthese statt, und es wird anschließend eine Runde von DNS-Replikation in Gang gesetzt, die etwa 20% der DNS-Menge ausmacht, die normalerweise synthetisiert wird. Gibt man jedoch Actidion während der *frühen Prophase*, so werden nicht nur die Mitose, sondern auch der Start der DNS-Synthese total sistiert. Eine Actidionbehandlung *während der S-Phase* erlaubt eine ähnliche partielle Replikation der Kern-DNS, wie wenn der Hemmstoff zu Beginn der S-Phase geboten würde. Unter einer „Runde von Replikation" verstehen die Autoren jene DNS-Menge, die nach Zugabe des Hemmstoffs zur Kultur während der nächstfolgenden S-Phase gebildet wird. Aus dem Umfang der Hemmung kann abgeschätzt werden, daß eine S-Phase bei Physarum aus 3—5 Runden von Replikation besteht. Diese Runden sind nicht klar abgegrenzt, etwa durch diskontinuierliche Perioden von Proteinsynthesen, sondern rühren von der durchschnittlichen Replikation einer großen Zahl individueller Einheiten der DNS her, die in der Dauer ihrer Aktivität variieren. Die während nur *einer* Runde replizierte DNS dürfte im übrigen ganz normal sein, da sie semikonservativ repliziert wird und stabil ist. Versuche, in denen eine Fluordesoxyuridin-Hemmung in Gegenwart von Actidion mittels Thymidin aufgehoben wurde, machen recht wahrscheinlich, daß die ersten Runden der DNS-Replikation beendet sein müssen, ehe spätere Runden beginnen können. Das Resultat dieser Untersuchungen ist, daß Proteine, die während der G2-Periode und frühen Prophase synthetisiert werden, als „*Initiatoren*"[78] wirken und einen früh-replizierenden Teil der Kern-DNS induzieren. Wenn dieser Teil der DNS-Replikation beendet ist, wird die Synthese von Initiatoren für weitere replizierende DNS getriggert, diese Sequenz schreitet durch mehrere Einheiten weiter und trägt die Verantwortung für eine zeitliche Ordnung der Replikation. In dem einfachen Chromosom der Bakterien läuft eine bereits gestartete Replikation bei gehemmter Proteinsynthese zwar zu Ende, kann aber nicht in Gang gesetzt werden[79]. *Physarum* verhält sich, obwohl es einen primitiven, protistenartigen Kerntyp besitzt, in dieser Hinsicht wie ein typischer Eukaryote. Es ist für Zellen höherer Organismen bekannt, daß die Replikation entlang bestimmter Chromosomen zu gegebener Zeit an vielen Punkten zugleich startet[80]. Eine longitudinale Anordnung von Replikons wird von PLAUT u.a. (1966) als Charakteristikum der Organisation von Chromosomen angesehen. Die Natur des als „Initiator" wirkenden Proteins ist nicht näher bekannt; es muß eine hohe Turnoverrate haben; vielleicht handelt es sich um ein *Histon*. MOHBERG und RUSCH (1964) fanden, daß Histon und DNS im Cyclus von Physarum hinsichtlich ihrer Menge stets parallel gehen. Der gleiche Befund wurde von PRESCOTT (1966) für Euplotes erhoben. Das Histon läßt sich mittels Polyacrylamid-Gelelektrophore in drei Haupt- und zwei Nebenbanden auflösen. Es liegen heute zahlreiche Beobach-

[77] JACOB und BRENNER 1963, PLAUT 1963, TAYLOR 1965. [78] CUMMINS 1968.
[79] MAALØE und HANAWALT 1961. [80] PLAUT 1963, STUBBLEFIELD und MUELLER 1962.

tungen vor, die nahelegen, daß auch im Zellcyclus von Säugerzellen Proteine für die Ingangsetzung und den geordneten Ablauf der S-Phase notwendig sind. Es konnte gezeigt werden, daß Hemmstoffe der Proteinsynthese, wie Puromycin[81] oder Cycloheximid[82], ungeachtet des Zeitpunktes ihrer Applikation in der S-Phase die DNS-Synthese „in vivo“ wie „in vitro“ hemmen. MUELLER u.a. (1962) berichten über ein puromycinempfindliches Intervall in der allerersten Phase der S-Periode von HeLa-Zellen, die mit Amethopterin synchronisiert wurden. Wenn die DNS-Synthese aber gestartet war, so hatte Puromycin keine Wirkung mehr. Abweichende Ergebnisse brachten Versuche von STONE und PRESCOTT (1964) an synchronisierten Kulturen des Ciliaten Tetrahymena pyriformis. Verarmung des Kulturmediums an Aminosäure *vor* der S-Periode verhindert nicht den Beginn der DNS-Synthese, sondern ihren weiteren Verlauf, aber nach Beginn der S-Phase nicht mehr deren Vollendung. Wenn auch alle diese Beobachtungen keine klaren und detaillierten Aussagen zulassen, so zeigen sie doch, *daß Proteinsynthese eine Rolle bei der DNS-Synthese spielt.* Der Kontrollmechanismus der DNS-Synthese ist bei Physarum an den Kern gebunden. Transplantiert man Kerne, die aus Plasmodien entnommen wurden, die sich in der S-Phase befanden, in Plasmodien auf dem Stadium der G2-Phase, so läuft die DNS-Synthese in ihnen weiter, aber Kerne aus G2-Plasmodien in Plasmodien auf dem Stadium der S-Periode übertragen, synthetisieren keine DNS (GUTTES und GUTTES 1968). Auch bei HeLa-Zellen dürfte der Kontrollmechanismus der DNS-Synthese im Zellkern selbst lokalisiert sein[83]. *Amoeba proteus* verhält sich jedoch anders[84]. Die Transplantation eines Kernes, der sich im Stadium der DNS-Synthese befindet, in eine Zelle im Stadium der G2-Phase hat eine Hemmung der DNS-Synthese zur Folge. Umgekehrt bewirkt die Transplantation eines Kernes aus einer G2-Zelle in eine S-Phase-Zelle, daß ein solcher Kern mit der Synthese von DNS beginnen kann. Diese Resultate sprechen für die Existenz von cytoplasmatischen Initiatoren oder Inhibitoren der DNS-Synthese im Amöbenplasma.

Die DNS-Replikation dürfte in allen lebenden Zellen ein diskontinuierliches Phänomen sein und auf der anfänglichen Bildung kurzer Segmente beruhen, die sich später zur vollen Größe des Moleküls vereinen und die nicht replizierende DNS der Interphase bilden. Man weiß schon seit vielen Jahren, daß die Chromosomen eucytischer Zellen mehr als *einen* DNS-„Wachstumspunkt“ haben. Andererseits gibt es Hinweise, daß die DNS in einem Chromosomenarm eine einzige molekulare Einheit ist, obwohl sie in ihrer Länge von weniger als 1 cm bis zu $^1/_2$ m schwanken kann[85]. Es ist schwer zu verstehen, wie unabhängig replizierende Einheiten (*Replikons*, in Analogie zum Bakterienchromosom; KORNBERG 1969) möglich sind. Ein Chromosom müßte viele Initiationspunkte haben. Tatsächlich zerfällt ein DNS-Strang, der längere Zeit wachsen konnte, bei Anwendung von Scherkräften in Bruchstücke, deren Länge *nicht* statistisch schwankt. Dies spricht für die Existenz von mehr oder weniger festen Verbindungen; die empfindlichen unter ihnen könnten Bindungen zwischen Replikons sein. Große Segmente und gewisse Chromosomenarme des Goldhamsters brauchen nur die Hälfte der 6 Std dauernden S-Phase zum Einbau von $^3$H-Thymidin. Bei einer Wachstumsrate von 1—2 μ je Minute könnten in diesem Zeitabschnitt Replikons von 180—360 μ entstehen. In einem X-Chromosom, dessen DNS eine Länge von etwa 51000 μ hat, hätten mehrere Hundert dieser großen Einheiten Platz. Autoradiographische Messungen deuten auf Replikons von nur 60 μ Länge. Gradientenprofile mit Bromuracil-markierter DNS lassen winzige Segmente von nur 1—2 μ

[81] LIEBERMAN u.a. 1963a, BASERGA u.a. 1965b. [82] BENNETT, SMITHERS und WARD 1964.
[83] FRIEDMAN und MUELLER 1968. [84] PRESCOTT und GOLDSTEIN 1967. [85] TAYLOR 1966.

Länge erkennen[86]. Diese Beobachtung zusammen mit neueren Daten[87] führen zu der Vorstellung, daß sich relativ kleine DNS-Stücke von etwa 1000 Nucleotiden, die innerhalb von 1—2 min repliziert werden, zu längeren Ketten zusammenschließen. Ketten mit Sedimentationskoeffizienten von 15—20s wurden bereits nach einer Replikationsdauer von 2 min beobachtet. Eine schrittweise Synthese von DNS konnte auch „in vitro" an isolierten Kernen beobachtet werden; diese konnten „in vivo" markierte 10s-DNS in 24s-DNS verwandeln[88].

Die Natur der replizierenden DNS-Einheit (Replikon) ist demnach gegenwärtig noch recht hypothetisch. Replizierende DNS kann von nicht replizierender DNS durch ihre unterschiedliche Extrahierbarkeit mit Phenol oder Chloroform unterschieden werden. Während nicht replizierende DNS leicht aus dem Kernkomplex herausgelöst werden kann, verbleibt die Hauptmenge der replizierenden DNS in der Interphase. Ein weiterer Unterschied besteht in den besonderen physikalischen Eigenschaften der replizierenden DNS, die sich sowohl im Sucrose- als auch im CsCl-Gradienten äußern. Es scheint, daß Material mit einer geringeren Dichte an der neu synthetisierten DNS beteiligt ist und haftet. Dabei dürfte es sich weniger um bestimmte Proteine, wie z.B. DNS-Polymerase, als vielmehr um *Lipopolysaccharide* handeln, die dieser DNS einen hydrophoben Charakter verleihen[89]. Das Molekulargewicht der Einzelstrang-DNS aus dem Plasmodium von Physarum wurde mittels alkalischer Gradientenzentrifugation von McGrath und Williams (1967) bestimmt. Ihr durchschnittliches Gewicht während der S-Periode ($\sim 1{,}5 \times 10^7$ D) war geringer als in der G2-Periode ($\sim 4 \times 10^7$ D). Auf der Grundlage einer Chromosomenzahl von 50 und eines DNS-Gehalts von 1 $\mu\mu$g je Kern schlossen diese Autoren, daß bei pH 12 jedes Chromosom in 300 einzelsträngige DNS-Stücke dissoziiert.

Die Biosynthese der DNS läuft auf verschiedenen Stufen ab, von denen jede kontrolliert werden kann: 1. Umwandlung von Ribonucleotiden zu Desoxyribonucleotiden[90] und die Bildung von Desoxythymidylat. 2. Phosphorylierung der Desoxyribonucleotide in die entsprechenden Triphosphate[91] und 3. Polymerisationsreaktion auf dem Niveau der Desoxyribonucleotidtriphosphate[92]. Diese Prozesse werden durch eine Serie von Enzymen katalysiert[93], deren aktuelle Aktivität und deren Synthese der Wirkung steuernder Mechanismen unterliegt[94].

Auch in dieser Frage möchte sich der Referent auf die Besprechung solcher Untersuchungen beschränken, die über Beziehungen von enzymatischer Aktivität zu einzelnen Phasen des Zellcyclus handeln. Ausführliche Referate bei Bucher (1963), Lark (1963), Schmidt (1966).

In einer Reihe von Arbeiten mit synchronisierten Zellpopulationen wird berichtet, daß die Aktivität der Thymidinkinase[95], der Thymidylatkinase[96] sowie Desoxycytidinmonophosphat-Desaminase[97] im Verlauf des Zellcyclus periodischen Schwankungen unterliegt. Auch während der frühen synchronen Furchungsteilungen des Seeigeleies wurden Schwankungen in der Aktivität dieser Enzyme beobachtet[98]. *Ist der periodische Anstieg und Abfall der scheinbaren Aktivität der Enzyme der Vorstufenphosphorylierung sowie der Polymerase zeitlich mit der DNS-Synthese korreliert?* In den exakt phasengleich reifenden Mikrosporocyten der Antheren von Lilium longifolium und Trillium erectum fanden Hotta und Stern

[86] Taylor 1968. [87] Schandl und Taylor 1969. [88] Kidwell und Mueller 1969.
[89] Friedman und Mueller 1969. [90] Reichard u.a. 1961. [91] Lehman u.a. 1958.
[92] Kornberg 1962. [93] Smellie 1963. [94] Ives u.a. 1963, Duspiva 1965.
[95] Hotta und Stern 1963, Brent u.a. 1965, Littlefield 1966, Sachsenmaier und Ives 1965, Weissman, Smellie und Paul 1960, Stubblefield und Mueller 1965.
[96] Brent u.a. 1965, Weissman, Smellie und Paul 1960, Johnson und Schmidt 1966.
[97] Shen und Schmidt 1966.
[98] Hansen-Delkeskamp und Duspiva 1966, Nagano und Mano 1968.

(1961) einen sprunghaften Anstieg der Thymidinkinaseaktivität während der an die Meiose anschließenden Interphase kurz *vor Beginn der DNS-Reduplikation*, dem bald darauf noch vor dem Beginn der Mitose ein ebenso steiler Abfall folgt. Das Ergebnis ist außerordentlich eindrucksvoll, da das Enzym vor seiner Aktivitätsphase kaum nachweisbar war. In allen übrigen bis heute bekannten Fällen behalten die Enzyme im Verlauf des ganzen Zellcyclus eine bemerkenswerte Aktivität und zeigen lediglich in gewissen Phasen des Cyclus Steigerungen um das Doppelte bis 5fache ihrer Grundaktivität (HeLa-Zelle: BRENT u.a. 1965, STUBBLEFIELD und MUELLER 1965 — Fibroblasten: LITTLEFIELD 1966, WEISSMAN u.a. 1960 — Chlorella: JOHNSON und SCHMIDT 1966, SHEN und SCHMIDT 1966 — Schleimpilz:

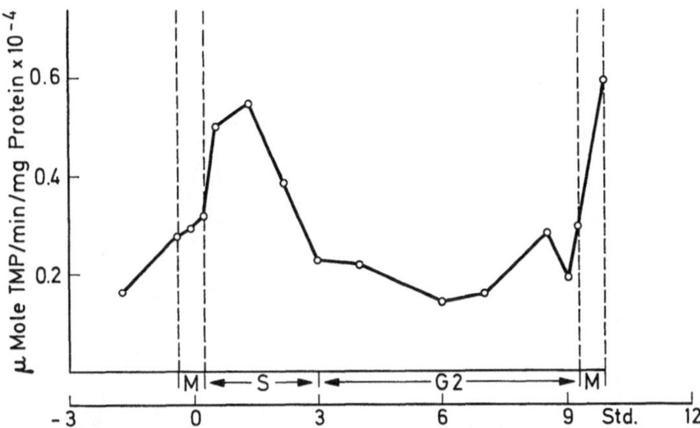


Abb. 5. Die Aktivität der Thymidinkinase auf verschiedenen Stadien des Kernteilungscyclus von Physarum polycephalum. [Nach SACHSENMAIER, W., IVES, D. H.: Biochem. Z. **343**, 399 (1965)]

SACHSENMAIER und IVES 1965). In biologischen Systemen, die eine natürliche Synchronisation der DNS-Synthese zeigen, ist die zeitliche Einordnung des Aktivitätsverlaufes in den Cyclus am exaktesten durchzuführen. Im Makroplasmodium von *Physarum* beginnt die scheinbare Aktivität der Thymidinkinase etwa 50 min vor der Prophase und erreicht ihr Maximum am Ende der Mitose; sie entfaltet also bei Beginn der unmittelbar an die Mitose anschließenden DNS-Synthesephase ihre volle Aktivität; der Abfall erfolgt noch während der S-Phase (Abb. 5). In der G2-Phase ist die Aktivität gering[99]. Einen fast identischen Verlauf zeigt die DNS-Polymerase-Aktivität der Zellkerne des Pilzes. Die scheinbare Aktivität der DNS-Polymerase ist eine Funktion der Zeit im Teilungscyclus, in welcher die Kerne isoliert wurden[100]. Im Seeigelei ist aber während der Furchung eine etwas andere Situation gegeben. Thymidinkinase und Thymidylatkinase zeigen zwar auch in diesem System periodische Aktivitätsschwankungen, die bei beiden Enzymen in auffallender Weise parallel laufen[101]. Aber die Aktivitätspeaks dieser beiden Kinasen sind hier von der DNS-Synthese stärker abgesetzt, liegen jedoch auch *vor* dem Peak der DNS-Synthese[102]. Die Mitose findet zwischen der Phase der DNS-Synthese und dem Zeitintervall statt, in dem die Peaks der beiden Kinasen auftreten. Die Produkte dieser Kinasen müssen daher soweit stabil sein, daß sie die Zeitspanne der Mitose überdauern (Abb. 6). In der regenerierenden Leber fällt der Zeitpunkt, in dem die beiden Kinasen auftreten, mit dem der DNS-

[99] SACHSENMAIER und IVES 1965. [100] BREWER und RUSCH 1966
[101] NAGANO und MANO 1968. [102] HINEGARDNER u.a. 1964, NEMER 1962, FICQ u.a. 1963.

Synthese zusammen[103]. *Vor* der DNS-Synthesephase findet man einen Aktivitätsanstieg der Kinasen bei Fibroblasten (Weissman u.a. 1960) und Mikrosporen der Lilien[104]. *Nach der DNS-Synthese* liegt der Kinasenpeak bei HeLa-Zellen[105]. Beim Seeigelei bestehen im ersten Cyclus nach der Befruchtung besondere Verhältnisse hinsichtlich der DNS-Synthese[106]. Bei Strongylocentrotus findet nach Hinegardner u.a. (1964) 30 min nach der Besamung ungefähr zur Zeit der Verschmelzung der Vorkerne die erste DNS-Synthese des jungen Keimes statt. In den folgenden Furchungscyclen beginnt jeweils die DNS-Synthese, wenn die Anaphase-

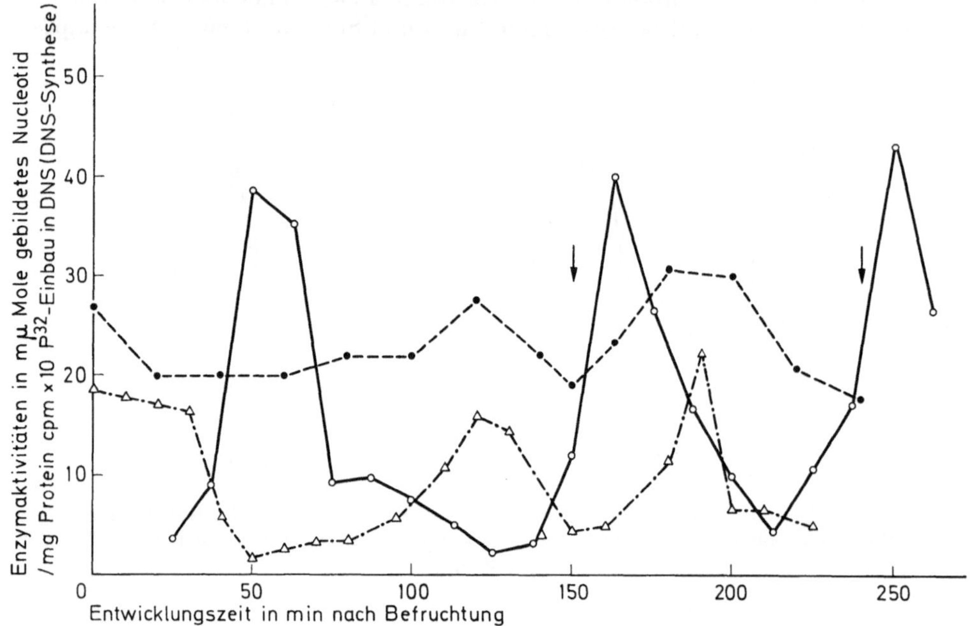


Abb. 6. Der Aktivitätsverlauf von Thymidinkinase (•–•–•) und Thymidylatkinase (△--△--△) sowie der DNS-Synthese (○–○–○), gemessen am Einbau von $^{32}$P, im Seeigelei von der Befruchtung bis zum 4-Zeller. Die Pfeile deuten den Zeitpunkt der ersten beiden Furchungsteilungen an. [Nach Nagano, H., Mano, Y.: Biochim. biophys. Acta (Amst.) **157**, 546—557 (1968)]

bewegungen abgeschlossen sind und die Chromosomen einen Zellkern zu bilden beginnen. Hansen-Delkeskamp und Duspiva (1966) fanden bei Psammechinus etwa 10 min *vor* diesem Ereignis einen Peak der scheinbaren Thymidinkinaseaktivität, der im Zeitpunkt der Kernfusion bereits vollständig abgeklungen war. Einen hohen Aktivitätspegel der Thymidinkinase zu Beginn der Entwicklung, der kurz darauf abklingt, fanden auch Nagano und Mano (1968) für das Seeigelei und Duspiva und Hansen-Delkeskamp (1965) für das Krötenei. Eine wichtige Frage ist, ob es sich bei der periodischen Aktivitätsschwankung der genannten Enzyme um eine Enzymneusynthese oder um ein Phänomen der Aktivierung bzw. Inaktivierung einer gegebenen Enzymmenge handelt. Das plötzliche Auftreten von Thymidinkinaseaktivität in Fibroblasten nach einer Virusinfektion[107] sowie der Hemmeffekt von Puromycin und Fluorphenylalanin auf die Induktion dieses Enzyms durch das Virus[108] und das plötzliche Auftreten der Kinase in einer um-

[103] Bollum und Potter 1959. [104] Hotta und Stern 1963. [105] Brent u.a. 1965.
[106] Simmel und Karnofsky 1961, Bucher und Mazia 1960. [107] Kit und Dubbs 1963.
[108] Kit u.a. 1963.

schriebenen Reifungsphase der Lilienpollen[109] sprechen für eine Neusynthese. In den Plasmodien von Physarum mit natürlich-synchroner Kernteilung beginnt die Thymidinkinaseaktivität etwa 50 min vor Beginn der Prophase anzusteigen[110]. Gibt man dem Pilz irgendwann vor oder während der Periode des Aktivitätsanstiegs 50 μg/ml Actidion, so wird der Aktivitätsanstieg verhindert oder sofort unterbrochen[111]. Dies spricht ganz deutlich für eine Enzymsynthese. Actinomycin D verhindert hingegen den Aktivitätsanstieg nur dann, wenn es mindestens 1 Std vor dem erwarteten Aktivitätsanstieg geboten wird. Später gegeben, kann es den Aktivitätsanstieg nicht mehr unterbinden, obwohl diese Periode actidionempfindlich ist. Die Beobachtung spricht dafür, daß eine m-RNS für Thymidinkinase etwa 1 Std vor dem Aktivitätsanstieg dieses Enzyms in Erscheinung tritt. Auch beim Seeigelkeim läßt sich die periodisch fluktuierende Kinaseaktivität durch Äthionin und Puromycin senken[112]. Sachsenmaier u.a. (1967) meinen, daß ein zeitgebender Mechanismus die periodische Enzyminduktion kontrolliert und einen der folgenden Mechanismen triggert: 1. Synthese eines m-RNS-Stoßes am Thymidinkinase-Cistron, 2. Stabilisierung oder Aktivierung der Thymidinkinase-m-RNS auf dem Translationsniveau oder 3. Blockade des Enzymturnovers durch Stabilisation des Enzymmoleküls. Die Autoren lassen aber offen, welcher dieser Mechanismen zum Zuge kommt.

Eine weitere wichtige Frage betrifft die Rolle, die diese Enzyme bei der Kontrolle der DNS-Synthese „in vivo" spielen. Tencer (1961) vertrat die Meinung, daß die Menge an Desoxythymidylat der begrenzende Faktor der DNS-Synthese sei, und Canellakis u.a. (1959) sowie Maley und Maley (1960) hielten die Pegel der Enzyme der Desoxythymidintriphosphat-Synthese für wichtige Regulatoren der DNS-Synthese. Aber zahlreiche neuere Untersuchungen sprechen für eine mehr direkte Kontrolle. In bakteriellen Systemen wird die DNS-Synthese weder durch den Pegel der Desoxynucleotidtriphosphate allein[113] noch durch Enzyme terminiert. Nach Ausschaltung der Proteinsynthese durch Chloramphenicol oder Aminosäuredefizienz, die zu einer vollständigen Hemmung der DNS-Synthese führen, ist kein Enzymverlust bezüglich der DNS-Polymerase und der dCTP-, dGTP-, dATP- und TTP-Kinasen zu beobachten[114]. Auch enthalten Stationärkulturen von Bakterien, die kaum noch Thymidin in ihre DNS einbauen, eine DNS-Polymerase, die ebenso aktiv ist wie die logarithmisch wachsender Kulturen. Hingegen ist ein Inhibitor der DNS-Polymerase vorhanden, der in logarithmischen Kulturen fehlt, und die DNS ist als Primer für DNS-Polymerasen zu 90% inaktiv[115]. Ähnliche Beobachtungen wurden auch an Säugerzellen gemacht[116]. Der in frisch kultivierten Nierenzellen normalerweise ansteigende Pool an Desoxynucleotiden ist weder für den Anstieg der DNS-Polymerase noch für den Eintritt der Zellen in die S-Phase wichtig[117]. Eine Veränderung im physikalischen Zustand der DNS während des Replikationscyclus beobachtete Rolfe (1963). Replizierende DNS unterscheidet sich in der Gleichgewichtsdichte deutlich von der nativen DNS und dürfte sich daher strukturell von dieser unterscheiden. Für jede Replikationsrunde ist, wie schon früher erwähnt, ein Protein nötig. Aber dieses Protein sei weder eine Kinase noch eine DNS-Polymerase, sondern ein spezifisches, DNS-destabilisierendes Protein, meinen Rosenberg und Cavalieri (1965). Ein weiterer Hinweis, daß Änderungen der Templatstruktur, nicht aber der Pegelstand von Vorstufen oder DNS-Polymerase die DNS-Synthese regulieren, haben Brewer und Rusch (1966) durch eine weitere Untersuchung der DNS-Polymerase

---

[109] Hotta und Stern 1963. [110] Sachsenmaier und Ives 1965.
[111] Sachsenmaier u.a. 1967. [112] Nagano und Mano 1968. [113] Lark 1960.
[114] Billen 1962. [115] Gogol und Rosenberg 1964.
[116] Gold und Helleiner 1964, Taylor 1965. [117] Adams u.a. 1966.

aus isolierten Kernen von Physarum erbracht. An anderer Stelle wurde bereits berichtet, daß isolierte Kerne des Pilzes Vorstufen in die DNS entsprechend dem Zeitpunkt im Mitosecyclus einbauen, zu dem die Kerne isoliert wurden[118]. Der Einbau ist aber schwach, er kann vielfach gesteigert werden, wenn dem Inkubationsmedium Spermin und DNS zugesetzt werden. Ohne Spermin wird die Einbaurate nur wenig verbessert. Brewer und Rusch (1966) meinen, daß Spermin entweder die Penetration von exogenem DNS in die Kerne erleichtert oder die latente DNS-Polymerase der Kerne freisetzt oder sonstwie aktiviert. Für diese Deutung spricht nach Meinung der Autoren, 1. daß der scheinbare Pegel der DNS-Polymerase eine Funktion des Zeitabschnittes ist, in dem die Kerne isoliert wurden, 2. daß der Peak der Polymeraseaktivität zeitlich mit dem Peak der DNS-Synthese der nicht durch DNS und Spermin aktivierten isolierten Kerne zusammenfällt und daß 3. die Polymeraseaktivität parallel läuft mit dem „in vivo"-Pegel der Thymidinkinase im Verlauf des Mitosecyclus des Pilzes. Aber die „Aktivierung" der Polymerase allein genügt nicht, da ohne exogene DNS auch in Gegenwart von Spermin die Einbaurate in die Kerne gering bleibt. *Die Kapazität der isolierten Kerne wird also nicht direkt durch den Pegelstand der DNS-Polymerase kontrolliert.* Die Koinzidenz im periodischen Anstieg und Abfall der Aktivitäten von DNS-Polymerase und Thymidinkinase im Teilungscyclus des Pilzes bestätigen eine schon früher geäußerte Idee[119], daß die Messengers für die Synthese der an der DNS-Replikation beteiligten Enzyme von demselben Operon transkribiert werden. Bei HeLa-Zellen liegen ähnliche Verhältnisse vor[120]. Aus synchronisierten (Amethopterin-Thymidin-Prozeß) Zellpopulationen isolierte Kerne sind in einem geeigneten Medium, angereichert mit einem SH-empfindlichen cytoplasmatischen Faktor, zur DNS-Synthese fähig. Auch hier erweist sich die Aktivität solcher *Kern-Präparate* mit dem Pegel der DNS-Synthese der Kultur, aus welcher sie stammen, eng korreliert. Die *cytoplasmatische* DNS-Polymerase der HeLa-Zellen stellt hingegen andere Anforderungen an das Medium; ihre Aktivität ist nicht mit dem Zellcyclus korreliert. Enzyme des Grundstoffwechsels, wie die Glucose-6-phosphatdehydrogenase, zeigen in ihrer Aktivität keine Beziehung zum Zellcyclus[121].

Es liegen Untersuchungen vor, die zeigen, daß in synchron wachsenden Zellpopulationen der Gehalt an manchen Enzymen, wie $\alpha$- und $\beta$-Glucosidasen, Dipeptidase, Kathepsin, alkalische Phosphatase, Aspartat-Transcarbamylase (ATC-ase) und Ornithin-Transcarbamylase (OTC-ase) im Verlauf einer Zellgeneration nicht linear, wie der Gesamtproteingehalt, sondern *diskontinuierlich* ansteigt[122]. Es ist bekannt, daß bei Bakterien das Genom in einer genau festgelegten Ordnung repliziert wird[123]. Manche Enzyme, wie Sucrase, Histidase und Aspartat-Transcarbamylase werden bei Bacillus subtilis in jeder Zellgeneration auf die doppelte Aktivität vermehrt, aber jedes dieser Enzyme zu einem anderen spezifischen Zeitpunkt im Wachstumscyclus. Die spezifische Reihenfolge der Termine, in denen ein abrupter Aktivitätsanstieg der Enzyme erfolgt, kehrt in jeder der folgenden Generationen wieder. Es liegt der Schluß nahe, daß die Verdopplung der Kapazität einer Zelle zur Synthese eines bestimmten Enzyms zugleich oder kurz nach der Reduplikation des zugehörigen Strukturgens erfolgt. In gleicher Richtung liegen Ergebnisse an Hefen, die in ausführlicher Weise von Halvorson u.a. (1966) zusammenfassend beschrieben wurden. Hier sei lediglich erwähnt, daß bei Saccharo-

---

118 Brewer und Rusch 1965. 119 Sachsenmaier und Ives 1965, Shen und Schmidt 1966.
120 Friedman und Mueller 1968. 121 Sachsenmaier und Ives 1965.
122 Sylvén u.a. 1959, Hanawalt und Wax 1964, Gorman u.a. 1964, Masters u.a. 1964, Kuempel u.a. 1965, Donachie 1965, Halvorson u.a. 1966.
123 Zusammenfassung der diesbezüglichen Ergebnisse bei Sueoka 1966.

myces cerevisii sechs nicht-allele Strukturgene bekannt sind, welche die Synthese von α-Glucosidase dirigieren. Die Gene wirken unabhängig zu verschiedenen Terminen im Zellcyclus der Hefe in einer fixierten Ordnung. In diploid heterozygoten Stämmen lassen sich distinkte Perioden der Enzymsynthese nachweisen, die mit der Expression der Gene in Übereinstimmung stehen. In einem Heterozygoten mit drei verschiedenen Maltasegenen werden demnach in jeder Zellgeneration an drei verschiedenen Terminen im Zellcyclus sprunghafte Steigerungen der Aktivität der α-Glucosidase beobachtet (Abb. 7).

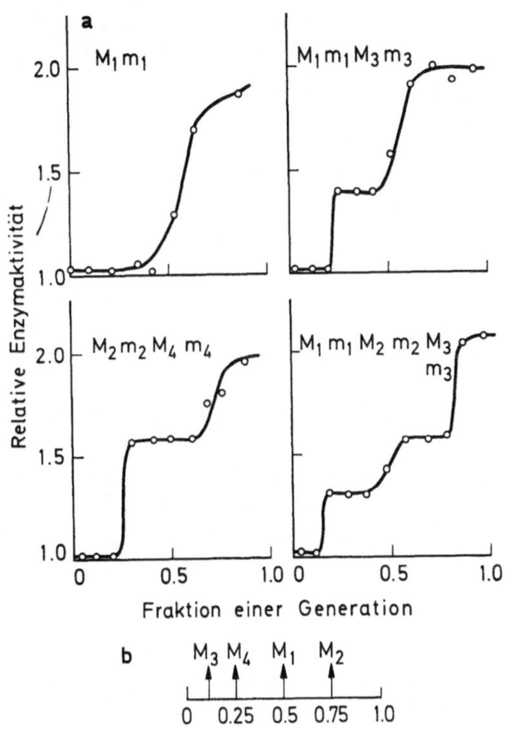


Abb. 7a u. b. Die zeitliche Ordnung der Synthese von α-Glucosidase bei verschiedenen Maltasestämmen von *Saccharomyces cerevisiae*. a Aktivitätskurven der Maltase im Zellcyclus der zweiten Generation von Synchronkulturen mit 4 verschiedenen Genotypen. b Die wahrscheinliche Ordnung der Ablesung der 4 Maltasegene dieser Hefe. (Nach Halvorson, H. O., Bock, R. M., Tauro, P., Epstein, R., LaBerge, M., in: Cell synchrony, ed. Cameron, I. L., G. M. Padilla, p. 102—116. New York-London: Acad. Press 1966)

Diese Befunde geben zu Bedenken Anlaß, da man weiß, daß es bei Bakterien möglich ist, Enzymsynthesen in jedem beliebigen Moment des Zellcyclus zu induzieren[124]. Auch verhalten sich nicht alle Enzyme gleichartig. Es gibt Enzyme, deren Aktivität in jeder Zellgeneration *stufenweise* ansteigt (z.B. Aspartattranscarbamylase), andere werden jedoch kontinuierlich gebildet (β-Galaktosidase bei E. coli, K 12 Hfr.; s. Masters u.a. 1964).

Diese Erfahrungen zeigen, daß die bisherigen Vorstellungen von der Enzymsynthese im Zellcyclus zu einfach waren; es sind offensichtlich außer der Genverdoppelung noch weitere Faktoren im Spiel. Wenn sich das Gen verdoppelt, so steigt damit das Potential zur Enzymsynthese. Logischerweise sollte dieses Er-

[124] Masters u.a. 1964.

eignis zu einem *linearen Anstieg* der autogenen Enzymmenge führen, die Syntheserate sollte sich in jedem weiteren Zellcyclus verdoppeln. Bei der alkalischen Phosphatase ist dies auch der Fall. Steigt die Enzymmenge in einem System aber abrupt an und bildet sie hinterher bis zum Beginn eines neuen Zellcyclus ein Plateau, so könnte in solchen Fällen ein Wandel der Korepressorkonzentration mit im Spiele sein. Der diskontinuierliche Anstieg der Enzymaktivität innerhalb einer Generation wäre demnach das Resultat eines Wechselspiels zwischen der *Verdoppelung des Potentials, dem Wandel von Repression bzw. Derepression und der Verdünnung des ganzen Systems* durch das Wachstum[125]. Donachie (1965) geht noch einen Schritt weiter und macht darauf aufmerksam, daß auch die *Instabilität* des synthetisierten Enzyms ein weiterer wichtiger Faktor zur Erklärung der schrittweisen Enzymsynthese ist. Man kann leicht zeigen, daß die Aspartattranscarbamylase-Aktivität in einer Bakterienkultur rasch abfällt, wenn die logarithmische Wachstumsphase überschritten wird. Die Enzyme sind bekanntlich in verschiedenem Grade instabil. Auch die alkalische Phosphatase ist labil. Induziert man die alkalische Phosphatase durch Entfernung des anorganischen Phosphats aus dem Kulturmedium, so steigt die Phosphataseaktivität steil an; in der phosphathaltigen Kultur war zuvor nur das basale (d.h. vollständig repressierte) Aktivitätsniveau realisiert. Setzt man der phosphatatfreien Kultur nach einiger Zeit wieder Phosphat zu, so sinkt die Phosphataseaktivität nach der Phosphatrepression deutlich ab, erst schnell (Halbzeit 32 min), später langsamer (280 min), wenn wieder Wachstum eingesetzt hat. Im basalen Aktivitätszustand ist die Enzymsynthese linear, und die Rate verdoppelt sich an einem ganz bestimmten Punkt im Zellcyclus, offensichtlich im Zusammenhang mit der Duplikation des Strukturgens für alkalische Phosphatase. Aber zugleich findet auch ein Abbau statt. In jedem Abschnitt des Zellcyclus wird sich daher ein Fließgleichgewicht ausbilden, in dem schließlich die Syntheserate des Enzyms der Zerfallsrate das Gleichgewicht hält. Es mag sein, daß öfter ein Aktivitätsplateau derart zustande kommt[126].

Zur Erklärung des schrittweisen Anstiegs der Enzymaktivität im Zellcyclus muß also nach Donachie (1965) eine Reihe von Faktoren berücksichtigt werden; die wichtigsten sind die Duplikation der Gene, die Repression durch Endprodukte der Enzymkette und die Labilität des synthetisierten Enzyms. Ein tieferes Eindringen in die Kinetik der Enzymsynthese im Verlauf des Zellcyclus setzt vor allem die Entwicklung neuer Methoden voraus, um die Synchronisation der Zellkulturen noch weiter zu verbessern.

Eine Reihe von Beobachtungen deutet darauf hin, daß DNS-Synthese notwendig ist, wenn Zellen einen Differenzierungsschritt durchmachen. Brauchbare Systeme zur molekularbiologischen Analyse des Phänomens der Zelldifferenzierung sind die Irisregeneration[127], das Epithel der Milchdrüse bei Säugetieren[128] sowie die Umwandlung der Erythroblasten in Erythrocyten[129]. Die Stammzellen der erythropoietischen Reihe differenzieren sich bei Säugetieren in Granulocyten und Erythrocyten. Bei der Differenzierung zu Erythrocyten durchlaufen diese Zellen mehrere Teilungen, während welcher die Basophilie des Cytoplasmas abnimmt, Protein sich ansammelt und der Zellkern Strukturveränderungen durchmacht und schließlich verlorengeht. Die Reifung dieser Zellen wird durch *Erythropoietin*, ein Glykoproteid, stimuliert, das in der Niere als Folge einer niedrigen Sauerstoffspannung im Blut produziert wird. Paul und Hunter (1968) konnten ganz eindrucksvoll zeigen, daß eine Behandlung von Leberzellen aus Mäusefeten, 13,5 Tage nach Befruchtung, mit diesem Wirkstoff innerhalb von 20 min zu einer

---

[125] Kuempel u.a. 1965. [126] Masters und Donachie 1966. [127] Yamada 1967.
[128] Lockwood u.a. 1967. [129] Paul und Hunter 1968, 1969.

Steigerung der DNS-Synthese führt, der nach etwa 2 Std eine Hämoglobinsynthese nachfolgt. Wie in den obengenannten Systemen, so ist auch hier die DNS-Synthese eine unabdingbare Voraussetzung der nachfolgenden Synthese spezieller Proteine, wobei die Bildung neuer m-RNS-Arten der Proteinsynthese vorausgehen muß. Die DNS-Synthese ist hierbei wichtiger als die Zellteilung (vgl. S. 482ff.). Dies geht deutlich aus Versuchen mit Inhibitoren hervor. Eine Behandlung der Zellkulturen mit Puromycin, Actinomycin D oder FUDR verhindert eine Aktivierung der minimalen normalen Hb-Synthese durch Erythropoietin, nicht aber Colchicin. DNS-Synthese und m-RNS-Bildung sind daher essentielle Vorläufer der Hämoglobinsynthese, eine normale Zellteilung ist unwichtig. Puromycin stoppt die Beschleunigung der DNS-Synthese sofort ab, ein Zeichen, daß Proteinsynthese auch in diesem System für die Ingangsetzung der DNS-Synthese notwendig ist. Actinomycin D wirkt jedoch verschieden; *gleichzeitig* mit Erythropoietin geboten, läßt es zwar die volle Stimulation der DNS-Synthese durch diesen Wirkstoff zu, verhindert aber die normalerweise nachfolgende Beschleunigung der Hb-Synthese vollständig. Wenn Actinomycin D jedoch 1 Std *vor* Erythropoietin gegeben wird, so wird auch die Stimulation der DNS-Synthese vollständig verhindert. Eine Erklärung für diesen Befund, die sich auch mit den Erfahrungen an anderen Systemen (z.B. Physarum) deckt, wäre die Bildung gewisser RNS-Typen als unmittelbare Folge der Behandlung mit Erythropoietin, die zur Synthese von Proteinen führen, welche für den Beginn und den geordneten Ablauf der DNS-Synthese notwendig sind. Actinomycin kann diesen Ablauf nicht hemmen, wenn es gleichzeitig mit dem Induktor geboten wird, wohl aber, wenn es schon vorher eingesetzt wurde. Wenn die DNS-Synthese durch FUDR geblockt wird, so wird die Proteinsynthese stark gehemmt, aber mit dem Induktor behandelte Kulturen zeigen anfangs doch eine beschränkte Proteinsynthese, obgleich sie später kein Hämoglobin bilden. Der Verlauf der Ereignisse im induzierten Zellcyclus stellt sich aufgrund dieser Beobachtungen wie folgt dar: Sofort nach der Induktion durch Erythropoietin wird etwas Protein hergestellt. In dieser Population von Proteinmolekülen finden sich Anteile, die zum Start der DNS-Replikation essentiell sind. Daraufhin steigt innerhalb von 20 min die DNS-Bildungsrate steil an. Erst 90 min später folgen sehr erheblich gesteigerte Syntheseraten von RNS und Protein nach. Diese zweite Welle von RNS-Synthese ist von einer vorhergehenden DNS-Synthese ganz und gar abhängig, und sie ist es, die anschließend zur Hämoglobinsynthese führt. Im Gefolge der Induktion hat man also zwischen einer *frühen* und *späten* Transkriptionsphase zu unterscheiden, die durch eine S-Phase getrennt sind[130]. Welche Bedeutung der DNS-Replikation bei der Realisierung einer Induktion zukommt, ist heute noch nicht klar. Im Gegensatz zum Mechanismus der Replikation des Bakterienchromosoms, den man in großen Zügen bereits kennt, ist die Replikation der komplexen Chromosomenstruktur der Eucyten, die außer DNS noch Histone und andere Proteine enthält, viel weniger gut bekannt. Außer der sicheren Tatsache, daß die Replikation semikonservativ ist und die Synthese der Histonkomponenten mit der der DNS eng synchronisiert ist, sind zwar noch manche andere Beobachtungen gemacht worden, die aber weit weniger gesichert sind. Es ist schon lange bekannt, daß in den Zellen eines vielzelligen Organismus RNS nur von einem kleinen Teil der Kern-DNS transkribiert wird. In den Interphase-Riesenchromosomen der Dipteren ist die RNS-Synthese hauptsächlich auf nur wenige Loci beschränkt. Die Verteilung der aktiven Loci ist für jedes Organ spezifisch[131]. Man weiß ferner, daß RNS, die aus verschiedenen Säugerorganen gewonnen wurde, mit nicht mehr als höchstens 5—10%

---

[130] Paul und Hunter 1969. [131] Mechelke 1963.

der DNS-Sequenzen der gleichen Tierart hybridisiert. Wenn man aus einzelnen Organen dieser Arten Chromatinpräparate herstellt, und diese als Templates für eine RNS-Synthese „in vitro" verwendet, so hybridisiert die auf diese Weise gewonnene RNS auch nur zu 5—10% mit der DNS derselben Tierart. Im Gegensatz dazu hybridisiert jedoch die RNS, die man „in vitro" mit gereinigter DNS als Primer gewonnen hat, zu 40—50% mit dieser DNS. In Kompetitionsexperimenten verhält sich die mittels Chromatin „in vitro" gewonnene RNS genauso wie die „natürliche" RNS, die aus dem gleichen Organ gewonnen wurde. Nicht identisch sind jedoch die natürlichen und synthetischen RNS-Präparate aus verschiedenen Organen derselben Art. Im Chromatin ist daher nur ein kleiner Teil der DNS aktiv; der aktive Anteil der DNS ist spezifisch und von Organ zu Organ verschieden[132]. Gibt man zu gereinigter DNS Histon, so bildet sich ein Nucleohiston, das überhaupt keine RNS transkribiert, wobei die DNS total geblockt ist. Kombiniert man aber reine DNS mit dem Totalprotein, das aus dem Chromatin eines Organs isoliert wurde unter definierten Bedingungen, so erhält man ein rekonstituiertes Nucleoprotein mit der gleichen Templateaktivität, wie das ursprüngliche Chromatin. Das gleiche Resultat ergibt sich, wenn man reine DNS mit Histon in Gegenwart der Nicht-Histonfraktion aus Chromatin kombiniert. Aus diesen Experimenten ergibt sich, daß Histone die DNS im Chromatin in unspezifischer Weise maskieren und als Template unwirksam machen. Gewisse Proteine des Zellkerns, die nicht Histone sind, zeigen hingegen organspezifischen Charakter und vermögen in spezifischer Weise bestimmte Sequenzen der DNS freizusetzen und als Template wirksam machen[133].

Ein Wirkstoff, wie Erythropoietin, ist in seiner Funktion nicht einfach einem solchen Nicht-Histon-Protein gleichzusetzen, da eine vorausgehende S-Phase unabdingbar notwendig ist. Welche Bedeutung der DNS-Replikation in diesem Zusammenhang zukommt, ist nicht klar. Man könnte an eine reversible Dissoziation der Histone von der DNS während gewisser Phasen des Zellcyclus denken. Diese Möglichkeit ist auch durch die Untersuchungen von Hancock (1969) nicht ausgeschlossen, der zeigte, daß bei Mäusemastocyten in Kultur durch mehrere Generationen hindurch keine *irreversible* Dissoziation von Histon und DNS stattfindet. Auch während der *Mitose* bleiben die Histone konserviert. Für einen beträchtlichen Turnover von Proteinen des Zellkerns sprechen hingegen Beobachtungen von Prensky und Smith (1964), doch dürfte es sich hierbei nicht um Histon handeln.

Um Regulationsprozesse im Lebenscyclus von Zellen zu verstehen, sind unter anderem auch *Messungen der Kinetik der RNS-Synthese* von großem Wert. Ein elementarer Ansatz zu einem Verständnis solcher Regulationen wäre die Annahme, daß die Rate der RNS-Synthese ganz einfach durch die Verfügbarkeit des Genoms kontrolliert wird (*Gen-Dosis-Effekt*), was bedeuten würde, daß sich die Syntheserate während der S-Phase, in der sich das Genom verdoppelt, ebenfalls verdoppelt. In diesem Sinne wurden auch Ergebnisse an synchronen Populationen von HeLa-Zellen gedeutet, die Pfeiffer und Tolmach (1968) sowie Pfeiffer (1968) erhoben haben. Im Gegensatz dazu fanden jedoch Scharff und Robbins (1965), daß die RNS-Syntheserate im Verlauf der gesamten Interphase kontinuierlich ansteigt. Enger u.a. (1968) fanden an synchronisierten Kulturen von Goldhamsterzellen, daß die Methylierungsrate einer stabilen RNS-Art (18s-r-RNS) in später Interphase etwa doppelt so hoch war als in der frühen Interphase. Um eine Entscheidung bezüglich der Gen-Dosis-Hypothese herbeizuführen, haben Enger und

[132] Paul und Gilmour 1966, 1968.

[133] Paul und Gilmour 1968, Bekhor, Kung und Bonner 1969, Bekhor, Bonner und Dahmus 1969.

TOBEY (1969) an mechanisch selektierten und damit minimal gestörten Hamsterzellen die Methylierungsrate (Methionin-Methyl-$^{14}C$) von 18s-RNS zusammen mit der Einbaurate von Uridin-$^{3}H$ in die Total-RNS in verschiedenen Abschnitten des Lebenscyclus untersucht, besonders genau in der G1-Phase, weil hier der Synchronisierungsgrad noch ganz besonders hoch war. Mit beiden Meßverfahren konnte nachgewiesen werden, daß die Einbaurate im Verlauf der gesamten Interphase *kontinuierlich ansteigt* und damit der Gen-Dosis-Hypothese widerspricht. Es ist nicht klar, warum PFEIFFER und TOLMACH zu einem anderen Ergebnis kamen.

Wie neuere Untersuchungen gezeigt haben, kann der Zellkern nicht mehr als alleiniger Träger der DNS gelten. Wahrscheinlich enthalten alle sich durch Teilung vermehrenden Zellpartikel, wie Mitochondrien, Centrosomen, Basalkörner von Cilien und Plastiden, Desoxyribonucleinsäure. Über die zeitliche Einordnung der DNS-Synthese von Plasmakomponenten in den Zellcyclus ist bereits einiges bekannt. Autoradiographische Beobachtungen an Tetrahymena pyriformis haben gezeigt, daß nicht nur in den Kernen, sondern auch im Cytoplasma ein $^{3}H$-Thymidineinbau festzustellen ist; die Marke kann durch vier Generationen verfolgt werden und dürfte auf die Mitochondrien zu beziehen sein. Die cytoplasmatische Radioaktivität kann durch DN-ase, heiße Trichloressigsäure und Perchlorsäure, nicht aber durch RN-ase oder kalte Perchlorsäure entfernt werden. Die Plasmapartikel enthalten eine doppelsträngige DNS, die aber eine geringere Dichte als die Kern-DNS besitzt[134]. Pulsmarkierung mit $^{3}H$-Thymidin macht den mitochondrialen Einbau besonders in solchen Perioden des Zellcyclus deutlich, in denen im Zellkern keine DNS synthetisiert wird[135]. Bei Tetrahymena pyriformis, Stamm HSM, findet eine cytoplasmatische DNS-Synthese im Verlauf des ganzen Zellcyclus statt. Die erhöhte plasmatische Einbaurate von $^{3}H$-Thymidin während der mikronuclearen und beginnenden makronuclearen DNS-Synthese deutet darauf hin, daß zu diesen Terminen auch in den Mitochondrien eine verstärkte DNS-Synthese abläuft. Eine gewisse Vorsicht in der Deutung dieser Befunde ist am Platz, da die gegenseitige Abhängigkeit zwischen nuclearer und cytoplasmatischer DNS-Synthese auch durch den zu diesen Zeiten veränderten Umfang des Desoxyribonucleotidpools bedingt sein kann[136]. Beim Schleimpilz Physarum polycephalum findet das Gros der DNS-Synthese während der ersten 2—3 Std der Interphase unmittelbar nach einer Mitose statt[137]. Aber eine kleine DNS-Menge wird auch in der G2-Phase gebildet, wobei es damals noch nicht klar war, ob dieser Einbau von einer unvollständigen Kernteilungssynchronie herrührte oder ein Artefakt war. SACHSENMAIER (1964) vermutete, daß es sich um eine cytoplasmatische DNS-Synthese handeln könnte. E. und S. GUTTES (1964) gelang es auf radioautographischem Wege zu zeigen, daß es sich hierbei tatsächlich um einen Einbau von $^{3}H$-Thymidin in *Mitochondrien* handelt. Das Produkt der Synthese war unlöslich in Säure und stabil gegen Ribonuclease, aber instabil gegen Desoxyribonuclease; es handelt sich also um DNS der Mitochondrien. EVANS (1966) isolierte DNS nach Markierung mittels $^{3}H$-Thymidin aus isolierten Kernen und ganzen Plasmodien und untersuchte die beiden DNS-Proben mittels einer Gradientenzentrifugation in Caesiumchlorid. Nur in der DNS-Probe, die aus ganzen Plasmodien gewonnen wurde, fand sich eine Satelliten-DNS mit einer Dichte von 1,686, welche der Autor den Mitochondrien zuschrieb. Die Dichte der Hauptkomponente beträgt 1,700. In der Folgezeit wurde das Problem von E. GUTTES u.a. (1967) eingehender untersucht. Mit autoradiographischer und CsCl-Gleichgewichts-

---

[134] PARSONS und DICKSON 1965. [135] PARSONS 1965. [136] CAMERON 1966.
[137] NYGAARD u.a. 1960.

gradientenzentrifugationsmethode wurde nachgewiesen, daß Thymidin in die mitochondriale DNS auf allen Stadien des Mitosecyclus eingebaut wird mit Ausnahme der letzten 20 min vor Beginn einer Mitose; in diesem Abschnitt des Mitosecyclus sinkt die Einbaurate auf 5% des während der Interphase herrschenden Wertes. Die korrigierten Werte der Dichte betragen für Hauptkomponente und mitochondriale DNS 1,697 bzw. 1,686, entsprechend einem Guanin-Cytosingehalt von 38 bzw. 23%. Die mitochondriale DNS macht 5—10% der totalen DNS aus. Die Asynchronie der DNS-Replikation der Mitochondrienpopulation schließt nicht aus, daß ein einzelnes Mitochondrium eine ihm eigene Periodizität hinsichtlich seiner DNS-Replikation besitzt, zumal eine solche Periodizität bezüglich der Teilung beobachtet wurde[138]. Das mitochondriale Nucleoid teilt sich stets vor der Teilung des Mitochondriums. Isolierte Mitochondrien bauen in einem adäquaten Medium, das alle vier Desoxyribonucleotidtriphosphate und $Mg^{++}$ enthält, $^{3}$H-dATP in die DNS ein. Exogene DNS, Desoxyribonuclease oder ATP sind ohne Einfluß, $Ca^{++}$ und Spermin hemmen. Im Gegensatz zur DNS-Polymerase aus Kernen, die nur in S-Phase-Kernen aktiv ist[139], zeigt die DNS-Polymerase der isolierten Mitochondrien in ihrer Aktivität keine Periodizität; sie ist in Mitochondrien stets nachweisbar, auf welchem Stadium des Mitosecyclus sie auch immer isoliert wurde[140]. Eine Analyse der Nachbarfrequenzen in der RNS, die „in vitro“ an gereinigter DNS aus Kernen und Mitochondrien synthetisiert wurde, ergab gleichfalls Unterschiede. Während die Frequenz von CpG in der *Kern-DNS* des Pilzes *keine* zufällige Folge von Nucleotiden ist und darin höheren Organismen gleicht, ist sie in der mitochondrialen DNS zufällig, wie bei bakterieller DNS. Demnach ist auch bei Physarum die mitochondriale DNS einer bakteriellen DNS ähnlicher als der chromosomalen DNS höherer Organismen[141].

### 3. Die G2- und Mitosephase (M-Phase)

Da die biochemischen Prozesse im Verlauf der G2-Phase in enger Beziehung zur Mitose stehen und die Biochemie des mitotischen Apparats in einem besonderen Abschnitt behandelt wird, sollen hier beide Phasen gemeinsam besprochen werden. Es sollen vor allem solche Ergebnisse referiert werden, die einiges Licht auf jene Prozesse und Ereignisse werfen, welche im Zellcyclus eine Mitose vorbereiten. Als ein hervorragendes Studienobjekt für diesen Zweck hat sich der Schleimpilz *Physarum polycephalum* erwiesen, der von Rusch u. Mitarb. in dieser Fragestellung eingehend bearbeitet wurde. Wie bereits an anderen Orten besprochen wurde, fehlt dem Mitosecyclus des Makroplasmodiums eine G1-Phase; an die Mitose schließt sich daher unmittelbar die S-Phase an. Ebenso wie für die Synthese der DNS, so gilt auch für die RNS-Synthese, daß sie nach einem rhythmischen Muster abläuft. Der Einbau von $^{3}$H-Uridin zeigt eine doppelgipfelige Kurve im Verlaufe des je nach den Kulturbedingungen 8—12 Std dauernden Wachstumscyclus. Während der Mitose ist die Einbaurate sehr gering, steigt aber sofort nach der Telophase etwa gleichzeitig mit dem Thymidineinbau in die Kern-DNS an, um etwa $2^1/_2$ Std nach der Mitose den ersten Peak zu erreichen, fällt dann ab, um später etwa 2 Std vor der Metaphase der nächsten Kernteilung wieder anzusteigen (Abb. 8)[142]. Der geringe Einbau von Uridin während der Mitose, der in diesen Experimenten gefunden wurde, dürfte durch die dort angewandte relativ lange Pulsdauer (10 min) vorgetäuscht sein, die länger war, als die Chromosomen kondensiert bleiben, wie die Autoren selbst betonen[143]. Kessler (1967) fand daher

[138] E. Guttes und S. Guttes 1967. [139] Brewer und Rusch 1965. [140] Brewer u.a. 1967.
[141] Cummins u.a. 1967. [142] Mittermayer u.a. 1964, Braun u.a. 1966b.
[143] Rusch 1968.

bei Anwendung kürzerer Markierungszeiten (nur 5 min) im Zeitraum zwischen Metaphase und Anaphase keinen Uridineinbau in die Kern-RNS; die Transkription ist also in diesem kurzen Abschnitt des Wachstumscyclus gänzlich ausgeschaltet. Das gleiche rhythmische Muster des Uridineinbaues in die RNS, wie im ganzen Plasmodium, läßt sich auch an isolierten Kernen beobachten, die auf verschiedenen Stadien des Wachstumscyclus aus dem Plasmodium isoliert wurden[144]. Obwohl eine Prüfung der zu verschiedenen Zeiten des Wachstumscyclus synthetisierten RNS auf dem Sucrosedichtegradienten ergab, daß den ganzen Zellcyclus hindurch, die Mitose ausgenommen, zwar alle Typen von RNS gebildet werden, m-RNS, Aminosäure-Transfer-RNS und ribosomale RNS, so konnten doch gewisse quantitative Unterschiede festgestellt werden. 1 Std vor Mitosebeginn ist der 18s-Peak hoch; während der Mitose erfolgt ein teilweiser Übergang des Markierungsmusters in Richtung der kleineren Moleküle[145]. In den Kernen sind zwar

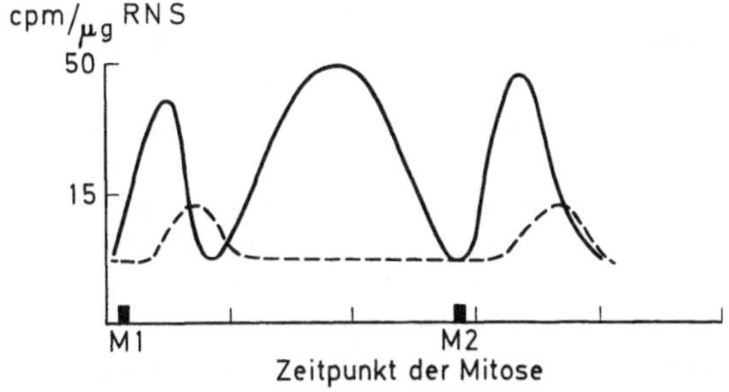


Abb. 8. RNS-Synthese im Mitosecyclus von Physarum polycephalum. Die Aufnahmerate von $^3$H-Uridin in die RNS ist während der Mitose reduziert, steigt dann z.Z. der Kernrestitution scharf an, fällt aber in der Mitte der Interphase stark ab. Der zweite Peak stimmt mit dem Zeitpunkt der Nucleolarschwellung vor der Mitose überein. Actinomycin D reduziert die postmitotische RNS-Synthese auf die Hälfte, löscht aber die prämitotische Synthese ganz aus. [Nach Mittermayer, C., Braun, R., Rusch, H. P.: Biochim. biophys. Acta (Amst.) **91**, 399—405 (1964)]

nur weniger als 3% der Gesamt-RNS des Plasmodiums enthalten. Läßt man aber ein Plasmodium nach einer Markierung 30 min lang in nicht-radioaktivem Medium wachsen, so verbleiben noch mehr als 50% der markierten RNS in den Kernen. Die Beobachtung zeigt, daß ein Großteil der neugebildeten RNS im Kern gespeichert wird und erst später in das Cytoplasma abströmt. Das Sedimentationsprofil dieser RNS unterscheidet sich kaum von dem der RNS des gesamten Plasmodiums[146]. Alle diese am Pilz erhobenen Befunde stehen in Übereinstimmung mit den heute vorliegenden Erfahrungen an Säugerzellen. Auch diese Objekte lassen eine Sistierung der RNS-Synthese und Abnahme der Proteinsynthese während der Mitose erkennen. Salb und Marcus (1965) gelang es zu zeigen, daß Ribosomen aus Zellen, die sich in der Mitose befanden, hinsichtlich des Einbaues von Aminosäuren in Protein weniger aktiv sind als Interphaseribosomen, was offenbar daran liegt, daß sie in ein Material eingehüllt sind, das sich mit Trypsin ablösen läßt. Die von der Hülle befreiten Ribosomen erwiesen sich als ebenso aktiv wie Interphase-Ribosomen. Dieser Befund erinnert an die metabolische Blockade des reifen, aber unbefruchteten Seeigeleies, das ein Depot an mütterlicher Template-RNS besitzt, welches so lange an der Bildung von Polyribosomen verhindert

[144] Mittermayer, Braun und Rusch 1966. [145] Braun u.a. 1966a.
[146] Braun u.a. 1966b.

bleibt, bis eine parthenogenetische Aktivierung oder eine Befruchtung erfolgt. Der Mechanismus, durch welchen das mütterliche Template inaktiviert wurde, ist wahrscheinlich gleichfalls der Einschluß von Ribosomen in eine Proteinhülle. Es konnte gezeigt werden, daß die endogene Aktivität eines rohen Ribosomenpräparats aus unbefruchteten Eiern durch eine milde Trypsinbehandlung eindrucksvoll aktiviert werden konnte[147]. Mano (1966) konnte ferner nachweisen, daß im Seeigelei ein paar Minuten nach der Befruchtung eine Protease in einer Fraktion schwerer Teilchen auftritt, die ein pH-Optimum von 8 besitzt und bald nach ihrem Erscheinen wieder verschwindet. Auch das im Pilz beobachtete längere Verweilen der neugebildeten RNS in den Zellkernen ist kein Einzelfall. Es ist vielmehr ein Charakteristikum der eucytischen Zellorganisation, daß im Zellkern sehr viel mehr RNS gebildet wird, als überhaupt je in das Cytoplasma abströmt. Während bei Bakterien die m-RNS sogleich von Ribosomen aufgenommen oder zerstört wird, werden im Zellkern höher organisierter Zellen zunächst hochmolekulare Vorstufen von RNS-Molekülen gebildet, die in kleine Moleküle umgewandelt werden. Manche von diesen wandern in das Cytoplasma ab, andere verbleiben im Zellkern und werden wahrscheinlich hier zerstört oder mögen Regelfunktionen ausüben[148]. Obwohl bei Physarum die Mitose nach einem primitiven Typus abläuft[149] — die Mitose findet offensichtlich bei intakter Kernmembran statt[150] —, verhält sich dieser Organismus wie ein typischer Eukaryot. Nach der Passage durch die Mitose findet bei dem Pilz eine deutliche Verschiebung des Basenverhältnisses der neugebildeten RNS statt. Die am Anfang des Wachstumscyclus markierte RNS enthält mehr Adenylsäure, die am Ende des Cyclus gebildete mehr Guanylsäure[151]. Daß im Verlauf des Wachstumscyclus verschiedene RNS-Arten transkribiert werden, dafür sprechen auch Untersuchungen von Mittermayer u.a. (1964): Actinomycin D in einer Konzentration, welche während der ersten Hälfte des Wachstumscyclus den Einbau von $^3$H-Uridin um etwa die Hälfte senkt, bewirkt in der zweiten Hälfte des Cyclus eine totale Hemmung des Vorstufeneinbaues in die RNS. Einen tieferen Einblick in den geordneten Ablauf der Transkription im Verlauf des Cyclus erlauben Untersuchungen an isolierten Kernen. Bestimmungen der engsten Nachbarschaftsfrequenz der von solchen Kernen synthetisierten RNS gaben gewisse Anhaltspunkte, daß Dinucleotide, die mit Adenin oder Uridin beginnen, die Tendenz zeigen, im Verlauf des Cyclus abzunehmen[152]. Bei der Transkription dürfte also eine teilweise Verlagerung von AT-reichen Regionen der DNS in GC-reiche Regionen stattfinden, wenn sich der Cyclus dem Ende naht. Aus solchen Daten hat Cummins (1968) abgeleitet, daß die in den Zellkernen synthetisierte RNS, unmittelbar nach einer Mitose isoliert, zu einem Drittel aus r-RNS und zu zwei Dritteln aus DNS-artiger RNS bestehen dürfte, während die von den Zellkernen kurz vor einer Mitose synthetisierte RNS zu zwei Dritteln aus r-RNS und nur zu einem Drittel aus DNS-artiger RNS zusammengesetzt ist. Der sequentiellen Ordnung in der Produktion von RNS entspricht auch eine solche der Proteinsynthese. Während der Total-Proteingehalt in einem wachsenden Plasmodium stetig zunimmt und während jeder Interphase verdoppelt wird, zeigt die Einbaurate einzelner Aminosäuren ein distinktes Muster. So verläuft der Einbau von $^3$H-Lysin in das Pilzprotein nach einem zweiphasischen Muster: der erste Peak erscheint nach einer lag-Phase von 1 Std nach der Mitose, der zweite in der späten Interphase. Dieses Muster ähnelt sehr dem der RNS-Synthese, zeigt aber einen Unterschied, der darin beruht, daß die RNS-

[147] Monroy, Maggio und Rinaldi 1965.
[148] Literatur bei Houssais u.a. 1966, Shearer u.a. 1967, Scherrer u. a. 1966.
[149] Guttes u.a. 1961, Guttes und Guttes 1964. [150] Goodman 1967.
[151] Cummins, Weisfeld und Rusch 1966. [152] Cummins und Rusch 1967.

Synthese sofort nach der Telophase einsetzt ohne dazwischengeschaltete lag-Phase[153]. Das Polysommuster zeigt im Verlauf des Cyclus keine Veränderungen, ausgenommen einer kurzen Zeitspanne von 30 min nach der Mitose. In diesem Zeitraum findet man eine Zunahme von Ribosomen und eine Abnahme an Polysomen[154]. Die Bedeutung dieser Vorgänge ist noch nicht ganz klar, möglicherweise stehen sie mit der Neukonstituierung des Interphasekernes nach der Mitose und dem damit korrelierten Neuaufbau des proteinsynthetisierenden Zellapparates im Zusammenhang.

## 4. Die Regulation des Mitosebeginns

Wie an anderer Stelle bereits besprochen, unterliegt die Aktivität der Zellen zur Zellteilung einem Regelmechanismus (S. 481). Zur eingehenderen Untersuchung der Natur dieses Regelmechanismus eignet sich der Schleimpilz Physarum polycephalum in besonderem Maße. Ein Makroplasmodium von etwa 6 cm Durchmesser, das in einem synthetischen Medium axenisch herangewachsen ist, verhält sich wie eine riesige vielkernige Zelle und enthält etwa 0,3 mg DNS, 3 mg RNS und 20 mg Protein, eine ausreichende Materialmenge für biochemische Untersuchungen[155]. Die in einem Syncytium enthaltenen mehr als 100 Millionen Zellkerne teilen sich ganz spontan etwa alle 9 Std durch einen mitotischen Vorgang, wobei eine intranucleäre Spindel zur Ausbildung kommt[156]. Der große Vorteil dieses biologischen Systems gegenüber künstlich synchronisierten Zellpopulationen liegt darin, daß sich mehr als 99% der Kerne innerhalb von 10 min teilen, und daß viele aufeinanderfolgende Kernteilungen bei gleichbleibendem Synchroniegrad ablaufen. In synchronisierten Systemen fällt im allgemeinen der Synchroniegrad innerhalb von drei Cyclen sehr stark ab.

Die strenge mitotische Synchronie innerhalb eines Plasmodiums könnte ihre Ursache in einem Mechanismus haben, der in jedem einzelnen der in diesem enthaltenen Zellkernen lokalisiert sein könnte. Die hohe Präzision des Regelmechanismus spricht jedoch schon von vornherein gegen diese Möglichkeit. Vollends aber wird diese Vorstellung durch folgende Beobachtungen widerlegt:

In Schüttelkulturen liegt der Pilz in Form zahlreicher winziger Mikroplasmodien vor. Jedes dieser kleinen Plasmodien besitzt zwar synchrone Mitosen, aber in jedem fällt die Mitose auf einen anderen Termin. Auf einem feuchten Filterblatt kann man die Mikroplasmodien zu einem einzigen großen Makroplasmodium verschmelzen lassen, das nun Kerne auf allen Stadien des Wachstumscyclus enthält. Trotzdem teilen sich alle diese Kerne gleich von der ersten nun folgenden Mitose angefangen bis zum Wachstumsstillstand des Makroplasmodiums perfekt synchron. Eine genauere Analyse dieses Phänomens zeigt folgendes Verhalten:

Schneidet man aus jedem von zwei Makroplasmodien (A und B), die sich hinsichtlich ihres Mitosebeginns um 2 Std unterscheiden, je ein kleines Stück heraus und bringt die Teile durch Übereinanderlegen zur Vereinigung, so erscheint die nächste Mitose genau in der Mitte der Termine von A und B, wenn die beiden excidierten Stücke ungefähr gleich groß waren. Entnimmt man den Plasmodien A und B unterschiedlich große Stücke, so findet nach der Vereinigung derselben eine Beschleunigung des Mitosetermins statt, wenn das Verhältnis A:B wie 2:1 war und entsprechend eine Verzögerung des Termins bei umgekehrtem Verhältnis. Überlappt man schließlich zwei große Plasmodien mit unterschiedlichen Teilungszeiten, ähnlich wie A und B, nur an einer Kante, so bildet sich vom Verschmelzungspunkt ausgehend ein Gradient von Mitosezeiten aus[157] (Abb. 9).

---

[153] MITTERMAYER, BRAUN, CHAYKA und RUSCH 1966.
[154] MITTERMAYER, BRAUN, CHAYKA und RUSCH 1966.
[155] DANIEL und RUSCH 1961, GUTTES, GUTTES und RUSCH 1961, SACHSENMAIER und BECKER 1965. [156] HOWARD 1932. [157] RUSCH u.a. 1966.

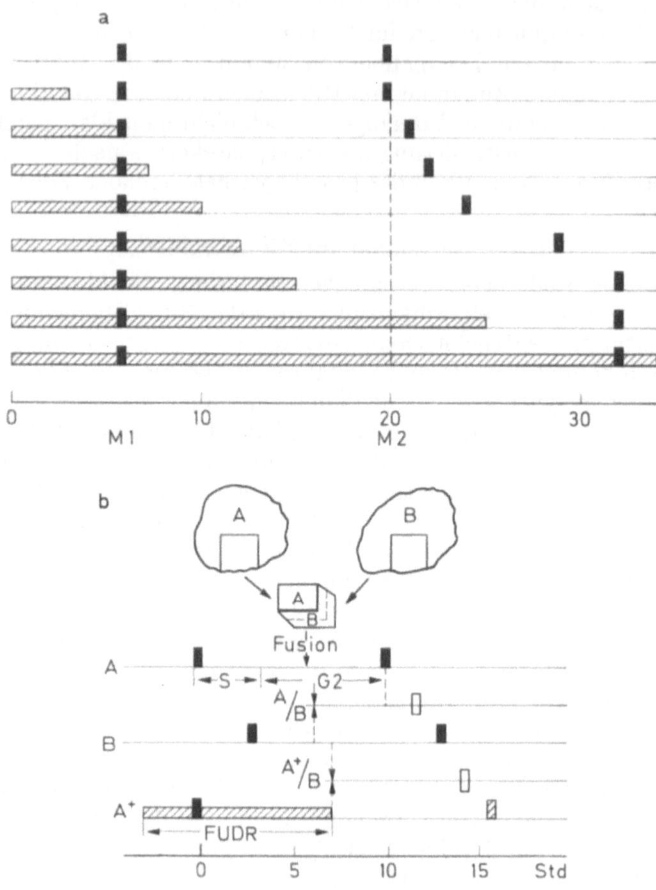


Abb. 9a u. b. Beobachtungen zur Frage des Auslösemechanismus der Mitose bei Physarum polycephalum. a Der Einfluß der FUDR ($2 \times 10^{-5}$M) mit Uridin ($4 \times 10^{-4}$M) auf den Mitosebeginn. Der Hemmstoff wurde 6 Std vor Beginn der Mitose (1) geboten und wurde, wie der schraffierte Zeitbereich angibt, verschieden lang zur Einwirkung gebracht; die Hemmwirkung wurde am Ende dieses Zeitabschnitts durch Übertragung der Plasmodien in ein Thymidinmedium ($4 \times 10^{-4}$M) unterbrochen. Das Resultat spricht dafür, daß eine konstante G2-Periode der Mitose vorausgehen muß. [Nach Sachsenmaier, W., Rusch, H. P.: Exp. Cell Res. **36**, 124—133 (1964).] b Verhalten von Kernen aus verschiedenen Stadien des synchronen Mitosecyclus in einem „gemischten" Plasmodium. Aus 2 Makroplasmodien (*A* und *B*), deren Mitosezeitpläne um ca. 3 Stunden gegeneinander differieren, wurden ca. 2 cm² große Stücke herausgeschnitten und durch Überlagerung fusioniert. In gleicher Weise wurde ein Teilstück eines dritten Plasmodiums ($A^+$), dessen DNS-Synthese durch Behandlung mit $3 \times 10^{-5}$M FUDR + $4 \times 10^{-4}$M UR gehemmt war, mit einem unbehandelten Stück des Plasmodiums B fusioniert. ■ .... Mitosen in nicht fusionierten Kulturen, ▨ .... Mitose in einer mit FUDR + UR behandelten, nicht fusionierten Kultur, □ .... Mitosen in „gemischten" Plasmodien. In den fusionierten Plasmodien befinden sich Kernpopulationen aus unterschiedlichen Stadien des Mitosecyclus. Trotzdem teilen sich sämtliche Kerne synchron, und zwar zeitlich zwischen den in den nicht fusionierten Kontrollkulturen ablaufenden Mitosen. [Nach Versuchen von Rusch, H. P., Sachsenmaier, W., Behrens, K., Gruter, V., sowie Remi, V., aus Sachsenmaier, W.: Materia Medica Nordmark **20**, 596—607 (1968)]

Aus diesen einfachen Experimenten lassen sich folgende Schlußfolgerungen ziehen: 1. Den Physarumkernen fehlt ein determinierter zeitgebender inhärenter Mechanismus nach Art einer biologischen Uhr, der den Zeitpunkt der Mitose festlegt. 2. Die Kerne benötigen zur Mitose weder eine Latenzperiode noch müssen sie eine ganze G2-Periode abwarten, um sich teilen zu können. 3. Man könnte sich vorstellen, daß die Synchronie der Mitosen im Plasmodium dadurch zustande kommt, daß während der G2-Phase im Cytoplasma Stoffe gebildet werden, die normalerweise gerade unmittelbar vor dem Mitosetermin einen Schwellenwert erreichen, an die Kerne herantreten und das Signal zur Mitose geben. Durch die Fusion zweier Plasmodien auf verschiedenen Stadien des Zellcyclus würden die zuvor unterschiedlichen Konzentrationen dieses Faktors auf einen Mittelwert ausgeglichen.

In mehreren Laboratorien sind z.Z. Arbeitsgruppen damit beschäftigt, Substanzen aus Physarum-Plasmodien mit mitogenetischer Aktivität zu isolieren. So haben u.a. CHIN und BERNSTEIN kürzlich auf einer Physarum-Konferenz (1968) berichtet, anläßlich einer chromatographischen Aufarbeitung ultraviolett-absorbierender Stoffe eine Fraktion gefunden zu haben, welche die an sich sehr geringe Zahl von Mitosen in einem Plasmodium während der Interphase auf das 4fache zu steigern vermag, wobei die Synchronie im nachfolgenden Cyclus gestört wurde. Gesicherte Ergebnisse liegen jedoch noch nicht vor.

Im folgenden sind zwei Fragen zu besprechen, die sich unmittelbar aus diesen Versuchen ergeben: 1. Ist die komplette DNS-Replikation generell eine Voraussetzung für den normalen Ablauf einer Mitose, und 2. was ist der biologische Sinn der G2-Phase, wenn sich Kerne teilen können, die am Anfang der G2-Phase stehen?

Die natürliche Synchronie des Physarum-Systems macht es möglich, einem Plasmodium Hemmstoffe der Nucleinsäuresynthese in genau bekannten Phasen des Wachstumscyclus zu bieten und die Wirkung auf den Mitoserhythmus zu untersuchen. Die DNS-Synthese läßt sich mit 5-Fluor-2'-desoxyuridin (FUDR) in einer Konzentration von $2 \times 10^{-5}$ M stark hemmen. Dieser Stoff wird im Plasmodium zum Monophosphat phosphoryliert und hemmt das Enzym Thymidylatsynthetase und damit die Synthese der Thymidylsäure. Es bildet sich ein Thyminmangel-Status aus, der die DNS-Synthese nahezu ganz ausschaltet. Ein Nebeneffekt, die Verminderung der RNS-Synthese, der durch den teilweisen Umbau von FUDR zu 5-Fluoruracil bzw. 5-Fluoruridin durch eine Nucleotidphosphorylase bewirkt wird, läßt sich durch die kompetitive Hemmung dieses Enzyms mittels eines Zusatzes von Uridin stark einschränken. Unter diesen Bedingungen wird die DNS-Synthese stark gehemmt, aber nicht völlig ausgeschaltet. Als Folge tritt eine starke Verzögerung der Mitose ein; aber auch bei dauernder Einwirkung von FUDR erreicht schließlich der DNS-Gehalt der Kerne eine normale Höhe und eine Mitose tritt in Erscheinung. Wie aus Abb. 9 ersichtlich ist, hemmt FUDR in Gegenwart von Uridin nur bei Zugabe vor oder während der S-Phase die nächste Mitose. Der Hemmeffekt von FUDR kann mit Thymidin ($4 \times 10^{-4}$ M) aufgehoben werden. Behandelt man ein großes im Wachstum begriffenes Plasmodium mit FUDR + UR 6 Std vor der Mitose und excidiert in verschiedenen Zeitintervallen kleine Stücke, die man in Normalmedien mit Thymidin einlegt, so wird die DNS-Blockade gelöst. Man beobachtet dann auch das Auftreten einer Mitose, aber die Mitose wird ungefähr um das gleiche Zeitintervall verzögert, wie die Periode der DNS-Hemmung. Daraus ergibt sich, daß eine G2-Periode von normaler Länge ablaufen muß, bevor eine Mitose eintreten kann. Die zweite Mitose nach Enthemmung der DNS-Synthese erscheint nach einem normalen Intervall. Aus diesen Versuchen ergibt sich, daß eine DNS-Replikation und eine G2-Periode von etwa 6 Std Dauer unabdingbare Voraussetzungen für den Eintritt in die Mitose sind[158].

[158] RUSCH u.a. 1964, SACHSENMAIER und RUSCH 1964, SACHSENMAIER 1966.

Eine weitere Bestätigung fanden diese Resultate durch Versuche mit UV-Licht. Es ist bekannt, daß UV-Strahlung mit einem Wirksamkeitsmaximum bei 2537 A die DNS verändert, wahrscheinlich durch Bildung von Dimeren zwischen benachbarten Pyrimidinbasen in der Watson-Crick-Doppelhelix. Diese Veränderungen können durch sichtbares Licht, wahrscheinlich mittels eines Enzyms wieder teilweise aufgehoben werden (*Photoreaktivierung*). Neben einer letalen und mitogenen Wirkung kommt dem UV-Licht auch eine mitosehemmende Wirkung zu. Bei Physarum bewirkt UV-Licht bei bestimmter Dosierung eine Verzögerung des Mitosetermins. Diese Wirkung ist vom Zeitpunkt der Bestrahlung im Mitosecyclus abhängig. Die Wirkung ist am stärksten im ersten Drittel der Interphase, im zweiten Drittel noch bedeutend, fällt aber im letzten Drittel stark ab[159]. Die mitosehemmende Wirkung der UV-Dosis wird durch eine Vorbehandlung des Pilzes mit 5-Bromdesoxyuridin (BUDR) verstärkt, welcher in die DNS eingebaut wird. Dies spricht für eine DNS-Abhängigkeit der Strahlenwirkung[160]. Alle diese Untersuchungen machen deutlich, daß die DNS vollständig verdoppelt sein muß, bevor eine Mitose ablaufen kann. Der Kern kann unmittelbar nach der Replikation in die Mitose eintreten, normalerweise ist aber noch eine weitere Periode, die G2-Phase, nötig, wohl nicht allein für die Mitose, sondern auch für die Synthese von Stoffen, die zum Wachstum des Plasmodiums benötigt werden.

Neueste Versuche von Sachsenmaier u. Mitarb.[161] sind geeignet, Näheres über die Natur des die Mitose auslösenden Faktors auszusagen. Wie früher besprochen, entsteht durch Fusion zweier Plasmodien, die zu verschiedenen Zeiten in das Mitosestadium eintreten, ein neues Plasmodium, dessen sämtliche Kerne sich zu einem Termin teilen, der zwischen den Zeiten der beiden ursprünglichen Plasmodien liegt. Behandelt man aber das Plasmodium, das den frühen Mitosetermin zeigt, mit dem DNS-Synthesehemmstoff FUDR, so verhält es sich so, als ob in ihm die Synthese des mitoseauslösenden Faktors unterblieben wäre, d.h. es verkürzt nach der Fusion mit dem Partner dessen Mitosetermin nicht wie vor der Behandlung, sondern verlängert ihn. Werden bestrahlte Plasmodienstücke mit unbestrahlten fusioniert, so resultieren gemischte Plasmodien, die bestrahlte und unbestrahlte Kerne etwa in gleichen Teilen enthalten. Trotzdem teilen sich bei der nächsten Mitose *alle Kerne* synchron. Der mitoseverzögernde Effekt der Strahlung geht also ebenfalls auf eine Störung des cytoplasmatischen Auslösemechanismus zurück. Sachsenmaier (1968) hält es für möglich, daß es sich bei diesem Faktor um ein durch die Kontrolle einer kurzlebigen Messenger-RNS gebildetes *Protein* handelt. Unter der Wirkung von FUDR dürfte diese m-RNS unter Verzögerung gebildet werden, nachdem das komplementäre Gen am Ende der stark verlängerten S-Phase repliziert wurde. Die UV-Strahlung dürfte hingegen das Gen schädigen und durch Störung der m-RNS-Bildung die Synthese des „Auslösers" erschweren.

Es ist wahrscheinlich, daß nicht nur die DNS-Synthese, sondern auch die Sequenz der verschiedenartigen molekularen Prozesse, die zur Mitose führen und diese ablaufen lassen, bei allen Zellen im Genom programmiert ist. Nach einem dem Genom inhärenten Zeitplan dürften dieser Vorstellung nach die einzelnen, dem Mitosegeschehen zugeordneten Gengruppen der Reihe nach transkribiert werden. Auch diese Vorstellung läßt sich mit Hilfe von Antibiotica überprüfen, welche die RNS- und Proteinsynthese unterbinden. Es zeigte sich, daß Actinomycin D in hoher Dosis (150—250 μg/ml) zu irgendeinem Termin während der Interphase appliziert, den Mitosebeginn zwar um mehr als 1 Std verzögert, aber kaum noch eine Wirkung hat, wenn es im Zeitraum von 90 min vor der Metaphase

[159] Devi u.a. 1968, Sachsenmaier 1966, Sachsenmaier und Becker 1965, Sachsenmaier 1968. [160] Sachsenmaier 1966. [161] Referiert in Sachsenmaier 1968.

geboten wird[162]. Später entdeckten SACHSENMAIER u.a. (1967), daß Actinomycin C ein wirksamerer Hemmer der RNS-Synthese bei Physarum ist als Actinomycin D. Es ist nicht klar, ob man deswegen so große Mengen an Actinomycin D anwenden muß, um die RNS-Synthese zu hemmen, weil die Zellmembran des Pilzes relativ impermeabel ist, oder ob der Hemmstoff im Cytoplasma zerstört wird. Jedenfalls braucht man nur sehr geringe Mengen an Actinomycin C (1 μg/ml), um den $^3$H-Uridineinbau in RNS isolierter Kerne zu unterbinden[163]. Actinomycin C bewirkt in einer Konzentration von 250 μg/ml dem Kulturmedium zugesetzt einen schnellen Abfall der Einbaurate von $^3$H-Uridin schon innerhalb von 20 min bis auf weniger als 20% der Kontrollen. Der Einbau von $^3$H-Leucin in die Proteine des Pilzes fällt hingegen erst über Stunden nur ganz allmählich ab. Das Resultat legt nahe, daß die Hauptmenge an m-RNS eine durchschnittliche Halblebensdauer von etwa 3 Std besitzt. Actinomycin C verzögert den Mitosebeginn selbst dann noch, wenn es erst 35 min vor der Telophase appliziert wird, es hemmt aber die Aktivität der Thymidinkinase nicht mehr, wenn es später als 90 min vor der Telophase zugegeben wird. *Dieses Resultat zeigt, daß verschiedene für die Mitose wichtige m-RNS-Typen zu verschiedenen Zeiten im Wachstumscyclus transkribiert werden*[164]. Frühere Untersuchungen unter Benutzung von 5-Fluoruridin (FUR) als Hemmstoff der RNS-Synthese mit einem Zusatz von Thymidin, um die DNS-Synthese zu schützen, ergaben keine Wirkung auf die unmittelbar nachfolgende Mitose, wenn es in der G2-Phase appliziert wurde. Der Mitosebeginn wurde aber verzögert, wenn FUR bereits in der S-Phase oder noch besser in der G2-Phase des früheren Wachstumscyclus gegeben wurde[165]. Aus diesen Beobachtungen ergibt sich, daß ein Teil der m-RNS, die zwischen den Mitosen eines Wachstumscyclus hergestellt wird, *stabil bleibt* und erst im Laufe des und der folgenden Wachstumscyclen wirksam wird.

Unter allen hoch- und niedermolekularen Stoffen, die zur Ingangsetzung einer Mitose erforderlich sind, stehen unzweifelhaft die *Proteine* an erster Stelle. SACHSENMAIER (1966) zeigte, daß in Physarumplasmodien die Proteinsynthese durch *Puromycin*, das die Peptidbildung an den Ribosomen hemmt, während der Interphase noch bis zu 2 Std vor der Prophase, in einer Konzentration von 1 mg/ml geboten, den Mitosebeginn verhindern kann. Es ist ungefähr derselbe Zeitpunkt der G2-Phase, zu dem Actinomycin D denselben Effekt hat. Da Puromycin ähnlich wie Actinomycin D nur bei hoher Dosis wirkt, muß man mit verzögertem Wirkungseintritt infolge Permeationsschwierigkeiten rechnen. Besser hat sich Actidion (Cycloheximid) bewährt, welches die Funktion der Transfer-RNS stört; es unterbindet bereits in einer Konzentration von 5—20 μg/ml im Kulturmedium das Wachstum des Schleimpilzes sowie den Einbau von markierten Aminosäuren in das Eiweiß vollständig, ohne den Einbau von Nucleotiden in die RNS ähnlich stark zu verhindern. Actidion dringt in das Plasmodium so schnell ein, daß es schon nach 2 min zur Wirkung kommt. Bei dem cellulären Schleimpilz *Dictyostelium discoideum* verhindert dieser Hemmstoff die normale Morphogenese und die Bildung der UDP-GAL-Polysaccharid-Transferase ohne direkte Wirkung auf die RNS-Synthese (SUSSMAN 1965). Diese prompte Wirkungsweise macht es bei Physarum der exakten Synchronie der Kernteilung wegen möglich, eine wichtige Frage zu lösen, nämlich den letzten Moment im Wachstumscyclus zu ermitteln, zu dem noch ein allerletztes zur Durchführung der Mitose notwendiges Protein synthetisiert werden muß. Der vom Metazoentyp abweichenden Mitose des Schleimpilzes wegen muß im folgenden etwas näher auf die morphologischen Ver-

[162] MITTERMAYER u.a. 1965, SACHSENMAIER 1966.
[163] MITTERMAYER, BRAUN und RUSCH 1966.
[164] SACHSENMAIER u.a. 1967. [165] RUSCH und SACHSENMAIER 1963.

hältnisse der intranucleären Mitose eingegangen werden (Abb. 10). In den letzten 60 min der Interphase beginnt der Nucleolus anzuschwellen und das kondensierte Chromatin sich von der Kernmembran abzuheben. Bei Beginn der Prophase wandert der Nucleolus an die Kernmembran, etwa 20 min vor der Metaphase, und wenige Minuten später beginnt die Auflösung des Nucleolus. Bis zu diesem Moment dauert die Actidion-empfindliche Phase des Zellcyclus an. Irgendwann, während der Interphase bis zu diesem Augenblick appliziert, bewirkt Actidion eine permanente Blockade der Mitose. Wenig später gegeben, während der Auflösung des Nucleolus oder kurz darauf in der späteren Prophase, blockt Actidion nicht mehr, und die begonnene Mitose läuft ungestört zu Ende. In unbehandelten Kulturen dauert die Zeit von der Prophase bis zur Telophase etwa 15 min. In Actidion-behandelten Kulturen, bei Applikation des Stoffes in der späten Prophase, kann die Zeit von der Prophase bis zur Telophase von 15 min bis zu 1 Std verlängert werden. Unmittelbar nach der Telophase tritt Nucleolusmaterial in Form winziger Körnchen auf, die innerhalb von 2 Std zu einem einzigen großen Nucleolus zusammentreten. In behandelten Kulturen nimmt der Prozeß bis zu 3 Std in Anspruch. In dieser Phase werden die Kulturen wieder Actidion-empfindlich, ein totaler Block der nächsten Mitose ist die Folge[166]. Diese Untersuchungen zeigten, daß das letzte, für die *Ingangsetzung der Mitose* erforderliche Protein 15 min vor der Metaphase bereitgestellt sein muß. Die Synthese von Proteinen, die erst während der Mitose gebildet werden, ist für den weiteren Ablauf der Mitose nicht essentiell; ihre Ausschaltung kann die Mitose nicht mehr aufhalten, aber doch mehr oder weniger stark verzögern. Auf jeden Fall entstehen morphologisch intakte Tochterkerne. Der Verzögerungsgrad des Überganges der Kerne von der Metaphase bis zur Kernrekonstruktion hängt vom Termin der Actidiongabe ab. Wird der Hemmstoff während der späten Prophase (12—7 min vor der Metaphase) geboten, so findet eine mehr oder weniger lange Verzögerung der Rekonstruktion (30—120 min) statt, während der Prometaphase (5—1 min vor Metaphase) geboten, verzögert Actidion die Bildung des Ruhekerns nicht mehr[167]. Die Autoren sind der Meinung, daß es sich hierbei nicht um einen unspezifischen Effekt des Actidions handelt, sondern um eine Hemmung der Proteinsynthese während der späten Prophase. Es handelt sich dabei sicherlich nicht um Proteine, die essentielle strukturelle Einheiten des mitotischen Apparates und der Kernrekonstruktion sind, da auch bei verzögertem Ablauf morphologisch und funktionell normale Kerne gebildet werden. Es könnten aber Proteine mit katalytischen Eigenschaften sein (Teilungsproteine). Die Zeitspanne zwischen 7—15 min vor der Metaphase ist außerdem durch ihre Empfindlichkeit gegen einen *Hitzeschock* ausgezeichnet. Wie BREWER und RUSCH (1968) zeigten, bewirkt eine Erhöhung der Temperatur vom Optimum bei 26° auf 37—40° während eines Zeitraums von 10—30 min eine Verzögerung des Mitosebeginns. Ein solcher Hitzeschock bewirkt keine stärkere Verzögerung, wenn er während der DNS-Replikationsphase gesetzt wird. Die höchste Verzögerungswirkung hat ein Temperaturstoß etwa 2 Std vor einer Mitose. Die Mitose selbst läuft aber abgesehen von der Verzögerung strukturell und funktionell ganz normal ab. Wenn ein 10 min langer Hitzeschock jedoch erst 15—20 min vor einer Metaphase gestartet wird, fällt die betroffene Mitose aus, es kommt lediglich zur Bildung von irregulär angeordneten Fibrillen im Kernraum, die einige Ähnlichkeit mit der mitotischen Spindel haben. Diese Fibrillen verschwinden bald wieder, und die Kerne werden ohne eine vorausgehende Mitose rekonstruiert. Anschließend findet trotz des Ausfalls der Mitose eine DNS-Synthese statt, die zur Folge hat, daß der DNS-Gehalt der Kerne auf den doppelten

---

[166] CUMMINS, BREWER und RUSCH 1965. [167] CUMMINS, BLOMQUIST und RUSCH 1966.

Wert heraufgesetzt wurde. Der Hitzeschock hat zwar den normalen Ablauf der Mitose gestört, nicht aber den Ablauf jener Ereignisse, die für eine DNS-Replikation nötig sind. Eine ganz ähnliche Wirkung wie ein Hitzeschock haben auch UV-Licht[168] sowie Röntgenstrahlen[169].

Die Ergebnisse der Versuche mit Hitzeschocks während der Prophase zeigen eine gewisse Ähnlichkeit mit den Ergebnissen einer Actidionbehandlung des Pilzes. Keine dieser beiden Noxen beeinflußt eine Mitose, wenn sie später als 4 min vor der Metaphase zu wirken beginnt. Kurz *vor* diesem Termin stören beide Inhibitoren die richtige *Funktion* des mitotischen Apparats, aber wahrscheinlich nicht seine *Bildung*. Auf alle Fälle handelt es sich um eine nur ziemlich kurze Periode (von ca. 16—14 min vor der Metaphase), die für die spätere Funktionsfähigkeit des mitotischen Apparates kritisch ist. Beide Inhibitoren unterscheiden sich jedoch in ihrer Wirkung auf die DNS-Synthese im nächsten Cyclus. Actidion interferiert mit dem Komplement der DNS-Synthese, während ein Hitzeschock in der späteren Prophase keine Störung der S-Phase des nächsten Cyclus verursacht.

Daß die Zellteilung von Tetrahymena pyriformis durch kurze Perioden erhöhter Temperatur verzögert werden kann, ist schon lange bekannt — Literaturübersicht bei E. Zeuthen (1964). Da dieser Effekt vom Stadium der Zellen im Teilungscyclus abhängig ist[170], wurde er zur Teilungssynchronisation asynchroner Kulturen von Tetrahymena benutzt. Einen hohen Grad von synchronen Teilungen erzielt man aber erst durch eine Serie vom Temperaturschocks[171]. Die plausibelste Erklärung für diesen Effekt ist die Annahme einer Synthese von proteinartigen Substanzen (Teilungsproteine), die nach der Beendigung der Hitzebehandlung anläuft und schließlich die Teilung verursacht, wenn ein Schwellenwert erreicht wurde. Während der periodischen Erhitzung wird die Anhäufung dieser Substanz immer wieder zunichte gemacht („set back“), so daß schließlich diese Zellen nach einer Serie von Schocks an allen solchen spezifischen Stoffen maximal verarmt sind, welche Morphogenese und Teilung kontrollieren. Es wird vermutet, daß innerhalb eines Teilungscyclus der Gehalt an diesen hypothetischen Stoffen ansteigt, bis ein kritischer Betrag erreicht wird, der dann die Teilung einleitet (transition point). Tatsächlich gelang es Watanabe und Ikeda (1965) eine Proteinfraktion aus Tetrahymena zu isolieren, die mehrere der erwarteten Eigenschaften eines Teilungsproteins aufweist. Interessanterweise steigen während der Hitzeschockbehandlung nicht nur Zellvolumen, Trockengewicht und Proteingehalt, es nimmt auch der DNS-Gehalt linear zu und erreicht am Ende der Behandlung den doppelten Wert normaler Zellen[172]. *Auch bei Tetrahymena wird demnach die DNS-Synthese vom Hitzeschock weniger stark betroffen als die Kern- und Zellteilung.* Nach Aufheben der Schockbehandlung durch Dauerinkubation bei optimaler Temperatur folgen einige Cyclen synchroner Zellteilung nach, wobei sich an den ersten Cyclus eine synchrone DNS-Synthese im Makronucleus anschließt[173].

168 Devi u.a. 1968, Brewer und Rusch 1968. 169 Nygaard und Guttes 1962.
170 Thormar 1959. 171 Scherbaum und Zeuthen 1954.
172 Scherbaum 1964. 173 Hjelm und Zeuthen 1967.

Abb. 10a—d (S. 520—521). Die synchrone Mitose bei Physarum polycephalum. Phasenkontrastaufnahmen ungefärbter Quetschpräparate nach Fixation in 96% Äthanol. Vergr. 2000fach. a Interphasekerne mit zentralständigem Nucleolus und peripherem Chromatinsaum. b Prophasekerne mit beginnender Auflösung des Nucleolus (ca. 20 min vor Telophase). c Metaphase (ca. 10 min vor Telophase). d Kerne kurz nach der Teilung in der Rekonstruktionsphase (ca. 15 min nach Telophase). (Originalphotos, liebenswürdigerweise von W. Sachsenmaier übermittelt)

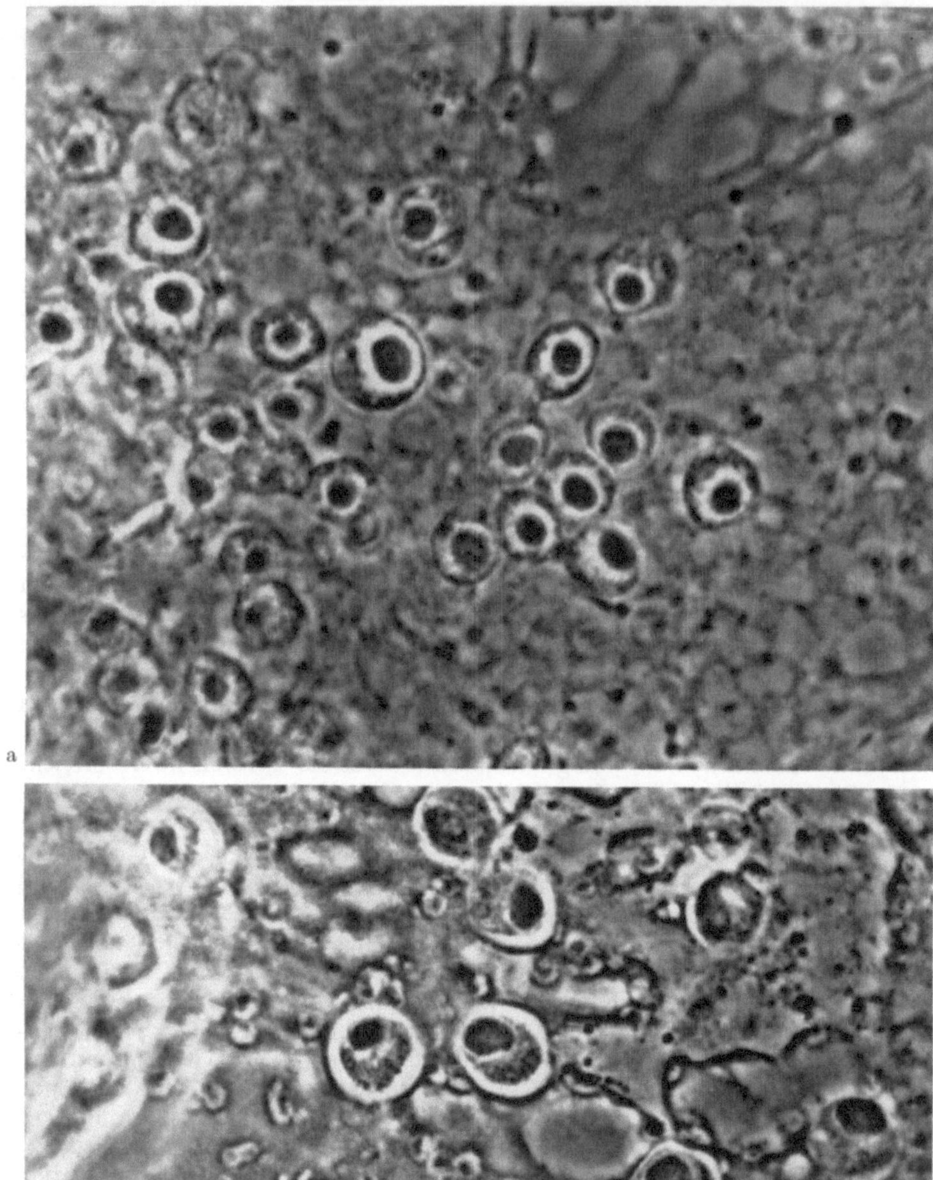

Abb. 10a u. b

c

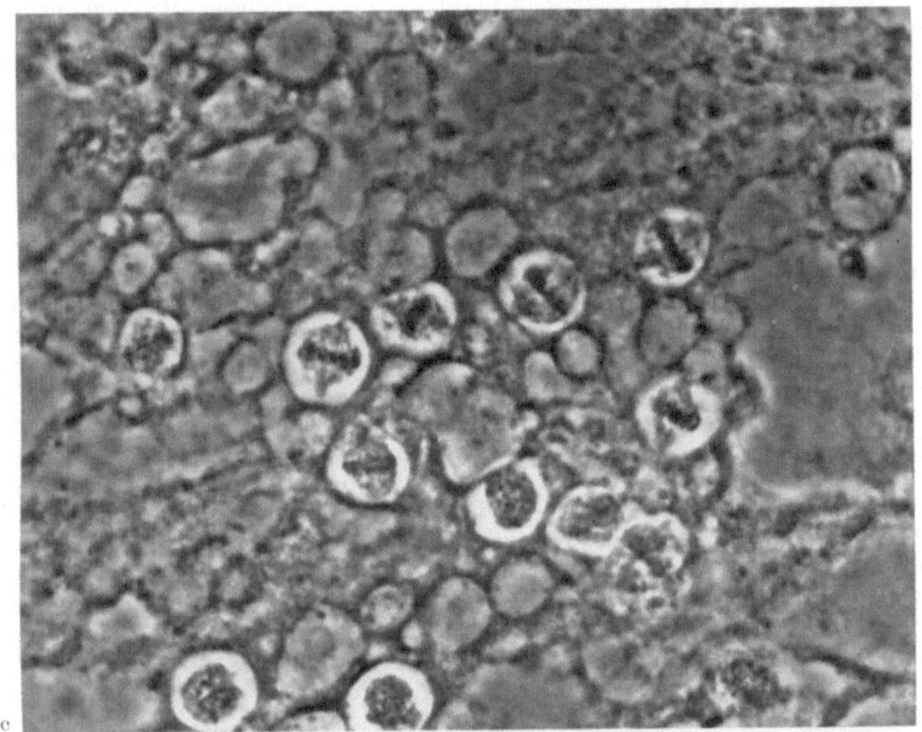

d

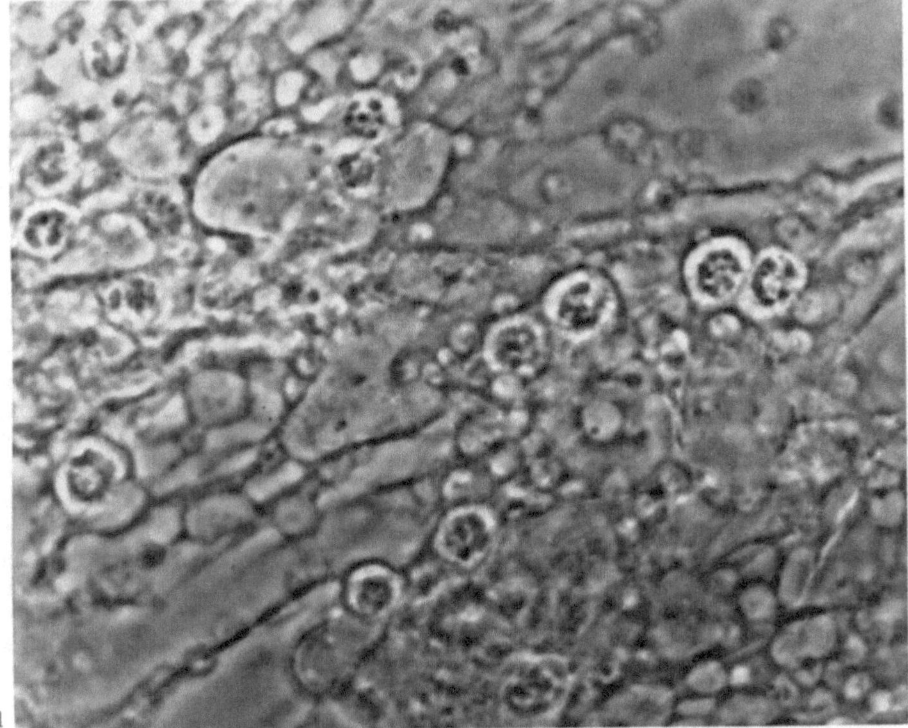

Abb. 10c u. d

Die an Pilzen bzw. Protistenzellen (Tetrahymena) erhobenen Befunde dürften trotz der bedeutenden Unterschiede im Bau des Zellkernes und der Plasmastruktur auch für Säugerzellen wenigstens im Prinzip Geltung haben. So konnten Kishimoto und Lieberman (1964) an teilweise synchronisierten Nierencortexzellen des Kaninchens zeigen, daß viele Hemmstoffe, wie z.B. p-Fluorphenylalanin und EDTA, welche den Durchgang der Zellen durch die G1-Phase vollständig blocken, den weiteren Verlauf der DNS-Synthese oder den Durchgang durch die G2-Phase wenig oder gar nicht beeinflussen. Im Gegensatz zur G1-Phase dürfte die G2-Phase der Säugerzellen nicht durch essentielle Enzymsynthesen oder besondere Ansprüche an divalente Kationen ausgezeichnet sein. So hat auch Actinomycin D in geringer Konzentration (0,01 μg/ml), die ausreichend hoch ist, um den Eintritt der Zellen in die S-Phase zu verhindern, keinen Einfluß auf den Durchgang durch die G2-Phase. Aber höhere Konzentrationen von Actinomycin D (0,33 μg/ml) und Puromycin (5 μg/ml) hemmen die Mitose, Actinomycin D jedoch nur dann, wenn es noch *vor* dem endgültigen Ablauf der DNS-Synthese geboten wird. Aus den Experimenten von Kishimoto und Lieberman kann man schließen, daß bei Säugerzellen eine für die Mitose essentielle RNS am Ende der S-Phase gebildet wird. Die Mitose verlangt ferner eine intakte Proteinsynthese während der G2-Phase, da Puromycin den Mitosebeginn selbst dann noch wirksam hemmt, wenn die Zellen bereits den größten Teil der G2-Phase passiert haben. Diese Untersuchungen wurden in der Folgezeit mehrfach bestätigt und auch auf Zellen anderer Provenienz erweitert[174]. Sisken und Wilkes (1967) haben kürzlich an Zellkulturen der Fernandes-Linie von menschlichen Amnionzellen untersucht, welche Wirkung der Einbau von p-Fluorphenylalanin (PFPA) auf die Dauer der Mitose hat. Diese Verbindung kann bekanntlich anstelle von Phenylalanin in Zellproteine eingebaut werden und gewisse Störungen hervorrufen. Biesele und Jaques (1954) haben schon früher gezeigt, daß PFPA die Dauer der Mitose in Kulturen von Tumorzellen verlängert. Kerridge (1960) fand, daß PFPA bei Bakterien die regenerative Neubildung von Geißeln zwar nicht verhindert, aber Geißeln entstehen läßt, die nicht funktionieren. Sisken und Wilkes (1967) zeigten, daß PFPA bei kurzfristiger Einwirkung auf die Zellkultur nur dann eine Verlängerung der Metaphase bewirkt, wenn sie gerade während der Behandlung oder bald hinterher in die Teilung eintreten. Die Wirkung von PFPA auf die Mitosedauer ist also auf jenes Protein beschränkt, dessen Synthese nach Vollendung der DNS-Synthese einsetzt und etwa 15 min vor Metaphasebeginn abgeschlossen ist. Aber auch die *Tochterzellen* von Zellmüttern mit verlängerter Metaphase tendieren zu einer Metaphaseverlängerung. Die Art und Weise, wie dieser Defekt auf die Töchter übergeht, legt nahe, daß normalerweise ein „*Teilungsprotein*" in der Mutter konserviert wird und bei den Tochterzellen eine Wiederverwendung für die Zellteilung findet. Vergleichende Untersuchungen mit Puromycin zeigten, daß die hauptsächliche Wirkung von PFPA der Einbau in das Protein und damit seine Verfälschung ist. Auch Puromycin bewirkt in Konzentrationen, welche die allgemeine Proteinsynthese in gleichem Maße hemmen wie gewisse Konzentrationen von PFPA, *keine* nachweisbare Verlängerung der Mitosedauer bei denjenigen Zellen, die sofort nach der Behandlung in die Teilung eintreten. Aber eine oder mehrere Zellgenerationen später tritt die Wirkung der Puromycinbehandlung an den Tag. Die Schädigung in der Produktion eines mitoseassoziierten Proteins macht sich also unter gewissen Bedingungen nicht sogleich, sondern erst in späteren Generationen bemerkbar.

---

[174] Baserga u.a. 1965 für Ehrlichs Asciteszellen, Tobey u.a. 1966b für Goldhamsterzellen, vgl. ferner Tobey u.a. 1966a und Tobey u.a. 1965.

Aus allen diesen Untersuchungen geht zweierlei mit großer Klarheit hervor:

a) In der G2-Periode werden wichtige metabolische Vorbereitungen für die Mitose getroffen, wahrscheinlich eine Art von „Teilungsprotein“ synthetisiert.

b) Die Zelle legt von diesem „Teilungsprotein“ ein bestimmtes Depot an, aus dem nicht nur die Zelle selbst, sondern auch die späteren Zellgenerationen Material entnehmen.

Es liegt auf der Hand zu vermuten, daß es sich bei diesem Depot um Protein-Untereinheiten handelt, aus dem die Zelle bei Bedarf einen *mitotischen Apparat* oder auch *andere Organellen* aufbauen kann (z.B. Cilien), die auf dieses Material zurückgreifen (vgl. S. 538ff.). Wahrscheinlicher ist aber, daß es hierbei um katalytisch wirkende Proteine geht, die den Zusammenbau von Untereinheiten zu gewissen Organellen (wie den Spindeln u. a.) bewirken sowie deren Funktion ermöglichen.

## C. Der mitotische Apparat (MA)

Der mitotische Apparat setzt sich aus den beiden Astra, der Spindel und den Chromosomen zusammen, nimmt einen sehr großen Teil des Zellvolumens ein und macht einen beträchtlichen Teil der Gesamtsubstanz der Zelle aus. Nach MAZIA und ROSLANSKY (1956) muß beim Seeigelei der Anteil des mitotischen Apparats am Gesamt-Zellprotein mit mindestens 10% veranschlagt werden, in manchen Zellen macht er etwa 50% des Gesamtvolumens aus. Im Wassergehalt unterscheidet sich der MA nach Messungen mit dem Interferenzmikroskop kaum vom übrigen Cytoplasma[175]. Der MA ist keine wohlabgegrenzte Zone in der Zelle, trotzdem ist er ein kohärenter Körper, der keine größeren Zellpartikel, wie Mitochondrien, einschließt. Er hat die Konsistenz eines Gels, ganz offensichtlich durch Polymerisation struktureller Einheiten entstanden, und besteht aus einer kompakten Masse von tubulären und retikulären Elementen, die so eng aneinanderliegen bzw. in Wechselwirkung stehen, daß größere Partikel nicht mit in das Gel aufgenommen werden können.

MAZIA hat wiederholt darauf hingewiesen, daß man den MA sowohl als eine *Zellregion* als auch als einen *Körper* betrachten muß. Wenn man ihn nur als Körper betrachtet, so beschäftigt man sich allzu leicht ausschließlich mit seinem strukturierten und kohärenten Anteil. Zum System des MA gehören aber mit Sicherheit auch *niedermolekulare Stoffe*, wie Ionen, Nucleotide u.a. Ihre Verteilung, evtl. auch Diffusionsgradienten, bilden ein spezielles physikalisch-chemisches Milieu, das für die Bildung und Funktion des MA von entscheidender Bedeutung zu sein scheint. All das geht verloren, wenn man allein die strukturierten Komponenten betrachtet. KINOSHITA (1969) hat kürzlich entdeckt, daß die periodische Freisetzung von heparinartigen Polysacchariden an der Sol-Gel-Umwandlung des Seeigel-Eiplasmas während der Furchungsteilungen einen wesentlichen Anteil hat. Die Freisetzung dieses Stoffes aus einer granulären Eikomponente hat eine Herabsetzung der Cytoplasmasteifheit zur Folge und wird „in vitro“ in einem S-S-reichen oder Ca-freien Medium induziert. Der mitotische Apparat ist größer als die aus orientierten Elementen aufgebaute Spindel. Innerhalb und um die fibrilläre Struktur liegen weniger gut orientierte Bereiche. Im Polarisationsmikroskop erscheint der MA auch in der lebenden Zelle als doppelbrechender Körper[176]. Die Doppelbrechung ist positiv in bezug auf die Spindelachse.

Dieser Befund spricht dafür, daß Proteinfasern parallel zur Achse angeordnet sind. PFEIFFER (1952) zeigte, daß neben einer *Form*doppelbrechung auch eine positive *Eigen*doppelbrechung vorliegt. Mit einer verfeinerten Methode konnte

[175] MITCHISON und SWANN 1953. [176] W. J. SCHMIDT 1939.

Inoué zeigen, daß sowohl die Polfasern als auch die Fasern, die den Kinetochor mit dem Pol verbinden, Einzelstränge oder Faserbündel darstellen und stärker doppelbrechend sind als das umgebende Material[177]. Die fibrilläre Ordnung kann durch verschiedene Stoffe, wie Colchicin[178], Äther[179] oder Merkaptoäthanol[180] reversibel aufgehoben werden. Im gleichen Sinn wirken erhöhte Temperatur[181] oder hoher Druck[182]. Der MA verwandelt sich hierbei in ein zusammenhängendes amorphes Gel, das nach Normalisierung der Bedingungen seine fibrilläre Orientierung wiedergewinnt. Untersuchungen mit dem Mikromanipulator bestätigten die Gelnatur des MA. Wada (1935) gelang es, den MA aus Metaphasezellen von Tradescantia mittels einer feinen Nadel herauszuziehen. Carlson (1952) fand an Heuschrecken-Neuroplasten, daß sich die Nadel leichter entlang der Spindelachse als quer dazu bewegen läßt. Alles spricht dafür, daß der MA schon in der lebenden Zelle ein wohldefinierbarer Körper ist, der eine orientierte fibrilläre Struktur besitzt. Diese Auffassung wird auch durch Zentrifugationsversuche am lebenden Seeigelei bestätigt. Nach Harvey (1934) verlagert sich der MA nach dem zentripedalen Pol, hat also eine geringere Dichte als das Cytoplasma. Seine Gel-Konsistenz tritt dabei klar hervor, weil sich die am zentripetalen Pol ansammelnden Lipoidtröpfchen rings um den MA scharen, ohne in denselben einzudringen. In anderen Fällen erwies sich der MA jedoch schwerer als das Cytoplasma[183].

## 1. Die chemische Natur des MA

Die wichtigste Voraussetzung für einen Versuch, den molekularen Charakter des MA aufzuklären, ist die *Isolation* des MA aus der Zelle und seine *Reinigung* von anhaftemdem Fremdmaterial. Als günstigstes Objekt zur Gewinnung der für chemische Untersuchungen notwendigen Mengen erwies sich das Seeigelei. Durch Vermischen von reifen Eiern mit Sperma läßt sich ein definierter Befruchtungstermin festlegen. Da die ersten Furchungsschritte synchron ablaufen, befinden sich alle Eier einer Charge in derselben Phase des Teilungscyclus. Die Hauptschwierigkeit, den MA zu isolieren, beruht jedoch auf seiner Instabilität. Dies ist nicht erstaunlich, da der MA auch im Leben keine permanente Zellorganelle ist. Er wird zu Beginn der Mitose aufgebaut und in der Telophase wieder abgebrochen. Die Vermutung liegt auf der Hand, daß sich zu Beginn der Mitose gewisse Parameter des Zellmilieus (Ionenkonzentration, Redoxpotentiale, enzymatische Aktivitäten u.a.m.) verändern und dadurch die Aggregation gespeicherter und neugebildeter Untereinheiten von Strukturproteinen in einem Ausmaß fördern, daß sich unter der Direktive gewisser Leitelemente (Centriolen, Kinetochore) ein Spindelapparat bildet. Eine rückläufige Veränderung dieser hypothetischen Parameter läßt den Apparat in der Telophase der Mitose wieder verschwinden.

Es liegt nicht an einem Mangel der Bemühungen, daß man über den Wandel im Zellmilieu so wenig weiß. Schon 1931 erschien eine Publikation von L. Rapkine, die als Pionierarbeit auf dem Gebiet der Biochemie der Mitose gelten kann. Er entwickelte die Vorstellung, daß ein Glutathioncyclus an der Zellteilung beteiligt ist. Die Konzentration von trichloressigsäurelöslichen SH-Gruppen, die als Glutathion aufgefaßt wurden, nimmt beim Seeigelei während der vorbereitenden Stadien zur ersten Furchungsteilung ab, steigt aber zur Zeit der Spindelbildung stark an, um während der Zellteilung wieder abzunehmen. Rapkine interpretierte den SH-Cyclus löslicher Komponenten als den Ausdruck eines Wandels in der Denaturierung von Proteinen, der zur Umwandlung von Proteinen in den Faserzustand in Beziehung steht. Daß SH-Proteine tatsächlich eine Rolle beim Aufbau

[177] Inoué 1952a, Inoué und Hyde 1957. [178] Inoué 1952a. [179] Swann 1954b.
[180] Mazia 1958a, Mazia und Zimmerman 1958. [181] Inoué 1952b.
[182] Pease 1946. [183] Nemec 1929, Shimamura 1940.

des MA spielen, zeigten später in eindrucksvoller Weise die histochemischen Präparate von KAWAMURA und DAN (1958) am befruchteten Ei von *Clypeaster japonicus*, die mit der Färbemethode zum Nachweis von SH-Proteinen nach BENNETT (1951) erhalten wurden. Der Spindelapparat und die Asterfiguren zeigen intensive Anfärbung. In der Telophase ist keine positive Reaktion sichtbar. Auch andere Autoren beobachteten im Verlauf der Mitose einen Wandel der SH-Proteine[184]. Unter dem Eindruck der älteren Beobachtungen entwickelte MAZIA (1955) eine Hypothese, welche die Etablierung des MA als Sulfhydryl-Disulfid-Mechanismus darstellte. Die Abnahme löslicher SH-Verbindungen vor der Ausbildung des MA wird als Reduktion intramolekularer S-S-Bindungen der Strukturproteine gedeutet, aus denen der Apparat aufgebaut wird. Der plötzliche Anstieg löslicher SH-Gruppen spricht für die Ausbildung intermolekularer S-S-Bindungen in späteren Phasen der Mitose. Die Bilder von KAWAMURA und DAN widersprechen jedoch einer solchen Deutung und stimulierten weitere, eingehendere Untersuchungen des Problems. SAKAI und DAN (1959) untersuchten den SH-Wandel im Teilungscyclus des Seeigeleies mit moderneren Methoden und konnten zeigen, daß der Rapkinsche Befund einer periodischen Schwankung trichloressigsäurelöslicher SH-Verbindungen grundsätzlich richtig ist, aber der SH-Träger nicht Glutathion, sondern ein in Trichloressigsäure lösliches Polypeptid ist, das mit konzentrierter Ammonsulfatlösung ausgefällt werden kann. Es ist auch durchaus problematisch, ob die zeitliche Übereinstimmung der periodischen SH-Schwankung mit gewissen Phasen der Mitose allein dem Aufbau eines MA zuzuschreiben ist oder in einem anderen funktionellen Zusammenhang steht. Es konnte STERN (1958, 1959) während der Reifung von Lilium- und Trilliumantheren, die eine synchron verlaufende Meiose und Mikrosporenmitose umschließt, charakteristische Schwankungen im SH-Proteingehalt feststellen, welche aber weder dem Rapkine-Cyclus noch der Mazia-Hypothese (1955) folgen. Es ist auch ganz unwahrscheinlich, daß ein SH/S-S-Mechanismus *allein* für die Bildung und den Abbau des Spindelapparates maßgeblich ist. Die Möglichkeit, eine Mitose mit schwerem Wasser ($D_2O$) zu verhindern oder zu schädigen, spricht für die Beteiligung weiterer Bindungstypen, besonders von Wasserstoffbrücken, bei der Formierung eines MA[185].

Aus allen diesen Beobachtungen geht hervor, daß gewisse Indizien vorliegen, daß sich SS-Bindungen an der Bildung der Spindelstrukturen beteiligen, sie sind aber nicht die einzigen. Es ist auch gar nicht zu erwarten, dem Problem der Spindelbildung näherzukommen, solange nicht bekannt ist, aus welchen molekularen Bausteinen sich die Spindel und die anderen Komponenten der MA zusammensetzen und welche Eigenschaften diese Komponenten haben. Die Voraussetzung hierfür war die Isolation des MA.

## 2. Die Isolation des mitotischen Apparates (MA)

Die zur Isolation von Zellkomponenten, wie Zellkerne, Mitochondrien oder Mikrosomen, üblichen Medien eignen sich nicht zur Isolation des MA, da sich dieser in ihnen auflöst, wenn die Zelle mechanisch aufgebrochen wird. Es müssen spezielle Bedingungen zur *Stabilisation des MA* ausgearbeitet werden. Die erste erfolgreiche Isolation von MA in Massen gelang MAZIA und DAN (1952). Seeigeleier im Stadium der Metaphase der ersten Furchungsteilung wurden zur Stabilisierung mit 30—40%igem Äthanol bei —10° C behandelt, dann mußte der MA mit Wasserstoffperoxyd verfestigt werden, ehe es möglich war, das Cytoplasma mit synthetischen Detergentien vom MA abzulösen. Nachdem später mildere

[184] SANDRITTER und KRYGIER 1959. [185] GROSS und SPINDEL 1960.

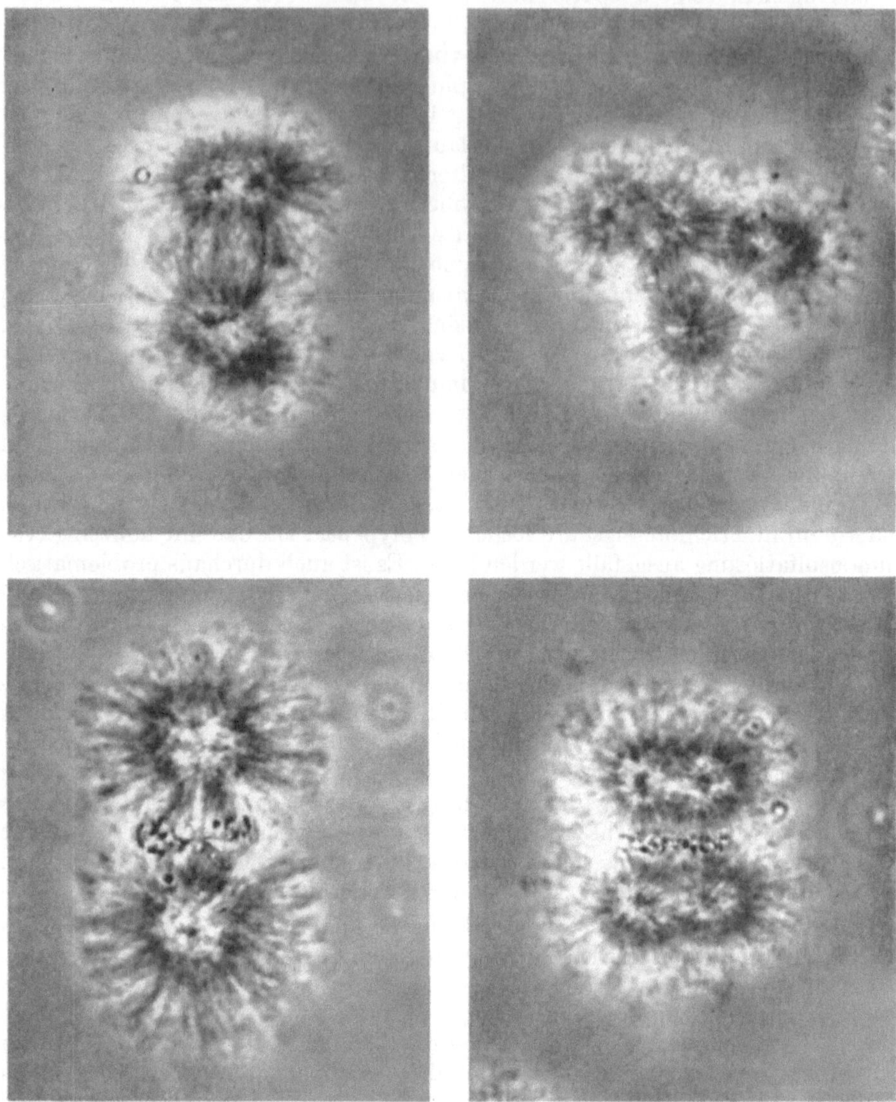

Abb. 11. Isolierte „Mitotische Apparate“ aus dem Seeigelei. (Nach photographischen Aufnahmen von MAZIA, D., in: The Cell, ed. J. BRACHET u. A. E. MIRSKY, vol. III. New York-London: Acad. Press 1961)

Dispergierungsmittel, wie Digitonin[186] oder Adenosintriphosphat[187], verwendet wurden,konnte die Peroxidbehandlung unterbleiben. Man erhält nach dieser Methode prachtvoll aussehende MA als zusammenhängende Gebilde, die morphologisch alle Besonderheiten der Kernteilungsfiguren zeigen (Abb. 11). Diese Präparate zeigten in aller Deutlichkeit, daß der mitotische Apparat eine diskrete und strukturell kohärente Zellorganelle darstellt und jegliche Skepsis an seiner Existenz als strukturelle Individualität unberechtigt war. Fraglich blieb hingegen weiter, ob

[186] MAZIA 1955. [187] MAZIA 1957.

die auf diese Weise gewonnenen Präparate den MA in seiner nativen Form repräsentieren und ein brauchbares Ausgangsmaterial für eine Untersuchung der molekularen Bausteine darstellen. MAZIA u.a. (1961) gelang es später, den MA direkt aus den lebenden, sich teilenden Eiern ohne Verwendung von Alkohol oder dispergierenden Agentien zu isolieren. Das Problem war, die stabilisierende Wirkung des Zellmilieus, das während der Mitose in der Zelle besteht, so geschickt zu imitieren, daß eine gewisse Stabilisierung des MA ohne Denaturierung erreicht wird. Das Prinzip der neuen Methode beruht auf der Erfahrung oder vielmehr auf der Vermutung, daß gewisse Disulfidbindungen im MA für die Kohärenz des Gebildes entscheidend wichtig sind und durch Zugabe eines Überschusses an einem Reagens mit Disulfidbindungen zum Isolationsmedium geschützt werden können; damit soll erreicht werden, daß der MA die ganze Prozedur der Isolation übersteht. Als geeignete Substanz wurde *Dithiodiglykol* erkannt; es dringt in die Eier genügend rasch ein und ist nicht allzu toxisch. Eier von Strongylocentrotus purpuratus wurden im Stadium der Metaphase der ersten Furchungsteilung nach Entfernung der Eihäute direkt in eine 1 M-Sucroselösung eingetragen, die 0,15 M Dithiodiglykol und 0,001 M EDTA enthält und auf pH 6,0—6,3 eingestellt wurde. Nach Schütteln der Eisuspension mit der Hand trennen sich die MA vom Cytoplasma. Die Reinigung erfolgt anschließend durch differentielle Zentrifugation. KANE (1962a, b) hat die Methode durch Anwendung einer größeren Zahl einfacher Glykole und Alkohole weiter ausgebaut; er fand[188], daß die Stabilisierung des mitotischen Apparates nicht unbedingt von der Anwesenheit von Disulfiden im Isolationsmedium, sondern vielmehr von der Konzentration der Nichtelektrolyte und dem pH abhängt und verwendet Hexylenglykol anstelle von Disulfiden zur Isolation des Spindelapparats. KANE (1967) bringt die gewaschenen und membranlosen Seeigeleier zur Lyse in eine 12% Hexylenglykollösung bei pH 6,4, gepuffert mit 0,01 M Kaliumphosphat. Die Suspension wird auf 0° C abgekühlt, die Spindeln werden durch differentielle Zentrifugation isoliert und dreimal mit obiger Lösung gewaschen.

Diese Methode vermeidet die Komplikationen, die mit einer Zugabe von Disulfiden verbunden sind und erlaubt die Menge an S-S-Bindungen zu bestimmen und ihre Rolle aufzuklären. Es ist bekannt, daß nach der Isolation Änderungen in der Struktur und in den Eigenschaften des MA auftreten[189]. Aufgrund dieser Arbeiten gelang es, Präparate zu erhalten, von denen angenommen werden kann, daß sie nur geringe Veränderungen während der Isolation erlitten haben. Das Hauptproblem bei der Stabilisation des MA ist, eine „*Überstabilisation*" zu vermeiden, weil hierbei äußerst schwer lösliche Produkte entstehen.

Der isolierte MA ist ein komplexes Gebilde. Elektronenmikroskopische Aufnahmen isolierter MA zeigen bei schwacher Vergrößerung neben den Chromosomen die Spindelfasern und ein dazwischenliegendes vesiculäres Material sowie Ribosomen[190] (Abb. 12). Die Ultrastruktur und Doppelbrechung der nach der Methode von KANE (1962) isolierten MA von Seeigeleiern und einer Muschel (Spisula solidissima) wurden neuerdings von REBHUHN und SANDER (1967) genauest untersucht. Die Doppelbrechung isolierter MA aus Seeigel- und Muscheleiern beruht in erster Linie auf einer positiven Formdoppelbrechung mit einem kleineren Anteil positiver Eigendoppelbrechung. Die isolierten MA zeigen eine unterschiedliche Zusammensetzung. Bei den Muscheleiern (Spisula solidissima) besteht das Isolat hauptsächlich aus Mikrotubulen und verhältnismäßig wenigen beigeordneten Vesikeln und sehr wenig ribosomartigen Partikeln, bei Seeigeleiern bilden Vesikel und ribosomartige Teilchen einen großen Teil, wenn nicht die Hauptmenge des isolierten

[188] KANE 1962b. [189] KANE und FORER 1965. [190] KANE 1962, BORISY und TAYLOR 1967.

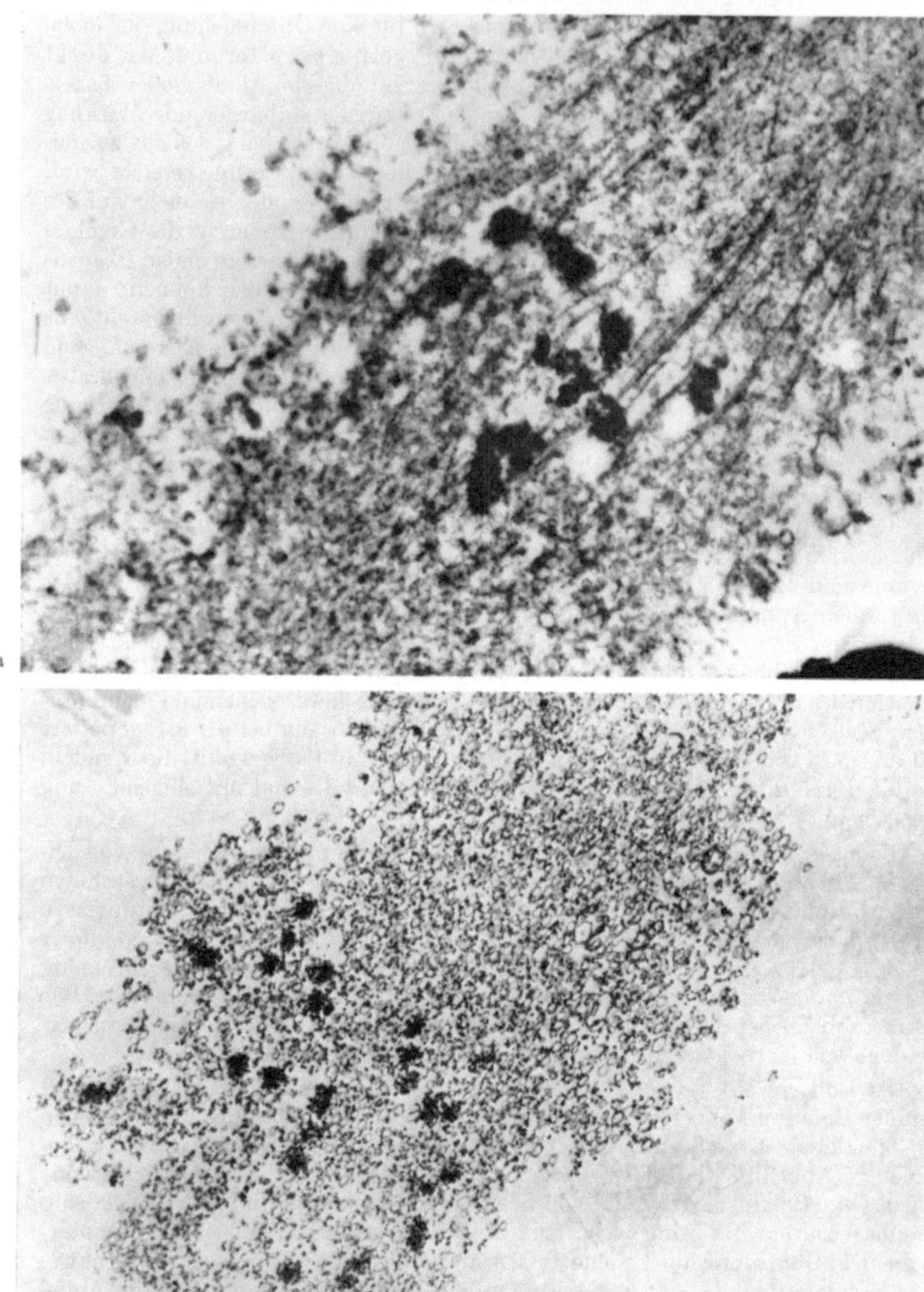


Abb. 12a u. b. Elektronenmikroskopisches Bild eines frischpräparierten „Mitotischen Apparates" von Strongylocentrotus purpuratus bei schwacher Vergrößerung. a Man erkennt Chromosomen, Spindelfasern und viel dichtes vesiculäres Material. b Bei Nachbehandlung mit einem Puffer geringer Ionenstärke (0,01 M Tris-thioglylcolatpuffer, pH 7,5 mit 0,1 m EDTA) geht in der Kälte nur das Spindelfasermaterial in Lösung. [Nach Photos aus BORISY, G. G., TAYLOR, E. W.: J. Cell Biol. **34**, 535—548 (1967)]

Materials. Muscheleier enthalten auch weniger diffuses Material im MA als Seeigeleier. Bisher war für alle eingehenden biochemischen Arbeiten das Seeigelei das Objekt der Wahl, einfach deshalb, weil es leicht in Massen zu gewinnen ist.

In neuester Zeit ist es SISKEN u.a. (1967) bei Verwendung der Methode von KANE (1962) gelungen, den MA auch aus Säugerzellen (HeLa 53) zu isolieren. Es ist klar, daß man nur nach einer genauen Erforschung und Identifizierung der makromolekularen Bausteine dieser den MA aufbauenden Strukturen etwas über ihre Herkunft in der Zelle und ihre Rolle beim Aufbau der Spindelstruktur und ihrer Funktion während der Mitose erfahren kann. Eine grundlegend wichtige Entdeckung elektronenmikroskopischer Forschung war die Aufklärung der Feinstruktur der Faserelemente von Spindel und Aster. Eingehende Untersuchungen von Zellen in Teilung haben gezeigt, daß die Spindelfasern aus *mikrotubulären Elementen* von etwa 200 Å Durchmesser bestehen[191] und nach Isolation des MA bei üblicher Technik erhaltenbleiben[192]. Da aber diese tubuläre Grundstruktur nicht allein auf die Spindelfasern beschränkt ist, sondern sich auch in den Filamenten von Cilien und Geißeln sowie in den Axopodien von Heliozoen wiederfindet[193], so folgt, daß eine genauere Erforschung der an ihrem Aufbau beteiligten Proteine von größtem allgemeinbiologischen Interesse ist. Aus allen diesen Einzelbefunden kann man heute bereits den Schluß ziehen, daß diese Elemente stets in solchen Cytoplasmaregionen vorkommen, die *Gelcharakter* besitzen[194]. Dank gegenseitiger Assoziation dürften die Mikrotubuli von elementarer Bedeutung für die Herstellung und Aufrechterhaltung asymmetrischer Zellgestaltung sowie für die plasmatische Motilität sein[195]. Es ist deshalb nicht erstaunlich, daß sich das Interesse der Forschung von Anfang an auf diese fibrilläre Komponente des MA konzentriert hat.

## 3. Die Proteine des mitotischen Apparates

Nachdem das Problem der Isolation des MA gelöst war, schien der Weg zur Aufklärung der Proteine, aus denen die Mikrotubuli bestehen, geebnet zu sein. Diese Hoffnung täuschte aber; die relative Unlöslichkeit des isolierten MA machte große Schwierigkeiten. Eine Identifikation der makromolekularen Komponenten war erst von dem Moment an möglich, als man ihn nur soweit zu stabilisieren lernte, daß man auch unter milden Bedingungen lösliche Produkte erhalten konnte.

Die erste erfolgreiche Isolation des MA durch MAZIA und DAN (1952) mittels der Alkohol-Digitonin-Methode führte zu einem ziemlich schwer löslichen Präparat. Durch Behandlung mit 0,5 M NaOH konnte zwar eine lösliche Fraktion erhalten werden, die in der analytischen Ultrazentrifuge untersucht werden konnte. Es fand sich unter den gelösten Proteinen eine Hauptkomponente mit einem Sedimentationskoeffizienten von 4 Svedberg. Da aber die Lösung unter relativ stark alkalischen Bedingungen erfolgte, bestand die Möglichkeit, daß das nachgewiesene Protein eine Untereinheit höhermolekularer Proteine ist. Es bemühte sich daher ZIMMERMAN (1960) um eine schonendere Methode. Er fand, daß zwei als Sulfhydrylreagentien bekannte Stoffe, Salyrgan und p-Chlormercuribenzoat, den nach der Alkohol-Digitonin-Methode dargestellten MA lösen. Die

[191] DE HARVEN und BERNHARD 1956, DALES 1963, HARRIS 1961, 1962, KRISHAN und BUCK 1965, MURRAY, MURRAY und PIZZO 1965, ROBBINS und GONATAS 1964, ROTH und DANIELS 1962. [192] REBHUN und SANDER 1967.

[193] BEHNKE 1964, BEHNKE und FORER 1967, DE THÉ 1964, GONATAS und ROBBINS 1965, LEDBETTER und PORTER 1963, ROTH 1967, SANDBORN, KOEN, MCNABB und MOORE 1964, SLAUTERBACK 1963, TILNEY und PORTER 1965, 1967 u.a.

[194] BIKLE u.a. 1966, TILNEY u.a. 1966. [195] TILNEY und PORTER 1967.

mit 0,1 M Salyrgan erzielte Lösung zeigte einen erstaunlichen Grad von Homogenität. Es konnten nur zwei Komponenten nachgewiesen werden. Reichlich vorhanden war eine molekulare Komponente mit einem Sedimentationskoeffizienten von 3,7 S, ähnlich dem von MAZIA und DAN erhaltenen Produkt, daneben fand sich in geringerer Menge ein mehr negativ geladenes Material mit einer $S_{20}$ von 8,6. Als durchschnittliches Molekulargewicht der gelösten Proteine wurde 315000 ± 20000 erhalten[196]. Das höhermolekulare Material verschwindet nach Dialyse. Die Aminosäurezusammensetzung, elektrophoretische Wanderungsgeschwindigkeit und pH-abhängige Löslichkeit deuteten auf einen isoelektrischen Punkt im Gebiet von pH 4,5.

Diese älteren Untersuchungen über den molekularen Charakter des MA führten zu folgender Vorstellung: Der MA wird hauptsächlich von einer einzigen Proteinart, dem *Hauptprotein* (major protein) gebildet, für welches damals eine Sedimentationskonstante von 4 s gefunden und ein Molekulargewicht in der Größenordnung von 45000 geschätzt wurde. Es wurde ferner vermutet, daß S-S-Bindungen für den Einbau der Proteine in den mitotischen Apparat eine besondere Rolle spielen, wobei nicht ausgeschlossen wurde, daß auch andere Typen von zwischenmolekularen Bindungen am Aufbau des MA beteiligt sind.

Da es damals schon befriedigend gelang, den MA zu stabilisieren, aber Methoden fehlten, die Proteine in schonender Weise in Lösung zu bringen, versuchten KANE und HERSH (1959) dem Problem von einer ganz anderen Seite beizukommen. Es lag nahe anzunehmen, daß schon das unbefruchtete Ei *das* oder *die* Proteine enthält, die später den MA der Furchungszellen bilden. Es sollte also gelingen, die Vorläufermoleküle in Extrakten aus unbefruchteten Eiern zu erfassen, ihre Menge zu bestimmen und mit denen aus Extrakten von Metaphase-Zellen zu vergleichen, in denen der MA mit den bekannten Verfahren stabilisiert wurde. Beim Aufbau des MA müßte, wenn die Vorstellung zu Recht besteht, der Anteil der Vorläufer abnehmen bzw. verschwinden. KANE und HERSH sahen im *unbefruchteten Ei* zwei Hauptkomponenten; ihre nicht extrapolierten Sedimentationskoeffizienten betrugen 7 und 20 S. Das 7 S-Protein zeigte gewisse Schwankungen im Gehalt bei Eiern von Arbatia punctulata, nicht aber bei Eiern von Strongylocentrotus purpuratus. Einen anderen Weg, etwas über die Proteinvorläufer zu fassen, schlugen MAZIA und WENT ein; sie benutzten immunologische Methoden. Es wurden Antikörper gegen Antigene der löslichen Fraktion aus MA hergestellt. Man fand, daß der MA keine Antigene enthält, die nicht auch schon im unbefruchteten Ei enthalten sind[197]. Es steht demnach fest, daß diese Zellen ein „Vorläuferprotein" enthalten, aus dem sich bei Bedarf der MA (auch ohne zusätzliche Synthesen) aufbauen kann. Aber dieses Material entspricht nicht dem 7 S-Protein von KANE und HERSH. Die Anwendung der histochemischen Methode, die sich fluoresceierender Antikörper bedient, deckte auf, daß sich das immunologisch als „Vorläufer" nachweisbare Material im gesamten Cytoplasma der sich teilenden Zelle nachweisen läßt. Das bedeutet, daß es in bedeutend größeren Mengen vorliegt als zum Aufbau eines MA nötig ist.

Die noch zahlreichen methodischen Unzulänglichkeiten stimulierten weitere intensive Arbeit. Ungelöst war vor allem ein technisches Problem: Die schonende Auflösung der Strukturproteine des isolierten MA, um die genuinen molekularen Untereinheiten zu gewinnen. Eine große Schwierigkeit bereitet die starke Tendenz der gelösten Proteinmoleküle *spontan größere Komplexe zu bilden*, die extrem schwer zu lösen sind. Dieses Verhalten ermöglicht zwar eine Fixation des an sich labilen MA und erleichtert seine Isolation aus der Zelle, stellt aber besondere

[196] ZIMMERMAN 1958, 1960. [197] WENT 1959a, b, WENT und MAZIA 1959.

Probleme für die biochemische Aufarbeitung und bringt Diskrepanzen in die Deutung.

SAKAI (1966) isolierte den MA aus lebenden, sich furchenden Seeigeleiern mit der Dithiodipropanolmethode von MAZIA u.a. (1961). Diese Methode hat den Vorteil, daß eine Lösung der Strukturproteine in 0,53 M KCl bei neutralem pH, also unter milden Bedingungen, gelingt. In der Lösung fanden sich drei Proteine mit den Sedimentationskoeffizienten 3,2—3,5; 11—13 und 21—22. Die 3,5-Komponente bildet die Hauptmenge (60% des Proteins). Er konzentrierte sein Interesse hauptsächlich auf die beiden schneller wandernden Komponenten. Die Hauptkomponente (3,5 S-Protein) fällt in 50 mM $Ca^{++}$ quantitativ aus und kann in EDTA wieder in Lösung gebracht werden. Auf diese Weise ist eine Reinigung möglich. Die 3,5 S-Partikel und die Hauptmenge der 13 S-Partikel ließ sich mit Sulfit oder Dithiotreitol in 2,5 S-Partikel spalten. Bei Oxydation *dimerisiert* dieses Protein zu 3,5 S-Teilchen durch Knüpfung einer S-S-Bindung. Die Molekulargewichte der 3,5- und 2,5 S-Teilchen wurden auf $68700 \pm 2000$ und $34700 \pm 2000$ geschätzt. Die 13 S-Komponente wird als polymeres Produkt der 3,5-Teilchen betrachtet. Die lösliche Fraktion des MA, die nach der älteren Alkohol-Digitonin-Methode isoliert und in p-Chlormercuribenzoat gelöst wurde, enthält nur die 3,5- und 13 S-Komponenten. SAKAI meint, daß diese Komponenten der fibrillären Struktur des MA zuzuordnen sind. Da die 22 S-Teilchen durch obige reduzierende Agentien nicht gespalten werden und auch in der löslichen Fraktion aus Alkohol-Digitonin-Präparaten fehlen, hält er es für unwahrscheinlich, daß es sich bei dieser Komponente um einen Bestandteil des MA handelt. Die 3,5 S-Partikel enthalten etwa 4,5 Gew.-% Nucleotide. Das 22 S-Protein ist kein ribosomaler Bestandteil. Schon früher untersuchte DIRKSEN (1964) mit Dithiodiglykol isolierte parthenogenetische Aster, die sich in 0,53 M KCl bei pH 9 lösen ließen. Die Autorin fand drei Proteine mit den Sedimentationskoeffizienten 3,5-, 13- und 22 S; das Resultat entspricht dem von SAKAI.

Diese neueren Resultate faßt MAZIA (1967) zu folgendem Bild zusammen: „Die direkte Dissoziation des isolierten MA der Seeigeleier macht die Isolation eines Hauptproteins (major protein) in Form eines Partikels mit einer Sedimentationskonstante von 3,5 S und einem Molekulargewicht von etwa 68000 möglich. Es handelt sich um ein dimeres Partikel, bestehend aus 2,5 S-Untereinheiten mit einem Molekulargewicht von etwa 34000. Die monomeren Untereinheiten, von denen jede 4 SH-Gruppen hat, sind in dem dimeren Partikel durch eine S-S-Bindung verkettet. Daher wurden bei direkter Auflösung des MA nur die dimeren Partikel (und größere Aggregate) erhalten; die monomeren bekommt man nur unter der Bedingung, daß die S-S-Brücke gespalten oder reduziert wird."

In neuester Zeit hat KANE (1967) das Problem mit einer modifizierten Methode neu aufgegriffen. Aufgrund seiner Erfahrung, daß die Stabilisation des MA weniger davon abhängt, daß man bei der Isolation Disulfide zusetzt, sondern vielmehr die Konzentration von Nichtelektrolyten beobachtet und das pH passend einstellt, wählte er eine 12%ige Hexylenglykollösung als Isolationsmittel. Die isolierten und gereinigten MA wurden in der Kälte (0° C) mit 0,6 M KCl mit Trs-HCl, auf pH 7,5 gepuffert, behandelt (1—12 Std). Die Lösung wurde hochtourig zentrifugiert und der Überstand gegen eine 0,6 M KCl-Lösung dialysiert. Die elektronenmikroskopische Untersuchung des Sediments ergab, daß es neben den Chromosomen hauptsächlich aus der *vesicularen Komponente* des MA bestand, wahrscheinlich von Lipoproteinnatur, mit einer geringen Beimengung von Mitochondrien und teilweise gelösten Dotterkörnchen. Die fibrilläre Komponente ging in Lösung.

Eine Untersuchung der gelösten Proteine in der Ultrazentrifuge ergab jedoch ein anderes Bild vom MA als die Resultate von DIRKSEN und SAKAI wahrscheinlich machen. Die Hauptkomponente war nun ein Protein mit einem Sedimentationskoeffizienten von 22 S (unkorrigiert) neben einer geringeren Menge von ziemlich heterogenem Material, das bei 4—5 S sedimentiert. Das 22 S-Protein machte etwa 80% des Totalproteingehaltes des KCl-löslichen Extraktes und etwa die Hälfte des Gesamtproteins des MA aus und stellt eine ziemlich homogene Komponente dar. Eine ganz ähnliche Komponente fand sich aber auch in den KCl-Extrakten aus unbefruchteten Eiern; hier macht sie etwa 8% des Gesamt-Zellproteins und etwa ein Viertel des löslichen Zellproteins aus. In 1 ml dichtgepackten Seeigeleiern finden sich 12 mg dieses Proteins. Die Menge an 22 S-Protein im Zellplasma überwiegt also sehr stark die Menge, die man aus isolierten MA gewinnen kann: nur 3—4% der Totalmenge an 22 S-Protein findet sich im MA. Stammt das 22 S-Protein wirklich aus den Mikrotubuli des MA oder hat es eine ganz andere Provenienz? Das ist nun die Frage. KANE glaubt ausschließen zu können, daß das 22 S-Protein eine Interstitialsubstanz ist, die zwischen der fibrillären Komponente des MA liegt, kann aber andererseits nicht ausschließen, daß es im MA in irgendeiner Form den Mikrotubuli beigefügt ist, ohne einen Teil ihrer Struktur zu bilden. Auffällig ist jedenfalls, daß MALKIN u.a. (1965) ein Protein mit 27 S und einem Molekulargewicht von etwa 894000 in einer granulären, nicht aber fibrillären Fraktion des Seeigeleies gefunden haben. Sie vermuten, daß es aus dem Dotter stammt. Auch WENT fand — wie bereits berichtet — immunologisch identifizierbare Vorläufer des MA, die mit der Granulafraktion des Eies vergesellschaftet sind. Die Beziehung des 22 S-Partikels zum Mikrotubulus blieb daher durchaus unklar.

STEPHENS (1967) hat sich viel Mühe gegeben, das 22—27 S-Protein einer eingehenden physiko-chemischen Prüfung zu unterziehen. Das Protein wurde aus Hexylenglykol-isolierten MA sowie aus Extrakten aus Ganzeiern und Aceton-Eipulver von drei Seeigelarten (Strongylocentrotus purpuratus, Str. droebachiensis und Arbacia punctata) gewonnen. Das Protein erwies sich als relativ symmetrisches Teilchen mit einem mittleren Molekulargewicht von 880000, seine Abmessungen betragen etwa 150 × 200 Å, der α-Helix-Anteil beträgt 20%. Aufgrund der Sedimentationseigenschaften kann es als homogen gelten. Das Protein bildet höhere Aggregate nur bei relativ hoher Konzentration oder einer Ionenstärke unter 0,3. Wie die Präparate von ZIMMERMAN (1960) und SAKAI (1966), so enthält auch das Rohpräparat von STEPHENS (1967) etwa 3—5% Nucleinsäuren. Sie können aber durch Dialyse oder DEAE-Cellulose-Behandlung entfernt werden. Ob Nucleinsäuren eine Verunreinigung oder eine funktionell notwendige Komponente im MA sind, ist unbekannt. Das Protein hat auch eine Kohlenhydrat-Komponente, die nicht entfernbar war. Die Aminosäureanalyse unterscheidet sich in gewisser Hinsicht von der Analyse des Gesamt-Spindel-Präparats, das ROSLANSKY gegeben hat — zit. in MAZIA (1955). Aber im großen und ganzen besteht eine gewisse Ähnlichkeit. Während aber die Analyse von ROSLANSKY mit dem Muskelprotein Actin gewisse Ähnlichkeiten zeigte, hat das 22 S-Protein weder mit Kaninchen-Actin noch Myosin[198] eine merkliche Ähnlichkeit (Tabelle 1).

Die Aminosäure-Analyse zeigt ganz klar, daß das 22 S-Protein auch nicht durch einen etwa stattgefundenen Abbau von Ribosomen entstanden sein konnte, denn die Ribosomenproteine zeigen im ganzen Tierreich ein ähnliches und charakteristisches Aminosäuremuster (PETERMAN 1965), das von dem des 22 S-Proteins stark abweicht.

MAZIA u.a. (1961) zeigten, daß Dithiodiglykol den Spindelapparat ausreichend stabilisiert, so daß man ihn isolieren kann. KANE (1962, 1965) hingegen hatte den

[198] Analyse von KOMINZ u.a. 1954.

gleichen Erfolg mit vielen Glykolen ohne S-S-Brücken. Es zeigte sich jedoch, daß die Dithiodiglykol-Präparate in Neutralsalzlösungen schwerer in Lösung gehen als die Hexylenglykol-Präparate; beiderlei Proteinlösungen werden bei längerem Stehen unlöslich[199] und brauchen dann höheres pH oder Sulfhydrylreagentien, um in Lösung zu gehen.

Eine Lösung von 22 S-Protein bildet selbst in stärkeren Salzlösungen Aggregate, gleichgültig, ob Sulfhydryl- oder Disulfidverbindungen anwesend sind. Aber hohe Konzentrationen an Mercaptoäthanol (2%) oder Dithioerythrit (0,2%) kehren diesen Effekt um.

Stephens (1967) meint, daß die Gegenwart kleiner Mengen von Sulfid-Reagentien eine Disulfid-Wechselwirkung zwischen den 22 S-Teilchen (d.h. intermolekulare Quervernetzung) katalysiert. In Gegenwart von Dithiodiglykol sei daher die Bildung von Disulfidbrücken begünstigt. Spindeln sind stark quervernetzt, wenn sie aus einem solchen Medium isoliert werden (Theorie des Verfahrens von Mazia).

Wahrscheinlich geht das 22 S-Protein aus Dithiodiglykol-Präparaten nur schwer in Lösung, deshalb war es in den Sakaischen Präparaten nur unbedeutend vertreten.

In Hexylenglykol-Präparaten geht derselbe Vorgang mit viel geringerem Effekt vonstatten, da er allein auf den von vornherein vorhandenen Sulfhydrylverbindungen und auf atmosphärischer Oxydation beruht.

Die 22 S-Partikel sind zu Strukturbildung befähigt. Schon Mikinoumura (1965) hat beobachtet, daß Lösungen von hexylenglykolisolierten MA mit 0,5 M KCl beim Stehen 40 Å Mikrofilamente abscheiden. Stephens (1967) gelang es, in Lösungen von reinem 22 S-Protein aus Seeigeleiern in 0,1 M Ammoniumacetat bei pn 4,5—5,0 filamentartige Aggregate zu erzielen, wenn 0,001 M Magnesium anwesend ist und das Protein frisch dargestellt wurde. Mit 1% Uranylacetat negativ gefärbte Präparate zeigten Fasern 40—60 Å dick, die auch in dickere Bündel zusammentreten können. Diese Filamente sind deutlich schmäler als die 22 S-Partikel selbst, von denen sie herrühren, und können nur durch einen Prozeß entstanden sein, der auf einer Reorganisation aus Untereinheiten beruht. Bei steigendem pH oder Ionenstärke bilden sich in reversibler Weise die 22 S-Partikel zurück.

Das 22 S-Protein zerfällt über pH 11 und unter pH 4 in Untereinheiten von 6—7, 9—10 und 13—14 S. Die Molekulargewichte der 6—7- und 14 S-Teilchen konnten auf 240000 bzw. 600000—700000 geschätzt werden. Mit Harnstoffkonzentrationen über 4 M wird eine 5—6 S-Untereinheit vom Mol.-Gew. 230000 erhalten. Nach Zugabe von Mercaptoäthanol fällt die Sedimentationsrate auf 2,5—3 S und das Molekulargewicht auf die Hälfte[200] (Abb. 13).

Aus diesen Daten ergibt sich, daß die 5—6- und 6—7 S-Proteine Dimere der 2.5—3 S- oder 4 S-Untereinheiten sind. Zimmerman (1960) fand in alkalischen 0,1 M Salyrgan-Lösungen von Alkohol-Digitonin-Spindeln heterogene 3,7- und 8,6 S-Partikel. Das 22 S-Protein gibt hingegen mit 0,05 M Salyrgan bei pH 11,5 ein 10 S-Material, das nicht wieder zu 14- oder 22 S-Partikel reassoziiert. Es ist aber nicht ausgeschlossen, daß die seltenere 8,6 S-Komponente von Zimmerman dem 10 S-Partikel aus 22 S-Protein gleicht.

Dirksen (1964) erhielt in alkalischen 0,5 M KCl-Lösungen von Dithiodiglykol-Astern nach Neutralisation eine 14 S-Komponente neben anderem Material. Auch das 22 S-Protein bildet nach alkalischer Behandlung und Dialyse in neutralem Puffer hauptsächlich 13—14 S-Material; verhält sich also recht ähnlich.

[199] Dirksen 1964, Kane und Forer 1965. [200] Stephens 1967.

Nun ist die Frage zu klären, ob die kleinste Untereinheit von Sakai (1966), die 2,5—3 S-Komponente, dem 22 S-Protein zuzuteilen ist oder nicht. Sakai hält die 2,5- und 3,5 S-Untereinheiten für Derivate des 13 S-Materials aus Dithiodipropanol-Spindelisolaten. Er gibt als Molekulargewicht für diese Untereinheiten 34000 bzw. 68700 an. Aber für die reduzierte Harnstoff- oder Guanidin-HCl-Untereinheit des 22 S-Proteins wurde ein Molekulargewicht von 120000 gefunden. Auch scheint das dimere 5—6 S-Produkt aus 22 S-Protein nicht disulfidgebunden zu sein, da das monomere Produkt in 8 M Harnstoff oder Guanidinhydrochlorid neben dem dimeren vorkommt. Die Wirkung von Mercaptoäthanol auf das 5—6 S dimere Teilchen dürfte auf der Lösung intramolekularer Disulfidbrücken beruhen und zu einer vollständigen Auffaltung des Moleküls und irreversiblen Dissoziation in die monomere Einheit führen. *Aufgrund der vorliegenden Daten lassen sich die monomeren Einheiten von* Sakai *nicht mit denen von* Stephens *gleichsetzen.*

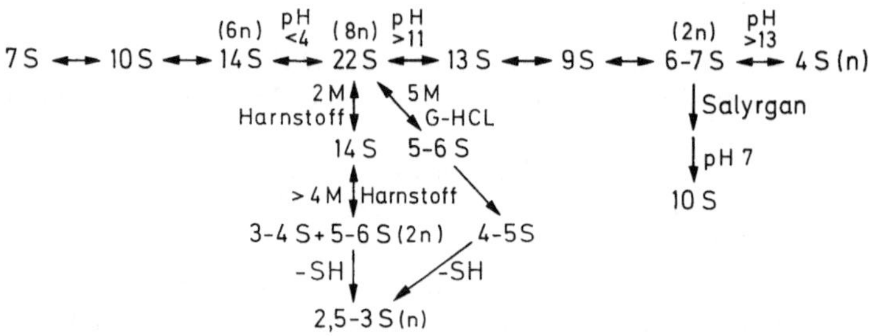


Abb. 13. Die Dissoziationsprodukte des 22-S-Proteins aus dem „Mitotischen Apparat" von Seeigeleiern nach Behandlung mit Säuren, Basen, Harnstoff und Guanidinhydrochlorid. Das Molekulargewicht der Produkte ist in Form der Vielfachen von „n", dem mittleren Gewicht der kleinsten gewonnenen Untereinheit (112000), angegeben. [Nach Stephens, R. E.: J. Cell Biol. **32**, 255—257 (1967)]

Das elektronenmikroskopische Bild eines 22 S-Proteinmoleküls zeigt nach Beschattung mit Platin und Negativfärbung mit 1% Uranylacetat, daß das 22 S-Protein ein fast symmetrisches Molekül mit den Achsen 180—200 und 140—150 Å ist. Das Molekül dürfte einen hohlen Innenraum haben[201].

Damit ist erwiesen, daß das 22 S-Partikel infolge seiner Größe und Gestalt kein Segment des klassischen 180—300 Å-Mikrotubulus sein kann. Obwohl es wahrscheinlich innen hohl ist, kann es doch keinen wohlausgebildeten Cylinder bilden. Das 22 S-Partikel besteht aus 8 Untereinheiten, während die Proteineinheiten der Mikrotubuli aus Spermaschwänzen[202] und Zellwand der Pflanzen[203] aus 10—13 Untereinheiten zusammengesetzt sind.

Das 22 S-Protein ist auch kein Reaggregat aus mikrotubulären Untereinheiten, da die Mikrotubuli aus Spermaschwänzen[204], MA[205] aus longitudinalen Fasern von 35—40 Å kugelförmigen Untereinheiten mit einem Mittelpunktabstand aufgebaut sind, der größer ist als die Dimensionen der aus 22 S-Protein gebildeten Mikrofilamente von Miki-Noumura (1965) und Stephens (1967).

In letzter Zeit haben Bibring und Baxandel (1969) durch immunologische Untersuchungen am 22 S-Protein des Seeigeleies die letzten Zweifel beseitigt und klargestellt, daß es kein mikrotubulares Protein sein kann. Das 22 S-Protein ist immunologisch vom Mikrotubulusprotein deutlich unterschieden, das nach der

[201] Stephens 1967. [202] Pease 1963. [203] Ledbetter und Porter 1964.
[204] Pease 1963. [205] Barnicot 1966.

Methode von SAKAI gewonnen wurde, ist aber in den Metaphase-Eifraktionen sehr reichlich enthalten, fehlt jedoch im Spermienschwanz.

Zur Entscheidung der Frage, welches der Proteine bzw. Untereinheiten solcher, die bisher aus dem MA gewonnen wurden, Bausteine von Mikrotubuli sind, ist ein Kennzeichen erwünscht, das für Mikrotubulusprotein wie auch dessen lösliche Untereinheiten charakteristisch ist. Als geeignetes Markierungsmittel hat sich *Colchicin* erwiesen. Damit wurde Licht in die bisher recht verworrene Situation gebracht.

Es ist seit langem bekannt, daß Colchicin die Mitose bei einer Vielzahl von pflanzlichen und tierischen Zellen dadurch verhindert, daß es in die Bildung der Spindel störend eingreift. Es ist deshalb Mittel der Wahl geworden, wenn es darum geht „in vitro" wie in der Kultur, Zellen in Metaphase anzureichern. Eingehenden Untersuchungen von TAYLOR (1965) und BORISY und TAYLOR (1967) verdanken wir die Aufklärung des Wirkungsmechanismus von Colchicin. TAYLOR (1965) konnte nachweisen, daß sich Colchicin in lebenden Zellen an ein Makromolekül bindet, das nach Homogenisation der Zellen und hochtouriger Ultrazentrifugation des Homogenates in der löslichen Fraktion erscheint. Eine solche Bindung tritt aber auch ein, wenn die lösliche Fraktion aus Homogenaten von verschiedenen Zellarten, gleichgültig ob in Teilung oder Interphase, mit Colchicin inkubiert werden. Die Bindung ist reversibel, gelingt aber nur mit dem Makromolekül in nativem Zustand und ist nicht mit einer chemischen Veränderung des Colchicinmoleküls verbunden, wie BORISY und TAYLOR (1967) durch eingehende Prüfung nachgewiesen haben.

Tabelle 1. *Bausteinanalyse des 22 S-Proteins (das Ergebnis wird in Mole je 100000 g angegeben).* (Nach STEPHENS 1967)

| | Strongylocentrotus purpuratus | Strongylocentrotus droebachiensis | Arbacia punctulata |
|---|---|---|---|
| Lysin | 58 | 58 | 56 |
| Histidin | 12 | 17 | 18 |
| Arginin | 34 | 32 | 35 |
| Asparaginsäure | 109 | 101 | 107 |
| Threonin | 31 | 32 | 31 |
| Serin | 12 | 10 | 16 |
| Glutaminsäure | 93 | 92 | 86 |
| Prolin | 44 | 46 | 46 |
| Glycin | 43 | 44 | 40 |
| Alanin | 38 | 40 | 36 |
| Halb-Cystin | 9 | 9 | 11 |
| Valin | 68 | 64 | 63 |
| Methionin | 22 | 27 | 15 |
| Isoleucin | 47 | 50 | 50 |
| Leucin | 64 | 66 | 75 |
| Tyrosin | 26 | 25 | 25 |
| Phenylalanin | 38 | 42 | 39 |
| Tryptophan | 3 | 3 | 4 |

Die Kinetik der Bindungsreaktion ist sowohl bei Verwendung von lebenden Zellen als auch von Zellextrakten einfach und läßt sich als Bildung eines nichtkovalenten Komplexes mit einer einzigen Klasse von Bindungsorten beschreiben: $C + S \underset{k_2}{\overset{k_1}{\rightleftharpoons}} CS$; wenn $C$ und $S$ die Konzentrationen von Colchicin bzw. freien Bindungsorten und $CS$ die des gebundenen Colchicins bedeuten. Der Colchicin-Makromolekül-Komplex kann aus dem Inkubationsgemisch von $^{3}H$-Colchicin und Zellextrakt mittels Gelfiltration über Sephadex G 100 isoliert und anschließend einer Zonensedimentation in einem 5—20%igen Sucrosedichtegradienten unterworfen werden. Ein Hauptteil der Radioaktivität wandert hierbei als *6 S-Peak*.

Untersuchungen von BORISY und TAYLOR (1967b) am Seeigelei ergaben, daß Colchicin in vivo sowohl mit einem Protein aus unbefruchteten als auch befruchteten Eiern verschiedener Seeigelarten (Strongylocentrotus purpuratus, Lytechinus pictus) einen Komplex bildet. Eine ganz ähnliche Bindung kann auch mit der löslichen Fraktion aus Ei-Homogenaten erhalten werden. Eine eingehende Untersuchung der Bindungskinetik zeigte, daß die kinetischen Parameter ($k_1$ und $k_2$) sowie die Gleichgewichtskonstante der Bindung ($k$) „in vivo" und „in vitro" gleich waren und auch den Zahlen glichen, die früher an KB-Zellen sowie Zellextrakten gewonnen wurden. Auch bei der Gelfiltration und hinsichtlich des Sedimentationskoeffizienten von 6 S bei der Zonenzentrifugation verhalten sich die Colchicinkomplexe aus Seeigeleiern mit denen aus KB-Zellen sowie auch Spermaschwänzen von Seeigeln[206] gleich. Diese Ergebnisse sind ein schwerwiegendes Indiz, daß es sich in allen den genannten Fällen um die gleiche Klasse von Makromolekülen handelt. Weiterhin deutet die Beobachtung von BORISY und TAYLOR, daß die Anfangsrate der Bindung bei befruchteten und unbefruchteten Eiern gleich ist, darauf hin, daß das betreffende Protein bei beiden Objekten in ungefähr gleicher Menge vorhanden ist. Die Beobachtung, daß Mitose-Proteine bereits im unbefruchteten Ei vorhanden sind, haben schon früher WENT und MAZIA (1959) mit einer immunologischen Methode erhoben. Auch an exponentiell wachsenden Kulturen von KB-Zellen hat TAYLOR (1965) aus der Bindungskinetik von Colchicin geschlossen, daß das Bindungsprotein nicht nur während der Mitose, sondern mindestens auch während eines beträchtlichen Abschnittes der Interphase anwesend sein muß.

BORISY und TAYLOR (1967b) isolierten MA mittels der Hexylenglykol-Methode nach KANE, in etwas abgeänderter Form, um die Bindungsfähigkeit von Colchicin zu prüfen.

Unter den gewählten Bedingungen (0,6 M KCl und pH 6,5) geht die Hälfte der Proteine aus den MA in Lösung, einschließlich der Mikrotubuli. Es ergab sich, daß die Extrakte aus MA eine mehrfach höhere Bindungsaktivität besitzen als Ganzeier. Eine Schätzung ergab, daß wahrscheinlich nur 10—20% des aus den isolierten MA extrahierbaren Proteins mit Colchicin reagieren und daß das ganze Ei 2—3mal soviel von diesem Protein besitzt wie der MA.

BORISY und TAYLOR fanden, daß die kurzfristige Behandlung isolierter Spindeln aus Seeigeleiern mit Puffer niedriger Ionenstärke und kontrolliertem pH (0,01 M Tristhioglykollatpuffer, 0,1 mM EDTA, pn 7,5) ein geeignetes Mittel zur differentiellen Extraktion ist. Bei dieser Behandlung quellen die Spindeln auf, verlieren ihre Doppelbrechung und zerfallen langsam. Die Mikrotubuli verschwinden, aber Chromosomen und viel vesiculäres Material bleiben zurück. Bindungsversuche mit Colchicin zeigten, daß nur über 80% der Bindungsaktivität des ursprünglich verwendeten KCl-Extraktes gelöst werden, obwohl der ionenarme Puffer weniger als 40% des im KCl-Extrakt enthaltenen Proteins gelöst hat. Es ist anzunehmen, daß die Bindungsaktivität von einem Protein der Mikrotubuli repräsentiert wird. KANE hat berichtet (vgl. S. 531 ff.), daß die Hauptkomponente des 0,6 M KCl-Extraktes ein 22 S-(korrig. 27 S-)Protein ist, konnte aber seine Verwandtschaft zu dem 6 S- und 4 S-Protein aus MA und Cilien[207] nicht klarstellen. BORISY und TAYLOR isolierten das Kanesche Protein aus Extrakten von MA aus Seeigeleiern. Es stimmte in

[206] SHELANSKI und TAYLOR 1967.
[207] SHELANSKI und TAYLOR 1967, SAKAI 1966, KIEFER u.a. 1966, GIBBONS 1965.

Größen und Eigenschaften mit dem 27 S-Protein von MALKIN u.a. (1965) überein. BORISY und TAYLOR konnten zeigen, daß dieses 27 S-Protein nach Inkubation mit $^3$H-Colchicin im Sucrosegradientenprofil ohne radioaktive Marke erscheint, d.h. nicht Colchicin bindet, und auch keine ATPase-Aktivität aufweist. Daher ist die nach dem Verfahren von KANE gewonnene Hauptkomponente des isolierten MA, das 27(22) S-Protein, weder mit dem colchicinbindenden Protein noch mit der ATPase identisch, die MAZIA u.a. (1961) beschrieben haben. Aber alles deutet darauf hin, daß das colchicinbindende Protein ein Bestandteil der Mikrotubuli ist, demnach der fibrillären Komponente des MA zugehörig ist.

Der Befund von MALKIN u.a. (1965), daß das 27 S-Protein hauptsächlich einer granulären Fraktion zugehört, deutet auf eine mögliche Rolle als Reservematerial. Es ist durchaus möglich, daß dieses Protein eine Reserve darstellt, die für das Ei charakteristisch ist, und zum Aufbau von Mikrotubuli dient, aber es ist keine Untereinheit der Mikrotubuli. Diese Ansicht wird überdies durch den Befund von SHELANSKI und TAYLOR (1967) gestützt, daß das zentrale Paar von Mikrotubuli in den Spermaschwänzen des Seeigels eine colchicinbindende Komponente enthält, die eine Sedimentationskonstante von 6 S besitzt. Den Extrakten aus Spermaschwänzen fehlt jedoch ein 27 S-Protein.

*Zusammenfassend kann also gesagt werden, daß die Bindungsaktivität der Extrakte für Colchicin verschiedener Provenienz weder der mitotischen Aktivität noch der Motilität parallel geht, sondern allein dem Gehalt an Mikrotubuli.*

## 4. Mikrotubuli, eine ubiquitäre Zellkomponente

Mikrotubuli sind in den letzten Jahren in vielen Laboratorien und von so vielen Autoren beschrieben und studiert worden, daß es in diesem Rahmen unmöglich ist, das große vorliegende Beobachtungsmaterial adäquat zu behandeln.

Unter *Mikrotubulus* versteht man zylindrisch geformte Zellstrukturen mit einer elektronendichten Wand und weniger dichtem Lumen. Der Außendurchmesser beträgt 180—300 Å[208]. Sie kommen in fast allen Zelltypen vor. Nach allem, was man heute über sie weiß, sind sie an der *Formstabilisation* der Zellen, der Bildung und Erhaltung von Zellfortsätzen (Heliozoa) und der Zellgestalt, maßgeblich beteiligt. Außerdem sind sie an der *Zellmotilität* beteiligt. Ganz allgemein werden sie in *Cilien und Geißeln* (GIBBONS 1965), in großer Anzahl in *Neuronen* (GONATAS und ROBBINS 1965), bei *Protozoa* (TILNEY und PORTER 1965), in *Spermaschwänzen* (SHELANSKI und TAYLOR 1967), im *mitotischen Apparat* (DE THÉ 1964, ROBBINS und GONATAS 1964, ROTH u. a. 1966) gefunden und sind auch direkt an der *embryonalen Differenzierung* beteiligt (BYERS und PORTER 1964, ARNOLD 1966).

Es ist bemerkenswert, daß das Colchicin, in vivo geboten, nicht nur störend in die Strukturbildung der Spindel eingreift, sondern auch noch viele andere Effekte aufweist. Es bewirkt das Einziehen von Axopodien bei Heliozoen, ein reversibler Effekt, der auf der Demontage des Axonems beruht, das aus einem dichtgepackten Bündel von Mikrotubuli besteht und in einer Doppelspirale angeordnet ist[209]. Unter Colchicinwirkung verschwinden die Mikrotubuli in Interphasezellen einer HeLa-Zellkultur[210]. Die Desintegration der Axopodien von Heliozoen wie auch der mitotischen Spindel kann außer durch Colichicin auch durch hohen *hydrostatischen Druck*[210a] sowie durch *tiefe Temperatur*[210b] bewirkt werden. In der Kälte werden Mikrotubuli rasch abgebaut. Sie lassen sich daher mit eisgekühlten Fixationsmitteln nicht konservieren. Daß man so spät erkannt hat,

[208] SLAUTTERBACK 1963, LEDBETTER und PORTER 1963.
[209] TILNEY u.a. 1966, TILNEY und PORTER 1965. [210] ROBBINS und GONATAS 1964.
[210a] TILNEY, HIRAMOTO und MARSLAND 1966. [210b] TILNEY und PORTER 1967.

welche Vorbereitung und welche Bedeutung den Mikrotubuli in der Zelle zukommt, mag zu einem Teil daran liegen, daß bei der Herstellung elektronenmikroskopischer Präparate routinemäßig in der Kälte fixiert wird.

Colchicin stört jegliche Zellfunktionen, die auf Mikrotubuli zurückzuführen ist. So ist der embryonale Hühnchenmuskel reich an Mikrotubuli, die an der Peripherie der Zelle lokalisiert sind[211]. Nach Colchicinwirkung zerfallen bereits ausgebildete Myotuben und lösen den parallelen Verband der quergestreiften Myofibrillen auf[212]. Bei der Pflanze bilden sich die Cellulosemikrofibrillen parallel zu dem Muster der darunterliegenden Mikrotubuli[213] aus; dieses Muster wird durch Colchicin gestört[214]. Auch die *neurotoxische Wirkung* von Colchicin dürfte mit seiner Wirkung auf das Tubulussystem der Neuronen zusammenhängen[215]. Diese und weitere Beispiele sind bei Borisy und Taylor (1967a) ausführlicher besprochen. Hier soll nur noch auf das Verhalten von Spermaschwänzen eingegangen werden. Für diese gilt wie für Cilien und Geißeln ganz allgemein ein „9+2"-Muster von Mikrotubuli. Es ist Shelanski und Taylor (1967) gelungen, die Schwänze aus Seeigelspermien (Strongylocentrotus purpuratus) abzutrennen und durch differentielle Zentrifugation zu reinigen. Die löslichen Matrixproteine und fast alle Arme der äußeren 9 Dubletts konnten entfernt werden, übrig blieben im wesentlichen die Mikrotubuli. Extraktion mit Tris-EDTA bringt das zentrale Paar der Mikrotubuli in Lösung. Die Hauptmasse, etwa 85% des gelösten Proteins, zeigte eine Sedimentationskonstante von 6 S und gab nur ein einzelnes Band bei der Disc-Elektrophorese. *Dieses Protein bindet Colchicin.* Die Extrakte zeigen auch eine gewisse ATPase-(Dynein-)Aktivität, es konnte aber nicht erwiesen werden, ob es sich hierbei um eine Beimengung von enzymatisch-aktivem Protein des äußeren Dubletts handelt oder ob diese Aktivität tatsächlich dem zentralen Tubuluspaar zuzuordnen ist.

Auch dieses Resultat zeigt, daß es in der Zelle ein 6 S-Protein gibt, welches Colchicin bindet und am Aufbau unterschiedlicher Zellorganellen, wie MA und Cilien, teil hat. Die einfachste Erklärung für dieses vielseitige Vorkommen ist die Annahme, *daß das 6 S-Protein eine Untereinheit der Mikrotubuli ist.*

## 5. Der MA als Spezialfall eines allgemeineren mikrotubulären Bewegungsapparates der Zelle

Die Isolation des MA und die Aufklärung seiner molekularen Bestandteile führt zu dem — an sich erstaunlichen — Resultat, daß die mitotische Spindel einer Zelle, die sich auf die Teilung vorbereitet, einen ganz erheblichen Teil des Gesamt-Zellproteins ausmacht. Da man nur wenige Komponenten gefunden hat, von denen möglicherweise *nur eine einzige* für die Spindel wesentlich ist, liegt es nahe zu meinen, daß die Synthese eines solchen „Teilungsproteins" eine der Hauptaufgaben der Interphasezellen ist. Diese Vorstellung verleitet weiterhin zu denken, daß teilungsfreudige Zellen ihre biosynthetische „Aktivität" ganz besonders auf ein solches „Teilungsprotein" ausrichten und dabei die Bildung anderer Proteine, z.B. solcher, die sich in der Differenzierung auswirken, unterdrücken.

Wenn die Fähigkeit, Colchicin zu binden, eine charakteristische Eigenschaft des vermuteten „*Teilungsproteins*" ist, so sollte bei einer vergleichenden Untersuchung unter Einbeziehung zahlreicher organismischer Systeme eine Korrelation derselben zur mitotischen Aktivität bei Zellen oder zum MA bei Zellorganellen zu erwarten sein. Tabelle 2 zeigt die spezifische Bindungsaktivität einer Anzahl verschiedenartiger Zellen, Gewebe, Organellen und Modellsysteme. Im allgemeinen zeigten

---

[211] Fischman 1967. [212] Okazaki und Holtzer 1965.
[213] Newcomb und Bonnett jr. 1965. [214] Green 1962. [215] Ferguson 1952.

Tabelle 2. *Colchicinbindungs-Aktivität in Extrakten aus Zellen, Geweben und Modellsystemen.* (Aus BORISY und TAYLOR 1967 a)

| | cpm/mg Protein $\times 10^{-3}$ |
|---|---|
| *Zellen* | |
| KB-Zellen | 48,0 |
| HeLa-Zellen | 54,0 |
| A. punctulata-Eier, unbefruchtet oder 15 min nach Befruchtung | 23,0 |
| L. pictus-Eier, unbefruchtet | 25,0 |
| Tetrahymena pyriformis-Zellen | 0,1 |
| Physarum polycephalum | 0,1 |
| *Gewebe* | |
| Kaninchen-Leber | 3,0 |
| Kaninchen-Muskel | 4,8 |
| Kaninchen-Niere | 5,1 |
| Kaninchen-Milz | 9,0 |
| Kaninchen-Knochenmark | 9,6 |
| Kaninchen-Lunge | 18,0 |
| Kaninchen, Schwein oder Ratte, ganzes Gehirn | 50,0 |
| Schwein, Corpus callosum (weiße Substanz) | 61,0 |
| Schwein, Cortex des Gehirns (graue Substanz) | 63,0 |
| Loligo, Axoplasma | 180,0 |
| *Organellen* | |
| Tetrahymena pyriformis-Cilien | 16 |
| S. purpuratus- oder A. punctulata-Spermienschwänze | 60—90 |
| A. punctulata, Mitotischer Apparat | 13 |
| S. purpuratus, Mitotischer Apparat | 15—30 |
| *Modellsysteme* | |
| Myosin | $<\cdot 01$ |
| G-Actin | $<\cdot 01$ |
| F-Actin | $<\cdot 01$ |
| Hämoglobin | $<\cdot 01$ |
| Rinderserumalbumin | $<\cdot 01$ |

*Methodik:* 1 ml Extrakt wurde mit $2{,}5 \times 10^{-6}$ M Colchicin-$^3$H für 1 Std bei 37° C inkubiert, auf 0° C abgekühlt und einer Gelfiltration über G100-Sephadex unterworfen, um die gegebene Aktivität zu bestimmen. Der Proteingehalt der Probe wurde nach LOWRY bestimmt.

Gewebe mit hoher Mitoserate (Milz, Knochenmark) eine höhere Bindungsrate als Leber, Muskel oder Niere; sie ist aber geringer als die von Carcinomzellkulturen oder Seeigeleiern. Das interessanteste Ergebnis ist aber die hohe Bindungsrate von Gehirn, das keine mitotische Fähigkeit besitzt. Die höchste Rate fand sich im Axoplasma des Loligo-Riesennerven. Systeme des Skeletmuskels sind inaktiv. Keine Aktivität zeigten Extrakte aus amöboid beweglichen Schleimpilzen (Physarum polycephalum), welche actinomycinartige Proteine besitzen, ebenso solche aus Tetrahymena-Zellen, während Tetrahymena-Cilien eine mäßige Aktivität besitzen. Ich komme nun auf die Frage zurück, ob es ein „Teilungsprotein" in der Zelle gibt.

Wir wissen nun aufgrund der Arbeiten von BORISY und TAYLOR (1967)[216], daß sich das Colchicin ganz spezifisch an ein Proteinmolekül bindet, welches eine strukturelle Einheit der Mikrotubuli ist. Was nun besonders wichtig ist, das ist die Tatsache, daß dieses Molekül in freier Form in der Zelle vorkommt, auch in der Interphase, wenn noch kein MA vorliegt, und daß dieses Molekül als Untereinheit eines Mikrotubulus je nach Bedarf einen MA aufbauen kann, aber auch zur Bildung

[216] sowie auch WILSON und FRIEDKIN (im Druck), zit. bei MAZIA 1967.

von Cilien und anderen Organellen Verwendung finden kann, also überall dort erscheint, wo Mikrotubuli vorkommen und ihre Funktion erfüllen. Da alle Autoren, die auf diesem Gebiet arbeiten, die Beteiligung von Mikrotubuli an der *Motilität der Zelle* betonen, so wird dieses Protein auch in den Mikrovilli, aktiv beweglichen Zellfortsätzen verschiedener Art, im Cortex der Zellen, in den Axopodien der Heliozoen und in Melanocyten zu finden sein. Man kann also mit MAZIA (1967) das colchicinbindende Proteinmolekül aus dem MA, das nach allem, was bekannt ist, mit dem Hauptprotein von MAZIA u. Mitarb. identisch sein dürfte, als *Protein der Zellstruktur* (MAZIA schlägt hierfür den Begriff ,,Tektine“ vor) betrachten, aber nicht als Teilungsprotein, da es nur (unter vielen anderen Möglichkeiten der Verwendung) zu gegebener Zeit auch zum Aufbau eines MA dienen kann (Tabelle 2). Auf dem Boden der vorliegenden Tatsachen und ihrer hypothetischen Verallgemeinerung kann man nun verstehen, daß Nervenzellen aus dem Kaninchenhirn in Korrelation zu ihrem Reichtum an Mikrotubuli überhaupt keine Teilungsfähigkeit haben. Auch versteht man die Labilität des MA erst unter diesem Aspekt richtig.

Wenn man die Hypothese aufstellt, daß es in den Zellen ein für die Zelle universell verwendbares *Hauptprotein der Motilität und Formstabilität* gibt, so muß man gewisse Einschränkungen machen, die heute notwendig sind, da noch viele Einzelfragen nicht ausreichend aufgeklärt sind. Da ist zunächst zu sagen, daß es neben den Mikrotubuli offensichtlich noch eine zweite Klasse von Strukturen gibt, die auch an der Zellmotilität teilnehmen, die sog. ,,Mikrofilamente“. Sie sind in strömendem Cytoplasma gefunden worden, haben die gleiche Dimension von 40 Å wie die bisher behandelten Filamente, die durch Querbrücken verbunden, die Mikrotubuli aufbauen. In diesem Zusammenhang sei nochmals darauf verwiesen, daß die Filamente des Muskels sowie die Strukturen, die für die Plasmamotilität der Schleimpilze verantwortlich sind, sicher von Mikrotubulusfilamenten zu unterscheiden sind, da sie nicht mit Colchicin reagieren. Wenn Mikrotubuli an einer Plasmaströmung beteiligt sind, so beobachtet man in der Regel eine *saltatorische Bewegung*. Dieser Bewegungstyp ist weiterhin dadurch ausgezeichnet, daß eine Spezifität für die Partikel*art* besteht, welche bewegt wird (z. B. Pigmentgranula in Melanophoren, Chromosomen), und daß die Bewegung der Partikel in scharf umschriebenen Bahnen erfolgt, die sehr eng an Nachbarbahnen liegen können, ohne daß es zu einer störenden wechselseitigen Beeinflussung kommt. Bei der als ,,Cyclose“ bekannten Plasmaströmung, die durch Colchicin nicht gestört wird, kommen keine ruckweisen Bewegungen vor[216a]. Es ist jedoch unbekannt, ob alle Zellstrukturen, die bislang als Mikrotubuli beschrieben wurden, tatsächlich miteinander verglichen und unter diesem Begriff zusammengefaßt werden dürfen. BEHNKE und FORER (1967) möchten aufgrund des Verhaltens gegen verschiedenartige experimentelle Eingriffe vier Klassen von Mikrotubuli unterschieden wissen. Auch TAYLOR konnte zwischen den beiden zentralen Mikrotubuli der Geißel, die mit Colchicin reagieren, und den peripheren Mikrotubuli unterscheiden, die sich viel schlechter auflösen lassen und dann nicht oder nur andeutungsweise mit Colchicin reagieren. Dieses unterschiedliche Verhalten von Mikrotubuli aus verschiedenen Zellorganellen muß aber nicht unbedingt auf molekulare Unterschiede der Untereinheiten zurückgehen. MAZIA (1967) betont den großen Unterschied in der Stabilität, der zwischen den transitorischen Mikrotubuli des MA und den viel stabileren Strukturen der Cilien besteht, die permanente Zellgebilde sind. Der Unterschied im Verhalten dieser Strukturen dürfte weniger im Aufbau aus unterschiedlichen Untereinheiten als vielmehr im Grad der *intermolekularen Assoziation* der Untereinheiten zu suchen sein; die

[216a] REBHUN 1964, 1967, FREED u. a. 1968, NAGAI und REBHUN 1966, WOLFARTH-BOTTERMANN 1964.

stabilen Strukturen sind nur unter Anwendung drastischer Mittel in Lösung zu bringen, wobei eine partielle Denaturierung der Untereinheiten nicht zu vermeiden ist. Da Colchicin nur mit nativem 6 S-Protein reagiert, ist es — wie auch BORISY und TAYLOR schreiben — nicht erstaunlich, daß die unter Anwendung alkalischer Puffer erzwungene Lösung der äußeren 9 Dubletts aus Spermaschwänzen Untereinheiten ergibt, die nur eine geringe Colchicinbindungsaktivität zeigen, obwohl dieses Protein in der Sedimentskonstante dem inneren Paar durchaus gleicht. Es ist daher wahrscheinlich, daß das verschiedene Verhalten der 9 äußeren Dubletts nur auf einer stärkeren Assoziation der Untereinheiten beruht. Die Außenfilamente des Seeigel-Spermaschwanzes lassen sich mittels 8 M-Harnstoff oder 5 M-Guanidin-hydrochlorid in Lösung bringen und liefern nach STEPHENS (1968b) ein ziemlich homogenes 3s-Protein mit einem Molekulargewicht von 59000. In Salyrgan geht ein 5s-Partikel mit einem Molekulargewicht von 130000 in Lösung, welches offensichtlich ein Dimer des 3s-Partikels ist. Die Aminosäurezusammensetzung dieses Proteins ähnelt außerordentlich den Außenfilamenten der *Tetrahymena*-Cilien[217] und dem Muskel-Actin[217a] (Tabelle 3). Dieses Protein ist außerdem der 4—5s-Komponente des MA vom Seeigel[217b] und dem Partikel mit dem Molekulargewicht von 68700, das SAKAI (1966) beschrieben hat, sehr ähnlich. Wir haben es in allen diesen Fällen mit einer Untereinheit des Mikrotubulus-Proteins zu tun.

## 6. Molekularer Aufbau der Mikrotubuli und Funktion*

Zur Demonstration des molekularen Aufbaues der Mikrotubuli des MA von Strongylocentrotus purpuratus spreiteten KIEFER, SAKAI, SOLARI und MAZIA (1966) frisch isolierte MA auf einer Wasser-Luft-Grenzschicht und kontrastierten die auf kohlebedampften Netzen aufgefangenen Präparate mit Uranylacetat zur elektronenmikroskopischen Untersuchung. Die Mikrotubuli kamen gut zur Darstellung und zeigten das übliche Bild. Sie stellen zylindrische Röhren mit einem Durchmesser von 180—250 Å dar. Der Tubulus wird aus parallelen, eng aneinanderliegenden Filamenten aufgebaut, die etwa 35 Å dick sind. Der Abstand der Mittelachse zweier Filamente beträgt 50—60 Å. Ein Mikrotubulus setzt sich im allgemeinen aus 11—13 Filamenten zusammen. Diese Merkmale wurden auch an Mikrotubuli anderer Provenienz gefunden. Die Angaben über die Zahl der Filamente schwanken zwischen 9 und 13[217c]. Es scheint für Mikrotubuli ganz allgemein zu gelten, daß jedes ihrer Filamente aus einer Reihe von kugelförmigen Untereinheiten mit einem Durchmesser von etwa 40—50 Å aufgebaut wird, die man unter Bedingungen höchster Auflösung im Elektronenmikroskop darstellen kann[218] (Abb. 14).

MAZIA (1967) ist der Meinung, daß diese molekulare, im Elektronenmikroskop darstellbare Einheit der Filamente der Mikrotubuli im allgemeinen und denen des MA im besonderen, mit dem 3,5 S-dimeren Molekül SAKAIs identisch ist, für welches ein Molekulargewicht von 68000 angegeben wird; es ist aber noch nicht ganz ausgeschlossen, daß es die 2,5 S-Einheit ist. Ein ähnliches Molekül baut auch die Mikrotubuli der Cilien auf[219]. Es muß betont werden, daß dieses Protein wie

* Einen Überblick über den gegenwärtigen Stand der Forschung auf diesem Gebiet hat jüngst TILNEY (1971) gegeben.

[217] RENAUD u. a. 1968. [217a] CARSTEN und KATZ 1964. [217b] KANE 1967, STEPHENS 1967.

[217c] PEASE 1963, ANDRÉ und THIÉRY 1963, LEDBETTER und PORTER 1964, GALL 1965, BARNICOT 1966.

[218] GRIMSTONE und KLUG 1966, KIEFER u. a. 1966, PEASE 1963, ANDRÉ und THIÉRY 1963, BARNICOT 1966, SILVEIRA 1969.

[219] STEVENS u. a. 1967, STEPHENS 1968.

auch alle anderen bisher isolierten Proteine, die Mikrotubulusproteine sind, dem G-Actin aus Muskeln nicht nur in Form, Größe und Aminosäurezusammensetzung gleichen, sondern auch darin, daß für je 60000 Molekulargewicht 1 Molekül Nucleotid gebunden wird. Mikrotubulusprotein bindet stets GTP, aber keine anderen Nucleotide[219a] (Tabelle 3). Durch Reduktion von S-S-Brücken erzielt man aus dem 3,5 S-Produkt 2,5-Monomere. Unklar ist noch, in welchem Zusammenhang mit diesen Untereinheiten das 6 S-Molekül von Borisy und Taylor steht,

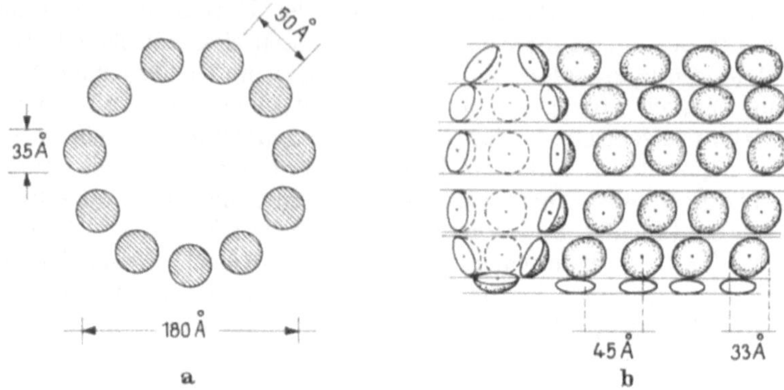


Abb. 14a u. b. Molekularer Aufbau eines Mikrotubulus. Ein Tubulus, 180 Å weit, besteht aus 11—13 Filamenten, welche aus globulären Untereinheiten mit den Dimensionen 35:33 Å und dem Mittelpunktabstand 50 bzw. 45 Å gebildet werden. a Querschnitt, b Schrägriß. [Gezeichnet nach den Angaben von Kiefer, B., Sakai, H., Solari, A. J., Mazia, D.: J. molec. Biol. 20, 75—79 (1966)]

Tabelle 3. *Bausteinanalyse des Proteins der Außenfilamente vom Spermaschwanz, von Cilien sowie des Actins aus Skeletmuskeln (Mole/100000 g)*

| | Seeigel-Sperma Außenfilamente[219b] | Tetrahymena-Cilien Außenfilamente[219c] | Kaninchen, Skeletmuskel-Actin[219d] |
|---|---|---|---|
| Lysin | 48 | 51 | 43 |
| Histidin | 22 | 22 | 17 |
| Arginin | 47 | 41 | 42 |
| Asparaginsäure | 90 | 94 | 81 |
| Threonin | 53 | 46 | 67 |
| Serin | 47 | 54 | 57 |
| Glutaminsäure | 113 | 117 | 94 |
| Prolin | 43 | 39 | 44 |
| Glycin | 62 | 80 | 66 |
| Alanin | 64 | 56 | 70 |
| Halb-Cystin | 14 | 13 | 11 |
| Valin | 55 | 53 | 44 |
| Methionin | 26 | 26 | 29 |
| Isoleucin | 41 | 49 | 65 |
| Leucin | 68 | 66 | 60 |
| Tyrosin | 29 | 29 | 34 |
| Phenylalanin | 36 | 39 | 27 |
| Tryptophan | 7 | 7 | 9 |

[219a] Stephens u. a. 1967, Shelanski und Taylor 1968, Stephens 1968b, Yanagisawa u. a. 1968. [219b] Stephens 1968. [219c] Renaud u. a. 1968.
[219d] Carsten und Katz 1964.

das mit Colchicin reagiert. MAZIA hat oft darauf hingewiesen, daß die Untereinheiten des Mikrotubulus-Proteins eine ausgesprochene Tendenz zur Aggregation zeigen. Es liegt also nahe, in dem 6 S-Produkt ein Tetra- oder Hexamer der kleinsten Einheit zu vermuten. Ein Kugelprotein vom Molekulargewicht 68000 könnte im trockenen Zustand die Form und Dimensionen einer Kugel mit dem Durchmesser 40—50 Å haben.

Die Tendenz der Untereinheiten zu aggregieren zeigt, daß diese Moleküle bei passender Ionenstärke und pH des Mediums sehr leicht spontan zu sehr großen Einheiten zusammentreten können.

Der Biologe möchte aber die Strukturbildung begreifen. Wenn die Hypothese richtig ist, daß sich alle Mikrotubuli aus den gleichen Bausteinen aufbauen oder zu mehr oder weniger stabilen Strukturen zusammentreten, warum bildet sich dann in der einen Zelle eine Geißel und in der anderen ein mitotischer Apparat? Hier kann die allgemein verbreitete Anschauung der molekularen Genetik nicht zutreffen, daß Unterschiede in der Struktur auf Unterschiede in der Primärstruktur der sie bildenden Proteine beruhen. Man kann heute diese Frage nicht zufriedenstellend beantworten. Wahrscheinlich gibt es in der Zelle keine solche spontane Aggregation von Untereinheiten, wie man sie im Probeglas beobachtet. Als Biologe vermutet man eine richtende Wirkung, die von gewissen Zentren ausgeht, wie der der *Centriolen* und des *Kinetochors* der Chromosomen. MAZIA (1967) vermutet, daß spezielle definierte Bedingungen an wohlumschriebenen Orten der Zelle den Anstoß zur geordneten Aggregation von Untereinheiten von Strukturproteinen geben könnten, die im Zellpool bereitgehalten werden. Sind es Ionenkonzentration, bestimmte niedermolekulare Stoffe wie Nucleotide u.a.m., die konformative Veränderungen an den Untereinheiten bewirken oder muß man an bestimmte Enzyme, Transportsysteme u.dgl. denken? Antimitotische Agentien greifen in den Strukturbildungsprozeß störend ein, indem sie durch Komplexbildung die Untereinheiten am Aggregationsprozeß hindern oder bereits gebildete Strukturen abbauen. Das Problem der Strukturbildung ist heute noch weitgehend ungelöst.

MAZIA (1967) hält es für möglich, daß der Prozeß, welcher das Wachstum der Mikrotubuli bedingt, im Centriol lokalisiert ist, während der Prozeß der Verkürzung vom Kinetochor ausgeht. Es wäre so verständlich gemacht, daß die Chromosomen-Spindelfasern sich sowohl verlängern als auch verkürzen, während die von Pol zu Pol ziehenden Fasern sich nur verlängern können. Aber wir wissen nicht, was sich am Centriol abspielt. Auch ist noch unbekannt, wie der Kondensationscyclus der Chromosomen mit den Problemen der Spindelbildung und Funktion zusammenhängt. Es ist zwar bekannt, daß der Chromosomencyclus offensichtlich auch ohne sichtbare Spindelbildung ablaufen kann — wie der Fall der Endomitose zeigt —, aber normalerweise müssen beide Prozesse eng aufeinander abgestimmt sein.

Da über alle diese von MAZIA (1967) aufgeworfenen Fragen in der allerletzten Zeit intensiv gearbeitet wurde, wobei sich gewisse Erklärungsmöglichkeiten angebahnt haben, möchte ich zum Abschluß dieses Kapitels die Frage nach der Bildung von Molekülen und deren Zerfall in Untereinheiten unter Berücksichtigung der neuesten Ergebnisse zusammenfassend behandeln und eine kurze Diskussion über eine mögliche Kontrolle anschließen, der diese Prozesse in der Zelle unterliegen. Da der MA in Minutenschnelle zu Beginn der Mitose aufgebaut und nach der Telophase ebenso schnell wieder abgebaut werden kann, ist die Annahme berechtigt, daß es sich beim Aufbau von Mikrotubuli nicht um eine Totalsynthese von Tubulusprotein, sondern lediglich um einen Zusammenschluß von monomeren Bausteinen zum Tubulus handeln kann. Man geht dabei von der Vorstellung aus, daß in den Zellen dauernd ein Pool von monomeren Untereinheiten des Tubulusproteins vorhanden ist. Die sehr rasch ablaufenden Längenänderungen der Axopodien von Heliozoen zeigen, daß eine kurzfristig durchführbare Transformation von Untereinheiten zu Mikrotubuli nicht nur dem MA, sondern auch vielen anderen auf Mikrotubulusbasis aufgebauten Zellstrukturen zukommen dürfte. Zu dieser Vorstellung paßt, daß der Flagellat *Chlamydomonas* eine amputierte Geißel auch in Gegenwart von Cycloheximid, einem potenten Inhibitor der Proteinsynthese, regenerieren kann[219e]. Der Wiederaufbau der Geißel wird durch GTP, nicht aber durch ATP stark beschleunigt[219f]. Es handelt sich hierbei um mehr als nur um die Zufuhr von Energie, um den Aggregationsprozeß der Monomeren zum Tubulusprotein zu ermöglichen. Natürlich erfordert dieser Prozeß auch Energie; unter anaeroben Bedingungen ist z.B. die Wiederherstellung von Axopodien, deren Mikrotubuli durch einen Kälteschock desaggregiert wurden, reversibel unterbunden[219g]. Ein Guaninnucleotid dürfte jedoch ein essentieller Bestandteil des Mikrotubulusproteins sein, da alle bisher bekannten Mikrotubulusproteine und das Muskel-Actin 1 Mol gebundenes Nucleotid je Mol Protein enthalten.

Die erstaunliche Instabilität mancher Mikrotubulustypen und Empfindlichkeit gegen tiefe Temperatur, divalente Kationen, UV-Licht, hohen Druck u. a. m. sprechen dafür, daß die mitotische Spindel sowie viele andere instabile Formen von Zellstrukturen, die auf Mikrotubulen beruhen, einem *Gleichgewicht zwischen den monomeren Untereinheiten und der polymeren Tubulusform* des Strukturproteins unterliegen, welches sich leicht nach der einen oder anderen Richtung verschieben läßt. Einzelheiten über die hierfür notwendigen Bedingungen sind noch unbekannt, es ist aber sehr wahrscheinlich, daß ein und dieselbe monomere Proteinuntereinheit je nach den lokalen Bedingungen in der Zelle in verschiedener Weise aggregieren kann und dadurch bei gewisser Salzkonzentration oder pH oder Begleitproteinen einen MA, unter anderen Bedingungen das Axoplasma der Axopodien hervorbringen kann. Da die nötigen Informationen fehlen, ist man gegenwärtig noch nicht über Spekulationen hinausgekommen.

Wir haben gesehen, daß Mikrotubuli an der Ausbildung der *Zellform* beteiligt sind und gewisse Typen von *Zellmotilität*, wie Chromosomenbewegung und Translokation von Zellpartikel, bewirken. Da Mikrotubuli nicht nur die Zellgestalt bestimmen, sondern auch die Strömungskanäle innerhalb der Zelle abgrenzen, Cytoplasmabewegungen bahnen und an der Verteilung von Cytoplasmapartikeln beteiligt sind, so wäre es von größter Wichtigkeit etwas über die Faktoren zu erfahren, welche die Verteilung der Mikrotubuli in der Zelle dirigieren, da man damit einen neuen Aspekt der Zelldifferenzierung und damit auch der embryonalen Differenzierung gewonnen hätte.

Wenn die Zelle ein *geordnetes* Muster an Mikrotubuli besitzt, so dürfte das *Keimzentrum* (nucleating center)*, von dem die Polymerisation der Untereinheiten bei der Bildung eines Mikrotubulus ihren Ausgang nimmt, eines der vermuteten Kontrollzentren sein. Einen direkten Beweis für diese Auffassung lieferten ASAKURA u. Mitarb. (1964, 1966, 1968) am Modell des „in vitro"-Wachstums der Bakteriengeißel. Sie zeigten, daß ein unidirektionelles Wachstum stattfindet, wenn eine Lösung von Geißel-Vorläufer-Protein mit kleinen Geißelstückchen angeimpft wird. In der intakten Zelle entspricht der Wachstumspunkt dem distalen Geißelende. Auch die Geißel der eukaryoten Flagellaten deutet während ihrer Regeneration einen distalen Wachstumspunkt an[219h]. Das Keim-

* TILNEY 1971.

219e ROSENBAUM u. a. 1969. 219f STEPHENS 1968a. 219g TILNEY 1971.

219h ROSENBAUM und CHILD 1967, ROSENBAUM u. a. 1969.

zentrum der Axonema der eukaryoten Cilien und Geißeln ist der *Basalkörper*. Sein Muster von 9 Triplets kurzer Mikrotubulussegmente prägt das bekannte Organisationsmuster von 9 Dubletts um ein zentrales Paar.

Mikrotubuli enden oft noch an anderen Zellorten. Dazu zählen die *Zentriolen*[219i], kleine elektronendichte *Satelliten*, die dem Basalkörper und Zentriol beigeordnet sind[219j], das Kinetochor[219k] und eine *größere Anzahl anderer dichter Partikel*, von denen manche membrangebunden sind[219l]. Es liegt die Vorstellung nahe, daß die Aktivierung bzw. Repression solcher Keimzentren die Verteilung der Mikrotubuli im Zellraum bestimmt, natürlich unter der Voraussetzung, daß das Gleichgewicht zwischen monomeren Bausteinen und Proteinen der Mikrotubuli in der Zelle den *Aufbau* begünstigt und eine ausreichende Reserve an monomeren Bausteinen verfügbar ist. Eine eingehende Analyse des Tubulussystems im Verlauf der Bildung und Differenzierung des primären Mesenchyms in den Embryonen von *Arbacia* zeigt mit aller Deutlichkeit, daß die Keimzentren der Mikrotubuli im Verlauf dieses Differenzierungsvorgangs nach einem zeitlich sequentiellen Muster an- und abgeschaltet werden[219m]. TILNEY (1971) macht darauf aufmerksam, daß die Tatsache des Vorkommens von DNS in den Basalkörpern[219n] die Vorstellung aufkommen läßt, daß die Bildungszentren von Mikrotubuli einem DNS-haltigen cytoplasmatischen System der Zelle zugeordnet sind. Die Autonomie des Ciliatencortex wurde von BEISSON und SONNEBORN (1964) durch Transplantationsexperimente erwiesen. Es ist also durchaus möglich, daß die Keimzentren (Nucleating centers) einem cytoplasmatischen System angehören, welches sich als autonome Einheit verhält und nicht nur die Differenzierung von Zellen, sondern auch die frühembryonale Differenzierung dirigiert.

Abschließend soll noch betont werden, daß jüngst entdeckt wurde, daß Mikrotubuli durch feine Querbrücken verbunden sein können, die schwer darstellbar sind. Solche Brücken ließen sich an den Mikrotubuli bei Heliozoen[219o] im MA[219p], in Nervenfasern[219q], in Cilien und Geißeln[219r] und vielen anderen Organellen sichtbar machen. Es ist sehr wahrscheinlich, daß diese Brücken sowohl für die Verteilung der Mikrotubuli in der Zelle auch für den durch Mikrotubuli bedingten Mechanismus der Motilität von Bedeutung sind[219s].

Und nun noch einige Worte zur Frage, wie die Chromosomen während der Mitose bewegt werden. In den Lehrbüchern wird von einer Verkürzung und Verlängerung der Spindelfasern berichtet, die mit einem mechanischen Schub oder Zug verbunden sein soll. Nach den heute vorliegenden elektronenmikroskopischen Befunden soll es sich hierbei eher um eine Massenänderung von Spindelfasern, als um einen Vorgang der Verkürzung handeln, der zu einer Dickeänderung der Mikrotubuli führen müßte. Dieses Thema wird besonders eingehend von INOUÉ behandelt, welcher die Hypothese eines Gleichgewichts zwischen einem Pool von unorientierten und wahrscheinlich unassoziierten Molekülen und solchen in einer orientierten Form aufgestellt hat. Da dieses Gleichgewicht temperaturabhängig ist, läßt sich diese Hypothese durch quantitative Erfassung der Doppelbrechung der Spindel als Maß für den orientierten Zustand experimentell unterbauen. Es hat daher die Anschauung manches für sich, daß die Verlängerung bzw. Verkürzung der Mikrotubuli auf einer Anlagerung oder Entfernung von molekularen Einheiten aus den Tubuli beruht. Aber es fehlen z. Z. noch jedwede Kenntnisse über die

---

219i GIBBINS, TILNEY und PORTER 1969. 219j DE THÉ 1964, ROBBINS u. a. 1968.
219k BRINKLEY und NICKLAS 1968.
219l SATIR und STUART 1965, BASSOT und MARTOJA 1965.
219m GIBBINS, TILNEY und PORTER 1969, TILNEY und GIBBINS 1969.
219n RANDALL und DISBREY 1965, SMITH-SONNEBORN und PLAUT 1967.
219o TILNEY und BYERS 1969. 219p WILSON 1969, LU 1967. 219q PALAY u. a. 1969.
219r ALLEN 1968, SILVEIRA 1969. 219s TILNEY 1971.

Natur der Kräfte zwischen den molekularen Einheiten sowie Einzelheiten über den Mechanismus und Vorstellungen darüber, wie in diesem Bewegungsapparat der Zelle Energie transformiert wird. Es gibt Anhaltspunkte, daß ATP bei der Mitose gebraucht wird, und es liegen einige Angaben über eine ATPase im MA vor. Auch sind Nucleotide mit dem MA assoziiert. Die funktionelle Bedeutung aller dieser Beobachtungen ist noch vollkommen dunkel. Es ist noch unklar, ob die Beteiligung der Mikrotubuli an der Motilität der Zelle nach einem einheitlichen Prinzip erfolgt oder ob es mehrere Funktionstypen gibt[220]. Auch die Beobachtung von TILNEY und PORTER (1967), daß sich bei der Abkühlung von Heliozoen die Axopodien retrahieren, wobei 220 Å-Mikrotubuli in 340 Å-Tubuli transformiert werden, verdient in diesem Zusammenhang eine Beachtung.

## D. Der Wachstumscyclus

Es ist ganz verständlich, daß der Zellteilung ein *Zellwachstum* vorangehen muß, da sich Zellen nicht beliebig oft durch Zweiteilung vermehren können, ohne eine Minimalgröße zu erreichen. Ein Beispiel hierfür sind die Diatomeen. Bei diesen Algen nimmt die Zellgröße von Generation zu Generation immer mehr ab, bis ein kritischer Endpunkt erreicht wird. Nun kann die ursprüngliche Zellgröße durch Auxosporenbildung nach Abwerfen der Schale wieder hergestellt werden oder die Teilungsfähigkeit erlischt. Solche und ähnliche Beobachtungen werfen die Frage auf, ob ein *Kausalzusammenhang zwischen Wachstum* (definiert als Vermehrung des Stoffwechselapparates der Zelle) *und Zellteilung besteht*, und wenn ein solcher existiert, welche Natur die Glieder der Kausalkette haben.

Diese Frage ist alt; mit ihr wird ein Grundproblem der Biologie angeschnitten. O. HERTWIG hat schon 1903 die bekannte und anscheinend sehr plausible Hypothese der „*Kernplasmarelation*" aufgestellt, die besagt, daß in der Zelle ein Zustand physiologischer Instabilität eintritt, wenn die Vermehrung der Cytoplasmamasse den kritischen Wert der „Wirkungssphäre" des Zellkerns erreicht bzw. überschreitet. Es tritt hierdurch eine Art von „Spannung" in der Zelle ein, die eine Teilung erzwingt. In aller Kürze ausgedrückt lautet diese Lehre: „*Wachstum bewirkt Teilung*".

Überträgt man eine kleine Anzahl von Zellen ($a_0$) in ein wachstumsförderndes Medium, so vermehren diese Zellen in einem bestimmten Zeitintervall ($t$) alle ihre Bestandteile und teilen sich regelmäßig. Trägt man den Logarithmus der Zellzahl dieser Kultur gegen die Zeit auf, so resultiert eine Gerade. Die Zinseszinsformel $a_t = a_0 e^{kt}$ beschreibt den Wachstumsverlauf einer solchen Kultur im allgemeinen recht zufriedenstellend. Nach Erreichen einer gewissen Populationsdichte nimmt die Vermehrungsrate ab. Die Kultur geht aus dem logarithmischen in den stationären Zustand über[221]. Man kann zwar aus einer statistischen Analyse einer solchen asynchronen Massenkultur gewisse Anhaltspunkte über die Dauer mancher Abschnitte der Interphase gewinnen, die Ergebnisse sind aber vage, da man von gewissen Annahmen über die Zellpopulation ausgehen muß, von denen man nicht sicher weiß, ob sie zutreffen. Zur Entscheidung der Frage, ob Wachstum Teilung bedingt, müssen genaue Messungen des Wachstums von *Einzelzellen* in der Zeitspanne von einer Teilung bis zur nächsten beigebracht werden.

Die meist geringe Größe von Einzelzellen stellt besonders technische Schwierigkeiten, das Zellvolumen oder Zellgewicht zu bestimmen. Es gibt aber heute Methoden, um das Wachstum von Einzelzellen zu messen. Eine Möglichkeit hierzu bietet der Cartesianische Taucher nach LINDERSTRÖM-LANG (1946), H. HOLTER

[220] Vgl. BEHNKE und FORER 1967. [221] HINSHELWOOD 1946.

(1946) und ZEUTHEN (1946), der von E. ZEUTHEN (1948) zur *Cartesianischen Taucherwaage* weiterentwickelt wurde. Die Methode liefert das „reduzierte Gewicht", welches die Differenz aus dem Zellgewicht und dem Gewicht des durch die Zelle verdrängten Flüssigkeitsvolumens entspricht und dem tatsächlichen Zellgewicht proportional ist. Diese Methode bietet den Vorteil, einzelne Zellen wiederholt hintereinander wiegen zu können, ohne das Wachstum durch den Meßprozeß ungünstig zu beeinflussen[222]. Eine weitere ausgezeichnete Methode ist die *Mikrointerferometrie*[223]. MITCHISON u.a. (1956) haben eine Integrationsmethode für das Baker-Interferenzmikroskop zur Ausmessung kleinerer Zellen (Bakterien, Hefen) entwickelt, die Veränderungen im Trockengewicht von $5 \times 10^{-14}$g noch eben erfassen läßt. Eine Anwendung fanden ferner auch die *Röntgen-Absorptionsbestimmung*[224] und die *Mikrospektrophotometrie*[225]. Eine Unsicherheit bleibt nach wie vor bestehen, nämlich die starke individuelle Variabilität der Einzelzellen in einer Population, die sich nicht nur auf biochemische Eigenschaften, sondern auch auf die Länge der Interphasen und ihrer Abschnitte erstreckt.

## Das Wachstumsmuster von Einzelzellen

Große Ciliaten und Amöben waren stets ein beliebtes Objekt für Wachstumsstudien. So hat schon POPOFF (1908) mittels Volumenmessung an Frontonia leucas (Ciliata) festgestellt, daß diese Zelle unmittelbar nach einer Teilung am schnellsten wächst. Die Wachstumsrate nimmt dann ab, um unmittelbar vor der nächsten Teilung wieder zuzunehmen. Berühmt sind die Versuche von HARTMANN (1926) zur Frage der „Zellverjüngung", welche zeigten, daß man die Teilung von Amöben dadurch verhindern kann, daß man den Zellen kurz vor dem Erreichen ihrer Endgröße ein Stück des Plasmaleibes abschneidet. Diese Versuche schienen dafür zu sprechen, daß eine „*kritische Endgröße*" die Teilung auslöst und fernerhin zu zeigen, daß der Zellkern nicht „altert", d.h. nicht von Zeit zu Zeit durch einen Teilungsvorgang „verjüngt" werden muß. Aber einen schlüssigen Beweis, daß Wachstum Teilung bewirkt, brachten diese Befunde nicht; denn es wurde nicht geprüft, ob durch den experimentell erzeugten Masseverlust an Cytoplasma auch der Zellkern beeinflußt wird und dieser die Teilungsbereitschaft der Zelle verzögert.

PRESCOTT hat neuerdings in einer Reihe von schönen Arbeiten das Wachstum von Einzelzellen im Verlauf des Teilungscyclus eingehend untersucht und beschrieben. Es gelang ihm, einzelne Amöben (A. proteus) in kurzen Zeitabständen hintereinander auf der Taucherwaage[226] zu wiegen. Bei guter Ernährung nimmt das „reduzierte Gewicht" kurz nach einer Teilung am schnellsten zu. Im Hauptteil der Interphase (20 Std) fällt die Wachstumsrate stetig ab. In den letzten 4 Std vor Beginn der Teilung findet überhaupt kein Wachstum statt[227]. Es gelang PRESCOTT ferner, Gruppen von Amöben während der Teilung zu isolieren. Solche Gruppen wachsen bis zur nächsten Teilung annähernd synchron weiter. Da es unter Anwendung von Mikromethoden möglich war, den Proteingehalt kleiner Gruppen von Amöben zu bestimmen, konnten Wachstumskurven entwickelt werden, die den Zuwachs an Gesamteiweiß im Verlauf des Teilungscyclus zeigen. Volumen, Gewicht und Gesamtprotein der ganzen Zelle nehmen im Wachstumscyclus den gleichen Verlauf. Ganz anders verhält sich der *Zellkern*. Sein Volumen nimmt kurz nach einer Teilung der Amöbe erst rasch, später langsam zu, steigt aber wenige Stunden vor der nächsten Teilung steil an. Die starke Zunahme des

[222] PRESCOTT 1955. [223] DAVIES und WILKINS 1952.
[224] CARLSON 1957, LINDSTRÖM 1955, COSSLETT und NIXON 1960.
[225] CASPERSSON 1955, CASPERSSON u.a. 1955, SANDRITTER 1958.
[226] ZEUTHEN 1948. [227] PRESCOTT 1955.

Kernvolumens fällt also in einen Zeitabschnitt, in dem das Wachstum der Gesamtzelle bereits gänzlich zum Stillstand gekommen war. Welcher Faktor bestimmt nun diesen Wachstumsverlauf: die Endgröße der Zelle oder ein dem *Zellkern*

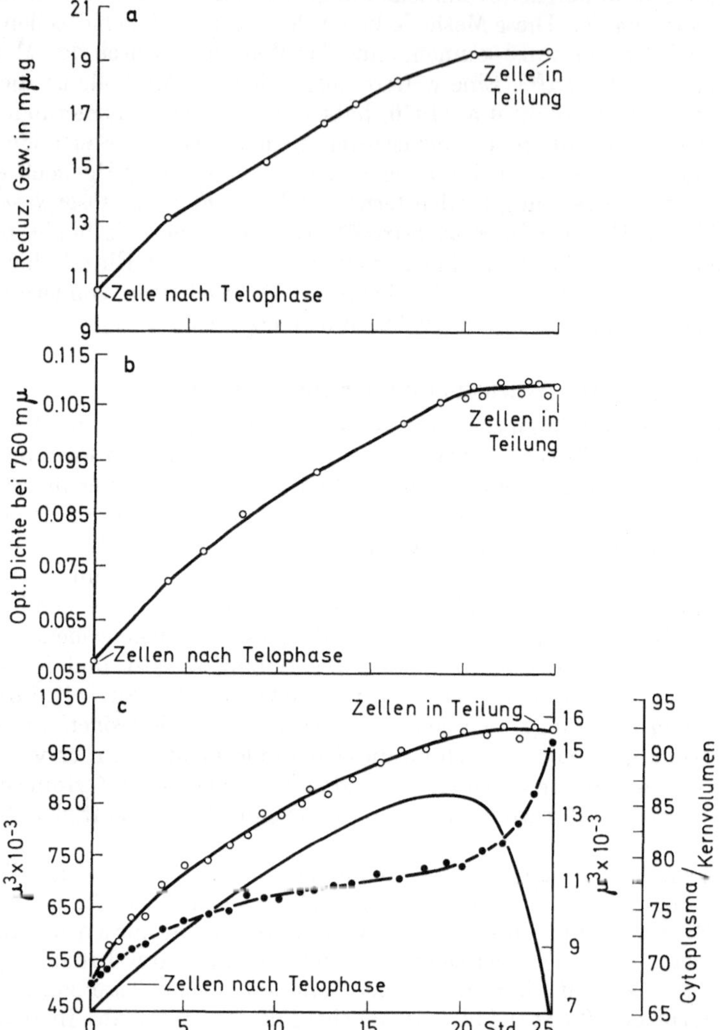


Abb. 15a—c. Wachstumskurven von Amoeba proteus. a Wachstumsverlauf bezogen auf das reduzierte Gewicht einer einzelnen Amoebe von einer Teilung bis zur nächsten. b Wachstumsverlauf bezogen auf den Proteingehalt. Jeder Punkt bedeutet den Proteingehalt (Methode nach Folin-Lowry) einer Gruppe von Amoeben aus einer synchron wachsenden Kultur. c Wachstumsverlauf bezogen auf das Volumen von Cytoplasma (○—○) und Zellkern (●—●—●) sowie das Volumenverhältnis von Cytoplasma und Zellkern. [Nach Prescott, D. M.: Exp. Cell Res. **9**, 328—337 (1955)]

*inhärenter Plan*, der den Ablauf des Zellcyclus lenkt? Diese Alternative kann nur durch weitere Experimente entschieden werden (Abb. 15).

Normalerweise wachsen Amöben unter Laboratoriumsbedingungen tatsächlich auf etwa das Doppelte ihres Anfangsgewichtes heran, ehe sie sich teilen. Prescott (1956a) gelang es mittels eines Kniffs, verschieden große Amöben herzustellen.

Amoeba proteus ist von Natur aus negativ phototaktisch, sie flüchtet vor einer hellen Lichtquelle, wobei sie sich stark in die Länge zieht. Befindet sich die Amöbe bei Belichtung gerade in Teilung, so entstehen zwei ungleich große Tochterzellen. Gelegentlich unterbleibt bei Belichtung die Teilung; dann resultieren zweikernige Zellen. PRESCOTT hat die Generationszeiten und das Gewichtswachstum derart gewonnener, verschieden großer Amöben gemessen. Eine *übergroße* Zelle wächst *langsamer*, erreicht aber dennoch die Endgröße *rascher* als eine normale junge Zelle. Eine *Zwerg*zelle wächst *schneller*, teilt sich aber *später* als eine normale Zelle. In jedem Fall wurde das Wachstum bis zur „Endgröße" fortgesetzt, bevor die Teilung eintrat. Und immer war kurz vor der Teilung eine Periode *ohne Wachstum* zu sehen, sie ist demnach ein regelmäßig auftretender Teil des Wachstumscyclus.

Charakteristisch für den eben beschriebenen Versuch ist die Tatsache, daß alle geprüften Zellen, sowohl die normalen als auch die Riesen und Zwerge, den Wachstumscyclus mit einem „*jungen*" Kern begonnen haben, der eben aus einer Teilung hervorgegangen war.

Anders ist die Situation in folgendem Versuch[228], der ebenfalls das Wachstum großer und kleiner Zellen vergleicht. Hier wurden die kleinen Amöben durch Amputation von Cytoplasma aus normal großen Zellen hergestellt. Das Wachstum dieser kleinen kernhaltigen Teilstücke verläuft langsamer als bei den kleinen Amöben im vorhergehenden Experiment. Das Kernvolumen nimmt nach jeder Amputation zunächst ab; es steigt aber später wieder an, sobald die Zelle durch Wachstum ihre ursprüngliche Größe erreicht hat, eben jene Größe, die sie vor der Amputation bereits besessen hatte. Der Wandel im Kernvolumen deutet eine „Umstellung" in der Zelle an, die offensichtlich zum Ausgleich des erlittenen Plasmaverlustes notwendig ist.

Daß dem „Alter" des Zellkerns, von der letzten Teilung an gerechnet, eine besondere Bedeutung für das Wachstum der Zelle zukommt, zeigt auch folgender Versuch[229]: Wenn man Amöben, die sich gerade zur Teilung anschicken, für 1 Std in eine Proteinlösung einträgt, so kann man die Cytokinese verhindern. Aber die im Gang befindliche Mitose läuft hierbei ganz normal zu Ende. Es resultiert eine zweikernige Amöbe, welche, ohne sich zu teilen, sofort zu wachsen beginnt. Die Wachstumsrate ist nun *doppelt* so hoch wie vor der Kernteilung. Entfernt man nun operativ einen der beiden Kerne, so gewinnt man eine Amöbe, deren Cytoplasma zwar eine für die Cytokinese passende Größe hat, deren Zellkern aber zu „jung" für eine Teilung ist; hat er doch eben erst die Telophase hinter sich gebracht. Eine derart präparierte Amöbe *wächst wenig oder gar nicht*, aber sie teilt sich auch nicht sogleich. Sie muß in der Regel vor der nächsten Teilung eine, wenn auch verkürzte Interphase durchlaufen, welche meist nur 60—75% der Norm ausmacht.

Der Versuch zeigt deutlich, daß die Regulation von Wachstum und Teilung kompliziert ist. Neben einer „*Endgröße*" geht auch das „*Alter des Zellkerns*" als Faktor in diesen Mechanismus ein. Offenbar ist ein geregelter sequentieller Prozeß der Reduplikation und Translation, dem auf höherer Ebene die Aufteilung der Chromatiden in zwei unabhängige funktionelle Einheiten entspricht, eine sehr wichtige Voraussetzung für das Wachstum. HERTWIGs Lehre von der Kernplasmarelation stellt den Sachverhalt zu einfach dar.

Die großen Amöben sind kein ideales Objekt für Untersuchungen über den Wachstumsverlauf während eines Zellcyclus. Da sie zur Ernährung Mikroorganismen aktiv einfangen und phagocytieren müssen, hängt es vom Zufall ab, ob und wieviel Beute sie machen. Eine gleichmäßige und ausreichende Nahrungs-

---

[228] PRESCOTT 1956b. [229] PRESCOTT 1959.

zufuhr ist deshalb nicht garantiert. Für genauere quantitative Arbeiten über das Wachstum sind axenische Reinkulturen von Zellen vorzuziehen, die in einem flüssigen Nahrungsmedium gedeihen, wie z. B. Hefen, Bakterien oder gewisse Ciliaten, z. B. Tetrahymena pyriformis.

Bei der Hefe Schizosaccharomyces pombe wurde bezüglich des Trockengewichts ein *lineares Wachstum* festgestellt[230]. Die Masse jeder neugebildeten Zelle nimmt bis *kurz vor* der nächsten Teilung mit konstanter Rate zu. Nach der Teilung springt die Wachstumsrate sofort wieder auf den typischen Wert. Das Volumenwachstum verläuft sigmoid. Im ersten Drittel des Zellcyclus nimmt die Rate des Volumenwachstums zu, dann bleibt sie gleich, im letzten Drittel folgt eine Phase von Volumenabnahme nach. Im ersten Drittel dieses Stadiums bildet sich das Diaphragma. Auch bei Sproßhefen (Saccharomyces cerevisiae) nimmt die Trockenmasse in jedem Sprossungscyclus linear zu. Dieser Anstieg beginnt etwa 20 min nach dem sichtbaren Auftreten einer Sprosse und dauert bis zu einem Stadium an, das 20 min nach Erscheinen der zweiten Knospengeneration erreicht wird. Das Volumenwachstum folgt hingegen einer sigmoiden Kurve[231]. Eine wichtige Frage ist, ob der Anstieg in der Wachstumsrate dem Beginn des neuen Zell- oder dem des neuen Kerncyclus zuzuordnen ist. Bei Schizosaccharomyces läßt sich zeigen, daß der plötzliche Wachstumsanstieg eindeutig dem *Kerncyclus* zuzuschreiben ist, da er kurz *nach* der Kernteilung, aber noch *vor* der Zellteilung, startet (Abb. 16).

Ganz besondere Verhältnisse herrschen hinsichtlich des Zellwachstums bei *Bakterien*, die nur aus der speziellen Organisation der Protocyte verständlich sind. Ein einzelner großer Coccus besteht aus zwei Kammern, die durch eine Zellwand getrennt sind. In jeder von diesen liegt ein Nucleoid. Man kann den Coccus mit einer Doppelzelle vergleichen. In der Höhe des Querseptums bildet sich eine Furche; jetzt teilen sich auch die Nucleoide. Während die Furche tiefer einschneidet, wachsen beide Kammern des Coccus. Der Moment der Teilung des Coccus ist an einer gegenseitigen Abwinkelung der beiden Kammern zu erkennen (turning point). Jede von diesen bildet sofort nach der Teilung eine Querwand aus, die jeden Tochtercoccus in zwei Kompartimente teilt, von denen jedes ein Nucleoid enthält. Man kann den Zellcyclus von einem „turning point" zum nächstfolgenden zählen. Der Unterschied zu einer höheren Pflanzenzelle beruht auf einer Verschiebung der normalen Zeitskala:

$$\text{Mitose} \rightarrow \text{Zellplatte} \rightarrow \text{Furchung.}$$

Die Zellplatte entsteht bei Bakterien sofort nach der „Kernteilung", aber Furchenbildung und Teilung sind ganz beträchtlich verzögert[232] (Abb. 17).

Die Kurve der Trockengewichtszunahme steigt nach der „Kernteilung" steil an und flacht später ab, verläuft also ganz ähnlich wie bei Amöben. Die Volumenzunahme ist S-förmig; sie beginnt anzusteigen, wenn im Coccus die Einschnürung beginnt und flacht ab, wenn sich die beiden neuentstandenen Tochter-Cocci gegenseitig abwinkeln. Zwischen diesem „turning point" und dem nächsten Furchenbeginn verläuft die Kurve horizontal, es findet keine Volumenzunahme statt. Das Volumenwachstum zeigt demnach eine feste Beziehung zum Zellcyclus, aber nicht auch das Massenwachstum. Untersucht man mehrere Cocci, so zeigt sich, daß die Massenzunahme niemals mit dem Zell-, sondern stets mit dem Kerncyclus gekoppelt ist. Bei Bakterien besteht daher keine so feste Beziehung zwischen Kern- und Zellcyclus wie bei der Eucyte; denn beide Cyclen variieren bei verschiedenen Zellen unabhängig. Aber trotz aller Unterschiede zwischen proto- und eukaryoten

---

230 MITCHISON 1957. 231 MITCHISON 1958. 232 MITCHISON 1961.

Zellen im Bau und in der Sequenz der Ereignisse im Zellcyclus sind beide Organisationstypen der Zelle in diesem *einen* Punkt recht ähnlich, *daß das Massenwachstum gerade in jenem Moment stark beschleunigt ansteigt, in dem sich der Zellkern bzw. sein Äquivalent in zwei voneinander unabhängige Einheiten getrennt hat*[233].

Die tierische Zelle verhält sich in diesem Punkt sehr ähnlich. Bei der HeLa-Zelle beginnt das Trockengewicht schon von dem Moment an in ungefähr linearer

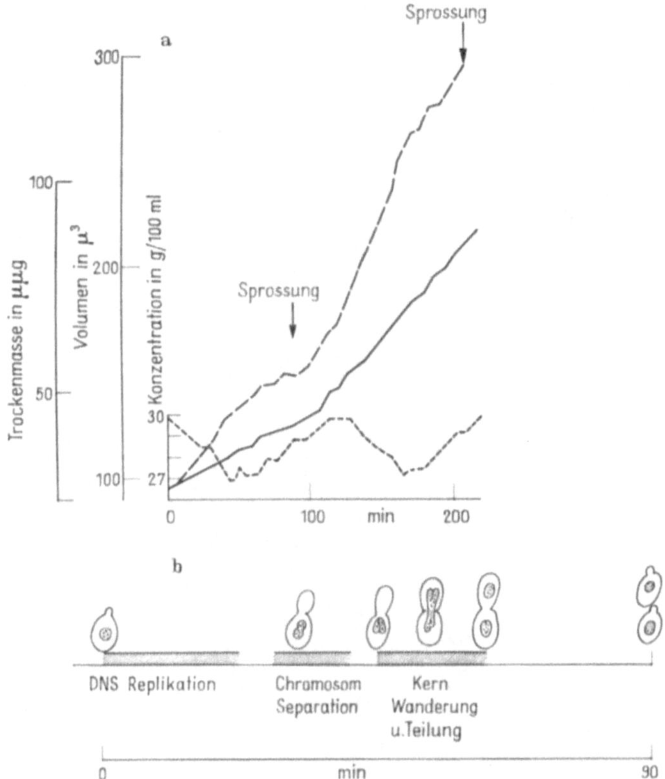


Abb. 16a u. b. Wachstumskurven von Saccharomyces cerevisiae. a Wachstumsverlauf bezogen auf Trockenmasse (———), Zellvolumen (— — —) und Zellkonzentration aus Trockenmasse und Volumen berechnet (- - - - - - -) während zweier Wachstumscyclen. [Nach MITCHISON, J. M.: Exp. Cell Res. **15**, 214—221 (1958).] b Schema des Zellcyclus der Hefe. Der Cyclus beginnt mit einer Mutterzelle und einer Knospe, nach ca. 90 min sind 2 Mutterzellen und 2 Knospen vorhanden, die einen neuen Cyclus beginnen. Es wächst jeweils nur die Knospe. (Nach WILLIAMSON, D. H., in: Cell Synchrony, ed. I. L. CAMERON u. G. M. PADILLA, p. 98. New York-London: Acad. Press 1966)

Rate anzusteigen, der durch das *Sichtbarwerden von Nucleolen* im jungen Zellkern bestimmt wird, d.h. bereits in der späten Telophase der mütterlichen Mitose. Die Tochterzelle verdoppelt ihr Anfangsgewicht schon eher, als die Prophase der nächsten Mitose einsetzt. Man findet daher vor Beginn der Teilung ein ziemlich langdauerndes Plateau ohne Anstieg der Zellmasse. Das Volumen von Plasma und Zellkern nimmt anfangs sehr stark, später mit abfallender Rate zu, wobei unter starker Wasseraufnahme das Dreifache des Anfangswertes erreicht wird. Kurz

233 MITCHISON 1961.

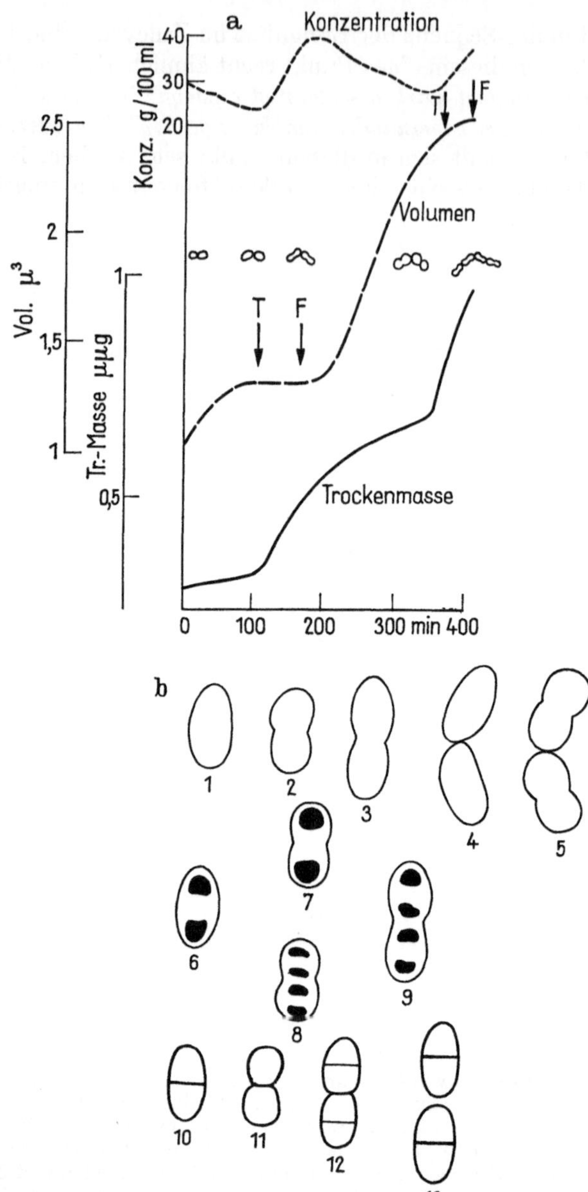


Abb. 17a u. b. Wachstumskurven von Streptococcus faecalis. a Zunahme des Zellvolumens und der Trockenmasse während zweier Wachstumscyclen beginnend mit einem einzelnen Coccus im Furchungsstadium (F) T ......." turning point". b *1—5*: Umriß eines lebenden Coccus im Verlauf des Wachstumscyclus nach Beobachtungen im Interferenzmikroskop. *6—9*: Anfärbung der Kernkörper nach der Giemsa-Technik. *10—13*: Anfärbung der Zellwände mit Gerbsäure und Methylviolett. [Nach MITCHISON, J. M.: Exp. Cell Res. 22, 208—225 (1961)]

vor der folgenden Prophase dürfte viel Wasser abgegeben werden, da die Zelle während der Mitose stets ein Maximum an Dichte besitzt[234] (Abb. 18).

Bei allen bisher besprochenen Objekten verlief das Wachstum (gemessen als Anstieg an Trockenmasse) während eines langen Abschnittes des Zellcyclus linear

[234] SANDRITTER u.a. 1960.

oder angenähert linear. Daß dieser Befund nicht verallgemeinert werden kann, zeigen die Untersuchungen von KIMBALL u.a. an *Paramecium aurelia*. Es handelt sich hier um außerordentlich sorgfältige Bestimmungen des Trockengewichts von Einzelzellen mittels eines registrierenden interferenzmikroskopischen Meßverfahrens sowie mittels der Röntgenabsorptionstechnik. Die Arbeiten lieferten das erstaunliche Resultat, daß der Anstieg im Trockengewicht zwischen zwei Teilungen einer annähernd exponentiellen Kurve folgt, wenn die Paramecien unter günstigen Ernährungsbedingungen leben. Warum das Wachstum dieser Art so ganz anders verläuft, als das von Amöben oder Hefen, ist schwer zu erklären. Es ist bekannt, daß auch die Beziehung zwischen Wachstum und Teilung bei Paramecium nur lose und anpassungsfähig ist. Gut ernährte Tiere, in nahrungsarme Medien gebracht, wachsen langsamer, teilen sich aber zum normalen Termin bei verminderter Zellgröße. Hungertiere, in gute Ernährungsbedingungen versetzt, wachsen nach kurzer Lagphase bei normaler Rate; die Teilung ist aber verzögert, da die Tiere sich erst dann teilen, wenn die normale Zellgröße erreicht ist. Bei einer anderen Ciliatenart, der axenisch kultivierbaren *Tetrahymena pyriformis*, wurde für mehrere Wachstumskriterien (Volumenanstieg, Atmungsrate) ein nahezu linearer Verlauf gefunden[235]. Auch die Raten der Proteinsynthese (Einbau von $^{14}$C-Methionin) bleiben während der Interphase konstant[236]. Während der Teilung steigt die Atmung nicht weiter an, aber die Protein- und RNS-Syntheseraten bleiben gleich. Wenn man bedenkt, daß bei Säugerzellen die RNS-Synthese während der Mitose vollständig gehemmt ist und im Gefolge auch die Proteinsynthese der genannten Zelle stark vermindert ist, so fällt die fundamentale Sonderstellung der Ciliaten auf: die makromolekularen Synthesen werden während der Teilung nicht unterbrochen.

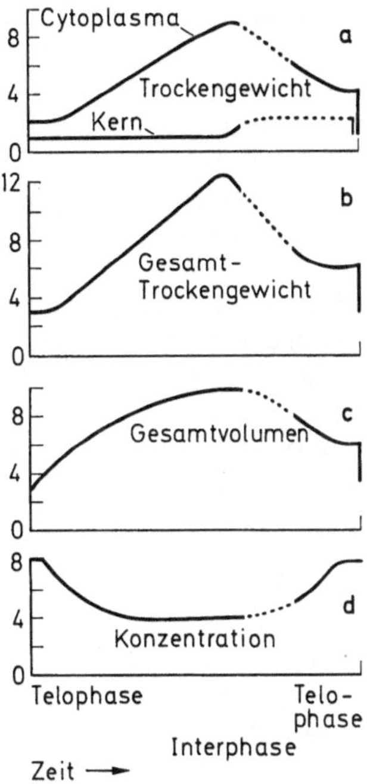


Abb. 18a—d. Trockengewicht und Volumen bei HeLa-Zellen im Wachstumscyclus.
a, b Intensiver Trockengewichtszuwachs im Cytoplasma in früher Interphase und Abnahme in der Präprophase. Verdopplung des Kerntrockengewichts wahrscheinlich erst in später Interphase. c Exponentieller Anstieg des Gesamtzellvolumens in der Posttelophase und Verminderung in der Präprophase bedingt durch Wasseraufnahme bzw. Entquellung der Zellstrukturen. d Die Substanz-Konzentrationskurve zeigt eine gegenläufige Bewegung zu (c). [Aus SANDRITTER, W., SCHIEMER, H. G., KRAUS, H., DÖRRIEN, U.: Frankfurt. Z. Path. **70**, 271—299 (1960)]

Diese Protisten besitzen einen polyploiden, aus hochgradig autonomen diploiden Einheiten zusammengesetzten Makronucleus. Die Zahl der Genome zählt nach Hunderten. Wahrscheinlich ist ein geordneter Replikationsmechanismus in einer Weise wirksam, daß die Transkription nicht im ganzen Kern unterbrochen wird, wenn die DNS in einzelnen Genomen redupliziert wird. Es bestehen jedoch

[235] ZEUTHEN 1953, CAMERON und PRESCOTT 1961.
[236] PRESCOTT 1960.

in dieser Hinsicht gewisse Unterschiede zwischen den Gattungen, die sich im Wachstumsverlauf auswirken[237].

Einen interessanten Beitrag zur Frage nach den Beziehungen zwischen Wachstum und Teilung können vielkernige Zellsysteme, und nur diese, leisten. Bei dem Schleimpilz Physarum polycephalum kann eine UV-Bestrahlung des Plasmodiums in früher G2-Phase auf die bereits abgeschlossene Kern-DNS-Replikation natürlich keine Wirkung mehr haben, sie verzögert aber die nächstfolgende Mitose. In der auf diese Mitose folgenden S-Phase wird jedoch nur halb soviel DNS neugebildet wie in der unbestrahlten Kontrolle. Die *nächste Mitose tritt nach einer verkürzten Interphase* auf. Eine Reihe von Testen (cytophotometrische DNS-Bestimmung, chemische Bestimmung der DNS und BUDR-Markierung der neusynthetisierten DNS) legen nahe, daß die verminderte DNS-Synthese auf einen strahlenbedingten Ausfall eines Teiles der Zellkerne zurückgeht, die in der S-Phase autolysiert wurden. SACHSENMAIER (1968) schlägt vor, die Hertwigsche Lehre der Kernplasmarelation zur Erklärung der Verkürzung der G2-Phase heranzuziehen: Im Verlauf eines normalen Wachstumscyclus vermindert sich die Kernplasmarelation stetig und erreicht zur Zeit der Mitose ein Minimum. Die strahlenbedingte Ausschaltung eines Teiles der Kerne entspricht einer Verminderung der Kernplasmarelation. Nach der Hertwigschen Lehre ist daher eine *Vorverlagerung* des Zeitpunktes der Mitose zu erwarten, die in diesem Experiment tatsächlich eintritt.

Man ist versucht, die alte Hertwigsche Hypothese im Licht moderner Zellforschung zu deuten. Alle die in diesem Artikel besprochenen, an Physarum und vielen anderen biologischen Systemen erarbeiteten Ergebnisse sprechen dafür, daß die Mitose schließlich durch einen Cytoplasmafaktor von Proteinnatur ausgelöst wird. Ein spätreplizierendes Gen und eine diesem komplementäre kurzlebige mRNS kontrollieren die Synthese dieses Proteins in jedem Zellcyclus. Wie die Konzentration vieler anderer Proteine, so nimmt auch die Konzentration dieses Proteins in der Wachstumsphase des Plasmodiums linear zu. SACHSENMAIER (1968) meint, daß die Wirkung dieses „Plasmafaktors" durch einen „Kernfaktor" kompensiert wird, dessen Konzentration während des Teilungscyclus konstant bleibt. Gegen Ende der Interphase stellt sich ein kritischer Punkt ein, an dem der Kernfaktor nicht mehr kompensiert werden kann, wodurch die Mitose ausgelöst wird. Sollte sich diese Hypothese verifizieren lassen, so wäre der „Trigger" gefunden, der durch die Auslösung der Mitose den Zellcyclus kontrolliert.

## Literatur

ABBO, E. E., PARDEE, A. B.: Synthesis of macromolecules in synchronously dividing bacteria. Biochim. biophys. Acta (Amst.) **39**, 478—485 (1960). — ADAMS, R. L. P., ABRAMS, R., LIEBERMAN, I.: Rise in deoxyribonucleic acid polymerase activity in the absence of deoxyribonucleic acid synthesis in cultured kidney cells. Nature (Lond.) **206**, 512—513 (1965). ~ Deoxycytidylate synthesis and entry into the period of deoxyribonucleic acid replication in rabbit kidney cells. J. biol. Chem. **241**, 903—905 (1966). — ALFERT, M., DAS, N. K.: Evidence for control of the rate of nuclear DNA synthesis by the nuclear membrane in eukaryotic cells. Proc. nat. Acad. Sci. (Wash.) **63**, 123—128 (1969). — ALLEN, R. D.: A reinvestigation of cross sections of cilia. J. Cell Biol. **37**, 825—831 (1968). — ALLFREY, V. G., LITTAU, V. C., MIRSKY, A. E.: Methods for the purification of thymus nuclei and their application to studies of nuclear protein synthesis. J. Cell Biol. **21**, 213—231 (1964). — ALLFREY, V. G., MIRSKY, A. E.: Evidence for the complete DNA-dependence of RNA synthesis in isolated thymus nuclei. Proc. nat. Acad. Sci. (Wash.) **48**, 1590—1596 (1962). — ANDRÉ, J., THIÉRY, J. P.: Mise en évidence d'une sousstructure fibrillaire dans les filaments axonematiques des flagelles. J. Microscopie **2**, 71—80 (1963). — ARNOLD, J. M.: On the occurence of microtubules in the developing lens of the squid, Lologo pealii. J. Ultrastruct. Res. **14**, 534—539 (1966). —

[237] ZECH 1966.

ASAKURA, S., EGUCHI, G., IINO, T.: Reconstitution of bacterial flagella *in vitro*. J. molec. Biol. **10**, 42—56 (1964). ~ *Salmonella flagella:* „in vitro" reconstruction and over-all shapes of flagellar filaments. J. Molec. Biol. **16**, 302—316 (1966). ~ Unidirectional growth of *Salmonella flagella* „in vitro". J. Molec. Biol. **35**, 227—236 (1968).

BACHVAROVA, R., DAVIDSON, E. H., ALLFREY, V. G., MIRSKY, E. E.: Activation of RNA synthesis associated with gastrulation. Proc. nat. Acad. Sci. (Wash.) **55**, 358—365 (1966). — BAJER, A., JENSEN, C.: Detectability of mitotic spindle microtubules with the light and electron microscopes. J. Microscopie **8**, 343—354 (1969). — BALTUS, E., QUERTIER, J., FICQ, A., BRACHET, J.: Biochemical studies of nucleate and anucleate fragments isolated from sea urchin eggs. A comparision between fertilization and parthenogenetic activation. Biochim. biophys. Acta (Amst.) **95**, 408—417 (1965). — BARKA, T.: Stimulation of DNA synthesis by isoproterenol in the salivary gland. Exp. Cell Res. **39**, 355—364 (1965). — BARNER, H. D., COHEN, S. S.: Synchronization of division of a thymineless mutant of *Escherichia coli*. J. Bact. **72**, 115—123 (1956). — BARNICOT, N. A.: A note on the structure of spindle fibres. J. Cell Sci. **1**, 217 (1966). — BASERGA, R.: A study of nucleic acid synthesis in ascites tumor cells by two-emulsion autoradiography. J. Cell Biol. **12**, 633—637 (1962). ~ A radiographic study of the uptake of $^{14}$C-leucine by tumor cells in deoxyribonucleic acid synthesis. Biochim. biophys. Acta (Amst.) **61**, 445—450 (1962b). ~ Mitotic cycle of ascites tumor cells. Arch. Pathol. **75**, 156—151 (1963). ~ The relationship of the cell cycle to tumor growth and control of cell division: A review. Cancer Res. **25**, 581—595 (1965). ~ Biochemistry of the cell cycle: A review. Cell Tiss. Kinet. **1**, 167—191 (1968). — BASERGA, R., ESTENSEN, R. D., PETERSEN, R. O.: Inhibition of DNA synthesis in Ehrlich ascites cells by actinomycin D. II. The presynthetic block in the cell cycle. Proc. nat. Acad. Sci. (Wash.) **54**, 1141—1148 (1965b). — BASSERGA, R., ESTENSEN, R. D., PETERSEN, R. O., LAYDE, J. P.: Inhibition of DNA synthesis in Ehrlich ascites cells by actinomycin D. I. Delayed inhibition by low doses. Proc. nat. Acad. Sci. (Wash.) **54**, 745—751 (1965a). — BASSOT, J. M., MARTOJA, R.: Presance de faisceaux de microtubules cytoplasmiques dans le cellules du canal éjaculateur du criquet. J. Microscopie **4**, 87—90 (1965). — BAYNE-JONES, S., ADOLPH, E. F.: Growth in size of microorganisms measured from motion pictures. I. Yeast, Saccharomyces cerevisiae. J. cell. comp. Physiol. **1**, 387 (1932). — BEERMANN, W.: Chromosomenstruktur und Zelldifferenzierung in der Speicheldrüse von Trichocladius vitripennis. Z. Naturforsch. **7**b, 237—242 (1952). — BEESON, J. L., TRIPLETT, E. L.: Localization and characterization of rat and chicken histones. Exp. Cell Res. **48**, 61—70 (1967). — BEHKI, R. M., SCHNEIDER, W. C.: Incorporation of tritiated thymidine into desoxyribonucleic acid by isolated nuclei. Biochim. biophys. Acta (Amst.) **68**, 34—44 (1963). — BEHNKE, O.: A preliminary report on "Microtubules" in undifferentiated and differentiated vertebrate cells. J. Ultrastruct. Res. **11**, 139—146 (1964). ~ Incomplete microtubules observed in mammalian blood platelets during microtubule polymerization. J. Cell Biol. **34**, 697—701 (1967). — BEHNKE, O., FORER, A.: Evidence for four classes of microtubules in individual cells. J. Cell Sci. **2**, 169—192 (1967). — BEISSON, J., SONNEBORN, T. M.: Cytoplasmic inheritance of the organization of the cell cortex in *Paramecium aurelia*. Proc. nat. Acad. Sci. (Wash.) **53**, 275—282 (1965). — BEKHOR, I., BONNER, J., DAHMUS, G. K.: Hybridization of chromosomal RNA to native DNA. Proc. nat. Acad. Sci. (Wash.) **62**, 271—277 (1969). — BEKHOR, I., KUNG, G. M., BONNER, J.: Sequence-specific interaction of DNA and chromosomal protein. J. molec. Biol. **39**, 351—364 (1969). — BELLO, L. J.: Synthesis of DNA-like RNA in synchronized cultures of mammalian cells. Biochim. biophys. Acta (Amst.) **157**, 8—15 (1968). — BENNETT, L. L., JR., SMITHERS, D., WARD, C. T.: Inhibition of DNA synthesis in mammalian cells by actidione. Biochem. biophys. Acta (Amst.) **87**, 60—69 (1964). — BESSMAN, M. J.: The replication of DNA in cell-free systems. In: Molecular genetics, ed. by J. H. TAYLOR, Part I. New York and London: Academic Press 1963. — BIBRING, TH., BAXANDALL, J.: Immunochemical studies of 22 S protein from isolated mitotic apparatus. J. Cell Biol. **41**, 5—7 (1969). — BIESELE, J. J., JACQUEZ, J. A.: Mitotic effects of certain amino acid analogs in tissue culture. Ann. N.Y. Acad. Sci. **58**, 1276—1287 (1954). — BIKLE, D., TILNEY, L. G., PORTER, K. R.: Microtubules and pigment migration in the melanophores of *Fundulus heteroclitus L.* Protoplasma (Wien) **61**, 322—345 (1966). — BILLEN, D.: Alteration in deoxyribonucleic acid synthesizing capacity in bacteria: An in vivo — in vitro study. Biochim. biophys. Acta (Amst.) **55**, 960—968 (1962). — BIRNBOIM, H. C., PENE, J. J., DARNELL, J. E.: Studies on HeLa cell nuclear RNA by RNA-DNA hybridization. Proc. nat. Acad. Sci. (Wash.) **58**, 320—327 (1967). — BIRNSTIEL, M. L., CHIPCHASE, M. I. H., HAYES, R. J.: Incorporation of l-[$^{14}$C]leucine by isolated nuclei. Biochim. biophys. Acta (Amst.) **55**, 728—733 (1962). — BISCHOFF, R., HOLTZER, H.: The effect of mitotic inhibitors on myogenesis „in vitro". J. Cell Biol. **36**, 111—127 (1968). — BLACK, R. E., EBAPTIST, PILAND, J.: Puromycin and cycloheximide inhibition of thymidine incorporation into DNA of cleaving sea urchin eggs. Exp. Cell Res. **48**, 431—439 (1967). — BOLLUM, F. J., POTTER, V. R.: Nucleic acid metabolism in regenerating rat liver. VI. Soluble enzymes which convert thymidine to thymidine phosphates and DNA. Cancer Res. **19**, 561—565 (1959). — BORISY, G. G., TAYLOR, E. W.: The mechanism of action of colchicine binding of colchicine-$^3$H to cellular protein. J. Cell Biol.

34, 525—533 (1967). ~ The mechanism of action of colchicine. Colchicine binding to sea urchin eggs and the mitotic apparatus. J. Cell Biol. 34, 535—548 (1967). — BRACHET, J.: Acides nucléiques et morphogénèse au cours de la pathogénèse, la polyspermie et l'hybridation chez les anoures. Annot. Soc. roy. Zool. Belg. 75, 49—74 (1944). — BRAGG, A. N.: The organization of the early embryo of Bufo cognatus as revealed especially by the mitotic index. Z. Zellforsch. 28, 154—178 (1938). — BRAUN, R., MITTERMAYER, C., RUSCH, H. P.: Sequential temporal replication of DNA in Physarum polycephalum. Proc. nat. Acad. Sci. (Wash.) 53, 924—931 (1965). ~ Sedimentations patterns of pulse-labeled RNA in the mitotic cycle of *Physarum polycephalum*. Biochim. biophys. Acta (Amst.) 114, 27—35 (1966a). ~ Ribonucleic acid synthesis "in vivo" in the synchronously dividing *Physarum polycephalum* studied by cell fractionation. Biochim. biophys. Acta (Amst.) 114, 527—535 (1966b). — BRAUN, R., WILI, H.: Time sequence of DNA-replication in Physarum. Biochim. biophys. Acta (Amst.) 174, 246—252 (1969). — BREITMAN, T. R.: The feedback inhibition of thymidine kinase. Biochim. biophys. Acta (Amst.) 67, 153—155 (1963). — BREMERSKOV, V., KADEN, P., MITTERMAYER, CH.: DNA-synthesis during the life cycle of L-cells: morphological, histochemlcal and biochemical investigations with arabinosylcytosine and thioarabinosylcytosine. Europ. J. Cancer 5, 1—14 (1969). — BRENT, T. P., BUTLER, J. A. V., CRATHORN, A. R.: Variations in phosphokinase activities during the cell cycle synchronous populations of HeLa cells. Nature (Lond.) 207, 176—177 (1965). — BRESNICK, E., THOMPSON, U. B., MORRIS, H. P., LIEBELT, A. G.: Inhibition of thymidine kinase activity in liver and hepatomas by TTP and d-CTP. Biochem. biophys. Res. Commun. 16, 278—284 (1964). — BREWER, E. N., RUSCH, H. P.: DNA synthesis by isolated nuclei of *Physarum polycephalum*. Biochem. biophys. Res. Commun. 21, 235—241 (1965). ~ Control of DNA replication: effect of spermine on DNA polymerase activity in nuclei isolated from *Physarum polycephalum*. Biochem. biophys. Res. Commun. 25, 579—584 (1966). ~ Effect of elevated temperature schocks on mitosis in *Physarum polycephalum*. Exp. Cell Res. 49, 79—86 (1968). — BREWER, E. N., VRIES, A. DE, RUSCH, H. P.: DNA synthesis by isolated mitochondria of *Physarum polycephalum*. Biochim. biophys. Acta (Amst.) 145, 686—692 (1967). — BRINKLEY, B. R., NICKLAS, R. B.: Ultrastructure of the meiotic spindle of grasshopper spermatocytes after chromosome micromanipulation. J. Cell Biol. 39, 16A (1968). — BRITTON, R. J., DAVIDSON, E. H.: Gene regulation for higher cells: A theory. New facts regarding the organization of the genome provide clues to the nature of gene regulation. Science 165, 349—357 (1969). — BRUCHOVSKY, N., OWEN, A. A., BECKER, A. J., TILL, J. E.: Effects of vinblastine on the proliferative capacity of L-cells and their progress through the division cycle. Cancer Res. 25, 1232—1237 (1965). — BUCHER, D. L. R., MAZIA, D.: Deoxyribonucleic acid synthesis in relation to duplication of centers in dividing eggs of the sea urchin, *Strongylocentrotus purpuratus*. J. biophys. biochem. Cytol. 7, 651—655 (1960). — BUCHER, N. L. R.: Regeneration of mammalian liver. Int. Rev. Cytol. 15, 245—300 (1963). — BYERS, B., PORTER, K. R.: Oriented microtubules in elongating cells of the developing lens rudiment after induction. Proc. nat. Acad. Sci. (Wash.) 52, 1091—1099 (1964).

CALLAN, H. G.: Cleavage rate, oxygen consumption and ribose nucleic acid content of sea urchin eggs. Biochim. biophys. Acta (Amst.) 3, 92—102 (1949). — CAMERON, I. L.: A periodicity of tritated-thymidine incorporation into cytoplasmic deoxyribonucleic acid during the cell cycle of *Tetrahymena pyriformis*. Nature (Lond.) 209, 630—631 (1966). — CAMERON, I. L., GREULICH, R. C.: Evidence for an essentially constant duration of DNA-synthesis in renewing epithelia of the adult mouse. J. Cell Biol. 18, 31—40 (1963). — CAMERON, I. L., PRESCOTT, D. M.: Relations between cell growth and cell division. V. Cell and macronuclear volumes of *Tetrahymena pyriformis* HSM during the cell life cycle. Exp. Cell Res. 23, 354—360 (1961). — CAMERON, I. L., STONE, G. E.: Relation between the amount of DNA per cell and the duration of DNA synthesis in three strains of *Tetrahymena pyriformis*. Exp. Cell Res. 36, 510—514 (1964). — CANELLAKIS, E. S., JAFFE, J. J., MANTSAVINOS, R., KRAKOW, J. S.: Pyrimidine metabolism. IV. A comparison of normal and regenerating rat liver. J. biol. Chem. 234, 2096—2099 (1959). — CARLSON, J. G.: Microdissection studies of the dividing neuroblast of the grasshopper, Chortophaga viridifasciata (de Geer). Chromosoma (Berl.) 5, 199—220 (1952). — CARLSON, L.: Evaluation of microradiograms for dry weight determination. Exp. Cell Res., Suppl. 4, 193—196 (1957). — CARSTEN, M. E., KATZ, A. M.: Actin: a comparative study. Biochim. biophys. Acta (Amst.) 90, 534—541 (1964). — CASPERSSON, T.: Quantitative cytochemical methods for the study of cell metabolism. Experentia (Basel) 11, 45—60 (1955). — CASPERSSON, T., LOMAKKA, G., SVENSSON, G.: A coordinated set of instruments for optical quantitative high resolution cytochemistry. Exp. Cell Res., Suppl. 4, 9—24 (1957). — CHAUDHURI, S., DOI, O., LIEBERMAN, I.: The increased rate of liver ribosome synthesis after partial hepatectomy. Biochim. biophys. Acta (Amst.) 134, 479—480 (1967). — CHIN, B., BERNSTEIN, I. A.: Mitogenetic activity of a substance isolated from Physarum polycephalum. Physarum Conference, Madison, Sept. 1968. — CHURCH, R. B., MCCARTHY, B. J.: Ribonucleic acid synthesis in regenerating and embryonic liver. I. The synthesis of new species of RNA during regeneration of mouse liver after partial hepatectomy. J. molec. Biol. **23**, 459—475 (1967). — CLEVER, U.: Einige Bemerkungen über die Regulation von Genaktivitäten in Riesenchromosomen. In: Funktionelle und morphologische Organisation der Zelle, S. 30. Berlin-Göttingen-Heidelberg: Springer 1963. — CLOWES, F. A. L.: The duration of the G1-phase of the mitotic cycle and its relation to radiosensitivity. New Phytologist **64**, 355—359 (1965). — COHEN, W. D.: Polyelectrolyte properties of the isolated mitotic apparatus. Exp. Cell Res. **51**, 221—236 (1968). — COSSLETT, V. E., NIXON, W. C.: X-ray microscopy. Cambridge: University Press 1960. — COWDRY, E. V.: Problems of aging. Baltimore: Williams & Wilkins Co. 1942. — CREASY, W. A., MARKIW, M. E.: Biochemical effects of the Vinca alkaloids. II. A comparison of the effects of cholchicine, vinblastine and vincristine on the synthesis of ribonucleic acids in Ehrlich ascites carcinoma cells. Biochim. biophys. Acta (Amst.) **87**, 601—609 (1964). — CUMMINS, J. E.: Nuclear DNA replication and transcription during the cell cycle of *Physarum*. In: G. PADILLA, G. G. WHITSON and I. CAMERON, The cell cycle — developmental and genetic aspects. New York: Academic Press 1968. — CUMMINS, J. E., BLOMQUIST, J. C., RUSCH, H. P.: Anaphase delay after inhibition of protein synthesis between late prophase and prometaphase. Science **154**, 1343—1344 (1966). — CUMMINS, J. E., BREWER, E. N., EVANS, T. E.: Nearest neighbor frequencies and the phylogenetic origin of mitochondrial DNA in *Physarum polycephalum*. J. molec. Biol. **23**, 281—284 (1967). — CUMMINS, J. E., BREWER, E. N., RUSCH, H. P.: The effect of actidione on mitosis in the slime mold *Physarum polycephalum*. J. Cell Biol. **27**, 337—341 (1965). — CUMMINS, J. E., RUSCH, H. P.: Limited DNA synthesis in the absence of protein synthesis in *Physarum polycephalum*. J. Cell Biol. **31**, 547—583 (1966). ~ Transcription of molecular DNA in nuclei isolated from plasmodia at different stages of the cell cycle of *Physarum polycephalum*. Biochim. biophys. Acta (Amst.) **138**, 124—232 (1967). ~ (Natural synchrony in a slime mold.) Natürlicher Synchronismus beim Schleimpilz *Physarum polycephalum*. Endeavour **27**, 124—129 (1968). — CUMMINS, J. E., WEISFELD, G. E., RUSCH, H. P.: Fluctuation of $^{32}$P distribution in rapidly labeled RNA during the cell cycle of *Physarum polycephalum*. Biochim. biophys. Acta (Amst.) **129**, 240—248 (1966).

DALCQ, A., PASTEELS, J.: Détermination photométrique de la teneur relative en DNA des noyaux dans les œufs en segmentation du rat et de la souris. Exp. Cell Res., Suppl. **3**, 72—97 (1955). — DALES, S.: Association between the spindle apparatus and reovirus. Proc. nat. Acad. Sci. (Wash.) **50**, 268—275 (1963). — DANIEL, J. W., BABCOCK, K.: Methionine metabolism of the myxomycete *Physarum polycephalum*. J. Bakt. **92**, 1028—1035 (1966). — DANIEL, J. W., RUSCH, H. P.: The pure culture of *Physarum polycephalum* on a partially defined soluble medium. J. gen. Microbiol. **25**, 47—59 (1961). — DAVIDSON, E. H.: Gene activity in early development. New York and London: Academic Press 1968. — DAVIDSON, E. H., CRIPPA, M., MIRSKY, A. E.: Evidence for the appearence of novel gene products during amphibian blastulation. Proc. nat. Acad. Sci. (Wash.) **60**, 152—159 (1968). — DAVIES, H. G., WILKINS, M. F.: Interference microscopy and mass determination. Nature (Lond.) **169**, 541 (1952). — DEFENDI, V., MANSON, L. A.: Analysis of the life cycle in mammalian cells. Nature (Lond.) **198**, 359—361 (1963). — DENIS, H.: Gene expression in amphibian development. II. Release of the genetics information in growing embryos. J. molec. Biol. **22**, 285 bis 304 (1966). — DE THÉ, G.: Cytoplasmic microtubules in different animal cells. J. Cell Biol. **23**, 265—274 (1964). — DETLAFF, T. A.: Cell divisions, duration of interkinetic states and differentiation in early stages of embryonic development. Advanc. Morphogenes. **3**, 323—362 (1964). — DEVI, V. R., GUTTES, E., GUTTES, S.: Effects of ultraviolet light on mitosis in *Physarum polycephalum*. Exp. Cell Res. **50**, 589—598 (1968). — DIRKSEN, E. R.: The isolation and characterization of asters from artificially activated sea urchin eggs. Exp. Cell Res. **36**, 256—269 (1964). — DONACHIE, W. D.: Control of enzyme steps during the bacterial cell cycle. Nature (Lond.) **205**, 1084—1086 (1965). — DONELLY, G. M., SISKEN, J. E.: RNA and protein synthesis required for entry of cells into mitosis and during the mitotic cycle. Exp. Cell Res. **46**, 93—105 (1967). — DUSPIVA, F.: Enzymatische Aspekte der Mitose. In: 3. wiss. Konferenz Ges. Dtsch. Naturf. u. Ärzte, Semmering 1965. Berlin-Heidelberg-New York: Springer 1966. — DUSPIVA, F., HANSEN-DELKESKAMP, E.: Die Thymidin-Phosphorylierung bei verschiedenen Entwicklungsstadien von Bufo bufo L. Z. Naturforsch. **20**b, 582 (1965).

EDWARDS, J. L., KOCH, L., YOUCIS, P., FREESE, H. L., LAITE, M. B., DONALSON, J. T.: Some characteristics of DNA synthesis and the mitotic cycle in Ehrlich's ascites tumor cells. J. Biophys. biochem. Cytol. **7**, 273—281 (1960). — ELKIND, M. M., KANO, E., SUTTON-GILBERT, H.: Cell killing by actinomycin D in relation to the growth cycle of Chinese hamster cells. J. Cell Biol. **42**, 366—377 (1969). — ENGER, M. D., TOBEY, R. A.: RNA synthesis in Chinese hamster cells. II. Increase in rate of RNA synthesis during G 1. J. Cell Biol. **42**, 308—315 (1969). — ENGER, M. D., TOBEY, R. A., SAPONARA, A. G.: RNA synthesis in Chinese hamster cells. I. Differential synthetic rate for ribosomal RNA in early and late telophase. J. Cell Biol. **36** (3), 583—593 (1968). — EVANS, T. E.: Synthesis of a cytoplasmic DNA during the G2 interphase of *Physarum polycephalum*. Biochem. biophys. Res. Commun. **22**, 678—683 (1966).

FAUSTO, N., LANCKER, J. L. VAN: Molecular mechanisms of liver regeneration. J. biol. Chem. **240**, 1247—1255 (1965). — FERGUSON, F., JR.: Colchicine. I. General pharmacology. J.

Pharmacol. exp. Ther. **106**, 261—270 (1952). — FICQ, A., AIELLO, F., SCARANO, E.: Métabolisme des acides nucléiques dans l'œuf d'oursin en développement. Exp. Cell Res. **29**, 128 (1963). — FISCHMAN, D. A.: An electron microscope study of myofibril formation in embryonic chick skeletal muscle. J. Cell Biol. **32**, 557—575 (1967). — FLICKINGER, R. A., FREEDMAN, M. L., STAMBROOK, P J : Generation times and DNA replication patterns of cells of developing frog embryos. Develop. Biol. **16**, 457—473 (1967). — FRANK, W., ZABEL, S.: Über die Bedeutung von Kälberserum für Kulturen embryonaler Rattenzellen. Exp. Cell Res. **59**, 186—192 (1970). — FRANKEL, J.: Studies on the maintenance of oral development in *Tetrahymena pyriformis* GL-C II. The relationship of protein synthesis to cell division and oral organelle development. J. Cell Biol. **34**, 841—858 (1967). — FRANKFURT, O. S.: Mitotic cycle and cell differentiation in squamous cell carcinomes. Int. J. Cancer **2**, 304—310 (1967). — FREED, J. J., BHISEY, A. N., LEBOWITZ, M. M.: The relation of microtubules and microfilaments to motility of cultured cells. J. Cell Biol. **39**, 46A (1968). — FRIEDKIN, M., WOOD, H.: Utilization of thymidine-$C^{14}$ by bone marrow cells and isolated thymus nuclei. J. biol. Chem. **220**, 639—651 (1956). — FRIEDMAN, D. L., MUELLER, G. C.: Studies on the nature of replicating DNA of HeLa cells. Biochim. biophys. Acta (Amst.) **174**, 253—263 (1969). ~ A nuclear system for DNA replication from synchronized HeLa cells. Biochim. biophys. Acta (Amst.) **161**, 455—468 (1968). — FUJIOKA, M., KOGA, M., LIEBERMAN, I.: Metabolism of ribonucleic acid after partial hepatectomy. J. biol. Chem. **238**, 3401—3406 (1963).

GALL, J. G.: Fine structure of microtubules. J. Cell Biol. **27**, 32A (1965). — GAULDEN, M. E.: DNA synthesis and X-ray effects at different mitotic stages in grasshopper neuroblasts. Genetics **41**, 645 (1956). — GIBBINS, J. R., TILNEY, L. G., PORTER, K. R.: Microtubules in the formation and development of the primary mesenchyme in *Arbacia punctulata*. I. The distribution of microtubules. J. Cell Biol. **41**, 201—226 (1969). — GIBBONS, I. R.: Chemical dissection of cilia. Arch. Biol. (Liège) **76**, 317 (1965). — GIRARD, M., LATHAM, H., PENMAN, S., DARNELL, J. E.: Entrance of newly formed messenger RNA and ribosomes into HeLa cell cytoplasma. J. molec. Biol. **11**, 187—201 (1965). — GIUDICE, G., NOVELLI, G. D.: Effect of actinomycin D on the synthesis of DNA polymerase in hepatectomized rats. Biochem. biophys. Res. Commun. **12**, 383—387 (1963). — GLIŠIN, V. R., GLIŠIN, M. V., DOTY, P.: The nature of messenger RNA in the early stages of sea urchin development. Proc. nat. Acad. Sci. (Wash.) **56**, 285—289 (1966). — GOGOL, E. M., ROSENBERG, E.: Observations on the regulation of DNA biosynthesis. Biochem. biophys. Res. Commun. **14**, 565—570 (1964). — GOLD, M., HELLEINER, C. W.: Deoxyribonucleic acid polymerase in L cells. I. Properties of the enzyme and its activity in synchronized cell cultures. Biochim. biophys. Acta (Amst.) **80**, 193—203 (1964). — GOLDMAN, R. D., REBHUN, L. I.: The structure and some properties of the isolated mitotic apparatus. J. Cell Sci. **4**, 179—209 (1969). — GONATAS, N. K., ROBBINS, E.: The homology of spindle tubules and neuro-tubules in the chick embryo retina. Protoplasma (Wien) **59**, 377—391 (1965). — GOODE, M. D.: Kinetics of microtubule assembly after cold disaggregation of the mitotic apparatus. J. Cell Biol. **35** (2), Part 2, 47A (1967). — GOODMAN, E. M.: A cytological and physiological study of synchronous mitosis in the slime mold *Physarum polycephalum*. Ph.D. dissertation, State Univ. of New York at Buffalo 1067. (Zit. bei H. P. RUSCH 1968.) — GOODWIN, B. C.: An entrainment model for timed enzyme synthesis in bacteria. Nature (Lond.) **209**, 479—481 (1966). — GORMAN, J., TAURO, P., LA BERGE, M., HALVORSON, H. O.: Timing of enzyme synthesis during synchronous division of yeast. Biochem. biophys. Res. Commun. **15**, 43—49 (1964). — GRAHAM, C. F.: The regulation of DNA synthesis and mitosis in multinucleate frog eggs. J. Cell Sci. **1**, 363 (1966). — GRAHAM, C. F., MORGAN, R. W.: Changes in the cell cycle during early amphibian development. Develop. Biol. **14**, 439—460 (1966). — GREEN, P.: Mechanism for plant cellular morphogenesis. Science **138**, 1404—1405 (1962). — GRIMSTONE, A. V., KLUG, A.: Observations on the substructure of flagellar fibres. J. Cell Sci. **1**, 351 (1966). — GROSS, G., COUSINEAU, G. H.: Effects of actinomycin D on macromolecule synthesis and early development in sea urchin eggs. Biochem. biophys. Res. Commun. **10**, 321—326 (1963). — GROSS, P. R., COUSINEAU, G. H.: Synthesis of spindle-assoziated proteins in early cleavage. J. Cell Biol. **19**, 260—265 (1963). ~ Macromolecule synthesis and the influence of actinomycin on early development. Exp. Cell Res. **33**, 368—395 (1964). — GROSS, P. R., FRY, B. J.: Continuity of protein synthesis through cleavage metaphase. Science **153**, 749—751 (1966). — GROSS, P. R., SPINDEL, W.: Heavy water inhibition of cell division: an approach to mechanism. Ann. N.Y. Acad. Sci. **90**, 500—522 (1960). — GUTTES, E., GUTTES, S.: Initiation of mitosis in post-mitotic nuclei of *Physarum polycephalum*. Experientia (Basel) **19**, 13—15 (1963). ~ Mitotic synchrony in the plasmodia of *Physarum polycephalum* and mitotic synchronization by coalescence of microplasmodia. In: D. M. PRESCOTT (ed.), Methods in cell physiology, vol. 1, p. 43—54. New York: Academic Press 1964. ~ Transplantation of nuclei and mitochondria of *Physarum polycephalum* by plasmodial coalescence. Experentia (Basel) **23**, 713—718 (1967). ~ Regulation of DNA replication in the nuclei of the slime mould *Physarum polycephalum*: transplantation of nuclei by plasmodial coalescence.

J. Cell Biol. **37**, 761—772 (1968). — GUTTES, E., GUTTES, S., RUSCH, H. P.: Morphological observations on growth and differentiation of *Physarum polycephalum* grown in pure culture. Develop. Biol. **3**, 588—614 (1961). — GUTTES, E., HANAWALT, P. C., GUTTES, S.: Mitochondrial DNA synthesis and the mitotic cycle in *Physarum polycephalum*. Biochim. biophys. Acta (Amst.) **142**, 181—194 (1967).

HALVORSON, H. O., BOCK, R. M., TAURO, P., EPSTEIN, R., LA BERGE, M.: Periodic enzyme synthesis in synchronous cultures of yeast. In: I. L. CAMERON and G. M. PADILLA, Cell synchrony. Studies in biosynthetic regulation, p. 102. New York and London: Academic Press 1966. — HANAWALT, P. C., MAALØE, O., CUMMINGS, D. J., SCHAECHTER, M.: The normal DNA replication cycle. II. J. molec. Biol. **3**, 156—165 (1961). — HANAWALT, P., WAX, R.: Transcription of a repressed gene: evidence that it requires DNA replication. Science **145**, 1061—1063 (1964). — HANCOCK, R.: Conservation of histones in chromatin during growth and mitosis in vitro. J. molec. Biol. **40**, 457—466 (1969). — HANSEN-DELKESKAMP, E., DUSPIVA, F.: Aktivitätsverlauf der enzymatischen Phosphorylierung von Thymidin während der Entwicklung des Seeigels *Psammechinus miliaris* von der Befruchtung bis zum Zweizeller. Experientia (Basel) **22**, 381—382 (1966). — HANSEN-DELKESKAMP, E., SAUER, H. W., DUSPIVA, F.: Ribonucleinsäuren in der Embryogenese von *Acheta domestica* L. Z. Naturforsch. **22**b, 540—545 (1967). — HARDIN, J. A., EINEM, G. E., LINDLAY, D. T.: Simultaneous synthesis of histone and DNA in synchronously dividing *Tetrahymena pyriformis*. J. Cell Biol. **32**, 709—717 (1967). — HARRINGTON, W. F., JOSEPHS, R.: Self-association reactions among fibrous proteins: The myosin polymer system. Devel. Biol., Suppl. **2**, 21—62 (1968). — HARRIS, P.: Electron microscope study of mitosis in sea urchin blastomeres. J. biophys. biochem. Cytol. **11**, 419—431 (1961). ~ Some structural and functional aspects of the mitotic apparatus in sea urchin embryos. J. Cell Biol. **14**, 475—487 (1962). — HARTMANN, J. F., ZIMMERMAN, A. M.: The isolated mitotic apparatus. Studies on nucleoproteins. Exp. Cell Res. **50**, 403—417 (1958). — HARTMANN, M.: Über experimentelle Unsterblichkeit von Protozoenindividuen. Naturwissenschaften **14**, 433—435 (1926). — HARVEN, E. DE, BERNHARD, W.: Etude au microscope éléctronique de l'ultrastructure du centriole chez les vertébrés. Z. Zellforsch. **45**, 378—398 (1956). — HARVEY, E. B.: The mitotic figure and cleavage plane in the egg of *Parechinus microtuberculatus*, as influenced by centrifugal force. Biol. Bull. **69**, 287—297 (1935). — HERTWIG, R.: Über Korrelation von Zell- und Kerngröße und ihre Bedeutung für die geschlechtliche Differenzierung und die Teilung der Zelle. Biol. Zbl. **23**, 49—62 (1903). — HINEGARDNER, R. T., RAO, B., FELDMAN, D. E.: The DNA synthetic period during early development of the sea urchin egg. Exp. Cell Res. **36**, 53—61 (1964). — HINSHELWOOD, C. N.: The chemical kinetics of the bacterial cell. Oxford 1946. — HJELM, K. K., ZEUTHEN, E.: Synchronous DNA synthesis following heat-synchronized cell division in *Tetrahymena*. Exp. Cell Res. **48**, 231—232 (1967). — HOAGLAND, M. B., SCORNIK, O. A., PFEFFERKORN, L. C.: Aspects of control of protein synthesis in normal and regenerating rat liver. II. A microsomal inhibitor of amino acid incorporation whose action is antagonized by guanosine triphosphate. Proc. nat. Acad. Sci. (Wash.) **51**, 1184—1191 (1964). — HOLTER, H.: Technique of the Cartesian Diver. C.R. Lab. Carlsberg., Ser. chim. **24**, No 18, 399—478 (1943). — HOLTZER, R. L., ODA, A., CHIGA, M.: Effect of actinomycin D on deoxycytidylate deaminase activity of rat liver after partial hepatectomy. Lab. Invest. **13**, 1514 (1964). — HOTTA, Y., STERN, H.: Molecular facts of mitotic regulation. I. Synthesis of thymidine kinase. Proc. nat. Acad. Sci. (Wash.) **49**, 648—654 (1963). — HOUSSAIS, J.-F., ATTARDI, G.: High molecular weight nonribosomal-type nuclear RNA and cytoplasmic messenger RNA in HeLa cells. Proc. nat. Acad. Sci. (Wash.) **56**, 616—623 (1966). — HOWARD, A., PELC, S. R.: Synthesis of deoxyribonucleic acid in normal and irradiated cells and its relation to chromosome breakage. (In Symposium on Chromosome Breakage.) Heredity **6**, Suppl., 261 (1953). — HOWARD, F. L.: Nuclear division in plasmodia of *Physarum*. Ann. Bot. **46**, 461—477 (1932).

IKKAI, T., OOI, T., NOGUCHI, H.: Actin: volume change on transformation of G-form to F-form. Science **152**, 1756—1757 (1966). — INOUÉ, S.: Effect of temperature on the birefringence of mitotic spindle. Biol. Bull. **103**, 316 (1952). ~ The effect of colchicine on the microscopic and submicroscopic structure of the mitotic spindle. Exp. Cell Res. **2**, Suppl. 2, 305—318 (1952). ~ Organization and function of the mitotic spindle. In: Primitive motile systems in cell biology, ed. by R. D. ALLEN and N. KAMYA, p. 549. New York: Academic Press 1964. — INOUÉ, S., HYDE, W. L.: Studies on depolarization of light at microscope lens surfaces. II. The simultaneous realization of high resolution and high sensitivity with the polarizing microscope. J. biophys. biochem. Cytol. **3**, 831—838 (1957). — ITERSON, W. VAN, HOENIGER, J. F. M., NIJMAN VAN ZANTEN, E.: A "microtubule" in a bacterium. J. Cell Biol. **32**, 1—10 (1967). — IVES, D. H., MORSE, P. A., JR., POTTER, V. R.: Feedback inhibition of thymidine kinase by thymidine triphosphate. J. biol. Chem. **238**, 1467—1474 (1963).

JACOB, F., BRENNER, S.: Sur la régulation de la synthèse du DNA chez les bactéries: l'hypothèse du réplicon. C.R. Acad. Sci. (Paris) **256**, 298—300 (1963). — JOHNSON, H. A., ROMAN, J. M. V.: Compensatory renal enlargement, hypertrophy versus hyperplasia. Amer.

J. Path. **49**, 1—13 (1966). — JOHNSON, R. A., SCHMIDT, R. R.: Enzymic control of nucleic acid synthesis during synchronous growth of *Chlorella pyrenoidosa.* I. Deoxythymidine monophosphate kinase. Biochim. biophys. Acta (Amst.) **129**, 140—144 (1966). — JUNG, C., ROTHSTEIN, A.: Cation metabolism in relation to cell size in synchronously grown tissue culture cell. J. gen. Physiol. **50**, 917 (1967).

KAJIWARA, K., MUELLER, G. C.: Molecular events in the reproduction of animal cells. III. Fractional synthesis of deoxyribonucleic acid with 5-bromodeoxyuridine and its effect on cloning efficiency. Biochim. biophys. Acta (Amst.) **91**, 486—493 (1964). — KANE, R. E.: The mitotic apparatus: Isolation by controlled pH. J. Cell Biol. **12**, 47—55 (1962). ~ The mitotic apparatus. Fine structure of the isolated unit. J. Cell Biol. **15**, 279—287 (1962). ~ The mitotic apparatus. Physical-chemical factors controlling stability. J. Cell Biol. **25** (1), Part 2, 137—144 (1965). ~ The mitotic apparatus. Identification of the major soluble component of the glycol-isolated mitotic apparatus. J. Cell Biol. **32**, 243—253 (1967). — KANE, R. E., FORER, A.: The mitotic apparatus. Structural changes after isolation. J. Cell Biol. **25** (3) Part 2, 31—39 (1965).— KANE, R. E., HERSH, R. T.: The isolation and preliminary characterization of a major soluble protein of the sea urchin egg. Exp. Cell Res. **16**, 59—69 (1959). — KAWAMURA, N., DAN, K.: A cytochemical study of the sulfhydryl groups of sea urchin eggs during the first cleavage. J. biophys. biochem. Cytol. **4**, 615—619 (1958). — KERRIDGE, D.: Effect of inhibitors on the formation of flagella by Salmonella thyphimurium. J. gen. Microbiol. **33**, 519 (1960). — KESSLER, D.: Nucleic acid synthesis during and after mitosis in the slime mold, *Physarum polycephalum* Exp. Cell Res. **45**, 676—680 (1967). — KEYL, H.-G.: Lokale DNS-Replikation in Riesenchromosomen. 3. wiss. Konferenz Dtsch. Naturf. u. Ärzte, Semmering 1965. Berlin-Heidelberg-New York: Springer 1966. — KEYL, H.-G., PELLING, C.: Differentielle DNS-Replikation in den Speicheldrüsen-Chromosomen von Chironomus thummi. Chromosoma (Berl.) **14**, 347—359 (1963). — KIDWELL, W. R., MUELLER, G. C.: The synthesis and assembly of DNA subunits in isolated HeLa cell nuclei. Biochem. biophys.. Res. Commun. **36**, 756—763 (1969). — KIEFER, B., SAKAI, H., SOLARI, A. J., MAZIA, D.: The molecular unit of the microtubules of the mitotic apparatus. J. molec. Biol. **20**, 75—79 (1966). — KIEFER, G., KIEFER, R.: Die Bedeutung der RNS-Synthese für die Zellteilung. Verh. Dtsch. Zool. Ges., Innsbruck 1968. Zool. Anzeiger **32**, Suppl. 188 (1969). — KIM, J. H., GELBARD, A. S., PEREZ, A. G., EIDINOFF, M. L.: Effect of 5-bromodeoxyuridine on nucleic acid and protein synthesis and viability in HeLa cells. Biochim. biophys. Acta (Amst.) **134**, 388—394 (1967). — KIM, J. H., KIM, S. H., EIDINOFF, M. L.: Cell viability and nucleic acid metabolism after exposure of HeLa cells to excess thymidine and deoxyadenosine. Biochem. Pharmacol. **14**, 1821 (1965). — KIMBALL, R. F., BARKA, T.: Quantitative cytochemical studies on Paramecium aurelia. II. Feulgen microspectrophotometry of the macronucleus during exponential growth. Exp. Cell Res. **17**, 173—182 (1959). — KIMBALL, R. F., CASPERSSON, T. O., SVENSSON, G., CARLSON, L.: Quantitative cytochemical studies on Paramecium aurelia. I. Growth in total dry weight measured by the scanning interference microscope and X-ray absorption methods. Exp. Cell Res. **17**, 160—172 (1959). — KIMBALL, R. F., PERDUE, S. W.: Quantitative cytochemical studies on Paramecium aurelia. V. Autoradiographic studies on nucleic acid syntheses. Exp. Cell Res. **27**, 405—415 (1962). — KINOSHITA, S.: Periodical release of heparin-like polysaccharide within cytoplasma during cleavage of sea urchin eggs. Exp. Cell Res. **56**, 39—43 (1969). — KISHIMOTO, S., LIEBERMAN, I.: Synthesis of RNA and protein required for the mitosis of mammalian cells. Exp. Cell Res. **36**, 92—101 (1964). — KISSEL, P., DUPREZ, A., BESSOT, M., SCHMITT, J., DOLLANDER, A.: Autoradiography in vivo of human cancers. Nature (Lond.) **210**, 274—276 (1966). — KIT, S., DUBBS, D. R.: Acquisition of thymidine kinase activity by herpes simplex infected mouse fibroblast cells. Biochem. biophys. Res. Commun. **11**, 55—59 (1963). — KIT, S., DUBBS, D. R., PIEKARSKI, L. J.: Inhibitory effects of puromycin and fluorophenylalanine on induction of thymidine kinase by vaccinia infected L-cells. Biochem. biophys. Res. Commun. **11**, 176—181 (1963). — KIT, S., DUBBS, D. R., PIEKARSKI, L. J., TORRES, R. A. DE, MILNICK, J. L.: Acquisition of enzyme function by mouse kidney cells abortively infected with papovavirus SV 40. Proc. nat. Acad. Sci. (Wash.) **56**, 463—470 (1966). — KOCH, J., STOCKSTAD, E. L.: Incorporation of ($^3$H) thymidine into nuclear and mitochondrial DNA in synchronized mammalian cells. Europ. J. Biochem. **3**, 1—6 (1967). — KÖFFLER, H.: Formation of flagella-like filaments by self-assembly of flagellin molecules. Proc. roy. micr. Soc. **166**, 68 (1966). — KOLODNY, G. M., ROSLANSKY, J. D.: Optical rotatory dispersion of mitotic apparatus isolated from dividing eggs of *Strongylocentrotus drobachiensis.* J. molec. Biol. **15**, 381—384 (1966). — KOMINZ, D. R., HOUGH, A., SYMONDS, P., LAKI, K.: The amino acid composition of actin, myosin, tropomyosin and the meromyosins. Arch. Biochem. **50**, 148—159 (1954). — KORNBERG, A.: Biologic synthesis of deoxyribonucleic acid. Science **131**, 1503 bis 1508 (1960). ~ Enzymatic synthesis of DNA. New York: J. Wiley & Sons 1962. ~ Active center of DNA polymerase. Science **163**, 1410—1418 (1969). — KRISHAN, A., BUCK, R. C.: Structure of the mitotic spindle in L strain fibroblasts. J. Cell Biol. **24**, 433—444 (1965). — KUEMPEL, P. L., MASTERS, M., PARDEE, A. B.: Bursts of enzyme synthesis in the bacterial duplications cycle. Biochem. biophys. Res. Commun. **18**, 858—867 (1965). — KUYPER, C. M. A., SMITS, L. A., PIECK, A. C. M.: The life cycle of a strain of liver cells cultured in vitro. Exp. Cell Res. **26**, 217—219 (1962).

LAMERTON, L. F., FRY, R. J. M.: Cell proliferation. Oxford: Blackwell Sci. Publ. 1963. — LARK, K. G.: Studies on the mechanism regulating periodic DNA synthesis in synchronized cultures of Alcaligenes fecalis. Biochim. biophys. (Amst.) Acta **45**, 121—132 (1960). ~ Cellular control of DNA biosynthesis. In: J. H. TAYLOR, Molecular genetics. New York and London: Academic Press 1963. — LAYDE, J. P., BASERGA, R.: The effect of nitrogen mustard on the life cycle of Ehrlich ascites tumor cells in vivo. Brit. J. Cancer **18**, 150—158 (1964). — LEBEDEVA, G., ZAVARZIN, A.: Differential sensitivity of some phases of the mitotic cycle to temperature effects in two types of cell populations by day-old rats. Nature (Lond.) **214**, 110—111 (1967). — LEDBETTER, M. C.: The disposition of microtubules in plant cells during interphase and mitosis. In: Formation and fate of cell organelles (K. B. WARREN, ed.). New York and London: Academic Press 1967. — LEDBETTER, M. C., PORTER, K. K.: A "microtubule" in plant cell fine structure. J. Cell Biol. **19**, 239—250 (1963). ~ Morphology of microtubules of plant cells. Science **144**, 872—874 (1964). — LEHMANN, I. R., BESSMAN, M. J., SIMMS, E. S., KORNBERG, A.: Enzymatic synthesis of deoxyribonucleic acid. I. Preparation of substrates and partial purification of an enzyme from Escherichia coli. J. biol. Chem. **233**, 163—170 (1958). — LIEBERMAN, I., ABRAMS, R., HUNT, N., OVE, P.: Levels of enzyme activity and deoxyribonucleic acid synthesis in mammalian cells cultured from the animal. J. biol. Chem. **238**, 3955—3962 (1963a). — LIEBERMAN, I., ABRAMS, R., OVE, P.: Changes in the metabolism of ribonucleic acid preceding the synthesis of deoxyribonucleic acid in mammalian cells cultured from the animal. J. biol. Chem. **238**, 2141—2149 (1963b). — LIMA DE FARIA, A., JAWORSKA, H.: Late DNA synthesis in heterochromatin. Nature (Lond.) **217**, 138—142 (1968). — LINDEGREN, C., LINDEGREN, G., SHULT, E., HWANG, Y. C.: Centromeres, sites of affinity and gene loci on the chromosomes of Saccharomyces. Nature (Lond.) **194**, 260—265 (1962). — LINDERSTRÖM-LANG, K.: On the theory of the Cartesian diver micro respirometer. C.R. Lab. Carlsberg, Sér. chim. **24**, No. 17, 333—398 (1943). — LINDSTRÖM, B.: X-ray microscopy and microradiography. New York: Academic Press 1957. — LITTLEFIELD, J. W.: The periodic synthesis of thymidine kinase in mouse fibroblasts. Biochim. biophys. Acta (Amst.) **114**, 398—403 (1966). — LITTLEFIELD, J. W., MCGOVERN, A. P., MARGESON, K. B.: Changes in the distribution of polymerase activity during DNA synthesis in mouse fibroblasts. Proc. nat. Acad. Sci. (Wash.) **49**, 102—107 (1963). — LOCKWOOD, D. H., VOYTOVICH, A. E., STOCKDALE, F. E., TOPPER, Y. J.: Insulin-dependent DNA synthesis in mammary epithelial cells in vitro. Proc. nat. Acad. Sci. (Wash.) **58**, 658—664 (1967). — LU, B. D.: Meiosis in *Coprinus lagopus:* A comparative study with light and electron microscopy. J. Cell Sci. **2**, 529—536 (1967).

MAALØE, O., HANAWALT, P.: Thymidine deficiency and the normal DNA replication cycle. I. J. molec. Biol. **3**, 144—155 (1961). — MAALØE, O., KJELDGAARD, N. O.: Control of macromolecular synthesis: A study of DNA, RNA and protein synthesis in bacteria. New York: Benjamin 1966. — MAGGIO, R., VITORELLI, M. L., RINALDI, A. M., MONROY, A.: In vitro incorporation of amino acids into proteins stimulated by RNA from unfertilized sea urchin eggs. Biophys. biochem. Res. Commun. **15**, 436—441 (1964). — MAJUMDAR, C., TSUKADA, K., LIEBERMAN, I.: Liver protein synthesis after partial hepatectomy and acute stress. J. biol. Chem. **242**, 700—704 (1967). — MALEC, J., KORNACKA, L., WOJNAROWSKA, M.: Protein and nucleic acid synthesis in isolated leucocytic nuclei and some evidence for the production of an antibacterial protein. Exp. Cell Res. **34**, 188—191 (1964). — MALEY, G. F., LORENSON, M. G., MALEY, F.: Inhibitors of protein synthesis: Effect on the levels of deoxycytidylate deaminase, thymidylate synthetase, and thymidine kinase in regenerating rat liver. Biochem. biophys. Res. Commun. **18**, 364—370 (1965). — MALEY, F., MALEY, G. F.: Nucleotide interconversions. II. Elevation of deoxycytidylate deaminase and thymidylate synthese in regenerating rat liver. J. biol. Chem. **235**, 2968—2970 (1960). ~ On the nature of a sparing effect by thymidine on the utilization of deoxycytidine. Biochemistry **1**, 847—851 (1962). — MALKIN, L. I., MANGAN, J., GROSS, F. R.: A crystalline protein of high molecular weight from cytoplasmic granules in sea urchin eggs and embryos. Develop. Biol. **12**, 520—542 (1965). — MANO, Y.: Role of a trypsinelike protease in "informosomes" in a trigger mechanism of activation of protein synthesis by fertilization in sea urchin eggs. Biochem. biophys. Res. Commun. **25**, 216—221 (1966). — MARSLAND, D. A., ZIMMERMANN, A. M.: Structural stabilisation of the mitotic apparatus by heavy water in the cleaving eggs of *Arbacia punctulata.* Exp. Cell Res. **38**, 306—313 (1965). — MASTERS, M., DONACHIE, W. D.: Repression and the control of cyclic enzyme synthesis. Nature (Lond.) **209**, 476—479 (1966). — MASTERS, M., KUEMPEL, P. L., PARDEE, A. B.: Enzyme synthesis in synchronous cultures of bacteria. Biochem. biophys. Res. Commun. **15**, 38—42 (1964). — MAZIA, D.: The organization of the mitotic apparatus. Symp. Soc. exp. Biol. **9**, 335—357 (1955). ~ Some problems in the chemistry of mitosis. In: W. D. MCELROY and B. GLASS (ed.), The chemical basis of heredity, p. 1969. Baltimore,

Maryland: J. Hopkins Press 1957. ~ SH compounds in mitosis. I. The action of mercaptoethanol on the eggs of the sand dollar, *Dendraster excentricus*. Exp. Cell Res. **14**, 486—494 (1958). ~ Mitosis and the physiology of cell division. In: J. BRACHET and A. E. MIRSKY, The cell, biochemistry, physiology, morphology, vol. 3, p. 77—412. New York and London: Academic Press 1961. ~ Fibrillar structure in the mitotic apparatus. In: Formation and fate of cell organelles (K. B. WARREN, ed.). New York and London: Academic Press 1967. ~ Molecular units of the mitotic apparatus and the government of mitosis. In press. — MAZIA, D., CHAFFEE, R. R., IVERSON, R. M.: Adenosine triphosphatase in the mitotic apparatus. Proc. nat. Acad. Sci. (Wash.) **47**, 788—790 (1961). — MAZIA, D., DAN, K.: The isolation and biochemical characterization of the mitotic apparatus of dividing cells. Proc. nat. Acad. Sci. (Wash.) **38**, 826—838 (1952). — MAZIA, D., HINEGARDNER, R. T.: Enzymes of DNA synthesis in nuclei of sea urchin embryos. Proc. nat. Acad. Sci. (Wash.) **50**, 148—156 (1963). — MAZIA, D., MITCHISON, J. M., MEDINA, H., HARRIS, P.: The direct isolation of the mitotic apparatus. J. biophys. biochem. Cytol. **10**, 467—474 (1961). — MAZIA, D., ROSLANSKY, J. D.: The quantitative relations between total cell proteins and the proteins of the mitotic apparatus. Protoplasma (Wien) **46**, 528—534 (1956). — MAZIA, D., ZIMMERMAN, A. M.: SH compounds in mitosis. II. The effect of mercaptoethanol on the structure of the mitotic apparatus in sea urchin eggs. Exp. Cell Res. **15**, 138—153 (1958). — MCGRATH, R. A., WILLIAMS, R. W.: Interruptions in single strands of the DNA in slime mold and other organisms. Biophys. J. **7**, 309—317 (1967). — MCGRATH, R. A., WILLIAMS, R. W., SETLOW, R. B.: Increased $^3$H-thymidine incorporation into DNA of irradiated slime mold. Int. J. Radiat. Biol. 8, 373—380 (1964). — MCINTOSH, J. R., PORTER, K. R.: Microtubules in the spermatids of the domestic fowl. J. Cell Biol. **35**, 153—173 (1967). — MECHELKE, F.: Spezielle Funktionszustände des genetischen Materials. In: Funktionelle und morphologische Organisation der Zelle, S. 15. Berlin-Göttingen-Heidelberg: Springer 1963. — MIKI T.: The ATPase activity of the mitotic apparatus of the sea urchin egg. Exp. Cell Res. **29**, 92—101 (1963). — MIKI-NOUMURA, T.: Isolation of fine filaments from the mitotic apparatus of the sea urchin eggs. Embryologia (Nagoya) **9**, 98 (1965). — MITSCHISON, J. M.: The growth of single cells. I. Schizosaccharomyces pombe. Exp. Cell Res. **13**, 244—262 (1957). ~ The growth of single cells. II. Saccharomyces cerevisiae. Exp. Cell Res. **15**, 214—221 (1958). ~ The growth of single cells. III. Streptococcus faecalis. Exp. Cell Res. **22**, 208—225 (1961). — MITCHISON, J. M., CUMMINS, J. E.: Changes in the acid soluble pool during the cell cycles of Schizosaccharomyces. Exp. Cell Res. **35** 394—401 (1963). — MITCHISON, J. M., SWANN, M. M.: Measurements on sea urchin eggs with an interference microscope. Quart. J. micr. Sci. **94**, 381—389 (1953). — MITTERMAYER, C., BOSSELMANN, R., BREMERSKOV, A. V.: Initiation of DNA-synthesis in a system of synchronized L-cells. Rhythmicity of thymidine kinase activity. Europ. J. Biochem. **4**, 487—489 (1968). — MITTERMAYER, C., BRAUN, R., CHAYKA, T. G., RUSCH, H. P.: Polysome patterns and protein synthesis during mitotic cycle of *Physarum polycephalum*. Nature (Lond.) **210**, 1133—1137 (1966). — MITTERMAYER, C., BRAUN, R., RUSCH, H. P.: RNA-synthesis in the mitotic cycle of *Physarum polycephalum*. Biochim. biophys. Acta (Amst.) **91**, 399—405 (1964). ~ The effect of actinomycin D on the timing of mitosis in *Physarum polycephalum*. Exp. Cell Res. **38**, 33—41 (1965). ~ Ribonucleic acid synthesis *in vitro* in nuclei isolated from the synchronously dividing *Physarum polycephalum*. Biochim. biophys. Acta (Amst.) **114**, 536—546 (1966). — MITTERMAYER, C., KADEN, P., SANDRITTER, W.: Untersuchungen an teilungssynchronen L-Zellen. I. Optimale Wachstumsbedingungen und Charakterisierung des synchronen Zellsystems. Histochemie **12**, 67—74 (1968a). — MITTERMAYER, C., KADEN, P., TROMMERSHAUSER, U., SANDRITTER, W.: Initiation of DNA synthesis in a system of synchronized L-cells: Effect of actinomycin D. Histochemie **14** 113—122 (1968c). — MITTERMAYER, C., LEDERER, B., KADEN, P., SANDRITTER, W.: Untersuchungen an teilungssynchronen L-Zellen. II. DNS-Synthese. Histochemie **12**, 75—82 (1968b). — MOHBERG, J., RUSCH, H. P.: Isolation of nuclei and histones from the plasmodium of *Physarum polycephalum*. J. Cell Biol. **23**, 61A (1964). ~ Large-scale production of *Physarum polycephalum* plasmodia. J. Cell Biol. **35**, 96A (1967). — MONROY, A., MAGGIO R. RINALDI A. M.: Experimentally induced activation of the ribosomes of the unfertilized sea urchin egg. Proc. nat. Acad. Sci. (Wash.) **54**, 107—111 (1965). — MÜLLER, I., BRUNN, B.: Zellvolumen und Trockengewicht von homo- und heterozygoten Stämmen von Saccharomyces cerevisiae im Verlauf des Wachstums und unter verschiedenen Bedingungen. Arch. Mikrobiol. **64**, 327—337 (1969). — MUELLER, G. C., KAJIWARA, K.: Early- and late-replicating deoxyribonucleic acid complexes in HeLa nuclei. Biochim. biophys. Acta (Amst.) **114**, 108-115 (1966). ~ Actinomycin D and p-fluorophenylalanine, inhibitors of nuclear replication in HeLa cells. Biochim. biophys. Acta (Amst.) **119**, 557—565 (1966). — MUELLER, G. C., KAJIWARA, K., STUBBLEFIELD, E., RUECKERT, R. R.: Molecular events in the reproduction of animal cells. I. The effect of puromycin on the duplication of DNA. Cancer Res. **22**, 1084 bis 1090 (1962). — MURRAY, R. G., MURRAY, A. S., PIZZO, A.: The fine structure of mitosis in rat thymic lymphocytes. J. Cell Biol. **26**, 601—619 (1965).

NACHTWEY, D. S., CAMERON, I. L.: Cell cycle analysis. In: Methods in cell physiology, vol. III, p. 213—259. New York-London: Acad. Press 1968. — NAGAI, R., REBHUN, L. I.: Cytoplasmic microfilaments in streaming Nitella cells. J. Ultrastruct. Res. **14**, 571—589 (1966). — NAGANO, H., MANO, Y.: Thymidine kinase, thymidylate kinase and [$^{32}$Pi]- and [$^{14}$C]-thymidine incorporation into DNA during early embryogenesis of the sea urchin. Biochim. biophys. Acta (Amst.) **157**, 546—557 (1968). — NÉMEC, B.: Über Struktur und Aggregatzustand des Zellkerns. Protoplasma (Wien) **7**, 423—443 (1929). — NEMER, M.: Characteristics of the utilization of nucleosides by embryos of *Paracentrotus lividus*. J. biol. Chem. **237**, 143—149 (1962). — NEWCOMB, E. H., BONNETT, H. T., JR.: Cytoplasmic microtubule and wall microfibril orientation in root hairs of radish. J. Cell Biol. **27**, 575—589 (1965). — NYGAARD, O. F., GUTTES, S.: Effects on ionizing radiation on a slime mould with synchronous mitosis. Int. J. Radiat. Biol. **5**, 33—44 (1962). — NYGAARD, O. F., GUTTES, S., RUSCH, H. P.: Nucleic acid metabolism in a slime mold with synchronous mitosis. Biochim. biophys. Acta (Amst.) **38**, 298—306 (1960).

OKAMOTO, T., TAKANAMI, M.: Interaction of ribosomes and natural polyribonucleotides. Biochim. biophys. Acta (Amst.) **76**, 266—274 (1963). — OKAZAKI, K., HOLTZER, H.: Aspects of myogenesis in vitro. J. Cell Biol. **27**, 75A (1965).

PALAY, S. L., SOTELO, C., PETERS, A., ORCAND, P. M.: The axon hillock and the initial segment. J. Cell Biol. **38**, 193—201 (1968). — PALME, G., LISS, E., WIEBEL, F.: Autoradiographische Untersuchungen über den Einfluß alkylierender Zytostatika auf den Generationscyclus normaler Wechselgewebe und Ascitestumorzellen. Nucl. Med. (Amst.), Suppl. **3**, 39 (1965). — PARSONS, J.: The division of mitochondrial "DNA" in *Tetrahymena pyriformis*. J. Cell Biol. **23**, 70A (1964). ~ Mitochondrial incorporation of tritiated thymidine in *Tetrahymena pyriformis*. J. Cell Biol. **25**, 641—646 (1965). — PARSONS, J., DICKSON, R.: Isolation of mitochondrial DNA from Tetrahymena pyriformis. J. Cell Biol. **27**, 77A (1965). — PARSONS, J. A., RUSTAD, R. C.: The distribution of DNA among dividing mitochondria of Tetrahymena pyriformis. J. Cell Biol. **37**, 683—693 (1968). — PAUL, J., GILMOUR, R. S.: Template activity of DNA is restricted in chromatin. J. molec. Biol. **16**, 242—244 (1966). ~ Organ-specific restriction of transcription in mammalian chromatin. J. molec. Biol. **34**, 305—316 (1968). — PAUL, J., HUNTER, J. A.: DNA synthesis is essential for increased haemoglobin synthesis in response to erythropoietin. Nature (Lond.) **219**, 1362—1363 (1968). ~ Synthesis of macromolecules during induction of haemoglobin synthesis by erythropoietin. J. molec. Biol. **42**, 31—41 (1969). — PEASE, D. C.: The ultrastructure of flagellar fibrils. J. Cell Biol. **18**, 313—326 (1963). — PEHLEMANN, F. W.: Die amitotische Zellteilung. Eine elektronenmikroskopische Untersuchung an Interrenalzellen von Rana temporaria L. Z. Zellforsch. **84**, 516—548 (1968). — PERRY, R. P.: The cellular sites of synthesis of ribosomal and 4s RNA. Proc. nat. Acad. Sci. (Wash.) **48**, 2179—2186 (1962). — PETERMAN, M. I.: Physical and chemical properties of ribosomes, p. 82. New York: Amer. Elsevier Publ. Co. Inc. 1965. — PETERS, A., VOUGHN, J. E.: Microtubules and filaments in the axon and astrocytes of early postnatal rat optic nerves. J. Cell Biol. **32**, 113—119 (1967). — PFEIFFER, H. H.: New experiments on fundamental structures in cytoplasmic systems. Pubbl. Staz. Zool. Napoli **23**, 147—157 (1952). — PFEIFFER, S. E.: RNA synthesis in synchronously growing populations of HeLa S 3 cells. II. Rate of synthesis of individual RNA fractions. J. Cell Physiol. **71**, 95 (1968). — PFEIFFER, S. E., TOLMACH, L. J.: Selecting synchronous populations of mammalian cells. Nature (Lond.) **213**, 139—142 (1967). ~ RNA synthesis in synchronously growing populations of HeLa S 3 cells. I. Rate of total RNA synthesis and its relationship to DNA synthesis. J. Cell Physiol. **71**, 77 (1968). — PILGRIM, C., MAURER, W.: Autoradiographische Bestimmung der DNS-Verdopplungszeit verschiedener Zellarten von Maus und Ratte bei Doppelmarkierung mit H-3- und C-14-Thymidin. Naturwissenschaften **49**, 544—545 (1962). ~ Autoradiographische Untersuchung über die Konstanz der DNS-Verdopplungsdauer bei Zellarten von Maus und Ratte durch Doppelmarkierung mit $^{3}$H- und $^{14}$C-Thymidin. Exp. Cell Res. **37**, 183—199 (1965). — PLAUT, W.: On the replicative organization of DNA in the polytene chromosome of Drosophila melanogaster. J. molec. Biol. **7**, 632—635 (1963). — PLAUT, W., NASH, D., FANNING, T.: Ordered replication of DNA in polytene chromosomes of Drosophila melanogaster. J. molec. Biol. **16**, 85—93 (1966). — POPOFF, M.: Experimentelle Zellstudien, 1—3. Arch. Zellforsch. **1**, **3**, **4**, 1908—1909. — PRENSKY, W., SMITH, H. H.: Incorporation of $^{3}$H-arginine in chromosomes of Vicia faba. Exp. Cell Res. **34**, 525—532 (1964). — PRESCOTT, D. M.: Relation between cell growth and cell division. I. Reduced weight, cell volume, protein content, and nuclear volume of Amoeba proteus from division to division. Exp. Cell Res. **9**, 328—337 (1955). ~ Relations between cell growth and cell division. II. The effect of cell size and cell growth rate and generation time in Amoeba proteus. Exp. Cell Res. **11**, 86—94 (1956). ~ III. Changes in nuclear volume and growth rate and prevention of cell division in Amoeba proteus resulting from cytoplasmic amputations. Exp. Cell Res. **11**, 94—98 (1956). ~ Microtechniques in amoeba studies. Ann. N.Y. Acad. Sci. **78**, 655 (1959). ~ Nuclear synthesis of cytoplasmic ribonucleic acid in Amoeba proteus. J. biophys. Biochem. Cytol. **6**, 203—206 (1959). ~ Relation between cell growth and cell division. IV. The synthesis of DNA, RNA and protein from division to division in *Tetrahymena*. Exp. Cell Res. **19**, 228—238 (1960). ~ The nuclear dependence of RNA synthesis in Acanthamoeba sp. Exp. Cell Res. **19**, 29—34 (1960). ~ The growth-duplication cycle of the cell. In: G. H. Bourne and J. F. Danielli, Internat. Rev. Cytology, vol. **11**, p. 255ff. New York-London: Academic Press 1961. ~ The synthesis of total macromolecular protein, histon, and DNA during the cell cycle in Euplotes eurystomus. J. Cell Biol. **31**, 1—9 (1966). — Prescott, D. M., Bender, M. A.: Synthesis of RNA and protein during mitosis in mammalian tissue culture cells. Exp. Cell Res. **26**, 260—268 (1962). ~ Synthesis and behavior of nuclear proteins during the cell life cycle. J. cell. comp. Physiol. **62**, Suppl. 3, 175—194 (1963). — Prescott, D. M., Goldstein, L.: Nuclear-cytoplasmic interaction in DNA synthesis. Science **155**, 469—470 (1967). — Prescott, D. M., Kimball, R. F.: Relation between RNA, DNA and protein synthesis in the replicating nucleus of Euplotes. Proc. nat. Acad. Sci. (Wash.) **47**, 686—693 (1961).

Quastler, H., Sherman, F. G.: Cell population kinetics in the intestinal epithelium of the mouse. Exp. Cell Res. **17**, 420—438 (1959).

Randall, J., Disbrey, C.: Evidence for the presence of DNA at basal body sites in *Tetrahymena pyriformis*. Proc. roy. Soc. **162**, 473—491 (1965). — Rapkine, L.: Sur les processus chimiques au cours de la division cellulaire. Ann. Physiol. Physicochim. biol. **7**, 382—418 (1931). — Rebhun, L. I.: Saltatory particle movements in cells. In: Primitive motile systems in cell biology (R. D. Allen and N. Kamiya, ed.), p. 503—525. New York: Academic Press 1964. ~ Structural aspects of saltatory particle movement. J. gen. Physiol. **50** (2), 223 (1967). — Rebhun, L. I., Sander, G.: Ultrastructure and birefringence of the isolated mitotic apparatus of marine eggs. J. Cell Biol. **34**, 859—883 (1967). — Rees, K. R., Rowland, G. F.: The metabolism of isolated rat-liver nuclei. Biochem. J. **78**, 89—95 (1961). — Reichard, P., Canellakis, Z. N., Canellakis, E. S.: Studies on a possible regulatory mechanism for the biosynthesis of deoxyribonucleic acid. J. biol. Chem. **236**, 2514—2519 (1961). — Renaud, F. L., Rowe, A. J., Gibbons, I. R.: Some properties of the protein forming the outer fibers of cilia. J. Cell Biol. **36**, 79—90 (1968). — Rendi, R.: In vitro incorporation of labeled amino acids into nuclei isolated from rat liver. Exp. Cell Res. **19**, 489—498 (1960). — Rho, J. H., Chipchase, M. I.: Incorporation of tritiated cytidine into ribonucleic acid by isolated pea nuclei. J. Cell Biol. **14**, 183—192 (1962). — Robbins, E., Gonatas, N. K.: The ultrastructure of a mammalian cell during the mitotic cycle. J. Cell Biol. **21**, 429—463 (1964). ~ Histochemical and ultrastructural studies on HeLa cell cultures exposed to spindle inhibitors with special reference to the interphase cell. J. Histochem. Cytochem. **12**, 704—711 (1964). — Robbins, E., Jentsch, G., Micali, A.: The centriole cycle in synchronized HeLa cells. J. Cell Biol. **36**, 329—339 (1968). — Robbins, E., Marcus, Ph. I.: Mitotically synchronized mammalian cells: a simple method for obtaining large populations. Science **144**, 1152—1153 (1964). — Robbins, E., Scharff, M.: Macromolecular synthesis in metaphase arrested cells. Fed. Proc. **24**, 445 (1965). — Rolfe, R.: Changes in the physical state of DNA during the replication cycle. Proc. nat. Acad. Sci. (Wash.) **49**, 386—392 (1963). — Rosenbaum, J. L., Carlson, K.: Cilia regeneration in Tetrahymena and its inhibition by Colchicine. J. Cell Biol. **40**, 415—425 (1969). — Rosenbaum, J. L., Child, F. M.: Flagellar regeneration in protozoan flagellates. J. Cell Biol. **34**, 345—364 (1967). — Rosenbaum, J. L., Child, Fr. M.: Colchicine inhibition of regeneration of cilia in Tetrahymena. J. Cell Biol. **35** (2), Part 2 (Abstr.), 117A (1967). — Rosenbaum, J. L., Moulder, J. E., Ringo, D. L.: Flagellar elongation and shortening in Chlamydomonas. The use of cycloheximide and colchicine to study the synthesis and assembly of flagellar proteins. J. Cell Biol. **41**, 600—619 (1969). — Rosenberg, B. H., Cavalieri, L. F.: Template deoxyribonucleic acid and the control of replication. Nature (Lond.) **206**, 999—1001 (1965). — Roth, L. E.: Electronmicroscopy of mitosis in ameba. III. Cold and urea treatments: a basis for tests of direct effects of mitotic inhibitors on microtubule formation. J. Cell Biol. **34**, 47—59 (1967). — Roth, L. E., Daniels, E. W.: Electron microscopic studies of mitosis in Amebae. II. The giant ameba, Pelomyxa carolinensis. J. Cell Biol. **12**, 57—78 (1962). — Roth, L. E., Wilson, H. J., Chakroboity, J.: Anaphase structure in mitotic cells typified by spindle elongation. J. Ultrastruct. Res. **14**, 460—483 (1966). — Rozijn, T. H., Tonino, G. J. M., Bilt, Frens v. d., Bloemers, E. M. B., Koningsberger, V. V.: DNA-dependent RNA synthesis in isolated nuclei from Saccharomyces carlsbergensis. Biochim. biophys. Acta (Amst.) **80**, 675—677 (1964). — Rudner, R., Prokop-Schneider, B., Chargaff, E.: Rhythmic alternations in the rate of synthesis and the composition of rapidly labelled ribonucleic acid during the synchronous growth of bacteria. Nature (Lond.) **203**, 479—483 (1964). — Rueckert, R. R., Mueller, G. C.: Studies on unbalanced growth in tissue culture. I. Induction and consequences of thymidine deficiency. Cancer Res. **20**, 1584—1591 (1960). — Rusch, H. P.: Some biochemical events in the life cycle of *Physarum polycephalum*. In: Advances in cell biology (ed. D. Prescott), vol. I. New York: Appleton-Century-Crofts, Educational Division,

Meredith Corp. 1970. — Rusch, H. P., Braun, R., Daniel, J. W., Mittermayer, C., Sachsenmaier, W.: The role of DNA and RNA in mitosis and differentiation in *Physarum polycephalum*. In: P. Emmelot and O. Mühlbock (eds.), Cellular control mechanisms and cancer, p. 80—85. Amsterdam: Elsevier Publ. Co. 1964. — Rusch, H. P., Sachsenmaier, W.: Time of mitosis in relation to synthesis of DNA and RNA in *Physarum polycephalum*. Canadian Cancer Conference 1963, vol. 5, p. 167—173. — Rusch, H. P., Sachsenmaier, W., Behrens, K., Gruter, V.: Synchronization of mitosis by the fusion of the plasmodia of *Physarum polycephalum*. J. Cell Biol. **31**, 204—209 (1966).

Sachsenmaier, W.: Zur DNS- und RNS-Synthese im Teilungscyclus synchroner Plasmodien von *Physarum polycephalum*. Biochem. Z. **340**, 541—547 (1964). ~ Analyse des Zellcyclus durch Eingriffe in die Makromolekül-Biosynthese. In: P. Sitte (Hrsg.), Probleme der biologischen Reduplikation, S. 139—160. Berlin-Heidelberg-New York: Springer 1966. ~ *Physarum polycephalum*, ein Schleimpilz mit synchronen Kernmitosen, als ideales Studienobjekt für die Grundlagenforschung in der Cancerologie. Materia Medica Nordmark **20** (11), 4—15 (1968). — Sachsenmaier, W., Becker, J. E.: Wirkung von Actinomycin D auf die RNS-Synthese und die synchrone Mitosetätigkeit in *Physarum polycephalum*. Mh. Chemie **96**, 754—765 (1965). — Sachsenmaier, W., Fournier, D. v., Gürtler, K. F.: Periodic thymidine kinase production in synchronous plasmodia of *Physarum polycephalum*: inhibition by actinomycin and actidion. Biochem. biophys. Res. Commun. **27**, 655—660 (1967). — Sachsenmaier, W., Ives, D. H.: Periodische Änderungen der Thymidinkinaseaktivität im synchronen Mitosecyclus von *Physarum polycephalum*. Biochem. Z. **343**, 399—406 (1965). — Sachsenmaier, W., Rusch, H. P.: The effect of 5-fluoro-2′-deoxyuridine on synchronous mitosis in *Physarum polycephalum*. Exp. Cell Res. **36**, 124—133 (1964). — Sakai, H.: Studies on sulfhydryl groups during cell division of sea urchin eggs. VIII. Some properties of mitotic apparatus proteins. Biochim. biophys. Acta (Amst.) **112**, 132—145 (1966). — Sakai, H., Dan, K.: Studies on sulfhydryl groups during cell division of sea urchin eggs. Exp. Cell Res. **16**, 24—41 (1959). — Salb, J. M., Marcus, Ph. I.: Translational inhibition in mitotic HeLa cells. Proc. nat. Acad. Sci. (Wash.) **54**, 1353—1358 (1965). — Sandborn, E., Koen, P. F., McNabb, J. D., Moore, G.: Cytoplasmic microtubules in mammalian cells. J. Ultrastruct. Res. **11**, 123—138 (1964). — Sandritter, W.: Ultraviolettmikrospektrophotometrie. In: W. Graumann u. K.-H. Neumann, Handbuch der Histochemie, Bd. I, S. 220—338. Stuttgart: Gustav Fischer 1958. — Sandritter, W., A. Krygier: Cytophotometrische Bestimmungen von proteingebundenen Thiolen in der Mitose und Interphase von HeLa-Zellen. Z. Krebsforsch. **62**, 596—610 (1959). — Sandritter, W., Schiemer, H. G., Kraus, H., Dörrien, V.: Interferenzmikroskopische Untersuchungen über das Wachstum von Einzellern (HeLa-Zellen) in der Gewebekultur. Frankfurter Z. Path. **70**, 271—299 (1960). — Satir, P., Stuart, A. M.: A new apical microtubule-associated organelle in the sternal gland of *Zootermopsis* nevadensis (Hagen), Isoptera. J. Cell Biol. **24**, 277—283 (1965). — Sauer, H. W.: Zeitraffer-Mikro-Film-Analyse embryonaler Differenzierungsphasen von *Gryllus domesticus*. Z. Morph. Ökol. Tiere **56**, 143—251 (1966). — Schaechter, M., Bentzon, M. W., Maaløe, O.: Synthesis of deoxyribonucleic acid during the division cycle of bacteria. Nature (Lond.) **183**, 1207—1208 (1959). — Schandl, E. K., Taylor, J. H.: Early events in the replication and integration of DNA into mammalian chromosomes. Biochem. biophys. Res. Commun. **34**, 291—300 (1969). — Scharff, M. D., Robbins, E.: Synthesis of ribosomal RNA in synchronized HeLa cells. Nature (Lond.) **208**, 464—995 (1965). ~ Polyribosome disaggregation during metaphase. Science **151**, 992 (1966). — Scherbaum, O., Zeuthen, E.: Induction of synchronous cell division in mass cultures of *Tetrahymena pyriformis*. Exp. Cell Res. **6**, 221—227 (1954). — Scherbaum, O. H.: Biochemical studies on synchronized *Tetrahymena*. In: Synchrony in cell division and growth, ed. by E. Zeuthen. New York-London-Sidney: Interscience Publ., Wiley & Son 1964. — Scherrer, K., Latham, H., Darnell, J. E.: Demonstration of an unstable RNA and of a precursor to ribosomal RNA in HeLa cells. Proc. nat. Acad. Sci. (Wash.) **49**, 240—248 (1963). — Scherrer, K., Marcaud, L., Zaydela, F., London, I. M., Gros, F.: Patterns of RNA metabolism in a differentiated cell: A rapidly labeled, unstable 60 S RNA with messenger properties in duck erythroblasts. Proc. nat. Acad. Sci. (Wash.) **56**, 1571—1578 (1966). — Schindler, R., Odartchenko, N., Grieder, A., Ramseier, L.: Studies on the division cycle of mammalian cells. II. Causal relationship between completion of DNA synthesis and onset of the G2 period. Exp. Cell Res. **51**, 1—11 (1968). — Schmid, P.: Temperature adaptation for the growth and division process of *Tetrahymena pyriformis*. I. Adaptation phase. Exp. Cell Res. **45** (2), 460—470 (1967). ~ II. Relationship between cell growth and cell replication. Exp. Cell Res. **45** (2), 471 bis 486 (1967). — Schmidt, R. R.: Intracellular control of enzyme synthesis and activity during synchronous growth of Chlorella. In: Cell synchrony (I. L. Cameron and G. M. Padilla, eds), p. 189—235. New York: Academic Press 1966. — Schmidt, W. J.: Die Doppelbrechung von Karyoplasma, Zytoplasma und Metaplasma. Protoplasma-Monographien, vol. 2. Berlin: Gebr. Borntraeger 1937. ~ Doppelbrechung der Kernspindel und Zugfasertheorie der Chromosomenbewegung. Chromosoma (Berl.) **1**, 253—264 (1939). — SCOPES, A. W., D. H. WILLIAMSON, D. H.: The growth and oxygen uptake of synchronously dividing cultures of Saccharomyces cerevisiae. Exp. Cell Res. **35**, 361—371 (1964). — SHEARER, R. W., MCCARTHY, B. J.: Evidence for ribonucleic acid molecules restricted to the cell nucleus. Biochemistry **6**, 283—289 (1967). — SHELANSKI, M. L., TAYLOR, E. W.: Properties of the protein subunit of central pair and outer-doublet microtubules of sea urchin flagella. J. Cell Biol. **38** (2) 304—315 (1968). — SHELANSKI, M. L., TAYLOR, E. W.: Isolation of a protein subunit from microtubules. J. Cell Biol. **34**, 549—554 (1967). — SHEN, S. R., SCHMIDT, R. R.: Enzymic control of nucleic acid synthesis during synchronous growth of Chlorella pyrenoidosa. II. Deoxycytidine monophosphate deaminase. Arch. Biochem. **115**, 13—20 (1966). — SHIMAMURA, T.: Studies on the effect of the centrifugal force upon nuclear division. Cytologia (Tokyo) **11**, 186—216 (1940). — SILVEIRA, M.: Ultrastructural studies on a „nine plus one" flagellum. J. Ultrastruct. Res. **26**, 274—288 (1969). — SIMMEL, E. B., KARNOFSKY, D. A.: Observations on the uptake of tritiated thymidine in the pronuclei of fertilized sand dollar embryos. J. biophys. biochem. Cytol. **10**, 59—65 (1961). — SIRLIN, J. L., EDWARDS, R. G.: The timing of DNA synthesis in ovarian oocyte nuclei and pronuclei of the mouse. Exp. Cell Res. **18**, 190—194 (1959). — SIRLIN, J. L., SCHOR, N. A.: Macromolecular syntheses in isolated polytene nuclei. Exp. Cell Res. **27**, 165—167 (1962). — SISKEN, J. E.: The synthesis of nucleic acids and proteins in the nuclei of Tradescantia root tips. Exp. Cell Res. **16**, 602—614 (1959). — SISKEN, J. E., KINESOTA, B.: Timing of DNA synthesis in the. mitotic cycle in vitro. J. biophys. biochem. Cytol. **9**, 509—518 (1961). — SISKEN, J. E, MORASCA, L., KIBBY, S.: Effects of temperature on the kinetics of the mitotic cycle of mammalian cells in culture. Exp. Cell Res. **39**, 103—116 (1965). — SISKEN, J. E., WILKES, E.: The time of synthesis and the conservation of mitosis related proteins in cultured human amnion cells. J. Cell Biol. **34**, 97—110 (1967). — SISKEN, J. E., WILKES, E., DONNELLY, G. M., KAKEFUDA, T.: The isolation of the mitotic apparatus from mammalian cells in culture. J. Cell Biol. **32**, 212—216 (1967). — SLAUTTERBACK, D. B.: Cytoplasmic microtubules. I. Hydra. J. Cell Biol. **18**, 367—388 (1963). — SMELLIE, R. M. S.: Some studies on the enzymes of DNA biosynthesis. Exp. Cell Res., Suppl. **9**, 245—258 (1963). — SMITH-SONNEBORN, J., PLAUT, W.: Evidence for the presence of DNA in the pellicle of *Paramecium*. J. Cell Sci. **2**, 225—234 (1967). — SNOW, M. H. L., CALLAN, H. G.: Evidence for a polarized movement of the lateral loop of newt lampbrush chromosomes during oogenesis. J. Cell Sci. **5**, 1—25 (1969). — SOFER, W. H., GEORGE, J. F., IVERSON, R. M.: Rate of protein synthesis: regulation during first division cycle of sea urchin eggs. Science **153**, 1644—1645 (1966). — SONNENBLICK, B. P.: The early embryology of Drosophila melanogaster. In: M. DEMEREC (ed.), The biology of Drosophila. New York: Wiley 1950. (Zit. bei GRAHAM and MORGAN 1966.) — STAFFORD, D. W., IVERSON, R. M.: Radioautographic evidence for the incorporation of leucin-carbon-14 into the mitotic apparatus. Science **143**, 580—581 (1964). — STAMMERS, C. P., TILL, J. E.: DNA synthesis in individual L-strain mouse cells. Biochim. biophys. Acta (Amst.) **37**, 406—419 (1960). — STEPHENS, R. E.: The mitotic apparatus. Physical chemical characterization of the 22S protein component and its subunits. J. Cell Biol. **32**, 255—275 (1967). ~ Reassociation of microtubule proteins. J. molec. Biol. **33**, 517 bis 519 (1968). ~ On the structural protein of flagella outer fibres. J. Molec. Biol. **32**, 277 bis 283 (1968). ~ Reassociation of microtubule protein. J. Mol. Biol. **33**, 517—519 (1968). — STEPHENS, R. E., RENAUD, F. L., GIBBONS, I. R.: Guanine nucleotide associated with the protein of the outer fibres of Flagella and cilia. Science **156**, 1606—1608 (1967). — STERN, H.: Variations in sulfhydryl concentration during microsporocyte meiosis in the anthers of Lilium and Trillium. J. biophys. biochem. Cytol. **4**, 157—161 (1958). — STOHLMAN, F. JR.: The kinetics of cellular proliferation. New York: Grune & Stratton 1959. — STONE, G. E., MILLER, O. L., JR., PRESCOTT, D. M.: $^3$H-thymidine derivative pools in relation to macromolecular DNA synthesis in *Tetrahymena pyriformis*. J. Cell Biol **25**, 171—177 (1965). — STONE, G. E., PRESCOTT, D. M.: Cell division and DNA synthesis in *Tetrahymena pyriformis* deprived of essential amino acids. J. Cell Biol. **21**, 275—281 (1964). — STUBBLEFIELD, E., MUELLER, G. C.: Molecular events in the reproduction of animal cells. II. The focalized synthesis of DNA in the chromosomes of HeLa cells. Cancer Res. **22**, 1091—1099 (1962). ~ Thymidine kinase activity in synchronized HeLa cell cultures. Biochem. biophys. Res. Commun. **20**, 535—538 (1965). — SUEOKA, N.: Synchronous replication of the chromosome in Bacillus subtilis. In: Cell synchrony, Studies in biosynthetic regulation (I. L. CAMERON and G. M. PADILLA, ed.). New York and London: Academic Press 1966. — SUSSMAN, M.: Inhibition by actidione of protein synthesis and UDP-GAL polysaccharide transferase accumulation in Dictyostelium discoideum. Biochim. biophys. Res. Commun. **18**, 763—767 (1965). — SYLVÉN, B., TOBIAS, C. A., MALMGREN, H., OTTOSON, R., THORELL, B.: Cyclic variations in the peptidase and catheptic activities of yeast cultures synchronized with respect to cell multiplication. Exp. Cell Res. **16**, 75—87 (1959). — SWANN, M. M.: The mechanism of cell division: experiments with ether on the sea urchin egg. Exp. Cell Res. **7**, 505—517 (1954b). ~

The control of cell division: A review. I. General mechanisms. Cancer Res. **17**, 727—757 (1957). ~ II. Special mechanisms. Cancer Res. **18**, 1118—1160 (1958).

Taylor, A. C.: Microtubules in the microspikes and cortical cytoplasm of isolated cells. J. Cell Biol. **28**, 155—168 (1966). — Taylor, E. W.: Relation of protein synthesis to the division cycle in mammalian cell cultures. J. Cell Biol. **19**, 1—18 (1963). ~ Control of DNA synthesis in mammalian cells in culture. Exp. Cell Res. **40**, 316—332 (1965). ~ The mechanism of colchicine inhibition of mitosis. I. Kinetics of inhibition and the binding of $^3$H-colchicine. J. Cell Biol. **25**, II, 145 (1965). — Taylor, J. H.: Asynchronous duplication of chromosomes in cultural cells of Chinese hamster. J. biophys. biochem. Cytol. **7**, 455—464 (1960). ~ Nucleic acid synthesis in relation to the division cycle. Ann. N.Y. Acad. Sci. **90**, 409—421 (1960b). ~ The replication and organization of DNA in chromosomes. In: J. H. Taylor, Molecular genetics. New York and London: Academic Press 1963. ~ The duplication of chromosomes. 3. Wiss. Konferenz Dtsch. Naturf. u. Ärzte, Semmering 1965. Berlin-Heidelberg-New York: Springer 1966. ~ Rates of chain growth and units of replication in DNA of mammalian chromosomes. J. molec. Biol. **31**, 579—594 (1968). — Taylor, J. H., McMaster, R. D.: Autoradiographic and microphotometric studies of deoxyribose nucleic acid during microgametogenesis in Lilium longiflorum. Chromosoma (Berl.) **6**, 489 (1954). — Tencer, R.: The effect of 5-fluorodeoxyuridine on amphibian embryos. Exp. Cell Res. **23**, 418—419 (1961). — Terasima, T., Tolmach, L. J.: Growth and nucleic acid synthesis in synchronously dividing populations of HeLa cells. Exp. Cell Res. **30**, 344—362 (1963). — Terasima, T., Yasukawa, M.: Synthesis of G1 protein preceding DNA synthesis in cultured mammalian cells. Exp. Cell Res. **44**, 669—672 (1966). — Thomas, Ch. A.: The organization of DNA in bacteriophage and bacteria. In: J. H. Taylor, Molecular genetics. New York and London: Academic Press 1963. — Thormar, H.: Delayed division in Tetrahymena induced by temperature changes. C.R. Trav. Lab. Carlsberg **31**, 207 (1959). — Till, J. E., Withmore, G. F., Gulyas, S.: Deoxyribonucleic acid synthesis in individual l-strain mouse cells. II. Effects of thymidine starvation. Biochim. biophys. Acta (Amst.) **72**, 277—289 (1963). — Tilney, L. G.: Origin and continuity of microtubules, in: Results and problems in cell differentiation (H. Ursprung, ed.), vol. 2, p. 222—260. Berlin-Heidelberg-New York: Springer 1971. — Tilney, L. G., Gyers, B.: Studies on the microtubules in Heliozoa. V. Factors controlling the organization of microtubules in the axonemal pattern in Echinosphaerium (Actinosphaerium) nucleophilum. J. Cell Biol. **43**, 148—165 (1969). — Tilney, L. G., Gibbins, J. R.: The relation of microtubules to form differentiation of primary mesenchyme cells in Arbacia embryos. J. Cell Biol. **31**, 118A (Abstr.) (1966). ~ Microtubules in the formation and development of the primary mesenchyme in *Arbacia punctulata*. II. An experimental analysis in their role in development and maintenance of cell shape. J. Cell Biol. **41**, 227—250 (1969). — Tilney, L. G., Goddard, J.: Nucleating sites for the assembly of cytoplasmic microtubules in the ectodermal cells of blastulae of *Arbacia punctulata*. J. Cell Biol. **46**, 564—575 (1970). — Tilney, L. G., Hiramoto, Y., Marsland, D.: Studies on the microtubules in Heliozoa. III. A pressure analysis of the role of these structures in the formation and maintenance of the Axopodia of Actinosphaerium nucleofilum (Barret). J. Cell Biol. **29**, 77—95 (1966). — Tilney, L. G., Porter, K. R.: Studies on microtubules in Heliozoa. I. The fine structure of Actinophaerium nucleofilum (Barret), with particular reference to the axial rod structure. Protoplasma (Wien) **60**, 317—344 (1965). ~ Studies on the microtubules in Heliozoa. II. The effect of low temperature on these structures in the formation and maintenance of the Axopodia. J. Cell Biol. **34**, 327—343 (1967). — Timourian, H., Uno, J.: Protein synthesis requirements for the first two cleavages in sea urchin eggs. Exp. Cell Res. **48**, 173—176 (1967). — Tobey, R. A., Anderson, E. C., Petersen, D. F.: RNA stability and protein synthesis in relation to the division of mammalian cells. Proc. nat. Acad. Sci. (Wash.) **56**, 1520—1527 (1966a). — Tobey, R. A., Petersen, D. F., Anderson, E. C., Puck, T. T.: Life cycle analysis of mammalian cells. III. The inhibition of division in Chinese hamster cells by puromycin and actinomycin. Biophys. J. **6**, 567—581 (1966b). — Todaro, G. J., Lazar, G. K., Green, H.: The initiation of cell division in a contact-inhibited mammalian cell line. J. cell. comp. Physiol. **66**, 325 (1965). — Troy, M. R., Wimber, D. E.: Evidence for a constancy of the DNA synthetic period between diploid-polyploid groups in plants. Exp. Cell Res. **53**, 145—154 (1968). — Tsukada, K., Lieberman, I.: Metabolism of nucleolar ribonucleic acid after partial hepatectomy. J. biol. Chem. **239**, 1564—1568 (1964).

Van't Hof, J.: Relationship between mitotic cycle duration, S period duration, and the average rate of DNA synthesis in the root meristem cells of several plants. Exp. Cell Res. **39**, 48—58 (1965).

Wada, B.: Mikrurgische Untersuchungen lebender Zellen in der Teilung. II. Das Verhalten der Spindelfigur und einiger ihrer physikalischen Eigenschaften in den somatischen Zellen. Cytologia (Tokyo) **6**, 381—406 (1935). — Warren, R. H.: The effect of colchicine on myogenesis "in vivo" in Rana pipiens and Rhodnius prolixus (Hemiptera). J. Cell Biol. **39** (3), 544—555 (1968). — Watanabe, I., Okada, S.: Study of mechanisms of radiation-induced reproductive death of mammalian cells in culture: estimation of stage at cell death and biological description of processes leading to cell death. Radiat. Res. **27**, 290 (1966). ~ Effects of temperature on growth rate of cultured mammalian cells. J. Cell Biol. **32**, 309—323 (1967). — Watanabe, Y., Ikeda, M.: Isolation and characterization of the division protein in *Tetrahymena pyriformis*. Exp. Cell Res. **39**, 443—452 (1965). — Weissman, S. M., Smellie, R. M. S., Paul, J.: Studies on the biosynthesis of deoxyribonucleic acid by extracts of mammalian cells. IV. The phosphorylation of thymidine. Biochem. biophys. Acta (Amst.) **45**, 101—110 (1965). — Went, H. A.: Some immunochemical studies on the mitotic apparatus of the sea urchin. J. biophys. biochem. Cytol. **5**, 353—356 (1959). ~ Studies on the mitotic apparatus of the sea urchin by means of antigen-antibody reactions in agar. J. biophys. biochem. Cytol. **6**, 447—455 (1959). ~ Dynamic aspects of mitotic apparatus protein. Ann. N.Y. Acad. Sci. **90**, 422—429 (1960). — Went, H. A., Mazia, D.: Immunochemical study of the origin of the mitotic apparatus. Exp. Cell Res., Suppl. **7**, 200—218 (1959). — Whiteley, A. H., McCarthy, B. J., Whiteley, H. R.: Changing populations of messenger RNA during sea urchin development. Proc. nat. Acad. Sci. (Wash.) **55**, 519—525 (1966). — Williamson, D. H., Scopes, A. W.: The behaviour of nucleic acid in synchronously dividing cultures of Saccharomyces cerevisiae. Exp. Cell Res. **20**, 338—349 (1960). — Wilson, H. J.: Arms and bridges on microtubules in the mitotic apparatus. J. Cell Biol. **40**, 854—859 (1969). — Wilt, F. H., Sakai, H., Mazia, D.: Old and new protein in the formation of the mitotic apparatus in cleaving sea urchin eggs. J. molec. Biol. **27**, 1—7 (1967). — Wisniewski, H., Terry, R. D.: Experimental colchicine encephalopathy. I. Induction of neurofibrillary degeneration. Lab. Invest. **17**, 517—587 (1968). — Wisniewski, H., Shelanski, M. L., Terry, R. D.: Effects of mitotic spindle inhibitors on neurotubules and neurofilaments in anterior horn cells. J. Cell Biol. **38**, 224—230 (1968). — Wohlfarth-Bottermann, K. E.: Differentiations of the ground cytoplasm and their significance for the generation of the motive force of ameboid movement. In: Primitive motile systems in cell biology (R. D. Allen and N. Kamiya, ed.), p. 79—108. New York: Academic Press 1964. — Woodard, J., Gelber, B., Swift, H.: Nucleoprotein changes during the mitotic cycle in *Paramecium aurelia*. Exp. Cell Res. **23**, 258—264 (1961). — Woodard, J., Rasch, E., Swift, H.: Nucleic acid and protein metabolism during the mitotic cycle in Vicia faba. J. biophys. biochem. Cytol. **9**, 445—462 (1961). — Woodard, J. W.: Intracellular amounts of nucleic acids and protein during pollen grain growth in Tradescantia. J. biophys. biochem. Cytol. **4**, 383—389 (1958).

Yamada, T.: Cellular and subcellular events in Wolffian lens regeneration. In: Current topics in developmental biology (A. A. Moscona and A. Monroy, eds.), vol. 2, p. 247—283. New York-London: Academic Press 1967. — Yanagisawa, T., Hasegawa, S., Monii, H.: Bound nucleotides of the isolated microtubules of sea urchin sperm flagella and their possible role in flagellar movement. Exp. Cell Res. **52**, 86—100 (1968). — Younger, L. R., King, J., Steiner, D. F.: Hepatic proliferative response to insulin in severe alloxan diabetes. Cancer Res. **26**, 1408 (1966).

Zech, L.: Cytochemical studies on the distribution of DNA in the macronucleus of *Stenter coeruleus*. J. Protozool. **13**, 532—534 (1966). — Zeuthen, E.: A Cartesian diver micro respirometer with a gas volume of 0,1 µl. Respiration measurements with an experimental error of $2.10^{-5}$ µl. C. R. Lab. Carlsberg, Sér. chim. **24**, No 19, 479—517 (1943). ~ A Cartesian diver balance weighing reduced weights (R.W.) with an accuracy of $\pm 0{,}01\,\gamma$. C.R. Lab. Carlsberg, Sér. chim. **26**, No 7, 243—266 (1948). ~ Growth as related to the cell cycle in single-cell cultures of *Tetrahymena pyriformis*. J. Embryol. exp. Morph. **1**, 239—249 (1953). ~ The temperature-induced division synchrony in Tetrahymena. In: Synchrony in cell division and growth, ed. by E. Zeuthen. New York-London-Sidney: Interscience Publ.; Wiley & Son 1964. — Zimmerman, A. M.: Physico-chemical analysis of mitotic apparatus. Fed. Proc. **17**, 174 (1958). ~ Physico-chemical analysis of the isolated mitotic apparatus. Exp. Cell Res. **20**, 529—547 (1960). — Zimmerman, A. M., Marsland, D.: Cell division: Effects of pressure on the mitotic mechanisms of marine eggs (*Arbacia punctulata*). Exp. Cell Res. **35**, 293—302 (1964).

# Endomitose

Von

ELISABETH TSCHERMAK-WOESS, Wien

Mit 27 Abbildungen

## I. Abgrenzung

Im Verlauf der Endomitose zerlegen sich so wie während der Mitose die Chromosomen eines Zellkerns in je zwei Tochterchromosomen; da sich die Kernhülle nicht auflöst und kein Verteilungsapparat in Form einer Kernspindel gebildet wird, verbleiben die vermehrten Chromosomen in einem einzigen Kern. Im Zuge mehrerer aufeinanderfolgender Endomitosen kann es zu einer mäßigen bis enormen Vervielfachung der Chromosomen (= endomitotische Polyploidisierung) kommen, und mit ihr einher geht ein entsprechendes Wachstum des Kerns und der Zelle. Dieses drückt sich in vielen Fällen auch in einem deutlichen Organwachstum aus. In der Ontogenese folgt in der Regel das Vergrößerungs-(=endomitotische) Wachstum auf das Teilungs-(=mitotische)Wachstum; nur selten schieben sich zwischen die letzten Mitosen erste Endomitosen ein oder kommt es in endopolyploiden Zellen von Dauergeweben neuerlich zu mitotischer Aktivität (vgl. aber S. 602). Jedenfalls bildet die Endomitose in zahlreichen tierischen und pflanzlichen Verwandtschaftskreisen einen wesentlichen Faktor der Gewebedifferenzierung und der ontogenetischen Entwicklung und ist sie ebenso wie die Mitose ein streng geregelter und fest in den Entwicklungsgang eingefügter Prozeß — allerdings im Vergleich zur Mitose ein vereinfachter und höchstwahrscheinlich vielfach auch abgekürzter Prozeß. Auf der anderen Seite gibt es offenbar auch viele Organismen, bei denen sich die Differenzierung *ohne* endomitotische Polyploidisierung abspielt.

Die Endomitose hat sich wahrscheinlich aus der Mitose entwickelt, wobei sie unter Hemmung bestimmter Teilvorgänge aus dieser hervorging. Wie sich solche Hemmungserscheinungen auswirken, wird uns an spontan vorkommenden aberranten Mitosen — die z. T. trotzdem am normalen Differenzierungsgeschehen beteiligt sind — und an künstlich gehemmten Mitosen vor Augen geführt. Während aber der gehemmten Mitose Züge des Abnormen, des Ungeregelten und des Ungleichmäßigen anhaften — die Hemmung kann früh oder spät, stark oder schwach einsetzen, mehrere oder wenige Teilvorgänge erfassen und sich in verschiedenen Zellen eines Gewebes oder in aufeinanderfolgenden Entwicklungsstufen verschieden auswirken —, ist der *Ablauf der Endomitose in ganz bestimmter Weise festgelegt*, sie ist zu einem *streng normierten Prozeß* geworden.

Unter diesen Gesichtspunkten bereitet die begriffliche und tatsächliche Unterscheidung von Endomitose und gehemmter Mitose keine Schwierigkeiten. Viele Autoren fassen jedoch spontan auftretende gehemmte Mitosen von bestimmter — und zwar meist wechselnder — Erscheinungsform als Endomitosen auf[1], und

[1] Zum Beispiel BROWN 1949, WITKUS 1945, AVANZI 1950, D'AMATO zusammenfassend 1952.

manche ordnen sogar die Colchicin-Mitose der Endomitose zu. Demgegenüber wird im folgenden an der Umgrenzung des Begriffes der Endomitose im Sinne von GEITLER (1941, 1948 und besonders 1953, S. 7) festgehalten, weil sie eine differenziertere Erfassung der Verhältnisse gestattet und den Tatsachen besser gerecht wird als eine zu weite, notgedrungen verwaschene, und auch besser verwendbar ist als eine enge, falsch bezogene. Es sollen daher zunächst Endomitosen im exakten Sinn behandelt und diesen die vermeintlichen Endomitosen gegenüber gestellt werden. Im Rahmen des vorliegenden Handbuches kann allerdings nicht eine Darstellung gebracht werden, die Anspruch auf Vollständigkeit erhebt; es soll vielmehr anhand ausgewählter Beispiele das Wesentliche gezeigt werden. Im übrigen sei auf die zitierten zusammenfassenden Bearbeitungen und die später erschienenen Originalarbeiten verwiesen.

## II. Der Ablauf von Endomitosen im exakten Sinn

Das Bild, unter dem sich die Endomitose zeigt, ist bei Organismen aus verschiedenen Verwandschaftskreisen verschieden. Es wird bestimmt durch den Formwechsel der Chromosomen; dieser kann nämlich 1. annähernd dem mitotischen Spiralisierungsformwechsel gleichen, so daß im Höhepunkt kontrahierte Chromosomen nach Art der späten mitotischen Prophase oder Metaphase auftreten (z.B. Heteropteren = Wanzen); 2. kann er nur wenig ausgeprägt sein, d.h. es kommen gegenüber dem interphasischen Zustand bloß geringfügige Veränderungen nach Art der frühesten mitotischen Prophase zustande, und die Chromosomen geben sich nicht individualisiert zu erkennen (Angiospermen = bedecktsamige Blütenpflanzen), 3. kann ein lichtmikroskopisch faßbarer Formwechsel anscheinend überhaupt fehlen, die Endomitose spielt sich als Kryptoendomitose ab (Dipteren, verschiedene andere tierische Verwandtschaftskreise; Armleuchtergewächse ?)[2].

Im Fall 1 läßt sich die Vermehrung der Chromosomen unmittelbar verfolgen; im Fall 2 kann der Zusammenhang von Strukturwechsel und Reduplikation der Chromosomen meistens nur mit indirekten Methoden nachgewiesen werden, und im Fall 3 ist aus den gleichen Folgeerscheinungen wie in 1 und 2 auf den prinzipiell gleichen Ablauf der zugrunde liegenden Vorgänge zu schließen. Auf die Tatsachen, die den indirekten Nachweis vorangegangener Endomitosen gestatten, wird im Abschnitt VI (S. 594) zurückgekommen.

---

[2] D'AMATO (besonders 1954) und mit ihm PATAU u. DAS (1961) sowie andere Autoren sprechen im Fall 2 und 3 von einer interphasischen zusätzlichen Chromonema-(Chromatiden-, Chromosomen-)Reproduktion und wollen den Begriff Endomitose auf Teilungsvorgänge beschränken, in denen *kontrahierte*, prophaseartige Chromosomen hervortreten. Dem ist entgegenzuhalten, daß der Kontraktionszustand der Chromosomen nicht als wesentlich angesehen werden kann, da er nicht nur im Zusammenhang mit ihrer Aufteilung in der Mitose, sondern auch im Arbeitskern wechseln kann; so sind z.B. aus Arbeitskernen des Endosperms, der Antipoden und anderen Zelltypen der Samenanlage der Angiospermen bekannt: weitgehendst gestreckte zu Riesenchromosomen zusammenschließende Chromosomen, nach Art der frühen bis späten Prophase spiralisierte und so wie in den Arbeitskernen anderer Gewebe sich verhaltende Chromosomen. In mehreren tierischen Verwandtschaftskreisen und bei bestimmten Flagellaten bleiben die Chromosomen in den Arbeitskernen durchgehend so wie in der mitotischen Pro- oder Metaphase kontrahiert. — Auf der anderen Seite spielt sich zumindest bei den Angiospermen (Fall 2), die meistens als Beispiel für „interphasische Reproduktion" angeführt werden, im Zusammenhang mit der Endomitose ein deutlicher, wenn auch nicht sehr einschneidender chromosomaler Formwechsel ab (siehe weiter unten). sie verharren also *nicht* in einem völlig der Interphase entsprechenden Zustand.

## 1. Heteropteren u.a.

Die Endomitose in ihrer vollen Bedeutung wurde von GEITLER (1939a) an der Heteroptere *Gerris lateralis* (Wasserläufer) entdeckt[3]. Sie läßt sich bei den Wanzen besser als bei den meisten anderen Organismen verfolgen, weil die Chromosomen in den meisten Kernen individualisiert sichtbar bleiben und — wie schon gesagt — der endomitotische Formwechsel der Chromosomen dem mitotischen weitgehend

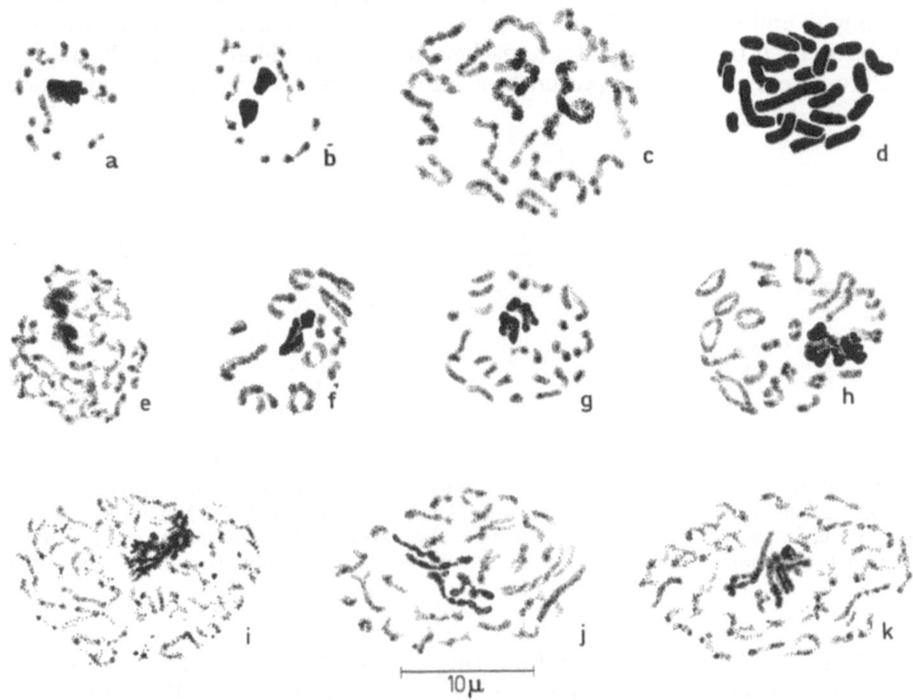


Abb. 1a—k. *Gerris lateralis*, Kerne weiblicher Larven. a, b, d—k aus den Malpighischen Gefäßen; c, d aus Bindegewebe; a, b diploide Interphase, I. Larvenstadium (die beiden X-Chromosomen in a miteinander vereinigt); c, d mitotische mittlere Prophase und Prometaphase; e—k II. Larvenstadium; e Endopro- und f Endotelophase des ersten (2n—4n) Endomitosecyclus; g tetraploider Kern in Endointerphase; h Endotelophase des zweiten Cyclus (4n—8n); i—k lockerer gebaute Kerne aus einem anderen Malpighischen Gefäß in Endopro- (i) und Endoanaphase (j) des zweiten Cyclus; k oktoploider Kern, Endointerphase. — Alk.-Eisess., Essigcarmin. (Nach GEITLER 1939a)

gleicht. Für *Gerris lateralis* gilt folgendes: Diploide Kerne von Weibchen enthalten 20 Autosomen und 2 X-Chromosomen. Die Autosomen geben sich in den Arbeitskernen als kleine locker gebaute oder in bestimmten Geweben auch als kompaktere Ansammlungen von Chromatin zu erkennen; sie sind euchromatisch und jedenfalls weniger kompakt als die total heterochromatischen X-Chromosomen; diese sind größer als die Autosomen, bilden zwei getrennte Chromozentren oder ein entsprechend größeres Sammelchromozentrum und liegen annähernd zentral (Abb. 1a, und b). In diploiden Arbeitskernen von Männchen findet sich regelmäßig nur ein

[3] Den Vorgang, aber nicht seine allgemeine Bedeutung und Verbreitung hatte schon VEJDOVSKÝ (1911/12) an einem Nematoden richtig erkannt, und als Produkt einer inneren Chromosomenvervielfachung faßte man schon seit der Mitte der dreißiger Jahre die Riesenchromosomen der Dipteren auf.

einziges Chromozentrum, das vom unpaaren X-Chromosom stammt (Geschlechtsbestimmung nach dem X0-Typ). Die Endomitose setzt mit den gleichen prophasischen Veränderungen an den Chromosomen wie die Mitose ein, d.h. aus den Chromatinschollen oder Ansammlungen von feineren Strukturelementen des Interphasekerns treten nach anfänglicher Zerstäubung immer deutlicher werdende dünnfädige, unregelmäßig gewundene Chromosomen hervor (Abb 1e, i); sie erreichen unter Kontraktion und Ausglättung der Mehrzahl ihrer Windungen einen Zustand, der dem der späten mitotischen Prophase gleichkommt. Er stellt den Höhepunkt und somit die Endometaphase dar und ist gekennzeichnet durch das Sichtbarwerden des Längsspaltes zwischen den Chromatiden. An der Verteilung der Chromosomen über den ganzen Kernraum ändert sich nichts, da keine Kern-

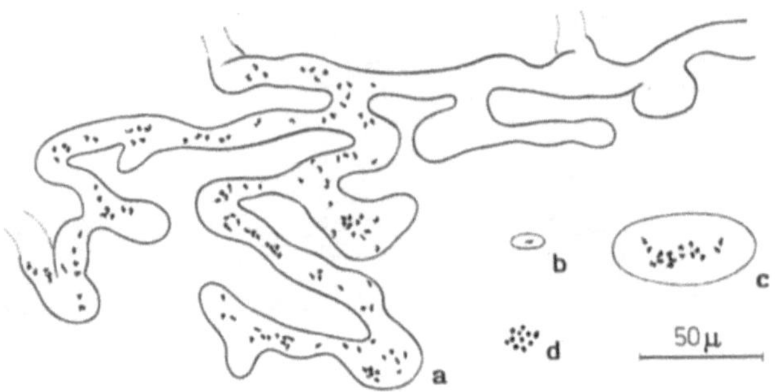


Abb. 2a—d. *Gerris lateralis*, Männchen. a Teil eines hoch endopolyploiden verästelten Kerns aus der Speicheldrüse, b diploider Kern aus dem Tracheenepithel, c 32-ploider Kern aus einem Malpighischen Gefäß, d erste meiotische Metaphase (X-Chromosomen in a nur links, in b und c zur Gänze eingezeichnet). — Alk.-Eisess., Essigcarmin. (Nach Geitler 1938)

spindel ausgebildet wird. In der Endoanaphase beginnen die Chromatiden auseinanderzuweichen (Abb. 1j); es handelt sich um eine autonome Bewegung ohne Mitwirkung anderer Organellen; sie verschieben sich dabei annähernd parallel oder nehmen leicht bogige Formen an, da sie öfters an den Enden länger aneinander haften. Die Richtung, in der sie sich verlagern, ist bei verschiedenen Chromosomen eines Kernes verschieden — es fehlen ja richtende Kräfte —, und die Distanz zwischen ihnen, wie sie sich schließlich in der Endotelophase zeigt, ist gering (Abb. 1f, h). In der anschließenden Interphase geht die deutliche Lagebeziehung zwischen den Tochterchromosomen verloren, die Abstände zwischen den Chromosomen gleichen sich allmählich aus; doch sind die Abkömmlinge eines Ausgangschromosoms (= Endochromosomen) nach zwei oder auch mehr Endomitosecyclen an der gleichen Orientierung und Größe mitunter noch zu erkennen. Die vermehrten X-Chromosomen bilden weiterhin eine annähernd zentrale, infolge ihrer Heterochromasie gut kenntliche Gruppe (Abb. 1g, k; vgl. auch Abb. 2).

Nach dem Muster von *Gerris lateralis* spielt sich die Endomitose nach Geitler (1939a, b, 1940) auch bei anderen daraufhin untersuchten Heteropteren ab, und auch in allen untersuchten Geweben stimmt sie überein (Abb. 3). In den Borstenbildungszellen der Heteroptere *Corixa* verläuft sie im wesentlichen so wie bei *Gerris*, nur erreichen die Chromosomen in der Endometaphase nach Lipp (1953) einen Kontraktionszustand nicht nur nach Art der späten mitotischen Prophase, sondern nach Art der Metaphase. Ob es sich um eine Besonderheit von *Corixa* handelt, oder ob auch bei anderen Wanzen ein kurz währendes Stadium stärkster Kontraktion vorkommt, ist noch offen, wenn letzteres bei der Reichhaltigkeit des untersuchten Materials auch nicht wahrscheinlich ist. Eine weitere bei den anderen untersuchten Heteropteren sicher nicht auftretende Besonderheit besteht darin, daß in der Endoprophase — ebenso wie in der Interphase — je zwei gleiche Chromosomen auf Distanz gepaart sind; es handelt sich im ersten Endomitosecyclus um die Homologen, in den späteren um die Schwesterchromosomen der vorhergehenden Endomitose.

In den Arbeitskernen der mit den Heteropteren nahe verwandten Homopteren (Zikaden, Schildläuse u.a.) dürften die Chromosomen im allgemeinen so wie bei

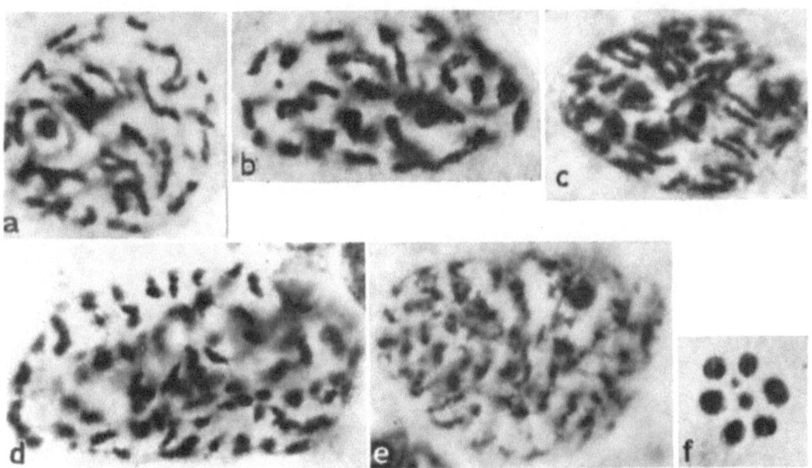


Abb. 3a—f. *Lygaeus saxatilis,* Männchen. a—e Kerne aus den Hodensepten während des dritten Endomitosecyclus (8n—16n); a frühe Endometa-, b frühe Endoana- (in der linken Kernhälfte zwei der vier punktförmigen Y-Chromosomen sichtbar), c Endotelophase; d junger, e alter 16-ploider Arbeitskern, f erste meiotische Metaphase (in der Mitte ungepaart das kleinere Y- und das größere X-Chromosom). — a—e Flemming-Benda, f Alk.-Eisess., Essigcarmin. (Nach GEITLER 1940)

den Heteropteren individualisiert sichtbar bleiben, und auch der Formwechsel der Endomitose stimmt — von relativ kleinen Abwandlungen abgesehen — mit dem von *Gerris* überein[4] (Abb. 4). Bemerkenswerte Unterschiede im Verhalten der väterlichen und mütterlichen Chromosomen während der Polyploidisierung der Männchen von *Planococcus citri* stellte NUR (1966) fest; sie hängen mit dem schon länger bekannten allgemeinen Verhalten der zweierlei Chromosomensätze in den Männchen zusammen[5]. In diesen wird nämlich während der frühen Embryogenese der väterliche Satz heterochromatisch (=H) und damit nahezu oder vollständig genetisch inaktiv — was übrigens den Veränderungen des einen der beiden X-Chromosomen weiblicher Säuger vergleichbar ist —, während der mütterliche euchromatisch (=E) bleibt. Merkwürdigerweise nimmt nun der H-Satz nur in bestimmten Geweben, z.B. des Oesophagus, an der Endopolyploidisierung des E-Satzes teil, in anderen, z.B. in den Hodensepten, dagegen nicht oder nur in geringem Maß, und in wieder anderen wird er nachträglich wieder euchromatini-

[4] GEITLER 1953, S. 16f., NUR 1966, 1968.
[5] Lit. bei NUR 1966, 1968.

siert und zeigt auch während des endomitotischen Wachstums keine Besonderheiten (so in den Malpighischen Gefäßen)[6].

Auch bei den Lepidopteren bleiben so wie bei den Hetero- und Homopteren die Chromosomen im Arbeitskern zur Gänze mehr oder weniger kontrahiert und

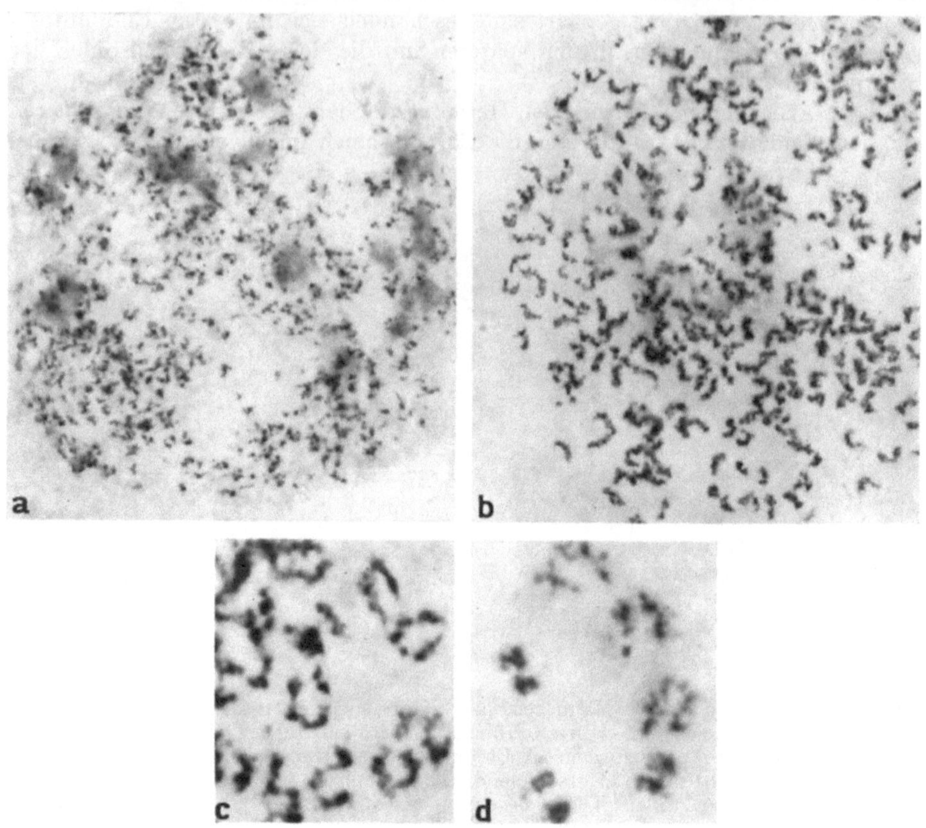


Abb. 4a—d. *Planococcus citri*, Weibchen, Kerne bzw. Ausschnitte aus Kernen der Malpighischen Gefäße. a Interphase, b Endoprophase, c, d Endoprophase und Endotelophase stärker vergrößert (in b und c Schwesterchromosomen z. T. noch von der vorhergehenden Endomitose einander genähert bzw. mit einem oder zwei Enden zusammenhängend). — a, b 1225fach, c, d 3000fach. Carnoy, Essigcarmin. (Nach Nur 1968)

individuell oder als zweiwertige Körper sichtbar. Die Homologen sind nämlich entweder so wie bei *Corixa* auf Distanz gepaart oder ganz eng zu einheitlich erscheinenden Körpern aneinandergelegt. Für die Bildungskerne der Tracheen von

[6] Vielleicht ist mit diesem Verhalten auch das der endopolyploiden Kerne der Gehirnganglien von *Drosophila hydei* vergleichbar. In diesen erfolgen nach Berendes u. Keyl (1967) die Verdopplungsschritte im Eu- und Heterochromatin in verschiedenem Tempo, so daß beispielsweise der DNS-Gehalt des euchromatischen Anteils eines Kerns 32 C, der des heterochromatischen 4 C oder 8 C entspricht (vgl. S. 600). Im Extrem können im Zuge der sog. Gen-Amplifikation auch nur verhältnismäßig kurze Abschnitte der chromosomalen DNS-Matrizen repliziert werden und wie z. B. in den Oocyten von Amphibien in vielen Auflagen eine besonders hohe Produktion von Nucleolen bzw. ribosomaler RNS steuern (zusammenfassend Brown und Dawid 1969). Wie sich Gen-Amplifikation und endomitotische Replikation zueinander verhalten, muß sich erst herausstellen.

*Pieris brassicae* (Kohlweißling) trifft das erstere zu, und auch die Endomitose verläuft wie bei *Corixa*[7].

Bei grundsätzlich gleichem Kernbau (Chromosomen in den Arbeitskernen ebenfalls als individualisiert sichtbare Körper) verhalten sich auch hinsichtlich der Endomitose offenbar gleich oder sehr ähnlich wie die Hetero- und Lepidopteren: der Wurm *Gordius*[8] (s. Fußnote S. 571), Schnecken aus 12 Gattungen und Asseln[9], Collembolen[10] und andere Tiere aus der Verwandtschaft der genannten[11]. Aus dem Pflanzenreich sind Endomitosen nach dem Muster der Heteropteren nicht bekannt. Bei den angeblichen Endomitosen vom *Gerris*-Typ, die für bestimmte Angiospermen beschrieben wurden, handelt es sich um Fälle der verkannten Bildung von Restitutionskernen[12].

Nicht ausreichend geklärt ist das Verhalten der Nucleolen im Verlauf der „Heteropteren-Endomitose". Geitler (1953, S. 12) hält zusammenfassend fest, daß sie wahrscheinlich erhalten bleiben, aber sich im Höhepunkt verkleinern. Lipp (1953) gibt für die trichogenen Zellen von *Corixa* Zerfall des Nucleolus in der Endoprophase und Wiederherstellung in der Endometaphase an. — Wie sich die Centrosomen verhalten, ist überhaupt nicht bekannt.

## 2. Angiospermen

Die Endomitose verläuft bei allen Angiospermen, die überhaupt eine endomitotische Polyploidisierung durchmachen, grundsätzlich gleich. Sie vollzieht sich unter einem chromosomalen Formwechsel, der an und für sich und im Vergleich zu dem der Heteropteren sehr wenig einschneidend, aber durchaus kennzeichnend ist[13]. Das Bild entspricht dem der frühesten mitotischen Prophase, und zwar des ersten Abschnittes der Prophase, den man mit Heitz (1929) als Zerstäubungsstadium bezeichnet. Auch die Voraussetzungen — was den Kernbau anbelangt — sind bei den Angiospermen andere als bei den Heteropteren. Diploide Arbeitskerne mit durchwegs individualisiert sichtbar bleibenden Chromosomen gibt es nicht. Bestenfalls besitzen alle Chromosomen heterochromatische Mittelstücke oder anders angeordnete proximale Abschnitte und treten diese in den diploiden Interphase- bzw. Arbeitskernen als gesonderte Chromozentren (sog. Prochromosomen), oft aber auch zu zweit oder mehreren vereinigt als Sammelchromozentren hervor. Die euchromatischen Teile der Chromosomen sind in Kernen dieses Baus meistens so weitgehend entspiralisiert, daß sie im Lichtmikroskop nicht hervortreten. So verhält sich — neben vielen anderen Pflanzen — beispielsweise der Kürbis (*Cucurbita pepo*). Die Endomitose läßt sich relativ leicht in den vielzelligen Haaren auf den Blütenblättern, aber auch in anderen Geweben verfolgen (Abb. 5). Sie äußert sich darin, daß die scholligen, mehr oder weniger abgerundeten, kompakten Chromozentren sich abflachen, unruhige Konturen bekommen, dann feinere körnchenartige Strukturelemente (Chromomeren) zeigen, die zuerst noch miteinander verklebt und undeutlich, im Höhepunkt aber gestochen scharf hervortreten. Anschließend kommt es wieder zu rückläufigen Veränderungen: Die

[7] Lipp 1955. [8] Vejdovský 1911/12. [9] Heitz 1944. [10] Heitz 1951.

[11] Bezüglich Einzelheiten s. Geitler 1953.

[12] Eine Zwischenstellung zwischen dem Verhalten der Heteropteren und der Angiospermen nehmen vielleicht einige marine Grünalgen (Dasycladaceen) ein. Sie besitzen Kerne, die während der Individualentwicklung enorm heranwachsen und so wie die der Angiospermen nicht individualisiert sichtbare, sondern stark aufgelockerte Chromosomen enthalten. Nach Puiseux-Dao soll die Vergrößerung auf Endomitosen zurückgehen, in denen die Chromosomen einen ausgeprägten Spiralisierungsformwechsel durchmachen, so daß sie im Höhepunkt eine Ausbildung wie in der späten Prophase (oder in der Metaphase ?) annehmen und individualisiert kenntlich werden.

[13] Geitler 1941, Tschermak-Woess und Hasitschka 1953, und zahlreiche andere.

Chromomeren legen sich wieder dichter aneinander, verkleben miteinander und bilden neuerlich kompakte Chromozentren. Ob an diesen Vorgängen Veränderungen in der Oberflächenbeschaffenheit der Chromomeren oder ein Ab- und Aufbau von Hüllsubstanz — etwa einer Art Matrix — beteiligt sind, läßt sich nicht sicher entscheiden. Zugrunde liegt ihnen jedenfalls die Zerlegung jedes Chromosoms in zwei Tochterchromosomen[14].

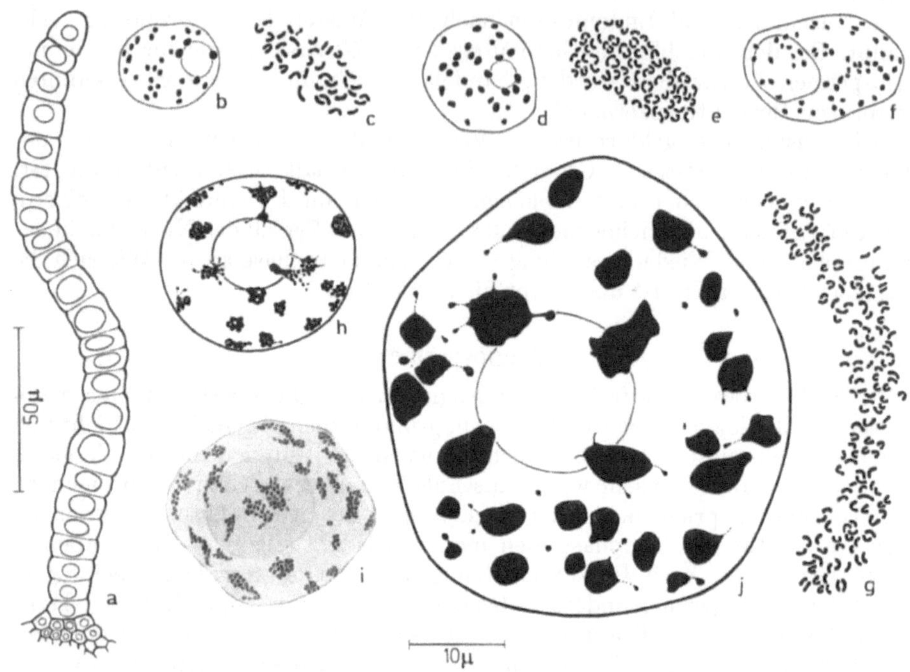


Abb. 5a—j. *Cucurbita pepo.* a Trichom von der Corolle nach Abschluß der Endopolyploidisierung, b—i Kerne und Teilungsfiguren aus heranwachsenden Trichomen, j aus einem voll entwickelten Trichom; b, c diploid, d—f tetraploid, g oktoploid (Chromozentren in b und d in einfacher Anzahl, in f infolge einer postendomitotischen Mitose in doppelter), h, i Endoprophase und Endometaphase des dritten Endomitosecyclus (8n—16n), j 128-ploider, ohne Einschaltung von Mitosen herangewachsener Arbeitskern. — Carnoy, Essigcarmin. (h Original, alle übrigen Figuren nach TSCHERMAK-WOESS u. HASITSCHKA 1953)

Der geschilderte Strukturwechsel wiederholt sich in den Kernen, die die größten Dimensionen erreichen und — soweit man schließen kann — 128-ploid werden (vgl. S. 598ff.), sechsmal. Wenn sich nicht postendomitotische Mitosen einschieben (vgl. S. 594), erhöht sich die Zahl der Chromozentren mit den Endomitoseschritten in Chromozentrenkernen des Typs von *Cucurbita* in der Regel nicht, da die endomitotischen Abkömmlinge eines Ausgangschromosoms, die Endochromosomen, in ihren heterochromatischen Teilen verkleben und sog. Endochromo-

[14] MÜLLER (1966, S. 175) meint, die Zerstäubung sei nicht Ausdruck der endomitotischen (und auch mitotischen) Chromosomenreduplikation, sondern zeige die zu Ende gehende DNS-Synthese an. Nach PERA u. WOLF (1967), KLINGER et al. (1967), COMINGS (1967a, b) und anderen spielt sich aber im mitotischen Kerncyclus und nach NAGL (1968) im mitotischen und endomitotischen die DNS-Synthese an Kernen ab, die keine Auflockerung der Chromozentren und keinen Strukturwechsel nach dem Muster der Angiospermen-Endomitose durchmachen.

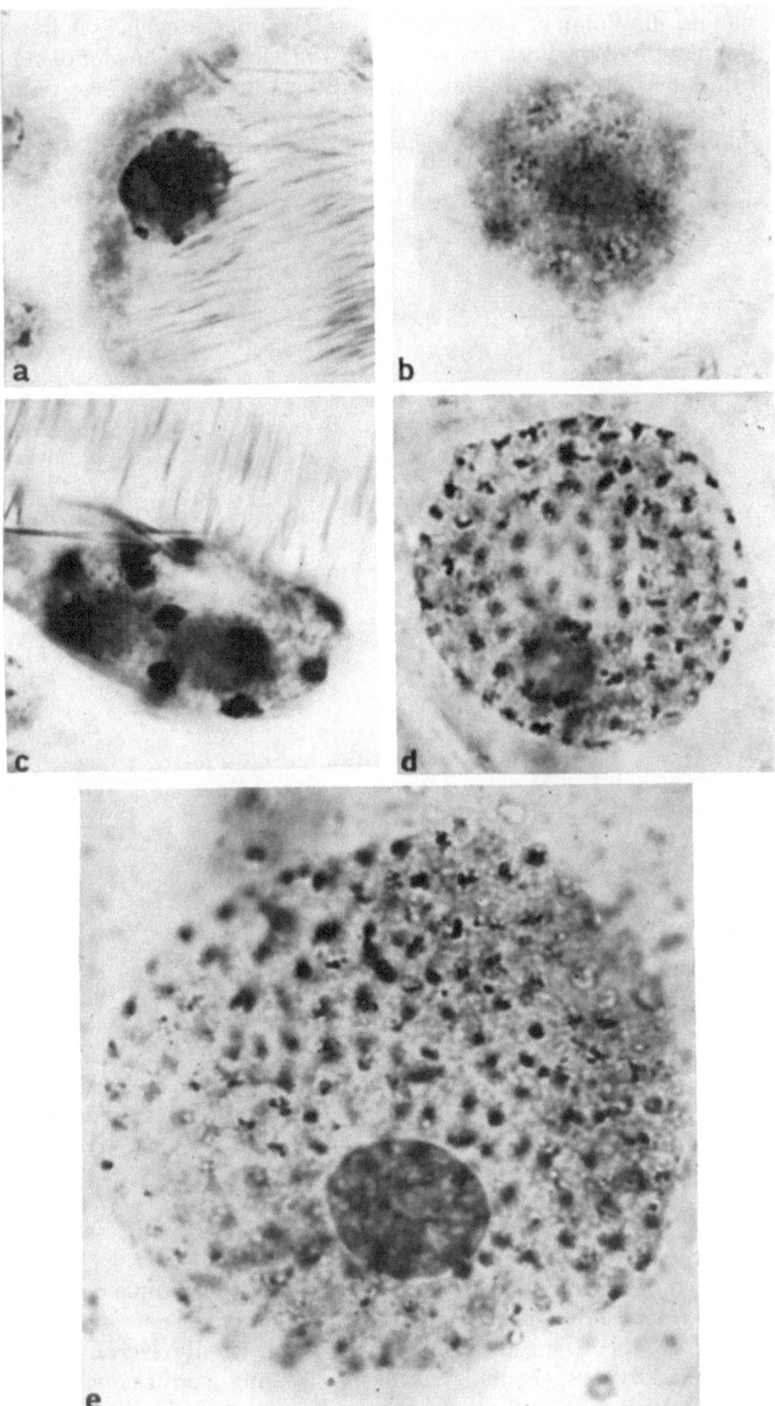


Abb. 6a—e. *Gibbaeum heathii*, Kerne aus dem Wassergewebe des Blattes. a Diploid, in Interphase, b im Höhepunkt der zweiten Endomitose, c 16-ploide Interphase mit Endochromozentren, d, e 16- und 64-ploide Interphase mit Einzelchromozentren (in a und c rund um die Kerne Raphiden, in d und e diese aufgelöst). — Alk.-Eisess., Essigcarmin, 1700fach. (Nach SCHLICHTINGER 1956)

zentren bilden; ihr Volumen steigt mit jedem Endomitosecyclus schätzungsweise auf das Doppelte und im Verlauf der ganzen Entwicklung sehr auffallend an (vgl. Abb. 5b, j). Auch zeigt es sich, daß die Zahl der Chromomeren, die während des endomitotischen Strukturwechsels aus einem Chromozentrum bzw. Endochromozentrum bloßgelegt werden, mit den Endomitoseschritten zunimmt, auch wenn sie

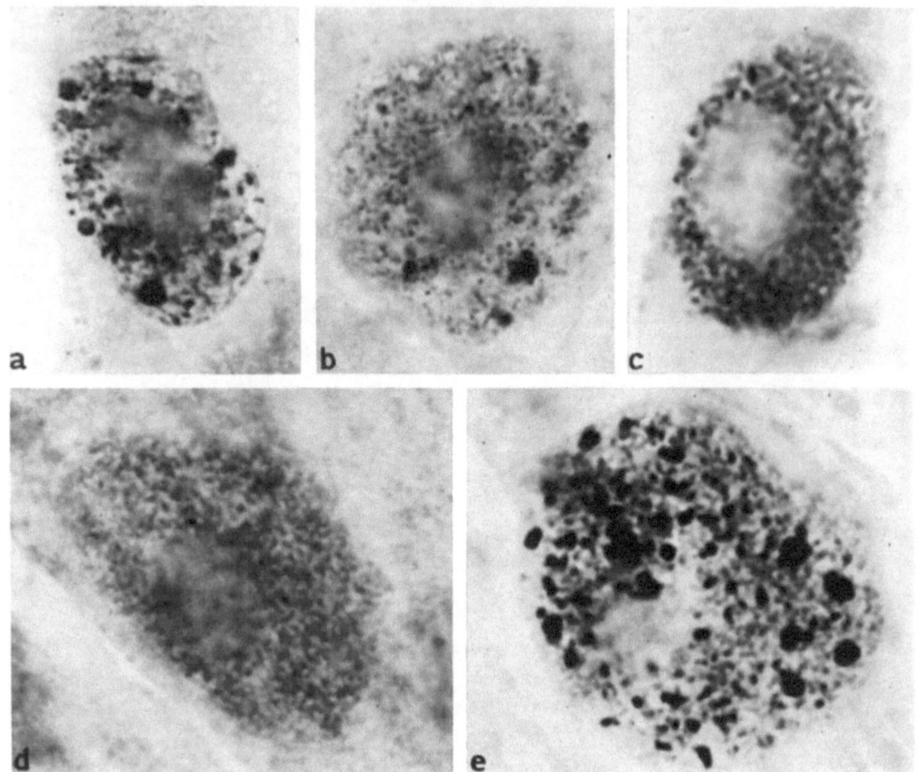


Abb. 7a—e. *Rhoeo discolor*, Kerne aus der Streckungszone der Wurzel. a Interphase, diploid, b, c Endoprophase (Chromozentren in Auflockerung begriffen) und Endometaphase des ersten Endomitosecyclus, d Endometaphase des zweiten Endomitosecyclus, e oktoploider Arbeitskern (beachte die kräftige Vermehrung der Chromozentren im Vergleich zu a). — Alk.-Eisessig, Essigcarmin, 1700fach. (a, b nach Doležal u. Tschermak-Woess, 1955, c—e Original)

sich nicht exakt ermitteln läßt. Die Nucleolen bleiben während der Endomitose erhalten; sie wachsen mit jedem Endomitosecyclus heran[15].

Die Aizoacee *Gibbaeum heathii* verhält sich im Bau der diploiden Kerne, und was den Ablauf der Endomitose betrifft, sehr ähnlich wie *Cucurbita* (Abb. 6). Im Wassergewebe der hoch succulenten Blätter wachsen die Kerne während der ersten Endomitosecyclen ebenfalls unter Ausbildung von Endochromozentren heran[16]. Erstmals im Anschluß an die dritte oder vierte Endomitose zerlegen sich jedoch die Endochromozentren in Einzelchromozentren und auf die nachfolgenden Endomitosen folgt regelmäßig die Ausbildung von Einzelchromozentren. Die Vermehrung der Chromosomen läßt sich also während des zweiten Abschnittes der

[15] Steffen 1955. [16] Schlichtinger 1956.

Endopolyploidisierung an der Vermehrung der Chromozentren ablesen und ist in diesem Fall ebenso sinnfällig wie bei den Heteropteren (vgl. Abb. 6d, e).

Bei vielen anderen dikotylen und monokotylen Angiospermen enthalten die Arbeitskerne eine euchromatische Grundstruktur und wenige bis mehrere Chromozentren[17]. Während der Endomitose zeigen die Chromozentren die gleichen Strukturveränderungen wie bei *Cucurbita* und *Gibbaeum*, und im Euchromatin treten die Chromomeren mit schärferen Konturen, regelmäßiger verteilt und im ganzen mehr gleichförmig als im Arbeitskern und in der Endointerphase hervor[18] (Abb. 7). Damit entspricht auch in diesem Fall der endomitotische Strukturwechsel völlig dem Zerstäubungsstadium der mitotischen Prophase. Er zieht eine Vermehrung der Chromozentren oder ein Wachstum zu Endochromozentren nach sich, oder es spielt sich beides ab.

## 3. Kryptoendomitose

In den Kernen bestimmter Organismen, die nach Bau und Größe und verschiedenen anderen Kennzeichen (vgl. S. 594ff.) sicher endopolyploid, z.T. sehr hoch endopolyploid werden, ließen sich bisher keine strukturellen Veränderungen auffinden, die man als endomitotische Teilungsstruktur auffassen kann. Die Endomitose läuft also offenbar lichtmikroskopisch völlig maskiert, als Kryptoendomitose ab[19, 20]. Dies gilt in erster Linie für die Kerne in den Speicheldrüsen der Dipterenlarven, die der Riesenchromosomen wegen seit 4 Jahrzehnten ausgiebig und eingehend untersucht werden und vorderhand keine periodisch wiederkehrenden Strukturunterschiede zeigten, die sich als Ausdruck der Endomitose deuten ließen. Ob in anderen Geweben der Dipteren mit anderem Bau der endopolyploiden Kerne die Endomitose unter einem *deutlichen* Formwechsel der Chromosomen vor sich geht, ist nicht sicher geklärt. Für die endopolyploiden Kerne im Hinterdarm von *Culex* und *Aëdes*, die gleichmäßig von Chromatin erfüllt sind, stehen sich positive Angaben von Painter u. Reindorp (1939, S. 282) und negative von M. Grell (1946a, S. 65, 1946b, S. 92) gegenüber. In den Nährzellen des Ovars von *Drosophila melanogaster* und *Calliphora erythrocephala* (Schmeißfliege) und dieser nahestehenden Kalyptraten zeigen die endopolyploiden Kerne sehr verschiedene Strukturen (wie lockere Chromosomenbündel, radiär gebaute Endochromozentren, homogen-chromomerischen und feinfädigen Bau), bei *Calliphora* auch vereinzelt Riesenchromosomen[21]. Die Autoren interpretieren manche dieser Strukturen als endomitotischen Strukturwechsel, doch müßte diese Auffassung wohl noch aufgrund der statistischen Erfassung der Kernvolumina gesichert werden — ähnlich wie es für Angiospermen durchgeführt wurde (vgl. S. 600), oder es müßten andere Methoden herangezogen werden[22]; es könnte sich nämlich auch bloß um Abwand-

[17] Viele Autoren fassen den betreffenden Kerntyp als „chromonematisch" auf, meinen also, die körnig erscheinenden Elemente seien Querschnittsbilder von entspiralisierten feinfädigen Chromosomen oder Umgänge schraubig gewundener, aufgelockerter, gleichmäßig dünner Chromosomen. Die Verf. (vgl. Tschermak-Woess 1963, S. 19) vertritt dagegen die Auffassung, daß die Chromosomen in den betreffenden Kernen ähnlich wie im Pachytän einen perlschnurartigen Bau haben.

[18] Zum Beispiel Doležal u. Tschermak-Woess 1955, Tschermak-Woess 1959a.

[19] Bauer 1952.

[20] Vor der sicheren Kenntnis der Endomitose der Angiospermen nahm man an, auch bei diesen laufe sie als maskierte Endomitose (Resch 1952) oder Kryptoendomitose ab.

[21] Painter und Reindorp (1939) bzw. Bier 1957, 1958, 1959, 1960a, b.

[22] Neuerdings führte Matuszewski (1968) an Kernen der Nährkammer einer Cecidomyide, die sich nach seiner Meinung in Endomitose befanden, zwar Volumenmessungen durch, doch wurde nur ein kleiner Ausschnitt des ganzen Entwicklungsganges herausgegriffen und nicht berücksichtigt, daß in den bekannten Fällen sich die Histogramme von endomitotischen Kernen jeweils *zwischen* die der Interphasekerne benachbarter Endopolyploidiestufen einschieben.

lungen des Baus endo*interphasischer* Kerne handeln, die z.T. mit dem Zerfall der Chromosomenbündel bzw. Endochromozentren in kleinere Aggregate oder Einzelelemente im Zusammenhang stehen; d.h. also, die Bündel bzw. Endochromozentren würden im Verlauf von Kryptoendomitosen entstehen und in der *Endointerphase* zerfallen — unter Umständen auch unter Kontraktion der Chromosomen. Diese Deutungsmöglichkeit wird durch das Verhalten mancher Angiospermen nahegelegt, die sehr ähnliche Unterschiede des Baus sicher ruhender, nicht im endomitotischen Strukturwechsel befindlicher endopolyploider Kerne zeigen (vgl. z.B. HASITSCHKA 1956, über *Papaver*), und bei denen auch die Zerlegung der Endochromozentren im Ruhezustand nachgewiesen wurde[23].

Falls sich die Ansicht von PAINTER u. REINDORP bzw. BIER bestätigen sollte, wäre der einzigartige Fall gegeben, daß sich die Endomitose bei der gleichen Art und sogar in verschiedenen Entwicklungszuständen der gleichen Zellen unter einem verschiedenen chromosomalen Formwechsel abspielt, nämlich in den jungen Nährzellen unter sichtbarem Formwechsel, in den älteren unter nicht sichtbaren Kryptoendomitosen.

## III. Vermeintliche Endomitosen, Endoreduplikation

Nach ihrer Entdeckung sah man vielfach im mitoseähnlichen Formwechsel der Chromosomen, wie er bei den Heteropteren auftritt, ein wesentliches Kennzeichen der Endomitose. Dies führte dazu, daß vor allem bei Angiospermen und Mammalia Mitosen, in denen spontan die Bildung der Kernspindel unterdrückt oder eine anfänglich funktionierende Spindel vorzeitig rückgebildet wurde, fälschlich als Endomitosen aufgefaßt wurden. Dazu trug bei, daß solche gehemmte Mitosen in einer Reihe von Fällen im normalen Entwicklungsgang regelmäßig vorkommen. Vor allem im cellulären mehrkernigen Tapetum vieler Angiospermen spielen sie eine wichtige Rolle[24, 25]. Für dieses beschrieb z.B. BROWN (1949) an *Lycopersicum esculentum* (= *Solanum lycopersicum*, Tomate) den Verlauf der vermeintlichen Endomitose folgendermaßen: In der Regel werden die Tapetumzellen vorerst zweikernig, da Mitosen ohne nachfolgende Cytokinesen ablaufen; dann sollen sich zwei bis drei Endomitosen anschließen, in deren Verlauf die Chromosomen sich wie in der Mitose oder sogar noch stärker als in der mitotischen Metaphase kontrahieren, die Kernmembran sich auflöst, der Nucleolus verschwindet und die Chromosomen entweder zu einem Klumpen zusammenschließen oder es unter Mitwirkung einer Spindel zur Ausbildung einer Äquatorialplatte kommt; eine gerichtete Anaphasebewegung auf relativ größere Distanz unterbleibt jedenfalls, die Tochterchromosomen fallen auseinander und werden in einem Arbeitskern mit verdoppelter Chromosomenzahl vereinigt. Im Endeffekt gleicht dieser Vorgang zwar der Endomitose, durch seinen Verlauf im einzelnen erweist er sich aber als ein Fall der schon lange bekannten Restitutionskernbildung. Diese geht nämlich unter dem geschilderten oder einem ähnlichen Formwechsel vor sich, während für die Endomitose im allgemeinen die Erhaltung der Kernmembran und das Fehlen jeglicher Spindel kennzeichnend ist, und weiters bei den Angiospermen im besonderen keine Kontraktion der Chromosomen erfolgt, sie also nicht individuell sichtbar werden. Wie sich für *Lycopersicum* z.T. schon aus den Angaben BROWNs (1949) und vor allem aus denen CARNIELs (1952) ergibt, kann es übrigens schon in der ersten Mitose vereinzelt zu meta- oder anaphasischer Restitution kommen und

---

[23] CZEIKA 1956 an *Portulaca* und anderen. [24] CARNIEL 1952, zusammenfassend 1963.

[25] Das celluläre Tapetum kleidet bekanntlich meist als einschichtige, seltener mehrschichtige Lage die Pollensäcke aus und trägt nach Art von Drüsenzellen zur Ernährung und Ausgestaltung der Pollenmutterzellen und Pollenkörner bei.

kann in der zweiten nach CARNIEL die Hemmung auch erst während der Anaphase einsetzen[26]. Die Hemmungserscheinungen steigern sich also im Lauf der Entwicklung und wirken sich häufig im gleichen Entwicklungsstadium von Zelle zu Zelle verschieden aus. Eine solche Steigerung und solche Unterschiede gibt es bei der Endomitose der Angiospermen sicher nicht und wahrscheinlich auch nicht bei der anderer Organismen. Sie beruhen vor allem auf der frühen oder späten, vollständigen oder partiellen Inaktivierung der Spindel, doch kann die Restitution auch schon während der Prophase eintreten, im Extrem also gar keine Spindel gebildet werden, und auch die Auflösung der Kernmembran unterbleiben. Besonders dieses Verhalten gab Anlaß zur Beschreibung vermeintlicher Endomitosen. Gewöhnlich ist jedoch die prophasische Restitution durch Übergänge mit der meta- und anaphasischen verbunden und damit als Folge einer immer weiter nach vorne verlegten Mitosehemmung zu erkennen; ausnahmsweise tritt aber auch durchgehend prophasische Restitution auf[27]. Ähnlich wie die Kerne des cellulär-mehrkernigen Tapetums verhalten sich die des Endosperms vieler Angiospermen[28], und auch in anderen Geweben bzw. Zellen, besonders im Bereich der Samenanlage, kommt es bei vielen Arten regelmäßig zur Restitution.

In bezug auf das Kernvolumen hat die Restitution den gleichen Effekt wie die Endomitose, d.h. es steigt mit jeder gehemmten Mitose ungefähr auf das Doppelte an. Nach pro- und metaphasischer Restitution entstehen vorwiegend kugelige oder ellipsoidische Kerne, nach anaphasischer breit und schmal hantelförmige — je nachdem, ob viele oder wenige Chromosomen die Anaphasebewegung unvollständig mitgemacht haben. Diese Kernform wurde häufig als Anzeichen einer Amitose gedeutet; doch findet man sie in den genannten Geweben noch dann, wenn eine nächste Mitosewelle einsetzt.

Für Säuger wurden sog. Endomitosen angegeben oder vermutet vor allem für die Leber, Knochenmarksriesenzellen und Tumoren, und außerdem eine besondere Form der Endomitose, die Endoreduplikation, für Tumoren und Gewebekulturen. Dabei wurden z.T. tatsächlich beobachtete Strukturveränderungen irrtümlich als Endomitosen angesehen; z.T. wurde aber auch nur aus der beobachteten Kernvergrößerung unter Chromatinzunahme oder DNS-Vermehrung auf das Vorkommen von Kryptoendomitosen geschlossen, weil sichtbare Veränderungen nicht angetroffen wurden. Diese Art der Beweisführung ist aber *nur* zulässig, wenn auch die Kern*struktur* berücksichtigt wird und bestimmte für Endopolyploidie kennzeichnende Merkmale zeigt (vgl. S. 588ff.).

Was die *Leber* anlangt, so ist es bekanntlich gut gesichert, daß embryonal und in einer frühen postnatalen Entwicklungsperiode Zellvermehrung erfolgt, daß ein Teil der Zellen zweikernig wird und von einem bestimmten Entwicklungsstadium an (beim Menschen ungefähr mit dem Beginn der Pubertät) tetraploide und später oktoploide — bei manchen Arten vereinzelt auch 16- und 32-ploide — Kerne auftreten[29]. Darüber, wie sie gebildet werden, herrscht trotz der großen Zahl von Untersuchungen, die diese Frage behandeln, keine Einhelligkeit. Von allgemein-karyologischen Gesichtspunkten aus und vor allem, wenn man die leichter überblickbaren und besser analysierten Verhältnisse bei den Angiospermen berücksichtigt, scheinen — mit gewissen Einschränkungen — die Vorstellungen von

---

[26] Auch das Tapetum von *Solanum tuberosum* (Kartoffel) entwickelt sich unter Mitosehemmung, Spindelverschmelzung und ähnlichem (AVANZI 1950); bei den vermeintlichen Endomitosen handelt es sich um Mitosen, die in der Prophase abgebrochen werden. TURAŁA u. URBÁNSKA-WORYTKIEWICZ (1964) berichten über zwei weitere *Solanum*-Arten mit Restitutionskernbildung.

[27] CARNIEL 1952 über Cassia. [28] Zum Beispiel ENZENBERG 1961.

[29] Zusammenfassend DOLJANSKI 1960, s. auch CARRIERE 1969.

Beams u. King (1942) sowie Wilson u. Leduc (1948) den Tatsachen am besten gerecht zu werden[30]. Sie vertreten aufgrund von Untersuchungen an der Ratten- bzw. Mäuseleber die Ansicht, daß die Zweikernigkeit durch Unterdrückung der Cytokinese im Anschluß an normale Mitosen zustande kommt. Spindelverschmelzungen in synchronen Mitosen dieser Zellen führen nach Beams u. King zur Entstehung der polyploiden Kerne. Wilson u. Leduc nehmen außerdem eine Fortsetzung und Steigerung der Hemmungserscheinungen an, was prometaphasische Restitution und schließlich Teilung der Chromosomen ohne Auflösung der Kernmembran bewirkt. Mit Spindelverschmelzungen allein — im Sinne von Beams u. King — läßt sich die Entstehung von tetraploiden und oktoploiden Kernen in einkernigen, nicht benachbart liegenden Zellen allerdings nicht erklären; zusammen mit einer später oder auch gleichzeitig einsetzenden und zunehmenden Hemmung der Spindel, wie Wilson u. Leduc sie annehmen, können sie aber die Kernverhältnisse in der voll entwickelten Leber herbeiführen. Auch die gelegentlich vorkommenden hantelförmigen Kerne fügen sich in dieses Bild, wenn man sie als Folge anaphasischer Restitution auffaßt[31]. Daß die erwähnten Hemmungsvorgänge zusammen mit der Spindelverschmelzung einen Komplex von oft gemeinsam auftretenden und offenbar zusammengehörigen Erscheinungen bilden, zeigt sich jedenfalls am Tapetum vieler Angiospermen. Bei diesen spielen sie sich im allgemeine binnen weniger Tage bis höchstens Wochen ab und lassen sich daher leicht auffinden. In der Säugerleber verteilen sie sich dagegen auf einen relativ langen Zeitraum (beim Menschen entstehen nach Swartz (1956) tetraploide Kerne in der Hauptsache zwischen dem 11. und 18. Jahr, oktoploide tauchen um das 20. Jahr auf und werden anscheinend noch bis zum 50. gebildet), so daß die Wahrscheinlichkeit, die kritischen Stadien anzutreffen, sehr gering ist. Gegen die Vorstellung von Wilson u. Leduc — die vielleicht nicht in dem Maß durch Beobachtungen belegt ist, wie es wünschenswert wäre — wird nämlich eingewendet, daß während der Zeit der Zunahme der polyploiden Kerne keine Mitosen anzutreffen sind. Wenn es in der Säugerleber regelmäßig den von Wilson u. Leduc u.a. beobachteten Vorgang gibt, der in der Teilung übermäßig kontrahierter Chromosomen ohne Auflösung der Kernmembran besteht, so muß man ihn jedenfalls als prophasische Restitution auffassen und nicht — wie die Autoren — als Endomitose, da er nur ein Glied der Hemmungsreihe wäre. Als letztes wird schließlich eine sog. *Kryptomitose* angenommen, die in der intranucleären Teilung *nicht* kondensierter Chromosomen bestehen soll — also der Krypto*endomitose* der hier angewendeten Gliederung gleichzusetzen wäre; Swartz (1956) meint schließlich, es wären *nur* Endomitosen ohne sichtbaren Formwechsel im Spiel, und auch andere Autoren ziehen solche oder nach Art der Angiospermen verlaufende Endomitosen in Betracht. Aus der Struktur der tetraploiden und oktoploiden Kerne ergeben sich aber keine Hinweise, die für ihre endomitotische Entstehung, sondern nur solche, die für Mitosehemmung sprechen. Es sind das die Vermehrung der Chromozentren und Nucleolen. Nach Müller (1964, 1966) enthalten nämlich diploide Kerne der Mäuseleber 4—6, tetraploide 8—10, oktoploide 16—20 und die selten vorkommenden

---

[30] Vgl. auch Himes et al. 1957.

[31] In der Rattenleber beobachteten Marquardt u. Gläss (1957) *keine* Anaphasestörungen in Form von nachhinkenden oder verklebten Tochterchromosomen. Sie heben hervor, daß in 12 Std bzw. 6 Tage alten unbehandelten Tieren sowie in 6 Monate alten, in verschiedenem Grad hepatektomierten verhältnismäßig häufig Metaphasestadien, aber nur mit viel Mühe Anaphasen in einigermaßen ausreichender Anzahl zu finden sind. Dieser Befund ist mit der Annahme einer metaphasischen Restitution gut vereinbar. Multipolare Anaphasen, die Marquardt u. Gläss, Wilson u. Leduc u.a. feststellten, können nach den Erfahrungen am Tapetum der Angiospermen auch durch partielle Vereinigung der Spindeln in mehrkernigen Zellen entstehen (vgl. auch Altmann 1966).

16-ploiden 23—32 Chromozentren (es sind offenbar nur die auffälligsten, relativ großen Chromozentren berücksichtigt). Zu einem Wachstum der Chromozentren mit der Polyploidisierung kommt es nicht. Im Falle der endomitotischen Polyploidisierung wäre dagegen in Kernen dieses Typus mit größter Wahrscheinlichkeit die Bildung von Endochromozentren zu erwarten, also bei gleichbleibender Zahl eine deutliche Vergrößerung[32]. Analoges gilt für die Nucleolen: Ihre Zahl nimmt im Durchschnitt zu, während sich ihre Größe nicht wesentlich ändert, sondern nur infolge zufälliger Verschmelzungen etwas variiert[33, 34]. Mit der endomitotischen Polyploidisierung steigt dagegen gewöhnlich ihr Volumen bei unveränderter Zahl sehr auffallend an (über Besonderheiten im Zusammenhang mit zusätzlichen Nucleolen vgl. S. 592). Selbst in Fällen, in denen wie bei *Gibbaeum* (s. S. 578f.) die Tochterchromozentren nach der Endomitose regelmäßig auseinanderrücken, ist meist nur ein einziger, stark heranwachsender Nucleolus vorhanden. — Übrigens spricht nach STÖCKER et al. (1964) auch der Vergleich zwischen der Rate des $^3$H-Thymidin-Einbaus und der Mitoserate dafür, daß in der Leber 4—20 Monate alter Ratten jeder Einbau in eine Mitose und nicht in eine Endomitose mündet.

Auch die *Megakaryocyten* der Säuger werden wahrscheinlich infolge wiederholter Mitosehemmung und nicht endomitotisch polyploid. WEICKER u. NÖLLER (1951) fanden nämlich in den heranwachsenden Megakaryocyten des Menschen polyploide Mitosen, und zwar z.T. mit übermäßig verkürzten Chromosomen und Konfigurationen, die auf das Vorhandensein multipolarer, anaphasisch gehemmter Spindeln schließen lassen. Allerdings sind die Untersuchungen noch ergänzungsbedürftig. Außerdem treten in menschlichen Megakaryoblasten bestimmter Entwicklungsstufen entweder zwei offenbar diploide oder ein offenbar tetraploider Kern auf bzw. vier diploide oder ein oktoploider[35]; die Hemmungsprozesse sind also nicht immer gleich wirksam (über Lebendbeobachtung multipolarer polyploider Mitosen beim Kaninchen vgl. KINOSITA u. OHNO [zit. nach ODELL et al. 1965]). Für die Maus vermutete GEITLER (1953) nach ebenfalls noch ergänzungsbedürftigen Untersuchungen von RIES (1939) Endopolyploidie. RIES hatte nach wiederholter (intraperitonealer ?) Injektion von insgesamt 0,04 mg Colchicin hochpolyploide Mitosen beobachtet; entsprechend dem Stand der Kenntnisse von 1939 nahm er an, die Colchicin-Behandlung wirke mitoseanregend und habe in vorher polyploid gewordenen Kernen die Wiederaufnahme der Mitosetätigkeit bewirkt; dagegen weiß man jetzt, daß Cytostatica wie Colchicin nur spontan ablaufende Mitosen beeinflussen. Doch dürfte die von RIES wiedergegebene Metaphase überhaupt nicht unter Colchicin-Einfluß gestanden sein, sondern wie die Mitosen von menschlichen Megakaryocyten infolge spontaner Störungen des Spindelmechanismus Unregelmäßigkeiten in der metaphasischen Einordnung der Chromosomen zeigen. Wie man von anderen Fällen weiß[36], führen derartig gehemmte Mitosen häufig zur Ausbildung unregelmäßig geformter, gelappter Arbeitskerne, und solche sind bekanntlich für die Megakaryocyten charakteristisch. Man kann also annehmen, daß die Polyploidie in den erwähnten Fällen und wohl ganz allgemein in den Knochenmarksriesenzellen der Säuger durch Bildung von Restitutionskernen zustande kommt. Ebenso wie in der Leber liefert der Bau der Kerne *keine* Anhaltspunkte für das Vorkommen von Endomitosen im exakten Sinn.

---

[32] MÜLLER (1966, S. 175) hält die großen körnigen Chromozentren, die sich in Großkernen der Leber von N-Nitrosomorpholin-behandelten Mäusen zeigen, für Endochromozentren und führt ihre Entstehung auf Endoreduplikationen (vgl. weiter unten) zurück. Für die unbehandelte Leber vertritt er die hier gebrachte Auffassung.

[33] Zum Beispiel SHEA und LEBLOND, 1966, MONTREUIL-LANGLOIS 1960.

[34] MONTREUIL-LANGLOIS 1960 nimmt ohne sichere Anhaltspunkte Teilung der Nucleolen an.

[35] ROTHLIN und UNDRITZ 1946.

[36] Zum Beispiel ENZENBERG 1961, S. 274f., über *Iris, Hypericum.*

Für tierische *Tumoren* wurden wiederholt vermeintliche Endomitosen und sog. Endoreduplikationen angegeben[37]. Am eingehendsten setzte sich Levan zusammen mit Mitarbeitern am Beispiel der Ascites-Tumoren der Maus mit den verschiedenen Polyploidisierungsmechanismen auseinander, die das karyologische Bild dieser Tumoren in größerem oder kleinerem Ausmaß bestimmen[38]. Dieses Beispiel hat höchstwahrscheinlich für die Mehrzahl der Tumoren, in denen es zur Polyploidisierung kommt, Geltung; es sei daher im folgenden herausgegriffen.

Ein Weg, der zur Polyploidisierung der Kerne führt, besteht im Auftreten von C-Mitosen; ihre Rate steigt in manchen Fällen gegen Ende des Transplantationscyclus des Tumors durch Blockierung in der C-Metaphase an; sie zeigen die übliche Überkontraktion der Chromosomen und fehlende oder gestörte Spindelaktivität. Bemerkenswert ist das Ausbleiben der autonomen, also spindelunabhängigen, anaphasischen Trennung der Chromatiden, die aus der C-Metaphase in die Telophase übergehen und in der nächsten Prophase als mehr oder weniger dicht nebeneinanderliegende Schwesterchromosomen, also als „Paare", hervortreten.

Bei einem anderen Polyploidisierungsmechanismus, der von den Autoren als Endomitose nach dem Muster von *Gerris* und als Endomitose im engeren Sinn aufgefaßt wird, handelt es sich offensichtlich um prophasische Restitution, d.h. um eine Vorverlegung der Störungen, die sich schon in den oben behandelten c-mitotischen Erscheinungen äußern: Die Kernmembran wird nicht aufgelöst, die Chromosomen kontrahieren sich meist übermäßig, die Nucleolen verkleinern sich oder verschwinden, es kommt nicht zur Ausbildung einer Spindel; ebenso wie in den pro- und metaphasisch gehemmten Mitosen im Antherentapetum der Angiospermen stellen sich meistens auch „stickiness"-Erscheinungen ein. Ohne sich in der Centromerenregion zu trennen und oft auch noch in den übrigen Teilen eng vereinigt, gehen die Tochterchromosomen in die Telophase ein. Erst während der Interphase soll die vollständige Trennung durchgeführt werden. Zugunsten der Auffassung, daß dieser chromosomale Formwechsel *nicht* einer Endomitose, sondern der gestörten Mitose zuzuordnen ist, spricht einerseits, daß er durch Übergänge in Form der c-mitotischen Erscheinungen mit der normalen Mitose verbunden ist, und andererseits auch die von den Autoren hervorgehobene Tatsache, daß die vermeintliche Endomitose einen wesentlich weniger regelmäßigen Verlauf nimmt als die normale Mitose[39]. Wie schon eingangs erwähnt, stellt aber die Endomitose im exakten Sinn in den gut gesicherten Fällen einen ebenso regelmäßigen Prozeß wie die Mitose dar; höchstwahrscheinlich ist sie sogar weniger störungsanfällig als die Mitose, weil ihr der besonders empfindliche Spindelapparat fehlt.

Ein dritter, von den Autoren zur Endomitose im weiteren Sinn gerechneter Prozeß, der zur Polyploidisierung in Tumoren beiträgt, ist die Endoreduplikation. Darunter verstehen Levan u. Hauschka eine Chromosomenreproduktion, die sich ohne sichtbaren Formwechsel an weitgehend entspiralisierten Chromosomen abspielt[40]. Sie würde also der auf S. 579f. behandelten Kryptoendomitose entsprechen. Ihr Vorkommen in den Ascites-Tumoren wird angenommen, weil polyploide Mitosen auftreten, in denen die Schwesterchromosomen zu Diplochromosomen (= zwei an den Centromeren noch zusammenhängende Chromosomen, s. S. 594) vereinigt sind und sich bei höherer Polyploidie auch größere Aggregate (Quadruplochromosomen usw.) von Abkömmlingen eines Ausgangschromosoms

[37] Über pflanzliche Tumoren s. Geitler (1953, S. 57), über neuere Befunde an der „crown-galle" Kupila (1956, 1958, zusammenfassend 1963).

[38] Levan und Hauschka 1953, Tjio und Levan 1954.

[39] Tjio und Levan 1954, S. 29, Levan und Hauschka 1953, S. 12.

[40] Die Autoren führten 1953 unter den Beispielen für die Endoreduplikation noch pflanzliche Organismen, gemeint sind Angiospermen, an, weil sich die sichere Kenntnis über die Endomitose der Angiospermen damals erst herausbildete.

vorfinden[41]. Sie sollen die Folge vorangegangener einfacher oder mehrfacher Endoreduplikationen sein (über das gleiche Verhalten in Mitosen nach gesicherten Endomitosen vgl. S. 594f.). Sehr naheliegend und wahrscheinlicher ist aber eine andere Deutung, nämlich die Annahme, daß sie auf die vorher erwähnten c-mitotischen und prophasisch gehemmten Teilungen zurückgehen, indem die interphasische Trennung der Tochterchromosomen unvollständig bleibt bis zu einer nächsten oder auch späteren normalen oder wieder gehemmten Mitose.

Daß in malignen Geweben und Zellen häufig Mitosestörungen auftreten und bereits angelaufene Mitosen rückgängig gemacht werden können, ist eine bekannte Tatsache. Unter anderem stellten Hsu u. Moorhead (1956) an Kulturen des Hela-Stammes mit Hilfe der Kinematographie Polyploidisierung durch pro-, meta- und anaphasische Restitution fest. Wie sich aus dem folgenden ergibt, läßt es sich in diesem Fall nicht sicher entscheiden, wieweit der neoplastische Charakter der Hela-Zellen und wieweit die Gewebekultur an sich zu diesen Hemmungserscheinungen beiträgt.

Die Folgen von Endoreduplikationen sollen sich nämlich auch in *Kulturen* normaler Gewebezellen zeigen[42]. Da in Gewebekulturen verschiedenartige Mitosestörungen, darunter auch solche nach Art von C-Mitosen auftreten, kann man ebenso wie für Tumoren annehmen, daß die Mitosen, die vorangegangene Endoreduplikationen anzeigen sollen, in Wirklichkeit auf c-mitoseartige Störungen zurückgehen. Wie wiederholt betont wurde[43], bringt der Übergang von den Bedingungen in vivo zu denen in vitro für die Zellen ein Trauma mit sich und sind die Bedingungen in der Gewebekultur als abnorm zu betrachten. Es ist daher auch von vornherein wahrscheinlicher, daß sie zu Störungen und nicht zum Auftreten normal ablaufender, streng geregelter Prozesse führen, d.h. abnorme Mitosen und nicht Endomitosen stimulieren. Wenn in manchen Fällen spontane Hemmungserscheinungen nach Art von C-Mitosen im Vergleich zu den polyploiden Kernen und Zellen nur in relativ geringem Ausmaß beobachtet wurden, mag es daran liegen, daß z.T. erst nach mehrmaliger Übertragung der Kulturen untersucht wurde und die Störungen dann bereits etwas abgeklungen waren; zum andern erschwert auch höchstwahrscheinlich die übliche Technik der Untersuchung der Säugerchromosomen die Erfassung gehemmter Mitosen[44].

## IV. Der endomitotische Kerncyclus im Vergleich zum mitotischen

Nach vielen Untersuchungen an Tieren und Pflanzen gliedert sich in *mitotisch* aktiven Geweben die Interphase bekanntlich in drei Abschnitte, die mit $G_1$, S und $G_2$ bezeichnet werden. $G_1$ ist der erste Entwicklungsabschnitt nach Herstellung des interphasischen Kerns im Anschluß an die Mitose, S die Periode der DNS- und Histonsynthese und $G_2$ der anschließende Abschnitt bis zum Wiedereintritt in die Mitose (z.B. Abb. 8b). Während der Syntheseperiode werden also wesentliche

---

[41] In vielen hier nicht genannten Publikationen werden die Abkömmlinge eines Ausgangschromosoms fälschlich als „Homologe" bezeichnet; die tatsächlichen Homologen (väterliche und mütterliche einander entsprechende Chromosomen) und ihre Abkömmlinge zeigen gewöhnlich keinerlei Lagebeziehung; nur die Dipteren verhalten sich anders.

[42] Zum Beispiel Levan und Hsu 1961 für primäre Kulturen aus Mausembryonen, Schwarzacher und Schnedl 1965 für menschliche Fibroblasten nach mehreren Passagen, weitere Lit. bei letzteren.

[43] Zum Beispiel Hsu und Moorhead 1957, Levan und Biesele 1958.

[44] Nach Vorbehandlung mit Colchicin oder Colcemid und Alkohol-Eisessig-Fixierung läßt es sich nicht mehr sicher feststellen, ob ursprünglich eine normal funktionierende Spindel vorhanden war, und durch die Behandlung mit hypotonischen Lösungen könnten z.B. auch an und für sich verklumpte Metaphasen, wie sie bei Bildung von Restitutionskernen gelegentlich auftreten, möglicherweise ausgebreitet werden.

Komponenten der Chromosomen synthetisiert; ob auch das sog. „residual protein“[45], von dem man überhaupt nur wenig weiß, ist nicht bekannt. Entgegen dem vielfach üblichen Vorgehen sollte man daher und auch unabhängig davon nicht DNS-Replikation plus Histonsynthese gleich Chromosomen- oder Chromatidenduplikation setzen. Denn Vermehrung der Substanz — und möglicherweise nicht einmal *aller* Substanz eines Chromosoms — bedeutet noch nicht Vorhandensein zweier, in allem gesondert funktionsfähiger Tochterchromosomen. Vielleicht erfolgt der letzte Schritt des Selbständigwerdens der Chromatiden ebenso wie ihre Trennung auf zuerst geringe und später weitere Distanz erst während der Mitose. Und zwar scheint dem Zerstäubungsstadium eine entscheidende Rolle zuzukommen, unter anderem auch deshalb, weil in der Endomitose der Angiospermen überaus streng an diesem Stadium festgehalten wird.

Die Volumina vergleichbarer interphasischer Kerne ergeben bei statistischer Erfassung eine zweigipfelige Verteilung, wobei die von Kernen in $G_1$ und S sich um den einen Gipfel und die von Kernen in $G_2$ um den anderen scharen[46] (Abb. 8a). Auch in der Struktur zeigt sich an dem einzigen genau daraufhin untersuchten Objekt, einer Wildzwiebel, und ebenso an anderen, nur gelegentlich untersuchten Arten ein Unterschied zwischen $G_1$ und $G_2$[47]: Die euchromatische Grundstruktur ist in $G_1$ fein und locker, in $G_2$ gröber und deutlich dichter (Abb 8c).

Über den *endomitotischen* Kerncyclus liegen bisher nur wenige Angaben vor; höchstwahrscheinlich gelten sie aber mit kleinen Abwandlungen allgemein. So wie im mitotischen Cyclus geht bei Angiospermen dem Strukturwechsel der Endomitose eine interphasische DNS-Replikation voran und gliedert sich die Interphase dadurch in $G_1$, S und $G_2$[48]. Das Verhalten der Histonkomponente wurde bisher noch nicht untersucht[49]. Synthese und Vermehrung der Chromosomen sind aber jedenfalls im endomitotischen ebenso wie im mitotischen Cyclus zwei getrennte Vorgänge, und wenn dies bisher auch nur in bezug auf die „Angiospermen-Endomitose“ mit ihrem deutlich sichtbaren Strukturwechsel festgestellt wurde, so trifft es aus Analogie- und Homologiegründen sicherlich auch für die Kryptoendomitose zu und selbstverständlich auch für die noch mehr mitoseähnliche „*Gerris*-Endomitose“. Auch das Kernvolumen steigt in der endomitotischen so wie in der mitotischen Interphase zwischen $G_1$ plus S und $G_2$ sprunghaft an, wie NAGL (1968) neuerdings feststellte, und die Unterschiede in der feinen lockeren Struktur in $G_1$ und der vergröberten dichten in $G_2$ werden an den vergrößerten endopolyploiden Kernen noch deutlicher als an denen der mitotischen Interphase (Abb. 9). Es zeigt sich also, daß der endomitotische Strukturwechsel die Zerlegung der groben Strukturelemente von $G_2$ in die feinen von $G_1$ bewirkt, was zusammen mit den Beobachtungen an den Chromozentren bestimmter Arten (s. S. 578f.) nur so gedeutet werden kann, daß er Ausdruck der Trennung der Chromatiden ist[50]. —

[45] MIRSKY und RIS 1947, vgl. auch BRACHET 1957, RIS 1969, S. 226f., FAMBROUGH 1969.

[46] NAGL 1968, hier weitere Lit.

[47] NAGL 1968 bzw. SWIFT und KLEINFELD 1953, DAS und ALFERT 1968.

[48] TSCHERMAK-WOESS 1959b, NAGL 1968.

[49] Aus Untersuchungen an den Riesenchromosomen von *Chironomus* geht hervor, daß in diesen während des endomitotischen Cyclus, so wie im mitotischen DNS- und Histonsynthese gekoppelt sind, das chromosomale Nicht-Histon-Protein aber während der S-Periode in gleichem Maß wie vorher und nachher synthetisiert wird (CAVE 1968).

[50] Die Trennung der Chromatiden läßt sich also verläßlich konstatieren, und es ist auch im Fall der Endomitose nicht empfehlenswert, mit PATAU u. DAS (1961, S. 564) und anderen pars pro toto zu nehmen und die DNS-Synthese mit der Chromatidenreproduktion zu identifizieren. — Auch die Vorstellung vieler Autoren, daß DNS-Synthese auf DNS-Synthese folgen kann ohne Zwischenschaltung eines chromosomalen Formwechsels, bedarf — zumindest was die Angiospermen anlangt — noch der Überprüfung. Bei diesen scheinen im Normalfall Synthese und Endomitose ebenso wie Synthese und Mitose zu alternieren.

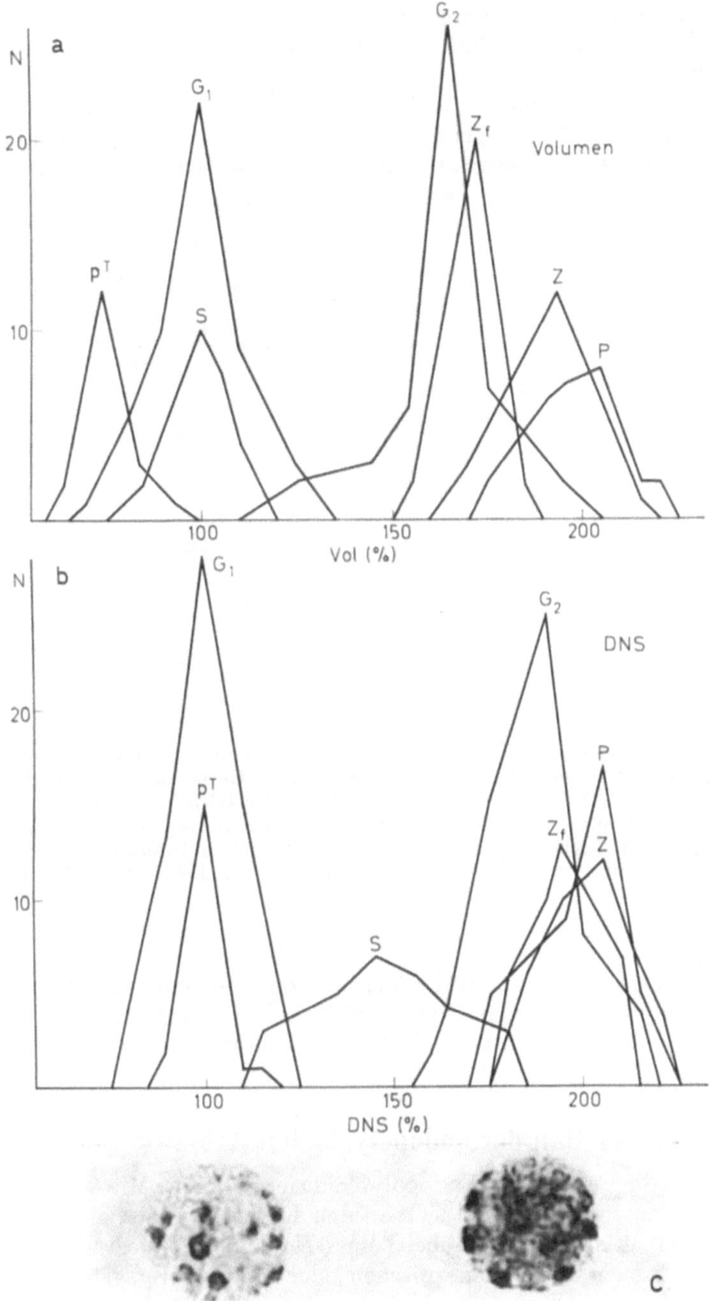


Abb. 8a—c. *Allium carinatum*. a, b Häufigkeitsverteilung der Volumina und der DNS-Werte von Kernen des mitotischen Kerncyclus aus der Wurzelspitze; Anzahl der Kerne auf den Ordinaten, Volumina und DNS-Werte auf den Abszissen (mittlerer $G_1$-Wert = 100%; *pT* Kerne in Posttelophase, *Zf* in beginnender, *Z* in maximaler Zerstäubung, *P* in Spiralprophase). c Kerne der mitotischen Interphase aus der Wurzelspitze, links in $G_1$, rechts in $G_2$ (in benachbarten Zellen, in einem photographiert!). — c Alk.-Eisessig, Essigcarmin, Euparal, 1300fach. (Nach NAGL 1968)

An zwei bisher untersuchten Arten fällt auch auf, daß der Mitose eine relativ stärkere Volumenzunahme vorangeht als der Endomitose, nämlich eine rund 1,8fache gegenüber einer 1,3fachen bei *Rhoeo*[51] und eine rund 2fache bzw. 1,7fache bei *Allium*[50a].

So wie es nun schon anhand zahlreicher Beispiele für den mitotischen Kerncyclus gut belegt ist, geht übrigens auch im endomitotischen die Replikation der DNS im Eu- und Heterochromatin asynchron vor sich: Die Spinndrüse von *Bombyx mori*, der Seidenraupe, besteht aus endopolyploiden Zellen, deren Kerne

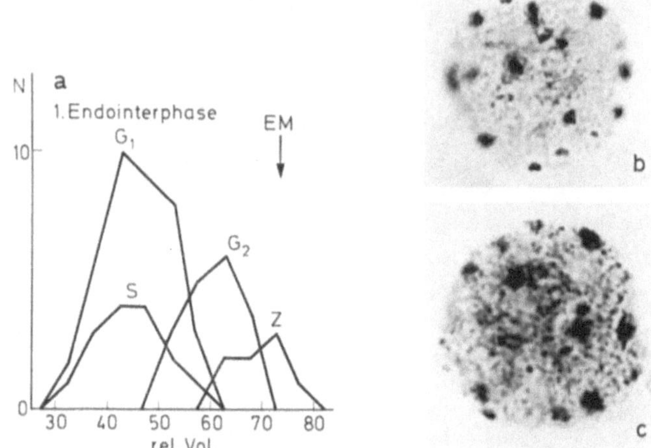


Abb. 9a—c. *Allium carinatum*. a Häufigkeitsverteilung von Kernen des ersten endomitotischen Kerncyclus aus der Streckungszone der Wurzel; Anzahl der Kerne auf der Ordinate, Volumen in relativen Einheiten auf der Abszisse (der Mittelwert der DNS-Menge beträgt in $G_1$: 109, in $G_2$: 215, in Z: 218 relative Einheiten; *EM* Endomitose, *Z* endomitotische Zerstäubung; vgl. im einzelnen den Text). b, c Kerne der endomitotischen Interphase aus dem Blatt, zweiter Cyclus (4n—8n), b in $G_1$, c in $G_2$. — b, c Alk.-Eisessig, Essigcarmin, 1300fach. (Nach NAGL 1968)

bei weiblichen Tieren ein großes Endochromozentrum enthalten[52]; nach autoradiographischen Befunden von GILLOT (1968) erfolgt während der S-Periode im Bereich dieses Endochromozentrums die DNS-Synthese etwas später als im euchromatischen Anteil des Kerns.

## V. Der Bau der endopolyploiden Arbeitskerne

Wenn sich in die Periode der Endopolyploidisierung keine Mitosen einschieben, was gewöhnlich zutrifft, so zeigen sich an den Kernen zumeist charakteristische Baueigentümlichkeiten. Besonders bei hohen Endopolyploidiegraden werden sie auffallend. Sie hängen vom artspezifischen oder für größere systematische Einheiten kennzeichnenden Kernbau ab, unterliegen aber auch gewebe- und zellspezifischen Unterschieden und können sogar innerhalb der gleichen Zelltype in mehreren Erscheinungsformen auftreten. Es herrscht also eine große Mannigfaltigkeit, aus der nur wenige Beispiele herausgegriffen werden können[53]. Auf die

[50a] NAGL 1968. [51] DOLEŽAL und TSCHERMAK-WOESS 1955.

[52] Bei Schmetterlingen sind bekanntlich die Weibchen heterogametisch (♀: AAXY, ♂: AAXX); das Endochromozentrum stammt offenbar von den Y-Endochromosomen.

[53] Ausführlichere Darstellung bei TSCHERMAK-WOESS 1963.

Riesenchromosomen der Dipteren, die als Strukturen endopolyploider Arbeitskerne hier einzubeziehen wären, wird im vorliegenden Handbuch gesondert eingegangen (S. 164ff.).

In bestimmten tierischen Verwandschaftskreisen, wie bei den Heteropteren, Lepidopteren u.a., die Arbeitskerne mit individualisiert sichtbaren Chromosomen besitzen (vgl. S. 571ff.), kommt die Endopolyploidisierung besonders deutlich zum Ausdruck. Im Fall von *Gerris lateralis* z. B. rücken die euchromatischen Autosomen nach jeder Endomitose auseinander und verteilen sich gleichmäßig im

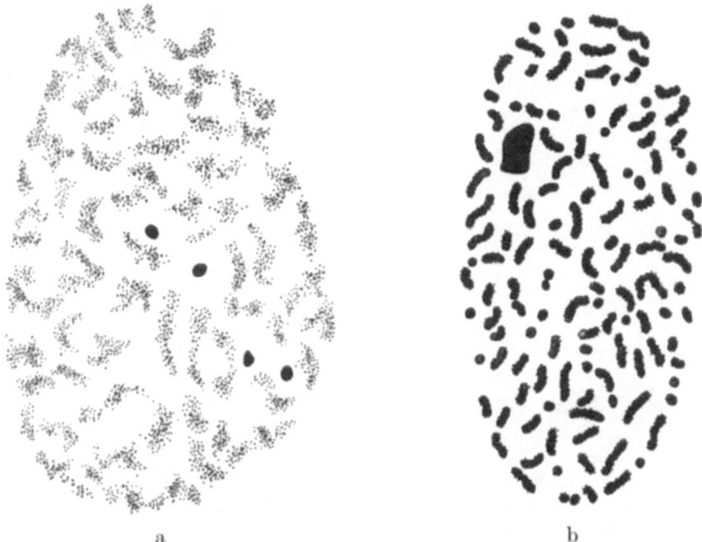


Abb. 10a u. b. *Lygaeus saxatilis*. a 16-ploider Kern aus den Hodensepten, Y-Chromosomen getrennt (4 von den 8 vorhandenen dargestellt), b wahrscheinlich 32-ploider Kern aus den Malpighischen Gefäßen, Y-Chromosomen zu einem Endochromozentrum vereinigt (Unterschiede zwischen dem lockeren Bau des Kerns in a und dem dichten in b real, nicht nur fixierungsbedingt!). — a Alk.-Eisessig, Essigcarmin, b Flemming-Benda, Gentianaviolett. (Nach GEITLER 1939b)

Kernraum (s. S. 572); die heterochromatischen X-Chromosomen verhalten sich — abgesehen von ihrer zentralen Lage — gewöhnlich ebenso; nur selten verkleben sie und bilden die Endochromosomen (das sind die Abkömmlinge eines Ausgangschromosoms) ein gemeinsames, entsprechend vergrößertes, häufig verzweigtes Chromozentrum, ein sog. Endochromozentrum. Die Vermehrung der Chromosomen läßt sich also unmittelbar erkennen, und der Polyploidiegrad kann in der Regel schon durch Auszählung der X-Chromosomen festgestellt werden (Abb. 1)[54]. Andere Heteropteren verhalten sich im wesentlichen gleich, doch besteht bei manchen mit dem X0-Typus der Geschlechtsbestimmung keine somatische Heterochromasie der X-Chromosomen, und bei wieder anderen liegt der XY-Mechanismus vor und zeigt nur das Y somatische Heterochromasie[55]; dazu kommt die offenbar verschiedene Beschaffenheit des Heterochromatins bei verschiedenen Arten und in verschiedenen Geweben. So sind bei *Lygaeus saxatilis* die endomitotisch vermehrten Y-Chromosomen in den Kernen der Malpighischen Gefäße und anderer Gewebe zu einem einzigen kompakten Chromozentrum vereinigt,

[54] GEITLER 1938. [55] GEITLER 1938, 1939b.

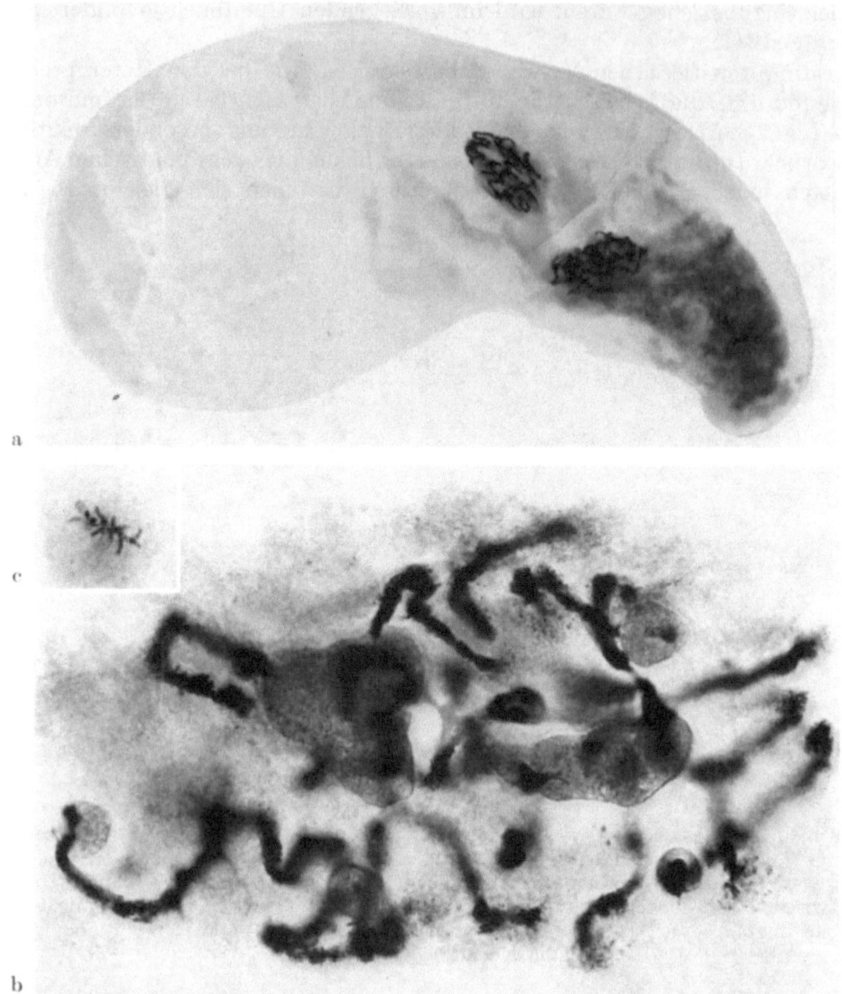

Abb. 11a—c. *Rhinanthus alectorolophus*. a Chalazahaustorium mit zwei 192-ploiden Arbeitskernen, in diesen Riesenchromosomen (Totalpräp.), b 192-ploider Arbeitskern aus einem Chalazahaustorium mit Riesenchromosomen, diese in der Mehrzahl an der Produktion von Nucleolarsubstanz beteiligt, c mitotische Metaphase aus dem eigentlichen Endosperm zum Größenvergleich. — Alk.-Eisessig, Orceinessigs. a 95fach, b, c 700fach. a, b nach Tschermak-Woess (1957a), c Original

in den Kernen der Hodensepten dagegen getrennt (Abb. 10)[56]. Auch gibt es Arten mit partiell heterochromatischen Autosomen, die sich an der Bildung von Endochromozentren beteiligen.

Was die Angiospermen anlangt, so kommt bei Arten mit typischen Chromozentrenkernen die Endopolyploidisierung in den meisten Fällen so zum Ausdruck, wie auf S. 576f. für *Cucurbita* angegeben, nämlich in einem Wachstum der Chromozentren unter Ausbildung von Endochromozentren (Abb. 5j); diese umfassen die heterochromatischen Abschnitte aller aus einem Ausgangschromosom hervor-

[56] Geitler 1939b.

gegangenen Abkömmlinge; ein einziges Endochromozentrum wird beispielsweise in den größten, höchstwahrscheinlich 128-ploiden Kernen der Haare auf den Blütenblättern nahezu so groß wie ein diploider Kern der Epidermis. Seltener erfolgt so wie in bestimmten Geweben bzw. Entwicklungsabschnitten bei *Gibbaeum* eine regelmäßige Vermehrung der Chromozentren unter Ausbildung von Einzelchromozentren (Abb. 6, s. auch S. 578). Bei *Allium, Rhoeo, Vicia* u.v.a., deren Kerne eine euchromatische Grundstruktur und einige Chromozentren erkennen lassen, nimmt mit der Endopolyploidisierung die Menge des Euchromatins sicht-

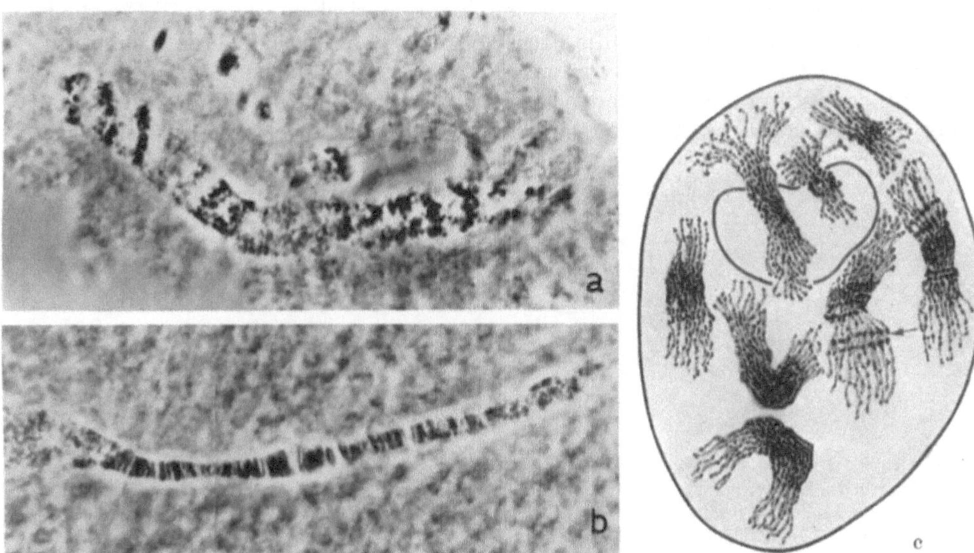


Abb. 12. a, b *Phaseolus vulgaris* (Bohne), Riesenchromosomen aus dem Suspensor; a nach Aufzucht bei 20—25° C ohne ausgeprägten Scheibenbau, b nach zweiwöchiger Kultur bei 8—12° C mit deutlichen Scheiben, c *Dicentra spectabilis*, schätzungsweise 16-ploider Arbeitskern aus einer Antipode mit 8 locker gebauten Riesenchromosomen (n = 8), die z.T. Ansätze zur Scheibenbildung zeigen (eine Stelle durch Pfeil bezeichnet). — a, b Alk.-Eisessig, Essigs., Phasenkontrast, 1200fach, nach NAGL (1969); c Alk.-Eisessig, Essigcarmin, 1400fach. (Nach HASITSCHKA-JENSCHKE 1959)

lich zu, indem bei erhöhtem Kernvolumen die Grundstruktur ebenso dicht wie in den Ausgangskernen bleibt; die Chromozentren wachsen zu Endochromozentren heran, oder sie zerlegen sich z.T. in Tochterchromozentren (Abb. 7)[57].

Sehr auffallende Strukturen bilden sich in manchen hoch endopolyploiden, z.T. aber auch nur mäßig endopolyploiden Kernen im Bereich der Samenanlage bzw. der Blüte mancher Arten aus. Unter ihnen verdienen vor allem die pflanzlichen Riesenchromosomen bevorzugtes Interesse (Abb. 11)[58]. So wie die Riesenchromosomen der Dipteren stellen sie Bündel kabelartig vereinigter Endochromosomen dar, die sich mit steigendem Polyploidiegrad zunehmend strecken. Ihre Zahl entspricht meistens der haploiden, diploiden bzw. triploiden Chromosomenzahl, wie sie im Ausgangsstadium z.B. in den Antipoden und Synergiden (n),

[57] Im einzelnen vgl. z.B. TSCHERMAK-WOESS und HASITSCHKA 1953, 1954, DOLEŽAL und TSCHERMAK-WOESS, NAGL 1968.

[58] Kurze zusammenfassende Darstellung GEITLER 1965, s. auch TSCHERMAK-WOESS 1963, S. 114ff.

den Zellen des Suspensors (2n) und des Endosperms (3n) gegeben ist. Anders als bei den Dipteren sind also die Homologen und die aus ihnen hervorgehenden Riesenchromosomen *nicht* somatisch gepaart, was damit zusammenhängt, daß bei Angiospermen auch sonst keine somatische Paarung nach dem Muster der Dipteren vorkommt. In bezug auf den Zusammenschluß der Endochromosomen zu Riesenchromosomen verhalten sich nicht alle Arten gleich: Während sich beispielsweise bei *Aconitum*, *Papaver* und *Allium* die Endochromosomen über ihre ganze Länge zu Riesenchromosomen zusammenschließen, sind sie bei *Rhinanthus*, *Phlomis* u.a. nur in den Abschnitten aus kompaktem und lockerem Heterochromatin vereinigt und verlaufen in den euchromatischen getrennt[59]. Ein deutlicher Scheibenbau, wie er für die Riesenchromosomen vieler Dipteren charakteristisch ist, tritt — soviel man vorderhand sagen kann — nur in einzelnen Fällen oder unter bestimmten Umständen auf (Abb. 12a, b); häufiger finden sich mehr oder weniger deutliche Andeutungen der Scheibenbildung, wobei es sich zeigt,

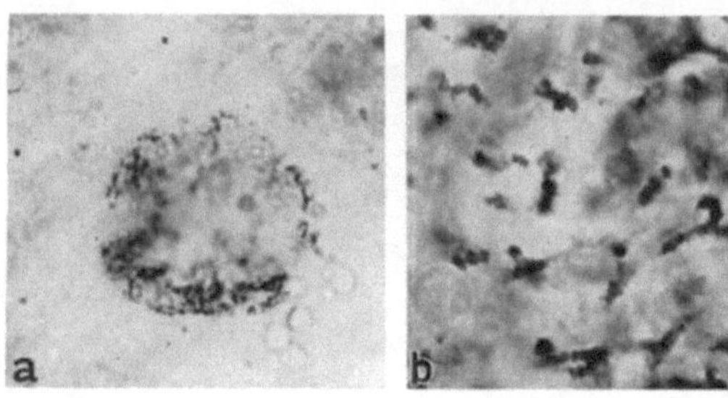


Abb. 13a u. b. *Arum maculatum*. a triploider Arbeitskern aus dem eigentlichen Endosperm mit dem für die Art typischen Chromomerenbau, b Ausschnitt aus einem hoch endopolyploiden Arbeitskern des Endospermhaustoriums, Chromosomen nach Art der Prophase spiralisiert. — Alk.-Eisessig, Essigcarmin, 1000fach. (Nach ERBRICH 1965)

daß die übereinstimmenden Chromomeren der Endochromosomen meist nicht so eng gepackt und auch nicht so genau auf gleicher Höhe wie bei den Dipteren liegen (Abb. 12c). Strukturmodifikationen, die vielleicht nach Art der „puffs" und Balbianiringe der Dipteren eine gesteigerte Genaktivität anzeigen, wurden gelegentlich in euchromatischen, heterochromatischen und beiderlei Abschnitten der pflanzlichen Riesenchromosomen gefunden, aber noch nicht genau erfaßt und analysiert[60]. Eine gesteigerte Genaktivität von heterochromatischen Abschnitten liegt nach TSCHERMAK-WOESS (1967a) bei *Rhinanthus* vor; sie äußert sich so, daß außer den 9 regulären SAT-Chromosomen des triploiden Ausgangssatzes noch weitere und sogar alle 21 Riesenchromosomen (sie stammen von den langen Chromosomen des Satzes) an ihren Endabschnitten von kompaktem Heterochromatin Nucleolen hervorbringen können (Abb. 11b); den 12 kurzen Chromosomen und ihren endomitotischen Abkömmlingen fehlen kompaktes Heterochromatin und die Fähigkeit zur Bildung von Riesenchromosomen und zusätzlichen Nucleolen.

Während sich die Endochromosomen, wenn sie sich zu Riesenchromosomen zusammenschließen, mit jedem Polyploidierungsschritt zunehmend strecken, was wahrscheinlich auf einer sublichtmikroskopischen Entspiralisierung beruht, sind sie in endopolyploiden Arbeitskernen anderen Baus häufig nach Art prophasischer Chromosomen spiralisiert; sie können dabei in ihren heterochromatischen

[59] Lit. bei GEITLER 1965, außerdem ENZENBERG 1961, TURAŁA 1966, NAGL 1967b, TSCHERMAK-WOESS 1967a. [60] ERBRICH, NAGL 1967b.

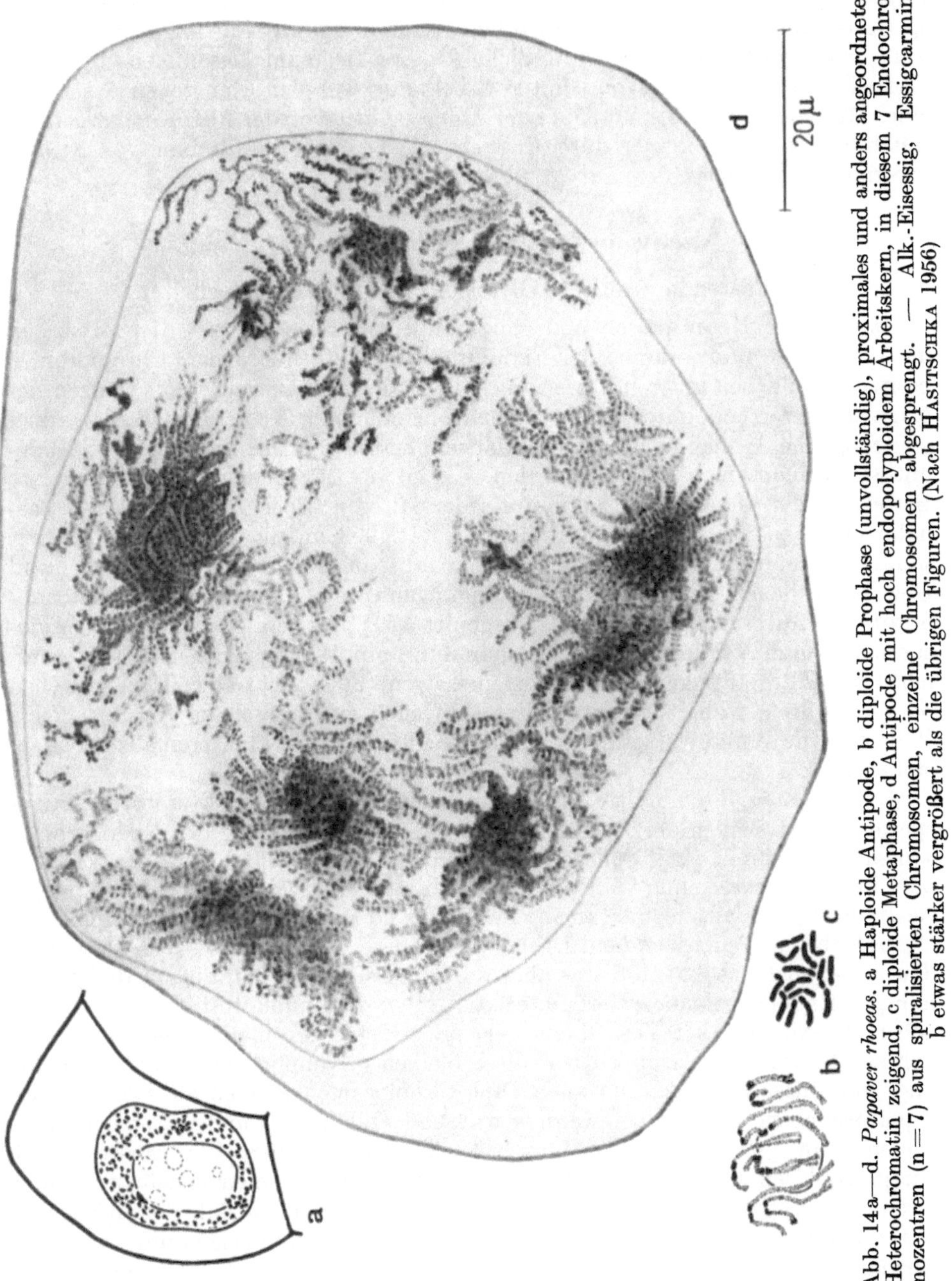


Abb. 14a—d. *Papaver rhoeas.* a Haploide Antipode, b diploide Prophase (unvollständig), proximales und anders angeordnetes Heterochromatin zeigend, c diploide Metaphase, d Antipode mit hoch endopolyploidem Arbeitskern, in diesem 7 Endochromozentren (n = 7) aus spiralisierten Chromosomen, einzelne Chromosomen abgesprengt. — Alk.-Eisessig, Essigcarmin, b etwas stärker vergrößert als die übrigen Figuren. (Nach HASITSCHKA 1956)

Teilen zu Endochromozentren zusammenschließen oder getrennt verlaufen (Abb. 13, 14). Allerdings kommt es zu diesem Verhalten nur innerhalb des Embryosackes[61]. Warum es in bestimmten Fällen, wie z. B. in den Antipodenzellen von

[61] Der Embryosack ist bekanntlich der wesentliche Teil der Samenanlage; er umschließt zuerst neben anderen Zellen das Ei und die Antipoden, nach der Befruchtung den Embryo, eventuell mit Embryoträger (= Suspensor), und zumeist ein triploides Nährgewebe, das Endosperm, welches bei einer Reihe von Arten haustorielle Fortsätze ausbildet.

*Papaver* und *Aconitum* wechselt und in anderen, so etwa im chalazalen Endospermhaustorium von *Rhinanthus* offenbar für die ganze Gattung konstant ist, weiß man vorderhand nicht. Ähnliche Unterschiede im Zusammenschluß der Endochromosomen sind von Dipteren bekannt. An den Nährzellen des Ovars einer Muscide konnte Bier (1959) eine Abhängigkeit von der Aufzuchttemperatur feststellen; auch konnte er durch Inzucht die Tendenz zur Bildung von Riesenchromosomen steigern.

## VI. Nachweis der endomitotischen Polyploidie

### 1. Postendomitotische Mitosen und ihre Besonderheiten

Da nur die Heteropteren und einige andere tierische Verwandtschaftskreise im Arbeitskern und während der Endomitose individuell sichtbare Chromosomen besitzen, kann bei anderen Tieren und allen oder den allermeisten Pflanzen der Nachweis ihrer endomitotischen Vermehrung nur indirekt geführt werden (über eine mögliche Ausnahme unter den Pflanzen, bei der vielleicht während der Endomitose Chromosomen sichtbar werden, s. Fußnote 12 auf S. 575). Der sicherste Beweis ist der anhand postendomitotischer Mitosen; doch treten diese nur ausnahmsweise spontan auf, da die Endomitosetätigkeit im allgemeinen erst einsetzt, wenn die Fähigkeit zur Mitosetätigkeit erlischt. Doch gibt es Organe und Gewebe, in denen unter normalen Bedingungen regelmäßig oder häufig postendomitotische Mitosen ablaufen (vgl. Abschnitt VII). Weiters gelingt es bei Angiospermen durch Verwundung oder Behandlung mit Wuchsstoffen ein Wiederaufleben der Mitosetätigkeit in verschiedenen, wenn auch nicht allen Dauergeweben herbeizuführen, wobei sich außer diploiden auch endopolyploide Kerne teilen[62]. Versuche, die Wundreizmethode an anderen Pflanzen und an Tieren anzuwenden, stehen noch aus.

In den ersten, also unmittelbar auf Endomitosen folgenden Mitosen von Angiospermen zeigt sich in der Regel eine deutliche Lagebeziehung der Endochromosomen. Sie liegen in der Prophase einander zu zweit, zu viert oder zu acht genähert oder in „relational coiling" umeinander gewunden, und bei manchen Arten haften sie an der Spindelansatzstelle aneinander und sind zu sog. Diplo-, Quadruplo- und Oktuplochromosomen vereinigt (Abb. 15); größere Gruppen bzw. Aggregate wurden bisher nicht beobachtet, was aber wahrscheinlich nur daran liegt, daß Kerne höheren Endopolyploidiegrades nur relativ selten postendomitotische Mitosen eingehen. Proximales, zur Verklebung neigendes Heterochromatin trägt offensichtlich zur Bildung der Gruppen bei; diese bleiben gewöhnlich bis in die Prometa- und Metaphase erhalten, und auch Diplochromosomen können als solche in die Äquatorialebene eingeordnet werden, während Quadruplo- und Oktuplochromosomen beim Übergang in die Metaphase offenbar zerfallen. Vor Einsetzen der Anaphase lösen sich auch die Partner der Diplochromosomen voneinander, und mit der Anaphase geht jegliche Lagebeziehung verloren, so daß darauffolgende Mitosen keine Besonderheiten zeigen[63]. Bei manchen Arten zeigen nur kurz nach Beendigung der Endomitosetätigkeit ablaufende Mitosen eine Lagebeziehung, erst später einsetzende dagegen nicht, und in günstigen Fällen läßt sich der Zerfall der Gruppen von Endochromosomen auch an der Struktur der Arbeitskerne ablesen[64]. In den meisten Fällen treten aber wenigstens die Schwesterchromosomen der letzten Endomitose als „Paare" hervor (es handelt sich um zusammen-

[62] Die gezielte Anwendung der Wundreizmethode geht auf Grafl (1939) zurück, die der Wuchsstoffbehandlung auf Huskins u. Steinitz (1948a, b, vgl. auch D'Amato 1948 und Berger u. Witkus 1948).

[63] Ausführliche Literaturangaben bei Geitler 1953. [64] Czeika 1956.

gebliebene und nicht um aktiv gepaarte Chromosomen!). Aus ihrem Vorhandensein und dem von Diplo-, Quadruplo- und Oktuplochromosomen und größeren Gruppen von Endochromosomen in polyploiden Mitosen kann man also im allgemeinen auf vorangegangene Endomitosen schließen; doch ist zu berücksichtigen, daß sich auch nach pro- oder metaphasisch gehemmten Mitosen die gleichen oder ähnliche Folgeerscheinungen einstellen können. Ob auch bei Insekten, die

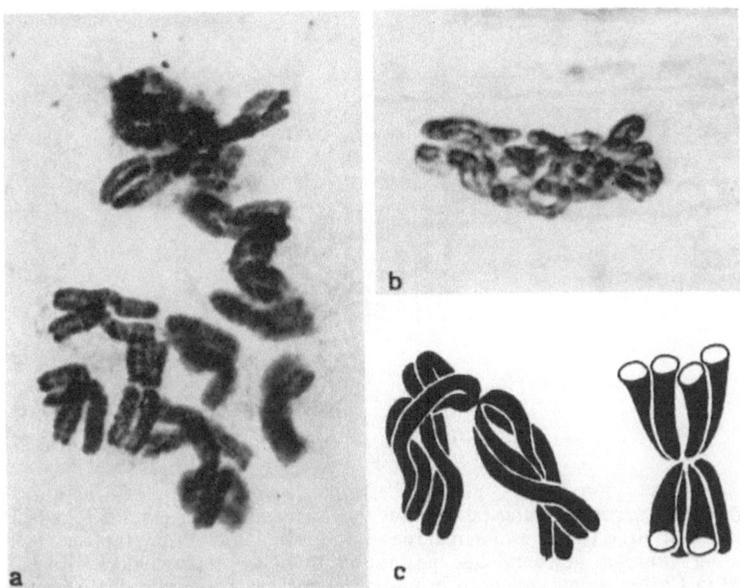


Abb. 15a—c. Chromosomen aus postendomitotischen Mitosen. a *Hordeum vulgare* (Gerste), spontane tetraploide Metaphase aus der Wurzelspitze eines Keimlings, Schwesterchromosomen in Paaren; b *Vicia faba*, Bündel von 4 Endochromosomen aus einer Wundreiz-induzierten oktoploiden Mitose in der Sproßepidermis; c *Allium*, Diplochromosomen aus Wuchsstoff-induzierten Metaphasen in der Wurzelrinde. — a Alk.-Eisessig, Essigcarmin, 1500fach, nach MECHELKE (1951); b Alk.-Eisessig, Essigcarmin, rund 1400fach, nach RESCH (1952); c Navashin, Gentianaviol., 3900fach, umgezeichnet nach LEVAN (1939)

keine somatische Paarung haben, sich die Endochromosomen in den ersten postendomitotischen Mitosen so wie bei den Angiospermen verhalten, ihre gemeinsame Herkunft also in der genäherten Lage zum Ausdruck kommt, ist nicht bekannt.

Bei den Dipteren sind in der larvalen Epidermis und im Vorder- und Hinterdarm der Puppe zweierlei spontane postendomitotische Mitosen zu unterscheiden: Erstens solche, in denen wie gewöhnlich die Chromosomenzahl unverändert bleibt, also den Tochterkernen ebenso viele Chromosomen zugeteilt werden, wie im Ausgangskern vorhanden waren; infolge der Anziehungskräfte zwischen den Homologen (somatische Paarung!) und ihren Abkömmlingen treten z.B. in den tetraploiden Kernen der Epidermis von *Aëdes* ($n=3$) während des dritten Larvenstadiums in der mitotischen Prophase Chromosomenaggregate in haploider Anzahl hervor, nämlich drei relativ dicke Fäden; erst mit dem Übergang zur Metaphase zerlegen sie sich in drei Gruppen von je vier Chromosomen, und aus jedem von diesen gehen in der Anaphase in der üblichen Weise je zwei Tochterchromosomen hervor (Abb. 16)[65]. Auch im Vorder- und Hinterdarm der Puppen von *Aëdes* und

[65] RISLER 1959.

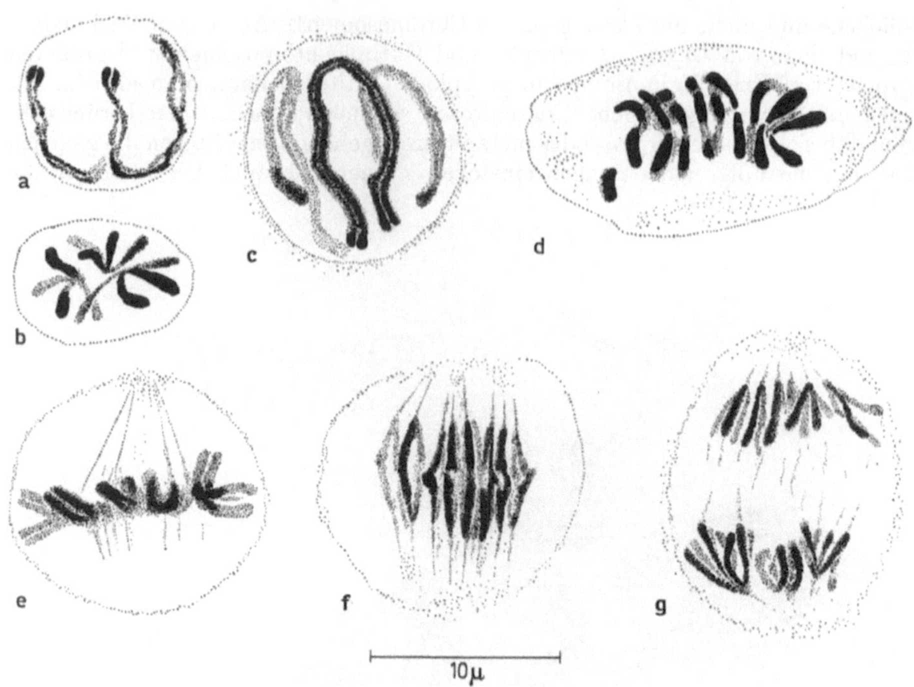


Abb. 16a—g. *Aëdes aegypti*, Teilungsfiguren aus der Larvenepidermis. a, b Diploide Prophase (nur zwei von den drei Chromosomenpaaren dargestellt) und Prometaphase (somatische Paarung!), c—g Stadien gewöhnlicher postendomitotischer tetraploider Mitosen, in der Metaphase (e) in Chromatiden zerlegte Chromosomen *neben*einander in der Äquatorialebene eingeordnet. — Carnoy, Feulgen, Mikrotomtechnik. (Nach Risler 1959)

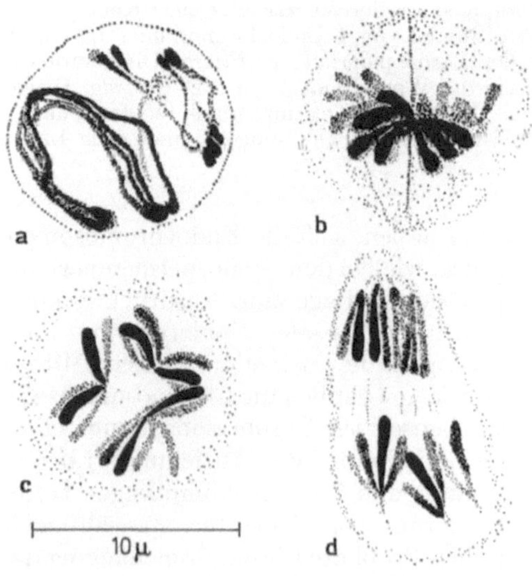


Abb. 17a—d. *Aëdes aegypti*, somatische Reduktion (4n—2n) in der Epidermis während der Metamorphose. a Prophase (unvollständig), Homologe und ihre Abkömmlinge lose gepaart, b, c Metaphase (Seiten- und Polansicht, *un*gespaltene Chromosomen *über*einander in der Äquatorialebene eingeordnet; vgl. dazu Abb. 16e), d Anaphase (an jedem Pol sechs z.T. in Deckung befindliche Chromosomen). — Carnoy, Feulgen, Mikrotomtechnik. (Nach Risler 1959)

*Culex* spielt sich bei höherem Polyploidiegrad und retikulärem Bau der Arbeitskerne[66] ein Teil der Mitosen im wesentlichen ebenso ab. Ein zweiter Typ von Mitosen — man könnte ihn kurz als Reduktionsmitosen bezeichnen — kommt ebenfalls in den genannten Geweben vor und zieht die Herabsetzung der Chromosomenzahl nach sich. BERGER (1938a, b), der den Vorgang entdeckte, sprach von „somatic reduction"; mit dieser beschäftigten sich eingehend auch M. GRELL

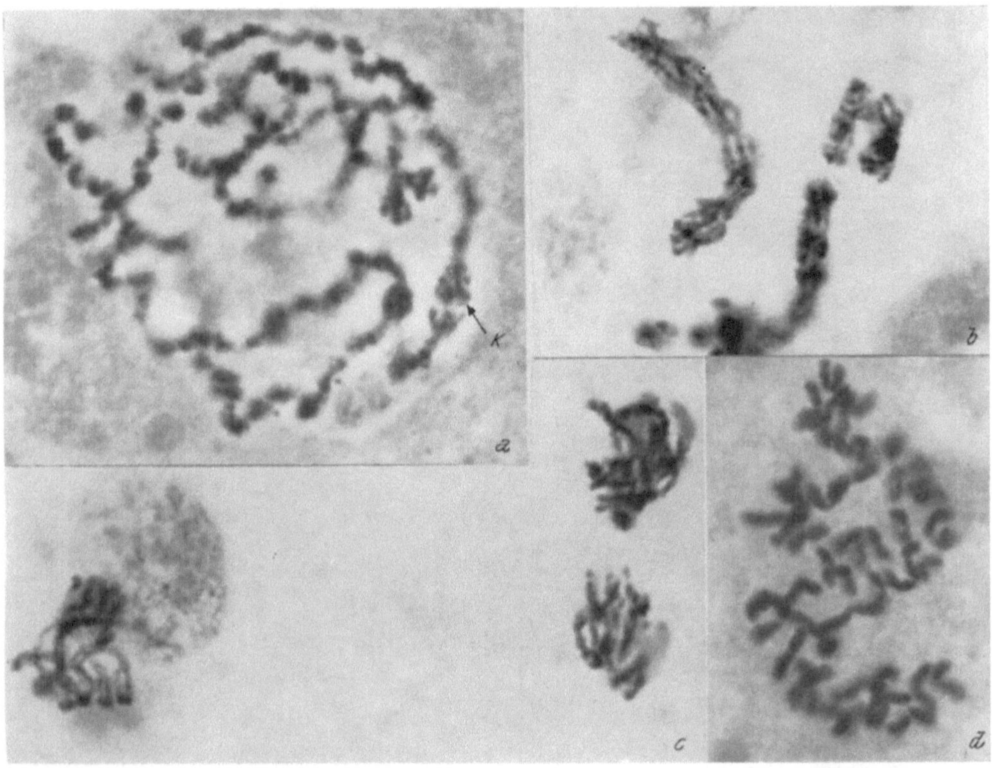


Abb. 18a—d. *Culex pipiens*, Stadien der somatischen Reduktion im Ileum der Puppe. a frühe, b späte Prophase, c Prometaphase, d Metaphase; in b und c drei „multiple Komplexe", die sich aus den Homologen und ihren endomitotischen Abkömmlingen zusammensetzen. — Essigcarmin, Phasenkontrast, *K* Kinetochorenregion. (Nach BEERMANN 1962)

(1946a) und RISLER (1959, 1961). Sie wird dadurch herbeigeführt, daß die Zerlegung in Tochterchromosomen unterbleibt und vollständige Chromosomen aufgeteilt werden (Abb. 17, 18); bei mehrmaliger Wiederholung werden in den zweiten und in folgenden Reduktionsmitosen die Partner von Chromosomenpaaren auseinandersortiert, die sich in der Anaphase der vorhergegangenen Mitose zu zweit besonders eng aneinandergelegt haben. Auf diese Weise gehen z.B. aus 64-ploiden Kernen des larvalen Darms in der Puppe tetra- und oktoploide hervor.

[66] Als „retikulär" werden der Kürze des Ausdrucks wegen im vorliegenden Artikel ebenso wie in den Publikationen anderer Autoren Kerne bezeichnet, in denen das Chromatin gleichmäßig über den Kernraum verteilt ist, die Chromosomen also in der Hauptsache getrennt verlaufen und nicht zu Riesenchromosomen vereint sind (vgl. vor allem S. 164 und S. 592). Der Ausdruck „retikulär" stammt aus einer Zeit, als sich die Struktur dieser Kerne infolge Anwendung ungeeigneter Fixierungsmittel nur netzig erhalten ließ.

## 2. Strukturanalyse und rhythmisches Kernwachstum

In Fällen, in denen endopolyploide Kerne nicht spontan Mitosen eingehen und sich auch nicht zur Wiederaufnahme der Mitosetätigkeit anregen lassen, kann man ihre Entstehungsweise und ihren Polyploidiegrad auf anderem Wege ermitteln.

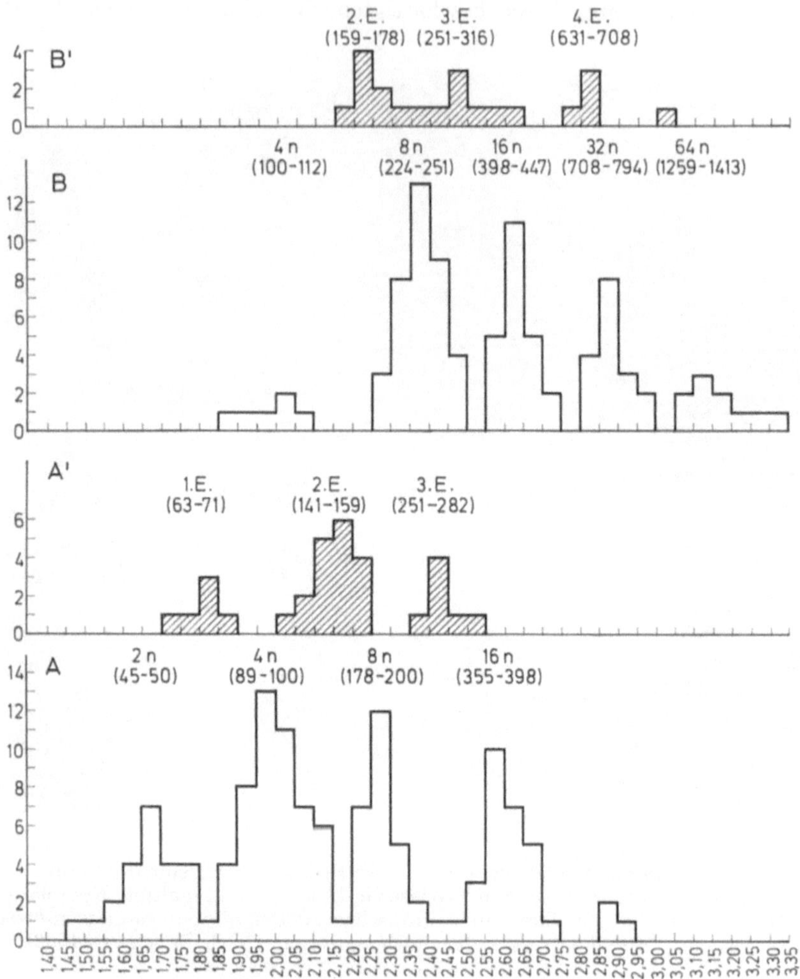


Abb. 19. *Gibbaeum heathii*, Häufigkeitsverteilung der Volumina von Arbeitskernen und endointerphasischen Kernen mit Endochromozentren (*A*) und Einzelchromozentren (*B*) — vgl. S. 577 ff. — und von Kernen im endomitotischen Strukturwechsel (*A'*, *B'*) aus Raphidenzellen bzw. ehemaligen Raphidenzellen von Folgeblättern (Volumina in relativen Einheiten logarithmisch auf der Abszisse, Anzahl der Kerne auf der Ordinate; über den Maxima deren numerische Werte und Polyploidiegrad bzw. Endomitosecyclus. (Nach SCHLICHTINGER 1956)

Wie sich aus Abschnitt V ergibt, besitzen sie nämlich zumeist Baueigentümlichkeiten, durch die sie sich von polyploiden Kernen anderer Genese unterscheiden, was aber in der Regel nur bei Untersuchung auf breiter Basis, ausgehend von den allgemeinen karyologischen Verhältnissen einer Art — wie Vorkommen, Beschaffenheit und Verteilung von Heterochromatin in den Ausgangskernen u.a. —

richtig erkannt werden kann. Bei einer allgemeinen Chromatinzunahme läßt also besonders das Auftreten von Riesenchromosomen, von Endochromozentren in einer Anzahl, die der Chromosomenzahl in den Ausgangskernen gleicht oder ihr nahekommt, und auch das Vorkommen von Endochromozentren in geringerer Zahl, beispielsweise solcher, die von den meist kompakt-heterochromatischen Ab-

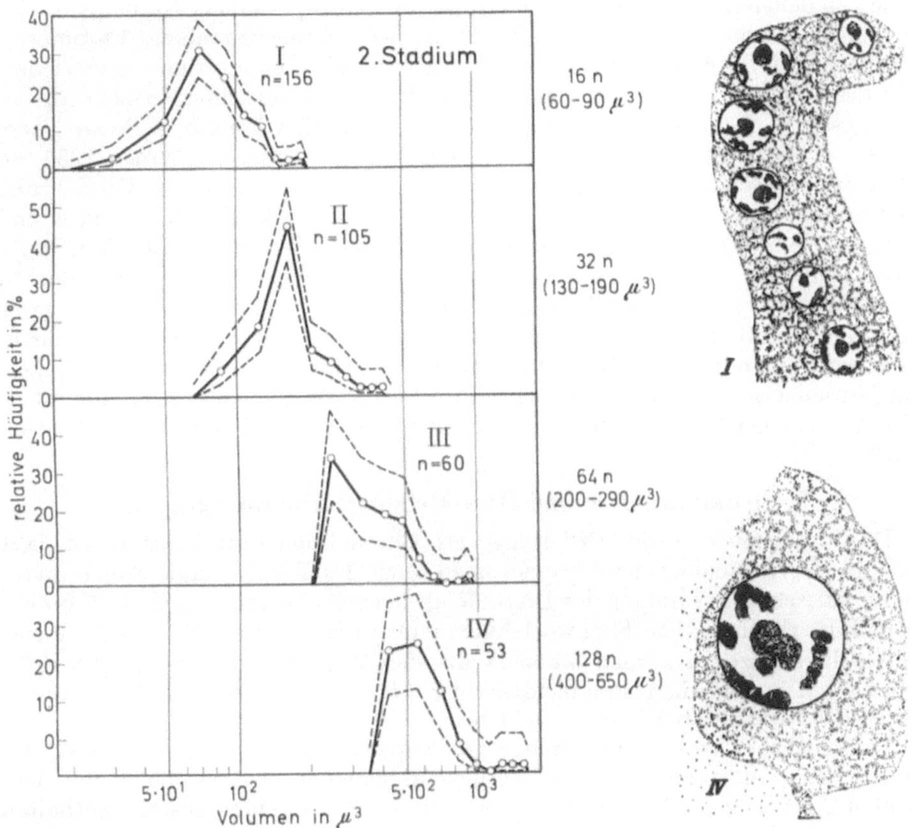


Abb. 20. *Chironomus* sp. Häufigkeitsverteilung der Volumina von Kernen aus der Speicheldrüse, II. Larvenstadium (in den einzelnen Diagrammen sind die Werte von mehreren Tieren mit ungefähr gleichen größten und kleinsten Werten zusammengefaßt); rechts Angabe des Bereichs (in $\mu^3$), in dem die Maxima der Diagramme liegen, des vermutlichen Endopoly. ploidiegrades dieses Bereichs und histologische Bilder von Kernen der Kurvenmaxima in I- und IV. (Ergänzt nach BESSERER 1956)

schnitten der SAT-Chromosomen herrühren, und anderes mehr auf endomitotische Polyploidie schließen.

Dazu kommt, daß das Volumen der Kerne mit jedem Polyploidisierungsschritt auf das rund Zweifache zunimmt. Im einzelnen schwankt der Vergrößerungsfaktor allerdings je nach Art, Gewebe und Polyploidiegrad, so daß eine eingehende statistische Erfassung der Kernvolumina nötig ist, um verläßliche Aussagen machen zu können. Wie sich an einzelnen Vertretern der Dipteren, Thysanopteren, Lepidopteren und Characeen und vor allem an zahlreichen Angiospermen gezeigt hat, ergeben die Volumina endomitotisch heranwachsender Kerne eine mehrgipfelige Verteilung (Abb. 19, 20)[67]. Die Kerne, deren Volumenwerte sich um einen Gipfel gruppieren, gehören im wesentlichen einer Polyploidiestufe an, sodaß sich aus der Anzahl der Gipfel der Polyploidiegrad ablesen läßt (Abb 19). Außerdem bilden bei den Angiospermen die Volumina von Kernen, die sich im endomitotischen Strukturwechsel befinden, Gruppen, welche sich zwischen die der endointerphasischen Kerne schieben, und ihre Mittelwerte betragen ungefähr das $1^1/_2$-fache von denen der vorhergehenden Gruppe endointerphasischer Kerne (Abb. 19). Da der Zusammenhang zwischen rhythmischer Volumenzunahme, Chromatinvermehrung unter Ausbildung ganz bestimmter Strukturen, rhythmischer Wiederkehr des Strukturwechsels und anhand von Mitosen festgestellter Vermehrung der Chromosomen in mehreren Fällen sichergestellt werden konnte (z.B. an *Rhoeo* von HUSKINS u. STEINITZ 1948a bzw. DOLEŽAL u. TSCHERMAK-WOESS 1955, an *Gibbaeum* von SCHLICHTINGER 1956), läßt sich in anderen, in denen die Vermehrung der Chromosomen nicht unmittelbar beobachtet werden kann, aus Struktur und rhythmischem Wachstum auf Auftreten und Grad der endomitotischen Polyploidie schließen. Zu berücksichtigen ist die Tatsache, daß Struktur und Volumen der Kerne nicht nur von der Chromosomenzahl, sondern von einer Reihe anderer Faktoren beeinflußt werden und sich bei gleichbleibender Chromosomenzahl in verschiedenen Individuen, Organen, Geweben und Zellen sowie in Abhängigkeit von physiologischen Einflüssen verschieden verhalten können[68]; auch kommt es mitunter zu einer Überlagerung von endomitotischem und funktionellem Wachstum[69].

## 3. Strukturanalyse und DNS-Messung, Autoradiographie

Da im allgemeinen die DNS-Menge pro Chromosomensatz konstant ist, läßt sich die Vervielfachung der Chromosomen auch durch eine vergleichende cytophotometrische Bestimmung der DNS-Menge der Arbeitskerne ermitteln[70]. So wie im Fall des rhythmischen Kernwachstums muß auch in diesem Fall die Strukturanalyse herangezogen werden, wenn es gilt, den Weg der Vervielfachung herauszufinden, d.h. zwischen Polyploidisierung durch Endomitose und der durch mitotische Restitution zu unterscheiden.

Bekanntlich wird die DNS-Menge von haploiden Kernen, die sich in $G_1$ des mitotischen oder endomitotischen Kerncyclus befinden (vgl. S. 585f.), mit dem Symbol C bezeichnet; diploide Kerne im gleichen Entwicklungszustand enthalten 2C, tetraploide 4C usw. Ins Dauergewebe gehen diploide und endopolyploide Kerne höchstwahrscheinlich mit der posttelophasischen, für $G_1$ charakteristischen DNS-Menge ein[71,72]. Man kann also aus dem DNS-Gehalt im allgemeinen unmittel-

---

[67] HERTWIG 1935, RISLER 1950, WAGNER, TSCHERMAK-WOESS und HASITSCHKA 1953, BESSERER, HASITSCHKA-JENSCHKE 1960, RISLER und KEMPTER 1961 u.a.

[68] Siehe im einzelnen GEITLER 1953, S. 59ff. [69] Zum Beispiel LIPP 1953.

[70] Übersicht über die grundlegende Lit. bei SWIFT 1953, weitere bei TSCHERMAK-WOESS 1959b, s. auch LIST 1963.

[71] LA COUR et al., unveröff., zit. nach DEELEY et al. 1957; MATTHYSSE und TORREY 1967, s. auch GEITLER und TSCHERMAK-WOESS 1964, S. 10f.

[72] PATAU u. DAS (1961) fanden in Gewebekulturen des Achsenmarkes vom Tabak, die unter Beigabe von $^3$H-Thymidin angesetzt worden waren, neben markierten auch unmarkierte Mitosen. Die unmarkierten rühren wahrscheinlich von Kernen her, in denen die DNS-Synthese schon in situ vor sich gegangen ist. In diesem Fall würden die Kerne des Dauergewebes z.T. nach einer Synthese in $G_2$ verharren und dann in der Kultur durch Mitosestimulierung ohne mehr oder weniger unmittelbar vorhergehende Synthese Mitosen eingehen können. Spontane Mitosen treten nach PATAU u. DAS in den Dauergeweben in situ nicht auf. Da aber WINKLER 1916 sowie FENZL u. TSCHERMAK-WOESS 1954 im Achsenmark einer anderen Solanacee spontane Mitosen fanden und ihre Häufigkeit auch von Pflanze zu Pflanze wechseln könnte, wäre zu überprüfen, ob das Vorkommen von $G_2$-Kernen nicht doch mit einer vielleicht spärlichen spontanen Mitosetätigkeit zusammenhängt.

bar den Polyploidiegrad eines Kernes ablesen (Abb. 21)[73]. Doch ist zu berücksichtigen, daß bei Wiederaufnahme der Mitosetätigkeit die aktivierten Kerne in S und $G_2$ übergehen und die DNS-Menge verdoppelt wird. Es ist dann nicht möglich, aufgrund der DNS-Werte zwischen den Kernen aufeinanderfolgender Polyploidiestufen zu unterscheiden, da beispielsweise tetraploide in $G_2$ ebenso wie oktoploide in $G_1$ den 8C-Wert besitzen. Dasselbe gilt für Gewebeabschnitte (oder Entwicklungsabschnitte bestimmter Gewebe), in denen die Endopolyploidisierung im Gang ist, da präendomitotische ($G_2$ des Endomitosecyclus) der einen Stufe und

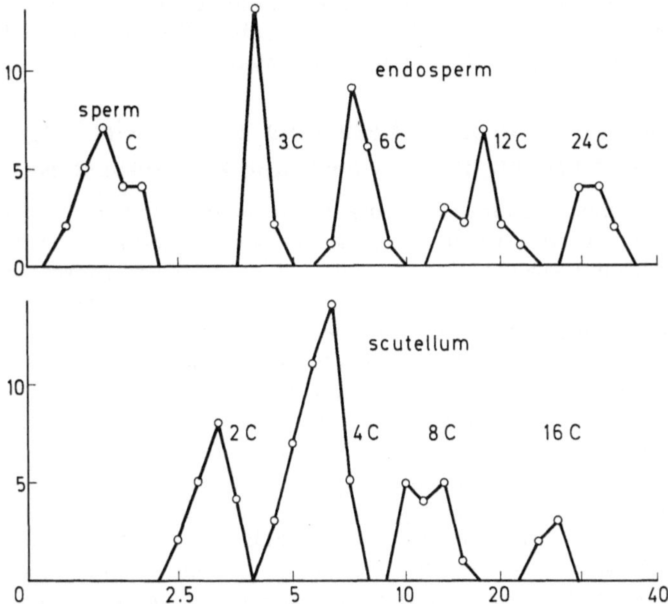


Abb. 21. *Zea mays*, Häufigkeitsverteilung der DNS-Menge von Kernen aus Spermazellen, dem Endosperm und dem Scutellum*; DNS in relativen Einheiten auf der Abszisse, Anzahl der Kerne auf der Ordinate (Feulgen-Mikrophotometrie). (Nach SWIFT 1953)

postendomitotische ($G_1$) der nächsten Stufe im DNS-Gehalt übereinstimmen. Doch läßt sich bei manchen Arten aus der Vermehrung der Chromozentren, die die Endomitose mit sich bringt, oder der Beschaffenheit der euchromatischen Strukturelemente (locker, fein in $G_1$, grob, dicht in $G_2$) oder aus beiden das Interphasestadium erkennen und somit der Endopolyploidiegrad ermitteln (vgl. Abschnitt IV., S. 585ff.). In Fällen, in denen diese strukturellen Kennzeichen fehlen, bietet das Kernvolumen in Kombination mit der Erfassung der DNS-Menge eine — allerdings nur statistisch verwertbare — Handhabe, da beispielsweise 8n-Kerne in $G_1$ im allgemeinen größer sind als tetraploide in $G_2$.

Im Zusammenhang mit der Analyse des Kernbaus könnte auch die Autoradiographie bei quantitativer Auswertung zur Feststellung der relativen DNS-Menge und damit der endomitotischen Polyploidie und vor allem ihres Grades in den

* Strukturanalyse und Nachweis des endomitotischen Wachstums der Kerne des Endosperms bei DUNCAN u. ROSS 1950 sowie TSCHERMAK-WOESS u. ENZENBERG 1965.

[73] Allerdings wird derzeit noch die Frage diskutiert, ob es eine intraindividuell schwankende Polynemie der Chromosomen gibt, die sich in unterschiedlichem DNS-Gehalt ausdrückt (vgl. z.B. NAGL 1967a); auch ist das Vorkommen metaboler DNS in Betracht zu ziehen (LIMA-DE-FARIA 1962), und ergeben sich Komplikationen durch die asynchrone Verdopplung von eu- und heterochromatischen Chromosomen oder vielleicht auch Chromosomenteilen (vgl. S. 573f.).

Kernen bestimmter Gewebe herangezogen werden, wenn sie bisher auch noch nicht zu diesem Zweck eingesetzt wurde. Dies geht aus Untersuchungen von PELC u. LA COUR (1959) an *Vicia*-Sämlingen hervor, die einer anderen Frage gewidmet waren (nämlich der nach einer metabolen Aktivität der DNS[74]); die Auszählung der Silberkörnchen in Autoradiographien von Quetschpräparaten von Wurzelspitzen, die nach zweistündigem Aufenthalt in $^3$H-Thymidin fixiert worden waren, ergibt nämlich über Kernen in 4—7 mm Distanz von der Spitze im Durchschnitt rund doppelt so viele Körnchen wie über den am stärksten markierten Kernen des Meristems. Es handelt sich offenbar um Kerne, die im Zuge der Synthese, die der zweiten Endomitose vorangeht, $^3$H-Thymidin in ihre DNS eingebaut hatten, und zwar doppelt so viel wie die diploiden im Meristem.

## VII. Die Endomitose in ihrer Beziehung zur Entwicklungsgeschichte von Organen und Geweben und zur Ontogenese

Wie schon früher erwähnt, setzt bei den meisten Arten in der Mehrzahl der Gewebe das Vergrößerungswachstum unter Ablauf von Endomitosen erst nach Beendigung des Teilungswachstums ein: die beiden Wachstumsprozesse schließen sich also mehr oder weniger streng aus. Für einzelne Arten ist aber ein neuerliches, wenn auch meist eingeschränktes Aufleben der mitotischen Aktivität nach Beendigung der Endomitosetätigkeit in bestimmten Geweben charakteristisch, und bei bestimmten Insekten ergreifen die unter hormonaler Kontrolle stehenden und im Rhythmus der Häutungen ablaufenden Mitoseperioden regelmäßig auch vorher schon endomitotisch herangewachsene Gewebe und Zellen[75].

Die Endomitosetätigkeit löst die Mitosetätigkeit zumeist unmittelbar ab; nur selten wird sie etwas hinausgeschoben und geht ihr ein beschränktes Kern- und Zellwachstum auf der diploiden Stufe voraus, z. B. in zukünftigen Trichomen von Angiospermen[76]. Im übrigen erfolgt der Übergang zum endomitotischen Wachstum in verschiedenen Organen und Geweben und selbst in verschiedenen Zellschichten und Zellen des gleichen Gewebes oft unabhängig voneinander, in manchen sehr früh, in anderen spät, so daß nebeneinander Endomitosen und Mitosen ablaufen können (Abb. 22). Auch in der Ontogenese kann dies frühzeitig stattfinden[77]. So läßt sich bei einer Reihe von *Angiospermen* aus dem Auftreten spontaner postendomitotischer Mitosen in sehr jungen Keimlingen auf endomitotische Chromosomenvervielfachung in den ältesten Teilen des Meristems der Radicula schon *vor* der Samenruhe schließen[78]; Größe und Struktur der Kerne im ungekeimten Samen von *Spinacia* bekräftigen nach BERGER (1941) diese Annahme. Nach NAGL (1962) kommt es auch in den Keimblättern von *Tropaeolum* noch im Samen zur Endopolyploidisierung. Die Keimblätter von *Gibbaeum*, die so wie die Folgeblätter succulent sind, schließen dagegen nach SCHLICHTINGER (1956) vor der Samenruhe nur das Teilungswachstum völlig ab, und erst nach der Keimung kommt es zu einem beträchtlichen, rein endomitotischen Wachstum, das sich über 2 Monate erstreckt. Auch die DNS-Werte von maximal 16C im Scutellum des Embryos vom Mais (Abb. 21)[79] und über 4C im Embryo der Baumwolle[80] stammen höchstwahrscheinlich von endomitotisch herangewachsenen Kernen.

---

[74] Vgl. dazu TSCHERMAK-WOESS 1960.
[75] Zum Beispiel Honigbiene, *Aëdes* nach RISLER 1954, 1959, hier weitere Angaben.
[76] TSCHERMAK-WOESS und HASITSCHKA 1953, 1954.
[77] Im folgenden können nur einige Beispiele von Angiospermen und Insekten gebracht werden, weil nur von diesen ausreichende Angaben vorliegen.
[78] BERGER 1941, für *Spinacia;* WITKUS und BERGER 1947, für *Mimosa;* BERGER und WITKUS 1950, für *Albizzia;* BERGER et al. 1958, für weitere Leguminosen.
[79] SWIFT 1950. [80] JENSEN 1964.

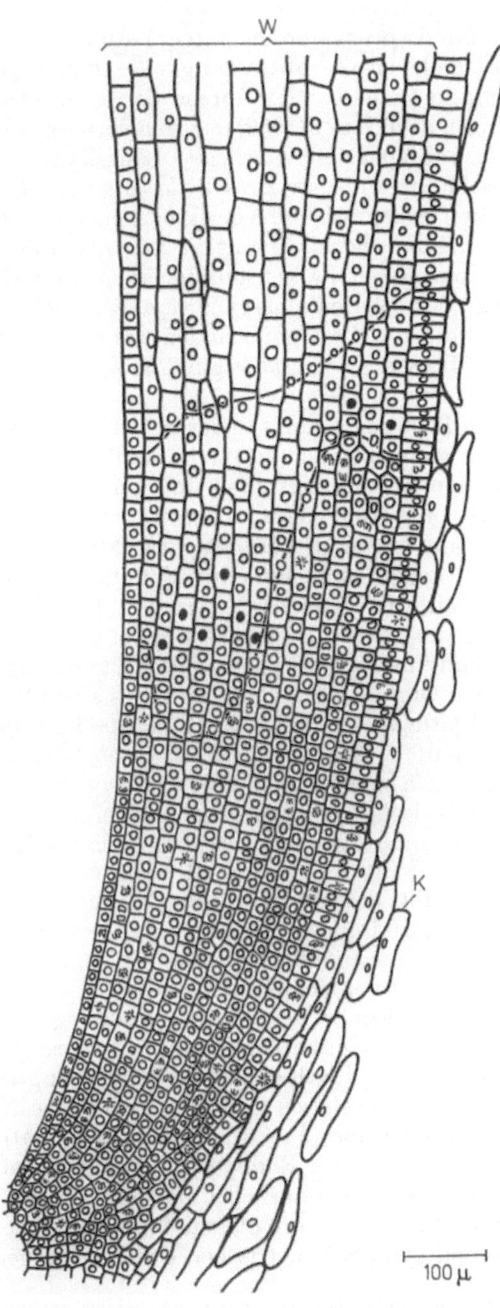


Abb. 22. *Rhoeo discolor*, Längsschnitt durch die Wurzelspitze; Begrenzung des Abschnittes, in dem Endomitosen ablaufen, durch die beiden geschwungenen Linien ungefähr wiedergegeben (Kerne in Endomitose schwarz ausgefüllt; *W* Wurzelrinde. *K* Wurzelhaube). — Alk.-Eisessig, Essigcarmin. (Nach TSCHERMAK-WOESS 1956a)

Bei *Dipteren* läßt sich aus dem Auftreten von Partialbrüchen[81] an den Speicheldrüsenchromosomen von Larven, die in bestimmten Embryonalstadien einer Röntgenbestrahlung unterworfen worden waren, entnehmen, daß während dieser in den Speicheldrüsenanlagen die Mitosetätigkeit schon abgeschlossen und die Endopolyploidisierung in Gang war[82]; während der embryonalen Mitosetätigkeit bestrahlte Larven zeigen nach Keyl (1958) dagegen vorwiegend Brüche durch eine, seltener durch beide enggepaarten elterlichen Längshälften der Riesenchromosomen. Embryologische Befunde an *Drosophila* ergaben ebenfalls, daß in den Speicheldrüsen von ihrer Anlage als einfache ektodermale Platten an keine Mitosen mehr ablaufen[83], und bei *Chironomus* nimmt die Anzahl der Zellen in den Speicheldrüsen von Larven vom ersten Larvenstadium an nicht mehr zu, sondern das Kernvolumen steigt in der bei Endopolyploidisierung üblichen Weise rhythmisch an[84]. Auch im Darmtrakt von *Drosophila* finden während der zweiten Hälfte der Embryogenese keine Mitosen statt und beginnt möglicherweise schon die Polyploidisierung[85].

Ähnlich wie bei den Dipteren beginnt in der Speicheldrüse von *Gerris* das endomitotische Wachstum wahrscheinlich schon im Embryo, da im ersten Larvenstadium bereits 64-ploide Kerne anzutreffen sind[86], und im Fettgewebe des Kohlweißlings wird es nach Lipp (1955) sogar schon während der Embryonalentwicklung abgeschlossen. Während der Embryonalentwicklung der Honigbiene findet Risler (1954) dagegen keine Anzeichen einer Endomitosetätigkeit, sondern nur diploide bzw. haploide Mitosen in den Arbeiterinnen- bzw. Drohnenkeimen.

In der Entwicklung der *Larven* der Insekten spielt das endomitotische Wachstum, das also z.T. schon in den Embryonen anläuft, ganz allgemein eine hervorragende Rolle. In vielen Organen und Geweben ist es allein für die Vergrößerung verantwortlich: Die Epithelzellen in bestimmten Abschnitten des Vorder- und Hinterdarms von *Culex* und *Aëdes* wachsen z.B. nach Risler (1961) rein endomitotisch heran; bei *Ephestia* bleibt nach Kühn (1965) von der Eiraupe an die Anzahl der Zellen in allen inkretorischen Organen gleich, sie vergrößern sich nur durch Zunahme des Zellvolumens unter Polyploidisierung. Auch die Larvenepidermis von *Calliphora* wächst rein endomitotisch[87]. In anderen Geweben, vor allem in denen der Imaginalanlagen, bleibt der diploide bzw. bei den Männchen bestimmter Gruppen der haploide Zustand und die Teilungsfähigkeit erhalten, und in wieder anderen Fällen gehen, wie oben erwähnt, mitotisches und endomitotisches Wachstum in periodischem Wechsel vor sich, so z.B. in der Larvenepidermis von *Aëdes*, *Corixa* u.a. Was die Verhältnisse bei der Honigbiene anlangt, so spielen sich in den männlichen Larven die ersten von haploid zu diploid führenden Endomitosen in mehreren Geweben (Epidermis, Tracheen, Vorderdarm) hauptsächlich im zweiten Larvenstadium ab; es erfolgt in diesen Geweben damit eine Angleichung an die Verhältnisse bei den Arbeiterinnen, bei welchen es erst später, vorwiegend im 5. Larvenstadium (Streckmade), zur Endopolyploidisierung kommt — in einem Entwicklungsabschnitt, in welchem auch bei den Drohnen die Endomitosetätigkeit fortgesetzt wird, und zwar z.T. in höherem Maß als bei den Arbeiterinnen[88]. Aus karyometrischen und cytophotometrischen Untersuchungen von Merriam u.

[81] Partialbrüche betreffen nur einen Teil von einer der beiden enggepaarten Längshälften eines Riesenchromosoms; also nur einen gewissen Anteil der Einzelchromosomen, aus denen sie sich zusammensetzen. Dieser Teil ist erwartungsgemäß bei höherem Bestrahlungsalter kleiner, bei niedrigem größer.

[82] Slizynski 1950 für *Drosophila*, Keyl 1958, für *Chironomus*.

[83] Poulson 1950, Sonnenblick 1950. [84] Besserer 1956. [85] Sonnenblick 1950.

[86] Geitler 1939b. [87] Wagner 1951.

[88] Risler 1954, Feststellung vorwiegend anhand postendomitotischer Mitosen während der Mitoseperioden.

Ris[89] an Puppen und Imagines ergeben sich in bestimmten Geweben auch Unterschiede in der Endopolyploidisierung zwischen Königin einerseits und Drohnen und Arbeiterinnen andererseits, indem z. B. in den Malpighischen Gefäßen der ersteren 32-Ploidie, in denen der beiden letzteren 16-Ploidie vorherrscht. Für Königinnen, Drohnen und Arbeiterinnen ist also ein verschiedenes, und zwar je nach Gewebe unterschiedliches spezifisches Muster der Endomitosetätigkeit charakteristisch[90]. In den endopolyploiden Geweben eines Blasenfüßlers mit männlicher Haploidie verhält es sich dagegen im allgemeinen anders, indem die Zahl der Endomitoseschritte im männlichen und weiblichen Geschlecht übereinstimmt; nur die Oenocyten wachsen bei den Männchen stärker als bei den Weibchen[91].

In der *Puppe* und *Imago* ist das endomitotische Wachstum offenbar nur in einzelnen erst in diesen Entwicklungsphasen zur vollen Ausbildung gelangenden Organen und Geweben von Bedeutung, wie in den Nährzellen der Oocyten der Dipteren, in den Hodensepten und in den Drüsenzellen des Mitteldarmepithels im Anschluß an die Zellerneuerung bei den Heteropteren, in den Malpighischen Gefäßen der Homopteren und in verschiedenen Kleinorganen am Schmetterlingsflügel[92].

Bei den *Angiospermen* wird das vielfach schon im Embryo begonnene endomitotische Wachstum (vgl. oben) während der Keimung fortgesetzt. Dafür spricht das spontane Vorkommen polyploider Mitosen in der Wurzel, dem Epi- und Hypokotyl und den Kotyledonen der Keimlinge etwas fortgeschrittener Entwicklungsstadien. Diese Teilungen mit „gepaarten" oder zu viert beisammenliegenden Chromosomen waren schon älteren Autoren vor Kenntnis der Zusammenhänge und der endomitotischen Polyploidie in ihrer allgemeinen Bedeutung bei vielen Arten aufgefallen[93]. Man muß sie jetzt als postendomitotische Mitosen auffassen, in denen die Abkömmlinge eines Ausgangschromosoms einander noch genähert liegen, und kann in ihrem relativ häufigen Auftreten in Keimlingen nur insofern eine Besonderheit sehen, als es in ihnen öfter als sonst zu einer Überschneidung von Endomitose- und Mitosetätigkeit kommt, wozu der durch die Keimung gegebene kräftige Teilungsimpuls höchstwahrscheinlich beiträgt. Während der weiteren Entwicklung wird nämlich die Endomitosetätigkeit in Wurzel, Achse, Blatt, Frucht usw. fortgesetzt.

Im Apex der *Wurzel* und *Achse*, die im folgenden als Beispiele herausgegriffen seien, schließt an die teilungsaktive Zone unmittelbar eine Zone an, in der Endomitosen ablaufen; gleichzeitig mit diesen beginnt die Zellstreckung und die Differenzierung. Die Ausdehnung dieser Zone in der Längsrichtung ist in verschiedenen Geweben und selbst in ihren verschiedenen Schichten verschieden. Abb. 22 gibt ihre Begrenzung in der Wurzelrinde von *Rhoeo* ungefähr wieder. In den inneren und mittleren Schichten der sich herausbildenden Rinde reicht sie in diesem Fall und wahrscheinlich auch bei anderen Arten näher an die Spitze heran und ist länger als in den äußeren. In den Meta- und Protoxylemzellen (aus denen sich bekanntlich später die Holzgefäße bilden) von Monokotylen und auch Dikotylen erfolgt der Übergang zum endomitotischen Wachstum noch näher von den Initialen[94].

---

[89] 1954, unabhängig von Risler.

[90] Daß Merriam u. Ris 1954 in einzelnen Kernen weiblicher Individuen DNS-Werte finden, die Haploidie entsprechen, und außerdem bei allen drei Morphen nach Beendigung der Endomitosetätigkeit DNS-Zwischenwerte antreffen, ist wahrscheinlich mit dem Auftreten von Mitosestörungen zu erklären, wie Risler 1954 sie in Form mehrpoliger Spindeln beobachtete.

[91] Risler und Kempter 1961. [92] Geitler 1953, S. 8f., Clever, Nur 1968 u.a.

[93] Lit. bis 1952 bei D'Amato, später insbesondere Berger u. Mitarb.

[94] D'Amato und Avanzi 1948, Jensen et al. 1960, Jensen 1961, vgl. auch Tschermak-Woess und Doležal 1953, D'Amato 1964.

Im Sproßscheitel erstreckt sich bei den bisher genau daraufhin untersuchten zwei Arten die Endomitosetätigkeit so wie die Mitosetätigkeit über eine längere Zone als allgemein in der Wurzel. In der Achse von *Vicia* laufen nämlich bei einer Länge des ersten makroskopisch sichtbaren Internodiums von rund 10 mm in diesem und im nächst älteren Endomitosen ab[95], und in der Blütenstandsachse von *Kniphofia* wird die Polyploidisierung erst 70—80 mm hinter dem Scheitel abgeschlossen (in beiden Fällen indirekter Nachweis durch Mitosestimulierung)[96]. Die Zellen der Epidermis von *Vicia* werden nach RESCH (1952) oktoploid und z.T. vermutlich auch 16-ploid, die der Subepidermis diploid und tetraploid, und die übrigen Rindenschichten und das Mark setzen sich nach COLEMAN (1950) sowie FENZL u. TSCHERMAK-WOESS (1954) aus diploiden bis oktoploiden Zellen zusammen. Das intensivere endomitotische Wachstum der Epidermis wird durch ein länger anhaltendes mitotisches der anderen Gewebe kompensiert.

## VIII. Endopolyploidiegrade, karyologische Anatomie

Was die Endopolyploidiegrade verschiedener Organe und Gewebe anlangt, so liegen besonders von Insekten und Angiospermen ausgiebige, von anderen Organismen dagegen nur stichprobenartige Daten vor. Auf einzelne Beispiele wurde schon früher, vor allem im Abschnitt VII, in anderem Zusammenhang hingewiesen.

Zumeist ist für mehrzellige und besonders für vielzellige vollentwickelte Gewebe nicht ein einheitlicher Endopolyploidiegrad, sondern ein spezifisches Mischungsverhältnis und Verteilungsmuster von Zellen verschiedenen Polyploidiegrades charakteristisch; dabei können hohe oder niedere Grade vorherrschen und kann ein breites oder enges, also viele oder wenige Stufen umfassendes Spektrum vorliegen. Dieses bei Vertretern verschiedener tierischer und pflanzlicher Verwandtschaftskreise in den einzelnen Organen und Geweben zu erforschen, ist neben anderem Ziel der karyologischen Anatomie (programmatisch GEITLER 1952, zusammenfassend TSCHERMAK-WOESS 1956a, unter z.T. anderen Gesichtspunkten GEITLER zuletzt 1953, D'AMATO 1952, 1964 u.a.). Es läßt sich relativ leicht bei Arten erreichen, deren Chromosomen im Arbeitskern zur Gänze individuell oder zu zweit vereint sichtbar erhalten bleiben[97], was bei Vertretern der Trichopteren, Lepidopteren, Coleopteren, Heteropteren und Homopteren zutrifft und bei Orthopteren in bestimmten Geweben der Fall ist (s. auch S. 571 ff.). Ähnlich günstig liegen die Verhältnisse, wenn jedes Chromosom im Arbeitskern durch ein Chromozentrum markiert ist (Prochromosomenkerne, die bei Endopolyploidie Einzelchromozentren ausbilden), was für manche Aizoaceen gilt (vgl. S. 578f.).

Wie aus den Ausführungen auf S. 571f. hervorgeht, läßt sich im Fall der Heteroptere *Gerris lateralis* schon anhand der Anzahl der X-Chromosomen (pro diploidem Satz in Kernen von Weibchen zwei, von Männchen eines) der Endopolyploidiegrad ermitteln. Ähnlich wie bei zahlreichen anderen Insekten erreichen die Kerne der Speicheldrüsen besonders hohe Polyploidiegrade, nämlich unter starker Verästelung 1024- und wahrscheinlich auch 2048-Ploidie (Abb. 2)[98]. Andere, z.B. die der

[95] Ihr Auftreten läßt sich in der Epidermis an der Zerstäubung der Chromozentren leicht unmittelbar verfolgen (unveröff. Beobachtung). [96] FENZL und TSCHERMAK-WOESS 1954.

[97] Chromosomenkerne nach TSCHERMAK-WOESS 1963.

[98] Diese Angabe gilt unter der Voraussetzung, daß jeder Endomitoseschritt alle Chromosomen erfaßt, was bei *Gerris* höchstwahrscheinlich zutrifft. Asynchronie der Endomitose, und zwar andersartige als bei *Planococcus citri* (vgl. S. 573f.), nicht auf bestimmte heterochromatische Chromosomen beschränkte, wurde mehrfach angegeben, aber nicht ausreichend belegt (z.B. LIPP 1955 über hochpolyploide Kerne von Schmetterlingen); falls sie vorkommt, wäre zu überprüfen, ob sie zu Chromosomenzahlen führt, die von der Verdopplungsreihe abweichen.

Epidermis, der Ganglien, des Tracheenepithels bleiben diploid oder werden wie die eines Teils der Muskelzellen tetraploid; wieder andere erreichen mittlere Grade, wobei sich etwa in den Malpighischen Gefäßen 16-, 32- und 64-ploide in gesetzmäßiger Weise über bestimmte Abschnitte verteilen[99]. Ein spezifisches Verteilungsmuster zeigt sich auch an den Borsten- (B) und Haarbildungszellen (H) des Abdomens von *Corixa*: Am 5. Abdominalsegment werden B 1 32-ploid, B 2 bis 5 16-ploid, B 6 bis 9 (10) oktoploid, H 1 16-ploid, H 2 und 3 oktoploid[100]. Im Flügel der Mehlmotte *Ephestia* gehen aus den oktoploiden Schuppenbildungszellen nur relativ kleine Tiefenschuppen, aus den 16-ploiden etwas größere Mittelschuppen und aus den 32-ploiden große Deckschuppen hervor (Abb. 23)[101].

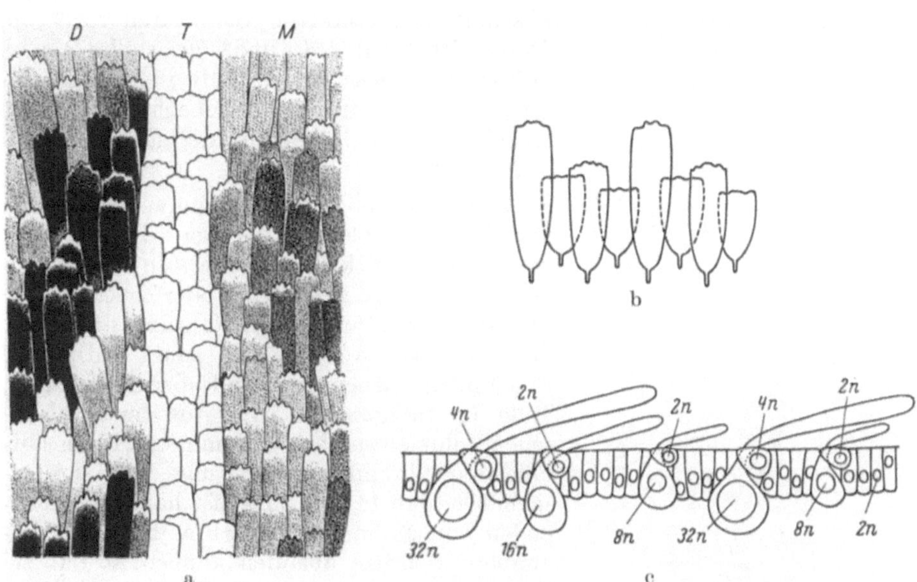


Abb. 23a—c. *Ephestia kühniella*, Flügelbeschuppung. a Teil des Vorderflügels (Oberseite), im mittleren Teil Deckschuppen (*D*) und Mittelschuppen (*M*) entfernt, im rechten nur Deckschuppen entfernt (*T* Tiefenschuppen), b Schema der Schuppengruppen, c Schema der Epidermis, Deckschuppen 32n, Mittelschuppen 16n, Tiefenschuppen 8n, Schuppenbälge 2n und 4n, Epidermiszellen 2n. (Aus Kühn 1965, a nach Kühn u. Henke 1932, b nach Pohley 1953)

Die höchsten Endopolyploidiegrade überhaupt wurden bisher in den Speicheldrüsen von *Dipteren* gefunden. In den Sekretzellen entspricht der Bestand an Einzelchromosomen, die zu Riesenchromosomen vereinigt sind, bei *Chironomus* über 32000n; bei *Drosophila* mit maximal 1024n ist er aber nicht höher als bei *Gerris*[102, 103]. Auch die Kerne der Nährzellen der Oocyten [bei *Drosophila* mit wahrscheinlich 512n oder eine Stufe höher nach den Volumenmessungen von Hertwig (1935) sowie Painter u. Reindorp 1939], der Malpighischen Gefäße und anderer Organe wachsen unter ausgiebiger, bei verschiedenen Arten etwas unterschiedlicher

[99] Geitler 1937, 1938, 1939a, b. [100] Lipp 1953. [101] Zuletzt Henke und Pohley 1952.
[102] Lit. und eingehende Besprechung bei Beermann 1962, S. 44ff.
[103] In der Literatur über die Cytologie der Dipteren werden einander oft polyploide (auch „retikuläre") und polytäne Kerne gegenüber gestellt und darunter diejenigen mit getrennt verlaufenden bzw. zu Riesenchromosomen vereinigten Endochromosomen verstanden. Die Ausbildung von Riesenchromosomen stellt aber nur *eine* von mehreren Ausbildungsformen in endopolyploiden Kernen dar.

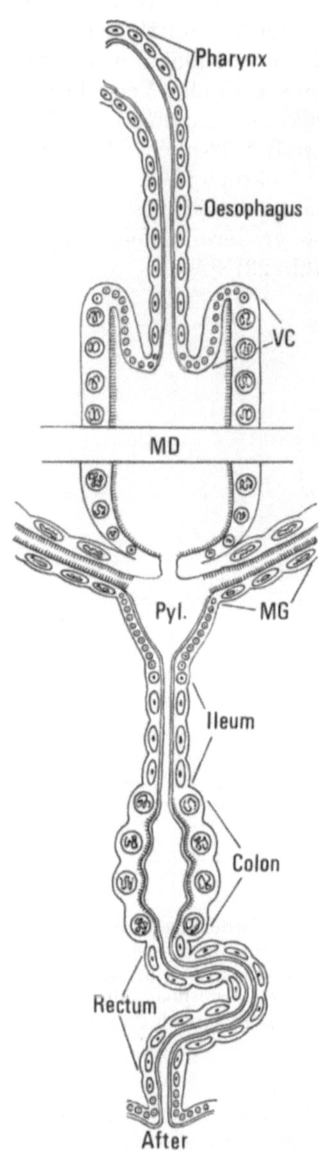


endomitotischer Polyploidisierung heran; im Epithel bestimmter Abschnitte des Vorder- und Hinterdarms von *Culex*- und *Aëdes*-Larven wird sie bei maximal 32- oder 64-Ploidie abgeschlossen[104] (Abb. 24), im Follikelepithel von *Drosophila* bei offenbar niedrigeren Graden[105] und in der Larvenepidermis von *Aëdes* nach Risler (1959) schon bei Tetraploidie, um nur einige Gewebe und Organe zu nennen. In den Kernen der Nährzellen der Oocyten herrschen bei vielen Arten, zumindest in bestimmten Entwicklungsabschnitten, „retikuläre" Strukturen vor[106]; im Darmepithel von *Aëdes* und *Culex* stellte Risler (1961) vor Einsetzen der Mitosetätigkeit im Unterschied zu früheren Beobachtern positive Anzeichen einer Bündelung der Einzelchromosomen fest.

Hinter den höchsten Endopolyploidiegraden der Dipteren bleiben die der *Angiospermen* nicht weit zurück. Sie finden sich im Bereich der Samenanlage in Geweben oder Zellen, die im Dienst der Zuführung von Nahrungsstoffen für den Embryo stehen; das sind Antipoden, Synergiden, Suspensoren, Endospermhaustorien, Teile der Integumente usw. Aus der rhythmischen Volumenzunahme zusammen mit der auffallenden Chromatinvermehrung läßt sich erschließen, daß in den zunächst haploiden Antipoden von Mohn, Eisenhut u.a. bis zu 7 Verdopplungsschritte ablaufen können, so daß sie bis zu 128-ploid werden, was sich im Fall des Mohns auch an einer spontan aufgetretenen Prometaphase bestätigen ließ (Abb. 14)[107]. In

Abb. 24. *Aëdes aegypti*, Schema des Larvendarms; die verschiedenen Polyploidiegrade der Kerne kommen in ihrer Größe zum Ausdruck. *VC* Valvula cardiaca, *MD* Mitteldarm, *MG* Malpighi-Gefäß, *Pyl* Pylorusabschnitt. (Umgezeichnet nach Risler 1961)

den haustoriellen Fortsätzen und in dem an den Embryo anschließenden Teil des Suspensors der Kapuzinerkresse (*Tropaeolum*) führen offenbar maximal 8 bzw. 9 Endomitosen zu 512- und 1024-Ploidie der größten Kerne (Basis 2n) und noch um zwei Stufen höher endopolyploid werden bestimmte, mikropylar liegende Zellen des Suspensors von *Phaseolus*[108]. So wie in anderen mehrzelligen Gewebe liegt in diesen Suspensoren ein bestimmtes Verteilungsmuster

[104] Zuletzt Risler 1961. [105] Hertwig 1935.
[106] Zusammenfassend Beermann 1962, S. 34f.; vgl. auch Bier 1957.
[107] Hasitschka 1956, Tschermak-Woess 1956b u.a. [108] Nagl 1962.

von großen hoch endopolyploiden und kleineren, verschiedenen Endopolyploidiegraden angehörenden Zellen vor. In den haustoriellen Fortsätzen des Endosperms, das sich im Normalfall aus einer triploiden Zelle entwickelt, bilden Endo-

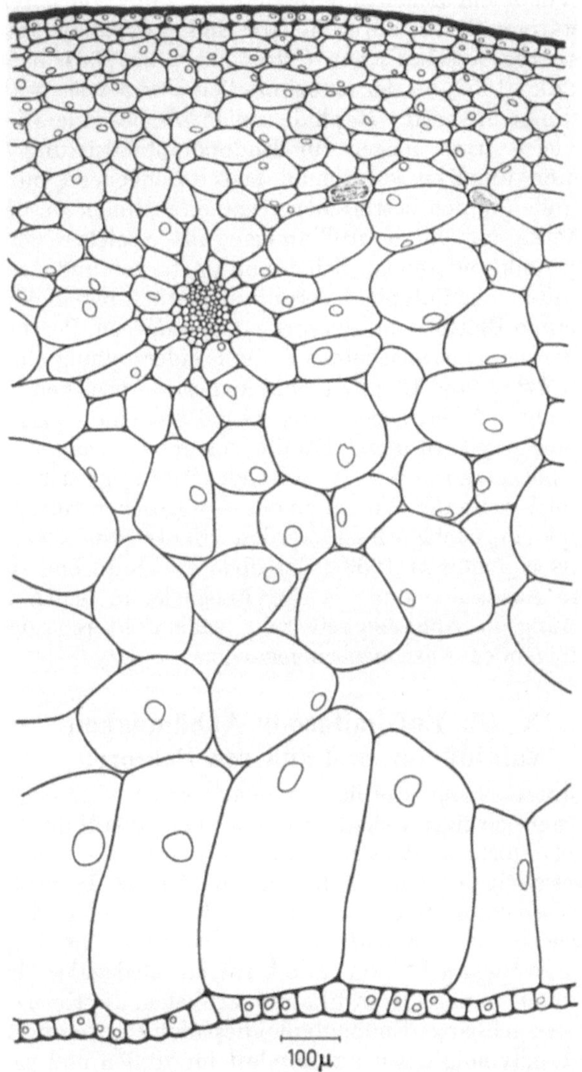


Abb. 25. *Eremurus robustus*, Querschnitt durch die Wand einer ausgewachsenen Frucht; Endopolyploidie von außen (oben) nach innen ansteigend, höchster nachgewiesener Polyploidiegrad 16n, größte Zellen warscheinlich noch höher polyploid. — Alk.-Eisessig, Essigcarmin. (Nach LAUBER 1947)

polyploidiegrade von 192n und 384n keine Seltenheit (Abb. 11)[109], und vereinzelt kommen noch höhere vor, wie z.B. im Chalazahaustorium von *Arum*, für welches ERBRICH (1965) sogar rund 25000-Ploidie wahrscheinlich machen konnte (= 13 Verdopplungsschritte).

[109] Zum Beispiel TSCHERMAK-WOESS 1957a, ENZENBERG 1961, ERBRICH 1965.

In den vegetativen Teilen finden sich im allgemeinen nur niedrigere Endopolyploidiegrade, z.B. in den Parenchymen der Primärwurzeln und zumeist auch in den primären Geweben der Achse 2n bis 16n[110], in der etwas fleischigen Achse von *Tropaeolum* aber auch 128n[111] und in der nicht fleischigen von *Geranium* offenbar 64n[112]. Vor allem Zellen mit besonderen Funktionen zeichnen sich oft auch in den vegetativen Teilen durch höhere Endopolyploidie aus, z.B. Drüsenhaare, Brennhaare (bei ausländischen *Urtica*-Arten bis 256n nach Tschermak-Woess u. Hasitschka 1953, bei der einheimischen *Urtica urens* wahrscheinlich bis 128n nach Hasitschka, unveröff.), Raphidenzellen u. a. Besonders fleischige Organe, wie die Früchte vieler Arten, neigen zur Endopolyploidisierung (Abb. 25)[113, 114], und bei succulenten Pflanzen kann man fast durchgehend mit relativ hohen Endopolyploidiegraden in den betroffenen Organen rechnen. An der Entwicklung der fleischigen Achse mit ihren großlumigen, als Speicher von Wasser oder wäßrigem Schleim funktionierenden Zellen von Cactaceen und Asclepiadaceen ist nämlich die endomitotische Polyploidisierung wesentlich beteiligt[115], und dasselbe gilt für die succulenten Blätter von Aizoaceen, Crassulaceen, Portulacaceen u.a.[116]. Nur die Kompositen nehmen anscheinend eine Sonderstellung ein: Bei mehreren stammsucculenten Arten fand Czeika (1956) keinerlei Anzeichen einer Endopolyploidisierung, und unter 5 blattsucculenten besaß nur eine einzige ein endopolyploides (bis 32n) Mesophyll. In dieser Familie scheint überhaupt nur eine geringe Neigung zur Endopolyploidisierung zu bestehen; dies zeigt sich auch in anderen Organen, wie beispielsweise der Wurzel, in der — abgesehen von einem unsicheren Befund — nur Diploidie nachgewiesen werden konnte (vor allem Holzer 1952, Tschermak-Woess u. Doležal 1953); der oben erwähnte Fall stellt also bisher die einzige sichere Ausnahme dar. — Auf Beispiele, in denen Succulenz und Endopolyploidisierung in Abhängigkeit von Außenfaktoren sich gleichsinnig ändern, wird im folgenden Abschnitt eingegangen.

## IX. Die Endomitose in Abhängigkeit von inneren und äußeren Faktoren

So wie die Mitosetätigkeit stofflich gesteuert wird — was sich bekanntlich unter anderem in mehrkernigen Zellen im synchronen Ablauf der Mitosen oder im Auftreten einer polar fortschreitenden Mitosewelle äußert — unterliegt offenbar auch die Endomitosetätigkeit einer ähnlichen Regulierung: In der Innenepidermis der Spatha von *Sauromatum* findet man häufig Kerne und Zellen im endomitotischen Strukturwechsel in Nestern[117] und ebenso treten im Puppenflügel von *Pieris* Endomitosenester auf[118]. Im zweikernigen chalazalen Endospermhaustorium von *Rhinanthus* und anderen Pflanzen erreichen die Kerne stets dieselben oder unmittelbar benachbarte Endopolyploidiestufen[119], woraus man schließen kann, daß die Endopolyploidisierung zumindest im großen und ganzen synchron vor sich geht. Unmittelbar beobachten läßt sich strenge Synchronie des endomitotischen Strukturwechsels in den zweikernigen Zellen des Antherentapetums

[110] Lit. bei Geitler zuletzt 1953, D'Amato 1952, 1964, Tschermak-Woess 1956a.
[111] Nagl 1962. [112] Tschermak-Woess und Hasitschka 1954.
[113] Lauber 1947, s. auch Geitler und Lauber 1944.
[114] Wahrscheinlich konnte das volle Ausmaß der endomitotischen Polyploidisierung in Früchten von Lauber mit der einzigen damals zur Verfügung stehenden Methode, nämlich der Wundreizmethode, nicht erfaßt werden und kommen noch bedeutend höhere Grade als die von ihr festgestellte 16-Ploidie und die vermuteten etwas höheren Stufen vor.
[115] Fenzl und Tschermak-Woess 1954, Czeika 1956.
[116] Zum Beispiel Jähnl 1947, Witsch und Flügel 1951, 1952, Schlichtinger 1956, Czeika 1956, Catarino 1965.
[117] Tschermak-Woess 1954. [118] Lipp 1957. [119] Tschermak-Woess 1957.

von *Rhinanthus*[120], und auch bei der Homoptere *Planococcus* läuft in den zwei Kernen der Malpighischen Gefäße die Endomitose synchron ab[121]. Daß für die Einleitung der mitotischen und endomitotischen Teilung das gleiche übergeordnete Steuerungssystem verantwortlich ist, in welchem bei Insekten offenbar die Häutungshormone eine auslösende Rolle spielen, geht unter anderem aus den Befunden von LIPP (1953) an Larven von *Corixa* hervor: In der Epidermis und in den Borsten- und Haarbildungszellen setzen mitotische und endomitotische Prophasen gleichzeitig ein; weiterhin laufen die Phasen der Endomitose in allen Zellen synchron ab; die mitotischen Vorgänge, die an die Bildung und Funktion der Spindel gebunden sind, gehen dagegen rascher und asynchron vor sich; sie sind offenbar relativ autonom. Auch aus dem Verhalten der Angiospermen läßt sich ablesen, daß für die Endomitose und für diejenigen Prozesse des mitotischen Kerncyclus, die mit der Chromosomenverdopplung, aber nicht mit der Spindelbildung zu tun haben, die gleichen, offenbar stofflichen Regulationsmechanismen maßgebend sind. Wie früher ausgeführt, spielt sich nämlich die Endomitosetätigkeit im Anschluß an die Mitosetätigkeit ab; sie beginnt im Apex von Wurzel und Achse in den ältesten Teilen des Meristems bzw. in den jüngsten der Streckungszone, und auch rund um die Meristemoide[122] der Spaltöffnungsmutterzellen — in denen es noch relativ spät zu einem Wiederaufleben der Mitosetätigkeit kommt — setzt in bestimmten Fällen im Anschluß an dieses eine verspätete Endomitosetätigkeit ein (unveröff. Beobachtungen z.B. an der Achse von *Vicia*). Man kann also annehmen, daß die stofflichen Faktoren, die die Synthese des Chromosomenmaterials in Gang bringen, und diejenigen, die den frühprophasischen Formwechsel herbeiführen, im mitotischen und endomitotischen Kerncyclus identisch sind, von den mitotisch aktiven Meristemen und Meristemoiden an die angrenzenden Abschnitte weitergegeben werden und diese damit zu endomitotischer Aktivität anregen. Allerdings kann man mit diesen wohl im großen gültigen Vorstellungen nicht auskommen, um die sehr komplexen Verhältnisse im einzelnen zu erklären. Denn je nach ihrer Zugehörigkeit zu bestimmten Organen, Geweben und Gewebeteilen reagiert die einzelne Zelle verschieden: So kann z.B. in mehrzelligen Trichomen der Endopolyploidiegrad von der Basis zur Spitze abfallen, wie in den Haaren an den Filamenten und Antheren von *Bryonia*; es können endständige Drüsenzellen höher endopolyploid als die angrenzenden Stielzellen sein (*Saponaria*); oder die höchsten Endopolyploidiegrade treten in der Mitte auf, wie in den Haaren auf den Blütenblättern des Kürbis[123].

Interessante Beziehungen zeigen sich auch in den Ei-Nährzellverbänden der Dipteren: Die Steuerung der Endomitosetätigkeit in den Nährzellen geht offenbar von den Oocyten aus, und es besteht infolgedessen ein Gefälle im Endopolyploidiegrad von proximal nach distal. Bei den Cecidomyiden entsteht die Nährkammer durch Einbeziehung einer wechselnden Zahl somatischer Zellen in den Bereich des Follikels, diese bilden ein Syncytium und wachsen so wie in cellulär gebauten Nährkammern endomitotisch heran, und zwar auffälligerweise stärker, wenn relativ wenige Kerne vorhanden sind, und schwächer, wenn relativ viele einbezogen wurden, so daß von einem bestimmten Entwicklungszustand an in allen Follikeln annähernd derselbe Gesamt-Endopolyploidiegrad vorliegt und sie gleich groß sind[124]. — Ein System, bei welchem man sich um die Klärung der entwicklungs-

[120] TSCHERMAK-WOESS 1967b. [121] NUR 1968.

[122] Unter Meristemoiden versteht man nach BÜNNING 1953 kleine Gewebeteile mikroskopischer Ausdehnung von halbembryonalem Charakter und mit Eigenschaften, die denen von Meristemen ähnlich sind, wie lebhaftes Plasmawachstum, erhöhte Teilungstätigkeit und nicht selten Neuinduktion von Teilungen in der Umgebung.

[123] TSCHERMAK-WOESS und HASITSCHKA 1953, 1954. [124] MATUSZEWSKI 1968.

physiologischen Determinationsvorgänge eingehend bemüht hat, ist das der spezifischen Verteilung und Gruppierung von Schuppenbildungszellen verschiedenen Endopolyploidiegrades und den auf sie entfallenden diploiden Epithelzellen auf dem Flügel von *Ephestia* (vgl. auch S. 607). HENKE (1947) sowie HENKE u. POHLEY (1952) entwickelten die Vorstellung, daß in bestimmten Teilen des Flügels im Verlauf mehrerer aufeinanderfolgender differentieller Teilungen (z.T. erschlossener, z.T. tatsächlich beobachteter) verschiedenartige Verbände von Schuppenbildungs-, Balgbildungs- und Epithelzellen hervorgehen; allen Verbänden sei dieselbe Teilungspotenz ihrer Chromosomen vorgegeben, doch werde sie in verschiedenen Verbänden nach verschiedenen Schlüsseln auf Endomitosen und Mitosen aufgeteilt; d.h. eine höhere Endomitosetätigkeit in den Schuppenbildungszellen würde durch eine geringere Mitosetätigkeit in den zugehörigen Epithelzellen kompensiert und umgekehrt. Für die „Zuteilung der Schlüssel" wird eine frühe differentielle Teilung verantwortlich gemacht. Wie aber KÜHN (1965) zusammenfassend ausführt, läßt sich diese Hypothese aufgrund neuerer Befunde nicht aufrechterhalten. Wenn man sich auch nach ESSER (1961) über die Determinierung des Musters der Schuppenstammzellen bestimmte andere Vorstellungen machen kann, so sind doch die Grundlagen des Endopolyploidisierungsmusters in diesem und in anderen Fällen noch undurchsichtig. Immerhin zeigen sich am Randsinnesborstenapparat auf dem Flügel von *Galleria* (Wachsmotte) die folgenden Zusammenhänge: Die Entwicklung einer normalen Sinnesborste und die Polyploidisierung ihrer Bildungszelle hängen vom Vorhandensein wenigstens einer einzigen intakten Sinneszelle von vier normalerweise vorhandenen ab; werden alle vier Sinneszellen eliminiert, so bleibt die Polyploidisierung und die Entwicklung der Sinnesborste aus[125]. Im unbeeinflußten Flügel üben also die Sinneszellen einen entwicklungsphysiologischen Reiz aus, der unter anderem zur Endomitosetätigkeit in den Borstenbildungszellen führt.

Daß differentielle Teilungen oft der Endopolyploidisierung mittelbar oder unmittelbar vorausgehen können, ergibt sich nicht nur für die zuletzt erwähnten tierischen, sondern auch für pflanzliche Arten. Ob sie dabei eine bestimmte Rolle spielen, muß aber noch offen bleiben. Bei *Trianea* und anderen Hydrocharitaceen laufen in der meristematischen Rhizodermis gewöhnlich äquale Teilungen ab, in den Mutterzellen der Trichocyten (Wurzelhaarbildungszellen) dagegen inäquale, die eine kürzere Zelle gegen die Wurzelbasis zu und eine längere gegen die Spitze zu abgliedern, wobei die kurze stark färbbares dichtes und die längere schwächer färbbares Cytoplasma erhält. Die kurze wächst unter Endopolyploidisierung zur 32-ploiden Trichocyte heran, aus der größeren gehen unter wiederholter Teilung gewöhnliche Rhizodermiszellen hervor, und zwar spielen sich in ihnen ungefähr ebenso viele mitotische Teilungen ab, wie Endomitosen in den Trichocyten vor sich gehen[126]. Daraus läßt sich aber noch nicht entnehmen, welche Faktoren für die Alternative Endomitose- oder Mitosetätigkeit maßgebend sind; denn bei bestimmten Gräsern, also Angehörigen einer Familie, in der Endopolyploidisierung in der Wurzelrinde und in anderen Geweben häufig vorkommt, entwickeln sich die Trichocyten nach SINNOTT u. BLOCH (1939) ebenfalls im Anschluß an differentielle Teilungen, aber — wie stichprobenartige, unveröffentlichte Beobachtungen an *Phleum pratense* und *Poa pratensis* zeigen — ohne Endopolyploidisierung (SINNOTT u. BLOCH untersuchten u.a. *Phleum pratense* und *Poa trivialis*)[127].

---

[125] CLEVER 1960/61, vgl. auch KÜHN 1965, S. 419.

[126] GEITLER 1941, 1953, TSCHERMAK-WOESS und HASITSCHKA 1953.

[127] Fraglich ist es, welche Bedeutung der Tatsache zukommt, daß bei den betreffenden Gräsern die differentielle Teilung eine kleinere apikale Trichocyte — nicht basale wie bei *Trianea* — und eine größere basale Rhizodermiszelle liefert.

Zu den inneren Faktoren, die die Endopolyploidisierung bestimmen, gehört schließlich als ein sehr ausschlaggebender das Erbgefüge eines Organismus. Schon aus den bisherigen Ausführungen ergibt sich, daß einerseits innerhalb bestimmter systematischer Einheiten Übereinstimmungen bestehen und andererseits zwischen verschiedenen Gruppen Unterschiede vorliegen. Wie BUTTERFASS (1965, 1966a, b) am Beispiel der Zuckerrübe hervorhebt, gibt es sogar genetische Unterschiede der Endopolyploidisierung zwischen einander nahestehenden Sippen einer Art.

Die *äußeren Faktoren*, die die Endopolyploidisierung beeinflussen oder eine Endomitosetätigkeit induzieren können, sind sehr verschiedener Art. Selbstverständlich beeinträchtigen mangelhafte Ernährung, relativ niedrige Temperaturen und andere wachstumshemmende Faktoren auch das endomitotische Wachstum und mitunter anscheinend vorwiegend dieses und das mitotische nicht oder weniger; doch liegen nur gelegentliche Hinweise und keine systematischen Untersuchungen vor (z.B. an Dipteren: HERTWIG 1935, BESSERER 1956; an Angiospermen: TSCHERMAK-WOESS u. HASITSCHKA 1953). In anderen Fällen handelt es sich um Einflüsse, die sich nicht generell als hemmend oder fördernd auffassen lassen. So zeichnet sich *Kalanchoë blossfeldiana* bei Kultur unter Kurztagsbedingungen durch hohe Succulenz der Blätter und das Vorkommen von maximal 32-ploiden Zellen im Mesophyll aus[128]; unter Langtagsbedingungen sind die Blätter wenig succulent und die Zellen des Mesophylls höchstens oktoploid. Bei *Lobularia maritima* wirkt die Besprühung mit Salzwasser an Biotopen am Meeresufer im Vergleich zu salzwasserfreien im Binnenland steigernd auf Succulenz und Endopolyploidisierung des Blattes[129]. Nach BRADLEY u. CRANE (1954) läßt sich durch Behandlung von jungen Aprikosen mit dem synthetischen Wuchsstoff Trichlorphenoxyessigsäure eine Förderung des endomitotischen Wachstums im Fruchtfleisch und dadurch eine wesentliche Vergrößerung der Früchte erzielen[130]. Im Blatt der Zuckerrübe nimmt bei gleicher Düngung mit intensiverer Bewässerung die Endopolyploidisierung zu[131]. — Ob nicht in manchen dieser Fälle die höhere Endopolyploidie zu Lasten einer Verminderung der Anzahl der Zellen, also des mitotischen Wachstums geht, muß noch überprüft werden. Bei den folgenden Beispielen trifft dies sicher nicht zu, sondern kommt es nach Abschluß des mitotischen Wachstums zu einer Steigerung des normalen endomitotischen oder zu einer Induzierung von endomitotischem; oder es wird ein zusätzliches mitotisches und endomitotisches herbeigeführt.

Eine Endopolyploidisierung, die über die normale hinausgeht, zeigt sich nach KEYL (1960) in den Speicheldrüsen einer *Chironomus*-Species infolge des Befalls durch Mikrosporidien; das Volumen der infizierten Zellen ist gegenüber dem der nicht infizierten auffallend erhöht (sie bilden knollige Wucherungen an der Speicheldrüse), und dementsprechend sind ihre Kerne und Riesenchromosomen vergrößert; sie haben einige Endomitoseschritte mehr als ihre nicht befallenen Schwesterzellen durchgemacht — offenbar weil ihr Haushalt in den Dienst des Parasiten gestellt und ihre Leistungskapazität den gesteigerten Anforderungen angepaßt wurde. Ähnlich verhält es sich nach BRITO DA CUNHA et al. (1968) in den Zellen der Blindsäcke und des Mitteldarms von Larven der Fliege *Trichosia*: Die Infektion durch eine Gregarine zieht eine kräftige Steigerung der Endopolyploidisierung nach sich, wobei die Kerne der Caeca zuerst unter starker Vergrößerung ihrer Riesenchromosomen und unter Ausbildung spezifischer Strukturmodifikationen heranwachsen; später zerfallen die Riesenchromosomen vermutlich in Einzelchromosomen und wird die Polyploidisierung noch weiter fortgesetzt. Zu einer Induzierung von endomitotischem Wachstum kommt es vermutlich in Zellen der Darmschleimhaut von

[128] WITSCH und FLÜGEL 1951, 1952. [129] CATARINO 1965.
[130] Vgl. dazu auch TSCHERMAK-WOESS 1956a, S. 806f. [131] BUTTERFASS 1964.

*Octopus* und des Nierenepithels von *Cepaea* (= *Helix*). Sie wachsen nämlich im Vergleich zu ihren klein bleibenden Nachbarzellen infolge der Infektion durch ebenfalls intracellulär parasitierende Protozoen enorm heran, wobei sich auch ihre Kerne unter kräftiger Chromatinvermehrung stark vergrößern (Abb. 26)[132]. Die Befunde wurden noch vor Kenntnis der Endomitose erhoben, doch ist besonders für *Cepaea* die Annahme endomitotischer und nicht andersartiger Wachstumsprozesse naheliegend, da das Vorkommen von Endopolyploidie in anderen Geweben von Schnecken gut gesichert ist.

Auf ein zusätzliches mitotisches und endomitotisches Wachstum geht schließlich die Entwicklung vieler Pflanzengallen zurück (zuletzt HESSE 1968, bei diesem

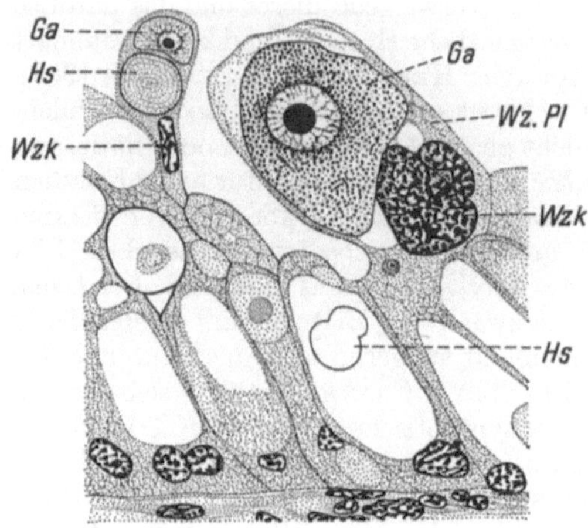


Abb. 26. *Cepaea nemoralis*, Nierenepithel. Kern- und Zellwachstum induziert durch Protozoenbefall (*Ga* Zelle des Parasiten, *Wz. Pl* Cytoplasma der Wirtszelle, *Wzk* Zellkern der Wirtszelle, *Hs* Harnsäurekonkrement in der Wirtszelle). — 700fach. (Nach WURMBACH aus GRELL 1968)

weitere Lit.). Vor allem die Ausbildung eiweißreicher Nährgewebe (auch Nährhaare) für den Parasiten und auch andere besondere Differenzierungsleistungen des pflanzlichen Wirtes wie die Ausbildung von Sklereïdenschichten als mechanische Schutzeinrichtungen spielen sich gewöhnlich unter Endopolyploidisierung ab (Abb. 27). Dabei kommt es zu Polyploidiegraden, wie sie sonst in vegetativen Pflanzenteilen nur selten oder nicht gefunden wurden, z. B. in den Nährzellen bestimmter Blattgallen der Eiche maximal 256n, 512n, 1024n, während die Gewebe des unbeeinflußten Blattes diploid bleiben. Auch bei manchen Symbiosen erfolgt regelmäßig Endopolyploidisierung der Wirtszellen. Dieser gehen bei bestimmten Cocciden (Schildläusen) merkwürdige Vorgänge voraus. Die voll entwickelten Tiere beherbergen in eigenen Organen, den Mycetomen, symbiontische Pilze; sie werden bei der Fortpflanzung den Oocyten mitgegeben und während der Embryogenese in die Zellen der zukünftigen Mycetome aufgenommen. Letztere entwickeln sich zuerst unter Zellverschmelzungen, an denen die Richtungskörper und evtl. auch Furchungszellen beteiligt sind, und dann unter endomitotischer Chromosomenvervielfachung[133]. Die Endomitose wurde in den Mycetomen nicht im einzelnen verfolgt, aber in anderen Geweben genau analysiert[134].

[132] WURMBACH 1935, vgl. auch GRELL 1968, S. 345f.
[133] Zusammenfassend HUGHES-SCHRADER 1948. [134] NUR 1966, 1968, vgl. auch S. 573.

In den oben angeführten Fällen, in denen sich bei Angiospermen durch bestimmte Kulturbedingungen die Endomitosetätigkeit steigern ließ, handelt es sich um Einflüsse, die offenbar indirekt auf die Vorgänge im Kern einwirken. Ob es möglich ist, unmittelbar Endomitosen zu induzieren, etwa in ähnlicher Weise wie sich C-Mitosen herbeiführen lassen, ist fraglich. NUTI RONCHI (1965) und NUTI

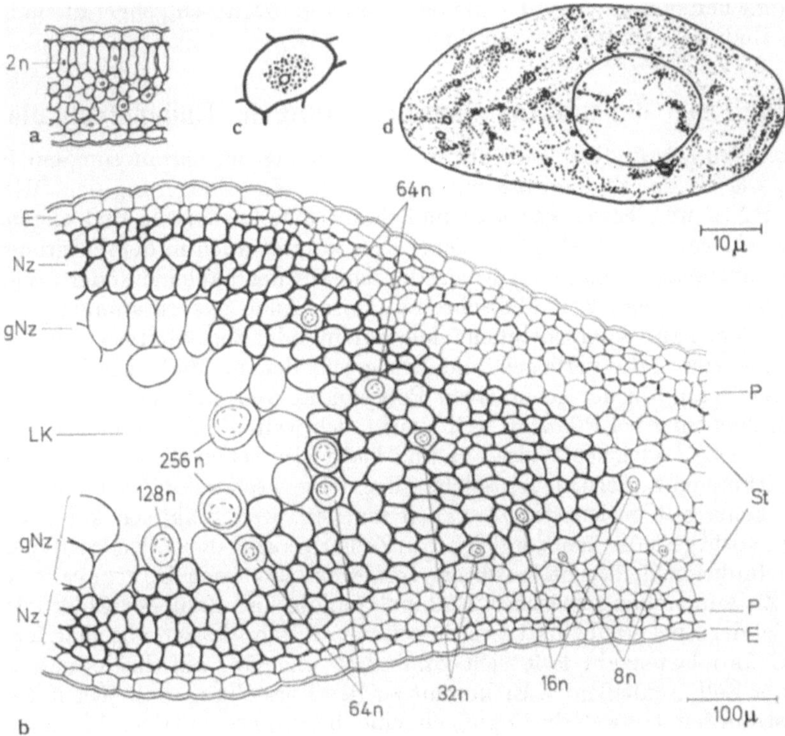


Abb. 27a—d. Veränderungen in den Blattgeweben der Eiche (*Quercus robur* f. *fastigiata*) unter dem Einfluß einer Gallwespe (*Neuroterus numismalis* ♀♂). a Querschnitt durch ein unbeeinflußtes Blatt, alle Gewebe diploid; b Schnitt durch die voll entwickelte Galle (nicht genau zentral geführt); c diploide Zelle des unbeeinflußten Blattparenchyms, d 256-ploider Arbeitskern einer Nährzelle mit lockeren, nicht scharf abgegrenzten Bündeln von Endochromosomen (*E* Epidermis, *P* Gallenparenchym, *St* Stärkezellen, *Nz* Nährzellen, *gNz* große eiweißarme Nährzellen, *LK* Larvenkammer, strichlierte Linie = Grenze zwischen stärkereichem Parenchym und Stärkezellen; Nährzellen mit Ausnahme der innersten durch größere Strichdicke hervorgehoben). — Alk. Eisessig, Essigcarmin. (Nach HESSE 1968)

RONCHI et al. (1964) geben zwar an, daß die Behandlung von Keimlingswurzeln der Erbse mit 8-Azaguanin Endopolyploidie induziert, doch sind ihre Befunde möglicherweise anders zu deuten[135].

Auch die Annahme von BERGER u. WITKUS (1951), nach der Cortison im Meristem von *Allium cepa* eine doppelte Chromosomenreproduktion in der Interphase — so umschreiben diese Autoren ganz allgemein die Angiospermen-Endo-

[135] Entgegen der Auffassung der Autoren könnte die 8-Azaguanin-Behandlung ähnlich wie Wuchsstoffbehandlung nur eine mitosestimulierende Wirkung auf die Kerne ausüben, und zwar auf solche, die knapp nach einer spontanen endomitotischen Chromosomenvermehrung stehen und auch auf andere, die diploid geblieben sind. Auf den Strukturwechsel der Angiospermen-Endomitose wurde nicht geachtet.

mitose — auslösen soll, ist unbewiesen; neben den von den Autoren angeführten c-mitotischen Effekten, die zuletzt doch zu normalen Teilungen führen, und solchen, die Zweikernigkeit nach sich ziehen, könnten vereinzelt auch typische C-Mitosen vorkommen und die Bildung tetraploider Kerne bewirken[136].

In vielen anderen Fällen wurden „Endoreduplikationen" als Folge einer Einwirkung von Strahlen oder von Chemikalien angegeben, doch handelt es sich höchstwahrscheinlich um Mitosen, die nach Art von C-Mitosen gehemmt sind, und nicht um Endomitosen im exakten Sinn (s. S. 584f.).

## X. Die Frage der funktionellen Bedeutung der Endopolyploidie

Es ist selbstverständlich, daß die Vervielfältigung der chromosomalen DNS-Matrizen, wie sie die Endomitose mit sich bringt, eine Steigerung der DNS-abhängigen RNS- und Eiweißsynthese und damit eine spezifische und allgemeine Leistungssteigerung der Zelle ermöglicht. Dies kommt auch in der Vergrößerung des Nucleolarapparates zum Ausdruck, die das auf der haploiden oder diploiden Stufe mögliche Ausmaß weit überschreiten kann. Auch das Zusammenspiel verschiedener Gene kann wahrscheinlich feiner aufeinander abgestimmt werden, wenn sie in vermehrter Zahl vorliegen und in verschiedenem Maß aktiviert werden können. Wie man von der generativen Polyploidie, und zwar vor allem von der Polyploidiezüchtung bei Pflanzen weiß, wirkt sich weiters ihre Vermehrung nicht bei allen Genen in gleicher Weise aus und kann also schon diese das Verhältnis der Genwirkungen ändern. Über solche allgemeine Feststellungen hinaus lassen sich aber keine gut gesicherten Angaben machen, weil praktisch keine Untersuchungen vorliegen, die den Vergleich von Zellen verschiedenen Endopolyploidiegrades in funktioneller Sicht berühren. Immerhin setzt sich Butterfass (1963) mit dem Zusammenhang zwischen Endopolyploidie und Zahl der Chloroplasten am Beispiel der Zuckerrübe und zweier weiterer Blütenpflanzen auseinander, und aus der Chloroplastenzahl läßt sich zumindest ungefähr auf die Assimilationsleistung der Zelle schließen[137]. Er kommt zu der Vorstellung, daß jedem Genom unter bestimmten Umweltsbedingungen eine bestimmte mittlere Plastidenzahl zugeordnet ist, die allerdings zellspezifisch stark abgewandelt wird; mit jeder Reproduktion des genetischen Materials geht normalerweise eine Vermehrung der Plastiden oder Proplastiden einher — sowohl im mitotischen als auch im endomitotischen Zellcyclus. Die oben geforderte Möglichkeit der Leistungssteigerung endopolyploider Zellen kommt also beispielsweise im Fall der Schwammparenchymzellen der Zuckerrübe dadurch zum Ausdruck, daß sie auf der diploiden Stufe etwa 30, auf der tetraploiden etwa 50 und auf der oktoploiden etwa 90 Chloroplasten enthalten. Zumindest in ähnlichen Systemen gilt wahrscheinlich ähnliches auch für andere plasmatische Organellen wie die Mitochondrien und Dictyosomen.

Während von den verschiedensten Zelltypen und Geweben das Vorkommen von Endopolyploidie bekannt ist, scheint es mit der Funktion von einigen wenigen nicht vereinbar zu sein. Zu diesen gehört offenbar und verständlicherweise in erster Linie die Keimbahn, die ja in der Regel durch Selektion *gegen* chromosomale Veränderungen einheitlich erhalten werden muß, wenn die genetische Konstitution der Art bestehen bleiben soll. Hie und da dürften allerdings bei Angiospermen Abkömmlinge von endopolyploiden Zellen — im Zusammenhang mit der relativ

[136] Vor allem Fig. 2 von Berger u. Witkus legt diese Deutung nahe: Es handelt sich offenbar um eine typische C-Anaphase, wie sie in anderen Fällen der Bildung eines tetraploiden Kerns vorangeht.

[137] Ein Schluß auf die Leistung des Gewebes, des Organs oder gar der ganzen Pflanze ist aber nicht möglich.

hohen Regenerationsfähigkeit pflanzlicher somatischer Zellen — an der Callusbildung und der Entstehung von Bildungsgeweben beteiligt sein und in die Keimbahn eingehen; so ist höchstwahrscheinlich die Entstehung polyploider Adventivsprosse in den Pfropf- und Decapitationsversuchen WINKLERS (1916) an *Solanum*-Arten zu erklären. Die generative Polyploidie der Adventivsprosse geht also vermutlich auf die Endopolyploidie der Ausgangsform zurück. In einem anderen Fall, bei *Allium odorum*, schaltet sich ein endomitotischer Polyploidisierungsschritt vielleicht unmittelbar in der Keimbahn ein. Der parthenogenetischen Entwicklung der Embryonen geht nämlich nach HÅKANSSON u. LEVAN (1957) eine Meiose in den Embryosackmutterzellen voraus, in der Chromosomen*bivalente* in einer Zahl auftreten, die der somatischen Chromosomenzahl entspricht; es muß also prämeiotisch eine Verdopplung der Chromosomenzahl stattgefunden haben. Die Autoren nehmen an, daß sie *endomitotisch* vor sich geht, doch wäre auch an Restitutionskernbildung zu denken, weil apomiktische Fortpflanzung häufig mit Restitution — allerdings in den bekannten Fällen in der Meiose selbst — verbunden ist.

Eine Zelltype, von der bisher kein einziger Fall von Endopolyploidie bekannt wurde, sind die Schließzellen der Angiospermen. BUTTERFASS (1963, Fußn. S. 126) vermutet, „daß ein zweizelliges Gebilde, dessen Funktionieren an die ähnliche Beschaffenheit beider Zellen gebunden ist, nicht endopolyploid werden kann, ohne seine Funktion wenigstens teilweise einstellen zu müssen. Individuen, in deren Schließzellen häufiger Endomitosen vorkommen, dürften darum einen verminderten Selektionswert besitzen". Wie unter anderem das Beispiel der Trichoblasten (Wurzelhaarinitialen) der Hydrocharitaceen zeigt, kann jedoch die Endopolyploidisierung *vor* der vollständigen Ausbildung des Organs und vor Einsetzen seiner Funktion abgeschlossen werden. Eine andere Deutungsmöglichkeit in bezug auf die Schließzellen wäre die folgende: Die meisten endopolyploiden pflanzlichen Gewebe setzen sich aus Zellen *verschiedenen* Endopolyploidiegrades zusammen, und auch in einzelligen Organen kann der Endopolyploidiegrad bei voller Entwicklung etwa um eine Stufe schwanken. Wenn es also zur Endopolyploidisierung in den Schließzellen käme, würde sie höchstwahrscheinlich nicht alle Spaltöffnungsapparate eines Blattes und einer Pflanze in gleicher Weise erfassen. Da sich aber mit der Polyploidisierung so gut wie sicher die osmotischen Eigenschaften verändern, wäre damit das sehr ausschlaggebende einheitliche Funktionieren des Systems in Frage gestellt; es könnte also auf diesem Wege eine Selektion gegen Endopolyploidie der Stomata vor sich gegangen sein[138].

Während es übrigens bei Tieren und Pflanzen in Zellen mit Drüsenfunktion im allgemeinen häufig zur Endopolyploidisierung kommt, bleibt sie bei Angiospermen in Drüsen, die Zuckersaft produzieren, also in Nektarien, anscheinend regelmäßig aus. Wie dieses Verhalten funktionell gedeutet werden könnte, ist fraglich.

## XI. Vorkommen im Tier- und Pflanzenreich

Aus den bisherigen Erörterungen ergibt sich die weite Verbreitung der Endopolyploidie im Bereich der Metazoen und Angiospermen; sie ist aber keineswegs auf diese beschränkt, sondern auch für bestimmte Gruppen von Protozoen und niederen Pflanzen charakteristisch. Allerdings handelt es sich um phylogenetisch stark abgeleitete Gruppen. Als Beispiele seien die Ciliaten und Characeen herausgegriffen; außer bei diesen kommt Endopolyploidie höchstwahrscheinlich bei

[138] Daß Polyploidie an sich mit der Funktion der Schließzellen gut verträglich ist, zeigt sich bei generativer Polyploidie: Die einheitlich polyploiden Stomata einer tetraploiden oder höher polyploiden Pflanze üben ihre Tätigkeit in der gewohnten Weise aus.

Radiolarien und möglicherweise bei Grünalgen aus der Verwandtschaft der Dasycladaceen vor (vgl. Fußn. 12, S. 575).

Die Mehrzahl der *Ciliaten* zeichnet sich bekanntlich durch einen Kerndualismus aus: Den Mikronuclei von wenigen μ Durchmesser stehen die Makronuclei gegenüber mit einem um ein Vielfaches höheren Volumen sowie Chromatin- und DNS-Gehalt. Wie schon lange vermutet[139], dann von Grell (1949, 1950, 1953) für einen Fall sicher nachgewiesen und durch weitere Befunde bekräftigt[140], stellen sie hoch endopolyploide Kerne dar. Dies wird vor allem während ihrer Entwicklung im Anschluß an die geschlechtlichen Vorgänge bei manchen Arten deutlich. Während und nach Zerfall des alten Makronucleus geht nämlich aus der zunächst diploiden Makronucleusanlage unter Vervielfältigung ihrer Chromosomen in mehreren aufeinanderfolgenden Schritten ein neuer Makronucleus hervor (Analoges gilt für Arten mit mehreren Makronuclei). Die Vermehrung der Chromosomen spielt sich bei *Ephelota* unter Ausbildung von lockeren Chromosomenbündeln ab, die aus 2, 4 oder 8 mäßig gestreckten Strängen bestehen, welche ihrerseits vielleicht noch mehrwertig sind; bei *Stylonichia* geht sie unter sehr enger Bündelung und starker Streckung vor sich, wodurch Strukturen zustande kommen, die den Riesenchromosomen der Dipteren gleichen, d.h. einen deutlich ausgeprägten Scheibenbau besitzen[141]. Vor dem Übergang der Makronucleusanlage in den definitiven Makronucleus kommt es schließlich in beiden Fällen offenbar zum Zerfall der Chromosomenbündel und zu einer gleichmäßigen Verteilung des Chromosomenmaterials, bei *Stylonichia* merkwürdigerweise außerdem zu einer Reduktion des DNS-Gehaltes auf den Betrag des diploiden Kerns (in $G_2$) unter Abgabe von DNS-Zerfallsprodukten in das Kulturmedium und dann zu einer neuerlichen schrittweisen Erhöhung — diese *nicht* unter Bildung von Riesenchromosomen— bis auf 128C, was 128-Ploidie entspricht[142]. Wenn diese und andere hier nicht näher behandelte Erscheinungen auch das Verständnis erschweren und sich im vegetativen Zustand kaum andere Anzeichen als Chromatinreichtum und hoher DNS-Gehalt finden, kann doch kein Zweifel an der Endopolyploidie der Makronuclei bestehen.

Bei den Characeen geht in verschiedenen Zelltypen eine mäßige bis kräftige Endopolyploidisierung vor sich, was sich aus der Strukturanalyse der Kerne und den volumetrischen Untersuchungen vor allem von Hasitschka-Jenschke (1960) und auch von Gillet (1961) sowie im Zusammenhang mit diesen aus DNS-Messungen von Shen (1967a) ergibt[143]. Bei *Chara contraria* erreicht sie in bestimmten Zellen der Rhizoiden — nach der Chromatinvermehrung und der rhythmischen Zunahme des Kernvolumens zu schließen — maximal 32n, in denen von Blättern nur Diploidie und selten Tetraploidie (Ausgang Haploidie!), wobei auch gelegentlich spontane, diploide postendomitotische Mitosen auftreten[144]. Besonders auffällig und hochgradig ist sie in den riesigen Internodialzellen der Achse. Sie enthalten zunächst wie ihre Schwesterzellen einen einzigen haploiden Kern; dieser vergrößert sich in den jüngsten Internodien unter Chromatinvermehrung und rhythmischer Volumenzunahme; in den anschließenden zerfällt er — nach Gillet und Gillet u. Lefebvre (1963) bei *Chara vulgaris* und zwei *Nitella*-Arten unter kenn-

[139] Lit. in Geitler 1953. [140] Vor allem Ammermann 1965, Pérez-Silva und Alonso 1966.

[141] Ob sich die Endomitose bei *Ephelota* und *Stylonichia* unter einem lichtmikroskopisch faßbaren Strukturwechsel vollzieht, ist fraglich. Für *Stylonichia* und andere Gattungen ist die Annahme von Kryptoendomitosen nach dem Muster der Dipteren naheliegend. Wie weit die an *Ephelota* beobachteten Strukturen Ausdruck rhythmisch wiederkehrender Veränderungen der Endomitose oder nur nebeneinander vorkommende verschiedenartige endo*inter*phasische Ausbildungsformen der Chromosomen darstellen — was nach neueren Befunden an Angiospermen möglich wäre —, müßte noch überprüft werden.

[142] Ammermann 1965, 1968, 1969. [143] Vgl. auch Gillet und Lefebvre 1963.

[144] Hasitschka-Jenschke 1960.

zeichnenden Veränderungen — in zahlreiche Fragmente, während Gesamtvolumen, Chromatingehalt und DNS-Menge weiterhin ansteigen. Bei der von SHEN (1967a) untersuchten *Chara zeylanica* zeigen anfangs gebildete größere Fragmente DNS-Werte übes 20 C, bei weiterem Zerfall später entstehende kleinere nur C und 2C. Dieser Zerfall soll sich unter einem bestimmten Formwechsel geordnet vollziehen, auch weist er eine bestimmte Rhythmik parallel mit dem Wachstum der Internodien auf[145]; da in älteren Internodien (8. bis 12. hinter dem Apex) bis über 2000 Fragmente oder Kerne ausgezählt wurden, muß ihr Endopolyploidiegrad maximal ungefähr 2000 oder 4000n betragen. Fraglich bleibt es, ob die Endomitose als Kryptoendomitose oder unter einem sichtbaren Strukturwechsel verläuft, wenn auch ersteres wahrscheinlicher ist.

Die Gruppen der Metazoen, in denen endomitotische Polyploidie auftritt, wurden zum größten Teil schon in anderem Zusammenhang erwähnt. Zusammenfassend läßt sich sagen, daß sie vor allem bei den Insekten sehr weit — wahrscheinlich allgemein — verbreitet ist und man mit ihrem Vorkommen auch in zahlreichen anderen Verwandtschaftskreisen der Arthropoden rechnen kann, was sich aus stichprobenartigen Befunden an Crustaceen und Collembolen und neuerdings auch an Acarinen ergibt[146]. Weiters liegen einzelne gut gesicherte positive Angaben von Nematoden und Mollusken vor[147]. Ob auch das echte, nicht nur auf einer Zunahme der Kerngrundsubstanz beruhende Kernwachstum, das sich in bestimmten Geweben von Vertebraten regelmäßig abspielt, auf Endomitosen im exakten Sinn oder — was wahrscheinlicher ist — durchwegs auf Mitosehemmungen zurückgeht, bedarf dagegen noch der Überprüfung (vgl. Abschnitt III)*.

Unter den höheren Pflanzen zeichnen sich in erster Linie die Angiospermen durch Vorkommen und weite Verbreitung der endomitotischen Polyploidie aus. Auffallenderweise spielt sie aber — soweit man es vorderhand beurteilen kann (umfassendere Befunde wären wünschenswert!) — in den beiden sehr abgeleiteten Familien der Umbelliferen und Kompositen keine bzw. nur eine untergeordnete Rolle (vgl. auch S. 610). An Moosen und Gymnospermen wurden bisher keine Anzeichen von Endopolyploidisierung gefunden, und das gleiche gilt für verschiedene Teile der Sporophyten mehrerer daraufhin untersuchter Farngewächse[148]. In den haploiden Gametophyten des Farnes *Osmunda* treten nach PARTANEN (1961) nach Mitosestimulierung durch Wuchsstoffbehandlung auch diploide Mitosen auf; in diesen liegen die Chromosomen zu zweit beisammen. Ob ihnen, wie der Autor meint, Endomitosen vorangehen oder etwa gestörte Mitosen, ist fraglich.

## XII. Schlußbetrachtung

Wenn man die Endomitose in ihren verschiedenen Erscheinungsformen, nämlich in der der „Heteropteren-Endomitose“, der „Angiospermen-Endomitose“ und der Kryptoendomitose, in bezug auf den chromosomalen Formwechsel mit der Mitose vergleicht, so ergibt sich folgendes: In der „Heteropteren-Endomitose“ entspricht er im Höhepunkt dem der mitotischen späten Prophase (*Gerris* u.a.) und sogar der Metaphase (*Corixa*); in der „Angiospermen-Endomitose“ gleicht er nur dem Zerstäubungsstadium der Mitose, also der frühesten Prophase, und in der

145 SHEN 1967b.
146 Lit. bei GEITLER 1953; HESSE: unveröff. gelegentliche Beobachtungen an einigen Pflanzengallen induzierenden Milben. Wie sich neuerdings herausstellte, kommen übrigens auch in den Speicheldrüsen von Collembolen Chromosomenbündel nach Art der Riesenchromosomen der Dipteren vor (CASSAGNAU 1966).
147 Siehe GEITLER 1953; vgl. auch S. 613f. über *Octopus* und *Cepaea*.
148 Über letztere TSCHERMAK-WOESS und DOLEŽAL-JANISCH 1959.
* Nachtrag bei der Korrektur: Nach ZYBINA (Cytologia [USSR] 12, 1081–1094, 1970) werden die Trophoblasten der Placenta der Ratte hochpolyploid und enthalten Riesenchromosomen. Danach scheint doch *endomitotische* Polyploidie vorzukommen.

Kryptoendomitose wird überhaupt kein chromosomaler Formwechsel sichtbar. Während dieser Reduktionsreihe sicher nur formale Bedeutung zukommt, sprechen die folgenden Überlegungen zugunsten der Annahme, daß die Endomitose phylogenetisch von der Mitose abzuleiten ist; selbstverständlich sind sie wie alle derartigen Überlegungen stark mit Spekulation behaftet.

Bei den ursprünglichsten eukaryoten Organismen, die wir kennen, bei den Flagellaten, besonders bei denen, an die sich weitere Entwicklungsstufen anschließen, finden sich nur Teilungsprozesse des Kerns, die dem allgemeinen Mitoseschema entsprechen. Endomitotische Vorgänge treten nur bei stärker abgeleiteten Protisten auf. Die Endomitose hat sich also anscheinend unter Hemmung bestimmter Teilprozesse aus der Mitose entwickelt: Als wesentlichster fiel die Ausbildung und Funktion des Spindelapparates aus, und dazu kommt die Unterdrückung des Spiralisierungsformwechsels der Chromosomen; sie geht in verschiedenen Verwandschaftskreisen verschieden weit — wie weit, ist beispielsweise bei den Angiospermen sehr streng festgelegt; in anderen Gruppen (Heteropteren ?) ist dagegen offenbar eine gewisse Variationsbreite gegeben. Daß die Endomitose in verschiedenen Erscheinungsformen und — soweit man es vorderhand überblicken kann — im System sehr verstreut vorkommt und z. T. in Verwandtschaftskreisen, die eine Sackgasse der phylogenetischen Entwicklung darstellen, ist wahrscheinlich im Sinne einer polyphyletischen Entstehung zu deuten.

## Literatur*

Altmann, H. W.: Der Zellersatz, insbesondere an den parenchymatösen Organen. Verh. Dtsch. Ges. f. Path., 50. Tagg in Heidelberg, 26.—30. April 1966, 15—51 (1966). — Ammermann, D.: Cytologische und genetische Untersuchungen an dem Ciliaten *Stylonichia mytilus* Ehrenberg. Arch. Protistenk. **108**, 109—152 (1965). ~ Synthese und Abbau der Nucleinsäuren während der Entwicklung des Makronukleus von *Stylonichia mytilus* (Protozoa, Ciliata). Chromosoma (Berl.) **25** 107—120 (1968). ~ Release of DNA breakdown products into the culture medium of *Stylonichia mytilus* exconjugants (Protozoa, Ciliata) during the destruction of the polytene chromosomes. J. Cell. Biol. **40**, 576—577 (1969). — Avanzi, Maria Grazia: Endomitosi e mitosi a diplocromosomi nello sviluppo delle cellule del tappeto di *Solanum tuberosum* L. Caryologia **2**, 205—222 (1950).

Bauer, H.: Die Chromosomen im Soma der Metazoen. Verh. Dtsch. Zool. Ges. in Freiburg 1952, 252—268 (1952). — Beams, H. W., King, R. L.: The origin of binucleate and large mononucleate cells in the liver of the rat. Anat. Rec. **83**, 281—293 (1942). — Beermann, W.: Riesenchromosomen. Protoplasmatologia VI D (1962). — Berendes, H. D., Keyl, H. G.: Distribution of DNA in heterochromatin and euchromatin of polytene nuclei of *Drosophila hydei*. Genetics **57**, 1—13 (1967). — Berger, C. A.: Multiplication and reduction of somatic chromosome groups as a regular developmental process in the mosquito *Culex pipiens*. Publ. No 496. Carnegie Inst. of Wash., Contrib. to Embryology No 167, 209—232 (1938a). ~ Prophase chromosome behavior in the division of cells with multiple chromosome complexes. J. Hered. **29**, 351—357 (1938b). ~ Reinvestigation of polysomaty in *Spinacia*. Bot. Gaz. **102**, 759—769 (1941). — Berger, C. A., McMahon, J., Witkus, E. E.: Naturally occuring polyploidy in the development of some species of *Allium*. Caryologia **14**, 383—389 (1961). — Berger, C. A., Witkus, E. R.: Polyploid mitosis as a normally occuring factor in the development of *Allium cepa* L. Amer. J. Bot. **33**, 785—787 (1946). ~ Cytological effects of alphanaphthalene acetic acid. J. Hered. **39**, 117—120 (1948). ~ Naturally occuring polyploidy in the development of *Albizzia julibrissin* Durazz. Bot. Gaz. **111**, 312—313 (1950). ~ Some effects of cortison. Bull. Torrey bot. Club **78**, 422—425 (1951). ~ A cytological study of the development of *Galtonia candicans* Decne. Bull. Torrey bot. Club **80**, 501—506 (1953). — Berger, C. A., Witkus, E. R., McMahon, R. M.: Cytotaxonomic studies in the Leguminosae. Bull. Torrey bot. Club **85**, 405—415 (1958). — Besserer, Selma: Das Wachstum der Speicheldrüsen- und Epidermiskerne in der Larvenentwicklung von *Chironomus*. Biol. Zbl. **75**, 205—226 (1956). — Bier, K.: Endomitose und Polytänie in den Nährzellen von *Calliphora erythrocephala* Meigen. Chromosoma (Berl.) **8**, 493—522 (1957). ~ Beziehungen zwischen Wachstumsgeschwindigkeit, endometaphasischer Kontraktion und der Bildung von Riesenchromosomen in den Nährzellen von *Calliphora*.

* Abschluß des Manuskriptes zu Beginn 1969, Literatur daher nur bis 1968 berücksichtigt.

Z. Naturforsch. **13**, 85—93 (1958). ~ Qualitative Untersuchungen über die Variabilität der Närhzellkernstruktur und ihre Beeinflussung durch die Temperatur. Chromosoma (Berl.) **10**, 619—653 (1959). ~ Der Karyotyp von *Calliphora erythrocephala* MEIGEN unter besonderer Berücksichtigung der Nährzellkernchromosomen im gebündelten und gepaarten Zustand. Chromosoma (Berl.) **11**, 335—364 (1960a). ~ Über den Wechsel von polytäner und retikulärer Kernstruktur in den Nährzellen einiger Kalyptraten. Verh. Dtsch. Zool. Ges. in Bonn/Rhein 1960, 298—304 (1960b). — BRACHET, J.: Biochemical cytology. New York: Acad. Press Inc. 1957. — BRADLEY, M. V., CRANE, J. C.: The effect of 2,4,5-trichlorphenoxyacetic acid on cell and nuclear size and endopolyploidy in parenchyma of apricot fruits. Amer. J. Bot. **42**, 273—281 (1954). — BRITO DA CUNHA, A., MORGANTE, J. S., PAVAN, C., GARRIDO, M. C.: Studies on cytology and differentiation in Sciaridae. I. Chromosome changes induced by a gregarine in *Trichosia* sp. (Diptera, Sciaridae). Caryologia **21**, 271—282 (1968). — BROWN, D. D., DAWID, I. B.: Developmental genetics. Ann. Rev. Genet. **3**, 127—154 (1969). — BROWN, S. W.: Endomitosis in the tapetum of tomato. Amer. J. Bot. **36**, 703—716 (1949). — BÜNNING, E.: Entwicklungs- und Bewegungsphysiologie der Pflanze, 3. Aufl. Berlin-Göttingen-Heidelberg: Springer 1953. — BUTTERFASS, TH.: Die Abhängigkeit der Plastidenvermehrung von der Reproduktion der Erbsubstanz im Kern. Ber. dtsch. bot. Ges. **76** 123—134 (1963). ~ Die Steigerung des Endopolyploidiegrades in Blättern von *Beta vulgaris* L durch bessere Wasserversorgung. Ber. dtsch. bot. Ges. **77**, 285—290 (1964). ~ Der Endopolyploidiegrad als neuer Aspekt der Polyploidiezüchtung. Züchter **35**, 293—296 (1965). ~ Endopolyploidie und Ertrag bei diploiden und tetraploiden Zuckerrüben. Züchter **36**, 297—302 (1966a). ~ Neue Aspekte der Polyploidieforschung und -züchtung. Mitt. Max-Planck-Ges. H. 1, 47—58 (1966b).

CARNIEL, K.: Das Verhalten der Kerne im Tapetum der Angiospermen mit besonderer Berücksichtigung von Endomitosen und sogenannten Endomitosen. Öst. bot. Z. **99**, 318—362 (1952). ~ Das Antherentapetum. Öst. bot Z. **110**, 145—176 (1963). — CARRIERE, R.: The growth of liver parenchymal nuclei and its endocrine regulation. Int. Rev. Cytol. **25**, 201—277 (1969). — CASSAGNAU, P.: Présence de chromosomes géants dans les glandes salivaires des *Neanura* (Collemboles succeurs). C. R. Acad. Sci. (Paris), Sér. D **262**, 168—170 (1966). — CATARINO, F. M.: Salt water, a growth inhibitor causing endopolyploidy. Port. Acta Biol., s. A **9**, 131—152 (1965). — CAVE, M. D.: Chromosome replication and synthesis of non-histone proteins in giant polytene chromosomes. Chromosoma (Berl.) **25**, 392—401 (1968). — CLEVER, U.: Der Einfluß der Sinneszellen auf die Borstenentwicklung bei *Galleria mellonella*. Wilhelm Roux' Arch. Entwickl.-Mech. Org. **152**, 137—159 (1960/61). — COLEMAN, L. C.: Nuclear conditions in normal stem tissue of *Vicia faba*. Canad. J. Res. **28**, 382—391 (1950). — COMINGS, D. E.: The duration of replication of the inactive X-chromosome in human based on the persistence of the heterochromatic sex chromatin body during DNA-synthesis. Cytogenetics **6**, 2037 (1967a). ~ Sex chromatin, nuclear size and cell cycle. Cytogenetics **6**, 120—144 (1967b). — CZEIKA, G.: Strukturveränderungen endopolyploider Ruhekerne im Zusammenhang mit wechselnder Bündelung der Tochterchromosomen und karyologisch-anatomische Untersuchungen an Sukkulenten. Öst. bot. Z. **103**, 536—566 (1956).

D'AMATO, F.: Sull'attività colchicino-mitotica e su altri effeti citologici del 2,4-dicloro-fenossiacetato di sodio. Rend. Acad. Lincei, Cl. sci. fis., mat.-nat., Ser. VIII **4**, 570—578 (1948). ~ Polyploidy in the differentiation and function of tissues and cells in plants. Caryologia **4**, 311—358 (1952). ~ A brief discussion on "endomitosis". Caryologia **6**, 341—345 (1954). ~ Endopolyploidy as a factor in plant tissue development. Caryologia **17**, 41—52 (1964). — D'AMATO, F., AVANZI, MARIA GRAZIA: Reazioni di natura auxinica ed effeti rizogeni in *Allium cepa* L. Studio cito-istologico sperimentale. Nuovo G. bot. ital., N.S. **55**, 161—213 (1948). — DAS, N. K., ALFERT, M.: Cytochemical studies on the concurrent synthesis of DNA and histone in primary spermatocytes of *Urechis caupo*. Exp. Cell Res. **49**, 51—58 (1968). — DEELEY, E. M., DAVIES, H. G., CHAYEN, J.: The DNA content of cells in the root of *Vicia faba*. Exp. Cell Res. **12**, 582—591 (1957). — DOLEŽAL, RUTH, TSCHERMAK-WOESS, ELISABETH: Verhalten von Eu- und Heterochromatin und interphasisches Kernwachstum bei *Rhoeo discolor*; Vergleich von Mitose und Endomitose. Öst. bot. Z. **102**, 158—185 (1955). — DOLJANSKI, F.: The growth of the liver with special reference to mammals. Int. Rev. Cytol. **10**, 217—241 (1960). — DUNCAN, R. E., ROSS, J. G.: The nucleus in differentiation and development. III. Nuclei of maize endosperm. J. Hered. **41**, 259—268 (1950).

ENZENBERG, UTA: Beiträge zur Karyologie des Endosperms. Öst. bot. Z. **108**, 245—285 (1961). — ERBRICH, P.: Über Endopolyploidie und Kernstrukturen in Endospermhaustorien. Öst. bot. Z. **112**, 197—262 (1965). — ESSER, H.: Untersuchungen zur Entwicklung des Puppenflügels von *Ephestia kühniella*. Wilh. Roux' Arch. Entwickl.-Mech.Org. **153**, 176—212 (1961).

FAMBROUGH, D. M., JR.: Nuclear protein fractions. In: LIMA-DE-FARIA, Handbook of Mol. Cytol., p. 437—471. Amsterdam-London: North Holland Publ. Comp. 1969. — FENZL, EVA, TSCHERMAK-WOESS, ELISABETH: Untersuchungen zur karyologischen Anatomie der Achse der Angiospermen. Öst. bot. Z. **101**, 140—164 (1954).

Geitler, L.: Die Analyse des Kernbaus und der Kernteilung der Wasserläufer *Gerris lateralis* und *Gerris lacustris* und die Somadifferenzierung. Z. Zellforsch. **26**, 641—672 (1937). ~ Über den Bau des Ruhekerns mit besonderer Berücksichtigung der Heteropteren und Dipteren. Biol. Zbl. **58**, 152—179 (1938). ~ Die Entstehung der polyploiden Somakerne der Heteropteren durch Chromosomenteilung ohne Kernteilung. Chromosoma (Berl.) **1**, 1—22 (1939a). ~ Das Heterochromatin der Geschlechtschromosomen bei Heteropteren. Chromosoma (Berl.) **1**, 197—229 (1939b). ~ Neue Untersuchungen über Bau und Wachstum des Zellkerns in Geweben. Naturwissenschaften **28**, 241—248 (1940). ~ Das Wachstum des Zellkerns in tierischen und pflanzlichen Geweben. Ergebn. Biol. **18**, 1—54 (1941). ~ Ergebnisse und Probleme der Endomitoseforschung. Öst. bot. Z. **95**, 277—299 (1948). ~ Karyologische Anatomie. Scientia, Ser. VI **46**, 216—219 (1952). ~ Endomitose und endomitotische Polyploidisierung. Protoplasmatologia VI C (1953). ~ Riesenchromosomen bei Pflanzen. Forsch. Fortschr. dtsch. Wiss. **39**, 295—298 (1965). — Geitler, L., Lauber, Henriette: Endomitotische Polyploidisierung in Früchten. Naturwissenschaften **32**, 376 (1944). — Geitler, L., Tschermak-Woess, Elisabeth: Morphologie und Entwicklungsgeschichte der Zelle. Fortschr. Bot. **26**, 1—18 (1964). — Gillet, C.: Caractères cytologiques des phénomèns nucléaires dans les cellules internodales de *Chara vulgaris* L. Rev. Cyt. Biol. vég. **23**, 369—385 (1961). — Gillet, C., Lefebvre, J.: Observations sur l'évolution d'une formation chromatique filamenteus à l'intérieur des noyaux des cellules internodales de *Nitella*. Rev. Cyt. Biol. vég. **26**, 349—358 (1963). — Gillot, S.: Hétérogenéités fonctionnelles dans l'ADN de noyaux géants. Étude autoradiographique sur la glande séricigène de *Bombyx mori* L. Exp. Cell Res. **50**, 388—402 (1968). — Grafl, Ina: Kernwachstum durch Chromosomenvermehrung als regelmäßiger Vorgang bei der pflanzlichen Gewebedifferenzierung. Chromosoma (Berl.) **1**, 265—275 (1939). — Grell, Mary: Cytological studies in *Culex*. I. Somatic reduction division. Genetics **31**, 60—70 (1946a). ~ Cytological studies in *Culex*. II. Diploid and meiotic divisions. Genetics **31**, 77—94 (1946b). — Grell, K. G.: Die Entwicklung der Makronukleusanlage im Exkonjuganten von *Ephelota gemmipara*. Biol. Zbl. **68**, 289—312 (1949). ~ Der Kerndualismus der Ciliaten und Suktorien. Naturwissenschaften **37**, 347—356 (1950). ~ Die Konjugation von *Ephelota gemmipara* R. Hertw. Arch. Protistenk. **98**, 287—326 (1953). ~ Protozoologie, 2. Aufl. Berlin-Heidelberg-New York: Springer 1968.

Håkansson, A., Levan, A.: Endo-duplicational meiosis in *Allium odorum*. Hereditas (Lund) **43**, 179—200 (1957). — Hasitschka, Gertrude: Bildung von Chromosomenbündeln nach Art der Speicheldrüsenchromosomen, spiralisierte Ruhekernchromosomen und andere Struktureigentümlichkeiten in den endopolyploiden Riesenkernen der Antipoden von *Papaver rhoeas*. Chromosoma (Berl.) 8, 87—113 (1956). — Hasitschka-Jenschke, Gertrude: Vergleichende karyologische Untersuchungen an Antipoden. Chromosoma (Berl.) **10**, 229—267 (1959). ~ Beitrag zur Karyologie der Characeen. Öst. bot. Z. **107**, 228—240 (1960). — Heitz, E.: Heterochromatin, Chromocentren, Chromomeren. Ber. dtsch. Bot. Ges. **47**, 274—284 (1929). ~ Kleine Beiträge zur Zellenlehre. II. Über die Riesenkerne der Schnecken und Asseln. Rev. suisse Zool. **51**, 402—409 (1944). ~ Über Großkerne bei Collembolen. Zool. Anz. **146**, 197—201 (1951). — Henke, K.: Einfache Grundvorgänge in der tierischen Entwicklung. I. Über Zellteilung, Wachstum und Formbildung in der Organentwicklung der Insekten. Naturwissenschaften **34**, 149—157, 180—187 (1947). — Henke, K., Pohley, H.-J.: Differentielle Zellteilungen und Polyploidie bei der Schuppenbildung der Mehlmotte *Ephestia kühniella* Z. Z. Naturforsch. **7**b, 65—79 (1952). — Hertwig, G.: Die Vielwertigkeit der Speicheldrüsenkerne und -chromosomen bei *Drosophila melanogaster*. Z. indukt. Abstamm.- u. Vererb.-L. **70**, 496—501 (1935). — Hesse, M.: Karyologische Anatomie von Zoocecidien und ihre Kernstrukturen. Öst. bot. Z. **115**, 34—83 (1968). — Himes, M., Hoffman, J., Pollister, A. W., Post, J.: Origin of polyploid nuclei in rat livers during regeneration following carbon tetrachloride poisoning. J. Mt Sinai Hosp. **24**, 935—938 (1957). — Holzer, K.: Untersuchungen zur karyologischen Anatomie der Wurzel. Öst. bot. Z. **99**, 118—155 (1952). — Hsu, T. C., Moorhead, P. S.: Chromosome anomalies in human neoplasms with special reference to the mechanisms of polyploidization and aneuploidization in the HeLa strain. Ann. N.Y. Acad. Sci. **63**, 1083—1094 (1956). ~ Mammalian chromosomes in vitro. VII. Heteroploidy in human cell strains. J. nat. Cancer Inst. **18**, 463—471 (1957). — Hughes-Schrader, Sally: Cytology of Coccids (Coccoidea-Homoptera). Advanc. Genet. **2**, 127—203 (1948). — Huskins, C. L., Steinitz, Lotti N.: The nucleus in differentiation and development. I. Heterochromatic bodies in energic nuclei of *Rhoeo* roots. J. Hered. **39**, 35—43 (1948a). ~ The nucleus in differentiation and development. II. Induced mitosis in differentiated tissues of *Rhoeo* roots. J. Hered. **39**, 67—77 (1948b).

Jähnl, Gertrud: Endomitotische Polyploidie in sukkulenten Laubblättern. Chromosoma (Berl.) **3**, 48—51 (1947). — Jensen, W. A.: Cell development and differentiation in root tips. In: Recent Advances in Botany, p. 1269—1272. Univ. Toronto Press 1961. ~ Cell development during plant embryogenesis. Brookhaven Symp. Biol. **16**, 179—202 (1964). —

JENSEN, W. A., KAVALJIAN, L. G., MARTINOT, S.: The incorporation of $^3$H-thymidine by developing root tip cells. Exp. Cell Res. **20**, 361—367 (1960).

KEYL, H. G.: Untersuchungen am Karyotypus von *Chironomus Thummi*. II. Mitt. Strukturänderungen an den Speicheldrüsenchromosomen nach Röntgenbestrahlung von Embryonen und Larven. Chromosoma (Berl.) **9**, 441—483 (1958). ~ Erhöhung der chromosomalen Replikationsrate durch Mikrosporidieninfektion in Speicheldrüsenzellen. Naturwissenschaften **47**, 212—213 (1960). — KLINGER, H. P., SCHWARZACHER, H. G., WEISS, JANE: DNA content and size of sex chromatin positive female nuclei during the cell cycle. Cytogenetics **6**, 1—19 (1967). — KÜHN, A.: Vorlesungen über Entwicklungsphysiologie, 2. Aufl. Berlin-Heidelberg-New York: Springer 1965. — KÜHN, A., HENKE, K.: Genetische und entwicklungsphysiologische Untersuchungen an der Mehlmotte *Ephestia kühniella*. Abh. Ges. Wiss. Göttingen, math.-phys. Kl., N.F. **15**, VIII—XII, 126—219 (1932). — KUPILA, SIRKKA: Anatomical and cytological development of crown gall. Arch. Soc. „Vanamo" **10**, 38—50 (1956). ~ Anatomical and cytological comparison of the development of crown gall in three host species. Ann. bot. Soc. „Vanamo" **30**, 1—89 (1958). ~ Crown gall as an anatomical and cytological problem: a review. Cancer Res. **23**, 497—509 (1963).

LAUBER, HENRIETTE: Untersuchungen über das Wachstum der Früchte einiger Angiospermen unter endomitotischer Polyploidisierung. Öst. bot. Z. **94**, 30—60 (1947). — LEVAN, A.: Cytological phenomena connected with the root swelling caused by growth substances. Hereditas (Lund) **25**, 87—96 (1939). — LEVAN, A., BIESELE, J. L.: Role of chromosomes in cancerogenesis, as studied in serial tissue culture of mammalian cells. Ann. N.Y. Acad. Sci. **71**, 1022—1053 (1958). — LEVAN, A., HAUSCHKA, T. S.: Endomitotic reduplication mechanisms in ascites tumors of the mouse. J. nat. Cancer Inst. **14**, 1—43 (1953). — LEVAN, A., HSU, T. C.: Repeated endoreduplication in a mouse cell. Hereditas (Lund) **47**, 69—71 (1961). — LIMA-DE-FARIA, A.: Metabolic DNA in *Tipula oleracea*. Chromosoma (Berl.) **13**, 47—59 (1962). — LIPP, CHRISTINE: Über Kernwachstum, Endomitosen und Funktionszyklen in den trichogenen Zellen von *Corixa punctata* ILLIG. Chromosoma (Berl.) **5**, 454—486 (1953). ~ Beitrag zur somatischen Cytologie der Schmetterlinge. Chromosoma (Berl.) **7**, 1—12 (1955). ~ Die Bedeutung differentieller Zellteilungen bei der Entstehung des Schuppenmusters auf dem Flügel von *Pieris brassicae*. Biol. Zbl. **76**, 681—700 (1957). — LIST, A.: Some observations on DNA content and cell and nuclear volume growth in the developing xylem cells of certain higher plants. Amer. J. Bot. **50**, 320—329 (1963).

MARQUARDT, H., GLÄSS, E.: Die Chromosomenzahlen in den Leberzellen von Ratten verschiedenen Alters. Chromosoma (Berl.) **8**, 617—636 (1957). — MATTHYSSE, ANN G., TORREY, J. G.: DNA synthesis in relation to polyploid mitosis in excised pea root segments cultured in vitro. Exp. Cell Res. **48**, 484—498 (1967). — MATUSZEWSKI, B.: Regulation of growth of nurse nuclei in the development of egg follicles in Cecidomyidae (Diptera). Chromosoma (Berl.) **25**, 429—469 (1968). — MECHELKE, F.: Über sporadische Polysomatie in Wurzelspitzen bei *Hordeum vulgare* L. Öst. bot. Z. **98**, 420—426 (1951). — MERRIAM, R. W., RIS, H.: Size and DNA content of nuclei in various tissues of male, female and worker honeybees. Chromosoma (Berl.) **6**, 522—538 (1954). — MIRSKY, A. E., RIS, H.: The chemical composition of isolated chromosomes. J. gen. Physiol. **31**, 7—18 (1947). — MONTREUIL-LANGLOIS, M.: Variation du nombre des nucléoles en fonction du diamètre nucléaire dans le parenchyme hépatique chez la Souris. Arch. Biol. (Liège) **71**, 473—488 (1960). — MÜLLER, H.-A.: Experimentell erzeugte Änderungen der organspezifischen Kernstrukturen in der Mäuseleber. Verh. dtsch. Ges. Path. **48**, 200—203 (1964). ~ Die Chromozentren in den Leberzellkernen der Maus unter normalen und pathologischen Bedingungen. Ergebn. allg. Path. path. Anat. **47**, 144—185 (1966).

NAGL, W.: Über Endopolyploidie, Restitutionskernbildung und Kernstrukturen im Suspensor von Angiospermen und einer Gymnosperme. Öst. bot. Z. **109**, 431—494 (1962). ~ Mikrophotometrische DNS-Messungen an Interphase- und Ruhekernen sowie Mitosen in der Samenanlage von *Pinus silvestris*. Z. Pflanzenphysiol. **56**, 44—56 (1967a). ~ Die Riesenchromosomen von *Phaseolus coccineus* L.: Baueigentümlichkeiten, Strukturmodifikationen, zusätzliche Nukleolen und Vergleich mit den mitotischen Chromosomen. Öst. bot. Z. **114**, 171—182 (1967b). ~ Der mitotische und endomitotische Kernzyklus bei *Allium carinatum*. I. Struktur, Volumen und DNS-Gehalt der Kerne. Öst. bot. Z. **115**, 322—353 (1968). ~ Banded polytene chromosomes in the legume *Phaseolus vulgaris*. Nature (Lond.) **221**, 70—71 (1969). — NUR, U.: Nonreplication of heterochromatic chromosomes in a mealy bug, *Planococcus citri* (Coccoidea: Homoptera). Chromosoma (Berl.) **19**, 439—448 (1966). ~ Endomitosis in the mealy bug, *Planococcus citri* (Homoptera: Coccoidea). Chromosoma (Berl.) **24**, 202—209 (1968). — NUTI RONCHI, VITTORIA: Endopoliploidia in apici radicali di *Pisum sativum* trattati con 8-Azaguanina. Atti Ass. Genet. It. (Pavia) **9**, 126—127 (1964). — NUTI RONCHI, VITTORIA, AVANZI, SILVANA, D'AMATO, F.: Chromosome endoreduplication (endopolyploidy) in *Pea* root meristems induced by 8-Azaguanine. Caryologia **18**, 599—617 (1965).

Odell, T. T., Jr., Jackson, C. W., Gosslee, D. G.: Maturation of rat megakaryocytes studied by microphotometric measurement of DNA. Proc. Soc. exp. Biol. (N.Y.) **119**, 1194—1199 (1965).

Painter, T. S., Reindorp, Elizabeth: Endomitosis in the nurse cells of the ovary of *Drosophila melanogaster*. Chromosoma (Berl.) **1**, 267—283 (1939). — Partanen, C. R.: Endomitosis in a polyploid series of fern prothalli. J. Hered. **52**, 139—144 (1961). — Patau, K., Das, N. K.: The relation of DNA synthesis and mitosis in tobacco pith tissue cultured in vitro. Chromosoma (Berl.) **11**, 553—572 (1961). — Pelc, S. R., La Cour, L. F.: The incorporation of $H^3$-thymidine in newly differentiated nuclei of roots of *Vicia faba*. Experentia (Basel) **15**, 1—7 (1959). — Pera, F., Wolf, U.: DNS-Replikation und Morphologie der X-Chromosomen während der Syntheseperiode bei *Microtus agrestis*. Chromosoma (Berl.) **22**, 378—389 (1967).— Pérez-Silva, J., Alonso, P.: Demonstration of polytene chromosomes in the macronuclear anlage of oxytrichous ciliates. Arch. Protistenk. **109**, 65—70 (1966). — Pohley, H.-J.: Untersuchungen über differentielle Zellteilungen und somatische Mutationen am Schuppenkleid der Mehlmotte. Biol. Zbl. **72**, 577—598 (1953). — Poulson, D. F.: Histogenesis, organogenesis and differentiation in the embryo of *Drosophila melanogaster* Meigen. In: M. Demerec, Biology of Drosophila, p. 168—274. New York: John Wiley & Son Inc.; London: Chapman and Hall Lmtd 1950. — Puiseux-Dao, Simone: Recherches biologiques et physiologiques sur quelques Dasycladacées, en particulier le *Batophora oerstedii* J. Ag. et l'*Acetabularia mediterranea* Lam. Rev. gén. Bot. **69**, 409—504 (1962).

Resch, A.: Untersuchungen über Kerndifferenzierung in peripheren Zellschichten der Sproßachse einiger Blütenpflanzen. Chromosoma (Berl.) **5**, 296—316 (1952). — Ries, E.: Die Bedeutung spezifischer Mitosegifte für allgemeine biologische Probleme. Naturwissenschaften **27**, 505—515 (1939). — Ris, H.: The molecular organization of chromosomes. In: Lima-de-Faria, Handbook of Mol. Cytol., p. 221—250. Amsterdam-London: North Holland Publ. Comp. 1969. — Risler, H.: Kernvolumenänderungen in der Larvenentwicklung von *Ptychopoda seriata*. Biol. Zbl. **69**, 11—28 (1950). ~ Die somatische Polyploidie in der Entwicklung der Honigbiene (*Apis mellifica* L.) und die Wiederherstellung der Diploidie bei den Drohnen. Z. Zellforsch. **41**, 1—78 (1954). ~ Polyploidie und somatische Reduktion in der Larvenepidermis von *Aedes aegypti* L. (Culicidae). Chromosoma (Berl.) **10**, 184—209 (1959). ~ Untersuchungen zur somatischen Reduktion in der Metamorphose des Stechmückendarms. Biol Zbl. **80**, 413—428 (1961). — Risler, H., Kempter, E.: Die Haploidie der Männchen und die Endopolyploidie in einigen Geweben von *Haplothrips* (Thysanoptera). Chromosoma (Berl.) **12**, 351—361 (1961). — Rothlin, R., Undritz, E.: Zur Megakaryocytenbildung durch Polyploidie. Arch. Klaus-Stift. Vererb.-Forsch. **21**, 283—287 (1946).

Schlichtinger, F.: Karyologische Untersuchungen an endopolyploiden Chromozentrenkernen von *Gibbaeum heathii* im Zusammenhang mit der Differenzierung. Öst. bot. Z. **103**, 485—528 (1956). — Schwarzacher, H. G., Schnedl, W.: Endoreduplication in human fibroblast cultures. Cytogenetics **4**, 1—18 (1965). — Shea, J. R., Leblond, C. P.: Number of nucleoli in various cell types of the mouse. J. Morph. **119**, 425—434 (1966). — Shen, E. Y.: Microphotometric analysis of nuclear DNA in *Chara zeylanica*. J. Cell Biol. **35**, 377—384 (1967a). ~ Amitosis in *Chara*, Cytologia **32**, 481—488 (1967b). — Sinnott, E. W., Bloch, R.: Cell polarity and the differentiation of root hairs. Proc. nat. Acad. Sci. (Wash.) **25**, 248—252 (1939). — Slizynski, B. M.: Partial breakage of salivary gland chromosomes. Genetics **35**, 279—287 (1950). — Sonnenblick, B. P.: The early embryology of *Drosophila melanogaster*. In: M. Demerec, Biology of *Drosophila*, 62—167. New York: John Wiley & Son Inc.; London: Chapman & Hall Lmtd. 1950. — Steffen, K.: Kern- und Nukleolenwachstum bei endomitotischer Polyploidisierung. (Ein Beitrag zur karyologischen Anatomie von *Pedicularis palustris* L.) Planta (Berl.) **45**, 379—394 (1955). — Stöcker, E., Rosenbusch, G., Teubner, E.: Die DNS-Synthese als Funktion des Alters in Leber und Niere der Ratte. Verh. dtsch. Ges. Path. **48**, 295—299 (1964). — Swartz, F. J.: The development in the human liver of multiple desoxyribose nucleic acid (DNA) classes and their relationship to the age of the individual. Chromosoma (Berl.) 8, 53—72 (1956). — Swift, H.: The constancy of desoxyribose nucleic acid in plant nuclei. Proc. nat. Acad. Sci. (Wash.) **36**, 643—654 (1950). ~ Quantitative aspects of nuclear nucleoproteins. Intern. Rev. Cytol. **2**, 1—76 (1953). — Swift, H., Kleinfeld, Ruth: DNA in grasshopper spermatogenesis, oogenesis and cleavage. Phys. Zool. **26**, 301—311 (1953).

Tjio, J. H., Levan, A.: Chromosome analysis of three hyperdiploid ascites tumors of the mouse. Lunds Univ. Arsskr., N.F. Ard. 2, **50**, 1—39 (1954). — Tschermak-Woess, Elisabeth: Über die Phasen der Endomitose, Herkunft und Verhalten der „nuclealen Körper" und Beobachtungen zur karyologischen Anatomie von *Sauromatum guttatum*. Planta (Berl.) **44**, 509—531 (1954). ~ Karyologische Pflanzenanatomie. Protoplasma (Wien) **46**, 798—834 (1956a). ~ Notizen über die Riesenkerne und „Riesenchromosomen" in den Antipoden von *Aconitum*. Chromosoma (Berl.) 8, 114—134 (1956b). ~ Über das regelmäßige Auftreten von „Riesenchromosomen" im Chalazuhaustorium von *Rhinanthus*. Chromosoma (Berl.) 8, 485—

498 (1957). ~ Endopolyploidie der Narbenpapillen bei *Spironema fragrans*. Öst. bot. Z. **106**, 74—80 (1959a). ~ Die DNS-Reproduktion in ihrer Beziehung zum endomitotischen Strukturwechsel. Chromosoma (Berl.) **10**, 497—503 (1959b). ~ Über den Einbau von $H^3$-Thymidin in die DNS und die Endomitosetätigkeit in der Wurzel von *Vicia faba*. Chromosoma (Berl.) **11**, 25—28 (1960). ~ Strukturtypen der Ruhekerne von Pflanzen und Tieren. Protoplasmatologia V/1 (1963). ~ Der eigenartige Verlauf der I. meiotischen Prophase von *Rhinanthus*, die Riesenchromosomen und das besondere Verhalten der kurzen Chromosomen in Mitose, Meiose und hoch endopolyploiden Kernen. Caryologia **20**, 135—152 (1967a). ~ Über das zweikernige endopolyploide Antherentapetum von *Rhinanthus*. Phytomorph. **17**, 188—195 (1967b). — TSCHERMAK-WOESS, ELISABETH, DOLEŽAL, RUTH: Durch Seitenwurzelbildung induzierte und spontane Mitosen in den Dauergeweben der Wurzel. Öst. bot. Z. **100**, 358—402 (1953). — TSCHERMAK-WOESS, ELISABETH, DOLEŽAL-JANISCH, RUTH: Über die karyologische Anatomie einiger Pteridophyten sowie auffallende Unterschiede im Kernvolumen bei *Cyrtomium falcatum*. Öst. bot. Z. **106**, 315—324 (1959). — TSCHERMAK-WOESS, ELISABETH, ENZENBERG, UTA: Die Struktur der hoch endopolyploiden Kerne im Endosperm von *Zea mays*, das auffallende Verhalten der Nukleolen und ihr Endopolyploidiegrad. Planta (Berl.) **64**, 149—169 (1965). — TSCHERMAK-WOESS, ELISABETH, HASITSCHKA, GERTRUDE: Veränderungen der Kernstruktur während der Endomitose, rhythmisches Kernwachstum und verschiedenes Heterochromatin bei Angiospermen. Chromosoma (Berl.) **5**, 574—614 (1953). ~ Über die endomitotische Polyploidisierung im Zuge der Differenzierung von Trichomen und Trichocyten bei Angiospermen. Öst. bot. Z. **101**, 79—117 (1954). — TURAŁA, KRYSTYNA: Endopolyploidie im Endosperm von *Echinocystis lobata*. Öst. bot. Z. **113**, 235—244 (1966). — TURAŁA, KRYSTYNA, URBAŃSKA-WORYTKIEWICZ, KRYSTYNA: Cytological processes during the differentiation of the tapetal layer in *Solanum dulcamara* L. and *S. nigrum*. Acta Biol. Crac., s. Bot. **7**, 171—183 (1964).

VEJDOVSKÝ, F.: Zum Problem der Vererbungsträger. Prag: Verlag d. königl. böhm. Ges. Wiss. 1911/12.

WAGNER, GERTRUD: Das Wachstum der Epidermiskerne während der Larvenentwicklung von *Calliphora erythrocephala* MEIGEN. Z. Naturforsch. **6**b, 86—90 (1951). — WEICKER, H., NÖLLER, H. G.: Morphologische Beobachtungen über den Vermehrungs- und Kernteilungsmechanismus der Knochenmarksriesenzellen. Klin. Wschr. **29**, 184—190 (1951). — WILSON, J. W., LEDUC, ELIZABETH H.: The occurence and formation of binucleate and multinucleate cells and polyploid nuclei in the mouse liver. Amer. J. Anat. **82**, 353—392 (1948). — WINKLER, H.: Über die experimentelle Erzeugung von Pflanzen mit abweichenden Chromosomenzahlen. Z. Bot. 8, 417—531 (1916). — WITKUS, E. R.: Endomitotic tapetal cell divisions in *Spinacia*. Amer. J. Bot. **32**, 326—330 (1945). — WITKUS, E. E., BERGER, C. A.: Polyploid mitosis in the normal development of *Mimosa pudica*. Bull. Torrey bot. Club **77**, 274—282 (1947). — WITSCH, H. v., FLÜGEL, ANNA: Über photoperiodisch induzierte Endomitosen bei *Kalanchoë Blossfeldiana*. Naturwissenschaften **38**, 138—139 (1951). ~ Über Polyploidieerhöhung im Kurztag bei *Kalanchoë Blossfeldiana*. Z. Bot. **40**, 281—291 (1952). — WURMBACH, H.: Über die Beeinflussung des Wirtsgewebes durch *Aggregata octopiana* und *Klossia helicina*. Arch. Prostistenk. **84**, 257—284 (1935).

# Zum Problem der Amitose

OTTO BUCHER, Lausanne

Mit 51 Abbildungen

## I. Begriff der Amitose, seine Entstehung und seine heutige Definition

FLEMMING (1892), dem wir die erste zusammenfassende Darstellung über die Amitose verdanken, schrieb den in manchen Punkten immer noch gültigen Satz: ,,Es ist eine etwas mißliche Aufgabe, über ein Thema Rechenschaft zu geben, von dem wir noch so wenig Endgültiges wissen wie von diesem.'' In der Tat, nicht nur die in der cytologischen Literatur weit verstreuten Befunde, sondern auch die Angaben in den Lehrbüchern zeigen, daß über die Amitose — Vorkommen, Verlauf, Ergebnis sowie funktionelle Bedeutung — die mannigfaltigsten Anschauungen bestehen. Deshalb trägt unser Beitrag den Titel ,,Zum Problem der Amitose'', wobei gleich beigefügt sein mag, daß wir uns hier nur mit menschlichen und tierischen Zellen befassen werden.

Während verschiedene, vor allem angelsächsische Forscher dem Vorkommen einer Amitose äußerst skeptisch, ja sogar ablehnend gegenüberstehen[1], dürfte aus dem Handbuchbeitrag von WASSERMANN (1929) und der Monographie von BUCHER (1959b) hervorgehen, daß an ihrer Existenz, zumindest im Sinne einer direkten Kernteilung, auch unter physiologischen Bedingungen nicht mehr zu zweifeln ist. Es steht jedoch fest, daß viele im alten und neueren Schrifttum erwähnten ,,Amitosen'' in Wirklichkeit keine echten Amitosen sind[2], während andererseits diesem Teilungsvorgang vielleicht doch eine etwas größere Bedeutung zukommt, als ihm zur Zeit beigemessen wird[3].

Die Problematik beginnt schon mit der *Nomenklatur* und den verschiedenen Definitionsversuchen der Amitose. FLEMMING (1882 bzw. 1879) hat nicht nur die Namen ,,Mitose'' und ,,Amitose'' sowie ,,indirckte und direkte Kernteilung'', von denen er selbst ,,nicht sehr befriedigt'' war, geprägt, sondern als erster auch die Amitosen definiert als ,,diejenigen Formen der Zellteilung (bzw. der Kernteilung in Fällen, wo nur der Kern und nicht die ganze Zelle zerlegt wird), bei denen die bekannte Fadenmetamorphose (Mitose) bei der Teilung des Kerns ausbleibt''[4]. Diese sehr unglücklich formulierte Begriffsbestimmung enthält nicht mehr als die negative Feststellung, daß die während der indirekten Teilung auch lichtmikroskopisch sichtbar werdenden, charakteristischen Wandlungen unterworfenen Chromosomen bei der Amitose nicht in Erscheinung treten und somit keine Mitose vorliegt (a-mitose). Die beiden Teilungsvorgänge sind somit leicht zu unterscheiden, während zwischen der Amitose und anderen nucleären Formänderungen wie Kerneinschnürung, -lappung, -fragmentierung usw. zunächst keine scharfe Abgrenzung versucht wurde (Ausführlicher s. nächstes Kapitel).

---

[1] Dagegen spielt die Amitose eine nicht geringe Rolle im japanischen und im russischen Schrifttum, das wir größtenteils allerdings nur aus deutschen oder englischen Zusammenfassungen und Referaten kennen.

[2] Vgl. Kapitel II und BUCHER 1959b.

[3] HÄGGQVIST 1924, BUCHER 1952b, HAHN 1957, VERNE 1960, CHU 1960, BRODSKIJ 1964, ROLSHOVEN 1964, ANDREW 1966.

[4] 1892, S. 44; ähnlich schon 1882, S. 343 und 347.

Welche a-mitotischen Veränderungen mit bestehen bleibender Kernmembran als wahre Amitosen zu werten sind, war somit für lange Zeit eine reine Ermessensfrage und hängt teilweise wohl heute noch von der kritischen Beurteilung wie auch der auf diesem Forschungsgebiet erworbenen Erfahrung ab. „Der Begriff ‚Amitose' im landläufigen Umfang ist jedenfalls vieldeutig und vereinigt heterogene Dinge in sich", die „nur gestaltliche Ähnlichkeit durch das Merkmal Kernzerschnürung haben"[5].

Während wir, wie schon WASSERMANN (1929), nach einer möglichst engen Fassung des Amitosebegriffes streben, hat es nicht an Versuchen gefehlt, diesen noch zu erweitern[6], ja sogar auf Prozesse auszudehnen, „welche äußerlich keinerlei Teilungserscheinungen (auch keine amitotischen Kerndurchschnürungen), sondern nur ein nach der Verdoppelungsregel verlaufendes Wachstum zeigen"[7]. Ähnliches klingt bei CLARA (1930) an, der zwei Erscheinungsformen der Amitose — Endoschisis und Phänoschisis — unterscheiden möchte, wobei bei der erstgenannten[7, 8] der Teilungsvorgang ein innerer, das Resultat großkernige Zellen wären; die Phänoschisis würde auch äußerlich sichtbar und führe zu einer Verdoppelung der Kernzahl[9]. BENNINGHOFF (1922) ging noch einen Schritt weiter, indem er als Amitose „jede Form der Oberflächenvergrößerung des Kernes bei erhaltener ‚Ruhe'struktur" bezeichnete; eine eventuell damit verbundene Kernteilung könnte sekundär, „durch das gleichzeitige Vorhandensein von Teilungsbedingungen" zustande kommen. Das wäre dann die dem ursprünglichen Sinn des Wortes Amitose entsprechende „Teilungsamitose", der er die „Reaktionsamitose" gegenüberstellt, d.h. die nucleäre Oberflächenvergrößerung, bei welcher der Schwerpunkt vor allem „in der Vergrößerung der Berührungsfläche des Kerns gegen das Cytoplasma" gesucht werden müßte. Glücklicherweise haben sich diese sehr individuellen Deutungsversuche der a-mitotischen Kernveränderungen[10] nicht durchzusetzen vermocht, doch haben sie vorübergehend zur Förderung des Interesses an der Amitoseforschung beigetragen.

Erst später soll die Frage näher diskutiert werden[11], ob die amitotische Kernteilung von einer Teilung der ganzen Zelle gefolgt ist oder nicht. Hier sei vorläufig nur festgelegt, daß man je nachdem von einer amitotischen Zellteilung bzw. Kernteilung[12] sprechen müßte.

In der Regel werden die Ausdrücke Mitose und indirekte Teilung sowie Amitose und *direkte Teilung* synonym verwendet. Indessen könnte man die Bezeichnung direkte (Kern-)Teilung auch als Oberbegriff einführen für die verschiedenen Vorgänge, die zu einer Aufteilung der Kernsubstanz führen[13]:

direkte Kernteilung {
- Amitose (im engeren Sinn, wie in diesem Beitrag verwendet)
- Spezialformen wie z.B. Endocytogenese[14], Meroamitose[15] usw.
- Kernein- und -durchschnürung, -knospung, -fragmentierung.

Dagegen spräche höchstens die Tatsache, daß man eben seit Jahrzehnten daran gewöhnt ist, den beiden Namen „direkte Teilung" und „Amitose" die gleiche Bedeutung zuzuschreiben.

Was nun die *Definition der Amitose* betrifft, so müssen wir offen zugeben, daß wir der von FLEMMING aus dem Jahre 1892 nicht sehr viel Neues beifügen

[5] TISCHLER 1921/22 bzw. RÖSSLE 1926.
[6] Zum Beispiel BENNINGHOFF 1922; neuerdings MÎRZA und HURDUC 1960.
[7] JACOBJ 1926; auch 1925, 1935, 1942. [8] BÖHM 1931, JERUSALEM 1958.
[9] Vgl. auch PFUHL 1932a. [10] Vgl. BUCHER 1959b, S. 8ff. [11] Vgl. Kapitel V/2, S. 658ff.
[12] Kernamitose s. LEVI 1934; Bezeichnungen wie Endoamitose (HEIDENHAIN 1907, 1919) oder endoplasmatische Amitose (JERUSALEM 1958) scheinen uns entbehrlich.
[13] BUCHER 1963. [14] COLLIN 1924, ROMEIS 1940, TÖRÖ 1955, 1962, PAPP und VENZKE 1958.
[15] THOMAS 1937, 1938.

können. Nach wie vor ist, auch in den modernen Lehrbüchern[16], die Amitose dadurch charakterisiert, daß keine Chromosomen sichtbar werden[17] und ein verhältnismäßig großer Zellkern direkt in zwei etwa gleichgroße Tochterkerne durchschnürt wird; ein weiterer Unterschied zu Mitose und Meiose besteht darin, daß Nucleolen und Kernmembran nicht aufgelöst und keine Spindelfasern gebildet werden. Zudem möchten wir mit Tischler (1921/22) den Begriff Amitose auf solche Fälle beschränken, „wo die beiden Tochterkerne nicht sofort einer Degeneration anheimfallen". Übergangsformen von der Mitose zur Amitose[18] gibt es unseres Erachtens nicht. Andererseits kann z. B. eine Kernfragmentierung auch ohne Strukturveränderungen des Arbeitskerns ablaufen, weshalb die Abgrenzung der amitotischen Teilung von derartigen Vorgängen wesentlich schwieriger ist. Davon soll im folgenden Kapitel die Rede sein.

## II. Abgrenzung der Amitose von morphologisch ähnlichen Kernveränderungen

### (Pseudoamitose; Kernpolymorphismus; Kernknospung, -lappung und -fragmentierung; Kernverschmelzung)

Mit Politzer (1924) verstehen wir unter *Pseudoamitosen* Kernteilungsbilder, welche bei oberflächlicher Betrachtung eine gewisse Ähnlichkeit mit einer Amitose haben, sich von dieser aber durch ihre Herkunft aus einer Mitose unterscheiden (Abb. 1 und 2)[19]. Eine Verwechslung von Amitosen und Pseudoamitosen, die sich durch eine frühestens in der Anaphase auftretende pyknotische Verklumpung der Chromosomen auszeichnen[20], ist ausgeschlossen, wenn man den ganzen Teilungsvorgang verfolgen kann, wie z. B. in der Gewebekultur, oder wenn die Pseudoamitosen — die sich übrigens durch verschiedene experimentelle Einwirkungen erzeugen lassen[21] — noch nicht allzu weit fortgeschritten sind. In diesem Fall spricht ihr hoher Chromatin- resp. Nucleinsäuregehalt sowie die Abwesenheit von Kernkörperchen und -membran für ihre Herleitung von Mitosen (Abb. 3a und b). Im weiteren Verlauf einer Pyknomitose können die immer noch zusammenhängenden Tochterkerne mit Verlust des Euchromatins in die Arbeitsform übergeführt werden. Dabei entstehen sanduhrförmige Kerne (Abbildung 1 und 2b), und solche Spätformen sind, wenn man ihre Vorgeschichte nicht kennt, von amitotischen Teilungsbildern morphologisch oft nicht mehr zu trennen[22].

Es ist klar, wie schon Wassermann (1929) in seinem Handbuchbeitrag betonte, „daß nur eine äußerliche Ähnlichkeit mit der Amitose hervorgebracht wird, denn die

[16] Bloom und Fawcett 1962, Cowdry 1963, Grundmann 1964, Bargmann 1964, Chèvremont 1966, Bucher 1970.

[17] Griechisch: a- = ohne, mitos = Faden (Chromosom). Infolgedessen darf sie auch nicht unter „mitotic abnormalities" eingereiht werden, wie das Brachet (1957) getan hat.

[18] „Hemimitose" (von Wasielewski 1903), „Amphiamitose" (Mawrodiadi 1927), vereinfachte oder modifizierte Mitose (Eilers 1925 bzw. Stough 1935), Pseudoamitose (Häcker 1900, Politzer 1924), Pyknomitose (Pfuhl 1938), „Durchgangsform zwischen der Mitose und der Amitose" (Törö und Vadász 1939), „Haplomitose" (Mîrza und Hurduc 1959).

[19] Im Gegensatz dazu nennt Grynfeltt (1935) „Pseudo"-amitose alles, was fälschlicherweise gelegentlich als Amitose diagnostiziert worden ist, also auch die verschiedensten Formen des Kernpolymorphismus.

[20] Daher auch der von uns synonym gebrauchte Name „Pyknomitosen" (Pfuhl 1938).

[21] Politzer 1924, Alberti und Politzer 1924, Pfuhl 1938, Pfuhl und Kühtz 1939, Bucher 1939, Wilson und Leduc 1950, u. a.

[22] Vgl. Wilson und Leduc 1950, Tafel 2—4, sowie MacMahon 1933, Abb. 9—11; Lettré et al. 1958, Půža 1964.

Pseudoamitose ist eine echte gestörte Mitose, während von Amitosen nur gesprochen werden darf, wenn die Kernteilung sich ohne Chromosomen vollzieht". Indessen besteht kein Zweifel darüber, daß manche im Schrifttum als „Amitosen" beschriebenen Teilungsvorgänge Spätformen von Pseudoamitosen sind[23], die

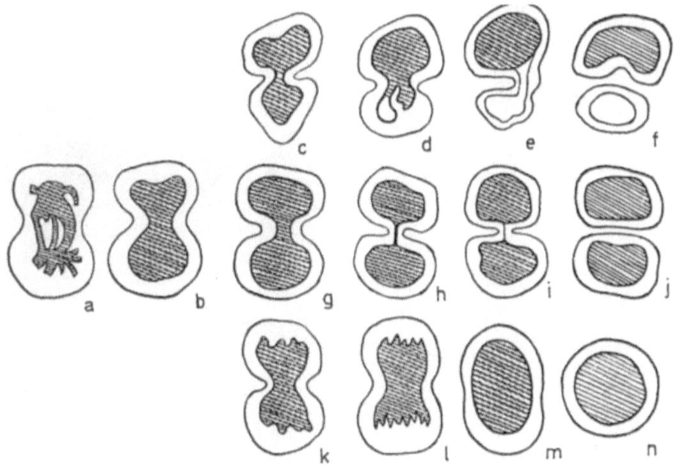


Abb. 1a—n. Verschiedene Verlaufsformen der Pseudoamitosen. Schematische Zeichnungen. (Aus POLITZER 1934)

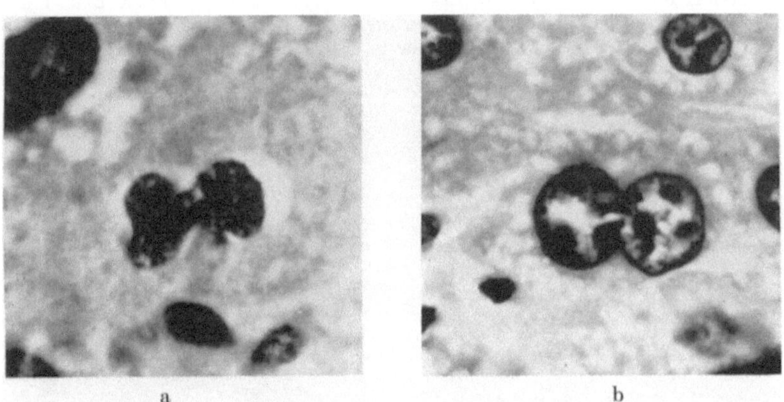


Abb. 2a u. b. Links a: Rekonstruktionsphase von Tochterkernen, die infolge Mitosestörung miteinander in Verbindung geblieben sind. Rechts b: eingeschnürter Arbeitskern, der auf die eben erwähnte Weise entstanden ist. Vergr. etwa 840fach. (Aus WILSON und LEDUC 1950)

unter Umständen auch von einer Zelleibsteilung[24] gefolgt sein mögen (Abb. 4). Andererseits können in Geweben, in welchen überhaupt keine Mitosen vorkonmen, natürlich auch keine Pyknomitosen entstehen.

Zwischen den verschiedenen Zustandsformen des *Kernpolymorphismus* wie Kernknospung, -lappung, -fragmentierung usw. bestehen fließende Übergänge[25].

[23] BUCHER 1959b, 1963, GRUNDMANN 1964, HAM und LEESON 1965.

[24] Vgl. auch Kapitel V/2.

[25] MAXIMOW 1908, BENNINGHOFF 1922, 1923, CLARA 1931, 1936, BUCHER 1947, 1959b, LIPP 1952a, NAGATA 1957, 1958, FEYRTER 1957, 1960.

Sie führen, wie die Amitose, deren gleichzeitiges Vorkommen nicht a priori ausgeschlossen ist[26], zu einer Vergrößerung der Kernoberfläche bei erhaltener Kernmembran und lassen weder Spindelfasern noch Chromosomen in Erscheinung

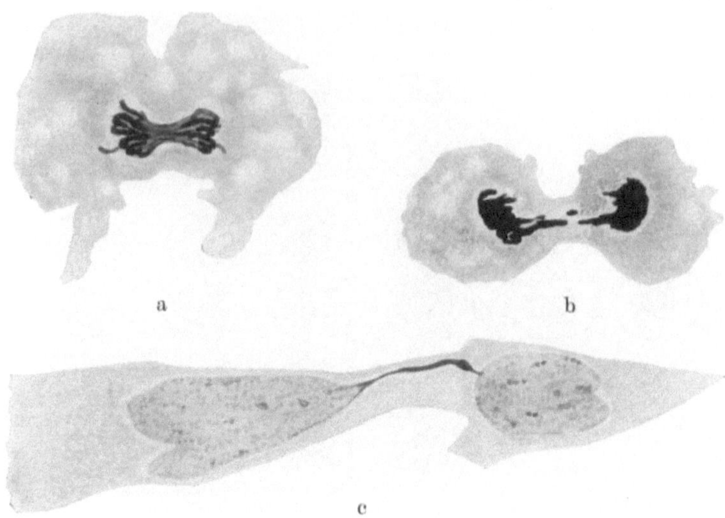


Abb 3a—c. Pseudoamitosen aus Bindegewebekulturen (Deckglaskulturen von Kaninchen-Subcutangewebe). Nuclealreaktion nach Feulgen. Zeichnungen. (Aus Bucher 1939.) a und b Telophasen fixiert nach 9stündiger Einwirkung von Trypaflavin 1:800000 bzw. 1:1 Million; c Chromatinbrücke zwischen zwei rekonstruierten Arbeitskernen nach 9stündiger Einwirkung von Trypaflavin 1:600000

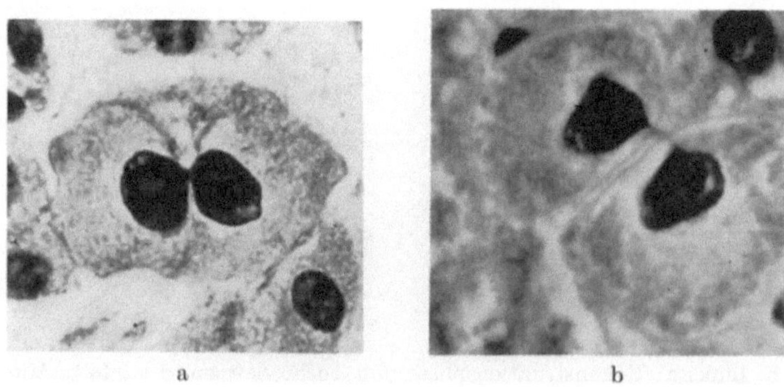


Abb. 4a u. b. „Amitotische" Zellteilungen von Leberzellen (Mensch bzw. Maus), vorgetäuscht durch Pseudoamitosen. Photographien. Vergr. etwa 800fach. — a Nach MacMahon (1933): „amitotische Kernteilung mit gleichzeitiger Teilung des Cytoplasmas"; b nach Wilson und Leduc (1950): Pseudoamitose in später Telophase

treten, sind also — rein etymologisch beurteilt — a-mitotisch. Dadurch ist eine große Begriffsverwirrung entstanden, wurden doch schon von Flemming (1892) Kernfragmentierung und Amitose als Synonyme gebraucht[27], während wir heute

[26] Vgl. Eremeev 1957, Wendt 1959, 1960, Danneel und Schumann 1961 sowie Verani, Balducci und Chiozzotto 1963.

[27] Auch noch bei Geitler (1934) kein grundsätzlicher Unterschied zwischen Amitose und Kernfragmentierung.

danach trachten müssen, die beiden Vorgänge gegeneinander abzugrenzen. Dabei wird sich auch die Frage stellen, ob bei einer Amitose der Kern tatsächlich in mehr als zwei, allenfalls ungleich große Teile „zerfallen“ kann (KÜSTER 1951)[28].

Besonders BENNINGHOFF (1923) hat sich mit der Frage des Kernpolymorphismus in Bindegewebezellen verschiedener Tiere und des Menschen befaßt. Einschnürungen, die bis zur Abtrennung von Kernteilen und Bildung von Nebenkernen führten, fanden sich bei Amphibien, aber auch bei Säugetieren (Ratte und Maus) recht häufig, viel seltener hingegen beim Menschen (Abb. 5). Während BENNINGHOFF die Amitose als Spezialfall des Kernpolymorphismus betrachtete, wollen wir mit FEYRTER (1957, 1960) unter diesem Namen gewisse

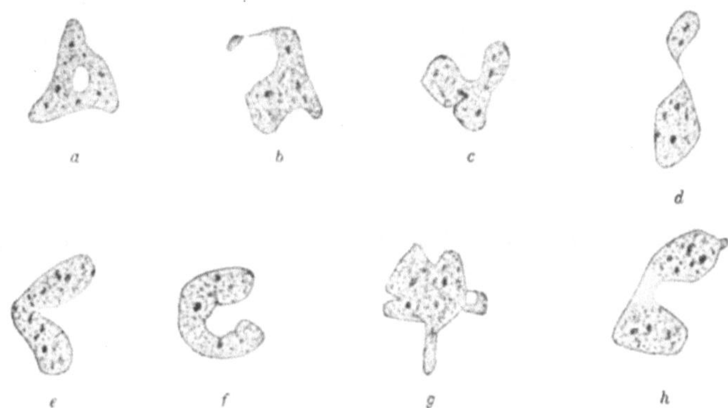


Abb. 5. Polymorphe Fibroblastenkerne aus lockerem faserigem Bindegewebe eines Menschen. Zeichnungen. Vergr. 820fach. (Aus BENNINGHOFF 1923)

lappige[29] oder buckelige Unregelmäßigkeiten der Kernform verstehen, die allenfalls Ausdruck einer besonderen Art funktioneller Belastung mit Oberflächenvergrößerung der Kerne sind[30], jedoch mit der amitotischen Kernteilung nichts zu tun haben und von dieser auch verhältnismäßig leicht zu unterscheiden sind.

In diesem Zusammenhang muß auch die sog. *Kernknospung* erörtert werden. Auf Grund ihrer Untersuchungen an Mesenchymzellen von Kaninchen- bzw. Meerschweinchenembryonen geben MAXIMOW (1908) und LIPP (1952a) im Prinzip die gleiche Beschreibung dieses Vorganges: Die Kerne bilden an irgendeiner Stelle der Oberfläche kleine Knospen, wobei nicht zu sagen ist, ob die Knospe „zuerst als eine Art Ausstülpung entsteht oder ob ein kleiner Teil des verlängerten Kernes durch eine zirkuläre Furche abgeschnürt wird. Die Knospe vergrößert sich allmählich, ihre Ansatzstelle an der Hauptmasse des Kernes bleibt aber immer sehr eng und kann schließlich zu einem ziemlich langen, fadenförmigen Stiel verlängert werden. Man bekommt den Eindruck, als ob der Inhalt des Kernes durch die unnachgiebige enge, eingeschnürte Stelle allmählich herausgepreßt wird, in die Knospe gelangt und sie immer mehr und mehr ausdehnt. Daraus resultieren die mannigfachsten Kernformen“ (Abb. 6)[31]. An großen Kernen treten manchmal mehrere Knospen gleichzeitig auf. Die Kernknospung und -lappung, die auch

[28] Vgl. Kapitel V/1 und 3.

[29] BENNINGHOFF sprach von Anläufen in Richtung der Differenzierung der gelapptkernigen Leukocyten.

[30] Der DNS-Gehalt wird durch den Kernpolymorphismus physiologischerweise anscheinend nicht beeinflußt (vgl. VENDRELY 1958).

[31] MAXIMOW 1908.

experimentell provoziert werden können[32] (Abb. 7), führen schließlich zur Kernfragmentierung, indem die Verbindungsbrücke mit dem Mutterkern verschwindet. Wie schon oben angedeutet, ist anzunehmen, daß zwischen Knospung und Fragmentierung alle möglichen Übergangsstadien bestehen, wobei „es nicht zur Halbierung des Kernes in zwei gleich große Tochterhälften, sondern zur Bildung von verschieden großen Teilstücken kommt"[33]. Nach FEYRTERs Beobachtungen am Stroma menschlicher Uterusschleimhaut (1957) andererseits nimmt

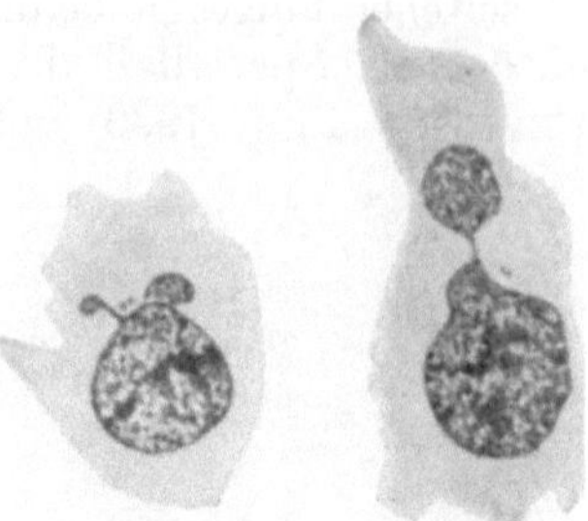

Abb. 6. Kernknospung in Mesenchymzellen von Kaninchenembryonen. Zeichnungen. (Aus MAXIMOW 1908)

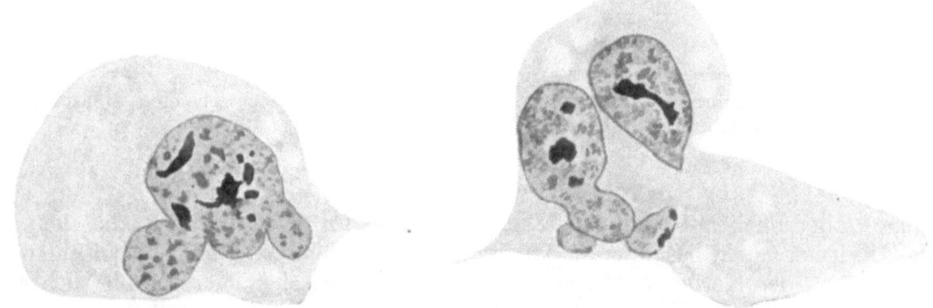

Abb. 7. Kernknospung und -fragmentierung in Bindegewebezellen (Deckglaskulturen von Kaninchen-Subcutangewebe, fixiert nach 9stündiger Einwirkung von Colchicin 1:20 Millionen). Zeichnungen. (Aus BUCHER 1939)

in einem Teil der Fälle „die Knospe offenbar an Größe zu, allem Anschein nach auf Kosten des Mutterkernes, bis Knospe und Mutterkern die gleiche Größe haben . . . Auf diese Weise entsteht ein in der Mitte eingeschnürter oder hantelförmiger Kern, der sich völlig durchzuschnüren vermag"[34]. Die Kernknospung könnte somit — nach der Hypothese von FEYRTER — in gewissen Fällen eine Amitose einleiten. Es darf jedoch nicht verschwiegen werden, daß alle diese Meinungsäußerungen nur auf der mikroskopischen Untersuchung fixierter Präparate basieren. In lebenden Gewebekulturen sind derartige Vorgänge unseres Wissens bisher nie gesehen worden.

[32] Vgl. z.B. BARTA 1926, DAWSON 1928, FISCHER 1930, MAUER 1938, BUCHER 1939, POMERAT, KENT und LOGIE 1957, WENDT 1959, u.a.

[33] In manchen die Kernknospung betreffenden Einzelheiten unterschiedliche Auffassungen bei MAXIMOW 1908, CLARA 1931, 1936, MACMAHON 1933, PFUHL und KÜHTZ 1939, BURKL 1949, LIPP 1952a, FEYRTER 1957, u.a.

[34] Vgl. auch MAXIMOW, CLARA, MACMAHON.

Im Gegensatz zu CLARA und FEYRTER nehmen wir an, daß Kernknospung und -amitose nichts miteinander zu tun haben. Die Bezeichnung „asymmetrische Amitose" (CLARA 1936) für die Abtrennung einer Kernknospe und die daraus

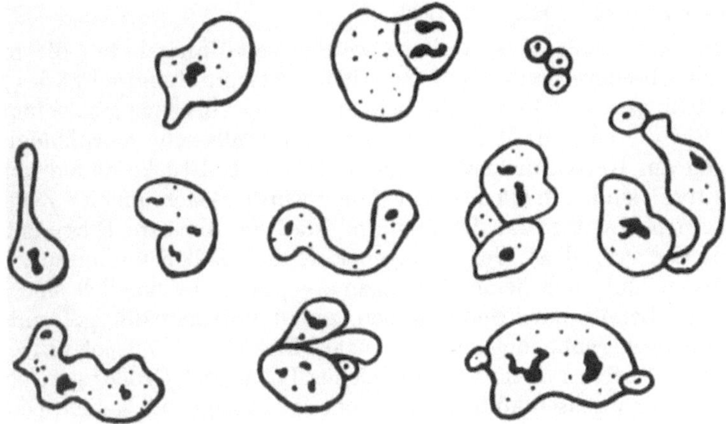

Abb. 8. Kernknospung und -fragmentierung in Chondroblasten, die lange Zeit in vitro ohne Embryonalextrakt gezüchtet worden waren. Zeichnungen. (Aus A. FISCHER 1930)

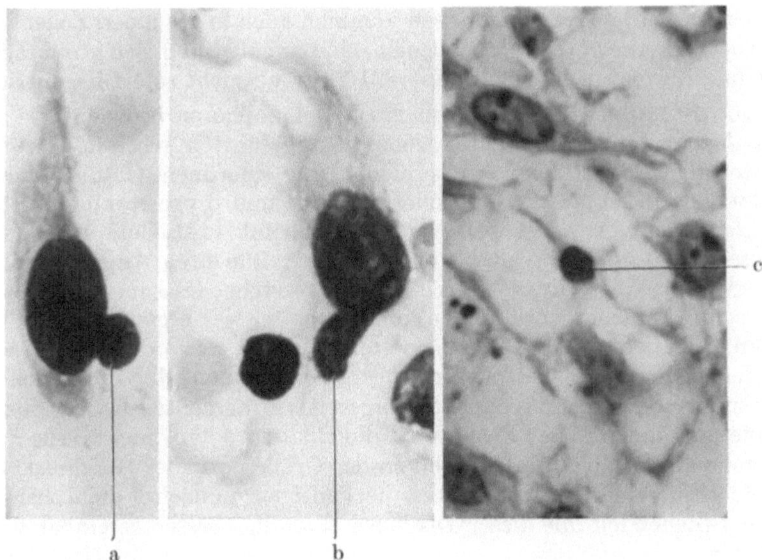


Abb. 9a—c. Karyonomie im Stroma der menschlichen Uterusschleimhaut. a und b Kernknospung in großen Reticulumzellen; c Kernzwerg im Knotenpunkt des plasmatischen Netzwerkes. Photographien. Vergr. 1460fach. (Aus FEYRTER 1957)

resultierende Entstehung von zwei ungleich großen Kernteilen, von denen zudem der eine häufig später aufgelöst wird, sollte abgelehnt werden[35]. Folgt auf die Knospenbildung nicht eine Abschnürung, so entstehen „polymorphe gelappte

[35] Siehe auch Kapitel V/1 und VI/4.

Kerne“ (Clara 1931); erfolgt eine Aufteilung, und zwar oft in mehrere Teilstücke verschiedener Größe, dann liegt eine Kernfragmentierung (s.u.) vor. Derartige Befunde sind auch an Gewebekulturen in vitro erhoben worden (Abb. 8)[36].

Bezüglich der von Feyrter 1957 beschriebenen „Karyonomie“ (Abb. 9) s. Bucher (1959b) sowie Feyrter (1960, 1961, 1962).

*Kernfragmentierung* und -amitose werden seit Jahrzehnten oft miteinander verwechselt, obschon bereits Macklin (1916) und vom Standpunkt des Botanikers Kisser (1922) versucht haben, die beiden Teilungsvorgänge gegeneinander abzugrenzen. Für diesen umfaßt die Fragmentation „alle jene morphologischen Veränderungen am Kerne, die mit einem Zerfall in Teilstücke enden können, aber nicht Amitosen sind“; in allen diesen Fällen würde es sich um eine Zellschädigung handeln. Auch Macklin ist der Meinung, daß die nucleäre Fragmentierung ein pathologischer Prozeß ist, der in degenerierenden Zellen vorkommt, in welchen keine Mitosen und auch keine Cytoplasmateilung mehr möglich sind. Der Kern wird, wie wir bereits beschrieben haben, zuerst unregelmäßig geformt, dann gelappt und zerfällt schließlich in eine Anzahl kleiner, oft nucleolenfreier und verschieden strukturierter Teile von ungleicher Form und Größe[37], welche anscheinend nicht mehr wachsen können und nicht selten zugrunde gehen. Die Fragmentierung braucht jedoch nicht immer unmittelbar vom Zelltod gefolgt zu sein (Benninghoff 1923).

Auf den einfachsten Nenner gebracht, ist die Fragmentierung somit eine inäquale, häufig multiple Kernteilung, die degenerativen Charakter hat[38]. Sie soll, wie schon weiter oben betont, nicht als inegale oder asymmetrische Amitose bezeichnet werden[39]. Wahre Amitosen kommen auch in gesunden Zellen vor; ihre beiden Tochterkerne enthalten Nucleolen, sind annähernd gleich groß, regelmäßig geformt und dürfen, nach Tischler (1921/22) u.a., nicht sofort degenerieren.

Die von Breider (1938, 1939) in Fisch-Melanophoren beobachtete „*multiple Zerfallsteilung*“ — für Einzelheiten siehe die angeführten Arbeiten — würden wir auch unter dem Begriff der Kernfragmentierung einordnen. Ob das auch für die von Linzbach (1947) bei Herzmuskelhyperplasie und -hypertrophie beschriebene *Kernfraktur* oder *Karyodiarrhexis* zutrifft, scheint uns heute etwas fraglich. Linzbach spricht später[40] selbst von einer „vereinfachten Amitose“, ohne sich darüber zu äußern, worin die Vereinfachung besteht. Daß im Herzmuskel tatsächlich echte Amitosen vorkommen können, halten wir für hinreichend belegt[41]. Nach den Angaben von Linzbach entsteht bei der Karyodiarrhexis „eine einfache oder mehrfache Querfraktur eines hypertrophen Herzmuskelkernes mit Bildung zweier oder mehrerer lebensfähiger Kernfragmente, die als Einzelkerne funktionieren können“. Das Primäre ist die Bildung polyploider Kerne[42]; sekundär entstehen dann „Kernfragmente von der Größe normaler Herzmuskelkerne“. Das spräche für eine Amitose, wobei die kantigen, zunächst dicht beisammenliegenden Bruchenden mit dieser Diagnose allerdings besser vereinbar wären als

[36] Beispielsweise von Lambert 1913, Macklin 1916, Lewis 1922, 1927a, 1947, Barta 1926, Dawson 1928, Fischer 1930, Chlopkow 1931, Chlopin 1932, Levi 1934, Winnikow 1937, Mauer 1938, Bucher 1939, Wendt 1959.

[37] Ebenso nach Maximow 1908, Lambert 1913, Lewis 1922, 1927, Romeis 1926, Fischer 1930, Clara 1931, 1936, Chlopkow 1931, Chlopin 1932, Schopper 1932, Levi 1934, Mauer 1938, Patzelt 1945, Bucher 1947, 1959b, Ries und Gersch 1953, u.a.

[38] Macklin 1916b bzw. 1916a.

[39] Vgl. z.B. Roussy und Mosinger 1935, Clara 1936, Pischinger 1954b, Grau 1954, Sinapius 1958.

[40] Band VI/1 (1955) dieses Handbuches.

[41] Schockaert 1909, Staemmler 1928, Körner 1935, Törö 1937, 1939, Hintzsche 1946, Nieth 1949, Grundmann 1950, Linzbach 1952, 1955, Hort 1953, Robledo 1956, Schulz 1958, Bucher 1970.

[42] Vgl. auch Kapitel VI/2.

das gleichzeitige Auftreten von Abnutzungspigment und die von HENSCHEL (1952) festgestellte Tatsache, daß die Tochterkerne nicht immer gleich groß sind.

Aus Gründen einer relativen Vollständigkeit dieses Beitrages erwähnen wir auch noch die „Meroamitose“[43] und die „Endocytogenese“[44]. Beiden Vorgängen, die einer Nachuntersuchung bedürften, stehen wir skeptisch gegenüber, und auch von anderer Seite hat es nicht an kritischen Einwänden gefehlt. Wer sich dafür besonders interessiert, möge die zitierten Originalpublikationen studieren; eine genaue Beschreibung findet sich auch in unserer Amitose-Monographie (BUCHER 1959b)[45].

Die Bemerkung von BENNINGHOFF (1922), daß „amitotische“ Kernformen unter Umständen auch bei einer *Kernverschmelzung* zustande kommen, ist erneut aktuell geworden[46]. Dabei besteht die Möglichkeit, daß diese Verschmelzung Kerne einer Pyknomitose (Abb. 2, S. 629), einer normalen Karyokinese mit ausgebliebener Zelleibsteilung oder auch einer wahren Amitose betrifft. Wir selbst[47] haben bei viele Stunden dauernden Beobachtungen lebender Bindegewebekulturen

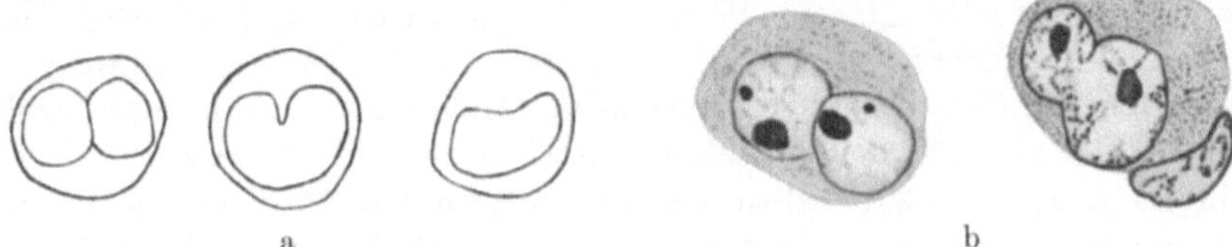


Abb. 10a u. b. Im Frosch-Hodenexplantat beobachtete Kernverschmelzung in Spermatogonien. Vergr. 1350fach. (Aus LEVY 1923)

schon vor Jahren die Überzeugung gewonnen, „daß mehr oder weniger ganz durchgeschnürte Tochterkerne sich wieder vereinigen können, wobei es allerdings oft schwer festzustellen ist, ob die Trennung bereits vollzogen war“. Dieses Zitat bezieht sich auf amitotisch entstandene Tochterkerne. Bei einer auf abortive Mitose oder Zellverschmelzung zurückzuführenden Zweikernigkeit müßte die Centriolenzahl ebenfalls verdoppelt sein.

Besonders LEVY (1921, 1923) ist seinerzeit für die Verschmelzungstheorie eingetreten: „Unter dem Banne der Anschauung, daß Amitosen häufig vorkommen, entstand die Deutung der Kernverschmelzungsbilder als Amitose als ein Fehler in der Anordnung der Übergangsbilder, die man zusammengestellt hatte. Die Autoren hatten, kinematographisch ausgedrückt, den Film statt von vorn nach hinten verkehrt von hinten nach vorn laufen lassen... Trennt man nun von den als Amitosen beschriebenen Bildern die Verschmelzungskerne ab, dann bleiben nur einige wenige noch näher zu untersuchende Vorgänge übrig“[48]. Mit dieser Bemerkung geht LEVY, der selbst Kernverschmelzungsvorgänge in Archispermatogonien und Spermatogonien von Frosch-Hodenexplantaten gesehen hat (Abb. 10), über das Ziel hinaus. Indessen sind wir heute selbst davon überzeugt, daß gewisse „amitoseverdächtige Kerne“ (s. S. 637) in Wirklichkeit Verschmelzungsbilder sind oder zumindest sein können, wobei andererseits ihr Vorkommen die Existenz echter amitotischer Kernteilungen keineswegs ausschließt. Zudem können, wie wir (S. 664ff.) noch zeigen werden, direkte Kernteilung und Kernverschmelzung in den gleichen Zellen alternierend vorkommen.

---

[43] THOMAS 1935, 1937, 1938. [44] COLLIN 1924.
[45] Vgl. auch VON MÖLLENDORFF 1928, PARKER 1932, VAUBEL 1933 bzw. FLORENTIN und PICARD 1936, ROMEIS 1940, TÖRÖ 1955, 1962.
[46] Vgl. Kapitel V/4, S. 664. [47] BUCHER 1958a, S. 103. [48] LEVY 1923, S. 163/164.

## III. Lebendbeobachtung von Amitosen und die Diagnose „amitoseverdächtiger“ Zustandsbilder im fixierten Präparat

In unseren bisherigen Ausführungen haben wir nicht verhehlt, daß der Nachweis der wahren Amitose am fixierten Präparat außerordentlich schwierig und auch heute immer noch ziemlich unbefriedigend ist. So ist es denn gar nicht erstaunlich, daß es Forscher gibt, die das Bestehen eines amitotischen Teilungsmodus ganz oder wenigstens unter physiologischen Bedingungen ablehnen. Wir wollen uns deshalb zunächst die Frage stellen, ob es überhaupt eine Amitose gibt und ob man diesen Vorgang auch an lebenden Untersuchungsobjekten verfolgen kann. Im zweiten Teil dieses Kapitels sollen dann die sog. „amitoseverdächtigen“ Zustandsbilder im fixierten Präparat näher geprüft werden.

In einer unserer früheren Arbeiten, „*Gibt es eine Amitose*“[49], sind wir zu einer bejahenden Antwort gekommen, zumindest für die Kernamitose. Als Wassermann (1929) seinen Handbuchbeitrag verfaßte, schien dieses Problem endgültig in positivem Sinne gelöst zu sein. Wenn nun in der Zwischenzeit die Frage nach der Existenz der Amitose von neuem aufgeworfen worden ist[50], so vor allem deshalb, weil die verschiedensten Kerngestaltsveränderungen mehr oder weniger willkürlich unter dem Namen „Amitose“ beschrieben worden sind.

Während einige Autoren selbst an der amitotischen Kernteilung zweifeln, bejahen andere sogar das Vorkommen einer amitotischen Zellteilung. Für die weitere Diskussion ergibt sich somit die Notwendigkeit, eine „amitotische Kernteilung“ (ohne nachfolgende Cytoplasmateilung, „Kernamitose“) und eine „amitotische Zellteilung“ (direkte Kernteilung, die von einer Zelleibsteilung gefolgt ist) klar zu unterscheiden, denn auch in diesem Punkt bestehen immer noch große Meinungsverschiedenheiten[51].

Der überzeugendste, einwandfreieste Beweis wäre die unmittelbare *Beobachtung des Amitoseverlaufs direkt unter dem Mikroskop*, so forderte Uhlenhuth[52] schon vor einem halben Jahrhundert. Bevor wir jedoch auf derartige an lebenden Geweben mit Erfolg durchgeführte Untersuchungen näher eingehen, möchten wir noch die grundsätzliche Feststellung machen, daß auch einem indirekten, auf bestimmten Indizien beruhenden Beweisverfahren nicht von vornherein jeder Wert abgesprochen werden darf, insofern es mit der nötigen Kritik bewertet wird. Die Warnung von Boveri (1907), „daß die meisten Autoren in der Überzeugung, direkte Teilung sei schon von ihren Vorgängern mit genügender Sicherheit nachgewiesen, sich mit unzureichenden Indizien begnügen“, kann nicht ernst genug genommen werden. Es ist in der Tat, wie sich Körner (1935) auch ausdrückte, oft „ein mißliches Unterfangen, durch das Aneinanderreihen von Zustandsbildern einen Vorgang rekonstruieren zu wollen“, weil dabei verschiedene Interpretationsmöglichkeiten — das zeigen auch die bereits erwähnten Befunde von Levy (S. 635) — gegeben sein können. Andererseits stehen uns jetzt karyometrische, statistische und autohistoradiographische Methoden zur Verfügung, deren Bedeutung nicht unterschätzt werden soll.

Nach dem heute vorliegenden umfangreichen Schrifttum ist *nicht mehr daran zu zweifeln, daß amitotische Kernteilungen in lebenden Zellen, vor allem in Gewebe-*

---

[49] Bucher 1958a.

[50] Elliott 1936: “Were the phenomena described under ‘observations on amitosis’ really indications of amitosis? It must be confessed that the writer began this work with a decided bias against believing in amitosis at all. But he was himself forced to admit its presence, by the evidence.”

[51] Für Einzelheiten s. Kapitel V/2.

[52] Uhlenhuth 1917; ebenso Richards 1911, Macklin 1916a und viele andere.

*kulturen, verfolgt werden konnten*[53]. Die erste direkte Beobachtung der amitotischen Kernteilung in Deckglaskulturen von Fibrocyten (Herzexplantate aus einem 5tägigen Hühnerembryo, 52 Std in vitro) gelang MACKLIN[54]. Eine Reproduktion einiger seiner Handzeichnungen (Abb. 11) möchten wir hier nicht missen. In der Folgezeit sind diese Befunde vielfach bestätigt worden[55], am häufigsten in Bindegewebekulturen, aber auch in anderen Geweben[56].

Die *Diagnose der Amitose im fixierten Präparat* stößt auf beträchtliche Schwierigkeiten, weshalb Fehldiagnosen, wie häufig hervorgehoben worden ist[57] und wir auch in diesem Handbuchbeitrag bereits mehrmals erwähnt haben, in vielen Veröffentlichungen anzutreffen sind. Im Gegensatz zur indirekten ist die direkte Teilung morphologisch so wenig charakteristisch, daß sie einerseits leicht

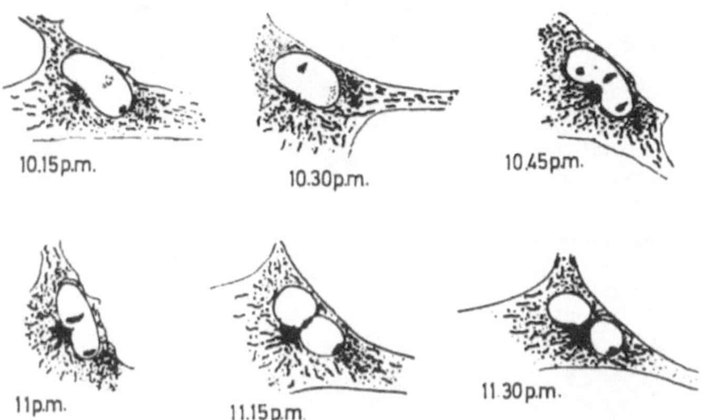


Abb. 11. Lebendbeobachtung einer amitotischen Kernteilung in einer Bindegewebezelle (Deckglaskultur, Herzexplantat aus einem 5tägigen Hühnerembryo, 57 Std in vitro). Freihandzeichnungen in Zeitabständen von je 15 min. (Aus MACKLIN 1916a)

übersehen, andererseits aber auch mit andersartigen Änderungen der Kernform, von denen ebenfalls schon die Rede war, verwechselt werden kann[58].

Bei sorgfältiger Untersuchung und genügender Erfahrung sind grobe Irrtümer in der Regel jedoch vermeidbar. Auf Grund von an lebenden Zellen erhobenen Befunden wissen wir, daß der Einschnürungsgrad der Kerne einem starken Wechsel unterworfen ist (Abb. 12), ja daß sich eingeschnürte Kerne wieder vollständig abrunden können[59]. Wahrscheinlich hätte nur ein gewisser, vermutlich nicht einmal sehr großer Prozentsatz dieser „*amitoseverdächtigen Kerne*" in abseh-

[53] Tabellarische Zusammenstellung der bis 1958/59 vorliegenden Befunde s. bei BUCHER 1959b, S. 17/18.

[54] Vgl. 1916a, Tafel I, oder 1916b, Tafel III.

[55] Zum Beispiel LEWIS 1927a, BUCCIANTE 1929, FLEROFF 1929, BLOOM 1931, PARKER 1932, WERMEL und PORTUGALOW 1935, SACERDOTE DE LUSTIG und BRACHETTO-BRIAN 1946, BUCHER 1958a, WENDT 1959, 1960, PŮŽA 1963, HANSSON und SOURANDER 1964, BOLL 1967.

[56] Zur Technik derartiger Untersuchungen s. BUCHER 1959b, S. 19/20.

[57] FLEMMING 1879, CHILD 1907, NAKAHARA 1918, RÖSSLE 1926, WASSERMANN 1929, PFUHL 1932, 1938, ELLIOTT 1936, PFUHL und KÜHTZ 1939, TISCHLER 1951, UNDRITZ 1958, BUCHER 1958a, 1959b, 1963.

[58] HÄGGQVIST 1924, THOMAS 1938, ANDREW 1955, BLOOM 1958, VON BREHM 1958, BUCHER 1959b, 1966, CHÈVREMONT 1966. Siehe auch die Befunde am Amnionepithel bei PETRY und DAMMINGER 1956, HAHN 1957, LEVINA 1960, PETRY 1961, SCHWARZACHER und KLINGER 1963.

[59] MACKLIN 1916, LEWIS 1927b, 1947, BUCCIANTE 1929, ATSUMI 1953, BUCHER 1958a, 1959b.

barer Zeit wirklich die Teilung zu Ende geführt. Die große Mehrzahl der Autoren nennt aber solche eingedellten oder eingeschnürten Kerne ohne Unterschied „Amitosen"; andere sprechen von „amitotischen Kerneinschnürungen", von „amitotischen Kernteilungsbildern" oder von Kernbildern, „die im Sinne der Amitose gedeutet werden können" (HINTZSCHE 1946, s. auch Abb. 26). Wir

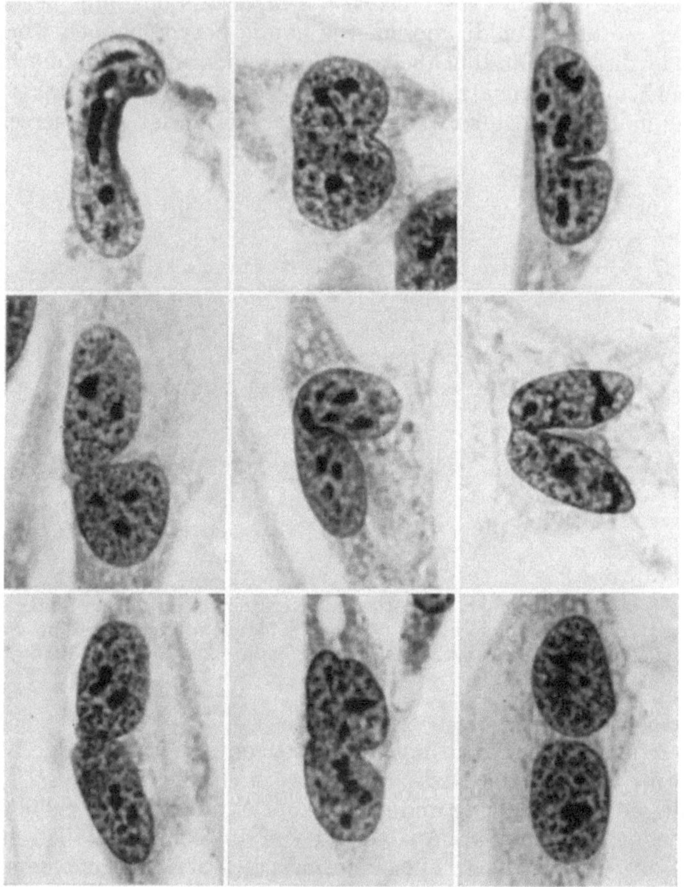

Abb. 12. Amitoseverdächtige Kerne aus fixierten Bindegewebekulturen (Deckglaskulturen von Kaninchen-Subcutangeweben). Photographien. Vergr. etwa 1000fach. (Aus BUCHER 1947)

selbst benutzen die Bezeichnung „amitoseverdächtige Kerne"[60]. Daß es jedoch verkehrt wäre, „in dieser Formveränderung ... auch nur die Andeutung einer Amitose zu sehen"[61], scheint uns ebenso falsch wie aus jeder Kernfragmentierung gleich eine Amitose zu machen. Wenn auch Kerneinschnürungen in vielen Fällen reversibel und deshalb nicht eo ipso amitotische Zustandsbilder sind, so bleibt doch die Tatsache bestehen, daß sich solche amitoseverdächtigen Kerne in manchen Fällen eben trotzdem teilen.

MACKLIN (1916) glaubt, daß eine vollständige Teilung eintreten würde, sobald ein bestimmter kritischer Einschnürungsgrad einmal überschritten sei. Auf Grund unserer eigenen, an

[60] BUCHER 1958, 1959. [61] PFUHL und KÜHTZ 1939.

Gewebekulturen gesammelten Erfahrungen sind wir — mit LEWIS (1927a und b) — von dieser Auffassung nicht restlos überzeugt. Deshalb scheint uns auch die Einteilung von SINAPIUS (1958) ziemlich fragwürdig. Dieser unterscheidet nämlich[62] bei seinen Untersuchungen über das Endothel der Venen: „a) Einbuchtungen, Krümmungen und Lappungen der Kerne als *mögliche* oder *vermutliche* Vorstadien direkter Kernteilung; b) Einschnürungen mit deutlicher Abgrenzung eventueller Tochterkerne als *wahrscheinliche* Stadien direkter Teilung; c) Durchschnürung dicht vor dem Abschluß als *sicheres* Endstadium direkter Kernteilung."

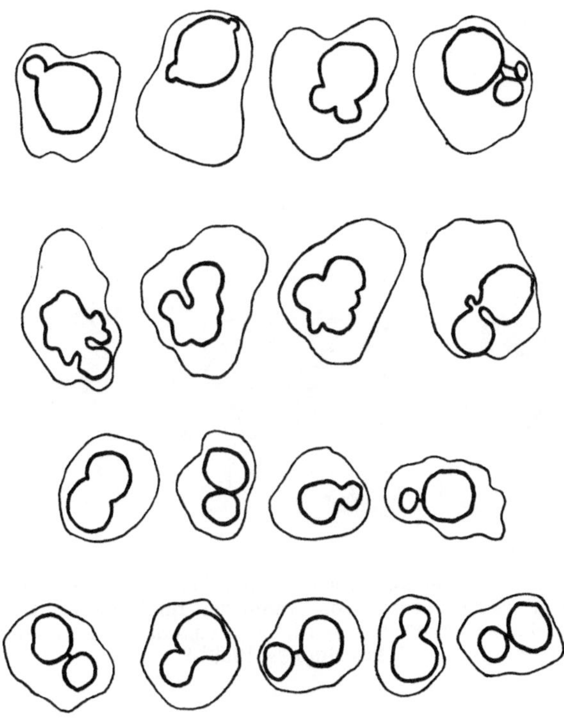

Abb. 13. Postmortaler Kernpolymorphismus von Normoblasten in der Leichenleber mit Kernknospung, Kernlappung, amitoseförmigen Kernfiguren und „amitotischer" Zerteilung der Kerne. (35 cm lange männliche Totgeburt.) Umrißzeichnungen. (Aus FEYRTER 1961)

Es ist von verschiedener Seite darauf hingewiesen worden, daß *postmortale Veränderungen* (Sektionsmaterial vgl. Abb. 13) und *Fixierungsartefakte* für die Entstehung „amitotischer" Kerneinschnürungen eine gewisse Rolle spielen können[63]. Systematische Untersuchungen von MÜNZER ergaben, daß in der erst einige Stunden nach dem Tode fixierten Kaninchenleber die Zahl der zweikernigen Zellen und auch die der Kerneinschnürungen zugenommen hatten. Derartige, erst in nekrobiotischen Zellen oder postmortal auftretende Durchschnürungen sollen jedoch nicht als amitotische Kernteilungen bezeichnet werden. Eigene Versuche[64] mit Mäusenieren, die verschieden fixiert worden waren, zeigten weder in der Häufigkeit der amitoseverdächtigen Kerne noch in der der zweikernigen Zellen signifikante Unterschiede. Theoretisch könnten auch beim *Schneiden der Präparate* künstliche „Amitosen" erzeugt werden[65], wie in Abb. 14 schematisch dargestellt ist.

[62] Vgl. auch GRYNFELTT 1931, 1935.
[63] MÜNZER 1925, PFUHL 1932b, ELLIOTT 1936, FEYRTER 1960, 1961.
[64] BUCHER 1959b. [65] PFUHL 1938.

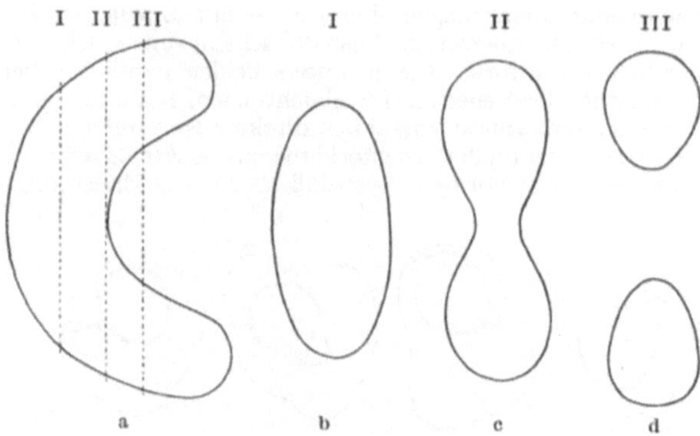


Abb. 14a—d. Vortäuschung einer Amitose durch das Mikrotommesser. (Aus Pfuhl 1938)

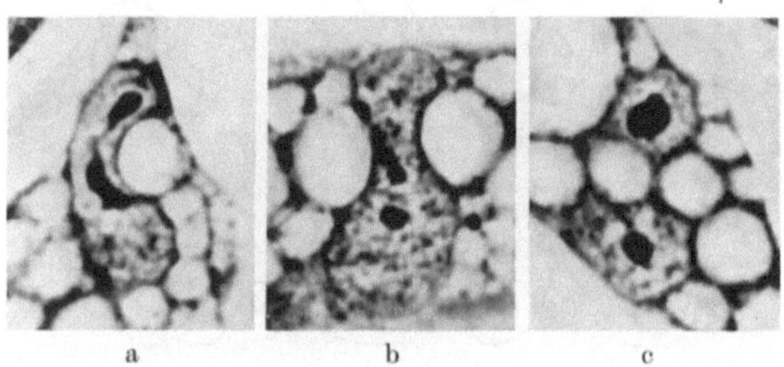


Abb. 15a—c. Mechanische Entstehung von „amitotischen“ Kerneinschnürungen im vacuolisierten Cytoplasma. Deckglaskulturen von Kaninchen-Bindegewebe nach 9stündiger Einwirkung von Nicotin 1:8000. Photographien im Phasenkontrastmikroskop. Vergr. 1000fach. (Aus Bucher 1959b)

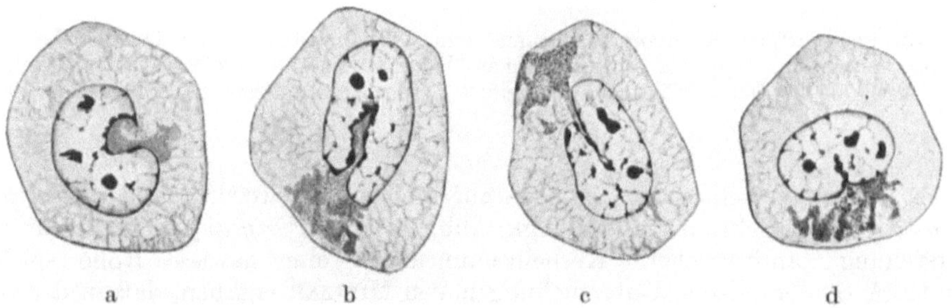


Abb. 16a—d. Verschiedene Stadien der Kernsekretion von Interrenalzellen (Embryo von *Torpedo ocellata*, kurz vor Geburt). a Erfolgte Entleerung der nuclearen Blase; b Kern mit Kernbucht; c verklebte Kernbucht; d Kernnarbe. Vergr. 2000fach. (Aus Dittus 1941)

Mehrere Untersucher[66] haben beobachtet, daß äußere oder innere *mechanische Einwirkungen*, andrängende Bindegewebsfasern bzw. intracelluläre Fetttröpfchen oder Vacuolen, gelegentlich Ein- und selbst Durchschnürungen bewirken. Unsere Abb. 15 zeigt die mechanisch bedingte Entstehung eines Doppelkernes in stark vacuolisierten Fibrocyten.

[66] Karpoff 1904, Benninghoff 1923, Wallraff 1949, Nakahara 1918, Kapel 1929, Mauer 1938, Bucher 1959b.

Amitoseähnliche Bilder können unter Umständen auch im Verlaufe der sog. *Kernsekretion* auftreten (Abb. 16), bei welcher Nuclearsubstanz in morphologisch erkennbarer Weise in den Zelleib abgegeben wird und, als Folge davon, Kerneindellungen oder -buchten temporär feststellbar sind. „Jedoch zeigen die Kernbuchten im Gegensatz zu der einseitigen, amitotischen Kerneinschnürung die

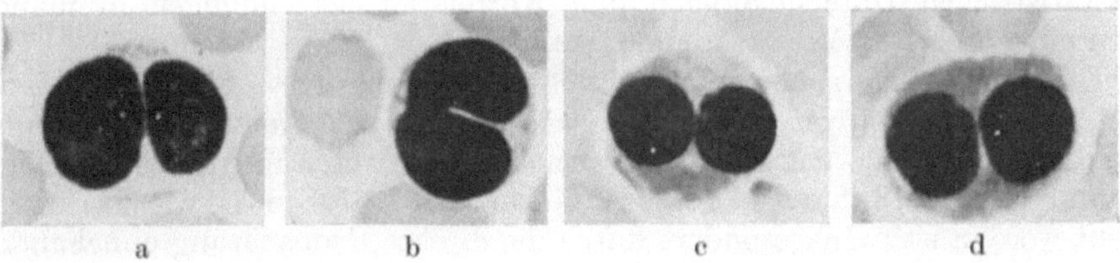


Abb. 17a—d. „Zwillingsmißbildungen" von Blut- und Knochenmarkzellen. a und b Lymphocyten (Kaninchen); c und d Erythroblasten (Mensch). Photographien. (Aus UNDRITZ 1944)

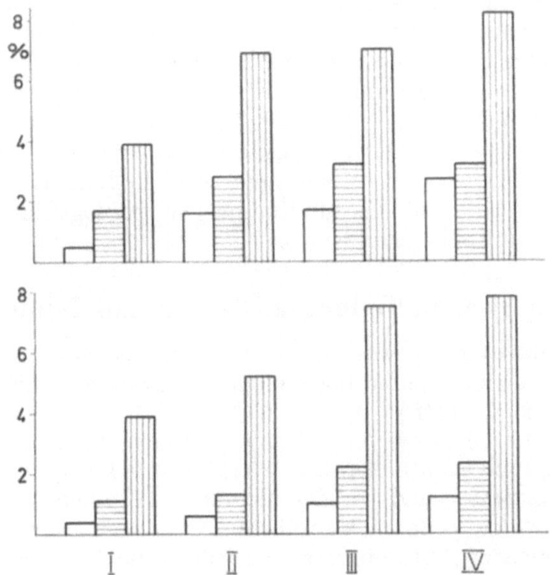


Abb. 18. Stäbchendiagramme der prozentualen Häufigkeit von Riesenkernen (leer), von amitotisch eingeschnürten Kernen (horizontal schraffiert) und von zweikernigen Zellen (vertikal schraffiert) in Nierenkanälchen von Mäusen nach Belastung mit Tyrodelösung. Obere Reihe: Hauptstücke; untere Reihe: Mittelstücke. *I* Kontrollen; *II*, *III* und *IV* nach 48- bzw. 72- bzw. 96stündiger Versuchsdauer (Einspritzung von 3,0 bzw. 4,5 bzw. 5,5 $cm^3$). (Aus BUCHER und GAILLOUD 1958)

mannigfachste Lage am Kern, und außerdem sind sie meist faltig und ihr Verlauf gekrümmt"[67].

UNDRITZ (1944) hat im Blut und in den blutbildenden Organen von Mensch und Tieren bisweilen (mitotisch entstandene) *Zwillings- und Mehrlingsmißbildungen* gesehen (Abb. 17). Solche doppelkernigen Lymphocyten, Plasmazellen und Erythroblasten werden häufig nicht als Zellmißbildungen gedeutet, sondern zu Unrecht als Beweis für eine Kernamitose aufgeführt, die sich für Blut- und Knochenmarkzellen als völlig hypothetisch erwiesen hat[68].

---

[67] DITTUS 1941; vgl. auch LONGWELL und YERGANIAN 1965.

[68] UNDRITZ 1944, 1958, ROHR 1949, BOLL 1966; im Gegensatz dazu FEYRTER 1957, OHWARA und MORI 1957, LUTSENKO 1960.

Von der *Kernverschmelzung* war schon oben (S. 635) die Rede. Mit verschiedenen anderen Autoren[69] müssen wir zugeben, daß in fixierten Präparaten Kernteilung und -verschmelzungen allein auf Grund morphologischer Kriterien in der Regel nicht unterschieden werden können (s. auch Abb. 42, S. 665). Indessen werden wir im Kapitel V/4 zu zeigen versuchen, daß man mit Hilfe von variationsstatistischen Untersuchungen und Korrelationsberechnungen in manchen Fällen einen Schritt vorwärtskommen kann.

In diesem Zusammenhang stellt sich auch die Frage, ob die Anwesenheit „amitoseverdächtiger Kerne" als *Indizienbeweis für das Vorkommen echter Amitosen* gewertet werden darf, wenn mit ihrem vermehrten Auftreten auch die Zweikernigkeit zunimmt (s. Abb. 18, ferner Abb. 39, S. 662 und Abb. 51, S. 684), wie das oft festgestellt worden ist[70]. Insbesondere durch die direkte Beobachtung unbehandelter und experimentell beeinflußter lebender Kulturen sowie karyometrische und statistische Untersuchungen fixierter Präparate (Bindegewebekulturen, Nieren- und Leberschnitte) gelangten wir zu der Überzeugung, „daß die zweikernigen Zellen — zumindest in dem betreffenden Gewebe — durch eine direkte Kernteilung entstanden sind, wenn vielleicht nicht ausschließlich, so doch in der ganz überwiegenden Mehrzahl" (BUCHER 1958b). Ein ungefähr gleichzeitiges vermehrtes Auftreten von eingeschnürten Kernen und von zweikernigen Zellen kann deshalb unter bekannten, geeigneten Bedingungen als symptomatisch für eine gesteigerte amitotische Kernteilungsaktivität betrachtet werden, und die festgestellten „amitotischen Kerne" sind dann wohl großenteils wirkliche amitotische Teilungsstadien oder zu allermindest der morphologische Ausdruck einer erhöhten amitotischen Teilungstendenz[71].

## IV. Teilungsverlauf, Teilungsauslösung und Teilungsdauer

Die amitoseverdächtigen Kerne zeichnen sich in der Regel durch ihre besondere *Größe* aus[72], worüber später noch mehr zu sagen sein wird (Kapitel V/1, S. 652ff., sowie VI/2, S. 670ff.).

Da die Bezeichnung Amitose nur aussagt, daß keine Chromosomen auftreten, erhebt sich die Frage, ob eventuell andere *Strukturveränderungen* gefunden werden können. Mit WASSERMANN sind wir der Meinung, daß auch bei echter Amitose die Arbeitsstruktur der Zelle nicht unbedingt in allen Einzelheiten erhalten bleiben muß. Die meisten Autoren vertreten jedoch die Auffassung, daß sich der Kern einfach durchschnürt, ohne dabei innere Veränderungen zu zeigen[73], oder zumindest, daß werder am Kern noch am Plasma „auffallende Erscheinungen" wahrzunehmen sind[74].

Von einigen wenigen Forschern[75] sind Amitosen mit *Chromatinstrukturveränderungen* beschrieben worden, doch sind wir, der Befunde von WILSON und LEDUC (s. auch Abb. 2, S. 629) wegen, etwas skeptisch geworden, ob es sich bei jenen Teilungen immer um echte Amitosen gehandelt hat. Auf alle Fälle verdiente diese Fragestellung, mit modernen Methoden (auch elektronenmikroskopisch[76]) erneut aufgenommen zu werden.

[69] BENNINGHOFF 1922, KISSER 1922, STAEMMLER 1928a und b, TEIR 1944, WILSON und LEDUC 1950, OMOCHI, NAGATA und MOMOZÉ 1957, GRUNDMANN 1964.

[70] WEATHERFORD 1933, ZWEIBAUM und SZEJNMAN 1935, 1936, ATSUMI 1953, BUCHER 1947, 1952, 1955, 1958a—c, 1966, BUCHER und GAILLOUD 1958, BUCHER und GATTIKER 1954a und b, BUCHER und SUPPAN 1967, GAILLOUD 1958, SUPPAN 1966.

[71] Vgl. Kapitel V/3, V/4, VI/1 und VI/3.

[72] ZIEGLER 1891, WASSERMANN 1929, RIES und GERSCH 1953, ATSUMI 1953, BUCHER und GATTIKER 1954a, 1956, 1959b, HOMANN 1955, SINAPIUS 1958, BUCHER 1959b.

[73] BAST 1921, POSKA-TEISS 1922, PETERSEN 1935, TISCHLER 1951, HARTMANN 1953, HINTZSCHE 1954, SINAPIUS 1958, u.a. [74] STÖHR jr. 1951.

[75] GRYNFELTT 1931, 1935, DREYFUS 1932, BURKL 1949, PFEIFER 1963, GRUNDMANN 1964.

[76] Vgl. PEHLEMANN 1968, BODDINGIUS 1970.

Während über das Verhalten des *Golgi-Apparates* und der *Mitochondrien* im Verlaufe der Amitose kaum etwas Sicheres bekannt ist[77], finden sich in wenigen, vor allem älteren Arbeiten Angaben über eine eventuelle Beteiligung der *Centriolen* auch am Vorgang der direkten Kernteilung. Obgleich dieses Problem schon 1891 von FLEMMING zur Sprache gebracht worden ist, haben sich nur selten Forscher damit befaßt. WASSERMANN (1929) ist der Meinung, daß eine Mitwirkung des Cytozentrums an der Amitose bisher nicht genügend gewürdigt, aber „für viele Fälle wahrscheinlich gemacht worden" sei; dafür spräche u. a. dessen öfters wiederkehrende typische Lage im Bereich der Kerneinschnürung. Eine solche bevorzugte

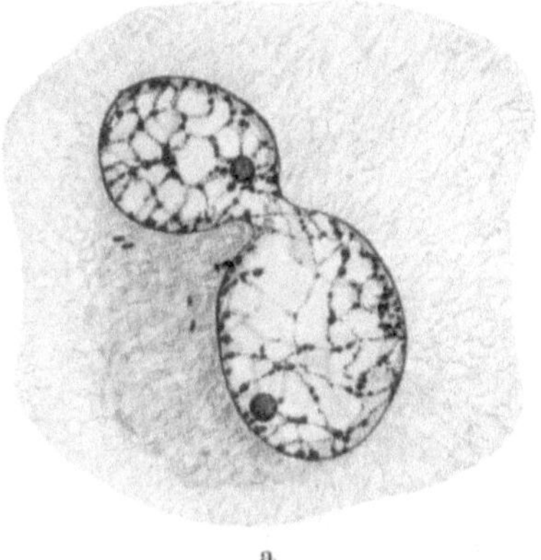

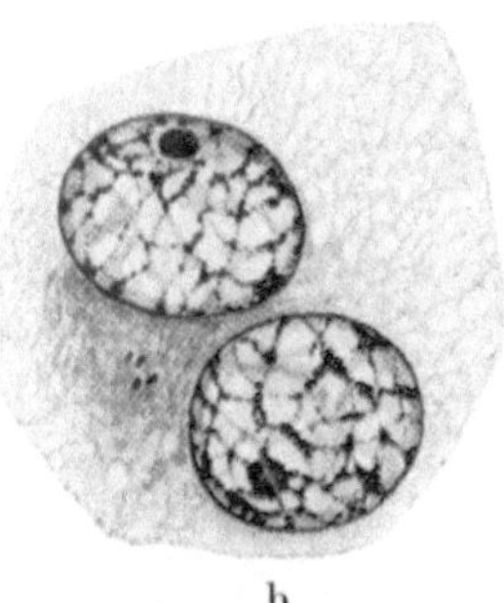

a b

Abb. 19a u. b. Amitotische Kernteilungsbilder in Nebennierenmarkzellen eines erwachsenen Menschen. Verhalten der Centriolen (s. Text). Zeichnungen. (Aus CLARA 1936)

Lagerung der Centriolen ist auch von SCHOPPER und CLARA[78] bestätigt worden (Abb. 19); eine amitosebedingte Verdoppelung des Diplosoms würden wir indessen für wenig wahrscheinlich halten[79].

Nach PEHLEMANN (1968) liegt auch der Golgi-Apparat regelmäßig neben der Mitte der Kernlängsachse, also in Höhe der Einschnürungszone; das Centriol nimmt im Golgifeld eine zentrale Lage ein. In durch ACTH aktivierten Interrenalzellen von Rana temporaria treten in diesen während der amitotischen Kerneinschnürung charakteristische Veränderungen ein: Erweiterung der Lumina der Doppellamellen, Vermehrung der Golgivesikel und schließlich auch der Vacuolen bei gleichzeitig fast vollständigem Verschwinden der geschichteten Doppellamellen. In und um das Golgifeld finden sich immer mehr weitlumige Elemente des endoplasmatischen Reticulums, die morphologisch kaum von Golgistrukturen abgrenzbar sind. PEHLEMANN nimmt an, daß das Centriol mit einer von ihm gebildeten Mikrotubulischlinge die Schnürungsebene des Kernes bestimmt (Abb. 20a und b) und daß, in Analogie zur Verkürzung der Spindelfasern in der Mitose, die Mikrotubuli einen Zug ausüben können (Abb. 20c); die Knickung der Kernlängsachse gegen das Centriol hin würde diese Auffassung bestätigen und die oft beobachtete asymmetrische Einschnürung (vgl. z.B. Abb. 25 und 28) erklären. Diese neuen, elektronenmikroskopischen Befunde, die allerdings noch einer Nachprüfung bedürfen, erinnern an das schon 1891 von MEVES beschriebene „Sphärenband", das aus der Attraktionssphäre hervorgehen und als „Sphärenring" einen mechanischen Einfluß auf die Kernteilung haben soll.

Viel ist über morphologische Veränderungen der *Nucleolen* im Zusammenhang mit der direkten Kernteilung geschrieben worden. Selbst in den meisten

[77] Angedeutet bei LUDFORD 1922 bzw. MACKLIN 1916a und b.

[78] SCHOPPER 1932 (fixierte Serosadeckzellen in vitro); CLARA 1936 (Schnittpräparate von Nebennierenmarkzellen).

[79] Ebenso MACKLIN 1916, LEWIS 1927, BUCCIANTE 1929, FISCHER 1930, u.a.; teilweise im Gegensatz dazu CLARA 1936, ferner POSKA-TEISS 1922.

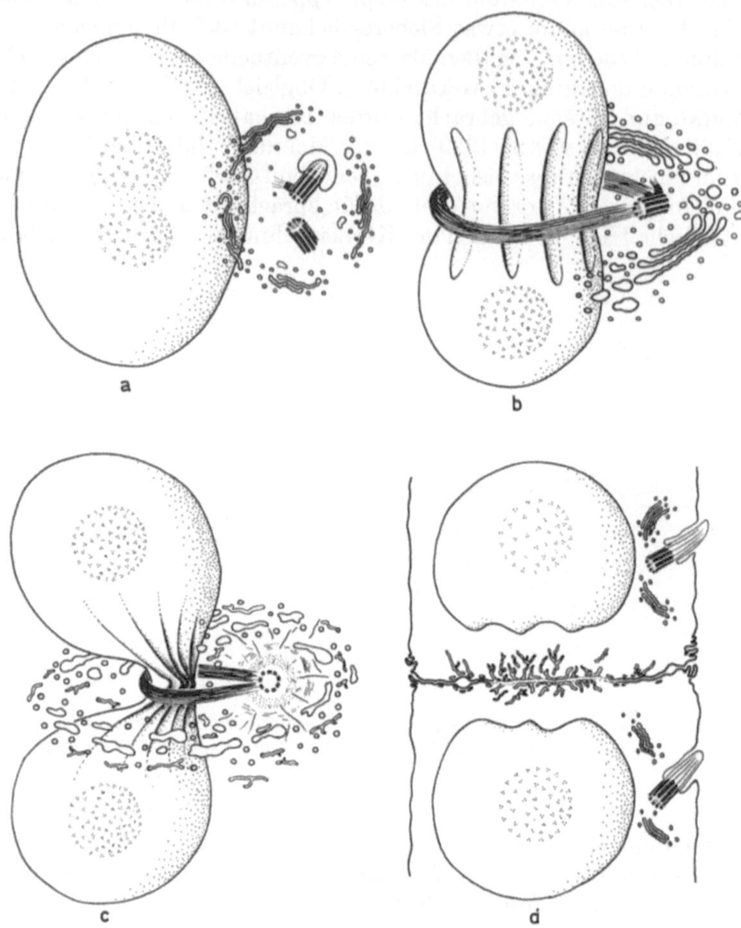


Abb. 20a—d. Schema der Amitose (Interrenalzellen von Rana temporaria). a Der Golgi-Apparat liegt neben der Mitte der Kernlängsachse. In seinem Zentrum befindet sich ein Kinetosom (mit einem in Rückbildung begriffenen Cilienstumpf) und ein neu gebildetes Centriol. b Im weiter gestreckten Kern haben sich die Hälften des geteilten Nucleolus polwärts verlagert. Im Bereiche der Kerneinschnürung sind parallel verlaufende Längsfalten des Karyolemms sichtbar. Vom Centriol führt eine Schlinge aus Mikrotubuli und Mikrofilamenten um die Einschnürungsstelle. c Die Kerntaille ist durch die fortgeschrittene Kernlängsstreckung weiter verengt. Die Mikrotubulusschlinge ist verkürzt, und die Kernlängsachse ist gegen das Centriol hin geknickt. Der Golgi-Apparat ist weitgehend in Vacuolen und Vesikeln aufgelöst, die in der Schnürungsebene liegen. d Die Kernhälften sind getrennt und es bildet sich zwischen ihnen eine neue Zellwand. In den Tochterzellen erfolgt die Reorganisation des Golgi-Apparates und die Differenzierung je einer neuen Cilie (diese sind für die betreffenden Zellen charakteristisch). (Aus PEHLEMANN 1968)

Lehrbüchern[80] ist gewöhnlich erwähnt, daß der Kernteilung in der Regel eine Nucleolenteilung vorangehe (Abb. 21a—c), obschon sich im Schrifttum[81] einander widersprechende Auffassungen vorfinden. Keinesfalls dürfen wir allein aus einer Teilung

[80] VON MÖLLENDORFF 1940, PATZELT 1945, STÖHR jr. 1951, RIES und GERSCH 1953, HARTMANN 1953, LEVI 1954, BARGMANN 1964, CHÈVREMONT 1966, BUCHER 1970.

[81] Älteres Schrifttum s. die zusammenfassenden Darstellungen von WASSERMANN (1929) und BUCHER (1959b).

des durch vermehrte Synthese ribosomaler RNS vorgängig vergrößerten Kernkörperchens auf eine gleichzeitige oder in absehbarer Zeit nachfolgende Amitose schließen, wie in lebenden Gewebekulturen ohne weiteres feststellbar ist (Abb. 22)[82]. Wir können die Ausführungen von WASSERMANN voll und ganz bestätigen, der schrieb: „Daß auf die Teilung des Nucleolus eine Kernteilung nicht folgen muß,

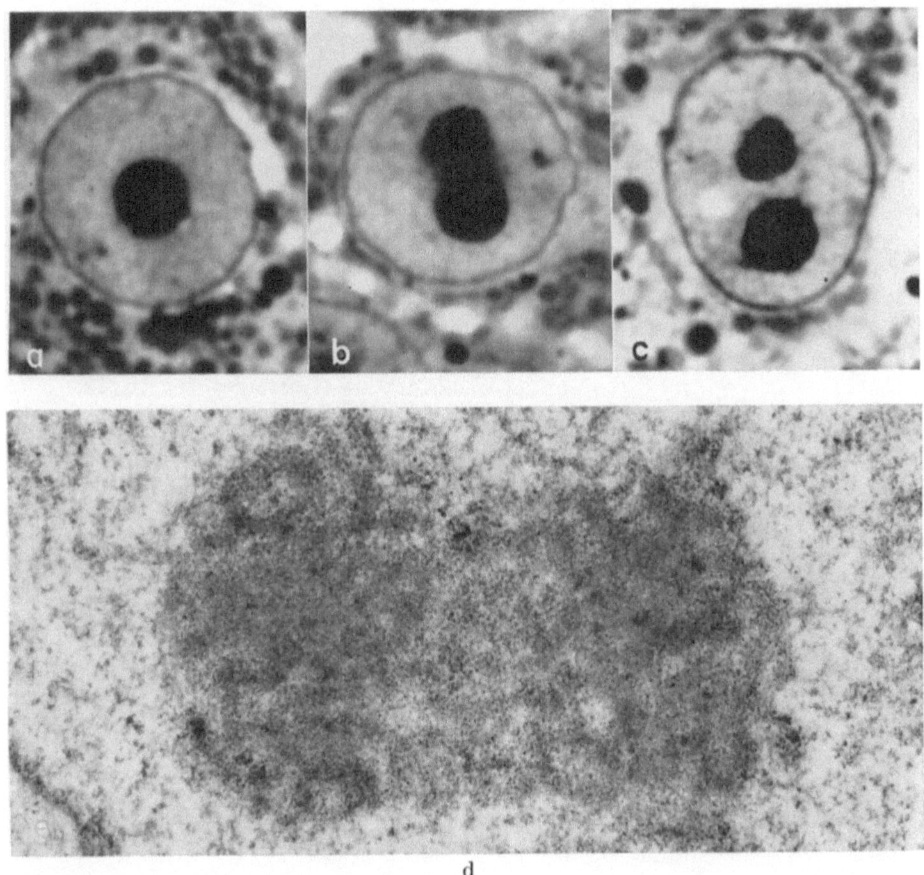


Abb. 21a—d. Einleitung der Amitose durch Teilung des Nucleolus. Interrenalzellen von Rana temporaria nach 4tägiger ACTH-Behandlung. Vergr. 3000fach. d Elektronenmikroskopische Aufnahme eines sich teilenden Nucleolus. Vergr. 24000fach. (Aus PEHLEMANN 1968)

ist nach den vielfältigen Erfahrungen über die Vermehrung der Nucleolen ohne jeden Zusammenhang mit Amitose wohl selbstverständlich, beweist aber nichts gegen die Möglichkeit, daß dieser Teilungsakt nicht doch in Verbindung mit der Kernzerschnürung eine besondere Bedeutung haben kann". Einige Zeilen später fährt der gleiche Autor fort: „Mit der Formveränderung des Kerns beginnt auch der Nucleolus hantelförmig zu werden (Abb. 23 und 24), so daß seine Veränderung mit der des ganzen Kernes mindestens zusammenfällt. Er ist dabei so in die Kernmitte eingestellt, daß die Lage der Schnürfurche auch seiner zirkulären

[82] STOCKINGER 1953, BUCHER 1958a, 1959b, PŮŽA 1963, 1964; vgl. auch WEBER 1962 an Schnittpräparaten.

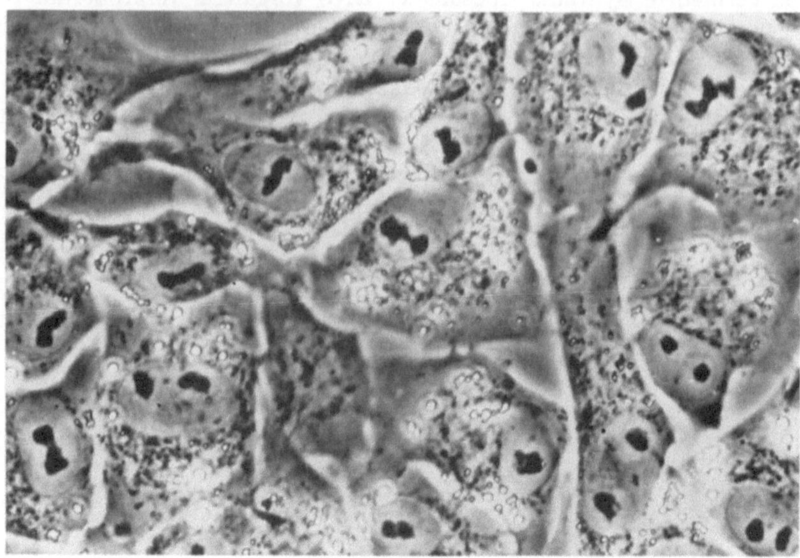

Abb. 22. Nucleolenteilung in lebenden Bindegewebezellen (Deckglaskultur, Herzexplantat aus 11tägigem Hühnerembryo, $3^1/_2$ Tage in vitro: 2 bei Körpertemperatur, dann $1^1/_2$ bei Zimmertemperatur). Photographie im Phasenkontrastmikroskop. Vergr. 1000fach. (Aus Bucher 1959b)

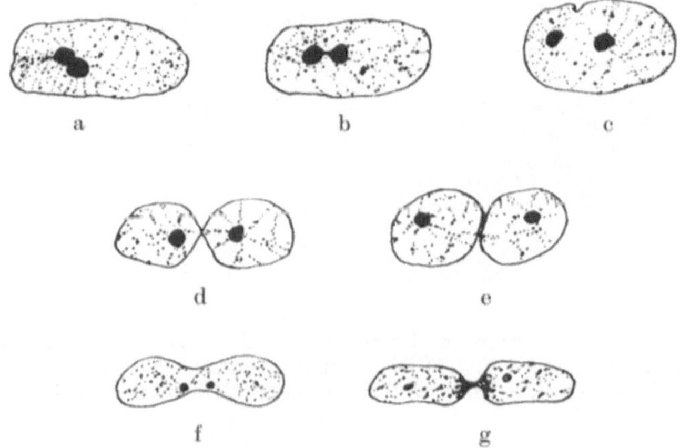


Abb. 23a—g. Amitotische Teilungsbilder von Herzmuskelkernen des Menschen (a—e) und des Meerschweinchens (f und g). a—c Teilung des Nucleolus; d und e Teilung durch „Dissektion"; f und g Teilung durch „Distraktion". (Aus Körner 1935)

Einschnürung entspricht. Eine direkte Wirkung der Kerneinschnürung auf den Nucleolus wird man jedoch schwerlich annehmen dürfen, denn die Eindellung der Kernoberfläche ist zu dieser Zeit manchmal noch ganz seicht." Es ist eher vorstellbar, „daß Teilung des Kernkörperchens und Veränderungen seiner Struktur, die damit einhergehen, wahrscheinlich für Vorgänge im Kern während der Amitose sprechen, die wir noch nicht kennen".

In neueren Veröffentlichungen ist diese Kernkörperchenteilung oft bestätigt worden; umstritten ist indessen der Zeitpunkt ihres Auftretens. Nach der Mehrzahl der Autoren[83] würde die Nucleolenteilung die Amitose einleiten, nach anderen[84] würde jene etwa gleichzeitig auftreten, und wieder andere[85] haben anscheinend beide Varianten festgestellt.

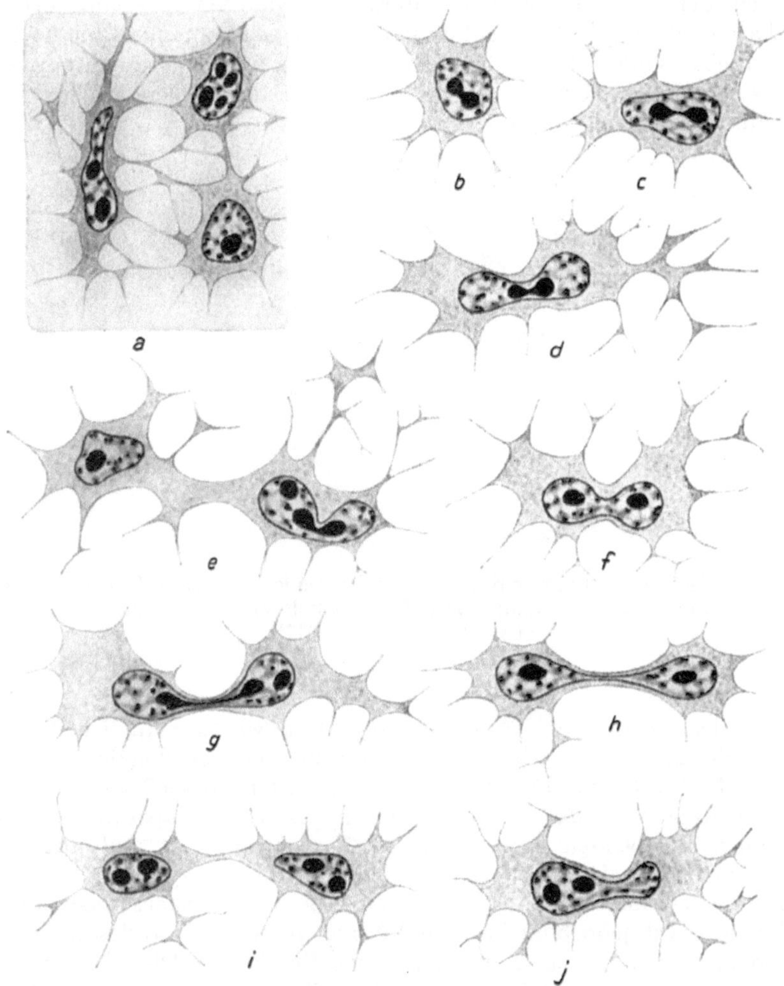


Abb. 24a—j. Amitosen aus Sehne einer neugeborenen Maus. Zeichnungen. Vergr. etwa 1200fach. (Aus NOWIKOFF 1910)

Der Vorgang läuft gewöhnlich so ab, daß sich der Nucleolus in die Länge streckt, dann durch fortschreitende Einschnürung allmählich hantelförmig und schließlich in zwei Stücke geteilt wird (Abb. 23, 24, ferner Abb. 45, S. 668). Nun

[83] KAPEL 1929, GRYNFELTT 1931, 1932, KÖRNER 1935, KATZNELSON 1936, FISCHER 1936, WEED 1937, BURKL 1949, WENDT 1959, PEHLEMANN 1968.

[84] CLARA 1931, 1936, RIES 1932.

[85] WASSERMANN 1929, BREIDER 1938, 1939, HOMANN 1955; im Gegensatz dazu glaubt CORREIA 1960, „daß die Kernteilung den Veränderungen des Nucleolus vorangeht".

erwähnen verschiedene Forscher[86], daß das Nucleolenmaterial mehr oder weniger gleichmäßig auf die Tochterkerne aufgeteilt wird, und auch wir haben auf die oft auffällige Symmetrie der Nucleolarsubstanz in amitoseverdächtigen Kernen hingewiesen[87]. Diese Meinung wird jedoch nicht allgemein geteilt[88].

Was nun den eigentlichen *Verlauf der amitotischen Kernteilung* betrifft, so müssen wir uns hier auf die lehrbuchmäßige Darstellung beschränken und von den verschiedenen in der älteren Literatur erwähnten „Verlaufstypen" und „Modifikationen" absehen[89]. Allenfalls kann man eine Kernteilung durch „Distraktion" und eine solche durch „Dissektion" (Abb. 23d und e) unterscheiden[90], wobei aber zahlreiche Übergangsformen bestehen. In beiden Fällen bleibt die Kernmembran bestehen.

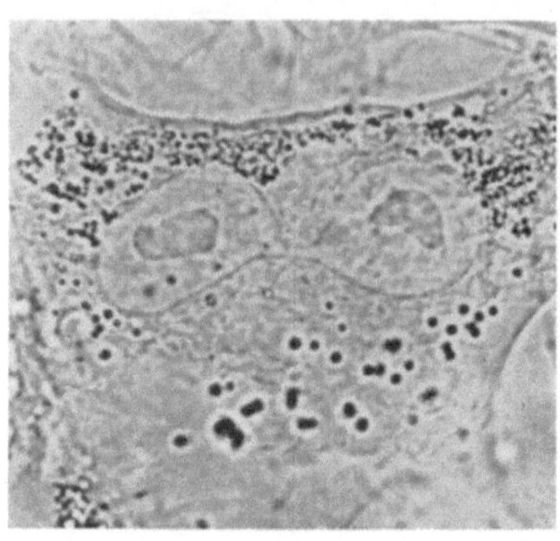

Abb. 25. Amitotisch eingeschnürter Kern in lebender Bindegewebezelle (Ratten-Fibroblastenkultur, 55 Tage in „roller-tube", dann 2 Tage Deckglaskultur). Photographie. Vergr. 1100fach. (Aus W. H. Lewis 1947)

Im Falle der „*Distraktion*" (Abb. 23f und g, 24, 25) wird der längliche Kern sanduhrförmig; die karyoplasmatische Verbindungsbrücke verschmälert sich immer mehr bis die Tochterkerne voneinander getrennt werden. Dieser Teilungstyp scheint seltener vorzukommen, ist aber nicht nur in fixierten Präparaten[91] gefunden, sondern auch in lebenden Gewebekulturen[92] photographiert und sogar gefilmt worden. Bei der „*Dissektion*" streckt sich der Kern, der eine symmetrische bipolare Verteilung der chromatischen Substanz zeigen kann[93], zunächst ebenfalls etwas in die Länge, wird jedoch nicht hantelförmig ausgezogen. Indessen schneidet, meist ungefähr senkrecht zur Längsachse, eine Furche ein. Diese Kernmembraneinfaltung kann ringsherum gleichmäßig (Abb. 23 und 26, ferner Abb. 42, S. 665) oder auch asymmetrisch vor sich gehen (Abb. 27, 28), „indem von der einen Seite her eine anfangs seichte, dann sich mehr und mehr vertiefende Einschnürung

[86] Clara 1931, 1936, Stöhr jr. 1934, Dittus 1941, Ries und Gersch 1953, van Phan und David 1958, u.a.

[87] Bucher 1947, 1959b. [88] Hintzsche 1954, Levi 1954, Půža 1963, 1964.

[89] Vgl. Wassermann 1929, Bucher 1959b.

[90] Diese Bezeichnungen von von Wasielewski 1903; ihnen entsprechen die „division par étranglement" bzw. die „division par clivage" der französischen Lehrbücher (Verne 1963, Chèvremont 1966).

[91] Zum Beispiel Chu 1960, Winckler 1960, Petrow 1967 (Abb. 5—9), Pehlemann 1968 (Abb. 4 und 8f).

[92] Lewis 1947, Gey, Bang und Gey 1954.

[93] Jerusalem 1963, Abb. 1—3; ähnlich bei Grundmann 1964, Abb. 118.

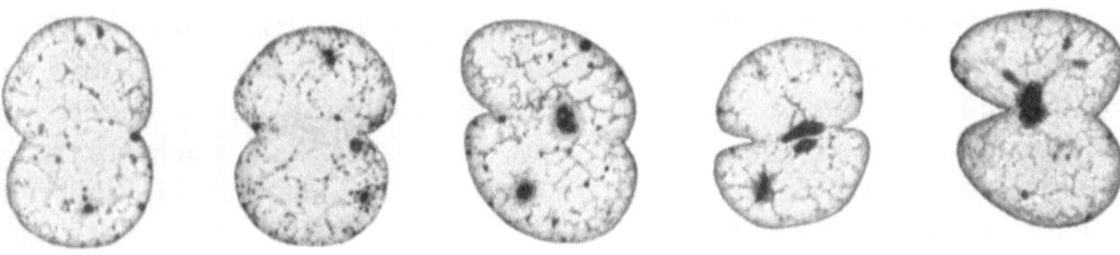

Abb. 26. Als Amitosen gedeutete Kernbilder aus dem Reizleitungssystem eines Rinderherzens. Vergr. 1000fach. (Aus HINTZSCHE 1946)

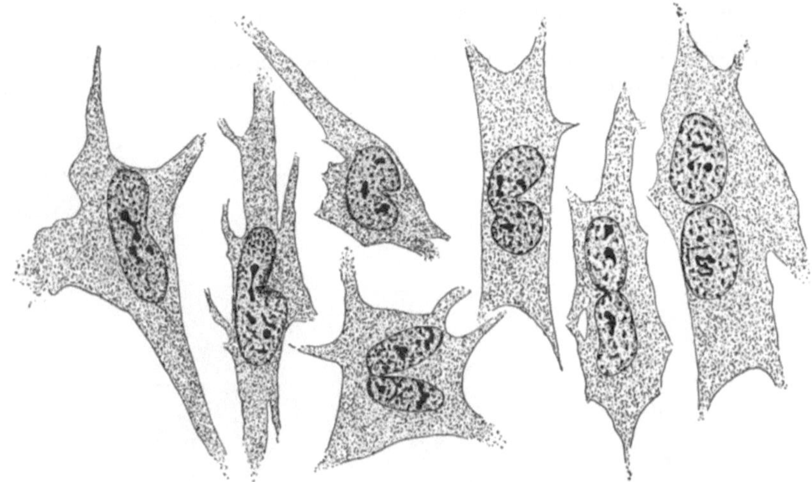

Abb. 27. Amitoseverdächtige Kernteilungsbilder aus fixierten Bindegewebekulturen (Deckglaskulturen von Kaninchen-Subcutangewebe). Zeichnungen. Vergr. 1000fach. (Aus BUCHER 1970)

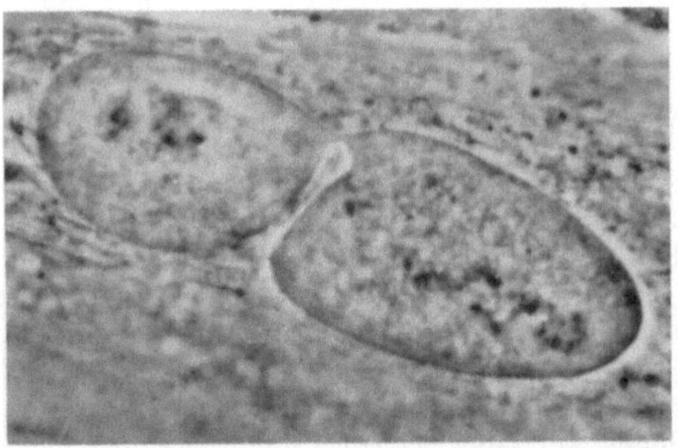

Abb. 28. Durch Amitose aus einem Riesenkern hervorgegangene gleich große Kerne, die noch durch eine dünne Verbindung zusammenhängen (TEM-Kultur, $OsO_4$, Phasenkontrastaufnahme, Vergr. 1280fach). (Aus DANNEEL und SCHUMANN 1960)

erfolgt und die Falte schließlich die gegenüberliegende Kernwand erreicht"[94]. Beides sind unseres Erachtens nur Varianten eines grundsätzlich gleichen Vorganges, ebenso wie die Tatsache, daß die Furche einmal außerordentlich eng, ein

[94] WASSERMANN 1929; ferner CLARA 1931, 1936, DITTUS 1941, LEWIS 1947, BUCHER 1947, 1958a, 1959b.

anderes Mal weiter, ja sogar mehr oder weniger keilförmig ist. In diesem Fall kann der Kern vorübergehend nieren- oder selbst annähernd sanduhrförmig werden (Zwischenformen zwischen „Dissektion" und „Distraktion"). Nach Durchschnürung durch eine sehr enge Furche sind die zukünftigen Tochterkerne dicht aneinandergedrängt, und es ist oft recht schwierig festzustellen, ob die Trennung schon vollständig ist oder nicht[95].

Schließlich wird auch noch die Möglichkeit einer direkten Kernteilung durch Bildung einer Scheidewand in der späteren Trennungsebene erörtert (Abb. 29)[96]. Aus keiner der uns bekannten Veröffentlichungen, in denen eine solche „Trennungswand" oder „mediane Teilungslinie" erwähnt wird, geht mit Sicherheit hervor, daß diese nicht durch eine äußerst feinspaltige Einstülpung der Kernmembran entstanden ist[97]. Hier fehlen uns bis heute Befunde der Elektronenmikroskopie.

Zur Hypothese einer angeblich amitotischen Längsspaltung des Kernes finden sich einige Angaben in der Monographie von Bucher (1959b, S. 60/61).

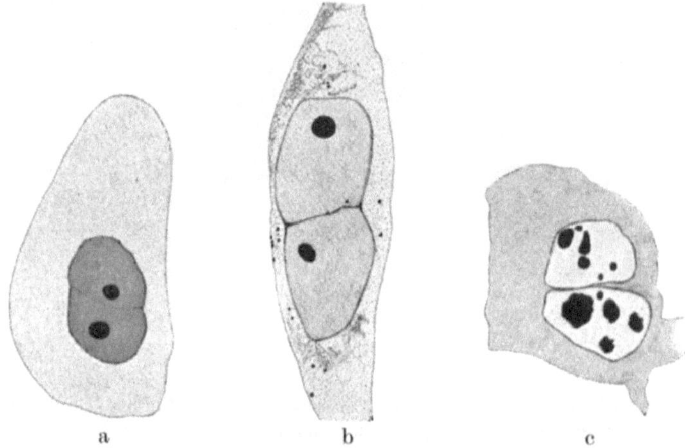


Abb. 29a—c. Kernamitosen in Epithelzellen (1—3 Tage alte Frosch-Hautkulturen in vitro). Bildung einer Scheidewand. (Aus Uhlenhuth 1917)

Im *Zelleib* fallen bei der direkten Kernteilung keine Strukturveränderungen auf, zumindest nicht lichtmikroskopisch. Die Lehrbuchmeinung ist bekanntlich die, daß spezifische Plasmastrukturen, welche bei der Mitose zum Teil eine Rückbildung erfahren, bei der Amitose, wie auch bei der Endomitose, erhalten bleiben. Viele Forscher sehen die Bedeutung der direkten Kernteilung ja gerade darin, daß diese abläuft, ohne die Zelltätigkeit zu beeinträchtigen. Allerdings fehlen uns systematische *histochemische Untersuchungen* amitoseverdächtiger Zellen fast völlig[98].

Über die Amitose weiß man noch viel zu wenig, als daß es uns heute schon gerechtfertigt erschiene, von einer *normalen und anormalen Teilung* zu sprechen[99]. Wir vermuten, daß alle „abnormen" oder „gestörten" a-mitotischen Kern-

[95] Bucher 1958a, 1959b.

[96] Patterson 1908, Uhlenhuth 1917, Bast 1921, Wermel und Ignatjewa 1933, Körner 1935, Katznelson 1936, Pfeifer 1963, Grundmann 1964.

[97] Vgl. auch Beobachtungen an Gewebekulturen, z.B. Macklin 1916, Lewis 1927, 1947, Bucher 1958a.

[98] Vgl. Montagna 1949, Graumann 1964.

[99] „Normale und pathologische Amitosen" (Glaser 1907), „pathologische Erscheinungsformen" (Burkl 1949), „abnorme amitotische Kernteilungen" (Fink 1954), „reguläre und gestörte Amitosen" (Feyrter 1961). Vgl. auch S. 685[258] unseres Beitrages.

teilungsformen den Begriffen Kernknospung, -lappung, -fragmentierung usw.[100] näher stehen. Ähnliches gilt wohl auch für die „inäqualen Teilungen"[101] (vgl. Kapitel V/1, S. 652).

Vom Mechanismus der *Teilungsauslösung* kennen wir nicht mehr als das, was in anderem Zusammenhang (Kapitel VI, S. 666ff.) noch besprochen werden soll. Rein physikalische Momente, die vor allem in der älteren Literatur[102] eine Rolle spielen, möchten wir für die echte Amitose ausschließen. THOMAS (1939) glaubt, daß die Anregung zur amitotischen Teilung nicht direkt erfolgt, sondern sekundär einer Hemmung der mitotischen Teilungstätigkeit zuzuschreiben ist: die Amitosen stellten in diesem Fall somit ein physiologisches Ersatzphänomen dar. Dieser biologische Deutungsversuch hat in manchen Fällen einiges für sich und würde auch mit eigenen Beobachtungen übereinstimmen. Ohne die zitierte Veröffentlichung zu kennen, sind wir seinerzeit aus unseren Untersuchungsresultaten an Bindegewebekulturen, die mit Trypaflavin behandelt worden sind, zu folgendem Schluß gelangt[103]: „Ein so an der Mitose verhinderter Zellkern würde dann, wie das ja auch im Gesamtorganismus der Fall sein kann, sich der direkten Teilung bedienen; die gegenüber störenden Einflüssen weniger empfindliche Amitose tritt als Ersatzlösung auf, während normalerweise in Gewebekulturen, die bei Körpertemperatur mit reichlich Embryonal- oder Organextrakt gezüchtet werden und über genügend Sauerstoff verfügen, die Mitosen im Vordergrund stehen und Amitosen entsprechend selten sind."

EREMEEV (1957) hat bei 36 Hunden das Rückenmark in Höhe von $L_5$ vollständig durchtrennt und dann die Wundheilung in den Vorderbeinen mit der in den nicht mehr innervierten Hinterbeinen verglichen. Seine Befunde führen ihn zur Ansicht, daß der Ausfall der nervösen Impulse die mitotische und insbesondere die amitotische Teilungsaktivität desorganisiere. Auch wenn sich diese These bestätigen ließe, so würden wir eher eine indirekte Beeinflussung (Funktionsausfall, Kreislaufstörung usw.) als eine direkte Wirkung in Betracht ziehen.

Im übrigen müssen wir einmal mehr WASSERMANN (1929) zitieren: „Erst wenn wir wissen, wie sich das Cytozentrum, wie sich der Nucleolus, wie sich das Kerngerüst des genaueren verhalten, können wir in bezug auf die Bedingungen für den Eintritt der Amitose bestimmte Fragen stellen."

Bezüglich der *Teilungsdauer* gibt WENDT (1959) auf Grund seiner Untersuchungen von 7—10 Tage alten bestrahlten Fibroblastenkulturen, die aus 8tägigen Hühnerembryonen explantiert worden waren, an: „Die äquale amitotische Kernteilung dauert etwa 30 min". W. und M. v. MÖLLENDORFF (1926) haben an kultivierten Bauchhöhlenexsudatzellen eine Kernzerschnürung unmittelbar unter dem Mikroskop verfolgt und dabei festgestellt, „daß dieselbe in 10 min vollendet war". Trotzdem teilen wir eher die Auffassung von SINAPIUS (1958), „daß direkte Teilungen wesentlich langsamer verlaufen als Mitosen"[104]. Deren Anfang ist mit dem Sichtbarwerden der Chromosomen klar definiert. Aber wie steht es mit der Amitose? Alles hängt davon ab, wann wir den Anfang des Kernteilungsvorganges festsetzen.

In Gewebekulturen konnten wir[105] nicht selten die Rückbildung einer Einschnürung beobachten, und in einem Einzelfall hatten wir den Eindruck eines hin- und herwogenden Kampfes zwischen vollständiger Kerndurchschnürung und Wiederrückbildung zum einen Kern. Nach MACKLIN[106] dauert dieses Hin und Her so lange, bis ein bestimmter Einschnürungsgrad überschritten ist.

Wohl aus diesen Gründen sind die spärlichen Angaben über die Teilungsdauer der amitotischen Kernteilung außerordentlich verschieden. GEY, BANG und GEY

[100] Siehe Kapitel II. [101] PISCHINGER 1954b, WENDT 1959, 1960, FEYRTER 1960.
[102] MAXIMOW 1908, NOWIKOFF 1910, FLEROFF 1929, BENNINGHOFF 1923, ZWEIBAUM und SZEJNMAN 1936, LEWIS 1947, KÜSTER 1951, u.a. [103] BUCHER 1952b.
[104] Vgl. auch BISCEGLIE und JUHÁSZ-SCHÄFFER 1928, BINDER und BINDER 1957.
[105] BUCHER 1958a, 1959b. [106] Vgl. S. 638.

(1954) berichten sogar, daß sie in einer gezüchteten Chondrosarkomzelle, die immer wieder photographiert wurde, 2 Wochen beanspruchte. Nach CHÈVREMONT (1966) benötigte die direkte Kernteilung von Skeletmuskelfasern in vitro $1^1/_2$ bis 2 Std. PŮŽA (1963) beobachtete in einem PK-Zellstamm eine Kernamitose, die etwas über 54 Std dauerte. Wer selbst experimentell versucht hat, den Amitoseverlauf zeitlich zu bestimmen, wird die fast unbegreiflich erscheinenden Widersprüche in den erwähnten Veröffentlichungen leichter verstehen: Schon MACKLIN (1916) und LEWIS (1927) haben, wie wir selbst, an lebenden Gewebekulturen immer wieder festgestellt, daß „amitotisch" eingeschnürte Kerne nicht nur lange Zeit in diesem Zustand verharren können, sondern auch sich wieder abrunden, sich von neuem einschnüren, abrunden und abermals einschnüren können, um sich dann vielleicht schließlich doch noch vollständig durchzuschnüren. Diese Vorgänge können sich in der Tat über Tage hin erstrecken. Wir haben Bindegewebezellen eine ganze Woche lang gefilmt, bis endlich eine endgültige Kernteilung eintrat[107].

Die Festlegung des wirklichen Amitosebeginnes ist somit eine Ermessensfrage, und wir wissen zur Zeit wirklich nicht, wie sich die Amitosedauer eindeutig ermitteln ließe. Allenfalls könnte man auch hier mit variationsstatistischen Untersuchungen — vielleicht in Zusammenhang mit dem Zirkadianrhythmus — zu genaueren Resultaten gelangen. Ferner muß natürlich auch die Möglichkeit in Betracht gezogen werden, daß je nach Art, Funktionszustand und Umweltsbedingungen des Gewebes wesentliche Differenzen bestehen; deshalb können die an Gewebekulturen in vitro erhobenen Befunde auch nicht ohne weiteres auf die Zellen des Gesamtorganismus übertragen werden.

## V. Resultat der Amitose

### 1. Größe der Tochterkerne, Verhalten der Chromosomen

Schon BENNINGHOFF (1922) hat von „Amitosen mit auffallend gleich großen Kernteilen" gesprochen, und auch WASSERMANN (1929) und BUCHER (1959b) haben bei ihren ausgedehnten Literaturstudien nirgends den sicheren Beweis einer echten „inäqualen" Amitose finden können. So wurde denn schon bei der Amitosedefinition (S. 627) festgehalten, daß „ein verhältnismäßig großer Zellkern direkt in zwei *etwa gleichgroße Tochterkerne* durchschnürt wird". GRUNDMANN äußert sich ebenfalls eindeutig dahin, daß die typische amitotische Kernteilung — zumindest in der von ihm untersuchten Säugerleber — äqual ist, auch was die weitgehende Gleichheit des DNS-Gehaltes betrifft (Abb. 30). Über den letztgenannten Punkt liegen entsprechende Befunde von SCHWARZACHER und KLINGER (1963, Amnionepithelzellen; siehe unsere Abb. 33, S. 655) vor[108]. Diese beiden Autoren bestätigen zudem, daß auch das Geschlechtschromatin gleichmäßig aufgeteilt wird.

Fixierte Zustandsbilder von asymmetrisch eingeschnürten Kernen haben keine Beweiskraft, wissen wir doch gar nicht, ob es sich um eine gewöhnliche Kernlappung handelt oder ob sich der Kern überhaupt geteilt hätte (wobei zudem noch eine Kernfragmentierung in Frage gekommen wäre). Im weiteren kann das Bild eines eingeschnürten Kernes je nach der Einstellung der optischen Schnittebene etwas wechseln (Abb. 31)[109].

---

[107] Unglücklicherweise gerade in dem Moment, als der Film fast abgelaufen war (BUCHER, unveröffentlicht).

[108] Nach LISON und VALERI (1958) ist der Unterschied im DNS-Gehalt der beiden Kerne doppelkerniger Zellen bedeutend geringer als der zwischen den Kernen von verschiedenen Zellen der Rattenleber; nach BRODSKIJ und KRUSHCHOV (1962) in den beiden Tochterkernen (Ratten-Bindegewebe) gleiche DNS-Mengen.

[109] HINTZSCHE 1954.

Bei der DNS-Bestimmung wie bei der karyometrischen Untersuchung zweikerniger Zellen müssen wir mit genügender Sicherheit annehmen dürfen, daß die betreffenden Kernpaare durch Amitose entstanden sind, da mitunter auch eine

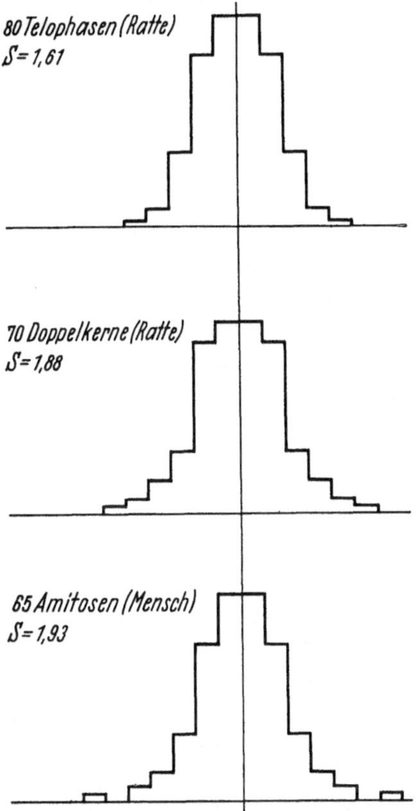


Abb. 30. Streuung der DNS-Werte in den einzelnen Leberzellkernen. Oben: in karyokinetischen Telophasen; Mitte: in zweikernigen Epithelzellen während der Intermitose; unten: während der amitotischen Kernteilung. (Aus GRUNDMANN 1964)

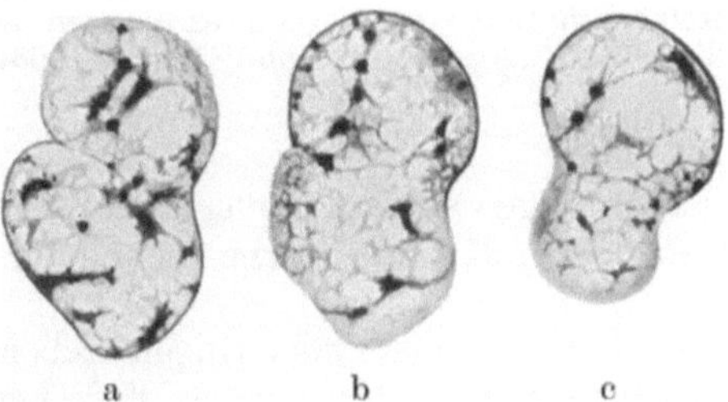


Abb. 31a—c. Derselbe eingeschnürte Kern aus dem Reizleitungssystem eines Rinderherzens, in drei Schichtbildern von je 2 μ Abstand gezeichnet. Vergr. 2000fach. (Aus HINTZSCHE 1954)

Kernfragmentierung, eine Karyokinese ohne nachfolgende Cytoplasmateilung oder eine Zellverschmelzung zur Bildung zweikerniger Zellen führen. Am zuverlässigsten sind unseres Erachtens die an Gewebekulturen erhobenen Befunde, da hier, unter geeigneten Versuchsbedingungen, die amitotische Entstehung außer Zweifel steht[110], wie auch durch direkte Beobachtungen bestätigt ist (S. 636/637). Schon Macklin (1916a) hat festgestellt, daß die beiden Kerne von etwa gleicher Größe sind, was wir durchaus bestätigen können[111]. Bucciante (1929) fand sie oft, Schopper (1932) gewöhnlich gleich groß. Hinsichtlich ihrer Färbbarkeit lassen die beiden Kerne eines Paares in der Regel keine nennenswerten Unterschiede

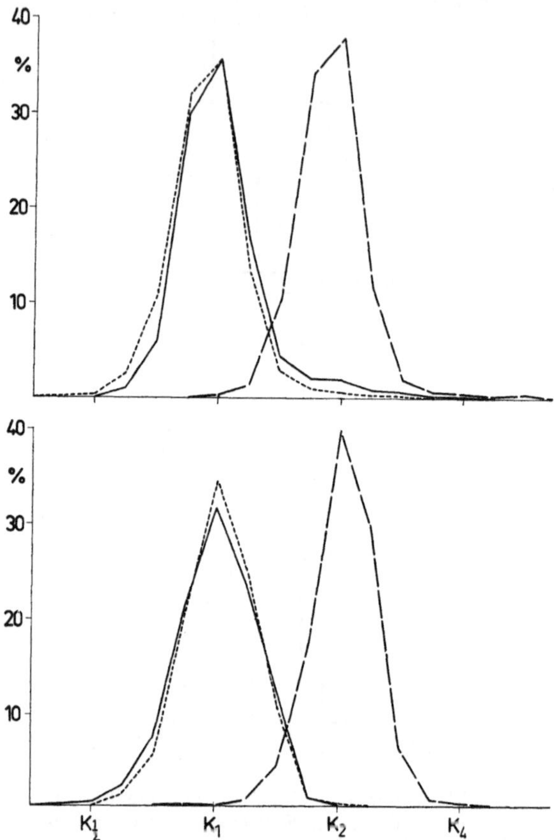


Abb. 32. Kerngrößen-Frequenzkurven aus dem Leberparenchym von Kaninchen (oben) und Katze (unten). ——— Größenverteilung von 500 Kernen aus einkernigen Zellen, - - - - Größenverteilung von 1000 Einzelkernen und — — — 500 Kernpaaren aus zweikernigen Zellen. Siehe Text. (Aus Bucher und Délèze 1955)

erkennen (vgl. S. 656); auch zeigen sie fast immer dieselbe Form, und die Nucleolarsubstanz ist im allgemeinen auf beide Kerne mehr oder weniger gleichmäßig verteilt[112].

Am häufigsten untersucht sind die zweikernigen Leberzellen, die nach dem — allerdings nicht unbestrittenen[113] — Urteil vieler Forscher auf eine amitotische Teilung zurückzuführen sind; diese Auffassung hat durch die Entdeckung des tagesrhythmischen Verhaltens[114] (s. Kapitel V/4) eine weitere Stütze erhalten. Auch in der Leber haben die Zwillingskerne praktisch die gleiche Größe[115]; die

[110] Bucher 1958b, 1959b. [111] Bucher und Gattiker 1953, 1954; vgl. auch Bucher 1959b.
[112] Bucher 1953. [113] Vgl. S. 660f.
[114] Bucher 1966, Suppan 1966, Bucher und Suppan 1967.
[115] Münzer 1923, Jacobj 1925, Clara 1930, 1931, Wermel und Ignatjewa 1933, MacMahon 1933, Leistner 1937, Bucher und Délèze 1955, Bucher 1958b.

variationsstatistisch ermittelten Größenunterschiede sind noch geringer als bei den Gewebekulturen, an denen die Karyometrie mit größeren technischen Schwierigkeiten verbunden ist. Im übrigen ist von manchen Autoren[116], die mit ganz verschiedenem Untersuchungsmaterial gearbeitet haben, darauf hingewiesen worden, daß die amitotischen Tochterkerne „meist“, „fast“, „nahezu“ oder „annähernd“ gleich groß seien. In diesen Formulierungen kommt die oben bereits erwähnte Streuung, mit der bei biologischen Arbeiten immer zu rechnen ist, zum

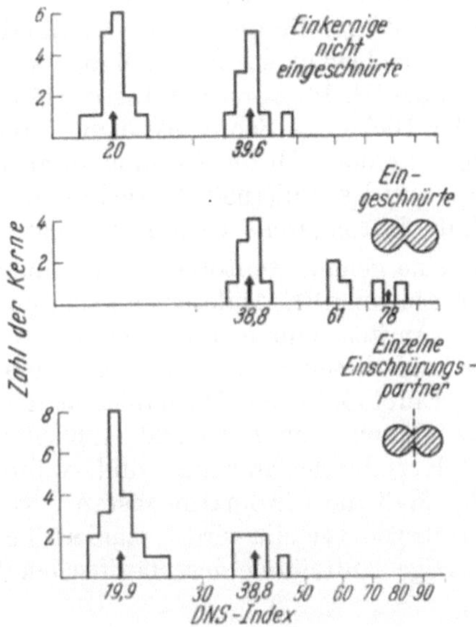


Abb. 33. DNS-Indices eingeschnürter Zellkerne und der einzelnen Einschnürungspartner verglichen mit nicht eingeschnürten Kernen vom Amnionepithel eines Neugeborenen. Die Durchschnittswerte der nicht eingeschnürten 2-DNS-Kerne = 20 DNS-Indexeinheiten. Histophotometrische Bestimmungen an einem Feulgen-Präparat. (Aus SCHWARZACHER und KLINGER 1963)

Ausdruck. Öfters wurde auch angegeben, daß die aus einer Amitose hervorgegangenen Kerne gleichartig strukturiert seien[117], und die *absolute Größe der Einzelkerne zweikerniger Zellen* stimmt in der Regel mit der der diploiden — oder höheren euploiden — Kerne einkerniger Zellen überein[118] (Abb. 32). Den karyometrischen Befunden entsprechen auch die von SCHWARZACHER und KLINGER (1963) im Amnionepithel des Menschen bestimmten DNS-Indices, was durch die Abb. 33 belegt sein möge.

[116] ROMEIS 1926 (Anuren-Epithelkörperchen), KNOLL (Erythroblasten), WERMEL und IGNATJEWA 1933 (Niere von Frosch und Ratte), GRAUPNER und FISCHER 1935 (Fisch-Melanophoren), CLARA 1936 (menschliches Nebennierenmark), FISCHER 1936 (Eifollikelzellen von Läusen und Federlingen), BREIDER 1938 und 1939 (Fisch-Melanophoren), BURKL 1949 (Erythroblasten), LIPP 1952a (Mesenchymzellen), BUCHER und DÉLÈZE 1955 (menschliches Übergangsepithel), DANNEEL und SCHUMANN 1961 (Neuralrohr von Hühnerembryonen unter Triäthylenmelamin), MERKLE 1961 (glatte Muskulatur menschlicher Harnblasen).

[117] GUIEYESSE-PELLISSIER 1923, ROMEIS 1926, MACMAHON 1933, GRUNDMANN 1950, LIPP 1952a.

[118] JACOBJ 1925, CLARA 1930, 1931, MÜLLER 1937, LEISTNER 1937, BUCHER und DÉLÈZE 1955, u.a.

Es gibt indessen Fälle, für welche die eben beschriebenen Angaben offenbar nicht zutreffen. CLELAND (1961) hat DNS-Messungen in zweikernigen Nebenhodenzellen der Ratte durchgeführt und gefunden, daß dort der gesamte DNS-Gehalt durchschnittlich nur um die Hälfte größer war als in den einkernigen Zellen. Analoge Angaben liegen von BRODSKIJ (1964) für das Ratten-Unterhautbindegewebe vor. In Fibrocytenkulturen (von Hühnchen, Kaninchen und Mensch) waren die karyometrisch ermittelten Summenvolumina von bestimmt amitotisch entstandenen zweikernigen Zellen ebenfalls nicht verdoppelt, sondern nur um $\sqrt{2}$ größer als die Kernvolumina der einkernigen Zellen, d.h. die Einzelkerne der zweikernigen Fibrocyten waren somit um $\sqrt{2}$ kleiner als die der einkernigen[119].

Das *Verhalten der Chromosomen* bei der amitotischen Kernteilung ist ein seit Jahrzehnten diskutiertes Problem. Besonders in den älteren Arbeiten wird die gelegentlich beobachtete verschieden starke Färbung der beiden Kerne zweikerniger Zellen hervorgehoben[120]. Indessen hat LISON (1955) gezeigt, daß solche Färbeunterschiede von der Dicke des Schnittes, dem Kerndurchmesser und zudem auch davon abhängen können, ob die Kernmembran intakt geblieben oder angeschnitten ist. WILSON und LEDUC (1950) betrachten die ungleiche Anfärbung ebenfalls als einen durch die histologische Technik bedingten Artefakt[121].

Es gibt Forscher, die eine genaue amitotische Aufteilung des Chromosomenmaterials von vornherein ablehnen[122]. Andererseits schrieb schon WASSERMANN (1929), daß man auch der Amitose eine exakte Teilung der Einheiten des Kerninhaltes zutrauen müßte und diesen Gedanken nicht einfach deshalb ablehnen könnte, „weil wir keinen Einblick in den Mechanismus der Kernveränderungen bei der Amitose besitzen“. Auch nach RIES und GERSCH (1953) ist diese nicht einfach eine „beliebige“ Kerndurchschnürung, und, während BREIDER (1939) keinen Grund dafür sah, „daß die Chromatinsubstanz, wenigstens quantitativ, ungleich auf beide Tochterkerne verteilt wird“, plädiert THOMAS (1938) für eine auch qualitativ gleichwertige Aufteilung des spezifischen Substrates der Erbfaktoren.

Die gleiche Größe der Tochterkerne und die Durchschnürung des Nucleolus lassen in der Tat vermuten, daß es sich vielleicht auch bei der Amitose um mehr als eine bloße Durchschnürung eines Kernes mit ungeordnet liegenden Chromosomen handelt[123]. Diese Arbeitshypothese wird, zumindest quantitativ, gestützt durch Resultate der DNS-Bestimmungen[124], von denen bereits die Rede war, sowie durch Chromosomenzählungen. Schon 1933 versuchte CLARA in amitotisch entstandenen zweikernigen Hepatocyten des Kaninchens, deren Kerne gleichzeitig eine Mitose begannen, solche Zählungen und erhielt in jedem Spirem die Chromosomenzahl der einkernigen „Regelzelle“. Auch in zweikernigen Zellen der Rattenleber aller Altersstufen fanden MARQUARDT und GLÄSS (1957), „daß die normale, diploide Chromosomenzahl in den *beiden* Metaphasen einer Zelle überwiegt“. Unbekannt ist aber nach wie vor der genaue Mechanismus, der eine symmetrische Aufteilung des Genoms gewährleisten könnte.

Zu dieser Fragestellung hat GLÄSS einen interessanten Beitrag geleistet. 1957[125] fand er nämlich in der unbehandelten Rattenleber mitotische Kerne, vor allem Metaphasen, aber auch Prophasen, deren Chromosomen nicht mehr oder weniger zufällig durcheinandergelagert, sondern je nach der Polyploidiestufe in zwei oder mehrere Gruppen aufgeteilt waren (Abb. 34 und 35). Er bezeichnete

[119] BUCHER 1953/54, 1954, BUCHER und GATTIKER 1954a.

[120] MÜNZER 1923, CLARA 1931, GÖSSNER, SCHNEIDER, SIESS und STEGMANN 1951, LIPP 1952b. [121] Siehe auch KOVAŘIK 1957, NAGATA 1958c, 1959d.

[122] Zum Beispiel MACKLIN 1916, JACOBJ 1925, 1942, MAWRODIADI 1927, BRACHET 1957, BLOOM und FAWCETT 1962. [123] HARTMANN 1953.

[124] SCHWARZACHER und KLINGER 1963, PFEIFER 1963, GRUNDMANN 1964.

[125] Siehe auch GLÄSS 1961, 1963.

diesen Zustand mit dem von Bauer (1943) geprägten Namen „*Genomsonderung*“, da die Gruppierung fast immer ganze Genome und die Trennung von homologen Chromosomen betraf. Diese Trennung, die somit anscheinend nicht nur quantitativ, sondern auch qualitativ ist, geht vermutlich zu Beginn oder auch schon am Ende einer Mitose vor sich; in diesem Fall wäre sie im Arbeitskern ebenfalls vorhanden. Möglicherweise würde sie auch eine Amitose einleiten. So vermutete Jerusalem (1963), „daß präamitotisch nicht nur eine Teilung und Polwanderung der Kernkörperchen, sondern vielleicht auch eine entsprechende Richtungsbewegung der

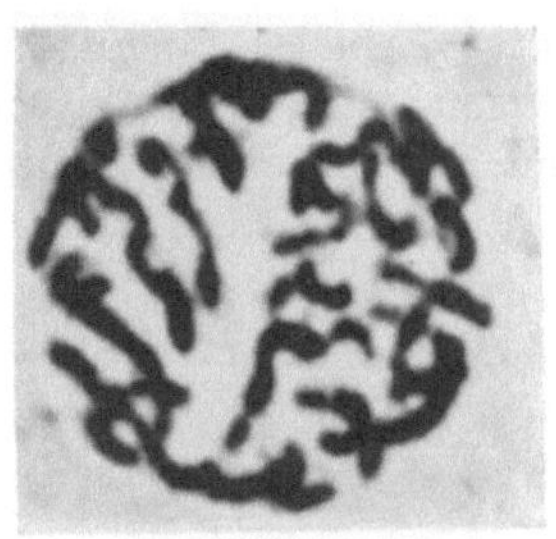
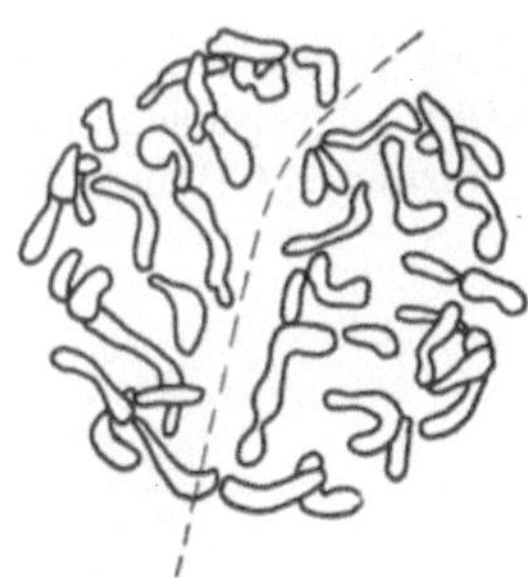

Abb. 34. Diploide Prophase mit Genomsonderung in zwei haploide Chromosomensätze (Rattenleber). Links: Photographie; rechts: Zeichnung der einzelnen Chromosomen. (Aus Gläss 1957)

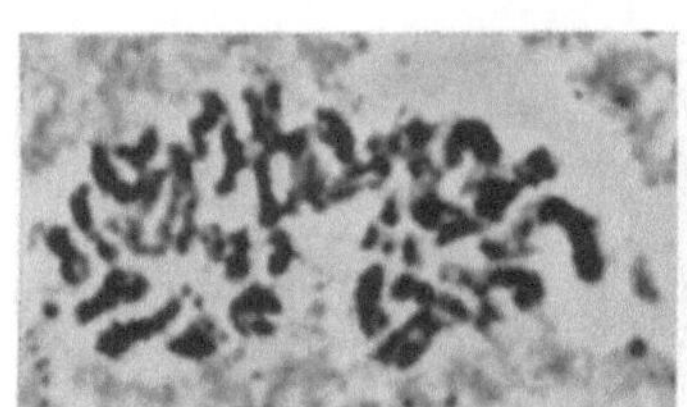
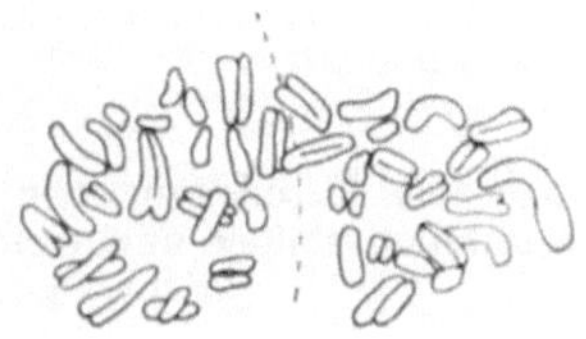

Abb. 35. Diploide Metaphase mit Genomsonderung in zwei haploide Chromosomensätze (Rattenleber). Links: Photographie; rechts: Zeichnung der einzelnen Chromosomen. (Aus Gläss 1957)

kompletten Genome stattfinden kann“. Für diese These könnten die von ihm bei kompensatorischer Hypertrophie der Rattenniere in amitoseverdächtigen Kernen beobachtete bilateral-symmetrische Chromatinverteilung und die von Klinger (1958) sowie von Schwarzacher und Klinger (1963) beschriebene Aufteilung der Geschlechtschromatinkörperchen als morphologische Anhaltspunkte gewertet werden.

Gläss selbst (1957) äußert sich über einen eventuellen Zusammenhang zwischen direkter Kernteilung und Genomsonderung wie folgt: „Wenn wir als Amitose eine einfache äquale Kerndurchschnürung ansehen, so können durch diese Abtrennung gleichgroße Chromatinmengen voneinander gesondert werden. Da diese Amitose aber in einem polyploiden Kern vor sich geht, dessen Chromosomen zu Chromosomengruppen bzw. Genomen vereint und diese Genome räumlich voneinander getrennt sind, ist es möglich, daß durch die amitotische Kerndurchschnürung ganze Genome voneinander abgetrennt werden.“ Einiges spricht für eine erbgleiche Aufteilung der Chromosomen, anderes dagegen; bewiesen ist zur Zeit keine der beiden Auffassungen. Verschiedene Autoren haben die Frage aufgeworfen, ob eine genaue Halbierung überhaupt notwendig sei[126]. In der Tat, da das ganze Chromosomenmaterial der amitotisch geteilten Kerne unseres Erachtens ohnehin in den allermeisten Fällen in ein und derselben Zelle bleibt und sich sogar wieder vereinigen kann (S. 664ff.), wäre eine kompliziert ausbalancierte Aufteilung der Erbfaktoren gar nicht unbedingt notwendig[127], womit wir jedoch die Möglichkeit einer Genomsonderung keineswegs grundsätzlich ablehnen möchten.

## 2. Kern- oder auch Zellteilung?

Wir können darauf verzichten, auf die älteren Arbeiten nochmals einzugehen, die bereits in den monographischen Darstellungen von Wassermann (1929) und Bucher (1959b, ferner 1963) besprochen sind. In der frühen Amitoseliteratur,

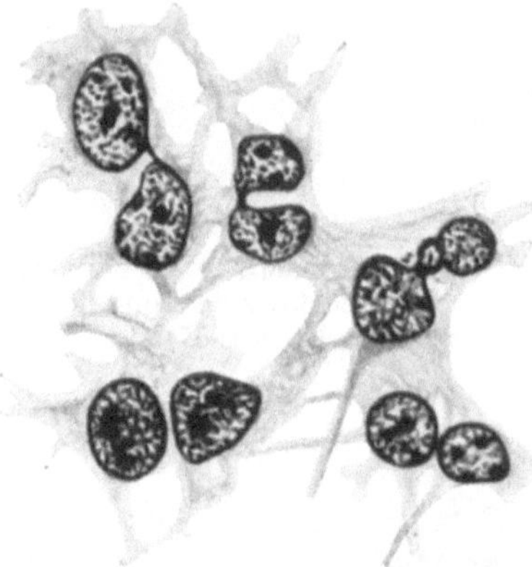

Abb. 36. Gruppe von Mesenchymzellen aus Radix mesenterii eines Kaninchenembryos. Amitotische Kernteilungsbilder und rechts unten angeblich auch Teilung des Zellkörpers. Zeichnung. (Aus Maximow 1908)

gelegentlich aber auch in Publikationen neuerer Zeit[128], findet sich die Auffassung, daß die amitotische Kernteilung in der Regel oder zumindest in vielen Fällen von einer Cytoplasmateilung gefolgt sei, was eine Zellvermehrung zur Folge hätte. Die ganz überwiegende Zahl dieser Angaben stützt sich auf Befunde an gefärbten Schnittpräparaten. Schon Maximow (1908) z.B., der über Amitosen in Mesenchymzellen mit nachfolgender Zellvermehrung berichtete, betonte, „daß es riskiert sei, solche Schlüsse nur auf Grund von Übergangsformen im fixierten Präparat zu ziehen". Die nähere Betrachtung der Abbildung 36 wird diese Tatsache ohne weiteres bestätigen. Ferner würde die Nachprüfung mancher veröffentlichter Untersuchungsresultate den Beweis erbringen können, daß es sich um Pseudoamitosen (s. Abb. 4, S. 630) oder um andere „amitoseverdächtige" Vorgänge gehandelt hat.

---

126 Zum Beispiel Kisser 1922, Krompecher 1937, Jacobj 1942, Stöhr jr. 1951.
127 Bucher 1970.
128 Grundmann 1954, Preuss 1954, Andrew 1955, 1966, Homann 1955, Tomkins 1955, Petry und Damminger 1956, Binder und Binder 1957, Hahn 1957, Dingler 1958, Sinapius 1958, Bassermann 1959, MacDonald und Mallory 1959, Orlova 1959, Smitten 1959, Chu 1960, 1966, Grundmann und Bach 1960, Afanasiev und Kotovsky 1961, Gusek 1961, Busanny-Caspari 1961, 1962, Grundmann und Sieburg 1962, Mehrotra 1962, Scharf 1966, Nordau 1967, Pehlemann 1968.

Angaben, die das Vorkommen einer amitotischen Zellteilung bejahen, ihren sicheren Nachweis jedoch kaum erbracht haben[129], steht eine weit größere Zahl ablehnender Äußerungen gegenüber[130]. Bei dieser Sachlage scheint es uns angebracht, als Arbeitshypothese die Aussage WASSERMANNs anzunehmen: „Man wird die vollständige amitotische Zellteilung nicht für ausgeschlossen halten dürfen, aber es ist sicher, daß die Teilung des Zellenleibes mit der Kernamitose lange nicht so eng verbunden ist wie mit der Mitose. Die Amitose ist hauptsächlich ein Akt der Kernvermehrung." Dieser Meinung haben sich auch BARGMANN (1964)

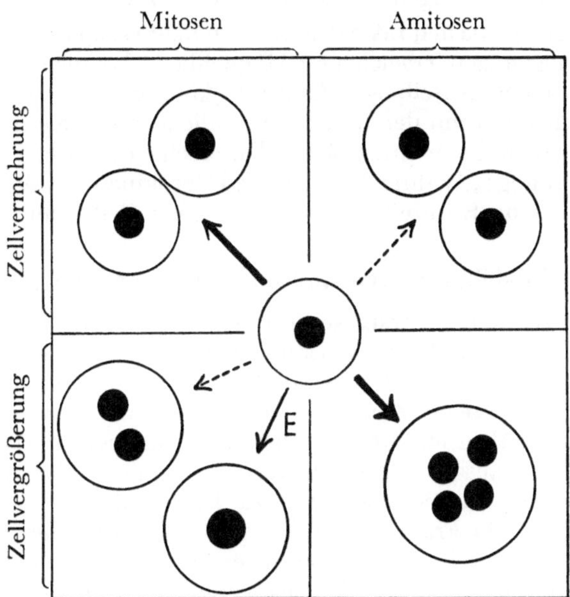


Abb. 37. Beziehungen zwischen Kern- und Zellteilungen (s. Text). *E* Endomitose. (Aus BUCHER 1970)

und GRUNDMANN (1964) angeschlossen. Wir selbst[131] sehen die Bedeutung der Amitose in allererster Linie in einer äqualen *Kern*teilung ohne Zelleibsteilung.

Von besonderem Interesse sind die an Gewebekulturen durchgeführten Versuche. Leider liegen aber auch auf diesem Gebiet sich widersprechende Befunde vor[132], wenn auch wiederum die große Mehrzahl der Gewebezüchter die amitotische Zellteilung ablehnt und einer der bekanntesten von ihnen schrieb[133], daß weder er noch seine Mitarbeiter in Tausenden lebender Kulturen gesehen haben, daß der Kernamitose eine Teilung des Cytoplasmas folge. Wir selbst können diese Meinungsäußerung voll und ganz bestätigen. Analysiert man die Gewebezüchtungsliteratur, in welcher das Vorkommen einer amitotischen Zellteilung

[129] Vgl. HARTMANN 1953.

[130] Aus neuerer Zeit z.B. ONOZAWA 1959, NAGATA und KONDŌ 1960a, OMOCHI 1961, MANKIN 1963, CAIN und FAZEKAS 1963, PŮŽA 1966.

[131] BUCHER 1959b, 1962, 1963, 1970.

[132] Vgl. BUCHER 1959b, Tabelle 3, S. 86—88; neuerdings auch bei KRYGIER und SANDRITTER (1961) amitotische Zellteilungen in — fixierten — Fibroblastenkulturen, bei BOLL (1967) gefilmte „amitotische Kernteilung mit Cytoplasmadurchschnürung" eines „Blasten" in einer menschlichen Phytohämagglutininblutkultur; dagegen nach WENDT (1959, 1960) in lebenden Kulturen nie auf Kernamitose folgende Cytoplasmateilung.

[133] LEVI 1934.

befürwortet wird, stellt man mit Erstaunen fest, daß manche Angaben gar nicht auf Beobachtungen an *lebenden* Kulturen beruhen, und daß die Forscher, welche amitotische Teilungen von lebenden Zellen beschreiben, sich gewöhnlich außerordentlich vorsichtig ausdrücken[134], in gewissen Fällen sich sogar widersprechen[135]. Wieder andere Angaben betreffen Tumorkulturen[136], und schließlich bestätigen Lettré und Siebs (1962) auf Grund ausgedehnter Versuche mit Mitosegiften unsere schon früher geäußerte Auffassung: ,,Ehe von einer Amitose gesprochen werden sollte, müssen in Fällen ,amitoseverdächtiger' Kerne Kernformen ausgeschaltet werden, die als Folgen abortiver Mitosen entstanden sind."

Es ist nicht möglich, aus den Literaturangaben heute schon zu einer definitiven Schlußfolgerung zu gelangen. Obgleich die Möglichkeit, daß die amitotische Kernteilung einmal von einer Zellteilung gefolgt sein könnte, nicht auszuschließen ist (Abb. 37), sehen wir den Sinn der Amitose vor allem in der Kernvermehrung[137]. Damit ergibt sich ein weiterer prinzipieller Unterschied zwischen der indirekten und der direkten Teilung: ,,Während Karyo- und Cytokinese gewöhnlich assoziiert sind, ist die amitotische Kernteilung nicht mit einer Zellteilung gekoppelt"[138].

## 3. Entstehung zwei- und mehrkerniger Zellen

Schon vor Jahrzehnten ist festgestellt worden[139], daß dort, wo amitotische Kernteilungen vorhanden sind, sich meistens auch zwei- oder mehrkernige Zellen finden, oder, umgekehrt ausgedrückt, daß diese häufig auf direkte Kernteilungen zurückzuführen seien. Anderseits ist nicht daran zu zweifeln, daß solche Zellen in bestimmten Fällen und unter gewissen Bedingungen *auch* durch unvollständige Mitosen mit ausgebliebener Cytoplasmateilung oder durch Zellverschmelzung entstanden sein können[140]; dazu käme allenfalls noch die Kernfragmentierung (S. 634) in Frage. Diese letztgenannten Ursachen schließen eine amitotische Entstehung zwei- oder mehrkerniger Zellen natürlich keineswegs aus, zeigen indessen einmal mehr, wieviel Vorsicht und Kritik notwendig sind, um in fixierten Präparaten auf das Vorkommen von wahren Amitosen schließen zu dürfen.

Diese Tatsache beweisen z. B. die sich widersprechenden Untersuchungsresultate, die an der Leber erhoben worden sind. Beim Neugeborenen sind zweikernige Zellen selten[141]. Ihre Häufigkeit nimmt dann allmählich zu, um beim erwachsenen Individuum einen beträchtlichen Prozentsatz zu erreichen[142], während gleichzeitig die Mitosen immer seltener werden. Auch in der regenerierenden Mäuseleber steigt die Zahl der zweikernigen Zellen dann an, wenn die mitotische Teilungstätigkeit wieder zur Ruhe kommt[143]. Damit liegt der Schluß nahe, daß die Zweikernigkeit der Hepatocyten durch amitotische Kernteilung bedingt ist. Auch eine Änderung der Qualität der Nahrung (Speckfütterung, reichliche Verabreichung von Vitamin D usw.) bewirkt eine parallele Vermehrung der amitoseverdächtigen Kerne und der zweikernigen Zellen[144]. Andere Forscher[145] nehmen an, daß die meisten doppelkernigen Leberzellen wohl

---

[134] von Möllendorff 1931, Parker 1932, u.a. [135] Bloom 1941, S. 154 und 156.

[136] Fischer 1925, Paff, Bloom und Reilly 1947a, Gey, Bang und Gey 1954.

[137] Amitotische Kernteilung aber nicht unbedingt irreversibel (vgl. Kapitel V/4).

[138] Bucher 1970. [139] vom Rath 1891, Ziegler 1891.

[140] Vgl. z.B. Lewis 1927a, Cameron 1952, Borghese, Rondanelli und Strosselli 1955, Schneweis 1958, Zybina 1958, Bucher 1958a, 1970, Capers 1960, Konigsberg et al. 1960, Cooper und Konigsberg 1961, Stockdale und Holtzer 1961, Bassleer 1962a und b, Silverman und Shorter 1963, Půža 1964, Boyd und Hamilton 1966, Spindler 1966, Půža und Gayer 1967.

[141] Münzer 1923, 1925, Clara 1930, 1931, MacMahon 1933, Nagata 1959a.

[142] Böhm 1931, Michaelis 1931, Pfuhl 1932b. [143] Wilson et al. 1953.

[144] Noël 1923, Schröter 1937, Szittyay 1937, Omochi 1961; analoge Befunde Nagata, Shimamura und Ōkubo (1960) im exokrinen Pankreas von Wistar-Ratten; dagegen negative Resultate von Momozé (1959e, Rattenleber).

[145] MacMahon 1933, Pfuhl 1938, Jacobj 1942, u.a.

amitotisch entstehen, schließen aber die Möglichkeit einer mitotischen Genese nicht aus. WILSON und LEDUC (1948) führen die Zweikernigkeit vor allem auf abortive Mitosen ohne Zelleibsteilung sowie auch auf Zellverschmelzung zurück, halten in einer späteren Arbeit (1950) jedoch auch amitotische Kernteilungen für denkbar. Nach MARQUARDT und GLÄSS (1957) könnten in der Rattenleber multipolare Spindeln in polyploiden Mitosen den Weg darstellen, um zwei doppelkernige Zellen entstehen zu lassen; indessen dürfte diese Möglichkeit zumindest für erwachsene Menschen[146] und Tiere kaum in Betracht kommen. Schließlich ist noch die Tatsache zu erwähnen, daß bei der partiellen Hepatektomie an der Ratte auf die primäre Amitosewelle auch Zellteilungen folgen[147].

Das Problem des Entstehungsmechanismus der zweikernigen Zellen, in der Leber wie auch in verschiedenen anderen Geweben und Organen[148], ist somit noch nicht eindeutig gelöst[149]. Wir nehmen allerdings an, daß die Kernamitose dabei eine wichtige Rolle spielt. In diesem Sinne sprechen auch die Feststellungen, die RIES (1932) sowie RIES und VAN WEEL (1934) u.a. am Eifollikelepithel von Insekten gemacht haben (s. S. 668). Der Entstehungsmechanismus braucht jedoch gar nicht immer einheitlich zu sein, insbesondere in Fällen, in denen nach experimentellen Eingriffen (Hepatektomie, Gift- oder Strahleneinwirkung usw.) eine höhere Frequenz der Zweikernigkeit festgestellt worden ist.

Am einfachsten ist dieses Problem an Gewebekulturen zu studieren, was schon lange vor uns z.B. durch MACKLIN (1916) und LEWIS (1947) geschehen ist (vgl. Abb. 25, S. 648, und Abb. 49, S. 682). Beide Forscher geben an, daß in ihren Bindegewebekulturen normalerweise ein gewisser Prozentsatz von amitotisch entstandenen zweikernigen Zellen anzutreffen war. Eine ganze Reihe weiterer Autoren haben analoge Befunde bei der Beobachtung lebender Zellen erheben können[150]. Werden nur fixierte Kulturen ausgewertet, so begegnet man annähernd den gleichen Schwierigkeiten wie bei der Beurteilung von Schnittpräparaten (s. auch S. 637ff.). Indessen wäre, nach Angabe des Schrifttums[151], in amitotischen Zweikernigen nur ein Centriol resp. Diplosom zu finden, aber deren zwei nach einer Zellverschmelzung oder einer unvollständigen Mitose.

Schon früher (S. 642) haben wir auf die unter bestimmten Versuchsbedingungen auffallend parallel verlaufende Frequenzzunahme amitoseverdächtiger Kerneinschnürungen und zweikerniger Zellen hingewiesen. In der Gewebekultur ist dieses interessante Verhalten besonders eingehend untersucht worden[152], da hier die Lebensbedingungen in definierter Weise geändert werden können. Zwei konkrete Beispiele sollen durch die Abb. 38 und 39 illustriert werden: In beiden Fällen steigt mit der Verschlechterung der Lebensbedingungen (weniger gutes Kulturmedium bzw. Temperaturerniedrigung) die Häufigkeit der amitoseverdächtigen Kerne und der Zwillingskerne an, während die Zahl der Mitosen

---

[146] WOHLGEMUTH (1966) nur in 12 von 314 Fällen intraoperativ entnommener Leberbiopsiecylinder Mitosen von Hepatocyten (142 auf 846172 ausgewertete Zellen).

[147] GRUNDMANN und BACH 1960, BUSANNY-CASPARI 1961.

[148] Zum Beispiel Nebennierenmark (CLARA 1936), Niere (WERMEL und IGNATJEWA 1933, CLARA 1935, BUCHER 1958c, BUCHER und GAILLOUD 1958, GAILLOUD 1958, CAIN 1961, 1962, CAIN und FAZEKAS 1963), Übergangsepithel (DANINI 1924, LEŽAVA 1934, GAUER 1949, BUCHER und DÉLÈZE 1955, FRIDENSTEIN 1955, FUJIWARA 1956, 1957), Alveolarepithel der Lungen (BASSERMANN 1959), Amnionepithel (PETRY 1961, SCHWARZACHER und KLINGER 1963), Kropfepithel der Taube (WEBER 1962), Geschmacksknospen (SHIMAMURA, KAWANO und KIMURA 1967); s. a. BUCHER 1959b, Tabelle 5, S. 124—134.

[149] Weitere Einzelheiten s. bei BUCHER 1959b.

[150] Vgl. BUCHER 1959b, Tabelle 1, S. 17/18; ferner WENDT 1959, PŮŽA 1963, HANSSON und SOURANDER 1964.

[151] MACKLIN 1916, LEWIS 1927, BUCCIANTE 1929, FISCHER 1930, u.a.

[152] WEATHERFORD 1933, ZWEIBAUM und SZEJNMAN 1935, 1936, BUCHER 1947, 1952b, 1955a und b, 1958a und b, 1959a und b, BUCHER und GATTIKER 1954a und b, PŮŽA, LEJSEK und ŠEFERNOVÁ 1961, LINDNER und SCHRÖDER 1967, LINDNER und RIESKE 1968; ferner ATSUMI 1953 an Ascites-Zellen des Yoshida-Rattensarkoms.

abnimmt. Hält man die Kulturen bei 18—20°, so ist, wie nach mehrstündiger Einwirkung von Trypaflavin in Konzentrationen der Größenordnung von 1:600000, die mitotische Teilungstätigkeit praktisch vollständig eingestellt[153].

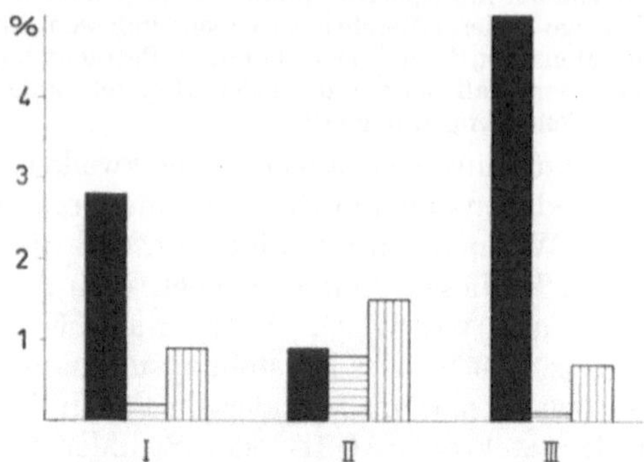


Abb. 38. Stäbchendiagramme der prozentualen Häufigkeit von Mitosen (schwarz), von amitotisch eingeschnürten Kernen (horizontal schraffiert) und von zweikernigen Zellen (vertikal schraffiert) in Kaninchen-Bindegewebekulturen. *I* 2.-Tags-Kulturen; *II* 5.-Tags-Kulturen; *III* 5.-Tags-Kulturen, die am 4. Tag gewaschen und mit frischem Embryonalextrakt versehen worden sind. (Aus BUCHER 1959b)

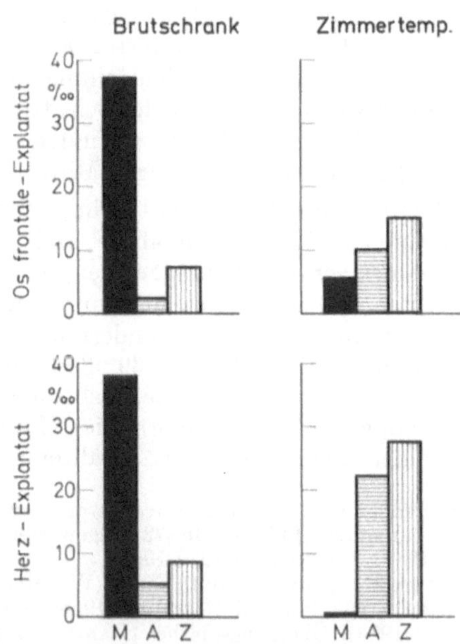


Abb. 39. Stäbchendiagramme verschiedener Kernzustandsformen (gleiche Darstellung wie in Abb. 38). Einfluß der Züchtungstemperatur auf Os frontale- und Herz-Explantate (Hühnerembryo). (Aus BUCHER 1959a)

Damit sind abortive Mitosen und Pyknomitosen zur Erklärung der Zweikernigkeit und der eingeschnürten Kerne von vornherein ausgeschlossen. Zellverschmelzungen könnten das vermehrte Auftreten von zweikernigen Zellen, jedoch weniger das der

[153] BUCHER 1939, 1952b, 1959a.

amitoseverdächtig eingeschnürten Kerne erklären. Es spricht somit manches dafür, daß in vielen Fällen ein Kausalzusammenhang zwischen der direkten Kernteilung und der Zweikernigkeit besteht, obwohl, wie bereits angedeutet, deren Genese bestimmt nicht in allen Geweben und bei allen Funktionszuständen dieselbe zu sein braucht[154].

Auch die *Entstehung drei- und mehrkerniger Zellen* mit eventuell sogar verschieden großen Tochterkernen wäre unter Umständen durch die direkte Kernteilung zu erklären, wobei dann allerdings im fixierten Präparat eine Abgrenzung

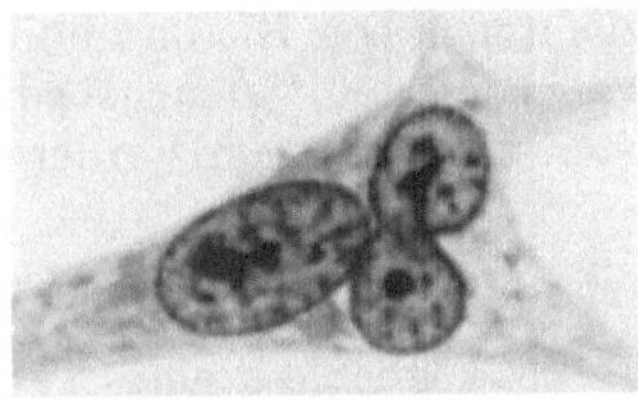

Abb. 40. Zweikernige Zelle aus einer fixierten Bindegewebekultur (Deckglaskultur von Kaninchen-Subcutangewebe). Der eine der beiden etwa gleich großen Kerne zeigt eine amitoseverdächtige Einschnürung. Photographie. Vergr. 1000fach. (Aus BUCHER 1959b)

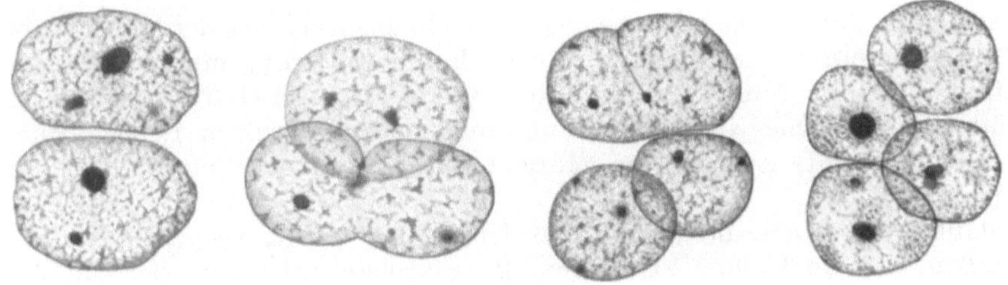

Abb. 41. Verschiedene Stadien der amitotischen Durchschnürung großer Kernpaare mit dem Endresultat einer Vierer-Kerngruppe (aus dem Reizleitungssystem eines Rinderherzens). Zeichnungen. Vergr. 1500fach. (Aus HINTZSCHE 1954)

von der Kernfragmentation in der Regel kaum mehr möglich ist[155]. In einem polyploiden Kern können nicht nur zwei gleichwertige Einzelgenome, sondern Chromosomengruppen verschiedenen Ploidiegrades voneinander gesondert werden. In 75 tetraploiden Metaphasen — mit $4\,n = 84$ Chromosomen — fand GLÄSS (1957) in der Rattenleber sieben verschiedene Kombinationen, nämlich 84, 63+21, 42+42, 42+21+21, 21+21+21+21, 42+21+11+10, 21+21+21+11+10, wobei also auch einmal haploide Genome noch unterteilt waren. Eine derartige „Herabregulierung hochpolyploider Chromosomenzahlen auf niederploidere" (GLÄSS) ist nicht unwahrscheinlich, da mit steigendem Polyploidiegrad auch der Prozentsatz der Zellen mit Genomsonderung ansteigt. Diese Hypothese einer gesetzmäßigen, wenn auch gelegentlich asymmetrischen „Depolyploidisierung" wäre geeignet, unsere früher veröffentlichten Befunde[156] über die Größenverhält-

---

[154] LEWIS 1927a, BUCHER 1958b, 1959b.

[155] Allenfalls durch das Geschlechtschromatin, vgl. HINRICHSEN 1962.

[156] BUCHER und GATTIKER 1954a; s. auch HINTZSCHE 1946, 1954, ferner BASSERMANN 1961, BÜCHNER 1962.

nisse zwischen den Einzelkernen der dreikernigen Zellen zu erklären. Die „Depolyploidisierung" kann auch in zwei oder mehreren Teilungsschritten vor sich gehen (Abb. 40 und 41).

Für die Bildung *mehrkerniger Riesenzellen*[157] ist somit neben Zellverschmelzung (z.B. bei der Bildung der Osteoclasten[158] und der Skeletmuskelfasern), Kernfragmentierung, abortiver und multipolarer Mitose auch an eine wiederholte direkte Kernteilung („fortgesetzte Kernamitose", Benninghoff 1922) zu denken[159]. Ob es dann bei der „Depolyploidisierung" bleibt oder ob die Kerne zwischen den Teilungen ihr Volumen neuerdings vermehren, jedoch ohne die Größe der ursprünglichen Mutterkerne zu erreichen (Wendt 1959), bleibt zunächst eine offene Frage. Verschiedene Gewebezüchter haben Riesenzellbildung durch Kernamitose *und* Zellfusion beschrieben, wobei je nach Versuchsbedingungen und Gewebsart der eine oder der andere Entstehungsmodus im Vordergrund stand[160].

## 4. Physiologische Zirkadianschwankungen (Tagesrhythmus)

Als erster hat Smith (1923) die Möglichkeit eines Tagesrhythmus der direkten Teilungen[161] zur Diskussion gestellt, und einige Jahre später schrieb auch Staemmler (1928a), daß „gewisse periodische oder rhythmische Kernteilungswellen" für die großen Häufigkeitsunterschiede der doppelkernigen Zellen und der Kernamitosen, vor allem in der Leber, allenfalls verantwortlich wären[162]. Pfuhl (1938) hat „als möglich angesehen, daß Großkernigkeit und Mehrkernigkeit beliebig oft miteinander abwechseln können, und daß dadurch eine überaus zweckmäßige Anpassung an die wechselnde physiologische Beanspruchung der Leber erreicht wird". In diesem Sinne möchten wir auch die tagesrhythmischen Frequenzvariationen deuten. Nach Omochi, Nagata und Momozé (1957) steigt die Zahl der durch amitotische Kernteilung entstandenen zweikernigen Leberzellen von Albinoratten nachts an, um am Morgen durch Kernverschmelzungen wieder abzunehmen[163].

Anläßlich der Untersuchungen über Kerngröße und Karyogramm[164] ist uns aufgefallen, daß auch ohne experimentelle Einflüsse zirkadiane Schwankungen bestehen[165]. In der Leber unserer Wistar-Ratten waren die ohnehin sehr seltenen Mitosen um Mitternacht etwas zahlreicher; amitoseverdächtige Kerne fanden sich nachts in 12,3‰, tags in 6,3‰ der Zellen, und polyploide Großkerne waren am

[157] Vgl. A. J. Linzbach in Band VI/1 dieses Handbuches.

[158] Die Auffassung, daß die Osteoclasten aus undifferenzierten Bindegewebszellen durch amitotische Vermehrung der Kerne ohne gleichzeitige Zellteilung entständen (s. bei Glättli 1947), ist heute anscheinend nicht mehr haltbar.

[159] Lewis und Lewis 1915, Macklin 1916b, Lewis und Webster 1921, Veratti 1922, Clara 1931, Cowdry 1955, Pályo und Törö 1959, Khlopin 1960, Bartoš 1962, Büchner 1962, Wohlgemuth 1962, Petrow 1967, u.a.

[160] Einzelheiten s. Foot 1913, Barta 1926, Lewis 1927a und b, Schachow 1930, Schopper 1932, Levi 1934, Mauer 1938, Goldstein 1954, Reissig und Kaplan 1960, Roizman und Schluederberg 1962.

[161] In Pilzhyphen von Saprolegnia.

[162] Nach dem Titel der russischen Arbeit behandelt auch Zaletaeva (1963) dieses Thema.

[163] Nach Shimamura (1957a) auch an den zweikernigen Belegzellen des Rattenmagens Zirkadianschwankungen, nach Orlova (1962) an den Mitosen und Amitosen im Epithel des Meerschweinchenoesophagus; nach Fujiwara (1957a) zwei tägliche Frequenzmaxima im Übergangsepithel der Rattenharnblase.

[164] *Karyogramm* = das Resultat der qualitativen Beurteilung und der zahlenmäßigen Ermittlung des relativen Häufigkeitsanteils der verschiedenen Kernformen: mitotische Kerne, Riesenkerne, amitoseverdächtige Kerne, Doppel- oder Zwillingskerne, polymorphe Kerne, pyknotische Kerne usw. (Bucher 1958c, 1959a).

[165] Bucher 1961, 1966, Bucher, Kolb und Juhasz 1961, Kolb 1961, Suppan 1966, Bucher und Suppan 1967.

Tag, Doppelkerne während der Nacht durchschnittlich häufiger anzutreffen. Es war anzunehmen, daß die sog. „amitoseverdächtigen" Kerne (Abb. 42), die in fixierten Präparaten von Zustandsbildern der Kernverschmelzung in der Regel histologisch nicht unterscheidbar sind[166], nicht andauernd zur Entstehung und Anhäufung zweikerniger Zellen führen konnten, und gleichzeitig stellte sich das bereits von MÜNZER, PFUHL und OMOCHI et al. angeschnittene Problem der Rückbildung der Zweikernigkeit.

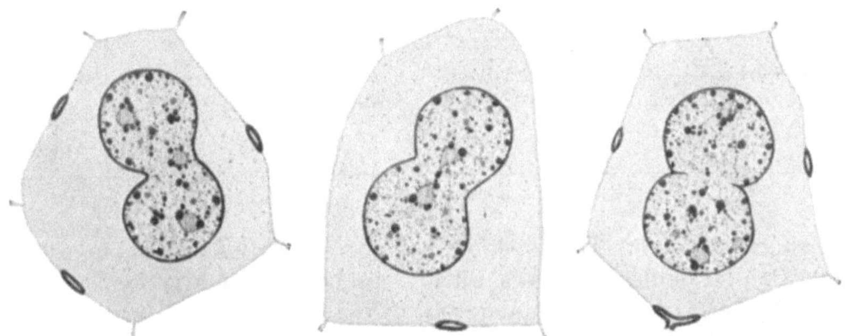

Abb. 42. Amitotische Kernteilungsbilder in menschlichen Leberzellen. Zeichnung. Vergr. 1800fach. (Aus CLARA 1930)

Bei dieser Sachlage versuchten wir, auf dem Wege der Korrelationsrechnung einen Schritt weiter zu kommen, wobei sich ergab (Tabelle 1), daß nachts mit dem vermehrten Auftreten von eingeschnürten Kernen die Zahl der zweikernigen Zellen ansteigt, tagsüber jedoch abnimmt, und daß gleichzeitig die Frequenz der Großkerne kleiner (10,5$^0/_{00}$) bzw. größer (16,2$^0/_{00}$) wird. Zwischen Groß- und Zwillingskernen bestand immer eine enge negative Korrelation[167].

Tabelle 1. *Tagesrhythmus der Leberkerne (Ratte).* (Aus BUCHER 1966)

| Kerntypen | Korrelationen | | | Kerntypen |
|---|---|---|---|---|
| | 18—4 Uhr | | 6—16 Uhr | |
| ↓ Großkern | | | | Großkern ↑ |
| | negativ | | positiv | |
| Amitose = direkte Kernteilung | | negativ | | „Amitose" = Kernverschmelzung |
| | positiv | | negativ | |
| Doppelkern | | | | Doppelkern |

Daraus ergibt sich nachstehende Folgerung (Tabelle 2), die wir vorläufig als Arbeitshypothese betrachten und zu deren Nachprüfung wir anregen möchten.

*Nachts* teilen sich Großkerne amitotisch[168], was zu einer Zunahme der zweikernigen Zellen führt. Die Kerneinschnürungen sind also, zumindest großenteils, wirkliche *direkte Kernteilungen*. *Tags* sind die „amitotisch" eingeschnürten Kerne hauptsächlich Stadien einer *Kernverschmelzung*, durch welche sich Doppelkerne

[166] Vgl. Kapitel III, S. 636ff. [167] Näheres s. bei BUCHER und SUPPAN 1967.

[168] Wohl infolge einer Stoffwechselsteigerung bei den Ratten, deren Hauptaktivität in die Nachtzeit fällt.

Tabelle 2. *Tagesrhythmus der Leberkerne (Ratte), Korrelationskoeffizienten.* (Aus Bucher 1966)

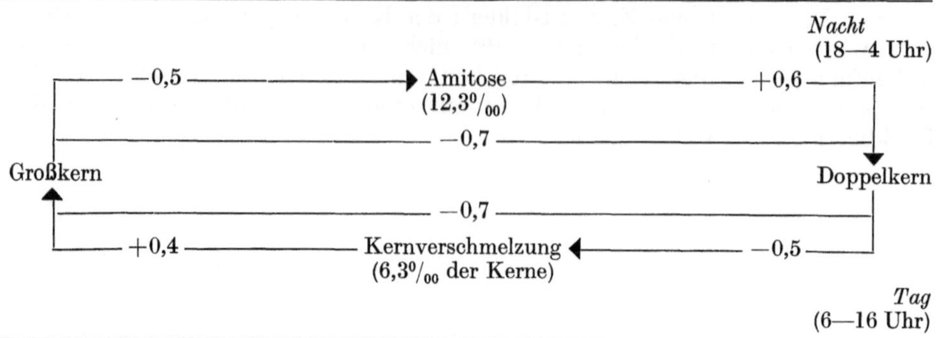


zu Großkernen vereinigen. Die tagsüber geringere Häufigkeit der eingeschnürten Kerne läßt sich so deuten, daß die Fusion rascher vor sich geht als die Durchschnürung. Diese Annahme können wir durch an Gewebekulturen gemachte Beobachtungen erhärten.

Kernteilung und Kernverschmelzung brauchen sich nicht unbedingt hundertprozentig auszuschließen. Wir haben nur gezeigt, daß unter physiologischen Bedingungen und beim Lebensrhythmus unseres Tierstammes nachts die Amitose, tags die Kernfusion eindeutig überwiegen muß, womit zwischen Groß- und Doppelkernen immer eine entgegengesetzte Tendenz bestand (Tabelle 1). Die Leber ist für derartige Untersuchungen ein besonders günstiges Objekt, doch dürften analoge Verhältnisse auch in anderen Geweben und Organen nachweisbar sein[169].

Bei besonders starker (experimenteller) Funktionssteigerung kann sich synchron mit der karyometrisch ermittelbaren Kerngrößenzunahme, vor allem am Anfang, eine größere Häufigkeit von Großkernen, amitoseverdächtigen Kernen und Doppelkernen feststellen lassen. Darüber wird im folgenden Kapitel noch zu berichten sein.

## VI. Funktionelle Bedeutung der Amitose unter physiologischen und pathologischen Bedingungen

### 1. Differenzierungsgrad und Zellarbeit

Von verschiedenen Forschern ist bereits vor vielen Jahren auf die engen gegenseitigen Beziehungen hingewiesen worden, die zwischen Zelldifferenzierung und -aktivität einerseits und indirekter und direkter Teilung anderseits bestehen[170]. Nach Benninghoff wäre die Amitose eine spezifische Reaktion auf unspezifische, zu einer Überlastung des Cytoplasmas führende Faktoren („Reaktionsamitose"), nach Peter würde sie — da sie im Gegensatz zur Mitose „gewissermaßen ‚ohne Berufsstörung' vor sich geht" — dann bevorzugt, wenn die (gesteigerte) spezifische Tätigkeit der Zelle nicht unterbrochen werden darf.

Die Amitose ist daher mit einem hohen und sehr hohen *Differenzierungsgrad* (Tabelle 4, S. 676) und mit einem lebhaften Zellstoffwechsel besser vereinbar als die Karyokinese[171]. Junge und weniger stark differenzierte Zellen teilen sich unter entsprechenden Bedingungen mitotisch (numerisches Wachstum = Hyperplasie, Abb. 43)[172], worauf die Tochterzellen wieder zur Größe der Mutterzellen heran-

[169] Siehe Fußnote 163, S. 664.
[170] Vgl. z.B. Ziegler 1891, Benninghoff 1922, Peter 1925, 1929, 1940, Jacobj 1925, 1942, Krompecher 1937, u.a. [171] Bucher 1970.
[172] Ebenso Nagata 1959b; dagegen schwer verständlich, daß nach Chu (1966) die erst wenig differenzierten Bindegewebs-Stammzellen sich amitotisch, die Fibroblasten und andere weiter differenzierte Zellen sich mitotisch teilen sollen.

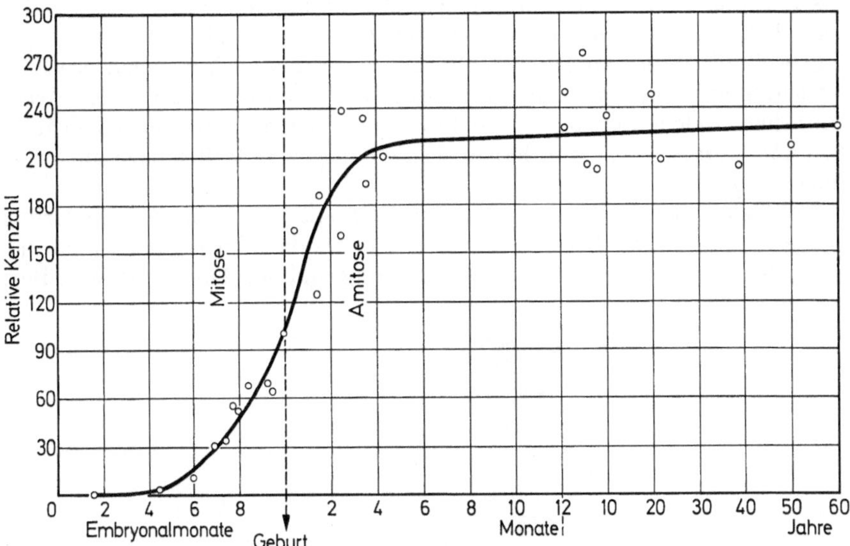


Abb. 43. Relative Anzahl der Herzmuskelkerne des Menschen in verschiedenen Lebensaltern. Das numerische Wachstum wird in den ersten Monaten nach der Geburt zum Abschluß gebracht. (Aus LINZBACH 1955)

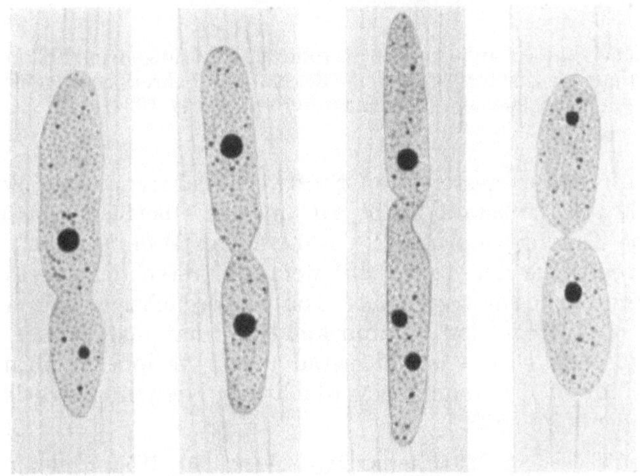

Abb. 44. Amitotische Kernteilungsbilder in glatten Muskelzellen eines menschlichen Magens. Zeichnungen. (Aus STÖHR 1934)

wachsen, während bei der Hypertrophie höher differenzierter Gewebe die Mutterzelle das Wachstum übernimmt; diese kann dann einen polyploiden Großkern oder „Riesenkern"[173] besitzen oder, wohl um die Oberfläche der Kernmasse zu vergrößern und damit den Stoffaustausch zu erleichtern, sich sekundär amitotisch — ein- oder allenfalls auch mehrmals — aufteilen.

[173] Endomitotische Polyploidisierung; s. Kapitel VI/2.

Was nun das Vorkommen amitotischer Kernteilungen in hochdifferenzierten Geweben betrifft, so denkt man in erster Linie an Muskel-[174] (Abb. 44) und Nervengewebe[175], ferner an Drüsen-, Leber-, Nierenparenchymzellen usw.[176].

Es ist unmöglich, auf dem zur Verfügung stehenden Raum die vielen Arbeiten zu besprechen, welche die engen Beziehungen zwischen amitotischer Kernteilung und *Zellarbeit* zum Gegenstand haben. Einige ausgewählte Beispiele mögen diese Tatsache belegen[177].

Im Follikelepithel der Ovarien von Insekten (Läusen [Abb. 45], Federlingen, Spinnfüßern) finden sich Mitosen nur so lange, als das Epithel noch nicht sezerniert; mit dem Fortschreiten der Differenzierung und der Aufnahme der „Berufs-

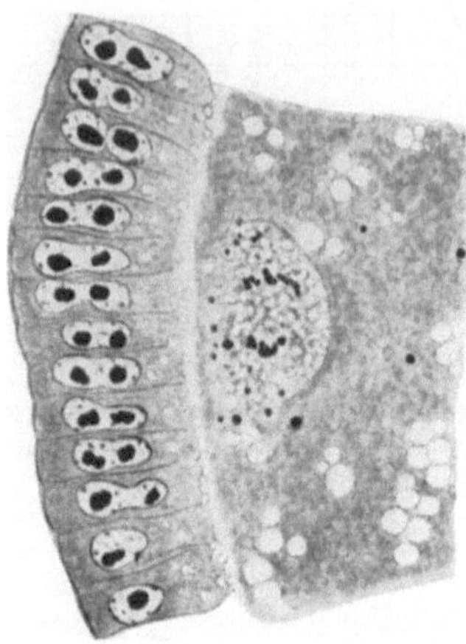

Abb. 45. Verschiedene Stadien amitotischer Kerndurchschnürungen im Follikelepithel (aus Ovar einer Kleiderlaus), auftretend mit dem Beginn der Sekretionstätigkeit. Zeichnung. Vergr. 900fach. (Aus Ries und van Weel 1934)

arbeit" nimmt infolge der gesteigerten Stoffwechselaktivität das Volumen der Zellen, deren Zahl jetzt konstant bleibt, zu, und die Oberfläche der Kerne wird durch amitotische Teilung vergrößert[178]. Ähnlich sah Weber (1962) im Epithel der seitlichen Kropfsäcke der Taube mit dem Auftreten der spezifischen Zelltätigkeit (Kropfmilchbildung) vermehrt amitoseverdächtige Kernformen und zweikernige Zellen. Auch in der Herzmuskulatur[179] hat man immer wieder Zusammenhänge zwischen Differenzierungsgrad und funktioneller Beanspruchung einerseits sowie Häufigkeit von amitoseverdächtigen Kernen und Zwillingskernen anderseits feststellen können[180].

[174] Bucher 1959b, Tabelle 5, S. 129f.; ferner Häggqvist 1931, 1956, Stöhr jr. 1934, Linzbach 1955, Khamidov 1957, 1958, MacDonald und Mallory 1959, Boyd 1960, Merkle 1961, Altschul 1962, Klishov 1965, Baroldi, Falzi und Lampertico 1967, Klinge 1967.

[175] Bucher 1959b, S. 131f.; ferner Goncharenko 1956, Rampan 1956, Ryzhikh 1956, Siderov 1956, Stöhr jr. 1957, Andrew 1959, Niebrój 1959, Correia 1960, Afanasiev und Kotovsky 1961, Müller 1961a und b, Kusch und Yarygin 1965.

[176] Bucher 1959b, S. 125ff.; ferner Nagata und Kondō 1960b, Nagata, Shimamura und Ōkuba 1960, Omochi 1961; Bucher 1958c, 1966, Grundmann und Bach 1960, Busanny-Caspari 1961, Suppan 1966; Cain 1961, Cain und Fazekas 1963.

[177] Vgl. Referat über große Anzahl japanischer Arbeiten bei Omochi 1961 (deutsch).

[178] Ries 1932, Ries und van Weel 1934, Fischer 1936, Stefani 1955.

[179] Werner 1910, Staemmler 1928, Nieth 1949, Henschel 1952, Hort 1953, Linzbach 1947, 1955, Schulz 1958, Baroldi, Falzi und Lampertico 1967, u.a.

[180] Analoge Befunde bei Merkle (1961) an der hypertrophierten glatten Muskulatur der menschlichen Harnblase.

Die an fixierten Präparaten gemachten Beobachtungen und die daraus gezogenen theoretischen, vielleicht hin und wieder etwas spekulativen Schlüsse ließen eine experimentelle Bestätigung wünschenswert erscheinen[181]

Der Einfluß der Fütterung ist schon oben (S. 660) kurz erwähnt worden[182]. Eine Zunahme amitoseverdächtiger Kerne nach Pilocarpininjektion konstatierten ŌKUBO (1960) in exokrinen Pankreas-, LORETI und PERRONCITO (1938) in Parotis-Drüsenzellen. SHIMAMURA (1958b bzw. 1957b und 1958a) fand im Magen eine

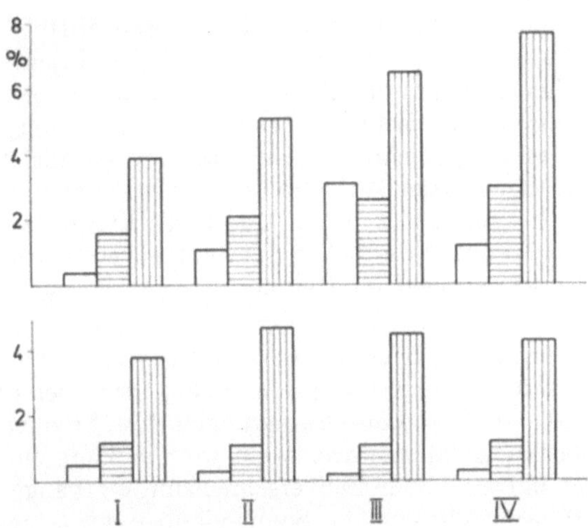


Abb. 46. Stäbchendiagramme der prozentualen Häufigkeit von Riesenkernen (leer), von amitotisch eingeschnürten Kernen (horizontal schraffiert) und von zweikernigen Zellen (vertikal schraffiert) in Nierenkanälchen von Mäusen. Obere Reihe: Hauptstücke, untere Reihe: Mittelstücke. *I* Kontrollen; *II*, *III* und *IV* 5 Std bzw. 6 Tage bzw. 2 Monate nach einmaliger Einspritzung von 0,5 cm³ einer 1%igen Lösung von Trypanblau. (Aus BUCHER und GAILLOUD 1958)

positive Korrelation zwischen Futteraufnahme und freiem Salzsäuregehalt sowie Amitosen und zweikernigen Belegzellen. Im Schilddrüsenepithel des Meerschweinchens traten nach FLORENTIN (1929) amitotische Einschnürungen bei Sekretionssteigerung sowohl unter physiologischen Bedingungen (Gravidität), als auch nach Stimulation durch Einspritzung von Pilocarpin oder von Eserin in Erscheinung. Analoge Befunde erhob PEHLEMANN (1968) im Interrenalorgan von Rana temporaria nach 4tägiger Aktivierung durch ACTH. Untersuchungen an winterschlafenden Tieren (Kröten) ergaben in verschiedenen Organen in der sommerlichen Wachperiode eindeutig mehr amitoseverdächtige Kerne und zweikernige Zellen als in der — durch ihren verminderten Zellstoffwechsel charakterisierten — winterlichen Schlafperiode[183].

---

181 Siehe auch PFEIFER 1963, Einfluß der Narkose an der Rattenleber.

182 Ferner BUCHER 1959b, S. 90 und 101; OMOCHI 1961, NAGATA und KONDŌ 1960b, NAGATA, SHIMAMURA und ŌKUBO 1960.

183 MOMOZÉ 1959c, SHIMAMURA 1959a, ONOZAWA 1960, ŌKUBO 1960, KONDŌ 1960, NAGATA, SHIMAMURA, ONOZAWA, KONDŌ, ŌKUBO und MOMOZÉ 1960.

WERMEL und IGNATJEWA (1933, 1936) sowie wir selbst[184] haben Belastungsversuche mit Ratten- bzw. Mäusenieren durchgeführt. In unseren Experimenten führte schon eine einzige subcutane Einspritzung von 0,5 cm³ einer einprozentigen Lösung von Trypanblau zu einer langdauernden Erhöhung der Arbeitsleistung der Hauptstückepithelien, die einen Teil des Vitalfarbstoffes aus dem Primärharn reabsorbieren und speichern. Die Funktionssteigerung betrifft mehr oder weniger elektiv die Hauptstücke (Abb. 46, oben), während die Mittelstücke (unten) keine wesentliche Mehrarbeit zu leisten haben. In den erstgenannten zeigen die Epithelzellen nicht nur die erwartete funktionelle Kernschwellung, sondern auch eine Frequenzzunahme von Riesenkernen, amitoseverdächtigen Kernen und zweikernigen Zellen (Doppelkernen). Wenn wir Haupt- und Mittelstücke gleichzeitig zu vermehrter Arbeit anregen, z.B. durch mehrtägige Injektion von Tyrode-Lösung, dann weist das Karyogramm (Abb. 18, S. 641) in den beiden untersuchten Nierenkanälen eine charakteristische prozentuale Zunahme von Großkernen, eingeschnürten Kernen und binucleären Zellen auf. Ihre parallel verlaufende Vermehrung ist in den angeführten Abbildungen gut erkennbar und geht mathematisch auch daraus hervor, daß z.B. ein Quotient „Frequenz der zweikernigen Zellen dividiert durch Frequenz der Zellen mit amitoseverdächtigen Kernformen" nur ganz geringe Schwankungen im Rahmen der biologischen Variationsbreite zeigt[185].

Mitosen haben wir in den Nieren unserer ausgewachsenen Tiere fast keine gesehen (17 auf 56000 ausgewertete Kerne = 0,3‰[186], wobei allerdings möglich wäre, daß auf Grund der Zirkadianschwankungen ihre Frequenz — wie in der Leber — etwas höher ausgefallen wäre, wenn wir die Tiere zu einer geeigneten Nachtstunde getötet hätten[187]; für Zellverschmelzungsvorgänge haben wir auch keine Anhaltspunkte ermitteln können. Somit glauben wir annehmen zu dürfen, daß die funktionelle Belastung im hochdifferenzierten Nierenparenchym zu einer Zellhypertrophie mit Großkernen und dann — in einem bestimmten Prozentsatz der Zellen — zu amitotischer Kernteilung mit Bildung zweikerniger (oder gelegentlich auch mehrkerniger[188]) Zellen führt.

## 2. Rhythmisches Kernwachstum und Endomitose

Schon im ersten Abschnitt unseres Beitrages erwähnten wir beim Versuch einer Amitosedefinition, daß es verhältnismäßig voluminöse, wahrscheinlich polyploide Zellkerne sind, die eine direkte Teilung durchführen. Diese Auffassung ist im Schrifttum weit verbreitet[189]. MÜLLER (1937) bezeichnet als Präamitosen Kerne, „die ihr Volumen vergrößern, um sich dann in zwei Tochtergebilde zu teilen", und auch bei SCHMIDT (1938) findet sich die Angabe, daß „die Amitose einen durch ‚innere Teilung' der Chromosomen auf das Doppelte, Vierfache oder noch ein höheres Multiplum herangewachsenen (polyploiden) Kern in Teilstücke von niederem Wert zerlege", was wohl der Herabregulierung oder Depolyploidisierung von GLÄSS (1957) entspricht.

---

184 BUCHER 1958c, BUCHER und GAILLOUD 1958, GAILLOUD 1958.
185 BUCHER und GAILLOUD 1958, Tabelle 1, S. 266.
186 Vgl. auch die autohistoradiographischen Befunde von MACDONALD und MALLORY (1959).
187 BUCHER 1961, SUPPAN 1966.
188 Vgl. Kapitel V/3.
189 Zum Beispiel WASSERMANN 1929, WERMEL und IGNATJEWA 1933, CLARA 1933, PFUHL 1938, RIES und GERSCH 1953, HOMANN 1955, MARQUARDT und GLÄSS 1957, VAN PHAN und DAVID 1958, INGEB. KOLB 1959, BUCHER 1959b, 1963, LAPHAM 1962, RONDEZ, MARTHALER und RÜTTNER 1963, GRUNDMANN 1964, LAGUCHEV 1964, RONDEZ 1964, KUSCH und YARYGIN 1965.

Umgekehrt muß jedoch, wie auch WASSERMANN (1929) hervorhob, betont werden, daß die Ursache für die Auslösung einer amitotischen Kernteilung nicht allein im rhythmischen Kernwachstum[190] und — wie oft zitiert — im ungünstigeren Verhältnis zwischen Kernvolumen und -oberfläche liegen kann, sonst gäbe es ja nicht, wie das tatsächlich der Fall ist, Zellen mit Kernen der Größenklasse $K_2$, $K_4$, $K_8$ usw. In der Tat fand JACOBJ in der Zellpopulation der Mäuseleber neben der „Regelzelle" mit dem Zell- und Kernvolumen $V_1$ bzw. $K_1$ noch folgende, polymere Zelltypen: $V_2$ mit $K_2$ oder mit zwei $K_1$, ferner $V_4$ mit $K_4$ oder mit zwei $K_2$ oder vier $K_1$ sowie $V_8$ mit $K_8$ oder mit zwei $K_4$. Nach MARQUARDT und GLÄSS (1957) steigt in der Rattenleber mit zunehmendem Alter die Anzahl der polyploiden Kerne sowie gleichzeitig der Prozentsatz dieser Zellen mit Genomsonderung, und ein Kern mit einer solchen Genomsonderung hätte einen entscheidenden Schritt zur Amitose bereits hinter sich (GRUNDMANN 1964). Trotzdem, so scheint uns, wissen wir nichts Bestimmtes darüber, warum die Kernteilung in der einen Zelle schließlich ausgelöst wird und nicht in der anderen[191].

Ganz aus dem Rahmen unserer bisherigen Darstellung fallen die karyometrischen Befunde von HINTZSCHE (1936), die jedoch nicht verschwiegen werden dürfen. Im menschlichen Placentarsyncytium soll die amitotische Kernvermehrung[192] nicht mit rhythmischem Verdoppelungswachstum, sondern mit „rhythmischer Halbierungsteilung" der Kerne einhergehen. Im 6. Schwangerschaftsmonat sind die Kerne des Syncytiotrophoblasten durchschnittlich nur noch halb so groß wie in der 6. Woche, zur Zeit der Geburt nur noch halb so groß wie im 6. Monat. Eine Nachuntersuchung dieses Phänomens mit Bestimmung der DNS-Werte wäre außerordentlich interessant[193].

Es ist nun noch zu erörtern, auf welche Weise die „präamitotischen" Großkerne entstehen. Drei Möglichkeiten sind theoretisch in Betracht zu ziehen: Zell- und nachfolgende Kernverschmelzung; abortive Mitose oder Pseudoamitose ohne Zelleibsteilung, aber mit konsekutiver Kernverschmelzung[194]; endomitotische Polyploidisierung[195]. Dabei schließt der eine den anderen Vorgang nicht unbedingt aus. Wir wagten somit nicht zu entscheiden, ob eine amitotische Kernteilung *nur* dort vorkommt, wo die Zellen vorher eine Endomitose durchgemacht haben (HARTMANN 1953) oder ob sie *vor allem* in irgendwie polyploid gewordenen Zellen ablaufen kann (z.B. RIS 1955). Vielleicht ist die erste These doch zu eng gefaßt, schrieb doch selbst GEITLER (1953), daß aus dem rhythmischen Kernwachstum allein nicht unbedingt auf eine endomitotische Polyploidisierung geschlossen werden kann.

Nach BRODSKIJ und KRUSHCHOV (1962) erfolgt zwar meist zuerst die DNS-Synthese und dann die Kernteilung, doch könnten beide Vorgänge auch gleichzeitig vor sich gehen ($^3$H-Thymidin-Markierung, Ratten-Unterhautbindegewebe). Später berichten KRUSHCHOV und ZABORSKAJA (1964), daß die DNS-Synthese und die direkte Teilung gleichzeitig oder auch unabhängig voneinander verlaufen würden; die letztgenannte Auffassung wird auch von WEISSENFELS und LÖBBECKE (1967) vertreten.

---

190 Siehe vor allem JACOBJ 1925, 1942, ferner CLARA 1930, 1931, 1962, LEISTNER 1937, MÜLLER 1937, BUCHER 1953, 1954, u.a.

191 Hier auch beträchtliche Artunterschiede (BÖHM 1931, CLARA 1933, LEISTNER 1937, MOMOZÉ 1959a, u.a.). Nach LEISTNER mit dem Verdoppelungswachstum der Leberzellen bei den Nagetieren vorzugsweise zweikernige Zellen („Phänoschisis" nach CLARA 1930), beim Pferd Größenzunahme des Kernvolumens („Endoschisis").

192 FLORIAN 1928, VACEK 1955, KANTOROVA 1956 und UCHIDA 1957 amitotische Kernformen im Syncytiotrophoblasten, doch wird dessen Kernvermehrung neuerdings eher durch Einverleibung von Cytotrophoblastzellen erklärt, besonders nach elektronenmikroskopischen Untersuchungen z.B. von BOYD und HAMILTON 1966.

193 Siehe auch Messungen von GALTON (1962) an vier (49, 55, 65 und 73 Tage alten) Placenten.

194 PFUHL 1938, WILSON und LEDUC 1948, 1950, MACKELLAR 1949, UNDRITZ 1958.

195 GEITLER 1941, 1953; vgl. auch MACDONALD und MALLORY (1959): nach $^3$H-Thymidin-Einspritzung im Myokard von Ratten markierte Kerne, aber nie Mitosen.

Anderseits besteht anscheinend kein Zweifel mehr, daß zwischen der amitotischen Kernteilung und der endomitotischen Polyploidisierung, die „mit der Abnahme der mitotischen Teilungsbereitschaft parallel geht“ (Clara 1962), eine enge Beziehung besteht[196]. Dafür sprechen auch experimentelle Befunde: Es ist uns seinerzeit gelungen, in Kaninchen-Fibrocytenkulturen in vitro durch Vorbehandlung mit Colchicin einen Teil der Zellen polyploid zu machen[197], und in solchen Kulturen fand sich ebenfalls ein höherer Prozentsatz von amitoseverdächtigen Kernformen sowie von zweikernigen Zellen (19,4‰ gegenüber 6,6‰ in den parallel geführten Kontrollkulturen). Dennoch[198] möchten wir die Frage noch unbeantwortet lassen, ob die Verdoppelung des Chromosomenmaterials für das Auftreten einer Amitose *immer* eine conditio sine qua non ist, obwohl eine vorgängige Polyploidisierung in der Mehrzahl der Fälle wohl zutreffen dürfte.

## 3. Ungünstige Lebensbedingungen und Alter

Zu dieser Fragestellung haben Untersuchungen an Gewebekulturen Wesentliches beigetragen. In Fibrocytenkulturen in vitro, wo Amitosen im Vergleich mit Mitosen normalerweise selten sind, treten sie vermehrt auf, sobald die *Lebensbedingungen* verschlechtert werden, wie wir durch einige Untersuchungsresultate belegen werden. Gleichzeitig sinkt die Karyokinesehäufigkeit, und wir haben auch auf Grund unserer schon oben (S. 662) erwähnten Versuche mit dem mitosehemmenden Trypaflavin[199] an die Möglichkeit gedacht, daß die gegenüber störenden Einwirkungen weniger sensible Amitose gewissermaßen als Ersatzlösung auftreten könnte. Diese These wäre allenfalls auch für die hochdifferenzierten Gewebe, welche ihre indirekte Teilungsfähigkeit verloren haben, brauchbar. Thomas (1939) spricht ebenfalls von einem physiologischen Ersatzphänomen (s. S. 651).

Seit mehr als 50 Jahren findet sich in der Gewebezüchtungsliteratur immer wieder die Angabe, daß die Frequenz amitotisch eingeschnürter Kerne und zweikerniger Zellen dann ansteigt, wenn die *Kulturen ungünstigen Wachstumsbedingungen* ausgesetzt gewesen sind[200]. Solch ungünstige Züchtungsbedingungen können, wie z.B. aus den von Zweibaum und Szejnman (1935, 1936) veröffentlichten Befunden hervorgeht, auf recht verschiedene Art und Weise geschaffen werden. Wir haben dieses Problem selbst eingehend untersucht[201] und in Tabelle 3 Beobachtungen aus verschiedenen Versuchsserien zusammengestellt. Der Effekt ist in allen drei Experimenten grundsätzlich gleich: Ob nun die Mitosetätigkeit durch Temperaturherabsetzung praktisch eingestellt[202], durch Verdünnung des wachstumsstimulierenden Embryonalextraktes oder durch Nichterneuerung des Milieus und Ablagerung von Stoffwechselprodukten stark reduziert wird, immer steigt der Prozentsatz der amitoseverdächtigen Kerne und der zweikernigen Zellen an. Wenn wir aber, wie in den in der Tabelle 3 an letzter Stelle angeführten

---

[196] Ries und Gersch 1953, Grundmann 1954, 1964, Homann 1955, Linzbach 1955, Sterba 1956, Gläss 1957, Feyrter 1957, Bassermann 1958, Bucher 1959b, 1963, 1970, Grundmann und Bach 1960, Büchner 1962, Hobik und Grundmann 1962, Schwarzacher und Klinger 1963, u.a.

[197] Bucher 1951, 1952a und b.

[198] Siehe die oben zitierten Angaben von Hintzsche 1936 und die Befunde von Bucher 1953/54, 1954, Bucher und Gattiker 1954a, Cleland 1961.

[199] Bucher 1947, 1952b; vgl. auch Meier und Allgöwer 1945 (Versuche mit zellteilungshemmenden Stoffen der Chinon- und der Colchicingruppe).

[200] Holmes 1914, Lewis 1922, Bucciante 1929, M. von Möllendorff 1929, 1931, Chlopin 1932, Parker 1932, Schopper 1932, Levi 1934, Zweibaum und Szejnman 1935, 1936, Lindner und Schröder 1967; Einzelheiten s. Bucher 1959b.

[201] Bucher 1955b, 1958b, 1959a und b, Bucher und Gattiker 1954b.

[202] Weiteres bei Bucciante 1926, 1928, 1929.

Tabelle 3. *Prozentuale Häufigkeit der Mitosen, amitoseverdächtigen Kerne und zweikernigen Zellen aus drei verschiedenen Versuchsserien (Serien 1 und 2 Hühner-, Serie 3 Kaninchen-Bindegewebekulturen). Beschreibung im Text*

| Züchtungsbedingungen | Zahl der ausgewerteten Zellen | Mitosen | Amitose-verdächtige Kerne | Zweikernige Zellen |
|---|---|---|---|---|
| Kulturen im *Brutschrank* bei 38° C gehalten (unverdünnter Embryonalextrakt) | 4800 | *3,8* | 0,5 | 0,9 |
| Kulturen 24 Std bei *Zimmertemperatur* von 21 ± 1° C gehalten (unverdünnter Embryonalextrakt) | 4350 | 0,05 | *2,2* | *2,7* |
| Blutplasma + *unverdünnter Embryonalextrakt* zu gleichen Teilen (im Brutschrank bei 38° C) | 2960 | *2,5* | 0,2 | 1,0 |
| Blutplasma + 1:10 *verdünnter Embryonalextrakt* zu gleichen Teilen (im Brutschrank bei 38° C) | 2670 | 1,3 | *0,5* | *1,5* |
| 2.-Tags-Kulturen bei 38° C | 4646 | *2,8* | 0,2 | 0,9 |
| 5.-Tags-Kulturen bei 38° C *ungefüttert* (Kontrollen) | 3667 | 0,9 | *0,8* | *1,5* |
| 5.-Tags-Kulturen bei 38° C am 4. Tag *mit frischem Extrakt gefüttert* | 8587 | *5,0* | 0,1 | 0,7 |

„Fütterungsversuchen", am 4. Züchtungstag in einem Teil der verwendeten Deckglaskulturen die im Medium angehäuften Stoffwechselschlacken mit Tyrodelösung ausgewaschen und frischen, mitogenetisch wirkenden Embryonalextrakt zugesetzt hatten, kam es zu einem neuen Mitoseschub und — antagonistisch — zu einer eindeutigen Abnahme der Frequenz der Amitosen und der Doppelkerne.

Analoge Experimente sind auch in vivo durchgeführt worden: Alov (1958) beobachtete bei *hungernden Versuchstieren* im Hornhautepithel eine Hemmung der Mitoseaktivität bei gleichzeitiger Zunahme der Amitosen, und van Phan und David (1958) konstatierten nach 3—4tägigem Nahrungsentzug in der Mäuseleber eine Vermehrung der direkten Kernteilungsfiguren und der doppelkernigen Zellen. Ferner sah Kolb (1959) im Ehrlichschen Ascitestumor bei mangelhafter Ernährung der Tiere eine „Steigerung der Zweikernigkeit in Verbindung mit einer erhöhten Amitoserate". In gleicher Weise können allenfalls auch die in einem physiologischerweise *schlecht ernährten Gewebe*, z.B. dem Knorpel, festgestellten amitotisch eingeschnürten Kerne[203] gedeutet werden; sie haben jedoch nichts mit Wachstum und Regeneration (s. folgendes Kapitel) zu tun. Wie im Knorpel des Erwachsenen, so findet man auch in den oberflächlichen Zellagen eines vielschichtigen Plattenepithels, wo ein ausreichender aerober Stoffwechsel ebenfalls nicht mehr möglich ist, außer einem höheren Glykogengehalt zur anaeroben Energiegewinnung[204] nicht selten sowohl zweikernige Zellen[205] als auch amitoseverdächtige Kerne[206].

Es ist fraglich, ob auch die von Münzer (1925) in den nach dem Tod des Makroorganismus (Kaninchen, Meerschweinchen) noch einige Zeit „überlebenden" Hepatocyten erwähnte Zunahme der — amitotisch gedeuteten — Zweikernigkeit mit der Verschlechterung der

[203] Fleroff 1929, Elliott 1936, Clark und Clark 1942, Hahn 1957, Mankin 1963.
[204] Graumann, Hdb. Histochemie II/2, 1964.
[205] Zhinkin et al. 1961 (Zungenrücken der Ratte).
[206] Bucher, unveröffentlichte Beobachtungen am Epithel des Zungenrückens einiger alter Menschen.

Lebensbedingungen in Zusammenhang gebracht werden darf[207]. H.-A. Müller (1061a) fand in Purkinje-Zellen von 24 Kleinhirnen von Menschen mit einer klinisch bereits einige Zeit vor dem Tode bestehenden und eventuell kurz ante finem noch gesteigerten Hypoxie vermehrt amitoseverdächtige Kerne und Zweikernigkeit.

Ob man die in der Umgebung von experimentellen hypoxischen Nekrosen im Katzenherzen (Grundmann 1950) und in der Rattenniere (Cain 1961, 1962, Cain und Fazekas 1963) festgestellten Kerneinschnürungen und Zwillingskerne im oben beschriebenen Sinne oder als Regenerationsvorgänge interpretieren soll, bleibt noch zu klären.

Andrew (1949, 1955, 1960) hat sich eingehend mit den Beziehungen zwischen *Lebensalter* und Amitose befaßt. In Speicheldrüsenzellen und Onkocyten (Hamperl 1937)[208] sowie in Purkinjeschen Kleinhirnzellen fand er amitotische Kernteilungen und Zweikernigkeit regelmäßig bei alten Mäusen und Ratten[209], während sie bei jungen Tieren fehlten. Zu einem entsprechenden Ergebnis kam er bei der Durchmusterung der Purkinje-Zellen verschieden alter Menschen, was der Autor auf ungünstigere Lebensbedingungen im senilen Gehirn zurückführte. In neuerer Zeit ist diese Fragestellung von verschiedenen japanischen Forschern[210] in einer Reihe von Geweben — Epithel der Trachea und des Magen-Darmkanals, Leber und Pankreas — verschieden alter Hunde (Fetus, Säugling, abgestilltes und erwachsenes Tier) untersucht worden, wobei sich in allen Organen eine positive Korrelation zwischen Lebensalter und offenbar amitotisch entstandenen zweikernigen Zellen ergab. Die Ursache dieses Verhaltens sehen die Autoren hier in der zunehmenden morphologischen Differenzierung und funktionellen Spezialisierung der Zellen. Die gleiche These wird auch von Brodskij (1964) vertreten.

Seit Chun (1890) und Flemming (1891) ist immer wieder die Auffassung geäußert und von Benninghoff (1922) besonders nachdrücklich vertreten worden, daß der *Sinn der Amitose* in der *Vergrößerung der Kernoberfläche* liege. Eine ungünstige Beeinflussung des Stoffwechsels — Sauerstoff- oder Nährstoffmangel, Anhäufung von toxisch wirkenden Metaboliten, schädliche physikalische oder chemische Einwirkungen usw. —, aber auch ein intensives physiologisches Ansteigen des Energie- oder Betriebsstoffwechsels, z.B. bei erhöhter Sekretions- oder Resorptionstätigkeit, kann zu einer Störung der Wechselbeziehung zwischen Karyo- und Cytoplasma führen, bei der eine Oberflächenvergrößerung des Zellkernes zur Erleichterung der Austauschvorgänge zweckmäßig wäre. Ein gewisser Kernpolymorphismus könnte ebenfalls in diesem Sinne gedeutet werden[211]. Levi (1934) sprach von einer Anpassung des Kernes, Münzer (1023) von einem Regulationsvorgang, sei es zur Erhaltung des Lebens und der Leistungsfähigkeit der Zelle bei vermehrter Beanspruchung[212], sei es bei andauernder Verschlechterung der Lebensbedingungen, wie sie hier zur Diskussion steht. Ein derartiger Anpassungsversuch kann unter Umständen den Eintritt eines Funktionsdefektes verhindern[213]. Wassermann (1929) erkannte dem Faktor Oberflächenvergrößerung keine allzu große Bedeutung zu. Wir selbst messen ihr den Wert einer orthologisch und pathologisch interessanten Hypothese bei, die in verschiedenen experimentellen Befunden eine Stütze gefunden hat.

[207] Einzelheiten s. Feyrter 1960, 1962. [208] Vgl. auch Rother 1966.

[209] Auch in seinem Übersichtsreferat über Gewebezüchtung gibt Levi (1934) auf Grund seiner großen eigenen Erfahrung und des Schrifttums an, daß die Bildung zwei- und mehrkerniger Zellen durch Kernamitose mit dem Alter der Kultur zunimmt. Analoge Beobachtungen stammen von Clara (1935) über das Vorkommen zweikerniger Zellen in der menschlichen Niere; mehrkernige Zellen werden indessen erst im Greisenalter etwas häufiger.

[210] Nagata und Momozé 1959, Shimamura 1959b, Nagata, Shimamura, Kondō, Onozawa, Momozé und Ōkubo 1960.

[211] Nach Sinapius (1958) nimmt Polymorphiegrad und -häufigkeit im menschlichen Venenendothel ebenfalls mit dem Lebensalter zu.

[212] Siehe Kapitel VI/1. [213] Staemmler 1928b, Andrew 1955.

## 4. Wachstum, Regeneration, Degeneration? Schicksal der Amitose

Die Rolle, welche die Amitose beim *Wachstum* eines Gewebes spielt, wird solange nicht mit Sicherheit zu beurteilen sein, als wir die Frage, ob die direkte Kernteilung auch von einer Cytoplasmateilung gefolgt sein kann, nicht mit einem eindeutigen ja oder nein beantworten können[214]. Wenn ja, wäre auch ein numerisches, mit Zellvermehrung einhergehendes „Teilungswachstum" (s. Tabelle 4, S. 676) in Betracht zu ziehen, wenn nein, so kommt nur ein „Leistungswachstum" mit Entstehung größerer, zwei- oder allenfalls auch mehrkerniger Zellen in Frage, wobei wir Polyploidisierungsvorgänge ohne nachfolgende Kernteilung (CLARAs „Endoschisis"; S. 627) definitionsgemäß nicht als Amitose betrachten und somit hier nicht mehr zur Diskussion stellen. Das „Leistungswachstum" führt zu einer Zellhypertrophie; die amitotische Aufteilung der erhöhten Kernmasse kann deren Folge sein.

Nach allem, was in den vorstehenden Kapiteln dargelegt worden ist, und nach unserer Auffassung[215] erfolgt das numerische Wachstum oder „Teilungswachstum" — trotz gelegentlich mehr oder weniger differenziert geäußerter anderer Meinungen[216] — auf dem Wege der Mitose; es betrifft vor allem junge und nur mäßig differenzierte Zellen, wobei die Tochterzellen in der Regel wieder zur Größe der Mutterzelle heranwachsen.

Bei hochdifferenzierten, spezialisierten Zellen können Amitosen auftreten, wenn ihre spezifische Tätigkeit nicht unterbrochen werden darf und dennoch eine Teilung notwendig wird (PETER 1925). Diese Notwendigkeit mag sich allenfalls im Falle der *Regeneration* ergeben, wobei wir allerdings nicht an den physiologischen Zellersatz[217], sondern an akzidentelle oder reparative Regenerationsvorgänge denken, die für pathologische Gewebsverluste oder für experimentell gesetzte Defekte Ersatz liefern sollen. Auf diese Weise wären z.B. die von STAEMMLER, GRUNDMANN u.a. an der Leber[218] erhobenen Befunde zu erklären. Auch CLARA (1931, 1935) fand in Leber und Niere unter pathologischen und experimentellen Bedingungen (Kaninchen mit Phosphorvergiftung) reichlich Amitosen, wobei die direkten Teilungen besonders in den ersten Versuchsstadien eindeutig häufiger wären als die Mitosen (1931)[219]; dem entspricht die von GRUNDMANN und BACH (1960) nach partieller Hepatektomie der Ratte beschriebene „primäre Amitosewelle ... wahrscheinlich mit nachfolgender Zelldurchschnürung"[220].

Mitotische Zellteilungen können aber auch in den hochdifferenzierten Leber- und Nierenepithelien unter gewissen pathologischen Bedingungen wieder in größerer Zahl auftreten[221]. Nach den Erfahrungen von CLARA „scheinen bei akuten Schädigungen mit rasch einsetzender Regeneration Mitosen, bei mehr

---

214 Vgl. Kapitel V/2. 215 BUCHER 1959b, 1970.

216 Zum Beispiel BAST 1921, HÄGGQVIST 1924, LEHNER 1924, ROMEIS 1926, KNOLL 1928, FROBÖSE 1932, GRYNFELTT 1931, 1932, ELLIOTT 1936, KROMPECHER 1937, THOMAS 1939, BURKL 1949, LIPP 1952, PREUSS 1954, HAHN 1957, DINGLER 1958, BASSERMANN 1959, LUTSENKO 1960, CHU 1960, 1966, GUSEK 1961, MEHROTRA 1962, ROLSHOVEN 1964, u.a.

217 Vgl. W. MASSHOFF in diesem Handbuch VI/1, S. 441—515, 1955.

218 STAEMMLER 1928, GRUNDMANN 1964, GRUNDMANN und BACH 1960, BUSANNY-CASPARI 1961, 1962, LAGUCHEV 1964.

219 Vgl. auch Exsudatzellen in Kulturen, NORDMEYER 1933.

220 Dagegen BINDER und BINDER (1957) am Epithel der Kaninchencornea zuerst Mitosen und erst später Amitosen.

221 In der nach $^{2}/_{3}$-Resektion regenerierenden Rattenleber gewinnt die Parenchymzelle ihre Fähigkeit zur DNS-Synthese und ihre mitotische Teilungsbereitschaft in dem Maße zurück, in dem sie ihre cytoplasmatische Differenzierung verliert. Mit zunehmender Differenzierung des Regenerates nimmt die DNS-Bildung wieder ab (OEHLERT, HÄMMERLING und BÜCHNER 1962).

Tabelle 4. *Beziehungen zwischen dem Differenzierungsgrad einerseits und Zellteilung, Wachstum und Regenerationsfähigkeit anderseits (schematische Zusammenfassung).* (Aus BUCHER, 1970)

| Differenzierungsgrad der Zellen | Verhalten der Zellkerne | Wachstum | | Regenerationsfähigkeit | Beispiele |
|---|---|---|---|---|---|
| | | physiologisch | pathologisch | | |
| Mäßige Differenzierung | mitotische Teilungen üblich | Zellvermehrung („Teilungswachstum“ = physiologische Hyperplasie) | Hyperplasie | gut („Verbrauchsgewebe“ oder „Mausergewebe“) | blutbildendes Gewebe<br>gewisse Epithelien (Darm, Uterus, Haut usw.)<br>vor allem junge Zellen |
| Hohe Differenzierung | mitotische Teilungsfähigkeit erhalten, Teilungsbereitschaft aber stark herabgesetzt | unter besonderen Bedingungen wie oben, sonst im allgemeinen wie unten angegeben | | verschieden | Leber- und Nierenepithelien<br>Gefäßendothelien<br>ferner alte Zellen |
| Sehr hohe Differenzierung | mitotische Teilungsfähigkeit verloren, Größenzunahme möglich durch Endopolyploidisierung („rhythmisches Kernwachstum“), evtl. durch Amitosen Bildung von zwei- oder mehrkernigen Zellen | Zellvergrößerung („Leistungswachstum“ = physiologische Hypertrophie) | Hypertrophie | schlecht bis fehlend („Dauergewebe“) | Muskulatur<br>Nerven- und Sinneszellen |
| Physiologische „Überdifferenzierung“ | Kerne fehlen | unmöglich | unmöglich | fehlt (Regeneration ausgehend von kernhaltigen Mutterzellen) | Erythrocyten |
| Abwegige Differenzierung | mitotische Teilungen häufig, oft pathologisch | — | Neoplasie (asozial, übermäßig) | sehr gut (Rezidivbildung) | Geschwülste (vor allem bösartige) |

chronischen Schädigungen mit allmählichem Zellersatz hingegen Amitosen zu überwiegen" (1935)[222]. Den Mitosen käme nach Gössner u. Mitarb.[223] die Bedeutung einer Regeneration nach gesteigertem Zellverschleiß zu, während die Amitose, welche nach ihrer Meinung möglicherweise auch eine Zellteilung sein könnte[224], durch Oberflächenvergrößerung von Kern- und Zellgrenzflächen eher funktionell im Sinne einer Leistungssteigerung gedeutet werden müßte.

Wir sind aber mit Grundmann (1964) einig, daß die meisten Amitosen im Säugetiergewebe — selbst in der Leber — zu zweikernigen Zellen führen. Dafür

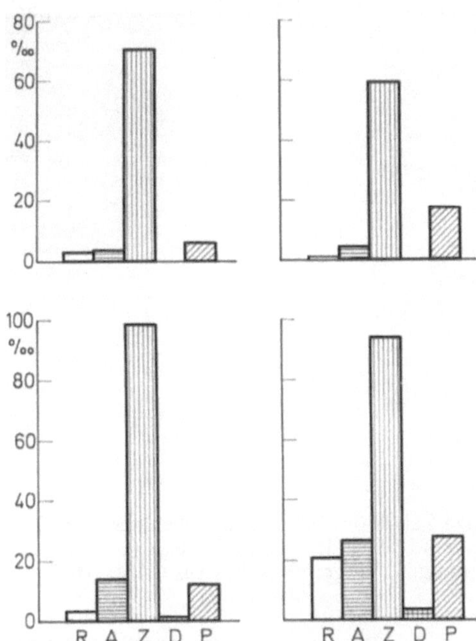


Abb. 47. Stäbchendiagramme verschiedener Kern-Zustandsformen (jedes auf der differenzierten Auszählung von 6000 Kernen beruhend): keine mitotischen Kerne, *R* Riesenkerne, *A* amitoseverdächtige Kerne, *Z* zweikernige Zellen, *D* dreikernige Zellen, *P* pyknotische Kerne. In der oberen Reihe Karyogramme aus zwei gesunden, in der unteren Reihe aus zwei cirrhotischen Lebern. (Aus Bucher 1958c)

sprechen auch eigene Beobachtungen[225]: Bei der chronisch verlaufenden, mit Parenchymuntergang einhergehenden Lebercirrhose fanden wir nur vier Mitosen in 50000 ausgewerteten Zellen, dafür einen erhöhten Prozentsatz von polyploiden und amitoseverdächtigen Kernen sowie von zweikernigen Zellen (Abb. 47). Die funktionelle Regenerationstendenz äußert sich zunächst in einer kompensatorischen Zellhypertrophie mit endomitotischer Polyploidisierung[226], dann — wohl als Folge davon — in einer Zunahme der amitotisch eingeschnürten Kerne und der Zwillingskerne; gelegentlich kommen auch dreikernige Zellen vor.

[222] Gestützt durch Rondez 1964: bei chronischer, relativ milder Thioacetamidschädigung der Rattenleber Zunahme der DNS-Synthese und der amitoseverdächtigen Kerne.

[223] Gössner, Schneider, Siess und Stegmann 1951.

[224] Auch Rondez, Rüttner und Vogel 1962, Rondez, Marthaler und Rüttner 1963 sowie Rondez 1964 vermuten eine amitotische *Zell*teilung.

[225] Bucher 1958c; auch Arndt 1935. [226] Bucher und Délèze 1955, Bucher 1958c.

In den Nieren können bei Regenerationsvorgängen unter Umständen ebenfalls Mitosen vorkommen[227], doch spielt auch in diesem Organ das Auftreten von höheren Kernklassen, Kernamitosen und Zweikernigkeit eine wesentliche Rolle, wobei CAIN und FAZEKAS (1963) — im Gegensatz zu STAEMMLER (1928a) — keine Hinweise auf eine gleichzeitige oder spätere Cytoplasmateilung gefunden haben, was auch unseren Erfahrungen entspricht[228].

Großkerne, Kerneinschnürungen und Doppelkerne sah NIETH (1949) in menschlichen Herzen in der Umgebung frischer Narben, GRUNDMANN (1950) in der Umgebung hypoxischer Nekrosen im Katzenherzen; auch TÖRÖ (1939) und ROBLEDO (1956) sowie FRANKFURT (1957) haben nach experimenteller Myokard-

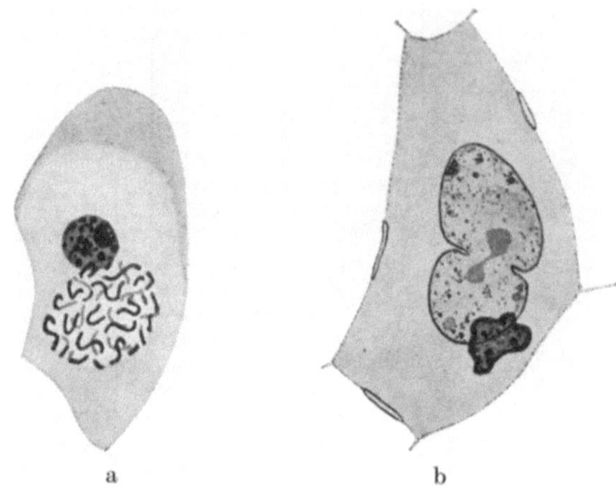


Abb. 48a u. b. Zweikernige Zellen (aus einer Kaninchenleber), in denen der eine der beiden Kerne zugrunde geht, während der andere sich mitotisch (a) bzw. amitotisch (b) teilt. Zeichnungen. Vergr. 800fach. (Aus CLARA 1931)

verletzung bei Ratten bzw. Fröschen in der Nähe der Wunde Amitosen festgestellt. Wird schließlich ein Skeletmuskel, um ein letztes Beispiel zu zitieren, durch physikalische oder chemische Einwirkungen, durch ungenügende Ernährung (Ischämie, E-Avitaminose) oder durch Innervationsstörung usw. geschädigt, jedoch ohne daß Nekrosen daraus resultieren, so reagieren nach einer großen Zahl von Literaturangaben[229] die Zellkerne ebenfalls zuerst durch Größenzunahme und dann durch amitotische Vermehrung. All diese Befunde stützen die Auffassung, daß der (Kern-)Amitose bei bestimmten Regenerationsvorgängen eine gewisse Bedeutung zukommt[230]. Dagegen scheint uns die der Amitose gelegentlich zugeschriebene Rolle der „*Gewebsverjüngung*"[231], die auch von MASSHOFF abgelehnt wird, sehr hypothetisch. Auch der Auffassung, daß in älteren zweikernigen Zellen in der Regel einer der beiden Zwillingskerne durch Auflösung zugrunde geht[232], können wir nicht zustimmen (Abb. 48). Wir haben das Schicksal zweikerniger

[227] CLARA 1935, CAIN 1961, CAIN und FAZEKAS 1963.

[228] Anderseits nach FUJIWARA 1957 mitotische und amitotische *Zell*teilungen im regenerierenden Übergangsepithel der Hunde-Harnblase nach chemischer oder mechanischer Schädigung.

[229] MILLAR 1934, TOWER 1939, ALTSCHUL 1942, 1946, 1947, 1962, LEGROS CLARK 1946, GODMAN 1957, PŮŽA 1957, KLISHOV 1965.

[230] Auch bei der von LAPHAM (1962) beobachteten „reaktiven protoplasmatischen Astrocytose".

[231] STAEMMLER 1928, CLARA 1931, 1935, WETZEL 1932, TÖRÖ 1937, SCHILLER 1949.

[232] MÜNZER 1925, STAEMMLER 1928, CLARA 1931, SCHILLER 1949.

Zellen in Bindegewebekulturen studiert[233] und unter 5000 Doppelkernen nur sehr selten — in weniger als 0,3% der betreffenden Zellen — feststellen können, daß ein Kern möglicherweise dem Untergang geweiht war. In unseren Gewebekulturen zumindest spielten derartige Vorgänge eine ganz untergeordnete, praktisch zu vernachlässigende Rolle.

Hat die Amitose etwas mit der *Zelldegeneration* zu tun? VOM RATH (1891) hat das seither oft zitierte Wort geprägt: „Wenn einmal eine Zelle direkte Kernteilung erfahren hat, so ist damit ihr Todesurteil gesprochen; sie kann sich zwar noch einige Male direkt teilen, geht dann aber bald unfehlbar zugrunde". Andererseits haben wir beim Versuch, die Amitose zu definieren (S. 627), diese mit TISCHLER (1921/22) auf solche Vorgänge beschränkt, bei welchen die Tochterkerne nicht sofort einer Degeneration anheimfallen. Damit können viele Fälle von Kernfragmentierung usw. ausgeschieden werden. Indessen haben wir in Gewebekulturen unter bestimmten Versuchsbedingungen auch Zellen postmitotisch degenerieren sehen, und niemand wird deshalb die Karyokinese als physiologischen Teilungsprozeß in Frage stellen wollen. Wenn das gleiche *ausnahmsweise* einmal für eine echte Amitose zutrifft[234], dürfen wir daraus keineswegs ableiten, daß die direkte Kernteilung eo ipso ein degenerativer Vorgang sei. Dagegen sind zweifellos, wie schon mehrmals erwähnt, manche degenerative Kernformveränderungen als „Amitosen" beschrieben worden. Auf Grund solcher Fehlschlüsse ist die Meinung zu verstehen, daß die amitotische Kernteilung kein normaler Vorgang wäre — in welchem Sinne anscheinend auch genetische Argumente sprechen würden; vgl. jedoch Kapitel V/1 —, sondern bestenfalls ein pathologisches Phänomen (H. FIRKET 1965).

Wir haben schon früher ausgeführt[235], daß amitoseverdächtige Kerne nicht selten dort auftreten, wo die Lebensbedingungen weniger günstig geworden sind. Es ist somit logisch, daß SCHOPPER (1932) jene in sonst gesunden Gewebekulturen „immer in mehr oder weniger degenerierenden Zellbezirken" fand. Diese Beobachtung scheint uns ungenügend[236], um der direkten Kernteilung „regressive Charakterzüge" zuzuschreiben; mit BURKL (1949) würden wir eher den Schluß ziehen, daß die Amitose eben „einen von weniger Voraussetzungen abhängigen, weniger empfindlichen, deswegen aber nicht minderwertigen Teilungsvorgang" darstellt. Die Tatsache, daß sie „a"-mitotisch ist, vereinfacht — zumindest beim heutigen Stand unserer Kenntnisse — ihren Verlauf und erschwert ihre eindeutige Diagnose, spricht jedoch keineswegs dagegen, daß sie, wie auch KROMPECHER (1937) glaubt, „an ihrem Platze als allein entsprechende oder mögliche Teilungsart" zu betrachten ist.

Damit kommen wir, obwohl auch für RÖSSLE (1926) „über die Unfruchtbarkeit dieses Vorganges kein Zweifel bestehen" konnte, zu der schon 1953 von HORT geäußerten Auffassung, daß die amitotische Kernteilung kein generell degenerativer Vorgang ist und nicht pathologischen Prozessen vorbehalten ist, sondern ihr Vorbild im physiologischen Geschehen hat. Man darf, so lesen wir auch bei WASSERMANN (1929), „nicht in den alten Fehler zurückfallen, die Amitose für einen nebensächlichen, zu den normalen biologischen Vorgängen gar nicht gehörenden Vorgang anzusehen. Das hieße, den mit der Amitose zusammenhängenden Fragen aus dem Wege gehen."

Im folgenden soll nun noch davon die Rede sein, wie wir uns das *weitere Schicksal der Amitosen* vorstellen. Bei vielem sind wir auf mehr oder weniger wahrscheinliche Vermutungen angewiesen. Einiges ist indessen experimentell

[233] BUCHER 1953/54, BUCHER und GATTIKER 1954a.
[234] Zum Beispiel IVANOVICS und HYDE 1936.
[235] Vgl. Kapitel VI/3. [236] Vgl. auch LEVI 1954, PŮŽA 1963.

sichergestellt. Da, wie wir gesehen haben, die möglichen Ursachen amitotischer Teilungen recht vielfältig sind, wird auch ihr Schicksal verschieden sein.

Mitose und Amitose allein sind nicht ausschlaggebend für die Überlebensdauer der Zellen. Nach Bertalanffy und Lau (1962) leben die aus mitotischen Zellteilungen hervorgegangenen Oberflächenepithelzellen des Magen-Darmkanals der Ratte nur wenige Tage, die Deckzellen der Harnblase, in welchem wohl mit genügender Sicherheit amitotische Kernteilungen anzunehmen sind[237], etwas über einen Monat. Dieses absichtlich etwas paradox gewählte Beispiel sollte die alte Deutung der Amitose als Degenerationssymptom endgültig widerlegen. Das andere Extrem ist wohl durch die amitotischen Kernteilungen gegeben, welche infolge ungünstiger Lebensbedingungen auftreten. Werden diese immer schlechter und schlechter, so gehen schließlich alle Zellen zugrunde, ob sie vorher noch eine direkte Kernteilung durchgeführt haben oder nicht. Daß gelegentlich einmal einer der beiden Doppelkerne aufgelöst wird, soll nicht bestritten werden, doch erlaubt uns diese seltene Beobachtung nicht, in diesem Vorgang eine „Gewebsverjüngung" durch „Erneuerung des Kernapparates"[238] zu sehen.

Eine ganze Reihe von in diesem Beitrag bereits zitierten Arbeiten bestätigen, daß aus einer direkten Teilung hervorgegangene Kerne sich *abermals amitotisch teilen können* (Abb. 40 und 41, S. 663). Auch an lebenden Gewebekulturen sind derartige Beobachtungen gemacht worden[239]. Durch „fortgesetzte Kernamitose"[240] können mehrkernige Riesenzellen entstehen.

Eine noch diskutierte Frage ist die nach dem Vorkommen von *Mitosen nach amitotischer Kernteilung*. Was die Versuche mit Gewebekulturen und Asciteszellen betrifft, so stehen ablehnenden Meinungsäußerungen[241] eine größere Anzahl von positiven Befunden gegenüber[242]. Bei diesen existieren zwei Möglichkeiten. Entweder bilden die Chromosomen beider Kerne eine einheitliche Äquatorialplatte; die zwei Kerne wären für die weitere Reproduktion somit nicht unabhängig voneinander, sondern sie würden sich vielmehr im Verlaufe der Karyokinese wieder vereinigen. Nach Lewis (1927a) können in anderen Fällen aber auch zwei verschiedene Spindeln und Äquatorialplatten auftreten und wir selbst haben 1953/54 eine in vitro gezüchtete Bindegewebszelle mit drei getrennten karyokinetischen Figuren beschrieben und abgebildet.

Da wir aber die Vorgeschichte dieser Zellen meistens nicht kennen, ist theoretisch denkbar, daß nach einer Kernamitose nur *eine* Spindel und Äquatorialplatte gebildet wird, jedoch *zwei* (oder sogar drei), wenn die Entstehung der betreffenden Zellen auf abortive Mitosen ohne Zelleibsteilung oder auf Zellverschmelzungen zurückzuführen wäre und somit auch a priori genügend Centrosomen zur Verfügung stehen würden.

Daß auch in zweikernigen (und selbst in dreikernigen) Leberzellen unter gewissen Umständen Mitosen auftreten können, ist unbestritten[243]. Dürfte man annehmen, daß die Zweikernigkeit der betreffenden Hepatocyten ohne den geringsten Zweifel durch eine Amitose zustande gekommen ist[244], so wäre durch jene Beobachtung bewiesen, daß in der Leber — sowie vermutlich auch in anderen Organen, die ihre karyokinetische Teilungsfähigkeit nicht vollständig verloren haben — eine amitotische Kernteilung eine spätere mitotische Zellteilung nicht

---

[237] Danini 1924, Ležava 1934, Gauer 1949, Bucher und Délèze 1955, Fridenstein 1955, Fujiwara 1956, 1957. [238] Staemmler 1928, Clara 1931.

[239] Vgl. Bucciante 1929. [240] Benninghoff 1952; s. auch S. 664.

[241] Zweibaum und Szejnman 1935, Willmer 1954.

[242] Macklin 1916a und b, Lewis 1927a, Saguchi 1930, Chlopin 1932, Bucher 1953/54, Stone 1962, Chèvremont 1966, u.a. Vgl. auch die Cancerisierungsversuche an der Rattenleber, Grundmann und Sieburg 1962.

[243] Staemmler 1928, Clara 1931, MacMahon 1933, Wilson und Leduc 1948, 1950, Wilson et al. 1953, Marquardt und Gläss 1957.

[244] Vgl. S. 660f.

ausschließt[245]. Die Beweisführung ist indessen nicht absolut zwingend, könnte man doch, wie schon früher erwähnt, den Vorgang sich auch umgekehrt vorstellen; dann würden multipolare Spindeln in polyploiden Mitosen gerade den Weg darstellen, auf welchem zweikernige Zellen entstehen[246]. Für beide Thesen ist die Tatsache interessant, daß die normale, diploide Chromosomenzahl in den beiden Metaphasen einer Zelle überwiegt.

Bei dieser Sachlage stimmen wir — einmal mehr als Hypothese — der Auffassung von WASSERMANN (1929) zu: „Ein amitotisch entstandener Kern bleibt zur Mitose befähigt. Aber es handelt sich auch hier nur um die Möglichkeit, und es ist klar, daß in vielen Fällen diese Möglichkeit nicht mehr in Frage kommt. Das Ausbleiben von Mitosen ist aber nicht die notwendige Folge von vorausgegangenen Amitosen." Trotzdem scheint uns wenig wahrscheinlich, daß Amitose und Mitose im gleichen Gewebe miteinander abwechseln[247].

Nun bleibt noch die *Kernverschmelzung*, von welcher eine direkte Kernteilung nach mehr oder weniger langem Intervall gefolgt sein kann. Diese Auffassung ist keineswegs neu, schrieb doch auch PFUHL (vgl. S. 664), daß amitotisch entstandene zweikernige und großkernige Leberzellen möglicherweise ineinander übergehen. Schon vorher hat STAEMMLER (1928b) an diesen Vorgang gedacht, der indessen von WASSERMANN eindeutig abgelehnt worden ist. Wir selbst[248] haben uns zunächst an lebenden Gewebekulturen davon überzeugt, daß mehr oder weniger ganz durchgeschnürte Tochterkerne sich wieder vereinigen können. Heute scheint uns, zumindest für die Leber, der Beweis für ein Alternieren von Kernteilung und -verschmelzung durch das Studium der *physiologischen Zirkadianschwankungen*[249] erbracht zu sein.

## 5. Amitosen in Tumoren

Der Pathologe wird sich wohl selbst schon lange die Frage gestellt haben, ob er in Geschwülsten eindeutig amitoseverdächtige Kerne gesehen und auch unumstößliche Beweise für das Vorkommen von direkten Kern- oder sogar Zellteilungen zur Verfügung hat. Wir müssen gestehen, daß wir auf diesem Gebiet keine eigene Erfahrung haben und somit nur über das referieren können, was wir — ohne den geringsten Anspruch auf Vollständigkeit — in dem uns zugänglichen Schrifttum gefunden haben.

Nach OBERLING und BERNHARD (1961) wären Amitosen in Tumoren (und auch anderswo) sehr selten. Anderseits wird von verschiedenen Forschern angegeben, daß sie amitotische (Kern-)Teilungen nicht nur in fixierten Kulturen und Schnittpräparaten, sondern sogar in lebenden Gewebekulturen in vitro beobachtet (Abb. 49)[250], zum Teil sogar photographiert (LEWIS 1947, GEY et al. 1954) oder gefilmt haben (PAFF et al. 1947).

Trotzdem sind wir überzeugt, daß auch Fälle von „Amitosen" im Geschwulstgewebe nicht selten publiziert worden sind, die mit wahren direkten Teilungen nur eine ganz oberflächliche Ähnlichkeit haben. Besonders im Tumorgewebe, wo

---

245 Nach IVANOVA (1960) in Pleuralmesothelzellen nach Amitosen Mitosen.

246 MARQUARDT und GLÄSS 1957.

247 STÖHR jr. 1951, HAHN 1957a. 248 BUCHER 1958a. 249 Vgl. Kapitel V/4.

250 LEWIS und BRÜDA 1926 („modified white blood-cell tumour", Ratte) sowie LEWIS 1927a (Spindelzellsarkom), LEWIS 1927b (Walkersches Sarkom, Ratte), LEWIS 1947 (Mäuse-Sarkom BA2 und Crockersches Sarkom der Ratte), PAFF, BLOOM und REILLY 1947 (Mastzelltumor, Hund), ATSUMI 1953 (Asciteszellen des Yoshida-Sarkoms, Ratte), GEY, BANG und GEY 1954 (Chondrosarkom, Mensch).

251 Vgl. HAMPERL und DOMAGK in Band VI/3, 1956, dieses Handbuches; ferner BORST 1950, STRÄULI 1966.

Unregelmäßigkeiten von Kerngröße, -form und -struktur häufig anzutreffen sind[251], ist bei der Amitosediagnose besondere Vorsicht am Platz.

Einige Beispiele mögen das belegen. Schon Lambert (1913) beschrieb in lebenden Maus- und Rattensarkomkulturen Knospungs- und Fragmentierungsvorgänge. Fischer (1925), der mit Kulturen des Rousschen Hühnersarkoms gearbeitet hatte, nahm an, „daß Sarkomzellen sich auf eine Weise teilen, welche anscheinend eine einfache Abschnürung von neuen Zellen ist". Morigami (1938) schloß aus fixierten Präparaten eines in vitro gezüchteten Methylcholanthren-Sarkoms der Maus auf das Vorkommen amitotischer Zellteilungen, ohne Untersuchungsergebnisse anzuführen, die diese Hypothese hätten stützen können. Breider (1938,

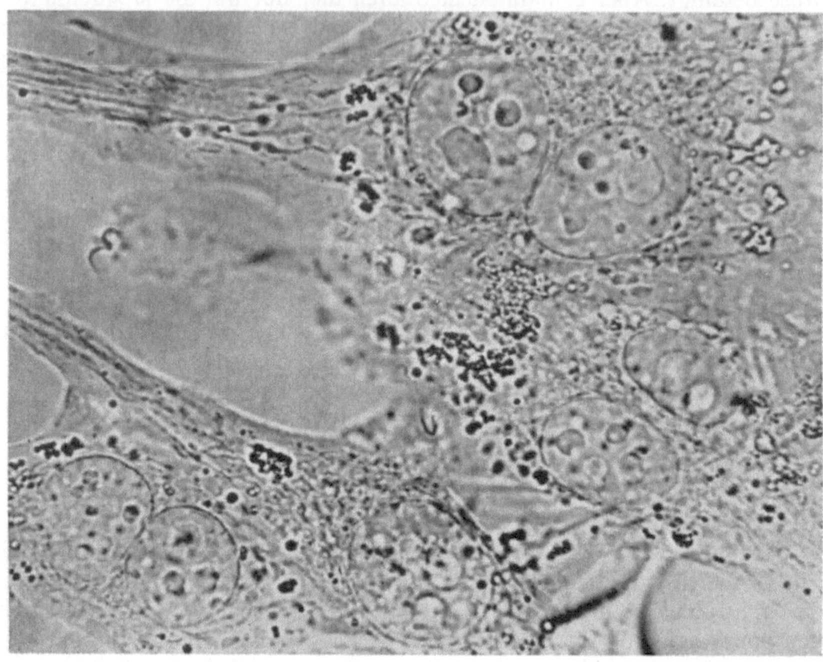

Abb. 49. Maligne Fibroblasten aus Deckglaskultur eines Mäusesarkoms. Links unten und rechts oben je eine Zelle mit fast vollendeter amitotischer Kernteilung; dazwischen eine einkernige (unten) und eine zweikernige Zelle (oben). Photographie von lebenden Zellen. Vergr. 1100fach. (Aus Lewis 1947)

1939) fand in Melanosarkomen von Fischen — Zahnkarpfenbastarden — die schon früher erwähnten Mehrfachteilungen („multiple Zerfallsteilung", S. 634), bei denen meist ungleiche Kernteile entstehen, die nur in wenigen Fällen „noch eine gewisse Zeit funktions- und vermehrungsfähig sind, bis sie endgültig verschwinden". Auch die von Kawanago (1940) und Homann (1955) an Carcinomzellen erhobenen Befunde sind, zumindest teilweise, zu diskutieren, sah doch der letztgenannte Verfasser als Resultat solcher „amitotischer Durchschnürungsvorgänge" zu gleicher Zeit oft „sehr bizarre Kernformen". W. Fink (1954) berichtete über verschiedene, mit einem Chinonpräparat behandelte experimentelle Geschwülste, in welchen neben nekrotischen Zellen „abnorme amitotische Kernteilungen" mit „amitotischer Teilung des Kernes in ungleich große Stücke" auftraten, und auch die Abbildungen in der Beschreibung eines durch intraperitoneale Injektion von homogenisiertem Methylcholanthren-Spindelzellsarkom erhaltenen Ascites-Tumors durch Stevens und Schwenk (1959) zeigen Kernknospung und -fragmentierung. Im Text ist aber von amitotischen Zellen die Rede; diese wären im Krebsgewebe nichts Ungewöhnliches („common in cancerous tissue"). Derartige Veröffentlichungen haben bestimmt dazu beigetragen, die Amitose bei manchen Forschern in Mißkredit zu bringen, und wir brauchen wohl keine weiteren Belege anzuführen, um für die von Oberling und Bernhard geäußerte Skepsis, die unseres Erachtens allerdings etwas zu weit geht, von Nagata (1957, 1958, 1959) indessen offenbar weitgehend geteilt wird, einiges Verständnis aufzubringen.

Es ist uns nicht möglich, die von verschiedenen Autoren[252] auf Grund ihres Studiums histologischer Präparate von Tumoren erwähnten Amitosen (oder „Amitosen“ ?) hier im einzelnen zu besprechen und kritisch zu werten. Wir wollen vielmehr sehen, ob hinsichtlich des Verlaufs der direkten Teilung, ihres Resultats, ihrer funktionellen Bedeutung und ihres Schicksals grundsätzliche Unterschiede im normalen Gewebe und im Geschwulstgewebe bekannt sind.

Was den Verlauf betrifft, so könnte nach HOMANN (1955) das Verhalten des Nucleolus die Kerneinschnürung beeinflussen. Nach dessen Beobachtungen legt sich dieser vor seiner Zweiteilung einer Stelle der Kernperipherie an, und zu dem Zeitpunkt, da er sich zu teilen anfängt, beginnt an dem betreffenden Ort die Eindellung der Kernwand (Abb. 50). Mit fortschreitender Nucleolusteilung entsteht daselbst eine trichterförmige Vertiefung, welche schließlich die gegenüberliegende Kernwand erreicht und damit die Zweiteilung des Kerns vollendet.

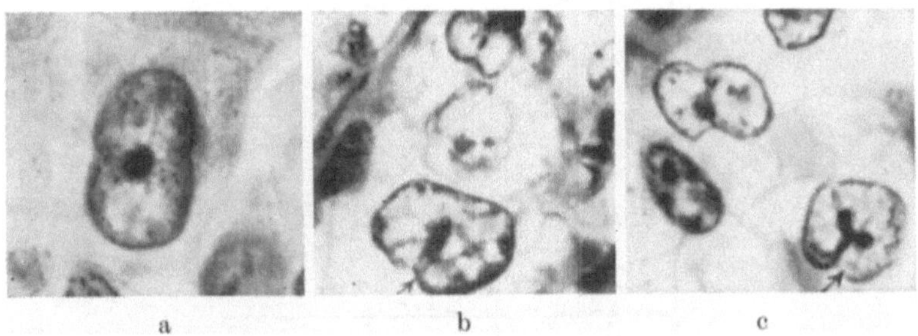


Abb. 50a—c. Kernamitosen aus menschlichen Carcinomen. a Beginn der Kerneinschnürung; b trichterförmige Einstülpung der Kernwand; c zweigeteilter Nucleolus und trichterförmige Einstülpung der Kernwand. Photographien. (Aus HOMANN 1955)

Während die direkte Kernteilung in der Mehrzahl der Fälle durch „Dissektion“ (vgl. S. 648) erfolgt, haben GEY u. Mitarb. (1954) in „Roller Tube“-Kulturen menschlicher Chondrosarkomzellen eine Amitose durch „Distraktion“ photographieren können.

ATSUMI (1953) hat sowohl mit lebenden Zellen im Phasenkontrastmikroskop als auch mit Ausstrichpräparaten von Asciteszellen des Yoshida-Sarkoms der Ratte gearbeitet. Leider machte er keine klare Unterscheidung zwischen den wirklich amitoseverdächtigen Kernen und dem Kernpolymorphismus in seiner ganzen Vielfältigkeit, weshalb seine Einteilung der „amitotischen Kernfiguren“ — hantelförmige Kerne, durch Einschnürung gelappte Kerne, einseitig eingekerbte Kerne und solche mit Knospenbildung — nicht verwertbar ist[253]. Nur die Kerne der ersten Gruppe waren signifikant größer als der Durchschnitt der gewöhnlichen Tumorkerne, und bei Lebendbeobachtungen wurde denn auch nur in jener eine amitotische Kernteilung gesehen. HOMANN (1955), der über 500 menschliche Carcinome untersucht hat, gibt ebenfalls an, daß alle Zellkerne, die Zeichen amitotischer Teilung aufweisen, ein wesentlich größeres Volumen be-

[252] Zum Beispiel HOWARD und SCHULZ 1911, MASSON 1923, BACALOGLU und PARHON 1926, MASSON 1932, GRYNFELTT 1932—1935, WERMEL und SCHERSCHULSKAJA 1934, KAWANAGO 1940, PFLUGFELDER 1948, BORST 1950, ATSUMI 1953, GRUNDMANN 1954, 1962, HOMANN 1952, 1955, NAGATA 1957—1959, KOLB 1959, LICHTENSTEIN 1959, KELLNER 1960, MÜLLER 1961, GRUNDMANN und SIEBURG 1962.

[253] Nach NAGATA 1957a, 1958a sogar 6 bzw. 8 Typen von „amitotic figures“, die jedoch allergrößtenteils dem entsprechen, was wir im Kapitel II als Kernknospung, -lappung und -fragmentierung bezeichnet haben. Im Phasenkontrast hat NAGATA 1957b und c nie eine direkte Kernteilung lebender Zellen gefunden.

sitzen, d.h. eine morphologisch der Polyploidisierung entsprechende Größenzunahme durchgemacht haben. Darauf Bezug nehmend schrieben selbst Oberling und Bernhard (1961), daß das häufige Zusammentreffen von Amitose und Endomitose vielleicht keine bloße Koinzidenz sei und daß die erstgenannte eine Kernteilung nach vorangegangener Polyploidisierung sein könnte. Mit Grundmann (1954, 1962) und Homann glauben wir somit auch für Tumorzellen eine amitotische Herabregulierung der Polyploidie annehmen zu dürfen, bei welcher eine Rückverteilung der endomitotisch verdoppelten chromosomalen Substanz auf zwei Kerne der nächst kleineren Regelklasse zustande kommt. Auf diesen Punkt kommen wir jedoch noch zurück.

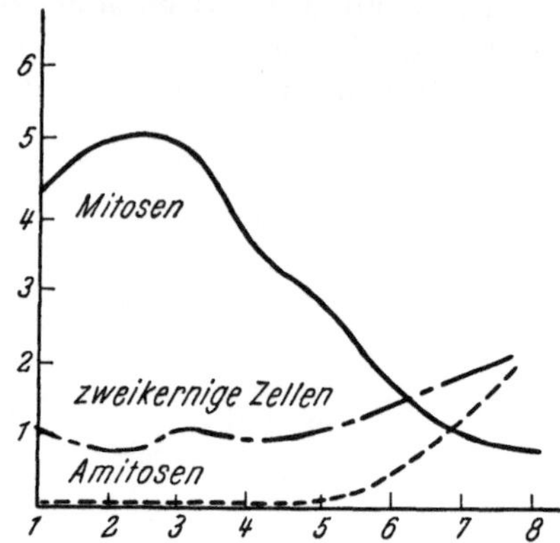


Abb. 51. Verlauf der Frequenzkurven von Mitosen (———), Amitosen (-----) und zweikernigen Zellen (— . —) im Ascites des Yoshida-Rattensarkoms. Ordinate: prozentuale Häufigkeit, Abszisse: Tage nach Tumortransplantation. Mit fortschreitender Geschwulstentwicklung Zunahme des Prozentsatzes der amitotisch eingeschnürten Kerne und der zweikernigen Zellen bei abnehmender Mitosefrequenz. (Aus Atsumi 1953)

Das schon früher erwähnte antagonistische Verhalten von Mitose und Amitose ist auch in Geschwülsten beobachtet worden. So berichtet Atsumi (vgl. Abb. 51), daß einige Tage nach der intraperitonealen Überimpfung der Yoshida-Sarkomzellen der Prozentsatz der Mitosen abnahm und darauf fast gleichzeitig die Frequenz der Amitosen und der zweikernigen Zellen anstieg. E. Müller (1961) fand eine erhöhte Amitoserate, wenn die Adaptierung und Wucherung der Tumortransplantate experimentell erschwert wurde und deutete diese Umstellung auf amitotische Kernteilung als Anpassungsvorgang. Nach Nagatas Untersuchungen an menschlichen Magen- und Uteruscarcinomen (1958) waren die Mitosen häufiger in unreifen, undifferenzierten Zellen anzutreffen als in reiferen, höher differenzierten; in diesen fanden sich — neben normalen und abortiven Mitosen sowie zahlreichen Bildern der Kernpolymorphie — auch amitotische Kerne. Eine entsprechende Andeutung findet sich bei Klishov[254], und in ähnlicher Weise bestätigt Rondez (1966, briefliche Mitteilung), „daß Amitosen vor allem dann auftreten, wenn Geschwülste trotz raschen Wachstums noch eine relativ weitgehende cytoplasmatische Differenzierung aufweisen".

Im Gegensatz zu Atsumi und Kolb[255] wären nach Nagata (1957, 1958b) die zweikernigen Zellen in Tumoren durch unvollständige Mitosen zu erklären. Dagegen fand er (1959c) bei

[254] "In case of tumor growth in the somatic musculature the little differentiated myomatous cells undergo mitotic division. In more differentiated myomatous cells and in myosymplasts no mitosis was observed, the nuclei divide amitotically" (Klishov 1965).

[255] Kolb 1959 am Ehrlichschen Mäuseascitestumor.

Cancerisierungsexperimenten mit Buttergelb (p-Dimethylaminoazobenzol) in der Rattenleber eine parallele Verminderung sowohl der amitotischen Kerne als auch der Zweikernigkeit bei gleichzeitiger Zunahme des Kernpolymorphismus und anscheinend auch der Karyokinesen (für diese war der Unterschied im normalen und behandelten Tier jedoch nicht signifikant). Das Wichtigste, was wir aus den oben zitierten Arbeiten folgern können, ist, daß wir die unterschiedlichen, jedoch nicht unbedingt sich gegenseitig ausschließenden Befunde nicht verallgemeinern dürfen.

Bei den Versuchen von GRUNDMANN (1954) sowie von GRUNDMANN und SIEBURG (1962) mit Buttergelb bzw. mit Diäthylnitrosamin entstand im präcancerösen Stadium in den Rattenlebern zunächst eine endomitotische Polyploidisierung infolge einer Zellschädigung mit kompensatorischer Funktionssteigerung der Zellen[256]. Je höher die Ploidiestufe, desto höher wird der Prozentsatz der Zellen mit Genomsonderung sowie auch die Zahl der aneuploiden Zellen[257] (GLÄSS 1963). Der Umschlag in das Carcinom erfolgt mit einem plötzlichen Auftreten kleinkerniger Zellen, was die erstgenannten Autoren durch eine amitotische Polyploidiereduktion erklären[258]. Diese Kernamitosen sind auch mit einer Cytoplasmateilung verbunden, und zudem wachsen die so entstandenen Krebszellen, deren weitere Proliferation auf mitotischem Wege erfolgt.

Die eben geschilderten experimentellen Ergebnisse stehen im Gegensatz zu unserer S. 659 gemachten Aussage, nach welcher die ,,normale" Amitose in allererster Linie eine äquale Kernteilung ohne Zelleibsteilung ist. Indessen sind amitotische *Zell*teilungen in Tumoren schon früher von anderen Forschern beschrieben worden[259]. KAWANAGO hat aus seinen Untersuchungen an einem menschlichen Uterus-Plattenepithelkrebs den vielleicht etwas gewagten Schluß gezogen, ,,daß die Amitose eine bedeutend raschere Wucherung der Krebszellen als die Mitose nach sich ziehen kann". Auch GRYNFELTT (1932, 1935) möchte der direkten Teilung in manchen Fällen einen wirklichen histogenetischen Wert beimessen[260]; die auf diese Weise entstandenen Gewebe wären voll lebensfähig. ATSUMI jedoch sieht, ohne ihre progressive Bedeutung ganz zu verneinen, in der Tumorzellamitose eher einen regressiven Vorgang, der in den letzten Stadien einer Geschwulstentwicklung häufiger vorkommen soll.

Gewisse Chinone sollen nach DOMAGK (1955) in Yoshida-Sarkomen der Ratte sowohl Mitosen als auch Amitosen hemmen können. In den oben bereits zitierten Versuchen von KELLNER (1960) wirkten Senfgasderivate nur antimitotisch, während die Zahl der amitotischen Kerne zunahm (wie in unseren Experimenten mit Trypaflavin, vgl. S. 662 und 672).

So enthält auch dieses Kapitel eine Reihe von nicht miteinander übereinstimmenden Aussagen. Nach vorsichtigem Abwägen des Für und Wider möchten wir annehmen, daß auch in Tumoren Amitosen vorkommen, anscheinend sogar einmal mit nachfolgender Zellteilung. Die Entscheidung, ob man in gewissen Fällen von ,,pathologischen Amitosen" sprechen sollte, sowie die Frage, ob die Amitose auch für das Geschwulstwachstum von wesentlicher Bedeutung ist, möchten wir zur Zeit noch offen lassen.

---

[256] Offenbar in Analogie zu den auf S. 677 erwähnten Befunden in cirrhotischen Lebern (vgl. BUCHER 1958c). RONDEZ 1964 (milde Thioacetamid-Schädigung der Rattenleber mit nachfolgender rhythmischer DNS-Vermehrung) spricht von einer ,,adaptiven Zellreaktion".

[257] Vgl. auch unsere karyometrischen Befunde (BUCHER 1961).

[258] Ähnlich der nach partieller Hepatektomie in der Restleber rasch einsetzenden ,,primären Amitosewelle" (vgl. S. 675), jedoch mit dem Unterschied, daß bei den Cancerisierungsversuchen jetzt schon aneuploide Kerne in mehr oder weniger großer Zahl vorhanden sein müssen; vielleicht ,,pathologische Amitosen".

[259] BACALOGLU und PARHON 1926, GRYNFELTT 1932, 1935, KAWANAGO 1940, PAFF, BLOOM und REILLY 1947a, HOMANN 1952, 1955, GEY, BANG und GEY 1954, LICHTENSTEIN 1959, KELLNER 1960.

[260] Nach GRYNFELTT (1935) sind Amitosen besonders zahlreich in gewissen rasch proliferierenden Geschwülsten, nach KELLNER in Methylcholanthren- und Benzpyren-Hauttumoren der Ratte (besonders zu Beginn der Cancerisierung).

## VII. Schlußbemerkungen

In den beiden ersten Kapiteln haben wir versucht, die Amitose begrifflich zu erfassen, aufgrund unserer eigenen Erfahrung und eines ausgedehnten Literaturstudiums zu definieren und damit von anderen, die Kernform ebenfalls beeinflussenden Vorgängen abzugrenzen. Wenn auch manche Fragen noch unbeantwortet bleiben, so glauben wir doch gezeigt zu haben, daß neben der Mitose, bei der normalerweise der Kernteilung auch eine solche der Zelle folgt, die morphologisch viel weniger charakteristische Amitose vorkommt. Diese dürfte in der Regel der Kernvermehrung, in erster Linie der Aufteilung polyploiden Kernmaterials dienen. Wir möchten indessen am Schluß noch einmal betonen, daß viele ältere und neuere „Amitose"-Befunde nicht genügend kritisch beurteilt worden sind. Darin liegt wohl der Hauptgrund für die Vorbehalte gegenüber der Annahme des Vorkommens der direkten (Kern-)Teilung, das zur Zeit, als Wassermann (1929) seinen Handbuchbeitrag schrieb, grundsätzlich anerkannt war. Der besonders im angelsächsischen Schrifttum häufig geäußerte Zweifel an der Existenz der Amitose hatte aber auch eine gute Wirkung: Er förderte das Bestreben, den Amitose-Begriff klarer herauszuarbeiten und ihn von anderen Formen des Kernpolymorphismus abzutrennen.

Als weitere Fragestellungen stehen nach wie vor zur Diskussion: das Resultat der Amitose, ihre funktionelle Bedeutung und ihr Schicksal unter physiologischen und pathologischen Bedingungen. Dennoch sind wir nicht „so klug als wie zuvor", indem neuere, vor allem experimentelle Untersuchungen manche aufschlußreichen Ergebnisse gebracht haben. Wenn wir auch oft zurückhaltend noch von Hypothesen gesprochen haben, so dürfen wir diesen doch eine hohe Wahrscheinlichkeit zusprechen, während andere Gedankengänge verschieden gut fundierte Vermutungen und mehr oder weniger anregende Spekulationen sein mögen. Der Amitoseforschung stehen demnach noch manche Wege offen, wobei vor allem der Einsatz moderner Methoden notwendig ist. Daß dabei lange vernachlässigte Erscheinungen plötzlich an Interesse gewinnen, geht aus unserem Abschnitt über die Zirkadianschwankungen hervor.

Unbefriedigt sind wir von der Tatsache, daß wir so wenig über Amitosen in Tumoren berichten konnten. Hier klafft noch eine große Lücke, obgleich schon vor mehr als einem halben Jahrhundert dieses Problem angeschnitten wurde[261]. Wir hoffen mit unserem Beitrag zu erreichen, daß in Zukunft der Amitose vermehrte Beachtung geschenkt wird.

## Literatur

Afanasiev, Y.-I., Kotovsky, E. F.: To the question of the cerebral neuron division in the mammals. Path. Biol. **9**, 880—883 (1961). — Alberti, W., Politzer, G.: Über den Einfluß der Röntgenstrahlen auf die Zellteilung. Arch. mikr. Anat. **100**, 83—109 (1924) u. **103**, 284—307 (1924). — Alov, I. A.: The relation between mitosis and amitosis [Russisch mit englischer Zusammenfassung]. Izvest. Akad. Nauk SSSR (Ser. Biol.) **4**, 403—407 (1958); ref. in Excerpta med. (Amst.), Sect. I, **13**, 431 (1959). — Altmann, H. W.: Ein Beitrag zur Pathologie des cellulären Zentralapparates. Nach Beobachtungen an einem Hirntumor. Virchows Arch. path. Anat. **334**, 132—159 (1961). — Altschul, R.: Atrophy, degeneration and metaplasia in denervated skeletal muscle. Arch. Path. **34**, 982—988 (1942). ~ Nucleosis of skeletal muscle: its value as a biological test. Science **103**, 566—567 (1946). ~ On nuclear division in damaged skeletal muscle. Rev. canad. Biol. **6**, 485—495 (1947). ~ Nuclear proliferation ("nucleosis") in damaged skeletal muscle. A critical review. Z. Zellforsch. **56**, 425—436 (1962). — Andrew, W.: Age changes in the salivary glands of wistar institute rats with particular reference to the submandibular glands. J. Geront. **4**, 95—103 (1949a). ~ Age changes in the parotid glands of wistar institute rats with special reference to the occurrence of Oncocytes in senility. Amer. J. Anat. **85**, 157—197 (1949b). ~ Amitotic division

[261] Nedjelski 1900, Howard und Schulz 1911.

in senile tissues as a probable means of self-preservation of cells. J. Geront. **10**, 1—12 (1955). ~ Evidence for the division of nuclei and cell bodies of neurons of autonomic ganglia in the adult mammal. An. Fac. Med. Montevideo **44**, 191—197 (1959). ~ Growth and the aging process. In: W. W. Nowinski (Hrsg.), Fundamental aspects of normal and malignant growth, p. 952—972. Amsterdam-London-New York-Princeton: Elsevier Publ. Co. 1960. ~ Microfabric of man. A textbook of histology. Chicago: Year Book Medical Publishers Inc. 1966. — Arndt, G.: Kernstudien zur Unterscheidung von Regeneration und Geschwulstbildung. I. Kernstudien an regenerativen Veränderungen der Leber mit besonderer Berücksichtigung des rhythmischen Wachstums der Zellen. Z. Krebsforsch. **41**, 393—444 (1935). — Atsumi, A.: Studies of amitosis with the Yoshida sarcoma. Gann (Tokyo) **44**, 21—30 (1953).

Bacaloglu, C., Parhon, C.-I.: Polynucléose neurocytaire et division amitotique des cellules nerveuses dans un cas de tumeur primitive de la région infundibulaire. C. R. Soc. Biol. (Paris) **94**, 714—716 (1926). — Bargmann, W.: Histologie und mikroskopische Anatomie des Menschen, 5. Aufl. Stuttgart: Georg Thieme 1964. — Baroldi, G., Falzi, G., Lampertico, P.: The nuclear patterns of the cardiac muscle fiber. Cardiologia (Basel) **51**, 109—123 (1967). — Barta, E.: Deficient oxydation as a cause of giant cell formation in tissue cultures of lymph nodes. Arch. exp. Zellforsch. **2**, 6—30 (1926). — Bartoš, F.: Beobachtungen über Zytozentren bei mehrkernigen Zellen und Fremdkörperriesenzellen. Z. mikr.-anat. Forsch. **68**, 127—132 (1962). — Bassermann, F. J.: Polyploidie und endomitotische Polyploidisierung in Zellen der menschlichen Lunge. Ärztl. Wschr. **13**, 925—930 (1958). ~ Untersuchungen an lebenden und lebend-fixierten, isolierten Zellen der menschlichen Lunge. I. Alveolarepithelzellen und Alveolarmakrophagen. Beitr. Klin. Tuberk. **120**, 42—53 (1959). ~ Untersuchungen an isolierten, lebenden oder lebend-fixierten tuberkulösen menschlichen Riesenzellen vom Langhans-Typ. Beitr. Klin. Tuberk. **123**, 294—311 (1961). — Bassleer, R.: Contribution à l'étude du problème de la multiplication nucléaire dans des bourgeons musculaires cultivés in vitro. In: C. R. du IV. Symposium histologicum internationale; Acta anat. (Basel) **48**, 178 (1962a). ~ Etude de l'augmentation du nombre de noyaux dans des bourgeons musculaires cultivés in vitro. Observations sur le vivant, dosages cytophotométriques et histoautoradiographies. Z. Anat. Entwickl.-Gesch. **123**, 184—205 (1962b). — Bast, T. H.: Studies on the structure and multiplication of bone cells facilitated by a new technique. Amer. J. Anat. **29**, 139—157 (1921a). ~ Various types of amitosis in bone cells. Amer. J. Anat. **29**, 321—339 (1921b). — Bauer, H.: Chromosomenforschung. Fortschr. Zool. **7**, 256—287 (1943). — Benninghoff, A.: Zur Kenntnis und Bedeutung der Amitose und amitosenähnlicher Vorgänge. S. B. Ges. Naturw. Marburg **1922**, 45—68. ~ Beobachtungen über Umformungen der Bindegewebszellen. Arch. mikr. Anat. **99**, 571—605 (1923). — Bertalanffy, F. D., Lau, Ch.: Cell renewal. Int. Rev. Cytol. **13**, 359—366 (1962). — Bertalanffy, L. von: Principles and theory of growth. In: W. W. Nowinski (Hrsg.), Fundamental aspects of normal and malignant growth, p. 137—259. Amsterdam-London-New York-Princeton: Elsevier Publ. Co. 1960. — Binder, R. F., Binder, H. F.: Regenerative processes in the endothelium of the cornea. Arch. Ophthal. **57**, 11—13 (1957). — Bisceglie, V., Juhász-Schäffer, A.: Die Gewebezüchtung in vitro. Berlin: Springer 1928. — Bloom, G.: Cytological changes in human tissue mast cells after cortisone treatment. Acta morph. neerl.-scand. **1**, 331—336 (1958). — Bloom, W.: Some relationships between the cells of the blood and of the connective tissues. Arch. exp. Zellforsch. **11**, 145—156 (1931). — Bloom, W., Fawcett, D. W.: A textbook of histology, 8. Aufl. Philadelphia and London: W. B. Saunders Company 1962. — Boddingius, J.: An argyrophil fibrillar system and amitotic nuclear division in pars intermedia cells of the rainbow trout (*Salmo irideus*). Z. Zellforsch. **108**, 59—80 (1970). — Böhm, J.: Untersuchungen über zweikernige Zellen. III. Die Verteilung und Anordnung der zweikernigen Zellen in den Läppchen der Kaninchenleber. Z. mikr.-anat. Forsch. **25**, 181—206 (1931). — Boll, I.: Granulocytopoese unter physiologischen und pathologischen Bedingungen. Berlin-Heidelberg-New York: Springer 1966. — Boll, I., Kretschmer, V., Fliedner, T.M.: Kinematographische Dokumentation einer amitotischen Teilung. Z. Zellforsch. **83**, 1—7 (1967). — Borghese, E., Rondanelli, E. G., Strosselli, E.: Osservazioni microcinematografiche sulla formazione di cellule binucleate. Z. Anat. Entwickl.-Gesch. **118**, 523—530 (1955). — Borst, M.: Pathologische Histologie, 4. Aufl. München: J. F. Bergmann 1950. — Boveri, Th.: Zellenstudien. 6. Die Entwicklung dispermer Seeigeleier. Jena 1907. — Boyd, J. D.: In: G. Bourne (Hrsg.), The structure and function of muscle, vol. I. New York and London: Academic Press 1960. — Boyd, J. D., Hamilton, W. J.: Electron microscopic observations on the cytotrophoblast contribution to the syncytium in the human placenta. J. Anat. (Lond.) **100**, 535—548 (1966). — Brachet, J.: Biochemical cytology. New York: Academic Press 1957. — Brehm, H. von: Über jahreszyklische Veränderungen im Nucleus lateralis tuberis der Schleie (Tinca vulgaris). Z. Zellforsch. **49**, 105—124 (1958). — Breider, H.: Die genetischen, histologischen und zytologischen Grundlagen der Geschwulstbildung nach Kreuzung verschiedener Rassen und Arten lebendgebärender Zahnkarpfen. Z. Zellforsch. **28**, 784—828 (1938). ~ Über die Vorgänge der Kernvermehrung und -degeneration in sarkomatösen Makromelanophoren. Z. wiss. Zool. A **152**, 89—106 (1939). — Brodskij, V. J.:

Direkte Kernteilung [Russisch]. Usp. sovrem. Biol. (Mosk.) **58**, 367—394 (1964); ref. in Ber. wiss. Biol. **255**, 172 (1966). — Brodskij, V. J., Krushchov, N. G.: Cytospectrophotometry of DNA during direct nuclear division as exemplified by the study of fibroblasts of the subcutaneous connective tissue, both in normal state and in an inflammatory focus. [Russisch]. Dokl. Akad. Nauk SSSR, Otd. Biol. **147**, 939—942 (1962). — Bucciante, L.: La vitesse de la mitose des cellules cultivées in vitro en fonction de la température. C. R. Ass. Anat. **21**, 119—124 (1926). ~ Cellule binucleate ottenute da mitosi di culture "in vitro" sottoposte alla temperatura di —1° C. Boll. Soc. ital. Biol. sper. **3**, 21—23 (1928). ~ Influenza di temperature molto basse su mitosi di culture "in vitro". Formazione di cellule binucleate. Protoplasma (Wien) **5**, 142—157 (1929). — Bucher, O.: Zur Kenntnis der Mitose. VI. Der Einfluß von Colchicin und Trypaflavin auf den Wachstumsrhythmus und auf die Zellteilung in Fibrocytenkulturen. Z. Zellforsch. **29**, 283—322 (1939). ~ Divisions nucléaires amitotiques dans des cultures de fibrocytes après administration de colchicine. Acta anat. (Basel) **4**, 60—67 (1947). ~ Karyometrische Untersuchungen an Gewebekulturen. IV. Die experimentelle Beeinflussung der Kerngröße durch Colchicin. Arch. Klaus-Stift. Vererb.-Forsch. **26**, 176—186 (1951). ~ Zur Analyse von Kerngrößenfrequenzkurven. Zugleich ein Beitrag zur Frage der Polyploidieerzeugung in Gewebekulturen. Experientia (Basel) **8**, 201—204 (1952a). ~ Experimentelle Erzeugung von Amitosen und Zweikernigkeit in Gewebekulturen in vitro. Anat. Anz. **99**, Erg. H., 41—47 (1952b). ~ Qu'est-ce que la caryométrie? Buts et applications de la mesure des noyaux et de leurs rapports dimensionnels. Bull. Micr. appl. **3**, 113—127 (1953). ~ Karyometrische Untersuchungen an zweikernigen Zellen von Bindegewebekulturen. Anat. Anz. **100**, Erg.H., 197—203 (1953/54). ~ Caryometric studies of tissue cultures. Int. Rev. Cytol. **3**, 69—111 (1954). ~ Karyometrische Untersuchungen an Gewebekulturen in vitro. XVI. Le comportement de la taille nucléaire et nucléolaire ainsi que du quotient nucléo-nucléolaire après administration de trypaflavine. Acta anat. (Basel) **25**, 45—52 (1955a). ~ Karyometrische Untersuchungen an Gewebekulturen in vitro. XVII. Kern- und Kernkörperchengröße in verschieden rasch wachsenden Bindegewebekulturen. Z. Anat. Entwickl.-Gesch. **118**, 531—542 (1955b). ~ Gibt es eine Amitose? Z. mikr.-anat. Forsch. **64**, 100—109 (1958a). ~ Zur Entstehung zweikerniger Zellen in Bindegewebekulturen. Zugleich ein Beitrag zur Frage der Amitose. Z. mikr.-anat. Forsch. **64**, 174—191 (1958b). ~ Das Karyogramm („Kernbild") als Ausdruck der Zellaktivität. Anat. Anz. **105**, Erg.H., 119—129 (1958c). ~ Das Karyogramm bei verschiedener Wachstumsintensität von Bindegewebekulturen in vitro. Anat. Anz. **106**, 271—284 (1959a). ~ Die Amitose der tierischen und menschlichen Zelle. Protoplasmatologia VI/E/1. Wien: Springer 1959 (b). ~ L'apport des recherches caryologiques à la compréhension de l'état fonctionnel cellulaire. Biologica latina **14**, 1—16 (1961). ~ Comptes rendus du IV. Symposium histologicum internationale. Acta anat. (Basel) **48**, 168—187 (1962). ~ Le problème de l'amitose. In: R. J. C. Harris (Hrsg.), Cell growth and cell division. Sympos. Internat. Soc. Cell Biol., Bd. 2, S. 313—321. New York and London: Academic Press 1963. ~ Tagesrhythmisches Verhalten von polyploiden Großkernen, Amitose, zweikernigen Zellen und Kernverschmelzung im Leberparenchym der Ratte. Anat. Anz. **118**, 452—456 (1966). ~ Histologie und mikroskopische Anatomie des Menschen, 7. Aufl. Bern: Hans Huber 1970. — Bucher, O., Délèze, J.: Recherches complémentaires sur les cellules binucléées (foie et épithélium de transition). Anat. Anz. **102**, 1—20 (1955). — Bucher, O., Gailloud, Cl.: Zum Verhalten der Zellkerne bei verschiedenen Funktionszuständen der Nierenkanälchen. Bull. schweiz. Akad. med. Wiss. **14**, 254—272 (1958). — Bucher, O., Gattiker, R.: Karyometrische Untersuchungen an Gewebekulturen. X. Über die zweikernigen Bindegewebezellen in vitro. Z. mikr.-anat. Forsch. **60**, 308—323 (1954a). ~ Karyometrische Untersuchungen an Gewebekulturen. XII. Das quantitative Verhalten von Kern und Nucleolus bei verschiedener Intensität des Zellwachstums infolge Änderung der Züchtungstemperatur. Z. Anat. Entwickl.-Gesch. **118**, 150—164 (1954b). — Bucher, O., Kolb, I., Juhasz, P.: L'influence du rythme diurne sur l'état fonctionnel des reins et du foie. Med. exp. (Basel) **5**, 42—48 (1961). — Bucher, O., Suppan, P.: Amitose et fusion nucléaires au cours du rythme circadien. In: H. von Mayersbach (Hrsg.), Symposium on rhythmic research, sponsored by the VIIIth Internat. Congress of Anatomy Wiesbaden 1965, p. 124—132. Berlin-Heidelberg-New York: Springer 1967. — Büchner, F.: Allgemeine Pathologie. München-Berlin-Wien: Urban & Schwarzenberg 1962 (4. Aufl), 1966 (5. Aufl.). — Burkl, W.: Die Amitose als generative Teilungsform bei primitiven Erythroblasten. Z. Zellforsch. **34**, 584—609 (1949). — Busanny-Caspari, W.: Die Rolle der Amitose bei experimentell gesteuerter Leberregeneration. Verh. dtsch. Ges. Path. **45**, 155—157 (1961); ref. in Zbl. allg. Path. path. Anat. **103**, 146 (1962).

Cain, H.: Karyologische Befunde bei Regenerationsvorgängen in der Niere. Verh. dtsch. Ges. Path. **45**, 174—178 (1961); ref. in Zbl. allg. Path. path. Anat. **103**, 147 (1962). — Cain, H., Fazekas, St.: Studien über die Folgen einer vorübergehenden experimentellen Nierenischämie. II. Die Restitutionsvorgänge an den Tubuli. Virchows Arch. path. Anat. **337**, 33—52 (1963). — Cameron, G. R.: Pathology of the cell. Edinburgh and London: Oliver &

Boyd 1952. — Capers, Ch. R.: Multinucleation of skeletal muscle in vitro. J. biophys. biochem. Cytol. **7**, 559—566 (1960). — Chèvremont, M.: Notions de cytologie et histologie, 2. Aufl. Liège: Desoer 1966. — Child, C. M.: Amitosis in Moniezia. Anat. Anz. **25**, 545—558 (1904). ~ Amitosis as a factor in normal and regulatory growth. Anat. Anz. **30**, 271—297 (1907). ~ Studies on the relation between amitosis and mitosis. Biol. Bull. **13**, 165 (1907). — Chlopin, N. G.: Studien über Gewebekulturen im artfremden Blutplasma. V. Das Verhalten und die Verwandlung des menschlichen Mesenchyms im Explantat. Arch. exp. Zellforsch. **12**, 11—85 (1932). — Chlopkow, A. M.: Intestinal epithelium of the adult rabbit in cultures in vitro. Arch. exp. Zellforsch. **10**, 299—328 (1931). — Chu, C. H. U.: A study of the subcutaneous connective tissue of the mouse, with special reference to nuclear type, nuclear division and mitotic rhythm. Anat. Rec. **138**, 11—25 (1960). ~ Amitosis in stem cells. Anat. Rec. **154**, 330—331 (1966). — Chun, C.: Über die Bedeutung der direkten Kernteilung. Schriften physik.-ökonom. Ges. Königsberg **31** (1890). — Clara, M.: Untersuchungen an der menschlichen Leber. II. Teil. Über die Kerngrößen in den Leberzellen. Zugleich über Amitose und über das Wachstum der stabilen Elemente. Z. mikr.-anat. Forsch. **22**, 145—219 (1930). ~ Über den Bau der Leber beim Kaninchen und die Regenerationserscheinungen an diesem Gewebe bei experimenteller Phosphorvergiftung. Z. mikr.-anat. Forsch. **26**, 45—172 (1931). ~ Accrescimento amitotico del nucleo ed il destino dei cromosomi. Monit. zool. ital. **43** (Suppl.), 214—217 (1933). ~ Untersuchungen über Wachstum und Regeneration der Nierenepithelien. Z. Anat. Entwickl.-Gesch. **104**, 103—132 (1935). ~ Über die physiologische Regeneration der Nebennierenmarkzellen beim Menschen. Z. Zellforsch. **25**, 221—235 (1936). ~ Über das rhythmische Kernwachstum. Acta anat. (Basel) **48**, 179 (1962). — Clark, E. R., Clark, E. L.: Microscopic observations on new formation of cartilage and bone in the living mammal. Amer. J. Anat. **70**, 167—200 (1942). — Clark, W. E. LeGros: An experimental study of the regeneration of mammalian striped muscle. J. Anat. (London) **80**, 24—36 (1946). — Cleland, K. W.: Deoxyribonucleic acid content of nuclei dividing amitotically. Nature (Lond.) **191**, 504—505 (1961). — Collin, R.: Sur l'endocytogenèse. C. R. Soc. Biol. (Paris) **90**, 1419—1421 (1924). — Cooper, W. G., Konigsberg, I. R.: Dynamics of myogenesis in vitro. Anat. Rec. **140**, 195—206 (1961). — Correia, J. C.: Le comportement du noyau et des nucléoles pendant l'amitose de certaines cellules nerveuses du mesencephalon chez la souris albinos. Arch. Sci. (Genève) **13**, 89—101 (1960). — Cowdry, E. V.: Cancer cells. Philadelphia and London: W. B. Saunders Company 1955. ~ Special cytology. New York: Hafner Publishing Company 1963.

Danini, E. S.: Zur Frage über den Bau des Übergangsepithels. Z. Anat. Entwickl.-Gesch. **74**, 297—317 (1924). — Danneel, R., Schumann, H.: Die Wirkung des Triäthylenmelamins (TEM) auf das Gewebe von Hühnerembryonen. Z. Zellforsch. **53**, 331—338 (1961). — Dawson, A. B.: Changes in form (including direct division, cytoplasmic segmentation, and nuclear "extrusion") of the erythrocytes of Necturus in plasma. Amer. J. Anat. **42**, 139—153 (1928). — Dingler, E. Ch.: Wachstum der Lunge nach der Geburt. Acta anat. (Basel) **32**, Suppl. **30**, 1—86 (1958). — Dittus, P.: Histologie und Cytologie des Interrenalorgans der Selachier unter normalen und experimentellen Bedingungen. Z. wiss. Zool. **154**, 40—124 (1941). — Domagk, G.: Weitere Beobachtungen an Yoshida-Tumoren der Ratte. Verh. dtsch. Ges. Path. **38**, 338—346 (1955). ~ Die experimentelle Geschwulstforschung. In: Handbuch der allgemeinen Pathologie, Bd. VI/3, S. 242—367. Berlin-Göttingen-Heidelberg: Springer 1956.

Eilers, W.: Somatische Kernteilungen bei Coleopteren. Z. Zellforsch. **2**, 593—650 (1925). — Elliott, H. C.: Studies on articular cartilage. I. Growth mechanisms. Amer. J. Anat. **58**, 127—145 (1936). — Eremeev, N. S.: Influence of the CNS on cell division [Russisch]. Bjull. Eksp. Biol. Med. **44**, 83—86 (1957); ref. in Excerpta med. (Amst.), Sect. I, **14**, 392 (1960).

Feyrter, F.: Über den zelligen Bestand des Stroma der menschlichen Corpusmucosa. Arch. Gynäk. **190**, 47—82 (1957). ~ Über den Kernpolymorphismus einiger Zellarten in der Leiche und im Operat. Frankfurt. Z. Pathol. **70**, 740—756 (1960). ~ Über Kernpolymorphismus und amitotische Kernteilung. Med. Welt **40**, 2038—2045 (1961). ~ Über Kernknospung, Kernlappung, Kernfragmentierung. Acta anat. (Basel) **48**, 175—176 (1962). — Fink, W.: Kernveränderungen an Zellen von behandelten experimentellen Tumoren. Verh. dtsch. Ges. Path. **1955**, 347—349. — Firket, H.: Cell division. In: E. N. Willmer (Hrsg.), Cells and tissues in culture, Bd. 1, S. 203—238. New York and London: Academic Press 1965. — Fischer, A.: Beitrag zur Biologie der Gewebezellen. Eine vergleichend-biologische Studie der normalen und malignen Gewebezellen in vitro. Arch. mikr. Anat. **104**, 210—261 (1925). ~ Gewebezüchtung, 3. Aufl. München: R. Müller & Steinicke 1930. — Fischer, I.: Über den Wachstumsrhythmus des Follikelepithels der Läuse und Federlinge und seine Beziehungen zum Arbeitsrhythmus der Zelle und zur Amitose. Z. Zellforsch. **23**, 219—243 (1936). ~ Die Pigmentbildung des Irisepithels in vitro. Arch. exp. Zellforsch. **21**, 92—154 (1938). — Flemming, W.: Über das Verhalten des Kerns bei der Zellteilung, und über die Bedeutung mehrkerniger Zellen. Virchows Arch. path. Anat. **77**, 1—29 (1879). ~ Zellsubstanz, Kern und Zellteilung. Leipzig: F. C. W. Vogel 1882. ~ Über Teilung und Kernformen bei Leukocyten und über deren Attractionssphären. Arch. mikr. Anat. **37**, 249—298 (1891). ~ Zelle. Entwicklung und Stand der Kenntnisse über Amitose. Ergebn. Anat. Entwickl.-Gesch. **2**, 37—82 (1892). — Fleroff, N.: Die amitotische Teilung der Knorpelzellen und deren Beziehung zur Histogenese und Strukturfunktion des Knorpelgewebes. Anat. Anz. **68**, 259—297 (1929). — Florentin, P.: La régénération de l'épithélium thyroïdien. Ann. anat. path. **6**, 1027—1032 (1929). — Florentin, P., Picard, D.: Recherches sur le pancréas endocrine. Rev. franç. Endocr. **14**, 1—27 (1936). — Florian, J.: Über das Syncytium im Trophoblast junger menschlicher Embryonen. Anat. Anz. **66**, Erg. H., 211—221 (1928). — Foot, N. C.: The growth of chicken bone marrow in vitro and its bearing on hematogenesis in adult life. J. exp. Med. **17**, 43—60 (1913). — Frankfurt, O. S.: Experimental study of regeneration of cardiac muscle of frog [Russisch]. Sborn. Nauch. Rab. Student. (Moskau) **1957**, 42—45; ref. in Excerpta med. (Amst.), Sect. I, **14**, 503 (1960). — Fridenstein, A.: Amitosis in transitional epithelium [Russisch]. Usp. sovrem. Biol. (Moskau) **39**, 123 (1955); ref. in Excerpta med. (Amst.), Sect. I, **10**, 366 (1956). — Froböse, H.: Beiträge zur mikroskopischen Anatomie des Kaninchenuterus. Z. mikr.-anat. Forsch. **30**, 295—406 (1932). — Fujiwara, I.: Studies on the proliferation of the transitional epithelia in the urinary bladder of rat [Japanisch mit englischer Zusammenfassung]. Acta anat. Nippon. **31**, 507—517 (1956); ref. in Excerpta med. (Amst.), Sect. I, **12**, 274 (1958). ~ Daily frequency of cell divisions in the urinary bladder epithelia of rat [Japanisch mit englischer Zusammenfassung]. Acta anat. Nippon. **32**, 482—488 (1957a). ~ Experimental studies on the proliferation of the transitional epithelia of the urinary bladder in the dog [Japanisch mit englischer Zusammenfassung]. Acta anat. Nippon. **32**, 583—590 (1957b). ~ Studies on the proliferation of the transitional epithelia in the urinary bladder of the dog [Japanisch mit englischer Zusammenfassung]. Shinshu Med. J. **6**, 55—60 (1957c); ref. in Excerpta med. (Amst.), Sect. I, **12**, 347 (1958).

Gailloud, Cl.: Recherches caryométriques sur l'histophysiologie du rein. 1ère communication. Arch. Anat. (Strasbourg) **41**, 51—76 (1958). — Galton, M.: DNA content of placental nuclei. J. Cell Biol. **13**, 183—191 (1962). — Gauer, J. P.: Kerngrößenuntersuchungen am Übergangsepithel. Ein Beitrag zum Studium der Amitose. Mitt. Naturforsch. Ges. Bern, N.F. **6**, 85—114 (1949). — Geitler, L.: Grundriß der Cytologie. Berlin: Gebrüder Borntraeger 1934. — Gey, G. O., Bang, F. B., Gey, M. K.: Responses of a variety of normal and malignant cells to continuous cultivation, and some practical applications of these responses to problems in the biology of disease. Ann. N.Y. Acad. Sci. 58, 976—999 (1954). — Gläss, E.: Das Problem der Genomsonderung in den Mitosen unbehandelter Rattenlebern. Chromosoma (Berl.) 8, 468—492 (1957). ~ Weitere Untersuchungen zur Genomsonderung. II. Die Anordnung der Chromosomen in den Wurzelspitzenmitosen von Bellevalia romana. Chromosoma (Berl.) **12**, 422—432 (1961). ~ Die Genomsonderung während der durch Buttergelb induzierten Cancerogenese der Rattenleber. Z. Krebsforsch. **65**, 409—424 (1963). — Glaser, O. C.: Pathological amitosis in the food-ova of Fasciolaria. Biol. Bull. **13**, 1—4 (1907). — Glättli, W.: Die Osteoklastenlehre. Inaug.-Diss., Bern 1947. — Godman, G. Ch.: On the regeneration and redifferentiation of mammalian striated muscle. J. Morph. **100**, 27—82 (1957). — Gössner, W., Schneider, G., Siess, M., Stegmann, H.: Morphologisches und humorales Stoffwechselgeschehen in Leber, Milz und Blut im Verlauf der experimentellen Amyloidose. Virchows Arch. path. Anat. **320**, 326—373 (1951). — Goldstein, M. N.: The desoxyribose nucleic acid (DNA) content of human monocytes and their derivatives during giant cell formation in vitro. J. Histochem. Cytochem. **2**, 274—281 (1954). — Goncharenko, L. E.: Development of the nuclei of the human trigeminal nerve [Russisch]. Dokl. Akad. Nauk. Ukr. SSSR **1**, 91—94 (1956); ref. in Excerpta med. (Amst.), Sect. I, **13**, 246 (1959). — Grau, H.: Über die Herkunft der Lymphocyten. Tierärztl. Umschau **9**, 392—396 (1954). — Graumann, W.: Handbuch der Histochemie, Bd. II/2. Polysaccharide, zweiter Teil. Ergebnisse der Polysaccharidchemie: Mensch und Säugetiere. Stuttgart: Gustav Fischer 1964. — Graupner, H., Fischer, I.: Die Entwicklung und Degeneration der Melanophoren von Atherina mocho. Z. Zellforsch. **22**, 434—444 (1935). — Grundmann, E.: Histologische Untersuchungen über die Wirkungen experimentellen Sauerstoffmangels auf das Katzenherz. Beitr. path. Anat. **111**, 36—76 (1950). ~ Beiträge zur Krebsentstehung in der Rattenleber, an Hand mikrophotometrischer DNS-Messungen. Verh. dtsch. Ges. Path. **38**, 362—370 (1954). ~ Die Krebsentwicklung als intrazelluläres Problem, dargestellt am Diäthylnitrosamin-Krebs der Rattenleber. Mitt. GBK Nordrh.-Westf. **2**, 589—633 (1962). ~ Allgemeine Cytologie. Eine Einführung in die funktionelle Morphologie der Zelle. Stuttgart: Georg Thieme 1964 (engl. Ausgabe 1966). — Grundmann, E., Bach, G.: Amitosen, Endomitosen und Mitosen nach partieller Hepatektomie. Beitr. path. Anat. **123**, 144—172 (1960). — Grundmann, E., Sieburg, H.: Die Histogenese und Cytogenese des Lebercarcinoms der Ratte durch Diäthylnitrosamin im lichtmikroskopischen Bild. Beitr. path. Anat. **126**, 57—90 (1962). — Grynfeltt, E.: Amitoses et noyaux géminés dans les revêtements malpighiens. C. R. Ass. Anat. **26**, 215—227 (1931). ~ Sur la valeur histogénétique de l'amitose dans les hyperplasies glandulaires de l'endométrite chronique et des adénofibromes mammaires. C. R. Ass. Anat. **27**, 343—351 (1932). ~ Pullulation amitotique des cellules épithéliales dans un épithélioma végétant de l'ovaire. Acad. des Sci. et Lettres de Montpellier, Bull. No **63**, 21 (1933). ~ Etude cytologique de l'amitose dans les cellules d'un épithélioma malpighien atypique du col de l'utérus chez la femme. Arch. soc. sci. méd. biol. Montpellier et Languedoc **15**, 665—668 (1934). ~ Les constituants morphologiques de la cellule dans le cancer. Biol. méd. (Paris) **25**, 353—454 (1935). — GUIEYESSE-PELLISSIER, A.: Etude des cellules de la glande sus-parotidienne du rat blanc. C. R. Ass. Anat. **18**, 243—252 (1923). — GUSEK, W.: Diskussionsbemerkung zum Vortrag von W. BUSANNY-CASPARI 1961. Verh. dtsch. Ges. Path. **45**, 157 (1961).

HÄCKER, V.: Mitosen im Gefolge amitosenähnlicher Vorgänge. Anat. Anz. **17**, 9—20 (1900). — HÄGGQVIST, G.: On cell division. Särtryck ur Sv. Läk.-sällskapets Handlingar 17—22 (1924); ref. in Anat. Ber. 8, 75—76 (1927). ~ Gewebe und Systeme der Muskulatur. In: Handbuch der mikroskopischen Anatomie des Menschen, Bd. II/3, S. 1—247. Berlin: Springer 1931; und Bd. II/4, S. 1—119. Berlin-Göttingen-Heidelberg: Springer 1956. — HAHN, R.: Untersuchungen über das Vorkommen von Amitosen im embryonalen Gewebe. Inaug.-Diss. München 1957. — HAM, A. W., LEESON, TH. S.: Histology, 5. Aufl. London: Pitmans Medical Publishing Company 1965. — HAMPERL, H.: Die Morphologie der Tumoren. In: Handbuch der allgemeinen Pathologie, Bd. VI/3, S. 18—106. Berlin-Göttingen-Heidelberg: Springer 1956. — HANSSON, H. A., SOURANDER, P.: Studies on cultures of mammalian retina. Z. Zellforsch. **62**, 26—47 (1964). — HARTMANN, M.: Allgemeine Biologie. Eine Einführung in die Lehre vom Leben, 4. Aufl. Stuttgart: G. Fischer 1953. — HEIDENHAIN, M.: Plasma und Zelle. In: Handbuch der Anatomie des Menschen, hrsg. von K. VON BARDELEBEN, Bd. VIII, 2. Aufl. Jena: G. Fischer 1911. ~ Über die Noniusfelder der Muskelfaser. Beitr. IV zur synthetischen Morphologie (Teilkörpertheorie). Anat. H. **56**, 323—402 (1919). — HENSCHEL, E.: Über Muskelfasermessungen und Kernveränderungen bei numerischer Hyperplasie des Myokards. Virchows Arch. path. Anat. **321**, 283—294 (1952). — HINRICHSEN, K.: Weitere Befunde über das cytologische Erscheinungsbild des Geschlechtschromatins. Anat. Anz. **111**, Erg.-H., 379—383 (1962). — HINTZSCHE, E.: Beobachtungen über die Kerngröße menschlicher Zellen. Z. mikr.-anat. Forsch. **39**, 45—56 (1936). ~ Polyploidie und Amitose in Geweben von Säugetieren. Arch. Klaus-Stift. Vererb.-Forsch. **21**, 299—303 (1946). ~ Volumetrische Untersuchungen an amitotisch geteilten Kernen des Reizleitungssystems. Z. mikr.-anat. Forsch. **60**, 522—555 (1954). — HOBIK, H. P., GRUNDMANN, E.: Quantitative Veränderungen der DNS und der RNS in der Rattenleberzelle während der Carcinogenese durch Diäthylnitrosamin. Beitr. path. Anat. **127**, 25—48 (1962). — HOLMES, S. J.: Behavior of ectodermic epithelium of tadpoles when cultivated in plasma. Calif. Univ. Publ. Zool. **11**, 155—172 (1913). ~ The behavior of the epidermis of amphibians when cultivated outside the body. J. exp. Zool. **17**, 281—295 (1914). — HOMANN, W.: Die Amitose als Zellteilungsform in bösartigen Geschwülsten. Z. Krebsforsch. **60**, 283—290 (1955). ~ Zur Biologie des Mäuseascitescarcinoms. I. Über die Morphologie der Zellteilungsvorgänge. Z. Krebsforsch. **58**, 511—523 (1952). — HORT, W.: Quantitative histologische Untersuchungen an wachsenden Herzen. Virchows Arch. path. Anat. **323**, 223—242 (1953). — HOWARD, W. T., SCHULTZ, O. T.: Studies in the biology of tumor cells. Monogr. Rockefeller Inst. Med. Res., New York **2**, 1—77 (1911).

IVANOVA, V. F.: The multiplication of pleural mesothelial cells under experimental conditions [Russisch]. Arch. Anat. Gistol. Embriol. **39**, 30—36 (1960); ref. in Excerpta med. (Amst.), Sect. I, **15**, 637 (1961). — IVANOVICS, G., HYDE, R. R.: A study of rabbit virus III in tissue culture. Amer. J. Hyg. **23**, 55—73 (1936).

JACOBJ, W.: Über das rhythmische Wachstum der Zellen durch Verdoppelung ihres Volumens. Wilhelm Roux' Arch. Entwickl.-Mech. Org. **106**, 124—192 (1925). ~ Die Kerngrößen der männlichen Geschlechtszellen beim Säugetier in bezug auf Wachstum und Reduktion. Beitrag XI zur synthetischen Morphologie aus dem anatomischen Institut zu Tübingen. Z. Anat. Entwickl.-Gesch. **81**, 563—600 (1926). ~ Die Zellkerngröße beim Menschen. Z. mikr.-anat. Forsch. **38**, 161—240 (1935). ~ Die verschiedenen Arten des gesetzmäßigen Zellwachstums und ihre Beziehung zu Zellfunktion, Umwelt, Krankheit, maligner Geschwulstbildung und innerem Bauplan. Wilhelm Roux' Arch. Entwickl.-Mech. Org. **141**, 584—692 (1942). — JERUSALEM, CH.: Über das Kernwachstum durch „innere amitotische" Teilung. Anat. Anz. **105**, Erg.-H., 108—119 (1958). ~ Zur Frage der Genomsonderung in Interphasenkernen. Anat. Anz. **112**, Erg.-H., 138—144 (1963).

KANTOROVA, V. I.: Development of the placenta in cows [Russisch]. Dissertation Moskau 1956; ref. in Excerpta med. (Amst.), Sect. I, **13**, 468 (1959). — KAPEL, O.: Einige Untersuchungen über das Verhalten des Epithels in vitro. Arch. exp. Zellforsch. 8, 35—129 (1929). — KARPOFF, W. P.: Untersuchungen über die direkte Zellteilung. Dissertation Moskau 1904 [Russisch]; zit. nach N. FLEROFF (1929) und A. MAXIMOW (1908). — KATZNELSON, Z. S.: Die Teilung der Kerne in der Myogenese. Z. mikr.-anat. Forsch. **39**, 427—442 (1936). — KAWAnago, S.: Über wichtige zytologisch-histologische Befunde beim Uteruskarzinom. Gann (Tokio) **34**, 39—47 (1940). — Kellner, B.: Significance of amitoses and multinucleated cells in tumor growth. Acta Un. int. Cancer **16**, 80—83 (1960). — Khamidov, D.: Uterine muscle changes in pregnancy and after delivery [Russisch]. Med. Zh. Uz. **4**, 58—65 (1957); ref. in Excerpta med. (Amst.), Sect. I, **13**, 793 (1959). ~ Changes in the muscular apparatus of the uterus in the course of pregnancy [Russisch]. Sborn. Nauk. Trud. Tashkentsk. Med. Inst. **12**, 273—280 (1958); ref. in Excerpta med. (Amst.), Sect. I, **15**, 243—244 (1961). — Khlopin, N. G.: Tissue structure of aorta in primates [Russisch]. Arch. Anat. Gistol. Embriol. **38**, 17—27 (1960); ref. in Excerpta med. (Amst.), Sect. I, **15**, 344 (1961). — Kisser, J.: Amitose, Fragmentierung und Vacuolisierung pflanzlicher Zellkerne. S.B. Akad. Wiss. Wien, math.-nat. Kl. **131**, 105—128 (1922). — Klinge, O.: Proliferation und Regeneration am Myokard. Lichtmikroskopische und autoradiographische Untersuchungen am unversehrten und infarzierten Herzmuskel erwachsener Ratten. Z. Zellforsch. **80**, 488—517 (1967). — Klinger, H. P.: The sex chromatin body, its finer structure and behaviour during amitosis or endomitosis. Sympos. on Nuclear Sex, London, p. 20—24 (1958). — Klishov, A. A.: Amitosis — as principal mode of muscle nuclei division [Russisch]. Arch. Anat. Gistol. Embriol. **49**, 62—71 (1965); ref. in Ber. wiss. Biol. **260**, 232 (1966). — Knoll, W.: Blut und blutbildende Organe menschlicher Embryonen. Denkschr. Schweiz. Naturforsch. Ges. **64**, 1—81 (1928). — Körner, F.: Über die direkte Teilung der Herzmuskelkerne. Z. mikr.-anat. Forsch. **38**, 441—470 (1935). — Kolb, I.: Chromosomenuntersuchungen in Beziehung zur Zweikernigkeit und zur Amitose am Ehrlichschen Mäuseascitescarcinom. Z. mikr.-anat. Forsch. **65**, 495—528 (1959). ~ Karyometrische Untersuchungen zur Histophysiologie der Niere. V. Tagesrhythmische Änderungen der Kerngrößen in den Nierenepithelien der Ratte. Anat. Anz. **110**, 270—279 (1961). — Kondō, T.: Studies on the cell division in the columnar epithelia of the intestines. II. Observations on the columnar epithelial cells of toad intestines in summer and winter [Japanisch]. Acta anat. Nippon. **35**, 238—246 (1960); zit. nach Sh. Omochi 1961. — Konigsberg, I. R., McElvain, N., Tootle, M., Herrmann, H.: The dissociability of deoxyribonucleic acid synthesis from the development of multinuclearity of muscle cells in culture. J. biophys. biochem. Cytol. 8, 333—343 (1960). — Kovařik, S.: The permeability of the membrane of Unna's "acid nuclei" after fixation [Tschechisch]. Čsl. Morfol. **5**, 285—291 (1957); ref. in Excerpta med. (Amst.), Sect. I, **13**, 581 (1959). — Krompecher, St.: Über die Bedeutung der direkten Kern- bzw. Zellteilung (Amitose), ausgehend von einer Betrachtung der histogenetischen Stammesgeschichte der betroffenen Zelle. Z. Anat. Entwickl.-Gesch. **107**, 235—257 (1937). — Krushchov, N. G., Zaborskaja, I. V.: An autoradiographic investigation of DNA synthesis practiced in the case of direct cell division in binuclear and polynuclear cells [Russisch]. Dokl. Akad. Nauk SSSR **155**, 1435—1436 (1964); ref. in Ber. wiss. Biol. **238**, 3 (1965). — Krygier, A., Sandritter, W.: Über die Veränderungen des Nukleinsäuregehaltes von Fibroblasten in ersten Passagen der Gewebekultur. Z. mikr.-anat. Forsch. **67**, 356—376 (1961). — Küster, E.: Die Pflanzenzelle, 3. Aufl. Jena: G. Fischer 1956. — Kusch, A. A., Yarygin, V. N.: Polyploidy of mono- and binucleate neurons in the upper cervical ganglion of rabbit. [Russisch mit englischer Zusammenfassung.] Citologija (Moskau) **7**, 228—233 (1965); ref. in Ber. wiss. Biol. **251**, 83 (1965).

Laguchev, S. S.: The significance of polyploidy and binuclearity of cells in physiological regeneration [Russisch mit englischer Zusammenfassung]. Citologija (Moskau) **6**, 598—600 (1964). — Lambert, R. A.: Comparative studies upon cancer cells and normal cells. II. The character of growth in vitro with special reference to cell division. J. exp. Med. **17**, 499—510 (1913). — Lapham, L. W.: Cytologic and cytochemical studies of neuroglia. I. A study of the problem of amitosis in reactive protoplasmic astrocytes. Amer. J. Path. **41**, 1—21 (1962). — Lehner, J.: Das Mastzellen-Problem und die Metachromasie-Frage. Ergebn. Anat. Entwickl.-Gesch. **25**, 67—184 (1924). — Leistner, H.: Untersuchungen über die Kerngrößen in den Leberzellen des Pferdes. Ein Beleg zum rhythmischen Wachstum der Zellkerne. Z. Zellforsch. **25**, 34—65 (1937). — Lettré, H., Ballweg, H., Endo, H., Schleich, A., Siebs, W.: Some studies with analogues of kinetin. Biochem. Pharmacol. **1**, 137—140 (1958). — Lettré, H., Siebs, W.: Abortive Mitosen. C. R. du IV. Symposium histologicum internationale, Lausanne 1961; ref. in Acta anat. (Basel) **48**, 173 (1962). — Levi, G.: Explantation, besonders die Struktur und die biologischen Eigenschaften der in vitro gezüchteten Gewebe. Ergebn. Anat. Entwickl.-Gesch. **31**, 125—707 (1934). ~ Trattato di Istologia. Turin: Unione tipograficoeditrice torinense 1954. — Levina, M. J.: On comparative histology of amniotic epithelium in mammals [Russisch]. Arch. Anat. Gistol. Embriol. **39**, 37—46 (1960); ref. in Excerpta med. (Amst.), Sect. I, **15**, 658 (1961). — Levy, F.: Untersuchungen über abweichende Kern- und Zellteilungsvorgänge. II. Über die Entstehung der Riesenzellen im Knochenmark und der fötalen Leber bei Säugetieren. Z. Anat. **61**, 32—40 (1921). ~ Untersuchungen über abweichende Kern- und Zellteilungsvorgänge. I. Über heteromorphe Zellen im Hoden von Amphibien. (Ein Beitrag zur Analyse der Zellteilung.) Z. Anat. Entwickl.-Gesch. **68**, 110—176 (1923). — Lewis, M. R., Lewis, W. H.: Mitochondria (and other cytoplasmic structures) in tissue culture. Amer. J. Anat. **17**, 339—401 (1915). — LEWIS, W. H.: Endothelium in tissue cultures. Amer. J. Anat. **30**, 39—59 (1922). ~ Binucleate cells and giant cells in tissue cultures and the similarity of the latter to the giant cells of tuberculous lesions. Tubercle (Lond.) **8**, 317—330 (1927a). ~ The formation of giant cells in tissue cultures and their similarity to those in tuberculous lesions. Amer. Rev. Tuberc. **15**, 616—628 (1927b). ~ Interphase (resting) nuclei, chromosomal vesicles and amitosis. Anat. Rec. **97**, 433—445 (1947). — LEWIS, W. H., BRÜDA, B.: A modified white blood-cell tumour of the rat. Bull. Johns Hopk. Hosp. **38**, 376—378 (1926). — LEWIS, W. H., WEBSTER, L. T.: Giant cells in cultures from human lymph nodes. J. exp. Med. **33**, 349—360 (1921). — LEŽAVA, A. S.: Experimentell-histologische Untersuchungen über das Übergangsepithel. Z. Anat. Entwickl.-Gesch. **103**, 844—884 (1934).— LICHTENSTEIN, L.: Bone tumors. St. Louis: Mosby 1959. — LINDNER, G., RIESKE, E.: Der Einfluß verschiedener Stützsubstrate auf Explantatkulturen. Z. mikr.-anat. Forsch. **78**, 177—186 (1968). — LINDNER, G., SCHRÖDER, U.: Der Einfluß der Züchtungsdauer auf die Karyogramme von Epithelkulturen. Z. mikr.-anat. Forsch. **76**, 244—254 (1967). — LINZBACH, A. J.: Mikrometrische und histologische Analyse hypertropher menschlicher Herzen. Virchows Arch. path. Anat **314**, 534—594 (1947). ~ Quantitative Biologie und Morphologie des Wachstums einschließlich Hypertrophie und Riesenzellen. In: Handbuch der allgemeinen Pathologie, Bd. VI/1, S. 180—306. Berlin-Göttingen-Heidelberg: Springer 1955. — LIPP, W.: Die frühe Entwicklung der Architektur des Leberparenchyms beim Meerschweinchen. Z. mikr.-anat. Forsch. **58**, 289—319 (1952a). ~ Die frühe Strukturentwicklung des Leberparenchyms beim Menschen. Z. mikr.-anat. Forsch. **59**, 161—186 (1952b). — LISON, L.: Staining differences in cell nuclei. Quart. J. micr. Sci. **96**, 227—257 (1955). — LISON, L., VALERI, V.: On the constancy of the desoxyribose nucleic acid (DNA) in the individual nuclei. Observations on the binucleate cells of the rat liver. Acta histochem. (Jena) **5**, 337—350 (1958). — LONGWELL, A. C., YERGANIAN, G.: Some observations on nuclear budding and nuclear extrusions in a chinese hamster cell culture. J. nat. Cancer Inst. **34**, 53—69 (1965). — LORETI, F., PERRONCITO, G.: Ergastoplasma, caratteri nucleari e nucleolari, amitosi e mitosi atipiche in parotidi iperattive di Epimys norvegicus. Z. Zellforsch. **28**, 12—34 (1938). — LUDFORD, R. J.: The behaviour of the Golgi bodies during nuclear division, with special reference to amitosis in Dytiscus marginalis. Quart. J. micr. Sci. **66**, 151—158 (1922). — LUTSENKO, M. T.: On the problem of amitotic reproduction of the red marrow cells [Russisch]. Citologija (Moskau) **2**, 261—265 (1960); ref. in Ber. wiss. Biol. **155**, 4 (1961).

MACDONALD, R. A., MALLORY, G. K.: Autoradiography using tritiated thymidine. Lab. Invest. **8**, 1547—1562 (1959). — MACKLIN, C. C.: Amitosis in cells growing in vitro. Biol. Bull. **30**, 445—467 (1916a). ~ Binucleate cells in tissue cultures. Contr. Embryol. Carneg. Instn. **4**, 69—106 (1916b). — MACMAHON, H. E.: Über die physiologische und pathologische Teilung von Kern und Zelle an Leberepithelien. Z. mikr.-anat. Forsch. **32**, 413—443 (1933). — MANKIN, H. J.: Localization of tritiated thymidine in articular cartilage of rabbits. III. Mature articular cartilage. J. Bone Jt Surg. A **45**, 520—540 (1963). — MARQUARDT, H., GLÄSS, E.: Die Chromosomenzahl in den Leberzellen von Ratten verschiedenen Alters. Chromosoma (Berl.) **8**, 617—636 (1957). — MASSHOFF, W.: Die physiologische Regeneration. In: Handbuch der allgemeinen Pathologie, Bd. VI/1, S. 441—514. Berlin-Göttingen-Heidelberg: Springer 1955. — MASSON, P.: Diagnostics de laboratoire. II. Tumeurs — Diagnostics histologiques. Paris: A. Malome & fils 1923. ~ Experimental and spontaneous Schwannomas (peripheral gliomas). Amer. J. Path. **8**, 367—416 (1932). — MAUER, G.: Untersuchungen über die Einwirkung kanzerogener Kohlenwasserstoffe auf Gewebekulturen. Arch. exp. Zellforsch. **21**, 191—211 (1938). — MAWRODIADI, P. A.: Über die Übergangsformen von der Mitose zur Amitose. Z. mikr.-anat. Forsch. **11**, 442—471 (1927). — MAXIMOW, A.: Über Amitose in den embryonalen Geweben bei Säugetieren. Anat. Anz. **33**, 89—98 (1908). — MCKELLAR, M.: The postnatal growth and mitotic activity of the liver of the albino rat. Amer. J. Anat. **85**, 263—307 (1949). — MEHROTRA, P. N.: On the amitotic division of interstitial cells in the testes of anser. Cellule **63**, 17—21 (1962a). ~ Amitosis in the interstitial cells. J. Anim. Morph. Physiol. **9**, 46—49 (1962b). — MEIER, R., ALLGÖWER, M.: Zur Charakterisierung zellteilungswirksamer Substanzen an der Gewebekultur. Experientia (Basel) **1**, 57—61 (1945). — MERKLE, U.: Volumenmessungen an amitotisch geteilten Muskelkernen der menschlichen Harnblase. Z. mikr.-anat. Forsch. **67**, 303—312 (1961). — MEVES, F.: Über amitotische Kernteilung in den Spermatogonien des Salamanders und Verhalten der Attraktionssphäre bei derselben. Anat. Anz. **6**, 626—639 (1891). — MICHAELIS, W.: Variationsstatistische Untersuchungen über Kerngrößen und das Verhältnis von ein- und zweikernigen Zellen in der menschlichen Leber. Z. mikr.-anat. Forsch. **43**, 567—580 (1938). — MILLAR, W. G.: Regeneration of skeletal muscle in young rabbits. J. Path. Bact. **38**, 145—152 (1934). — MÎRZA, V. D., HURDUC, M. I.: Problema haplomitozelor. Încercare de clasificare a formelor de trecere de la amitoze la mitoze [Rumänisch mit französischer Zusammenfassung]. Studii și cercet. științ., Acad. R.P.R., filiala Iași, seria Medicină, an. **10**, 231—254 (1959). ~ Amitose [Rumänisch mit französischer Zusammenfassung]. Studii și cercet. științ., Acad. R.P.R., filiala

Iaşi, seria Medicină, an. 11, 1—45 und 439—507 (1960); ref. in Excerpta med. (Amst.), Sect. I, 17, 596—597 (1963). — MÖLLENDORFF, M. VON: Bindegewebsstudien. VIII. Über die Potenzen der Fibrocyten des erwachsenen Bindegewebes in vitro. Z. Zellforsch. 9, 183—228 (1929). ~ Beobachtungen bei der Dauerzüchtung von Bindegewebe erwachsener Kaninchen. Z. Zellforsch. 12, 274—283 (1931). — MÖLLENDORFF, W. VON: Bindegewebsstudien. V. Die Ableitung der entzündlichen Gewebsbilder aus einer den Bindegeweben gemeinsamen Zellbildungsfolge. Z. Zellforsch. 6, 61—150 (1928). ~ Die Entstehung von Histiozyten in Kulturen erwachsenen Bindegewebes. Arch. exp. Zellforsch. 11, 157—161 (1931). ~ Lehrbuch der Histologie. Jena: G. Fischer 1940 (24. Aufl.; 29. Aufl. hrsg. von K. GOERTTLER 1963). — MÖLLENDORFF, W. VON, MÖLLENDORFF, M. VON: Das Fibrocytennetz im lockeren Bindegewebe; seine Wandlungsfähigkeit und Anteilnahme am Stoffwechsel. Z. Zellforsch. 3, 503—601 (1926). — MOMOZÉ, S.: Amitosis in the hepatic cells. I. Frequencies of cell divisions in the hepatic cells of various vertebrates [Japanisch mit englicher Zusammenfassung]. Acta anat. Nippon. 34, 199—204 (1959a); ref. in Excerpta med. (Amst.), Sect. I, 14, 409 (1960). ~ Amitosis in the hepatic cells. II. Variations of cell divisions in the liver of the albino rat after medication [Japanisch mit englischer Zusammenfassung]. Acta anat. Nippon. 34, 205—210 (1959b); ref. in Excerpta med. (Amst.), Sect. I, 14, 409—410 (1960). ~ Studies on the amitosis in the hepatic cells. III. Observations on the hepatic cells of toads during the periods of activity and hibernation [Japanisch]. Shinshu Med. J. 8, 533—536 (1959c); zit. nach SH. OMOCHI 1961. ~ Studies on the amitosis in the hepatic cells. IV. Variations of cell divisions in the hepatic cells of rat immediately after the feeding [Japanisch]. Shinshu Med. J. 8, 537—541 (1959d); zit. nach SH. OMOCHI 1961. ~ Studies on the amitosis in the hepatic cells. V. Variations of cell divisions in the hepatic cells of the rat according to the differences of food components [Japanisch]. Shinshu Med. J. 8, 609—613 (1959e); ref. in Excerpta med. (Amst.), Sect. I, 14, 968—969 (1960). — MONTAGNA, W.: Glycogen and lipids in human cartilage with some cytochemical observations on the cartilage of the dog, cat and rabbit. Anat. Rec. 103, 77—92 (1949). — MORIGAMI, S.: Methylcholanthrene sarcoma cultured in vitro. Gann (Tokio) 32, 389—393 (1938). — MÜLLER, E.: Diskussionsbemerkungen zum Vortrag von W. BUSANNY-CASPARI 1961. Verh. dtsch. Ges. Path. 45, 157—158 (1961). — MÜLLER, G. H.: Die Entwicklung der Kerngrößenverhältnisse in der Leber der weißen Maus. Z. mikr.-anat. Forsch. 41, 296—320 (1937). — MÜLLER, H. A.: Karyologische Studien an den Purkinje-Zellen des menschlichen Kleinhirns. I. Ein Beitrag zum Funktionsformwechsel des Ganglienzellkerns. Beitr. path. Anat. 124, 19—41 (1961a). ~ Karyologische Studien an den Purkinje-Zellen des menschlichen Kleinhirns. II. Über mehrkernige Purkinje-Zellen. Beitr. path. Anat. 124, 46—56 (1961b). — MÜNZER, F. TH.: Über die Zweikernigkeit der Leberzellen. Arch. mikr. Anat. 98, 249—282 (1923). ~ Experimentelle Studien über die Zweikernigkeit der Leberzellen. Arch. mikr. Anat. 104, 138—184 (1925).

NAGATA, T.: Studies on the amitosis in the Yoshida sarcoma cells. I. Observations on the smear preparations under normal conditions. Shinshu Med. J. 2, 187—198 (1957a). ~ Phase-contrast microscopic observations under normal conditions. Shinshu Med. J. 2, 199—207 (1957b). ~ Phase-contrast microscopic observations on the nuclear transformation caused with solid foreign bodies. Shinshu Med. J. 2, 215—224 (1957c). ~ Studies on the cell divisions in the human cancer cells with special reference to the amitosis. I. Amitotic figures in the cancer of the stomach and the uterus. Shinshu Med. J. 3, 63—72 (1958a). ~ Frequencies of mitotic and amitotic figures in the cancer of the stomach and the uterus. Shinshu Med. J. 3, 73—81 (1958b). ~ Staining differences of nuclei in isolated liver cells of rat. Shinshu Med. J. 3, 257—263 (1958c); ref. in Excerpta med. (Amst.), Sect. I, 14, 298 (1960). ~ Cell divisions in the liver of the foetal and newborn dogs. Shinshu Med. J. 4, 65—73 (1959a); ref. in Excerpta med. (Amst.), Sect. I, 14, 989 (1960). ~ On the existence of the nuclear transformation, especially of the pseudobinucleate cells in the hepatic cells of normal rats. Shinshu Med. J. 4, 179—183 (1959b); ref. in Excerpta med. (Amst.), Sect I, 15, 401 (1961).~ Effect of DAB administration upon the cell divisions in the hepatic cells of rat. Shinshu Med. J. 4, 457—468 (1959c). ~ Staining differences of nuclei in rat hepatic cells during DAB administration. Shinshu Med. J. 4, 543—547 (1959d). — NAGATA, T., KONDŌ, T.: Studies on the amitosis in the parotid gland cells of rat. I. Amitotic figures observed in permanent preparations of isolated cells. Shinshu Med. J. 5, 81—89 (1960a). ~ Studies on the amitosis in the parotid gland cells of rat. II. A transition of frequencies of amitotic and binucleate cells caused by feeding. Shinshu Med. J. 5, 91—96 (1960b). — NAGATA, T., MOMOZÉ, S.: Age variation of frequencies of amitotic and binucleate cells in the hepatic cells of dog [Japanisch]. Acta anat. Nippon. 34, 187—190 (1959); ref. in Excerpta med. (Amst.), Sect. I, 14, 410 (1960). — NAGATA, T., SHIMAMURA, K., KONDŌ, T., ONOZAWA, M., MOMOZÉ, S., ŌKUBO, M.: Relationship of binuclearity to cell function in some organs. II. Variations of frequencies of binucleate cells in some organs of dogs owing to aging. Shinshu Med. J. 5, 153—158 (1960). — NAGATA, T., SHIMAMURA, K., ŌKUBO, M.: Effets du régime alimentaire sur l'aspect des cellules binucléées dans le pancréas et l'estomac du rat. Rev. franç. Étud.

clin. biol. 5, 714—718 (1960). — NAGATA, T., SHIMAMURA, K., ONOZAWA, M., KONDŌ, T., ŌKUBO, M., MOMOZÉ, S.: Relationship of binuclearity to cell function in some organs. I. Frequencies of binucleate cells in some organs of toads in summer and in winter. Shinshu Med. J. 5, 147—152 (1960); ref. in Excerpta med. (Amst.), Sect. I, 15, 805 (1961). — NAKAHARA, W.: Studies of amitosis: its physiological relations in the adipose cells of insects, and its probable significance. J. Morph. 30, 483—525 (1918). — NEDJELSKI, W.: Über die amitotische Theilung in pathologischen Neubildungen, hauptsächlich Sarkomen und Carcinomen. Beitr. path. Anat. 27, 431—483 (1900). — NIEBRÓJ, T.: The effect of cobalt salts on the neurosecretory activity of the hypothalamic nuclei in guinea-pigs. I. Cytologic observations. II. Changes in nucleic acids concentration [Polnisch]. Endokr. Pol. 10, 7—15 and 17—21 (1959); ref. in Excerpta med. (Amst.), Sect. I, 14, 32 (1960). — NIETH, H.: Histologische und cytologische Untersuchungen am menschlichen Herzmuskel nach Hypertrophie und Insuffizienz. Beitr. path. Anat. 100, 618—634 (1949). — NOËL, R.: Sur l'état binucléé des cellules hépatiques. C. R. Soc. Biol. (Paris) 88, 212—213 (1923). — NORDAU, C.-G.: Passage de la mitose (orthomitose) à l'endomitose dans les tubes de Malpighi de la Locuste (Locusta migratoria) (Insecte orthoptère). C. R. Acad. Sci. (Paris), Sér. D, 264, 2919—2921 (1967). — NORDMEYER, N.: Über Beziehungen von Exsudatzellen zu Fibrozyten verschiedener Tierarten. Arch. exp. Zellforsch. 13, 378—389 (1933). — NOWIKOFF, M.: Beobachtung über die Vermehrung der Knorpelzellen nebst einigen Bemerkungen über die Struktur der hyalinen Knorpelgrundsubstanz. Z. wiss. Zool. 90, 205—257 (1908).

OBERLING, CH., BERNHARD, W.: The morphology of the cancer cells. In: J. BRACHET and A. E. MIRSKY (Hrsg.), The cell, vol. V, p. 405—496. New York and London: Academic Press 1961. — OEHLERT, W., HÄMMERLING, W., BÜCHNER, F.: Der zeitliche Ablauf und das Ausmaß der Desoxyribonukleinsäure-Synthese in der regenerierenden Leber der Ratte nach Teilhepatektomie. Beitr. path. Anat. 126, 91—112 (1962). — OHWARA, N., MORI, T.: Morphological anomalies of primitive erythroblasts in the early human embryo [Japanisch]. Tohoku Med. J. 56, 234—243 (1957); ref. in Excerpta med. (Amst.), Sect. I, 13, 65 (1959). — ŌKUBO, M.: Variations of frequency of amitotis in the acinar cells of rat pancreas owing to the difference of food components [Japanisch]. Shinshu Med. J. 8, 537—541 (1959); zit. nach SH. OMOCHI 1961. ~ Frequencies of amitotis in the acinar cells of toad pancreas in summer and winter [Japanisch]. Shinshu Med. J. 9, 622—625 (1960); zit. nach SH. OMOCHI 1961. — OMOCHI, SH.: Über das Verhältnis zwischen der Amitose und der Zellfunktion. Shinshu Med. J. 6, 163—170 (1961). — OMOCHI, SH., NAGATA, T., MOMOZÉ, S.: Hourly variation of the frequency of cell divisions and the fate of binucleate cells in rat liver [Japanisch mit englischer Zusammenfassung]. Acta anat. Nippon. 32, 416—422 (1957); ref. in Excerpta med. (Amst.), Sect. I, 12, 513 (1958). — ONOZAWA, M.: Amitosis in the epithelial cells of the trachea. I. Observations on the normal epithelial cells of rat trachea [Japanisch]. Acta anat. Nippon. 34, 159—166 (1959); ref. in Excerpta med. (Amst.), Sect. I, 14, 578 (1959). ~ Studies on the amitosis in the epithelial cells of the trachea. II. Frequencies of amitotic cells in the ciliated and non-ciliated cells of tracheal epithelia of rat [Japanisch mit englischer Zusammenfassung]. Acta anat. Nippon 35, 221—225 (1960); ref. in Ber. wiss. Biol. 155, 102 (1961). ~ Frequencies of amitosis in the ciliated cells of toad palate in summer and in winter [Japanisch]. Shinshu Med. J. 9, 525—527 (1960); zit. nach SH. OMOCHI 1961. — ORLOVA, I. I.: On amitosis in esophagus of river beaver [Russisch mit englischer Zusammenfassung]. Arch. Anat. Gistol. Embriol. 36, 66—70 (1959); ref. in Excerpta med. (Amst.), Sect. I, 14, 110 (1960). ~ 24-Hour rhythm of mitoses and amitoses in the epithelium of the guinea pig esophagus [Russisch]. Bjull. Eksp. Biol. Med. 54, 84—87 (1962).

PAFF, G. H., BLOOM, F., REILLY, C.: The morphology and behavior of neoplastic mast cells cultivated in vitro. J. exp. Med. 86, 117—124 (1947a). ~ The morphology and behavior of mast cells obtained from mastocytomas and cultivated in vitro. Anat. Rec. 97, 360 (1947b). PALME, G.: Über das Cytozentrum in Gliomen und gemästeten Gliazellen. Virchows Arch. path. Anat. 334, 160—172 (1961). — PÁLYO, I., TÖRÖ, I.: Das Verhalten des Granulationsgewebes in Gewebekulturen. Z. mikr.-anat. Forsch. 65, 21—32 (1959). — PAPP, E., VENZKE, W. G.: Beobachtungen an zellulären Bestandteilen der Thymusdrüse in Gewebekulturen. Wien. tierärztl. Mschr. 43, 411—418 (1958). — PARKER, R. C.: The races that constitute the group of common fibroblasts. I. The effect of blood plasma. J. exp. Med. 55, 713—734 (1932). — PATTERSON, J. TH.: Amitosis in the pigeon's egg. Anat. Anz. 32, 117—125 (1908). — PATZELT, V.: Histologie. München-Berlin-Wien: Urban & Schwarzenberg 1945. — PEHLEMANN, F.-W.: Die amitotische Zellteilung. Eine elektronenmikroskopische Untersuchung an Interrenalzellen von Rana temporaria L. Z. Zellforsch. 84, 516—548 (1968). — PETER, K.: Zellteilung und Zelltätigkeit. Beobachtung und Experiment. 5. Zusammenfassung. Weitere Beispiele. Schluß. Z. Anat. Entwickl.-Gesch. 75, 506—524 (1925). ~ Zellteilung und Zelltätigkeit. Beobachtung und Experiment. 7. Der Einfluß der Zelltätigkeit auf die Zellteilung. Z. Zellforsch. 9, 561—602 (1929). ~ Die indirekte Teilung der Zelle in ihren Beziehungen zur Tätigkeit, Differenzierung und Wachstum. Rückblick und Ausblick. Z. Zellforsch. 30, 721—

750 (1940). — Petersen, H.: Histologie und mikroskopische Anatomie. München: J. F. Bergmann 1935. — Petrow, Z. D.: Zur Zytologie, Zytogenese und amitotischen Kernteilung einiger Riesenzellen. Folia haemat. (Lpz.) 88, 17—28 (1967). — Petry, G.: Histotopographische und cytologische Studien an den Embryonalhüllen der Katze. Z. Zellforsch. 53, 339—393 (1961). — Petry, G., Damminger, K.: Untersuchungen über den Bau des menschlichen Amnions. Z. Zellforsch. 44, 225—262 (1956). — Pfeifer, U.: Zum Problem der Amitose in Leberzellen. Inaug.-Diss., Freiburg i. Br. 1963. — Pflugfelder, O.: Mechanismus der Amitose und Pseudoamitose bei experimenteller Geschwulstbildung. Verh. dtsch. Ges. Zool. 1949, 49—58. — Pfuhl, W.: Die Zellen des normalen lockeren Bindegewebes. Z. mikr.-anat. Forsch. 31, 18—107 (1932a). ~ Die Leber. In: Handbuch der mikroskopischen Anatomie des Menschen, Bd. V/2, S. 235—425. Berlin-Göttingen-Heidelberg: Springer 1932 (b). ~ Die mitotischen Teilungen der Leberzellen im Zusammenhang mit den allgemeinen Fragen über Mitose und Amitose. Z. Anat. Entwickl.-Gesch. 109, 99—133 (1938). — Pfuhl, W., Kühtz, H.: Die pathologischen Mitosen in Bindegewebszellen nach einmaliger Röntgenbestrahlung. Z. Anat. Entwickl.-Gesch. 110, 98—121 (1939). — Phan, N. van, David, H.: Zur Frage der Genese und Zahl groß- und zweikerniger Leberzellen bei Mäusen in und nach absolutem Hunger. Z. Zellforsch. 48, 653—660 (1958). — Pischinger. A.: Über den Bau des Lymphgewebes und die Vermehrung der Lymphozyten. Z. Zellforsch. 40, 101—116 (1954a). ~ Über das Wesen der Kupfferschen Sternzellen. Z. Zellforsch. 40, 605—611 (1954b). — Politzer, G.: Versuche über den Einfluß des Neutralrots auf die Zellteilung (Mitose-Amitose-Pseudoamitose). Z. Zellen- und Gewebelehre (Berl.) 1, 644—670 (1924). — Pomerat, C. M., Kent, S. P., Logie, L. C.: Irradiation of cells in tissue culture. I. Giant cell induction in strain cultures versus elements from primary explants. Z. Zellforsch. 47, 158—174 (1957). — Poska-Teiss, L.: Zur Frage über die vielkernigen Zellen des einschichtigen Plattenepithels. Acta Commentat. Univ. Dorpatensis A IV, 1—16 (1922); ref. in Anat. Ber. 1, 866 (1922). — Preuss, F.: Untersuchungen zur funktionellen Betrachtung des Myometriums beim Rind. Morph. Jb. 93, 193—319 (1954). — Půža, V.: Nuclear division in regeneration of skeletal muscle in rabbits [Tschechisch]. Čs. Biol. 6, 37—42 (1957); ref. in Excerpta med. (Amst.), Sect. I, 12, 522 (1958). ~ Lebendbeobachtungen der Amitose in der Gewebekultur. Z. Zellforsch. 61, 159—167 (1963). ~ Lebendbeaobachtung der direkten Kernteilung. Z. mikr.-anat. Forsch. 71, 347—353 (1964a). ~ Amitoses in tissue cultures [Tschechisch mit englischer Zusammenfassung]. Čs. Morf. 12, 10—15 (1964b); ref. in Ber. wiss. Biol. 220, 206 (1964). ~ Amitotic division observed in animal cells during lifetime [Tschechisch mit englischer Zusammenfassung]. Sborn. věd. Prací lék. Fak. Hradci Králové 9, Suppl., 515—524 (1966). — Půža, V., Gayer, J.: Ein Beitrag zur Deutung von Regenerationsvorgängen in der Skelettmuskulatur mittels Gewebekulturen. Z. mikr.-anat. Forsch. 76, 300—319 (1967). — Půža, V., Lejsek, K., Šefernová, Z.: Some cellular changes provoked by higher doses of X-ray irradiation, Part II [Tschechisch mit englischer Zusammenfassung]. Sborn. věd. Prací lék. Fak. Hradci Králové 4, Suppl., 483—490 (1961).

Rampan, I. I.: The division of nerve cells [Russisch]. Probl. Morfol. Nervn. Sistemy (Medgiz, Leningrad) 1956, 20—26; ref. in Excerpta med (Amst.), Sect. I, 13, 111 (1959). — Rath, O. vom: Über die Bedeutung der amitotischen Kernteilung im Hoden. Zool. Anz. 14, 331—332, 342 343, 355—363 (1891). — Reissig, M., Kaplan, A. S.: The induction of amitotic nuclear division by pseudorabies virus multiplying in single rabbit kidney cells. Virology 11, 1—11 (1960). — Richards, A.: The method of cell division in the development of the female sex organs of Moniezia. Biol. Bull. 20, 123—178 (1911). — Ries, E.: Die Prozesse der Eibildung und des Eiwachstums bei Pediculiden und Mallophagen. Z. Zellforsch. 16, 314—388 (1932). — Ries, E., Gersch. M.: Biologie der Zelle, 2. Aufl. Leipzig: B. G. Teubner 1953. — Ries, E., Weel, P. B. van: Die Eibildung der Kleiderlaus, untersucht an lebenden, vital gefärbten und fixierten Präparaten. Z. Zellforsch. 20, 565—618 (1934). — Ris, H.: Cell division. In: Willier, Weiss and Hamburger (Hrsg.), Analysis of development. Philadelphia and London: W. B. Saunders Company 1955. — Robledo, M.: Myocardial regeneration in young rats. Amer. J. Path. 32, 1215—1239 (1956). — Rössle, R.: Wachstum der Zellen und Organe, Hypertrophie und Atrophie. In: Handbuch der normalen und pathologischen Physiologie, Bd. 14/1. Teil, S. 903—955. Berlin: Springer 1926. — Rohr, K.: Das menschliche Knochenmark. Stuttgart: Georg Thieme 1949 (2. Aufl.), 1960 (3. Aufl.). — Roizman, B., Schluederberg, A. E.: Virus infection of cells in mitosis. III. Cytology of mitotic and amitotic HEp-2 cells infected with measles virus. J. nat. Cancer Inst. 28, 35—53 (1962). — Rolshoven, E.: Über die unterschätzte Häufigkeit der Amitose. Anat. Anz. 113, Erg. H., 35—41 (1964). — Romeis. B.: Morphologische und experimentelle Studien über die Epithelkörper der Amphibien. I. Teil. Die Morphologie der Epithelkörper der Anuren. Z. Anat. Entwickl.-Gesch. 80, 547—578 (1926). ~ Hypophyse. In: Handbuch der mikroskopischen Anatomie des Menschen, Bd. VI/3. Berlin: Springer 1940. — Rondez, R.: Zur Vermehrung von Kernvolumen und DNS-Gehalt bei chronischer, toxisch-bedingter Leberzellschädigung. Path. et Microbiol. (Basel) 27, 429—435 (1964). — Rondez, R., Marthaler, T. M., Rütt-

NER, J. R.: Contributions caryologiques sur la régénération du parenchyme hépatique au cours de l'atteinte toxique expérimentale. Path. et Microbiol. (Basel) **26**, 167—174 (1963). — RONDEZ, R., RÜTTNER, J. R., VOGEL, A.: Zytologische Untersuchungen an der Thioacetamid-geschädigten Rattenleber. Path. et Microbiol. (Basel) **25**, 348—353 (1962). — ROTHER, P.: Die exkretorische Funktion der Onkozyten. Zytologische, karyometrische und fermenthistochemische Untersuchungen. Z. mikr.-anat. Forsch. **75**, 400—427 (1966). — ROUSSY, G., MOSINGER, M.: Sur la plurinucléose neuronale dans les noyaux végétatifs de l'hypothalamus des mammifères. C. R. Soc. Biol. (Paris) **118**, 736—738 (1935). — RYZHIKH, L. A.: Multiplication of nerve cells in the intramural ganglia of the small intestine in cats at various ages [Russisch]. Sborn. Rab. Stud. Stavropol. S.-Kh. Inst. **4**, 104—106 (1956); ref. in Excerpta med. (Amst.), Sect. I, **13**, 111 (1959).

SACERDOTE DE LUSTIG, E., BRACHETTO-BRIAN, D.: Cultivo „in vitro" de granuloma mieloplaxico proveniente de un quiste simple de los huesos. Arch. Soc. argent. Anat. **8**, 153—161 (1946). — SAGUCHI, S.: Über das Verhalten des Nucleolus bei der Mitose im Kulturgewebe, nebst Bemerkungen über die Chromosomenzahl beim Huhn. Zytol. Studien (Tokio) **3**, 1—47 (1930). — SCHACHOW, S. D.: Zum Problem der Symplasten (Hanstein 1880) in Gewebekulturen der Säuger. Anat. Anz. **69**, 385—404 (1930). — SCHARF, J. H.: Diskussionsbemerkung zum Vortrag von B. WOHLGEMUTH. Morph. Jb. **109**, 113 (1966). — SCHILLER, E.: Kerneinschlüsse und Amitose. Z. Zellforsch. **34**, 356—361 (1949). — SCHMIDT, W. J.: Die Entwicklung der Lehre von der tierischen Zelle und ihr heutiger Stand und Wert. In: Protoplasma-Monographie, Bd. 17, Hundert Jahre Zellforschung. Berlin: Gebrüder Borntraeger 1938. — SCHNEWEIS, K. E.: Über Spätveränderungen von Zellen bei Einwirkung von Mitosegiften. Beobachtungen an Gewebekulturen. Virchows Arch. path. Anat. **331**, 249—262 (1958). — SCHOCKAERT, A.: Nouvelles recherches comparatives sur la texture et le développement du myocarde chez les vertébrés. Arch. Biol. (Liège) **24**, 277—372 (1909). — SCHOPPER, W.: Explantationsstudien an Blutgefäßen und serösen Häuten. Beitr. path. Anat. **88**, 451—537 (1932). — SCHRÖTER, G.: Variationsstatistische Untersuchungen über die Kerngrößen in den Leberzellen der weißen Maus bei verschiedener Fütterung. Z. Zellforsch. **26**, 481—506 (1937). — SCHULZ, L.-CL.: Elektronenmikroskopische Untersuchungen der Herzmuskulatur des Schweines unter besonderer Berücksichtigung der sogenannten Kernreihen-Bildung. Dtsch. tierärztl. Wschr. **65**, 117—122 (1958). — SCHWARZACHER, H. G., KLINGER, H. P.: Die Entstehung mehrkerniger Zellen durch Amitose im Amnionepithel des Menschen und die Aufteilung des chromosomalen Materials auf deren einzelne Zellkerne. Z. Zellforsch. **60**, 741—754 (1963). — SHIMAMURA, A., KAWANO, T., KIMURA, T.: Three dimensional observations on the taste buds in rabbits. Arch. histol. jap. **28**, 471—481 (1967). — SHIMAMURA, K.: On a daily transition of the frequency of cell divisions in the parietal cells of rat stomach [Japanisch mit englischer Zusammenfassung]. Skinshu Med. J. **6**, 398—403 (1957a); ref. in Excerpta med. (Amst.), Sect. I, **13**, 126 (1959). ~ On the relationship between the frequency of nuclear divisions of parietal cells and free acidity in the human stomach [Japanisch mit englischer Zusammenfassung]. Acta anat. Nippon. **32**, 634—640 (1957b); ref. in Excerpta med. (Amst.), Sect. I, **13**, 126 (1959). ~ Effects of histamine and benzylimidazolin upon the frequency of cell divisions in the parietal cells of rat stomach [Japanisch mit englischer Zusammenfassung]. Acta anat. Nippon. **33**, 250—255 (1958a). ~ Transition of the frequency of cell divisions in the parietal cells of rat stomach caused with the food [Japanisch mit englischer Zusammenfassung]. Acta anat. Nippon. **33**, 358—366 (1958b). ~ On the amitosis of the gland cells of toad stomach in winter and summer [Japanisch mit englischer Zusammenfassung]. Acta anat. Nippon. **34**, 419—422 (1959a); ref. in Ber. wiss. Biol. **148**, 120 (1960). ~ Frequency of appearance of amitotic and binucleated cells in the parietal cells of the dog foetus, suckling and weanling [Japanisch mit englischer Zusammenfassung]. Acta anat. Nippon. **34**, 703—708 (1959b); ref. in Excerpta med. (Amst.), Sect. I, **14**, 966 (1960). — SIDOROV, V. V.: Amitotic division of nerve cells in spinal ganglia of cats at various ages [Russisch]. Sborn. Rab. Stud. Stavropol. S.-Kh. Inst. **4**, 106—108 (1956); ref. in Excerpta med. (Amst.), Sect. I, **13**, 111 (1959). — SILVERMAN, L., SHORTER, R. G.: Histogenesis of the multinucleated giant cells. Lab. Invest. **12**, 985—990 (1963). — SINAPIUS, D.: Über das Endothel der Venen. Z. Zellforsch. **47**, 560—630 (1958). — SMITH, FR. E. V.: On direct nuclear divisions in the vegetative mycelium of Saprolegnia. Ann. Bot. **37**, 63—73 (1923). — SMITTEN, N. A.: Multinuclearity and amitosis in nerve cells of abdominal sympathetic ganglia in lambs [Russisch]. Arch. Anat. Gistol. Embriol. **36**, 28—33 (1959); ref. in Excerpta med. (Amst.), Sect. I, **14**, 293 (1960). — SPINDLER, B.: Der Einfluß von Cytostatica auf die larvale Entwicklung der Myotome von Triton alpestris. Acta anat. (Basel) **63**, 215—239 (1966). — STAEMMLER, M.: Über physiologische Regeneration und Gewebsverjüngung. Beitr. path. Anat. **80**, 512—569 (1928a). ~ Physiologische und pathologische Regeneration. Langenbecks Arch. klin. Chir. **153**, 550—570 (1928b). — STEFANI, R.: Divisioni amitotiche e modificazioni durante l'oogenesi nell'ovario degli Embiotteri. Boll. Zool. **22**, 79—91 (1955). — STERBA, G.: Zytologische Untersuchungen an großkernigen Fettzellen von Daphnia pulex unter besonderer Berücksichtigung des Mitochondrien-Formwechsels. Z. Zellforsch. **44**, 456—487 (1956). — Stevens, D., Schwenk, E.: Amitosis in a new ascites tumor. Experientia (Basel) **15**, 470—471 (1959). — Stockdale, F. E., Holtzer, H.: DNA synthesis and myogenesis. Exp. Cell Res. **24**, 508—520 (1961). — Stockinger, L.: Das Kernkörperchen. Protoplasma (Wien) **42**, 365—413 (1953). — Stöhr, Ph. jr.: Bemerkungen über Amitose und über „Reihenstellung" bei den Kernen der glatten Muskelfasern. Z. mikr.-anat. Forsch. **36**, 525—534 (1934). ~ Lehrbuch der Histologie und der mikroskopischen Anatomie des Menschen. Berlin-Göttingen-Heidelberg: Springer 1951. ~ Mikroskopische Anatomie des vegetativen Nervensystems. In: Handbuch der mikroskopischen Anatomie des Menschen, Bd. IV/5. Berlin-Göttingen-Heidelberg: Springer 1957. — Stone, D.: The use of amitotic cells for the study of factors involved in mitosis: the possible involvement of DNA, RNA and unsaturated fatty acids. Brit. J. Cancer **16**, 145—156 (1962). — Stough, H. B.: Further studies in modified mitosis. J. Morph. **58**, 221—256 (1935). — Sträuli, P.: Gut- und Bösartigkeit von Tumoren. In: Handbuch der medizinischen Radiologie, Bd. 18. Berlin-Heidelberg-New York: Springer 1967. — Suppan, P.: Le cycle diurne hépatique. Etude de la taille et du caryogramme. Acta anat. (Basel) **65**, 594—603 (1966). — Szittyay, Z.: L'action stimulante de la vitamine D sur le foie du lapin. C. R. Soc. Biol. (Paris) **124**, 296—299 (1937).

Teir, H.: Über Zellteilung und Kernklassenbildung in der Glandula orbitalis externa der Ratte. Acta path. microbiol. scand. Suppl. **51**, 1—185 (1944). — Thomas, J. A.: Un mode nouveau de multiplication cellulaire directe: la méroamitose. C. R. Acad. Sci. (Paris) **201**, 988—990 (1935). ~ La transformation des cellules en histiocytes. Arch. exp. Zellforsch. **19**, 299—324 (1937). ~ Au sujet de considérations qui viennent d'être publiées sur le mode de multiplication cellulaire nommé: méroamitose. Arch. exp. Zellforsch. **21**, 281—285 (1938a). ~ Recherches sur les transformations, la multiplication et la spécificité des cellules hors de l'organisme. La cellule vitelline. Les cellules du type fibrocyte et du type histiocyte. Ann. Sci. Nat. Paris, Sér. Zool. 11, **1**, 209—579 (1938b). ~ Des épithéliums en culture et dans l'organisme. Arch. exp. Zellforsch. **22**, 15—37 (1939). — Tischler, G.: Allgemeine Pflanzenkaryologie. 2. Hälfte. Kernteilung und Kernverschmelzung. In: K. Linsbauer's Handbuch der Pflanzenanatomie, Bd. II. Berlin: 1921/22 (1. Aufl.), 1951 (2. Aufl.). — Törö, E., Vadász, J.: Untersuchungen über die Wirkung von Colchicin und Corhormon in Gewebekulturen mit Hilfe von Filmaufnahmen. Arch. exp. Zellforsch. **23**, 277—298 (1939). — Törö, I.: Die Wirkung des embryonalen Herzextraktes auf den Herzmuskel. Z. mikr.-anat. Forsch. **41**, 1—26 (1937). ~ Über die Kernteilung im Herzmuskel. Anat. Anz. **88**, Erg.-H., 230—241 (1939a). ~ Neue Untersuchungen zur Wirkung des embryonalen Herzextraktes. Arch. exp. Zellforsch. **22**, 304—316 (1939b). ~ Contribution à l'histophysiologie du thymus. C. R. Ass. Anat. **1955**, 1312—1325 (Bull. Ass. Anat. **92**, 1957). ~ Amitotische Kernteilung und Endocytogenese. Acta anat. (Basel) **48**, 177 (1962). — Tomkins, E. H.: The monocyte. Ann. N.Y. Acad. Sci. **59**, 732 (1955). — Tower, S. S.: The reaction of muscle to degeneration. Physiol. Rev. **19**, 1—48 (1939).

Uchida, K.: Cytological study on the human chorionic villi. I. The fine structure of the chorionic epithelium [Japanisch]. Acta anat. Nippon. **32**, 287—294 (1957); ref. in Excerpta med. (Amst.), Sect. I, 12, 380 (1958). — Uhlenhuth, E.: Die Zellvermehrung in den Hautkulturen von Rana pipiens. Arch. Entwickl.-Mech. Org. **42**, 168—207 (1917). — Undritz, E.: Zwillings- und Mehrlingsmißbildungen, die Natur der „Riesen", „Zwillinge" und „Amitosen" der Blutzellen. Folia haemat. (Lpz.) **68**, 225—236 (1944). ~ Mitose und Polyploidie. In: N. Henning und S. Witte (Hrsg.): Internat. Symposium über klinische Cytodiagnostik, S. 75—81 (Diskussion S. 83/84). Stuttgart: Georg Thieme 1958.

Vacek, Z.: Development of the placenta in the cat. Čs. Morfol. **3**, 49—65 (1955) [Tschechisch]; ref. in Excerpta med. (Amst.), Sect. I, **11**, 37 (1957). — Vaubel, E.: Über das Synovialgewebe. Virchows Arch. path. Anat. **289**, 670—687 (1933). — Vendrely, C.: Etude cytophotométrique du contenu en ADN des noyaux polymorphes de l'épididyme de souris. C. R. Soc. Biol. (Paris) **152**, 652—655 (1958). — Verani, P., Balducci, D., Chiozzotto, M.: A new method to evaluate the biological effect of radiation in tissue culture. Exp. Cell Res. **32**, 333—341 (1963). — Veratti, E.: Su alcuni risultati delle ricerche sulle colture dei tessuti in vitro interessanti per la patologia. Tratt. Anat. Pat. (Torino) **2**, 246—283 (1922). — Verne, J.: Précis d'histologie. La cellule — les tissus — les organes, 6. Aufl. Paris: Masson & Cie 1963.

Wachsmuth, E. D.: Effect of amitosis on the distribution of human lactic acid dehydrogenase isozymes. Nature (Lond.) **204**, 681—682 (1964). — Wallraff, J.: Histochemische Untersuchungen an den Nebennieren des erwachsenen Menschen. Z. Zellforsch. **34**, 362—427 (1949). — Wasielewski, W. von: Theoretische und experimentelle Beiträge zur Kenntnis der Amitose. Jb. wiss. Bot. **38**, 377—420 (1903). — Wassermann, F.: Wachstum und Vermehrung der lebendigen Masse. In: Handbuch der mikroskopischen Anatomie des Menschen, Bd. I/2. Berlin: Springer 1929. — Weatherford, H. L.: Chondriosomal changes in connective-tissue cells in the initial stages of acute inflammation. Z. Zellforsch. **17**, 518—541 (1933). —

WEBER, W.: Zur Histologie und Cytologie der Kropfmilchbildung der Taube. Z. Zellforsch. **56**, 247—276 (1962). — WEED, I. G.: Cytological studies of developing muscle with special reference to myofibrils, mitochondria, Golgi material and nuclei. Z. Zellforsch. **25**, 516—540 (1937). — WEICKER, H., ERBSEN, H., WILD, M., FICHSEL, H.: Klin. Wschr. **33**, 962 und 1074 (1955); zit. nach L. M. LOWENSTEIN: The mammalian reticulocyte. In: Int. Rev. Cytol. **8**, 135—174 (1959). — WEISSENFELS, N., LÖBBECKE, E. A.: Ein Beitrag zur Klärung des Amitose-Problems. Naturwissenschaften **54**, 178 (1967). — WENDT, E.: Lebendbeobachtungen an bestrahlten Interphasenkernen. Z. Zellforsch. **49**, 677—689 (1959). ~ Strahlenbedingte amitotische Kernteilungen (Lebendbeobachtungen). Zool. Anz., Suppl. **23**, 495—500 (1960). — WERMEL, E. M., IGNATJEWA, Z. P.: Studien über Zellengröße und Zellenwachstum. III. Über die Veränderungen der Kerngröße bei Vergiftungen. Z. Zellforsch. **17**, 476—504 (1933). ~ Studien über Zellengröße und Zellenwachstum. VI. Weitere Beobachtungen über den Einfluß der Gifte auf die Kerngröße der Leberzellen. Z. Zellforsch. **20**, 43—53 (1934). — WERMEL, E. M., PORTUGALOW, W. W.: Studien über Zellengröße und Zellenwachstum. XII. Über den Nachweis des rhythmischen Zellenwachstums. Z. Zellforsch. **22**, 185—194 (1935). — WERMEL, E. M., SCHERSCHULSKAJA, L. W.: Studien über Zellengröße und Zellenwachstum. VII. Über die Größe der bösartigen Zellen und ihre Variabilität. Z. Zellforsch. **20**, 54—76 (1934). — WERNER, M.: Über den Bau der Herzmuskulatur. II. Besteht die Herzmuskulatur der Säugetiere aus allseits scharf begrenzten Zellen oder nicht? Arch. mikr. Anat. **75**, 101—148 (1910). — WETZEL, G.: Altersanatomie. Anat. Anz. **75**, Erg.-H., 15—36 (1932). — WILLMER, E. N.: Tissue culture, 2. Aufl. London: Methuen & Co. 1954. — WILSON, J. W., LEDUC, E. H.: The occurrence and formation of binucleate and multinucleate cells and polyploid nuclei in the mouse liver. Amer. J. Anat. **82**, 353—391 (1948). ~ Abnormal mitosis in mouse liver. Amer. J. Anat. **86**, 51—73 (1950). — WILSON, M. E., STOWELL, R. E., YOKOYAMA, H. O., TSUBOI, K. K.: Cytological changes in regenerating mouse liver. Cancer Res. **13**, 86—92 (1953). — WINCKLER, G.: Remarques sur la structure histologique de la leptoménine chez l'homme. Arch. Anat. (Strasbourg) **43**, 261—277 (1960). — WINNIKOW, J. A.: Experimentell-histologische Untersuchungen über die retinalen Anteile der Regenbogenhaut und der Ziliarfortsätze. Arch. exp. Zellforsch. **19**, 33—85 (1937). — WOHLGEMUTH, B.: Riesenzellen. Dtsch. med. Wschr. **87**, 489—491 (1962). ~ Untersuchungen zur Häufigkeit und zu den Phasenbildern von Leberepithelmitosen in menschlichen Biopsiepräparaten. Morph. Jb. **109**, 110—114 (1966).

ZALETAEVA, T. A.: On the quantitative relationship between polyploid and binuclear liver cells during the daily course [Russisch]. Bjull. eksp. Biol. Med. **57**, 93—94 (1963). — ZHINKIN, L. N., BRODSKIJ, V. J., LEBEDEVA, G. S.: Mitose, Amitose und Endomitose in den Zellen des mehrschichtigen Plattenepithels weißer Ratten [Russisch]. Citologija (Mosk.) **3**, 514—521 (1961); ref. in Ber. wiss. Biol. **178**, 9 (1962). — ZIEGLER, H. E.: Die biologische Bedeutung der amitotischen (direkten) Kernteilung im Tierbereich. Biol. Zbl. **11**, 372—389 (1891). — ZWEIBAUM, J., SZEJNMAN, M.: Recherches sur les cellules binucléaires dans la culture de tissus. Bull. int. Acad. Cracovie, Cl. Zool., 37—48 (1935). ~ Recherches sur les cellules binucléées dans le tissu cultivé in vitro. Arch. exp. Zellforsch. **18**, 102—126 (1936). — ZYBINA, E. V.: Cytological observations on the metrial gland cells in the rat [Russisch]. Dokl. Akad. Nauk SSSR **120**, 882—885 (1958); ref. in Excerpta med. (Amst.), Sect. I, **13**, 605 (1959).

# Namenverzeichnis

Die *Kursiv* gedruckten Seitenzahlen beziehen sich auf die Literatur

# Sachverzeichnis

Gordius, Endomitose 575

SONDERABDRUCK AUS
HANDBUCH DER ALLGEMEINEN PATHOLOGIE
HERAUSGEGEBEN VON
H.-W. ALTMANN · F. BÜCHNER · H. COTTIER · E. GRUNDMANN
G. HOLLE · E. LETTERER · W. MASSHOFF · H. MEESEN
F. ROULET · G. SEIFERT · G. SIEBERT
ZWEITER BAND / ZWEITER TEIL
SPRINGER-VERLAG · BERLIN · HEIDELBERG · NEW YORK 1971

# ALLGEMEINE BIOLOGIE DES CHROMOSOMS

VON

H. MARQUARDT

MIT 93 ABBILDUNGEN

SONDERABDRUCK AUS
HANDBUCH DER ALLGEMEINEN PATHOLOGIE
HERAUSGEGEBEN VON
H.-W. ALTMANN · F. BÜCHNER · H. COTTIER · E. GRUNDMANN
G. HOLLE · E. LETTERER · W. MASSHOFF · H. MEESEN
F. ROULET · G. SEIFERT · G. SIEBERT
ZWEITER BAND / ZWEITER TEIL
SPRINGER-VERLAG · BERLIN · HEIDELBERG · NEW YORK 1971

---

# GLIEDERUNG UND FUNKTION DES INTERPHASECHROMOSOMS: UNTERSUCHUNGEN AN RIESENCHROMOSOMEN

VON

W. BEERMANN, R. PANITZ UND W. BAUDISCH

MIT 33 ABBILDUNGEN

SONDERABDRUCK AUS
HANDBUCH DER ALLGEMEINEN PATHOLOGIE
HERAUSGEGEBEN VON
H.-W. ALTMANN · F. BÜCHNER · H. COTTIER · E. GRUNDMANN
G. HOLLE · E. LETTERER · W. MASSHOFF · H. MEESEN
F. ROULET · G. SEIFERT · G. SIEBERT
ZWEITER BAND / ZWEITER TEIL
SPRINGER-VERLAG · BERLIN · HEIDELBERG · NEW YORK 1971

# LAMPENBÜRSTENCHROMOSOMEN

VON

O. HESS

MIT 33 ABBILDUNGEN

SONDERABDRUCK AUS
HANDBUCH DER ALLGEMEINEN PATHOLOGIE
HERAUSGEGEBEN VON
H.-W. ALTMANN · F. BÜCHNER · H. COTTIER · E. GRUNDMANN
G. HOLLE · E. LETTERER · W. MASSHOFF · H. MEESEN
F. ROULET · G. SEIFERT · G. SIEBERT
ZWEITER BAND / ZWEITER TEIL
SPRINGER-VERLAG · BERLIN · HEIDELBERG · NEW YORK 1971

---

# DER MITOTISCHE ZELLCYCLUS

VON

E. GRUNDMANN

MIT 80 ABBILDUNGEN

SONDERABDRUCK AUS
HANDBUCH DER ALLGEMEINEN PATHOLOGIE
HERAUSGEGEBEN VON
H.-W. ALTMANN · F. BÜCHNER · H. COTTIER · E. GRUNDMANN
G. HOLLE · E. LETTERER · W. MASSHOFF · H. MEESEN
F. ROULET · G. SEIFERT · G. SIEBERT
ZWEITER BAND / ZWEITER TEIL
SPRINGER-VERLAG · BERLIN · HEIDELBERG · NEW YORK 1971

# BIOCHEMIE DER MITOSE

VON

F. DUSPIVA

MIT 18 ABBILDUNGEN

SONDERABDRUCK AUS
HANDBUCH DER ALLGEMEINEN PATHOLOGIE
HERAUSGEGEBEN VON
H.-W. ALTMANN · F. BÜCHNER · H. COTTIER · E. GRUNDMANN
G. HOLLE · E. LETTERER · W. MASSHOFF · H. MEESEN
F. ROULET · G. SEIFERT · G. SIEBERT
ZWEITER BAND / ZWEITER TEIL
SPRINGER-VERLAG · BERLIN · HEIDELBERG · NEW YORK 1971

# ENDOMITOSE

VON

E. TSCHERMAK-WOESS

MIT 27 ABBILDUNGEN

SONDERABDRUCK AUS

HANDBUCH DER ALLGEMEINEN PATHOLOGIE

HERAUSGEGEBEN VON

H.-W. ALTMANN · F. BÜCHNER · H. COTTIER · E. GRUNDMANN
G. HOLLE · E. LETTERER · W. MASSHOFF · H. MEESEN
F. ROULET · G. SEIFERT · G. SIEBERT

ZWEITER BAND / ZWEITER TEIL

SPRINGER-VERLAG · BERLIN · HEIDELBERG · NEW YORK 1971

---

# ZUM PROBLEM DER AMITOSE

VON

**O. BUCHER**

MIT 51 ABBILDUNGEN

Universitätsdruckerei H. Stürtz AG, Würzburg